COMPÊNDIO DE NEUROLOGIA INFANTIL

2ª edição

COMPÊNDIO DE NEUROLOGIA INFANTIL

2ª edição

Luiz Fernando Fonseca
Coordenador-Preceptor da Residência Médica de Neurologia Infantil – Hospital Infantil João Paulo II (ex-CGP) – FHEMIG – BH-MG. Preceptor da Residência de Pediatria – Hospital Infantil João Paulo II (ex-CGP) – FHEMIG – BH-MG. Neurologista Infantil – Consultor da Unidade de Terapia Intensiva Pediátrica e Coordenador do Serviço de Neurologia Infantil – Hospital Mater Dei – BH-MG. Especialista em Pediatria e Neurologia Infantil.

Christovão de Castro Xavier
Neurologista Infantil. Preceptor da Residência Médica em Neurologia Infantil do Hospital Infantil João Paulo II – FHEMIG. Presidente do Capítulo Mineiro da Associação Brasileira de Neurologia e Psiquiatria Infantil – ABENEPI – MG.

Geraldo Pianetti
Professor Adjunto IV do Departamento de Cirurgia da Faculdade de Medicina da Universidade Federal de Minas Gerais. Preceptor da Residência em Neurocirurgia do Hospital das Clínicas da UFMG – Mestre em Neurocirurgia.

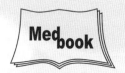

Compêndio de Neurologia Infantil – 2ª edição
Direitos exclusivos para a língua portuguesa
Copyright © 2011 by
MEDBOOK Editora Científica Ltda.

NOTA DA EDITORA: Os autores desta obra verificaram cuidadosamente os nomes genéricos e comerciais dos medicamentos mencionados; também conferiram os dados referentes à posologia, objetivando informações acuradas e de acordo com os padrões atualmente aceitos. Entretanto, em função do dinamismo da área de saúde, os leitores devem prestar atenção às informações fornecidas pelos fabricantes, a fim de se certificarem de que as doses preconizadas ou as contraindicações não sofreram modificações, principalmente em relação a substâncias novas ou prescritas com pouca frequência. Os autores e a editora não podem ser responsabilizados pelo uso impróprio nem pela aplicação incorreta de produto apresentado nesta obra.

Apesar de terem envidado o máximo de esforço para localizar os detentores dos direitos autorais de qualquer material utilizado, os autores e os editores desta obra estão dispostos a acertos posteriores caso, inadvertidamente, a identificação de algum deles tenha sido omitida.

Editoração Eletrônica: REDB – Produções Gráficas e Editorial Ltda.

CIP-BRASIL. CATALOGAÇÃO-NA-FONTE
SINDICATO NACIONAL DOS EDITORES DE LIVROS, RJ

C734
2.ed.

Compêndio de neurologia infantil / [editores] Luiz Fernando Fonseca, Christovão de Castro Xavier, Geraldo Pianetti. – 2.ed. [rev., atual. e ampliada]. - Rio de Janeiro :   Medbook, 2011.
    1008p. : il.

   Inclui bibliografia e índice
   ISBN 978-85-99977-53-8

   1. Neurologia pediátrica - Manuais, guias, etc. I. Fonseca, Luiz Fernando. II. Xavier, Christovão de Castro. III. Pianetti, Geraldo. IV. Título.

10-4200.   CDD: 618.928
                    CDU: 616.8-053.2

23.08.10   27.08.10   021090

Reservados todos os direitos. É proibida a duplicação ou reprodução deste volume, no todo ou em parte, sob quaisquer formas ou por quaisquer meios (eletrônico, mecânico, gravação, fotocópia, distribuição na Web, ou outros), sem permissão expressa da Editora.

MedBook Editora Cientítica Ltda.
Rua Mariz e Barros, 711 – Maracanã
20270-004 – Rio de Janeiro – RJ
(21) 2502-4438 e 2569-2524
contato@medbookeditora.com.br – medbook@superig.com.br
www.medbookeditora.com.br

Colaboradores

Abram Topczewski

Neurologista da Infância e Adolescência do Hospital Israelita Albert Einstein. Doutor em Neurociências pela FCM, UNICAMP. Mestre em Neurologia pela FMUSP. Diretor da Clínica de Enurese no Hospital Albert Einstein. Membro da Liga de Cefaleia da Faculdade de Medicina do ABC. Neurologista do Setor de Neuro-Oncologia Infantil do Hospital Infantil Darcy Vargas. Consultor de Neurologia da Infância na AACD (Associação de Assistência à Criança Defeituosa). Vice-Presidente da Associação Brasileira de Dislexia (ABD). Membro do Conselho de Bioética Médica do Hospital Israelita Albert Einstein.

Alex Machado Freire

Ex-Residente de Neurologia Infantil do Hospital Infantil João Paulo II (ex-CGP) – FHEMIG – BH-MG. Neuropediatra do Hospital São Judas Tadeu, Divinópolis, MG.

Alexandre Picón Mürer

Especialista em Odontopediatria, PUC, MG.

Álvaro Luiz Barroso

Especialista em Medicina Nuclear pela Associação Médica Brasileira e Membro Titular do Colégio Brasileiro de Radiologia. Supervisor de Radioproteção pela Comissão Nacional de Energia Nuclear. Coordenador dos Serviços de Medicina Nuclear do Biocor Instituto, Hospital Mater Dei e Santa Casa de Belo Horizonte. Preceptor do Curso de Especialização em Medicina Nuclear da Inal Ciência e Saúde, Faculdade de Ciências Médicas de Minas Gerais. Diretor da Inal Ciência e Saúde – Medicina Nuclear.

Ana Christina Mageste Pimentel

Psiquiatra pela Associação Brasileira de Psiquiatria. Psiquiatra da Infância e Adolescência pela Universidad Complutense de Madrid. Assessora da Diretoria de Ensino e Desenvolvimento/FHEMIG/MG.

Ana Flávia Mageste Pimentel

Especialização em Dermatologia pela Universidade Federal Fluminense, Niterói, RJ. Residência em Clínica Médica pela Universidade Federal de Juiz de Fora, MG. Dermatologista da SES-MG. Coordenadora Regional do Programa de Controle de Hanseníase e de Leishmaniose da SES – MG.

Ana Maria Sedrez Gonzaga Piovesana
(in memoriam)

Professora do Departamento de Neurologia da Faculdade de Ciências Médicas da Universidade Estadual de Campinas. Pesquisadora em Paralisia Cerebral e Retardo no Desenvolvimento. Chefe da Disciplina de Neurologia Infantil.

Ana Paula Bensemann Gontijo

Fisioterapeuta. Professora Assistente do Departamento de Fisioterapia – UFMG. Mestre em Ciências da Reabilitação – UFMG. Especialista no Método Neuroevolutivo Bobath.

Anamarli Nucci

Professora Associada, Livre-Docente, Departamento de Neurologia da Faculdade de Ciências Médicas da Universidade Estadual de Campinas (UNICAMP).

André Vinícius Soares Barbosa

Neurologista Infantil da Santa Casa de Belo Horizonte. Ex-Residente de Neurologia Infantil do Hospital Infantil João Paulo II – FHEMIG-BH.

Andréa Julião de Oliveira

Neurofisiologista Clínica do NATE (Núcleo Avançado de Tratamento das Epilepsias) do Hospital Felício Rocho, Belo Horizonte, MG. Membro Titular da SBNC. Mestre em Fisiologia pela UFRGS.

Andréa Lara Oliveira Lima

Neuropediatra do Biocor Instituto – BII-MG. Formação em Neuro-Oncologia no Institut Gustave Roussi (Paris-FR). Ex-Residente de Neurologia Infantil do Hospital Infantil João Paulo II (ex-CGP) – FHEMIG – BH-MG.

Andréa Lira de Lima

Fonoaudióloga da Maternidade Odete Valadares. Pós-Graduação em Fonoaudiologia Hospitalar – UNESA.

Andrea Lucchesi de Carvalho

Mestre em Pediatria pela UFMG. Pediatra, Infectologista, Membro do Setor de Infectologia Pediátrica e do Grupo de AIDS Pediátrico do Hospital das Clínicas da UFMG.

Ângelo Raphael Tolentino de Rezende

Neurologista Infantil do Ambulatório do Déficit da Atenção – HC-UFMG. Doutorando em Neurologia pela USP. Ex-Residente de Neurologia Infantil do Hospital Infantil João Paulo II (ex-CGP) – FHEMIG – BH-MG.

Antônio Celso Lima Costa Pinto

Médico do Departamento de Radioterapia do Hospital Luxemburgo, Instituto Mario Penna, Belo Horizonte. Médico do Departamento de Radioterapia da Santa Casa de Misericórdia de Belo Horizonte.

Antônio Moura Diniz Lara

Neurocirurgião do Hospital Mater Dei, Belo Horizonte, MG. Membro Titular da Sociedade Brasileira de Neurocirurgia.

Antônio Pereira Gomes Neto

Professor Assistente da Faculdade de Ciências Médicas de Minas Gerais. Neurologista/Preceptor da Residência de Neurologia Clínica da Santa Casa de Belo Horizonte.

Beverly Cusik

Progressive Gaitways. Telluride – Colorado-USA.

Carla Regina de Carvalho Leite

Residente do Hospital Infantil João Paulo II (ex-CGP).

Carmen R. Vargas

Serviço de Genética Médica, Hospital de Clínicas de Porto Alegre, Porto Alegre, RS. Doutora em Bioquímica, Departamento de Análises Clínicas, Faculdade de Farmácia, Universidade Federal do Rio Grande do Sul, Porto Alegre, RS. Bioquímica do Serviço de Genética Médica, HCPA. Professora Adjunta IV do Departamento de Análises, UFRGS.

Carolina F. Moura de Souza

Médica Geneticista. Especialista em Genética Clínica. Bioquímica. Departamento de Genética da Universidade Federal do Rio Grande do Sul, Porto Alegre, RS.

César Luís Andrade Lima

Professor assistente do aparelho locomotor da Faculdade de Medicina da UFMG. Coordenador do serviço de Ortopedia Infantil do Hospital Ortopédico-BH-MG. Membro do setor de Ortopedia Infantil dos Hospitais Maria Amélia Lins e João XXIII – FHEMIG – BH-MG.

Christovão de Castro Xavier

Neurologista Infantil. Preceptor da Residência Médica em Neurologia Infantil do Hospital Infantil João Paulo II – FHEMIG. Presidente do Capítulo Mineiro da Associação Brasileira de Neurologia e Psiquiatria Infantil – ABENEPI-MG.

Cláudia Gonçalves Carvalho de Barros

Fonoaudióloga. Pós-Graduação em Distúrbios da Comunicação (Faculdades Metodistas Integradas Izabela Hendrix/FAMIH-MG). Mestre em Engenharia de Produção pela UFSC. Professora do Curso de Fonoaudiologia da PUC-MINAS.

Cláudia Machado Siqueira

Especialista em Pediatria com área de atuação em Neurologia Pediátrica. Preceptora da Residência de Neurologia Pediátrica do Hospital das Clínicas – UFMG. Coordenadora do Laboratório de Estudos dos Transtornos de Aprendizagem (L.E.T.R.A) do Hospital das Clínicas – UFMG. Pós-Graduação em Neuropsicologia Aplicada a Neurologia Infantil pela UNICAMP. Mestranda em Ciências da Criança e Adolescente pela UFMG.

Claudia Suenia Muniz de Andrade

Residente do Hospital João Paulo II – FHEMIG (ex-CGP), Belo Horizonte-MG.

Cláudio Costa

Psiquiatra – Especialista em Psiquiatria da Infância e Adolescência. Fundador da Residência de Psiquiatria da Infância e Adolescência da Fundação Hospitalar do Estado de Minas Gerais/FHEMIG. Ex-Presidente do Capítulo Mineiro da Associação Brasileira de Neurologia e Psiquiatria Infantil (ABENEPI).

Daniel Dias Ribeiro

Médico Patologista Clínico Hematologista do Hospital das Clínicas da UFMG.

Dayse Serra

Professora Adjunta da Universidade Federal Fluminense, Doutora em Psicologia (PUC-Rio) e Mestre em Educação Especial (UERJ).

Débora Fraga Lodi

Fonoaudióloga Clínica formada pelo Centro Universitário Metodista Izabela Hendrix. Fonoaudióloga do Laboratório de Estudos dos Transtornos de Aprendizagem (L.E.T.R.A) do Hospital das Clínicas – UFMG.

Eduardo Carlos Tavares

Professor Assistente do Departamento de Pediatria da Faculdade de Medicina da UFMG. Mestre em Medicina – Área de concentração em Pediatria pela Faculdade de Medicina da UFMG. Doutorando em Medicina – Área de concentração em Pediatria pela Faculdade de Medicina da UFMG. Coordenador da Residência Médica em Pediatria do Hospital das Clínicas da UFMG. Preceptor de Neonatologia e Ultrassonografia das residências médicas de Pediatria e Radiologia do Hospital das Clínicas da UFMG. Médico Pediatra e Ultrassonografista dos Hospitais Vila da Serra e Infantil São Camilo.

Eduardo Lanza Padrão

Especialista em Medicina Nuclear pela Associação Médica Brasileira e Membro Titular do Colégio Brasileiro de Radiologia. Supervisor de Radioproteção pela Comissão Nacional de Energia Nuclear. Médico dos Serviços de Medicina Nuclear do Biocor Instituto, Hospital Mater Dei, Santa Casa de Belo Horizonte e Inal Ciência e Saúde – Medicina Nuclear. Preceptor do Curso de Especialização em Medicina Nuclear da Inal Ciência e Saúde, Faculdade de Ciências Médicas de Minas Gerais.

Eduardo Pimentel Dias

Professor Associado do Departamento de Propedêutica Complementar da Faculdade de Medicina da UFMG. Preceptor da Residência Médica em Endocrinologia do Hospital Felício Rocho. Pesquisador do Instituto Felício Rocho de Pesquisa e Educação Continuada (IFERPEC).

Eisler Cristiane Carvalho Viegas

Ex-Residente de Neurologista Infantil, Hospital João Paulo II (ex-CGP) – FHEMIG – BH-MG. Preceptora da Residência Médica de Neurologia Infantil do Hospital João Paulo II (ex-CGP) – FHEMIG – BH-MG. Neurologista Infantil do Hospital Felício Rocho.

Eliane de Freitas Drumond

Ultrassonografista da Maternidade Odete Valadares, FHEMIG. Mestre em Pediatria, UFMG.

Elton Augsten

Coordenador do Serviço de Neurofisiologia do Hospital Santo Ivo. Membro da Academia Brasileira de Neurologia. Bacharel em Direito.

Erasmo Barbante Casella

Médico Assistente da Unidade de Neuropediatria do Instituto da Criança do Hospital das Clínicas da Faculdade de Medicina da Universidade de São Paulo – HC-FMUSP. Doutor em Medicina pela Faculdade de Medicina da Universidade de São Paulo – FMUSP.

Eugênia Ribeiro Valadares

Professora-Doutora, Departamento de Pediatria da UFMG. Pediatra e Geneticista do Hospital das Clínicas da UFMG.

Fernando Cendes

Professor do Departamento de Neurologia da Faculdade de Ciências Médicas da Universidade Estadual de Campinas. Pesquisador em Neuroimagem e Cirurgia de Epilepsia.

Fernando Kok

Médico Assistente da Clínica Neurológica, Hospital das Clínicas da FMUSP (Neurologia Infantil). Doutor em Neurologia pela Universidade de São Paulo. Doutorado pela Universidade Johns Hopkins (EUA).

Fernando Norio Arita

Professor Assistente do Departamento de Pediatria da Santa Casa de São Paulo – Disciplina de Neuropediatria. Doutor em Medicina pela Faculdade de Ciências Médicas da Santa Casa de São Paulo. Aperfeiçoamento em Neurologia Pediátrica na Universidade Católica de Louvain, Bruxelas, Bélgica (Serviço do Prof. Gilles Lyon).

Flávia Alves Campos

Infectologista pediátrica.

Flavia Gomes Faleiro Ferreira

Professora Adjunta-Doutora, Departamento de Ciências Médicas, Universidade Federal de Ouro Preto (UFOP), Membro do Grupo de HIV/AIDS Materno-Infantil do Hospital das Clínicas da UFMG.

Francisco Cardoso

Professor Titular do Setor de Neurologia do Departamento de Clínica Médica da UFMG.

Geraldo Pianetti

Professor Adjunto IV do Departamento de Cirurgia da Faculdade de Medicina da Universidade Federal de Minas Gerais. Preceptor da Residência em Neurocirurgia do Hospital das Clínicas da UFMG – Mestre em Neurocirurgia.

Gláucia Manzan Queiroz de Andrade

Professora Adjunta-Doutora do Departamento de Pediatria da FM-UFMG. Membro do Serviço de Doenças Infecciosas e Parasitárias do Hospital das Clínicas da UFMG.

Guilherme Cabral

Professor Titular de Neurocirurgia da Faculdade de Medicina da UFMG. Neurocirurgião dos Hospitais Mater Dei e Madre Teresa, Belo Horizonte, MG.

Hélio Rodrigues Gomes

Membro do Laboratório de Investigações em Neurologia da Faculdade de Medicina da USP. Doutor em Neurologia pela USP.

Hélio Rubens Machado

Professor Titular e Chefe da Divisão de Neurocirurgia Pediátrica. Departamento de Cirurgia e Anatomia. Hospital das Clínicas da Faculdade de Medicina de Ribeirão Preto – USP.

Heverton Pettersen

Diretor da Gennus, Núcleo de Medicina Fetal, Belo Horizonte, MG. Coordenador do Serviço de Medicina Fetal do Hospital Vila da Serra, Belo Horizonte, MG.

Ida Vanessa D. Schwartz

Médica Geneticista. Mestre em Genética e Biologia Molecular. Especialista em Genética Clínica. Bioquímica. Departamento de Genética da Universidade Federal do Rio Grande do Sul.

Jaderson Costa da Costa

Professor Titular de Neurologia, Faculdade de Medicina, USP. Chefe do Serviço de Neurologia e Diretor Médico do Programa de Cirurgia e Epilepsia do Hospital São Lucas. Diretor do Instituto de Pesquisas da Pontifícia Universidade Católica do Rio Grande do Sul.

Jair Luiz de Moraes

Neurologista Infantil. Mestre em Neurologia pela UFF. Responsável pelo setor de NI do HMSF – RJ. Participante de associações: Diretoria da ABENEPI; Membro dos Comitês de Neurologia e de Saúde Escolar da SOPERJ.

Joaquim Caetano de Aguirre Neto

Médico do Departamento de Oncologia Clínica e Oncologia Pediátrica da Santa Casa de Misericórdia de Belo Horizonte.

Jorge Andrade Pinto

Professor Associado-Doutor, Departamento de Pediatria, Faculdade de Medicina, Universidade Federal de Minas Gerais (UFMG). Coordenador do Grupo de HIV/AIDS Materno-Infantil do Hospital das Clínicas da UFMG.

José Aloysio Costa Val Filho

Neurocirurgião Infantil do Biocor Instituto e do Hospital Militar de Belo Horizonte. Preceptor da Residência de Neurocirurgia Pediátrica do Biocor Instituto. Presidente da Sociedade Brasileira de Neurocirurgia Pediátrica.

José Carlos Tadeu Martins

Titular da Sociedade Brasileira de Neurorradiologia Diagnóstica e Terapêutica. Chefe do Departamento de Neurorradiologia do Centro de Imagem Diagnóstico, Belo Horizonte, MG.

José Gilberto de Brito Henriques

Neurocirurgião Pediátrico. Neurocirurgião do Hospital das Clínicas da UFMG. Neurocirurgião do Hospital Mater Dei. Doutor em Neurocirurgia pela UFMG. Professor da Faculdade de Medicina da Unifenas e da UFMG.

José Luiz Dias Gherpelli

Professor Livre-Docente em Neurologia Infantil pela Faculdade de Medicina da Universidade de São Paulo, São Paulo, SP. Doutor em Neurologia pela Faculdade de Medicina da USP, São Paulo, SP. Médico do Serviço de Neurologia Infantil do Hospital das Clínicas da Faculdade de Medicina da USP, São Paulo, SP. Neurologista Infantil do Hospital Israelita Albert Einstein, São Paulo, SP.

José Mariano da Cunha Filho

Ex-Residente de Neurologia Infantil do Hospital João Paulo II (ex-CGP) – FHEMIG – BH-MG. Neurologista Infantil.

Juliana Flores Mendonça Alves

Terapeuta Ocupacional formada pela UFMG. Terapeuta Ocupacional do Laboratório de Estudos dos Transtornos de Aprendizagem (LETRA) do Hospital das Clínicas – UFMG.

Karina Avelar Ribeiro

Psicóloga Clínica e Neuropsicóloga. Pós-Graduação em Neuropsicologia pela FUMEC. Neuropsicóloga do Laboratório de Estudos dos Transtornos de Aprendizagem (LETRA) do Hospital das Clínicas – UFMG.

Karina Santos Wandeck

Ex-Residente de Neurologia Infantil do Hospital Infantil João Paulo II (ex-CGP) – FHEMIG – BH-MG- Preceptora de Residência Médica de Neurologia Infantil na Maternidade Odete Valadares. Titulo de especialista em Neurologia Infantil.

Karina Soares Loufti

Ex-Residente de Neurologia Infantil do Hospital João Paulo II (Ex-CGP) FHEMIG – BH.MG. Neurologista Infantil do Hospital Odilon Behrens. Neurologista Infantil Hospital Felicio Rocho – BH-MG.

Kátia M. R. Schmutzler

Disciplina de Neurologia Infantil – Departamento de Neurologia – UNICAMP.

Kelia Réjane Santiago Dias

Neurocirurgiã do Hospital João XXIII – FHEMIG – BH-MG. Mestre em Medicina e Saúde – Universidade Federal da Bahia.

Leonardo Dornas de Oliveira

Neurologista e Neurofisiologista do Hospital das Clínicas da UFMG. Título de Especialista em Eletroneuromiografia pela SBNC. Membro Titular da Sociedade Brasileira de Neurofisiologia Clínica. Mestre em Medicina pela Universidade Federal de Minas Gerais.

Leonardo Lamego Rezende

Especialista em Medicina Nuclear pela Associação Médica Brasileira e Membro Titular do Colégio Brasileiro de Radiologia. Supervisor de Radioproteção pela Comissão Nacional de Energia Nuclear. Médico dos Serviços de Medicina Nuclear do Biocor Instituto, Hospital Mater Dei, Santa Casa de Belo Horizonte e Inal Ciência e Saúde – Medicina Nuclear. Preceptor do Curso de Especialização em Medicina Nuclear da Inal Ciência e Saúde, Faculdade de Ciências Médicas de Minas Gerais.

Leopoldo Mandic Ferreira Furtado

Residente de Neurocirurgia do Hospital Biocor – BH-MG.

Letícia Lima Leão

Mestre em Pediatria pela UFMG. Membro do Serviço Especial de Genética do Hospital das Clínicas da UFMG. Médica da Prefeitura Municipal de Belo Horizonte. Médica da Assessoria Científica do Laboratório Hermes Pardini.

Lina Márcia de Araújo Herval

Neurocirurgiã dos Hospitais Madre Teresa, Ipsemg e Pronto Socorro João XXIII. Ex-Fellow do Serviço de Cirurgia de Epilepsia da Universidade da Califórnia (UCLA).

Lívia de Castro Magalhães

Terapeuta Ocupacional. Doutora em Educação / Universidade de Illinois – Chicago. Professora Titular do Departamento de Terapia Ocupacional da Escola de Educação Física da UFMG. Membro do ACRIAR.

Luciana A. Haddad

Professora-Doutora do Departamento de Genética e Biologia Evolutiva do Instituto de Biociências da Universidade de São Paulo.

Luciana Dolabela Velloso Gauzzi

Neuropediatra do Hospital Infantil João Paulo II. Mestre em Saúde da Criança e do Adolescente pela Universidade Federal de Minas Gerais. Preceptora na Residência Médica de Neuropediatria do Hospital Infantil João Paulo II – FHEMIG – Belo Horizonte. Ex-residente de Neurologia Infantil do Hospital Infantil João Paulo II (Ex-CGP) – FHEMIG – BH-MG.

Luciana Mendonça Alves

Fonoaudióloga formada pelo Centro Universitário Metodista Izabela Hendrix. Mestre e Doutora em Estudos Linguísticos pela UFMG. Docente do Curso de Fonoaudiologia no Centro Universitário Metodista Izabela Hendrix e do Curso de Pós-Graduação em Linguagem do CEFAC – BH. Fonoaudióloga do Laboratório de Estudos dos Transtornos de Aprendizagem (LETRA) do Hospital das Clínicas – UFMG.

Luciano de Souza Queiroz

Professor-Doutor, Departamento de Anatomia Patológica da Faculdade de Ciências Médicas da Universidade Estadual de Campinas (UNICAMP).

Luísa Lucena Barbosa

Residente de Neurologia Infantil do Hospital Infantil João Paulo II (ex- CGP) – FHEMIG-BH.

Luiz Fernando Fonseca

Coordenador-Preceptor da Residência Médica de Neurologia Infantil – Hospital Infantil João Paulo II (ex-CGP) – FHEMIG – BH-MG. Preceptor da Residência de Pediatria – Hospital Infantil João Paulo II (ex-CGP) – FHEMIG – BH-MG. Neurologista Infantil. Consultor da Unidade de Terapia Intensiva Pediátrica e Coordenador do Serviço de Neurologia Infantil – Hospital Mater Dei – BH-MG. Especialista em Pediatria e Neurologia Infantil.

Luiz Flávio Pena Coutinho

Médico do Departamento de Oncologia Clínica dos Hospitais Luxemburgo e Oncomed.

Luiz Roberto de Oliveira

Professor Auxiliar dos Departamentos de Pediatria e de Neurologia Pediátrica da UFMG.

Marcella Araújo Fonseca

Coordenadora do Setor de Fisioterapia do Hospital Israel Pinheiro – IPSEMG. Especialista em Fisioterapia Respiratória.

Marcelo José da Silva

Residente do Hospital Biocor.

Marcelo Volpon Santos

Médico Neurocirurgião, Divisão de Neurocirurgia Pediátrica. Departamento de Cirurgia e Anatomia. Hospital das Clínicas da Faculdade de Medicina de Ribeirão Preto – USP.

Márcia Cristina da Silva

Neurocirurgiã do Neocenter / Hospital Vila da Serra, Belo Horizonte, MG. Neurocirugiã do Hospital João XXIII, Belo Horizonte, MG. Mestre em Neurocirurgia – University of Toronto – Canadá.

Márcio Moreira Mendonça

Neuropediatra do Hospital Militar de Minas Gerais. Neuropediatra da APAE de Pará de Minas. Neuropediatra da APAE de Pedro Leopoldo. Ex-Residente de Neurologia Infantil do Hospital Infantil João Paulo II – FHEMIG – BH-MG.

Marcos José Burle de Aguiar

Professor Adjunto do Departamento de Pediatria da Faculdade de Medicina da UFMG. Coordenador do Serviço Especial de Genética do Hospital das Clínicas da UFMG.

Marcos Murilo de Lima Faria

Diretor da Gennus, Núcleo de Medicina Fetal, Belo Horizonte, MG. Coordenador do Serviço de Medicina Fetal do Hospital Vila da Serra, Belo Horizonte, MG.

Marcus Simões Castilho

Médico do Departamento de Radioterapia do Hospital Luxemburgo, Instituto Mario Penna, Belo Horizonte. Médico do Departamento de Radioterapia da Santa Casa de Misericórdia de Belo Horizonte.

Maria Augusta Montenegro

Disciplina de Neurologia Infantil – Departamento de Neurologia – UNICAMP.

Maria do Carmo Mangelli Ferreira Araújo

Psicóloga Clínica e Neuropsicóloga. Pós-Graduação em Neuropsicologia aplicada à Neurologia Infantil pela UNICAMP. Neuropsicóloga do Laboratório de Estudos dos Transtornos de Aprendizagem (LETRA) do Hospital das Clínicas – UFMG.

Maria Juliana Silvério Nahim

Preceptora da Residência de Neurologia Infantil – Maternidade Odete Valadares – FHEMIG-BH. Preceptora da Residência de Pediatria e Neurologia Infantil – Hospital das Clínicas da Universidade Federal de Minas. Ex-Residente do HIJPII (ex-CGP) – FHEMIG – BH-MG.

Maria Letícia Gambogi Teixeira

Ex-Residente de Neurologia Infantil do Hospital Infantil João Paulo II (ex-CGP) – FHEMIG – BH-MG. Neurologista Infantil da Associação Mineira de Reabilitação – BH-MG.

Maria Marta Sarquis Soares

Professora Adjunta do Departamento de Clínica Médica da Faculdade de Medicina da UFMG. Pesquisadora do Instituto Felício Rocho de Pesquisa e Educação Continuada (IFERPEC).

Maria Olívia Rodrigues da Costa

Médica Radiologista. Membro Titular do Colégio Brasileiro de Radiologia. Doutora em Medicina pela USP-São Paulo. Radiologista da Clínica Axial Centro de Diagnóstico por Imagem em Belo Horizonte (MG).

Maria Teresa Carvalho de Lacerda

Médica Radiologista. Membro Titular do Colégio Brasileiro de Radiologia. Doutora em Medicina pela USP-São Paulo. Radiologista da Clínica Axial Centro de Diagnóstico por Imagem em Belo Horizonte (MG).

Maria Valeriana Leme de Moura Ribeiro

Professora Titular de Neurologia Infantil da Faculdade de Ciências Médicas da Universidade Estadual de Campinas – FCM-UNICAMP. Professora Associada de Neurologia da Faculdade de Medicina de Ribeirão Preto da Universidade de São Paulo – FMRP-USP. Ex-Coordenadora dos Cursos de Aprimoramento Profissional da FCM-UNICAMP. Ex-Coordenadora do Curso de Pós-Graduação em Neurociências da FCM-UNICAMP.

Marilisa M. Guerreiro

Disciplina de Neurologia Infantil – Departamento de Neurologia – Unicamp.

Marina de Paula Lima Oliveira

Residente do Hospital João Paulo II (ex-CGP) – Belo Horizonte-MG.

Mário Sérgio Fonseca

Mestre em Odontopediatria pela PUC-MG. Professor do Curso de Especialização em Odontopediatria PUC-MG. Professor de Odontopediatria na FOUI.

Marisa Cotta Mancini

Professora Associada do Departamento de Terapia Ocupacional, Escola de Educação Física, Fisioterapia e Terapia Ocupacional, Universidade Federal de Minas Gerais. Doutora em Ciências (Sc.D.) pela Boston University, Boston, Estados Unidos. Pós-Doutorado no *Center for the Ecological Study of Perception and Action* (CESPA), Universidade de Connecticut, Estados Unidos. Mestre em Ciências (M.Sc.) pela University of Alberta, Edmonton, Canadá.

Marlenne G. Burt

Diretora do Setor de Reabilitação. Miami Children's Hospital, Miami – Flórida-USA.

Marli Marra de Andrade

Neuropediatra do Hospital Municipal Odilon Behrens (HMOB). Coordenadora da Neuropediatria do HMOB. Preceptora da residência de Neurologia Geral e da residência de Pediatria do HMOB. Ex-Residente de Neurologia Infantil do Hospital João Paulo II (ex-CGP) – FHEMIG – BH-MG. Coordenadora do Serviço de Neurologia Infantil do Hospital Odilon Behrens. Neurologista Infantil do Hospital São Camilo.

Maurício Barbosa Horta

Preceptor na Residência Médica de Neurologia Infantil do Hospital Infantil João Paulo II – FHEMIG – BH. Coordenador da Neurologia Infantil do Hospital Governador Israel Pinheiro. Neurologista Infantil do Hospital São Camilo. Ex-Residente de Neurologia Infantil do Hospital Infantil João Paulo II (ex-CGP), FHEMIG – BH-MG.

Mauro Lima Faria

Especialista em Medicina Nuclear pela Associação Médica Brasileira e Membro Titular do Colégio Brasileiro de Radiologia. Supervisor de Radioproteção pela Comissão Nacional de Energia Nuclear. Médico dos Serviços de Medicina Nuclear do Biocor Instituto, Hospital Mater Dei, Santa Casa de Belo Horizonte e INAL Ciência e Saúde – Medicina Nuclear.

Mirian Fabíola Studart Gurgel Mendes

Neurologista – Neurofisiologista. Mestre em Neurologia pela Universidade de São Paulo. Neurologista do Hospital Madre Teresa, Hospital Felício Rocho e IPSENG.

Moacir Wajner

Doutor em Genética Humana. Serviço de Genética Médica, Hospital de Clínicas de Porto Alegre, Porto Alegre, RS. Médico do Serviço de Genética Médica, HCPA. Professor Titular do Departamento de Bioquímica, UFRGS. Departamento de Bioquímica, Instituto de Ciências Básicas da Saúde, Universidade Federal do Rio Grande do Sul, Porto Alegre, RS.

Olindina Neme Barbosa Miranda

Nutricionista do Hospital Infantil João Paulo II (ex-CGP), FHEMIG – BH-MG. Especialista em Nutrição Clínica.

Paulo Mallard Scaldaferri

Residente de Neurocirurgia do Hospital Biocor.

Paulo Roberto Rocha Moreira

Neurologista do Hospital das Clínicas da UFMG. Neurologista do Hospital Felício Rocho, Belo Horizonte, MG.

Rafael de Albuquerque Barbosa

Residente de Neurocirurgia do Hospital Biocor – BH-MG.

Regina Helena Caldas de Amorim

Neuropediatra. Especialização na Universidade René-Descartes – Paris. Mestre e Doutora em Pediatria – UFMG. Professora Adjunta IV do Departamento de Pediatria da Faculdade de Medicina da UFMG. Membro do ACRIAR (Ambulatório da Criança de Risco – Hospital das Clínicas da UFMG).

Regina Maria Volpini Ramos

Psicóloga formada pela Universidade Católica de Minas Gerais. Especialista em Neuropsicologia e Psicomotricidade. Membro da Sociedade Brasileira de Neuropsicologia e da Associação Brasileira de Neuropediatria.

Renata de Araújo Fonseca

Fonoaudióloga. Aperfeiçoamento no conceito neuroevolutivo Bobath Infantil- Advanced. Especialização em Linguagem e aperfeiçoamento em Neurociências.

Renato Pacheco de Melo

Ex-Residente de Neurologia Infantil do Hospital Infantil João Paulo II (ex-CGP) – FHEMIG – BH-MG. Neurologista Infantil do Hospital São Vicente e da Maternidade São José. Título de Especialista em Neurologia Infantil.

Roberto Giugliani

Médico. Doutor em Genética. Professor Titular do Departamento de Genética da Universidade Federal do Rio Grande do Sul. Chefe do Serviço de Genética Médica do Hospital de Clínicas de Porto Alegre.

Rodrigo Carneiro de Campos

Neurologista Infantil da Prefeitura de Belo Horizonte e do Centro Psicopedagógico da Fundação Hospitalar do Estado de Minas Gerais – FHEMIG. Membro do Centro de Neuropediatria do Hospital Infantil São Camilo – Belo Horizonte-MG. Ex-Residente de Neurologia Infantil do Centro Geral de Pediatria – FHEMIG – BH-MG. Professor Convidado Pós-Graduação da Pontifícia Universidade Católica de Minas Gerais. Membro do Ambulatório de RN de Alto Risco da Secretaria Municipal de Saúde de Belo Horizonte. MBA em Gestão pela Fundação Getúlio Vargas.

Rodrigo Moreira Faleiro

Mestre em Neurocirurgia – UFMG. Professor da Faculdade de Ciências Médicas. BH-MG – Neurocirurgião do Hospital Felício Rocho. Coordenador da Neurocirurgia do Hospital João XXIII – FHEMIG – BH-MG.

Rodrigo Salim de Assis

Especialista em Medicina Nuclear pela Associação Médica Brasileira e Membro Titular do Colégio Brasileiro de Radiologia. Supervisor de Radioproteção pela Comissão Nacional de Energia Nuclear.

Rodrigo Santiago Gomez

Preceptor da Residência Médica de Neurologia do Hospital das Clínicas da UFMG. Médico do Serviço de Neurologia do Hospital das Clínicas da UFMG. Preceptor da Especialização em Neurologia Clínica do Hospital Madre Teresa. Neurologista pela Universidade Federal de São Paulo. Especialista em Doenças Neuromusculares pela Universidade Federal do Paraná. Membro da Sociedade Brasileira de Neurofisiologia.

Rogério de Castro

Ex-Residente de Neurologia Infantil do Hospital Infantil João Paulo II (ex-CGP) – FHEMIG – BH-MG. Neurologista Infantil do Hospital Santa Casa de Misericórdia de Juiz de Fora, MG. Neurologista Infantil do Hospital Monte Sinai e do Hospital Albert Sabin.

Rogério Zenóbio Darwich

Neurorradiologista Intervencionista. Membro Titular da Sociedade Brasileira de Neurorradiologia Diagnóstica e Terapêutica. Neurologista Clínico pela UFMG. Pós-Graduação em Neurointervenção na Medimagem Beneficência Portuguesa de São Paulo. MSc In Neurovascular Disease Paris – Sud University/Royal College of Radiologists.

Sérgio Caetano Silva

Médico Anestesiologista do Hospital das Clínicas – UFMG, Rede Fhemig e Axial Centro de Diagnóstico por Imagem em Belo Horizonte (MG). Membro da Sociedade Brasileira de Anestesiologista.

Sérgio D. J. Pena

Presidente do GENE – Núcleo de Genética Médica e Professor Titular do Departamento de Bioquímica e Imunologia da Universidade Federal de Minas Gerais, Belo Horizonte, MG.

Sergio Diniz Guerra

Coordenador da UTI Pediátrica do Hospital João XXIII. Coordenador da Pós-Graduação em Trauma, Emergência e Terapia Intensiva da Faculdade de Ciências Médicas de Minas Gerais. Mestre em Pediatria pela UFMG.

Sheila Cristina Mariano

Ex-Residente de Neurologia Infantil do Hospital João Paulo II (ex-CGP) – FHEMIG – BH-MG. Neurologista Infantil da UTI Neonatal do Hospital Julia Kubitschek da FHEMIG – BH-MG. Neurologista Infantil da Prefeitura Municipal de BH – Especialista em Pediatria pela Sociedade Brasileira de Pediatria.

Sidnei Epelman

Coordenador do Departamento de Oncologia Pediátrica do Hospital Santa Marcelina – São Paulo. Oncologista Pediátrico – Departamento de Oncologia – Hospital Sirio Libanês – São Paulo. Coordenador do Grupo Cooperativo Brasileiro para o Tratamento dos Tumores Cerebrais na Infância da Sociedade Brasileira de Oncologia Pediátrica. Presidente da TUCCA – Associação para Crianças e Adolescentes com Câncer. Diretor do International Network for Cancer and Treatment Research.

Sílvia Santiago Cordeiro

Ex-Residente de Neurologia Infantil do Hospital Infantil João Paulo II (ex-CGP) – FHEMIG – BH-MG. Preceptora da Residência Médica de Neurologia Infantil – Maternidade Odete Valadares – FHEMIG – BH-MG.

Simone Medeiros Brito de Oliveira

Fisioterapeuta. Aperfeiçoamento e Formação no Tratamento de Baixa Visão Associada a Disfunção Neurológica – BH-MG.

Suely Kazue Nagahachi

Professora-Doutora da Faculdade de Medicina da USP, Departamento de Neurologia. Chefe do Grupo de Miopatias.

Susana Satuf Rezende Lelis

Ex-Residente de Neurologia Infantil do Hospital Infantil João Paulo II (Ex-CGP) – FHEMIG – BH-MG. Neurologista Infantil do Hospital São Camilo, da Maternidade Santa Fé e do Núcleo Assistencial Caminhos para Jesus.

Thelma Ribeiro Noce

Ex-Residente Hospital João Paulo II (ex-CGP) – FHEMIG – BH-MG. Mestre em Neurologia pela Universidade Estadual de São Paulo USP – Faculdade de Medicina de Ribeirão Preto – SP. Neurologista Infantil dos Hospitais Felício Rocho (Fundação Felice Rosso) e do Hospital Sofia Feldman (Fundação de Apoio Integral à Saúde – Maternidade/Neonatologia).

Umbertina Conti Reed

Professora Titular da Disciplina de Neurologia Infantil do Departamento de Neurologia da Faculdade de Medicina da Universidade de São Paulo.

Valéria Cristina Rodrigues Cury

Fisioterapeuta, Mestre em Ciências da Reabilitação pela Universidade Federal de Minas Gerais (UFMG), formação no conceito neuroevolutivo Bobath, Reeducação Postural e Método Pilates.

Valéria Loureiro Rocha

Ex-Residente de Neurologia Infantil do Hospital João Paulo II – FHEMIG – BH-MG. Neurologista Infantil do Hospital Odilon Behrens.

Valéria Modesto Barbosa Leal

Neurologista Infantil do Hospital Santa Casa de Misericórdia, Juiz de Fora, MG. Ex-Residente de Neurologia Infantil do Hospital Infantil João Paulo II (Ex-CGP) – FHEMIG – BH-MG.

Vanessa de Freitas

Fonoaudióloga – Universidade Federal do Rio de Janeiro. Psicomotricista – Projeto "Vez do Mestre" – Universidade Cândido Mendes. Pós-Graduanda em Educação Especial Inclusiva – Universidade Gama Filho.

Vera Cristina Terra

Epileptologista, Médica Assistente do Departamento de Neurociências e Ciências do Comportamento. Hospital das Clínicas da Faculdade de Medicina de Ribeirão Preto – USP.

Victor Eurípedes Barbosa

Preceptor da Residência Médica em Endocrinologia do Hospital Felício Rocho. Especialista em Endocrinologia pela Sociedade Brasileira de Endocrinologia e Metabologia. Médico Endocrinologista do Hospital Israel Pinheiro do Instituto de Previdência dos Servidores do Estado de Minas Gerais.

Viviane Evilyn dos Santos de Mendonça

Ex-Residente de Neurologia Infantil do Hospital Infantil João Paulo II (ex-CGP) – FHEMIG – BH-MG. Neurologista Infantil do Hospital São João de Deus – Divinópolis-MG. Professora Auxiliar da Universidade Federal de São João Del Rey-MG.

Walter Camargos Jr.

Psiquiatra Infantil do Centro Geral de Pediatria, FHEMIG. Membro Fundador do Grupo de Estudos e Pesquisa sobre Autismo e Outras Psicoses Infantis. Professor Assistente do Departamento de Psiquiatria da Faculdade de Ciências Médicas de Minas Gerais.

Welser Machado de Oliveira

Neurologista e Neurofisiologista Clínico, Membro Titular da SBNC. Diretor Clínico do Instituto de Neurofisiologia Clínica de Minas Gerais. Chefe do Serviço de Neurofisiologia Clínica do Hospital Vila da Serra.

Apresentação
1ª Edição

Em 1980, o Professor Oswaldo Lange prefaciou o livro básico da neurologia infantil brasileira, editado por A. B. Levèvre e Aron J. Diament, dando destaque a dois momentos importantes da época: o grande avanço da tecnologia que atingiu as neurociências, principalmente com o advento da tomografia cerebral, e o nível de complexidade alcançado pela neurologia infantil, o que confirmava a necessidade de um enfoque todo particular para o estudo e a compreensão das afecções neurológicas que atingem a criança. Como ficou inúmeras vezes comprovado, esses quadros se revelam quase sempre com expressões clínicas diferentes daquelas que se veem nos adultos.

A argumentação do prof. Lange permanece atual e, decorridos 20 anos, ela hoje se renova no superlativo. O estudo do DNA, a biologia molecular, o metabolismo das mitocôndrias e dos lisossomos, os laboratórios de sono, o potencial evocado, o SPECT cerebral e a ressonância magnética com programas de análise estrutura e funcional multiplicam nosso conhecimento sobre o cérebro e suas perturbações tanto morfológicas como funcionais.

Não é possível a qualquer profissional das áreas de neurociências deixar de contar com essas avaliações sofisticadas.

Por outro lado, os aspectos mais pragmáticos da clínica neuropediátrica abriram campos para a atuação de profissionais das áreas de psicologia, terapia ocupacional, fonoaudiologia, fisioterapia e muitos outros, ampliando os recursos disponíveis tanto para o diagnóstico como para o tratamento da criança com patologia neurológica.

Fica evidente, nos dias de hoje, que só é possível compreender as efecções neurológicas da criança a partir de um enfoque multidisciplinar. Pode-se dizer que esse contexto multiprofissional é universal e conveniente a toda e qualquer área da nosologia médica, mas é particularmente importante nas neurociências.

Curiosamente, em nosso país, foi a neurologia infantil que se estruturou, ou pelo menos a que melhor conseguiu se agrupar, nesta participação multidisciplinar, nos seus diversos centros de cuidados com a criança portadora de doenças neurológicas.

Este *Compêndio de Neurologia Infantil* que nasceu em Belo Horizonte, neste agosto de 2001, é uma prova inconteste dessa aglutinação profissional.

A liderança de seus autores estabelece, em definitivo, uma corrente de construção do pensamento neuropediátrico entre nós, assim como foi a de Lefèvre, de Diament e Cypel há duas décadas. Estão de parabéns o Luiz Fernando Fonseca, Geraldo Pianetti e Christovão de castro Xavier.

A apresentação de um livro é quase sempre escrita por alguém escolhido por seus méritos e expressão cultural naquilo que o livro pretende contribuir. Isto é particularmente importante em livros como o *Compêndio de Neurologia Infantil*, que reúne uma plêiade de luminares da especialidade no Brasil. Diversos dos seus coautores já conquistaram renome entre nós.

No caso desta apresentação que aqui assino, preciso justificar a minha participação para que os leitores compreendam a importância de vínculos afetivos e do pioneirismo histórico que tive a oportunidade de vivenciar em minha trajetória profissional e acadêmica.

O Luiz Fernando foi meu dileto "residente" no início dos anos 1970. Naquela época, a convivência entre o mestre e seus alunos era diuturna. Toda dificuldade era superada pelo sacrifício pessoal. As deficiências técnicas eram substituídas pelo aguçado espírito de observação. O "olho clínico" era instrumento de precisão tomográfica e os resultados eram conquistados com o cérebro e o coração. Cada aluno era forjado em conhecimento, com a informação científica disponível na época, e em sabedoria, com as expediências que a vida descortinava em cada compromisso. Neste campo de luta contra a doença e de socorro ao sofrimento alheio transparecia o grau de despojamento de cada um de nós e sobressaltavam as virtudes e defeitos que a disciplina rígida forçava moldar.

Foi neste clima, no qual sobressaiu essa amizade, que o Luiz Fernando tenta retribuir com a gentileza de registrar nesta apresentação a minha contribuição.

Deve-se acrescentar que, daquela época para cá, desenvolveram-se os cursos de pós-graduação e de educação continuada e organizaram-se os vários serviços de formação de residentes com a aprovação oficial das sociedades de cada área. Daí resulta a extraordinária oportunidade da publicação deste *Compêndio de Neurologia Infantil*, que pela excelência de seu conteúdo, se presta a todos os níveis de aprendizado e pesquisa na área da sua abrangência.

Nubor Orlando Facure
Ex-Professor Titular de Neurocirurgia, UNICAMP.
Diretor do Instituto do Cérebro de Campinas.

Apresentação
2ª Edição

"Cabe a mim, portanto, dar ao velho o
delírio que o faz disparatar."
"Elogio da Loucura" – Erasmo de Rotterdam

Quando o Dr. Christóvão de Castro Xavier surpreendeu-me com seu telefonema, pedindo-me para escrever um dos prefácios da nova edição, revisada, atualizada e ampliada, deste excelente *Compêndio de Neurologia Infantil*, cuja primeira edição veio a lume em 2002 (MEDSI Editora Médica e Científica Ltda.), editado por ele, Luiz Fernando Fonseca e Geraldo Pianetti, professores e insuperáveis batalhadores da Neurologia Infantil e Neurocirurgia Pediátrica em Minas Gerais, minha reação foi de recusa, tentando convencê-lo a pensar em colegas mais merecedores do convite. Diante de sua insistência, pedi tempo e, no dia seguinte, não conseguindo dissuadi-lo, rendi-me ao seu apelo, mas não sem antes dizer-lhe que me impunha um pequeno martírio, tirando-me de merecido ócio, que preencho com a convivência familiar, de alguns velhos amigos e com o prazer da leitura. Incumbia-me de uma responsabilidade que me assustava. Tomei o convite como gesto generoso a quem, de braços abertos, sempre acolheu os colegas mais jovens e teve a oportunidade de, modestamente, abrir as primeiras picadas da Neurologia Infantil em Belo Horizonte e, pelo que sei, em Minas Gerais. Devo aqui citar minha colega e amiga, Dra. Rosa Maria Leone, também pioneira e com quem muito aprendi sobre eletroencefalografia.

Como redigir um prefácio, por mais sucinto que se pretenda, de um livro de ensino médico, sem abordar, prioritariamente e com propriedade, a matéria de que trata e, se me permitem, recordar um pouco da história da Neurologia Infantil em nosso meio e da formação médica de um já octogenário? Toda história tem princípio, meio e fim, e ainda que dependente da perspectiva do narrador, não deve se afastar da verdade.

O primeiro e principal item já foi soberbamente abordado na "Apresentação" da primeira edição, mantida na atual, irretocável a meu ver, da lavra do ilustre Professor Nubor Orlando Facure, bem como no "Prefácio" dos editores.

Escrever, seja o que for, encontrar a palavra exata, cortar as desnecessárias, é tarefa difícil, uma tortura e uma catarse. Por isso, ter escrito é sempre melhor do que escrever.

Acredito que ensinar, antigamente educar, quando os professores eram considerados educadores e não trabalhadores do ensino, é sempre mais do que transmitir conhecimento. Diante do profissional há de estar a pessoa, com seu caráter, sua cultura, seus costumes, suas crenças, sua educação, seus fundamentos éticos. Essencial em todas as profissões. Estaria isso um tanto esquecido hoje, o que parecem atestar fatos lamentáveis, quase diários, narrados nas páginas dos jornais ou no noticiário televisivo? As mudanças se fizeram muito rápidas, em ritmo trepidante, não raro assustador. Em tudo.

Em 1949, iniciei o curso de Medicina na Universidade de Minas Gerais (UMG), dois anos depois federalizada (UFMG). Inebriavam-me sonhos e esperanças. Durante todo o curso, estudei principalmente em livros redigidos em francês ou inglês. Havia livros em espanhol, geralmente traduções. Muito poucos autores brasileiros, alguns argentinos. A Anatomia era ensinada em dois anos por professor exigentíssimo e não havia como deixar de estudar e aprender. O velho Testut, edição de 1911 ou 1921, quatro imensos volumes. Detalhadíssimo. Não faltavam cadáveres para dissecar e a Anatomia era o selo, a marca que distinguia a Faculdade de Medicina para os que nela se iniciavam.

Graduei-me em 08/12/1954, turma de 85 alunos, única naquele ano em Minas Gerais. Teria sido ainda menor, não fosse o acréscimo de cerca de 10 alunos, bolsistas colombianos ou transferidos de outros Estados.

Formado, decidi pela Pediatria, provavelmente consequência de minha experiência com crianças e jovens no colégio fundado e dirigido por meu pai. Fui "interno" da enfermaria de "Clínica Terapêutica Médica" no 5º e 6º anos, com excelentes professores e praticamente nenhum contato tive com o serviço de Pediatria da Faculdade, cujas aulas não eram estimulantes. Decisão que até hoje me intriga e surpreende.

A Pediatria, em Belo Horizonte, naquela época, não utilizava a hidratação intravenosa, já experimentada na Alemanha, por Finkelstein, em 1906, se não me falha a memória. Usava-se a hidratação subcutânea, geralmente no abdome. Não havia como dosar sódio, potássio, cloretos. E a gastroenterite grassava em Belo Horizonte e nas cidades de Minas, ceifando milhares de vidas por desidratação.

Guardo o maior carinho, respeito e gratidão pela Universidade em que estudei, que em outros países os estudantes consideram sua "Alma Mater", e pelos seus professores, bem como pelos que, nos Estados Unidos e em São Paulo, tanto me ajudaram nesse errático caminho que fui trilhando na minha formação médica, pontilhada mais por fracassos, pois não realizei o que ardentemente desejava. Aqui, mencionarei tão somente meu último professor, Antônio Branco Lefèvre, pois a ele a Neurologia Infantil no Brasil está umbilicalmente ligada.

Logo após a formatura, trabalhei um ano e meio na Clínica Pediátrica do Hospital dos Servidores do Estado de Minas Gerais, hoje Hospital Israel Pinheiro – IPSEMG e, em junho de 1956, parti para os Estados Unidos. Mudança radical, naquela época. Belo Horizonte era a "Cidade Vergel", agradabilíssima para se morar, de clima ameno, extremamente limpa e segura, mas provinciana, enclausurada nas montanhas de Minas, e sua primeira televisão estava em testes para ser inaugurada. Foi então um mundo de descobertas e de aprendizado. Fui residente de Pediatria, por um ano, no St. Paul's Hospital, afiliado à Southwestern Medical School University of Texas, Dallas. A seguir, fui para Filadélfia, onde fiz um ano de residência em Patologia Pediátrica, no St. Christopher's Hospital for Children, Departamento de Pediatria da Temple University, ocasião em que auxiliei 315 autópsias, que duravam muitas horas, não raro o dia todo, pois também tinham finalidade de pesquisa. Retornei a Belo Horizonte em julho de 1958, devendo me apresentar no dia 1º de janeiro de 1959 ao Departamento de Pediatria da Universidade de Minnesota, Minneapolis, mas circunstâncias diversas disto me impediram, como iriam novamente fazê-lo em junho de 1969, quando deveria passar três anos no serviço de Neurologia Infantil do New England Children's Medical Center, Boston, depois de me submeter e ser aprovado no rigoroso "Examination Council for Foreign Medical Graduates – ECFMG", pois, sempre desejoso de aprender mais, queria aperfeiçoar o que iniciara em São Paulo, em 1963, como se verá a seguir. No final de 1962, tendo tomado conhecimento do serviço de Neurologia Infantil da Clínica Neurológica do Hospital das Clínicas, da Universidade de São Paulo (USP), escrevi ao Prof. Lefèvre. Em janeiro de 1963 lá estava e, aceito como estagiário, em tempo integral, permaneci até o final do ano. Lembro-me, como se fosse hoje, de quando perguntei ao Prof. Lefèvre se eu não estava um tanto velho (32 anos!) para iniciar novos estudos. Respondeu-me com aquele seu jeito peculiar: "Andrè Thomas interessou-se pela Neurologia Infantil aos 76 anos, foi o seu fundador na França, tornou-se mundialmente conhecido e faleceu aos 106 anos..."

O Prof. Lefèvre foi para mim não apenas um mestre, mas um amigo e grande incentivador. Distinguiu-me de tal maneira que só mais tarde, na maturidade, pude sentir e compreender. Em 1964, à minha revelia, recomendou-me ao Prof. José Geraldo Albernaz, chefe do Departamento de Neurologia e Neurocirurgia da UFMG, e por lá andei meio perdido, por cerca de dois anos, como Prof. Assistente Voluntário, numa época conturbada do país (1964/1965), sem que se abrissem concursos e onde a Neurologia Infantil era algo ainda estranho, sendo a ênfase na neurocirurgia.

Em 1969, em Congresso na cidade de Guarujá, SP, foi fundada, sob a sua liderança, a "Associação Brasileira de Neuro-Psiquiatria Infantil", ABENEPI, reunindo neurologistas e psiquiatras de todo o país. O Prof. Lefèvre foi eleito Presidente e Vice-Presidentes o Prof. Olavo Neri, do Rio de Janeiro, e eu. No 2º Congresso da ABENEPI, em 1971, no Copacabana Palace, também sob sua liderança, reelegeu-me Vice-Presidente e Presidente o Prof. Olavo Neri. Incentivou-me,

em 1970, a fundar o capítulo mineiro da ABENEPI, sendo dele a palestra inaugural, e do qual fui Presidente por cerca de dois ou três anos. Aí está a ABENEPI-MG, hoje presidida pelo dinâmico Dr. Christovão de Castro Xavier. Fundou-se a International Child Neurology Association, muito ativa cientificamente desde o início, e na qual fui aceito como membro ativo, novamente por iniciativa do Prof. Lefèvre. A ICNA deu início a encontros regionais e, a seguir, aos Congressos Mundiais de Neurologia Infantil.

Foi, no entanto, no Hospital da Baleia, da Fundação Benjamin Guimarães, em 1966, e no Hospital Israel Pinheiro – IPSEMG, em 1968, que tive a oportunidade de criar as primeiras Clínicas de Neurologia Infantil.

O Hospital da Baleia era, na época, exclusivamente para crianças (hoje, Hospital Geral), localizado em amplo terreno, outrora uma fazenda, com três prédios construídos a conveniente distância um do outro: Pediatria, Isolamento (para moléstias infecto-contagiosas) e Sanatório (para crianças com tuberculose). Um movimentadíssimo ambulatório mantinha ocupados praticamente todos os seus numerosos leitos. Não havia cliente particular. Chefiava a Pediatria o Dr. Hugo Marques Gontijo, que se especializara em Pediatria e Cardiologia Infantil, no St. Christopher's Hospital for Children, Filadélfia, já citado, e onde permaneceu por três anos. Criou ele uma excelente residência de Pediatria, de dois anos de duração, verdadeiro celeiro de pediatras. A Pediatria de Minas Gerais muitíssimo deve ao Dr. Hugo. Exemplar como homem e médico, foi por muitos anos verdadeiro Professor Voluntário. Seu falecimento, aos 74 anos, em plena atividade, foi uma perda irreparável para a Pediatria mineira.

Foi no Hospital da Baleia que três residentes de Pediatria, em anos sucessivos, desejaram se dedicar à Neurologia Infantil: Dr. Luis Roberto de Oliveira (Professor da UFMG), Dr. Christovão de Castro Xavier (coeditor deste magnífico Compêndio) e Dr. Lucas Monteiro de Castro Sobrinho (Diretor do Hospital de Neuro-Psiquiatria Infantil, Belo Horizonte). Após terminarem suas residências, passamos a trabalhar juntos no consultório e na Clínica Neurológica Infantil do Hospital Israel Pinheiro – IPSEMG. Foram anos de trabalho frutífero e de convivência fraterna, até minha aposentadoria na Medicina. Todos os três brilham em Belo Horizonte, chefiaram ou chefiam serviços de Neurologia Infantil e contribuíram para a formação de outros neuropediatras.

O Dr. Luiz Fernando Fonseca, chegado da Unicamp, onde foi residente, conquanto tenha se ligado a outro excelente grupo de neurologistas, não deixou também de ser acolhido no Hospital da Baleia, onde trabalhou no Ambulatório de Neurologia Infantil enquanto desejou. Tem destacada posição na Neurologia Infantil em Belo Horizonte, sendo também coeditor deste Compêndio.

O Prof. Geraldo Pianetti, Professor de Neurocirurgia da UFMG, vem dedicando especial atenção às crianças, dando impulso pioneiro à Neurocirurgia Pediátrica em Minas Gerais. Seus títulos falam por si.

Já perto dos sessenta anos, encontrei tempo e disposição para frequentar um curso de "Psicologia e Psiquiatria da Infância e Adolescência", de três anos de duração, à noite, uma ou duas

Apresentação

vezes por semana. Foi-me de valia no exercício da clínica. Hoje, aos oitenta anos, não posso deixar de reconhecer que a sabedoria consiste em saber que nada sabemos (Sócrates). No Universo, sequer somos um grão de areia e nele nada podemos mudar.

A Neurologia Infantil, Neuropediatria ou Neurologia da Infância e Adolescência teve seu berço, no Brasil, na Clínica Neurológica do Hospital das Clínicas da Universidade de São Paulo (USP), na década de 1950, e seu mestre e incentivador foi o Prof. Antônio Branco Lefèvre. Recebeu ele, até seu falecimento inesperado, estagiários de todo o país que, ao retornarem aos seus Estados, e arrastando dificuldades, ramificaram a frondosa árvore que foi firme e generosamente plantada na USP. Ao Prof. Lefèvre, portanto, todas as nossas homenagens, Patrono que é da Neurologia Infantil no Brasil.

Aos editores e colaboradores deste excelente *Compêndio de Neurologia Infantil*, meus efusivos parabéns pelo que realizaram, elevando a Neurologia Infantil e a cultura médica mineira a um patamar de destaque, não só no Brasil, mas também nos países da América Latina, onde ele será de grande ajuda aos pediatras e neurologistas.

Encerrando este arrazoado, já longo, duas observações: estaria a especialização, cada vez mais reducionista, tornando o especialista naquele médico que sabe cada vez mais sobre cada vez menos? A tecnologia, fruto da ciência, que tantos benefícios tem trazido e ainda trará à medicina, levaria, em futuro próximo ou remoto, à eliminação da arte na medicina e, talvez, se não eliminar, reduzir drasticamente a necessidade do médico, como o conhecemos hoje? Seria a nêmese da medicina?

Márcio M. de Lara Resende
Títulos de Especialista em Pediatria e Neurologia Infantil

Prefácio

Agora voltamos para um novo desafio, com a obrigação de lançarmos a 2ª edição do *Compêndio de Neurologia Infantil*, ampliada e atualizada, para superar as expectativas alcançadas com a boa aceitação da 1ª edição, de 2002.

Procuramos buscar as informações mais recentes na especialidade e que foram formatadas de modo mais didático e discutidas em inúmeras reuniões semanais, chegando a uma apresentação sequencialmente mais lógica, agrupando temas que se inter-relacionam, com destaques para propedêutica, terapias diversas, infecções do SNC, manifestações psiquiátricas, genéticas, neurocirurgia, erros inatos do metabolismo, manifestações neurológicas do neonato, epilepsias, paralisia cerebral etc., enfim, tentando abranger toda essa imensidão da Neurologia Infantil.

Novos capítulos, como Eletroneuromiografia, Epilepsia na Infância, Fármacos Antiepilépticos, Dieta Cetogênica, Doenças Desmielinizantes, Prognóstico da Função Motora em Indivíduos com PC, Inclusão Escolar, Tumores do Crânio e Disrafismo Espinais Ocultos foram acrescentados, enriquecendo ainda mais esta nova edição.

Novos colaboradores de Minas Gerais, São Paulo, Rio de Janeiro, Rio Grande do Sul e Paraíba atenderam nossos convites, participando com tantos outros valorosos colegas que já nos prestigiaram na 1ª edição. A todos os nossos mais sinceros agradecimentos.

Uma homenagem muito especial jamais poderia ser esquecida e por isso o fazemos, do fundo de nossos corações, à nossa saudosa e inesquecível colega Profª Drª Ana Maria Sedrez Gonzaga Piovesana com a publicação de seu capítulo sobre Malformações do SNC e Desordens do Desenvolvimento Cortical.

Esperamos que esta obra venha contribuir para a melhoria da atenção às crianças portadoras de problemas do sistema nervoso.

Luiz Fernando Fonseca
Christovão de Castro Xavier
Geraldo Pianetti

Sumário

SEÇÃO I

SEMIOLOGIA, 1

1. Avaliação Neurológica do Recém-Nascido, 1

   Regina Helena Caldas de Amorim

2. Exame Neurológico no Primeiro Ano de Vida, 13

   Christovão de Castro Xavier
   Valéria Loureiro Rocha
   Eisler Cristiane Carvalho Viegas

3. Exame Neurológico, 23

   Luiz Roberto de Oliveira

4. Acompanhamento do Recém-Nascido de Risco, 33

   Regina Helena Caldas de Amorim
   Lívia de Castro Magalhães
   Cláudia Gonçalves Carvalho de Barros

SEÇÃO II

EXAMES COMPLEMENTARES, 45

5. Ultrassonografia Fetal no Sistema Nervoso Central – Diagnóstico Pré-Natal, 45

   Marcos Murilo de Lima Faria
   Heverton Pettersen

6. Ultrassonografia Transfontanelar, 75

   Eduardo Carlos Tavares

7. Tomografia Computadorizada e Imagem por Ressonância Magnética em Neuropediatria, 87

   José Carlos Tadeu Martins
   Maria Olívia Rodrigues da Costa
   Maria Teresa Carvalho de Lacerda
   Sérgio Caetano Silva

8. Medicina Nuclear em Neurologia Infantil, 129

   Álvaro Luiz Barroso
   Eduardo Lanza Padrão
   Leonardo Lamego Rezende
   Mauro Lima Faria
   Rodrigo Salim de Assis

9. Eletroencefalografia, Poligrafia e Potenciais Evocados, 147

   Welser Machado de Oliveira
   Andréa Julião de Oliveira

10. Eletroneuromiografia em Pediatria, 183

    Leonardo Dornas de Oliveira

11. Líquido Cefalorraquidiano na Infância, 189

    Hélio Rodrigues Gomes

SEÇÃO III

PATOLOGIAS DO FETO E RECÉM-NASCIDO, 193

12. Malformação do SNC e Distúrbios do Desenvolvimento Cortical, 193

    Ana Maria Sedrez Gonzaga Piovesana
    Fernando Cendes

13. Infecções Congênitas e Perinatais, 211

    Rodrigo Carneiro de Campos
    Andrea Lucchesi de Carvalho
    Gláucia Manzon Queiroz de Andrade
    Flávia Alves Campos

14. Encefalopatia Hipóxico-Isquêmica do Neonato, 227

    José Mariano da Cunha Filho

15. Hemorragias Intracranianas no Período Neonatal, 237

    José Mariano da Cunha Filho
    Eliane de Freitas Drumond

16. Crises Convulsivas no Recém-Nascido, 243

    Luiz Fernando Fonseca
    Maria Juliana Silvério Nahim
    Viviane Evilyn dos Santos de Mendonça

SEÇÃO IV

CRISES CONVULSIVAS NA INFÂNCIA, 257

17. Epilepsia na Infância, 257

    Maria Augusta Montenegro
    Kátia M. R. Schmutzler
    Marilisa M. Guerreiro

18. Crises Convulsivas Febris, 273

    Marli Marra de Andrade
    Rodrigo Carneiro de Campos

19. Espasmos Infantis/ Síndrome de West, 279

    Luiz Fernando Fonseca
    Andrea Lara Lima Oliveira
    Luísa Lucena Barbosa
    Viviane Evilyn dos Santos de Mendonça

20. Síndrome de Lennox-Gastaut, 287

    Christovão de Castro Xavier
    Valéria Loureiro Rocha
    Viviane Evilyn dos Santos de Mendonça

21. Abordagem da Criança com Crises Refratárias, 293

    Mirian Fabíola Studart Gurgel Mendes

22. Fármacos Antiepilépticos, 299

    Luiz Fernando Fonseca
    Mirian Fabíola Studart Gurgel Mendes
    Lina Márcia de Araújo Herval
    André Vinícius Soares Barbosa

23. Dieta Cetogênica, 311

    Karina Santos Wandeck
    Olindina Neme Barbosa Miranda
    Luiz Fernando Fonseca
    Viviane Evilyn dos Santos de Mendonça

24. Epilepsias Refratárias da Infância – Indicação Cirúrgica, 319

    Jaderson Costa da Costa

SEÇÃO V

CEFALEIAS – DISTÚRBIOS PAROXÍSTICOS NÃO EPILÉPTICOS E DISTÚRBIOS DO SONO, 331

25. Cefaleias na Infância e Adolescência, 331

    José Luiz Dias Gherpelli

26. Distúrbios Paroxísticos Não Epilépticos, 337

    José Luiz Dias Gherpelli

27. Distúrbios do Sono, 341

    Christóvão de Castro Xavier
    Susana Satuf Rezende Lelis
    André Vinícius Soares Barbosa

SEÇÃO VI

DOENÇAS INFECCIOSAS E PARASITÁRIAS DO SNC, 349

28. Meningites Bacterianas na Infância, 349

Christovão de Castro Xavier
Susana Satuf Rezende Lelis
André Vinícius Soares Barbosa

29. Neurotuberculose na Infância, 359

Hélio Rodrigues Gomes

30. Neuroviroses, 365

Christovão de Castro Xavier
Susana Satuf Rezende Lelis
André Vinícius Soares Barbosa

31. Neuroaids, 379

Jorge Andrade Pinto
Flavia Gomes Faleiro Ferreira
Christovão de Castro Xavier
Eisler Cristiane Carvalho Viegas

32. Infecções Parasitárias do Sistema Nervoso, 389

Parte A – *Mielorradiculopatia Esquistossomótica, 389*

Maurício Barbosa Horta
Karina Soares Loutfi
Luísa Lucena Barbosa

Parte B – *Neurocisticercose, 394*

Maurício Barbosa Horta
Karina Soares Loutfi
Sheila Cristina Mariano

SEÇÃO VII

DOENÇAS DESMIELINIZANTES, 401

33. Polirradiculoneurite Aguda (Síndrome de Guillain-Barré), 401

Luciana Dolabela Velloso Gauzzi
Maurício Barbosa Horta
Luiz Fernando Fonseca

34. Encefalomielite Disseminada Aguda (ADEM), 405

Christovão de Castro Xavier
André Vinícius Soares Barbosa
Susana Satuf Rezende Lelis

35. Esclerose Múltipla na População Pediátrica, 409

Rodrigo Santiago Gomez

36. Outras Doenças Desmielinizantes, 415

Rodrigo Santiago Gomez

SEÇÃO VIII

EMERGÊNCIAS EM NEUROPEDIATRIA, 417

37. Estado de Mal Epiléptico, 417

Luiz Fernando Fonseca
Karina Soares Loutfi
Carla Regina de Carvalho Leite

38. Hipertensão Intracraniana, 431

Eisler Cristiane Carvalho Viegas
Luiz Fernando Fonseca
Claudia Suenia Muniz de Andrade
Marina de Paula Lima Oliveira

39. Traumatismo Cranioencefálico na Infância, 447

Parte A – *Introdução e Epidemiologia, 447*

Kelia Réjane Santiago Dias

Parte B – *Abordagem Neurocirúrgica, 449*

Rodrigo Moreira Faleiro

Parte C – *Cuidados Intensivos, 457*

Sergio Diniz Guerra

40. Traumatismo Raquimedular em Crianças, 465

Márcia Cristina da Silva
Viviane Evilyn dos Santos de Mendonça

41. Coma Infantil, 475

Eisler Cristiane Carvalho Viegas
Luiz Fernando Fonseca
Thelma Ribeiro Noce
Antônio Pereira Gomes Neto

42. Morte Encefálica – Aspectos Médicos e Jurídicos, 489

Elton Augsten

SEÇÃO IX

DOENÇAS NEUROMUSCULARES, 493

43. Síndrome da Criança Hipotônica, 493

Umbertina Conti Reed

44. Miopatias Congênitas, 513

Anamarli Nucci
Luciano de Souza Queiroz

45. Neuropatias Hereditárias, 523

Paulo Roberto Rocha Moreira

SEÇÃO X

NEUROGENÉTICA, 529

46. Erros Inatos do Metabolismo, 529

Eugênia Ribeiro Valadares

47. Aminoacidopatias e Acidemias Orgânicas, 539

Moacir Wajner
Carmen R. Vargas

48. Erros Inatos do Metabolismo de Carboidratos, 557

Roberto Giugliani
Carolina F. Moura de Souza
Ida Vanessa D. Schwartz

49. Lisossomopatias, 569

Fernando Norio Arita

50. Doenças Peroxissomais, 595

Fernando Kok

51. Mitocondriopatias, 599

Suely Kazue Nagahachi

52. Síndromes Neurocutâneas, 607

Rogério de Castro
Ana Flávia Mageste Pimentel

53. Síndromes Dismórficas com Alterações do Sistema Nervoso Central, 615

Letícia Lima Leão
Marcos José Burle de Aguiar

54. Biologia Molecular em Neuropediatria, 629

Luciana A. Haddad
Sérgio D. J. Pena

SEÇÃO XI

AFECÇÕES VASCULARES DO SISTEMA NERVOSO CENTRAL, 643

55. Doenças Vasculares Cerebrais em Neonatos e Crianças, 643

Rogério Zenóbio Darwich

56. Doença Cerebrovascular – Abordagem Inicial, 651

Maria Valeriana Leme de Moura Ribeiro

57 Doença Cerebrovascular na Infância e Adolescência, 655

Marli Marra de Andrade
Daniel Dias Ribeiro

SEÇÃO XII

ENCEFALOPATIAS INFANTIS NÃO PROGRESSIVAS, 669

58. Encefalopatia Crônica (Paralisia Cerebral), 669

Parte A – *Paralisia Cerebral – Etiologia, Classificação e Apresentação Clínica, 669*

Luiz Fernando Fonseca
Renato Pacheco de Melo
Sílvia Santiago Cordeiro
Maria Letícia Gambogi Teixeira

Parte B – *Tratamento Neurocirúrgico, 680*

José Aloysio Costa Val Filho

Parte C – *Visão do Odontólogo, 685*

Alexandre Picón Mürer
Mário Sérgio Fonseca

59. Tratamento Ortopédico – Toxina Botulínica, 691

César Luís Andrade Lima

60. Prognóstico da Função Motora em Indivíduos com Paralisia Cerebral, 695

Valéria Cristina Rodrigues Cury

61. Retardo Mental, 705

Márcio Moreira Mendonça

SEÇÃO XIII

OUTRAS PATOLOGIAS, 715

62. Distúrbios de Movimentos na Infância, 715

Francisco Cardoso

63. Ataxias na Criança e no Adolescente, 725

Fernando Norio Arita

SEÇÃO XIV

DISTÚRBIOS NEUROPSIQUIÁTRICOS E PSICOPEDAGÓGICOS, 751

64. Transtorno do Déficit da Atenção com Hiperatividade (TDAH), 751
Parte A – *Abordagem da Neurologia, 751*

Erasmo Barbante Casella
Ângelo Raphael Tolentino de Rezende

Parte B – *Abordagem da Psiquiatria: A Clínica Psiquiátrica do TDAH, 762*

Cláudio Costa

Parte C – *Abordagem Psicológica e Neuropsicológica, 769*

Regina Maria Volpini Ramos

65. Transtornos de Aprendizagem, 777

Cláudia Machado Siqueira
Luciana Mendonça Alves
Maria do Carmo Mangelli Ferreira Araújo
Débora Fraga Lodi
Juliana Flores Mendonça Alves
Karina Avelar Ribeiro

66. Inclusão Escolar – O Diagnóstico, a Escola e a Decisão pela Inclusão, 785

Jair Luiz de Moraes
Dayse Serra
Vanessa de Freitas

67. Depressão Infantil, 795

Ana Christina Mageste Pimentel

68. Autismo Infantil – Síndrome de Asperger/Autismo de Alto Funcionamento, 801
Parte A – *Autismo Infantil, 801*

Walter Camargos Jr.
Thelma Noce Ribeiro

Parte B – *Síndrome de Asperger/Autismo de Alto Funcionamento, 807*

Walter Camargos Jr.

69. Síndrome de Rett, 813

Walter Camargos Jr.
Valéria Modesto Barbosa Leal

SEÇÃO XV

REABILITAÇÃO EM NEUROLOGIA INFANTIL, 817

70. Ações da Fonoaudiologia na Criança com Disfunção Neurológica, 817

Andréa Lira de Lima
Renata de Araújo Fonseca

71. Ações da Fisioterapia na Criança com Disfunção Neurológica, 825

Parte A – *Abordagem Musculoesquelética na Avaliação e Intervenção de Crianças com Disfunções Neuromotoras, 825*

Ana Paula Bensemann Gontijo
Beverly Cusik
Marcella Araújo Fonseca
Marlenne G. Burt

Parte B – *Estimulação Visual, 835*

Simone Medeiros Brito de Oliveira

72. Ações da Terapia Ocupacional na Criança com Disfunção Neurológica, 845

Parte A – *Parte Introdutória (Seção de Reabilitação), 845*

Marisa Cotta Mancini

Parte B – *Ações da Terapia Ocupacional na Criança com Disfunção Neurológica, 847*

Marisa Cotta Mancini

SEÇÃO XVI

NEUROCIRURGIA, 853

73. Hidrocefalia, 853

Marcelo José da Silva
José Aloysio Costa Val Filho
Alex Machado Freire

74. Disrafismos Espinais, 859

José Gilberto de Brito Henriques
Geraldo Pianetti

75. Disrafismos Espinais Ocultos, 865

José Gilberto de Brito Henriques
Geraldo Pianetti

76. Meningoencefalocele, 871

Geraldo Pianetti
Rodrigo Moreira Faleiro

77. Craniossinostose, 875

Geraldo Pianetti

78. Tratamento Cirúrgico da Epilepsia na Infância, 881

Hélio Rubens Machado
Vera Cristina Terra
Marcelo Volpon Santos

79. Tumores da Região Hipotálamo-Hipofisária, 895

Parte A – *Abordagem Endocrinológica, 895*

Eduardo Pimentel Dias
Maria Marta Sarquis Soares
Victor Eurípedes Barbosa

Parte B – *Abordagem Cirúrgica, 899*

Geraldo Pianetti

80. Tumores Hemisféricos na Infância, 905

Guilherme Cabral
José Aloysio da Costa Val Filho
Antônio Moura Diniz Lara
Paulo Mallard Scaldaferri

81. Tumores dos Ventrículos Laterais, 909

Geraldo Pianetti
Luiz Fernando Fonseca

82. Tumores da Região da Pineal, 915

Guilherme Cabral
José Aloysio da Costa Val Filho
Antônio Moura Diniz Lara
Leopoldo Mandic Ferreira Furtado

83. Tumores Infratentoriais, 923

Geraldo Pianetti
Luiz Fernando Fonseca
José Aloysio Costa Val Filho
Rafael de Albuquerque Barbosa

84. Tumores do Tronco Encefálico, 929

Luiz Fernando Fonseca
Geraldo Pianetti
Andréa Lara Oliveira Lima

85. Tumores do Crânio, 933

José Gilberto de Brito Henriques
Geraldo Pianettti

86. Radioterapia dos Tumores do Sistema Nervoso Central, 937

Marcus Simões Castilho
Antônio Celso Lima Costa Pinto
Joaquim Caetano de Aguirre Neto
Luiz Flávio Pena Coutinho

87. Quimioterapia, 941

Sidnei Epelman

88. Qualidade de Vida, 949

Abram Topczewsky

Índice Alfabético, 953

COMPÊNDIO DE NEUROLOGIA INFANTIL

2ª edição

Seção I

Semiologia

1

Avaliação Neurológica do Recém-Nascido

Regina Helena Caldas de Amorim

INTRODUÇÃO

A importância do exame neurológico no período neonatal se deve à necessidade não só de detectar e tratar rapidamente condições que põem em risco a futura função do sistema nervoso central (SNC), como à de identificar as crianças que poderão apresentar distúrbios de desenvolvimento ou déficits neurológicos. Vários autores contribuíram para a padronização do exame neurológico neonatal. Destacam-se, entre eles, André-Thomas e Saint-Anne Dargassies que, em 1952, descreveram um método de avaliação neurológica para recém-nascidos (RN) a termo, posteriormente aplicado por Saint-Anne Dargassies em RN pré-termo.[1-3] A principal característica desse método consiste na apreciação do tônus muscular, a qual compreende a observação da postura em repouso e a verificação do tônus passivo e do tônus ativo. Considera-se tônus passivo o tônus muscular de repouso, avaliado por meio de determinados movimentos lentos, realizados na criança, com o objetivo de medir a amplitude de cada movimento, para analisar a extensibilidade dos músculos envolvidos nessas manobras. Em contraste, o tônus ativo corresponde às contrações musculares espontâneas que ocorrem durante as atividades motoras desencadeadas pelo examinador. Prosseguindo em suas pesquisas, Saint-Anne Dargassies realizou análise sistematizada dos padrões de normalidade em RN pré-termo e a termo.[4,5] Entretanto, o exame neurológico para RN de 28 a 40 semanas de idade gestacional (IG) tornou-se mais compreensível e conhecido a partir da ilustração esquemática das avaliações do tônus passivo e ativo, criada por Amiel-Tison.[6,7] Também a maturação do SNC nos períodos fetal e pós-natal, de acordo com os conceitos de Lawrence e Kuypers,[8,9] Larroche[10] e Sarnat,[11,12] foi descrita didaticamente por Amiel-Tison e cols.[13-15] e Gosselin e Amiel-Tison.[16]

Dubowitz e cols.[17-19] padronizaram um método que inclui os critérios somáticos de avaliação da IG, propostos por Farr e cols.[20] e os métodos de Saint-Anne Dargassies e de Amiel-Tison. O método de Dubowitz ainda é referência para os profissionais da área, apesar de sua pouca fidedignidade quando aplicado em RN pré-termo, com IG inferior a 33 semanas e pequenos (peso) para a idade gestacional (PIG).[21-23] Em situação de estresse, durante a gestação, como ocorre na hipertensão arterial e em gestação múltipla, as características do exame neurológico revelam avanço de maturação do SNC.[24-26] Esse fato poderia explicar a superestimativa da IG, em RN pré-termo PIG, a qual motivou as críticas ao método de Dubowitz. Autores como Capurro e cols.[27] e Ballard e cols.,[28,29] entre outros, modificaram o método de Dubowitz, promovendo maior rapidez em sua aplicação.

Outros métodos bastante conhecidos são o de Prechtl[30] e o de Brazelton.[31] Em publicações posteriores, Prechtl e cols. passaram a considerar certos padrões de movimentos espontâneos para identificar, precocemente, crianças que terão diagnóstico de paralisia cerebral.[32-35] Como o exame é feito por meio de filmagens periódicas, e a qualidade da movimentação espontânea é analisada evolutivamente nos primeiros meses de vida, é possível aplicá-lo no acompanhamento neonatal do RN pré-termo.

Independentemente do método adotado na avaliação neurológica neonatal, é necessário conhecer, ou pelo menos estimar, a IG, para a interpretação do tônus e dos reflexos primitivos, de acordo com as etapas correspondentes de maturação do SNC. A história perinatal deverá ser investigada com atenção porque pode fornecer dados que explicarão problemas neonatais clínicos ou neurológicos.

CIRCUNSTÂNCIAS EM QUE É REALIZADO O EXAME NEUROLÓGICO NEONATAL

1. **Situações de urgência ou criança clinicamente instável:** na maioria das vezes, especialmente em RN pré-termo, o estado clínico da criança não permite que ela seja manuseada. Nesse caso, se a IG for imprecisa, os critérios somáticos servirão como base para estimá-la. A atividade e a reatividade devem ser consideradas, assim como o reflexo de sucção-deglutição, em função da IG e da ação de medicamentos sedativos administrados à criança. As fontanelas e as pupilas são examinadas, e o perímetro cefálico é medido, se for possível tocar o crânio. O diagnóstico e a conduta médica serão estabelecidos a partir da história perinatal, das alterações clínicas, laboratoriais, eletroencefalográficas ou na ultrassonografia (US) transfontanelar.
2. **Criança clinicamente estável com mais de 24 horas de vida ou na alta neonatal:** nessas condições, o exame é realizado durante a vigília calma, entre duas mamadas, para avaliação do comportamento, do tônus passivo e do tônus ativo, da qualidade da motricidade espontânea e dos reflexos primários, da visão e da audição.

Durante o primeiro exame clínico do RN, a constatação de alguns sinais pode alertar para a possibilidade de distúrbios neurológicos, como deformidades cranianas, macro ou microcrania, alterações posturais e malformações da linha mediana. Algumas anomalias cranianas são decorrentes de malformação do SNC ou de má posição intraútero, enquanto outras correspondem apenas à modelagem do crânio no canal do parto e, em poucos dias, a forma do crânio se normalizará. Embora alguns dismorfismos faciais sejam típicos de quadros sindrômicos, muitos exigem esclarecimento do diagnóstico. Nem todos os dismorfismos estão relacionados a problemas neurológicos, mas a associação das duas condições torna necessária a pesquisa de doenças genéticas ou quadros sindrômicos.

As características neurológicas do RN pré-termo normal, ao atingir 40 semanas de idade corrigida, são semelhantes às do RN a termo, exceto quanto ao tônus de membros que, geralmente, é menos hipertônico. Entretanto, a normalidade do exame neurológico, na idade corrigida do termo, só é considerada favorável ao prognóstico se o RN pré-termo não teve, anteriormente, alterações na US transfontanelar ou neurológicas.

Para o RN a termo, a primeira avaliação do estado de alerta deverá ser feita pelo neonatologista, 1 ou 2 horas após o nascimento, quando, habitualmente, a criança está em vigília calma. Nesse momento é possível observar a fixação do olhar e o breve acompanhamento visual lateral. A movimentação espontânea é constituída por movimentos de rotação do pescoço, abertura e fechamento das mãos e movimentos lentos de extensão-flexão dos membros, intercalados por sobressaltos, desencadeados por manipulação ou barulho. Se, ao contrário, a criança apresenta constantes tremulações ou clonias de extremidades e/ou do queixo, sobressaltos frequentes, choro excessivo e é difícil acalmá-la, trata-se de hiperexcitabilidade, cujas causas podem ser lesão dolorosa no crânio ou na face, dor provocada por fratura de clavícula, hipoglicemia ou irritabilidade do SNC. Nas duas últimas situações, a hiperexcitabilidade pode preceder crises convulsivas. O quadro de abstinência no RN, em virtude do uso de medicamentos ou de drogas pela mãe, durante a gravidez, pode manifestar-se por sinais de hiperexcitabilidade. Hipoatividade e/ou hiporreatividade do RN são observadas após sedação ou anestesia da mãe, durante o trabalho de parto. Qualquer alteração no comportamento exige a reavaliação da criança, posteriormente, para se verificar se houve melhora ou se surgiram sinais de comprometimento neurológico.

A presença dos reflexos primários não garante a integridade dos hemisférios cerebrais; significa, apenas, que não há depressão do SNC. Como esses são reflexos integrados no tronco cerebral e na parte alta da medula cervical, podem estar presentes e completos em anencefálicos e hidranencefálicos. A assimetria do reflexo de Moro ou de *grasping* torna necessária a verificação de existência de paralisia braquial ou de hemiparesia (neste último caso, se houver assimetria de postura e de tônus no membro inferior do mesmo lado).

Entre os reflexos primários, dois podem auxiliar a estimativa da idade gestacional:

1. **Reflexo de sucção:** está presente e completo (sucção sincronizada com a deglutição) no RN normal, a partir de 32 semanas de idade gestacional. Apesar disso, a sucção nutritiva, na maioria das vezes, não é liberada para os RN pré-termo com muito baixo peso (< 1.500g), porque a pouca força muscular pode causar fadiga e aspiração de líquido para o pulmão.
2. **Reflexo de extensão cruzada:** este é pesquisado com o RN em decúbito dorsal (posição supina). A mão do examinador é colocada sobre o joelho da perna que será mantida em extensão, para fixá-la nessa posição. Um estímulo (fricção) é aplicado na planta do pé da perna estendida. A resposta é observada no membro inferior do lado oposto e consiste, para o RN a termo, em extensão e cruzamento da perna livre sobre a perna fixada e abertura dos artelhos em leque. O reflexo completo compreende uma fase de flexão da perna, seguida por extensão e abertura dos artelhos e, finalmente, o cruzamento. Porém, frequentemente, a resposta é muito rápida, e essa sequência de movimentos não é evidenciada. Esse reflexo evolui no RN pré-termo, de acordo com o aumento do tônus de base, que torna possíveis os movimentos de cada etapa do reflexo. Na IG de 37 semanas, a perna livre fica paralela à perna fixa e tem início a abertura dos artelhos, em leque. O reflexo de extensão cruzada só está completo após 38 semanas de IG e é ainda mais aperfeiçoado com 40 ou 41 semanas. Portanto, o cruzamento da perna livre sobre a perna fixa garante o nível de maturação de, no mínimo, 38 semanas de IG. Ressalva a ser feita: o cruzamento só é considerado se for abaixo do joelho ou, o mais comum, próximo ao tornozelo.

CARACTERÍSTICAS DO RECÉM-NASCIDO A TERMO NORMAL

1. **Postura (em decúbito dorsal):** flexão dos membros, queixo na linha mediana ou em ligeira rotação. A *postura de batráquio* (braços estendidos, membros inferiores fletidos e abduzidos, com os joelhos muito próximos do plano de exame) é característica da IG de 34 a 35 semanas. Em RN a termo, a abdução acentuada dos membros inferiores, semelhante à

da postura em batráquio, indica que há hipotonia e que ela predomina na musculatura adutora do quadril.

2. **Movimentos:** rotações espontâneas da cabeça; movimentos generalizados; movimentos variados dos membros, às vezes acompanhados de rotação do tronco, *em bloco*; abertura espontânea das mãos, com abdução do polegar.
3. **Tônus de membros:** hipertonia dos músculos flexores.
4. **Choro:** forte, variado e de média tonalidade.
5. **Reflexos primários completos.**
6. **Presença de reações de orientação:**
   - Reflexo nociceptivo (fuga do estímulo doloroso).
   - Reflexo de passagem do braço: em decúbito ventral, os braços são estendidos ao longo do tronco e a face é apoiada no plano de exame. Observam-se, primeiro, rotação do pescoço e liberação do nariz, para facilitar a respiração; em seguida, a criança leva lentamente para frente o membro superior do lado da face e o coloca diante dela (essa passagem do braço lembra o nado estilo *crawl*).
7. **Propagação da contração muscular dos membros inferiores para o tronco e para o pescoço,** após apoio plantar na posição em pé (reação de retificação).

EXAME DA CABEÇA

Perímetro cefálico

Uma etapa importante do exame neurológico é a medida do perímetro cefálico, que corresponde à maior circunferência do crânio, cujas referências anatômicas são as proeminências frontais e a protuberância occipital externa. A medida deve ser comparada à de uma curva de referência, ainda sendo usada, no Brasil, a curva de Lubchenco, que agrupa os RN independentemente do sexo.[36,37] Algumas curvas brasileiras de crescimento intrauterino incluem curva de perímetro cefálico também sem agrupamento por sexo.[38,39] As curvas de Nellhaus e do NCHS (*National Center for Health Statistics percentiles*) consideram cada sexo, porém só a partir do nascimento a termo.[40,41]

Têm-se como microcefalia e macrocefalia as medidas de perímetro cefálico abaixo e acima, respectivamente, de dois desvios padrões (2DS) da média ou percentil 50 (p50). Entretanto, o diagnóstico é, às vezes, difícil porque as características genéticas influem no tamanho e na forma do crânio, e os limites de normalidade são amplos, variando de 32 a 37cm, para o recém-nascido a termo. Em caso de dúvida, além de se confrontarem os percentis do perímetro cefálico com os do peso e da estatura, as características cranianas dos pais devem ser verificadas. Em presença de discordância entre o perímetro cefálico e a estatura, mesmo que o perímetro cefálico esteja na faixa de normalidade, a história perinatal deverá ser analisada e as etiologias de alterações cerebrais pesquisadas por meio de exames complementares.

Nos casos de retardo de crescimento intrauterino, inicialmente ocorre perda de peso, em seguida deficiência na estatura e, finalmente, no crescimento cerebral. Em comparação com o baixo peso, o perímetro cefálico pode ser relativamente aumentado, mas, às vezes, é normal ou pouco reduzido.

O perímetro cefálico do RN pré-termo aumenta rapidamente, nos primeiros meses de vida, não só em função do desenvolvimento dos hemisférios cerebrais, como também da forma do crânio. Nessas crianças, os ossos parietais e temporais mantêm contato prolongado com o plano de apoio, em virtude da impossibilidade ou dificuldade de movimentos de rotação do pescoço. Como os ossos do crânio são mais moles, ocorrem achatamento lateral e alongamento no sentido anteroposterior (escafocefalia); a forma do crânio torna-se mais elíptica, em vez de arredondada. Segundo Largo e Duc, a forma do crânio influencia a medida do perímetro cefálico, maior na elipse do que no círculo.[42] A macrocrania deve ser investigada sempre que vier acompanhada de aumento da tensão das fontanelas, disjunção de suturas ou outras alterações no exame neurológico, especialmente se a criança teve hemorragia intraventricular.

Doenças infecciosas como rubéola, toxoplasmose e citomegalovirose, no início da gestação, são responsáveis por microcefalia acentuada, geralmente com importante redução da região frontal. Atrofia cerebral leve, decorrente de distúrbio hipóxico-isquêmico antenatal, pode ser causa de pequena diminuição do crânio, notada apenas quando o perímetro cefálico é comparado ao peso e à estatura. Malformações do sistema nervoso, lesões por doenças infecciosas ou exposição à radiação provocam microcefalia, muitas vezes sem alteração do peso e da estatura.

Pela palpação das fontanelas anterior e posterior é possível constatar se elas apresentam tamanho exagerado e aumento da tensão ou tamanho muito reduzido (≤ 1cm para a fontanela anterior). Na primeira situação, deve se excluir dilatação ventricular e, na segunda, cranioestenose, após verificação das suturas cranianas. A fontanela anterior tem a forma de um losango, com grande variação de tamanho, e maior diâmetro horizontal no sentido das suturas coronais. A fontanela posterior, quase sempre estreita e alongada, é, às vezes, bem pequena (< 1 × 1cm) e mais simétrica.

Para verificar se as bordas das suturas cranianas estão lado a lado, pouco ou muito afastadas, cavalgadas, ou se têm forma de quilha (comum na cranioestenose das suturas metópica e sagital), elas devem ser percorridas com a ponta do dedo.

Tumefações no couro cabeludo podem ser sinal de cefalematoma ou de bossa serossanguínea (*caput succedaneum*). O cefalematoma resulta de sangramento do periósteo, causado por fratura da tábua externa, principalmente nas regiões parietais e, com maior frequência, em partos a fórceps. Sua principal característica é o sangramento restrito ao osso comprometido e limitado pelas suturas. O tamanho do cefalematoma é variável e, às vezes, aumenta nas primeiras 24 horas depois do nascimento. A consistência, geralmente mais dura e elástica, também pode ser flutuante. Os cefalematomas muito grandes demoram a ser absorvidos, e não é raro que se calcifiquem. Já a bossa serossanguínea é consequência de traumatismo do couro cabeludo, com presença de sangue e edema no tecido subcutâneo. Ela ultrapassa os limites das suturas cranianas e pode ter sua localização modificada em função da posição da cabeça. Ao ser comprimida, apresenta sinal de *godet* ou de cacifo. A presença de bossa serossanguínea muito grande sugere trabalho de parto demorado, com dificuldade mecânica na passagem da criança. Nessa situação, a presença de sinais neurológicos revela sofri-

TÔNUS PASSIVO

	6 meses 28 semanas	6 ½ meses 30 semanas	7 meses 32 semanas	7 ½ meses 34 semanas	8 meses 36 semanas	8 ½ meses 38 semanas	9 meses 40 semanas
Postura	Completamente hipotônico	Início da flexão MI	Maior flexão MI queixo antes do acrômio	Atitude de batráquio	Flexão dos quatro membros	Hipertonia de membros	Maior hipertônico queixo próximo ao esterno
Calcanhar-Orelha	Nenhuma resistência	Pouca resistência	Pouca resistência	Difícil	Maior resistência	Impossível	Impossível
Ângulo poplíteo	150° 180°	130° 150°	110° 140°	100° 110°	90° 100°	90°	80° 90°
Ângulo de dorsoflexão pé-perna	40°	40°	40°-50°	40°-50°	20°-30°	10°-15° RN pré-termo 40°	RN a termo 0° RN pré-termo 40°
Sinal do cachecol	Sem resistência		Mais limitado		Cotovelo ultrapassa um pouco a linha mediana		Cotovelo entre o mamilo e a linha mediana
Retorno em flexão do antebraço	Membros superiores muito hipotônicos; permanecem em extensão		Discreta flexão do antebraço	Maior flexão do antebraço	Nítido "retorno em flexão", mesmo após a extensão do antebraço durante alguns segundos		

Fonte: Amiel-Tison, 1985, p. 19, modificado.

mento fetal durante o trabalho de parto. Tanto o cefalematoma como a bossa serossanguínea, quando volumosos, podem, na fase de reabsorção, ser responsáveis por icterícia.

Alguns sinais clínicos, frequentemente associados, indicam lesão cerebral ocorrida muitas semanas antes do nascimento: palato ogival, polegar fixado em flexão-adução e cavalgamento de suturas.[16,43] No RN a termo, a presença da forma ogival do palato pode ser resultado de fraqueza ou ausência de movimentos da língua, de origem neurológica, pois no final da gestação o palato é normalmente mais aberto e achatado. Em RN prétermo, esse sinal não tem valor, pois não houve tempo suficiente para aquisição do formato definitivo do palato, já que suas pregas laterais desaparecem no último trimestre da gestação, em consequência dos movimentos da língua para a deglutição do líquido amniótico.

AVALIAÇÃO DO TÔNUS PASSIVO

Algumas manobras para o exame do tônus passivo são apresentadas no Quadro 1.1.[4,8]

Tônus de membros superiores[16,43]
Manobra do cachecol

Avalia a extensibilidade da musculatura proximal do membro superior.

Com a criança em decúbito dorsal, sua mão é levada em direção ao ombro do lado oposto (Figura 1.1). Observam-se a resistência ao movimento e a posição do cotovelo em relação à linha mediana. No RN com IG ≥ 38 semanas, a extensão do braço é limitada pela hipertonia flexora fisiológica e o cotovelo fica posicionado entre a linha mamilar e a linha mediana. Se a criança estiver muito relaxada, o cotovelo se aproximará mais da linha mediana, mas raramente a ultrapassará. Além disso, a mesma amplitude de movimento será constatada no membro superior do lado oposto. Nos RN com IG < 34 semanas, a hipotonia do membro superior permite que o cotovelo ultrapasse a linha mediana e atinja ou ultrapasse o mamilo do lado oposto.

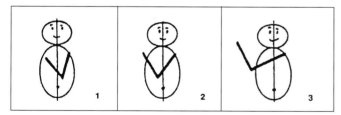

Figura 1.1 ▷ Manobra do cachecol: análise da posição do cotovelo em relação à linha mediana. Posição 1: não ultrapassa a linha mediana; posição 2: ultrapassa a linha mediana; posição 3: ultrapassa muito a linha mediana. (Amiel-Tison, 1999:88.)

Retorno em flexão dos membros superiores

No RN com IG > 38 semanas, a liberação dos membros superiores, após mantê-los alguns segundos em extensão, provoca o retorno brusco à postura em flexão, em função da hipertonia flexora de base. Essa resposta pode ser obtida inúmeras vezes. Entre 37 e 38 semanas, o retorno não é tão brusco e pode ser inibido com a repetição da manobra, mais de quatro a cinco vezes. Abaixo de 34 semanas, por causa da hipotonia dos membros superiores, estes permanecem em extensão.

Tônus de membros inferiores[16,43]
Ângulo poplíteo

Avalia a extensibilidade dos isquiostibiais. Existem duas técnicas para medir o ângulo poplíteo, em decúbito dorsal:

- **1ª técnica** (Figura 1.2): com o polegar e o indicador abduzidos, o examinador aplica sua mão sobre a face posterior da coxa da criança, flete a coxa sobre o abdome e mantém o joelho na direção do mamilo; em seguida, estende a perna e mede o ângulo entre a face posterior da perna e a face posterior da coxa, na fossa poplítea. Esse ângulo é comparado ao da outra perna.

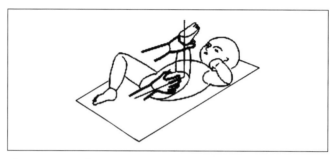

Figura 1.2 ▷ Ângulo poplíteo: flexão da coxa sobre o abdome, com o joelho na direção do mamilo; em seguida, extensão da perna e medida do ângulo formado entre a face posterior da perna e a face posterior da coxa. No caso ilustrado, o ângulo é de 90 graus.

- **2ª técnica** (Figura 1.3): o examinador segura as pernas da criança e faz flexão-abdução simultânea das coxas sobre o abdome, mantendo os joelhos encostados nos flancos; em seguida, estende as pernas e mede os ângulos formados entre as faces posteriores das pernas e as faces posteriores das coxas, nas fossas poplíteas.

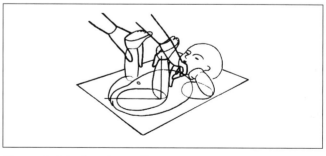

Figura 1.3 ▷ Ângulo poplíteo: com as coxas abduzidas e os joelhos encostados nos flancos, as pernas são estendidas. Mede-se o ângulo formado entre a face posterior da perna e a face posterior da coxa. Na ilustração, o ângulo é de 90 graus, dos dois lados. (Amiel-Tison, 1999:87, modificada.)

Os dois ângulos, normalmente idênticos, devem ser sempre comparados. O ângulo poplíteo, no RN a termo, é de 90 graus, podendo variar de 80 a 100 graus. Medida inferior a 80 graus indica hipertonia e superior a 100 graus, hipotonia.

Nos RN pré-termo, quanto menor for a IG, maior será a hipotonia e, consequentemente, maior será o ângulo poplíteo, que pode variar de 100 a 180 graus, dependendo da IG.

Ângulo dos adutores

Avalia a extensibilidade dos músculos adutores do quadril.

Os dedos indicadores do examinador são colocados sobre as coxas do RN, alinhados com a diáfise dos fêmures, e as pernas mantidas em extensão e lentamente abduzidas. Uma linha imaginária é traçada da extremidade de cada indicador em direção à cicatriz umbilical, e o ângulo dos adutores é o ângulo de abertura das pernas, entre as duas linhas imaginárias (Figura 1.4). Em RN a termo, esse ângulo mede de 60 a 80 graus. Quanto menor a idade gestacional, maior é o ângulo dos adutores, que pode chegar a 160 graus, em RN com menos de 32 semanas de IG.

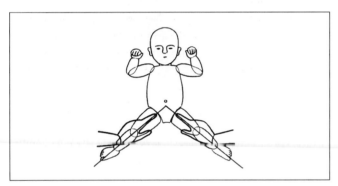

Figura 1.4 ▷ Ângulo dos adutores: os indicadores do examinador são colocados sobre a diáfise dos fêmures para facilitar a visualização do ângulo de abertura das pernas. No caso representado, esse ângulo é de aproximadamente 100 graus. (Amiel-Tison, 1999:86.)

Ângulo de dorsoflexão do pé

Avalia a extensibilidade dos músculos posteriores da perna.

Para exame da extensibilidade do músculo gastrocnêmio, a perna é mantida em extensão (Figura 1.5). Realiza-se, então, a flexão do pé sobre a perna (flexão dorsal). Impede-se a ação do músculo solear se a perna for mantida fletida, em vez de estendida. O ângulo de dorsoflexão do pé é um parâmetro útil para distinguir o RN a termo do RN pré-termo que atingiu a idade corrigida do termo da gestação. Em RN a termo, esse ângulo, que frequentemente é de 0 grau, varia de 0 a 20 graus. Em RN pré-termo, o ângulo de dorsoflexão do pé varia de 30 a 50 graus e mantém-se em torno de 30 a 40 graus na idade do termo da gestação, podendo, às vezes, ser um pouco menor (20 graus). Em razão do "falso equinismo" que resulta da maior abertura do ângulo de dorsoflexão do pé, o RN pré-termo apoia-se nas pontas dos pés, durante a marcha reflexa, enquanto o RN a termo apoia-se nos calcanhares ou nas plantas dos pés. A redução desse ângulo é transitória e, a partir do final da segunda semana de vida, ele começa a aumentar, para atingir 45 a 60 graus a partir de 2 meses.

Considera-se que a diminuição do ângulo de dorsoflexão do pé e do ângulo de flexão do punho (0 a 20 graus), no final da

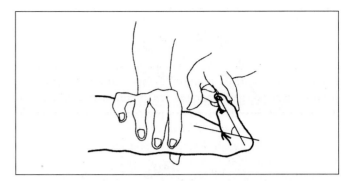

Figura 1.5 ▷ Ângulo de dorsoflexão do pé: a perna é mantida em extensão, e uma leve pressão é exercida sobre a parte anterior da planta do pé, forçando a dorsoflexão do pé. (Amiel-Tison, 1999:87.)

gestação, é resultado da compressão prolongada do útero sobre as extremidades do feto e, portanto, decorrente de um fator mecânico. Provavelmente, fatores relacionados com as características das articulações do punho e do tornozelo e da musculatura distal dos membros colaboram para que ocorra a redução desses ângulos.

Tônus axial

Na avaliação do tônus axial são comparadas a flexão e a extensão passiva do tronco (respectivamente, encurvação anterior e encurvação posterior), pela observação da amplitude do movimento. A flexão passiva do tronco avalia a musculatura posterior, e a extensão, a musculatura anterior. Considera-se que o tônus é normal quando a flexão tem amplitude igual ou superior à extensão. Se os dois movimentos são muito amplos ou a extensão é predominante, o tônus axial é anormal (Figuras 1.6 e 1.7).

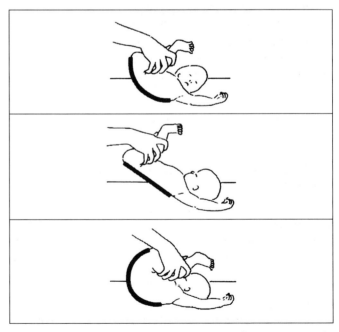

Figura 1.6 ▷ Flexão passiva do tronco: a flexão anterior do tronco é avaliada no decúbito dorsal, e o examinador posiciona as pernas da criança em direção à cabeça. De cima para baixo, a primeira figura representa flexão moderada do tronco; a segunda, flexão ausente ou mínima, e a terceira, flexão exagerada. (Amiel-Tison, 1999:90.)

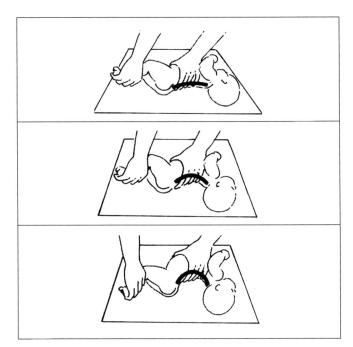

Figura 1.7 ▷ Extensão passiva do tronco: a extensão passiva do tronco é avaliada em decúbito lateral, e o examinador estende as pernas da criança, levando-as para trás. A amplitude do movimento é normalmente muito limitada (primeira figura). Na segunda figura, a extensão é moderada e, na terceira, a falta de resistência à manobra provoca acentuada curvatura posterior. (Amiel-Tison, 1999:89.)

Assimetria de tônus

No RN é difícil afirmar qual dimídio corporal é anormal, se o hipotônico ou o hipertônico, principalmente se a assimetria for leve. Quando os reflexos primários estão deprimidos do lado hipotônico, este é o lado anormal. Nessa situação, a lesão intraútero é recente e localizada no hemisfério cerebral contralateral, mas ainda pode não ser visível na tomografia computadorizada (TC) encefálica. Se a lesão ocorreu várias semanas antes do nascimento a termo, o lado anormal é hipertônico, o polegar encontra-se em flexão-adução e os reflexos osteotendinosos podem ser mais "vivos" (exacerbados). A TC revela lesão cística ou multicística.

Reflexo tônico cervical assimétrico (RTCA)

Esse reflexo corresponde à modificação do tônus de base em função da posição da cabeça e é observado no decúbito dorsal: a rotação do pescoço provoca assimetria postural, com extensão dos membros do lado da face e flexão dos membros do lado oposto (posição do esgrimista). O RTCA surge a partir de 32 semanas de IG e desaparece com a idade de 3 meses (de idade corrigida para os RN pré-termo). Tem como características: (a) aparecimento alguns segundos após a rotação do pescoço (tempo de latência); (b) extensão lenta dos membros; (c) a postura típica do esgrimista nem sempre está completa; (d) com o aumento da idade, torna-se menos constante.

Em virtude da leve hipotonia dos membros estendidos, o RTCA pode prejudicar a interpretação das manobras para avaliação do tônus de base, principalmente a do cachecol. Por esse motivo, durante o exame do tônus passivo, a cabeça precisa ser mantida na linha mediana. A ausência do RTCA não é indicativo de anormalidade.

Considerações práticas

1. Os valores dos ângulos citados são fundamentados na literatura e na experiência da autora. Entretanto, existem variações individuais do tônus de base; por isso, o fato de o RN ser ligeiramente mais hipertônico ou hipotônico de membros não significa anormalidade neurológica. A leitura dos ângulos poplíteo, de dorsoflexão do pé e de flexão do punho é feita pela borda externa dos segmentos corporais analisados.
2. O estado de vigília durante a avaliação pode modificar o tônus e falsear a mensuração da amplitude dos movimentos. Se o RN sentir dor durante o manuseio, reagirá com choro, o que aumentará o tônus da musculatura extensora, ou simplesmente resistirá à manobra, o que não deve ser interpretado como hipertonia. A sonolência ou a fadiga por excesso de manuseio provocam relaxamento, o qual necessita de correta interpretação para se evitar falso diagnóstico de hipotonia.
3. Em todas as manobras para exame do tônus passivo, procura-se atingir a maior amplitude possível do movimento, até a criança dar sinais de incômodo, como oposição ao movimento, agitação (atividade motora desorganizada) ou expressão facial de choro. As manobras devem ser lentas e progressivas para evitar o choro.
4. A persistência de sinais de irritabilidade, de alterações na frequência cardíaca e respiratória ou mudança de coloração cutânea ou labial indicam que o exame neurológico deve ser interrompido, até a estabilização da criança, ou ser realizado em outro momento.

AVALIAÇÃO DO TÔNUS ATIVO

No Quadro 1.2 são apresentadas ilustrações sobre as manobras para avaliação do tônus ativo.[4,8]

Tônus cervical[16,43]

No RN a termo, os músculos extensores e flexores do pescoço têm tônus equivalentes, o que permite o equilíbrio cervical, momentâneo, quando a criança é colocada na posição sentada, como ilustrado na Figura 1.8.

Para avaliação dos músculos flexores, a criança é levada do decúbito dorsal para a posição sentada, tracionada pelos membros superiores, se estes não são hipotônicos, ou com as mãos do examinador segurando o tronco da criança, sob as axilas. Para investigação do tônus dos músculos extensores, utiliza-se manobra contrária: a criança é levada da posição sentada, com o tronco inclinado para a frente, para a posição deitada. Nesta última manobra é suficiente verificar se a criança ergue espontaneamente a cabeça, enquanto o tronco é lentamente inclinado para trás, até sua retificação, na posição sentada (Figura 1.9). Na hipertonia da musculatura extensora

Quadro 1.2 ▷ Avaliação do tônus ativo

TÔNUS ATIVO

Idade gestacional em semanas	32	34	36	38	40	
Membros inferiores	Efêmera retificação	Melhor retificação	Excelente retificação			Progressão no sentido caudocefálico
Tronco		Efêmera retificação	Melhor retificação	Em pé, boa retificação		
Musculatura flexora do pescoço	Nenhum movimento da cabeça	Cabeça inclinada	Passagem brusca da cabeça	Mantém alguns segundos	Mantém um pouco mais	Com 40 semanas, a contração dos músculos extensores e flexores do pescoço é quase igual
Musculatura extensora do pescoço	Esboço de movimento	Passagem brusca da cabeça	Passagem lenta da cabeça	Mantém alguns segundos	Mantém um pouco mais	

Fonte: Amiel-Tison, 1985, p. 20, modificado.

ou na hipotonia da musculatura flexora, a cabeça fica pendente para trás. Na primeira situação, não é possível a flexão do pescoço na posição sentada (o queixo fica levantado e não encosta no esterno). Se a hipertonia da musculatura cervical posterior for discreta, a flexão repetida do pescoço (quatro a cinco flexões) acentuará o tônus. Quando a cabeça permanece inclinada para trás, por hipotonia dos músculos flexores, não há resistência à flexão passiva do pescoço e o queixo encosta facilmente no esterno.

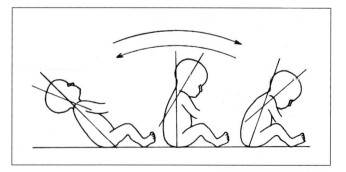

Figura 1.8 ▷ Músculos flexores e extensores do pescoço normais no RN a termo. (Amiel-Tison, 1999:93.)

REFLEXOS OSTEOTENDINOSOS (ROT) OU REFLEXOS MUSCULARES PROFUNDOS

No RN a termo, os ROT são "vivos" e devem ser pesquisados ao se detectar assimetria de tônus de membros, hipotonia ou hipertonia generalizada. Observa-se hiporreflexia ou arreflexia nas lesões do sistema nervoso periférico (paralisia braquial, doença de Werdnig-Hoffmann) e nas paraplegias flácidas, decorrentes de mielomeningocele e traumatismo medular. Nas miopatias congênitas, os ROT podem estar presentes ou diminuídos nos primeiros meses de vida. A hiper-reflexia é considerada anormal se o quadro clínico é de hiperexcitabilidade e os reflexos são realmente muito exagerados.

Clono de pé

Clono de pé pode ser constatado em 1% dos RN a termo normais.[5] Como sinal isolado e não progressivo em intensidade, não tem significado clínico.

Comportamento

No RN a termo, o choro normal é forte, varia em intensidade, não provoca distúrbios cardiorrespiratórios, e o consolo é

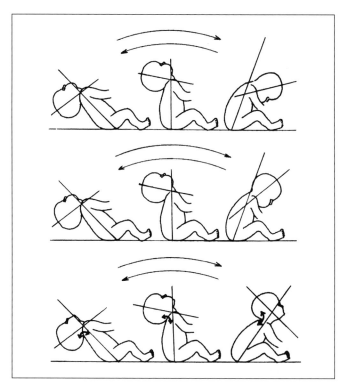

Figura 1.9 ▷ Músculos flexores e extensores do pescoço anormais no RN a termo. De cima para baixo, a primeira figura indica hipotonia dos dois grupos musculares; a segunda, hipotonia da musculatura flexora, e a terceira mostra o desequilíbrio do tônus a favor da musculatura extensora do pescoço, impedindo a passagem da cabeça para a frente. (Amiel-Tison, 1999:94.)

facilmente obtido. Os estados de vigília e sono são bem caracterizados (sono calmo ou não REM, sono agitado ou sono REM, vigília calma, vigília agitada, agitação motora acompanhada de choro). Toda mudança no comportamento, como hipoatividade, hiporreatividade ou hiperexcitabilidade, exige investigação clínica e, muitas vezes, exames complementares.

Fundo de olho

Extremamente difícil de ser visto no RN sem uso de colírio midriático, o exame de fundo de olho é realizado para diagnóstico e controle da retinopatia da prematuridade e para investigação de malformações oculares, hemorragias retinianas, retinoblastoma e coriorretinite em infecções congênitas, como toxoplasmose e citomegalovirose.

Visão

Antes da avaliação da visão, é necessário verificar se não existem defeitos congênitos que interfiram, como opacidades, catarata, glaucoma (na doença de Sturge-Weber ou angiomatose encefalotrigeminal, caso haja mancha cor de vinho no trajeto facial do trigêmeo), coloboma de íris (procurar outras alterações oculares e aventar a possibilidade de síndrome de Aicardi, se houver coloboma na retina e agenesia de corpo caloso).

A partir de 34 semanas de IG, é possível estabelecer contato visual direto e obter o acompanhamento lateral. Um pequeno alvo com círculos concêntricos pretos e brancos ou um pompom de lã vermelha, apresentados a uma distância de 20 a 30cm do rosto da criança, ajudam a testar a fixação e o acompanhamento visual. A presença de estrabismo convergente ou divergente, comum até o terceiro mês pós-termo, por falta de estabilidade da visão binocular, é anormal se for constante, fixo e/ou com limitação da motilidade ocular (estrabismo convergente por paralisia do nervo abducente).

Audição

O RN a termo reage a um som inesperado, com mudança no comportamento. Ele pode parar momentaneamente a movimentação, modificar a atividade de sucção, assustar-se (sobressalto ou reflexo de Moro) ou apresentar reflexo cocleopalpebral (fechamento das pálpebras com o ruído).

Os RN com risco de surdez devem ser submetidos a avaliação auditiva na alta neonatal pelo método de emissões otoacústicas evocadas (EOAE). Esse exame é realizado por meio de uma pequena sonda, introduzida no canal auditivo externo. As emissões otoacústicas originadas na cóclea e desencadeadas por estímulos sonoros (*click*) são, então, registradas.[44]

O potencial evocado auditivo de tronco cerebral (PEATC ou BERA) também é usado para avaliação de RN com risco de deficiência auditiva. Na encefalopatia hipóxico-isquêmica, determinadas alterações no PEATC, como diminuição ou ausência das ondas III, IV e V, confirmam lesão no tronco cerebral.

CRITÉRIOS QUE DEFINEM O ÓTIMO FUNCIONAMENTO DO SNC NO RN A TERMO COM 2 OU 3 DIAS DE VIDA[45]

- **Crescimento cerebral adequado:** percentil do perímetro cefálico compatível com a estatura; suturas cranianas com bordas lado a lado, inclusive as suturas escamosas.
- **Ausência de depressão do SNC:** acompanhamento visual facilmente obtido, presença de interação com o examinador, reflexo de sucção eficiente e ritmado.
- **Integridade do córtex motor e da via corticoespinal:** músculos flexores cervicais ativos (balanceados com os músculos extensores); na avaliação passiva do tônus axial, maior flexão do que extensão; tônus dos membros superiores e inferiores simétricos e dentro dos padrões de normalidade para a idade; movimentos independentes dos dedos e movimentos de abdução dos polegares.
- **Integridade do tronco cerebral:** nenhum distúrbio do controle autonômico durante a avaliação (frequências respiratória e cardíaca estáveis, nenhuma alteração da coloração peribucal).

SINAIS DE ALERTA NO PERÍODO NEONATAL

1. Distúrbios do choro e da consciência, de intensidade variável: choro agudo, monótono, difícil de ser suportado; gemência; agitação ou sono insuficiente; coma leve ou profundo.
2. Movimentos anormais: tremores; clonias de membros; agitação motora constante; movimentos de pedalagem;

movimentos semelhantes aos de pedalagem, porém com os membros superiores; fasciculação da língua durante a vigília calma.

3. Hipoatividade ou ausência de movimentos espontâneos durante a vigília.

4. Alterações dos reflexos primitivos: hiporreflexia, dificuldade de sucção-deglutição; hiper-reflexia (Moro espontâneo ou Moro com clonias de membros).

5. Alterações do tônus: hipotonia; hipertonia de membros; dedos e/ou artelhos fletidos em permanência; polegar frequentemente fletido e aduzido; hipertonia dos músculos extensores do pescoço; opistótono; hemissíndrome (denominação referente ao dimídio corporal mais hipotônico).

6. Sinais oculares anormais: olhar em sol poente; olhar fixo; estrabismo constante; nistagmo; pupilas anisocóricas.

7. Distúrbios vasomotores: cianose; palidez em repouso; mudança de coloração cutânea e labial com o choro.

8. Distúrbios respiratórios (que podem ser de origem central): apneia; taquipneia.

9. Distúrbios da regulação térmica: oscilação da temperatura; hipotermia; hipertermia.

10. Retenção urinária.

11. Convulsões: tônicas; focais ou multifocais clônicas; clônicas seguidas de apneias ou distúrbios vasomotores; mioclônicas; apneias; movimentos de mastigação; movimentos ritmados, palpebrais e/ou oculares.

12. Anomalias cranianas: micro ou macrocrania; assimetria; disjunção de suturas; cavalgamento de suturas; fontanelas tensas e/ou abauladas; fontanelas deprimidas; bossa serossanguínea; cefalematoma; fratura com afundamento.

13. Tocotraumatismos: fraturas cranianas; lesão de plexo braquial; lesão medular.

14. Ausência de reatividade a um estímulo sonoro.

15. Ausência de fixação do olhar e de acompanhamento visual lateral, três dias após o nascimento a termo.

A história perinatal e os dados obtidos na avaliação neurológica permitem classificar as alterações neurológicas em:

a) **leves:** não há distúrbio da consciência, e os principais reflexos primitivos, mesmo hipoativos, estão presentes. O RN pode apresentar sinais de hiperexcitabilidade, como agitação constante, tremulações, clonias de membros, hiper-reflexia e hipertonia, quando há irritabilidade do SNC. Em presença de hipotonia e hiporreflexia, o quadro é de depressão do SNC. Essas alterações duram, geralmente, vários dias. As alterações muito discretas e com duração inferior a 3 dias caracterizam quadro neurológico ainda mais leve.

b) **moderadas:** presença de hipotonia generalizada, de distúrbios dos reflexos primitivos e da consciência, às vezes, associados a uma ou duas crises convulsivas.

c) **graves:** convulsões subintrantes (a criança apresenta alguma reatividade entre as crises convulsivas repetitivas, porém com alterações eletroencefalográficas persistentes), acompanhadas de distúrbios do tônus e dos reflexos primitivos, com evolução para coma. No estado de mal convulsivo, as crises convulsivas se repetem por mais de 30 minutos, sem recuperação da consciência.

ETIOLOGIAS DAS LESÕES NEUROLÓGICAS NEONATAIS RELACIONADAS COM A IDADE GESTACIONAL

- **RN a termo:** encefalopatia hipóxico-isquêmica, leucomalacia subcortical, hematoma subdural, hemorragia subaracnóidea.
- **RN pré-termo:** hemorragia intraventricular, leucomalacia periventricular, lesões isquêmicas ou hemorrágicas dos núcleos caudado e lentiforme.

ETIOLOGIAS DAS LESÕES NEUROLÓGICAS NEONATAIS NÃO RELACIONADAS COM A IDADE GESTACIONAL

Problema circulatório de gêmeos univitelinos com pesos discordantes (transfusão feto-fetal); encefalopatia multicística no gêmeo sobrevivente, em caso de morte intrauterina do outro gemelar; infarto arterial.

EXAMES COMPLEMENTARES E ALGUMAS INDICAÇÕES

- Punção lombar (meningite, hemorragia intracraniana).
- Eletroencefalograma (crises convulsivas, análise da maturação do sistema nervoso).
- Polissonografia (crises convulsivas, apneias centrais ou obstrutivas, análise da maturação do sistema nervoso).
- US transfontanelar (hemorragia intraventricular, leucomalacia periventricular, dilatação ventricular, edema cerebral).
- TC encefálica (calcificações intracranianas, lesões isquêmicas, hemorrágicas e malformativas).
- Ressonância magnética cerebral ou medular (lesões malformativas, lesões isquêmicas ou hemorrágicas).
- Potencial evocado visual (a ausência de resposta está relacionada a mau prognóstico neuromotor, em RN pré-termo, examinados na idade corrigida do termo da gestação).
- Emissões otoacústicas evocadas (exame indicado para RN com risco de déficit auditivo).
- Exame oftalmológico (hemorragia retiniana, retinopatia da prematuridade, coriorretinites, cataratas, opacidades corneanas, malformações oculares, glaucoma, retinoblastoma).
- Eletrorretinograma (nistagmo, doença familiar com comprometimento neurológico e ocular, lesões da retina ou atrofia óptica).
- Pesquisa de erros inatos do metabolismo (alterações clínicas e/ou laboratoriais, sugestivas de distúrbio metabólico; crises convulsivas sem etiologia evidente).

REFERÊNCIAS

1. André-Thomas, Saint-Anne Dargassies S. Études neurologiques sur le nouveau-né et le jeune nourrisson. Paris: Masson, 1952.

2. André-Thomas, Chesni Y, Saint-Anne Dargassies S. The neurological examination of the infant. London: National Spastics Society, 1960.

3. Saint-Anne Dargassies S. La maturation neurologique du prématuré. Étud Néonatal 1955; 4:71.

4. Saint-Anne Dargassies S. Le développement du système nerveux foetal. Doc Sci Guigaz 1968; (75/76):1-24.

5. Saint-Anne Dargassies S. Le développement neurologique du nouveau-né à terme et prématuré. Paris: Masson, 1979.

6. Amiel-Tison C. Neurological evaluation of the maturity of newborn infants. Arch Dis Child 1968; 43:89-93.

7. Amiel-Tison C. Neurologic evaluation of the small neonate: the importance for head straightening reactions. In: Gluck L. Modern perinatal medicine. Chicago: Year Book Medical Publ., 1974:347-57.

8. Lawrence DG, Kuypers HGJM. The functional organization of the motor system in the monkey. I. The effects of bilateral pyramidal lesions. Brain 1968; 91(1):1-14.

9. Lawrence DG, Kuypers HGJM. The functional organization of the motor system in the monkey. II. The effects of lesions of the descending brain-stem pathways. Brain 1968; 91(1):15-36.

10. Larroche JC. Development of the central nervous system. In: Developmental pathology of the neonate. Amsterdam: Excerpta Medica, 1977:319-53.

11. Sarnat HB. Anatomic and physiologic correlates of neurologic development in prematurity. In: Topics in neonatal neurology. New York: Grune & Stratton, 1984:1-25.

12. Sarnat HB. Do the corticospinal and corticobulbar tracts mediate functions in the human newborn? Can J Neurol Sci 1989; 16(2):157-60.

13. Amiel-Tison C, Cabrol D, Shnider S. Safety of full-term birth. In: Amiel-Tison C, Stewart A (eds.) The newborn infant: one brain for life. Paris: INSERM, 1994:93-147.

14. Amiel-Tison C. Maturation du système nerveux central à la période foetale et postnatale. In: Neurologie périnatale. Paris: Masson, 1999:63-73.

15. Amiel-Tison C. Le nouveau-né prématuré. In: Neurologie périnatale. Paris: Masson, 1999:127-39.

16. Gosselin J, Amiel-Tison C. Avaliação neurológica do nascimento aos 6 anos. Porto Alegre: Artmed, 2009:196p.

17. Dubowitz LMS, Dubowitz V, Goldberg C. Clinical assessment of gestational age in the newborn infant. J Pediatr 1970; 77(1):1-10.

18. Dubowitz LMS, Dubowitz V, Palmer P, Verghote M. A new approach to the neurological assessment of the preterm and full-term newborn infant. Brain Dev 1980; 2(1):3-14.

19. Dubowitz LMS, Dubowitz V. The neurological assessment of the preterm and full-term newborn infant. Clin Dev Med 1981; 79:1-103.

20. Farr V, Mitchell RG. Estimation of gestational age in the newborn infant. Am J Obstet Gynecol 1969; 103(3):380-3.

21. Spinnato JA, Sibai BM, Shaver DC, Anderson GD. Inaccuracy of Dubowitz gestational age in low birth weight infants. Obstet Gynecol 1984; 63(4):491-5.

22. Spinnato JA, Sibai BM, Shaver DC, Anderson GD. Inaccuracy of Dubowitz gestational age in low birth weight infants (letter). Obstet Gynecol 1985; 65(4):601-2.

23. Shukla H, Atakent YS, Ferrara A, Topsis J, Antoine C. Postnatal overestimation of gestational age in preterm infants. Am J Dis Child 1987; 141(10):1106-7.

24. Amiel-Tison C. Avance de maturation cérébrale dans certaines grossesses pathologiques. Extrait des 6èmes Journées Nationales de Médécine Périnatale, 1976; Biarritz; France:129-36.

25. Amiel-Tison C. Possible acceleration of neurological maturation following high-risk pregnancy. Am J Obstet Gynecol 1980; 138(3):303-6.

26. Gould JB, Gluck L, Kulovich MV. The relationship between accelerated pulmonary maturity and accelerated neurological maturity in certain chronically stressed pregnancies. Am J Obstet Gynecol 1977; 127(2):181-6.

27. Capurro H, Konichzky S, Fonseca D, Caldeyro-Barcia R. A simplified method for diagnosis of gestational age in the newborn infant. J Pediatr 1978; 93(1):120-2.

28. Ballard JL, Novak KK, Driver M. A simplified score for assessment of fetal maturation of newly born infants. J Pediatr 1979; 95(1):769-74.

29. Ballard JL, Khoury JC, Wedig K, Wang L, Eilers-Walsman BL, Lipp R. New Ballard Score, expanded to include extremely premature infants. J Pediatr 1991; 119(3):417-23.

30. Prechtl HFR. The neurological examination of the full term newborn infant: a manual for clinical use from the Department of Developmental Neurology, University of Groningen. 2. ed. London: Spastics International Medical Publications, 1977.

31. Brazelton TB. Neonatal behavioral assessment scale. London: Spastics International Medical Publications, 1984.

32. Prechtl HFR, Fargel JW, Weinmann HM, Bakker HH. Postures, motility and respiration of low-risk preterm infants. Dev Med Child Neurol 1979; 21(1):3-27.

33. Prechtl HFR, Nolte R. Motor behaviour of preterm infants. In: Prechtl HFR, editor. Continuity of neural functions from prenatal to postnatal life. Oxford: Blakwell Scientific Publ., 1984:79-92.

34. Prechtl HFR. Qualitative changes of spontaneous movements in fetus and preterm infant are a marker of neurological dysfunction. Early Hum Dev 1990; 23:151-8.

35. Prechtl HFR, Einspieler C, Cioni G, Bos AF, Ferrari F, Sontheimer D. An early marker for neurological deficits after perinatal brain lesions. Lancet 1997; 349:1361-3.

36. Lubchenco LO, Hansman C, Dressler M, Boyd E. Intrauterine growth as estimated from liveborn birth-weight data at 24 to 42 weeks of gestation. Pediatrics 1963; 32:793-800.

37. Lubchenco LO, Hansman C, Boyd E. Intrauterine growth in length and head circumference as estimated from live births at gestational ages from 26 to 42 weeks. Pediatrics 1966; 37(3):403-8.

38. Margotto PR. Curvas de crescimento intra-uterino: estudo de 4413 recém-nascidos únicos de gestações normais. J Pediatr 1995; 71(1):11-21.

39. Tavares RFS. Estudo do crescimento intra-uterino de recém-nascidos normais. J Pediatr 1998; 74(3):205-12.

40. Nellhaus G. Head circumference from birth to eighteen years; practical composite international and interracial graphs. Pediatrics 1968; 41(1 Pt I):106-14.

41. Hamill PVV, Drizd TA, Johnson CL, Reed RB, Roche AF. NCHS growth curves for children birth-18 years; United States. Vital Health Stat 1977; 165(11):1-74.

42. Largo RH, Duc G. Head growth and changes in head configuration in healthy preterm and term infants during the first six months of life. Helv Paediatr Acta 1977; 32:432-42.

43. Amiel-Tison C. Méthodes de l'examen neurologique. In: Neurologie périnatale. Paris: Masson, 2005.77-105.

44. Montovani JC, Fioravanti, MP, Tamashiro IA. Avaliação auditiva em recém-nascido e lactente. Rev Paul Pediatr 1996; 14(2):78-83.

45. Amiel-Tison C. Le nouveau-né à terme. In: Neurologie périnatale. Paris: Masson, 1999:107-26.

2

Exame Neurológico no Primeiro Ano de Vida

Christovão de Castro Xavier ▪ Valéria Loureiro Rocha
Eisler Cristiane Carvalho Viegas

A avaliação neurológica do lactente exige do examinador um plano individualizado para sua execução, uma vez que rotineiramente não é possível seguir um ritmo cronológico idealizado em virtude da falta de cooperação da criança. Para obtenção de um exame satisfatório é aconselhável que o ambiente esteja em temperatura amena e o bebê acordado e sem choro, em torno de 1 hora e meia após a mamada. Em situação de consulta, nem sempre isso é possível. No entanto, é possível obter melhores condições examinando, primeiramente, a cabeça e o que for possível, sem despir a criança. Ao despi-la, devem ser efetuadas todas as manobras possíveis de investigação, primeiramente com o bebê em decúbito dorsal, depois puxando-o para sentar-se; em seguida, erguendo-o ereto com apoio plantar no plano de exame; segue-se efetuando a manobra da suspensão ventral e, por fim, examinando-o em decúbito ventral.[17]

Inicialmente, o examinador deve verificar atentamente se a criança apresenta desenvolvimento normal ou não. Se anormal, é importante determinar se a alteração ocorreu desde o início ou se aconteceu após um período de desenvolvimento normal. O resultado dessa verificação leva à importante decisão diagnóstica, delineando uma encefalopatia estática ou progressiva, ou processo agudo com repercussão no desenvolvimento neuropsicomotor (DNPM).

Para os 2 primeiros anos de vida, no caso de avaliação de crianças prematuras, deve ser considerada a idade concepcional. Para tanto foi convencionado subtrair da idade cronológica o número de semanas correspondentes à diferença entre 40 semanas e a idade gestacional ao nascimento. Por exemplo, um bebê nascido às 28 semanas de idade gestacional deverá apresentar, aos 6 meses de idade cronológica, semiologia neurológica correspondente aos 3 meses.[17]

Uma abordagem de anamnese bem detalhada é preferencialmente realizada com a criança a ser examinada, parcialmente despida, no colo dos pais, quando observações importantes do tipo fácies, comportamento, postura, movimentação e linguagem podem ser claramente avaliadas.

O choro espontâneo deve ser vinculado às necessidades fisiológicas e, durante o exame, provocado por desconforto ou manobras, como aquelas para desencadear o reflexo de Moro. Aos 2 meses de vida inicia-se o sorriso social, motivado, e dos 3 aos 6 meses a lalação, expressa por sons guturais, inicialmente,

e balbucio de vogais, com amplos movimentos labiais, aos estímulos da mãe ou do examinador. Até o final do primeiro ano de vida, o bebê elabora dissílabos com significado (MAMA, PAPA), e até 18 meses expressa palavras-frase (ÁGUA=DA ÁGUA).[17]

O examinador deve estar atento às informações dos pais, principalmente da mãe, mas ter em mente que os dados fornecidos nem sempre são verdadeiros e que, principalmente, não têm uma adequada colocação cronológica.

Um minucioso exame clínico com observação de características da pele, dos cabelos, do desenvolvimento ponderoestatural, dos demais aparelhos, das mucosas, da presença de odores classicamente definidos, compõe esse estágio do exame e muitas vezes define o diagnóstico.

Atenção especial deve ser dirigida ao exame do crânio, com avaliação das fontanelas e das suturas, observando-se forma, existência de assimetrias, afundamentos, hematomas e falhas ósseas. A palpação, a percussão e a ausculta do crânio devem ser sistematicamente realizadas. As medidas do perímetro cefálico (PC), da distância biauricular (DBA) e da distância anteroposterior (DAP) trazem valiosas informações, tornando-se dados indispensáveis da avaliação nessa faixa etária.

Mede-se o PC passando a fita logo acima da glabela e por cima da protuberância occipital externa. A DBA é medida a partir de uma inserção superior da orelha à outra com a fita sobre a sutura coronária, enquanto a DAP é medida da glabela até o final da protuberância occipital externa com a fita sobre a sutura sagital.

O crescimento do PC no primeiro ano de vida é de aproximadamente 12cm, havendo uma velocidade de crescimento mais acentuada no primeiro semestre, como mostra a curva apresentada na Figura 2.1. O quociente entre DBA/DAP varia entre 0,8 e 1,0, mantendo um índice constante durante todo o primeiro ano.

A palpação das suturas e da fontanela anterior para avaliação de seu tamanho, sua tensão, se plana, abaulada ou deprimida, complementa a avaliação do crânio. Deve ser lembrado que o fechamento prematuro da fontanela anterior e de alguma sutura deve ser criteriosamente avaliado e que isoladamente, com crescimento normal e simétrico do crânio, não provoca danos ao lactente. A fontanela anterior, ou bregmática, em forma de losango, tem 2cm em média ao nascimento, no sentido coronal, e 3cm,

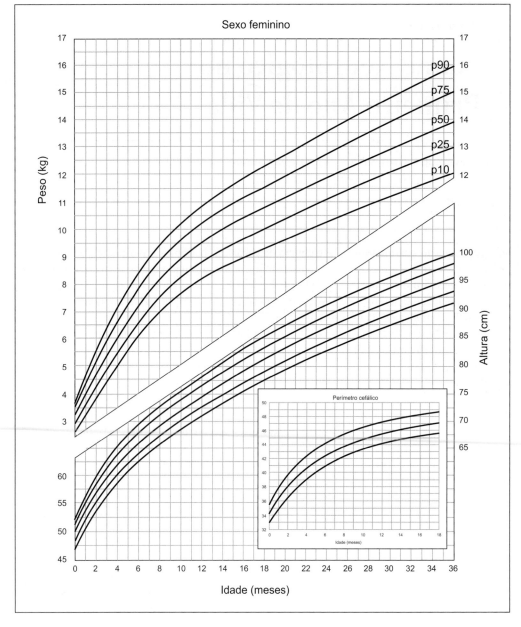

Figura 2.1 ▷ Curva de crescimento – feminino – 0 a 36 meses.

no sagital. Até os 9 meses de idade, 50% das crianças, e até 1 ano e meio 100%, não mais a apresentam. A fontanela posterior ou lambdoide, triangular, está presente em 40% dos bebês a termo ao nascimento, mas não ultrapassa 1cm em sua maior extensão, e seu fechamento ocorre no primeiro mês de vida. As suturas cranianas podem estar levemente sobrepostas ou separadas, dependendo do estado de hidratação, no recém-nascido (RN) pré-termo. Em virtude de o crescimento craniano ser mais acentuado no pré termo, no período entre 28 e 35 semanas, chegando a 2cm semanais, as suturas podem também estar separadas alguns milímetros nesse período. No RN a termo, acavalgamento de suturas pode ocorrer na primeira semana após o nascimento, em função do amoldamento da cabeça no canal do parto. Após esse período, as suturas devem estar justapostas.[17]

A percussão do crânio, de fácil realização, fornece valiosa informação nos casos suspeitos de hipertensão intracraniana, revelando o clássico som de "pote rachado" (sinal de Mac Even) devendo-se, nesses casos, partir para um exame de neuroimagem.

Ausculta-se o crânio para investigar a existência de sopros, revelando a presença de malformações vasculares.

Deve ser lembrado que em diversas situações é possível enriquecer a avaliação com a transiluminação do crânio, utilizando uma lanterna com dispositivo de borracha adaptado. O aumento das áreas transiluminadas leva a diagnósticos mais rápidos e precisos.

Com habilidade e em momentos oportunos, o examinador deve avaliar dados do exame neurológico tradicional, como os reflexos miotáticos, o cutaneoabdominal, o cutaneoplantar e o nasopalpebral, comentados no Capítulo 3.

A pesquisa dos nervos cranianos é realizada primeiramente pela observação e posteriormente com as manobras apropriadas para as devidas avaliações. O exame de fundo de olho e da orofaringe é rotineiramente deixado para o final. Os nervos cranianos,

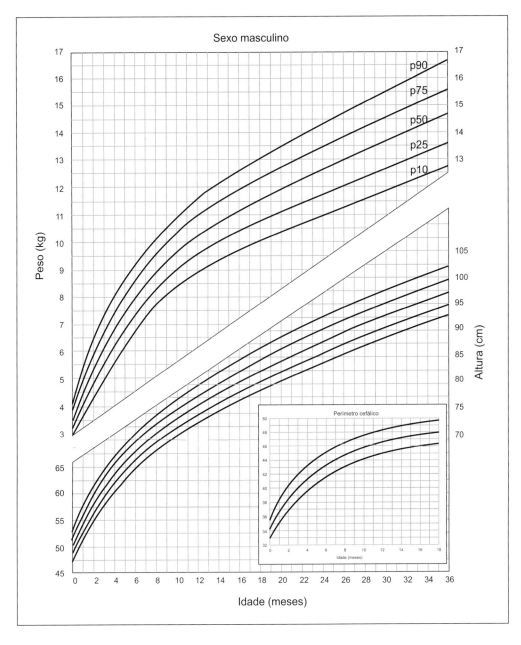

Figura 2.2 ▷ Curva de crescimento – masculino – 0 a 36 meses.

como os medulares, no período do termo, estão mielinizados. Entretanto, as vias que os conectam ao tronco e ao córtex cerebral ou entre si ainda estão em fase variável de amadurecimento.

As funções dos nervos cranianos podem ser examinadas:

- **I – Olfatório:** sabe-se que todas as funções sensoriais iniciam sua mielinização no período fetal e estão amadurecidas no primeiro semestre de vida. Na prática, é possível pesquisar o olfato após o quarto ou quinto ano de idade, quando a criança pode fornecer informação fidedigna.
- **II – Óptico:** exame do fundo de olho com oftalmoscópio: a papila ou disco óptico no RN é de coloração mais clara do que a do adulto. A distribuição e a morfologia dos vasos, bem como a mácula e o restante da retina, apresentam-se semelhantes às do adulto.
- **Reflexo de piscamento – II nervo (óptico) aferente e VII nervo (facial) eferente:** incidindo-se um foco luminoso nos olhos do bebê, desde o pré-termo viável, estando os olhos abertos ou fechados, em sono ou vigília, ocorre o fechamento imediato das pálpebras. Este é um reflexo de defesa que não desaparece com a idade; entretanto, com a maturação e a adaptação à luz, a intensidade do estímulo luminoso deve ser maior para se obter o reflexo.
- **II nervo (óptico) e III nervo (oculomotor) – Parassimpático:** inspeção do tamanho das pupilas, que devem ser iguais.
- **Reflexo fotomotor e consensual:** incidindo-se a luz de uma lanterna, obliquamente, sobre uma pupila, há constrição pupilar do mesmo lado estimulado (fotomotor) e, indiretamente, do outro (consensual).
- **Reflexo de acomodação e convergência:** só é possível observar a acomodação com a ajuda da criança. A fixação de um objeto distante (infinito) produz midríase e a de um objeto próximo, miose. A convergência pode ser pesquisada, desde que o bebê esteja fixando bem o objeto. A aproximação do

objeto na linha média, forçando a convergência ocular, ocasiona miose bilateral.

- **III nervo (oculomotor), IV nervo (troclear), VI nervo (abducente):** são responsáveis pelos movimentos oculares. A orientação à luz está presente a partir das 34 semanas de idade gestacional. A fixação no foco luminoso é breve no pré-termo. No período do termo, o bebê acompanha brevemente a luz no sentido horizontal. Até o terceiro mês, segue no sentido vertical e em círculo.
- **V nervo (trigêmeo):** a sensibilidade da face pode ser testada mediante estímulo tátil, com algodão, ou doloroso, com leve toque da ponta produzida em uma espátula de madeira. Observa-se a reatividade do bebê.
- **Reflexo corneopalpebral:** quando uma das córneas é estimulada com um filete de algodão, há resposta imediata com fechamento das pálpebras bilateral e simetricamente. Esse reflexo não desaparece, assim como o glabelar.
- **Reflexo glabelar:** com o dedo do examinador (um leve toque) percutindo sobre a glabela ocorre fechamento imediato das pálpebras, simétrica e bilateralmente.
- **VII nervo (facial):** este nervo é responsável pela motricidade facial, pela gustação dos dois terços anteriores da língua, salivação parotídea e lacrimação. A expressão facial do bebê pode ser observada quando ele chora ou sorri, reforçando o sulco nasogeniano; quando acompanha um objeto com os olhos, elevando os supercílios e, também, durante o piscamento. Observando se o bebê dormindo, o fechamento incompleto das pálpebras (uni ou bilateralmente) pode ser sinal de comprometimento periférico do nervo facial. A função lacrimal pode ser avaliada pelo teste do papel de filtro colocado sobre o conduto lacrimal. A lacrimação com choro é observada até 10 dias após o nascimento a termo. Nas lesões centrais do nervo facial, apenas o andar inferior da face é acometido (apagamento do sulco nasogeniano). Nas lesões periféricas, as porções superiores, incluindo o olho, e inferiores são comprometidas.
- **VIII nervo (vestibulococlear):** a audição deve ser testada desde o dia do nascimento, pois é condição para o desenvolvimento da linguagem. Ao ouvir o som de uma campainha, ou de um gongo, ou chocalho (o instrumento-estímulo não está padronizado), o bebê modifica o padrão respiratório, fica "atento", ou modifica o movimento corporal, denunciando ter recebido o som. Até o final do primeiro mês de vida, 100% dos bebês se voltam em direção ao som. Até o sexto mês, localizam o som à altura e abaixo dos ouvidos, estando sentados, e até os 13 meses de vida, acima da cabeça. A porção vestibular é testada nas provas de equilíbrio.
- **Reflexo de "olhos de boneca":** ao se desviar a cabeça para um dos lados, há desvio conjugado dos olhos para o lado oposto. Este é um reflexo normal no indivíduo, indicando integridade das vias vestíbulo-oculares. Entretanto, estando o indivíduo em vigília, o reflexo é substituído ou inibido pelo sinergismo oculocefalógiro, isto é, ao se desviar a cabeça, os olhos acompanham o movimento, fixando os objetos à frente.
- **IX nervo (glossofaríngeo) e X nervo (vago):** observando-se a deglutição, a mobilidade do palato e a voz, é possível avaliar as funções motoras desses nervos. A elevação do palato posterior pode ser avaliada quando o lactente está chorando. Nas lesões do ramo laríngeo superior do vago ocorrem as alterações variáveis na tonalidade da voz (choro). A *gustação* no terço posterior da língua somente deverá ser investigada quando a criança puder fornecer informações confiáveis, por volta dos 5 anos de idade. O *reflexo do vômito* pode ser examinado com uma espátula, estimulando-se a faringe posterior.
- **XI nervo (acessório):** responsável pela tonicidade dos músculos esternocleidomastóideo e trapézios, os quais devem ser cuidadosamente inspecionados e palpados, observando-se simetria no trofismo e no tônus. Em caso de lesão unilateral, há inclinação da cabeça e rebaixamento do nível do ombro (com a criança sentada) para o lado da lesão.
- **XII nervo (hipoglosso):** responsável pela motricidade da língua, a qual deve ser examinada quanto a trofismo, motilidade, força muscular e centralização da linha média. Em lesão unilateral, em repouso, dentro da boca, a língua está desviada para o lado oposto ao da lesão. Ao exteriorizá-la, há desvio para o mesmo lado da lesão.[8]

A sensibilidade superficial é de difícil interpretação no lactente, com respostas muitas vezes globalizadas, principalmente no primeiro trimestre. Mesmo assim devem ser investigadas as sensibilidades tátil, térmica e dolorosa, lembrando que na sensibilidade térmica há uma resposta mais nítida aos estímulos frios e que a sensibilidade dolorosa é a de mais fácil observação nessa faixa etária.

A velocidade com que ocorrem as transformações no desenvolvimento ponderoestatural, cognitivo, social e motor no primeiro ano de vida exige do examinador conhecimento adequado dessas etapas diretamente ligadas ao processo de mielinização do cérebro imaturo do RN e do lactente. Esse desenvolvimento acontece no sentido craniocaudal e posteroanterior.

O examinador deve estar sempre atento para não valorizar dados isolados de atraso de uma etapa do DNPM e saber avaliar fatores interferentes, como falta de estímulo, problemas sociais, doenças sistêmicas e desnutrição, que modificam como um todo o desenvolvimento do lactente.

De maneira didática e simplificada, apresentaremos em seguida a evolução cronológica dos reflexos e as etapas do DNPM divididas em trimestres, voltando a lembrar que eles não devem ser interpretados como dados estanques.

REFLEXOS PRIMÁRIOS

A pesquisa dos reflexos primários ou primitivos no primeiro ano de vida deve ser realizada rotineiramente a fim de se acompanhar a maturação do SNC.

O reflexo de Moro, a reação do endireitamento, a marcha reflexa, a sucção reflexa, a preensão palmar e a reação de voracidade ou dos pontos cardinais são todos padrões motores automáticos, geneticamente determinados, e que deverão estar presentes em todas as crianças normais. Entretanto, em algumas situações adversas é possível que esses automatismos não estejam presentes, especialmente se não forem pesquisados nos momentos ideais, principalmente com a criança em vigília e sem choro e fora da fase do choque do nascimento, que pode durar até 48 horas após o parto.

As anormalidades que podem ser encontradas são: persistência de um reflexo que já deveria ter desaparecido, ausência ou manifestação incompleta de uma resposta esperada para uma determinada faixa etária e assimetria do reflexo.

Encontram-se listadas, a seguir, algumas atividades reflexas mais importantes, salientando a faixa etária em que são normalmente encontradas.

Reflexo de Moro

Esse reflexo pode ser demonstrado por várias manobras que visam, em última análise, induzir uma brusca extensão da cabeça, alterando sua relação com o tronco na posição supina. A resposta esperada consiste em extensão e abdução dos membros superiores, seguidas de adução dos mesmos, muitas vezes acompanhada de choro. O reflexo de Moro também pode ser desencadeado por forte estímulo sonoro ou puxando-se o bebê pelos punhos, a partir da posição em decúbito dorsal e, em seguida, soltando-o, ou então por um puxão súbito no forro da mesa de exame.

Embora o reflexo de Moro possa estar presente até os 5 ou 6 meses de vida, geralmente se torna incompleto a partir do segundo mês.

É interessante lembrar que diante de uma assimetria desse reflexo devem ser pesquisadas paralisias de plexos braquiais ou fraturas de úmero ou clavículas. Hemiplegia espástica também pode resultar em assimetria. Em lactentes com hiperexcitabilidade, esse reflexo encontra-se exacerbado.

Desse modo, considera-se que sua persistência após o sexto mês de vida pode indicar suspeita de lesão neurológica. É importante verificar ainda a intensidade, bem como a frequência com que o reflexo se manifesta; os casos mais intensos também podem indicar anormalidade. A ausência desse reflexo nos primeiros meses de vida é considerada um sinal precoce de lesão do SNC.

Reflexo tônico-cervical assimétrico (RTCA)

Pesquisa-se esse reflexo, descrito por Magnus e De Klein, mediante a rotação lateral da cabeça com a criança em posição supina. Observa-se, então, a extensão dos membros superior e inferior do mesmo lado da rotação da face, enquanto os membros superior e inferior do lado oposto (occipital) ficam fletidos, lembrando a "posição do esgrimista".

A reação tônico-cervical assimétrica, determinando a extensão do braço homolateral à face e a flexão do contralateral, contribui tanto para um melhor contato físico da criança ao mamar no seio materno como para uma exploração visual do que a criança segura. A sua não inibição, após os 3 meses de idade, irá impedir que a criança, ao segurar um objeto, possa olhá-lo e levá-lo à boca, já que o braço homolateral ao rosto será mantido com tônus extensor. Além de prejudicar a exploração do mundo, que é feita inicialmente de modo oral, irá também impedir que a criança desenvolva sua postura senta-

da, já que em sua fase inicial ela irá necessitar se apoiar com as mãos à frente.

Essa resposta reflexa pode estar presente de maneira completa, como descrito anteriormente, ou fragmentada, podendo ser observada até os 3 meses de vida. A persistência desse reflexo de forma rígida ou estereotipada pode ser patológica. Crianças espásticas ou coreoatetósicas costumam ter respostas exageradas.

Alguns autores afirmam que, entre os reflexos tônicos, o RTCA, quando persiste após os 3 meses, é o mais importante para o diagnóstico precoce de encefalopatia; segundo outros, deve-se valorizar a sua persistência além dos 7 meses de vida. A ausência do reflexo nos primeiros meses de vida também pode ser considerada um sinal indicativo de encefalopatia.

Reflexos de preensão palmar e plantar

Observa-se a preensão palmar quando um objeto ou o dedo do examinador é colocado na palma da mão da criança, no nível da junção metatarsofalângica, estimulando uma preensão involuntária, que pode ser encontrada até os 4 meses de vida, quando uma resposta voluntária se encontra presente. A persistência do reflexo involuntário traduz anormalidade.

A ausência do reflexo de preensão palmar ao nascimento ou sua persistência após o sexto mês de vida com a presença de dedo cortical é considerada um sinal indicativo de encefalopatia.

A preensão plantar é pesquisada mediante a mesma estimulação na planta dos pés, na base dos artelhos, resultando na flexão de todos os dedos, podendo ser observada até, no máximo, o final do primeiro ano de vida.

Marcha reflexa

Segurando a criança pelas axilas em suspensão vertical, inclinando seu tronco para frente e deixando seus pés tocarem o plano de exame, é pesquisada a marcha reflexa, que pode ser nítida ou esboçada. Estará presente em 77% dos RN a termo.

A persistência da marcha reflexa após os 3 meses de vida é patológica.

PRIMEIRO TRIMESTRE

Observando-se o lactente no segundo mês, ainda se notam um tônus flexor generalizado nos membros superiores e inferiores e uma hipotonia no nível do eixo central, porém menos intensos do que no RN.

Em decúbito dorsal, há predomínio da atitude simétrica quando a cabeça está na posição mediana. O RTCA, às vezes, aparece de modo fragmentado.

Com a manobra de tração dos membros, na qual a criança é mantida pelos antebraços a partir do decúbito dorsal, fazendo-a sentar-se, observa-se melhora do tônus cervical, evitando que a cabeça caia acentuadamente para trás ou para frente como no primeiro mês.

Em decúbito ventral, é nítido o tônus flexor, as coxas estão fletidas sob o abdome e a pelve está alta, acima do nível do corpo. Os membros superiores estão também fletidos e aduzi-

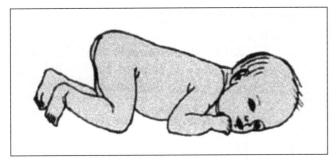

Figura 2.3 ▷ Tono flexor do segundo mês em decúbito ventral.

dos. A rotação cefálica é imediata, garantindo a liberação dos orifícios nasais (Figura 2.3).

No terceiro mês predomina também o tônus flexor, porém o posicionamento dos membros é mais descontraído do que na fase anterior. As mãos encontram-se mais abertas nessa etapa.

Em decúbito dorsal, sua postura é mais simétrica, estando a cabeça na linha mediana. O RTCA pode aparecer, mas apenas esboçado.

Na manobra de tração dos membros observa-se melhor controle cervical e a cifose lombar é menos pronunciada do que no segundo mês.

Em decúbito ventral, a melhora do tônus cervical possibilita movimentos mais amplos de lateralização da cabeça e a pelve não está tão elevada como no segundo mês, iniciando a extensão dos membros inferiores (Figura 2.4).

Mantendo-se o lactente, do primeiro trimestre, na posição sentada, nota-se que a cabeça oscila em todas as direções, denotando controle cefálico incompleto (Figura 2.5).

Se a criança é mantida ereta e suspensa pelo tórax, fazendo-a tocar os pés em um plano firme de exame, constata-se o desencadeamento do reflexo extensor ou do endireitamento.

O desenvolvimento da visão e de outras funções do organismo está relacionado com a maturação neurológica, determinada por fatores genéticos e influenciada por fatores ambientais. A visão é o agente motivador das primeiras ações voluntárias dos membros superiores. Assim, um objeto, ao ser observado pela criança, desperta seu interesse e o desejo de tocá-lo. A criança leva então sua mão até o objeto e o agarra. Ao agarrá-lo, a criança procura aproximá-lo dos olhos para explorá-lo. Desse modo, espontaneamente, estimula sua visão e aprimora as habilidades manuais.

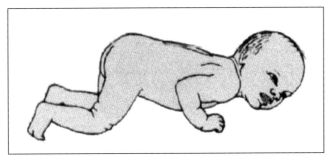

Figura 2.4 ▷ Posição em decúbito ventral no terceiro mês.

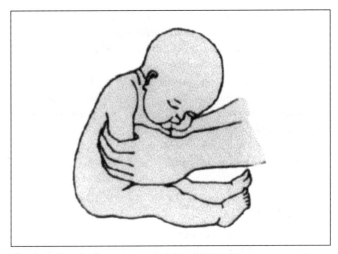

Figura 2.5 ▷ Controle cervical incompleto no primeiro trimestre.

Com relação à visão, no primeiro trimestre sabe-se que o RN é capaz de voltar a cabeça para uma fonte luminosa e que no segundo mês o lactente fixa os objetos e os segue com os olhos. Observa-se, nessa fase, a rotação da cabeça acompanhando o deslocamento do examinador ou da mãe. No terceiro mês, a criança está apta a seguir os objetos em todas as direções com o olhar, sem precisar mover a cabeça.

No que diz respeito à linguagem, desde o primeiro mês nota-se a emissão de sons, estando a lalação presente em 80% das crianças aos 2 meses de idade.

Assim, tem sido documentado que o RN normal apresenta resposta de orientação ao som, voltando a cabeça lentamente em direção à fonte sonora, desde que em condições ideais de teste (estado de alerta, posição facilitadora e estímulo acústico de longa duração). A resposta de orientação ao som, de controle subcortical, tem sido observada em 50% a 100% dos neonatos nos primeiros dias de vida, com decréscimo de sua ocorrência aos 2 meses e reaparecimento com uma resposta mais elaborada, de localização, aos 4 meses de vida.

Do ponto de vista social, essa etapa é regida pelo sorriso em resposta.

SEGUNDO TRIMESTRE

O bebê, no segundo trimestre, em decúbito dorsal adota uma atitude espontânea, ativa, com movimentos menos bruscos e mais coordenados. A movimentação passiva é mais fácil, notando-se nítida diminuição do tônus muscular. Tanto o ângulo poplíteo como o dos adutores chegam a 120 graus no princípio e a 150 graus no final do trimestre.

Muitas vezes, observa-se que a criança fica com as coxas flexionadas e aduzidas com os pés fora do plano de exame, possibilitando explorar os joelhos e os pés, entre os 4 e os 5 meses de vida, para mais tarde, na próxima etapa, levá-los à boca.

Em decúbito ventral, com a cabeça ereta, a criança explora o meio ambiente. A linha cefalocaudal perdeu a inclinação do trimestre anterior, estando os ombros e a pelve no mesmo nível,

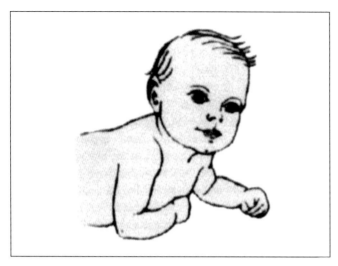

Figura 2.6 ▷ Sustentação sobre os antebraços aos 4 meses.

um pouco mais elevados com relação à zona dorsolombar. O lactente de 4 meses consegue se sustentar sobre os antebraços, retirando a porção anterior do tronco do plano da mesa de exame e elevando a cabeça acima do nível do eixo corporal (Figura 2.6). No final do trimestre, ela já sustenta o peso com os membros superiores estendidos, permanecendo o tórax e a parte superior do abdome sem contato com o plano de exame.

Na manobra de tração dos membros constata-se que, aos 4 meses de vida, enquanto a cabeça acompanha o eixo do tronco, superando a fase da hipotonia cervical, os membros superiores se deixam distender. Já aos 5 meses, o lactente começa a flexionar os membros superiores, colaborando voluntariamente com a manobra.

Mantendo a criança sentada, sua cabeça já não oscila, demonstrando o controle cervical completo nesse trimestre. Ao soltar a criança, ela costuma cair para frente, enquanto os membros superiores estão semiflexionados ao lado do corpo. Aos 5 meses ela tenta o apoio bilateral em tripé, que normalmente é ineficaz.

Sustentando-se o lactente na posição ereta e deixando-o tocar com as plantas dos pés no plano de exame, ainda é possível observar, no início do segundo trimestre, esboço do reflexo de apoio, mas não os reflexos de marcha ou de endireitamento. A hipotonia dos membros inferiores nessa fase impede a sustentação do peso do corpo e a criança não consegue ficar em pé (fase de astasia-abasia).

Do ponto de vista da linguagem, predomina a lalação.

Socialmente, é o trimestre dos grandes sorrisos indiscriminados, do interesse preferencial pelo rosto humano, principalmente pelo da mãe.

Aos 4 meses o lactente já segura os objetos, levando-os à boca. Nessa fase, a preensão é voluntária, tipo cúbito palmar. Aos 5 e 6 meses é capaz de trocar os objetos de mão.

Uma prova interessante de se testar é a prova mão-lenço no rosto (praxia de defesa). Aos 5 meses, 40% das crianças são capazes de retirar o lenço do rosto, em geral com a mão em posição supina, e aos 6 meses já estão aptas a retirá-lo com a mão em pronação.

TERCEIRO TRIMESTRE

Com o lactente em decúbito dorsal, o examinador notará um predomínio de extensão e de simetria. A criança normalmente movimenta-se muito quando deitada, rolando desembaraçadamente e tentando mudar de decúbito. A hipotonia fisiológica dessa etapa torna possível que o bebê leve os pés à boca, o que lhe desperta interesse.

Em decúbito ventral, observam-se a elevação da cintura escapular e a extensão dos membros inferiores, inicialmente aos 7 meses, formando uma alavanca. Aos 8 ou 9 meses os membros superiores adquirem capacidade de deslocamento. Pouco depois, a criança praticará o rastejamento ou o "caminhar tipo urso", quando se apoia sobre as mãos e os pés, mantendo os joelhos estendidos. No final desse trimestre, por volta dos 9 meses, muitas crianças são capazes de engatinhar, já com a coordenação cruzada de membros superiores e inferiores.

Na prova de tração dos membros, o lactente participa ativa e rapidamente, permanecendo depois assentado. Aos 8 ou 9 meses procura lugares firmes para se agarrar e mudar do decúbito para a posição sentada.

A partir dos 7 meses, uma vez colocada sentada, posição que lhe agrada, a criança permanece com a coluna retificada, podendo até recorrer a uma só mão para se apoiar. É importante salientar que a liberação das mãos para funções estáticas permite ao bebê a manipulação de objetos e de partes de seu corpo, mantendo o equilíbrio (Figura 2.7).

Nessa etapa devem ser pesquisadas as reações de equilíbrio: a reação de bloqueio da queda ou "paraquedismo" é um reflexo de maturação que surge no segundo semestre e que persistirá por toda a vida. É testado mediante a suspensão e inclinação brusca da criança para frente. A resposta esperada consiste em extensão dos membros superiores e abertura das mãos, protegendo-se da queda (Figura 2.8).

No início do trimestre, colocando-se a criança na posição ereta, observa-se firme reação de apoio, uma vez sustentada pelo examinador (Figura 2.9). A próxima aquisição será manter-se ereta com sustentação própria, utilizando apoios a seu alcance.

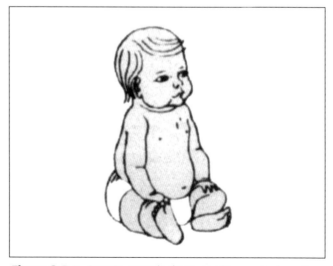

Figura 2.7 ▷ Posição sentada dispensando o apoio das mãos.

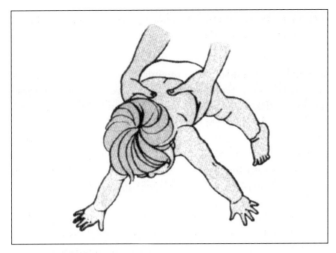

Figura 2.8 ▷ Reação do "paraquedista".

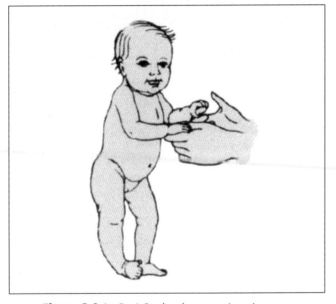

Figura 2.9 ▷ Posição de pé no terceiro trimestre.

Quanto à preensão, nessa faixa etária o lactente interessa-se por objetos maiores, como um cubo, e se dirige para eles com um movimento de varredura. O objeto agarrado costuma ser transferido de mãos até ser levado à boca. A preensão vai se aperfeiçoando e passa de radiopalmar, aos 7 ou 8 meses de vida, para a preensão tipo pinça radial inferior, na qual a criança se utiliza do polegar, mas sem a clara oposição, já por volta dos 8 ou 9 meses.

Com relação à linguagem, é nessa fase que a criança vai substituindo a lalação por expressões mais evoluídas. Aos 7 meses costuma articular e repetir sílabas e aos 8 meses pode dizer as primeiras palavras-frases, enunciando um vocábulo para significar uma sentença ("dá"; "mamã").

Do ponto de vista social, o lactente nessa etapa é curioso e está adquirindo consciência de si próprio. Observam-se afetividade eletiva para os familiares e repulsão à presença de pessoas estranhas. É o que se denomina "angústia dos 8 meses", que deve ser amenizada durante o exame com a presença da mãe.

QUARTO TRIMESTRE

Se for possível examinar a criança em decúbito dorsal, uma vez que nessa fase ela costuma estar inquieta e chorosa, nota-se que ela passa rapidamente para a posição sentada.

Do decúbito ventral, costuma engatinhar para explorar o ambiente e, ao fim dessa etapa, passa à posição de joelhos e depois à ereta, apoiando-se em algum lugar. A criança se mantém em pé com a ajuda de suas mãos, e é a sinergia dos membros superiores e inferiores que caracteriza essa etapa.

Uma vez atingida a posição ereta, o lactente consegue manter-se de pé, inicialmente com apoio e depois sozinho. Por volta dos 10 meses, passará a dar seus primeiros passos, com a base de sustentação alargada, seguro pelos membros superiores. A seguir, é capaz de caminhar, sendo sustentado por apenas uma das mãos. Habitualmente inicia a marcha sem apoio, pouco antes ou pouco depois de seu primeiro aniversário, utilizando os membros superiores abertos e estendidos para manter o equilíbrio (Figuras 2.10 e 2.11). A marcha voluntária

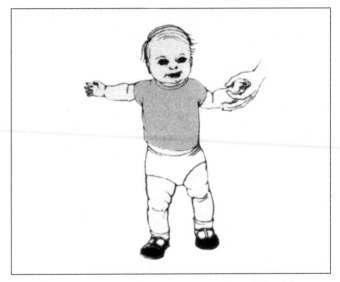

Figura 2.10 ▷ Marcha com apoio com uma das mãos.

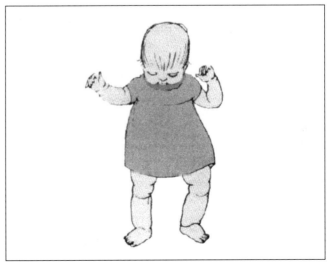

Figura 2.11 ▷ Marcha sem apoio.

não representa só uma conquista do ponto de vista motor, mas também uma etapa de maturação emocional.

No que diz respeito à linguagem, a criança de 10 meses já atende pelo próprio nome. A maioria dos lactentes nesse trimestre pronuncia palavra-frase. Aos 11 meses, 90% já enunciaram as primeiras palavras.

Dos 10 até os 12 meses de vida desenvolve-se a preensão em pinça fina (polegar-índex). Constitui-se em um ato pluriperceptual que se utiliza da visão macular fina. A Figura 2.12 mostra a evolução cronológica dos tipos de preensão ao longo do primeiro ano de vida.

REFERÊNCIAS

1. Aron D. Neurologia infantil. 3 ed. Editora Atheneu, 1996.
2. Brett EM. Pediatric neurology. 3 ed. Churchill Livingstone, 1997.
3. Coriat LF. Maturação psicomotora no primeiro ano de vida da criança. 3 ed. Editora Moraes Ltda, 1991.
4. Hamill PVV, Drizd TA, Jonhson CL et al. Physical Growth Nacional Center of Health Statistics Percentiles. Am J Clin Nutrition 1979; 32;607-29.
5. Illingworth RS. The normal child. 8 ed. Churchill Livingstone, 1983.
6. Swaiman KF. Pediatric neurology principles and practice. 3 ed. Ed. Mosby, 1999.
7. Guerreiro MM, Montenegro AM. Desenvolvimento neuropsicomotor de lactentes filhos de mães que apresentaram hipertensão arterial na gestação. Arq Neuropsiquiatr 2005; 63(3-A):632-6.
8. Vilanova LCP. Aspectos neurológicos do desenvolvimento do comportamento da criança. Rev Neurociências 1998; 6(3):106-10.
9. Diament JA. Índices clínicos no desenvolvimento neurológico da criança. Pediatria (São Paulo) 1982; 4:345-56.
10. Rotta NT et al. Desenvolvimento neurológico: avaliação evolutiva. Revista AMRIGS, Porto Alegre, jul.-set. 2004; 48(3):175-9.
11. Zanelli et al. Desenvolvimento das habilidades motoras finas no primeiro ano de vida. Rev Neurocienc, jan. 2010.
12. Zafeiriou DI. Primitive reflexes and postural reactions in the neurodevelopmental examination. Pediatr Neurol 2004; 31:1-8.
13. Paro-Panjan D, Sustersic B, Neubauer D. Comparison of two methods of neurologic assessment in infants. Pediatr Neurol 2005; 33:317-24.
14. Yang M. Newborn neurologic examination. Neurology April (1 of 2) 2004; 62.
15. Simard M-N, Lambert J, Lachance C, Audibert F, Gosselin J. Interexamin reliability of Amiel-Tison neurological assessments. Pediatr Neurol 2009; 41:347-52.
16. Zafeiriou DI. Plantar grasp reflex in high-risk infants during the first year of life. Pediatr Neurol 2000; 22:75-6.
17. Funayama CAR. Exame neurológico em crianças. Medicina, Ribeirão Preto jan/mar 1996; 29:32-43.
18. Lefèvre AB. Exame neurológico evolutivo. São Paulo: Sarvier, 1972.

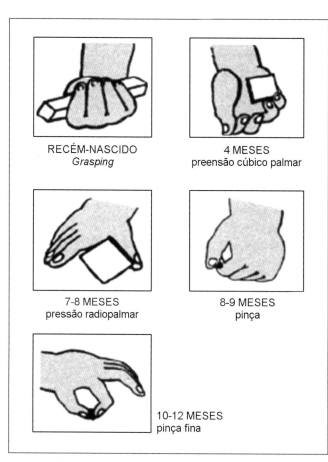

Figura 2.12 ▷ Evolução da preensão palmar.

3

Exame Neurológico

Luiz Roberto de Oliveira

INTRODUÇÃO

Apesar de todo o avanço na propedêutica complementar, principalmente na neuroimagem, o exame neurológico (EN) continua sendo de importância fundamental. Juntamente com a história, ele ajuda a responder três perguntas básicas do diagnóstico clínico neurológico: (a) há comprometimento do sistema nervoso (SN)?; (b) onde está a lesão?; (c) qual a etiologia mais provável da lesão?

O EN deve procurar cobrir todas as áreas do SN.

Não existe um plano de exame rígido, e na criança procura-se fazer "aquilo que for possível" no momento, sendo a observação do paciente um método importante na avaliação, principalmente naquele que não coopera. Deve ser lembrado que as diversas partes do SN funcionam como uma unidade, de modo que, ao se examinar uma, outras também estarão sendo inevitavelmente avaliadas.

O EN pode ser organizado na seguinte ordem: (a) estado mental, (b) nervos cranianos, (c) motricidade, (d) coordenação motora, (e) equilíbrio, (f) sensibilidade.

ESTADO MENTAL

O EN é iniciado com a avaliação do nível de consciência: o paciente está alerta, letárgico ou torporoso?

O paciente é considerado alerta quando se acha consciente e interagindo adequadamente com o examinador. Aquele que tende a adormecer quando não está sendo estimulado é denominado letárgico e, quando só pode ser acordado por estímulo físico contínuo, constitui o torporoso. Esses são termos gerais, devendo ser complementados com outras informações. Atualmente, prefere-se utilizar a escala de Glasgow para caracterizar o nível de consciência.

Alterações da consciência podem ser provocadas por traumatismo craniano, intoxicações, doenças infecciosas ou metabólicas, hipertensão intracraniana (HIC), pós-comicial, entre outros. No paciente alerta, observa-se se ele tem comportamento normal, se é hiperativo ou hipoativo, calmo ou agressivo, mostra-se bem ou mal cuidado, responde espontaneamente ou não as perguntas, tem alucinações, delírios ou preocupações, e se está orientado ou não. Nesse último caso pode-se, por exemplo, perguntar onde ele está, o dia do mês ou

da semana, ou se é dia ou noite. A fala também é testada, conversando com o paciente: sua linguagem está normal ou apresenta dislalia (troca ou supressão de fonemas nas palavras), disartria (dificuldade para articular sons, sílabas ou fonemas), disfonia (dificuldade para emitir a voz) ou disfasia (dificuldade para expressar ou compreender as palavras como meio de comunicação, sem que exista déficit sensitivo ou motor).

A memória deve ser avaliada, seja ela imediata, mediata ou remota. Na imediata usa-se o teste de repetição de dígitos, no qual é fornecida uma série de números para que o paciente os repita imediatamente em seguida. Os dígitos não devem ser agrupados em sequência ou pares.

Na memória mediata (curto prazo), o paciente deve aprender algo novo em curto prazo de tempo. Ao paciente são dadas três ou quatro palavras diferentes, não correlacionadas, para que ele as memorize, devendo repeti-las logo depois. O paciente é, então, distraído por alguns minutos, seja com o próprio exame neurológico, seja com outra coisa, e deve repetir novamente as palavras. A pessoa normal deve lembrá-las novamente sem dificuldade.

No exame da memória remota (longo prazo), o paciente deve recordar fatos acontecidos pregressamente, como onde estudou, o nome de parentes etc.

Ainda no exame das funções mentais, sempre que possível, deve-se procurar examinar a capacidade de leitura, escrita, cálculo, desenho e funções cognitivas (p. ex., dias da semana, quantos dias tem o ano, nome das capitais, interpretação de provérbios).

As funções mentais encontram-se alteradas nas doenças tóxicas, metabólicas, degenerativas, infecciosas e traumáticas do sistema nervoso central (SNC).

NERVOS CRANIANOS

O exame das funções dos nervos cranianos é parte integrante do exame neurológico. O Quadro 3.1 resume as mais importantes de cada nervo e como testá-las.

O *nervo olfatório* raramente é testado na criança. Caso seja necessário fazê-lo, usa-se substância de odor familiar, como frutas e goma de mascar, que devem ser apresentadas a cada narina. Devem ser evitados odores fortes irritativos. A causa mais comum de anosmia (ausência de olfato) na infância é o resfriado comum. Fratura de base de crânio, atingindo a lâmina crivosa de etmoide, também pode acarretá-la. As causas de anosmia comuns no adulto (p. ex., tumores) são raras na criança.

A principal função do *nervo óptico* é a visão. A acuidade visual pode ser avaliada de maneira mais grosseira pela contagem de dedos a distância (evitar sequência) ou, de modo mais preciso, por meio da tabela de Snellen ou suas modificações. A perda total da visão consiste na amaurose, que pode ser uni ou bilateral. Entre as causas neurológicas de amaurose estão incluídos tumores do nervo óptico, neurite óptica, compressão ou isquemia do nervo óptico, doenças degenerativas do SNC e outras. O exame dos campos visuais pode ser feito pelo teste de confrontação dos dedos: o paciente fixa o olhar no nariz do examinador e aponta a movimentação dos dedos deste no campo visual. Qualquer falha no campo visual recebe o nome de escotoma. As pessoas normais têm um escotoma fisiológico, a chamada mancha cega. Os campos visuais se dividem em metades nasal e temporal.

A perda de um hemicampo é denominada hemianopsia. Essa perda pode ser nasal, temporal, binasal ou bitemporal e homônima (perda do hemicampo temporal de um olho e nasal do outro) direita ou esquerda. As lesões do nervo óptico levam à amaurose, do quiasma óptico à hemianopsia bitemporal, e do lobo occipital à hemianopsia homônima contralateral. Hemianopsia binasal é teoricamente possível, mas excepcional na prática.

Para o exame da visão para cores devem ser apresentadas ao pacientes cores básicas, como azul, verde, vermelho, amarelo, evitando cores complexas desconhecidas por ele. Para exame mais detalhado, utiliza-se o livro de Ishihara. A criança pode ser portadora de discromatopsia (não enxergar algumas cores, confundindo-as) ou de acromatopsia (cegueira total para cores, vendo o mundo em preto, branco e tons de cinza). Entre as causas de discromatopsia podem ser citados a neurite óptica e o efeito colateral de medicamentos, como tuberculostáticos e anticonvulsivantes. A acromatopsia é, muitas vezes, congênita ou hereditária.

Os reflexos pupilares tornam possível avaliar o nervo óptico (via aferente) e o componente parassimpático do nervo oculomotor (via eferente). Em condições normais, a incidência de luz provoca constrição da pupila estimulada (reflexo fotomotor direto) e da pupila contralateral (reflexo fotomotor indireto ou consensual). Nas lesões unilaterais da via aferente, em repouso, as pupilas são isocóricas, e os reflexos fotomotores estão ausentes na fotoestimulação do lado lesado e preservados na fotoestimulação do lado normal. A sincinesia de aproximação (constrição pupilar ao olhar para perto) também está preservada. Ocorre, entretanto, a pupila de Marcus Gunn: ao mover-se o feixe luminoso da pupila normal para a pupila do lado lesado, ocorre dilatação pupilar e não constrição. As causas podem ser tumores, neurite e compressão do nervo óptico.

Lesões unilaterais da via eferente causam anisocoria com dilatação homolateral da pupila e ausência do reflexo fotomotor direto, com preservação do fotomotor indireto à fotoestimulação do lado lesado. A anisocoria se acentua na luminosidade. Causa: compressão do terceiro nervo. Na pupila de Argyll-Robertson, as reações pupilares à luz estão ausentes, com preservação da sincinesia de aproximação. É muito rara na criança.

A interrupção das vias simpáticas, que pode ocorrer em virtude de tumores comprimindo o simpático cervical ou associada à paralisia braquial, produz a síndrome de Horner, ou paresia oculossimpática, caracterizada por miose (mínima), ptose (mínima), enoftalmia relativa, anidrose (variável, dependendo do nível da lesão) e heterocromia da íris (íris pálida no lado lesado), caso ocorra antes dos 2 anos de idade, no lado comprometido. A anisocoria se acentua no escuro.

O diagnóstico diferencial deve ser feito com paresia do terceiro nervo (ver adiante).

A fundoscopia é parte tão importante do exame neurológico que, às vezes, justifica o uso de midriáticos para sua realização. A atenção do neurologista foca-se mais no disco óptico (papila), mas o exame do restante da retina também é importante e pode trazer subsídios para o diagnóstico. Podem

Quadro 3.1 ▷ Exame dos nervos cranianos

Nervo	Exame
Olfatório	Olfato
Óptico	Acuidade visual Campos visuais Reflexos pupilares luminosos Visão para cores Fundo de olho
Oculomotor	Motricidade ocular extrínseca (para cima, para baixo, medialmente) Reflexos pupilares
Troclear	Motricidade ocular extrínseca (para baixo e para fora)
Trigêmeo	Mastigação Sensibilidade da face Reflexo corneano
Abducente	Motricidade ocular extrínseca (lateralmente)
Facial	Mímica facial Gosto Glândulas lacrimais, sublinguais, submandibulares
Vestibulococlear	Audição Equilíbrio
Glossofaríngeo	Deglutição Fonação Gosto (terço posterior da língua) Glândula parótida
Vago	Fonação Motilidade do palato mole Funções parassimpáticas (pulmões, coração, intestinos)
Acessório	Elevação dos ombros Rotação da cabeça
Hipoglosso	Movimentação da língua

CAPÍTULO 3 ▷ Exame Neurológico

ser citadas as placas de coriorretinite nas infecções congênitas (TORCHS), as hemorragias retinianas nos hematomas subdurais e na hemorragia subaracnóidea, as alterações de pigmentação (retinite pigmentosa), na lipofuscinose ceroide, síndrome de Kearns-Sayre, Bardet-Biedl e Refsum, sífilis e rubéola congênitas, a β-lipoproteinemia e os facomas retinianos nas facomatoses. As alterações maculares também, como ocorre com a mancha vermelho-cereja das doenças de Niemann-Pick, Tay-Sachs e a degeneração macular da lipofuscinose ceroide.

Na avaliação da papila (disco óptico), devem ser verificados o tamanho, os limites, a cor, o calibre dos vasos e a presença de pulsação venosa (PV), da depressão fisiológica (DF) e da lâmina crivosa (LC).

Em geral, o diâmetro do nervo óptico dentro do olho é de aproximadamente 1,5mm, sendo ligeiramente menor no recém-nascido (RN) e aumentando de tamanho nos primeiros 4 anos de vida, mais acentuadamente no primeiro ano. Tem coloração rósea, em geral, mesmo no RN, embora possa ser um pouco acinzentado na criança menor, podendo ser confundido com atrofia óptica; na miopia, a borda temporal pode ser mais pálida do que a nasal, levando, às vezes, à mesma suspeita. Os limites da papila são bem definidos, estando borrados no papiledema, na papilite e no pseudopapiledema.

A depressão fisiológica geralmente encontra-se presente desde o RN, estando aumentada no glaucoma.

A presença do pulso venoso afasta a possibilidade de HIC no momento do exame. Pode, entretanto, estar ausente em pessoas normais.

A aplasia no nervo óptico é rara, ocorrendo com maior frequência a hipoplasia, que pode ser uni ou bilateral. Pode estar associada a quadros neurológicos de retardo mental ou do crescimento, marcha espástica e apraxia oculomotora, sendo confundida com atrofia óptica. Outras anomalias congênitas do nervo óptico, como coloboma, *situs inversus*, estafiloma, crescentes e papila de Bergmaster, são incomuns. As drusas, entretanto, não são raras, podendo ser confundidas com papiledema ou com hamartoma do nervo óptico. Este último pode ocorrer nas hamartomatoses.

O papiledema se caracteriza por edema de tecidos do nervo óptico, levando a elevação do disco óptico, borramento de suas bordas (deve ser lembrado que um ligeiro borramento na borda nasal pode ser normal), ingurgitamento das veias com desaparecimento do pulso venoso (em geral, primeiro sinal de HIC ao exame do fundo de olho) e hemorragias na superfície do disco e/ou da retina fronteiriça. Em geral se deve à HIC, podendo, entretanto, ocorrer ocasionalmente em casos de polineuropatia infecciosa. A pressão aumentada dentro do nervo óptico em decorrência de HIC interferiria no fluxo axonal, levando à estase na cabeça do nervo óptico e daí ao papiledema. Caso a comunicação entre o espaço subaracnóideo intracraniano e o pré-óptico esteja destruída, não ocorre papiledema. Em geral, o papiledema demora dias a semanas para se desenvolver, embora possa surgir em poucas horas em caso de HIC aguda substancial. Quando muito prolongado, pode levar à atrofia óptica secundária. O diagnóstico diferencial do papiledema deve ser feito com pseudopapiledema e papilite. Os Quadros 3.2 e 3.3 mostram alguns dados que podem auxi-

Quadro 3.2 ▷ Diferença entre papiledema e pseudopapiledema

Aumento da mancha cega	+	−
Pulso venoso	−	+
Ingurgitamento venoso	+	−
Hemorragias	+	−
Teste da fluoresceína	+	−
Hipermetropia	−	+
Outros sinais de HIC	+	−
Genética	−	Autossômica dominante (possível)

Quadro 3.3 ▷ Diferença entre papiledema e papilite

Dor ocular	−	+
Comprometimento precoce da acuidade visual	−	+
Unilateral	−	+
Células no vítreo	−	+
Papila de Marcus Gunn	−	+
Outros sinais de HIC	+	−

liar essa tarefa. O teste de fluoresceína (fotografar o fundo de olho após a injeção de fluoresceína para verificar se o corante pode ser encontrado na papila e na retina adjacente, indicando papiledema) é de execução difícil em nosso meio.

Entre as causas de papiledema, podem ser citados: tumores intracranianos, hidrocefalia, hematoma epidural, hematoma subdural, neurocisticercose, edema cerebral, síndrome de Guillain-Barré, hipervitaminose A, hiperparatireoidismo, saturnismo e pseudotumor cerebral.

A atrofia óptica secundária deve ser diferenciada da primária, provocada pelo desaparecimento das fibras nervosas do disco óptico, consequente a uma lesão que destrói os neurônios da retina ou suas fibras. Pode resultar de qualquer processo que comprima o nervo óptico, obstrua seu suprimento vascular, provoque seu estiramento ou o ataque diretamente, sem inflamação ou edema intraoculares (tumores no nervo e quiasma ópticos), ou que as comprimam (tumores do terceiro ventrículo ou da hipófise, craniofaringioma), esclerose tuberosa, traumatismos, doenças degenerativas (lipofuscinose ceroide e leucodistrofia metacromática), sífilis congênita e neurite retrobulbar.

O Quadro 3.4 mostra alguns sinais úteis na diferenciação entre a atrofia óptica primária e a secundária.

Em geral, testa-se a função motora dos *nervos cranianos III, IV e VI*, de maneira simultânea, fazendo com que a criança olhe em todas as direções do olhar de forma máxima (Figura 3.1). Vale lembrar que o *nervo oculomotor* inerva os múscu-

Quadro 3.4 ▷ Diferença entre atrofia óptica primária e secundária

	Atrofia óptica primária	Atrofia óptica secundária
Etiologia	Lesão da retina ou nervo óptico	Papiledema
Coloração do disco óptico	Branca, homogênea	Acinzentada
Lâmina crivosa	Visível	Não visível
Vasos	Artérias e veias reduzidas de tamanho	Artérias finas, veias ingurgitadas
Papila	Achatada	Proeminente
Limites	Nítidos	Irregulares
Comprometimento	Em geral unilateral	Quase sempre bilateral

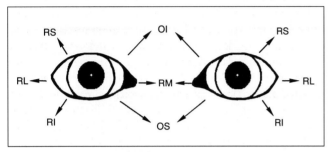

Figura 3.1 ▷ Função motora dos nervos cranianos. (RL: reto lateral; RI: reto inferior; OI: oblíquo inferior; RS: reto superior; RM: reto medial; OS: oblíquo superior; RI: reto inferior.)

los oblíquo inferior, reto inferior, reto medial, reto superior e levantador da pálpebra superior, o *nervo troclear* inerva o músculo oblíquo superior, e o *nervo abducente*, o músculo reto lateral.

Pelo exame, constata-se se existe desordem de motilidade ocular voluntária ou presença de movimentos oculares involuntários.

O estrabismo constitui um achado frequente na criança. Quando manifesto, é denominado heterotropia; quando latente, heteroforia. O sintoma característico é a diplopia (imagem duplicada). Pode ser parético, por fraqueza de um ou mais músculos responsáveis pela motilidade ocular extrínseca (MOE), ou não parético, em geral decorrente do desequilíbrio desses músculos, e não de fraqueza. O estrabismo de origem neuromuscular geralmente é do tipo parético. Existem inúmeras causas de paresia da MOE. Paresia isolada do terceiro nervo pode advir de infecções (meningite tuberculosa), traumatismo, fístula carotidocavernosa, síndrome de Tolosa-Hunt e tumores. A paresia do quarto nervo se deve a traumatismo, tumores, alterações congênitas, infecciosas (herpes zoster) ou vasculares. A paresia do sexto nervo é decorrente de infarto, tumores, traumatismo, parainfecção, meningite de base ou HIC. Nesta última, a paresia do sexto nervo não deve ser considerada sinal de localização. Pode ocorrer paralisia combinada dos terceiro, quarto e sexto nervos cranianos, provocada por pseudotumor de órbita, sinusopatia, infecções, tumores da órbita ou da região paraselar, trombose de seio cavernoso, aneurisma e enxaqueca.

A paralisia completa do nervo oculomotor provoca ptose, oftalmoparesia, com preservação da abdução, dilatação pupilar e perda da acomodação. Paresia pode ocorrer, manifestando-se somente como midríase ou como oftalmoparesia, poupando a pupila. Em repouso, o olho comprometido mantém-se em abdução com leve hipotropia.

Quando há comprometimento isolado do nervo troclear (denominado nervo do traumatismo em função de sua suscetibilidade ao traumatismo craniano, mesmo que leve), observa-se hipertropia homolateral à lesão, que se acentua com o olhar para o lado oposto, sendo particularmente mais visível com o olhar para baixo e para o lado oposto.

A paralisia do nervo abducente, também chamado nervo do tumor, por sua suscetibilidade ao aumento da pressão intracraniana, produz esotropia com déficit da abdução. Raramente, a paresia do sexto nervo se deve a um tumor, e nem sempre toda deficiência da abdução do olho ocorre por comprometimento do nervo abducente, servindo de exemplos a síndrome de Duane, a miastenia grave e a miosite orbitária. As alterações da motilidade ocular extrínseca podem ser:

1. Paresia do olhar conjugado, em que ocorre perda da conjunção do olhar, podendo ser do olhar lateral (lesão pontina homolateral ou lesão cortical contralateral), do olhar vertical (por lesão pré-tectal) ou da convergência (por lesão mesencefálica).

2. Olhar conjugado forçado, no qual os olhos se desviam de modo persistente e involuntário para um lado, como nas crises oculogíricas, no espasmo de convergência e nas crises epilépticas.

3. Oftalmoplegia internuclear, quando se encontram, à mirada lateral, adução deficiente em um dos olhos e nistagmo do olho abducente, com preservação da convergência ocular. Ocorre nas lesões do fascículo longitudinal medial.

4. Oftalmoplegias, que podem ser monoculares ou binoculares, decorrentes de lesões dos terceiro, quarto e sexto nervos, de mitocondriopatias, da miastenia grave e de miopatia por distúrbios da tireoide.

5. Dismetria ocular, caracterizada por curtas oscilações oculares no redirecionamento do olhar. Reflete problemas no controle cerebelar dos movimentos sacádicos.

6. Opsoclonias: movimentos sacádicos caóticos, irregulares, imprevisíveis, multidirecionais, de grande amplitude, decorrentes de doença cerebelar. Ocorre na síndrome encefalopática pós-viral e também no neuroblastoma oculto.

CAPÍTULO 3 ▷ Exame Neurológico

7. Apraxia oculomotora: em geral congênita, mostra, ao exame, paralisia dos movimentos sacádicos horizontais. O paciente compensa essa deficiência com movimentos da cabeça. Pode ocorrer, também, em lesões bilaterais dos lobos frontais.

8. Nistagmo: os movimentos oscilatórios dos olhos, rítmicos, horizontais e/ou verticais, são denominados nistagmo. Essas oscilações podem ser pendulares, em que os movimentos oculares para ambos os lados são iguais em amplitude e frequência, ou podem ter um componente rápido em uma direção e outro lento, em direção contralateral. A direção do nistagmo, nesses casos, é dada pelo componente rápido.

O nistagmo pode estar associado a alguns sintomas. A presença desses sintomas depende da idade do início e do tipo do nistagmo (nistagmo congênito, por exemplo, é geralmente assintomático). Esses sintomas são:

1. Náuseas (com ou sem vômitos).
2. Oscilopsia – ilusão de movimentos do ambiente observado.
3. Vertigem – sensação de movimento de si próprio ou do ambiente em uma direção relativa ao paciente, comum em disfunções vestibulares e rara nas outras formas de nistagmo.

O nistagmo pode ser classificado, de modo mais simplificado, em patológico e fisiológico.

Nistagmo fisiológico

a. **Nistagmo voluntário:** surtos de oscilações horizontais rápidas, de pequena amplitude, dos olhos, mantidas por curto período de tempo. Ocorre em pacientes com desordens funcionais.

b. **Nistagmo à mirada extrema (*end-point nistagmus*):** as oscilações oculares ocorrem ao olhar conjugado extremo horizontal, geralmente não sendo vistas ao olhar vertical extremo. As oscilações são ligeiramente mais acentuadas no olho abduzido e também são transitórias.

c. **Nistagmo optocinético:** é produzido por estímulos visuais repetitivos, em movimento (em consultório, usa-se um tambor com faixas verticais claras e escuras, alternadas, que giram diante dos olhos). O componente rápido tem sentido contrário ao movimento do tambor. Esse tipo de nistagmo desaparece nos casos de ausência de movimentos oculares sacádicos ou de baixa acentuada da acuidade visual, podendo ser usado como teste nos casos suspeitos de amaurose funcional.

d. **Nistagmo vestibular:** em pessoas normais, a estimulação calórica ou rotacional dos labirintos induz o aparecimento de nistagmo. Usam-se, em geral, água quente e/ou fria e uma cadeira rotatória para os testes. A estimulação calórica do labirinto é um teste muito usado em pacientes comatosos, principalmente em caso de suspeita de morte encefálica.

Nistagmo patológico

a. **Nistagmo de fixação:** engloba os tipos de nistagmo produzidos por anormalidades dos mecanismos de fixação ocular, sejam de origem ocular ou neurológica. As desordens oculares que produzem redução da acuidade visual (AV) acentuada nos primeiros anos de vida levam ao exagero dos movimentos oculares normais de varredura, manifestando o nistagmo. Pacientes com AV normal, mas com lesão das vias neurais centrais que atuam na exatidão da fixação ocular, têm o mesmo tipo de nistagmo. Este, em geral, é pendular, horizontal, podendo, entretanto, ocorrer em sacudidelas e ser vertical. Entre os nistagmos de fixação estão os nistagmos congênitos tipo pendular e latente, o *spasmus nutans*, o nistagmo dos mineiros, o nistagmo periódico alternante e o nistagmo de retração.

b. **Nistagmo vestibular:** pode ser central (nuclear) ou periférico (órgão terminal). O nistagmo vestibular central pode ser uni ou bidirecional, horizontal, vertical ou rotatório (isolados ou associados), e não é afetado pela fixação ocular ou pela mudança da posição da cabeça. O nistagmo vestibular periférico é unidirecional, com componente lento homolateral à lesão, horizontal, com componente rotatório. É inibido pela fixação ocular. O nistagmo vestibular associa-se, em geral, a queixas de vertigem, oscilopsia e, às vezes, vômitos, que podem ser causadas por processos infecciosos, neurite vestibular e afecções vestibulares traumáticas, neoplásicas ou degenerativas.

c. **Nistagmo por paresia muscular ocular:** ocorre na tentativa de olhar em direção ao músculo parético, estando ausente em repouso, com componente rápido no sentido do músculo fraco.

d. **Nistagmo vertical com componente rápido para cima:** em posição primária, em geral indica lesão na fossa posterior (tumor, processo degenerativo cerebelar), e para baixo, indica intoxicação por medicamento ou lesão intrínseca do tronco encefálico. Neste último pode também ocorrer o nistagmo dissociado.

A descrição de todos os tipos de nistagmo foge à finalidade deste capítulo. Em caso de dúvida, deve ser solicitada avaliação neuroftalmológica ou neurotológica.

O *nervo trigêmeo* tem dois componentes: um motor e outro sensitivo. O componente motor inerva os músculos da mastigação: pterigóideos, masseter e temporais. Para testá-los, solicita-se ao paciente que morda repetidas vezes e é sentida a força do ato e palpados os músculos (só é possível palpar os masseteres, embora os pterigóideos mediais e os temporais também participem). Em seguida, solicita-se ao paciente que mova a mandíbula para os lados (ação dos pterigóideos laterais). Os pterigóideos laterais movem a mandíbula para o lado oposto: o direito para a esquerda e vice-versa. Assim, uma lesão unilateral do quinto nervo craniano leva ao desvio da mandíbula para o lado fraco à abertura da boca.

O componente sensitivo do nervo trigêmeo é avaliado por meio do teste do reflexo corneano e da sensibilidade da face. O reflexo corneano é um reflexo superficial. A via aferente é o quinto nervo e a eferente é o sétimo nervo. Utiliza-se um chumaço de algodão, que deve tocar levemente a córnea. Deve ser evitado contato da ponta do chumaço com as pálpebras ou as pestanas, o que poderá provocar sobressaltos. Compara-se a sensação entre um lado e o outro, lembrando que a paresia facial altera a resposta (o paciente não pisca ou o faz de forma imperfeita). A ausência do reflexo bilateralmente informa sobre a profundidade de coma. Ausência ou redução unilateral ocorre em lesões cerebrais ou no tronco encefálico.

O *nervo facial* também tem dois componentes: motor e sensitivo. O componente motor inerva a musculatura da mímica, isto é, da expressão facial. Para testá-lo, solicita-se ao paciente que enrugue a testa e feche os olhos com força, o mesmo com os lábios e sorria. Além disso, o sétimo nervo craniano inerva o músculo do estribo. As paresias faciais podem ocorrer por lesões supranucleares, nucleares ou infranucleares. Nas lesões supranucleares, a paresia facial é contralateral, enquanto nas demais é homolateral. Na paralisia facial periférica (prosopoplegia), toda a hemiface está comprometida por lagoftalmia (incapacidade de fechar os olhos), hiperacusia, desaparecimento do sulco nasolabial e incapacidade de franzir a testa. Na paralisia central, o músculo frontal funciona e o paciente enruga a testa.

As lesões do sétimo nervo podem decorrer de tumores, traumatismos, acidente vascular encefálico (AVE) – facial central – ou de parto traumático, hipertensão arterial, causas iatrogênicas (p. ex., cirurgia de parótida), osteopetrose, idiopática (paralisia de Bell) ou infecciosa, entre outras causas.

O componente sensitivo do nervo facial pode ser testado utilizando-se substâncias que constituem os quatro sabores básicos – azedo (limão), amargo (quinino), salgado (sal) e doce (açúcar) – colocados em cada metade da língua. Esse exame não é feito de rotina no consutório.

O sétimo nervo é responsável pela sensação do gosto nos dois terços anteriores da língua. A ausência do gosto (ageusia) ocorre nas lesões do nervo facial proximais à corda do tímpano e também na deficiência de zinco.

O *oitavo nervo craniano* (*vestibulococlear* ou estatoacústico) também conta com dois componentes: um responsável pela audição (coclear) e o outro pelo equilíbrio (vestibular).

O componente coclear é testado conversando-se com o paciente, roçando o dedo próximo a cada uma das orelhas ou utilizando-se de um relógio. Pode ser usado um diapasão, fazendo os testes de Rinne e de Weber. Em caso de dúvida, na criança, deve ser solicitada uma audiometria. Hipoacusia ou surdez pode resultar do uso de medicamentos (aminoglicosídeos), kernicterus, meningite, traumatismos ou tumores.

O componente vestibular pode ser testado pela pesquisa do sinal de Romberg, em que a queda ocorre após um período de latência e sempre para o mesmo lado (desde que a cabeça não mude de posição), por meio da prova de Weil, em que o paciente, de olhos fechados, anda para a frente e para trás em um espaço limitado. Quando há disfunção unilateral do labirinto, ocorre a chamada marcha em estrela. A estimulação calórica pode ser feita, embora seja muito incômoda para o paciente. A irrigação da orelha externa com água fria provoca nistagmo com componente rápido contralateral e com água quente homolateral ao lado irrigado.

Em geral, as lesões vestibulares periféricas (nervo vestibular e labirinto) associam-se a distúrbios auditivos. Para exame mais completo solicita-se a ajuda do otoneurologista.

Por serem intimamente relacionados, os exames do *nono e décimo nervos cranianos* são feitos em conjunto. A lesão da parte sensitiva do *nervo glossofaríngeo* leva à perda do gosto do terço posterior da língua.

O componente motor dos nervos glossofaríngeo e *vago* pode ser examinado pedindo-se ao paciente para abrir a boca e falar "ah" ou "eh", observando-se a movimentação do palato mole e da rafe mediana da faringe, ou pela estimulação da mucosa faríngea, obtendo-se o reflexo faríngeo ou da úvula (reflexo uveal). Nas lesões unilaterais dos nervos, a metade não funcionante da faringe desvia-se para o lado são (sinal da cortina), o mesmo ocorrendo com a úvula e com o palato nas lesões unilaterais do nervo vago. A lesão desses nervos pode produzir também disfagia (em geral associada a lesões de outros nervos cranianos), sialorreia e disfonia. O reflexo de vômito é mediado pelo nervo vago.

O *nervo acessório* é testado verificando-se a força de rotação da cabeça (músculo esternocleidomastóideo) e da elevação dos ombros (músculo trapézio). Em caso de lesão unilateral, a cabeça, em repouso, desvia-se para o lado lesado (pode manter-se, entretanto, na linha média) e o ombro fica em posição mais baixa. O paciente não conseguirá rodar a cabeça para o lado contralateral. Nas lesões bilaterais, a cabeça tende a cair para trás. O comprometimento desses músculos pode ocorrer em casos de miopatias, polineuropatias, miastenia grave ou de esclerose lateral amiotrófica (muito rara na criança).

O exame do décimo segundo nervo craniano (*nervo hipoglosso*) é feito observando-se a posição da língua em repouso (alterações tróficas, fasciculação, desvios) e em movimento. Lesões unilaterais induzem atrofia na metade homolateral da língua, que, em repouso, pode estar desviada para o lado são, e à protrusão da língua ocorre desvio homolateral à lesão. Lesões do nervo hipoglosso decorrem de processos infecciosos, degenerativos, traumáticos e iatrogênicos.

MOTRICIDADE

Força muscular

O exame da força muscular (FM) na criança é feito observando-se sua movimentação e solicitando a ela que mantenha uma posição fixa de um segmento corporal ou realize determinado movimento enquanto o examinador exerce uma força contrária. Interessa aqui verificar a existência de fraqueza muscular. Pode ser usado um sistema para graduar a FM. Assim, 0 indica ausência de movimento; 1, movimentos residuais; 2, presença de movimentos que não vencem a força da gravidade; 3, movimentos que vencem somente a força da gravidade; 4, fraqueza leve; 5, FM normal. Pelo tipo de fraqueza muscular, raciocina-se sobre a possível localização da lesão:

- **Monoparesia:** raiz nervosa, plexo nervoso, nervo periférico, lesão medular localizada.
- **Hemiparesia:** córtex cerebral, cápsula interna e tronco encefálico contralaterais, medula homolateral.
- **Paresias alternadas (nervo craniano de um lado, extremidade do outro):** tronco encefálico.

- **Proximal simétrico:** miopatias, atrofia muscular espinal.
- **Distal simétrico:** polineuropatias.

A fraqueza muscular pode ser provocada por processos infecciosos, degenerativos, expansivos, traumáticos, congênitos ou tóxicos envolvendo qualquer nível do SN.

TÔNUS MUSCULAR

Por tônus muscular normal compreende-se o estado de semicontração que o músculo exibe quando em repouso, que se manifesta como leve resistência à movimentação passiva. Resulta de influências inibitórias e excitatórias sobre o neurônio motor inferior.

O exame do tônus muscular é feito pela palpação, na qual se verifica a consistência dos músculos, pelo balanço passivo das articulações, em que, após o paciente relaxar, os segmentos distais dos membros são balançados e observada a amplitude desses movimentos, e pela movimentação passiva das articulações, sendo aferido o grau de alongamento que pode ser atingido. Deverão ser exploradas as diferentes articulações. Não se deve deixar de observar se existe alguma patologia osteoarticular que possa interferir na avaliação.

Existem duas alterações possíveis no tônus muscular: hipotonia e hipertonia.

Na hipotonia muscular, a consistência do músculo está diminuída e a amplitude dos movimentos está aumentada. Ocorre em inúmeras patologias, como polineuropatias periféricas, radiculopatias, miopatias, fase de choque medular, processos degenerativos do SN, lesões do neurônio motor inferior (poliomielite, atrofia muscular espinal), cerebelopatias, afecções extrapiramidais (coreia, atetose), ou pode ser congênita.

Na hipertonia muscular, a consistência muscular está mais firme e a amplitude dos movimentos diminuída. Do ponto de vista neurológico, dois tipos de hipertonia interessam: a espasticidade e a rigidez. Na espasticidade, a resistência muscular aumentada é sentida ao se movimentar rapidamente uma articulação. Há uma resistência inicial que cede abruptamente, o chamado "fenômeno da lâmina de canivete". Além disso, trata-se de uma hipertonia que compromete mais determinados grupos musculares (p. ex., flexores dos membros superiores e extensores dos membros inferiores), sendo do tipo elástica, pois, tão logo a força que provoca a distensão muscular desapareça, o membro tende a voltar à posição de repouso.

A espasticidade, tipicamente, ocorre nas lesões das vias piramidais (AVE, processos infecciosos ou congênitos, doenças degenerativas do SNC etc.).

Na rigidez, pode ocorrer o fenômeno de roda denteada, em que a resistência oferecida pelo aumento do tônus muscular cede aos saltos, como movimentos com interrupções. Pode também ocorrer uma resistência contínua e uniforme à movimentação passiva, tipo cérea, e, uma vez cessada a força atuante, o segmento examinado permanece na posição em que foi colocado. A hipertonia atinge grupos musculares da mesma maneira (agonista e antagonista).

Ocorre rigidez nas lesões extrapiramidais, tal como no parkinsonismo, na doença de Wilson, nas intoxicações por medicamentos (fenotiazídicos, haloperidol, metoclopramida), nos processos infecciosos (encefalites) etc.

MOVIMENTOS INVOLUNTÁRIOS

Com frequência, o neurologista vê-se diante de uma criança com movimentação anômala, que não obedece à vontade do paciente. São os movimentos involuntários. Uma variedade desses tem origem em lesões extrapiramidais (coreia, atetose, distonia, balismo, tremores), enquanto outras não, como a mioclonia, os tiques e as fasciculações.

Os movimentos coreicos são rápidos, desordenados, arrítmicos, com alguns músculos relaxando enquanto os antagonistas contraem. Podem acometer os membros, a face ou o tronco, associados à hipotonia muscular. Várias são as causas de coreia. Na criança, destacam-se a coreia de Sydenham, provocada por infecção estreptocócica. Outras incluem a coreoatetose benigna, a coreia de Huntington, intoxicações (p. ex., anticonvulsivantes), hipertireoidismo, coreoatetoses paroxísticas, doenças degenerativas do SNC, discinesia tardia e sequela de encefalites.

Na atetose, os movimentos são mais lentos que os coreicos, de pequena amplitude, descritos como vermiformes, localizados nas porções mais distais dos membros. Alternam flexão e extensão, pronação e supinação. Podem estar associados à coreia, na chamada coreoatetose. Ocorre atetose nas sequelas de kermicterus ou de encefalite.

Na distonia, há contração sustentada da musculatura agonista e antagonista, levando a posturas bizarras (torção, rotação) dos segmentos comprometidos (cabeça, pescoço, tronco ou membros), de duração variável. Na criança, é causada por intoxicações medicamentosas (neurolépticos, anticonvulsivantes), pela doença de Hallervorden-Spatz, pela distonia muscular deformante etc.

Os tremores resultam de contrações rítmicas de grupos musculares opostos. Existem vários tipos de tremores. O tremor de repouso ou estático está presente durante o repouso, diminuindo ou desaparecendo com a movimentação. Ele é observado na doença de Parkinson ou nas intoxicações medicamentosas, que produzem os sinais de parkinsonismo (p. ex., butirefenonas). O tremor postural torna-se evidente à extensão dos membros superiores ou quando o pulso é dorsofletido. Pode ser fisiológico, ocorrer no tremor idiopático e nas doenças cerebelares, metabólicas e na doença de Wilson. Os tremores intencionais são acentuados pela movimentação das mãos. Podem estar presentes na doença de Wilson, nas cerebelopatias e nas intoxicações pela fenitoína.

O balismo é caracterizado por movimentos aberrantes, rápidos, violentos, em geral de grande amplitude. Quando unilaterais, são denominados hemibalismo. Caso sejam menos evidentes, são denominados coreia. Raros, são provocados por infartos na região do núcleo subtalâmico.

Esses movimentos involuntários desaparecem durante o sono.

MOTRICIDADE REFLEXA

A avaliação da motricidade reflexa fornece importantes dados para o raciocínio neurológico. Por reflexo se compreende uma resposta a determinado estímulo. Essa resposta é estereotipada e independente do controle voluntário, o que torna sua avaliação muito importante nos casos em que o paciente não pode cooperar, como no coma.

Existem inúmeros reflexos, porém só são considerados aqueles pesquisados rotineiramente na avaliação da motricidade. São duas as categorias de reflexos: os superficiais e os profundos.

Os reflexos profundos são denominados de acordo com o músculo envolvido. Usualmente, são pesquisados os reflexos bicipital, tricipital, braquiorradial, patelar e aquileu. Esses são graduados de 0 a 4, a saber: 0 – arreflexia; 1 – hiporreflexia; 2 – normal; 3 – hiper-reflexia sem clônus; 4 – hiper-reflexia com clônus. Quando o clônus é sustentado, é considerado de grau 5. Esses reflexos devem ser simétricos.

O Quadro 3.5 mostra os reflexos profundos, também chamados osteotendinosos ou de estiramento, frequentemente pesquisados.

Os reflexos profundos estão diminuídos nas lesões do neurônio motor inferior, das raízes nervosas, dos nervos periféricos e dos músculos e aumentados nas afecções que lesam as vias piramidais. O achado de hiper-reflexia isolada, simétrica, não tem, necessariamente, significado patológico.

Nos reflexos superficiais, a contração muscular é provocada por estimulações cutâneas. Estão presentes nas alterações extrapiramidais e ausentes nas lesões piramidais e do neurônio motor inferior. O reflexo cutâneo plantar talvez seja o mais conhecido, porque a resposta anormal que consiste na extensão do hálux, e por vezes dos artelhos, constitui o sinal de Babinski. Deve ser pesquisado com o membro inferior em extensão. Sua presença indica disfunção do neurônio motor superior ou das vias piramidais.

O Quadro 3.6 especifica os reflexos superficiais rotineiramente pesquisados no exame neurológico.

COORDENAÇÃO MOTORA

O cerebelo atua na integração de informações dos sistemas piramidal, extrapiramidal e sensorial, de modo a promover sua atividade motora acurada, coordenada e harmônica. Para isso, recebe aferências vestibulares, da substância reticular, do tálamo, da ponte, do núcleo olivar inferior e da medula espinal e envia fibras eferentes para a substância reticular, o tálamo e os núcleos rubro e vestibulares. De maneira simplificada, o cerebelo pode ser dividido morfologicamente em arquicerebelo, que controla o equilíbrio corporal, paleocerebelo, que atua controlando o tônus muscular, e neocerebelo, responsável pela coordenação motora. As lesões cerebelares podem levar, dependendo de sua localização, a distúrbios do equilíbrio, do tônus e da coordenação motora. As manifestações clínicas são homolaterais à lesão.

O equilíbrio é testado pedindo-se ao paciente que fique em pé com os pés juntos. Haverá oscilação ou queda não influenciada pela visão.

O exame do tônus já foi mencionado. Em geral, lesões cerebelares levam à hipotonia, porém pode ocorrer hipertonia muscular em alguns casos.

O exame da coordenação motora é feito observando-se a marcha do paciente que, no caso de cerebelopatia, é oscilante, com pulsões (antero, latero ou retropulsão), base larga, como se o paciente estivesse bêbado (marcha ebriosa). A coordenação apendicular é examinada pelas manobras índex-nariz (colocação da ponta do indicador no nariz), índex-objeto (colocação da ponta do indicador em um objeto, como o cabo do martelo de reflexo), de modo a obter-se a extensão completa do membro superior; índex-índex (colocação da ponta de um indicador na ponta do outro); pela movimentação rápida e alternada das mãos; pela oponência dos dedos com o polegar, de maneira rápida; pela manobra calcanhar-joelho e pela manobra hálux-objeto.

Quadro 3.5 ▷ Reflexos profundos

Nome	Segmento	Nervo	Onde percutir	Resposta
Bicipital	C5–C6	Musculocutâneo	Dedo sobre o tendão do bíceps	Flexão do antebraço
Tricipital	C6–C8	Radial	Acima do cotovelo	Extensão do antebraço
Braquiorradial	C5-C6	Radial	Porção distal do rádio	Dorsoflexão do punho
Patelar	L2–L4	Femoral	Tendão do quadríceps	Extensão da perna
Aquileu	L5, S1-S2	Tibial	Tendão de aquiles	Flexão plantar do pé

Quadro 3.6 ▷ Reflexos superficiais

Nome	Segmento	Modo de pesquisa	Resposta
Cutaneoabdominal	Epigástrico: T6-T9 Mesogástrico: T9-T11 Hipogástrico: T11-L1	Estímulo linear horizontal, de dentro para fora	Deslocamento abrupto do umbigo
Cremastérico	L1–L2	Estimular face interna da coxa	Elevação do testículo
Cutaneoplantar	L5–S2	Excitação posteroanterior da margem externa da planta do pé	Flexão dos artelhos

As alterações da coordenação apendicular manifestam-se por dismetria, que leva ao aparecimento de tremor terminal, por disdiadococinesia (dificuldade em executar movimentos rápidos e alternados) e pela decomposição dos movimentos, em que cada componente de um ato motor é realizado isoladamente, como um robô ou um boneco.

Além disso, é possível encontrar a voz escandida, em que a fala é lenta, segmentada, com as palavras sendo pronunciadas silabicamente, e cada sílaba mais ou menos fortemente que outra (voz explosiva), movimentos oculares anormais e fenômeno de rebote.

Os quadros cerebelares podem resultar de processos expansivos, metabólicos, traumáticos, infecciosos e tóxicos (exemplo clássico: consumo abusivo de álcool).

EQUILÍBRIO

O exame do equilíbrio dinâmico é feito observando-se o paciente andando de forma normal, na ponta dos pés, nos calcanhares e em calcanhar-ponta, se necessário para a frente e para trás, com olhos abertos e fechados. Deverá andar em linha reta para aferição da presença ou não de desvios, pulsões e posturas anômalas.

Algumas marchas são características:

- A marcha anserina, ou de pato, em que há acentuação da lordose lombar e oscilação da bacia para um lado e para o outro, conforme a perna de apoio, que ocorre em patologias em que há fraqueza da cintura pélvica, como nas polirradiculoneurites e na distrofia muscular progressiva.
- A marcha atáxica-talonante, que se caracteriza pela insegurança, com base larga, levantando o paciente a perna em demasia e batendo o calcanhar fortemente ao pisar. Ocorre em distúrbios da sensibilidade posicional, sendo impossível para o paciente andar com os olhos fechados, sem apoio.
- Na marcha escarvante, o paciente levanta excessivamente a perna, flexionando exageradamente a coxa, para evitar que o pé se arraste pelo solo. Ocorre nas lesões do nervo fibular (neurite, polineuropatia sensitivo-motora hereditária), em que o paciente não consegue dorsofletir o pé, andando com o pé caído.
- Na marcha ceifante, com caráter helicópode, o paciente, ao andar, tem um movimento semicircular com o pé. Ocorre nas lesões piramidais.
- A marcha ebriosa já foi descrita. Existem outros tipos de marcha mais raras na criança, como a extrapiramidal, típica do parkinsonismo.

O equilíbrio estático é testado com o paciente de pé, com os pés juntos, parado, para pesquisa do sinal de Romberg. Solicita-se que o paciente feche os olhos. Caso ele balance ou caia, o teste é positivo, pois isso não deve ocorrer com os olhos abertos ou fechados. Essas oscilações ocorrem em casos de lesões vestibulares (já citadas) e em distúrbios proprioceptivos por comprometimento dos nervos periféricos ou do funículo posterior da medula, estando a sensibilidade posicional comprometida.

SENSIBILIDADE

O exame das sensibilidades constitui a parte mais difícil e menos confiável do exame neurológico da criança, sendo subjetivo e sujeito a erros. Portanto, um exame detalhado, em geral, não é realizado, a não ser em caso de queixa ou suspeita de alteração sensitiva. Deve-se evitar sugestionar o paciente (p. ex., "dói mais aqui?") ou tirar conclusões apressadas antes de terminar o exame. Deve-se explicar bem ao paciente o que se deseja e então solicitar que ele feche os olhos para realizá-lo.

As sensibilidades podem ser superficiais ou exteroceptivas (tátil, dolorosa e térmica), profunda ou proprioceptiva (posicional e vibratória) e cortical ou combinada (estereognosia, discriminação de dois pontos e grafestesia). Existem ainda as sensibilidades barestésicas superficial e profunda. O exame é feito comparando-se áreas homólogas.

A sensibilidade dolorosa é pesquisada utilizando-se um alfinete ou uma agulha, aplicado sobre a pele. Na avaliação da sensibilidade tátil, utiliza-se um chumaço de algodão, e na da sensibilidade térmica, vidros com água quente (50°C) e fria. O paciente deverá responder "sim", caso sinta o toque do algodão, e se o estímulo tem a mesma intensidade nos dois lados. No estudo da sensibilidade dolorosa, pergunta-se ao paciente se ele sentiu a mesma dor nos dois lados ou se um lado foi diferente e como. Na sensibilidade térmica, deverá responder se está frio ou quente, comparando também o grau das temperaturas dos dois lados.

A sensibilidade posicional é pesquisada nos dedos e artelhos bilateralmente, pinçando-se a superfície lateral da falange distal, movimentando-se para cima e para baixo e solicitando-se ao paciente que diga se está para cima ou para baixo. Não deverá haver demora na resposta.

Para exame da sensibilidade vibratória ou palestésica, utiliza-se um diapasão, e o paciente deverá dizer se está vibrando ou não. Tão logo ele informe que parou a vibração, passa-se o diapasão para o lado oposto, para verificar se a vibração ainda é sentida. O diapasão é aplicado sobre as saliências ósseas.

Estereognosia consiste na identificação tátil de objetos colocados na mão. Devem ser usados objetos conhecidos, como chave, moeda, bola de gude ou botão. Obviamente, o paciente deverá estar de olhos fechados. A rapidez com que a identificação ocorre deve ser anotada.

Grafestesia consiste na capacidade de reconhecer letras ou números escritos na pele. Utiliza-se um lápis ou objeto pontiagudo para escrever na ponta dos dedos, nas costas ou no antebraço, devendo o paciente reconhecê-los. Antes do exame, devem ser verificados o grau de escolaridade e o nível mental do examinado.

A capacidade de diferenciar a estimulação da pele por um ou dois estímulos é chamada discriminação de dois pontos. Essa capacidade varia com a região do corpo. Nas pontas dos dedos, o paciente deve discriminar dois estímulos simultâneos separados por 2 a 3mm de distância; no dorso do pé, separados por 30mm. Para o exame, pode ser usado um clipe quebrado para estimular, ou um compasso apropriado, o qual determina a distância entre os pontos. Compara-se a distância mínima em que os dois pontos foram discriminados com as da área homóloga contralateral.

A astereognosia e a grafanestesia, em geral, ocorrem em lesão do córtex sensitivo (parietal) contralateral.

O padrão de perda sensitiva pode ser usado para localização da lesão. Quando unilateral, sugere lesão no tálamo ou no córtex sensitivo contralaterais; nível de anestesia ou hipoestesia: mielopatias; hipoestesia tátil e vibratória bilateral: polineuropatia, comprometimento do funículo posterior da medula; perda sensitiva distal: polineuropatia; hipoestesia unilateral da face e contralateral das extremidades: lesão unilateral do tronco encefálico; hipoestesia tátil e dolorosa unilateral e posicional e vibratória contralateral: lesão hemimedular (Brown-Séquard).

Foi descrito, de modo sucinto, o EN da criança. Para um estudo mais aprofundado o leitor deverá procurar livros-texto que tratam exclusivamente desse assunto. Há excelentes obras disponíveis no mercado.

REFERÊNCIAS

1. Baird HW, Gordon EC. Neurological evaluation of infants and children. London: William Heinemann Medical Books Ltd., 1983.

2. De Jong RN. The Neurologic examination. 4 ed. New York: Harper and Row Publishers, 1979.

3. Paine RS, Oppé T. Neurological examination of children. London: William Heinemann Medical Books Ltd., 1966.

4

Acompanhamento do Recém-Nascido de Risco

Regina Helena Caldas de Amorim ▪ Lívia de Castro Magalhães
Cláudia Gonçalves Carvalho de Barros

INTRODUÇÃO

A terminologia "criança de risco" foi utilizada por Parmelee e Haber, em 1973, para denominar o recém-nascido (RN) ou lactente com alta probabilidade de apresentar, na infância, déficit motor, sensorial ou mental.[1] Em 1986, Rossetti considerou "criança de alto risco" aquela exposta a um ou vários fatores pré e/ou perinatais, que podem causar aumento da morbidade neonatal e são responsáveis, em muitos casos, por atraso de desenvolvimento.[2] Os critérios para se considerar o RN como de risco ainda não estão uniformizados, mas englobam basicamente essas definições e incluem sempre os RN pré-termo, em especial aqueles com idade gestacional menor ou igual a 32 semanas e os agentes com peso inferior a 1.500g, estes últimos designados como de muito baixo peso. Em alguns serviços de acompanhamento, os RN são classificados como de baixo ou alto risco, conforme a gravidade dos fatores de risco perinatais. Os fatores de risco compreendem, além de riscos biológicos, riscos estabelecidos (doenças conhecidas) e riscos ambientais e sociais.

Os avanços tecnológicos nos cuidados neonatais têm proporcionado maior sobrevivência de RN pré-termo com menos de 32 semanas de idade gestacional e/ou com peso menor do que 1.500g, que apresentam alto risco para desvios de desenvolvimento e de sequelas neuromotoras e sensoriais.[3,4] As sequelas mais comuns nessa população são atraso no desenvolvimento, distúrbios de aprendizagem e comportamento e paralisia cerebral.[5-8]

Em 1986, Calame e cols. ressaltaram a importância do acompanhamento interdisciplinar do RN pré-termo de muito baixo peso e relataram que, embora os casos de paralisia cerebral tivessem diminuído, a incidência de distúrbios leves e de dificuldades escolares era menos avaliada.[9] Esse estudo mostra relação entre pequenas anormalidades neurológicas no primeiro ano de vida e fracasso escolar, observado em cerca de 23% das crianças. Em 12% delas foi constatado déficit sensorimotor grave, e houve alta incidência de desvios de comportamento, como hiperatividade, ansiedade e irritabilidade, com comprometimento da escolaridade.

Outros autores também observaram que as alterações neuromotoras no primeiro ano de vida, mesmo se transitórias, em RN pré-termo e a termo submetidos a fatores de risco perinatais, estão associadas com mau desempenho escolar.[10]

A pesquisa de alterações neurológicas leves, após os 3 anos, em especial de distúrbios de coordenação, em crianças sem sequelas psicomotoras e/ou sensoriais aos 2 anos, é considerada por Voyer[11] de grande importância para a predição de dificuldades futuras.

Entre os sinais leves, os de maior interesse podem ser detectados na idade pré-escolar, como dispraxia dos dedos, asterognosia digitomanual, desorientação temporoespacial, distúrbios oculomotores e na coordenação olho-mão e dispraxias bucolinguais. O risco de dificuldades escolares, quando o peso ao nascimento é inferior a 1.500g, em presença de alterações neurológicas transitórias, no primeiro ano, é de 35%, contra 14% se não há alterações transitórias. Para as crianças com peso de 1.501g a 2.000g, com e sem alterações transitórias, o risco é de 36% e 18%, respectivamente. Os RN a termo que apresentam alterações neurológicas transitórias no primeiro ano têm 26% de risco de demonstrar dificuldades escolares e 7%, na ausência dessas alterações. A frequência de alterações neurológicas transitórias aumenta com a diminuição do peso ao nascer, quando há retardo grave de crescimento intrauterino, e ainda em presença de outros fatores de risco neonatais.

Em estudo do ACRIAR, concluído em 2009, constatou-se que as crianças nascidas com peso adequado à idade gestacional (AIG), porém inferior a 1.500g, embora possam ter exame neurológico e nível cognitivo normais aos 7 anos de idade, apresentam déficits mais específicos detectados apenas por meio de testes neuropsicológicos.[12] Por causa da diversidade de problemas decorrentes da prematuridade e do baixo peso, a maioria das publicações na área de detecção precoce enfatiza a necessidade da assistência interdisciplinar para as crianças que apresentaram esses fatores de risco.[13]

Os fatores biológicos não definem, por si sós, o prognóstico da criança de risco. Este depende da combinação de fatores de risco biológico, como a prematuridade e a gravidade das condições clínicas associadas, e de fatores socioambientais. É dentro dessa concepção multifatorial e, portanto, interdisciplinar, que devem ser implementados os programas de acompanhamento de crianças de risco. Em geral, as equipes são formadas por pediatra, neuropediatra, terapeuta ocupacional, fisioterapeuta, fonoaudiólogo, psicólogo e assistente social.[8,13,14] Quando bem estruturados, os serviços de acompanhamento de crianças de risco podem obter dados relevantes sobre o desenvolvimento dessas crianças e possibilitar melhor compreensão do conceito de resiliência ou resistência ao estresse, que é fundamental na intervenção terapêutica.

Apesar de diferenças na constituição da equipe interdisciplinar, que dependem do tipo de serviço e dos recursos disponíveis, a maioria dos programas de acompanhamento tem como objetivo:

- Identificar, o mais cedo possível, desvios de desenvolvimento, para prevenir ou diminuir as sequelas que possam interferir na qualidade de vida da criança.
- Orientar os pais e dar-lhes suporte, proporcionando-lhes melhor conhecimento sobre o desenvolvimento infantil, a fim de que ajudem a criança a elevar, ao máximo, seu potencial de desenvolvimento.
- Monitorar os efeitos, a médio e longo prazo, das intervenções feitas no período neonatal, para melhorar a qualidade do atendimento e ajustar expectativas de prognóstico, com base em evidências clínicas e dados obtidos ao longo dos anos.

Como não existem escalas de desenvolvimento próprias para RN pré-termo, são utilizadas as de crianças que nasceram a termo. Por esse motivo, na avaliação do desenvolvimento de crianças que nasceram prematuras é necessário considerar a idade corrigida, até 2 anos.[15,16] Calcula-se a idade corrigida subtraindo-se da idade cronológica o número de semanas que faltou para completar 40 semanas de gestação (valor de referência para o nascimento a termo): uma criança com 9 meses, que nasceu na 28ª semana de gestação, tem 6 meses de idade corrigida (40 − 28 = 12 semanas ÷ 4 = 3 meses de diferença). Para as medidas de perímetro cefálico, peso e estatura também é feita a correção da idade, até os 2 anos.

No Brasil, o acompanhamento de RN de risco ainda não é procedimento rotineiro após a alta neonatal.[6,17-24] As primeiras publicações no país sobre essa população são da década de 1990. Em geral, os atendimentos são realizados em ambulatórios hospitalares e em centros de reabilitação infantil, até a idade de 2 anos. Entretanto, a grande incidência de déficit de atenção e hiperatividade nas idades pré-escolar e escolar e de distúrbios específicos de aprendizagem, especialmente entre RN pré-termo e de muito baixo peso, justifica o acompanhamento dessas crianças até pelo menos os 7 anos.[25,26]

O primeiro programa brasileiro multidisciplinar de seguimento de RN de risco data de 1979, no Instituto de Assistência do Servidor do Estado do Rio de Janeiro (IASERJ). A Sociedade de Pediatria do Estado do Rio de Janeiro (SOPERJ) criou, em julho de 1988, o Comitê de *Follow-up* do Recém-Nascido de Alto Risco, que pretendia, principalmente, conscientizar os pediatras sobre a importância do acompanhamento do crescimento e do desenvolvimento desse grupo especial de crianças. Em outubro de 1988, pediatras da Universidade Federal de Minas Gerais (UFMG) organizaram um programa de assistência interdisciplinar aos RN de alto risco do Hospital das Clínicas da UFMG, renomeado, em 1998, ACRIAR (Ambulatório da Criança de Risco). A partir de 1996, em razão da impossibilidade de atender a todas as crianças, as consultas foram limitadas a RN pré-termo com menos de 34 semanas de idade gestacional ou com peso de nascimento igual ou inferior a 1.500g, por serem considerados de maior risco. O seguimento dessas crianças é realizado até os 2 anos de idade pelos pediatras e até os 7 anos, pelos demais profissionais da equipe.

NEUROPEDIATRIA

As avaliações neurológicas, durante o primeiro ano de vida, devem ser mensais, especialmente para os RN pré-termo. No segundo e no terceiro ano, as consultas podem ser semestrais, e do quarto ao sétimo ano, anuais. Desse modo, o neuropediatra contribuirá efetivamente para a detecção precoce dos distúrbios que essas crianças venham a apresentar e poderá observar alterações neurológicas transitórias, que constituem fatores de risco para déficit de atenção e/ou hiperatividade, nas idades pré-escolar e escolar. Entretanto, a regularidade e a padronização dos atendimentos nem sempre são possíveis, em função da limitação do local onde funcionam os serviços de acompanhamento de RN de risco ou por motivos socioeconômicos da família. Se a criança apresenta alterações neurológicas associadas ou não a crises convulsivas, as consultas são marcadas conforme o quadro clínico. No ACRIAR, a criança com sequela neuromotora moderada ou grave é encaminhada, entre 1 e 2 anos de idade corrigida, para seguimento em ambulatório neuropediátrico do mesmo hospital ou do local onde são realizados os tratamentos fisioterápico, terapêutico ocupacional e fonoaudiológico.

O método de avaliação neurológica de Amiel-Tison, bem sistematizado e objetivo, corresponde à necessidade de parâmetros precisos para acompanhar as rápidas modificações do tônus passivo e do tônus ativo, dos reflexos e das etapas do desenvolvimento neuropsicomotor da criança, no primeiro ano de vida. O exame neurológico é apresentado em forma de planilha, em que os itens a serem avaliados são agrupados sequencialmente, e o examinador apenas assinala as caselas correspondentes.[27,28]

Durante o acompanhamento neurológico, precisam ser pesquisados dois tipos de alterações:

- Em relação à curva de desenvolvimento normal para a idade (idade corrigida, para os RN pré-termo): atraso ou má qualidade nas etapas do desenvolvimento.
- Sinais anormais detectados: um sinal isolado, mesmo significativo, tem menos valor do que a associação de vários sinais, e a gravidade da alteração é relacionada à sua importância na função neuropsicomotora (a hipotonia axial é mais grave do que a hipotonia isolada dos membros).

Avaliação neurológica[27-29]

Do primeiro ao terceiro mês de vida
Principais aquisições a serem observadas

1. Acompanhamento visual, nas quatro direções, com movimentos amplos da cabeça (final do primeiro mês).
2. Sorriso-resposta ou sorriso social (1 a 2 meses).
3. Bom controle do pescoço (2 a 3 meses).

CAPÍTULO 4 ▷ Acompanhamento do Recém-Nascido de Risco

4. Descoberta das mãos ou "jogo das mãos": a criança olha para uma das mãos e observa os movimentos dos dedos (3 meses).
5. Preensão ao contato: o contato de um objeto na mão desencadeia a abertura dos dedos, mas a preensão ainda é obtida por meio do *grasping* (3 meses).

Anormalidades

1. Ausência, atraso ou pobreza das aquisições motoras e psicoafetivas.
2. Discordância entre boa qualidade psicoafetiva e atraso na evolução motora: o controle do pescoço pode ser apenas aparentemente bom. Nos casos mais leves, somente os músculos flexores do pescoço estão comprometidos: a cabeça acompanha mal o tronco na manobra de tração dos membros superiores, para levar a criança do decúbito dorsal para a posição sentada. Em posição sentada, um leve movimento do tórax pode desencadear oscilações da cabeça. Nos casos mais graves, a cabeça permanece inclinada para a frente, ou cai para a frente com o cansaço (hipotonia dos músculos extensores). Em geral, a hipotonia dos músculos do pescoço é acompanhada de alteração do tônus do tronco (hipotonia, hipertonia ou opistótono).
3. Comprometimento do tônus dos membros:
   * hipotonia; hipertonia, com fechamento dos ângulos poplíteos e adutores;
   * assimetria;
   * mãos quase sempre fechadas quando a criança está acordada, calma e relaxada.

Outras alterações

* **Estrabismo:** unilateral, geralmente convergente, frequente nas encefalopatias definitivas, leves ou graves.
* **Distúrbios vasomotores**.
* **Irritabilidade**, caracterizada por:
  – Surtos de tremulações ou clonias.
  – Distúrbios do sono.
  – Choro constante e difícil de acalmar.
  – Artelhos em hiperextensão ou muito fletidos.
  – Sobressalto resultante da percussão sobre o esterno.
* **Excitabilidade:** qualquer barulho leve, contato brusco com a criança ou mudança rápida de posição provoca sobressalto ou Moro.
* **Tônus:** é intensificado de modo brusco e paroxístico ao contato cutâneo e/ou com o choro ou riso; em geral, a criança fica rígida e em extensão.

A associação desses sinais revela o comprometimento global e precoce das encefalopatias graves de etiologia lesional, metabólica ou genética. A criança precisa ser reavaliada com mais regularidade, e os tratamentos especializados devem ser indicados quando necessários.

Do quarto ao sexto mês de vida

Entre o terceiro e o quarto mês tem início a fase de *hipotonia fisiológica* dos membros, primeiro nos membros superiores e em seguida nos membros inferiores. A partir do quarto mês, as manobras que investigam a extensibilidade dos músculos dos membros inferiores revelam aumento dos ângulos. Depois do sexto mês, o ângulo poplíteo, de 160 a 180 graus, permite que a criança leve os pés à boca com facilidade (Quadro 4.1).

Entre o quarto e o sexto mês de vida, ocorre a fase de astasia-abasia (impossibilidade de ficar em pé e de efetuar os movimentos de marcha): ao se colocar a criança em pé, o relaxamento dos membros inferiores e a falta de controle voluntário destes impedem a reação de retificação; o reflexo de marcha não é mais observado.

A partir do quarto mês, a criança agita os membros superiores ao ver um objeto que chame sua atenção. Posteriormente, ela levará as mãos à linha média e será capaz de pegar um objeto e de levá-lo à boca.

Anormalidades

1. **Persistência em etapa anterior do desenvolvimento, geralmente associada à persistência de reflexos primários (primitivos ou arcaicos):** os reflexos primários desaparecem progressivamente com a maturação do sistema nervoso central e devem ser analisados de acordo com essa evolução fisiológica. Na presença de assimetria nos reflexos primitivos, a postura e o tônus de base precisam ser bem avaliados, assim como os reflexos profundos (osteotendinosos). Por exemplo, na lesão do plexo braquial do tipo Erb-Duchenne (C5-C6) o reflexo de Moro é assimétrico, em razão da hipotonia e da impossibilidade de abdução do membro superior afetado. Na paralisia do tipo Klumpke (C8-D1), não há reflexo de preensão palmar (*grasping*).

A partir do terceiro mês, toda criança que mantém as mãos frequentemente fechadas precisa de avaliação minuciosa da motricidade e do comportamento. Outros sinais de alerta são a persistência do "jogo das mãos" (etapa normal do terceiro mês) ou do reflexo tonicocervical assimétrico (RTCA), principalmente se desencadeado com facilidade,

Quadro 4.1 ▷ Evolução dos ângulos dos membros inferiores

Ângulo/Idade	1 a 3 meses	3 a 6 meses	6 a 9 meses	9 a 12 meses
Poplíteo	80 a 100°	90 a 120°	110 a 160°	150 a 170°
Calcanhar-orelha	80 a 100°	90 a 120°	110 a 150°	140 a 150°
Dos adutores	60 a 90°	70 a 110°	100 a 140°	130 a 150°
De dorsoflexão do pé	30 a 60°	60 a 70°	60 a 70°	60 a 70°

imediato e brusco, de modo espontâneo ou com a rotação passiva da cabeça. No RTCA fisiológico, há sempre um breve tempo de latência, de alguns segundos, para o aparecimento do padrão postural que consiste na extensão dos membros do lado da face e flexão dos membros do lado oposto à face (posição do esgrimista). Esse reflexo está presente desde 32 semanas de IG e ausente por volta do quatro mês após o nascimento a termo (ou de idade corrigida). Às vezes, o RTCA não tem seu padrão típico, e a extensão predomina no membro superior ou no inferior ou, ainda, observa-se apenas maior relaxamento do tônus dos membros correspondentes, sem extensão completa.

2. Alterações da motilidade:
- Movimentos raros, lentos, incompletos, sendo necessário muito estímulo para aparecerem.
- Movimentos anormais, bruscos, amplos ou estereotipados e repetitivos.

3. Desinteresse: acompanhamento visual inconstante, olhar vago, atenção lábil, pouco interesse pelo objeto que é levado à boca, sem ser olhado ou manipulado.

4. Irritabilidade:
- Choro constante e difícil de acalmar.
- Tremulações desencadeadas pelo manuseio.
- Distúrbios do sono.

5. Hiperexcitabilidade: sobressaltos frequentes; reação excessiva a pequenos estímulos sonoros ou táteis.

6. Alterações do eixo corporal:
- Hipotonia: mau controle do pescoço, principalmente da musculatura extensora; em posição sentada, o tronco fica caído para frente.
- Hipertonia da musculatura extensora do pescoço; opistótono.

7. Alterações de membros: hipertonia de membros inferiores, no lugar da hipotonia fisiológica:
- Diminuição dos ângulos poplíteos e do ângulo dos músculos adutores do quadril, dificultando ou impossibilitando a posição sentada.
- Aumento do ângulo de dorsoflexão do pé, com equinismo, indicativo de retração do tendão de aquiles.

8. Assimetria no tônus corporal:
- Hemiparesia.

Do sexto ao nono mês de vida

O desenvolvimento motor, o equilíbrio e a atividade lúdica (interesse, aperfeiçoamento da preensão, qualidade das brincadeiras) devem ser examinados com atenção.

Aos 6 meses de idade, ainda pode existir leve hipotonia de tronco, causa de discreta cifose toracolombar, na posição sentada. Quando puxada pelas mãos para a posição sentada (prova de tração dos membros superiores), a criança participa ativa e rapidamente, e logo será capaz de permanecer sentada, com o tronco retificado. Aos 8-9 meses, a melhora do tônus e do equilíbrio axial possibilita os movimentos de inclinação e rotação do tronco.

A partir do sétimo ou oitavo mês, aparecem reações de equilíbrio que ajudam a evitar quedas. Na posição sentada, um impulso lateral no ombro da criança desencadeia a extensão rápida do membro superior contralateral e apoio com a mão aberta. A reação do "paraquedista" (aparar a queda) consiste na extensão dos braços e na abertura das mãos para se proteger, quando a criança é inclinada bruscamente para a frente. Essa reação antecede a etapa da "posição de gato" ou coincide com ela. Posteriormente, correspondendo ao início da coordenação cruzada dos membros superiores e inferiores, surge o engatinhar, o que torna possível maior exploração do ambiente e dá mais independência à criança. A partir do sexto ou sétimo mês, os membros inferiores começam a sustentar o peso do corpo. A sucessão de retificação dos membros inferiores (controle voluntário) e relaxamento dos membros inferiores (hipotonia fisiológica) corresponde à "fase do saltador", que possibilita a brincadeira de pular no colo do adulto. Por volta do oitavo mês, surge a visão macular fina, que facilita o uso da pinça fina (polegar-índex). Nessa fase, a criança larga um objeto para pegar outro, bate um objeto contra um plano duro ou bate um objeto em outro.

Outras aquisições:

- Reflexo à ameaça (fechamento dos olhos à aproximação brusca da mão do examinador sobre os olhos da criança).
- Articulação e repetição de sílabas.
- Mímicas adaptadas.
- Afetividade eletiva para os familiares.
- Angústia e repulsão à visão de pessoas estranhas.

Anormalidades

Alterações do tônus de base: o comprometimento global é mais grave do que a alteração segmentar.

1. Membros superiores:
- Sinal de alerta: mãos fechadas, às vezes próximas aos ombros (braço abduzidos e antebraços fletidos).
- Preensão lenta e difícil e, em alguns casos, com movimentos anormais que podem ser a manifestação precoce de atetose.
- Persistência do RTCA e de reflexos primários: evidente na criança grave e globalmente comprometida.

2. Membros inferiores: rigidez dos membros inferiores, causando reação de sustentação imediata, intensa e contínua. A rigidez dificulta a posição sentada e deve ser verificada mediante a avaliação dos ângulos poplíteos e adutores, anormalmente pequenos, e o aumento do ângulo de dorsoflexão do pé. Podem estar associados hiper-reflexia osteotendinosa e, às vezes, clônus dos pés.

3. Hipotonia de tronco: para avaliação do tônus de tronco, em presença de hipertonia de membros inferiores, a criança é colocada sentada na borda da cama de exame com os membros inferiores pendentes (se necessário, segurar os membros inferiores, mantendo a fossa poplítea encaixada na borda da cama). Essa posição também permite observar os movimentos de rotação do tronco e as reações laterais de proteção dos membros. Se a criança é colocada sentada sobre a cama de exame, a flexão do quadril e/ou a hipertonia

CAPÍTULO 4 ▷ Acompanhamento do Recém-Nascido de Risco

dos membros inferiores podem projetar o tronco para trás, o que impede a apreciação correta do tônus axial.

4. **Hipertonia da musculatura posterior do tronco:** evidenciada pela impossibilidade de flexionar os membros inferiores sobre o abdome, estando a criança em decúbito dorsal (manobra de flexão passiva do tronco) ou pela presença de opistótono.

5. **Assimetria no tônus corporal:**
   - Hemiparesia.
   - Comprometimento global do tônus, porém assimétrico.

Do 10º ao 12º mês de vida

Nessa faixa etária, as funções psíquicas evoluem rapidamente. A criança joga um objeto longe, mas olha onde caiu, pede-o de volta ou vai procurá-lo para jogá-lo novamente. Compreende a brincadeira de esconder um objeto sob um copo ou uma roupa. O vocabulário é de duas ou três palavras, além do jargão próprio dessa fase.

A partir de 10 meses de vida, a sinergia dos membros superiores e inferiores permite que a criança se levante sozinha usando as mãos para se apoiar. Na posição sentada, quando o tronco é impulsionado para trás, há reação de proteção, com extensão dos membros superiores para trás.

Entre 10 e 12 meses, termina a fase de abasia (impossibilidade de efetuar os movimentos de marcha). A criança dá passos apoiando as mãos e, na posição em pé, pode soltar uma das mãos para pegar um objeto. Surge, então, a postura em pé sem apoio e, em seguida, a marcha, quando o equilíbrio é compensado pelo aumento da base de sustentação (abertura das pernas), apoio de toda a planta dos pés no chão, levantamento excessivo dos pés e abdução dos braços. A marcha não representa apenas uma conquista do ponto de vista do desenvolvimento motor; é também uma etapa de maturação emocional, porque possibilita a separação física voluntária dos adultos, particularmente da mãe.

Anormalidades

- Inclinação da cabeça para frente (hipotonia da musculatura extensora do pescoço).
- Mãos desajeitadas, membros superiores inativos.
- Incapacidade de mudar de posição.
- Ausência da sinergia dos membros superiores e inferiores.
- Movimentos anormais: atetósicos, tremores.
- Inércia psíquica: criança "desligada" do ambiente, lenta para perceber mudanças de situações a sua volta, pouco receptiva, indiferente, voltada para si própria. A atividade lúdica é monótona, perseverante, estereotipada.

O mais grave é o comprometimento global: motor, psíquico, intelectual e afetivo. O comprometimento é predominantemente motor, nas paralisias cerebrais ou disfunções neuromotoras e nas doenças neurodegenerativas de início precoce. Pode ser predominantemente cognitivo e/ou comportamental, nas deficiências mentais em que as alterações motoras podem ter sido precoces, porém não muito importantes e, às vezes, transitórias. É necessário rever periodicamente a criança para verificar se houve regressão ou fixação dos sinais anormais e ausência ou progressão de aquisições, assim como para avaliar a qualidade das novas etapas do desenvolvimento. O perímetro cefálico deve ser medido em todas as consultas e comparado aos padrões de normalidade, em função do sexo, representados em curvas apropriadas.[30,31] Para crianças nascidas a termo, o perímetro cefálico aumenta, em média, 12cm no primeiro ano de vida, sendo 8cm nos 4 primeiros meses e 4cm nos 8 últimos meses. O crânio de RN pré-termo adquire forma mais elíptica nos primeiros meses de vida, dando a impressão de que há maior aumento do perímetro cefálico, o que precisa ser considerado no diagnóstico de macrocrania.[32]

O exame dos pares cranianos, dos reflexos osteotendinosos e do fundo de olho e a pesquisa de alterações do sistema nervoso central (SNC) completam a avaliação evolutiva. Até o final do primeiro ano, o reflexo cutâneo plantar é investigado de modo a não desencadear o reflexo primário de preensão dos artelhos. Para isso, o estímulo é aplicado na borda externa do pé ou iniciado na face externa da perna, no nível do joelho, prosseguindo em direção à borda externa do pé. Durante o primeiro ano de vida (ou de idade corrigida), a resposta do reflexo cutâneo plantar é em extensão, por falta de maturação da via corticoespinal. Considera-se a resposta anormal (Babinski) somente se a extensão do hálux com a abertura em leque dos artelhos for constante, especialmente se assimétrica e associada a alterações de tônus e/ou de reflexos profundos.

Exames complementares são realizados em função dos antecedentes perinatais e da evolução clínica e neurológica da criança. Todos os RN pré-termo devem ser submetidos a pelo menos uma ultrassonografia transfontanelar (USTF), no início do acompanhamento. Para os que apresentaram hemorragia intraventricular e/ou leucomalacia periventricular ou outra alteração detectada no período neonatal, a USTF, a tomografia computadorizada encefálica e a ressonância magnética encefálica são solicitadas conforme a evolução do quadro neurológico. As indicações para tratamentos especializados são feitas tão logo alguma alteração seja detectada e após discussão do caso com o profissional da área e/ou em reunião de equipe.

A partir do segundo ano de vida, o exame neurológico é realizado de modo semelhante ao do adulto. Entretanto, é importante lembrar que as etapas do desenvolvimento ainda precisam ser consideradas e que a semiologia neurológica do adulto não é adequada à criança, pelo menos até 7 ou 8 anos de idade. Existem exames neurológicos evolutivos que podem ser aplicados para complementar o exame neurológico tradicional.[33]

FISIOTERAPIA E TERAPIA OCUPACIONAL

Na maioria das equipes de acompanhamento de RN de risco, os profissionais de fisioterapia e terapia ocupacional são responsáveis pela avaliação do desenvolvimento sensorimotor. Apesar dos objetivos específicos e do olhar clínico de cada especialidade, ambos os profissionais podem usar a mesma instrumentação para observar a aquisição do controle postural e a evolução dos movimentos voluntários necessários à exploração do ambiente e à atividade funcional independente, até os 2 anos de idade. À medida que a criança cresce, os fisioterapeutas se dedicam mais à análise dos padrões de marcha e à evolução da postura, enquanto os terapeutas ocupacionais cuidam do desenvolvimento da coordenação e destreza manual, das habilidades perceptocognitivas e sociais expressas no brincar, nas atividades escolares e da vida diária.

Nos últimos anos, fisioterapeutas e terapeutas ocupacionais passaram a contar com vários testes apropriados à detecção precoce de distúrbios sensorimotores, muitos dos quais tiveram origem no trabalho pioneiro de Gesell. Alguns são considerados mais invasivos porque envolvem o manuseio físico da criança, para observação de reflexos e respostas neurológicas e, também, para atividades ou tarefas pré-planejadas, normatizadas para grupos de crianças. Atualmente, no entanto, a maioria dos instrumentos de avaliação focaliza a análise da movimentação espontânea da criança e a observação de atividades funcionais, mais relevantes para o desempenho diário.

Instrumentos usados na detecção precoce de transtornos do desenvolvimento

a. **Avaliação neurológica do RN pré-termo e a termo**: o teste de Dubowitz[34] tem itens comuns a vários outros exames neurológicos de RN, mas com a vantagem de ser um teste rápido (10 a 15 minutos) e apresentar sistema de aferição de escores por meio de desenhos esquemáticos, que ilustram a avaliação e as respostas esperadas para recém-nascidos de 32 a 40 semanas de IG. O exame analisa a postura, a movimentação ativa, os reflexos, a resposta a estímulos visuais e auditivos e o comportamento. Seu objetivo é avaliar o efeito de medicamentos, hipoxia e traumas no sistema nervoso do RN. O teste de Dubowitz é muito útil para documentar a evolução neurológica no período neonatal. Apesar de ser muito utilizado e citado na literatura, inclusive nacional,[14] esse teste é cada vez menos usado em pesquisa, pelo fato de não ter escore numérico, o que deve ser modificado na nova versão a ser publicada.

b. **Teste do desempenho motor de bebês** (*Test of Infant Motor Performance* – **TIMP**):[35] desenvolvido por fisioterapeutas e terapeutas ocupacionais, o TIMP tem como objetivo identificar deficiências no controle postural que interferem na movimentação funcional do bebê. O teste pode ser aplicado em bebês de 32 semanas de IG até 3 meses e meio de idade pós-termo e consta de duas subescalas, uma para observação da movimentação espontânea (escala de observação) e outra para examinar as reações e respostas da criança ao manuseio (escala eliciada). É um teste ainda em desenvolvimento, mas tem bom potencial para uso clínico, por ser útil para documentar os efeitos da terapia no desenvolvimento dos padrões posturais. O TIMP é sensível tanto aos riscos médicos quanto aos relacionados com a maturação, e os dados mostram índices aceitáveis de validade e confiabilidade.

c. **Observação dos movimentos generalizados:** Prechtl e cols.[36] identificaram padrões de movimentos generalizados (*general movements*) que são típicos dos primeiros meses de desenvolvimento do RN pré-termo e a termo. Esses movimentos são caracterizados por aparecimento gradual, variedade, fluidez, elegância e complexidade. A pobreza de movimentos e, especialmente, a presença de um tipo de tensão, denominado *cramped synchrony*, ou a ausência de certos padrões de movimentos de pequena amplitude, denominados *fidgety*, são usadas como marcadores precoces de lesão cerebral. O exame não é invasivo, visto que a criança é apenas filmada periodicamente, e as fitas são usadas para análise qualitativa da evolução da movimentação espontânea nos primeiros meses de vida. A observação confiável dos movimentos generalizados exige muito treinamento, mas há evidências de boa validade preditiva para alguns tipos de paralisia cerebral.

d. **Avaliação do movimento do bebê** (*Movement Assessment of the Infant* – **MAI**):[37] esse teste foi desenvolvido por fisioterapeutas e terapeutas ocupacionais para detecção de paralisia cerebral em crianças de 4 a 12 meses de idade. Consiste em 65 itens agrupados nas áreas de tônus muscular, reflexos primitivos, controle postural e movimentação voluntária, cujo escore é organizado em perfis de pontos de risco para as idades de 4, 6 e 8 meses. Os escores de risco são bastante sensíveis para detecção precoce de distúrbios motores: quanto maior o número de pontos de risco, específicos para cada faixa etária, maior o risco de paralisia cerebral. Embora existam evidências de que a MAI tem boa validade preditiva para paralisia cerebral,[38] ela tem sido menos utilizada porque, além de exigir muito manuseio da criança, é voltada para aspectos neurológicos e não examina o desempenho funcional.

Testes para acompanhar o desenvolvimento

a. **Teste de desenvolvimento de Denver** (*Denver Developmental Screening Test* – **Denver II**):[39] o Denver II é uma atualização do teste de Denver, bastante usado em nosso meio.[40] O Denver II é um instrumento para triagem de transtornos do desenvolvimento em crianças normais e de risco, nas idades de 0 a 6 anos. Os 125 itens do teste, agrupados nas áreas pessoal-social, motor fino adaptativo, linguagem e motor grosso, são de aplicação rápida e fácil. Na nova versão, o material de teste e as normas de desempenho por idade foram atualizados. Alguns itens foram retirados e outros incluídos, especialmente na área de linguagem. Quando o resultado do teste é anormal, a criança deve ser submetida a avaliação mais detalhada para o diagnóstico.

b. *Bayley Scales of Infant Development* – *Bayley III*:[41] teste usado para avaliação do desenvolvimento global, consagrado na literatura e muito utilizado em pesquisas. Recentemente revisado, as normas atuais representam o desempenho de crianças de vários grupos étnicos, nas idades de 1 a 42 meses, o que representa um avanço em relação à versão anterior, normatizada para crianças de raça branca, com padrões que superestimavam o desempenho das crianças. O teste é dividido em três escalas: motora, mental e de comportamento, com quociente de desempenho para cada área. O novo material de teste é atraente e fácil de ser utilizado. Existe também uma versão simplificada, apenas para triagem do desenvolvimento em crianças de 3 a 24 meses, o *Bayley Infant Neurodevelopmental Screener* – BINS[42] que, assim como o Denver II, é utilizado para a identificação de crianças de risco.

c. ***Alberta Infant Motor Scale* – AIMS:**[43] exame não invasivo, usado para identificação de atraso e monitoração do desenvolvimento motor, por meio da observação da movimentação espontânea em criança nas posições prono, supino, sentada, em pé e durante a marcha. O teste, desenvolvido para crianças de 0 a 18 meses de idade, consiste em 58 itens, com foco em três aspectos: suporte de peso, postura e movimentos antigravitacionais. A folha de teste é muito bem ilustrada, e o examinador assinala as posições assumidas pela criança. Os desenhos são úteis para explicar e orientar os pais acerca do desempenho e da evolução da criança. É instrumento de fácil aplicação, com registro de boa confiabilidade entre examinadores e com bons índices de validade preditiva.

d. ***Pediatric Evaluation of Disability Inventory* – PEDI:**[44] a PEDI consiste em entrevista estruturada, realizada com os pais, sobre o desempenho da criança nas áreas de cuidados pessoais, mobilidade e socialização. Cada item é avaliado em termos de habilidade funcional, necessidade de suporte ou assistência e tipo de equipamento necessário nas atividades diárias. A PEDI pode ser aplicada em crianças de 6 meses a 7 anos de idade, sendo muito útil para documentar o grau de independência nas atividades da vida diária e os ganhos obtidos com as intervenções. É um dos poucos instrumentos estandardizados com normas de desempenho para a criança brasileira. Sua utilização, em programas de acompanhamento, permite identificar as atividades da vida diária próprias para a idade, mas que a criança ainda não está desempenhando. Essa informação é muito útil para orientar os pais e, quando necessário, planejar o tratamento.

Exame do desempenho na idade escolar

É necessário que o acompanhamento de crianças de risco se estenda até a idade escolar, em razão da maior incidência de distúrbios de atenção, de aprendizagem e de comportamento nessas crianças.[3,4,15,16] Diversos instrumentos podem ser usados na avaliação das habilidades sensoriais e perceptomotoras da criança de risco em idade escolar. Entre eles, os mais citados na literatura são os seguintes: (a) na área de percepção visual, o *Test of Visual Motor Integration* (VMI)[45] é muito utilizado, pois tem escores objetivos e normas de desempenho por idade, para crianças norte-americanas; (b) na área motora, embora o teste de Proficiência Motora Bruininks-Oseretsky[46] seja bastante completo, o instrumento mais empregado atualmente é o ABC do Movimento,[47] por ser um teste curto e dinâmico de triagem para problemas de coordenação motora; (c) na área de integração sensorial, o Teste de Integração Sensorial e Praxis (SIPT)[48] é usado no exterior para diagnóstico de transtornos de processamento sensorial e problemas de planejamento

motor que interferem no desempenho acadêmico; no Brasil, esse teste é mais utilizado, pois o formato de questionário para pais torna possível a identificação de falhas no processamento sensorial que interferem com o desempenho das atividades diárias.

Considerações práticas

São inúmeros os instrumentos de avaliação na área de detecção precoce, mas, infelizmente, a maioria foi criada em outros países, e poucos foram validados para a criança brasileira. Uma das escalas brasileiras com dados normativos é a *Escala de Desenvolvimento do Comportamento da Criança*,[49] mas ela tem uso limitado em programas longitudinais por ser indicada apenas para o primeiro ano de vida.

A detecção precoce de distúrbios do desenvolvimento exige, além de profissionais com experiência clínica, testes confiáveis, que ofereçam segurança para se recomendar ou não o encaminhamento para programas de intervenção. Os resultados de testes importados devem ser interpretados com cautela, pois o desempenho da criança pode ser influenciado pela condição sociocultural e invalidar o escore global, como ocorre com o teste de Denver.[50] A coleta sistematizada de dados, com testes padronizados, tornará possível traçar o perfil de desenvolvimento da criança brasileira e entender melhor os fatores de risco mais significativos para a nossa população.

A atuação da fisioterapia e da terapia ocupacional no acompanhamento de RN de risco é *realizada* por meio de avaliações em idades-chave, e os testes são selecionados conforme os critérios de baixo custo, confiabilidade na detecção precoce e facilidade de aplicação. Cada serviço desenvolve seu próprio sistema de acompanhamento, sendo recomendadas consultas trimestrais no primeiro ano de vida, semestrais no segundo e anuais a partir dos 2 anos. No ACRIAR, adotamos a seguinte rotina de acompanhamento:

- 1ª consulta – 1 mês após o nascimento: observação neurocomportamental e acolhimento dos pais;
- 2ª consulta – quarto mês (idade corrigida): MAI e Denver II;
- 3ª consulta – oitavo mês (idade corrigida): AIMS e Denver II;
- 4ª consulta – 12º mês (idade corrigida): AIMS e Denver II;
- 5ª consulta – 18º mês (idade corrigida): Denver II;
- 6ª consulta – 24º mês (idade corrigida): Denver II;
- Do segundo ao quinto ano de vida (idade cronológica): aplicação anual do Denver II;
- Avaliação de 5 anos: Denver II e PEDI;
- Avaliação de 6 anos: Perfil Sensorial, VMI e provas posturais (equilíbrio estático e tônus postural);
- Avaliação de 7 anos: entrevista com os pais, questionário escolar e aplicação dos testes VMI, ABC do Movimento-2 e provas posturais. Nessa idade, é essencial a avaliação cognitiva, a cargo da psicologia.

A coleta organizada de dados, no ACRIAR, permitiu fazer ajustes no programa e refinar os critérios de encaminhamento. Por exemplo, o teste de Dubowitz, usado na primeira consulta, foi descartado após alguns anos porque as manobras invasivas de exame assustavam os pais, e os resultados não traziam subsídios significativos ao trabalho do profissional que acompanhava a criança. Além disso, a ausência de escore numérico não tornava possível o registro objetivo dos resultados da avaliação. O teste de Denver, na versão antiga, mostrou-se pouco útil para detecção de atraso no desenvolvimento e foi substituído pelo Denver II. O teste MAI foi mantido, pois há evidências de que fornece dados mais confiáveis para a detecção precoce.[24] Apesar de a literatura internacional atualmente dar mais atenção ao acompanhamento do pré-termo extremo, os dados do ACRIAR indicam que, em populações carentes, expostas ao duplo risco, biológico e ambiental, os critérios para entrada em programas de acompanhamento devem ser menos restritos, pois muitos RN de 34 a 36 semanas foram encaminhados para programas de estimulação por causa de atraso no desenvolvimento.[23] O número de casos de paralisia cerebral entre os RN pré-termo é relativamente pequeno (3%), mas observa-se maior frequência de problemas motores e de comportamento na idade escolar.[51]

Nossos estudos indicam diferenças significativas no desenvolvimento da percepção visual, dos padrões posturais e da coordenação motora entre crianças pré-termo e a termo.[51-53] Esses dados não só reforçam a importância do acompanhamento, detecção e intervenção precoce, com crianças de risco, como justificam a atuação de fisioterapeutas e terapeutas ocupacionais nas equipes interdisciplinares de acompanhamento do desenvolvimento infantil.

Um desafio para programas longitudinais de acompanhamento de RN de risco é a evasão, que é mais frequente na população de baixa renda. A maior parte das evasões ocorre até os 2 anos de idade, e muitas mães abandonam o programa por não entenderem a necessidade do acompanhamento. Esses dados refletem a pouca ênfase que se dá à detecção precoce de desvios do desenvolvimento nas políticas nacionais de saúde. São poucas as informações sobre o significado e os riscos da prematuridade. Por isso, é importante que os programas de acompanhamento procurem melhorar o nível de conhecimento dos pais por meio de cartilhas, folhetos e vídeos informativos.[54] Deve-se, também, tornar o programa mais receptivo aos pais e às crianças, por meio de atividades na sala de espera, onde mães e crianças possam aguardar as consultas em ambiente mais agradável e estimulante. Essa estratégia, desenvolvida pela terapia ocupacional, no ACRIAR, recebeu avaliação positiva dos pais e, associada ao envio de cartas confirmando os horários de consultas, contribuiu para a redução significativa da evasão, que passou de 28%, em 1997, para cerca de 15%, em 1999.[55]

O sucesso de programas de acompanhamento de RN de risco depende, em grande parte, da coesão da equipe para o trabalho interdisciplinar. O acolhimento das famílias e a confiabilidade dos critérios usados para detecção precoce de distúrbios, aliados à sensibilidade e à sintonia dos membros da equipe nos momentos difíceis de diagnóstico e encaminhamento para terapia, são essenciais. Além disso, para detecção e prevenção de desvios do desenvolvimento infantil, o conhecimento clínico deve estar ancorado em evidências científicas atuais, que precisam ser usadas na tomada de decisão e na implementação de estratégias para melhorar a qualidade da assistência às crianças e suas famílias.

FONOAUDIOLOGIA

A rotina de atendimento da fonoaudiologia é fundamentada no ritmo do desenvolvimento típico da criança e visa identificar alterações precoces na audição e no processo de evolução da fala e da linguagem. As crianças são examinadas no primeiro, quarto, oitavo e décimo segundo meses de vida. Caso não haja alterações, as avaliações serão semestrais no segundo ano de vida e prosseguirão, anualmente, até os 7 anos. Ao se detectar algum problema, além do encaminhamento para terapia fonoaudiológica e/ou exame otorrinolaringológico, as avaliações passam a ser realizadas de 3 em 3 meses.

Quando a primeira consulta fonoaudiológica é realizada junto com um fisioterapeuta ou terapeuta ocupacional, a dinâmica da avaliação possibilita maior troca de informações entre os profissionais, e os pais recebem, também, orientações de manuseio e de estimulação global da criança. Na primeira consulta, os pais devem ser informados sobre a importância do acompanhamento e a rotina seguida, que é centrada nos seguintes tópicos de avaliação:

- órgãos fonoarticulatórios;
- hábitos orais;
- desenvolvimento da linguagem;
- estimulação da linguagem (papel da família, do meio, da escola);
- triagem auditiva comportamental.

Avaliação dos órgãos fonoarticulatórios

Os órgãos fonoarticulatórios são avaliados por meio de observação, palpação e investigação de respostas reflexas, considerando-se:

- simetrias, assimetrias, malformações e proporção da face;
- tônus, postura, mobilidade e aspectos anatômicos;
- palpação ao redor da boca, palpação da mandíbula e das bochechas;
- reflexos orais: procura, sucção/deglutição/respiração, reflexo de vômito e de mordida;
- respiração: frequência, modo e esforço.

Hábitos orais – observações e orientações

A forma de alimentar o lactente está diretamente relacionada às habilidades motoras orais. O tipo de alimento – natural/artificial – e a forma como é oferecido – peito/mamadeira – são fatores determinantes no desenvolvimento motor oral e alimentar infantil.

A substituição precoce da amamentação natural por mamadeira pode desencadear prejuízos no desenvolvimento sensorimotor oral, por falta da correta estimulação das estruturas orofaciais, e favorecer a instalação de hábitos orais inadequados.

Os hábitos orais têm sido amplamente estudados por profissionais de saúde porque interferem no desenvolvimento craniofacial, podendo comprometer aspectos morfológicos e motores. A motricidade orofacial decorre da ação dos grupos musculares envolvidos, repercutindo principalmente nas funções como respiração, sucção, mastigação, deglutição e fonoarticulação, consideradas vitais.

O processo de desenvolvimento funcional da alimentação, iniciado no primeiro mês de vida, envolve integração sensorimotora da deglutição com a respiração, coordenação mão-olho, adequação do tônus muscular e da postura e maturação psicossocial.[56]

Os critérios usados como rotina para observação das funções citadas anteriormente e as dificuldades são anamnese e avaliação sensorimotora oral, além da observação da sucção não nutritiva, nutritiva e da deglutição.

Nas conversas com os pais, eles são esclarecidos sobre a importância da alimentação e dos órgãos fonoarticulatórios para o desenvolvimento correto da fala. Além disso, são indicados tipos adequados de bicos de mamadeiras, de furos nos bicos e de chupetas (caso a criança as use). Os pais são orientados quanto ao volume de líquido a ser dado nas mamadas, à consistência dos alimentos, aos utensílios apropriados e à postura da criança para receber a alimentação.

Avaliação do desenvolvimento da linguagem

Existem vários instrumentos para avaliação e acompanhamento do desenvolvimento da linguagem. Alguns autores questionam a utilização de roteiros elaborados a partir do desenvolvimento de crianças nascidas a termo para investigar as habilidades linguísticas de crianças pré-termo.[57,58] Na literatura, entretanto, não há referências a protocolos ou avaliações validados a partir do desenvolvimento de crianças nascidas pré-termo. Um dos instrumentos que mostra as inter-relações entre os aspectos do desenvolvimento da linguagem, mediante avaliações sucessivas que objetivam diagnósticos transversal e longitudinal, possibilitando melhor intervenção, é o "Roteiro para Avaliação de Atraso de Linguagem", da fonoaudióloga Brasília Chiari e cols.[59] Essa avaliação é utilizada para crianças de 0 a 6 anos de idade, e são observadas as respostas em relação à emissão, à recepção e à compreensão da linguagem, além dos aspectos motores e cognitivos. Se alguma alteração é encontrada, a criança é encaminhada para terapia fonoaudiológica.

Observa-se, no ACRIAR, que a maioria das crianças não necessita de acompanhamento fonoterápico, porém as que devem iniciar o tratamento têm dificuldade de obter vaga nas instituições especializadas, ou estas são muito distantes, e existem também questões relacionadas com problemas socioeconômicos.

Estimulação da linguagem – observações e orientações

Na relação de comunicação entre pais/cuidador e criança, devem ser observados vários aspectos:

- Os pais são ativos, exigentes, cansados, desanimados, ansiosos?
- O olhar dos pais para a criança é de pena, raiva, culpa?
- Na comunicação dos pais com a criança e na estimulação da linguagem: os pais falam pela criança? Com a criança? Usam linguagem infantilizada? Especulam? Complementam? Corrigem a fala da criança? Entendem os gestos usados pela criança?
- A fala e a linguagem dos pais apresentam desvios, maneirismos?
- A criança frequenta escola? Existem medo, resistência dos pais ou problemas financeiros, prejudicando ou impedindo a escolarização?

É fundamental que o fonoaudiólogo crie uma situação espontânea de escuta, de troca e interação com a família, para facilitar a identificação e a compreensão do ambiente em que a criança está inserida. As orientações dependem do tipo de dificuldade que a criança apresenta e de como é a família. A caracterização do ambiente familiar é sempre única. Por isso, as orientações são específicas a cada família.

Triagem auditiva comportamental

De acordo com estimativas da Organização Mundial de Saúde (OMS), em 2005, 278 milhões de pessoas apresentavam perda auditiva, ou seja, uma em cada 40 pessoas. No Brasil, a OMS considera que esse número esteja próximo de 15 milhões, entre os quais 350 mil nada ouvem.[60]

Para a triagem de deficiência auditiva é realizada a audiometria de observação comportamental, que consiste em uma técnica de simples aplicação e de baixo custo. São utilizados instrumentos sonoros como guizo, sino, *black-black* e agogô, que apresentam sons de espectro amplo e não calibrados. O teste é aplicado em ambiente silencioso, e os estímulos são apresentados em ordem crescente de intensidade, conforme as seguintes indicações de Marisa F. de Azevedo:[61]

De 0 a 3 meses

- Estímulos sonoros de 70 a 80dB NPS (guizo e sino): respostas de atenção.
- Estímulos sonoros de 90 a 100dB NPS (*black-black* e agogô): resposta reflexa (reflexo cocleopalpebral) e automática inata (sobressalto).

De 3 a 6 meses

- Estímulos sonoros de 60 a 70dB NPS (guizo): resposta de atenção. A partir do quarto mês, as crianças apresentam resposta de procura da fonte e localização.
- Estímulos de 90 a 100dB NPS (*black-black* e agogô): reflexo cocleopalpebral.

De 6 a 9 meses

- Estímulos sonoros de 50 a 60dB NPS (guizo único): respostas de localização (direita e esquerda) e localização para baixo e para cima.

- Estímulos sonoros de 100dB NPS (agogô): reflexo cocleo-palpebral.

De 9 a 13 meses

- Estímulos sonoros de 40 a 50dB NPS (guizo único, a maior distância): respostas de localização à direita e à esquerda, direta para baixo e indireta para cima. Considera-se localização direta quando a criança olha diretamente para a fonte sonora e indireta quando ela olha primeiramente para o lado e depois para a fonte sonora.
- Estímulos sonoros de 100dB NPS (agogô): reflexo cocleo-palpebral.

Ao se detectar alguma alteração nos padrões de resposta auditiva, a criança é encaminhada à consulta otorrinolaringológica para que sejam realizados exames mais específicos, como as emissões otoacústicas evocadas (EOAE), o potencial evocado auditivo de tronco cerebral (PEATC ou BERA) e a imitanciometria (impedanciometria). As EOAE constituem respostas reflexas a uma estimulação auditiva e dependem de propriedades ativas da cóclea. Essas emissões são consideradas índice sensível da integridade auditiva, uma vez que a resposta desaparece quando existe qualquer anomalia funcional significativa na orelha interna ou média.[62]

O PEATC ou BERA é o registro das respostas elétricas desencadeadas por um estímulo sonoro ao longo da via auditiva. Sua aplicação promove a avaliação da integridade neural das vias auditivas, de sua porção periférica até o tronco cerebral, detectando perdas auditivas de leves a profundas, uni ou bilaterais. Clinicamente, o registro desse potencial pode ser analisado por diversos parâmetros: morfologia; latência absoluta e amplitude das ondas I, III e V; latências dos intervalos interpicos I-III, I-V e III-V; relação da amplitude e latência I-V e diferença interaural do intervalo I-V ou da latência absoluta da onda V3.[63]

A imitanciometria avalia as condições da orelha média e do reflexo estapediano, confirmando as perdas do tipo condutivo e/ou neurossensorial.

Considerando que a população atendida em programas de acompanhamento de RN de risco apresenta vários indicadores de risco para deficiência auditiva (peso < 1.500g, asfixia, hemorragia intracraniana, hiperbilirrubinemia, infecção congênita, sepse, meningite, uso de agentes ototóxicos), é importante que seja feita uma triagem auditiva no período neonatal, antes da alta hospitalar.[64] Essa recomendação é enfatizada pelo Comitê Brasileiro sobre Perdas Auditivas, que indica a implementação do Programa TANU (Triagem Auditiva Neonatal Universal). Os benefícios da detecção precoce da surdez estão diretamente relacionados às melhorias do desenvolvimento da linguagem oral, do desempenho acadêmico e da autoestima da criança. A experiência de países desenvolvidos demonstra que o custo da educação especial é três vezes maior do que o da escolaridade regular, mesmo quando é necessário apoio especializado.

O trabalho que o fonoaudiólogo desenvolve segue os mesmos passos utilizados na maioria dos procedimentos fonoaudiológicos: conversa/entrevista com os pais e/ou responsáveis, avaliação, diagnóstico fonoaudiológico, orientações e, caso haja necessidade e interesse da família, terapia fonoaudiológica.

Como a comunicação é fundamental na vida do indivíduo, devem ser dadas todas as oportunidades às crianças de risco para que elas efetivem a linguagem e se adaptem melhor às regras do mundo social. A atuação do fonoaudiólogo não se pode limitar à avaliação e a orientações em relação à motricidade oral, à audição, à linguagem e à fala. É importante que a família seja incentivada a proporcionar condições ambientais e de relação favoráveis ao desenvolvimento adequado da linguagem, de modo a possibilitar melhor qualidade de vida para essas crianças.

PEDIATRIA

No primeiro semestre de vida, as consultas pediátricas são mensais e agendadas em função dos dados neonatais e da evolução clínica. Muitas vezes, os RN pré-termo precisam ser examinados com menor intervalo de tempo, para verificação de ganho de peso ou para controle de doença prévia. No segundo semestre, as consultas podem ser bimestrais ou trimestrais e, a partir do final do primeiro ano de idade corrigida, semestrais, até os 2 anos de idade corrigida. O crescimento da criança é avaliado por meio de curvas específicas. As curvas do NCHS[30] ainda são as mais conhecidas, porém a OMS está recomendando novas curvas, as quais adotam escores Z, em vez de percentis.[31] O pediatra controla e orienta as vacinações e a dieta e atua na prevenção da anemia. A broncodisplasia e a osteopenia da prematuridade devem ser acompanhadas de acordo com protocolos próprios, e o encaminhamento à oftalmologia, para controle da retinopatia da prematuridade, é de responsabilidade do pediatra. Cabe também ao pediatra avaliar o desenvolvimento neuromotor global e a linguagem, o que poderá ser simplificado quando a equipe dispuser de profissionais especializados nessas áreas. Como o pediatra examina regularmente a criança, principalmente no primeiro ano de vida, assim que ele constatar algum desvio de desenvolvimento, deverá priorizar a marcação de consulta com o colega da equipe especializado na área correspondente. Em caso de detecção de doenças que exijam consultas com especialistas clínicos ou cirúrgicos, estas são indicadas e solicitadas, preferencialmente, aos serviços da mesma rede hospitalar, a fim de facilitar não só o acesso às informações, como as discussões sobre o caso.

PSICOLOGIA

O principal papel do psicólogo na equipe interdisciplinar é o de ajudar os pais a superarem as angústias e a insegurança provenientes do nascimento de um filho prematuro, com problemas de saúde ou com diagnóstico de alguma doença grave. Os pais são orientados sobre as etapas normais do desenvolvimento infantil e sobre como interagir com a criança. Reuniões com grupos de pais são necessárias para a promoção de trocas de experiências e, também, para apoiar as mães a fim de que elas adquiram mais segurança no exercício da função materna e superem as fantasias de "doença" na criança. Esses encontros, assim como o trabalho individual com a criança ou seus pais, têm o objetivo de dar suporte à família e possibilitar que o desenvolvimento da criança atinja o máximo de seu potencial. O psicólogo contribui para a interação dos outros profissionais da equipe com os pais, ao fazer intervenções durante as consultas ou ajudando-os a compreender a dinâmica familiar.

Cabe ainda ao psicólogo avaliar o potencial cognitivo da criança nos diversos momentos de seu desenvolvimento, até a idade pré-escolar, e orientar os pais e profissionais da equipe sobre as dificuldades e necessidades em cada etapa.

Na rede pública hospitalar, nem sempre é possível a participação do psicólogo na equipe de acompanhamento da criança de risco, o que constitui uma lacuna no trabalho interdisciplinar.

CONSIDERAÇÕES FINAIS

Ainda não existem métodos com acurácia para predizer a evolução individual de cada RN de risco, e os exames complementares não explicam as variações na evolução neurológica e cognitiva dessas crianças. O acompanhamento de RN de risco objetiva a detecção e o tratamento precoces dos distúrbios aos quais essas crianças estão sujeitas, e a assistência interdisciplinar contribui para melhorar a qualidade de vida delas.

Os avanços tecnológicos para preservar a vida e a integridade do SNC trarão novos desafios para os profissionais que cuidam de RN de risco. Por isso, eles devem se manter atualizados e prontos para adotar medidas preventivas que diminuam as consequências dos problemas perinatais.

REFERÊNCIAS

1. Parmelee AH, Haber A. Who is the "Risk Infant?". Clin Obstet Gynecol 1973; 16(1):376-87.

2. Rossetti LM. What is a high-risk infant? In: High-risk infants: identification, assessment, and intervention. Toronto: Little Brown, 1986:1-16.

3. Goyen TA, Lui K, Woods T. Visual-motor, visual-perceptual, and fine motor outcomes in very-low-birthweight children at 5 years. Dev Med Child Neurol 1998; 40:70-81.

4. Luoma L, Herrgard E, Martikainen A. Neuropsychological analysis of the visuomotor problems in children born preterm at < 32 weeks of gestation: a 5-year prospective follow-up. Dev Med Child Neurol 1998; 40:21-30.

5. Msall ME, Buck GM, Rogers BT et al. Risk factors for major neurodevelopmental impairments and need for special education resources in extremely premature infants. J Pediatr 1991; 119(4):606-14.

6. Barbosa NMM, Cabral AHL, Silva OPV, Moszkwicz B. "Follow-up" do bebê de risco. Temas Pediatr 1993; (53):1-36.

7. Gosch A, Brambring M, Gennat H, Rohlman A. Longitudinal study of neuropsychological outcome in blind extremely-low-birthweight children. Dev Med Child Neurol 1997; 39:297-304.

8. Campbell SK. The infant at risk for developmental disability. In: Campbell SK (ed.) Decision making in pediatric physical therapy. New York: Churchill Livingstone, 1999:260-332.

9. Calame A, Fawer CL, Claeys V et al. Neurodevelopmental outcome and school performance of very-low-birth-weight infants at 8 years of age. Eur J Pediatr 1986; 145(6):461-6.

10. Amiel-Tison C, Dubé R. Signification des anomalies neuro-motrices transitoires; corrélations avec les difficultés de l'âge scolaire. Ann Pediatr 1985; 32(1):55-61.

11. Voyer M. Quel est le pronostic des enfants nés avant terme? III. Devenir à l'âge scolaire. Arch Fr Pédiatr 1986; 43(9):741-9.

12. Campos AF. Perfil cognitivo aos sete anos de idade de crianças nascidas prematuras e com peso inferior a 1500 gramas [dissertação]. Belo Horizonte: Faculdade de Medicina da UFMG, 2009:117.

13. Lopes SMB, Lopes JMA. Follow up do recém-nascido de alto risco. Rio de Janeiro: Medsi, 1999:335.

14. Sociedade de Pediatria do Estado do Rio de Janeiro – SOPERJ. Novo manual de follow-up do recém-nascido de alto risco. Rio de Janeiro: SOPERJ/Nestlé, 1995:115.

15. Amiel-Tison C. Points de repère sur le développement cérébral de la naissance à 2 ans corrigés. In: Neurologie périnatale. Paris: Masson, 1999:149-62.

16. Gosselin J, Amiel-Tison C. Présentation de la grille d'évaluation. In: Évaluation neurologique de la naissance à 6 ans. 2 ed. Montreal: CHU Sainte-Justine, 2007 :57-60.

17. Sociedade de Pediatria do Estado do Rio de Janeiro – SOPERJ. Comitê de Follow-up do Recém-nascido de Alto Risco. Manual de follow-up do Recém-Nascido de Alto Risco: rotinas. Rio de Janeiro: SOPERJ, 1990:86.

18. Barros FC, Huttly SR, Victora CG, Kirkwood BR, Vaughan JP. Comparison of the causes and consequences of prematurity and intrauterine growth retardation: a longitudinal study in Southern Brazil. Pediatrics 1992; 90(2 pt 1):238-44.

19. Mancini MC, Paixão ML, Gontijo APB, Ferreira APA. Perfil do desenvolvimento neuromotor do bebê de alto risco no primeiro ano de vida. Temas Desenv 1992; 2(8):3-8.

20. Paixão ML, Mancini MC, Figueiredo EM, Ferreira APA, Gontijo APB. O impacto da relação peso-idade gestacional no desenvolvimento do bebê pré-termo. Temas Desenv 1994; 3(15/16):54-60.

21. Amorim RHC. Alterações neurológicas em recém-nascidos de alto risco: características, evolução e fatores de risco [dissertação]. Belo Horizonte: Faculdade de Medicina da UFMG, 1994:260.

22. Coelho FN, Messias CO, Rezende MB. Intervenção da terapia ocupacional com bebês de alto risco – relato de uma experiência. Temas Desenv 1995; 5(25):22-7.

23. Magalhães LC, Barbosa VM, Paixão ML, Figueiredo EM, Gontijo APB. Acompanhamento ambulatorial de recém-nascidos de alto risco: características da população atendida e incidência de sequelas funcionais. Rev Paul Pediatr 1998; 16(4):191-6.

24. Magalhães LC, Barbosa VM, Lopes KC, Paixão ML. Estudo longitudinal do desenvolvimento de recém-nascidos pré-termo: avaliação na idade pré-escolar. Rev Bras Neurol 1999; 35(4):87-93.

25. Amiel-Tison C, Stewart A. Apparently normal survivors: neuromotor and congnitive function as they grow older. In: Les Éditions INSERM. The newborn infant – One brain for life. Paris: INSERM, 1994:227-37.

26. Nijiokiktjien C. Apparently normal survivors: neurobehavioral aspects at school age. Les Éditions INSERM. The newborn infant – One brain for life. Paris: INSERM, 1994:239-54

27. Amiel-Tison C. A method for neurological evaluation within the first year of life: experience with full-term newborn infants with birth injury. Ciba Found Symp 1978; 59:107-25.

28. Amiel-Tison C. Méthodes de l'examen neurologique. In: Neurologie périnatale. Paris: Masson, 2005 :77-105.

29. Gosselin J, Amiel-Tison C. Répertoire technique: définitions, observations, manoeuvres et codage. In: Évaluation neurologique de la naissance à 6 ans. 2 ed. Montréal: CHU Sainte-Justine, 2007:61-119.

30. Rollins JD, Collins JS, Holden KR. United States head circumference growth reference charts: birth to 21 years. J Pediatr [online] 2010. Acessado em: 14/4/2010. Disponível em: www.jpeds.com.

31. Onis M, Onyango AW, Borghi E, Siyam A, Nishida C, Siekmanna J. Development of a WHO growth reference for school-aged children and adolescents. Bulletin of the World Health Organization 2007; 85(9):660-7.

32. Largo RH, Duc G. Head growth and changes in head configuration in healthy preterm and term infants during the first six months of life. Helvetica Paediatr Acta 1977; 32:432-42.

33. Bacchiega MCM. Exame neurológico evolutivo de crianças normais de 3 a 7 anos de idade: contribuição para a avaliação de fidedignidade das provas [dissertação]. São Paulo: Faculdade de Medicina da USP, 1979:67.

34. Dubowitz L, Dubowitz V. The neurological assessment of the preterm and full-term newborn infant. London: Spastics International Medicinal Publications, 1981:103.

35. Campbell SK, Kolobe THA, Osten ET, Girolani GL, Lemke M. Test of infant movement performance; research edition. Chicago: University of Illinois at Chicago, 1995.

36. Prechtl HFR et al. An early marker for neurological deficits after perinatal brain lesions. Lancet 1997; 349:1361.

37. Chandler LS, Andrews MS, Swanson MW. Movement assessment of infants: a manual. Washington: University of Washington, 1980:53.

38. Cardoso AA, Magalhães LC, Paixão ML, Amorim RHC, Mancini MC, Rossi LDF. Validade preditiva do MAI para crianças pré-termo brasileiras. Arq Neuro-Psiquiatr 2004; 62:1052-7.

39. Frankenburg WK, Dodds J, Archer P et al. Denver II screening manual. Denver: Denver Developmental Material Inc, 1994:48.

40. Silva CM, Corrêa EJ, Romanini MAV. Avaliação do desenvolvimento. In: Leão E, Corrêa EJ, Viana MB, Mota JAC. Pediatria ambulatorial. 3 ed. Belo Horizonte: Coopmed Editora, 1998:99-113.

41. Bayley N. Bayley scales of infant and toddler. Development: Technical Manual. 3 ed. San Antonio: Pearson, 2006:163.

42. Aylward GP. Bayley infant neurodevelopmental screener. San Antonio: The Psychological Corporation, 1995.

43. Piper MC, Darrah J. Motor assessment of the developing infant. Philadelphia: W.B. Saunders Co., 1994:210.

44. Mancini, MC. Inventário de avaliação pediátrica de incapacidade (PEDI): manual da versão brasileira adaptada. Belo Horizonte: Editora UFMG, 2005.

45. Beery KE. Revised administration, scoring, and teaching manual for the developmental test of visual-motor integration. Parsippany: Modern Curriculum Press, 1997:176.

46. Bruninks, RH, Bruininks, BD. Bruininks-Oseretsky. Test of motor proficiency. 2 ed. (BOT-2). Bloomington, MN: Pearson, Inc, 2006.

47. Henderson SE, Sugden DA, Barnett, A. Movement assessment battery for children, 2 ed. (MABC-2). San Antonio, TX: The Psychological Corporation, 2007.

48. Ayres AJ. Sensory integration and praxis tests. Los Angeles: Western Psychological Services, 1989.

49. Pinto EB, Vilanova LCP, Vieira RM. O desenvolvimento do comportamento da criança no primeiro ano de vida. São Paulo: Casa do Psicólogo/FAPESP, 1997:210.

50. Magalhães LC, Barbosa VM, Araújo RA et al. Análise do desempenho de crianças pré-termo no teste de desenvolvimento de Denver nas idades de 12, 18 e 24 meses. Rev Pediatr (São Paulo) 1999; 21(4):330-9.

51. Magalhães LC, Rezende FCA, Magalhães CM, Albuquerque PDR. Coordenação motora em crianças brasileiras a termo e pré-termo aos 7 anos de idade. Rev Bras Saúde Matern Infant 2009; 9(3):293-300.

52. Magalhães lC, Wendling PC, Paixão ML, Mancini MC, Barbosa VM. Estudo comparativo sobre o desempenho perceptual e motor na idade escolar em crianças nascidas pré-termo e a termo. Arq Neuro-Psiquiatr 2003; 61:250-5.

53. Carvalho DJ, Magalhães LC. A relação entre o desenho da figura humana e a coordenação visomotora em crianças pré-termo aos 6 anos de idade. Rev Ter Ocup USP 2005; 16:10-7.

54. Coelho ZAC, Fernandes MN, Silva FMA, Costa FC, Cardoso MF, Magalhães LC. Espaço de sala de espera: informações em saúde, desenvolvimento e comportamento infantil. Rev Méd Minas Gerais (Belo Horizonte) 2009; 19:25-32.

55. Magalhães LC, Coelho FN, Coutinho SL, Paixão ML, Mancini MC, Coelho ZAC. Documentando a evasão em um programa de acompanhamento do desenvolvimento infantil. Infanto (São Paulo) 2002; 10:10-7.

56. Araújo CMT, Silva GAP, Coutinho SB. Pacifier's use and oral motor sensory development. Rev CEFAC 2009; 11(2):261-7.

57. Rocissano L, Yatchimink Y. Language skill and interative patterns in prematurely born toddlers. Child Dev 1983; 54:1229-41.

58. Brooks-Gunn J, Klebanov PK, Liaw F. Development of low birthweight, premature infants: changes in cognition and behavior over the first three years. Child Dev 1993; 64:736-53.

59. Chiari BM, Basílio CS, Nakagwa EA et al. Proposta de sistematização de dados da avaliação fonoaudiológica através da observação de comportamentos de crianças de 0 a 6 anos. Pró-Fono 1991; 3(2):29-36.

60. Fortes SGF, Francesco RCD, Bento RF, Miniti A. Liga de prevenção à surdez: análise de três anos de atuação. Arq Int Otorrinolaringol 2005; 6(4):302-9.

61. Azevedo MF. Avaliação audiológica no primeiro ano de vida. In: Lopes Filho CO (ed.) Tratado de fonoaudiologia. São Paulo: Roca, 1997:239-57.

62. Chapchap MJ. Potencial evocado auditivo de tronco cerebral (PEATC) e das emissões otoacústicas evocadas (EOAE) em unidade neonatal. In: Andrade CRF (ed.) Fonoaudiologia em berçário normal e de risco. São Paulo: Lovise, 1996:169-99.

63. Esteves MCBN, Dell'Aringa AHB, Arruda GV, Dell'Aringa AR, Nardi JC. Estudo das latências das ondas dos potenciais auditivos de tronco encefálico em indivíduos normo-ouvintes. Braz J Otorhinolaryngol 2009; 75(3):420-5.

64. Berni PS, Almeida EOC, Amado Bárbara CT, Almeida Filho N. Universal neonatal screening: index of retest effectiveness among newborns of a public hospital in Campinas – Brazil. Rev CEFAC 2010; 12(1):122-7.

Seção II

Exames Complementares

5

Ultrassonografia Fetal no Sistema Nervoso Central – Diagnóstico Pré-Natal

Marcos Murilo de Lima Faria • Heverton Pettersen

INTRODUÇÃO

O exame pré-natal do sistema nervoso central (SNC) é de extrema importância não só em virtude da incidência de malformações congênitas que acometem esse sistema, mas também por causa da repercussão que essas alterações têm com relação à sobrevida e à futura função social do indivíduo. A incidência média de malformações do SNC é de aproximadamente 1/100 conceptos, diferindo quando se observam as estatísticas dos serviços de diagnóstico pré-natal e de neonatologia. A diferença pode ser explicada pela gravidade dessas malformações e a alta incidência de abortamentos ou mortes intrauterinas.[1]

Sem dúvida, a história da obstetrícia pode ser dividida em dois períodos: antes e após a ultrassonografia (US). A partir de 1959, com o advento do ultrassom, o feto assumiu um novo *status*, deixando de ser uma "incógnita" para assumir o papel de "paciente". A possibilidade da investigação por meio desse método trouxe inicialmente ao obstetra, e hoje ao fetologista, a oportunidade de conhecer cada vez mais a respeito da fisiologia e da fisiopatologia do feto em seu ambiente natural – o útero. Esse avanço proporcionou ao novo paciente o direito a exame físico, exames complementares, diagnóstico e tratamento. Historicamente, o SNC foi um dos primeiros sistemas a serem investigados pela US fetal, sendo a anencefalia a primeira anomalia congênita com diagnóstico pré-natal.[2]

Diferente da investigação pediátrica realizada durante a infância, em que o neuropediatra conta com os recursos da anamnese, do exame físico e dos exames complementares, o fetologista tem em suas mãos o recurso da investigação anatômica, avaliada por meio da US e, em casos selecionados, da tomografia computadorizada (TC) e da ressonância magnética (RM). Desse modo, quase todas as doenças neurológicas que se manifestam no período pré-natal e apresentam expressão anatômica podem ser diagnosticadas.

Quando o estudo morfológico é realizado, o objetivo primordial é dar segurança ao casal com relação à normalidade anatômica do SNC. Para isso, tão importante quanto diagnosticar anomalias é conhecer profundamente a anatomia normal durante os períodos embrionário e fetal, sabendo reconhecer adequadamente a correlação anatomoultrassonográfica.

O desenvolvimento cerebral é um processo sequencial e complexo, com vulnerabilidade a lesões durante toda a gestação, inclusive no momento do parto. De modo geral, quanto mais precoce o dano cerebral, maior será o comprometimento funcional. As malformações que acometem esse sistema podem ser agrupadas da seguinte maneira:

1. Um desenvolvimento embriológico anormal (p. ex., acrania, anencefalia, holoprosencefalia, espinha bífida etc.).
2. Um processo que acomete a gestação após uma embriogênese normal, o que se denomina disruptura (p. ex., infecções congênitas, doença tromboembólica, hipoxia etc.).
3. Desordens genéticas (recessivas, dominantes ou ligadas ao X – p. ex., síndrome de Meckel-Gruber).
4. Desordens cromossômicas (trissomias e translocações associadas a defeitos embriológicos).
5. Teratógenos (antidepressivos, anticonvulsivantes, anticoagulantes).
6. Doenças maternas (diabetes).
7. Multifatorial (sobreposição de fatores).

Ao penoso processo de diagnóstico associa-se a árdua tarefa de comunicação da malformação fetal aos pais. Apesar de difícil, é bom lembrar que aquela anomalia é uma realidade, e os pais deverão tomar conhecimento do fato o mais precocemente possível. As vantagens do diagnóstico pré-natal são diversas:

1. Possibilidade de aprimoramento do diagnóstico com exames complementares (TORCH, cariótipo) ainda no período pré-natal.
2. Possibilidade de tratamento nesse período (toxoplasmose).
3. Possibilidade de melhorar as condições fetais ao nascimento (tipo de parto, melhor momento e local).
4. Preparo de uma equipe multidisciplinar para receber o recém-nascido (RN) na sala de parto.
5. Possibilidade de orientação (prognóstico, recorrência) e preparo do casal (psicológico, prático e financeiro) para receber uma criança "especial".
6. Oportunidade de opção para o casal decidir o futuro da gestação.

Os modernos equipamentos ultrassonográficos com alta resolução possibilitam, com segurança e de maneira não invasiva, observações detalhadas do desenvolvimento do SNC pela via abdominal ou transvaginal. Esta última via vem sendo utilizada, principalmente, para estudo mais precoce ou, ainda, em gestações mais avançadas, com fetos em apresentação cefálica, com imagens semelhantes àquelas obtidas pela US transfontanelar.

NEUROSSONOGRAFIA DO EMBRIÃO E DO FETO

A neurossonografia embrionária e fetal nada mais é do que o estudo detalhado da anatomia do SNC fetal pela US. Nenhum outro órgão ou sistema experimenta tão grande variação de imagens durante seu desenvolvimento quanto esse sistema. Desse modo, o estudo ultrassonográfico depende, basicamente, de um conhecimento profundo da embriologia e da anatomia cerebral, associado ao conhecimento adequado dos planos de cortes.[3]

Embriologia do SNC e sua correlação anatomoultrassonográfica

Por volta da terceira semana embrionária (quinta semana gestacional, contada a partir do primeiro dia da última menstruação), o SNC inicia sua diferenciação a partir das células do folheto ectodérmico. Existe um espessamento desse folheto acima da notocorda, que recebe o nome de *placa neural*. Esse espessamento é seguido por uma invaginação que dá origem ao *sulco dorsal*, cujas cristas laterais crescem e se fecham medialmente, originando o *tubo neural*. O fechamento do tubo neural inicia-se na região que futuramente será a região cervical e segue simultaneamente as direções cranial e caudal, dando origem a dois orifícios: o *neuroporo anterior* (cranial) e o *neuroporo posterior* (caudal) (Figura 5.1). O fechamento do neuroporo anterior ocorre por volta do 25º/26º dia embrionário, enquanto o neuroporo posterior fecha-se 2 dias mais tarde, no 27º/28º dia (sexta semana de gestação). Todas as células nervosas e macrogliais (astrócitos e oligodendrócitos) originam-se das células neuroectodérmicas, enquanto as células microgliais originam-se de células mesenquimais que acompanham os vasos sanguíneos.[4]

A parte cranial do tubo neural cresce rapidamente e forma três vesículas cerebrais primárias: prosencéfalo, mesencéfalo e rombencéfalo, que originarão as estruturas cerebrais definitivas (Quadro 5.1). O lúmen do tubo neural dará origem aos ventrículos laterais, terceiro e quarto ventrículos. Com o crescimento do embrião, formam-se as flexuras, inicialmente duas, uma mais cranial (mesencefálica) e outra na região cervical. Posteriormente, uma terceira flexura aparece entre as duas, a flexura pontina. Da parte mais caudal do tubo neural origina-se a medula.[4]

Os ossos do crânio originam-se do tecido mesodérmico que recobre o cérebro, enquanto os ossos da coluna originam-se do mesoderma que compõe os somitos.

Ultrassonograficamente, a visibilização do embrião pode ser feita a partir da sexta semana de gestação, após a visibilização do saco gestacional (4 semanas) e da vesícula vitelínica (5 semanas). Quando o embrião se torna visível, o tubo neural já está completamente fechado, porém o embrião ainda é muito pequeno (5mm) para possibilitar qualquer estudo específico. O estudo do desenvolvimento desse sistema passa a ser pos-

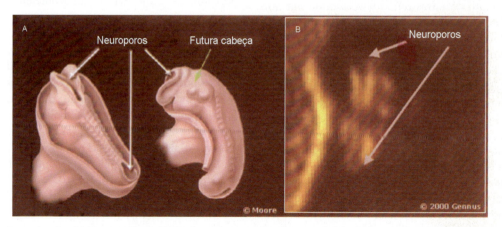

Figura 5.1 ▷ **A** Desenho ilustrativo mostrando a formação do tubo neural em um embrião de 6-7 semanas de gestação. **B** Imagem de US em corte coronal do tubo neural.

Quadro 5.1 ▷ Divisão e origem das estruturas cerebrais

Vesícula primária	Vesícula secundária	Derivados	Lúmen
Prosencéfalo	Telencéfalo	Hemisfério cerebral Sistema olfatório Corpo estriado Córtex	Ventrículos laterais
	Diencéfalo	Tálamo Epitálamo Hipotálamo Subtálamo	3º ventrículo
Mesencéfalo	Mesencéfalo	Colículos Pedúnculos cerebrais	Aqueduto
Rombencéfalo	Metaencéfalo	Ponte Cerebelo	4º ventrículo
	Mielencéfalo	Bulbo	4º ventrículo

sível com o crescimento embrionário e pelo fato de o tubo neural ser preenchido com líquido, o que possibilita o contraste com o tecido nervoso. A expansão do tubo neural com a formação das vesículas cerebrais pode ser observada a partir de 7 semanas de gestação (embrião de 11mm). Nesse período, o polo cefálico já se diferencia do restante do corpo e contém em seu interior espaços anecoicos correspondentes às vesículas, chamando a atenção o prosencéfalo e o rombencéfalo (Figura 5.2).[4,5] Também, nesse período, a coluna e o canal espinal já podem ser observados (Figura 5.3). Na oitava semana de gestação, inicia-se a divisão do prosencéfalo em ventrículos laterais, e o rombencéfalo torna-se mais evidente como uma vesícula anecoica e arredondada na região posterior (Figura 5.4). Na nona semana, a divisão do telencéfalo em dois hemisférios cerebrais já pode ser observada, inclusive com a formação dos ventrículos laterais preenchidos pelo plexo coroide, e malformações da divisão do prosencéfalo (holoprosencefalia) já podem ser diagnosticadas a partir desse período. A calcificação da calota craniana inicia-se em pontos isolados na 10ª semana, e por volta da 12ª semana já está completa em todo o contorno do crânio. Nesse período, toda a coluna vertebral já pode ser observada com bastante nitidez e visibilização de detalhes.[5]

Os plexos coroides aparecem como estruturas hiperecogênicas dentro dos ventrículos cerebrais (Figura 5.5). Com 13 semanas de gestação, o plexo coroide que ocupava todo o corno anterior do ventrículo lateral começa a assumir sua posição definitiva, deixando o corno anterior livre e dando a falsa impressão de dilatação.[3] Uma obstrução dos canais de drenagem dentro do plexo irá formar o que se denomina cisto de plexo coroide e que, na grande maioria dos casos, tem resolução espontânea com a evolução da gestação.

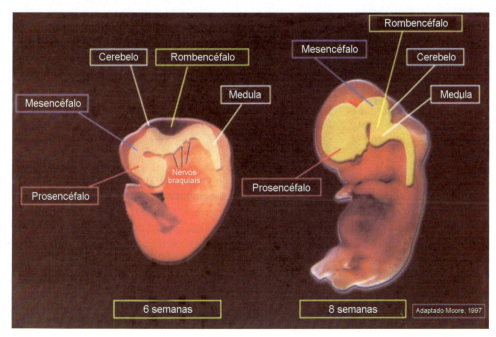

Figura 5.2 ▷ Fotos de embriões de 6 e 8 semanas com desenhos ilustrativos das divisões do SNC.

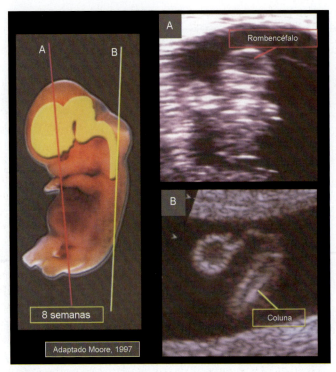

Figura 5.3 ▷ Foto de embrião com 8 semanas exibindo desenho ilustrativo com planos de cortes ultrassonográficos. **A** Corte coronal exibindo vesícula rombencefálica e corpo embrionário. **B** Corte coronal exibindo a coluna vertebral.

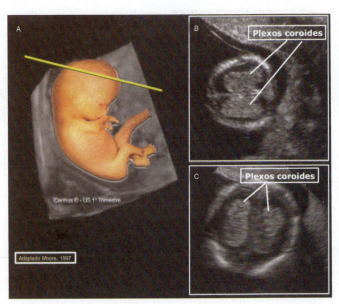

Figura 5.5 ▷ **A** Desenho ilustrativo de feto com 12 semanas. **B/C** Imagens ultrassonográficas em corte transverso da cabeça fetal exibindo calota craniana, linha média e plexos coroides (em formato de borboleta).

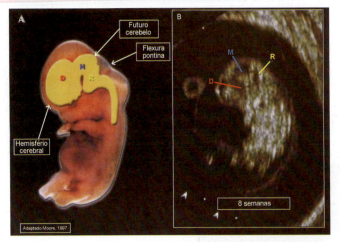

Figura 5.4 ▷ **A** Foto de embrião com 8 semanas com desenho ilustrativo das divisões do SNC. **B** Imagem de US em corte longitudinal mostrando as vesículas cerebrais. (D: diencéfalo; M: mesencéfalo; R: rombencéfalo.)

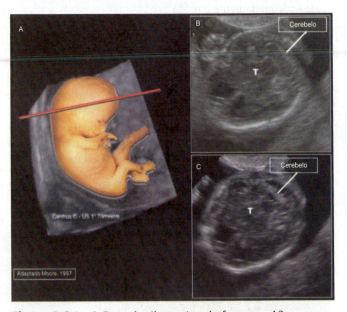

Figura 5.6 ▷ **A** Desenho ilustrativo de feto com 12 semanas. **B/C** Imagens ultrassonográficas em corte transverso da cabeça fetal exibindo cerebelo e região talâmica (T).

O cerebelo pode ser visibilizado a partir de 11 semanas, mas é a partir de 13 semanas que seu estudo pode ser feito com maior nitidez (Figura 5.6). Entre 13 e 16 semanas, a comunicação entre o quarto ventrículo e a cisterna magna é extensa, dando a falsa impressão de agenesia do verme cerebelar (síndrome de Dandy-Walker). A partir de 16 semanas, o crescimento do verme progride e ocorre o estreitamento dessa comunicação, dando origem ao forame de Magendie.[3]

O corpo caloso e as estruturas anexas (septo pelúcido e artéria pericalosa) já podem ser observados a partir de 14 semanas, porém só irão completar sua formação entre 18 e 19 semanas de gestação. Inicialmente, ocorre a formação do joelho e do corpo dessa estrutura, e investigações precoces podem erroneamente sugerir agenesia parcial do corpo caloso. Nos casos de agenesia do corpo caloso, a artéria pericalosa está ausente ou não segue seu trajeto normal (Figura 5.7). Na displasia septo-óptica, o corpo caloso está presente, mas o septo pelúcido está ausente.[3]

O desenvolvimento dos giros cerebrais ocorre em uma fase mais tardia, o mesmo acontecendo com sua visibilização

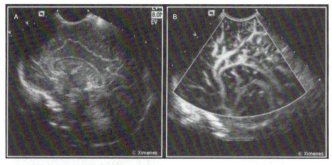

Figura 5.7 ▷ **A** Corpo caloso visto em imagem ultrassonográfica endovaginal. **B** Fluxo arterial cerebral através do Energy Doppler, com as setas identificando a artéria pericalosiana.

ultrassonográfica. Até 20 semanas de gestação, a superfície cerebral é praticamente lisa, de modo que somente alguns sulcos podem ser observados. O sulco caloso pode ser observado a partir da 14ª semana, enquanto o sulco lateral, o parieto-occipital e a fissura calcarina podem ser observados a partir de 18 semanas.

O giro do cíngulo só pode ser observado a partir de 26 semanas. De modo geral, como os giros só podem ser visibilizados adequadamente em um período tardio, recomenda-se que seu estudo seja realizado a partir da 28ª/32ª semana de gestação. O estudo de patologias como lissencefalia e paquigíria deve ser realizado, obrigatoriamente, por via transvaginal e após esse período. Os processos hemorrágicos ou isquêmicos podem atrasar o desenvolvimento dos giros.[6]

O fluxo sanguíneo em carótidas e artérias cerebrais anteriores ou médias pode ser mapeado pelo Doppler colorido em um feto com idade gestacional > 8 semanas. No primeiro trimestre, o vasoespasmo dessas artérias por drogas (cocaína) ou síndromes infecciosas pode ser o mecanismo responsável pela hidranencefalia.

Estudo ultrassonográfico do SNC – Planos de corte

Existem três planos básicos para o estudo do SNC: (a) sagital ou anteroposterior; (b) coronal ou frontal; e (c) transversal ou axial (Figura 5.8). Esses cortes podem ser obtidos através da US abdominal ou transvaginal, podendo a via vaginal ser utilizada nos casos de gestação precoce (< 14 semanas) ou em fetos com idade gestacional mais avançada que estão em apresentação cefálica. Em razão da posição fetal, o corte transversal é o mais fácil de ser obtido pela via abdominal, enquanto os cortes sagital e coronal podem ser de difícil obtenção por essa via. Em contrapartida, a visão sagital e coronal pode ser obtida facilmente pela via endovaginal, sendo esses cortes de extrema importância na avaliação das estruturas de linha média.

Timor-Tritsch e Monteagudo[7] sugerem a normatização do exame realizado pela via endovaginal, de modo que a nomenclatura seja semelhante àquela utilizada no período neonatal por meio dos exames US transfontanelar, TC ou RM. Estando o feto em apresentação cefálica, a fontanela anterior pode ser utilizada como janela acústica, tornando possível melhor visibilização desse sistema. Os planos específicos de estudo podem ser divididos em grupos, de acordo com os planos básicos: grupo coronal, sagital ou transversal.

No estudo rotineiro do SNC, utilizam-se inicialmente a via abdominal e os planos transversos no sentido craniocaudal. Obrigatoriamente, são estudados a calota e suturas cranianas, o córtex e a simetria dos hemisférios, os ventrículos laterais, o plexo coroide, o diencéfalo, o terceiro ventrículo, o pedúnculo cerebral, o cerebelo e a cisterna magna (Figura 5.9). Os planos sagital e coronal são mais difíceis de serem obtidos por essa via, porém são necessários para o estudo das estruturas de linha média, em especial do corpo caloso, do cavo do septo pelúcido e do cavo Vergae. Na impossibilidade de estudo adequado pela via abdominal e estando o feto em posição cefálica, opta-se, então, pela via endovaginal.

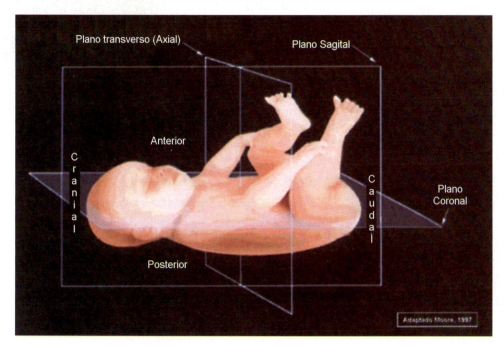

Figura 5.8 ▷ Desenho ilustrativo mostrando os planos de cortes utilizados durante o exame ultrassonográfico.

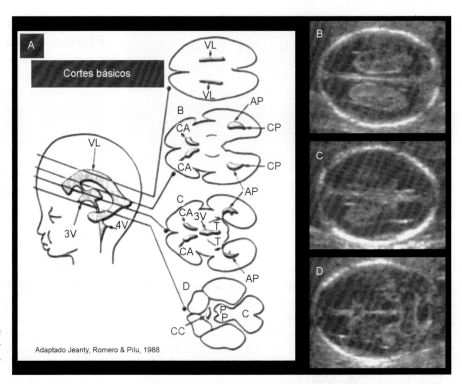

Figura 5.9 ▷ Mostra os planos de corte utilizados durante exame ultrassonográfico. **A** Desenho ilustrativo. **B** a **D** Imagens ultrassonográficas.

DEFEITOS DO TUBO NEURAL

Acrania[8-10]

Definição

Ausência parcial ou completa da calota craniana, a acrania difere da anencefalia por apresentar desenvolvimento do cérebro que pode ser quase completo. Sua incidência real é desconhecida, uma vez que existem poucos casos descritos na literatura.

Patologia

Decorrente de defeito na diferenciação do mesoderma e do ectoderma que recobrem o tecido cerebral após o fechamento do tubo neural, a acrania não é, portanto, um defeito de fechamento desse tubo. Todavia, se associada ao defeito de fechamento da coluna vertebral, recebe o nome de craniorraquisquise (Figura 5.10).

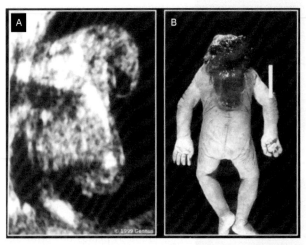

Figura 5.10 ▷ Craniorraquisquise vista em imagem ultrassonográfica (**A**) e foto do RN (**B**).

Anomalias associadas

Fenda facial, tálipes, defeitos da coluna e hidrocefalia.

Diagnóstico

Ausência completa da calota craniana à US e identificação de tecido cerebral bizarro, recoberto por uma fina membrana.

O diagnóstico diferencial deve ser feito com: (1) anencefalia – ausência de calota craniana e tecido cerebral; (2) grandes encefaloceles – existe um defeito da calota craniana com herniação do tecido cerebral.

Anencefalia[8,11-14]

Definição

Consiste na ausência do cérebro, podendo, em algumas situações, existir resquícios de tecido cerebral, acompanhado pela ausência de meninges, calota craniana e pele (Figura 5.11). Sua incidência varia de acordo com a área geográfica: na Irlanda, ocorre em 1 a cada 100 fetos, e no Brasil estima-se que sua incidência esteja entre 1/1.000 e 1/2.000 fetos. É mais comum em fetos do sexo feminino (3 F:1 M).

Patologia

A anencefalia é decorrente de falha no fechamento da região anterior do tubo neural. Alguns autores, entretanto, defendem a hipótese de que a anencefalia seria consequência da exposição do tecido cerebral fetal ao líquido amniótico resultante de uma acrania. Desse modo, essa teoria defende a sequência: acrania → exencefalia → anencefalia. Pode ocorrer, ainda, como consequência da síndrome de banda amniótica (caracterizada pela formação de bridas amnióticas que levam a malformações fetais múltiplas).

Anomalias associadas

A anencefalia pode estar associada a espinha bífida (17%), fenda facial (2%), tálipes (2%), onfalocele e outras anomalias.

Diagnóstico

A anencefalia caracteriza-se pela ausência de calota craniana e tecido cerebral, estando associada à típica "face de sapo". O diagnóstico é feito a partir de 12 semanas, e no primeiro trimestre pode existir ainda tecido cerebral que se manifesta como uma massa amorfa na base do crânio (exencefalia) e que origina um típico sinal ultrassonográfico denominado "Mickey Mouse". Com a evolução da gestação (14ª semana), a massa regride, levando à clássica aparência da anencefalia (Figura 5.11).

O diagnóstico diferencial deve ser feito com: (1) acrania – existe presença de tecido cerebral; (2) microcefalia acentuada – existem tecido cerebral e calota craniana; (3) encefalocele – existe calota craniana; (4) iniencefalia – síndrome caracterizada pela lordose exacerbada da coluna associada a defeitos de fechamento do tubo neural (crânio e coluna).

ENCEFALOCELE[15-18]

Definição

Defeito na formação dos ossos da calota craniana, originando um orifício por onde ocorre a protrusão de um saco herniário contendo meninges ou tecido cerebral. A incidência é de 1/2.000 fetos.

Patologia

A encefalocele pode ser decorrente de fechamento inadequado do tubo neural ou dever-se a uma falha na indução da formação óssea pelo mesoderma cerebral. Localiza-se em qualquer região do crânio (frontal, parietal, nasofaríngea, occipital), sendo mais frequente na região occipital (75%) e na linha mediana. As principais causas são: (a) defeito ósseo isolado; (b) síndrome de banda amniótica; (c) síndrome de Meckel-Gruber (defeito do tubo neural, polidactilia e rins policísticos).

Anomalias associadas

Espinha bífida em 7% a 15% das vezes.

Diagnóstico

À US, observa-se tumoração em região craniana associada a defeito ósseo com herniação de membranas ou tecido cerebral (Figura 5.12).

O diagnóstico diferencial deve ser feito com: (a) edema de nuca e higroma cístico – a calota craniana está íntegra; (b) terato-

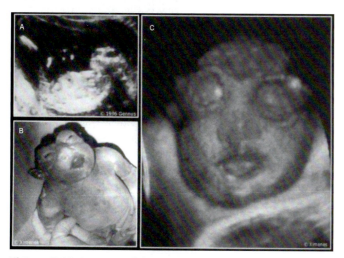

Figura 5.11 ▷ Anencefalia. **A** Imagem em US convencional. **B** Foto do RN. **C** Imagem em US tridimensional.

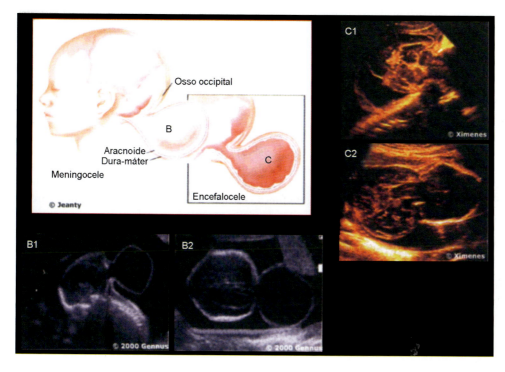

Figura 5.12 ▷ Encefalocele vista em imagens ultrassonográficas exibindo herniação única das meninges (**B1/B2**), assim como herniação de massa encefálica (**C1/C2**), em cortes longitudinais e tranversos, respectivamente.

mas – calota íntegra; (c) epignatus (teratoma frontal); (d) hemangioma – tumor vascular com sinais de onda e cor ao Doppler.

Espinha bífida[19-23]

Definição

Consiste em um defeito de fechamento da linha média da vértebra, geralmente posterior, que resulta na exposição do conteúdo do canal neural (meninges, medula ou raízes nervosas). A malformação do SNC mais comum, sua incidência varia de acordo com a área geográfica (mais frequente nas ilhas britânicas), os grupos étnicos (caucasianos) e a variação sazonal.

Patologia

Os defeitos do tubo neural podem ocorrer em função de uma falência no fechamento dos neuroporos (cefálico ou caudal), ou ainda em decorrência do descontrole entre a produção e a reabsorção do líquido cefalorraquidiano no período embrionário. Os defeitos ventrais são extremamente raros, manifestando-se por fenda no corpo vertebral e originando um cisto de origem neuroentérica. As falhas ventrais localizam-se principalmente nas regiões cervical baixa e torácica alta. Os defeitos dorsais são muito mais frequentes e se dividem em dois tipos: *espinha bílida oculta* e *espinha bífida aberta*. A forma oculta corresponde a 15% dos casos, sendo um pequeno defeito inteiramente coberto por pele. Geralmente assintomática, é diagnosticada como achado ocasional durante exame de raios X. A espinha bífida oculta está associada a áreas com hipertricose, pele hiperpigmentada, lipoma subcutâneo ou, ainda, a aumento na incidência de infecções do SNC. A espinha bífida aberta corresponde a 85% dos casos, tem o canal medular totalmente aberto, e seu conteúdo pode estar coberto por fina membrana meníngea. Na maioria das vezes, a parte exposta é composta apenas por meninges e recebe o nome de *meningocele*; se há também tecido neural, recebe o nome de *mielomeningocele*. A etiologia é multifatorial. Existem evidências de componentes hereditários, uso de drogas e doenças genéticas, entre outros.

Anomalias associadas

Outros defeitos do SNC, como ventriculomegalia, malformação de Arnold-Chiari tipo II (herniação do verme cerebelar através do forame magno e deslocamento do quarto ventrículo

Quadro 5.2 ▷ Malformações associadas à espinha bífida. Estudo de 24 casos (Gennus, 2000)

Malformações associadas	Incidência (%)
Cabeça em formato de limão	11 (48%)
Ventriculomegalia	20 (83%)
Cerebelo em formato de banana	14 (61%)
Tálipes	9 (37%)
Sexo (21 fetos)	14 F (67%) / 7 M (33%) – 2:1

para baixo e para dentro do canal medular), polimicrogíria e deformidades dos pés (tálipes e *rocker-bottom)*. O Quadro 5.2 lista as associações encontradas em nosso serviço.

Diagnóstico

O diagnóstico ultrassonográfico de certeza pode ser realizado a partir da 11ª semana de gestação, sendo estabelecido pela ausência de fechamento ósseo da porção posterior da coluna, ausência de pele cobrindo o defeito e a presença de um saco formando a meningocele ou meningomielocele. Devem ser realizados os três planos de cortes: (a) o *plano sagital* (longitudinal), avaliando as duas linhas paralelas que correspondem aos corpos vertebrais (anterior) e às lâminas (posterior) e que são separadas pelo canal medular – a descontinuidade da linha posterior e de sua cobertura (subcutâneo e pele), associada à curvatura exagerada da coluna, caracteriza o defeito posterior; (b) o *plano caronal*, em que se observam duas linhas paralelas, correspondendo às lâminas – o afastamento lateral das lâminas também é característico do defeito vertebral; (c) o *plano transversal*, que representa o corte mais importante – nesse plano, o canal medular normal é visibilizado como um círculo fechado, enquanto na região da espinha bífida as lâminas, a pele e a musculatura estão ausentes (Figura 5.13). São sinais indiretos de espinha bífida: sinal do limão (formato da cabeça), sinal da banana (formato do cerebelo), ventriculomegalia, paralisia dos membros inferiores e distensão da bexiga (Figura 5.14). O diagnóstico diferencial deve ser realizado com o teratoma sacrococcígeo.

Nossa experiência pessoal com espinha bífida encontra-se resumida no Quadro 5.3.

Iniencefalia[24,25]

Definição

A iniencefalia é uma complexa anormalidade de desenvolvimento da coluna fetal caracterizada por lordose exagerada e geralmente associada à espinha bífida e à encefalocele. Sua etiologia foi associada à sífilis materna e ao uso de sedativos. Em animais, a etiologia esteve associada ao uso de substâncias como vimblastina, estreptomigrina e triparanol. Extremamente rara, sua incidência também varia de acordo com a localização geográfica, sendo de 1/896 na Inglaterra e de 1/65.000 na Índia. Os fetos femininos também são mais acometidos (3 F/1 M).

Patologia

A iniencefalia pode ocorrer em razão de persistência da lordose cervical embrionária após a terceira semana de gestação, o que levaria à falência do fechamento do tubo neural ou, ainda, em função do desenvolvimento anormal da notocorda e dos somitos da região cérvico-occipital.

Anomalias associadas

Em 84% dos casos de iniencefalia existem outras anomalias associadas: anencefalia, encefalocele, hidrocefalia, ciclopia, ausência de mandíbula, fenda palatina ou labial, anomalia cardíaca, hérnia diafragmática, artéria umbilical única, gastrosquise, onfalocele, *situs inversus*, rins policísticos, artrogripose e tálipes.

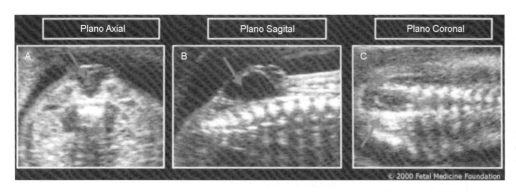

Figura 5.13 ▷ Espinha bífida vista em imagens ultrassonográficas correlacionadas com os três planos de corte.

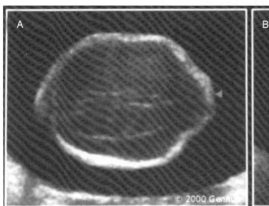
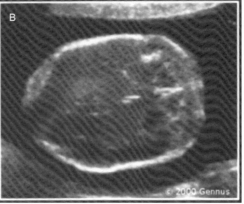

Figura 5.14 ▷ Espinha bífida analisada pelos sinais ultrassonográficos clássicos identificados pelas setas: sinal do limão (**A**) e sinal da banana (**B**).

Quadro 5.3 ▷ Resultado final de 15 gestações de fetos com espinha bífida (Gennus, 2000)

Resultado	Incidência (%)
Nascidos vivos	8 (53%)
Morte intrauterina	2 (13%)
Óbito neonatal	3 (20%)
Morte tardia	1 (7%)
Término da gestação	1 (7%)

Diagnóstico

À US, caracteriza-se por: (1) formação imperfeita da base do crânio, principalmente da cisterna magna; (2) raquisquise; (3) lordose exagerada da região cervical, sendo a coluna curta e malformada. Associados à lordose cervical estão segmentos de cifoescoliose. O achado ultrassonográfico característico é a acentuada extensão do polo cefálico associada à espinha curta e deformada (Figura 5.15).

O diagnóstico diferencial deve ser feito com: (1) encefalocele posterior – sem outros defeitos na coluna; (2) Klippel-Feil – não existem defeitos de fechamento da coluna; (3) espinha bífida – defeito isolado da coluna; (4) massas na região anterior do pescoço (*goiter*, teratomas), que podem levar à hiperextensão da cabeça.

Síndrome da regressão caudal (sirenomelia)[26,27]

Definição

Essa malformação pode acometer a coluna (torácica, lombar e sacral) com hipodesenvolvimento ou agenesia dos ossos da pelve e dos membros inferiores. O acometimento extremo se caracteriza pela fusão dos brotos dos membros inferiores (sirenomelia). Está intimamente relacionada com o diabetes melito materno descontrolado, no qual o risco para essa patologia está aumentado em 250 vezes. Também tem sua incidência aumentada nos casos de gemelaridade monozigótica.

Patologia

Resulta de um defeito no desenvolvimento do blastema caudal na terceira semana de desenvolvimento.

Anomalias associadas

Espinha bífida, artéria umbilical única, ânus imperfurado e anomalias da parede abdominal, do sistema geniturinário, cardíacas, pulmonares e de extremidades (tálipes).

Diagnóstico

O achado ultrassonográfico característico é a hipoplasia das extremidades inferiores associada à agenesia sacral ou lombossacral.

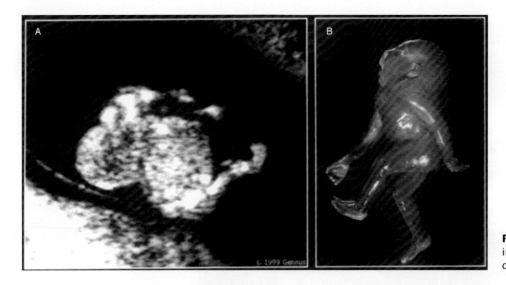

Figura 5.15 ▷ Iniencefalia vista em imagem ultrassonográfica (**A**) e foto do RN (**B**).

ANOMALIAS DA LINHA MÉDIA
Agenesia de corpo caloso[9,28,29]
Definição

A agenesia de corpo caloso consiste na ausência total ou parcial do corpo caloso. Sua incidência é incerta, sendo encontrada em 0,7% em uma das séries estudadas.

Patologia

O corpo caloso é uma placa de fibras nervosas (substância branca) que conecta ambos os hemisférios cerebrais, estando localizada na base da fissura inter-hemisférica, formando, anteriormente, o teto do cavo pelúcido e, posteriormente, o teto do terceiro ventrículo. É importante na coordenação de informações e na troca de estímulos sensoriais entre os dois hemisférios. Seu desenvolvimento ocorre de maneira segmentar, de modo que, até o quarto mês, somente a porção anterior está desenvolvida, formando-se a porção caudal após o quinto mês. Isso significa que, dependendo da época do insulto, pode ocorrer desde uma agenesia completa (processos precoces) até a agenesia parcial (processos mais tardios). As principais etiologias são as cromossomopatias (trissomias 13 e 18, translocações do cromossomo 2 para os cromossomos do grupo B). A ocorrência familiar é descrita como variedades herdadas que fazem parte de síndromes genéticas, como: *síndrome de Aicardi* (convulsões, lacuna coriorretinal, retardo mental, microcefalia, anomalia vertebral, mais frequente no sexo feminino – dominante ligada ao X); *síndrome de Andermann* (retardo mental, neuropatia motora progressiva – autossômica recessiva); *síndrome F.G.* (retardo mental, macrocefalia, hipotonia); *síndrome acrocalosa* (retardo mental, macrocefalia, polidactilia – autossômica recessiva). Também tem sido descrita uma associação com esclerose tuberosa, mucopolissacaridose, síndrome do *nevus* celular basal, toxoplasmose e rubéola congênita.

Anomalias associadas

Existe associação frequente com outras anomalias do SNC, como holoprosencefalia, síndrome de Dandy-Walker, microcefalia, macrocefalia, síndrome da fenda mediana e anomalias cardíacas, renais ou gastrointestinais.

Diagnóstico

A suspeição ultrassonográfica deve ser feita quando os dois ventrículos laterais (em especial os cornos anteriores) são claramente afastados, o terceiro ventrículo está deslocado para cima (40% dos casos) e há alargamento da porção posterior do ventrículo lateral de caráter não progressivo (ventrículo em forma de raquete de tênis).

O diagnóstico diferencial deve ser feito com: (1) ventriculomegalia *borderline* – visibilização do corpo caloso; (2) holoprosencefalia lobar – os ventrículos laterais são unidos na porção anterior; (3) cisto aracnoide – o corpo caloso está presente.

Aumento da cisterna magna[30,31]
Definição

É considerado quando a cisterna magna tem medida > 10mm. Sua incidência é rara.

Patologia

O aumento da cisterna magna tem, muitas vezes, etiologia desconhecida, porém alguns casos estão associados a alterações genéticas ou cromossômicas, em especial as trissomias 13 e 18.

Anomalias associadas

Estudos vêm mostrando que o aumento da cisterna magna isolado não está associado a cromossomopatias, porém, quando aparece associado a outras malformações, o risco de anomalias cromossômicas chega a 55%.

Diagnóstico

A medida deve ser realizada entre a borda externa do verme cerebelar e a borda interna do osso occipital, no mesmo corte utilizado para realização da medida transversa do cerebelo.

O diagnóstico diferencial deve ser realizado com: (1) malformação de Dandy-Walker (total ou parcial) – há ausência do verme cerebelar; (2) cisto aracnoide – raro na fossa posterior; (3) tumores da fossa posterior – geralmente comprometem o parênquima cerebral e são expansivos.

Cisto aracnoide[32,33]

Definição

Consiste em cistos cerebrais que se originam a partir da membrana aracnoide, tendo sua cavidade delimitada total ou parcialmente por essa membrana. Em vez de o cisto representar um espaço de parênquima cerebral destruído (como ocorre na porencefalia), ele pode deslocar esse parênquima sem, contudo, levar a sua destruição. Sua frequência é desconhecida.

Patologia

Pode ocorrer de forma primária, cuja etiologia não apresenta causa específica, ou aparecer como ocorrência secundária a etiologia como trauma, meningite, infarto ou sangramento. O hematoma ou tecido necrótico é reabsorvido e, em seu lugar, aparece o cisto. O cisto aracnoide pode ser encontrado em qualquer local do SNC coberto pela aracnoide, porém é mais frequente na superfície cerebral, em especial nos locais onde estão as maiores fissuras (Sylvius, Rolando e inter-hemisférica), na região da sela túrcica, na fossa anterior e na fossa média, sendo raro na fossa posterior.

Anomalias associadas

Pode estar associado à hidrocefalia em função da compressão do sistema ventricular.

Diagnóstico

Deve ser suspeitado na presença de cisto cerebral em região próxima à membrana aracnoide ou cistos na fossa média próximos à região da hipófise (Figura 5.16). Deve ser lembrado que são raros na fossa posterior.

O diagnóstico diferencial deve ser feito com: (1) cisto porencefálico – localizado, na maioria das vezes, no parênquima cerebral, frequentemente associado à ventriculomegalia e com desvio da fissura mediana; (2) tumores intracranianos localizados no parênquima cerebral; (3) Dandy-Walker – ausência total ou parcial do verme cerebelar com aumento da fossa posterior; (4) aneurisma da veia de Caleno – presença de fluxo vascular no Doppler; (5) sangramento intracraniano – observam-se ecos internos no cisto.

Holoprosencefalia[11,34-36]

Definição

Consiste em defeito cerebral causado pela ausência de divisão adequada do prosencéfalo. A incidência é questionada (1/5.000 a 1/16.000), podendo estar presente em até 0,4% dos casos, quando são considerados os abortamentos. O risco de recorrência, quando a holoprosencefalia não está associada à cromossomopatia, é de 6%.

Patologia

A etiologia da holoprosencefalia está associada a qualquer fator que interfira na clivagem do prosencéfalo ou do mesênquima precordal (estruturas medianas da face). Pode estar associada a anomalias cromossômicas (trissomias 13, 18, 13/15, deleção 18p- e anéis de cromossomos 18); agentes teratogênicos (alcaloides, radiação); fatores hereditários (tendência familiar – característica autossômica dominante com penetração variável ou autossômica recessiva) e diabetes (aumenta em 200 vezes o risco) durante a gravidez, sendo questionável a participação de salicilatos e infecções.

Classificação de Meyer

Alobar

Ausência completa da divisão do prosencéfalo. Há uma cavidade ventricular primitiva única em forma de meia-lua, não existindo as estruturas da linha mediana. Um saco dorsal que está em comunicação com o ventrículo único pode ser visto em corte coronal. Os tálamos, localizados abaixo do ventrículo único, estão fundidos.

Semilobar

Existe divisão parcial do prosencéfalo. Os ventrículos laterais são unidos, originando também uma cavidade ventricular única. Nesse tipo de holoprosencefalia, a característica marcante é a divisão dos tálamos.

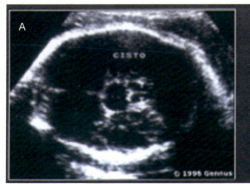
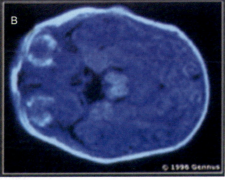

Figura 5.16 ▷ Cisto aracnoide visto em imagem ultrassonográfica (**A**) e tomografia neonatal (**B**).

Lobar

Existe divisão quase completa entre os hemisférios cerebrais, porém a fissura inter-hemisférica é incompleta. Há certo grau de fusão de algumas estruturas, como os ventrículos laterais (porção anterior) e o giro do cíngulo com ausência do septo pelúcido.

Anomalias associadas

A holoprosencefalia pode estar associada a ciclopia, cebocefalia, etmocefalia, fenda mediana e holotelencefalia, e geralmente está associada à ausência de trato olfatório e bulbo. As anomalias associadas estão relacionadas com o tipo de holoprosencefalia. No tipo alobar, podem ser encontradas ciclopia, etmocefalia, cebocefalia e fenda labial. Nos tipos semilobar e lobar, podem ser encontrados fenda labial bilateral e nariz chato. Os defeitos faciais podem ser sinais da holoprosencefalia, em especial aqueles menos frequentes (hipotelorismo, ciclopia, prosbóscide e ausência de órbita ou nariz). O risco de cromossomopatias está relacionado aos defeitos associados. Se a holoprosencefalia aparece de maneira isolada, associada a defeitos faciais ou extrafaciais, o risco de cromossomopatias é de 9%, 18% e 39%, respectivamente.

Diagnóstico

As holoprosencefalias alobar e semilobar apresentam ventrículo único em forma de meia-lua ao corte transversal I do polo cefálico (Figuras 5.17 e 5.18). Em corte coronal, a forma alobar apresenta um saco dorsal que pode ser identificado, porém a diferenciação em alobar e semilobar pode ser difícil no período pré-natal. Na forma lobar existe uma união da porção anterior dos ventrículos (Figura 5.19). Em todos os tipos de holoprosencefalia, a fossa posterior é normal. O polidrâmnio pode estar presente e ser resultante de uma deglutição fetal inadequada.

O diagnóstico diferencial deve ser feito com: (1) hidranencefalia – não existe córtex cerebral, o tálamo não é fundido, e existe terceiro ventrículo; (2) porencefalia – existe foice mediana; (3) Dandy-Walker – a cisterna supratentorial está normal, com foice cerebral presente; (4) agenesia de corpo caloso – o terceiro ventrículo está presente.

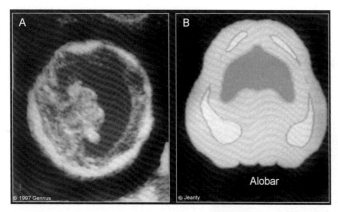

Figura 5.17 ▷ Holoprosencefalia alobar vista em imagem ultrassonográfica (**A**) e desenho ilustrativo (**B**).

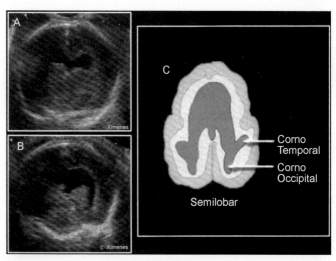

Figura 5.18 ▷ Holoprosencefalia semilobar vista em imagem ultrassonográfica (**A/B**) e desenho ilustrativo (**C**).

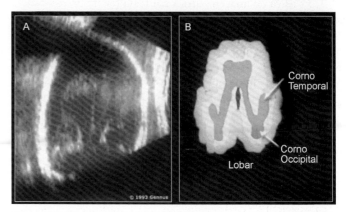

Figura 5.19 ▷ Holoprosencefalia lobar vista em imagem ultrassonográfica (**A**) e desenho ilustrativo (**B**).

Malformação de Dandy-Walker[21,30,37,38]

Definição

Consiste na agenesia total ou parcial do verme cerebelar, permitindo a comunicação do quarto ventrículo com a cisterna magna. À US, essa comunicação tem o aspecto de um cisto na fossa posterior. Quando a agenesia do verme é parcial, é denominada variante de Dandy-Walker. O risco de recorrência está relacionado com a etiologia, sendo estimado em torno de 1% a 5%, quando isolada, ou até 25%, se uma desordem hereditária está envolvida (doenças autossômicas recessivas).

Patologia

A malformação de Dandy-Walker (MDW) tem sido atribuída a anormalidades no desenvolvimento das estruturas medianas do romboencéfalo, à atresia dos forames de Luschka e Magendie ou, ainda, a uma superprodução de LCR nos ventrículos laterais, terceiro e quarto ventrículos. Esse aumento de LCR aumentaria a pressão no quarto ventrículo, comprimindo seu teto contra o verme cerebelar. A consequência dessa compressão seria a hipoplasia do verme. A etiologia pode estar associada a síndromes cromossômicas (trissomias 13 e 18, Turner, deleção 6p-, translocação 9qh+, trissomia 9 e triploidia) e síndromes gênicas (Joubert, Meckel ou Warburg). Tem sido descrita a associação com infecções congênitas (rubéola, citomegalovírus), síndrome alcoólica e diabetes materno.

Anomalias associadas

Outras anomalias podem estar associadas em até 50% das vezes, sendo comuns alterações no SNC e nos rins (policísticos) e deformidades cardíacas. No SNC, são comuns a agenesia de corpo caloso (7% a 17%) e anomalias cerebrais (68%), como polimicrogíria, agíria, microgíria, malformação das olivas inferiores e encefalocele. Quando a agenesia do verme é completa, está frequentemente associada à ventriculomegalia, sendo a MDW responsável por até 12% dos casos de dilatação ventricular.

Diagnóstico

A presença de imagem cística em fossa posterior, associada à ausência de verme cerebelar, é patognomônica da MDW (Figura 5.20).

O diagnóstico diferencial deve ser feito com: (1) cisto aracnoide – o verme cerebelar está presente; (2) alargamento de cisterna magna – o verme está presente; (3) tumores da fossa posterior – geralmente comprometem o parênquima cerebral e são expansivos.

Ventriculomegalia (hidrocefalia)[39-42]

Definição

A ventriculomegalia consiste no aumento dos cornos ventriculares acima de dois desvios padrões ou quando a relação ventrículo/hemisfério é maior do que o percentil 95 para a idade gestacional. A dilatação pode comprometer os ventrículos laterais, terceiro ou quarto ventrículos de maneira isolada ou associada. É uma anomalia congênita comum, sendo descritas incidências que variam de 3 a 25 crianças a cada 10.000 nascimentos.

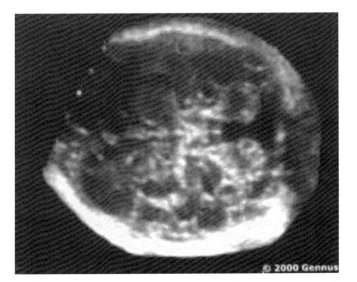

Figura 5.20 ▷ Malformação de Dandy-Walker em imagem ultrassonográfica.

Patologia

A hidrocefalia pode ser classificada em *comunicante* e *não comunicante*. Na comunicante, todo o sistema ventricular e o espaço subaracnóideo estão dilatados. Nesse caso, não existe obstrução em nenhum segmento do sistema, e as principais causas são a produção excessiva de LCR (p. ex., papiloma de plexo coroide) ou sua absorção inadequada (obliteração do sino sagital superior, hemorragia subaracnóidea e ausência das granulações de Pacchioni).

A ventriculomegalia não comunicante (ou obstrutiva) é aquela em que existe obstrução em um segmento do sistema ventricular. A região mais comumente obstruída é o aqueduto de Sylvius, porém essa obstrução pode ocorrer nos forames de Monro, Luschka ou Magendie. Os processos obstrutivos são as causas mais comuns de ventriculomegalias (43%) e, nesses casos, os ventrículos laterais e o terceiro ventrículo estão dilatados, enquanto o quarto ventrículo e o espaço subaracnóideo são normais.

Existe ainda um terceiro tipo de ventriculomegalia, denominado *ex vacuo*, que ocorre não por aumento da pressão nas câmaras ventriculares, mas por aumento das câmaras resultante de atrofia do parênquima cerebral (p. ex., destruição por citomegalovírus).

As principais causas de ventriculomegalia são: síndromes genéticas, alterações cromossômicas, infecção fetal, trombocitopenia e causas teratogênicas e neoplásicas.

Anomalias associadas

Deve-se estar atento às associações que ocorrem simultaneamente à ventriculomegalia. Em 37% das vezes encontram-se outras anomalias intracranianas, como hipoplasia de corpo caloso, encefalocele, malformação arteriovenosa e cisto aracnoide. Em 63% dos casos existem anomalias extracranianas, como meningomielocele (50%), anomalia renal, cardíaca ou gastrointestinal, fenda facial, síndrome de Meckel-Gruber, disgenesia gonadal, sirenomelia, artrogripose e falanges displásicas. A hidrocefalia pode estar relacionada com condição genética ligada ao cromossomo X e, nesses casos, pode existir deformidade bilateral do polegar (flexão e adução), sendo esta causa responsável por até 17% das ventriculomegalias obstrutivas. O risco de cromossomopatias está relacionado com as malformações associadas, podendo ser de 4%, se a ventriculomegalia aparece de maneira isolada, ou de até 30%, nos casos em que outras malformações, fora do SNC, estão presentes. As principais cromossomopatias são as trissomias 13, 18 e 21, a triploidia e a translocação balanceada.

Diagnóstico

A ventriculomegalia caracteriza-se pelo aumento dos ventrículos laterais acima do percentil 95 para a idade gestacional, associado ou não a dilatação do terceiro ou quarto ventrículo (Figura 5.21). Em caso de suspeita de ventriculomegalia comunicante, a avaliação do espaço aracnoide é realizada por um corte coronal para estudo do seio sagital e das cisternas subaracnóideas, onde o espaço supracortical está aumentado com a fissura inter-hemisférica isolada e

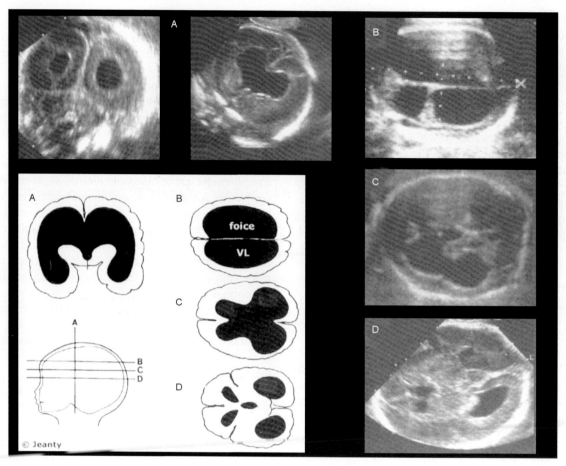

Figura 5.21 ▷ Ventriculomegalia (hidrocefalia) vista nos diversos planos de corte ultrassonográficos correlacionados com desenho ilustrativo.

bem evidente. No entanto, é bom lembrar que o diagnóstico de uma ventriculomegalia comunicante é muito difícil no período pré-natal.

O diagnóstico diferencial das ventriculomegalias deve ser feito com: (1) parênquima cerebral normal hipoecogênico – os ventrículos laterais são normais; (2) holoprosencefalia – divisão anômala dos hemisférios cerebrais com fusão dos ventrículos; (3) porencefalia – comprometimento do parênquima cerebral ("Buraco"); (4) cisto aracnoide – localizado em região mediana ou próximo às meninges; (5) hidranencefalia – ausência de hemisférios cerebrais; (6) cisto de plexo coroide – imagem cística no interior do plexo coroide.

LESÕES CEREBRAIS DESTRUTIVAS

Calcificação cerebral

Definição

São lesões caracterizadas pela deposição de cálcio resultante da destruição de células neurológicas.

Patologia

O processo de calcificação ocorre na presença de morte celular. A principal causa é a infecção congênita.

Anomalias associadas

Podem estar associadas a meningiomas, craniofaringiomas e infarto cerebral.

Diagnóstico

Manifestam-se como pontos de maior ecogenicidade que podem estar localizados em todo o parênquima cerebral, como nas infecções por toxoplasmose, ou ainda em regiões específicas, como a periventricular, nos casos de rubéola, citomegalovírus e parvovírus (Figura 5.22).

Porencefalia (esquizencefalia)[43,44]

Definição

A porencefalia é uma formação cística intracerebral preenchida por LCR, que pode ou não se comunicar com os ventrículos ou o espaço subaracnóideo. Em necropsias de crianças com dano cerebral, esteve presente em até 2,5% dos casos.

Patologia

A porencefalia pode ser dividida em dois tipos:

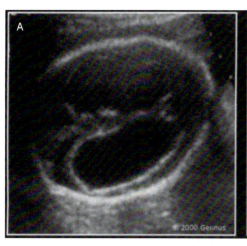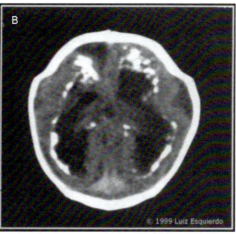

Figura 5.22 ▷ Calcificações cerebrais periventriculares causadas por citomegalovírus vistas em imagem ultrassonográfica (**A**) e tomografia neonatal (**B**).

a. **Porencefalia verdadeira** (esquizencefalia): rara, é resultante da falha na migração das células destinadas à formação do córtex cerebral (substâncias branca e cinzenta). Na ausência do tecido neural, o espaço subaracnóideo expande-se para substituí-la (Figura 5.23). A cavidade cística é de tamanho variável, normalmente localizada em volta do sulco de Sylvius, sendo geralmente simétrica e bilateral.
b. **Pseudoporencefalia:** mais frequente, decorre da destruição local do parênquima cerebral (Figura 5.24). As principais etiologias são vascular, infecciosa ou traumática (cefalocentese), que podem ocorrer *in utero* ou após o nascimento. Quase sempre é unilateral, e o achado histológico de lesão inflamatória ou isquêmica está presente. A porencefalia pode ocorrer tanto no cérebro como na medula.

Anomalias associadas

A porencefalia verdadeira pode estar associada a outras desordens citoarquiteturais, como micropoligíria, heterotopia da massa cinzenta, microcefalia e corpo caloso ausente ou hipoplásico. A ventriculomegalia pode ocorrer em ambas as formas.

Diagnóstico

Deve ser levantada como hipótese todas as vezes em que forem encontradas áreas císticas intracranianas. Se bilateral e simétrica, deve-se pensar em esquizencefalia, e se unilateral e assimétrica deve-se pensar em porencefalia. Um achado ultrassonográfico comum é a dilatação marcante e assimétrica do formato do ventrículo lateral associada a desvio da linha média, que sempre está presente. A porencefalia deverá ser considerada sempre que uma ventriculomegalia assimétrica marcante for encontrada e o corte coronal da cabeça fetal mostrar a perda de tecido cerebral.

O diagnóstico diferencial deve ser feito com: (1) cisto aracnoide – ocorre principalmente na base do crânio e não há destruição do tecido cerebral, que permanece ao redor do cisto (nas formas leves de porencefalia pode ser impossível o diagnóstico diferencial pré-natal); (2) hidrocefalia unilateral – os limites anatômicos do ventrículo sao respeitados, (3) holoprosencefalia – não existe foice mediana; (4) hidranencefalia – ausência de tecido cortical; (5) tumores cerebrais – geralmente expansivos, levando à compressão do parênquima residual.

Tumores intracranianos[43,45,46]

Definição

São tumorações cerebrais que podem manifestar-se como lesões sólidas, mistas, císticas ou calcificações cerebrais.

Patologia

A maioria desses tumores origina-se de células embriônicas, e o diagnóstico pré-natal é raro. A história familiar é im-

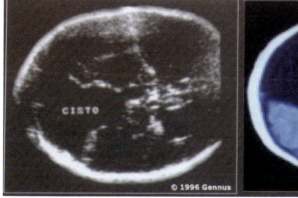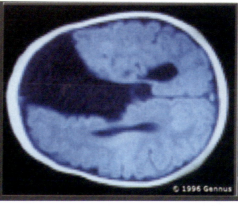

Figura 5.23 ▷ Esquizencefalia (porencefalia verdadeira) vista em imagem ultrassonográfica (**A**) e tomografia neonatal (**B**).

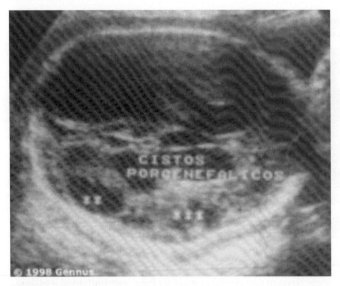

Figura 5.24 ▷ Pseudoporencefalia (cistos porencefálicos) em imagem ultrassonográfica. Os ** exibem os cistos em parênquima cerebral.

portante, uma vez que alguns desses tumores fazem parte de síndromes gênicas (autossômicas dominantes ou recessivas). Os tumores cerebrais que podem ser encontrados no feto são:

Epidermoide

Manifesta-se frequentemente como lesão cística, localizando-se em região do ângulo cerebelopontino, suprasselar e região temporal. O tumor deriva das células epiteliais que contêm células descamadas desse epitélio em seu interior.

Dermoide

Manifesta-se como lesão mista. Mais comum na fossa posterior, frequentemente se comunica com a superfície da pele por um sino dérmico. Também é um tumor de células epiteliais, porém com produção de secreções sebáceas e cabelo.

Teratoma

Tumor misto que ocorre mais frequentemente nas regiões pineal e suprasselar e no quarto ventrículo. São tumores derivados dos três folhetos embrionários e, portanto, podem ter estruturas bem diferenciadas (cabelo, ossos, músculo) ou estruturas indiferenciadas. No último caso, existe tendência à malignização.

Germinoma

Tumor geralmente sólido e próximo das regiões pineal e suprasselar, origina-se a partir das células germinativas. Se esses tumores se originam de células germinativas diferenciadas, dão origem aos coriocarcinomas (células trofoblásticas), aos tumores de células endodérmicas (vesícula vitelínica), ao carcinoma embrionário e ao teratoma.

Craniofaringioma

Tumor com componentes sólido e líquido, ocorre na região suprasselar e origina-se de células remanescentes do ducto craniofaríngeo. É o tumor mais frequentemente diagnosticado intraútero (Figura 5.25).

Papiloma de plexo coroide

Tumor geralmente benigno do plexo coroide, produz LCR. É um tumor raro, geralmente unilateral, e corresponde a 3% dos tumores cerebrais nas crianças e 0,6% dos tumores cerebrais nos adultos. O achado ultrassonográfico de suspeita consiste na associação de hidrocefalia comunicante com plexo coroide ecogênico. Manifesta-se, principalmente, na região do átrio como uma protrusão papiliforme do próprio plexo dentro do ventrículo dilatado. O diagnóstico diferencial deve ser feito com as ventriculomegalias obstrutivas.

Esclerose tuberosa – Tumor de células gigantes (doença de Bourneville)

Esclerose tuberosa – nódulos corticais – tumor das células gigantes – nódulos sólidos e múltiplos no parênquima cerebral ou nódulos subpendimários junto aos ventrículos laterais consistem em uma doença autossômica dominante.

Neurofibromatose (doença de Von Recklinghausen)

Representada por múltiplos tumores cerebrais, como neurinoma acústico, múltiplos meningiomas e gliomas, que estão associados a manchas cutâneas de cor café com leite, é também uma doença autossômica dominante.

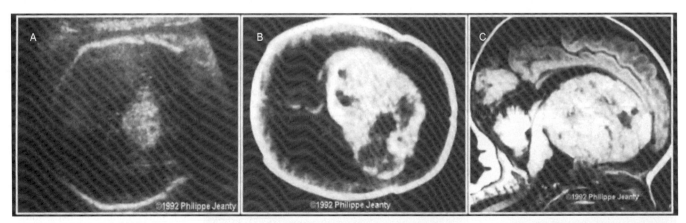

Figura 5.25 ▷ Craniofaringioma visto em imagem ultrassonográfica (**A**), tomografia (**B**) e ressonância magnética (T1) neonatal (**C**).

Angiomatose sistêmica do SNC e do olho (doença de Von Hippel-Lindau)

O tumor é um hemangioblastoma cerebelar. É uma doença autossômica dominante.

Anomalias associadas

Os tumores císticos e os teratomas são responsáveis por perda da arquitetura cerebral, desvio da linha mediana e compressão do sistema ventricular, com evolução para ventriculomegalia.

Diagnóstico

O diagnóstico de tumores do SNC deverá ser pensado sempre que forem observadas lesões sólidas, mistas ou císticas associadas a hidrocefalia, desvio da linha mediana e perda da arquitetura intracraniana em virtude da compressão (Figura 5.25).

O diagnóstico diferencial deve ser feito com: (1) porencefalia – geralmente não é compressiva, com substituição do parênquima cerebral destruído; (2) cisto aracnoide – ocorre em local onde existe membrana aracnoide; (3) Dandy-Walker – ausência de verme cerebelar.

LESÕES VASCULARES

Aneurisma da veia de Galeno[47,48]

Definição

Consiste em uma malformação vascular complexa cuja manifestação varia desde uma grande dilatação da veia de Galeno até múltiplas comunicações entre essa veia e outras artérias cerebrais (carótida interna e artérias vertebrobasilares). Sua incidência é desconhecida, mas há predominância no sexo masculino (2 M/1 F).

Patologia

A veia de Galeno é uma veia coletora que drena as principais veias do sistema profundo. Surge superoposteriormente ao tálamo, dentro do espaço subaracnóideo, em uma região conhecida como cisterna da veia de Galeno. O aneurisma está relacionado com um defeito durante a fase de diferenciação dos angioblastos na formação de capilares, artérias e veias. Pode causar *shunt* intracraniano significativo, de modo que, em alguns casos, o débito cardíaco pode estar desviado em até 80%, levando à insuficiência cardíaca congestiva, que pode culminar em hidropisia e infarto do miocárdio. Sendo o *shunt* pequeno, pode causar macrocrania, hemorragia subaracnóidea e convulsão no primeiro ano de vida.

Anomalias associadas

Podem ser encontradas porencefalia, hidrocefalia e macrocrania.

Diagnóstico

À US, o aneurisma manifesta-se como área hipoecogênica, mediana, tubular, que se estende posteriormente e acima do tálamo em direção ao sino. O exame Doppler fluxométrico confirma o diagnóstico (Figura 5.26).

O diagnóstico diferencial deve ser feito com: (1) porencefalia – cisto no parênquima cerebral sem fluxo vascular ao Doppler; (2) cisto aracnoide – se localizado na base do crânio, não apresenta fluxo ao Doppler; (3) tumores císticos – geralmente no interior do parênquima e sem fluxo vascular característico do aneurisma.

Hemorragia intracraniana[50,52]

Definição

Consiste no extravasamento de sangue dos vasos sanguíneos para dentro do parênquima cerebral, ventrículos ou espaços que circundam o cérebro.

Patologia

Pode ser decorrente de complicações maternas, como hipotensão, pré-eclâmpsia, traumatismo ou anticorpos aloimunes (trombocitopenia), ou de complicações fetais, como infecções congênitas, transfusões feto-fetais (gêmeos monocoriônicos) e malformações vasculares.

Diagnóstico

Pode ocorrer tanto no parênquima cerebral como no sistema ventricular. O diagnóstico ultrassonográfico de hemorragia intraventricular deve ser suspeitado quando ocorre ventriculomegalia associada à área ecogênica que não corresponde ao plexo coroide. Na hemorragia de parênquima ocorre imagem

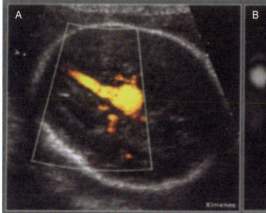
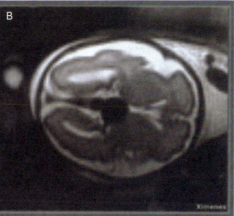

Figura 5.26 ▷ Aneurisma da veia de Galeno visto em imagem ultrassonográfica colorida pelo Doppler (**A**) e na RM (T1) intrauterina (**B**).

ecogênica ocupando parte do hemisfério cerebral que, posteriormente, evolui para imagem cística. Também já foram descritos hematomas subdurais à US pré-natal.

Hidranencefalia[53,54]

Definição

Consiste na substituição completa dos hemisférios cerebrais por LCR, havendo a preservação da foice cerebral (na maioria das vezes), das meninges, da calota craniana e da pele. Relatos mostram a presença de hidranencefalia em cerca de 0,2% das necropsias.

Patologia

A principal etiologia da hidranencefalia é de causa vascular, com obstrução das artérias carótidas internas. No entanto, a destruição intrauterina por agente infeccioso (p. ex., toxoplasmose) também tem sido documentada. Caracteriza-se pela presença do tálamo e do pedúnculo cerebral, embora o primeiro possa ser menor que o normal. Na maioria das vezes, as estruturas subtentoriais estão normais, mas em alguns casos o cerebelo pode ser menor que o habitual.

Diagnóstico

Presença de imagem anecoica substituindo completamente os hemisférios cerebrais, podendo a linha mediana estar presente ou ausente em corte transverso. A calota craniana, as meninges e o pedúnculo cerebral estão presentes (Figura 5.27).

Os diagnósticos diferenciais incluem: (1) hidrocefalia – presença de córtex e foice cerebral; (2) holoprosencefalia – ausência de estruturas medianas (foice cerebral), porém córtex cerebral presente; (3) porencefalia – existe córtex cerebral.

MALFORMAÇÕES DO DESENVOLVIMENTO CORTICAL

Lissencefalia[55,56]

Definição

Consiste na ausência dos giros cerebrais, sendo uma patologia rara.

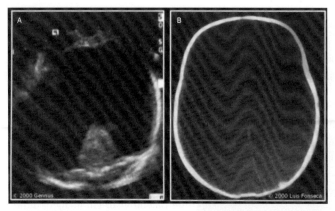

Figura 5.27 ▷ Hidranencefalia vista em imagem ultrassonográfica endovaginal (**A**) e tomografia neonatal (**B**).

Patologia

A substância cinzenta cerebral é formada pela migração das células do tubo neural primitivo, e a falta de migração dessas células impede a formação dos giros. Como resultado, os giros cerebrais estão praticamente ausentes e a superfície cerebral é fina e lisa.

Anomalias associadas

Outras anomalias podem estar associadas a microcefalia, hidrocefalia, agenesia de corpo caloso, tálamo hipoplásico, alargamento dos ventrículos laterais, além de anomalias fora do SNC (tálipes, polidactilia, camptodactilia, sindactilia, atresia duodenal, micrognatia, onfalocele, hepatosplenomegalia e anomalias renal e cardíaca). Causas genéticas estão associadas, como herança autossômica recessiva (a história familiar pode servir como base para a investigação) e a trissomia 18.

Diagnóstico

O diagnóstico ultrassonográfico é difícil, e a suspeita pode ser feita a partir do terceiro trimestre, quando é possível avaliar melhor os giros cerebrais. No entanto, os achados associados que chamam a atenção para o diagnóstico são: (1) agenesia do corpo caloso; (2) microcefalia; (3) não visualização das estruturas talâmicas e (4) opercularização incompleta da ínsula. O polidrâmnio é encontrado em até 50% dos casos.

Microcefalia[57-59]

Definição

Consiste na diminuição do perímetro cefálico abaixo do terceiro (ou quinto) percentil para a idade gestacional. Pode ser definida ainda como diminuição da relação perímetro cefálico/comprimento do fêmur abaixo de 2 desvios padrões. A microcefalia pode ocorrer em uma incidência de 1 a 2/1.000 partos.

Patologia

Sua importância está diretamente relacionada com sua associação a retardo mental e pode aparecer como anomalia isolada ou associada a outras malformações. As principais causas são: (1) defeitos cromossômicos (principalmente trissomia 13); (2) defeitos gênicos; (3) infecções congênitas; (4) exposição a drogas (álcool, hidantoína) ou radiação; e (5) síndromes de origens desconhecidas, como De Lange, Coffin-Siris e Williams.

Anomalias associadas

Hidrocefalia, rins policísticos e síndrome de Meckel, entre outras.

Diagnóstico

Deve ser suspeitada quando o diâmetro biparietal ou a circunferência cefálica estiver abaixo do quinto percentil. À US, em corte sagital, a imagem de perfil fetal mostra uma fronte com inclinação acentuada em direção à região posterior do crânio (Figura 5.28).

O diagnóstico diferencial deve ser realizado com: (1) cabeças geneticamente pequenas – abaixo do décimo percentil; (2) craniossinostose – fechamento precoce das suturas cranianas, sendo muito difícil o diagnóstico diferencial por US antes do nascimento (formatos específicos do crânio podem depor a favor dessa patologia); (3) síndrome de Neu-Naxova – microcefalia, crescimento intrauterino restrito, fronte com inclinação acentuada, exoftalmia e pescoço curto.

ANOMALIAS TRANSITÓRIAS

Cisto de plexo coroide[60-63]

Definição

Consiste em um cisto que se forma no interior do plexo coroide, podendo ser uniloculado ou multiloculado, uni ou bilateral. Se o cisto for grande, pode alterar o tamanho do ventrículo, seja por seu volume, seja pela obstrução dos forames de Monro. Acomete de 2% a 5% dos fetos entre 16 e 18 semanas de gestação e geralmente desaparece entre a 24ª e a 28ª semana.

Patologia

Ocorre em razão da obstrução nos canalículos do plexo coroide, estrutura responsável pela produção do LCR, com formação de tumor cístico.

Anomalias associadas

Inicialmente, os cistos foram altamente relacionados com as malformações cromossômicas, em especial com a trissomia 18. Hoje, sabe-se que essa associação é dependente da idade materna (pacientes ≥ 35 anos), da associação com outras malformações (se isolado, o risco é baixo, < 1%; se associado a outras malformações, o risco é maior, em torno de 40%) e da persistência (≥ 28 semanas).

Diagnóstico

O cisto de plexo coroide é diagnosticado quando uma área hipoecogênica (cisto) é encontrada dentro do plexo coroide, sendo mais frequente no nível do átrio dos ventrículos laterais (Figura 5.29). O diagnóstico diferencial deve ser feito com: (1) área normal do corno posterior do ventrículo que não é ocupada por plexo e que, algumas vezes, assume aspecto cístico; (2) papiloma de plexo coroide – geralmente existe imagem ecogênica associada a hemorragia subependimal; (3) ventriculomegalia – dilatação dos cornos ventriculares; (4) outras imagens císticas cerebrais (cisto aracnoide, porencefalia, aneurisma da veia de Galeno) – ocorrem no parênquima cerebral e não no interior do ventrículo.

Ventriculomegalia *borderline*[64,65]

Definição

Alguns autores classificam como ventriculomegalia *borderline* os casos em que o diâmetro do átrio do ventrículo lateral cerebral se encontra entre 10 e 15mm (Figura 5.30).

Patologia

A maioria dos casos com ventriculomegalia *borderline* isolada não apresentou consequências maiores. Entretanto, a sua descoberta aumenta o risco de malformações do sistema nervoso, atraso de desenvolvimento neurológico e alterações cromossômicas. Pilu e cols.[65] relataram extensa revisão da literatura, em que foram avaliados 234 fetos com diagnóstico de ventriculomegalia *borderline*. Um resultado fetal ou perinatal anormal estava presente em 22,8% dos casos, sendo representado por morte perinatal (3,7%), cromossomopatias (3,8%), malformações não detectáveis até a US do segundo trimestre (8,6%) e sequelas neurológicas (11,5%) (Quadro 5.4).

MISCELÂNEA

Calota craniana

A calota craniana é formada pelos ossos frontais (2), parietais (2), temporais (2) e occipital (1). No feto, não existe fixação desses ossos, denominando-se as suturas abertas. O formato do crânio é determinado pelo desenvolvimento do cérebro, associado à relação adequada dos ossos entre si, através das suturas: durante o estudo ultrassonográfico do polo cefálico, levam-se em consideração as seguintes características da calota craniana:

Continuidade dos ossos do crânio

Todos os ossos devem ser estudados em toda a sua extensão (ver encefalocele).

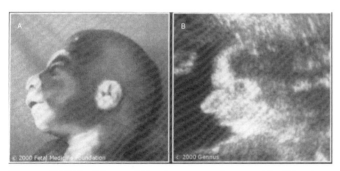

Figura 5.28 ▷ Microcefalia vista no recém-nascido (**A**) e imagem ultrassonográfica (**B**).

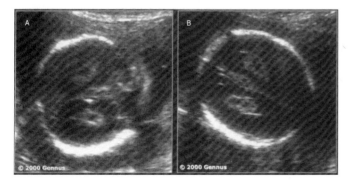

Figura 5.29 ▷ Cistos de plexo coroide vistos em imagens ultrassonográficas. **A** Bilateral. **B** Bilateral e multicísticos.

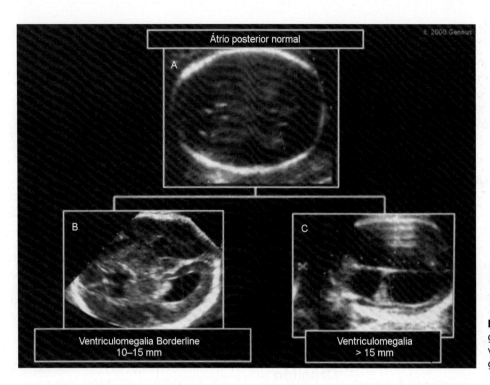

Figura 5.30 ▷ Imagens ultrassonográficas exibindo as dimensões dos ventrículos. **A** Normal. **B** Ventriculomegalia *borderline*. **C** Ventriculomegalia.

Quadro 5.4 ▷ Revisão dos trabalhos que estudaram fetos com ventriculomegalia *borderline* cerebral isolada[65]

Autores	Anormalidades cromossômicas n	%	Anomalia estrutural n	%	Morte perinatal n	%	Desenvolvimento neurológico anormal n	%
Mahony e cols. (1988)	1/15	6,7	3/14	21,4	4/14	28,6	1/10	10
Bromley e cols. (1991)	0/27	0	½/7	3,7	06/26	0	5/26	19,2
Achiron e cols. (1993)	2/7	28,6	2/5	40	0/3	0	0/3	0
Patel e cols. (1995)	1/37	2,7	6/36	16,7	2/36	5,6	6/34	17,6
Alagappan e cols. (1994)	0/11	0	2/11	18,2	0/11	0	0/11	0
Bloom e cols. (1997)	0/30	0	1/30	3,3	1/30	3,3	9/29	31
Vergani e cols. (1998)	2/48	4,2	¼/6	2,2	1/46	2,2	0/45	0
Lipitz e cols. (1998)	1/28	3,6	01/27	0	0/26	0	1/26	3,8
Pilu e cols. (1989)	2/31	6,4	3/25	12	0/25	0	2/25	8
Total	**9/234**	**3,8**	**19/221**	**8,6**	**8/247**	**3,7**	**24/209**	**11,5**

Calcificação da calota craniana

O grau de calcificação da calota pode ser indício de displasias ósseas. Os principais sinais ultrassonográficos de uma calcificação inadequada são: maior dificuldade em individualizar a calota craniana, visibilização excessiva dos giros cerebrais e deformação do contorno da calota à compressão do polo cefálico (p. ex., osteogênese imperfeita e hipofosfatase).

Formato do crânio

O crânio de um feto normal tem formato elipsoide, em que o diâmetro occipitofrontal é maior que o biparietal, com índice cefálico (diâmetro biparietal [DBP]/diâmetro occipitofrontal [DOF]) normal entre 0,70 e 0,86. Alterações nas relações entre esses dois diâmetros, bem como malformações do SNC, podem alterar o formato do crânio.

Braquicefalia

A braquicefalia é definida como uma predominância do diâmetro biparietal (DBP) sobre o diâmetro occipitofrontal (DOF), com relação DBP/DOF > 0,86 ou > 2 desvios padrões para a idade gestacional. Pode ser constitucionalmente genética ou estar associada à hipoplasia do lobo frontal. É um dos achados ultrassonográficos associado à *síndrome de Down* e às síndromes genéticas (p. ex., síndrome de Roberts). Diante desse achado, deve-se avaliar o formato da cabeça dos pais e procurar por outros sinais ultrassonográficos de malformações, já que a sensibilidade (10% a 20%) e o valor preditivo positivo (38%) desse achado são baixos para trissomia 21.

Dolicocefalia

A dolicocefalia é definida como uma predominância do DOF sobre o DBP, com relação DBP/DOF < 0,70. Na maioria das vezes, a dolicocefalia está associada a uma herança genética ou à apresentação fetal pélvica ou transversa.

Cabeça em formato de limão

Cabeça em formato de limão é caracterizada por abaulamento da região parietal associada a uma região frontal arredondada, dando à calota craniana o formato de limão, quando um corte transversal é realizado na altura dos ventrículos laterais. Ocorre em virtude de a ventriculomegalia estar intimamente associada à *espinha bífida*.

Cabeça em formato de morango

Esse formato é caracterizado por uma região occipital retificada, associada a uma região frontal mais proeminente e pontiaguda. Em corte transversal da calota craniana (plano suboccipitobregmático), o formato obtido é o de um morango ou de um diamante. A explicação para esse formato é a hipoplasia da face e do lobo frontal, que resulta no estreitamento da região anterior, associado à hipoplasia da região occipital, responsável pelo achatamento da região posterior. Está associada às cromossomopatias em até 80% das vezes, sendo achado característico da *trissomia 18*.

Cabeça em formato de folha de trevo (*cloverleaf skull*)

Caracteriza-se pela protrusão das duas regiões parietais e do ápice da calota craniana, dando o aspecto de trevo de três folhas ao corte coronal na US (Figura 5.31). Ocorre em virtude da expansão da fossa craniana média (p. ex., hidrocefalia) ou a fusão ou desenvolvimento inadequado dos ossos endocondrais da base do crânio (p. ex., craniossinostose). Pode aparecer como anormalidade isolada ou fazer parte de síndromes: *displasia tanatofórica* e síndromes de Apert, Carpenter, Crouzon e Pfeiffer.

Suturas cranianas

O fechamento precoce das suturas dos ossos do crânio resulta na craniossinostose. Essa anomalia também altera o formato do crânio, sendo as formas mais comuns: escafocefalia (fechamento precoce da sutura sagital), trigonocefalia (fechamento precoce da sutura metópica), turricefalia (fechamento precoce das suturas sagital e coronal) e folha de trevo (fechamento precoce das suturas coronal, sagital e lambdoide).

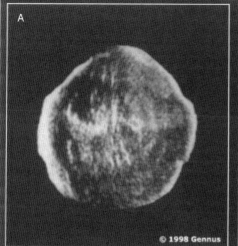
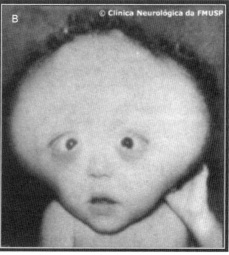

Figura 5.31 ▷ Cabeça em trevo vista em imagem ultrassonográfica (**A**) e foto do RN (**B**).

Teratoma sacrococcígeo[66,67]

Definição

O teratoma sacrococcígeo é um tumor de células germinativas que surge na área pré-sacral. É o tumor mais encontrado em RN, com incidência estimada de 1:40.000 nascimentos. Cerca de 80% dos infantes afetados são do sexo feminino.

Patologia

Surge do nódulo primitivo ou nódulo de Hensen, que é uma agregação de células totipotenciais (células primárias). Originalmente localizadas na porção posterior do embrião, elas migram para a região caudal durante as primeiras semanas de vida e se fixam na porção anterior do cóccix. Acredita-se que a segregação dessas células provavelmente seja a origem dos tumores. Essa teoria explica a preferência desses teratomas pela região sacral a outras partes do corpo. De acordo com sua manifestação clínica, esse tumor pode ser classificado em quatro tipos:

- **Tipo I:** lesão predominantemente externa e coberta por pele, sendo o componente pré-sacral mínimo. Tem origem a partir da região perineal.
- **Tipo II:** lesão predominantemente externa, porém o componente pré-sacral é mais exacerbado que no tipo I.
- **Tipo III:** tumor predominantemente pré-sacral, porém com alguma manifestação externa.
- **Tipo IV:** tumor completamente pré-sacral, sem nenhum componente externo.

Os tipos I e II ocorrem em mais de 80% dos casos. Em 15% dos pacientes, a lesão é completamente cística, e no restante dos pacientes pode ser sólida ou mista. Existe hipervascularização, o que pode levar a sangramentos espontâneos e peroperatórios, ou ser responsável por insuficiência cardíaca de alto débito e evolução para hidropisia.

Embora a maioria desses tumores ocorra de maneira esporádica, a associação com estenose anorretal e defeitos sacrococcígeos tem sido relatada, defeitos estes que parecem ser adquiridos mediante um padrão autossômico dominante. Nesses casos, não está claro se o tumor é congênito ou se surge no período pós-natal.

Anomalias associadas

A frequência de anomalias associadas varia de 5% a 25%, sendo as mais comuns: espinha bífida, uropatia obstrutiva, fenda palatina, calcâneo valgo e polidrâmnio.

Diagnóstico pré-natal

Os diagnósticos dos tipos I, II e III são fáceis e dependem da demonstração de uma massa que surge da área sacral e protrunde através do períneo. A massa pode ser cística, sólida ou mista, e calcificações estão presentes em 36% dos casos (Figura 5.32). A identificação dos tumores tipo IV parece ser mais difícil, lembrando que ele se manifesta como massa intra-abdominal, e diagnosticar sua origem pode ser impossível. A avaliação da função vesical fetal tem sido sugerida na tentativa de identificar o acometimento dos nervos pélvicos. O diagnóstico diferencial deve ser feito com mielomeningocele grande. Entretanto, nos teratomas, a coluna está intacta, e o tumor tem extensões intra-abdominal ou perineal e deriva da porção anterior do sacro.

PREVENÇÃO DAS DOENÇAS NEUROLÓGICAS NO PERÍODO PRÉ-NATAL

Malformações do tubo neural

A prevalência de defeitos do tubo neural (DTN) varia geograficamente, sendo de 1 a 4 por 1.000 nascimentos. As mulheres que tiveram um infante comprometido têm risco de recorrência cerca de 10 vezes maior que a população geral, cerca de 3% a 4%. O risco é similar para os filhos de um dos pais acometidos. O parentesco de segundo e terceiro graus acarreta risco semelhante ao da população geral. Por outro lado, menos de 5% dos infantes afetados têm história familiar positiva.[68]

Atualmente, sabe-se que a maioria dos defeitos do tubo neural pode ser evitada pela ingestão de ácido fólico, que deve ser administrado às mães na época da concepção e por todo o período de embriogênese (até a 12ª semana de gestação). Laurence e cols.[69] realizaram estudo randomizado comparando o uso de ácido fólico, 4mg/dia, periconcepcional e placebo em uma população com história prévia de um infante acometido. Os autores encontraram uma redução de 60% no risco de recorrência. Posteriormente, vários estudos comprovaram o benefício do ácido fólico periconcepcional na redução da recorrência dos defeitos de tubo neural em pacientes com história prévia positiva. Outro estudo randomizado muito interessante foi realizado na Hungria por Czeizel e Dudas,[70] onde 2.104 pacientes primigestas receberam ácido fólico (0,8mg/dia), associado a outras vitaminas, e 2.052 pacientes receberam placebo. O fármaco foi administrado cerca de 1 mês antes da gestação e durante todo o primeiro trimestre. Os resultados mostraram seis casos de DTN no grupo placebo, enquanto no grupo com a medicação nenhum caso foi encontrado. Hoje, estudos mostram que o uso do ácido fólico antes da gestação e durante o primeiro trimestre diminui a incidência de DTN em torno de 60%, seja no grupo com história prévia ou não. Nosso serviço tem preconizado o uso de ácido fólico com fins preventivos, sendo a dosagem recomendada de 0,4mg/dia para pacientes sem história prévia e 4mg/dia para as pacientes com história anterior de criança com DTN. A medicação deve ser iniciada pelo menos 1 mês antes da concepção e seu uso continuado durante todo o primeiro trimestre.

Teratógenos

Alguns medicamentos podem ser prejudiciais ao feto em qualquer estágio de seu desenvolvimento, porém é durante a fase de embriogênese que seus efeitos têm maior repercussão. Se administrados durante o primeiro trimestre, podem causar malformações congênitas (teratogenicidade), sendo o período de maior risco entre a terceira e a 11ª semana de gestação. Durante o segundo e terceiro trimestres, podem afetar o crescimento e o desenvolvimento funcional dos órgãos ou ter efeitos tóxicos sobre os tecidos.

Apesar dos conhecimentos adquiridos com alguns medicamentos (p. ex., talidomida), a experiência com diversos medicamentos tem sido limitada. Friedman e cols.[71] ilustram, no Quadro 5.5, os principais fármacos que são classificados, de acordo com seus riscos de teratogenicidade, pela Food and Drug Administration (FDA).

Agentes anticonvulsivantes

Na clínica neurológica é cada vez mais frequente o uso de agentes anticonvulsivantes (AAC) para tratamento de epilepsia, enxaqueca, ansiedade, depressão ou neoplasias em pacientes em idade reprodutiva. Algumas condições não permitem a suspensão do medicamento durante o planejamento familiar e orientação pré-concepção, como nos casos de epilepsia e doença neurológica grave. É notória a associação do uso de AAC com aumento do risco de malformações ou alterações cognitivas na infância e, portanto, os riscos e benefícios do uso do medicamento devem ser discutidos com as futuras gestantes.

A primeira descrição da associação de AAC com malformação fetal foi relatada por Mueller-Kueppers, em 1963.[72] Diversos estudos têm demonstrado aumento da incidência de malformações em mulheres em uso de AAC – 4% a 7% *versus* 2%-3% na população geral.[73]

Ácido valproico (AVP)

Na década de 1980 sugiram os primeiros trabalhos relacionando o uso de AVP com malformações do tubo neural. Existe uma correlação entre o uso de AVP, assim como da dosagem, com malformações fetais, sendo significativa em doses superiores a 1.000mg/dia. O risco foi estimado entre 11% e 17% *versus* 2,4% e 2,9%, quando comparado ao de outros AAC, respectivamente, para os estudos americanos ou australianos.[74,75]

A maioria dos autores não recomenda o uso do AVP como agente de primeira escolha em mulheres com idade reprodutiva e, caso seja absolutamente necessário, deve ser utilizada a menor dose possível.

Fenobarbital

Apesar de o fenobarbital ser o AAC mais antigo em uso clínico, os dados sobre sua teratogenicidade são ainda controvertidos. No início admitia-se ter baixo risco, mas uma análise mais detalhada tem sugerido um risco de 11%, superior ao da população geral, e uma correlação positiva quando a dose é > 60mg/dia.[76]

Holmes e cols., estudando malformações maiores em pacientes usuárias de AAC, encontraram 5/77 (6,5%) no grupo do fenobarbital em monoterapia e 23/796 (2,9%) no grupo de outros AAC. O risco relativo foi de 2,0 (95% CI: 0,9 a 9,5).

Benzodiazepínicos

Dolovich e cols.[78] realizaram metanálise com 12 estudos de coorte com aproximadamente 1.000 pacientes expostas aos benzodiazepínicos e não encontraram risco maior para malforma-

ções *versus* controle (OR 0,9; 95% CI: 0,61 a 1,35) no grupo de pacientes sem convulsão. Todavia, no grupo de pacientes com convulsões, o risco estava aumentado (OR 1,78; 95% CI: 0,09 a 35,94). Quando analisaram os estudos de caso-controle, encontraram aumento do risco somente em relação a malformações maiores (OR 3,01; 95% CI: 1,32 a 6,84) (Quadro 5.6 e Figura 5.32). Essa metanálise mostrou associação de malformações faciais (fendas faciais) nos dois tipos de estudos (Figura 5.33).

Lin e cols.,[79] avaliando o uso de clonazepam em 52 pacientes, 33 (77%) das quais gestantes no primeiro trimestre, encontraram um feto com malformação cardíaca (3%).

Fenitoína

Os riscos da fenitoína no desenvolvimento fetal têm sido bem estabelecidos, inclusive com a descrição da síndrome da fenitoína em 1975, sendo esse risco aumentado em duas a três vezes.[80]

Scolnik e cols.[81] avaliaram em RN efeito da fenitoína em 34 pacientes e da carbamazepina em 36 pacientes, usados durante a gestação (período intraútero). Quando comparados ao controle observaram um importante efeito negativo da fenitoína no desenvolvimento neurocomportamental, independente de fatores maternos ou ambientais, levando a um número significativo de crianças com escore inferior nos testes cognitivos. Nas usuárias de carbamazepina não houve alteração.

A mais recente recomendação da Academia Americana de Neurologia é a de que existem evidências para sugerir um risco maior para o uso de ácido valproico (AVP) e da associação de drogas anticonvulsicantes (AAC) e, possivelmente, um risco maior para o fenobarbital e a fenitoína no surgimento de malformações maiores ou déficit cognitivo nos conceptos, mesmo em monoterapia.[82]

Carbamazepina e oxcarbazepina

A Academia Americana de Neurologia e a Sociedade Americana de Epilepsia têm recomendado a carbamazepina como agente de primeira escolha no tratamento da epilepsia durante a gestação. Relatam que os riscos para a carbamazepina em monoterapia é menor do que o anteriormente relatado. Estudos com número maior de pacientes têm mostrado uma taxa discretamente maior, quando comparadas às de populações-controle diferentes.[83] Estudos recentes não sugerem efeitos da carbamazepina no desenvolvimento cognitivo.[81]

A oxcarbazepina tem sido recentemente estudada e os primeiros resultados quanto à biossegurança revelam um índice de malformação semelhante ao da população geral, 2% a 4%. Montouris,[84] analisando 248 gestantes em monoterapia com oxcarbazepina e 61 pacientes em associação encontrou 6/248 (2,4%) e 4/61 (6,6%) de malformações, respectivamente. O uso dessa medicação parece não aumentar o risco de malformações; entretanto, o número de gestantes não é suficiente para conclusões definitivas, e informações em uma amostra maior são necessárias para confirmar sua segurança.

Lamotrigina

Cunnington e Tennis analisaram 414 gestantes no primeiro trimestre de gestação expostas à lamotrigina em monoterapia

Tipo	Nome genérico	Classificação	Tipo	Nome genérico	Classificação
Analgésicos	Acetaminofeno	B	Antieméticos	Proclorperazina	C
	Aspirina	C		Prometazina	C
	Codeína	C		Trimetobenzamida	C
	Fentanil	B	Anti-histamínico	Hidroxizina	C
	Hidromorfona	B		Difenidramina	C
	Meperidina	B	Anti-hipertensivos	Atenolol	C
	Morfina	B		Clonidina	C
	Nalbufina	B/D		Clortalidona	B
	Oxicodona	B		Hidralazina	C
	Naloxona	B		Labetalol	C
Antiasmáticos	Albuterol	C		Metildopa	C
	Beclometasona	C		Metoprolol	C
	Teofilina	C		Nifedipina	C
	Prednisona	B	Antiparasitário	Piretrina	C
Antibióticos	Ampicilina	B	Antitussígeno	Guaifenesina	C
	Amoxicilina/ clavulanato	B	Antiviral	Aciclovir	C
				Amantadina	C
	Cefotetan	B	Cardiovascular	Digoxina	C
				Dopamina	C
	Cefoxetina	B		Atenolol	C
			Descongestionante	Pseudoefedrina	C
	Clindamicina	B	Endócrino	Betametasona	C
				Hidrocortisona	C
	Eritromicina	B		Propiltiouracil	D
				Metimazol	D
	Gentamicina	C		Tiroxina	A
	Metronidazol	B	Hipnótico	Flunazepam	X
	Mezlocilina	B		Triazolam	X

CAPÍTULO 5 ▷ Ultrassonografia Fetal no Sistema Nervoso Central – Diagnóstico Pré-Natal

Tipo	Nome genérico	Classificação
Antibióticos	Neomicina	D
	Nitrofurantoína	B
	Piperacilina	B
	Sulfametoxazol	C
	Trimetoprim	C
Anticoagulantes	Heparina	B
	Warfarina	D
Anticonvulsivantes	Carbamazepina	C
	Diazepam	D
	Fenitoína	D
	Fenobarbital	D
	Primidona	D
	Valproato	D

Tipo	Nome genérico	Classificação
Hormônio	Etinodiol (diacetato)	X
	Mestranol	X
Ocitócico	Dinoprostona	C
Vitaminas	Ácido fólico	A
	Vitamina K	C
Tocolíticos	Indometacina	B/D
	Sulfato de magnésio	B
	Nifedipina	C
	Ritodrina	B
	Terbutalina	B

Classificação: **A**: estudo em humanos bem controlado e sem risco para o feto; **B**: estudo em humanos sem risco para o feto ou com algum risco que não foi confirmado em estudos controlados em humanos; **C**: estudos em animais têm mostrado efeitos adversos em fetos, e não existem estudos bem controlados em humanos; **D**: algum risco para o feto, mas os benefícios se sobrepõem aos riscos; a paciente deve ser orientada; **X**: anormalidades fetais em estudos em animais e humanos; os riscos são maiores que os benefícios; estão contraindicadas na gestação.

Quadro 5.6 ▷ Associação de malformação fetal com uso de benzodiazepínicos durante o pré-natal[78]

Autor, ano	Exposição		Sem exposição		
Estudo de coorte	Sem MF	Total	Sem MF	Total	*Odds ratio* (95% CI)
Sem convulsão					
Milkovich, 1974	5	86	10	229	1,35 (0,45 a 4,07)
Cromble, 1975	3	200	382	19.143	0,75 (0,24 a -2,35)
Hartz, 1975	11	257	2.179	46.223	0,90 (0,49 a 1,66)
Kullander, 1976	2	89	198	5.664	0,63 (0,16 a 2,60)
Laegreld, 1992	1	17	1	29	1,75 (0,10 a 29,92)
Pastuszak, 1996	1	106	3	115	0,36 (0,04 a 3,47)
Ornoy, 1997	9	335	10	363	0,97 (0,39 a 2,43)
Efeito combinado					**0,90 (0,61 a 1,35) p=0,62**
Com convulsão					
Nakane, 1980	16	117	42	490	1,69 (0,91 a 3,13)
Robert, 1986	0	4	8	144	1,78 (0,09 a 35,94)
Estudo de caso-controle					
Greenberg, 1977					
Bracken, 1981	36	60	800	1,612	1,52 (0,9 a 2,58)
Noya, 1981	39	72	1,331	4,266	2,61 (1,63 a 4,16)
Laegreld, 1990	1	24	0	24	3,13 (0,12 a 80,68)
Efeito combinado	8	10	10	60	23,2 (4,29 a 125,55)
					3,01 (1,32 a 6,84) p=0,008

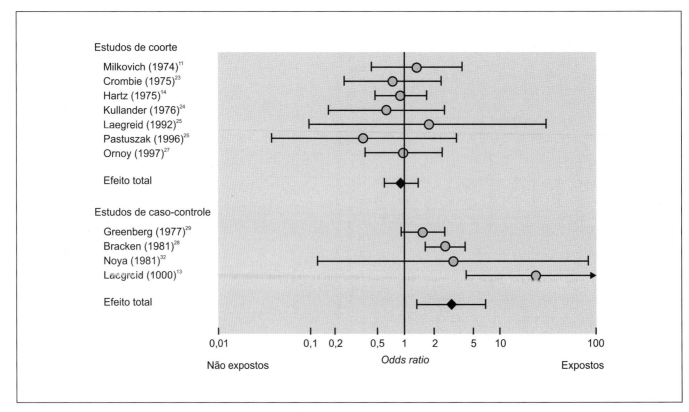

Figura 5.32 ▷ Associação de malformações maiores fetais com a exposição aos benzodiazepínicos no pré-natal.[78]

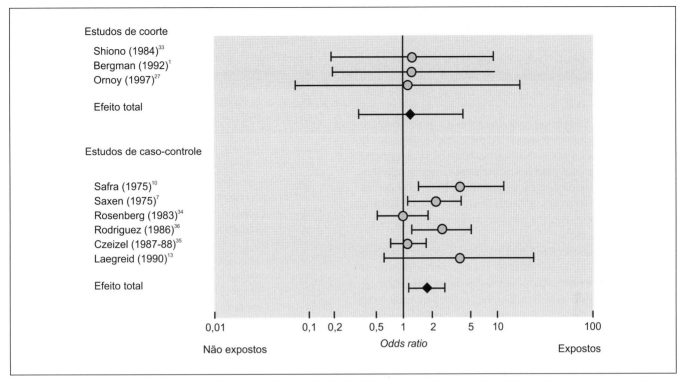

Figura 5.33 ▷ Associação de malformações faciais (fenda facial) com o uso de benzodiazepínicos durante o pré-natal.[78]

e 182 pacientes em associação, excluído o valproato. Os autores encontraram uma taxa de malformação de 2,9% (95% CI: 1,6 a 5,1) e 2,7% (95% CI: 1,0 a 6,6), respectivamente. Esse resultado é semelhante ao de outros estudos de gestantes expostas a AAC em monoterapia (3,3% a 4,5%).[85]

Esse mesmo grupo avaliou o efeito da dose em monoterapia, com lamotrigina, em 800 gestantes durante o primeiro trimestre, relatando uma taxa de malformação de 2,7% (95% CI: 1,8 a 4,2), até a dose de 400mg/dia.[86]

Levetiracetam

Hunt e cols.[87] avaliaram a taxa de malformações fetais em 117 gestantes expostas ao levetiracetam e em 3/117 (2,7%; 95% CI: 0,9 a 7,7); entretanto, as três pacientes o utilizaram em associação.

Recentemente, Longo e cols.[88] revisaram o efeito teratogênico em 147 gestantes usuárias de levetiracetam e encontraram 2% e 4,8% de malformações maiores ou menores, respectivamente; entretanto, todas estavam em uso de associações com outros AAC.

Topiramato

Hunt e cols.[89] analisaram a segurança do topiramato em 178 gestantes, encontrando 16/178 malformações (9%; 95% CI: 5,6 a 14,1). Em 3/70 dos fetos malformados, a exposição ocorreu em monoterapia (4,8%; 95% CI: 1,7 a 13,3), e em 13 a associação foi com AAC (11,2%; 95% CI: 6,7 a 18,2). A incidência de fenda facial foi de 2,2% (95% CI: 0,9 a 5,6) e 5,1% de hipospadia (95% CI: 0,2 a 10,1). Portanto, esse estudo inicial mostra um risco de malformação maior do que na população geral.

Prevenção em mulheres com epilepsia em idade reprodutiva

As principais orientações e recomendações para as pacientes que desejam engravidar seriam:[90,91]

1. Uso profilático de ácido fólico (5mg/dia) 3 meses antes e durante todo o primeiro trimestre da gestação.
2. Pacientes com pelo menos 9 meses sem crises convulsivas apresentam quadro clínico estável durante a gravidez.
3. Redução da dosagem ao menor possível, em especial durante a fase de embriogênese fetal, entre a quinta e a nona semana de gestação.
4. Se possível, uso em monoterapia, fracionando a dose em duas a três tomadas diárias.
5. Realizar US de alta resolução em serviço de medicina fetal para rastreamento de malformações, em especial de SNC, face, coração, tratos geniturinário e esquelético, nas idades gestacionais de 12 e 22 semanas.
6. O uso de fenitoína, carbamazepina e fenobarbital pode causar deficiência de vitamina K no feto, o que aumenta o risco de hemorragias no período perinatal; portanto, é recomendado o uso de vitamina K, 10 a 20mg/dia VO, no último mês de gestação, assim como o uso intramuscular de 1mg de vitamina K no RN.

Prevenção da hipoxia fetal e perinatal

Em fetos com hipoxemia existe um mecanismo de redistribuição no fluxo sanguíneo que promove aumento de fluxo para os órgãos nobres, como cérebro, coração e adrenais, com simultânea redução da perfusão para outros órgãos (pulmões, trato gastrointestinal, rins) e periferia. Essa redistribuição de fluxo, com aumento da perfusão cerebral, é referida como fenômeno de *centralização*.[92]

Valcamonico e cols.[93] relataram que fetos com restrição do crescimento associado à presença de fluxo diastólico ausente (diástole zero) ou de fluxo diastólico reverso (diástole reversa) em artéria umbilical apresentam aumento da mortalidade fetal e neonatal. Esses fetos com alterações do fluxo sanguíneo também são candidatos a maior incidência de lesões neurológicas permanentes, risco este aumentado em três vezes quando comparado ao de fetos com restrição de crescimento, mas fluxo diastólico presente na circulação umbilical. Do ponto de vista neurológico, um terço dos RN com fluxo diastólico ausente ou reverso apresentou sequelas permanentes, as quais foram graves em 50% dos casos.

A dopplerfluxometria torna possível o exame detalhado da circulação fetal, possibilitando maior conhecimento das mudanças fisiológicas e patológicas dos fetos durante a gestação. Esse método estuda a adaptação fetal quando existe prejuízo na transferência placentária, em particular quando ocorre privação de oxigênio e de outras substâncias *in utero*. Esse método tem se mostrado mais precoce e eficiente na identificação do comprometimento fetal, quando comparado com a monitoração cardíaca fetal antenatal e com o perfil biofísico fetal. Desse modo, o estudo dopplerfluxométrico ajuda a reconhecer o feto de alto risco e promove a determinação mais acurada da progressão do processo patológico. Conhecendo a evolução do processo, é possível determinar a época ideal para interrupção da gestação, antes que haja comprometimento irreversível do SNC.

Prevenção da hemorragia intracraniana

Ainda dentro do contexto de prevenção de danos neurológicos, podem ser usados corticoides (betametasona 12mg, IM, semanal), não somente como fármaco que diminui a síndrome da angústia respiratória do neonato (hipoxia neonatal), mas também como agente que age na estabilidade da vasculatura cerebral, diminuindo os riscos de hemorragia intracraniana, com maior benefício dos RN prematuros e de baixo peso (< 1.500g).[94-96]

REFERÊNCIAS

1. Pilu J, Gabrielli S. Prenatal diagnosis of central nervous system anomalies. In: Reece EA & Hobbins JC. Medicine of the fetus & mother. Philadelphia: Lippincott-Reaven, 1999:52944.

2. Campbell S, Johnstone FD, Holt EM et al. Anencephaly: early ultrasonic diagnosis and active management. Lancet 1972; 2:1226.

3. Monteagudo A. Fetal neurosonography: should it be routine? Should it be detailed? Ultrasound Obstet Gynecol 1998; 12:1-5.

4. Hay JC, Persaud PVN. Normal embryonic and fetal development. In: Ree EA, Hobbins JC (eds.) Medicine of the fetus & mother. Philadelphia: Lippincott-Reaven, 1999:29-43.

5. Timor-Tritsch IE, Rottem S, Farine D. Transvaginal sonographic description of embryonic and early fetal development. In: Chervenak F, Isaacson GC, Campbell S (eds.) Ultrasound in obstetric and gynecology. London: Little, Brown and Company, 1993:805-12.

6. Monteagudo A, Timor-Tritsch IE. Development of fetal gyri, sulci and fissures: a transvaginal sonograhic study. Ultrasound Obstet Gynecol 1997; 9:222-8.

7. Timor-Tritsch IE, Monteagudo A. Transvaginal fetal neurosonography: standardization of planes and sections used by anatomic landmarks. Ultrasound Obstet Gynecol 1996; 8:42-7.

8. Bronshtein M, Ornoy A. Acrania: anencephaly resulting from secondary degeneration of a closed neural tube: two cases in the same family. J Clin Ultrasound 1991; 19:230-4.

9. Vergani P, Ghidini A, Mariani S et al. Antenatal sonographic findings of agenesis of corpus callosum. Am J Perinatol 1988; 5:105-8.

10. Yang YC, Wu CH, Chang FM et al. Early prenatal diagnosis of acrania by transvaginal ultrasonography. J Clin Ultrasound 1992; 20:343-5.

11. Berry SM, Gosden C, Snidjers RJ et al. Fetal holoprosencephaly: associated malformations and chromosomal defects. Fetal Diagn Ther 1990; 5:92-9.

12. Melnick M, Myrianthopoulos NC. Studies in neural tube defects. II Pathologic findings in a prospectively collected series of anencephalics. Am J Med Genet 1987; 26:797-810.

13. Rottem S, Bronshtein M. First and early second trimester diagnosis of congenital malformation by transvaginal ultrasonography. In: Chervenak F, Isaacson GC, Campbell S, Editors. Ultrasound in obstetric and gynecology. London: Little, Brown and Company, 1993:813-23.

14. Salamanca A, Gonzales-Gomez F, Padilla MC et al. Prenatal ultrasound semiography of anencephaly: sonographic-pathological correlations. Ultrasound Obstet Gynecol 1992; 2:95-100.

15. Fink IJ, Chinn DH, Callen PW. A potential pitfall in the ultrasonographic diagnosis of fetal encephalocele. J Ultrasound Med 1983; 2:313-4.

16. Goldstein RB, LaPidus AS, Filly RA. Fetal cephaloceles: diagnosis with US. Radiology 1991; 180:803-8.

17. Jeanty P, Shah D, Zaleski W et al. Prenatal diagnosis of fetal cephalocele: a sonographic spectrum. Am J Perinatol 1991; 8:144-9.

18. Nyberg DA, Hallesy D, Mahony BS et al. Meckel-Gruber syndrome: importance of prenatal diagnosis. J Ultrasound Med 1990; 9:691-6.

19. Ball RH, Filly RA, Goldstein RB et al. The lemon sign: not a specific indicator of meningomyelocele. J Ultrasound Med 1993; 3:131-4.

20. Hall JG, Friedman JM, Kenna BA et al. Clinical, genetic and epidemiological factors in neural tube defects. Am J Hum Genet 1988; 43:827-37.

21. Kollias SS, Ball Jr WS, Prenger EC. Cystic malformations of the posterior fossa: differential diagnosis clarified through embryologic analysis. Radiographics 1993; 13:1211-31.

22. Souka AP, Nicolaides KH. Diagnosis of fetal abnormalities at the 10-14 week scan. Ultrasound Obstet Gynecol 1997; 10:429-42.

23. Van den Hof MC, Nicolaides KH, Campbell S et al. Evaluation of the lemon and banana signs in one hundred thirty fetuses with open spina bifida. Am J Obstet Gynecol 1990; 162:322-7.

24. Katz VL, Aylsworth AS, Albright SG. Iniencephaly is not uniformly fatal. Prenat Diagn 1989; 9:595-9.

25. Persutte WH, Lenke RR, Kurczynski TW et al. Prenatal ultra-sonographic diagnosis of iniencephaly aperta. JDMS 1991; 7:208-12.

26. Mills JL. Malformations in infants of diabetic mothers. Teratology 1982; 25:385-94.

27. Welch JP, Aterman K. The syndrome of caudal dysplasia: a review, including etiologic considerations and evidence of heterogenecity. Pediatric Pathol 1984; 2:313-27.

28. Bamforth F, Bamforth S, Poskitt K et al. Abnormalities of corpus callosum in patients with inherited metabolic diseases. Lancet 1988; 2:451.

29. Pilu G, Sandri F, Perolo A et al. Sonography of fetal agenesis of the corpus callosum: a survey of 35 cases. Ultrasound Obstet Gynecol 1993; 3:318-29.

30. Nyberg DA, Mahony BA, Hegge FN et al. Enlarged cistern magna and the Dandy-Walker malformation: factors associated with chromosome abnormalities. Obstet Gynecol 1991; 77:43642.

31. Watson WJ, Katz VL, Chescheir NC et al. The cisterna magna III second trimester fetuses with abnormal karyotypes. Obstet Gynecol 1992; 79:723-5.

32. Diakoumakis EE, Weinberg B, Mollin J. Prenatal sonographic diagnosis of a supraselar arachnoid cyst. J Ultrasound Med 1986; 5:529-30.

33. Meizner I, Barki Y, Tadmor R et al. In utero ultrasonic detection of fetal arachnoid cyst. J Clin Ultrasound 1988; 16:506-9.

34. Greene M, Benacerraf BR, Frigoletto Jr FD. Reliable criteria for the sonographic diagnosis of alobar holoprosencephaly. Am J Obstet Gynecol 1987; 156:687-9.

35. Nyberg DA, Mack LA, Bronstein A et al. Holoprosencephaly: pre-natal sonographic diagnosis. Am J Roentgenol 1987; 149:1051-8.

36. Pilu G, Sandri F, Perolo A et al. Prenatal diagnosis of lobar holoprosencephaly. Ultrasound Obstet Gynecol 1992; 2:88-94.

37. Estroff JA, Scott MR, Benacerraf BR. Dandy-Walker variant: prenatal sonographic features and clinical outcome. Radiology 1992; 185:755-8.

38. Hirsch JF, Pierre-Kahn A, Renier D et al. The Dandy-Walker malformation: a review of 40 cases. J Neurosurg 1984; 61:515-22.

39. Benacerraf BR, Birnholz JC. The diagnosis of fetal hydrocephalus prior to 22 weeks. J Clin Ultrasound 1987; 15:531-6.

40. Levitsky DB, Mack LA, Nyberg DA et al. Fetal aqueductal stenosis diagnosed sonographically: how grave is the prognosis? Am J Roentgenol 1995; 164:725-30.

41. Pretorius DH, Davis K, Manco-Johnson ML et al. Clinical course of fetal hydrocephalus: 40 cases. Am J Roentgenol 1985; 144: 827-31.

42. Vintzileos AM, Campbell WA, Weinbaum PJ et al. Perinatal management and outcome of fetal ventriculomegaly. Obstet Gynecol 1987; 68:5-11.

43. Mori K. Porencephaly and schizencephaly. In: Anomalies of the central nervous system. Neuroradiology and neurosurgery. New York: Thieme Stratton, 1985:35-8.

44. Sauerbrei EE, Cooperberg PL. Cystic tumours of the fetal and neonatal cerebrum: ultrasound and computed tomographic evaluation. Radiology 1983; 147:689-93.

45. Crade M. Ultrasonic demonstration in utero of an intracranial teratoma. JAMA 1982; 247:1173-5.

46. Gradin WC, Taylon C, Fruin AH. Choroid plexus papilloma of the third ventricle: case report and review of the literature. Neurosurgery 1983; 12:217-20.

47. Dan U, Shalev E, Greif M et al. Prenatal diagnosis offetal brain arteriovenous malformation: the use of color doppler imaging. J Clin Ultrasound 1992; 20:149-51.

48. Hoffman HJ, Chuang S, Hendrick EB et al. Aneurysms of the vein of Galen; experience at the Hospital for Sick Children, Toronto. J Neurosurg 1982; 57:316-22.

49. Jeanty P, Kepple D, Roussis P et al. In utero detection of cardiac failure from an aneurysm of the vein of Galen. Am J Obstet Gynecol 1990; 163:50-1.

50. Fogarty K. Sonography of fetal intracranial haemorrhage: unusual causes and a review of the literature. J Clin Ultrasound 1989; 17:366-70.

51. Mintz MC, Arger PH, Coleman BG. In utero sonographic diagnosis of intracerebral haemorrhage. J Ultrasound Med 1985; 4:375-6.

52. Zalneraitis EL, Young TS, Krishanamoorthy KS. Intracranial haemorrhage in utero as a complication of isoimmune thrombocytopenia. J Pediatr 1979; 95:6114.

53. Greene MF, Benacerraf BR, Crawford JM. Hydranencephaly: US appearance during in utero evolution. Radiology 1985; 156:779-80.

54. Halsey Jr JH, Allen N, Chamberlin HR. The morphogenesis of hydranencephaly. J Neurol Sci 1971; 12:187-217.

55. Babcock DS. Sonographic demonstration oflissencephaly (agyria). J Ultrasound Med 1983; 2:465-7.

56. Greco P, Resta M, Vimercati A et al. Antenatal diagnosis of isolated lissencephaly by ultrasound and magnetic resonance imaging. Ultrasound Obstet Gynecol 1998; 12:276-9.

57. Chervenak F, Isaacson GC, Campbell S. Anomalies of the cranium and its contends. In: Chervenak F, Isaacson GC, Campbell S (eds.) Ultrasound in obstetric and gynecology. London: Little, Brown and Company, 1993:825-52.

58. Chervenak FA, Rosenberg, Brightman RC et al. A prospective study of the accuracy of ultrasound in predicting fetal microcephaly. Obstet Gynecol 1987; 69:908-10.

59. Goldstein I, Reece A, Pilu G et al. Sonographic assessment of the fetal frontal lobe: a potencial tool for prenatal diagnosis of microcephaly. Am J Obstet Gynecol 1988; 158:1057-62.

60. Chitty LS, Chuleigh P, Wright E et al. The significance of choroid plexus cysts in an unselected population: results of a multicenter study. Ultrasound Obstet Gynecol 1998; 12:391-7.

61. Fitzsimmons J, Wilson D, Pascoe-Mason J et al. Choroid plexus cysts in fetuses with trisomy 18. Obstet Gynecol 1989; 73:257-60.

62. Platt LD, Carlson DE, Medearis AL et al. Fetal choroid plexus cysts in the second trimester of pregnancy: a cause for concern. Am J Obstet Gynecol 1991; 164:1652-6.

63. Zerres K, Schuler H, Gembruch U et al. Chromosomal findings in fetuses with prenatally diagnosed cysts of the choroid plexus. Hum Genet 1992; 89:301-4.

64. Lipitz S, Yagel S, Malinger G et al. Outcome of fetuses with isolated borderline unilateral ventriculomegaly diagnosed at midgestacional. Ultrasound Obstet Gynecol 1998; 12:3-26.

65. Pilu G, Falco P, Gabrielli S, Perolo A, Sandri F, Bovicelli L. The clinical significance of fetal isolated cerebral borderline ventriculomegaly: report of 31 cases and review of the literature. Ultrasound Obstet Gynecol 1999; 14:320-6.

66. Hogge WA, Thiagarajah S, Barber VG et al. Cystic sacrococcygeal teratoma: ultrasound diagnosis and perinatal management. J Ultrasound Med 1987; 6:707-10.

67. Winderl LM, Silverman RK. Prenatal identification of completely cystic internal sacrococcygeal teratoma (type IV). Ultrasound Obstet Gynecol 1997; 9:425-8.

68. Little J. Risks in siblings and others rei atives. In: Elwood JM, Little J, Elwood JH. The epidemiology and control of neural tube defects. Oxford: Oxford University Press, 1992:96-145.

69. Laurence KM, James N, Miller MH et al. Double-blind randomised controlled trial of folate treatment before conception to prevent recurrence of neural tube defects. Brit Med J 1981; 282:1509-11.

70. Czeizel A, Dudas I. Prevention of first occurrence of neural tube defects by periconcepcional vitamin supplementation. New Eng J Med 1992; 327:1832-5.

71. Friedman et al. Teratogenicity of common drugs. Obstet Gynecol 1990; 4:594-600.

72. Mueller-Kueppers M. Embryopathy during pregnancy caused by takin anticonvulsants. Acta Paedopsychiatr 1963; 30:401-5.

73. Pennell PB. Pregnancy in women Who have epilepsy. Neurol Clin 2004; 22:799-820.

74. Vajda FJ, Eadie MJ. Maternal valproate dosage and foetal malformations. Acta Neurol Scand 2005; 112:137-43.

75. Wide K, Winbladh B, Kallen B. Major malformations in infants exposed to antiepileptic drugs in utero, with emphasis on carbamazepine and valproic acid: a nation-wide population-based register study. Acta Paediatr 2004; 93:174-6.

76. Jones KL, Johnson KA, Chambers CC. Pregnancy outcome in women treated with phenobarbital monotherapy. Teratology 1992; 45:453-4.

77. Holmes LB, Wyszynski DF, Lieberman E. The AED (antiepileptic drug) pregnancy registry: a 6-year experience. Arch Neurol 2004; 61:673-8.

78. Dolovich LR, Addis A, Vaillancourt JM ET AL. Benzodiazepine use in pregnancy and major malformations or oral cheft: meta-analysis of cohort and case-control studies. BMJ 1998; 317:839-43.

79. Lin AE, Peller AJ, Westgate MN et al. Clonazepam use in pregnancy and the risk of malformations. Birth Defects Res A Clin Mol Teratol 2004; 70:534-6.

80. Hanson JW, Smith DW. The fetal hydantoins syndrome. J Pediatr 1975; 87:285-90.

81. Scolnik D, Nulman I, Rovet J et al. Neurodevelopment of children exposed in utero to phenytoin and carbamazepine monotherapy. JAMA 1994; 271:767-70.

82. Harden CL et al. Practice parameter update: management issues for women with epilepsy-focus on pregnancy (an evidence-based review): teratogenesis and perinatal outcomes: report of the Quality Standards Subcommittee and Therapeutics and Technology Assessment Subcommittee of the American Academy of Neurology and American Epilepsy Society. Neurology 2009 Jul 14; 73(2):133-41.

83. Tomson T, Battino D. Teratogenic effects of antiepileptic medications. Neurol Clin 2009 Nov; 27(4):993-1002.

84. Montouris G. Safety of the newer antiepileptic drug oxcarbazepine during pregnancy. Curr Med Res Opin 2005 May; 21(5):693-701.

85. Cunnington M, Tennis P. Lamotrigine and the risk of malformations in pregnancy. Neurology 2005 Mar 22; 64(6):955-60.

86. Cunnington M, Ferber S, Quartey G. Effect of dose on the frequency of major birth defects following fetal exposure to lamotrigine monotherapy in an international observation study. Epilepsia 2007 Jun; 48(6):1207-10.

87. Hunt S, Craig J, Russell A et al. Levetiracetam in pregnancy: preliminary experience from the UK Epilepsy and Pregnancy Register. Neurology 2006 Nov 28; 67(10):1876-9.

88. Longo B, Forinash AB, Murphy JA. Levetiracetam use in pregnancy. Ann Pharmacother 2009 Oct; 43(10:1692-5.

89. Hunt S, Russell A, Smithson WH et al. UK Epilepsy and Pregnancy Register. Topiramate in pregnancy: preliminary experience from the UK Epilepsy and Pregnancy Register. Neurology 2008 Jul 22; 71(4):272-6.

90. Kluger BM, Meador KJ. Teratogenicity of antiepileptic medications. Semin Neurol 2008; 28(3):328-35.

91. Lindhout D, Omtzigt JG. Teratogenic effects of antiepileptic drugs: implications for the management of epilepsy in women of childbearing age. Epilepsia 1994; 35(suppl 4):S19-S28.

92. Peeters LLH, Sheldon RF, Jones MD, Makowski EL, Meschia G. Blood flow to fetal organs as a function of arterial oxygen content. Am J Obstet Gynecol 1979; 135:63746.

93. Valcamonico A, Danti L, Frusca T et al. Absent end-diastolic velocity in umbilical artery: risk of neonatal morbidity and brain damage. Am J Obstet Gynecol 1999; 170:796-801.

94. Crowley P, Chalmers I, Keirse MJNC. The effects of corticosteroid administration before preterm delivery: an overview of the evidence from controlled trials. Br J Obstet Gynaecol 1990; 97:11-25.

95. Maher JE, Cliver SP, Goldenberg RL et al. The effect of corticosteroid therapy in the very premature infant. Am J Obstet Gynecol 1994; 170:869-73.

96. National Institutes of Health Consensus Development Conference Statement. Effect of corticosteroids for fetal maturation on perinatal outcomes, February 28-March 2, 1994. Am J Obstet Gynecol 1995; 173:246-52.

6

Ultrassonografia Transfontanelar

Eduardo Carlos Tavares

HISTÓRICO

A ultrassonografia (US) foi introduzida para estudo do conteúdo intracraniano por Leksell,[1] em 1956, ao utilizar o modo A para definir a linha média do cérebro. Assimetria na posição dos ecos era interpretada como evidência de desvio da linha média. Esse era um exame rudimentar que não promovia a formação de imagens do conteúdo intracraniano.

O modo B foi usado no final dos anos 1970 para produzir imagens em escala de cinza, mas a calota craniana, em função de seu formato arredondado e grande atenuação sônica, limitava a utilidade desse método. Pape e cols.,[2] em 1979, publicaram um estudo em que obtiveram imagens utilizando transdutor linear de 5MHz nos planos coronais e axiais, paralelo à linha cantomeatal, para comparações com a tomografia computadorizada (TC) e a necropsia. Desde então, vários estudos, aperfeiçoando o método, foram publicados. Cooke,[3] em 1979, relatou o uso do transdutor setorial mecânico, ampliando a área de acesso das ondas sonoras. Lipscombe e cols.,[4] do mesmo grupo de Pape, relataram a utilização da fontanela anterior como janela, utilizando os cortes parassagitais, que promovem melhor visualização dos ventrículos. Rapidamente ficou claro que as imagens obtidas por meio da fontanela anterior nos planos coronais, sagital e parassagitais, principalmente com os transdutores setoriais, eram mais adequadas para o estudo do cérebro do recém-nascido. Volpe,[5] em 1982, enfatizou esse conceito: "A fontanela anterior tem provado ser a janela para o cérebro do neonato." Desde então, o uso do ultrassom transfontanelar tem sido rotina em vários serviços de neonatologia. Anderson e cols.[6,7] relataram melhora na acurácia dos exames para detectar hemorragias, complementando-se o exame com a via transfontanelar posterior. Mais recentemente, o uso da fontanela mastóidea, também denominada posterolateral, tem sido descrito como de utilidade no estudo do conteúdo da fossa posterior, em especial do cerebelo, uma vez que essas estruturas apresentam avaliação limitada pela ecografia por meio da fontanela anterior.[8-12]

Com a associação do chamado efeito Doppler ao exame ultrassonográfico, e mais recentemente com a dopplerfluxometria em cores, tornou-se possível a avaliação do fluxo sanguíneo, de sua velocidade e do índice de resistividade. O uso dessa técnica tem contribuído muito para o entendimento da perfusão normal do cérebro do neonato e de suas alterações, principalmente quando relacionadas ao crescimento intrauterino retardado, ao uso de medicamentos, às malformações vasculares e a outras alterações intracranianas, como hemorragias, edema cerebral, efusão subdural, leucomalacia periventricular e hidrocefalia.[13,14]

TERMINOLOGIA E ROTINA DO EXAME

Foge do objetivo deste capítulo a descrição dos princípios físicos e da técnica detalhada do exame neurossonográfico. No entanto, para a interpretação do relatório de um exame é necessário que o clínico esteja familiarizado com alguns termos técnicos de uso corrente, sua correlação ecoestrutural e os planos utilizados para a obtenção das imagens.

Os líquidos homogêneos (como o líquor normal e a maioria dos conteúdos de lesões císticas), por não possuírem interfaces, não produzem ecos, determinando a formação de imagens anecogênicas (ou anecoicas). As imagens produzidas por estruturas sólidas variam de acordo com as suas características acústicas. Em geral, são classificadas conforme sua capacidade de reflexão do feixe sônico: baixa, média ou alta ecogenicidade. Os termos hipoecogênico e hiperecogênico são usados para definir a intensidade relativa dos ecos produzidos por uma estrutura ou uma região da mesma estrutura em comparação à outra. A distribuição dos ecos na mesma estrutura caracteriza os padrões homogêneos – presença de ecos de intensidades semelhantes regularmente distribuídos – e heterogêneos – presença de ecos de intensidades diferentes, em virtude dos vários níveis das diferenças de impedância acústica.

Alguns elementos de alta ecogenicidade, além da refletividade, apresentam grande capacidade de absorção do ultrassom, diminuindo drasticamente a quantidade de energia transmitida e ocasionando o artefato denominado sombra acústica. Calcificações e áreas de fibrose são alguns exemplos. Ao contrário, quando o meio (conteúdo líquido homogêneo, massas sólidas de baixa ecogenicidade) possibilita maior transmissão de energia sonora em relação às estruturas vizinhas, aparece o artefato conhecido como reforço acústico.

Segundo o Colégio Americano de Radiologia,[15] o exame neurossonográfico na infância deve seguir os seguintes padrões: cortes coronais representativos devem ser obtidos por meio de angulações variadas do transdutor. Antes (Figura 6.1), devem ser identificados o lobo frontal e os cornos anteriores dos ventrículos laterais. Em linha média (Figura 6.2) e suas adjacências, identificam-se partes dos lobos anterior, parietal e temporal, os núcleos da base e o corpo dos ventrículos laterais. Angulação posterior (Figura 6.3) revela imagens das porções posteriores do lobo temporal, dos lobos occipitais, área subtentorial, incluindo o cerebelo, e porção posterior do sistema ventricular. O corte sagital em linha média (Figura 6.4) deve incluir a visibilização do corpo caloso, das cavidades dos septos Pelúcido e *Vergae* (se presentes), do terceiro ventrículo, da área do aqueduto de Sylvius, do quarto ventrículo e do verme do cerebelo. Imagens parassagitais (Figura 6.5) representativas são obtidas com angulações laterais adequadas para demonstrar a fissura de Sylvius, os ventrículos laterais, a substância branca periventricular, os plexos coroides e o sulco talamocaudado, incluindo a matriz germinal.

Tanto a presença como a ausência de hemorragia, anormalidade parenquimatosa, dilatação ventricular e anomalia congênita devem ser descritas e documentadas.

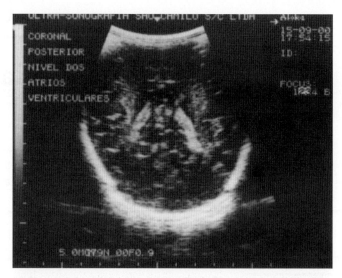

Figura 6.3 ▷ Plano coronal posterior no nível dos átrios ventriculares e glomus dos plexos coroides.

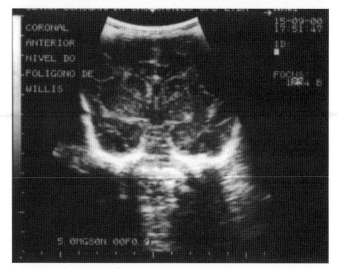

Figura 6.1 ▷ Plano coronal anterior no nível do polígono de Willis.

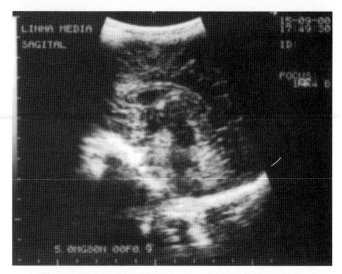

Figura 6.4 ▷ Plano sagital no nível da linha média.

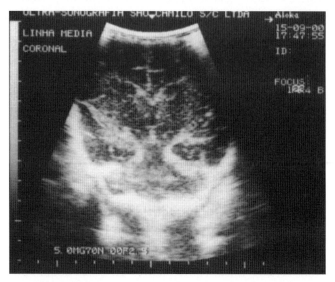

Figura 6.2 ▷ Plano coronal no nível da linha média.

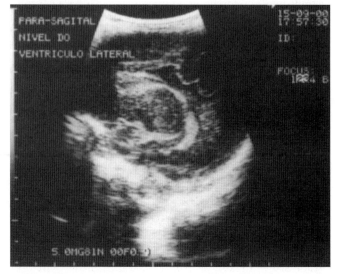

Figura 6.5 ▷ Plano parassagital no nível do ventrículo lateral.

MARCOS ANATÔMICOS PRINCIPAIS

Sulcos e giros

Os sulcos cerebrais aparecem ao ultrassom como estruturas de alta ecogenicidade, separando os giros menos ecogênicos (Figura 6-6).

Parênquima

Em um cérebro normal pode ser notada uma pequena diferença entre o córtex cerebral e a substância branca, que é ligeiramente mais ecogênica, quando se utilizam transdutores de alta frequência. Congestão venosa e leucomalacia aumentam a diferença, tornando a substância branca ainda mais ecogênica. Halo periventricular ecogênico é um achado usual e não deve ser confundido com hemorragia ou leucomalacia. Estas deverão ser suspeitadas quando o halo periventricular for anormalmente denso, globoso, irregular ou heterogêneo. A mielinização, aparentemente, não se acompanha de alteração da ecogenicidade, não podendo ser avaliada pela US.

Matriz germinal

A matriz germinal, principal origem das hemorragias peri-intraventriculares, é uma estrutura do cérebro em desenvolvimento, localizada em sua maior parte junto à parede lateral dos ventrículos laterais, superiormente à cabeça e ao corpo do núcleo caudado. Apesar de relativamente proeminente entre 26 e 34 semanas de idade gestacional, apresenta rápida involução, praticamente desaparecendo próximo ao termo. Essa involução inicia-se por volta da 12ª à 16ª semana de gestação, na região do corpo do núcleo caudado, e segue uma direção posteroanterior. Por volta dos 6 meses de gestação, persiste principalmente sobre a cabeça do núcleo caudado, e ao termo, é identificada apenas como uma discreta estrutura.[14]

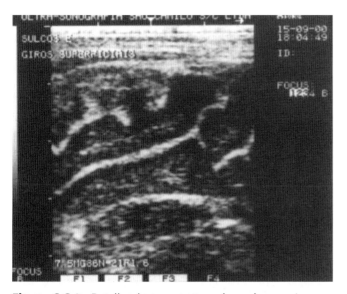

Figura 6.6 ▷ Detalhe da ecoestrutura dos sulcos e giros cerebrais.

Sistema ventricular

O sistema ventricular é formado por cavidades preenchidas com líquido cefalorraquidiano, evidenciadas como áreas anecogênicas. Consta de dois ventrículos laterais, do terceiro e do quarto ventrículo.

Os ventrículos laterais consistem, cada um deles, em um corpo, o átrio ou trígono, e três cornos: anterior, posterior e temporal. Eles se encontram de ambos os lados da foice e seu formato assemelha-se a uma ferradura ou à letra C espelhada, localizada em torno do núcleo caudado e do tálamo.

Assimetria dos ventrículos laterais, particularmente dos cornos occipitais, é um achado comum. No entanto, assimetrias muito acentuadas geralmente indicam anormalidades que devem ser pesquisadas.

O volume ventricular modifica-se com a maturidade. Com o aumento da idade gestacional, o volume ventricular decresce em relação ao tamanho do córtex cerebral. Portanto, ecograficamente, os ventrículos do prematuro aparecem mais volumosos do que os do termo. Em até 60% dos recém-nascidos a termo, os ventrículos laterais podem se apresentar comprimidos, às vezes visualizando-se apenas o seu plexo coroide. Essa variação deve ser reconhecida para o diagnóstico diferencial com o edema cerebral, em que os ventrículos também se apresentam comprimidos, mas usualmente estão associadas outras alterações, como aumento da ecogenicidade parenquimatosa, diminuição da definição de sulcos e giros e redução da pulsatilidade vascular.[14]

Na prática, apesar dos diversos métodos disponíveis para medidas dos ventrículos laterais, a visualização direta do sistema ventricular como um todo é mais adequada para indicar a suspeita subjetiva de ventriculomegalia. As características qualitativas mais importantes para o diagnóstico precoce são o arredondamento dos ângulos superolaterais dos cornos frontais e a dilatação dos cornos posteriores.

O terceiro ventrículo, situado na linha média entre os dois tálamos, apresenta-se ao corte coronal como uma fenda hipoecogênica. Às vezes, é difícil seu reconhecimento porque, além de estreito, suas paredes são paralelas à direção da onda sônica. Em cortes axiais, essas paredes podem ser visibilizadas como duas linhas ecogênicas paralelas. No corte sagital, elas podem ser visibilizadas como uma área hipo ou anecogênica, abaixo da cavidade do septo pelúcido. A comissura intertalâmica pode ser visibilizada como uma estrutura ecogênica, de tamanho muito variável, dentro do terceiro ventrículo.

O quarto ventrículo situa-se inferoposteriormente ao terceiro ventrículo e apresenta-se com o formato de um pequeno triângulo hipo ou anecogênico anteriormente ao verme cerebelar, altamente ecogênico.

O plexo coroide é um órgão altamente vascularizado que produz o líquido cefalorraquidiano. Ecograficamente, apresenta-se como uma estrutura altamente ecogênica, pulsátil, que cursa da extremidade do corno temporal do ventrículo lateral até o trígono, curva-se e, então, se estende anteriormente ao longo do assoalho do corpo até o forame de Monro. Ao penetrar no forame, junta-se ao plexo coroide o outro ventrículo e percorre o teto do terceiro ventrículo até o recesso pineal. O plexo coroide nunca se estende ao corno anterior ou posterior dos ventrículos laterais. Existe plexo coroide no teto do quarto ventrículo, mas, normalmente, não é identificado ao ultrassom. O plexo coroide é fino e com bordas regulares no corpo e corno temporais dos ventrículos laterais. Na região do átrio tornam-se globosos, formando o chamado glômus. Espessamentos focais em áreas que não o átrio indicam hemorragias.

Corpo caloso

O corpo caloso apresenta-se no plano sagital como uma estrutura de baixa ecogenicidade, de formato arqueado. Em sua porção frontal, mais curva, podem ser identificados o rostro e o joelho, que se continuam posteriormente com o corpo e o esplênio. Superiormente, é delimitado pela cisterna pericalosa e, inferiormente, pela cavidade do septo pelúcido. Em planos imediatamente parassagitais nota-se que o corpo caloso delimita o teto dos ventrículos laterais. Nos planos coronais, o corpo caloso apresenta-se como uma estreita faixa arqueada, de baixa ecogenicidade, com ligeira concavidade superior.

Cavidades do septo pelúcido, *vergae* e *veli interpositi*

Essas estruturas podem ser normalmente visualizadas em exames de crianças normais. A cavidade do septo pelúcido situa-se entre os cornos anteriores dos ventrículos laterais, enquanto a do septo *vergae* é interposta entre os corpos, não havendo nítida transição entre elas. A cavidade *veli interpositi* situa-se posterior e inferiormente à cavidade do septo *Vergae* e é frequentemente separada deste por um septo.

Normalmente visualizadas nos fetos, tendem a desaparecer a partir do sexto mês de gestação. Apresentam-se como áreas anecogênicas, que não se comunicam com os espaços ventriculares ou subaracnóideos. Eventualmente, podem ser notados ecos lineares em seu interior, os quais se acredita que representem pequenas veias septais.

Cisternas

Cisternas são acumulações de líquido entre as estruturas cerebrais e o crânio. Em virtude de suas paredes constituídas de leptomeninges e da presença de vasos sanguíneos que são altamente ecogênicos, raramente são bem individualizadas ao ultrassom. Quando se dilatam e se apresentam como grande imagem anecogênica, indicam obstrução localizada da circulação do líquido cefalorraquidiano:

- **Cisterna magna:** localiza-se abaixo do verme cerebelar e acima do osso occipital. Tem tamanho variável e geralmente é identificada como uma imagem anecogênica de fossa posterior, em volta do cerebelo.
- **Cisterna pré-pontina:** em geral, apresenta-se como uma zona ecodensa anteriormente à ponte, abaixo e atrás do recesso anterior do terceiro ventrículo. Ocasionalmente pode aparecer como uma imagem de baixa ecogenicidade, anteriormente aos batimentos da artéria basilar.
- **Cisterna quadrigeminal:** linha ecogênica entre o terceiro ventrículo e o verme cerebelar, ocasionalmente pode aparecer como imagem anecogênica, necessitando ser diferenciada de cisto subaracnóideo ou aneurisma de veia de Galeno.

Tálamo e núcleo caudado

O tálamo apresenta-se à ecografia como uma estrutura esferoide, de baixa ecogenicidade, constituindo as bordas laterais do terceiro ventrículo nos planos coronal e axial. No plano parassagital, o tálamo se relaciona acima e à frente com o núcleo caudado, um pouco mais ecogênico e de formato ovalado, separado deste por uma linha ecogênica, conhecida como sulco talamocaudado. Cranial, dorsal e caudalmente, o tálamo é envolvido pelo plexo coroide. Os tálamos são ligados pela comissura intertalâmica ou massa intermédia, que atravessa o terceiro ventrículo e se apresenta ao ultrassom como uma imagem ecogênica dentro deste.

Cerebelo

O cerebelo consiste em dois hemisférios e no verme. Os hemisférios se apresentam com baixa ecogenicidade, enquanto o verme é altamente ecogênico, aparecendo como uma faixa no plano coronal e de formato arredondado no plano sagital. O cerebelo se relaciona cranialmente com o tentório cerebelar, altamente ecogênico, e dorsal e caudalmente com os ossos do crânio.

PRINCIPAIS INDICAÇÕES

Levene,[16] em 1988, escreveu um editorial questionando se a US cerebral no neonato seria apenas para *voyeur*. Ele concluiu que não, pelo fato de potencialmente o ultrassom transfontanelar poder responder pelo menos a uma questão: "O cérebro do recém-nascido está normal?" Sabendo-se que consistentemente uma aparência ecográfica normal está associada a alta probabilidade de um desenvolvimento neurológico também normal, essa resposta, apesar de simples, não é desprezível, uma vez que possibilita a tranquilização da família. Stewart e cols.,[17] em 1988, estudando 111 prematuros com idade gestacional inferior a 33 semanas, concluíram que, associada ao exame neurológico normal, uma US transfontanelar sem alterações, na 40ª semana de idade gestacional, pode predizer com 98% de probabilidade um desenvolvimento normal aos 12 meses de idade e com 100% de probabilidade a ausência de sequelas graves. Em nosso meio, Mello e cols.,[18] em estudo com 83 prematuros com peso de nascimento menor do que 1.500g, encontraram um valor de predição da US normal para o desenvolvimento motor normal de 85,3% e para o desenvolvimento cognitivo normal de 86,8%.

Uma indicação frequente para a US transfontanelar é a confirmação pós-natal de um achado pré-natal, principalmente malformações do sistema nervoso central (SNC), ventriculomegalias ou massas anormais.

Em todos os recém-nascidos com idade gestacional menor do que 32 semanas ou peso de nascimento menor do que 1.500g está indicada a realização de uma US para rastreamento de anormalidades, especialmente de hemorragias intracranianas e leucomalacia periventricular.

Outras indicações clínicas são: crianças com quadros hemorrágicos; sofrimento perinatal, hipoxemia, apneia, crescimento exagerado ou muito lento do perímetro cefálico, crises convulsivas, tocotraumatismos, meningomielocele e outras anomalias do SNC, infecções, inclusive as do grupo TORCH, seguimento de alguma anormalidade já detectada (ventriculomegalia, lesão parenquimatosa, massas, hemorragias, lesões hipoxicoisquêmicas), seguimento pós-cirúrgico ou de implantação de cateteres ou válvulas de derivação ventriculoperitoneal. Indicação pouco descrita na literatura, mas importante, é a insuficiência cardíaca inexplicada, que pode estar relacionada com malformações vasculares cerebrais.

Mais recentemente, o valor da US na determinação da idade gestacional foi bem estabelecido.[19,20] O desenvolvimento dos giros e sulcos cerebrais segue uma sequência particular e pode ser utilizado como um indicador para a idade gestacional. Seu aparecimento anatômico precede sua identificação ecográfica em 2 a 6 semanas.[21]

MALFORMAÇÕES DO SNC

Malformação da veia de galeno

Ao ultrassom, apresenta-se como massa anecogênica em linha média, na região da placa quadrigeminal, posteriormente ao terceiro ventrículo. Muitas vezes, é necessária a avaliação com Doppler para o diagnóstico diferencial com cisto.

Esclerose tuberosa

Ecograficamente, apresenta-se como nódulos ecogênicos mais comumente encontrados nas regiões periventriculares, podendo acometer também a substância cinzenta e o cerebelo. Ocasionalmente, pode haver dilatação ventricular secundária à obstrução do forame de Monro.

Encefaloceles

O diagnóstico é clínico, por observação direta, e raramente necessita confirmação imagenológica. Ocasionalmente, pode-se utilizar o ultrassom para estudar o conteúdo da encefalocele, mas a tomografia é o método de escolha.

Malformação de Arnold-Chiari

Os achados sonográficos incluem deslocamento caudal do cerebelo e má individualização do quarto ventrículo e da cisterna magna. Os ventrículos laterais podem estar dilatados, com os cornos anteriores tomando a forma característica de "asa de morcego". É comum o achado de comissura intertalâmica proeminente (Figura 6.7).

Complexo de Dandy-Walker

Consiste na malformação de Dandy-Walker e na variante de Dandy-Walker. A primeira é caracterizada por aumento marcante da fossa posterior secundariamente à dilatação cística do quarto ventrículo e à disgenesia do verme cerebelar. A variante caracteriza-se por aumento menos evidente, cisto de fossa pos-

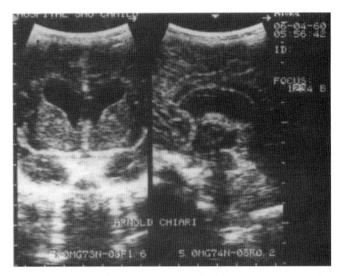

Figura 6.7 ▷ Malformação de Arnold-Chiari, com ventriculomegalia.

terior em continuidade com o quarto ventrículo por um estreito canal e disgenesia do verme cerebelar. Essas alterações podem estar associadas a outras anomalias: hidrocefalia, agenesia de corpo caloso, polimicrogíria e encefalocele occipital.

A melhor abordagem ultrassonográfica é feita no plano sagital e inclui: fossa posterior alargada e cheia de líquido, ausência completa ou parcial do verme cerebelar, hipoplasia dos hemisférios cerebelares e elevação do tentório. Nos planos coronais posteriores podem ser visualizados o cisto da fossa posterior e a elevação do tentório.

Agenesia de corpo caloso

Pode ser completa ou parcial, isolada ou associada com outras malformações. Os achados sonográficos incluem ausência do corpo caloso, separação acentuada dos cornos anteriores dos ventrículos laterais, dilatação dos cornos posteriores, alongamento e deslocamento superior do terceiro ventrículo e distorção do padrão de sulcos e giros. Os sulcos adquirem um padrão radial em vez do padrão normal paralelo ao corpo caloso (Figura 6-8).

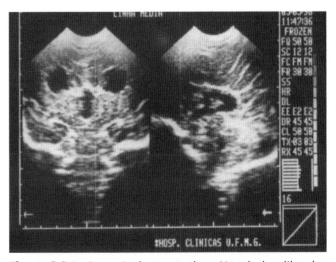

Figura 6.8 ▷ Agenesia de corpo caloso. Ventrículos dilatados e afastados. Sulcos posteriores em aparência radiada.

Holoprosencefalia

Essa deformidade caracteriza-se pela falha de separação do prosencéfalo em telencéfalo (hemisférios cerebrais) e diencéfalo (tálamos e hipotálamo). São descritos três tipos:

Alobar: a mais grave, frequentemente associada a defeitos de linha média, como ciclopia, hipotelorismo, fenda palatina, micrognatia e ausência de septo nasal. A US revela um ventrículo único, em linha média, tálamos fundidos, ausência de terceiro ventrículo, foice e fissura inter-hemisférica. Cerebelo e tronco cerebral podem estar preservados.

Semilobar: corpo ventricular único, com separação dos cornos posteriores. Tálamos fundidos. Desenvolvimento parcial da fissura inter-hemisférica em sua parte posterior. Terceiro ventrículo pequeno ou ausente. Quarto ventrículo, cerebelo e tronco cerebral normais.

Lobar: forma mais leve. Ausência do septo pelúcido, fusão dos cornos anteriores, que adotam um formato quadrado. Os cornos occipitais são separados, mas os corpos são justapostos. Fissura inter-hemisférica anterior é rasa. Fissura inter-hemisférica posterior, tálamo e cornos posteriores dos ventrículos laterais usualmente são normais.

Lisencefalia

Falha da migração neuronal com comprometimento da formação de sulcos e giros. Sonograficamente, apresenta-se com alargamento da fissura de Sylvius e do espaço subaracnóideo e superfície cerebral lisa sem sulcos e giros. Os ventrículos costumam estar leve ou moderadamente dilatados, principalmente os cornos posteriores. Embora a US possa sugerir, o diagnóstico definitivo deve ser feito por tomografia e ressonância magnética.

Esquizencefalia

Caracterizada por fendas estendendo-se dos ventrículos laterais à superfície cortical, ao ultrassom se evidencia como espaços alargados e cheios de líquidos dentro dos hemisférios e que se comunicam com os ventrículos laterais. As bordas das fendas são ecogênicas em função da presença de tecido cortical (Figura 6.9).

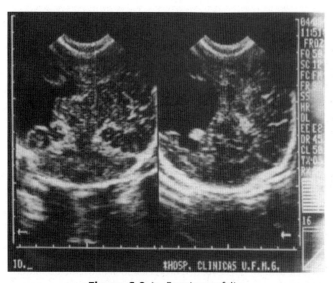

Figura 6.9 ▷ Esquizencefalia.

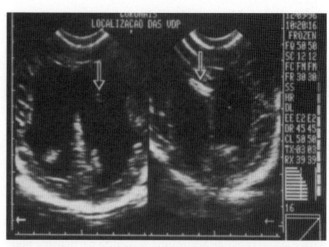

Figura 6.10 ▷ Hidrocefalia. Faixa cortical comprimida. Detalhe da imagem da válvula de derivação ventriculoperitoneal.

HIDROCEFALIA E HIDRANENCEFALIA

Hidrocefalia

A abordagem ultrassonográfica na suspeita de hidrocefalia é valiosa para:

- Confirmar ou afastar a dilatação ventricular.
- Diferenciar a hidrocefalia obstrutiva da não obstrutiva.
- Identificar a causa da hidrocefalia.
- Seguimento dos pacientes submetidos a tratamento com punções lombares ou ventriculares seriadas ou com válvula de derivação ventriculoperitoneal (Figura 6-10).

O critério para determinação do local da obstrução consiste na avaliação do ponto entre a porção dilatada e a não dilatada. O local da obstrução varia com a etiologia. A obstrução do forame de Monro provoca dilatação isolada dos ventrículos laterais, podendo ser assimétrica. Estenose do aqueduto está associada com dilatação do terceiro ventrículo e dos ventrículos laterais, preservando o quarto ventrículo. Obstrução dos forames de Magendie e Luschka produz dilatação cística do quarto e dilatação em grau variável do terceiro ventrículo e dos ventrículos laterais. Obstrução extraventricular ou hidrocefalia não obstrutiva é caracterizada por dilatação do terceiro ventrículo e dos ventrículos laterais e graus variáveis de dilatação do quarto ventrículo, que pode estar normal em 25% a 35% dos casos.

As causas mais comuns de hidrocefalia são as pós-hemorrágicas e as pós-infecciosas.

Ventriculomegalia (*ex-vácuo*)

Secundariamente a uma atrofia ou disgenesia, pode haver uma dilatação ventricular, sem aumento da pressão intracraniana, denominada ventriculomegalia *ex-vácuo*. Normalmente essa dilatação não é progressiva e exames seriados, com medidas comparativas, ajudam no diagnóstico diferencial com a hidrocefalia verdadeira. Govaert e de Vries[15] sugerem alguns sinais que ajudariam nesse diagnóstico diferencial:

- Ausência de macrocefalia e tensão fontanelar normal.
- Aumento simétrico dos cornos anteriores e occipitais em contraste com a hidrocefalia, em que os cornos posteriores são mais afetados.
- Aumento do espaço subaracnóideo e alargamento da fissura inter-hemisférica.
- Ausência de alterações à dopplerfluxometria (alta resistência diastólica) encontrada na hidrocefalia.

Hidranencefalia

Essa condição se caracteriza por ausência de parênquima cerebral, substituído por um saco membranoso contendo líquor. Patogênese ainda controversa, pode ser devida à oclusão intraútero das carótidas ou infecção fetal. Ao ultrassom notam-se ausência completa dos hemisférios cerebrais, cavidade craniana preenchida por líquido, foice, cerebelo e tálamos com aspecto normal. O diagnóstico diferencial deve ser feito com hidrocefalia acentuada, na qual normalmente se encontra alguma faixa de parênquima comprimido.

HEMORRAGIAS

Hemorragias peri-intraventriculares

As hemorragias peri-intraventriculares (HPIV), apesar da incidência decrescente nas últimas décadas,[23,24] ainda são muito frequentes em pequenos prematuros, principalmente naqueles que necessitaram de ventilação mecânica ou apresentaram pneumotórax.

A US transfontanelar é efetiva na identificação de todos os graus de HPIV, desde a hemorragia da matriz germinal isolada até as grandes hemorragias intraventriculares com ou sem infarto periventricular hemorrágico (Figuras 6.11 a 6.15). As hemorragias recentes se apresentam como uma imagem ecodensa, sem sombra acústica. Essa imagem deve ser diferenciada do plexo coroide e de possíveis calcificações cerebrais, também ecogênicos.

A imagem da hemorragia pode aumentar com o passar do tempo, avançar para dentro dos ventrículos, e pode ainda

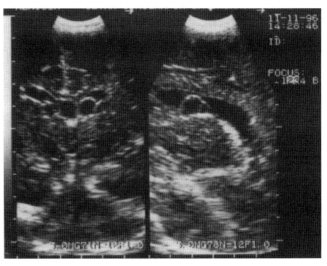

Figura 6.12 ▷ Cisto subependimário pós-hemorrágico. Evolução da hemorragia de grau I.

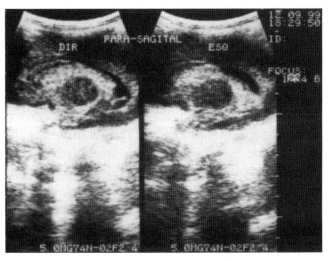

Figura 6.13 ▷ Hemorragia peri-intraventricular de grau II de Papile. Coágulo intraventricular.

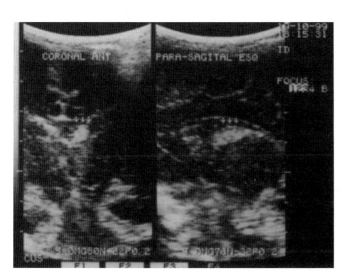

Figura 6.11 ▷ Hemorragia peri-intraventricular grau I de Papile.

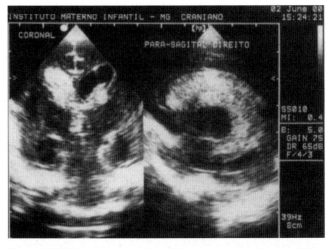

Figura 6.14 ▷ Hemorragia peri-intraventricular de grau III de Papile. Coágulo intraventricular com dilatação do ventrículo lateral.

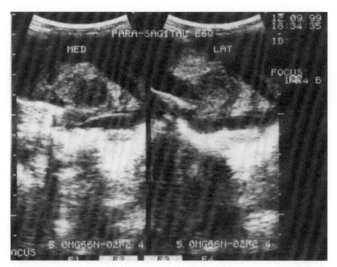

Figura 6.15 ▷ Hemorragia peri-intraventricular e parenquimatosa de grau IV de Papile.

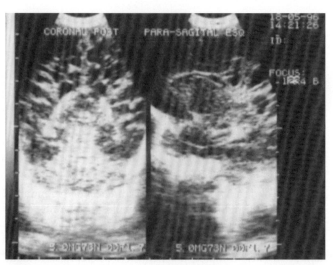

Figura 6.17 ▷ Leucomalacia periventricular. Formações císticas.

aparecer uma imagem ecodensa no parênquima periventricular, em razão do infarto hemorrágico que se associa à HPIV. A resolução da hemorragia se revela ao ultrassom a partir de 1 ou 2 semanas com diminuição gradativa da ecogenicidade, iniciando-se do centro em direção à periferia, passando por uma fase, entre 2 semanas e 2 meses, em que se apresenta como imagem com sonolucência central envolvida por um anel ecogênico. Nas pequenas hemorragias da matriz germinal pode haver resolução completa ou permanecer um pequeno cisto no local do sangramento (Figura 6.17). Nas grandes hemorragias, o cóagulo se retrai e, após completa reabsorção, pode haver dilatação ventricular ou cistos porencefálicos como sequelas (Figura 6.16).[25]

O sistema de classificação mais empregado é o de Papile e cols.,[26] com base nos achados do estudo prospectivo com tomografia computadorizada, que também é adequado ao estudo ultrassonográfico e tem se mostrado bastante útil do ponto de vista clínico:

- **Grau 1:** hemorragia da matriz germinal isolada (Figura 6.11).
- **Grau 2:** hemorragia intraventricular sem dilatação dos ventrículos (Figura 6.13).
- **Grau 3:** hemorragia intraventricular com dilatação dos ventrículos (Figura 6.14).
- **Grau 4:** hemorragia ventricular com hemorragia parenquimatosa (Figura 6.15).

Outros autores fizeram alterações nessa classificação,[27-29] com destaque para Volpe[30] que, fundamentado na teoria de diferentes etiopatogenias para as hemorragias peri-intraventriculares e intraparenquimatosas, sugere a classificação apenas nos graus I, II e III, fazendo-se uma notação em separado, indicando a localização e a extensão, das ecodensidades parenquimatosas periventriculares.

Hemorragias subaracnoides

O ultrassom costuma ser pouco sensível para o diagnóstico de hemorragia subaracnóidea porque a periferia do cérebro é normalmente ecogênica, o que dificulta a diferenciação entre sangue e tecido normal. No entanto, ocasionalmente, um alargamento ecogênico das fissuras, principalmente da fissura de Sylvius, pode sugerir hemorragia subaracnóidea. Deve-se ter cuidado para não confundir esse alargamento provocado pela hemorragia com as fissuras normalmente proeminentes vistas nos prematuros.

Hemorragias epidurais

Exceto em raros casos de distúrbio de coagulação, hemorragia epidural no recém-nascido é sinal de trauma mecânico e frequentemente se associa a um cefalematoma. São raras as publicações de diagnóstico ultrassonográfico, pois esse quadro é mais bem verificado com TC. Caracteristicamente apresenta-se como uma imagem biconvexa, associada, dependendo do volume, à compressão do tecido cerebral e do ventrículo ipsilateral e a desvio da linha média. Liquefação precoce (24 a 48 horas) é típica dessa lesão, que se apresenta anecogênica.

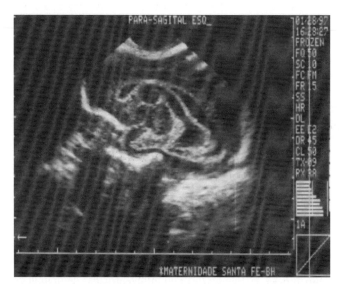

Figura 6.16 ▷ Evolução da hemorragia peri-intraventricular. Cisto subependimário e coágulo em fase de reabsorção.

Hemorragias subdurais

Podem ser decorrentes de laceração da foice, ruptura de vasos supra ou infratentoriais, laceração tentorial ou osteodiástase occipital. No caso de laceração da foice, a coleção se localiza na fissura inter-hemisférica e é visualizada ao ultrassom como presença de líquido entre os hemisférios. Rupturas de veias das regiões supratentoriais resultam em hematomas acima da convexidade cerebral e são visualizadas como coleções líquidas adjacentes às superfícies dos lobos frontoparietais. Laceração tentorial ou osteodiástase occipital provoca hematomas na região infratentorial, acima dos hemisférios cerebelares, podendo comprimir o cerebelo ou o tronco cerebral.

Quando a hemorragia é aguda, o espaço subdural se apresenta ecogênico. À medida que evolui, torna-se hipo ou anecogênico. Como achados adicionais podem ser encontrados giros achatados e distorcidos, ventrículos comprimidos e desvio da linha média. Pequenos hematomas podem ser de difícil identificação ao ultrassom em virtude da dificuldade em angular o transdutor para visibilização da convexidade cerebral.

Hemorragias cerebelares

Podem ocorrer em função de hemorragia da matriz germinal do quarto ventrículo, ruptura do tentório ou osteodiástase.

Ao ultrassom, apresentam-se como assimetria na ecogenicidade cerebelar com alteração da ecoestrutura. Em virtude da alta ecogenicidade do verme cerebelar, seu diagnóstico pode ser difícil, às vezes necessitando abordagens através de outras fontanelas, como a esfenoidal ou a mastóidea.

Hemorragias intracerebrais

Frequentemente associadas a HPIV, podem também ocorrer isoladas, geralmente causadas por traumas, diáteses hemorrágicas ou, mais raramente, por trombose venosa ou arterial. O aspecto ecográfico é de uma área anormalmente ecogênica no córtex cerebral ou nos gânglios da base.

ENCEFALOPATIA HIPÓXICO-ISQUÊMICA

Os principais achados neuropatológicos que acompanham as encefalopatias hipóxico-isquêmicas são:

- Leucomalacia periventricular.
- Lesão isquêmica focal ou difusa.
- Lesão dos gânglios basais e do tálamo.
- Lesão neuronal seletiva.
- Lesão cerebral parassagital.

A US é útil na avaliação das três primeiras, não tendo muito valor nem na necrose neuronal seletiva nem na necrose parassagital, as quais são muito periféricas ou demasiadamente localizadas para serem visualizadas.

Leucomalacia periventricular

As imagens visualizadas pela ecografia ocorrem nas primeiras 2 semanas de vida, como uma larga faixa de ecogenicidade aumentada, localizada lateralmente aos cornos anteriores e aos átrios dos ventrículos laterais. A ecogenicidade aumentada deve ser diferenciada do halo ecogênico periventricular normal. Em geral, na leucomalacia, a ecogenicidade é mais intensa, heterogênea e com limites um pouco mais definidos do que no halo periventricular normal. Muitas vezes, a diferenciação definitiva só é possível com o seguimento ecográfico para detectar a formação cística (Figura 6.17).

Podem ser notados dois tipos diferentes de ecodensidade periventricular: algumas lesões são extensas e grosseiras, e frequentemente unilaterais; outras se apresentam com pouca extensão, lineares, e são frequentemente bilaterais e simétricas. As primeiras quase sempre representam infartos hemorrágicos e estão associadas com HPIV. Já as menores, provavelmente, não são hemorrágicas, e estão associadas em menor escala com as HPIV.[14] A distinção à US das formas hemorrágicas e não hemorrágicas de leucomalacia periventricular não é fácil, pois ambas apresentam ecogenicidades semelhantes.

Evolutivamente, as ecodensidades periventriculares, quando pequenas, podem desaparecer dentro de 2 a 3 semanas; no entanto, em aproximadamente 15% dos casos ocorrem formações císticas. Nas ecodensidades extensas, quase sempre há formação de cistos. Estes são múltiplos, de parede fina, e usualmente não se comunicam com o sistema ventricular.

Em certos casos, as paredes que separam os cistos entre si e do sistema ventricular podem degenerar e permitir a comunicação. Outros achados evolutivos são atrofia cerebral com alargamento da fissura inter-hemisférica e dos sulcos cerebrais e graus variáveis de ventriculomegalia.

De Vries e cols.[31] sugerem uma classificação, ainda não universalmente aceita, para a leucomalacia periventricular:

- **Grau 1:** ecodensidade periventricular transitória (com duração maior do que 7 dias).
- **Grau 2:** ecodensidade periventricular transitória, evoluindo para pequenos cistos restritos à região frontoparietal.
- **Grau 3:** ecodensidade periventricular evoluindo para extensas lesões císticas, estendendo-se pela substância branca das regiões frontoparietal e/ou occipital (leucomalacia periventricular cística).
- **Grau 4:** ecodensidade estendendo-se para substância branca profunda, evoluindo para extensas lesões císticas e atingindo a região subcortical (leucomalacia cística subcortical).

Lesão isquêmica focal ou difusa

Tanto as lesões focais como as difusas causam áreas de alta ecogenicidade dentro do parênquima cerebral, com perda da definição de sulcos e giros e diminuição dos batimentos vasculares (Figuras 6.18 e 6.19). Quando difusas, há compressão dos ventrículos pelo edema, os quais se apresentam diminuídos de volume, muitas vezes reconhecidos apenas pela visualização de seus plexos coroides ecogênicos (é importante lembrar que esse achado pode também ser normal em recém-nascidos

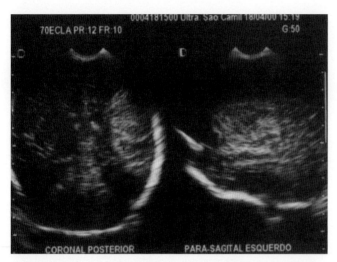

Figura 6.18 ▷ Ecodensidade parenquimatosa paraventricular. Encefalopatia hipóxico-isquêmica.

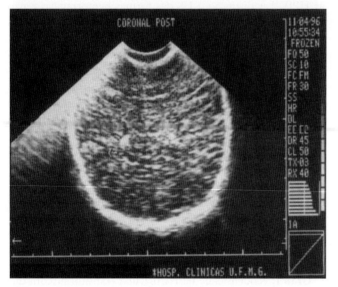

Figura 6.19 ▷ Ecodensidade parenquimatosa difusa com perda da definição de sulcos e giros e colabamento dos ventrículos. Edema cerebral.

a termo). Os casos de infarto podem evoluir com atrofia cerebral, dilatação ventricular, calcificações parenquimatosas e encefalomalacia cística.

Lesão dos gânglios basais e do tálamo

Lesão isquêmica dos gânglios da base e do tálamo são relativamente raras e decorrentes de asfixia perinatal ou trombose secundária à meningite. Os achados ecográficos incluem aumento da ecogenicidade e diminuição das pulsações vasculares, sendo mais bem identificados quando há necrose hemorrágica concomitante. As lesões dos gânglios da base e do tálamo também podem evoluir para formações císticas.

Paneth[32] faz uma crítica às várias nomenclaturas para caracterizar e classificar as lesões cerebrais de recém-nascidos prematuros e sugere uma classificação topográfica, levando em consideração que diferentes lesões podem atingir uma mesma estrutura e que nem sempre é fácil distinguir sua real etiopatogenia. Propõe, portanto, o seguinte:

1. **Lesão da substância branca:** incluindo leucomalacia periventricular cística, cistos porencefálicos, infartos isquêmicos e hemorrágicos, todos facilmente diagnosticados pela US. Além deles, existem outras lesões que, diagnosticadas pelo exame anatomopatológico, teriam pouca ou nenhuma expressão ao exame ultrassonográfico: glóbulos anfofílicos, hipertrofia de astrócitos e rarefação.
2. **Hemorragias em áreas não parenquimatosas do cérebro:** incluindo as periventriculares (restritas à matriz germinal), as intraventriculares (por extensão ou originadas no plexo coroide) e as subaracnóideas.
3. **Lesões em outras localizações cerebrais:** cerebelo, gânglios basais, tronco cerebral etc.

Interessante notar que o córtex, restrito a poucos milímetros de espessura em recém-nascidos, na interface do segundo para o terceiro trimestre de gestação, raramente tem sido descrito como local de lesão em prematuros.[32]

Infecções intracranianas

Infecções virais e parasitárias

Um grande número de vírus e protozoários pode causar infecção do SNC. No recém-nascido, as mais importantes são as do chamado grupo TORCH, em especial citomegalovírus, toxoplasma, rubéola e herpes.

A US é útil para identificar as alterações ventriculares e parenquimatosas associadas com as infecções perinatais. Os achados sonográficos incluem calcificações cerebrais (Figura 6.20), dilatação ventricular, degeneração cística e aumento da ecogenicidade da vasculatura dos gânglios da base.

Infecções bacterianas

Os achados ecográficos da infecção bacteriana aguda incluem sulcos ecogênicos, aumento da ecogenicidade paren-

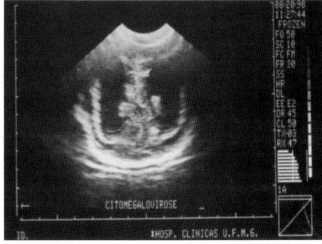

Figura 6.20 ▷ Calcificações periventriculares. Citomegalovirose.

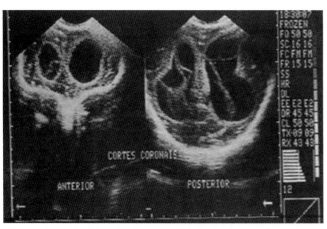

Figura 6.21 ▷ Ventriculite com debris. Meningite bacteriana.

Peso de nascimento (g)	Idade Pós-natal		(em dias)	
	3 a 5	10 a 14	28	Pré-alta
Até 1.000	X	X	X	X
1.001 a 1.250	X		X	X
1.251 a 1.500	X			X

quimatosa, abscessos, coleções extra-axiais, ventriculite e ventriculomegalia. O achado mais comum consiste no aumento da ecogenicidade dos sulcos, possivelmente por acúmulo de exsudato inflamatório. Ecogenicidade anormal do parênquima pode ser focal ou difusa e provavelmente reflete cerebrite, edema cerebral ou infartos decorrentes de vasculites.

Os abscessos, em geral localizados nos hemisférios cerebrais e principalmente no lobo frontal, apresentam-se inicialmente como área densamente ecogênica, que rapidamente evolui para imagem hipoecogênica bem definida, podendo conter debris, circundada por um anel ecogênico. Compressão do ventrículo ipsilateral e deslocamento da linha média podem estar associados.

Coleções subdurais e subaracnóideas se apresentam como imagem hipo ou anecogênica ao longo da convexidade cerebral ou alargando as fissuras. Ecograficamente não é fácil fazer o diagnóstico diferencial entre empiema e coleção estéril.

Ventriculite tem sido relatada em 65% a 90% dos casos de meningite neonatal. Os achados sonográficos incluem a presença de septos e debris intraventriculares, aumento da ecogenicidade do líquido intraventricular, perda da definição das margens dos plexos coroides e espessamento com aumento da ecogenicidade das paredes dos ventrículos (Figura 6.21).

Infecções fúngicas

O largo emprego de antibióticos e a nutrição parenteral prolongada em pequenos prematuros têm levado a aumento significativo de infecção por fungos, notadamente pela *Candida albicans*. São descritos infartos hemorrágicos secundários à invasão de fungos nos vasos sanguíneos, bem como abscessos. No exame ultrassonográfico, os abscessos fúngicos cerebrais podem apresentar o aspecto de alvo com centro ecogênico circundado por halo hipoecogênico, do mesmo modo como é descrito em outros órgãos.

PROTOCOLO PARA RASTREAMENTO

Uma preocupação atual consiste na avaliação do custo-benefício do rastreamento rotineiro, pela US transfontanelar, dos recém-nascidos prematuros. Perlman e Rollins[32] sugerem o seguinte protocolo:

- **Recém-nascido até 1.000g:** realizar pelo menos quatro exames – o primeiro entre 3 e 5 dias, o segundo entre 10 e 14 dias, o terceiro por volta do 28º dia e um exame na pré-alta.
- **Recém-nascido entre 1.001 e 1.250g:** realizar pelo menos três exames – o primeiro entre 3 e 5 dias, o segundo por volta do 28º dia e um exame na pré-alta.
- **Recém-nascido entre 1.251 e 1.500g:** realizar pelo menos dois exames – o primeiro entre 3 e 5 dias e o segundo na pré-alta.

REFERÊNCIAS

1. Leksell L. Echoencephalography: detection of the intracranial complications following head injury. Acta Chir Scand 1956; 110:301-15.
2. Pape KE, Cusick G, Houang MTW et al. Ultrasound detection of brain damage in preterm infants. Lancet 1979; 1:1261-4.
3. Cooke RW. Letter to the editor. Lancet 1979; 2:38.
4. Lipscombe AP, Blackweel RJ, Reynolds EDR et al. Letter to the editor. Lancet 1979, 2:39.
5. Volpe JJ. Anterior fontanel: window to the neonatal brain. J Pediatr 1982; 100:395-8.
6. Anderson N, Fulton J. Technical note: sonography through the posterior fontanelle in diagnosing neonatal intraventricular hemorrhage. AJNR 1991; 12:368-70.
7. Anderson N, Allan R, Darlow B, Malpas T. Diagnosis of intraventricular hemorrhage in the newborn: value of sonography via the posterior fontanelle. AJR 1994; 163:893-6.
8. Taylor GA. Recent advances in neonatal cranial ultrasound and doppler techniques. Clin Perinat 1997; 24:677-91.
9. Buckley CM, Taylor GA, Estroff JA, Barnewolt CE, Share JC, Paltiel HJ. Use of mastoid fontanelle for improved sonographic visualization of the neonatal midbrain and posterior fossa. AJR 1997; 168:1021-25.
10. Luna JA, Goldstein RB. Sonographic visualization of neonatal posterior fossa abnormalities through the posterolateral fontanelle. AJR 2000; 174: 561-7.
11. Di Salvo DN. A new view of the neonatal brain: clinical utility of supplemental neurologic US imaging windows. Radiographics 2001; 21:943-55.
12. Correa FF, Goya E. Uso de fontanelas alternativas no estudo ultra-sonográfico do cérebro do recém-nascido. In: Alves Filho N, Trindade O, Tavares EC. Clínica de perinatologia: imagenologia em perinatologia. Rio de Janeiro: Medsi, 2002 vol2/2:299-311.
13. Marba STM, Aranha Neto A. Utilização da dopplerfluxometria na ultra-sonografia craniana transfontanelar. In: Alves Filho N, Trindade O, Tavares EC. Clínica de perinatologia: imagenologia em perinatologia. Rio de Janeiro: Medsi, 2002 vol2/2:289-98.
14. Siegel MJ. Brain. In: Siegel MJ, eds. Pediatric sonography. New York: Raven Press, 1991:9-62.
15. American College of Radiology. ACR Standards for the performance of the pediatric neurosonology examination. 1995.

16. Levene MI. Is neonatal cerebral ultrasound just for the voyeur? Arch Dis Child 1988; 63:1-2.

17. Stewart, Hope PL, Hamilton P et al. Prediction in very preterm infants of satisfactory neurodevelopmental progress at 12 months. Develop Med Child Neurol 1988; 30:53-63.

18. Mello RR, Meio MD, Morsch DS et al. Ultra-sonografia cerebral neonatal normal no premature – é possível tranqüilizar os pais? J Pediatr (Rio J.) 1999; 75(1):45-9.

19. Huang C, Yeh TF. Assesment of gestational in newborns by uneurosonography. Early Hum Dev 1991; 25:209-30.

20. Murphy NP, Rennie J, Cooke RWI. Cranial ultrasound assessment of gestational age in low birthweight infants. Arch Dis Child 1989; 64:569-72.

21. Govaert P, de Vries LS. Normal anatomy. In: Govaert P, de Vries LS. An atlas of neonatal brain sonography. London: Mac Keith Press, 1997:1-37.

22. Govaert P, de Vries LS. Pathology: malformations and hydrocephalus. In: Govaert P, de Vries LS. An atlas of neonatal brain sonography. London: Mac Keith Press, 1997:91.

23. Philip AGS, Allan WC, Tito M, Wheeler LR. Intraventricular hemorrhage in preterm infants: declining incidence in the 1980s. Pediatrics 1989; 84:797-801.

24. Corvisier MC, Marques CT, Martins CA et al. Hemorragia intracraniana (HIC) em recém-nascidos de muito baixo peso (<1500g): incidência declinante? In: Anais do Congresso Latino Americano 6 e Brasileiro de Perinatologia 12. Rio de Janeiro: 1990:18.

25. Rumack CM, Johnson MD. Intracranial hemorrhage. In: Rumack CM, Johnson MD, eds. Perinatal e infant brain imaging. Chicago: Year Book Medical Publish, 1984:117-53.

26. Papile L-A, Burstein J, Burstein R, Kofller H. Incidence and evolution of subependymal and intraventricular hemorrhage: a study of infants with birth weights less than 1500 g. J Pediatr 1978; 92:529-34.

27. Allan WC, Phillip AGS. Neonatal cerebral pathology diagnosed by ultrasound. Clin Perinat 1985; 12:195-216.

28. Kuban K, Teele RL. Rationale for grading intracranial hemorrhage in premature infants. Pediatrics 1984; 74:358-63.

29. Monset-Couchard M, Bethmann O, Brouard-Orzechowski C, Relier JP. Cotation des hémorragies péri-intraventriculaires (HPIV) du nouveau-né avec prise en compte de la latéralité et de la localisation parenchymateuse – Application à 323 cas conécutifs. J Radiol 1987; 68:159-66.

30. Volpe JJ. Intraventricular hemorrhage in the premature infant – current concepts. Part II. Ann Neurol. 1989; 25-2:109-16.

31. De Vries LS, Eken P, Dubowitz LM. The spectrum of leukomalacia using cranial ultrasound. Behav Brain Res 1992; 49(1):1-6.

32. Paneth N. Classifying brain damage in preterm infants. J Pediatr 1999; 134(5):527-9.

33. Perlman JM, Rollins N. Arch Pediatr Adolesc Med 2000; 154:822-6.

7

Tomografia Computadorizada e Imagem por Ressonância Magnética em Neuropediatria

José Carlos Tadeu Martins ▪ Maria Olívia Rodrigues da Costa
Maria Teresa Carvalho de Lacerda ▪ Sérgio Caetano Silva

INTRODUÇÃO

O objetivo deste capítulo é descrever, de maneira sucinta, as principais aplicações do diagnóstico por imagem, por meio de tomografia computadorizada (TC) e ressonância magnética (RM), em neuropediatria. Para um estudo mais aprofundado, recomendamos que o leitor recorra aos temas específicos descritos em outros capítulos deste livro, bem como às referências aqui enumeradas.

Os métodos de obtenção de imagem, seja por TC, seja por RM, têm progressivamente avançado no diagnóstico das patologias ou mesmo da fisiologia do sistema nervo central (SNC). Para tirar o máximo proveito desses métodos, imagens de alta resolução podem ser obtidas por meio de TC *multislice* ou técnicas modernas de RM que, embora mais rápidas, ainda necessitam de imobilidade por parte dos pacientes.

Anestesia para crianças em RM e TC

A necessidade de sedação ou anestesia geral para crianças em lugares remotos como RM e TC aumentou acentuadamente nos últimos anos. A distância da sala de cirurgia é muitas vezes um problema e um desafio para o anestesiologista no sentido de prover segurança a seu paciente.

As diferenças entre as anestesias de TC e RM são basicamente: uso de radiação ionizante na TC; tempo de exame maior na RM; possibilidade de ter de mudar o paciente de posição na RM (dependendo do aparelho) quando se realizam exames de várias partes do corpo; presença na RM de forte campo magnético e alto nível de ruído.

O forte campo magnético oferece grande risco à entrada de objetos ferromagnéticos em função do risco de acidentes, mas também interfere na monitoração dos pacientes, pois limita a entrada de estetoscópios, laringoscópios e monitores, bem como desfibriladores e bombas de infusão. Há relato de acidente inclusive com vaporizador de sevoflurano não compatível com RM. A força exercida sobre um objeto é inversamente proporcional à quarta potência da distância do centro do magneto e é diretamente relacionada à massa do objeto.[9]

O alto ruído da RM pode ter efeito nos pacientes e deve-se usar protetor auricular mesmo no paciente anestesiado.

A baixa temperatura da sala pode levar a perda significativa de calor, principalmente em neonatos,[2] que podem sofrer alteração de pressão arterial, saturação periférica de oxigênio e frequência cardíaca (categoria B1 de evidência).

A mobilização da criança anestesiada deve ser cuidadosa em virtude dos riscos de lesões. Há relato de pelo menos dois casos de paraplegia em adultos anestesiados que necessitaram de laminectomia de emergência.

O anestesiologista deve ter conhecimento também sobre o risco do uso de contrastes radiológicos, frequentemente usados em TC e RM. O gadolínio pode levar à fibrose sistêmica nefrogênica (categoria B3 de evidência), descrita em 2006 em pacientes com disfunção renal.

Devem ser usados monitores compatíveis com a RM, o que não interfere com a radiofrequência nem promove artefatos (categoria B2 de evidência). Encontram-se disponíveis oxímetros, pressão não invasiva, capnografia, temperatura e o eletrocardiograma contínuo, que é adequado para observação do ritmo, mas não de isquemia, em função dos artefatos. Os monitores podem oferecer riscos, como queimaduras na área dos eletrodos cardíacos (categoria B2 de evidência) e do cabo do oxímetro (categoria B3 de evidência).

O uso de marca-passo cardíaco na RM pode levar a desconforto e palpitação (categoria B2 de evidência) ou até à morte (categoria B3 de evidência).

Com relação aos riscos anestésicos, um estudo observacional e um relato de caso indicam que anestesia em RM pode estar associada com depressão respiratória, dessaturação de oxigênio, broncoespasmos, agitação, vômitos e sonolência (categoria B2). Entretanto, a literatura não permite afirmar se a intubação traqueal ou o uso de máscara laríngea melhorou o resultado para pacientes em risco de comprometimento de vias aéreas durante RM (categoria D). Uma força-tarefa da Associação Americana de Anestesiologia (ASA) recomenda, mesmo assim, que nesses pacientes seja estabelecida uma via aérea mais agressivamente.[1]

Pré-anestésico

A avaliação pré-anestésica pode ser feita no dia do exame ou anteriormente. Deve conter detalhes da história pregressa, exame físico, motivo da realização do exame e, principalmente, diagnóstico ou suspeita de doenças associadas à hipertermia maligna, como a síndrome de King Denborough ou alergia a látex, como espinha bífida.

Pós-anestésico

A literatura é insuficiente para determinar se os cuidados pós-anestésicos reduzem a frequência de eventos adversos (categoria D de evidência),[1] mas os membros da ASA recomendam que sejam implementados, contando-se com todo o suporte de monitoração e emergência.

Considerações anestésicas

A escolha da técnica anestésica, se sedação profunda, anestesia geral venosa ou inalatória, será determinada pelo anestesiologista, que avaliará fatores importantes, como necessidade individual da criança, posição do paciente para estudo, duração do exame e fatores específicos, como necessidade de apneia.

A sedação é mais comumente inadequada para crianças em estado físico ASA III ou IV,[4] sendo a maioria das anestesias gerais realizada para esses pacientes de maior risco.

Pode-se utilizar anestesia venosa total ou inalatória com sevoflurano, mas não existem dados suficientes na literatura quanto à melhor técnica. O uso do propofol demonstra muitas vantagens para anestesia pediátrica em locais remotos, principalmente para pacientes ambulatoriais, em virtude de seu rápido início e recuperação, bem como por seu efeito antiemético. Entre seus efeitos colaterais importantes destacam-se: dor à injeção, hipotensão, bradicardia, eritema, *flushing* e aumento de temperatura horas após a anestesia. Não se notam diferenças em complicações respiratórias entre os dois anestésicos, mas há mais interrupções do exame e menor agitação pós-anestésica com o uso do propofol.[8] Essa agitação, pelo sevoflurano, pode ser prevenida com uso de ketamina (0,25mg/kg) ou nalbufina (0,1mg/kg) injetada imediatamente antes da descontinuação do anestésico inalatório, sem aumento do tempo de recuperação.[14]

A desmedetomidina tem demonstrado bom potencial para TC e RM, com pouca alteração do ritmo cardíaco e da pressão arterial, mas com recuperação prolongada, pois sua meia-vida em crianças é de aproximadamente 2 horas.

O hidrato de cloral é pouco citado na literatura e, em comparação com o propofol, apresenta índice de falha de 22,5% contra 1,4%. Após a falha, se há associação com sevoflurano ou ketamina, aumenta-se muito o risco de complicações respiratórias (4,6% contra 2,4%).[10]

O uso somente de midazolam não é adequado para crianças, pois elas se mexem ou acordam com o barulho.

Em um trabalho de metanálise concluiu-se que o uso de ketamina para sedar crianças fora do ambiente cirúrgico leva a um risco de 3,9% de complicações respiratórias, o qual é maior em crianças menores de 2 anos e maiores de 13 anos.

Não há um agente perfeito para prevenção do comprometimento de vias aéreas em crianças anestesiadas. Entretanto, a atenção cuidadosa à posição da cabeça e do pescoço, ao nível de sedação e à patência das vias aéreas é imperativa para promover a segurança, evidentemente lembrando-se dos adjuvantes: cânulas orais, máscaras laríngeas e tubos endotraqueais.

MEIOS DE CONTRASTE

Na TC, habitualmente, o exame deve ser iniciado com a fase simples, partindo-se para a fase contrastada caso alguma anomalia seja constatada ou de acordo com a suspeita clínica. Apesar de a reação alérgica nas crianças ser mais rara do que na população adulta, deve-se precaver com uma boa anamnese e, obviamente, evitar o uso de contraste iodado em pacientes asmáticos ou com história prévia de reação adversa a esse composto. Na insuficiência renal, seu uso não é indicado em função do risco de agravamento do quadro. As reações agudas mais graves ao contraste iodado são mais comuns em pacientes que pesam entre 24 e 40kg. É preferível a utilização de contrastes iodados não iônicos, em virtude de seu menor índice de complicações (concentrações apresentadas em torno de 30mg/mL), recomendando-se a dose habitual de 3mL/kg, com dose máxima de 120mL.

Na RM, o uso do agente paramagnético (gadolínio) tem sua eficácia comprovada na identificação e avaliação das neoplasias primárias e metastáticas (encéfalo, medula e extra-axiais) e processos inflamatórios (cerebrites, mielites e meningites). Os agentes paramagnéticos são utilizados por via endovenosa na dose habitual de 0,1mmol/kg, enquanto doses maiores (até 0,3mmol/kg) foram mais sensíveis na detecção de algumas lesões hipercaptantes, principalmente na disseminação liquórica de tumores encefálicos.[92] Na fase contrastada, são utilizadas habitualmente sequências ponderadas em T1, visto que, nas demais, pouca ou nenhuma informação adicional é obtida. Reações adversas aos agentes paramagnéticos são muito raras e, usualmente, sem importância clínica, devendo-se evitar seu uso nas insuficiências hepática e renal e, obviamente, naqueles casos de hipersensibilidade conhecida a seus componentes.

TÉCNICAS DE TC E RM

TC

Os estudos tomográficos para avaliação do crânio e da coluna são de extrema importância na neurorradiologia, principalmente em se tratando de traumas, dismorfismos ou alterações ósseas. Entretanto, cabe ressaltar a relevância da indicação clínica de cada caso para realização de TC ou sua substituição, quando possível, por métodos que não usem radiação ionizante. Ao radiologista pediátrico, devem ser relembrados os protocolos com otimização dos parâmetros técnicos, reduzindo o número das fases contrastadas, diminuindo o mAs em torno de 50% e aumentando o *pitch* (1.0:1 para 1.5:1).

Encéfalo

Para crianças mais velhas, a técnica é semelhante à do adulto, com cortes axiais paralelos à linha orbitomeatal, apresentando espessura de 2mm na base e 8mm acima do osso temporal.

Nas crianças mais novas, os cortes de 8 a 10mm são considerados muito espessos, preferindo-se cortes de 3 a 5mm, de acordo com a patologia a ser pesquisada.

Os cortes coronais em pacientes sedados devem ser realizados em posição supina, com hiperextensão da cabeça, perpendicularmente ao plano esfenoidal, o que pode ser evitado com o uso do aparelho *multislice* (aquisição volumétrica), possibilitando reconstruções em qualquer plano, sem necessidade da mudança de posição.

Para um diagnóstico preciso, o exame do recém-nascido (RN) deve ser fotografado em janelas mais baixas do que aquelas utilizadas no paciente adulto (variando entre 20 e 60), em razão do maior teor hídrico do cérebro do RN.

Na avaliação de dismorfismos craniofaciais ou suspeita de craniossinostoses, devem se realizados cortes com 3mm de espessura, procedendo-se a seguir às reconstruções com algoritmos ósseos e tridimensionais (Figura 7.1).

Coluna

Os cortes axiais devem ser obtidos paralelamente aos discos, usualmente com 2mm de espessura para a região cervical e 3mm para as demais, visando ao segmento indicado. Recomenda-se evitar estudo em segmento maior que três níveis vertebrais, procedendo-se, a seguir, às reconstruções multiplanares. A mielo-TC é uma opção para o estudo do conteúdo intradural, quando não se dispõe de RM.

RM

As sequências devem ser priorizadas em ordem decrescente de importância, pois, caso o paciente desperte precocemente, a "essência" do exame já terá sido obtida.

Encéfalo: técnica de rotina

- **Plano sagital com ponderação T1 (técnica *spin-echo-SE*):** Esta técnica deve ser realizada em todos os pacientes, pois possibilita excelente estudo das estruturas medianas frequentemente lesadas em anomalias congênitas, principalmente o cerebelo e o corpo caloso. Serve ainda como referência para o planejamento das demais sequências.
- **Plano axial com ponderação T2 (técnica *fast-spin-echo-FSE*, ou *spin-echo-SE*):** em crianças com menos de 6 meses de vida, essa sequência é fundamental para a avaliação da estrutura dos giros e sulcos cerebrais. Dos 6 aos 18 meses, é mais útil na avaliação da maturidade cerebral do que aquelas ponderadas em T1, e acima desta idade deve ser incluída na rotina para avaliação do encéfalo adulto, fundamental para surpreender aumento de "água livre", sobretudo na substância branca. Alguns autores preconizam o uso de sequências T2 "pesadas", obtidas como técnica de SE com TR em 3.000m e TE 120 em crianças com menos de 1 ano de idade, por serem mais sensíveis do que as sequências FSE.[10,40]
- **Plano axial com ponderação T1 (SE):** até os 6 meses de vida, é a sequência de rotina que melhor avalia a mielinização cerebral, e deve ser utilizada até os 18 meses de idade para avaliação de potencial anomalia estrutural.
- *Axial flair* (técnica *fast-inversion-recovery* com ponderação T2 com supressão liquórica): deve ser utilizada como sequência "secundária" para melhor avaliação da lesão, principalmente em crianças mais velhas, quando a mielinização estará completa (acima dos 2 anos de idade).
- **Plano coronal com ponderação T2 (FSE):** indispensável na avaliação dos hipocampos em pacientes com crises convulsivas parciais complexas, mostrando-se também muito útil na avaliação da substância branca periventricular, entre outras patologias.
- **Plano coronal com ponderação T1 (SE):** muito útil na avaliação das esquizencefalias, holoprosencefalias e lesões selares e perisselares.
- **Plano axial com ponderação T2* – técnica de *gradient-echo* (GE):** indispensável na avaliação de traços hemorrágicos crônicos (traumatismo ou sangramentos espontâneos) e pesquisa de malformações vasculares angiograficamente ocultas

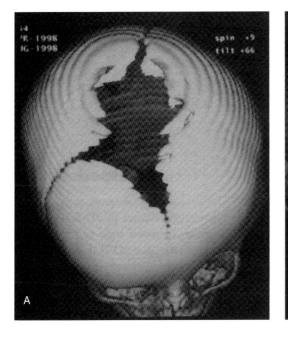
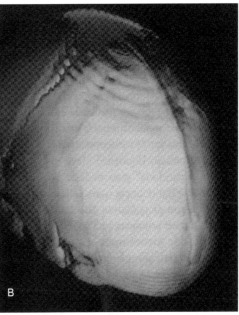

Figura 7.1 ▷ Reconstrução tridimensional de TC em diferentes pacientes com craniossinostose, caracterizando (**A**) plagiocefalia dada por fechamento precoce unilateral da sutura coronal e (**B**) escafocefalia dada por fechamento precoce da sutura sagital.

(cavernomas principalmente), além de ser mais sensível na detecção de calcificações do que as demais sequências.

- **Técnica de volume:** obtendo-se cortes finos ponderados em T1, pela técnica de GE (SPGR, 3D-Flash etc.), em menor intervalo de tempo, está indicada para diagnosticar anomalias corticais sutis em pacientes com crises convulsivas.

Coluna

A RM é o método de escolha para detecção de mielopatias em anomalias congênitas, embora a TC possa complementar o estudo da parte óssea, como, por exemplo, na avaliação do componente ósseo do esporão nas diastematomielias. A técnica a ser escolhida varia de acordo com a suspeita clínica, considerando-se, a seguir, as principais indicações:

- **Disrafismo:** iniciar com plano sagital com ponderação T1 (SE), procedendo-se em seguida a cortes axiais ponderados em T1, que devem "varrer" toda a região de interesse.
- **Escolioses:** iniciar com plano coronal com ponderação T1 ou T2 para avaliar anomalias vertebrais potencialmente existentes e procurando diastematomielia. Caso encontrada, o segmento deve ser estudado com cortes axiais ponderados em T2* para melhor avaliação do esporão ósseo ou cartilaginoso.
- **Mielopatia a esclarecer:** iniciar com plano sagital com ponderação T2 (FSE), 3mm de espessura, pelo segmento de interesse clínico, procedendo-se em seguida a cortes axiais ponderados em T2* (GE), para região cervical ou torácica alta, e axiais ponderados em T2 (FSE), para regiões torácicas baixas e lombar. Planos sagital e/ou axial ponderados em T1 pré e pós-contraste devem ser avaliados de acordo com os achados precedentes.

TÉCNICAS ESPECIAIS

- **Angiorressonância:** habitualmente, para estudo do encéfalo, é realizada pela técnica de 3D-TOF (*three dimensional Fourier transformed time off flight)*, quando se preconiza a fase arterial, e 2D-TOF ou PC (*phase contrast*), quando se preconiza ênfase venosa.
- **Estudo do fluxo liquórico:** o fluxo liquórico pode ser visualizado e analisado quantitativamente utilizando-se técnica de PC, estando particularmente indicado em paciente com obstrução do forame magno (Chiari I e II, impressão basilar, entre outros).

Imagem por perfusão e difusão

Perfusão por ressonância magnética (PWI)

Técnicas de perfusão são limitadas por diversos fatores em crianças muito jovens. Entre eles, incluem-se dificuldade de acesso venoso com calibre satisfatório, doses baixas de contraste, injeção prolongada por cateter de fino diâmetro etc.

A perfusão é uma técnica de RM baseada na passagem de sangue através da rede vascular cerebral, sendo um método não invasivo de avaliação de várias medidas hemodinâmicas, como volume sanguíneo cerebral (VSC), fluxo sanguíneo cerebral (FSC), tempo médio de trânsito (TMT) e tempo de chegada (TCB). Uma das potenciais aplicações dessa técnica é a análise não invasiva para diferenciação dos tumores.[93,94]

A PWI traduz a distribuição de sangue para o parênquima cerebral através dos capilares. É tipicamente medida em mL/100g de tecido/min ou unidades de FSC, que representam a quantidade de sangue que se movimenta em uma amostra de tecido por unidade de tempo. O VSC representa FSC × TMT, relacionando-se, portanto, com a quantidade de sangue que chega ao tecido em dado período de tempo. Não é possível a obtenção de valores absolutos de VSC, utilizando-se medidas relativas de VSC (VSCr).[95,96]

No estudo de perfusão por RM é injetado o meio de contraste paramagnético – gadolínio (Gd) – em concentração de 0,1 a 0,3mmol/kg de peso, através de injeção rápida (2 a 5mL/s) – preferencialmente através de bomba mecânica – e, em seguida, é realizada uma segunda injeção de soro salino para aumentar o volume total de líquido injetado, ajudando o Gd a atingir uma concentração máxima no coração em curto intervalo de tempo. Antes, durante e após a injeção são obtidas imagens dos mesmos cortes, em curtos intervalos de tempo (1 a 2s), de modo a possibilitar o acompanhamento das mudanças de sinal com a passagem de contraste pelos tecidos, que nada mais é que a *perfusão*. Com a distribuição do Gd através dos vasos teciduais, a homogeneidade do campo é alterada, o que significa que a potência do campo magnético varia irregularmente com a localização e a própria "composição" do tecido cerebral (normal × anormal).[97]

Durante a primeira passagem do bolo do meio de contraste paramagnético, a intensidade de sinal nas imagens pesadas em T2* diminui. A concentração do Gd pode ser calculada mediante as mudanças de intensidade de sinal, obtendo-se uma curva pontilhada da concentração tecidual do Gd sobre o tempo, sendo a área dessa curva proporcional ao VSCr.[96] O tamanho dos vasos dentro do tumor varia com a agressividade deste. Sugahara e cols.[98] sugerem que gliomas de baixo grau estão associados a aumento do volume sanguíneo cerebral não tão intenso quanto os de alto grau de malignidade (Figura 7.2*A* a *C*). Entretanto, alguns tumores benignos altamente vascularizados apresentam-se com alto VSCr, como os hemangioblastomas.

Difusão por ressonância magnética (DWI)

A técnica de difusão tem aplicação principalmente na detecção de redução do coeficiente de difusão aparente da água na fase aguda de lesão isquêmica, metabólica ou tóxica do encéfalo.

A DWI é um método de imagem extremamente sensível ao movimento molecular da água no meio tecidual, conhecido como movimento browniano. O que se mede no estudo de DWI é o coeficiente de difusão aparente (CDA), em função de a difusão da água ser medida em um local restrito, que é o tecido encefálico, onde, além da água, há as fibras de mielina, macromoléculas, axônios e membranas celulares, que representam barreiras naturais ao movimento de difusão livre das moléculas de água, sendo, desse modo, medida a difusão anisotrópica.[97, 99-101]

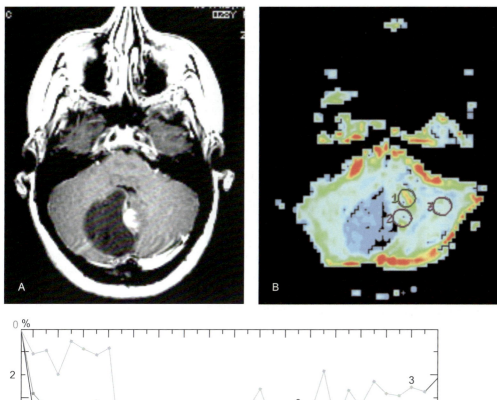

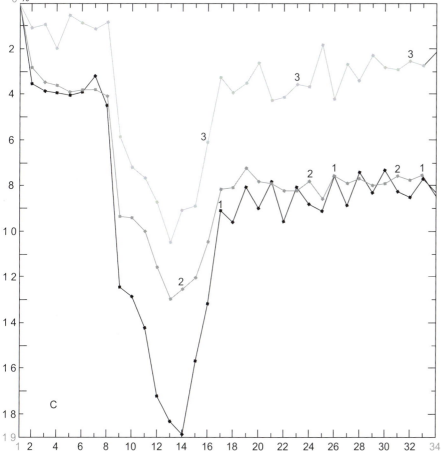

Figura 7.2 ▷ Paciente do sexo masculino, adolescente, com diagnóstico de astrocitoma pilocítico. **A.** Imagem axial ponderada em T1 pós-Gd evidencia lesão expansiva com componente cístico e sólido no verme/hemisfério cerebelar direito, apresentando-se a porção sólida com realce heterogêneo pelo Gd. **B.** Mapa de perfusão mostra a área de maior perfusão da porção sólida do tumor em vermelho (*1*), sem realce significativo pelo Gd (comparar com **A**). A porção sólida que se impregna pelo Gd apresenta menor perfusão (*2*). Em (*3*), parênquima cerebelar normal para correlação. **C.** Curva de perfusão referente a **B**, mostrando maior perfusão (curva de "decaimento") para (*1*) em relação a (*2*) e desta em relação a (*3*).

A sequência de difusão possibilita o acesso a informações microscópicas, promovendo a avaliação da citoarquitetura encefálica local e possibilitando inferir a respeito do estado de neurônios, axônios e mielina nos tratos de substância branca. A maior aplicação clínica dessa sequência é para o diagnóstico precoce de infartos encefálicos, com alterações na DWI na primeira hora após a oclusão arterial, bem antes de se tornarem visíveis às imagens convencionais de RM. Trata-se de uma sequência rápida (EPI), na qual é obtida a imagem pesada em difusão e, por pós-processamento, o mapa de CAD, no qual é suprimido o efeito T2 da sequência difusão, e, como nos casos de infarto cerebral agudo, a área com restrição à difusão mostra-se com hipersinal na imagem de difusão e hipossinal no mapa de CDA[97] (Figura 7.3*A* a *D*).

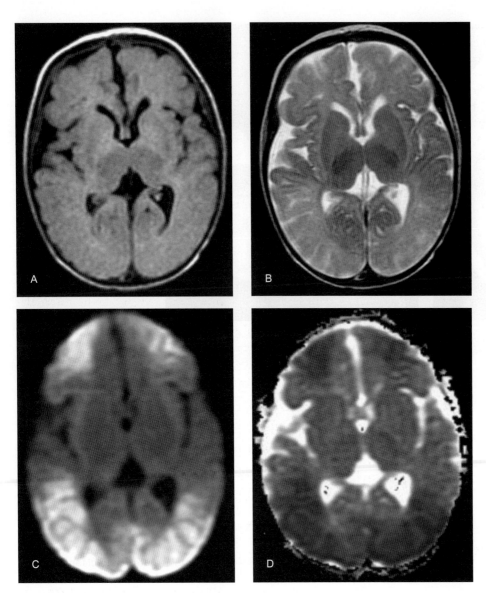

Figura 7.3 ▷ Paciente lactente do sexo feminino, submetida a cirurgia para correção de malformação do trato digestório, apresentando hipotensão e choque durante o procedimento cirúrgico. RM realizada aproximadamente 6 horas após o evento. **A.** Imagem axial ponderada em FLAIR sem evidências de alterações significativas. **B.** Imagem axial ponderada em T2 revela discreto hipersinal envolvendo a substância branca periventricular e transição corticossubcortical parieto-occipital e frontal bilateral, pouco delimitado em relação à substância branca ainda não mielinizada. **C.** Imagem axial ponderada em difusão, mostra claramente o hipersinal nas regiões frontais e, principalmente, parieto-occipitais. **D.** Mapa de CDA revelando o hipossinal nas regiões acometidas, inferindo restrição à difusão (evento vascular hipóxico-isquêmico agudo).

Espectroscopia por ressonância magnética

A espectroscopia por ressonância magnética (ERM) do encéfalo é considerada uma técnica diagnóstica segura pela Associação Médica Americana, útil na monitoração de alterações metabólicas do SNC em várias doenças, como neoplasias, doenças genéticas e erros inatos do metabolismo. Além disso, juntamente com as imagens de ressonância magnética, promove a correlação de alterações anatômicas e fisiológicas com as alterações metabólicas e bioquímicas que ocorrem nos tecidos.[102-104]

Uma questão frequente é: qual é a diferença entre a RM convencional e a ERM? Basicamente, ambas são obtidas pela mesma técnica, diferindo apenas na forma em que os dados são apresentados: a RM convencional gera a *imagem* e a ERM o *espectro*, traduzido por gráfico com picos, onde o eixo horizontal marca a posição do pico do metabólito em unidade arbitrária – ppm (partes por milhão) – e sua concentração é indicada no eixo vertical pela altura do pico ou, mais precisamente, pela área sob a curva.

A ERM é usada, portanto, para o estudo não invasivo do metabolismo *in vivo*.

A ERM de *prótons* (H ERM) é a técnica mais usada na prática clínica em virtude da abundância natural do hidrogênio no organismo humano e da grande sensibilidade magnética desse núcleo, quando comparado a outros.[103,104]

Duas são as técnicas de H ERM usadas: STEAM (*stimulated echo acquisition mode*) e PRESS (*point resolved spectroscopy*), sendo esta última mais frequentemente utilizada pela maioria dos autores por oferecer o dobro da relação sinal/ruído, embora a sequência STEAM mostre menor interferência do campo ao redor do volume de interesse – *voxel* (*volume element*). Além disso, uma lesão ou áreas de interesse podem ser estudadas de duas maneiras: "voxel" único e "multivoxel" ou volumes múltiplos. No primeiro é estudada uma área focal e, no segundo, através de uma única sequência, é estudada uma área mais extensa do encéfalo, sendo, portanto, mais utilizada para doenças difusas. A técnica "multivoxel" só se encontra disponível no mercado através da sequência PRESS.[102-105]

Assim como nas imagens convencionais de RM do encéfalo, a informação espectroscópica dependerá do tempo de relaxamento (TR) e do tempo de eco (TE) utilizados. Os metabólitos identificados em um espectro normal com TE longo são: N-acetil aspartato (NAA), creatina (Cr) e colina (Co) (Figura 7.4A). Nos espectros normais com TE curto, também pode ser identificado o pico de mioinositol (mI) (Figura 7.4B). Podem ser identificados ainda diferentes picos anômalos em espectros anormais de acordo com o tempo de eco utilizado, como os lipídios (Lip) com tempo de eco curto e o lactato (Lac), que em espectros com tempo de eco longo (maior do que 135ms) mostra-se como duplo pico invertido.

O posicionamento do "voxel" é muito importante durante a realização do exame, pois dele dependerá a qualidade do espectro. Para tanto, é preciso evitar estruturas contendo gordura, como órbita, sangue, osso e ar. O "voxel" deve conter o máximo de tecido anormal possível e pequena contaminação (quase sempre inevitável) do parênquima cerebral normal adjacente. Pequenos "voxels" contêm menor quantidade de tecido, porém resultam em menor relação sinal/ruído.[102-106]

A distribuição dos metabólitos no cérebro não é uniforme, sendo observados níveis metabólicos diferentes nas substâncias branca e cinzenta, bem como em diferentes regiões cerebrais e em diferentes idades. Costa e cols.[107] observaram, em seu grupo de crianças e adolescentes normais, relações NAA/Cr e Co/Cr menores nos hemisférios cerebelares em comparação com a substância branca parieto-occipital.

Van der Knaap e cols.,[108] em estudo espectroscópico da região periventricular supratentorial de crianças normais, com idades variando de 1 mês a 16 anos, observaram aumento na concentração do NAA e diminuição na concentração da Co nos primeiros 2 a 3 anos de vida e, a partir daí, a concentração desses metabólitos permaneceu praticamente constante. No estudo de Costa e cols.[107] de crianças e adolescentes normais, com idades variando entre 3 e 18 anos, não foram observadas mudanças estatisticamente significativas dos metabólitos com o aumento da idade na substância branca parieto-occipital e nos hemisférios cerebelares. Segundo Grodd e cols.,[109] a intensidade de sinal da Cr (creatina + fosfocreatina) é mais ou menos constante com a idade.

Principais metabólitos

- **NAA:** marcador de densidade e viabilidade neuronal, está presente na célula neuronal e é sintetizado na mitocôndria. Na substância branca, provavelmente está localizado nos axônios. No espectro normal é o maior pico e localiza-se em 2,02ppm. Está aumentado na doença de Canavan e reduzido em praticamente qualquer insulto encefálico[104,110,111] (Figura 7.5).
- **Cr:** está localizado no espectro normal em 3,03ppm ("creatina total") e é o terceiro maior pico. O pico contém contribuições da creatina, do fosfato de creatina e, em menor quantidade, do ácido gama-aminobutírico, da lisina e da glutationa. Esses compostos estão em constantes trocas entre si, de maneira que o nível total de creatina permanece estável na maior parte das situações, inclusive patológicas, servindo como uma referência interna. A Cr, provavelmente, tem a função de manter os sistemas dependentes de energia nas células cerebrais. Desse modo, a maneira mais comumente realizada de análise quantitativa da ERM é por meio das relações com a Cr (NAA/Cr, Co/Cr e mI/Cr).[104,110,111]
- **Co:** constituinte do metabolismo fosfolipídico das membranas celulares, reflete o *turnover* das membranas e é um precursor da acetilcolina e da fosfatidilcolina. O aumento da Co, provavelmente, reflete a síntese aumentada da membrana, como ocorre nos processos desmielinizantes, ou um número aumentado de células, como visto nos tumores. A Co é o segundo maior pico no espectro normal e encontra-se em 3,22ppm[104,110,111] (Figuras 7.5, 7.6A e B e 7.7A e B).
- **mI:** este pico localiza-se em 3,56ppm e é caracterizado normalmente nos espectros com TE curto. Está presente nas cé-

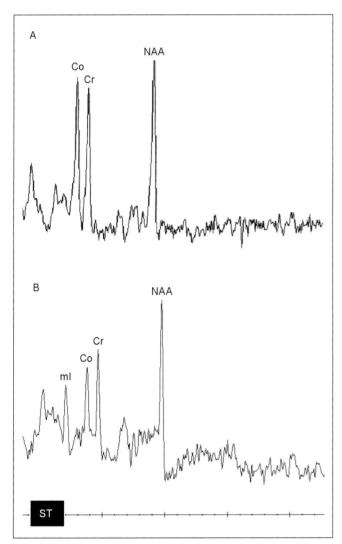

Figura 7.4 ▷ Espectros obtidos do encéfalo de criança normal. **A.** Representação gráfica normal de um espectro com TE longo (PRESS) – 135ms. **B.** Representação gráfica normal de um espectro com TE curto (STEAM) – 30ms. Verificar a presença do pico de mI.

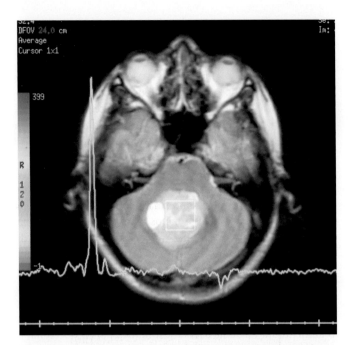

Figura 7.5 ▷ Criança com diagnóstico de meduloblastoma revela, nesta imagem de sobreposição axial T2 e espectro (PRESS) com TE longo, lesão expansiva comprometendo o verme cerebelar, com acentuado aumento do pico de Co, redução do pico de NAA e caracterização de duplo pico invertido em 1,33ppm, correspondendo a lactato.

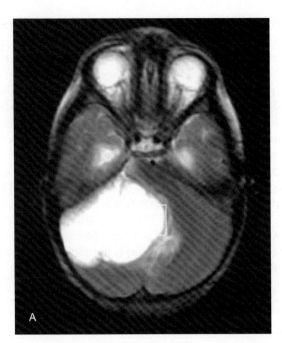

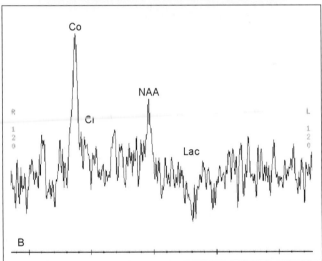

Figura 7.6 ▷ Criança com diagnóstico de astrocitoma pilocístico da fossa posterior, de apresentação imagenológica clássica, localizado no hemisfério cerebelar direito e caracterizado por lesão cística com nódulo mural. **A.** Imagem axial localizadora pesada em T2 mostra "voxel" posicionado na periferia da lesão expansiva, envolvendo predominantemente seu nódulo mural. **B.** Espectro obtido de A pela técnica PRESS (TE longo) revela redução do NAA e aumento da Co, porém não tão pronunciado como no caso observado na Figura 7.5 (meduloblastoma), por se tratar de neoplasia de baixo grau. Caracteriza-se duplo pico invertido de Lac, secundário à contaminação inevitável com a porção cística tumoral.

lulas gliais, funcionando, portanto, como um marcador glial. O mI é também considerado um osmolito. Dessa maneira, pode estar aumentado nas doenças desmielinizantes, na infecção pelo vírus HIV, na doença de Creutzsfeldt-Jakob, em condições metabólicas de hiperosmolaridade e em alguns tipos de tumores, como o linfoma. Pode estar reduzido na hiponatremia, na encefalopatia hepática e em caso de hipoxia/infarto[104,110,111] (Figura 7.7A e B).

- **Lip:** produzem picos entre 0,8 e 1,3ppm. Não são encontrados em quantidades aumentadas nos espectros de cérebros normais. São picos compostos por prótons de ácidos graxos metil, metileno, alélico e vinil, e insaturados. São picos largos, estudados nas sequências com TE curto. Podem estar associados à morte celular e à lesão tecidual, estando frequentemente aumentados nos casos de doenças desmielinizantes, necrose, abscessos, hipoxia/infartos e em tumores de alto grau de malignidade[104,110,111] (Figura 7.7A e B).
- **Lac:** consiste em dois picos distintos, localizado em 1,33ppm. Em razão de sua localização espectroscópica, coincidente com os Lip, para confirmação de sua presença é necessária a utilização de sequência com TE longo, onde, em função de suas características físicas, apresenta-se como um duplo pico invertido. Não é observado no espectro normal. É considerado o produto anaeróbico da glicose, sendo encontrado em lesões císticas, necróticas, abscessos, hipoxia/infarto, nas doenças mitocondriais e, algumas vezes, desmielinizantes[104,110,111] (Figuras 7.5, 7.6A e B e 7.7A e B).

Ressonância magnética funcional (RMf)

Promove uma análise funcional e estrutural conjunta, obtida por mapas, com avaliação simultânea de função e da anatomia. Pode ser fundamentada no volume sanguíneo segmentar, na perfusão local (ver anteriormente) ou na oxigenação do sangue, sendo esta última a mais divulgada. A RMf parece ser um campo promissor na avaliação das desordens de linguagens, entre outras disfunções corticais.

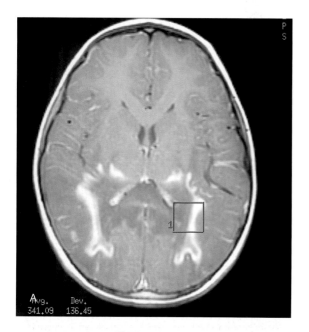

VARIAÇÕES ANATÔMICAS

Áreas de mielinização terminal

Consistem em regiões com formato triangular, dispostas posterossuperiormente aos trígonos ventriculares, que se apresentam como focos de hiperintensidade nas sequências de TR longo até aproximadamente a segunda década de vida e não devem ser confundidos com processo patológicos. Baker e cols.[6] observaram um achado que pode ser útil no diagnóstico diferencial entre zonas de mielinização terminal e quadro sutil de leucomalacia periventricular, que é a presença de uma camada de mielina com configuração normal interposta entre os átrios ventriculares e as primeiras, estando ausente nos casos de leucomalacia periventricular (Figura 7.8). Nos casos mais graves de

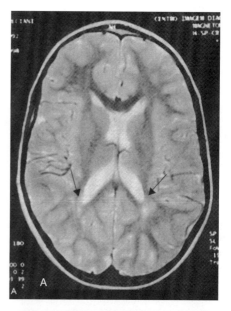

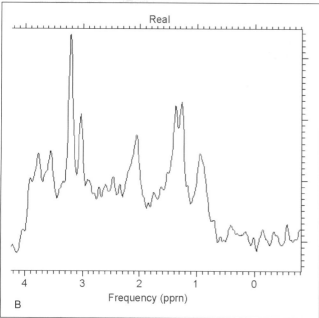

Figura 7.7 ▷ Paciente masculino com apresentação clássica de adrenoleucodistrofia ligada ao X (fenótipo: cerebral + Addison). **A.** Imagem axial ponderada em T1-Gd revela desmielinização bilateral e simétrica da substância branca periventricular parieto-occipital com realce periférico pelo gadolínio. Imagem sobreposta de "voxel" na substância branca afetada. **B.** Espectro obtido de A pela técnica STEAM (TE curto) revela redução do pico de NAA, aumento dos picos de Co e mI e caracterização do complexo Lip/Lac.

RM fetal

Utilizada para confirmar e melhor caracterizar anormalidades estruturais encefálicas detectadas por ultrassonografia pré-natal, principalmente em situações que prejudiquem o diagnóstico por este último método, como oligo-hidrâmnio, posição da cabeça fetal e idade gestacional avançada com espessamento da calvária.

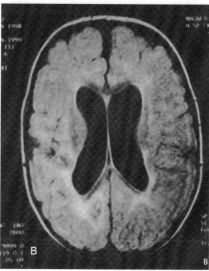

Figura 7.8A. Corte axial ponderado em T2 evidenciando hiperintensidade da substância branca periatrial correspondendo às zonas de mielinização terminal, separadas dos ventrículos por lâminas de substância branca mielinizada (setas). **B.** Corte axial pela técnica *flair* em paciente com leucomalacia periventricular onde se nota ausência da substância branca mielinizada entre a hiperintensidade periatral e a parede do ventrículo.

leucomalacia periventricular, a presença de retração *ex-vácuo* dos ventrículos laterais, atrofia do corpo caloso e alargamento dos espaços perivasculares-satélites torna o diagnóstico mais fácil.

Espaços perivasculares de Virchow-Robin

Correspondem a extensões do espaço subaracnóideo, que acompanham vasos penetrantes no cérebro e no tronco cerebral (principalmente pedúnculos cerebrais) e não devem ser confundidos com lesões císticas (principalmente cisticercos) ou infartos lacunares.[64,84] Na RM, esses espaços assumem as mesmas características de sinal do líquor em todas as sequências de pulso, sendo os maiores identificados na TC como áreas isodensas ao líquor. Apresentam habitualmente formato arredondado, oval ou curvilíneo, sendo destituídos de efeito de massa e de componente de quebra de barreira hematoencefálica. Estão mais frequentemente localizados nos núcleos basais (até o plano da comissura anterior), nos pedúnculos cerebrais e no subcórtex das convexidades

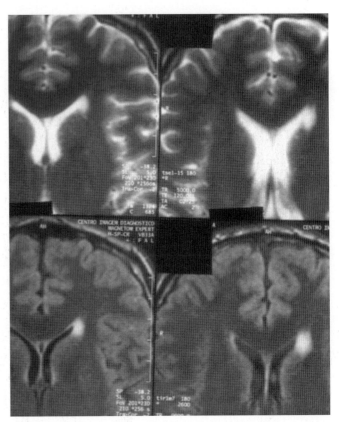

Figura 7.10 ▷ Cortes axiais ponderados em T2 (fila superior) e *flair* (fila inferior). Observar os focos triangulares de hiperintensidade adjacentes aos cornos frontais (ependimite granular) caracterizando achado normal.

(Figura 7.9). Embora a maioria dos pacientes pediátricos com espaços perivasculares proeminentes seja neurologicamente normal, há relato na literatura sobre maior incidência de problemas neuropsiquiátricos em crianças com esse tipo de achado do que na população geral.[65]

Ependimite granular

Corresponde aos focos de hiperintensidade de sinal observados nas sequências de TR longo (T2, DP e *flair*) nos ângulos dorsolaterais dos cornos frontais dos ventrículos laterais (Figura 7.10). Esses focos são considerados fisiológicos, e uma série de fatores pode justificar sua aparência, ressaltando-se, entre eles: rarefação da mielinização, aumento de fluido intersticial e ruptura segmentar da linha ependimária com gliose astrocítica adjacente.[80]

Perna posterior da cápsula interna

Focos arredondados e simétricos são observados na perna posterior da cápsula interna, cuja intensidade de sinal é semelhante à da substância cinzenta no T2 *flair*, sendo iso ou hipointensos em densidade protônica (Figura 7.11). Acredita-se que estejam relacionados com os tratos parietopontinos,[50] que apresentam mielinização menos intensa e não devem ser confundidos com lesões desmielinizantes ou infartos lacunares.

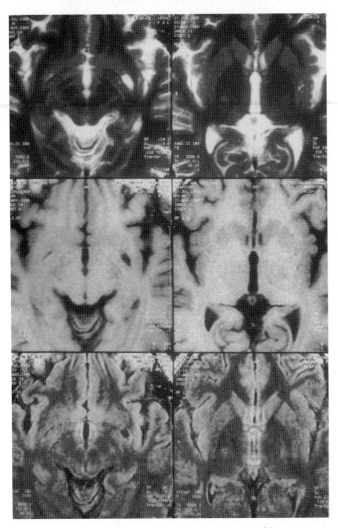

Figura 7.9 ▷ Cortes axiais ponderados em T2 (fila superior), T1 (fila média) e *flair* (fila inferior) em paciente com proeminência de espaços perivasculares lenticulares (Virchow-Robin) preenchidos pelos mesmos tempos de relaxamento do liquor em todas as sequências (variação anatômica).

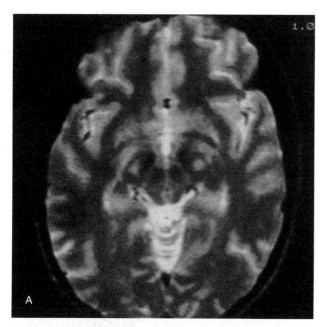 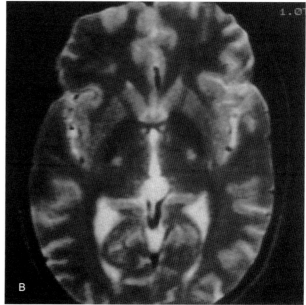

Figura 7.11 ▶ Cortes axiais ponderados em T2 evidenciando focos simétricos de hiperintensidade na perna posterior da cápsula interna e pedúnculos cerebrais (achado normal).

Mielinização

O processo de mielinização é progressivo, e por volta dos 2 anos de idade o padrão já é semelhante ao do adulto, embora o remodelamento da bainha de mielina seja contínuo durante toda a vida. A deposição da mielina, que é uma proteína lipídio-hidrofóbica, resulta na diminuição do conteúdo de água da substância branca, o que acarreta modificação da imagem hiperintensa da substância branca na sequência ponderada em T2 para hipointensidade. Nas sequências ponderadas em T1 dos RN, a substância branca é hipointensa em relação à substância cinzenta. Em crianças com mais de 6 meses, a intensidade de sinal da substância branca torna-se relativamente mais alta, em comparação à da substância cinzenta. As imagens em T2 ao nascimento revelam hiperintensidade de sinal na substância branca, quando a mielinização não está completa, e por volta dos 2 anos, quando isso ocorre, nota-se relativa hipointensidade da substância branca em relação à cinzenta. A análise da mielinização cerebral deve basear-se na identificação da mielinização de cada estrutura individualmente, utilizando-se sequências ponderadas em T1 e T2, baseando-se em parâmetros considerados habituais para a idade cronológica, os quais podem ser obtidos em atlas com figuras referenciais.

A mielinização ocorre sequencialmente em sentido caudocranial, posterior para anterior e central para periférica. Um atraso no padrão de mielinização é um achado importante na criança, podendo relacionar-se com uma doença específica de mielina, ser uma consequência de lesão intrauterina, ou ser simplesmente identificado em criança com retardo neuropsicomotor sem causa bem estabelecida.

A aparência da mielinização varia de acordo com a força do campo magnético e com diferentes sequências utilizadas. Dessa maneira, é importante que os radiologistas estejam familiarizados com o padrão normal de mielinização obtido naquele aparelho, sabendo-se que se trata de um dado essencialmente subjetivo, baseado na avaliação do observador. A procura por critérios mais objetivos continua por meio de técnica com transferência de magnetização, mapeando T1 e T2, e espectroscopia. Porém, até o momento, a RM é o método de pesquisa mais direto e de aplicação mais fácil pelos radiologistas.

ANORMALIDADES DE DESENVOLVIMENTO

Em virtude da riqueza de detalhes fornecida pela RM, ela se tornou um método importante no estudo das malformações encefálicas. As sequências que mais auxiliam no exame de crianças com esse tipo de alteração são as imagens multiplanares de alta resolução, incluindo aquisições de volume, FSE-T2, conforme salientado anteriormente (ver técnicas). Em certas condições, particularmente nas desordens da histogênese, imagens em T2 são também importantes para demonstrar alterações do tecido patológico, além da desordem de morfologia identificada nas sequências em T1. Além disso, o uso de agente paramagnético endovenoso auxilia a identificação de neoplasias, que ocorrem com grande frequência em pacientes com esclerose tuberosa, neurofibromatose e na melanose neurocutânea.

Nenhuma das classificações de malformações é completamente satisfatória, sendo fundamentadas nos estádios de desenvolvimento do SNC.[56] Esses estádios e sua associação com as malformações são mostrados no Quadro 7.1.

Anormalidades da indução dorsal refletem defeitos no fechamento do tubo neural nas primeiras semanas de gestação, incluindo encefalocele e outras falhas de fechamento da linha média (as malformações de Chiari são frequentemente

Quadro 7.1 ▷ Anomalias congênitas/fases evolutivas da embriogenose do SNC

Fase	Idade gestacional	Anomalias
Indução dorsal	3-4 semanas	Anencefalia Encefalocele Mielomeningocele Chiari Disrafismos
Indução ventral	5-10 semanas	Holoprosencefalias Displasia septo-óptica Hipoplasia cerebelar Dandy-Walker
Migração nueronal	2-5 meses	Esquizencefalia Lisencefalia Paquigiria Polimicrogia Heterotopias Desordens do corpo caloso
Proliferação neuronal	2-5 meses	Macrencefalia Micrencefalia Malformações vasculares Tumores congênitos Hidranencefalia
Histogênese neuronal	2-5 meses	Esclerose tuberosa Neurofibromatose Sturge-Weber Von Hippel-Lindau

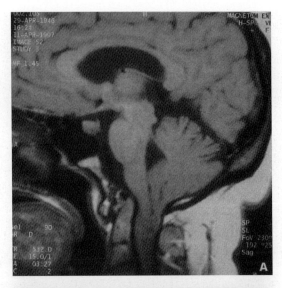

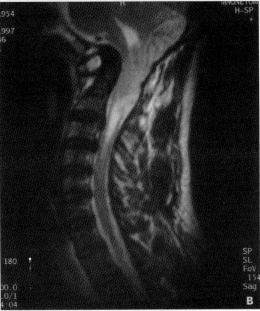

Figura 7.12 ▷ Cortes sagitais em diferentes pacientes com ponderação T1 (**A**) e T2 (**B**), evidenciando malformação de Chiari tipo I com siringomielia caudal (**B**). Coexistem occipitalização de C1, fusão C2-C3 e impressão basilar, agravando o grau de estenose do forame magno.

incluídas nesse grupo). A RM é o método preferido para demonstração da tonsila ectópica na malformação de Chiari tipo I,[20] sendo a sequência sagital ponderada em T1 a melhor para esse propósito.

É sempre difícil determinar o grau de prolapso tonsilar aceitável na ausência de sintomas. Apesar de 5mm ser usual, tem sido sugerido que 6mm ainda esteja dentro dos padrões normais para crianças de 5 a 15 anos de idade. Convém ressaltar que esses critérios de medida não são absolutos e devem ser usados conjuntamente com a sintomatologia clínica, a morfologia tonsilar e o estudo do fluxo liquórico. Na presença de afilamento em ponta das tonsilas, deve-se ficar atento, pois pode indicar seu deslocamento e compressão, sendo importante realizar, de rotina, estudo sumário de medula cervical em busca de siringomielia, presente em 20% a 25% desses pacientes (Figura 7.12).

As anormalidades cerebrais de Chiari tipo II são mais bem visualizadas na RM, particularmente deslocamento caudal do conteúdo da fossa posterior, geralmente notando-se alongamento do quarto ventrículo associado à ausência do corpo caloso. Outros achados que podem ou não estar presentes incluem a conformação "em bico" do tecto mesencefálico, o alargamento da aderência intertalâmica e a fenestração da foice cerebral com interdigitação dos giros. A imagem sagital é também a que mais ajuda nesses casos, principalmente aquela ponderada em T1 (Figura 7.13).

A indução ventral é um estádio do desenvolvimento que ocorre em torno da quinta à décima semana de gestação. Defeitos durante esse período são secundários à falha da diverticulação, mais particularmente as várias formas de holoprosencefalias, nas quais os hemisférios cerebrais falham em algum grau de separação.[30] A forma mais extrema é aquela da holoprosencefalia alobar, na qual não existe formação dos lobos cerebrais e o único parênquima evidente aparece em forma de "crescente", dispondo-se anteriormente a uma grande e única cavidade ventricular, associado a um cisto posterior dorsal. A forma mais benigna é a da holoprosencefalia lobar, na qual a única anormalidade é a frequente fusão dos lobos frontais.[12] A variedade mais comum corresponde às holoprosencefalias se-

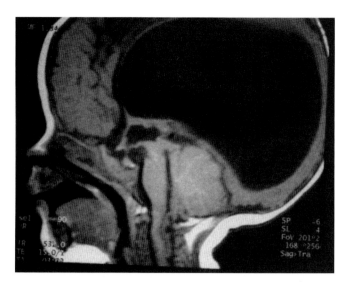

Figura 7.13 ▷ Corte sagital ponderado em T1 em paciente com malformação de Chiari tipo II. Notar projeção caudal do bulbo, tonsilas e vermis cerebelares, aspecto pontiagudo do tecto mesencefálico e acentuada hidrocefalia.

milobares, nas quais são identificadas diferenciações precoces do lobo occipital e certa extensão dos lobos temporais. A RM é importante com imagem nos três planos para promover a demonstração da fusão dos tecidos cerebrais pela linha média (Figuras 7.14 e 7.15).

Arrinencefalia é uma condição referida pela ausência dos bulbos e tratos olfatórios (arrinia) associada à não formação dos sulcos ofatórios. A RM é o exame que melhor define essa condição (Figura 7.16).

Displasia septo-óptica (síndrome de Morsier) é caracterizada por ausência do septo pelúcido, atrofia óptica e, frequentemente, anormalidades endócrinas. Alguns pacientes aqui classificados podem ser retidos como tendo uma forma leve de holoprosencefalia lobar. Quando o exame demonstra ausência do septo pelúcido, a pesquisa deve ser direcionada para as condições relacionadas, incluindo-se holoprosencefalia, displasia septo-óptica, agenesia do corpo caloso, esquizencefalia e malformação de Chiari tipo II.

A proliferação e a diferenciação neuronal ocorrem no período do segundo ao quinto mês de gestação, ressaltando-se

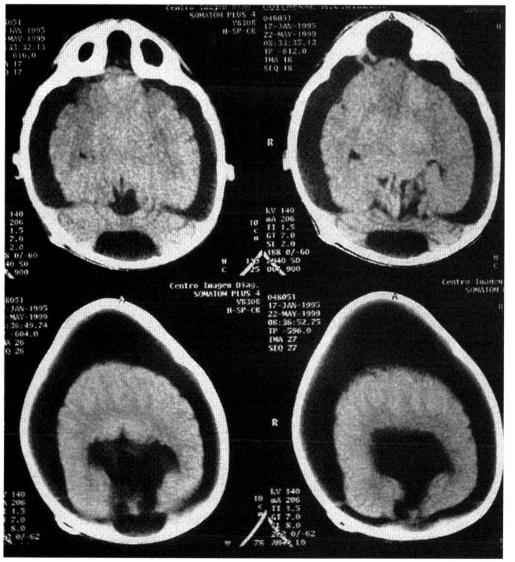

Figura 7.14 ▷ Cortes axiais de TC em paciente com holoprosencefalia semilobar, evidenciando configuração giral anormal, ausência do corpo caloso, do septo pelúcido e da fissura inter-hemisférica. O ventrículo telencefálico está em continuidade com o terceiro ventrículo e o cisto dorsal.

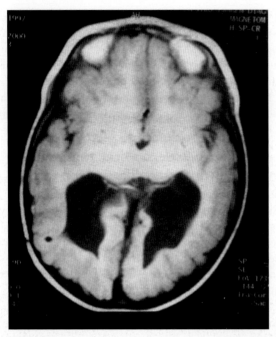

Figura 7.15 ▷ Corte axial ponderado em T1 em paciente com holoprosencefalia lobar. Notar hipoplasia do terceiro ventrículo e dos cornos frontais.

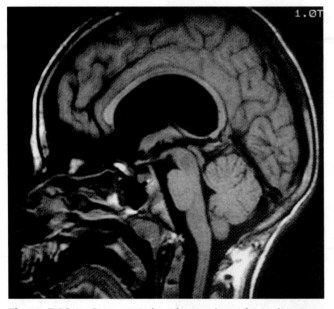

Figura 7.16 ▷ Corte sagital evidenciando ausência dos tratos e bulbos olfatórios, bem como dos giros retos (arrinencefalia).

pacientes epilépticos intratáveis. Nessas condições, um hemisfério e o ventrículo homolateral são maiores do que os contralaterais. As substâncias branca e cinzenta frequentemente apresentam anormalidades intrínsecas no hemisfério afetado.[13] A diferença de tamanho dos hemisférios pode ser discreta ou exuberante. A ressecção do foco epiléptico no hemisfério doente, algumas vezes, é curativa, apesar de existir um subgrupo significativo de pacientes com esse tipo de anomalia nos quais a resposta é pobre. Apesar da aparência anormal do hemisfério contralateral à RM, existem displasias intrínsecas que podem produzir focos de convulsão após a remoção da parte anormal do cérebro.

Defeitos de migração e sulcação são atribuídos a alterações ocorridas do segundo ao quinto mês de gestação, apesar de alguns também ocorrerem tardiamente. A lisencefalia (ausência de sulcos) é a mais grave desse grupo, sendo a RM significativamente melhor do que a TC na demonstração de detalhes dos sulcos, promovendo melhor classificação dessas anormalidades. Outras malformações, como paquigíria (Figura 7.17), displasias corticais (Figura 7.18A e B), polimicrogírias, esquizencefalias (Figura 7.19) e heterotopias (Figuras 7.20 e 7.21), também são mais claramente mostradas pela RM.

Defeitos na formação dos tecidos ou histogênese são vistos classicamente nas facomatoses, incluindo neurofibromatose, esclerose tuberosa e síndrome de Sturge-Weber. RM é conveniente para avaliação e controle dos pacientes nessas condições, sendo o controle indispensável para detecção de transformação neoplásica de hamartomas subependimários na esclerose tuberosa e aparecimento dos melanomas da melanose neurocutânea (Figuras 7.22 e 7.23). O paciente que tumores congênitos podem ocorrer nessa fase e aparecer ao nascimento ou em crianças com menos de 1 ano de vida. Astrocitomas, meduloblastomas, ependimomas, teratomas e papilomas do plexo coroide devem ser lembrados.[16] Quando eles ocorrem, têm uma tendência a ser mais primitivos (poucos diferenciados) e agressivos do que aquelas lesões similares em crianças mais velhas.

Hemimegalencefalia é uma desordem associada à proliferação, sendo de extrema importância por sua incidência em

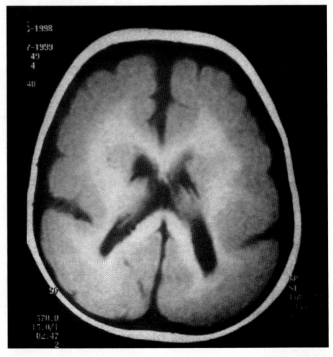

Figura 7.17 ▷ Corte axial ponderado em T1 evidenciando paquigiria posterior.

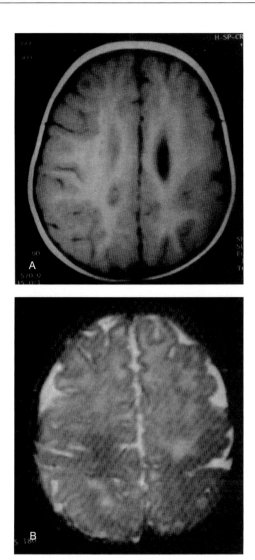

Figura 7.18 ▷ Cortes axiais ponderados em T1 (**A**) e T2 (**B**) em paciente com displasia cortical frontoparietal superior à esquerda. Notar aumento da espessura do manto cortical com padrão de paquigiria.

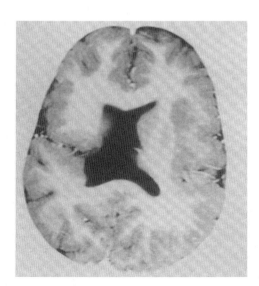

Figura 7.19 ▷ Corte axial ponderado em T2 (STIR), fotografado em negativo, evidenciando esquizencefalia de lábios fechados.

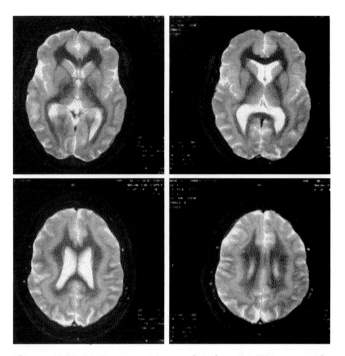

Figura 7.20 ▷ Cortes axiais ponderados em T2 mostrando substância cinzenta heterotópica "em faixa", dispondo-se entre o córtex e os ventrículos laterais e separada de ambos por substância branca normal. Notar padrão de paquigiria cerebral.

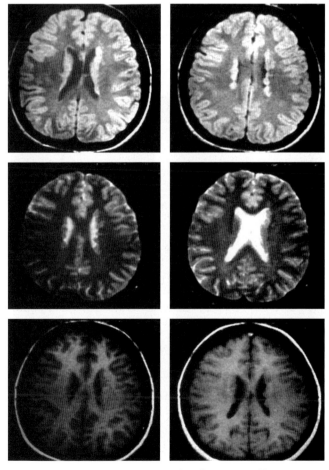

Figura 7.21 ▷ Cortes axiais ponderados em DP (fila superior), T2 (fila média) e T1 (fila inferior) em paciente com substância cinzenta heterotópica subependimária nodular múltipla.

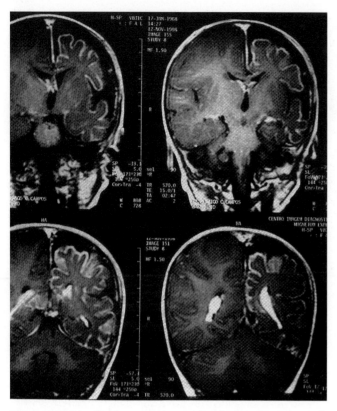

Figura 7.22 ▷ Cortes coronais ponderados em T1 após a administração do agente paramagnético mostrando hemiatrofia cerebral esquerda com angiomatose pial e proeminência do plexo coroide ipsilateral em paciente com síndrome de Sturge-Weber.

com neurofibromatose pode demonstrar vários tumores intracranianos (mais comumente glioma do nervo óptico no tipo I [Figura 7.24], e neurinoma do acústico do tipo II), hiperintensidades focais em T2 no nível dos núcleos basais ou do tronco cerebral e displasia da asa do esfenoide com prolapso anterior do lobo temporal, entre outras anormalidades. Na esclerose tuberosa ressaltam-se as áreas corticais de anormalidade de sinal cujas características variam de acordo com a mielinização da substância branca subjacente (túber), juntamente com os hamartomas subependimários que, quando não calcificados, são mais precocemente identificados à RM.

Malformações císticas da fossa posterior são relativamente comuns nas crianças. A síndrome de Dandy-Walker é manifestada pela presença de uma grande dilatação cística do quarto ventrículo, com hipoplasia do verme cerebelar, sendo a fossa posterior alargada. Uma forma mais branda, variante de Dandy-Walker, geralmente mostra o quarto ventrículo distorcido, com alargamento da valécula, ao longo da superfície inferior do verme, e uma ampla comunicação entre este ventrículo e o espaço retrocerebelar. Há discreta hipoplasia com dimensões normais (Figura 7.25). A megacisterna magna é caracterizada por espaço retrocerebelar proeminente com o verme normal ou levemente hipoplásico. Barkovich propõe que essas condições representam uma entidade única, devendo ser denominada complexo de Dandy-Walker, cujo prognóstico não se relaciona com a extensão da anomalia cerebelar, mas com as anomalias encefálicas associadas, bem como com o controle da hidrocefalia.[8]

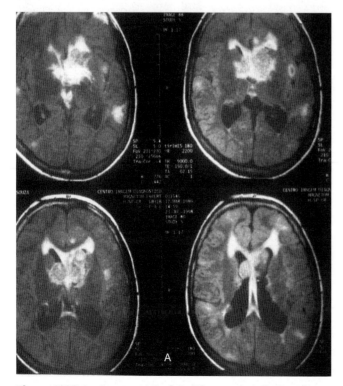
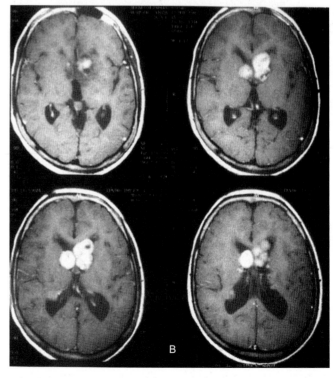

Figura 7.23 ▷ Cortes axiais-*flair* (**A**) e ponderação T1 pós-contrastados (**B**) em paciente com esclerose tuberosa evidenciando hamartomas subependimários e corticais, com provável transformação neoplásica daqueles próximos aos forames de Monro (tumor de células gigantes) condicionando, inclusive, moderada hidrocefalia obstrutiva.

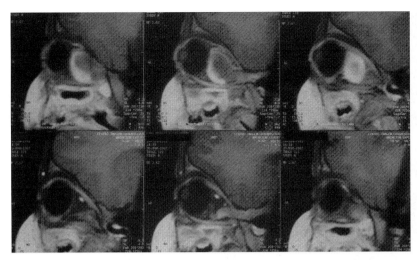
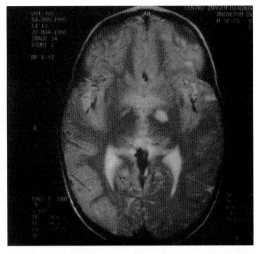

Figura 7.24 ▷ Cortes sagitais-oblíquos ponderados em T1 (supressão gordurosa) pós-contrastados (**A**) e axial ponderado em T2 (**B**) em paciente com neurofibromatose tipo I apresentando glioma dos nervos ópticos com extensão ao quiasma e comissura anterior. Os focos de hipersinal em T2 bipalidais sugerem alteração mielínica não tumoral frequentemente observadas nessa síndrome.

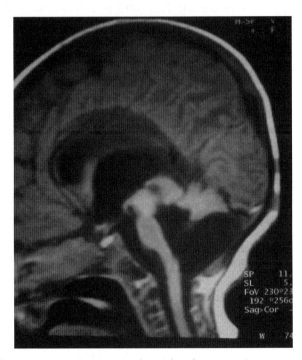

Figura 7.25 ▷ Corte sagital ponderado em paciente com hipoplasia do vermis cerebelar inferior associada à proeminência da cisterna magna sem aumento volumétrico da fossa posterior (variante de Dandy-Walker). Associa-se algum grau de hipoplasia da ponte.

DESORDENS METABÓLICAS E DEGENERATIVAS

A RM é o exame de escolha em caso de suspeita de doença metabólica na criança com repercussão no SNC, em virtude de sua propriedade de detectar anormalidades que podem passar despercebidas à TC ou à ultrassonografia (US). A TC é útil na avaliação de calcificações, as quais muitas vezes estão presentes. A espectroscopia por RM pode trazer informações adicionais em algumas doenças, como, por exemplo, a de Canavan.[32]

Na RM, as sequências ponderadas em T2 devem ser realizadas em caso de suspeita de doença metabólica, sendo a sequência *flair* excelente para detecção de lesões supratentoriais em crianças com mais de 2 anos de vida, quando o padrão de mielinização se assemelha ao do adulto, ressaltando-se que lesões na fossa posterior podem passar despercebidas nessa sequência. Sequências *fast-spin-echo* (FSE) ponderadas em T2 são menos sensíveis na detecção de deposição anormal de ferro e calcificações, devendo ser completadas com sequências ponderadas em T2* (*gradient-echo*). As imagens de difusão podem ser úteis no diagnóstico diferencial entre lesão aguda e crônica.

A avaliação de uma criança com suspeita de doença metabólica quase sempre consiste em um desafio para o neurorradiologista, tendo em vista a inespecificidade dos achados, principalmente na fase crônica das doenças. Barkovich propõe uma classificação bastante útil na avaliação inicial desse tipo de paciente, subdividindo as doenças metabólicas em lesões que afetam primariamente a substância branca, primariamente a substância cinzenta e aquelas que afetam ambas. Entre as lesões que afetam primariamente a substância branca deve-se atentar para o acometimento da substância branca central, periférica ou de ambas. Nas doenças que afetam primariamente a substância cinzenta deve-se observar o predomínio da lesão cortical ou dos núcleos basais. Essa sistemática de classificação obviamente não é infalível, mas possibilita uma aproximação satisfatória do diagnóstico, na maioria das vezes "fechando" progressivamente o leque das principais hipóteses.

O uso do agente paramagnético pode ser útil no diagnóstico diferencial com encefalites e tumores ou mesmo dentre algumas doenças metabólicas, como, por exemplo, a adrenoleucodistrofia (Figura 7.26) e a doença de Alexander,

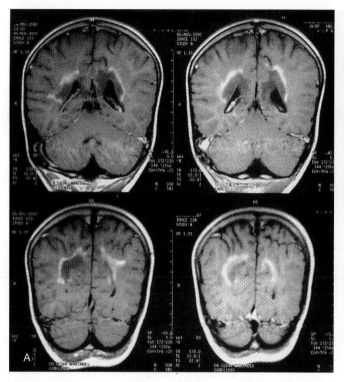 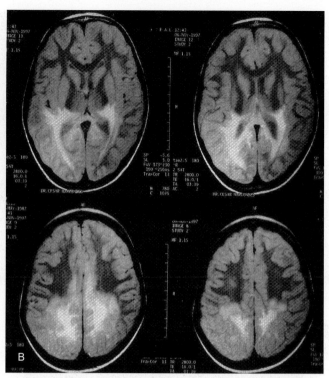

Figura 7.26 ▷ Cortes axiais ponderados em DP (**A**) e coronais T1, pós-contrastados (**B**), em paciente com adrenoleucodistrofia. Notar a simetria das alterações de sinal com quebra de barreira hematoencefálica.

em que se observa componente de quebra de barreira hematoencefálica.

As leucodistrofias referem-se a um grupo de doenças que demonstram destruição progressiva e relativamente isolada da substância branca. Elas podem ser resultantes de defeito na formação da mielina (desmielinização) ou de sua falência na "manutenção". Com frequência, não é possível a obtenção de um diagnóstico específico somente por imagem. Contudo, a correlação dos achados na RM com as informações clínicas pode aumentar a especificidade do diagnóstico. Por exemplo, a doença de Canavan ocorre quase que exclusivamente em descendentes semitas, enquanto a adrenoleucodistrofia (herança ligada ao cromossomo X) ocorre predominantemente em homens. A macrocefalia ocorre nas doenças de Canavan e Alexander e pode também ser vista nas doenças de Krabbe e de Hurler. A distribuição topográfica das alterações da substância branca é útil no estudo das formas precoces de adrenoleucodistrofia (occipitais e temporais [Figura 7.26]) e na doença de Alexander (frontais). A manifestação patológica da doença de Pelizaus-Merzbacher tem como característica a desmielinização em padrão tigroide, que mostra tipicamente hiperintensidade difusa nas imagens ponderadas em T2.

Doenças mielinoclásticas ou desmielinizantes são desordens que envolvem destruição de uma mielina adequadamente formada, cujas causas podem incluir toxinas intrínsecas ou extrínsecas, infecção, quimioterapia, radiação e doenças autoimunes, como a esclerose múltipla e a encefalomielite aguda disseminada (ADEM). Na esclerose múltipla, embora os achados na RM não sejam patognomônicos, existem particularmente dois tipos de lesões que são muito sugestivos dessa doença: lesões ovoides focais na substância branca, com distribuição periventricular perpendicular à superfície ependimária (algumas vezes referidas como dedos do Dawson), e lesões de interfaces calossoseptais, vistas como hiperintensidades focais na margem inferior do corpo caloso nas sequências ponderadas em T2 e, principalmente, no *flair* (Figura 7.27). A ADEM mostra um envolvimento de padrão assimétrico da substância branca que deve ser incluído no diagnóstico diferencial com esclerose múltipla, encefalite virótica e vasculites (Figura 7.28).

As desordens mitocondriais afetam ambas as substâncias, branca e cinzenta. Crianças com miopatia mitocondrial, encefalopatia, acidose láctica e síndrome *stroke-like* (MELAS) mostram hiperintensidade em T2 no córtex e na substância branca nos episódios agudos. As lesões que são frequentemente localizadas na região parieto-occipital não seguem uma distribuição vascular típica.[66] A doença de Leigh, uma desordem do metabolismo do piruvato, mostra lesões focais no gânglios basais e na fossa posterior envolvendo as substâncias branca e cinzenta[18] (Figura 7.29).

Aminoacidúria e desordens de ácidos orgânicos podem produzir mudanças no cérebro identificáveis à RM e, às vezes, à TC (Figura 7.30), quase sempre inespecíficas. A homocistinúria pode manifestar-se como infarto na RM em decorrência da indução de anormalidades vasculares.[68] Acidúria metilmalônica e acidúria glutária demonstram anormalidades nos gânglios basais, mudanças que se confundem com desordens mitocondriais.[4] Fenilcetonúria não tratada resulta em redução difusa e anormalidades na substância branca.[70]

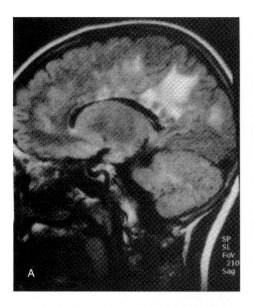
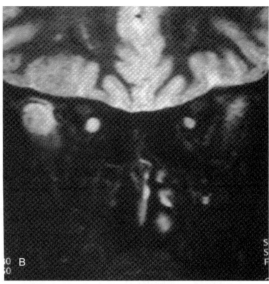

Figura 7.27 ▷ Corte sagital-*flair* (**A**) e coronal T2-*stir* (**B**) em paciente com esclerose múltipla. Aspecto típico das lesões ovoides periventriculares associadas à neurite óptica, à direita.

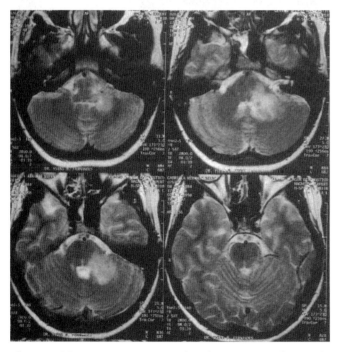

Figura 7.28 ▷ Cortes axiais ponderados em T2 evidenciando lesão hiperintensa na ponte, pedúnculo cerebelar médio e centro medular do cerebelo, à direita, em paciente com quadro clínico compatível com ADEM. Houve remissão completa da lesão em aproximadamente 60 dias.

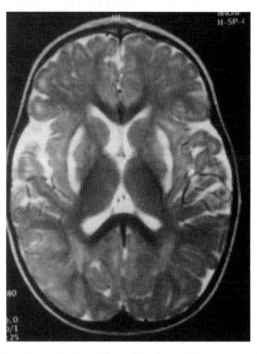

Figura 7.29 ▷ Corte axial ponderado em T2 em paciente com doença de Leigh. Notar hiperintensidade de sinal simétrica biputaminal.

Neoplasias

As neoplasias do SNC representam a maioria dos tumores sólidos na infância (15% a 20%).[19] Tipicamente, os processos expansivos são identificados à TC ou à RM, fundamentando-se em suas diferenças de densidade ou intensidade de sinal em relação ao parênquima encefálico normal, efeito de massa que distorce estruturas normais adjacentes ou realce por contraste endovenoso. Atualmente, a RM é a melhor modalidade para estudo dessas lesões. A facilidade na detecção de edema nas imagens ponderadas em T2, os detalhes anatômicos daquelas pesadas em T1, a afinidade do tecido tumoral pelo agente de contraste paramagnético e a capacidade de aquisição de imagens nos diferentes planos são responsáveis pela alta sensibilidade desse método na detecção dos tumores do SNC, inclusive nas lesões que se originam na fossa posterior. Até mesmo tumores que não se impregnam ou apresentam discreta impregnação pelo meio de contraste, como glioma de tronco ou astrocitomas de baixo grau, são bem delimitados. A RM

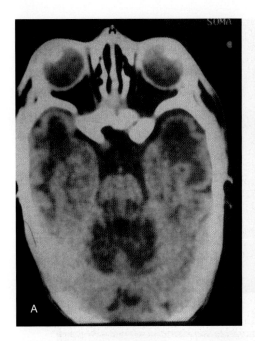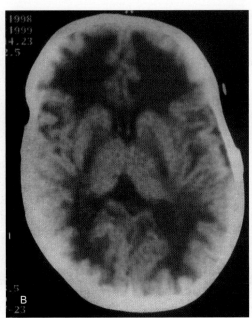

Figura 7.30 ▶ Cortes axiais de TC (**A** e **B**) em paciente com leucinose, observando-se edema difuso da substância branca cerebelar profunda, periventricular e subcortical, com extensão às pernas posteriores das cápsulas internas e tecto mesencefálico.

também é melhor na avaliação de metástases e disseminação subaracnóidea de neoplasias para as cisternas basais e o canal espinhal, além de envolvimento dos nervos cranianos. Na maioria dos casos, as imagens pós-contraste devem ser obtidas em pelo menos dois planos, particularmente para a orientação da cirurgia, determinando as margens operatórias. Imagens em múltiplos planos também ajudam na avaliação pós-cirúrgica. Idealmente, esses estudos deveriam ser realizados 48 a 72 horas após a cirurgia, de preferência com imagens pré e pós-contraste, com o objetivo de diferenciação de alterações pós-operatórias de tumor residual.

A incidência de tumores infratentoriais é a mesma dos supratentoriais na criança,[43,44] e quatro tipos são responsáveis por 95%[1] dos casos: meduloblastoma, astrocitoma cerebelar, ependimoma e glioma do tronco cerebral.

O meduloblastoma apresenta-se caracteristicamente como tumor hiperdenso à TC, originando-se, na maioria dos casos, no verme cerebelar ou, menos comumente, estendendo-se para o hemisfério cerebelar. O envolvimento isolado do hemisfério cerebelar é raro e ocorre mais frequentemente em adolescentes e adultos.[62] Os tumores mais laterais podem ser exofíticos e projetam-se para a cisterna do ângulo pontocerebelar. Seu aspecto hiperdenso se deve à elevada relação núcleo/citoplasma. Realce por contraste é identificado em aproximadamente 90% dos casos, edema também é visto com a mesma frequência e hidrocefalia, em 95%. Calcificações estão presentes em 20% dessas neoplasias e áreas císticas ou necróticas, em até 50%.[54] Hemorragia intratumoral é incomum. O aspecto mais característico à RM é de massa em geral hipointensa em T1 (em relação à substância cinzenta) e heterogênea em T2, com sinal tendendo de iso a hipointensidade. Em geral, origina-se de verme inferior, estendendo-se para o quarto ventrículo, às vezes invadindo os forames deste, primariamente o de Magendie. O padrão de impregnação pelo contraste magnético é variável, podendo ser homogêneo ou irregular, de aspecto rendilhado.

Os astrocitomas representam de 40% a 50% das neoplasias intracranianas na criança, sendo 60% deles da fossa posterior (40% no cerebelo e 20% no tronco encefálico). A maioria dos astrocitomas cerebelares na infância é do tipo pilocístico.[67] Os achados desse tipo de tumor à TC são de massa predominantemente cística, com pequeno nódulo mural sólido, que pode ser iso a hipodenso em relação à substância branca nas imagens sem contraste. Após a injeção do contraste, nota-se realce intenso desse nódulo.[90] A RM mostra os mesmos componentes cístico e sólido, com impregnação deste último pelo agente paramagnético. A porção cística do tumor apresenta-se hipointensa em T1 e hiperintensa em T2, porém com menor ou maior intensidade em relação ao líquido cefalorraquidiano (LCR).[91]

A apresentação mais característica do ependimoma da fossa posterior ao estudo tomográfico é de massa do quarto ventrículo iso a hiperatenuante, com focos de calcificação e também pequenos císticos, além de realce moderado por contraste iodado.[79] Hemorragia intratumoral é identificada em 10% dos casos. Na RM, esses tumores são, em sua maioria, levemente hiperintensos em T1 e em T2, podendo apresentar-se heterogêneos com predomínio de sinal intermediário, com áreas mais hiperintensas, que correspondem a cistos ou necrose, e áreas hipointensas, que correspondem a calcificações ou hemorragia.[73] Extensão tumoral através dos forames de Luschka até a(s) cisterna(s) do(s) ângulo(s) pontocerebelar(es), ou pelo forame magno, é fortemente sugestiva desse diagnóstico, frequentemente observando-se também encarceramento vascular.

Meduloblastomas e ependimomas são propensos a enviar metástases ao SNC. O meduloblastoma geralmente progride pelo LCR, podendo formar placas tumorais na base do crânio e tronco encefálico. Os ependimomas geralmente crescem ao longo da superfície epidural, particularmente fora do forame de Luschka. Ambos podem determinar metástases intrarraquidianas.

O glioma do tronco encefálico está entre os tumores de pior prognóstico em crianças. A sintomatologia é pobre, até que o tumor alcance maiores proporções, determinando alterações dos nervos cranianos e hidrocefalia. Esses tumores são usualmente hipodensos à TC. Realce pelo contraste iodado é mínimo ou ausente.[15] Em geral originam-se na ponte, frequentemente na linha média. A extensão para outros segmentos do tronco encefálico é frequente, de modo que às vezes pode ser difícil determinar a exata origem da lesão. A RM mostra melhor a extensão tumoral e a presença de componentes exofíticos. Em geral, apresentam-se hipointensas nas sequências ponderadas em T1 e hiperintensas em T2 (Figura 7.31). Impregnação pelo agente paramagnético está presente em 25% a 50% dos casos e frequentemente limita-se a pequenos focos dentro da lesão.[71]

Os tumores supratentoriais são semelhantes aos dos adultos, apresentando as mesmas características de imagens. Astrocitomas dos hemisférios cerebrais constituem aproximadamente 30% dos tumores supratentoriais da infância. Apresentam-se como massas discretamente hipointensas em T1 e hiperintensas em T2, com realce variável pelo contraste. Os mais benignos têm bordas bem definidas e pouco edema ao redor (Figura 7.32), enquanto os mais malignos apresentam cavitação central, hemorragia, intensa impregnação por contraste e importante edema perilesional.[86]

Aproximadamente 40% dos ependimomas são supratentoriais, localizando-se dentro ou adjacente aos ventrículos. Cistos são comuns nesses ependimomas, e calcificações estão presentes em 44% dos casos, sendo mais bem visualizadas à TC.

Os oligodendrogliomas são raros nessa faixa etária. Costumam aparecer como massas sólidas bem delimitadas, com realce variável por contraste. Cistos, necrose e hemorragia são frequentes, e as calcificações, sempre presentes ao exame microscópico, são vistas à tomografia computadorizada em 50% dos casos.[19]

Papilomas e carcinomas do plexo coroide constituem menos de 1% dos tumores primários do SNC. O aspecto à RM é de uma massa do tipo vegetante, com intensa impregnação

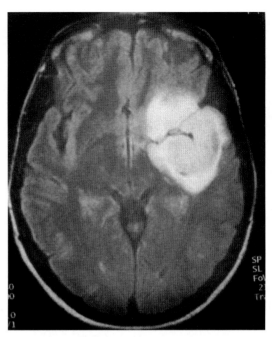

Figura 7.32 ▷ Corte *axial-flair* em paciente com aspecto típico de astrocitoma *low grade* fronto-têmporo-opercular à esquerda.

pelo contraste paramagnético, originando-se do plexo coroide no átrio dos ventrículos laterais ou no tecto do terceiro ventrículo. A invasão do parênquima adjacente é sinal sugestivo de malignidade. Hemorragia é complicação frequente. Apesar de a RM ser o melhor método para avaliação da extensão do tumor, a TC define melhor a presença de calcificação e sangue no LCR.

Tumores nas proximidades da cisterna suprasselar são também comuns em crianças. O craniofaringioma é o mais frequente, sendo uma lesão mista, sólida e cística, tipicamente calcificada, característica mais bem visualizada na TC. Os craniofaringiomas são divididos em dois tipos histológicos: adamantinoso e papilar. O primeiro ocorre geralmente em crianças e adolescentes. Consiste em massas lobuladas multicísticas, que frequentemente encarceram estruturas vasculares do polígono de Willis. Comumente, apresentam calcificações e variam muito de tamanho. Tumores pequenos apresentam-se como nódulos sólidos ou parcialmente císticos no túber cinéreo, no infundíbulo ou na sela túrcica, enquanto massas grandes são primariamente císticas, com frequência estendendo-se superiormente para o terceiro ventrículo ou, posteroinferiormente, para a cisterna interpenduncular e pré-pontina. Os craniofaringiomas papilares são mais comuns em adultos e apresentam-se como massas predominantemente sólidas, e os cistos, quando presentes, são pequenos. Como em geral se originam da haste hipofisária, observa-se, com frequência, erosão do dorso e do tubérculo selar.

O aspecto tomográfico dos craniofaringiomas é típico, uma vez que 90% apresentam um componente cístico evidente e 90% também serão, pelo menos parcialmente, calcificados. Essas calcificações podem ser finas e circunféricas ou podem aparecer como focos cálcicos grosseiros no interior do componente sólido. Tipicamente, pode ser observado realce pelo con-

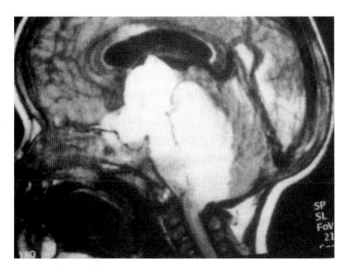

Figura 7.31 ▷ Corte *sagital-flair* em paciente com extenso glioma do tronco cerebral com projeção diencefálica.

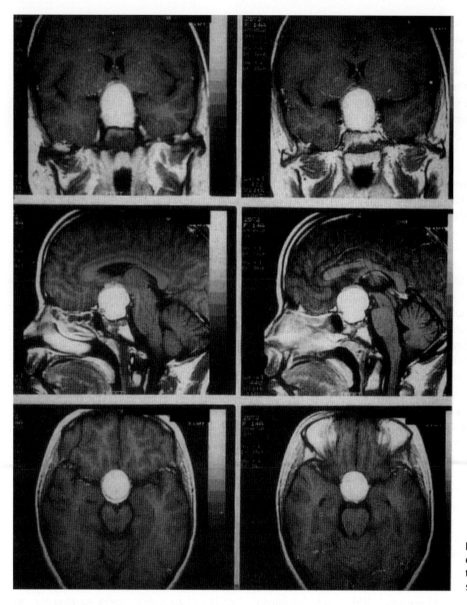

Figura 7.33 ▶ Cortes coronais, sagitais e axiais ponderados em T1 em paciente com craniofaringioma supra e intrasselar.

traste iodado na periferia da lesão cística e/ou na porção sólida, sendo esse achado um critério importante na diferenciação com tumores epidermoides e cistos aracnóideos suprasselares. A RM desses tumores mostra massa suprasselar lobulada e multicística. O componente cístico pode ter intensidades de sinal variáveis às imagens ponderadas em T1, de acordo com a concentração proteica de seu conteúdo, havendo, entretanto, predomínio de hiperintensidade (Figura 7.33). As áreas císticas e sólidas tendem a se apresentar hiperintensas em T2, principalmente as primeiras.[59] O componente sólido, em geral, apresenta realce pelo agente paramagnético, assim como as paredes do(s) cisto(s). Deve ser lembrado ainda que, em 25% dos casos, há extensão para as fossas cranianas anterior, média e/ou posterior,[89] com frequente encarceramento vascular.

Infecções do sistema nervoso central

Infecções são extremamente comuns em crianças, mas o envolvimento do SNC é infrequente. O reconhecimento precoce nessa faixa etária é de extrema importância em razão de seus efeitos devastadores. Apesar da semelhança das manifestações em adultos e crianças, a epidemiologia e os organismos causadores são diferentes.

As manifestações das infecções congênitas do SNC dependem da idade do feto no momento da lesão. Em geral, infecções que ocorrem durante os dois primeiros trimestres irão resultar em malformações, e durante o terceiro trimestre haverá destruição do parênquima cerebral.

Existem duas vias principais de transmissão para o feto, que são, respectivamente, a via ascendente por infecção da cérvice uterina contaminada e a via transplacentária.[87]

A infecção congênita pelo citomegalovírus (CMV) ocorre em 1% dos nascimentos, 10% dos quais desenvolverão sintomas hematológicos, neurológicos e sistêmicos, incluindo microcefalia, perda da audição, microssomia e calcificações intracranianas.[2] Os pacientes afetados tipicamente são microcefálicos com polimicrogíria,[48] apresentando ainda redução da substância branca, astrogliose, calcificações cerebrais, mielini-

CAPÍTULO 7 ▶ Tomografia Computadorizada e Imagem por Ressonância Magnética em Neuropediatria

zação retardada e hipoplasia cerebelar.[11,76] Achados de imagem são variáveis, dependendo do grau de destruição cerebral e do momento da lesão. A TC e a RM evidenciam lisencefalia com afilamento do córtex, cerebelo hipoplásico, mielinização retardada, marcante ventriculomegalia e calcificações periventriculares nos pacientes presumivelmente infectados no primeiro trimestre. Naqueles que se infectaram no segundo trimestre, o achado típico é a polimicrogíria, sem dilatação ventricular e sem hipoplasia cerebelar.[35] Pacientes infectados próximo ao final da gestação ou no período pós-natal normalmente têm padrão giral normal, ventriculomegalia moderada e sulcos proeminentes, com alteração da substância branca periventricular, bem como calcificações ou hemorragia.[11,75] As calcificações são mais bem avaliadas pela TC do que pela RM, a qual frequentemente ajuda na detecção de malformações corticias, retardo na mielinização e hipoplasia cerebelar.

A toxoplasmose é causada pelo *Toxoplasma gondii*; mulheres grávidas geralmente adquirem a doença pela ingestão de oocistos desse protozoário em carne crua.[21,63] Os sintomas podem ser evidentes ao nascimento ou depois de dias ou semanas. A infecção pode ser generalizada ou exclusiva do SNC, cujas manifestações seriam: coriorretinite, anormalidades do líquor, hidrocefalia, convulsões e infiltrado inflamatório difuso das meninges. Porencefalia ou hidranencefalia são resultantes de doença severa e podem estar presentes quando a infecção ocorre no período do segundo trimestre de gestação.[3] Malformações do desenvolvimento cortical, entretanto, não são típicas. Os achados de imagem podem ser semelhantes aos encontrados na infecção por CMV. Calcificações são comuns e geralmente envolvem os gânglios da base, as regiões periventriculares e o córtex cerebral. Microcefalia, ventriculomegalia e hidrocefalia podem estar associadas. O uso de TC em caso de infecção precoce, antes das 20 semanas, pode revelar hidrocefalia, porencefalia e calcificações extensas. Infecções entre 20 e 30 semanas podem levar a manifestações variáveis, e após 30 semanas os achados são aqueles de pequenas calcificações periventriculares e intracerebrais e, raramente, hidrocefalia.[22] Uma importante característica para o diagnóstico diferencial da toxoplasmose com CMV é a ausência de malformações corticais.

Infecções congênitas pelo herpes simples normalmente resultam de contaminação de crianças através do canal cervical, quando suas mães apresentam lesões genitais secundárias ao herpes tipo 2.[88] Em geral, os sintomas se desenvolvem após 2 a 4 semanas de vida, com manifestações sistêmicas, e o envolvimento do SNC pode resultar em déficits neurológicos severos, retardo mental ou morte. A TC e a RM são os métodos de escolha em caso de suspeita de encefalite herpética. Os achados de imagem na TC são de alterações precoces, observando-se redução dos coeficientes de atenuação da substância branca, e na RM, hipersinal em T1 e hipossinal em T2. Realce pós-contraste, embora mínimo, ocorre com padrão meníngeo. Depois dos 2 primeiros dias e com o progredir da doença, a substância cinzenta cortical altera o sinal, com aumento da atenuação da TC, apresentando hipossinal em T2 e hipersinal em T2 na RM, que persistem por semanas a meses.[55] A destruição do parênquima encefálico ocorre rapidamente, em até 2 semanas. Em geral, persistem atrofia difusa cerebral, áreas de encefalomalacia (frequentemente multicística) e calcificações puntiformes ou giriformes. O cerebelo encontra-se envolvido em 50% dos pacientes afetados.[55]

O vírus da rubéola costuma acometer os fetos durante o primeiro e segundo trimestres de gestação, sendo as manifestações da doença mais graves nesse período. As alterações de imagem dependem do período da infecção intraútero. Em infecções precoces ocorrerão anomalias congênitas e, quando tardias, resultarão em edema generalizado e perda da substância branca encefálica. As alterações tomográficas são caracterizadas por áreas hipodensas multifocais na substância branca, frequentemente em associação com calcificações periventriculares e cistos nos casos graves.[36] À RM observam-se regiões multifocais com T2 longo e retardo na mielinização.[42]

A sífilis congênita é secundária à transmissão transplacentária do *Treponema pallidum,* principalmente no segundo e terceiro trimestres de gestação. Achados na neuroimagem são de realce de leptomeninge afetada, que pode estender-se pelos espaços perivasculares de Virchow-Robin, formando massas parenquimatosas.[31]

A infecção congênita pelo vírus da imunodeficiência adquirida (HIV) está se tornando um problema de saúde pública em virtude do número crescente de contaminados. Cerca de 30% das pacientes infectadas transmitem o vírus para seus filhos. Os achados de imagem refletem as manifestações neuropatológicas de encefalite, atrofia cerebral e vasculopatia calcificante. O achado mais comum consiste em linfonodomegalias na região cervical, sendo as alterações intracranianas mais frequentes as de aumento do espaço subaracnóideo, bem como aumento dos ventrículos e calcificações nos gânglios da base e na substância branca subcortical. A TC é mais sensível do que a RM na detecção das calcificações. Infecções secundárias são pouco frequentes. A leucoencefalopatia progressiva multifocal (LEMP) é a mais comum, e suas alterações imagenológicas são caracterizadas por áreas cerebrais de baixa atenuação à TC e hipersinal em T2 e hipossinal em T1, sem efeito de massa significativo e sem impregnação pelo meio de contraste, na maioria das vezes. A causa mais comum de massas nas crianças HIV-positivas é o linfoma, que ocorre em 5% dos pacientes infectados.[26] A RM tem ajudado no diagnóstico de pacientes com encefalopatia também pela espectroscopia.

A meningite bacteriana é a causa mais comum de infecção em crianças. Em geral, o diagnóstico é clínico, e os métodos de imagem são utilizados como complementos em casos duvidosos, quando a deterioração é secundária ao aumento da pressão intracraniana, em casos de convulsões persistentes, déficits neurológicos focais ou em pacientes com recuperação lenta.[23,72] Os microrganismos alcançam as meninges por várias vias, mas, mesmo quando há fatores predisponentes, a infecção não é tão comum em função dos mecanismos de defesa das crianças. Uma vez que a infecção é estabelecida, geralmente há propagação pelas bainhas dos vasos corticais leptomeníngeos nos espaços perivasculares. Focos de necrose se desenvolvem nas paredes das artérias e veias em 30% das meningites bacterianas e, ocasionalmente, induzem trombose arterial e venosa.[23,72] A extensão da infecção pelos vasos obstruídos para o parênquima pode resultar em cerebrite e formação de abscesso, bem como pode obstruir o espaço subaracnóideo e os forames de Luschka e Magendie, determinando hidrocefalia não comunicante.

A hidrocefalia comunicante, quando ocorre, é secundária ao exsudato que se acumula nas cisternas basais ou na convexidade cerebral, interferindo no fluxo e na reabsorção do líquor. Ventriculite ocorre em cerca de 30% dos pacientes infectados e em aproximadamente 92% dos neonatos. A meningite purulenta não complicada geralmente não determina alterações na TC ou na RM. Ocasionalmente, algum realce meníngeo pode ser identificado,[29] sendo a RM mais sensível na detecção de alterações inflamatórias. A meningite pode se complicar com trombose venosa dural, que é caracterizada na TC pelo "sinal do delta vazio", no qual um triângulo de baixa densidade é visto na porção posterior do seio afetado após a administração de contraste endovenoso. A RM é mais sensível na detecção dos casos subagudos pela hiperintensidade de sinal nas imagens ponderadas em T1 (meta-hemoglobina). Outras complicações frequentes da meningite, além dos infartos venosos e arteriais, são a hidrocefalia e a ventriculite, esta última caracterizada pela presença de material proteináceo (debris) nas porções sequestradas dos ventrículos, havendo realce do epêndima na fase contrastada (Figura 7.34).

A meningite tuberculosa é uma infecção grave na infância e, algumas vezes, não é reconhecida em virtude da ausência de sinais e sintomas específicos, diferindo-se, entretanto, das outras infecções bacterianas quanto à apresentação clínica e radiológica.[29,72] Caso a doença não seja reconhecida e tratada prontamente, os resultados são devastadores no cérebro. Pacientes afetados irão desenvolver hidrocefalia por bloqueio do fluxo liquórico e severa atrofia secundária a micro e macroinfartos. A evolução para a morte é extremamente rápida, com média de 3 semanas.[45] Nos estudos de imagem, a ventriculomegalia está presente em 50% a 77% dos pacientes afetados.[71,85]

As cisternas basais estão preenchidas por exsudato purulento, que pode se estender para o espaço subaracnóideo. Na TC sem contraste ou na sequência ponderada em T1, o exsudato aparece com densidade e intensidade de partes moles, preenchendo as cisternas. Após a administração de contraste, ocorre marcante realce. Outros achados importantes na meningite tuberculosa são os infartos nos gânglios da base e no tálamo, na fase subaguda, resultantes da infiltração das meninges pela infecção que se dissemina para os espaços perivasculares, produzindo as vasculites. Infartos corticais são menos comuns, mas podem ocorrer.[45,61] Múltiplos focos puntiformes, com realce anelar na junção corticossubcortical, representam tuberculomas que raramente se calcificam.

O abscesso cerebral na infância difere daquele do adulto pelo fato de ser relativamente grande, de crescimento rápido, apresentando fina cápsula e geralmente com origem na substância branca periventricular.[41] Os achados tomográficos sem contraste são de área de baixa densidade, com fina cápsula e densidade ligeiramente maior que a do parênquima. Após a administração do contraste endovenoso, observa-se realce anelar da parede, que mede geralmente cerca de 5mm de espessura, com sua margem interna tendendo a ser mais lisa e regular. Outro dado importante é que em 50% dos casos a parede medial do abscesso é mais fina.[24,25] A RM tem alta sensibilidade em todos os estádios, desde a detecção da cerebrite até o abscesso (Figura 7.35), e, assim como a TC, tem papel fundamental na definição de agentes etiológicos, guiando as punções, e no controle de tratamento.[28] A espectroscopia por RM auxilia o diagnóstico diferencial entre tumores e abscessos,[33,39] bem como a sequência de difusão.

As encefalites viróticas exibem habitualmente dois grandes fatores patológicos, caracterizados principalmente por degeneração neuronal e inflamação. A maioria apresenta quadro clínico muito variado, dependendo da localização do maior acometimento lesional e, desse modo, assim como os achados de imagem, apresenta síndromes muito inespecíficas. O estudo por imagem alterado na fase inicial da sintomatologia tem valor prognóstico importante nas encefalites viróticas. As encefalites viróticas se apresentam usualmente como áreas multifocais de prolongamento dos tempos de relaxamento T_2 e T_1, sendo as maiores identificadas à TC como áreas de hipodensidade. Podem apresentar algum efeito de massa na fase aguda, muitas evoluindo para áreas de atrofia e/ou rarefação mielínica na fase crônica.

A encefalite herpética tipo I apresenta predileção pelos lobos temporais (principalmente para os giros temporais mesiais), regiões fronto-orbitárias e insulares. A RM é mais sensível do que a TC, possibilitando um diagnóstico mais precoce, apresentando melhor resolução espacial do que o SPECT e sendo, portanto, o exame de primeira escolha na suspeita dessa patologia (Figura 7.36).

A encefalite de Rasmussen é uma desordem caracterizada por convulsões, hemiparesia progressiva e deterioração psicomotora. Configura-se como uma das causas de epilepsia

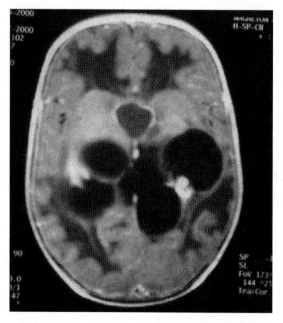

Figura 7.34 ▶ Corte axial de TC contrastada em paciente com ventriculite. Notar múltiplas septações ventriculares condicionando hidrocefalia assimétrica, intensificação ependimária e líquor com densidade alterada no terceiro ventrículo.

refratária na infância, em que, embora evidências de infecção virótica tenham sido demonstradas em neurônios, astrócitos e oligodendrogliócitos, existem estudos recentes sugerindo causas autoimunes. A avaliação por imagem nas formas recentes dessa doença era frequentemente normal antes da utilização da sequência de difusão na RM. No estudo progressivo observa-se atrofia crescente das regiões afetadas do cérebro e dos lobos frontais e temporais (Figura 7.37). Pode-se ainda detectar prolongamento dos tempos de relaxamento T2 (sinal hiperintenso) nos gânglios basais e em outras encefalites viróticas.

A infecção causada pela ingestão acidental de ovos de *Taenia solium* é comum nos países da América Latina, Ásia, Índia e África. Patologicamente, quatro formas de cisticercose são descritas: cisticercose parenquimatosa, leptomeningite, cisticercose intraventricular e cisto racemoso,[34,82] cada qual com sua forma de apresentação à TC e à RM. A forma mais comum, os cisticercos parenquimatosos, é encontrada em qualquer local no encéfalo, mais frequentemente na substância cinzenta, seguida por tronco, cerebelo e medula. As lesões podem ser sólidas ou císticas. Nas lesões sólidas, geralmente se encontram calcificações associadas, e nas císticas, realce anelar[9,81] pelo meio de contraste (Figura 7.38). A leptomeningite é vista como tecido com atenuação de partes moles obliterando as cisternas da base, observando-se realce importante do espaço subaracnóideo nas áreas envolvidas,[77] após a administração de contraste endovenoso. A cisticercose intraventricular é de extrema importância, pois pode levar à obstrução ventricular aguda. Essa forma é de difícil detecção pela TC, a não ser que o contraste seja introduzido no sistema ventricular. A RM mostra-se superior à TC no diagnóstico dessa forma de cisticercose pela detecção do excólex do parasito.[78] A racemosa é a forma multilobulada, não viável, de cistos localizados no espaço subaracnóideo. Embora estéreis, essas lesões podem crescer em virtude da proliferação da parede do cisto (Figura 7.39).[82] Pacientes com exposições múltiplas podem apresentar várias formas da doença simultaneamente no SNC.[77,78]

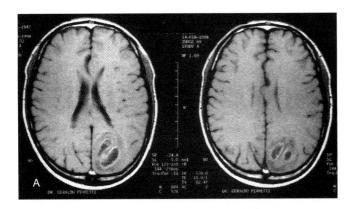

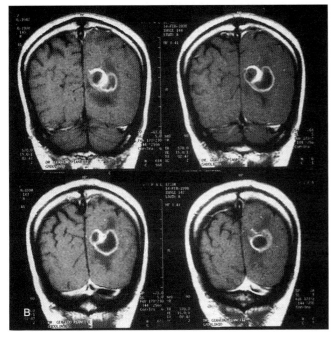

Figura 7.35 ▷ Cortes axiais (**A**) e coronais (**B**) ponderados em T1, sendo os últimos contrastados, em pacientes com abscesso parieto-occipital esquerdo. Notar aspecto bigeminado ("mãe-filha") com anéis periféricos de hiperintensidade espontânea em T1 (radicais livres) e bordas mediais apresentando intensificação menos marcante nas fases contrastadas.

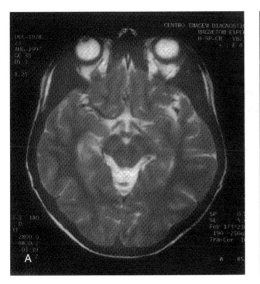

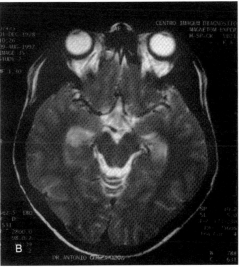

Figura 7.36 ▷ Cortes axiais ponderados em T2 em paciente com encefalite herpética 24 horas (**A**) e 72 horas (**B**) após início de quadro clínico. Notar aumento da hiperintensidade de sinal do hipocampo direito e aparecimento de alteração semelhante no hipocampo esquerdo.

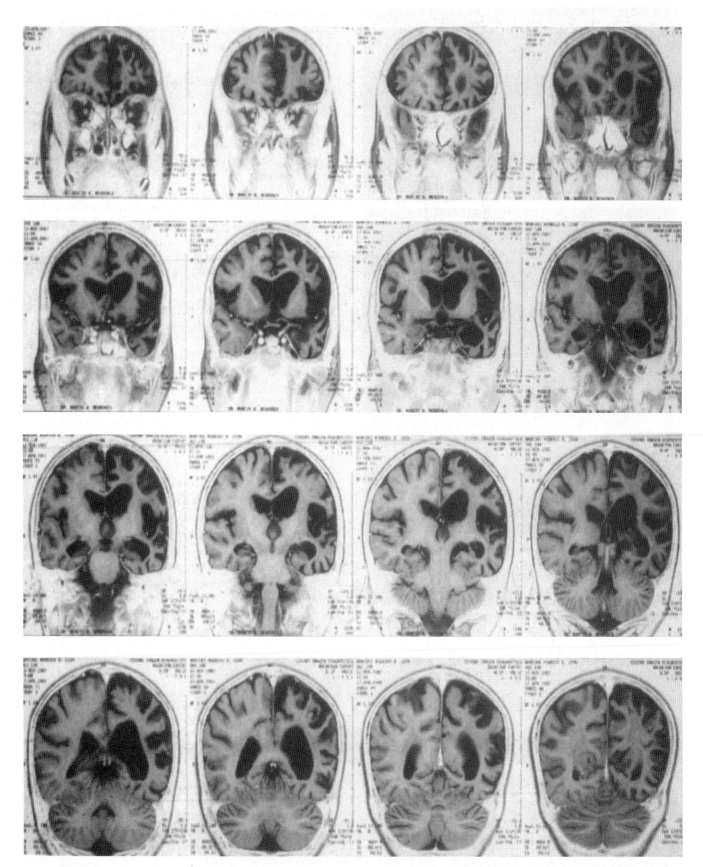

Figura 7.37 ▷ Cortes coronais ponderados em T2 (negativo) em paciente com quadro clínico compatível com encefalite de Rasmussen, evidenciando hemiatrofia cortical e central à esquerda.

DOENÇAS VASCULARES, HEMORRÁGICAS E TRAUMATISMO

Hemorragias em crianças frequentemente são secundárias a traumatismo. Infartos hemorrágicos agudos e hemorragia subaracnoides são satisfatoriamente analisados por TC. Alterações estruturais, como malformações arteriovenosas (MAV), são mais bem analisadas pela RM e angiorressonância. Os vasos anormais são estruturas tubulares tortuosas, com ausência de sinal *(flow void)*. Fluxo lento pode resultar em hipersinal dos vasos, e se o fluxo não é muito alto e não existe em número grande de vasos nutridores, o estudo por RM convencional é satisfatório. Contudo, a angiorressonância tem valor no diagnóstico e seguimento das diversas malformações vasculares (Figuras 7.40 a 7.43).

Isquemia focal ou difusa em crianças é bem demonstrada pela RM. Apesar de a isquemia neonatal ser frequentemente de difícil identificação, em virtude da hipointensidade de sinal da substância branca imatura, mudanças súbitas, como a perda da integridade cortical, podem ser detectadas. As sequelas tardias dessas lesões são bem identificadas, como atrofia difusa e encefalomalacia multicística, entre outras (Figuras 7.44 e 7.45). Em crianças mais velhas, a RM é extremamente sensível para detectar alterações isquêmicas. Doenças vasculares oclusivas na infância não estão relacionadas com arteriosclerose. Múltiplos infartos podem ser vistos nas desordens trombóticas, na anemia falciforme ou em condições embólicas, como nas doenças congênitas do coração. Oclusões secundárias a traumatismo podem

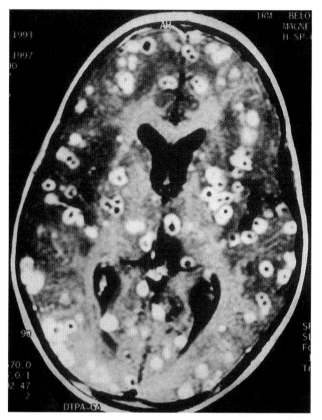

Figura 7.38 ▷ Corte axial ponderado em T1 pós-contrastado em paciente com neurocisticercose (forma encefalítica).

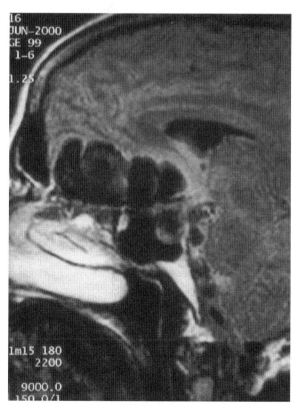

Figura 7.39 ▷ Corte *sagital-flair* em paciente com forma racemosa de neurocisticercose, evidenciando múltiplos cistos subaracnóideos subfrontais e pré-pontobulbares.

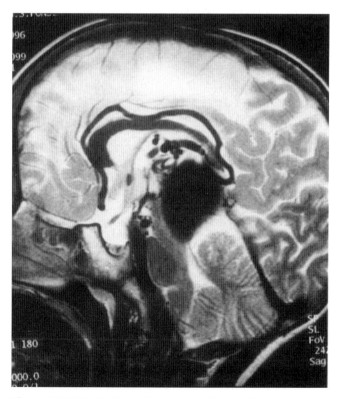

Figura 7.40 ▷ Corte sagital ponderado em T2 em paciente com malformação da veia de Galeno. Notar efeito de massa sobre o tecto mesencefálico e convergência de ramos das artérias pericalosas.

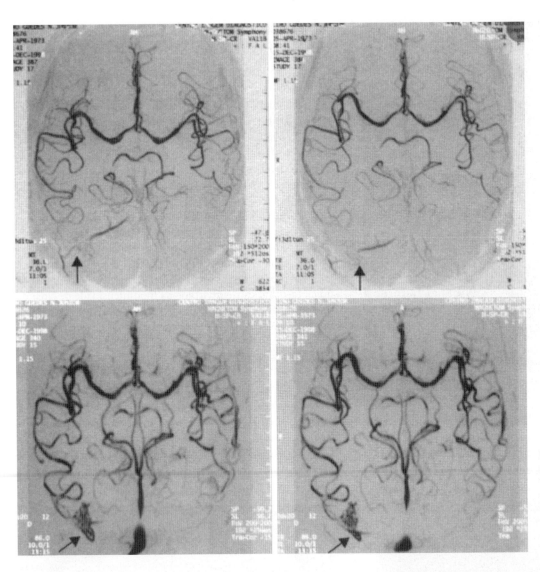

Figura 7.41 ▷ Angiorressonância pela técnica de tof-3D (fila superior) e PC (fila inferior) em paciente com MAV occipital à direita. Notar maior sensibilidade da técnica PC para identificação do nidus (setas).

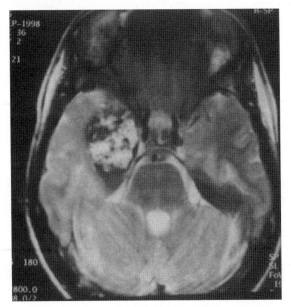

Figura 7.42 ▷ Corte axial ponderado em T2 em paciente com aspecto típico de hemangioma cavernoso temporal à direita. Halos periféricos de hipointensidade (hemossiderina) dilineando áreas centrais de hiperintensidade (meta-hemoglobina).

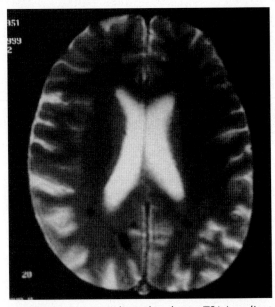

Figura 7.43 ▷ Corte axial ponderado em T2* (*gradient-echa*) em paciente com múltiplos cavernomas caracterizados por focos de hipointensidade exacerbada (hemossiderina) imperceptíveis nas demais sequências.

CAPÍTULO 7 ▷ Tomografia Computadorizada e Imagem por Ressonância Magnética em Neuropediatria   115

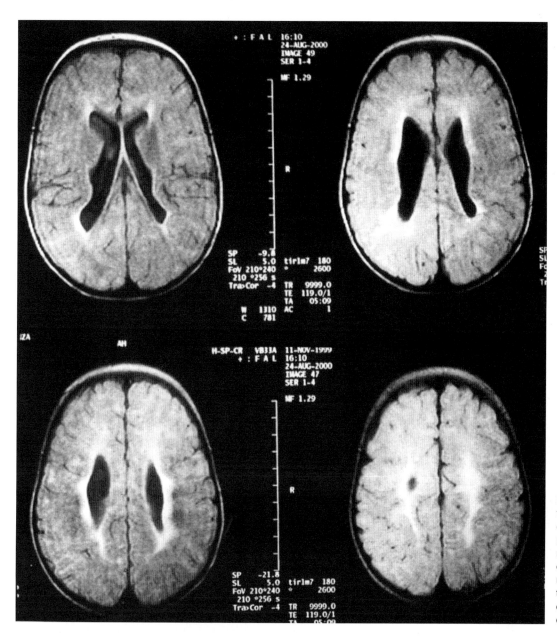

Figura 7.44 ▷ Cortes axiais-*flair* em paciente com aspecto típico tardio de leucomalacia periventricular, caracterizada por hiperintensidades periventriculares associadas à deformidade *ex-vácuo* dos ventrículos laterais.

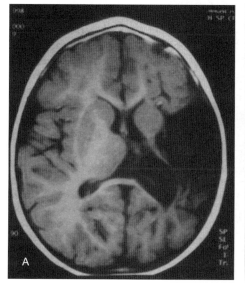
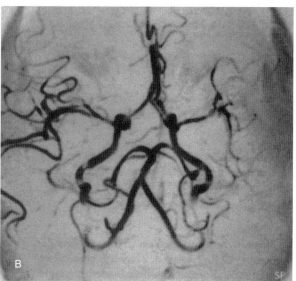

Figura 7.45 ▷ Corte axial T1 (**A**) e angiorressonância encefálica tof-3D (**B**) em paciente com encefalomalacia pós-infarto no território da artéria cerebral à esquerda. Notar escassez de ramos corticais à angiorressonância na artéria cerebral média ipsolateral.

ocorrer por dissecção interna nos territórios carotídeos e vertebrais. A RM é essencial não somente para demonstrar a oclusão pela angiografia, mas para identificar a extensão das alterações do parênquima isquêmico. Uma patologia arterial oclusiva vista na infância é a doença de Moya-Moya. Esta desordem vascular progressiva pode ocorrer como uma doença idiopática ou como uma síndrome no contexto de muitas doenças, notadamente a neurofibromatose. A angiorressonância demonstra claramente a oclusão carótida acima do seio cavernoso e as múltiplas colaterais que se desenvolvem justaproximais à oclusão. A RM não somente demonstra múltiplos pequenos infartos lacunares nas zonas transicionais *(watershed zone)* nos gânglios da base, mas também a circulação colateral (Figura 7.46).

DIAGNÓSTICO POR IMAGEM DAS PRINCIPAIS PATOLOGIAS RAQUIMEDULARES – ANOMALIAS CONGÊNITAS

São agrupadas em três grandes categorias:

1. **Espinha bífida aberta:** caracterizada pela exposição do tecido neural na linha média posterior, destacando-se mielocele e mielomeningocele.
2. **Disrafismo oculto:** consiste em lesões em que o tecido neural localiza-se profundamente na pele intacta. Entre elas incluem-se o seio dérmico, o lipoma espinal, o espessamento

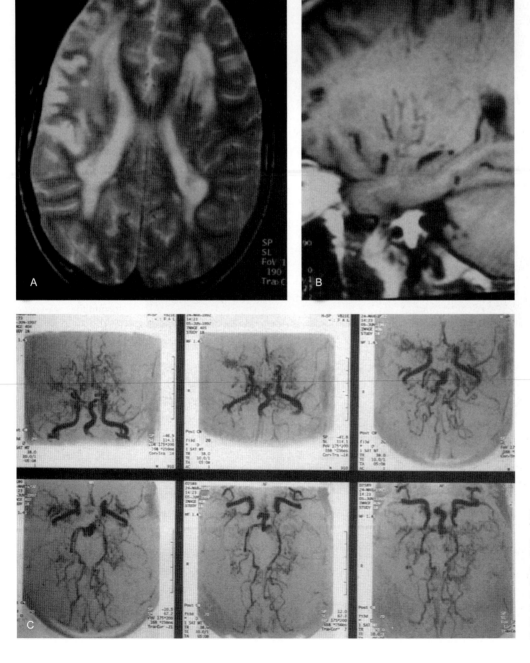

Figura 7.46 ▷ Corte axial T2 (**A**), sagital T1 (**B**) e angiorressonância tof-3D (**C**) em paciente com síndrome de Moya-Moya. Notar áreas de infarto em territórios transicionais profundos, com extensa rede de colaterais e hipertrofia, principalmente das artérias lenticuloestriadas.

do *filum terminale*, os cistos neuroentéricos e as diastematomielias. Apresentam fatores em comum, como divisão e/ou ancoramento da medula por banda fibrosa, esporão ósseo ou massa caudal. Estigmas cutâneos, como *dimples*, nevos hemangiomatosos e hipertricose, frequentemente se sobrepõem na pele adjacente ao segmento envolvido.

3. **Anomalias espinais caudais:** caracterizam-se por malformações do terço distal da coluna, medula e meninges associadas a anomalias intestinais e do aparelho geniturinário. Incluem agenesia sacral, mielocistocele terminal e meningocele sacral anterior, entre outras (Figuras 7.47 e 7.48).

Pacientes com espinha bífida aberta raramente necessitam de avaliação detalhada por neuroimagem no período neonatal porque a patologia é claramente visível. Todavia, qualquer deterioração neurológica subsequente deve ser avaliada para potencial correção cirúrgica. Citamos, entre outras causas, reaprisionamento do placoide neural pela cicatriz, curvatura anormal, epidermoide de inclusão, siringo-hidromielia e cistos aracnóideos. A RM é, sem dúvida, o exame de primeira escolha (Figura 7.49).

No seio dérmico dorsal, a medula pode estar ancorada em 80% dos casos, devendo-se proceder a exames de RM para avaliar a coexistência de epidermoides ou lipomas (Figura 7.50).

Os lipomas consistem no tipo mais comum de disrafismo oculto, sendo mais frequentes em mulheres e facilmente detectados pela presença de estigma cutâneo ou proeminência do tecido gorduroso subcutâneo. Quando não diagnosticados na infância, manifestam-se em idades mais avançadas como disfunção vesical ou paraparesia, condicionados pelo estiramento medular. A RM promoveu uma correta classificação (intradural ou com deficiência da dura-máter) do grau do estiramento medular e do posicionamento da junção liponeural, o que é fundamental para o tratamento cirúrgico adequado (Figura 7.51).

Ancoramento da medula por *filum terminale* espessado é reconhecido pela RM como posição anômala do cone medular (abaixo de L2 em 86% dos casos) associado a *filum terminale* com espessura superior a 2mm, na ausência de qualquer outra causa possível de ancoramento medular.

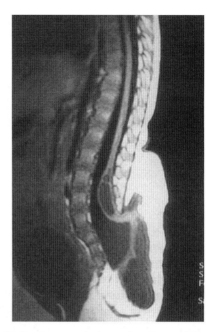

Figura 7.48 ▷ Corte sagital ponderado em T1 em paciente portador de mielocistocele terminal. Notar hipogenia sacral, ausência de comunicação entre o cisto e o espaço subaracnóideo bem como hidromielia distal.

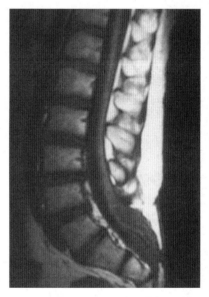

Figura 7.49 ▷ Corte sagital ponderado em T1 em paciente pós-operado de mielomeningocele com piora tardia do quadro clínico. Notar reancoramento da medula na cicatriz cirúrgica.

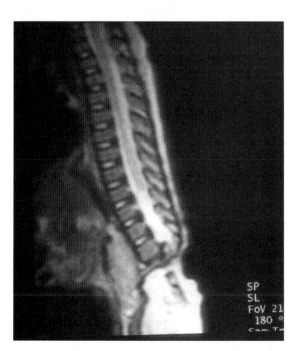

Figura 7.47 ▷ Corte sagital ponderado em T2 em paciente com anamalia de regressão caudal. Notar agenesia de vértebras lombares e sacrais, bem como do segmento torácico distal da medula.

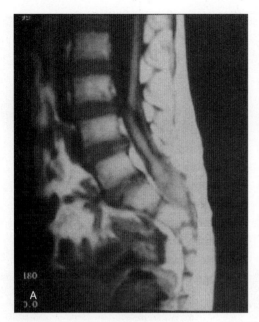 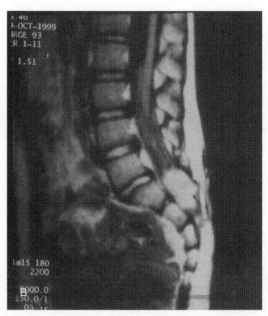

Figura 7.50 ▷ Cortes sagitais ponderados em T1 (**A**) e *flair* (**B**) em paciente com medula presa, seio dérmico dorsal e cisto epidermoide. Notar a hiperintensidade de sinal do conteúdo do cisto na sequência *flair*.

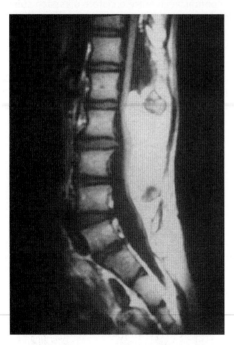 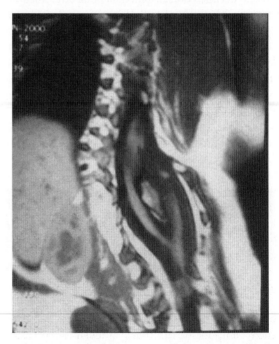

Figura 7.51 ▷ Corte sagital ponderado em T1 em paciente com lipomielocele. Notar ancoramento da medula no lipoma com deficiência da dura-máter e espinha bífida.

Figura 7.52 ▷ Corte coronal ponderado em T1 em paciente com diastematomielia. Presença de septo ósseo entre as hemi-medulas que se fundem abaixo do mesmo promovendo ancoramento do cone.

Na diastematomielia, espera-se que o exame de imagem forneça uma classificação precisa do tipo de revestimento dural (saco dural único, dividido ou duplicado), composição do septo (ósseo, fibroso ou cartilaginoso), bem como do sítio mais provável do ancoramento medular. Sem dúvida, a RM é o exame capaz de melhor classificar essa anomalia, devendo ser complementada pela TC no sítio do esporão, para melhor detecção do componente ósseo (Figura 7.52).

A RM é de fundamental importância na avaliação de crianças com escoliose, devendo ser realizada de rotina nos casos com indicação cirúrgica, para se afastar lesão do neuroeixo (Figura 7.53).

NEOPLASIAS

A diferenciação entre uma massa tecidual intra e extramedular é mandatória em se tratando de diagnóstico por imagem.

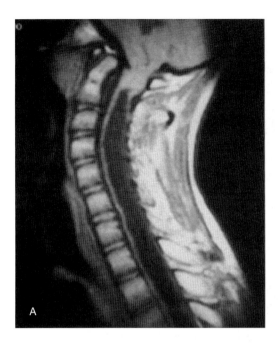
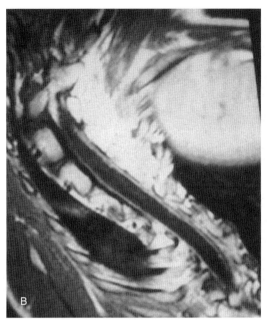

Figura 7.53 ▶ Cortes sagitais ponderados em T1 direcionados à coluna cervical (**A**) e torácica (**B**) em paciente com malformação de Chiari tipo I com extensa siringo-hidromielia e escoliose tóraco-lombar.

Com o advento da RM, esse diagnóstico foi muito facilitado, promovendo maior precocidade e, consequentemente, terapia mais apropriada.

Lesões expansivas intramedulares causam alargamento da medula, visto em todas as sequências de pulso de RM, com a medula habitualmente permanecendo em sua posição normal acima e abaixo da mesma. Como tradicionalmente aceito na população pediátrica, os astrocitomas compreendem 60% dos tumores intramedulares, seguidos pelos ependimomas (30%).[1,4] Outros tumores intramedulares possíveis na criança são os gangliocitomas, gangliomas, germinomas, PNET e histiocitose. Existem evidências de que os gangliogliomas são muito mais frequentes do que se imagina e de muitos casos descritos como astrocitomas que eram, na realidade, gangliogliomas.[58] Astrocitomas malignos e GBM da medula são mais comuns nas crianças do que na população adulta. As neoplasias intramedulares são reconhecidas na RM com expansão segmentar do parênquima exibindo hipersinal em T2 e hipo ou isossinal em T1. Essas áreas podem apresentar tumor, cisto ou necrose, diferenciados na fase contrastada, quando o componente tumoral se intensifica em todos os astrocitomas e ependimomas e em 85% dos gangliogliomas.[58] Em 20% a 40% dos casos, coexistem cistos que são mais frequentemente observados nos ependimomas. Podem resultar da secreção de fluido pelo tumor ou obliteração das vias liquóricas, sendo usualmente solucionadas após a ressecção do componente sólido. Para a diferenciação entre os tipos histológicos de neoplasia intramedular é necessária biópsia, reconhecendo-se, todavia, que os ependimomas são mais circunscritos do que os astrocitomas nas imagens contrastadas, assim como os gangliogliomas e os germinomas. Sob o ponto de vista prático, contudo, é muito mais importante a localização precisa do componente sólido do tumor do que tentar acertar o tipo histológico no diagnóstico por imagem (Figuras 7.54 e 7.55).

O diagnóstico diferencial dos tumores intramedulares deve ser feito com expansões medulares não neoplásicas, como doenças inflamatórias e desmielinizantes. Observa-se que nestas últimas, habitualmente, a anormalidade de sinal apresenta configuração mais irregular com padrão heterogêneo e menos intenso de intensificação pelo agente paramagnético. Nos casos duvidosos, sugerem-se propedêutica liquórica e/ou controle evolutivo.

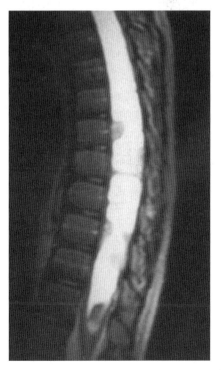

Figura 7.54 ▶ Corte sagital T2 em paciente portador de astrocitoma pilocítico medular. Notar extenso cisto com múltiplos nódulos murais e conteúdo hemático (nível de fluido-debris).

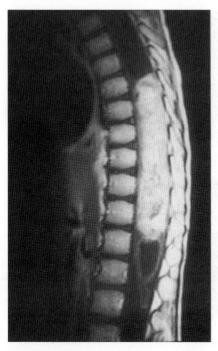

Figura 7.55 ▷ Corte sagital T1 pós-contrastado evidenciando extensa neoplasia sólida intramedular com componentes císticos adjacentes.

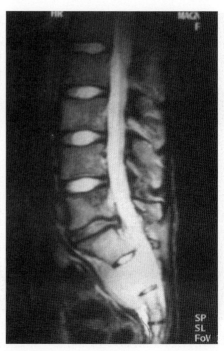

Figura 7.56 ▷ Corte sagital ponderado em T2 (STIR) evidenciando massa osteolítica com epicentro no corpo de S2, promovendo compressão do canal sacral correspondendo a implante neoplásico secundário sarcoma granulocítico – em paciente portador de leucemia.

Neoplasias extramedulares

Costumam ser bem delimitadas e, quando pequenas, são separadas do parênquima medular por rima liquórica. As grandes massas tumorais, todavia, causam bloqueio do espaço subaracnóideo com desvio da medula, sendo de fundamental importância um estudo nos três planos para melhor localização da lesão. Aproximadamente dois terços dos tumores intrarraquidianos na infância são extramedulares e, destes, 50% são extradurais e 10% a 15% intradurais.[49,51]

As neoplasias ósseas primárias da infância são raras, e entre elas se destacam osteoma osteoide, osteoblastoma, cisto ósseo aneurismático, osteocondroma, tumor de células gigantes, osteossarcoma, sarcoma de Ewing, condrossarcoma e condroma.

Entre as neoplasias metastáticas da coluna, merecem destaque histiocitose, leucemia, linfoma, rabdomiossarcoma, neuroblastoma, tumor de Wilms e PNET. Em geral, essas lesões aparecem nas radiografias e à TC como áreas líticas ou escleróticas, podendo estar associadas a fraturas e massa tecidual paraespinal e/ou epidural. A RM evidencia, de modo excelente, a infiltração tumoral da medula óssea, reconhecida como foco de hipointensidade em T1 e de hiperintensidade em T2 (sobretudo STIR), com intensificação heterogênea pelo agente paramagnético, mais bem reconhecida nas sequências com supressão gordurosa (Figura 7.56).

Neoplasias intradurais e extramedulares são raras na infância, excetuando-se a associação com neurofibromatose, em que os neurofibromas, schwanomas e meningiomas são facilmente reconhecidos à RM. As neoplasias do SNC que mais frequentemente apresentam disseminação mestastática subaracnóidea (*drop mets*) na infância são os PNET (incluindo pineoblastoma) e o ependimoma, seguidos por germinomas, gliomas indiferenciados, linfoma e tumor do plexo coroide. Para rastreamento desse tipo de lesão à RM, recomendam-se doses mais altas do agente paramagnético endovenoso (0,2 a 0,3mmol/kg) (Figura 7.57).

Processos infecciosos e inflamatórios da coluna

Podem ser divididos em osteomielites e discites, empiemas epidurais, lesões intradurais e extramedulares e, finalmente, mielites.

As discites piogênicas ocorrem mais comumente na criança com menos de 5 anos de vida, sendo a região lombar a mais frequentemente acometida. Habitualmente, a disseminação é hematogênica, envolvendo inicialmente o espaço discal e, subsequentemente, as plataformas vertebrais. Nas crianças mais velhas, assim como no adulto, por questões de vascularização, a doença inicia-se na vértebra, podendo acometer secundariamente o disco. O *S. aureus* é o agente etiológico mais comum, sendo a RM o método de imagem que mais precocemente elucida o diagnóstico (com sensibilidade similar à cintilografia,[17] mas com maior especificidade do que esta), evidenciando áreas de prolongamento dos tempos de relaxamento T1 e T2 nas plataformas e nos corpos vertebrais adjacentes com hipersinal do disco acometido em T2. Leva mais precocemente ao colapso discal do que à espondilodiscite tuberculosa, sendo os abscessos paravertebrais, quando presentes, bem menores naquelas do que nesta.

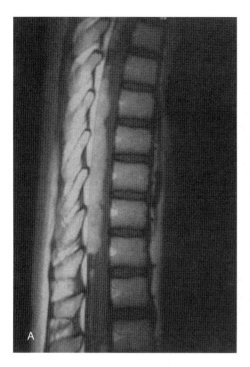 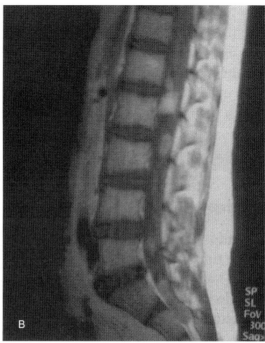

Figura 7.57 ▷ Cortes sagitais ponderados em T1 pós-contratados direcionados à coluna torácica (**A**) e lombossacra (**B**), evidenciando múltiplos implantes neoplásicos secundários na leptomeninge (*drop mets*) em paciente operado de meduloblastoma cerebelar.

Nas espondilites tuberculosas, a destruição óssea é mais marcante e os abscessos paravertebrais são maiores e apresentam frequentemente calcificações que são mais bem identificadas à TC. A extensão caseosa epidural pode ser grande e mais bem reconhecida à RM (Figura 7.58).

Abscessos epidurais tendem a ocorrer por disseminação hematogênica de foco cutâneo, urinário ou pulmonar, sendo o *S. aureus* o agente mais comumente envolvido. A RM é o método de imagem de primeira escolha, mostrando alargamento do espaço epidural com intensificação variada pelo agente paramagnético, identificando ainda potencial efeito compressivo sobre a medula ou raízes nervosas.

Na população pediátrica, a infecção dos espaços subaracnóideo e subdural é mais comumente observada em associação às meningites. Pode também ocorrer por irritação química de medicamentos intratecais, ruptura de dermoide/epidermoide, irradiação ou hemorragia prévia. Na fase aguda ou subaguda pode ser identificada intensificação da leptomeninge adjacente aos filamentos radiculares ou à medula, e na fase crônica frequentemente se formam aderências entre os próprios filamentos (aspectos de pseudomassas), às vezes entre estes e as paredes do saco dural (aspecto de "saco vazio").

Os achados no diagnóstico por imagem das mielites são inespecíficos entre os diferentes agentes etiológicos reconhecidos principalmente como anormalidades de sinal intrassubstanciais, caracterizadas por prolongamento dos tempos de relaxamento T2 e possivelmente de T1, apresentando efeito expansivo na fase aguda e intensificação heterogênea pelo agente paramagnético. No nosso meio é mais comumente associada à esquistossomose, que apresenta predileção pelo segmento torácico distal e o cone medular (Figura 7.59).

Nas radiculites, da mesma maneira, os achados são inespecíficos, caracterizados por espessamento dos filamentos radiculares de cauda equina, com intensificação pelo agente paramagnético, mais notadamente na síndrome de Guillain-Barré.[7]

Entre as outras doenças parasitárias, merece destaque no nosso meio a cisticercose, que pode acometer o espaço subaracnóideo e o parênquima medular, de maneira análoga ao comprometimento intracraniano (Figura 7.60).

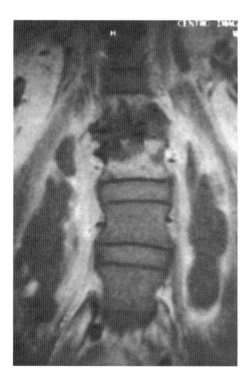

Figura 7.58 ▷ Corte coronal ponderado em T1 pós-contrastado com supressão de gordura em paciente com espondilodiscite tuberculosa e grandes abscessos nos músculos psoas.

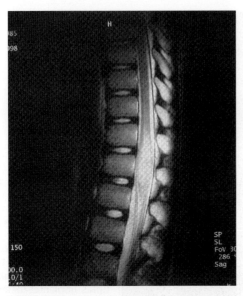

Figura 7.59 ▷ Corte sagital ponderado em T2 em paciente com mielite esquistossomótica. Notar alargamento do cone e medula torácica distal com hiperintensidade de sinal intrassubstancial.

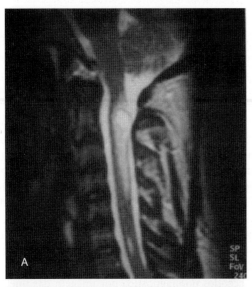

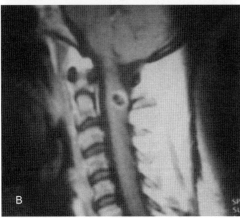

Figura 7.60 ▷ Corte sagital ponderado em T2 (**A**) e T1 pós-contrastados (**B**) em paciente com cisticerco intramedular. Notar a presença do escólex (nódulo mural), intensificação periférica e extenso edema circunjacente.

Doenças desmielinizantes medulares

ADEM e esclerose múltipla (EM) podem acometer a medula, apresentando aspectos indistinguíveis sob o ponto de vista de imagem, caracterizando-se predominantemente por lesões ovoides de dimensões variadas, com hiperintensidade nas sequências de TR longo (T2, DP e FLAIR), como iso ou hipointensidade em T1 e graus variáveis de intensificação pelo agente paramagnético, associadas ou não a efeito de massa. Obviamente, o quadro clínico é de fundamental importância, ressaltando-se involução monofásica na ADEM e processo virótico antecedente, sendo bifásica na EM (exacerbação e remissões).

Malformações vasculares de medula

Existem três grandes tipos de malformações vasculares da medula: malformações arteriovenosas (MAV) intramedulares, fístulas radiculomedulares e malformações vasculares cavernosas intramedulares.

As MAV medulares correspondem à grande maioria das malformações vasculares que ocorrem na população pediátrica, usualmente localizadas na região torácica, com um terço ou mais dos pacientes apresentando-se clinicamente com quadro de hemorragia subaracnóidea. A RM mostra claramente a presença do nídus intraparenquimatoso, caracterizada pelo *flow void*, usualmente posicionado dorsalmente. Coexistem áreas serpiginosas tubuliformes, representando artérias nutridoras e/ou veias de drenagem que se estendem à superfície pial. Em caso de existência desses achados, indica-se angiografia por subtração digital para confirmação diagnóstica e tratamento cirúrgico ou endovascular.

As malformações cavernosas da medula são patologicamente idênticas aos cavernomas intracranianos, com aspecto de "colmeia" ou "pipoca", formados pelos diferentes tempos de relaxamento em todas as sequências obtidas, circundados por rima de hipointensidade universal mais exacerbada em T2*, inferindo hemossiderina, em que a coexistência de hematomielia pode dificultar o diagnóstico diferencial com outros tipos de malformações (Figura 7.61).

Traumatismo raquimedular na criança

A coluna vertebral na criança tem características anatômicas que trilham diferentes padrões de suscetibilidade às lesões, quando comparada às dos adultos. Essas incluem elasticidade aumentada dos ligamentos e partes moles, epífises abertas, centros de ossificação não desenvolvidos e mudanças no tamanho, no formato e na força dos ossos. Os planos das facetas articulares estão orientados horizontalmente, promovendo maior motilidade e menor estabilidade. Assim, as crianças são mais suscetíveis às lesões por extensão, que abrangem mais comumente a região cervical. A lassidão ligamentar também torna a criança mais suscetível às distrações, como, por exemplo, a coluna do RN, que pode ser estirada em até 2 polegadas sem lesão estrutural, enquanto a medula vai se romper quando estirada mais do que 0,25 polegada. Esses achados justificam a grande incidência de estudo radiológico normal em pacientes com déficits funcional medular ou radicular impor-

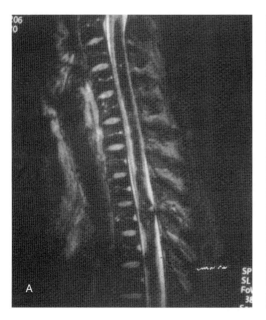
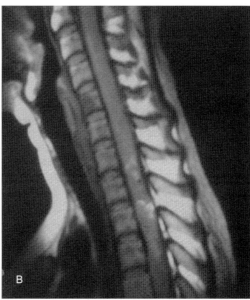

Figura 7.61 ▷ Cortes sagitais ponderados em T2* (**A**) e T1 (**B**) em paciente hematomielia aguda secundária a sangramento em cavernoma localizado na altura de D2. Predomínio de desoxi-hemoglobina condicionando hipointensidade exacerbada em T2* ao longo de praticamente toda a medula cervical.

tantes, sendo assim de fundamental importância o exame de RM e/ou o estudo dinâmico, conforme o tipo e a localização da lesão (Figura 7.62).

A mobilidade da coluna cervical na criança vai se manifestar por intervalo atlanto-odontóideo, que pode atingir até 5mm, por exemplo, nas pseudoluxações anteriores de C2 sobre C3 e C3 sobre C4, que ocorrem fisiologicamente em até 40% das crianças com menos de 8 anos de idade, devendo a atenção voltar-se para o alinhamento da linha espinolaminar posterior, que estará preservada na pseudoluxação e acometida na luxação verdadeira (Figura 7.63).

Uma síndrome relativamente restrita às crianças e adolescente é aquela resultante de infarto medular pós-traumático, cujo déficit poderá iniciar-se desde algumas horas até dias após o traumatismo. A RM mostrará imagem de infarto no território da artéria espinal anterior.

Uma última consideração deverá ser feita para aquelas crianças e adolescentes portadores de anomalias genéticas que apresentam predisposição para lesão medular, seja por lassidão ligamentar, estenose do canal espinal, cifose ou estenose do forame magno. Entre elas estão incluídas a síndrome de Down, as mucopolissacaridoses, a acondroplasia, a doença de Klippel-Feil e as displasias espondiloepifisárias. Esses pacientes devem ser avaliados cautelosamente, mesmo diante de traumatismos cervicais de menor magnitude (Figura 7.64).

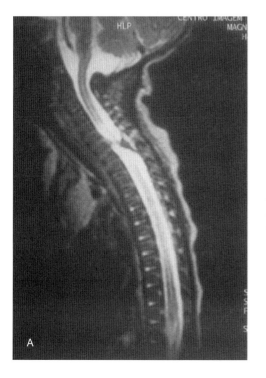
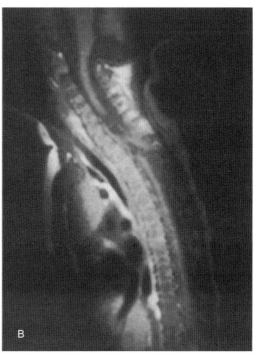

Figura 7.62. Corte sagital ponderado em T2 (**A**) e T1 (**B**) em criança com traumatismo raquimedular sem alteração radiológica e com lesão medular grave na transição cervicotorácica, provavelmente secundária a estiramento.

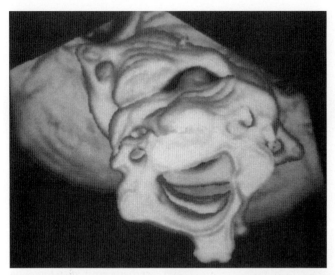

Figura 7.63 ▷ Reconstrução tridimensional de TC em criança com fixação rotatória C1-C2.

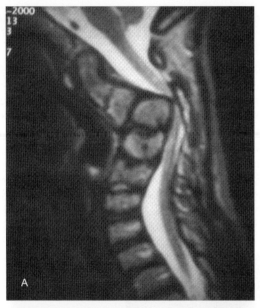

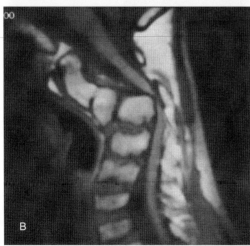

Figura 7.64 ▷ Cortes sagitais ponderados em T2 (**A**) e T1 (**B**) em paciente com Klippel-Feil (fusão C2-C3) e luxação C3-C4 promovendo compressão medular.

REFERÊNCIAS

1. American Society of Anesthesiologist: Practice advisory on anesthetic care for magnetic resonance imaging. Anesthesiology 2009; 110(3):459-79.

2. Gooden CK. The child in MRI and CT: Considerations and techniques. International Anesthesiology Clinics 2009; 47:15-23.

3. Heard C, Burrows F, Johnson K, Joshi P, Houck J, Lerman J. A comparison of desmedetomine-midazolan with propofol for maintenance of anesthesia in children undergoing magnetic resonance imaging. Pediatric Anesthesiology 2008; 107:1832-9.

4. Malviya T, Voepel-Lewin T, Eldevik OP, Rockwell DT, Wany JH, Tait AR. Sedation and general anaesthesia in children undergoing MRI and CT: adverse events and outcomes 2000; 84:743-8.

5. Gutmann A, Pessenbacher K, Gschanes A, Eggenreich V, Wargenau M, Wolfgang T. Propofol anesthesia in spontaneously breathing children undergoing magnetic resonance imaging: comparison of two propofol emulsion. Pediatric Anesthesia 2006; 16:266-74.

6. Cheryl G. Anesthesia for magnetic resonance imaging. Curr Opin Anaestesiol 2004; 17(4):339-42.

7. Dalal PG, Murray D, Cox T, McAllister J, Snider R. Sedation and anesthesia protocols used for magnetic resonance imaging studies in infants: provider and pharmacologic considerations. Anesth Analg 2006; 103:863-8.

8. Bryan YF, Hoke LK, Taghon TA et al. A randomized trial comparing sevoflurane and propofol in children undergoing MRI scans. Pediatric Anesthesia 2009; 19:672-81.

9. Osborn IP. Magnetic resonance imaging anesthesia: new challenges and techniques. Curr Opin Anaesthesiol 2002; 15:443-8.

10. Cravero JP. Risk and safety of pediatric sedation/anesthesia for procedures outside the operating room. Curr Opin Anaesthesiol 2009; 22:509-13.

11. Koroglu A, Teksan H, Sgir O, Yucel A, Toprak HL, Ersoy OM. A comparison of the sedative, hemodynamic, and respiratory effects of dexmedetomidine and propofol in children undergoing magnetic resonance imaing. Anesth Analg 2006; 103:63-7.

12. Weglinski MR, Berge KH, Davis DH. New-onset neurologic deficits after general anesthesia for MRI 2002; 77(1):101-3.

13. Miyasaka K, Kondo Y, Tamura T, Sakai H. Anesthesia-compatible magnetic resonance imaging. Anesthesiology 2005; 102:235.

14. Dalens BJ, Pinard AM, Létourneau D, Albert NT, Truchon RJY. Prevention of emergence agitation after sevoflurane anesthesia for pediatric cerebral magnetic resonance imaging by small doses of ketamine or nalbuphine administered just before discontinuing anesthesia. Anesth Analg 2006; 102:1056-61.

15. Zimmer C, Janssen MN, Peters J. Near-miss accident during magnetic resonance imaging by a "flying sevoflurane vaporizer" due to feromagnetism undetectable by handheld magnet. Anesthesiology 2004; 100:1329-30.

16. Cortellazzi P, Lamerti M, Minali L et al. Sedation of neurologically impaired children undergoing MRI: a sequential approach. Pediatr Anesth 2007; 17:630-6.

17. Albright L. Posterior fossa tumors. Neurosurg Clin North Am 1992; 3:881-91.

18. Alford CA, Stagno S, Pass RF, Britt WJ. Congenital and perinatal cytomegalovirus infections. Revison Infect Dis 1990; 12(Suppl.7):5,745-53.

19. Altschuler G. Toxoplasmosis as a cause of hydranencephaly. Am J Dis Child 1973; 125:251-2.

20. Andreula CF, de Blasi R, Carella A. CT and MR studies of methylmalonic academia. Am J Neuroradiol 1991; 12:410-2.

21. Atlas SW (ed.) Magnetic resonance imaging of the brain and spine. Philadelphia, Pennsylvania: Lippincott-Raven Publishers, 1996.

22. Baker LL, Stevenson DK, Enzmann DR. End stage periventricular leucomalacia: MR imaging evaluation. Radiology 1988; 168:809-15.

23. Baran GB, Sowell MK, Sharp GB, Glasier CM. MR findings in a child with Guillain-Barré syndrome. AJR 1993; 161:161-3.

24. Barckovich AJ et al. Revised classification of posterior fossa cysts and cyst-like malformations based on results of multi-planar MR imaging. Am J Neuroradiol 1989; 10:977-88.

25. Barkovich AJ, Citrin CM, Klara P, Winppold F, Kattah J. MR imaging of cysticercosis. West J Med 1986; 145:687-90.

26. Barkovich AJ, Kjos BO, Jackson DE Jr, Norman D. Normal maturation of the neonatal and infant brain: MR imaging et 1.5T. Radiology 1988; 166:173-80.

27. Barkovich AJ, Linden CL. Congenital cytomegalovirus infection of the brain: imaging analysis and embriologic considerations. AJNR Am J Neuroradiol 1994; 15:703-15.

28. Barkovich AJ, Quint K. Middle hemispheric fusion: na unusual variant of holoprosencephaly. Am J Neuroradiol 1993; 14:431-40.

29. Barkovich AJ, Chuang SH. Unilateral megalencephaly: correlation of MR imaging and pathologic characteristics. Am J Neuroradiol 1990; 11:523.

30. Belman AL. Acquired immunodeficiency syndrome and the child'central nervous system. Pediatr Neurol 1992; 10:691-714.

31. Bilaniuk T, Zimmerman RA, Littman P et al. Computed tomography of brain stem gliomas in children. Radiology 1980; 134:89-95.

32. Buetow PC, Smirniotopoulos JG, Done S. Congenital brain tumors: a review of 45 cases. Am J Neuroradiol 1990; 11:793-9.

33. Crawford A, Kucharczyk W, Rutka J, Smitherman H. Diskitis in children. Clin Orthop Rel Res 1991; 266:70-9.

34. Davis PD et al. MR of Leigh's disease (subacute necrotizing encephalomyelopathy). Am J Neuroradiol 1987; 8:71.

35. Davis PD. Tumors of the brain. In: Cohen MD, Edwards MK (eds.) Magnertic resonance imaging of children. Philadelphia, BC Decker, 1990:155-220.

36. De La Paz RL et al. NMR imaging of Arnold-Chiari type 1 malformation with hydromyelia. J Comput Assist Tomogr 1983; 7:126.

37. Desmonts G, Couvreur J. Congenital toxoplasmosis. N Engl J Med 1974; 290:1.110-2.

38. Diebler C, Drusser A, Dulac O. Congenital toxoplasmosis: clinical and neuroradiological evaluation of the cerebral lesions. Neuroradiology 1985; 27:125-30.

39. Dunn DW, Daum RS, Weisberg L, Vargas R. Ischemic cerebrovascular complications of haemophous influenza meningitis. Arch Neurol 1982; 39:650-2.

40. Enzmann DR, Britt RH, Placone R. Staging of human brain abscess by computed tomography. Radiology 1983; 146:703-8.

41. Enzmann DR, Britt RH, Yeager AS. Experimental brain abscess evaluation: CT and neuropathologic correlation. Radiology 1979; 133:113-20.

42. Epstein LG, Sharer LR, Goudsmit J. Neurological and neuropathological features of human immunodeficiency virus infection in children. Ann Neurol 1988; 23(Suppl):S19-S22.

43. Epstein N. Intramedullary tumors of the spinal cord. In: Shillito J Jr., Matson DD (eds.) Pediatric neurosurgery: surgery of the developing nervous system. New York: Grune & Stratton, 1982:529-40.

44. Ferriero DM, Derechin M, Edwards MSB. Outcome of brain abscess treatment in children; reduced morbidity with neuroimaging. Pediatr Neurol 1987; 3:148-52.

45. Fitz CR. Inflammatory diseases. In: Gonzales CF, Grossman CB, Masden JC (eds.) Head and spine imaging. New York: Willey, 1985:537-54.

46. Fitz CR. Holoprosencephaly and related entities. Neuroradiology 1983; 25:225.

47. Friede RL. Developmental neurophatology. 2 ed. Berlin: Springer-Verlag, 1989.

48. Grodd W, Krageloh-Mann L, Petersen D, Trefz FK, Harzer K. In vivo assessment of N-acetylaspartate in brain in spongy degeneration (Canavan's disease) by proton spectroscopy (letter). Lancet 1990; 2:437-8.

49. Harada M, Tanouchi M, Miyoshi H et al. Brain abscess observed by localized proton magnetic resonance spectroscopy. Magn Reson Imaging 1994; 12:1.269-74.

50. Hernandez AL, Garaizer C. Analysis of 89 cases of infantile cerebral cysticercosis. In: Flisser A (ed.) Cystercosis: present state of knowledge and perspectives. New York: Academic Press, 1982:334.

51. Iannetti P, Nigro G, Spalice A, Faiella A, Boncinelli E. Cytomegalovirus infection and schizencephaly: case reports. Ann Neurol 1998; 43:123-7.

52. Ishikawa A, Murayama T, Sakuma N. Computed cranial tomography in congenital rubella syndrome. Arch Neurol 1982; 39:420-2.

53. Jorgesen NG, Messick JM Jr., Gray J, Nugent M, Berquist TH. ASA monitoring standards and magnetic resonance imaging. Anesthesia & Analgesia 1994; 79:1141-7.

54. Kain ZN, Gaal DJJ, Kaint TS, Jaiger DD, Rimar S. A first-pass cost analysis of propofol versus barbiturates for children undergoing magnetic resonance imaging. Anesthesia & Analgesia 1994; 79:1102-6.

55. Kim SH, Chang KH, Song IC et al. Brain abscess and brain tumor: discrimination with in vivo II-1 MR spectroscopy. Radiology 1997; 204:239-44.

56. Kjos BO, Umansky R, Barkovich AJ. MR of the brain in children with developmental retardion of Koch TK. AIDS in children. In: Berg BO (ed.) Neurologic aspects of pediatrics. Boston: Butterworth-Heinermann, 1992:531-49.

57. Krajewski R, Stelmasiak Z. Brain abscess in infants. Childs Nerv Syst 1992; 8:279-80.

58. Lane B, Sullivan EV, Lim KO et al. White matter MR hyperintensities in adult patients with congenital rubella. AJNR Am J Neuroradiol 1996; 17: 99-103.

59. Laurence AS. Sedation, safety and MRI. British Journal of Radiology 2000; 73:575-7.

60. Lefever EB, Patter OS, Seeley NR. Propofol sedation for pediatric MRI. Anesthesia & Analgesia 1993; 17:99-103.

61. Lincoln E, Sordillo SVR, Davies PA. Tuberculous meningitis in children: a review of 167 untreated and 75 treated patients with special reference to early diagnosis. J Pediatr 1960; 57:807-23.

62. Lufkin RB (ed.) The MRI manual. 2 ed. Mosby Year Book, Inc., 1998.

63. Marold TV, Barkovich AJ. Pediatric brain tumors. Semin Ultrasound CT MRI 1992; 13:412-48.

64. Marques-Dias MJ, Harmant-van Rijekevorsel G, Landrieu C et al. Prenatal cytomegalovirus disease and cerebral mycrogyra: evidence for perfusion failure, not disturbance of histogenesis, as the major cause of fetal cytomegalovirus encephalopathy. Neuropediatrics 1984; 15:18-24.

65. McLaurin RL. Extramedullary spinal tumors. In: Shillito J Jr., Matson DD (eds.) Pediatric neurosurgery: surgery of the developing nervous system. New York: Grune & Stratton, 1982:541-9.

66. Mirowitz S, Sartor K, Gado M et al. Focal signal-intensity variations in the posterior internal capsule normal MR findings and distinction from pathologic findings. Radiology 1989; 172: 535-9.

67. Murociv J, Sundaresan N. Pediatric spinal axis tumors. In: Berger MS (ed.) Pediatric neuro-oncology. Philadelphia: Saunders, 1992:947-58.

68. Murray DJ, Schmid CM, Forbes RB. Anesthesia for magnetic resonance imaging in children: a low incidence of protracted post-procedure vomiting. Anesthesia 1995; 7:232-6.

69. Naidich TP, Zimmerman RA. Primary brain tumors in children. Semin Roentgenol 1984; 19:100-14.

70. Nelson MD, Diebler C, Forbes WSC. Pediatric medulloblastoma: atypical CT features at presentation in the SIP II trial. Neuroradiology 1991; 33:140-2.

71. Noorbehesht B, Enzmann DR, Sullinder W et al. Neonatal herpes simplex encephalitis: correlation of clinical and CT findings. Radiology 1987; 162:813-9.

72. Normal MG et al. Embryology of the central nervous system in congenital malformations of the brain. New York, 1995, OUP.

73. O'Dwyer AJ, Newton TH, Hoyt WF. Radiological features of septo-optic dysplasia (de Morsier syndrome). Am J Neuroradiol 1980; 1:443-7.

74. Patel U, Pinto RS, Miller DC et al. MR of spinal cord gangliogliomas. AJNR Am J Neuroradiol 1998; 19:879-87.

75. Pusey E, Kostman KE, Flannigan BD et al. MR of craniopharyngiomas: tumor delineation and characterization. AJNR 1987; 8:439-45.

76. Rao CC. Krishna G. Anaesthetic considerations for magnetic resonance imaging. Annals of the Academy of Medicine, Singapore 1994; 23:531-5.

77. Rich AR, McCordock HA. The pathogenesis of tuberculous meningitis. Bull Johns Hopkins Hosp 1933; 52:5-9.

78. Roberts RO, Lynch CR Medulloblastoma: a population-based study of 532 cases. J Neuropathol Exp Neurol 1991; 50:134-44.

79. Robertson JS. Toxoplasmosis. Dev Med Child Neurol 1962; 1:507-12

80. Robin C. Recherches sur quelques particularites de la structures des capillaries de encephale. J Physiol, Paris 1859:536-48.

81. Rollins NK, Deline C, Morris MC. Prevalence and clinical significance of dilated Vichow-Robin spaces in childhood. Radiology 1993; 189:53-7.

82. Rosen L, Philipo S, Enzmann DR. Magnetic resonance imaging in MELAS syndrome. Neuroradiology 1990; 32:168.

83. Russel DS, Rubestein LJ. Pathology of tumors of the nervous system, 5 ed. Baltimore: Williams & Wilkins, 1989.

84. Schwab FJ, Peyster RG, Bril CB. CT of cerebral venous thrombosis in a child with homocysteinuria. Pediatr Radiol 1987; 17:244.

85. Shaw DWW, Weinberger E, Astley SJ, Tsuruda JS. Quantitative comparison of conventional spin echo.

86. Shaw WW et al. MR imaging of phenylkectonuria. Am J Neuroradiol 1991; 12:403-6.

87. Smith RR. Brain stem tumors. Semin Roentgenol 1990; 25:249-62.

88. Snyder RD. Bacterial infections of the nervous system. In: Berg BO (ed.) Neurologic aspects of pediatrics. Boston. Butterworth-Heinemann, 1992;195-226.

89. Spoto GP, Press GA, Hesselink JR, Solomon M. Intracranial ependynoma and subependymoma: MR manifestations. AJNR Am J Neuroradiol 1990; 11:83-91.

90. Steib A, Schwartz E, Stajeha N, Gengewin N, Hartmann G. Anesthésite pour exames IRM. Ann Fr Anesth Réanim 1994; 13:373-80.

91. Steinlin MI, Nadal D, Eich GF, Martin E, Boltshauser EJ. Late intra-uterine cytomegalovirus infection: clinical and neuroimaging findings. Pediatr Neurol 1996; 1:249-53.

92. Sugita K, Ando M, Takanashi J, Fujimoto N, Niimi H. Magnetic resonance imaging of the brain in congenital rubella virus and cytomegalovirus infections. Neuroradiology 1991; 33(3):239-42.

93. Petrella J, Provenzale JM. MR Perfusion imaging of brain: technique and applications. AJR 2000; 175:207-9.

94. Kuppusamy K, Lin W, Cisek G et al. In vivo regional cerebral blood volume: quantitative assessment with 3D T1-weighted pre- and postcontrast MR imaging. Radiol 1996; 201:106-12.

95. Sorensen AG, Reimer P. Cerebral MR perfusion imaging: principles and currrent applications. 1 ed. New York: Thieme, 2000; 1:1-56.

96. Cha S, Pierce S, Knopp EA et al. Dynamic contrast-enhanced T2*-weighted MR imaging of tumefactive demyelinating lesions. AJNR 2001; 22:1019-116.

97. Leite CC, Amaro Jr E, Lucato TL. Neurorradiologia – Diagnóstico por imagem das alterações encefálicas. 1 ed., Rio de Janeiro: Guanabara Koogan, 2008:1-47.

98. Sugahara T, Korogi Y, Kochi M et al. Perfusion-sensitive MR imaging of gliomas: comparison between gradient-echo and spin-echo echo-planar imaging techniques. AJNR 2001; 11:1306-15.

99. Schaefer PW, Grant PE, Gonzalez RG. Diffusion-weighted MR imaging of the brain. Radiol 2000; 217:331-45.

100. Topçu M, Saatci I, Apak RA et al. A Case of leukoencephalopathy with vanishing white matter. Neuropediatr 2000; 31:100-3.

101. Ono J, Harada K, Mano T, Sahurai K, Okada S. Differentiation of dys- and demyelination using anisotropy. Pediatr Neurol 1997; 16:63-6.

102. Kwock L. Localized MR spectroscopy. Neuroimag Clin N Am 1998; 8(4):713-31.

103. Castillo M, Kwock L, Scatliff J, Mukherji SK. Proton MR spectroscopy in neoplasic and non-neoplasic brain disorders. MRI Clin N Am 1998; 6(1):1-20.

104. Danielsen ER, Ross B. Magnetic resonance spectroscopy diagnosis of neurological diseases. New York: Marcel Dekker Inc., 1999. 327p.

105. Ross B, Bluml S. Magnetic resonance spectroscopy of the human brain. Anat Rec 2001; 265:54-84.

106. Fonseca LF, Cunha Filho JM, Pianetti G, Val Filho JAC. Manual de neurologia infantil. 1 ed. Rio de Janeiro: Guanabara Koogan, 2006:672-83.

107. Costa MOR, Lacerda MTC, Otaduy MCG et al. Proton magnetic resonance spectroscopy: normal findings in the cerebellar hemisphere in childhood. Pediatr Radiol 2002; 32:787-92.

108. Van der Knaap MS, Van der Grond J, Van Rijen PC et al. Age-dependent changes in localized proton and phosphorus MR spectroscopy of the brain. Radiology 1990; 176:509-15.

109. Grodd W, Krägelon-Mann I, Klose U, Sauter R. Metabolic and destructive brain disorders in children: findings with localized proton MR spectroscopy. Radiology 1991; 181:173-81.

110. Wang ZJ, Zimmerman RA. Proton MR spectroscopy of brain metabolic disorders. Neuroimag Clin N Am 1998; 8(4):781-807.

111. De Graaf RA. In vivo NMR spectroscopy: principles and technique. 1 ed. Inglaterra: John Wiley & Sons, 1998:41-125.

112. Sush D, Chang K, Han M, Lee S, Kim C. Unusual MR manifestation of neurocysticercosis. Neuroradiology 1989; 33(3):396-402.

113. Suss R, Maravilha K, Thompson J. MR imaging of intracranial cysticercosis: comparison with CT and anatomopathologic features. AJNR Am J Neuroradiol 1986; 7:234-42.

114. Swartz JD, Zimmerman RA, Bilaniuk LT. Computed tomography of intracranial ependymomas. Radiology 1982; 143:97-101.

115. Sze G, DeArmond SJ, Brant-Zawadzki M et al. Foci of MRI signal (pseudolesions) anterior to the frontal horns: histologic correlations of a normal finding. AJNR 1986; 7:381-7.

CAPÍTULO 7 ▷ Tomografia Computadorizada e Imagem por Ressonância Magnética em Neuropediatria

116. Titelbaum G, Otto R, Lin M et al. MR imaging of neurocysticercosis. AJNR Am J Neuroradiol 1989; 10:709-18.

117. Trelles J, Trelles L. Cystercosis. In: Vinken P, Bruyn G (eds.) Infections of the nervous system. Amsterdam: Elsevier, 1978:291-320.

118. Van der Knapp MS, Valk J. Classification of congenital abnormalities of the CNS. Am J Neuroradiol 1998; 9:315-25.

119. Virchow R. Uber die Eweiterung Kleinerer geffase. Vichows Arch a Pathol Anat Histopathol 1851; 3:427-62.

120. Wallace RC, Burton EM, Barret FF, Leggiadro R, Gerald BE, Lasater OE. Intracranial tuberculosis in children. CT appearance and clinical outcome. Pediatr Radiol 1991; 21(4):241-6.

121. Watanabe M, Tanaka R, Takeda N. Magnetic resonance imaging and histopathology of cerebral gliomas. Neuroradiology 1992; 34:463-9.

122. Weil ML. Infections of the nervous system. In: Menkes JH (ed.) Textbook of child neurology. Philadelphia: Lea & Febiger, 1985: 316-431.

123. Whitley RJ, Hutto C. Neonatal herpes simplex virus infections. Pediatr Revision 1985; 7:119-26.

124. Young SC, Zimmerman RA, Nowell MA et al. Giant cystic craniopharyngiomas. Neuroradiology 1987; 29:468-73.

125. Zimmerman RA, Bilaniuk LT, Bruno L, Rosenstock J. Computed tomography of cerebellar astrocytoma. AJR Am J Roentgenol 1978; 130:929-33.

126. Zimmerman RA, Bilaniuk LT, Rebsamen S. Magnetic resonance imaging of pediatric posterior fossa tumors. Pediatr Neurosurg 1992; 18:58-64.

127. Zimmerman RA, Bilaniuk L, Harris C, Phillips P. Use of 0.3 mmol/kg Gadoteridol in the evaluation of pediatric central nervous system diseases. Radiology 1993; 189(P):222.

128. Mukherjee P. Advanced pediatric imaging. Neuroimaging 2006; 16(1).

129. Roberts TPL. 3.0 T versus 1.5 T Imaging. Neuroimaging 2006; 16(2).

8

Medicina Nuclear em Neurologia Infantil

Álvaro Luiz Barroso • Eduardo Lanza Padrão • Leonardo Lamego Rezende
Mauro Lima Faria • Rodrigo Salim de Assis

INTRODUÇÃO

A medicina nuclear é uma especialidade médica que utiliza as propriedades nucleares de átomos radioativos para avaliações diagnósticas de condições anatômicas e fisiológicas do organismo, bem como para a realização de terapias com fontes radioativas não seladas (*Board of Trustees of the Society of Nuclear Medicine*).[8] A maior importância da medicina nuclear reside em sua habilidade de estudar diferentes funções do organismo e realizar terapias de forma não invasiva.

A medicina nuclear se utiliza de diferentes traçadores ou fármacos que, por suas características físico-químicas, têm propriedades particulares, tornando-se específicos para um certo tipo de órgão, tecido ou função. Esses traçadores são marcados com elementos radioativos (radionuclídeos), que emitem fótons de radiação gama (γ), provenientes do núcleo dos átomos, daí a denominação de medicina nuclear para a especialidade. A radiação γ, detectada pelo aparelho denominado gamacâmara, produzirá a imagem (Figura 8.1). O raio γ, ao incidir sobre um cristal de iodeto de sódio situado dentro do aparelho, produz uma fluorescência ou cintilação — por isso, os exames de medicina nuclear recebem o nome genérico de *cintilografia*. Desse modo, a imagem funcional da medicina nuclear é obtida administrando-se um radiofármaco ao organismo e determinando-se sua cinética e biodistribuição mediante a detecção dos raios γ emitidos. Usada apropriadamente, a técnica pode prover muitos benefícios e o risco é diminuto em virtude das pequenas doses de radiação envolvidas na maioria dos exames e de reações alérgicas (baixo poder antigênico dos radiofármacos), além de não haver contraindicação para pacientes nefropatas ou hepatopatas.

O cérebro é um órgão altamente complexo, composto de bilhões de neurônios interligados por grandes redes que usam sinais elétricos e neuroquímicos para processar informações e modular o comportamento. Portanto, não é de se surpreender que essa atividade consuma grande quantidade de energia, fornecida por glicose e oxigênio através de um rico e bem regulado suprimento sanguíneo. A relação entre a atividade cerebral e o fluxo sanguíneo cerebral é descrita desde 1890, quando foi postulada por Roy e Sherrington.[1] O metabolismo e a perfusão estão intimamente relacionados em estados fisiológicos e patológicos do cérebro. Alterações no metabolismo local e na atividade cerebral são frequentemente deduzidas como alterações da perfusão.

Muitas modalidades de neuroimagem têm sido desenvolvidas para a exploração da estrutura e do funcionamento do cérebro, incluindo tomografia computadorizada (TC), ressonância nuclear magnética estrutural e funcional (RM e RMf), RM-espectroscopia (MRS), tomografia computadorizada por emissão de fóton único (SPECT), tomografia por emissão de pósitron (PET), magnetoencefalografia (MEG) etc. Além disso, atualmente existem sistemas para aquisição simultânea ou fusão de duas ou mais modalidades de imagem, cada uma com suas virtudes e limitações, o que possibilita extrair a melhor informação de cada um dos métodos, os quais normalmente são complementares (PET/TC, SPECT/TC, PET/SPECT, SPECT/RM, PET/RM etc.). A fusão de imagens pode ser de grande ajuda para melhorar a localização de sítios de biópsia e cirurgia, além de otimizar os alvos para radioterapia e radiocirurgia, por exemplo.[13]

A imagem funcional do cérebro reflete a bioquímica e a fisiologia do sistema nervoso central (SNC) com importantes

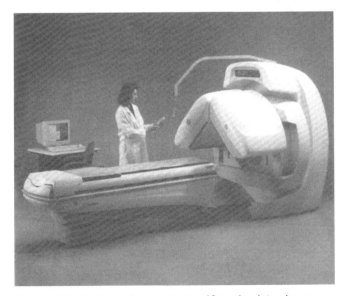

Figura 8.1 ▷ Gamacâmara tomográfica de dois detectores anguláveis. Cada detector tem em sua estrutura um cristal de iodeto de sódio (NaI) que sofre cintilações ao receber fótons de radiação gama, transmitindo esta informação ao computador onde será formada a imagem.

aplicações clínicas e de pesquisa, podendo ser avaliados o metabolismo da glicose, a perfusão e, mais recentemente, a biocinética de receptores específicos. São exemplos de indicações clínicas: a localização de foco epileptógeno em crianças com convulsões refratárias ao tratamento medicamentoso e candidatas a cirurgia de ressecção; a avaliação de doenças cerebrovasculares (Moya-Moya, acidente vascular encefálico [AVE], por exemplo); a avaliação de tumores cerebrais após ressecção cirúrgica e radioterapia para diferenciação entre fibrose/radionecrose e recidiva tumoral/tumor residual, além da determinação da atividade metabólica de tumores cerebrais.[13] Áreas de pesquisa ativa e em desenvolvimento incluem o mapeamento de neurorreceptores específicos, assim como os estudos de ativação cerebral.[1,3] Todas essas investigações podem ser utilizadas em vários campos da neuropediatria, incluindo distúrbios comportamentais e neuropsiquiátricos – pode-se, por exemplo, acompanhar a melhora do padrão de perfusão cerebral em resposta à terapia farmacológica, fato observado em portadores de transtornos obsessivo-compulsivos, entre outros.

Para o estudo do cérebro usa-se uma técnica de aquisição das imagens denominada SPECT (*single photon emission computed tomography* ou tomografia computadorizada por emissão de fóton único). O SPECT se distingue da cintilografia convencional planar por esta proporcionar uma imagem bidimensional da substância radioativa introduzida no paciente, ao passo que o SPECT fornece a localização estrutural nas três dimensões. Isso é possível porque durante um exame SPECT o detector realiza uma órbita completa em torno do paciente e adquire uma imagem em cada projeção; assim, um mesmo ponto radioativo é "visto" de diferentes ângulos, com cada ângulo correspondendo a uma projeção planar (Figura 8.2). A soma dessas várias projeções planares adquiridas ao redor do paciente contém a informação total daquele ponto radioativo nas três dimensões (eixos X, Y e Z) e, por meio de algoritmos de computação apropriados, a imagem tridimensional é reconstruída, podendo ser obtidos cortes ou tomogramas nos diferentes planos (transaxial, sagital e coronal)[3] (Figura 8.3). A grande vantagem do SPECT é obter uma resolução espacial muito maior do que uma cintilografia planar convencional, tendo esta última aplicação mais restrita, exceto nos estudos do trânsito liquórico e na pesquisa de morte cerebral, quando oferece importante contribuição.

O acesso direto ao metabolismo cerebral é possível por meio de outra tecnologia em medicina nuclear, o estudo PET (*positron emission tomography* ou tomografia por emissão de pósitrons). Usando-se radionuclídeos emissores de pósitrons, como carbono-11, flúor-18, oxigênio-15 e nitrogênio-13, é possível a marcação de substâncias fisiologicamente presentes no organismo (como glicose, água, aminoácidos, ácidos graxos etc.) e o estudo íntimo da bioquímica e fisiologia, utilizando-se equipamentos de detecção apropriados. A investigação do metabolismo com PET necessita de centros que tenham acesso direto a ciclotrons e forte suporte radioquímico.[5]

RADIOFÁRMACOS

A associação de um traçador a um radionuclídeo origina um *radiofármaco*. Inúmeros compostos radiomarcados têm sido desenvolvidos para PET e SPECT cerebral para a obtenção de dados a respeito de perfusão cerebral regional, metabolismo e mapeamento de neurorreceptores. A criação de novos radiofármacos para a imagem funcional do cérebro tem progredido rapidamente.[1] Entretanto, apenas alguns foram aprovados pelos órgãos reguladores para uso em humanos e são usados na prática clínica diária.

Radiofármacos hidrofílicos

Os radiofármacos hidrofílicos, os primeiros agentes utilizados no estudo do SNC, têm como princípio o estudo da integridade da barreira hematoencefálica. Esses radiofármacos, por suas características hidrofílicas (portanto insolúveis em lípides), não atravessam essa barreira, a menos que ela apresente alguma ruptura. Eles são capazes de se acumular no local de ruptura, mostrando uma captação positiva nessa região. Como exemplos desses traçadores encontram-se o ^{99m}Tc-pertecnetato (o isótopo radioativo do tecnécio) e o DTPA (*diethylene triaminepentaacetic acid*) marcado com tecnécio 99m (^{99m}Tc-DTPA).

A aquisição das imagens é realizada com técnica planar convencional e consiste basicamente em duas fases: na primeira, realiza-se uma filmagem dinâmica em que se visualiza a passagem do traçador através dos grandes vasos da região cervical e do crânio até a fase venosa ser completada; na segunda fase, imagens estáticas são feitas 1 a 6 horas após a injeção do traçador, em diferentes projeções.[9] O aspecto normal das imagens obtidas com os traçadores hidrofílicos consiste na visualização das estruturas vasculares na primeira fase (principalmente os seios sagital e occipital, que são bastante proeminentes) e na ausência de captação do traçador nos hemisférios cerebrais. Na vigência de patologias cerebrais como tumores, abscessos

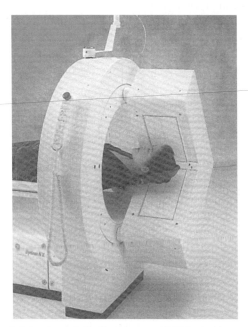

Figura 8.2 ▷ Aquisição de imagens SPECT. Os detectores da gamacâmara ficam próximos da cabeça do paciente, adquirindo imagens sequenciais em 360°.

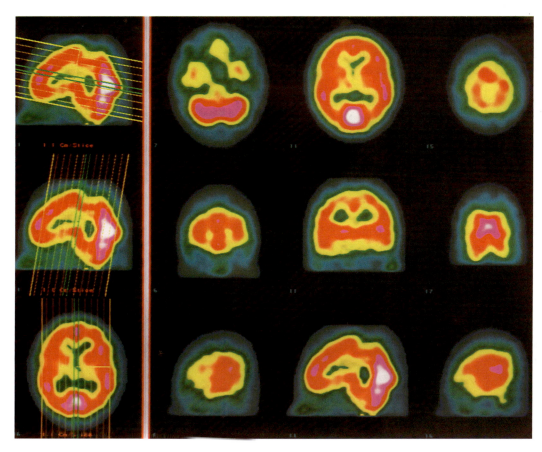

Figura 8.3 ▷ Processamento de um SPECT cerebral de perfusão. Após a aquisição das várias projeções numa circunferência completa (360°) em torno da cabeça do paciente, a imagem é reconstruída e cortes tomográficos nos planos coronal, transaxial e sagital são obtidos.

ou infartos haverá captação focal do radiofármaco na área da lesão, uma vez que essas doenças causam o rompimento da barreira hematoencefálica.

O exame também pode ter como objetivo a pesquisa de morte cerebral: essa condição é caracterizada cintilograficamente pela ausência do fluxo sanguíneo nos vasos cerebrais médios e anteriores, não havendo fase capilar nem venosa. O fluxo sanguíneo ocorrerá apenas na face e no couro cabeludo em virtude da manutenção da irrigação pela artéria carótida externa.[1]

Atualmente, com o desenvolvimento dos traçadores de perfusão e das outras modalidades de neuroimagem, a cintilografia cerebral com traçadores hidrofílicos foi praticamente abandonada em função de suas menores sensibilidade e especificidade em relação aos outros métodos; entretanto, esses traçadores ainda são utilizados nos estudos de trânsito liquórico (cisternografia radioisotópica) ou naqueles locais em que TC ou MR não se encontram.

Radiofármacos de perfusão cerebral

A possibilidade de medir-se precisamente, e de maneira não invasiva, o fluxo sanguíneo cerebral regional, usando o SPECT, tem estimulado uma intensiva procura por agentes que, após a administração ao organismo, sejam captados e retidos pelo cérebro como verdadeiros marcadores de perfusão cerebral. Uma vez que a atividade cerebral e a perfusão estão intimamente associadas, o SPECT é capaz de delinear indiretamente o metabolismo do cérebro mediante o estudo da perfusão cerebral.

Xenônio 133 (^{133}Xe)

O gás ^{133}Xe é de fato o marcador original do fluxo sanguíneo cerebral, pois os primeiros estudos da perfusão cerebral utilizavam-no como traçador. A técnica envolve a inalação do gás lipossolúvel ^{133}Xe e sua difusão pelo SNC, enquanto a radiação em cada região do cérebro é detectada concomitantemente. Em razão de tratar-se de um gás inerte, o ^{133}Xe não apresenta nenhuma interação química no cérebro. Por ter um trânsito muito rápido pelo cérebro (meia-vida biológica curta) e um raio gama com energia subótima, a imagem com ^{133}Xe é geralmente muito pobre, apesar de ser este o único traçador capaz de quantificar o fluxo sanguíneo cerebral regional em mL/100g/min (quantificação absoluta), calculado através de sua eliminação (*washout*) do tecido cerebral.[1,8,9] Está em desuso desde a introdução dos agentes marcados com tecnécio.

Agentes marcados com tecnécio

O HMPAO (*hexamethylpropilene amine oxime*) é um traçador que, ao ser marcado com o isótopo radioativo do tecnécio (^{99m}Tc), origina o radiofármaco lipofílico ^{99m}Tc-HMPAO. Ao ser injetado endovenosamente, ele é rapidamente extraído do sangue, atravessando a barreira hematoencefálica por difusão passiva. Em 1 minuto ocorre o pico de captação cerebral, atingindo 3,5% a 7% da dose administrada. O radiofármaco permanece retido no cérebro graças a sua conversão pela glutationa em um composto hidrofílico, incapaz de se difundir para fora da célula, fixando-se dentro dos neurônios e das células da glia.

O ECD (*ethyl cysteinate dimer*) ou bicisato é um traçador de perfusão cerebral também marcado radioativamente com 99mTc, originando o radiofármaco 99mTc-ECD. Após ser injetado por via endovenosa, o radiofármaco é rapidamente extraído pelo cérebro, atingindo um pico de atividade cerebral de 6% da dose injetada em 5 minutos, seguido por um *washout* lento de aproximadamente 6% por hora. O 99mTc-ECD tem boa estabilidade *in vitro*: permanece viável por até 8 horas após a marcação.[3,9] Portanto, dentro desse intervalo de tempo, o radiofármaco pode ser usado a qualquer momento, dependendo da patologia que se deseja investigar. Por exemplo, pode-se prepará-lo e aguardar um episódio ictal, injetando-o precisamente no momento da crise. Outra vantagem é que o 99mTc-ECD apresenta *clearance* sanguíneo mais rápido, o que aumenta a relação da atividade cérebro/tecidos moles e possibilita a formação de imagens com menos radiação de fundo, portanto com menos artefatos.

Iodo-123-iodoanfetaminas

A IMP (*N-isoproyl-p-iodo-anphetamine*) é marcada com o radionuclídeo 123I, originando o 123I-IMP. É um composto lipofílico, que atravessa rapidamente a barreira hematoencefálica por difusão passiva, com alta taxa de extração de primeira passagem (> 95%). Antes utilizado na avaliação da perfusão cerebral, principalmente nos quadros de epilepsia, mas, por sofrer redistribuição ao longo do tempo, perdeu espaço para os compostos marcados com tecnécio, não sendo mais disponível comercialmente.[13]

Radiotraçadores tumorais

Os tumores intracranianos constituem patologias comuns na prática médica. O diagnóstico desses tumores por técnicas convencionais de neuroimagem (TC, RM) é fundamental. Entretanto, essas técnicas podem ter limitações no que se refere à determinação do grau histológico de alguns gliomas, ou no diagnóstico diferencial entre tumor viável e radionecrose naqueles pacientes em tratamento radioterápico pós-cirurgia. A imagem funcional da medicina nuclear pode contribuir de maneira decisiva nesse campo, complementando com as informações que os métodos mais anatômicos de imagem não puderam obter.

Tálio 201 (201Tl)

O 201Tl é um agente de perfusão miocárdica acidentalmente observado acumulando-se em tumores. Elemento análogo ao potássio, sua captação pelos tumores depende de múltiplos fatores, como fluxo sanguíneo tumoral, aumento da permeabilidade da membrana celular, transporte ativo pelo sistema Na^+/K^+ ATPase e cotransporte de íons cloreto e sistema de canais de cálcio.[1,2] Esse radiofármaco concentra-se em tecido tumoral ativo dentro de poucos minutos após a administração endovenosa e permanece no tumor por algum tempo, possibilitando a aquisição das imagens.

Tecnécio-99m-Sestamibi (99mTc-Sestamibi) e Tecnécio-99m-Tetrofosmin (99mTc-Tetrofosmin)

99mTc-Sestamibi ou 99mTc-Isonitrila e 99mTc-Tetrofosmin são cátions lipofílicos de ampla aplicação em cardiologia nuclear como traçadores de perfusão miocárdica e que, como o tálio-201, também apresentam a característica de acumular-se em vários tumores, inclusive os do SNC. Seu processo de captação por esses tumores ainda não está bem estabelecido, mas acredita-se que o mecanismo fundamental envolva a difusão passiva através do sarcolema e das membranas mitocondriais em resposta ao potencial transmembrana.[1]

Metionina marcada com carbono-11 (11C-MET)

A 11C-MET é um radiofármaco promissor para avaliação de tumores cerebrais, mas está limitada a instituições com ciclotron, em função da meia-vida curta do carbono-11 (20 minutos).

18F-fluoro-2-deoxiglicose (18F-FDG)

O metabolismo da glicose tipicamente está aumentado em tecidos malignos. O 18F-FDG é um análogo da glicose que pode ser empregado na avaliação de tumores, mas sua utilização como método isolado para tumores do SNC pode ser limitada pela captação desse radiofármaco no tecido cerebral normal. Entretanto, com o advento de equipamentos híbridos e programas de fusão de imagens, essa limitação pode ser reduzida.

Radiofármacos com afinidade por neurorreceptores

O mapeamento dos neurorreceptores tem sido muito explorado pelo PET mediante a marcação radioativa de moléculas de alto interesse fisiológico com elementos da química orgânica e emissores de pósitrons (como 11C e 15O). Entretanto, a distribuição dos neurorreceptores também pode ser estudada pelo SPECT; para isso, um grande número de traçadores têm sido documentados. Entre esses radiofármacos, os mais pesquisados são os agentes com afinidade pelos receptores de dopamina.[6] Diversos distúrbios do SNC, como doença de Parkinson, esquizofrenia e coreia de Huntington, envolvem alterações na concentração dos receptores dopaminérgicos. No problema frequente do distúrbio do déficit de atenção, a disfunção do sistema dopaminérgico desempenha o principal papel fisiopatológico. Além disso, vários agentes estimulantes do SNC usados na terapêutica dessa patologia interagem com o sistema catecolaminérgico central. O 123I-iodobenzamida, um traçador antagonista do receptor dopaminérgico D_2 detectável ao SPECT, pode ser útil na investigação do distúrbio do déficit de atenção e na encefalopatia hipóxico-isquêmica.[7]

AQUISIÇÃO DE IMAGENS

SPECT cerebral de perfusão

Primeiramente deve-se realizar a punção de uma veia periférica, mantendo-se o acesso venoso com solução salina (outras soluções podem interagir com o traçador). A criança deve ser colocada em um ambiente tranquilo, visando à redução da ansiedade e evitando que estímulos externos (visuais, auditivos etc.) interfiram na função cerebral basal mediante a ativação dos centros nervosos específicos. Depois de alguns minutos, com o paciente já bastante relaxado, injeta-se o radiofármaco (um traçador de perfusão). Em seguida, o paciente é posicionado no aparelho para o início da filmagem, estando os detectores da gamacâmara o mais próximo possível da cabeça da criança, que deve permanecer imóvel. Crianças muito novas e aquelas incapazes de cooperar podem exigir sedação, a qual geralmente altera a atividade cerebral; logo, deve ser realizada após a injeção do traçador. Como ^{99m}Tc-HMPAO e o ^{99m}Tc-ECD são traçadores que não se redistribuem no cérebro, eles permanecem com o padrão de distribuição inicial inalterado, a despeito de a sedação ser feita posteriormente. Assim, esses traçadores vão refletir as condições perfusionais do momento em que foram injetados, e não a perfusão do período subsequente, quando a criança for posicionada na gamacâmara (mesmo que a aquisição das imagens ocorra minutos ou horas depois). É por isso que eventos que ocorram posteriormente à injeção, como quaisquer estímulos ambientais, sedação, entre outros, não interferirão mais no padrão de perfusão já documentado à ocasião da administração do radiofármaco. Da mesma maneira, é possível a obtenção da distribuição da perfusão cerebral durante uma convulsão sem a necessidade de que a criança a apresente dentro do aparelho: a injeção do traçador, feita no período ictal com a criança no próprio leito, corresponderá a esse momento, independentemente das condições subsequentes.

Quadro 8.1 ▷ Classificação dos radiotraçadores mais usuais caracterizando sua disponibilidade no Brasil

	Nome técnico	Disponibilidade no Brasil
Traçadores de perfusão	[99m]Tc – ECD	Sim
	[99m]Tc – HMPAO	Sim
	Xenônio	Não
	[123]I – Iodo-anfetamina*	Não
Traçadores tumorais	[201]Tálio	Sim
	[99m]Tc sestamibi	Sim
Traçadores hidrofílicos	[99m]Tc O4- (Pertecnetato)	Sim
	[99m]Tc – DTPA	Sim
Traçadores de neurorreceptores	[123]I – Iodobenzamida	Não

*Previsão de disponibilidade até final do ano 2001.

SPECT cerebral com ^{201}Tl ou ^{99m}Tc-Sestamibi

Aproximadamente 5 minutos após a injeção endovenosa de ^{201}Tl ou ^{99m}Tc-Sestamibi, o paciente é posicionado na gamacâmara para a realização do SPECT. Como são traçadores tumorais, o exame assim realizado destina-se ao estudo dessas patologias no SNC.

DESENVOLVIMENTO CEREBRAL NORMAL

Ao se avaliarem estudos SPECT de perfusão cerebral ou FDG-PET na população pediátrica, é importante conhecer o desenvolvimento normal do cérebro em termos de perfusão e metabolismo regionais. Considerações éticas, entretanto, tornam o estudo em crianças normais com SPECT ou PET difíceis ou até mesmo impossíveis. Desse modo, dados a respeito da distribuição regional da perfusão e do metabolismo do cérebro em crianças são escassos. A evolução da utilização cerebral da glicose em crianças durante diferentes estágios do desenvolvimento foi descrita por Chugani e cols. usando estudos PET com um análogo da glicose marcado com flúor-18 (^{18}F-fluordeoxiglicose, ou ^{18}F-FDG).[10] O metabolismo é inicialmente mais intenso no córtex sensorimotor, tálamo, tronco encefálico e verme cerebelar; posteriormente, ele envolve os córtex parietal, temporal e occipital, os gânglios da base e o córtex cerebelar, e finalmente o córtex frontal. Em uma criança normal, espera-se que um padrão de perfusão cerebral igual ao do adulto seja atingido em torno dos 2 anos de idade.[9]

APLICAÇÕES CLÍNICAS

Epilepsia na infância

A epilepsia é um dos distúrbios neurológicos mais sérios e mais prevalentes. Na maior parte dos casos, ela é tratada com significativo sucesso por meios farmacológicos. Entretanto, alguns pacientes não respondem a esse tipo de terapia – geralmente aqueles que apresentam convulsões parciais (focais). Diante da refratariedade ao tratamento medicamentoso, a ressecção ou desconexão cirúrgica da porção do cérebro responsável por conter o foco epileptógeno pode controlar as convulsões.

Os distúrbios convulsivos mais frequentemente estudados pela medicina nuclear são as síndromes do lobo temporal. As manifestações dessa síndrome podem incluir convulsões parciais simples, convulsões parciais complexas e, algumas vezes, convulsões generalizadas. Outros dois tipos de epilepsia do lobo temporal são a amigdalo-hipocampal ou rinencefálica e as convulsões temporais laterais ou LTS (*lateral temporal seizures*).[11]

Sabe-se que 30% a 60% dos pacientes com convulsões parciais complexas são refratários ao tratamento farmacológico, estando indicada a lobectomia temporal anterior para remoção do foco epileptógeno, uma vez determinada sua localização. A excisão adequada do foco epileptógeno leva ao desaparecimento das convulsões ou a uma significativa melhora do controle farmacológico em 80% dos pacientes operados.[9,11]

Obviamente, seria desastroso operar o sítio incorreto ou deixar passar despercebido um segundo foco ativo. Desse modo, uma bateria de testes é empregada para verificar a localização do foco: EEG (eletroencefalograma) ictal e interictal, *video-EEG recording*, EEG ictal intracraniano, RM de alta resolução, SPECT (ictal e interictal) e PET interictal estão entre os suportes diagnósticos empregados com essa função. A localização não invasiva do foco epileptógeno deve ser sempre primeiramente realizada, evitando os riscos inerentes à inserção de eletrodos intracranianos, como hemorragias cerebrais e infecção que, apesar de raras, podem ocorrer.

O SPECT cerebral de perfusão na fase ictal é um método único para demonstrar alterações focais que possibilitarão a localização do foco epileptógeno, uma vez que o ^{99m}Tc-ECD e o ^{99m}Tc-HMPAO são extraídos e retidos na primeira passagem proporcionalmente ao fluxo sanguíneo cerebral regional. Isso torna possível que a aquisição das imagens seja realizada até várias horas após a injeção. Eventos imprevisíveis não podem ser capturados por estudos de perfusão utilizando TC, PET ou RM, a menos que tais eventos ocorram enquanto o paciente esteja posicionado para a aquisição das imagens.[14]

Os estudos de medicina nuclear (SPECT e PET) se baseiam na fisiopatologia da crise convulsiva, em que há uma hiperatividade, com consequentes hipermetabolismo e aumento de fluxo sanguíneo no foco epileptógeno. O estudo pode ser realizado na fase interictal (injeção do radiofármaco na ausência de convulsão), ictal (injeção durante a crise), pós-ictal imediato (período de 1 a 60 segundos após o fim da crise) e pós-ictal tardio (período de 1 a 10 minutos após o fim da crise). Quando a injeção é feita até 100 segundos após o término da crise, ainda assim a hiperperfusão no foco epileptógeno estará presente em 60% dos casos e, após esse período, haverá hipoperfusão em todos os casos.[14] Portanto, o ideal é que a injeção seja feita no início ou durante o episódio ictal, uma vez que a injeção pós-ictal pode demonstrar ativação de tecido epileptogênico secundário, levando a conclusões errôneas.[13] Os melhores resultados ocorrem quando a injeção é feita em menos de 20 segundos após o início da crise.[14]

O SPECT interictal demonstrará hipoperfusão temporal homolateral ao foco convulsivo em uma média de 55% a 60% dos casos (Figura 8-4), e em 7% levará à localização errônea do foco (hipoperfusão contralateral ao foco). O estudo ictal exige um traçador estável *in vitro* por várias horas (como ^{99m}Tc-ECD) e um profissional de saúde constantemente próximo ao paciente para rapidamente injetar o radiofármaco ao início da convulsão. O padrão observado no estudo ictal é o de hiperperfusão do lobo temporal acometido, com uma taxa de 90% de identificação correta do foco e 2% de lateralização incorreta (Figura 8-5). Portanto, apesar de ser mais complexo, o estudo ictal oferece uma taxa muito maior de detecção correta do foco convulsivo. No SPECT pós-ictal, o padrão observado é o de hipoperfusão temporal no mesmo lado do foco, podendo envolver todo o hemisfério homolateral e, às vezes, até o lobo temporal contralateral. O estudo pós-ictal apresenta localização correta do foco em 70% dos casos e incorreta em 2%.[1,2,9]

Novas técnicas de computação promovem a sobreposição ou fusão das imagens do SPECT ictal e/ou interictal às imagens da RM para ajudar na localização mais precisa do foco epileptógeno. Essas técnicas são de maior valia quando a RM não consegue demonstrar uma anormalidade estrutural dentro ou fora do lobo temporal. A despeito de o SPECT ictal demonstrar o foco epileptógeno, pode ainda ser definida a "zona epileptógena" (p. ex., uma área de microdisgenesia), que tipicamente é maior que o foco epileptógeno, mais bem delineada pelo FDG-PET interictal.[13,14]

Existem estudos em andamento sobre os mecanismos neuroquímicos da epilepsia com moléculas radiomarcadas, como o flumazenil (FMZ) marcado com flúor-18 ou carbono-11, para estudo de receptores do ácido gama-aminobutírico, que é o principal neurotransmissor inibitório no cérebro. Existe ainda o flúor-18-FCWAY, um antagonista seletivo do receptor de serotonina 5-HT$_{1A}$, além de estudos com traçadores para receptores de opioides, receptores nicotínicos e receptores canabinoides.[14]

Alterações regionais da perfusão cerebral em crianças com convulsões parciais foram também estudadas com o uso do radiofármaco ^{123}I-IMP. Especula-se que o SPECT realizado com este agente pode ser útil para monitorar a eficácia ou estabelecer a época de retirada dos anticonvulsivantes.

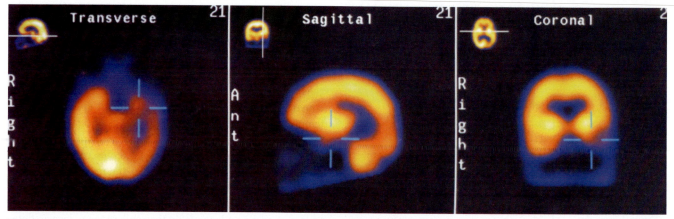

Figura 8.4 ▶ Cortes transversal, sagital e coronal de um SPECT cerebral de perfusão com injeção do radiofármaco no período interictal. Observe a área de **hipoperfusão** em todo temporal esquerdo (assinalada pela marca) comparada à perfusão normal do lobo temporal direito. A área hipoperfundida na fase interictal corresponde à localização do foco epileptógeno.

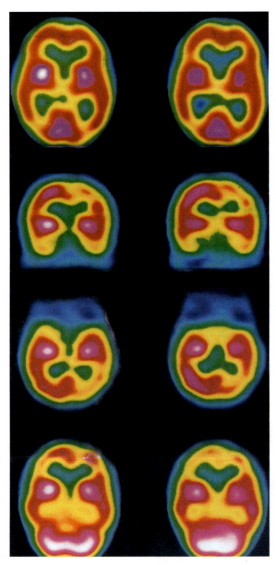

Figura 8.5 ▷ SPECT cerebral ictal (cortes tomográficos). Nota-se importante **hiperperfusão** em lobo temporal direito (área mais clara) correspondente ao foco epileptógeno. O SPECT ictal aumenta significativamente a sensibilidade do exame (taxa de 90% de identificação correta do foco).

Espasmos infantis podem ser avaliados pelos estudos PET e SPECT, com alterações focais nos padrões de distribuição de perfusão e metabolismo de glicose. Em alguns pacientes, a ressecção cirúrgica é seguida da melhora das crises convulsivas e até mesmo proporciona um desenvolvimento normal.

A esclerose tuberosa, além dos estudos SPECT ictal e interictal com a fusão das imagens de RM, também pode ser estudada com um traçador PET, o alfa-[^{11}C]metil-L-triptofano, que é captado pelas áreas com focos epileptógenos, auxiliando a seleção das regiões a serem abordadas cirurgicamente.[13]

Doenças cerebrovasculares na infância

Embora mais comuns do que anteriormente se imaginava, as doenças cerebrovasculares em crianças são proporcionalmente muito mais raras do que nos adultos e tendem a ocorrer no contexto de alguma anormalidade anatômica (p. ex., cardiopatia congênita) ou doença sistêmica (p. ex., drepanocitose). A patologia cerebral isquêmica pode ser secundária a um AVE, a um traumatismo craniano, a intoxicação por monóxido de carbono ou a complicações cirúrgicas.[5] Os estudos com SPECT cerebral mostram a extensão e o grau de hipoperfusão da área afetada dias ou semanas antes do aparecimento dessas alterações na TC ou RM, além de poder identificar áreas hipoperfundidas não detectadas por esses outros métodos.

Doença de Moya-Moya

A doença de Moya-Moya é uma forma de doença cerebrovascular que acomete principalmente crianças e é caracterizada por um padrão angiográfico de estenose supraclinóidea da artéria carótida interna, acompanhada por uma vascularização colateral luxuriante (Figura 8.6). Esse aspecto angiográfico foi associado à aparência da fumaça do cigarro, originando seu nome em japonês. Vários estudos de perfusão cerebral utilizando ^{123}I-IMP foram capazes de documentar com precisão as alterações no fluxo sanguíneo cerebral que ocorrem durante o curso dessa doença.[10] As anormalidades observadas ao SPECT foram parcialmente congruentes com os achados da RM e TC, mas foram demonstrados déficits de perfusão mais extensos do que as alterações detectadas por essas outras modalidades. Por consequência, o SPECT de perfusão cerebral oferece um modo eficaz de acompanhamento da história natural da doença de Moya-Moya, e sua natureza não invasiva pode ser uma alternativa interessante às angiografias seriadas. O SPECT também pode desempenhar um papel importante ao avaliar a eficácia de intervenções propostas para esse distúrbio, como o *bypass* da artéria temporal superficial-artéria cerebral média (Figura 8.7).

O SPECT cerebral também é muito útil no diagnóstico e no seguimento de outras formas de doença cerebrovascular na infância, com boa sensibilidade e precocidade na detecção das alterações funcionais dessa patologia.[13]

Complicações da membrana de oxigenação extracorpórea

A membrana de oxigenação extracorpórea pode ser utilizada em alguns casos de insuficiência respiratória refratária em recém-nascidos. O SPECT de perfusão cerebral tem sido utilizado para a avaliação do cérebro após as intervenções cirúrgicas relacionadas à membrana de oxigenação extracorpórea, como a oclusão temporária ou permanente da artéria carótida comum direita ou grandes veias cervicais. O SPECT cerebral pode demonstrar déficits perfusionais não observados em modalidades de exames de imagem estrutural (TC e RM). Um SPECT cerebral normal está relacionado a bom prognóstico, entretanto um SPECT alterado não implica desenvolvimento anormal nessas crianças.[13]

Morte encefálica

Os estudos de morte encefálica têm adquirido cada vez maior importância desde o início dos programas de transplante de órgãos. De maneira geral, considera-se que a ausência de fluxo sanguíneo intracerebral é incompatível com a viabilidade do tecido neuronal. A ausência de perfusão cerebral é,

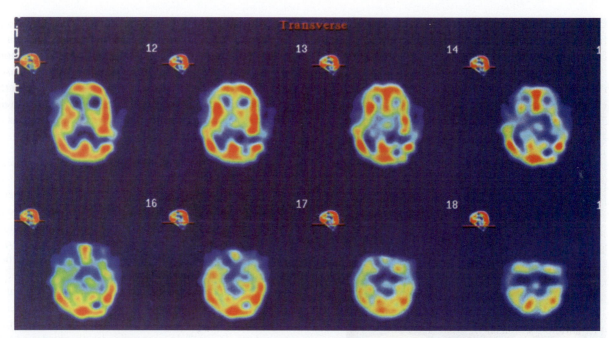

Figura 8.6 ▷ Cortes transversais de um SPECT cerebral de perfusão em paciente portador de doença de Moya-Moya. A perfusão cerebral é difusamente heterogênea, com vários déficits perfusionais.

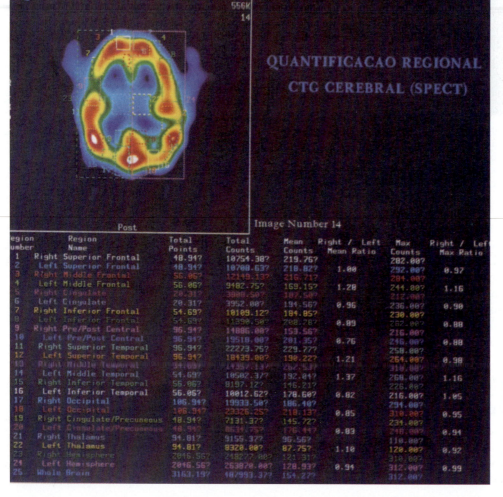

Figura 8.7 ▷ Análise quantitativa da perfusão cerebral regional no pós-operatório tardio (4 meses) do paciente ilustrado na Fig. 8-6. Nota-se importante melhora da perfusão em região parietal direita e occipitoparietal esquerda.

portanto, equivalente à morte cerebral, e muitas vezes pode constituir o único critério confiável de diagnóstico de morte encefálica, uma vez que o silêncio eletroencefalográfico e os sinais clínicos de perda da função cerebral em crianças podem ser mal interpretados. Nessas condições, a comprovação da existência ou ausência de perfusão cerebral pode constituir-se em um critério diagnóstico decisivo.

A angiografia cerebral contrastada é considerada o padrão-ouro na avaliação da persistência da perfusão cerebral, mas é um procedimento invasivo e com os riscos inerentes ao uso dos contrastes radiológicos. Na atualidade, o estudo do fluxo sanguíneo cerebral mediante o uso da angiografia radioisotópica com ^{99m}Tc-pertecnetato (não cruza a barreira hematoencefálica) ou traçadores de perfusão cerebral (^{99m}Tc-ECD e ^{99m}Tc-HMPAO) tem aberto uma nova etapa no diagnóstico da morte cerebral. Diferentemente da técnica tomográfica (SPECT) aplicada à maioria das cintilografias de perfusão cerebral, no diagnóstico de morte cerebral as imagens obtidas podem ser planares. A injeção do traçador deve ser feita em *bolus*, registrando-se inicialmente a fase de fluxo sanguíneo; em seguida, obtêm-se imagens estáticas em projeções anterior e laterais, além da possibilidade de aquisição de cortes tomográficos (SPECT).

Os estudos positivos de morte cerebral com os traçadores de perfusão se caracterizam por ausência de fluxo sanguíneo para o cérebro e, nas imagens estáticas, por ausência completa de captação do radiotraçador tanto nos hemisférios cerebrais como na fossa posterior. Por outro lado, nos indivíduos normais ocorre intensa captação do radiofármaco em ambos os hemisférios e na fossa posterior. Deve-se ter especial cuidado ao valorizar as imagens a fim de diferenciar captações intracranianas das captações extracranianas fisiológicas, como atividade nasal, lacrimal ou salivar e dos pavilhões auriculares. É possível a ocorrência de estudos com captações parciais (p. ex., captação apenas da fossa posterior e ausência de captação hemisférica, ou vice-versa) em virtude de lesões focais mais ou menos extensas; esses achados não são diagnósticos de morte cerebral (Figuras 8.8 e 8.9).

Como a cintilografia com traçadores de perfusão cerebral apresenta sensibilidade e especificidade ótimas para o diagnóstico de morte cerebral, recomenda-se sua utilização sistemática nos protocolos de confirmação de morte encefálica, particularmente em se tratando de crianças e pacientes em coma barbitúrico. A cintilografia de perfusão cerebral é recomendada por ser uma prova sensível e confiável, sendo inclusive indicada por alguns autores como o primeiro teste a ser realizado em crianças cujo diagnóstico de morte cerebral seja suspeitado.[9]

Distúrbios do desenvolvimento e distúrbios neuropsiquiátricos

Até o momento, o exame clínico e a avaliação do estado mental do paciente fornecem a maior parte dos dados com os quais os diagnósticos psiquiátricos são feitos. Pela natureza não quantitativa e subjetiva desses dados, a neuropsiquiatria sempre teve interesse em tecnologias que pudessem quantificar esses achados. Visando a esse objetivo, os estudos SPECT

de perfusão cerebral têm se mostrado úteis na avaliação de algumas dessas patologias. Entretanto, elas constituem um grupo em que ainda não há muitos dados disponíveis em vista da escassez de estudos realizados até o momento; mesmo assim, os distúrbios neuropsiquiátricos vêm ganhando cada vez mais espaço dentro da especialidade da medicina nuclear.

Distúrbio de hiperatividade e déficit de atenção

A síndrome neurocomportamental do distúrbio de hiperatividade e déficit de atenção inicia-se durante a infância, afetando cerca de 4% a 12% dos escolares, e frequentemente persiste na vida adulta. Uma série de estudos usando ^{133}Xe sugeriu um padrão de hipoperfusão do corpo estriado e das estruturas periventriculares e hiperperfusão do córtex sensorimotor,[10] sendo concordantes com estudos mais recentes realizados com ^{18}F-FDG-PET. Após o uso de metilfenidato, uma medicação comumente prescrita que estimula a atenção e o desempenho acadêmico em algumas crianças acometidas, observou-se tendência à reversão do padrão de perfusão cerebral. O SPECT cerebral de crianças e adolescentes tem demonstrado um padrão cintilográfico de hipoperfusão nos lobos temporais, frontais e gânglios da base. Após o tratamento efetivo, pode haver melhora na perfusão no córtex pré-frontal e no núcleo caudado. A despeito desses padrões observados, ainda faltam estudos com maior número de casos, uma vez que os achados atuais ainda podem ser contraditórios.[13]

Disfasias da infância

Consistem em transtornos do desenvolvimento da linguagem de etiologia heterogênea e frequentemente incerta e com prognósticos variados. Em um estudo englobando 14 crianças com disfasia congênita observou-se que o SPECT com ^{99m}Tc-HMPAO apresentou anormalidades em todos.[10] Na afasia de expressão foi observada hipoperfusão no giro frontal inferior do hemisfério esquerdo envolvendo a área de Broca, enquanto pacientes com disfasia global (déficits tanto de compreensão como de expressão) mostraram áreas hipoperfundidas correspondentes ao lobo temporoparietal esquerdo e ao lobo frontal contralateral.

Em seis crianças com a síndrome de Landau-Kleffner encontrou-se um padrão de alteração da perfusão temporal, máxima no córtex perisilviano, sendo tal achado concordante com a patogenia da doença.

Paralisia cerebral

A paralisia cerebral raramente é identificada pelos métodos anatômicos de imagem. Verificou-se que o SPECT cerebral de perfusão permitiu reunir em subgrupos as diferentes formas do distúrbio, com alterações cintilográficas correspondentes tanto à extensão como à gravidade do déficit motor associado.[10] Assim, enquanto um grupo hemiparético demonstrou hipoperfusão contralateral ao déficit motor, um grupo com diplegia moderada apresentou exame normal. Pelo fato de esses subtipos terem prognósticos substancialmente diferentes, o SPECT parece ser um método-chave para sua avaliação.

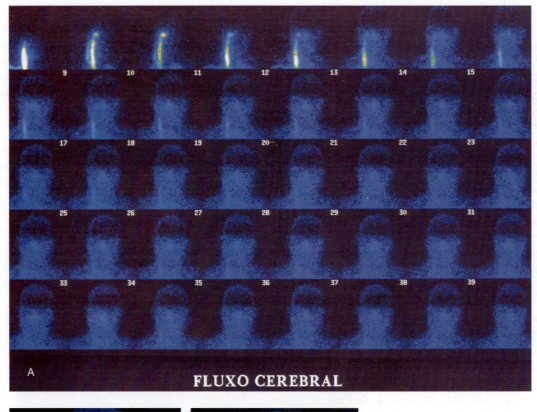

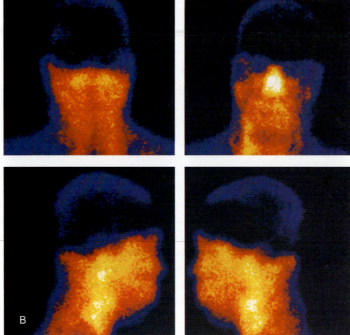

Figura 8.8 ▷ Cintilografia para pesquisa de morte encefálica. (**A**) Ausência de fluxo sanguíneo cerebral efetivo com evidente stop carotídeo do traçador. (**B**) Imagens estáticas tardias revelando ausência de captação cortical do traçador (^{99}Tc-ECD).

Autismo

A imagem funcional do cérebro tem sido pouco esclarecedora nesse tipo de distúrbio, apresentando resultados conflitantes. Dos poucos dados disponíveis, um estudo usando SPECT com ^{133}Xe não demonstrou anormalidades do fluxo sanguíneo cerebral em 21 crianças com autismo primário, enquanto em outro estudo observou-se hipoperfusão frontal e temporal em um paciente autista por meio de SPECT com ^{99mTc}-HMPAO.[10] Da mesma maneira, estudos PET utilizando ^{18}F-FDG não têm detectado padrões de anormalidade no metabolismo cerebral da glicose nesse tipo de distúrbio.

Esquizofrenia

A hipofrontalidade, isto é, a redução relativa da perfusão do córtex frontal, tem sido o aspecto característico encontrado em adolescentes e adultos esquizofrênicos com sintomatologia predominantemente negativa. Ainda que nem todos os investigadores o tenham observado, o padrão de hipofrontalidade

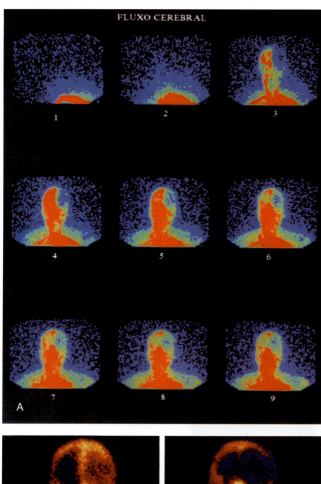
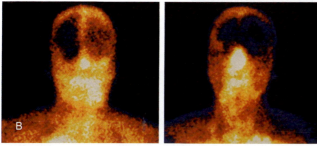

Figura 8.9 ▷ Cintilografia para pesquisa de morte encefálica. (**A**) Fluxo sanguíneo cerebral anormal revelando importante hipofluxo no hemisfério cerebral direito (projeção posterior). (**B**) Imagem estática tardia em projeção anterior, revelando importante prejuízo perfusional à direita, sem, no entanto, ser compatível com morte cerebral, uma vez que ainda se observa captação do traçador em hemisfério esquerdo (figura à esquerda). O exame realizado no dia seguinte revela progressão do quadro para ausência completa de perfusão em todo o encéfalo, sendo então passível afirmar o diagnóstico de morte cerebral (figura à direita).

constitui a alteração funcional mais amplamente constatada na esquizofrenia, sem entretanto ser específico dessa patologia.

A redução do fluxo sanguíneo frontal também é observada nos pacientes esquizofrênicos durante a realização de testes cognitivos, como o *Wisconsin Card Sort Test* (WCST).[1,3,9] Este é um teste de pensamento abstrato e resolução de problemas que examina de modo específico a integridade funcional do córtex pré-frontal dorsolateral. Os indivíduos normais realizam esse teste sem dificuldades, apresentando durante sua resolução um incremento da perfusão do córtex pré-frontal. Trata-se, portanto, de um teste de ativação frontal. Os pacientes esquizofrênicos mostram incapacidade para ativar essa região cortical diante de tarefas que exigem uma ativação frontal, como o WCST. Esse achado é compatível com a hipótese geral de uma disfunção do lobo frontal na esquizofrenia.

Depressão

Não foram encontrados na literatura trabalhos sobre SPECT cerebral de perfusão em crianças com depressão. Sugere-se que os pacientes adolescentes provavelmente devem demonstrar anormalidades perfusionais semelhantes àquelas observadas em adultos, como diminuição da perfusão do córtex pré-frontal esquerdo e da amígdala nos casos de distúrbio unipolar (Figura 8.10). Entretanto, esses achados cintilográficos não podem simplesmente ser extrapolados para crianças, cuja expressão clínica das doenças psiquiátricas difere agudamente da dos adultos.[10]

Transtornos obsessivo-compulsivos

As alterações de perfusão cerebral em pacientes obsessivo-compulsivos estudados com SPECT variam consideravelmente, podendo haver redução global da perfusão cerebral, hipoperfusão de núcleos da base (núcleo caudado e putâmen) e aumento da perfusão do lobo frontal medial (hiperfrontalidade)[1,9] (Figura 8.11). Observou-se em alguns estudos que estas alterações, especialmente a hiperfrontalidade, reverteram-se significativamente após tratamento com fluoxetina. Por meio do SPECT cerebral de perfusão, distúrbios como a síndrome de Gilles de la Tourette (Figura 8.12), caracterizada por tiques e comportamento obsessivo-compulsivo, podem receber auxílio diagnóstico e no acompanhamento terapêutico.

Efeitos da hipotermia e hipoxia

A correção de cardiopatias congênitas em crianças muito pequenas tornou-se possível graças a avanços na anestesia e nas técnicas de hipotermia com hipoxia. Esse método, entretanto, pode ocasionar dano cerebral, como a conhecida síndrome da coreoatetose. Em estudo com oito pacientes apresentando tal distúrbio após interrupção circulatória com hipotermia profunda (<20ºC) ou *bypass* de baixo fluxo durante cirurgia cardíaca no período neonatal, o SPECT demonstrou surpreendentes anormalidades da perfusão regional cerebral em áreas corticais (frontal, parietal e córtex temporal) e subcorticais (núcleos da base anteriores).[10] A distribuição dos déficits perfusionais não era previsível pelo exame clínico. Essas alterações perfusionais podem ter implicações importantes no desenvolvimento dessas crianças. A TC e a RM desses pacientes estavam normais ou mostravam apenas alterações generalizadas não específicas.[10]

Encefalopatia hipóxico-isquêmica

Em estudo realizado por Kapucu-Lo e cols.,[7] 20 crianças com diagnóstico de encefalopatia hipóxico-isquêmica foram submetidas a SPECT cerebral com ^{123}I-iodobenzamina (^{123}I-IBZM, traçador específico de receptores dopaminérgicos D_2), quantificando-se a concentração de receptores D_2 no corpo

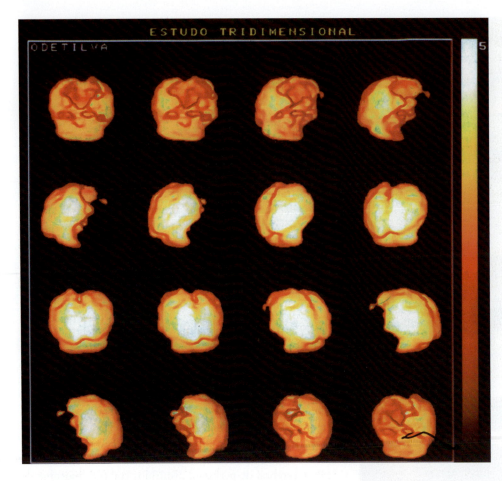

Figura 8.10 ▷ Reconstrução tridimensional do SPECT cerebral realizado em paciente portador de síndrome depressiva, onde se observa marcante hipoperfusão frontal.

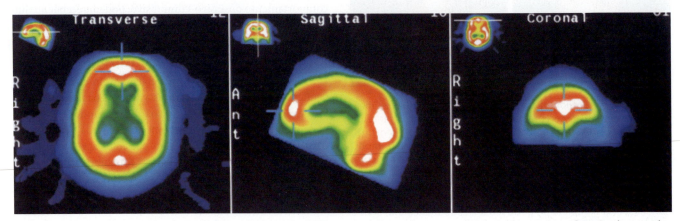

Figura 8.11 ▷ Cortes transversal, sagital e coronal de SPECT cerebral de perfusão, revelando marcante hiperfixação do traçador em região frontal, caracterizando transtorno obsessivo-compulsivo. Note que a hipercaptação frontal (anormal) é comparável à captação occipitocerebelar (fisiológica).

estriado. Observou-se que a captação estriatal de ^{123}I-IBZM diminuía quanto mais grave fosse o acometimento neurológico da criança (de acordo com os critérios de Sarnat e Sarnat). Pacientes com patologia muito grave quase não apresentaram captação do radiotraçador no corpo estriado. Por sua capacidade de detectar a redução dos receptores D_2, o SPECT cerebral com ^{123}I-IBZM é um método mais útil do que outras modalidades de imagem naqueles casos em que ainda não há alterações morfológicas grosseiras, como ocorre nos pacientes com grau leve e moderado de encefalopatia hipóxico-isquêmica, em que a CT pode ser normal.

Crianças com paralisia cerebral foram também estudadas com o traçador de perfusão ^{99m}Tc-ECD.[12] Em um grupo de 51 pacientes, o achado mais comum foi o de hipoperfusão talâmica (que parece ser um achado característico), seguida sequencialmente pela hipoperfusão temporal, cerebelar, dos núcleos da base e do córtex extratemporal. Apenas um paciente não apresentou alterações ao SPECT. O estudo com RM desses

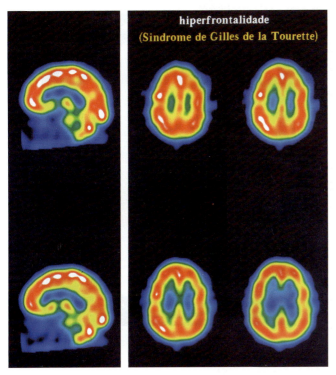

Figura 8.12 ▷ SPECT cerebral de perfusão em paciente com síndrome de Gilles de la Tourette, caracterizando hiperperfusão frontal (área clara).

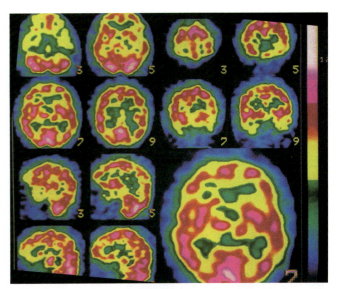

Figura 8.13 ▷ SPECT cerebral de perfusão revelando múltiplas áreas de hipocaptação de aspecto heterogêneo e sem padrão definido em paciente portador de encefalopatia por HIV.

mesmos pacientes demonstrou principalmente leucomalacia periventricular e adelgaçamento do corpo caloso e foi normal em 10 dos 51 pacientes. Concluiu-se que, apesar de a RM mostrar-se superior na detecção de alterações de massa branca, o SPECT de perfusão cerebral é mais sensível na detecção de anormalidades corticais, dos núcleos subcorticais e cerebelares. O SPECT cerebral é particularmente útil no acompanhamento evolutivo desses pacientes, identificando as modificações do padrão perfusional ao longo do tempo.

A realização de imagens com ^{18}FDG-PET em pacientes com paralisia cerebral revelou déficits metabólicos que topograficamente se estendem além das alterações detectadas pelos métodos anatômicos de imagem e foi capaz de demonstrar áreas de hipometabolismo cerebral focal em pacientes nos quais nenhuma anormalidade estrutural foi detectada.[12]

Encefalopatia por HIV

Em crianças, a encefalopatia por HIV caracteriza-se por perda progressiva de etapas ou marcos do desenvolvimento e deterioração da função cognitiva. O aspecto cintilográfico observado é o de múltiplos déficits perfusionais corticais e perfusão assimétrica das estruturas subcorticais (Figura 8.13). O SPECT cerebral de perfusão é mais sensível que a TC ou a RM em detectar alterações do estágio inicial da encefalopatia. O padrão de perfusão pode melhorar com a terapia farmacológica.

O SPECT com tálio-201 (^{201}Tl) pode ser útil na distinção entre toxoplasmose e linfoma como causa de massas intracranianas nesses pacientes.[2,9] O linfoma irá avidamente acumular o ^{201}Tl, enquanto a toxoplasmose demonstrará apenas moderada captação desse radionuclídeo.

Encefalites e meningites

Nas enfermidades neurológicas agudas de causa infecciosa, o SPECT cerebral detecta a afecção cerebral de maneira mais precoce e com maior extensão do que a TC ou a RM. Durante a fase aguda foi descrita a presença de hiperperfusões focais; no decorrer do processo, as alterações mais frequentemente observadas são áreas hipoperfundidas, únicas ou múltiplas, com diferentes graus de extensão (Figura 8.14). Podem ser observados desde casos muito graves, com múltiplas áreas corticais hipoperfundidas e com redução global da perfusão cortical, até acometimento parcial de um lobo cerebral apenas. A importância do SPECT cerebral de perfusão no estudo das encefalites consiste predominantemente na precocidade do diagnóstico e na determinação da extensão da alteração cerebral.

Tumores primários do SNC

Os tumores cerebrais são o segundo tipo mais comum de câncer pediátrico, depois das leucemias, observando-se a seguinte distribuição: astrocitomas, 52%; tumores neuroectodérmicos primitivos (PNET) ou meduloblastomas/tumores embrionários, 21%; ependimomas, 9%; e outros gliomas, 15%. Os tumores do SNC constituem o grupo de tumores sólidos de maior mortalidade em crianças, entretanto alguns tumores cerebrais pediátricos têm tido melhores respostas a novos tratamentos e um prognóstico melhor do que as lesões dos adultos. A eficácia das novas condutas no tratamento dos tumores cerebrais da infância aumenta a importância do desenvolvimento de métodos precisos para avaliação de doença residual após a terapia primária.

Tanto a TC como a RM têm altas sensibilidade e especificidade no diagnóstico dos tumores cerebrais, mas esses métodos anatômicos de imagem têm limitações na habilidade de detectar viabilidade tumoral. A TC é muitas vezes incapaz de distinguir entre presença de tumor e lesão cerebral inespecífica,

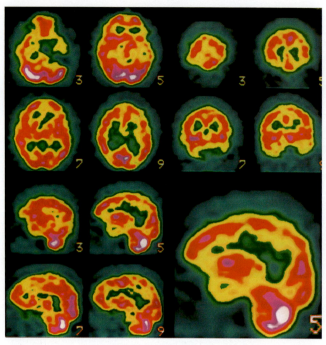

Figura 8.14 ▷ SPECT cerebral de perfusão revelando múltiplas áreas de hipocaptação de aspecto heterogêneo e sem padrão definido em paciente portador de encefalite herpética.

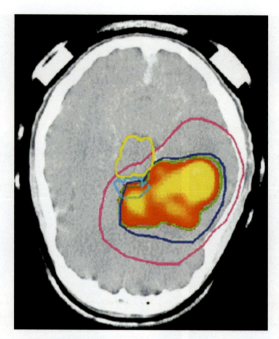

Figura 8.15 ▷ PET/TC para planejamento radioterápico.

enquanto a RM frequentemente não diferencia radionecrose de tumor cerebral residual ou recorrente. A imagem funcional da medicina nuclear, por outro lado, pode detectar a presença de tumor ativo. Em associação com TC ou RM, o SPECT cerebral com ^{201}Tl ou ^{99m}Tc-Sestamibi e o PET (^{18}F-FDG, ^{11}C-metionina) são úteis para o diagnóstico de tumor cerebral residual pós-terapia ou a diferenciação entre tumor recorrente e radionecrose.

A fusão de imagens de TC, RM, PET e SPECT confere maiores acurácia e precisão na avaliação da localização e do tamanho do alvo, localização mais exata de cateteres e sementes radioativas e distinção entre diferentes regiões do tumor com necrose e proliferação. Tudo isso resulta ainda em maior precisão no planejamento radioterápico, minimizando a morbidade perifocal (Figura 8.15). A razão de captação tumor/tecido cerebral normal dos radiofármacos utilizados no SPECT (^{201}Tl ou ^{99m}Tc-Sestamibi) é maior do que a observada nos traçadores PET.[13]

SPECT cerebral com tálio-201 (^{201}Tl)

O acúmulo do ^{201}Tl no tumor cerebral não é relacionado unicamente à ruptura da barreira hematoencefálica ou ao aumento do fluxo sanguíneo para a lesão. O ^{201}Tl é um análogo do íon K$^+$, e sua captação sofre a influência da bomba de Na$^+$/K$^+$, do sistema de cotransporte de cloretos e de alguns outros fatores ainda pouco definidos. Os tumores cerebrais ávidos pelo ^{201}Tl incluem gliomas, meduloblastomas e ependimomas.[5,10] A captação do ^{201}Tl é mínima ou negativa na radionecrose e em hematomas em fase de resolução e não sofre interferência da administração de esteroides. Entretanto, deve ser ressaltado que esse radiofármaco pode ser acumulado em lesões cerebrais não neoplásicas, podendo ainda ser captado pelo plexo coroide em condições fisiológicas normais, mas com intensidade muito menor em comparação ao ^{99m}Tc-Sestamibi, não se tornando um problema diagnóstico.

O acúmulo de ^{201}Tl é dependente do grau de diferenciação do tumor, com baixa ou nenhuma captação em tumores de baixo grau e intensa captação nas lesões de alto grau. Isso torna possível a diferenciação pré-operatória entre gliomas de baixo e de alto grau de malignidade.

Na avaliação de tumor residual ou recidiva tumoral deve ser sempre realizado um SPECT pré-tratamento (estudo basal) para determinação do padrão de captação do tumor antes da intervenção terapêutica e para promover a comparação com os estudos subsequentes. O acúmulo de ^{201}Tl moderado ou intenso em sítios de radiação prévia indica tumor recorrente (Figura 8.16). A técnica tem sido difícil de ser utilizada para os gliomas de baixo grau, uma vez que esses tumores frequentemente não são ávidos pelo ^{201}Tl e podem não ser detectados.

Foram registradas uma sensibilidade de 77% e uma especificidade de 93% na detecção de tumores cerebrais da infância pelo SPECT com ^{201}Tl.[4]

O estudo combinado de ^{201}Tl e um traçador de perfusão cerebral (^{99m}Tc-HMPAO) pode aumentar a especificidade na distinção entre radionecrose e recidiva tumoral. Lesões com exame ^{201}Tl-positivo/^{99m}Tc-HMPAO-negativo não contêm tumor viável, enquanto a captação positiva com ambos os radiofármacos indica tumor ativo.

SPECT cerebral com ^{99m}Tc-Sestamibi

^{99m}Tc-Sestamibi também tem demonstrado ser efetivo na detecção de tumores cerebrais. O exato mecanismo de captação desse traçador pelas células tumorais ainda não está definido, mas sabe-se que fatores como o fluxo sanguíneo tumoral e a densidade de mitocôndrias estão relacionados com seu acú-

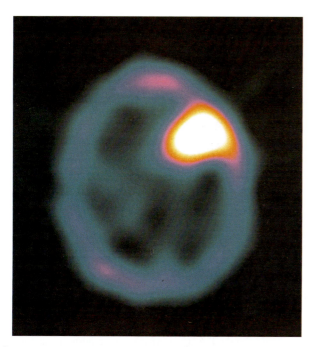

Figura 8.16 ▷ SPECT cerebral com ²⁰¹Tálio para rastreamento tumoral, revelando intensa hipercaptação em região frontotemporal à esquerda, compatível com presença de tecido tumoral viável em área avaliada como radionecrose em TC prévia.

mulo no tecido. Assim como o ²⁰¹Tl, o ⁹⁹ᵐTc-Sestamibi não é captado pelo tecido cerebral normal, exceto pelo plexo coroide (captação fisiológica), o que prejudica o diagnóstico de lesões situadas próximo às regiões ventriculares: a distinção entre acúmulo pelo plexo coroide e captação tumoral pode se tornar difícil. A administração de perclorato de potássio visa bloquear a captação de ⁹⁹ᵐTc-Sestamibi pelo plexo coroide; entretanto, tal bloqueio pode não se processar de maneira tão eficaz.

ESTUDOS DO TRÂNSITO LIQUÓRICO

O fluxo e a dinâmica do líquido cefalorraquidiano (LCR) podem ser rapidamente avaliados utilizando-se radiofármacos injetados no espaço subaracnóideo. Essa técnica, denominada cisternografia radioisotópica, foi introduzida em 1964 e extensamente utilizada na investigação do fluxo liquórico e de sua fisiologia. Atualmente, o desenvolvimento da TC e RM resultou na redução do uso da cisternografia radioisotópica. Entretanto, a cisternografia radioisotópica possibilita a quantificação mais exata da dinâmica do LCR e a investigação mais precisa de problemas clínicos, como a liquorreia. Na medicina nuclear atual, as técnicas radionuclídicas são predominantemente utilizadas no estudo da circulação do líquor na hidrocefalia, na determinação da patência dos *shunts* e na investigação das fístulas liquóricas, usando-se radiofármacos inócuos, sem a necessidade de produtos iodados.

Fisiologia normal do líquor

O LCR é produzido primariamente pelo plexo coroide no sistema ventricular. O sentido do fluxo do líquor é dos ventrículos laterais para o terceiro ventrículo, deste para o aqueduto de Sylvius e para o quarto ventrículo, através de saídas alcança a cisterna magna e as cisternas basais e finalmente, por várias rotas preferenciais (entre os lobos frontais, sobre o lobo occipital e via sulco de Sylvius), alcança as regiões parassagitais antes de ser absorvido na região do seio sagital superior.[8] A contínua produção do LCR nos ventrículos laterais parece ser o principal mecanismo de circulação desse líquido, mas a pulsação cerebral (principalmente arterial) e o movimento ciliar do epêndima também contribuem nesse processo. Desse modo, cria-se um gradiente de pressão entre os compartimentos liquóricos e o sistema venoso. A principal via de absorção do líquor é através das granulações aracnóideas; todavia, outros sítios de absorção existem e podem ser ativados em condições anormais de circulação liquórica. O mecanismo exato de absorção permanece controverso. Como o processo absortivo permanece aparentemente inalterado por ocasião da morte, ele parece ser independente de processos metabólicos celulares.[8]

Fisiopatologia dos distúrbios do líquor

Um desequilíbrio entre a produção e a absorção do LCR resulta em progressivo aumento do volume liquórico total, conhecido genericamente como hidrocefalia. A hidrocefalia é causada por uma relativa obstrução na absorção do líquor ou, mais raramente, por superprodução deste fluido:

- **Redução na absorção:** as malformações congênitas são a causa mais comum de hidrocefalia no neonato. Em crianças maiores, a hidrocefalia pode ser causada por inflamação, trauma, sangramento ou tumores intracranianos. Na maioria dos casos, a TC ou a RM distingue hidrocefalia obstrutiva extraventricular (hidrocefalia comunicante) e intraventricular (hidrocefalia não comunicante). Os casos mais difíceis podem necessitar o auxílio diagnóstico da cisternografia radioisotópica.
- **Superprodução:** raramente a produção de líquor altera-se a ponto de ser clinicamente relevante. O exemplo principal é a superprodução por tumores do plexo coroide, sejam benignos (papilomas) ou malignos (carcinomas). Também há relatos de hipertrofia bilateral das granulações aracnóideas.

Técnica da cisternografia radioisotópica

Os traçadores usados para realização da cisternografia radioisotópica devem permanecer confinados no espaço liquórico e sofrer absorção sem metabolização. O DTPA (*diethylene triaminepentaacetic acid*) marcado com os radionuclídeos tecnécio 99m (⁹⁹ᵐTc-DTPA) ou índio-111 (¹¹¹In-DTPA) é um traçador ideal para os estudos de trânsito liquórico por ter alto peso molecular e não atravessar o epêndima, permanecendo no compartimento liquórico. Para a maioria dos estudos, ⁹⁹ᵐTc-DTPA é satisfatório e as imagens podem ser realizadas em até 24 horas. Quando forem necessárias imagens por tempo mais prolongado (3 dias), como pode ocorrer em alguns estudos de fístula liquórica, ¹¹¹In-DTPA deverá ser usado em virtude de sua meia-vida maior. As imagens adquiridas são projeções planares, não se fazendo necessário o estudo tomográfico (SPECT).

O radiofármaco é geralmente administrado no espaço subaracnóideo lombar, mas pode ser injetado na cisterna magna ou nos ventrículos laterais, de acordo com o objetivo do exame. Após a administração do radiotraçador, uma imagem do sítio de injeção é obtida para estabelecer se esta foi eficaz. Injeções epidurais podem produzir um típico aspecto cintilográfico em "árvore de Natal", revelando injeção insatisfatória. De rotina realiza-se uma série de imagens obtidas nas projeções anterior, posterior e lateral em 2, 6 e 24 horas após a administração do traçador. Uma vez que o *turnover* do LCR em crianças é mais rápido do que em adultos, imagens mais frequentes podem ser necessárias.

Cisternografia radioisotópica normal

Punção lombar

Nas imagens de 2 e 6 horas, o traçador é visto migrando através do sulco inter-hemisférico e do sulco de Sylvius. Em 24 horas, o traçador atinge o espaço sobre a convexidade cerebral, e sua distribuição pode ser moderadamente assimétrica. Não deve haver atividade visível nos ventrículos em 24 horas.

Injeção ventricular

Após a injeção ventricular, há rápido *clearance* do traçador para as cisternas basais, em 30 a 60 minutos, e para o sulco de Sylvius, em 2 a 4 horas, e distribuição sobre os hemisférios cerebrais em 6 a 12 horas. Quantidade pequena do traçador pode permanecer nos ventrículos depois de 24 horas.

Aplicações clínicas

Hidrocefalia

A hidrocefalia por obstrução do sistema ventricular (hidrocefalia não comunicante) pode ser secundária a tumores intraventriculares, hemorragias, infecções, distúrbios congênitos (p. ex., atresia congênita das saídas do quarto ventrículo), entre outros. Se o traçador for injetado em um dos ventrículos laterais, há geralmente comunicação com o ventrículo lateral oposto, mas mínima ou nenhuma passagem do traçador dos ventrículos para as cisternas basais em 24 horas. Esses pacientes usualmente necessitam *shunts* liquóricos, embora em menor porcentagem dos pacientes uma ventriculostomia seja realizada. Estes últimos pacientes podem ter um cateter ventricular *in situ* através do qual o radiotraçador pode ser injetado para avaliação da patência da ventriculostomia.

A hidrocefalia por obstrução do espaço subaracnóideo (hidrocefalia comunicante) pode ser consequente a tumores do espaço subaracnóideo, fibrose da aracnoide secundária a meningites ou hemorragia e malformações congênitas. Se o traçador for injetado em um dos ventrículos, ele pode passar ao outro ventrículo e para as cisternas basais, mas a passagem sobre as convexidades dos hemisférios é pequena e assimétrica e a absorção é pobre. Uma quantidade variada do traçador pode permanecer nos ventrículos em 24 horas. Se o traçador for injetado via punção lombar, ele alcança as cisternas basais

e reflui para os ventrículos. Dependendo do grau de hidrocefalia, a maior parte do traçador persistirá dentro dos ventrículos. O traçador também pode temporariamente entrar nos ventrículos e, 24 horas depois, sair, distribuindo-se sobre os hemisférios em um padrão normal. Este não é o achado mais comum e geralmente representa uma forma parcialmente compensada de hidrocefalia comunicante.[9]

Pesquisa de fístulas liquóricas

A perda de LCR é geralmente manifestada por gotejamento na região nasal ou auricular. Uma perda profusa sugere comunicação com uma grande cisterna. O trauma é a maior causa de fístulas liquóricas, mas elas também podem ser complicações de intervenções cirúrgicas nas regiões nasais ou do osso esfenoide. Fístulas congênitas também podem raramente ocorrer. Tanto a rinorreia como a otorreia podem ser investigadas pela cisternografia radioisotópica. Para isso, injeta-se o radiotraçador por punção lombar e imagens mais frequentes são obtidas logo em seguida, o que aumenta as chances de localização da fístula. É importante que o paciente seja estudado enquanto houver perda ativa do LCR e na posição em que ela for mais volumosa; de outro modo, a visualização da perda liquórica pode não ser possível. O achado cintilográfico de atividade extracraniana é compatível com a presença de fístula e o extravasamento do traçador para fora do crânio.

Se a perda de líquor for intermitente ou muito pequena, o exato local da fístula pode não ser detectado. Nessas situações pode ser útil o uso de chumaços de algodão nos orifícios nasais, ou até mesmo em localizações mais profundas (como nos orifícios de drenagem dos seios paranasais), para determinação do local da fístula. Os chumaços devem ser periodicamente quantificados para avaliação da contagem radioativa, comparando-a à do sangue. Uma relação de atividade nariz/plasma maior do que 1,5 sugere transferência extracisternal do radiotraçador para o sítio nasal. Entretanto, a colocação e a manutenção desses chumaços de algodão em crianças são difíceis e muitas vezes impossíveis; a utilização de anestesia geral não é recomendada, uma vez que pode diminuir ou cessar a perda de líquor. A realização de uma imagem da região abdominal é recomendada porque a secreção liquórica pode ser deglutida; se for detectada atividade no trato gastrointestinal, tem-se mais uma evidência de fístula liquórica.

A cisternografia por tomografia computadorizada contrastada tem sido menos sensível do que a cisternografia radioisotópica na detecção de rinoliquorreia intermitente em crianças.[10]

Malformações cerebrais

- **Loculações do LCR:** é possível ocorrerem pequenas cavidades de líquor em livre comunicação com o espaço subaracnóideo sem perda de líquido para o meio externo. Elas aparecem à cisternografia radioisotópica como áreas de acúmulo e retenção do traçador por um período relativamente longo, como ocorre, por exemplo, em uma encefalocele nasal.

- **Cistos porencefálicos:** são geralmente causados por infecção, trauma ou distúrbios vasculares que resultam em atrofia localizada do cérebro. Esses cistos têm um revestimento de pia-aracnoide e se comunicam com os ventrículos. Nesses casos, a cisternografia radioisotópica mostra que o radiofármaco acumula-se dentro desses cistos, sugerindo um mecanismo valvular unidirecional, levando à retenção do traçador dentro do cisto.[1,8]

Bloqueio espinal do líquor

Tumores ou outras lesões da coluna vertebral, meninges ou medula espinal podem causar bloqueio ao fluxo do líquor. Eles são vistos na cisternografia radioisotópica como defeitos de enchimento em que o traçador não circula ou como interrupção abrupta do fluxo liquórico.[1]

Derivações liquóricas

*Shunt*s ventriculoperitoneais e ventriculoatriais são usados em pacientes com hidrocefalia com o objetivo de desviar o fluxo liquórico para um espaço do corpo onde ele possa ser absorvido. Falência mecânica, oclusão ou desenvolvimento de espaços cavitários ao redor da extremidade ventricular ou distal do *shunt* são causas de mau funcionamento deste. Essas anormalidades podem usualmente ser determinadas com avaliação clínica, mas, em casos duvidosos, métodos adicionais de investigação podem ser necessários.

A cisternografia radioisotópica pode medir o fluxo do *shunt*, determinar a presença de obstrução e diagnosticar pequena cavidade contendo líquor na extremidade distal do *shunt* (Figura 8.17). A técnica é rápida, segura e precisa. O paciente deve permanecer em decúbito por um período de 30 a 60 minutos, o que possibilita que a pressão liquórica se situe em seu nível

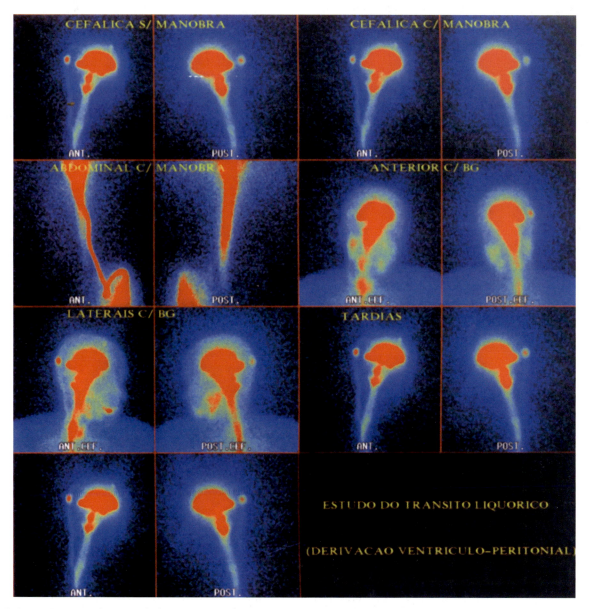

Figura 8.17 ▷ Pesquisa de perviedade em derivação ventriculoperitoneal, revelando trânsito normal do liquor pelo cateter implantado em região abdominal.

basal.[10] Em seguida, o paciente é posicionado na gamacâmara e deve permanecer imóvel durante todo o estudo. O radiofármaco (^{99m}Tc-DTPA) é então injetado no reservatório valvular do *shunt* com a agulha apontando em direção aos ventrículos; a parte imediatamente distal ao sítio de injeção é comprimida para aumentar a possibilidade de refluxo ventricular. Realiza-se a aquisição das imagens. Se o traçador não atingir a extremidade distal do tubo, o paciente deve caminhar ou ser mobilizado, ou o reservatório do *shunt* deve ser comprimido mais vezes, e repete-se a obtenção das imagens. As imagens devem ser feitas desde a cabeça e do sítio de injeção até a extremidade distal da derivação. Ao se injetar o radiofármaco no reservatório do tubo do *shunt* é necessário ter certeza de que a injeção está realmente dentro do reservatório. Caso contrário, o traçador será injetado no interstício, invalidando o exame.

A quantificação do fluxo do *shunt* liquórico pode ser estimada mediante a aquisição de imagens dinâmicas ou sequenciais da válvula do *shunt*, durante o *clearance* do traçador nessa região, obtendo-se a curva de tempo-atividade dessa válvula. Para isso é necessário saber o volume do *shunt* valvular, isto é, o volume de distribuição, considerando a válvula um compartimento.

REFERÊNCIAS

1. Bonte FI, Devous MD, Holman BL. Single-photon emission computed tomografic imaging of the brain. In: Gottschalk A et al. (eds.) Diagnostic nuclear medicine. Baltimore: Williams & Wilkins, 1996:1075-98.

2. Cote MG. Nuclear medicine review manual – Central nervous system, 1995. www.nmc.dote.hu/williams/cns_toc.htm

3. Delgado JLC, Monforte RS, Elvira JML, Calabuig EC (eds.) Aplicaciones clínicas de la SPECT cerebral. Barcelona: Masson, S.A., 1994:201.

4. Freeman LM, Blaufox MD et al. Pediatric nuclear medicine: Part I. Seminars in Nuclear Medicine 1993; Vol XXIII:243-64.

5. Freeman LM, Blaufox MD et al. SPECT Imaging of the brain: Part I. Seminars in Nuclear Medicine 1990; Vol XX:279-363.

6. Freeman LM, Blaufox MD et al. SPECT Imaging of the brain: Part II. Seminars in Nuclear Medicine 1991; Vol XXI:1-81.

7. Kapucu LO, Koc E, Cucuyener K et al. D$_2$ receptor imaging with iodine-123-iodobenzamide brain SPECT in infants with hypoxi-cischemic brain injury. J Nucl Med 1998; 39(10):1703-7.

8. Merrick MV. Brain. In: Merrick MV (ed.) Essentials of nuclear medicine. Cambridge: Springer-Verlag, 1998: 221-44.

9. Murray IPC, Ell DJ (eds.). Nuclear medicine in clinical diagnosis and treatment. Edinburgh: Churchill Livingstone, 1998:471-745.

10. Treves ST (ed.) Pediatric nuclear medicine. New York: Springer-Verlag, 1994:88-108.

11. Van Heertum RL, Tikofsky RS (eds.). Cerebral SPECT imaging. New York: Raven Press Ltd., 1995:219.

12. Whang GJ, Lee JD, Kim DI et al. Technetium-99m-ECD brain SPECT in cerebral palsy: comparision with MRI. J Nucl Med 1998; 39(4):619-23.

13. Treves ST (ed.) Pediatric nuclear medicine/PET. New York: Springer Science+Business Media, LLC, 2007:16-56.

14. Freeman LM, Blaufox MD et al. Neuronuclear Imaging. Seminars in Nuclear Medicine 2008; Vol XXXVIII: 227-304.

9

Eletroencefalografia, Poligrafia e Potenciais Evocados

Welser Machado de Oliveira ▪ Andréa Julião de Oliveira

ELETROENCEFALOGRAFIA

A eletroencefalografia pode ser definida como o estudo da atividade bioelétrica cerebral, registrada por meio de eletrodos posicionados sobre o escalpo ou, no caso da eletroencefalografia invasiva ou eletrocorticografia, diretamente sobre o córtex cerebral. Ainda no século XIX, Caton[5] já realizava as primeiras observações de atividade elétrica cerebral espontânea. Entretanto, o registro inequívoco da atividade bioelétrica no cérebro humano data de 1929, com os experimentos de Hans Berger,[3] o pai da eletroencefalografia. A utilidade desse método na prática clínica logo tornou-se evidente, pois se tratava da primeira técnica capaz de informar sobre o funcionamento dinâmico do cérebro vivo. Os primeiros investigadores a utilizar o eletroencefalograma (EEG) – entre eles Gibbs, Davis e Lennox[7] – perceberam rapidamente sua grande potencialidade, sobretudo para o estudo das epilepsias.

Atualmente, apesar de todo o avanço tecnológico nas técnicas de avaliação estrutural do encéfalo (sobretudo a neuroimagem, com a tomografia computadorizada [TC] e a ressonância nuclear magnética [RM]), o EEG persiste como o método que melhor informa sobre o funcionamento do cérebro vivo.

O cérebro pode ser encarado como uma "usina" que produz atividade elétrica de modo contínuo. Essa atividade elétrica cerebral pode ser captada por eletrodos de superfície aplicados sobre o escalpo. Pares de eletrodos registram, a cada instante, a diferença de potencial elétrico existente entre as áreas corticais sobre as quais estão colocados. As flutuações dessas diferenças de potencial – ou voltagem – que ocorrem ao longo do tempo são registradas sob a forma de ondas. O número de vezes que um determinado tipo de onda se repete na unidade de tempo constitui sua frequência. A unidade de medida de frequência normalmente utilizada é o Hertz, que equivale ao número de repetições por segundo (1Hz = 1 ciclo/1s).

Sem entrar em detalhes a respeito da colocação de eletrodos sobre o escalpo, dos tipos de derivações usadas na aquisição dos dados e dos geradores das ondas cerebrais, serão mencionados apenas os principais tipos de ondas, de acordo com sua frequência. Didaticamente, as ondas elétricas cerebrais podem ser divididas em quatro grupos principais:

- **Ondas delta:** com frequência até 3,5Hz.
- **Ondas teta:** com frequências entre 4 e 7,5Hz.
- **Ondas alfa:** com frequências entre 8 e 13Hz.
- **Ondas beta:** com frequência > 13Hz.

O EEG traduz a atividade elétrica do cérebro no momento de seu registro e representa a melhor maneira de acompanhar a evolução de um processo patológico cerebral, ajudando no estabelecimento do diagnóstico e fornecendo importantes informações a respeito do prognóstico. Não se deve, entretanto, esperar um diagnóstico etiológico feito pelo EEG, mas sim uma avaliação do estado funcional do cérebro. São raras as situações em que o EEG pode fornecer indícios sobre a etiologia do processo patológico, como, por exemplo, em algumas poucas condições clínicas, como a panencefalite esclerosante subaguda, a encefalite herpética ou a doença de Creutzfeldt-Jakob, em que o EEG pode ser bastante característico.

Ontogenia dos padrões bioelétricos cerebrais

Os padrões eletrográficos normais e patológicos do recém-nascido (a termo ou prematuro) serão discutidos no tópico sobre *poligrafia neonatal*. No recém-nascido (RN) normal a termo, o registro poligráfico já identifica padrões que possibilitam a separação de vigília, sono calmo e sono ativo.

A maturação da eletrogênese cerebral se processa rapidamente no primeiro ano de vida. Assim, por volta do terceiro mês de vida, breves trechos de vigília já revelam uma atividade posterior a 3-4Hz – reativa à abertura ocular – que seria precursora do futuro ritmo alfa dessa criança. No quinto mês de vida, essa atividade posterior já se acelera para algo em torno de 5Hz e atinge 5-6Hz no fim do primeiro ano. A maturação do EEG prossegue, e o ritmo posterior cresce em frequência para 6-7Hz, ao fim do segundo ano, e para 7-8Hz, no terceiro ano de vida.

A menina "amadurece" mais rapidamente e, por volta dos 8 anos de idade, já apresenta um EEG muito similar ao do adulto – o que só ocorrerá no menino em torno de 10 anos (Figura 9.1).

EEG de sono

O processo de adormecimento determina uma série de modificações no padrão do EEG. A primeira modificação observada consiste em um fracionamento do ritmo alfa poste-

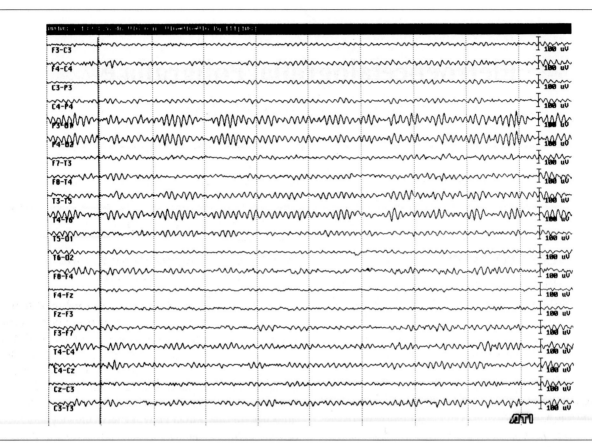

Figura 9.1 ▷ M.L.O., sexo feminino, 12 anos. EEG em vigília, com olhos fechados, evidenciando ritmo alfa bem organizado nas regiões posteriores, irradiando-se para as regiões centrotemporais.

rior, associado à presença de ritmos de baixa voltagem, difusos, nos quais se mesclam ondas das frequências teta, alfa e beta. Esse primeiro estágio, denominado sonolência ou fase 1 de sono não REM (NREM), vai do fracionamento do ritmo alfa até o aparecimento das ondas agudas do vértex (Figura 9.29B). As hipersincronias hipnagógicas são um bom marcador dessa fase de sono entre os 6 meses e os 6 anos de idade. Esse padrão é caracterizado por grupos bilaterais amplos de ondas sinusoidais a 4-5Hz (Figura 9.2).

Após o estágio 1, surgem os fusos de sono (ritmo sigma) e os complexos K, além das ondas agudas do vértex. Esses grafoelementos caracterizam a fase 2 de sono NREM (Figura 9.29C). Os fusos de sono que caracterizam a fase 2 de sono NREM surgem por volta do segundo mês de vida, enquanto as ondas agudas do vértex e os complexos K – também indicativos dessa fase de sono – aparecem em torno do quinto mês.

À medida que o sono se aprofunda, o registro se torna nitidamente mais lento. Complexos K e alguns fusos de sono ainda são observados. O aumento na participação lenta, delta, representa o início do sono profundo ou sono lento. Quando o percentual de ondas delta corresponde de 20% a 50% do período de registro analisado, diz-se que o paciente atingiu a fase 3 de sono NREM (Figura 9.29D). O aprofundamento do sono para a fase 4 de sono NREM é caracterizado por uma participação lenta mais acentuada – ultrapassando os 50% do tempo de registro analisado (Figura 9.29E).

Em seguida, o paciente entra em fase de sono REM (do inglês *Rapid Eye Movements*), diretamente ou após uma breve superficialização do nível do sono. O sono REM se caracteriza por uma dessincronização do traçado, que se torna mais rápido e similar ao traçado de vigília (daí o emprego da designação de "sono paradoxal" para essa fase de sono) (Figura 9.29F). A primeira fase de sono REM ocorre cerca de 90 minutos após o início do sono na criança mais velha e no adulto. O sono REM (ou sono ativo), com suas características clássicas de EEG dessincronizado, atonia muscular e movimentos oculares rápidos, constitui cerca de 60% do tempo de sono no neonato. Esse percentual decresce progressivamente e, com 1 ano de idade, já se encontra um percentual semelhante ao observado no adulto (aproximadamente 25% do tempo de sono).

EEG anormal

Conhecer um EEG normal e suas variações – em vigília e em sono – é a condição básica para identificação das alterações funcionais da atividade elétrica cerebral.

Uma anormalidade eletroencefalográfica pode se manifestar fundamentalmente de três maneiras: (1) modificação ou desaparecimento dos padrões normais; (2) aparecimento de padrões claramente anormais; (3) supressão da atividade cerebral.

A descrição de qualquer alteração da atividade elétrica cerebral deve considerar sua distribuição topográfica (locali-

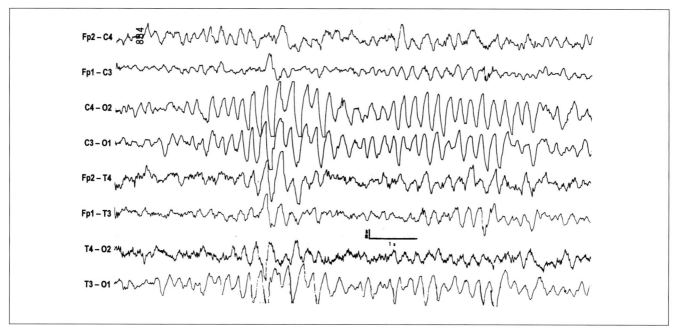

Figura 9.2 ▷ Criança do sexo masculino, 4 anos de idade. Em sonolência, observam-se surtos de ondas teta a 4Hz, amplas, sinusoidais, com predomínio nas regiões centro-occipitais (hipersincronia hipnagógica, fisiológica).

zada, lateralizada ou generalizada) e sua persistência temporal (intermitente ou contínua).

Em geral, uma desorganização ou lentificação do ritmo alfa (uni ou bilateral), ou seu desaparecimento, acompanhado do progressivo aumento de ondas lentas (teta ou delta) – de maneira localizada ou generalizada –, constitui o distúrbio funcional inicial na grande maioria das doenças do sistema nervoso central (SNC). Nessas circunstâncias, o EEG seriado é extremamente importante na confirmação do diagnóstico e no estabelecimento do prognóstico. Uma lesão cortical focal ou hemisférica pode determinar depressão de voltagem persistente, correspondendo à região afetada (Figura 9.3).

Com relação ao aparecimento de padrões anormais, destacam-se – além das manifestações paroxísticas potencialmente epileptogênicas, que serão abordadas no tópico sobre

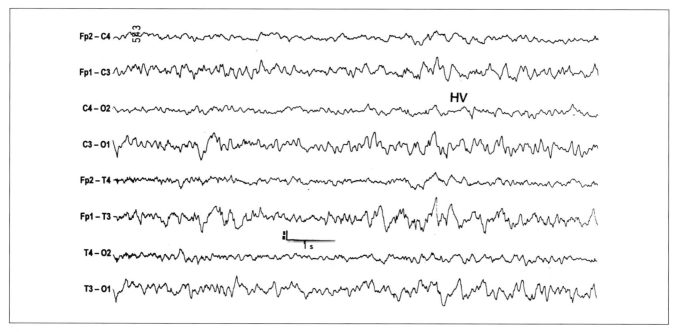

Figura 9.3 ▷ Paciente do sexo feminino, 14 anos de idade. Acidente vascular encefálico (AVE) isquêmico aos 9 meses de idade; hemiparesia esquerda. TC evidencia atrofia de hemisfério cerebral direito. EEG em vigília mostrando, em repouso e durante hiperventilação pulmonar voluntária comandada, nítida e persistente assimetria inter-hemisférica, caracterizada por depressão de voltagem à direita.

epilepsias – a atividade delta rítmica intermitente e a atividade delta localizada.

Surtos de ondas delta rítmicas, usualmente na frequência de 2,5 a 3Hz, sinusoidais, com fase ascendente mais rápida que a descendente, constituem um padrão classicamente conhecido pelo acrônimo IRDA (*Interrmittent Rhythmic Delta Activity* – Figura 9.4). Trata-se de um padrão reativo que é atenuado (total ou parcialmente) pela atenção e pela abertura dos olhos e é exacerbado por fechamento ocular, hiperventilação e sonolência (fase 1 de sono NREM). Esse padrão é usualmente bilateral, com distribuição topográfica influenciada pela idade: no adulto, essa atividade tende a predominar em áreas frontais (daí a denominação FIRDA), enquanto na criança o predomínio é occipital (OIRDA). Trata-se de um padrão inquestionavelmente patológico, mas inespecífico, podendo aparecer em patologias diversas (tumores, infecções do SNC, encefalopatias metabólicas, traumatismo cranioencefálico [TCE], AVE, epilepsia etc.).

Já a atividade delta localizada apresenta distribuição topográfica relacionada à localização do processo patológico subjacente. Essa atividade pode se manifestar eletrograficamente de diversas maneiras. Nas lesões corticais ou subcorticais com envolvimento cortical, essa atividade é polimórfica e usualmente intermitente, e é denominada PDA (*polymorphic delta activity*) ou LDA (*localized delta activity*) (Figura 9.5). Esse padrão é ainda inespecífico, e pode ser encontrado em tumores cere-

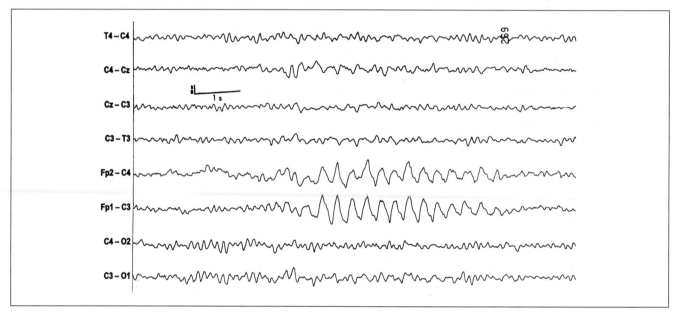

Figura 9.4 ▶ Paciente de 14 anos de idade, sexo feminino, operada há 4 anos de hemangioma frontal direito. O traçado EEG em vigília evidencia ritmo posterior a 7-8Hz e presença de ocasionais surtos de ondas delta, a 3Hz, monomorfas, amplas, em áreas frontais, bilateralmente.

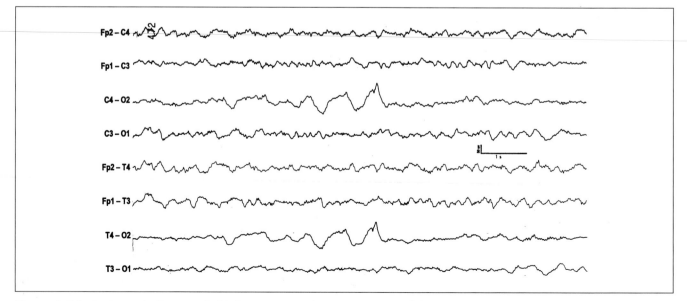

Figura 9.5 ▶ Lactente de 7 meses de idade, sexo masculino, com prosencefalia temporoparieto-occipital direita. EEG de vigília mostrando atividade delta polimórfica no quadrante posterior direito.

brais, processos inflamatórios (encefalite, abscesso), malformações vasculares, hematomas etc. Com o evoluir do processo, esse padrão pode se tornar contínuo. Nas lesões subcorticais (tumores, infartos, malformações vasculares), essa atividade lenta tende a ser sinusoidal e de caráter intermitente.

A supressão completa dos ritmos cerebrais denota um sofrimento cerebral intenso e, se persistente, traduz um quadro de morte cerebral. Entretanto, é importante assinalar que esse padrão pode aparecer em quadros de depressão do SNC por medicamentos, hipotermia, distúrbios metabólicos e encefalopatias hipóxico-isquêmicas, podendo, nesses casos, ser reversível.

Principais indicações do EEG

Nas décadas de 1960 e 1970, o EEG – por se tratar de um método diagnóstico simples, não invasivo e amplamente disponível – era realizado em praticamente todos os pacientes nos quais houvesse a suspeita de uma patologia neurológica central. Com o advento das novas tecnologias – sobretudo de neuroimagem –, as indicações da eletroencefalografia clínica foram revistas. Paralelamente, novas técnicas e métodos de registro neurofisiológico foram desenvolvidos, incluindo a monitoração eletroencefalográfica prolongada, o EEG associado ao registro em vídeo do paciente e a associação de outros parâmetros fisiológicos ao registro eletroencefalográfico nas poligrafias e polissonografias, de modo que se ampliou o espectro de informações que podem ser obtidas com a eletroencefalografia clínica. O EEG resiste ao tempo, portanto, mantendo-se como o único exame complementar não invasivo que possibilita a observação do estado funcional do cérebro em tempo real, a cada segundo, sem limitação de duração.

Assim, apesar dos avanços das técnicas de imagem funcional e estrutural, o EEG é indispensável na avaliação da maturação cerebral, na avaliação das flutuações dos níveis de vigilância, fisiológicas (sono) ou patológicas (coma), e na detecção e análise de eventos paroxísticos. Por outro lado, quando se trata de traumatismo (TCE), de patologias vasculares ou tumorais, o EEG não é mais o exame complementar de primeira linha. Nas síndromes infecciosas do SNC (sobretudo virais), nas doenças degenerativas e nas intoxicações, o EEG pode fornecer importantes contribuições, servindo como elemento de suspeição diagnóstica ou de acompanhamento. O Quadro 9.1 faz um resumo das principais indicações de métodos de exploração eletrofisiológica, indicando a modalidade de exame mais recomendada e o valor diagnóstico e prognóstico dos possíveis achados em cada situação.

Epilepsia

Desde os primórdios da eletroencefalografia, esse método vem sendo empregado para o estudo de pacientes epilépticos. Já em 1935, Gibbs, Davis e Lennox[7] assinalavam a potencialidade do EEG para investigação das epilepsias.

Apesar da importância do EEG no estudo dos pacientes epilépticos, algumas considerações devem ser feitas inicialmente. Isoladamente, o EEG não possibilita o estabelecimento do diagnóstico de epilepsia, mesmo quando se registra uma atividade claramente epileptiforme. O EEG deve representar a continuação de um relato clínico bem tomado e de um exame neurológico minucioso; só assim será possível valorizar corretamente as alterações detectadas no EEG intercrítico. Por outro lado, o EEG ictal é fundamental para o esclarecimento da natureza da crise e para o diagnóstico diferencial entre crises epilépticas e crises de natureza não epiléptica.

No estudo das epilepsias, o EEG é importante para o estabelecimento do diagnóstico, para o acompanhamento do tratamento clínico em determinados casos e na seleção e avaliação de pacientes para eventual tratamento cirúrgico nas crises convulsivas clinicamente incontroláveis.

Para caracterização adequada das síndromes epilépticas, o EEG deve ser avaliado quanto a: (1) atividade de base, se normal ou alterada; (2) padrão das descargas epileptógenas intercríticas; (3) padrão da atividade epileptógena ictal, quando esta for registrada.

Os padrões eletrográficos descritos a seguir depõem claramente a favor do diagnóstico de uma síndrome epiléptica, sendo, portanto, chamados de padrões *epileptógenos* ou atividade *epileptiforme*.

Pontas (espículas)

As pontas representam um evento hipersincrônico secundário a uma descarga excessiva e simultânea de agregados neuronais. A ponta tem nitidamente caráter multifásico e caracteriza-se por pequeno componente eletropositivo inicial, seguido por grande deflexão eletronegativa e por segundo componente eletropositivo. Usualmente, uma onda lenta eletronegativa acompanha esse segundo componente positivo, e parece ser consequência da hiperpolarização neuronal pós-descarga.[16]

As pontas têm uma duração de 20 a 70ms, ou seja, uma frequência entre 14 e 50Hz (Figura 9.6).

Ondas agudas

As ondas agudas têm a mesma morfologia e o mesmo significado neurofisiopatológico das pontas, mas apresentam uma duração de 70 a 200ms (frequência de 5 a 14Hz) (Figura 9.7). Tanto as pontas como as ondas agudas representam descargas paroxísticas típicas e fortemente sugestivas de um processo de natureza epiléptica – embora possam eventualmente ser encontradas em pacientes sem relato de crises convulsivas.

Surtos de pontas rápidas (surtos de polipontas)

Os surtos de pontas rápidas – descritos por Gibbs e Gibbs[8] como "descarga de grande mal" – ocorrem durante o sono em crianças e adolescentes e são praticamente patognomônicos da síndrome de Lennox-Gastaut (Figura 9.8).

Complexos ponta-onda a 3Hz

A denominação "complexos ponta-onda" se refere a um padrão eletrográfico bem definido: as clássicas descargas repetidas de pontas seguidas de ondas lentas, generalizadas,

Quadro 9.1 ▷ Principais indicações das diferentes modalidades de avaliação eletroencefalográfica e valor diagnóstico e prognóstico dos possíveis achados

Infecções	Modalidade de exame	Resultados	Valor
Diagnóstico de encefalite	EEG seriado	Desorganização, lentificação difusa	Inespecífico; auxiliar o acompanhamento clínico
Diagnóstico etiológico			
• Encefalite herpética	EEG	ADP focal temporal ou lateralizada nas primeiras 24 a 48 horas	Sugestivo quando no contexto clínico apropriado
		Descargas periódicas lateralizadas (PLEDS)	Sugestivo; falso-negativo nas primeiras 24 a 48 horas
• Creutzfeldt-Jakob	EEG	Ondas agudas trifásicas pseudoperiódicas (0,5 a 1Hz)	Sugestivo; afastar possíveis causas de falso-positivos (diagnóstico diferencial)
• Panencefalite esclerosante subaguda	EEG	Complexos periódicos de Radermecker	Muito sugestivo
Alterações dos níveis de vigilância e de consciência			
Diagnóstico etiológico			
• Estado de mal não convulsivo	EEG	Atividade epileptiforme contínua	Fortemente sugestivo
• Intoxicações medicamentosas	EEG	Ritmos rápidos, surto-supressão	Sugestivo
• Encefalopatias metabólicas	EEG	Lentificação difusa; ondas agudas trifásicas	Inespecífico, embora levemente sugestivo
Classificação e acompanhamento do coma	EEG seriados	Variação longitudinal do padrão EEG	Valor prognóstico
	PSG	Presença de padrões de sono	Valor prognóstico
Cefaleias			
Sintomáticos	EEG	Lentificação focal	Sugestivo, mas falso-positivos e falso-negativos; preferível neuroimagem
Enxaquecas	EEG	Normal ou atividade lenta focal ou bilateral	Inespecífico; as anormalidades podem persistir por vários dias
Patologias cerebrovasculares			
Suspeita de crise epiléptica	EEG ou monitoração EEG	Atividade epileptiforme; crises eletrográficas	Confirma o diagnóstico
AIT	QEEG		
Traumatismo cranioencefálico			
Suspeita de estado de mal não convulsivo	EEG ou monitoração EEG	Atividade epileptiforme ictal	Confirma o diagnóstico
Acompanhamento do coma	EEG seriados	Variação longitudinal do padrão EEG	Valor prognóstico
	PSG	Presença de padrões de sono	Valor prognóstico

(Continua)

CAPÍTULO 9 ▷ Eletroencefalografia, Poligrafia e Potenciais Evocados

153

Quadro 9.1 ▷ Principais indicações das diferentes modalidades de avaliação eletroencefalográfica e valor diagnóstico e prognóstico dos possíveis achados (*continuação*)

Infecções	Modalidade de exame	Resultados	Valor
Maturação cerebral			
Neonatologia			
• Comprometimento do SNC ou presença de fatores de risco para tal	Poligrafia neonatal	Padrão dismaturo; anormalidades da atividade de base (baixa voltagem, surto-supressão); PGN normal	Valor prognóstico
• Apneias	Poligrafia neonatal	Índice de apneias elevado; imaturidade do padrão respiratório	Valor diagnóstico; sem valor prognóstico para SIDS
• Suspeita de crises neonatais ou RN em bloqueio neuromuscular farmacológico	Poligrafia neonatal	Apneias convulsivas	Valor diagnóstico
		Crises eletrográficas	Valor diagnóstico e prognóstico
Epilepsias			
Primeira crise ou suspeita diagnóstica de epilepsia	EEG ou monitoração EEG	Normal	Falso-negativo (não afasta o diagnóstico)
		Registro de crise	Específico, porém raro
		Atividade epileptiforme	Específico – contribuiu para diagnóstico sindrômico, possibilidade de falso-positivo
Status epilepticus	EEG ou monitoração EEG	Atividade epileptiforme ictal	Confirma o diagnóstico; acompanhamento da resposta terapêutica
Acompanhamento do paciente epiléptico	EEG	Desaparecimento ou persistência das anormalidades intercríticas ou das crises após o tratamento	Indicado nas epilepsias generalizadas
Suspeita de intoxicação medicamentosa	EEG	Lentificação difusa (DFH) ou presença de ritmos rápidos (barbitúricos)	Sugestivo
Definição da síndrome epiléptica			
• West	Vídeo-EEG, EEG em sono	Hipsarritmia, espasmos	Específicos
• Lennox-Gastaut	Vídeo-PSG	Crises tônicas em sono, PO-lentas em vigília	Muito sugestivo
• Doose	Vídeo-PSG	Teta monomórfico parietal; crises mioclônicas e astáticas	Muito sugestivo
• Ausência infantil ou juvenil	EEG c/ HV	CPO generalizadas a 3Hz	Específico
• Janz (epilepsia mioclônica juvenil)	EEG c/ foto ou vídeo-PSG	PPO e PO rápidos generalizados	Muito sugestivo
• EBI com paroxismos CT	EEG em vigília e sono	Pontas bifásicas estereotipadas centrotemporais, ativadas pelo sono	Muito sugestivo

(Continua)

Quadro 9.1 ▷ Principais indicações das diferentes modalidades de avaliação eletroencefalográfica e valor diagnóstico e prognóstico dos possíveis achados (*continuação*)

Infecções	Modalidade de exame	Resultados	Valor
• Epilepsias parciais sintomáticas	EEG, vídeo-EEG, PSG	Normal	Possibilidade de falso-negativo
		Atividade epileptiforme intercrítica	Sugestivo
Avaliação pré-cirúrgica	Vídeo-EEG prolongado, PSG, ECoG		Localização da zona epileptógena
Sonolência diurna excessiva	PSG	SAOS	Diagnóstico diferencial entre efeito medicamentoso e patologia do sono associada
Distúrbios do sono			
Sonolência excessiva			
• SAOS	PSG	Registro de apneias e hipopneias; medida do índice de apneias	Certeza diagnóstica. Fundamental antes de qualquer medida terapêutica
• Narcolepsia	PSG, MSLT	SOREMP, latência de sono curta	Muito sugestivo
Fenômenos motores durante o sono			
• Parassonias	Vídeo-PSG	Registro de um episódio	Definição diagnóstica
• Movimento periódico de membros e síndrome das pernas inquietas	PSG	Índice de movimentos	Muito sugestivo

EEG: eletroencefalograma; ADP: atividade delta polimorfa; AIT: ataque isquêmico transitório; PSG: polissonografia; QEEG: EEG quantitativo; PGN: poligrafia neonatal; SNC: sistema nervoso central; SIDS: síndrome de morte súbita na infância; RN: recém-nascido; DFH: difenil-hidantoína; PO: ponta-onda; CPO: complexos ponta-onda; HV: hiperventilação; PPO: poliponta-onda; ECoG: eletrocorticografia; SAOS: síndrome de apneias obstrutivas do sono; MSLT: teste de latências múltiplas de sono; SOREMP: episódios de adormecimento em sono REM.

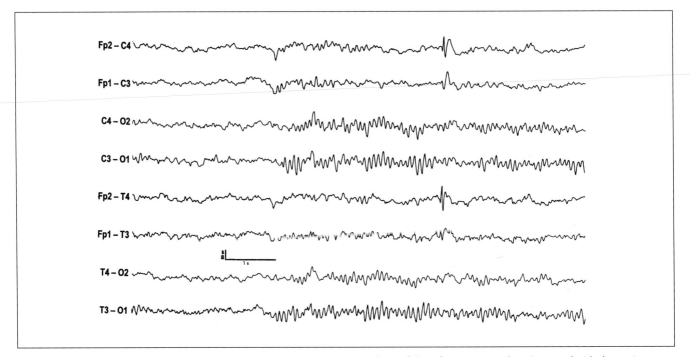

Figura 9.6 ▷ Criança do sexo feminino, 11 anos de idade, com convulsões febris frequentes até os 2 anos de idade e crises parciais complexas de início recente. EEG de vigília evidenciando descargas de pontas focais na região frontal direita.

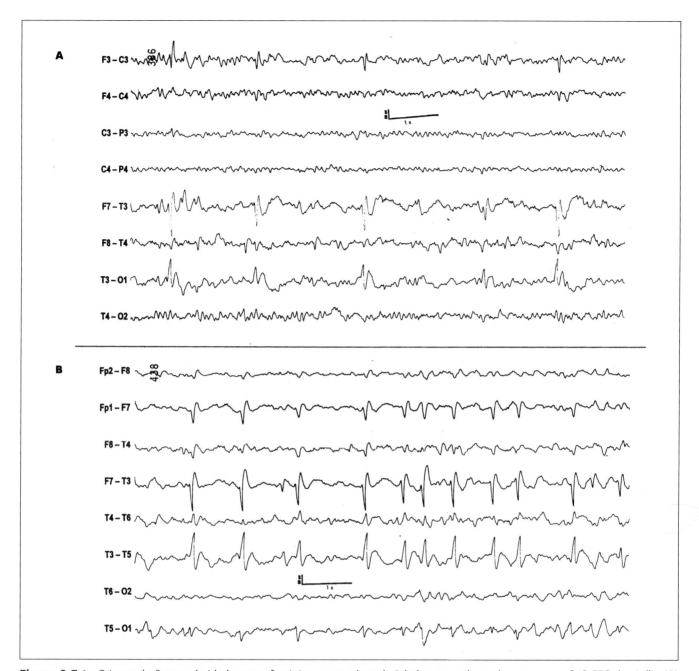

Figura 9.7 ▷ Criança de 8 anos de idade, sexo feminino, com relato de "abalos musculares durante o sono". O EEG de vigília (**A**) mostra descargas de ondas agudas na região temporal média esquerda. O sono (**B**) exacerba nitidamente as descargas de ondas agudas.

regulares, que caracterizam síndromes epilépticas generalizadas idiopáticas. As descargas de complexos ponta-onda regulares a uma frequência de cerca de 3Hz, no contexto de um traçado de base normal, caracterizam a epilepsia ausência infantil e a epilepsia ausência juvenil. Essas descargas são geralmente ativadas pela hiperventilação, podendo ser assintomáticas (quando são consideradas descargas "interictais") ou encontrar-se associadas a crises clínicas de ausência (Figura 9.9).

Complexos ponta-onda lentos

Os complexos ponta-onda lentos (1 a 2,5Hz) – inicialmente descritos por Gibbs[8] como "descarga de pequeno mal variante" – na realidade representam um complexo onda aguda-onda lenta (em razão da duração do componente rápido do complexo). A atividade de base usualmente está lentificada e desorganizada (o que não ocorre no complexo ponta-onda clássico). Esse padrão é observado em pacientes com a síndrome de Lennox-Gastaut.

Complexos ponta-onda rápidos

Os complexos ponta-onda rápidos (4 a 5Hz) são geralmente breves, têm um predomínio frontal, e são observados sobretudo no final da adolescência e em adultos jovens (Figura 9.10). Em geral se associam a uma síndrome epiléptica

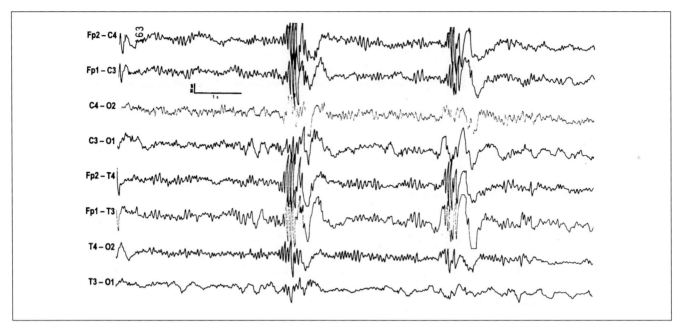

Figura 9.8 ▷ Paciente de 9 anos de idade, sexo masculino, com síndrome de Lennox-Gastaut. O EEG em sono mostra frequentes descargas de polipontas difusas, com predomínio anterior.

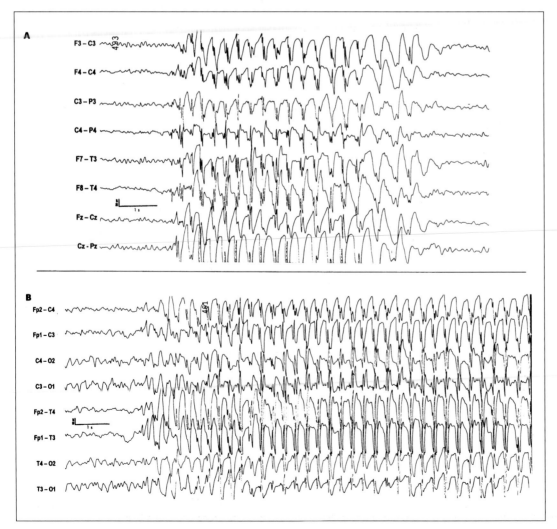

Figura 9.9 ▷ **A** EEG de vigília em criança de 10 anos de idade, sexo masculino, com relato de crises convulsivas (tipo tônico-clônicas generalizadas), mostrando, em repouso, descarga generalizada de complexos ponta-onda e poliponta-onda a 3Hz, com duração de 7 segundos, não associada a manifestação clínica perceptível. **B** EEG em vigília em criança de 7 anos de idade, sexo feminino, com história de crises de ausência, evidenciando prolongada descarga generalizada de complexos ponta-onda a 3Hz, com duração de 16 segundos, associada a crise clínica de ausência. Nota-se a característica progressão dos complexos ponta-onda, cuja frequência se reduz ligeiramennte ao final da descarga.

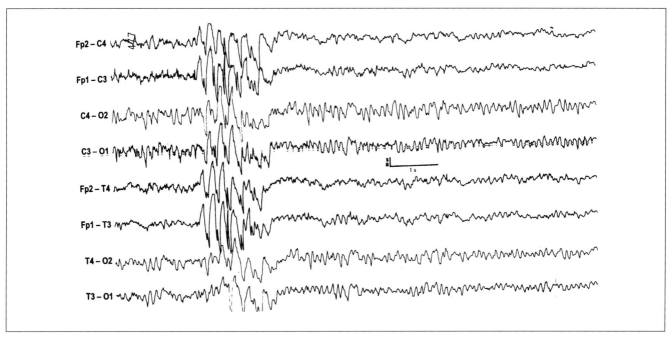

Figura 9.10 ▷ Paciente de 17 anos de idade, sexo feminino, com relato de convulsões na infância. EEG de vigília com descargas de complexos ponta-onda a 4Hz, com nítido predomínio frontal, com 1,5s de duração.

generalizada idiopática – a síndrome de Janz ou epilepsia mioclônica juvenil – com propensão a crises convulsivas de tipo tônico-clônica generalizada, além de crises de ausência e crises mioclônicas.

Pontas centrotemporais

Pontas ou ondas agudas bifásicas, estereotipadas, de localização centrotemporal uni ou bilateral, ativadas pelo sono, caracterizam um quadro clínico usualmente benigno, definido como epilepsia benigna da infância com pontas centrotemporais. Essa forma de epilepsia depende da idade e aparece entre os 3 e os 12 anos, com pico entre 6 e 10 anos. A incidência é maior nos meninos do que nas meninas. As crises, parciais ou generalizadas, tendem a ocorrer durante o sono – no início ou no fim da noite – e tendem a desaparecer na adolescência (Figuras 9.7 e 9.11).

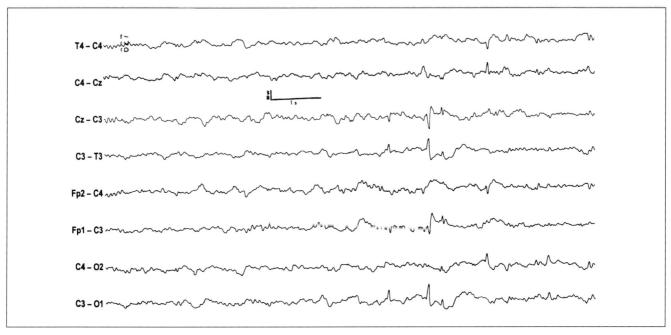

Figura 9.11 ▷ Criança de 10 anos de idade, sexo masculino, com relato de crise convulsiva única aos 4 anos de idade. Não medicada. EEG em sono mostrando descargas de ondas agudas independentes em regiões rolândicas dos dois hemisférios.

Hipsarritmia

Finalmente, cumpre mencionar o importante padrão definido como hipsarritmia. Esse padrão é inconfundível e caracterizado por surtos de ondas lentas extremamente amplas, bilaterais, com irregular sincronia inter-hemisférica. Frequentes descargas de ondas agudas, pontas ou polipontas aparecem de forma anárquica no traçado (Figura 9.12). Caracteristicamente, períodos de depressão de voltagem (praticamente um silêncio elétrico) interrompem a atividade anárquica, sobretudo durante o sono, e determinam uma crise eletrodecremental (que pode ser um padrão ictal). Essa depressão é bilateral, mas, ocasionalmente, pode se limitar a uma região ou a um hemisfério cerebral (Figura 9.13).

Um padrão hipsarrítmico ao EEG, associado a crises tipo espasmo infantil e retardo do desenvolvimento neuropsicomotor, define o quadro clínico da síndrome de West.

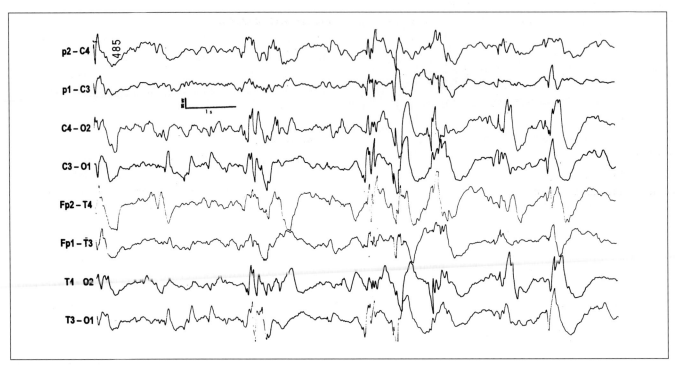

Figura 9.12 ▷ Paciente de 18 meses, sexo masculino, com crises convulsivas desde o período neonatal e espasmos em flexão. EEG mostra padrão hipsarrítmico, caracterizado por ondas lentas amplas, difusas, com sobreposição de descargas de pontas, ondas agudas e polipontas multifocais.

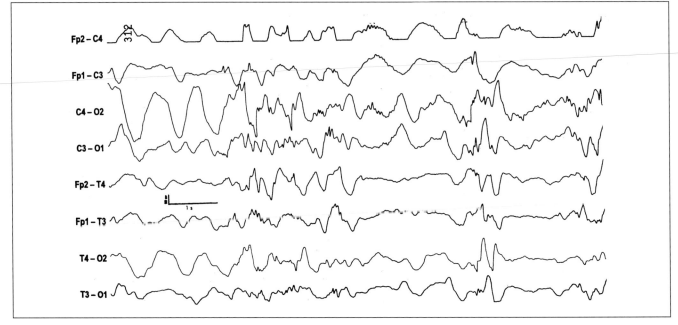

Figura 9.13 ▷ A.M.S., 5 meses. Espasmos infantis e crises convulsivas frequentes. EEG mostrando padrão hipsarrítmico, com períodos de depressão de voltagem localizada.

Status epilepticus

Os estados de mal epiléptico constituem uma das principais indicações de EEG em epileptologia, especialmente nas situações em que se observa um distúrbio comportamental, com estado confusional prolongado, e sem fenômenos motores. Não raro, o paciente nessa situação é tratado como tendo um distúrbio psiquiátrico, e o diagnóstico de um estado de mal não convulsivo não é estabelecido até que se realize um estudo eletroencefalográfico. Nesses casos, o achado de descargas epileptógenas contínuas ou subcontínuas sela o diagnóstico de *status epilepticus* (Figura 9.14). O uso de um diazepínico por via endovenosa durante a monitoração eletroencefalográfica determina melhora do estado confusional concomitante ao desaparecimento das descargas epileptógenas.

O EEG pode ser útil não apenas para o diagnóstico do *status epilepticus*, mas também para o acompanhamento da resposta ao tratamento.

Tumores

É evidente que os métodos de imagem (tomografia axial computadorizada do encéfalo e RM) são muito mais precisos que o EEG no diagnóstico de um tumor cerebral. Por outro lado, o EEG pode levantar a suspeita de lesão expansiva intracraniana em pacientes oligossintomáticos e é extremamente importante, do ponto de vista da avaliação funcional, no acompanhamento da evolução da doença.

No EEG, os tumores podem se traduzir por depressão unilateral do ritmo alfa ou por falta de atenuação alfa unilateral nas fases iniciais. Com o evoluir do processo, observa-se uma desorganização regional dos ritmos cerebrais que são substituídos por ondas teta pouco amplas. Em uma etapa seguinte, essa atividade lenta passa a ser representada por ondas delta, que podem se apresentar como uma atividade delta localizada (sinusoidal ou polimórfica, contínua ou intermitente – Figura 9.15) ou como uma atividade delta generalizada. É evidente que as alterações eletrográficas dependem da natureza da lesão, sendo discretas nos tumores de crescimento lento e extremamente eloquentes nos tumores de crescimento rápido.

Neuroinfecção

Os processos infecciosos do SNC produzem alterações importantes no EEG. Essas alterações tendem a ser inespecíficas, como na maioria das patologias do encéfalo, mas, aqui, existem algumas entidades nas quais o EEG praticamente sela o diagnóstico.

Meningites

Nas meningites, o EEG apresenta lentificação do traçado que varia de acordo com o tipo de meningite e com o grau de envolvimento do SNC no processo. Uma atividade lenta, difusa e moderada é usualmente observada nas meningites purulentas agudas; nesses casos, podem surgir descargas de ondas agudas e/ou pontas naqueles pacientes que apresentam crises convulsivas como parte da sintomatologia. Na meningite asséptica, o EEG é normal ou apenas discretamente lentificado.

A grande vantagem do método nos quadros de meningite é o acompanhamento do paciente com EEG seriados em virtude das importantes informações fornecidas com relação ao

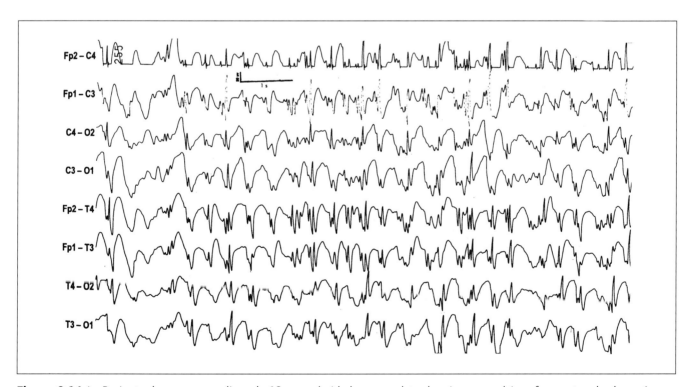

Figura 9.14 ▷ Paciente do sexo masculino, de 13 anos de idade, com relato de crises convulsivas frequentes desde os 4 anos de idade, em uso de carbamazepina e fenobarbital. Estado confusional prolongado há mais de 24 horas. EEG mostrando descargas contínuas de ponta-onda e poliponta-onda, difusas.

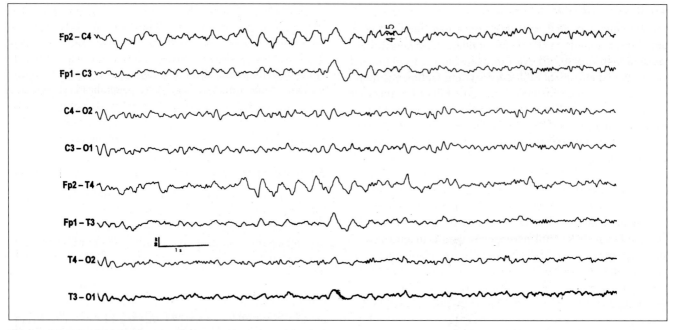

Figura 9.15 ▶ Criança do sexo feminino, de 12 anos de idade, com crises convulsivas e TC mostrando a imagem de um hamartoma hipotalâmico à direita. EEG mostrando aumento na participação lenta difusa, além de atividade delta intermitente na região frontal direita.

prognóstico: detecção do aparecimento de complicações ou recidivas e indicação da presença de possíveis sequelas.

Encefalites

Nas encefalites, as alterações eletroencefalográficas são similares àquelas descritas nas meningites, embora mais severas, o que pode ser útil no diagnóstico diferencial. Na fase aguda do processo, o EEG pode ser normal, mas o traçado se lentifica rapidamente e de maneira acentuada (Figura 9.16). O grau de lentificação do traçado depende, fundamentalmente, da severidade do processo, do grau de envolvimento encefálico, do nível de consciência do paciente e de possíveis distúrbios metabólicos associados.

As alterações do EEG são muito mais severas nas crianças do que nos adultos, e padrões potencialmente epileptogênicos podem estar presentes nos pacientes que têm convulsões como parte do quadro clínico. As anormalidades geralmente

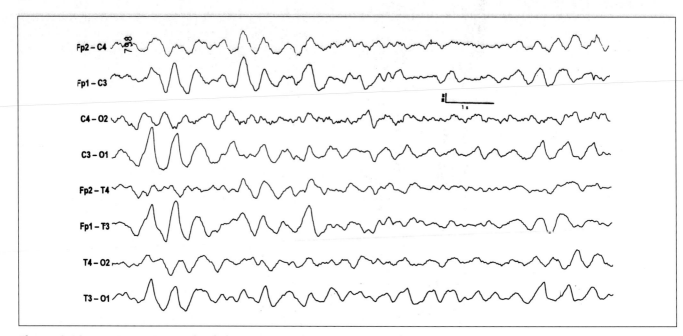

Figura 9.16 ▶ W.C.V., 16 anos de idade, sexo masculino, com quadro de instalação aguda de hipertermia, crises convulsivas de início focal no membro superior direito e distúrbios de comportamento. EEG mostrando desorganização da atividade de base e acentuada lentificação difusa do traçado, algo mais importante à esquerda.

diminuem e desaparecem com a melhora do quadro clínico. Entretanto, a persistência ou acentuação das alterações – especialmente se localizadas – indica o estabelecimento de lesão residual e/ou de epilepsia pós-encefalite.

A encefalite crônica de Rasmussen caracteriza-se por deterioração neurológica e intelectual rapidamente progressiva e por crises convulsivas incontroláveis. O EEG apresenta lentificação difusa importante e atividade potencialmente epileptogênica, com topografia que se modifica ao longo da evolução do processo.

A encefalite herpética apresenta evolução temporal e características eletroencefalográficas que possibilitam o diagnóstico – especialmente quando se realizam estudos seriados. Na fase aguda do processo, o EEG apresenta-se desorganizado e dominado por ondas delta polimórficas focais ou lateralizadas – sempre com predomínio na região temporal. Em uma fase imediatamente posterior, surgem os característicos complexos periódicos de ondas agudas e ondas lentas – ainda de localização ou predomínio temporal – que claramente depõem a favor do diagnóstico da entidade.

A panencefalite esclerosante subaguda é uma doença inflamatória da infância e da adolescência – provavelmente causada pelo vírus do sarampo – que se caracteriza por movimentos anormais, deterioração intelectual progressiva e um padrão eletrográfico característico que promove o diagnóstico. O padrão EEG típico da entidade foi descrito por Radermecker[17] e se caracteriza por descargas periódicas de complexos polifásicos de ondas agudas-ondas lentas, com duração de 0,5 a 2 segundos, com intervalos de 4 a 15 segundos.

Os abscessos cerebrais surgem como complicação de quadros de meningite, septicemia e embolia séptica, ou como uma extensão de processos infecciosos de orelhas, mastoides e seios aéreos. Nos estágios iniciais dos abscessos supratentoriais, o EEG se apresenta lentificado, mas sem localização evidente. Quando o processo supurativo fica bem localizado, o EEG mostra atividade delta polimórfica focal extremamente ampla e bem definida. Eventualmente, podem ser registradas descargas epileptiformes lateralizadas, de caráter periódico (PLED), em torno da lesão. Por outro lado, os abscessos infratentoriais determinam uma lentificação difusa, menos acentuada, do EEG. Nesses casos, FIRDA (ou OIRDA) podem ser observados. Com o tratamento (conservador ou cirúrgico), o EEG melhora, mas raramente volta ao normal, com uma área de depressão de voltagem e desorganização dos ritmos locais persistindo como sequela. É alta a incidência de epilepsia secundária, e o aparecimento precoce de atividade epileptiforme no EEG representa um importante marcador do futuro desenvolvimento dessa complicação.

Traumatismo cranioencefálico

Nos traumatismos cranioencefálicos (TCE), o EEG exerce um papel destacado no acompanhamento do paciente, fornecendo informações sobre possíveis complicações, além de ajudar no estabelecimento do prognóstico. Nos quadros comatosos pós-traumáticos há uma relação nítida entre o quadro clínico e o padrão eletroencefalográfico. Um EEG já alterado

poderá sofrer outras modificações secundárias a possível distúrbio metabólico. Descargas epileptiformes têm significado prognóstico importante, sobretudo se surgem antes da manifestação clínica. A reatividade deve ser testada em todo paciente comatoso. EEG isolados são pouco informativos – independentemente do padrão observado –, havendo necessidade de estudos seriados. A presença de grafoelementos fisiológicos de sono NREM e REM associa-se a bom prognóstico neurológico. Sua ausência, no entanto, só pode ser valorizada quando se realiza monitoração polissonográfica prolongada por um período de 24 horas, pois uma amostra de EEG de 30 minutos pode não conter elementos de sono em um paciente cuja capacidade de alterar ciclos esteja preservada, por uma simples questão de amostragem.

A longo prazo, em pacientes com lesões residuais ou mesmo com quadro de epilepsia pós-traumática, o EEG pode mostrar desorganizações regionais dos ritmos fisiológicos, com ou sem a presença de ondas lentas e/ou grafoelementos epileptiformes (Figura 9.17). Falhas ósseas, especialmente nas regiões centrotemporais, podem dar origem a um ritmo rápido, amplo, em surtos prolongados, localizado sobre o defeito ósseo; essa atividade constitui o chamado "ritmo de fenda" (*breach rhythm*) e não tem significado patológico.

Distúrbios metabólicos

A atividade elétrica cerebral é influenciada de maneira nítida em praticamente todos os distúrbios metabólicos. As principais condições clínicas que podem modificar o EEG são citadas a seguir.

Hipoglicemia

O funcionamento cerebral normal depende de um suprimento adequado de glicose. Entretanto, o cérebro pode continuar a funcionar bem, com EEG normal, mesmo com baixas taxas de glicose no sangue. A rapidez na queda da glicemia é mais importante para o aparecimento de uma lentificação no EEG do que baixas taxas de glicose de instalação gradual. A normalização do EEG se faz imediatamente após a ingestão de açúcar, por via oral ou infusão venosa de glicose.

Hiperglicemia

A hiperglicemia tem influência sobre o EEG nitidamente menos acentuada do que a hipoglicemia. Entretanto, no coma diabético, o EEG se lentifica de maneira pronunciada, e o aspecto é indistinguível daquele de uma hipoglicemia importante.

Encefalopatia hepática

As doenças hepáticas não determinam, necessariamente, alterações eletroencefalográficas. Pacientes confusos e desorientados podem apresentar desde alterações discretas até lentificações acentuadas. Clinicamente, a encefalopatia hepática caracteriza-se por declínio na função mental. Apatia, euforia, irritabilidade e déficits cognitivos são comuns. O padrão eletrográfico caracteriza-se, inicialmente, por lentificação do

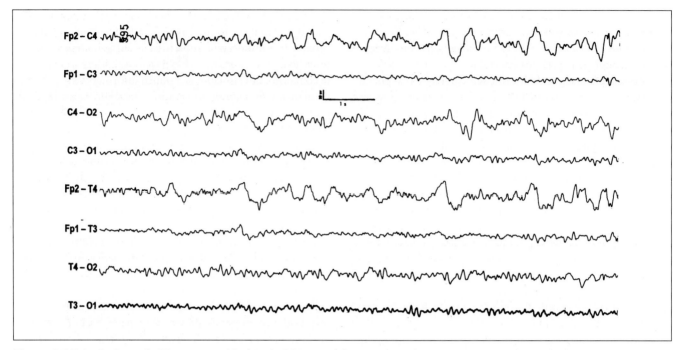

Figura 9.17 ▷ Paciente de 17 anos, com história de TCE grave há 4 anos, com hemiparesia esquerda residual e crises convulsivas. EEG mostrando desorganização dos ritmos de base em região frontocentrotemporal direita, com superposição de ondas delta polimórficas e ondas agudas pouco amplas.

traçado e, posteriormente, pelo aparecimento das ondas trifásicas (inicialmente descritas por Bickford e Butt em 1955[4]). As ondas trifásicas são ondas lentas (1,5 a 3Hz), com uma fase ascendente aguda ou espicular, e que são bastante características e fortemente sugestivas da encefalopatia hepática (embora possam ser encontradas em outras entidades). Esse padrão tende a desaparecer durante o sono.

Uremia

Alterações importantes são observadas no EEG de pacientes com insuficiência renal. Na uremia aguda, o paciente apresenta-se agitado, confuso, com tremores e fasciculações. Eventualmente, apresenta crises convulsivas e pode entrar em coma. Esse quadro clínico se traduz no EEG por lentificação difusa do traçado. Cerca de 30% dos pacientes com insuficiência renal apresentam crises convulsivas, e o EEG, nesses casos, mostra a ocorrência frequente de atividade epileptogênica (ondas agudas e pontas). Na uremia crônica, as alterações são menos importantes, mas há oscilações no quadro clínico, com períodos confusionais associados ao aparecimento de atividades delta e teta, correlacionáveis com as flutuações nos níveis séricos de ureia e nitrogênio.

EEG quantificado

O EEG quantificado (QEEG) engloba os mesmos procedimentos metodológicos do EEG convencional. Diferentemente do EEG convencional, agrega-se um algoritmo de interpolação para cálculo de valores matemáticos, para todos os pontos entre os eletrodos aplicados sobre o escalpo, posto que valores reais são fornecidos apenas pelos cerca de 20 eletrodos colocados sobre o couro cabeludo, de acordo com o sistema internacional 10-20 de colocação de eletrodos.

O método baseia-se na análise serial de Fourier, que torna possível separar um padrão eletrográfico complexo em suas diferentes frequências componentes; esse procedimento é denominado análise de frequência ou análise espectral. Para o processamento pelos computadores, o sinal tem de ser digitalizado (ou convertido em um valor numérico em código binário). A conversão analógica digital é o processo pelo qual um sinal analógico do EEG é transformado em um equivalente digital, possibilitando, dessa maneira, os cálculos pelos computadores.

Na realidade, o QEEG representa uma forma diferente de tratar a mesma informação, obtida via registro da atividade elétrica cerebral. Apesar de se estar trabalhando com a mesma informação – o EEG registrado –, o método oferece algumas vantagens, quando comparado com o EEG convencional. Entre essas vantagens podem ser destacadas:

1. A possibilidade de reformatar *off-line* o registro da atividade elétrica cerebral e "ver" o EEG sob um ângulo diferente, em diferentes montagens (mesmo sem a presença do paciente no laboratório). (Essa vantagem, entretanto, está já presente no EEG convencional, quando este é digital.)
2. A análise espectral, que promove a detecção de discretas ondas lentas (delta e teta) – por vezes "invisíveis" no registro analógico – e com isso aumenta a sensibilidade do método.

Em função disso, o QEEG representa uma ferramenta importante para avaliação de doenças cerebrovasculares, distúrbios psiquiátricos e TCE e para a análise topográfica do EEG intercrítico nas epilepsias (Figura 9.18).

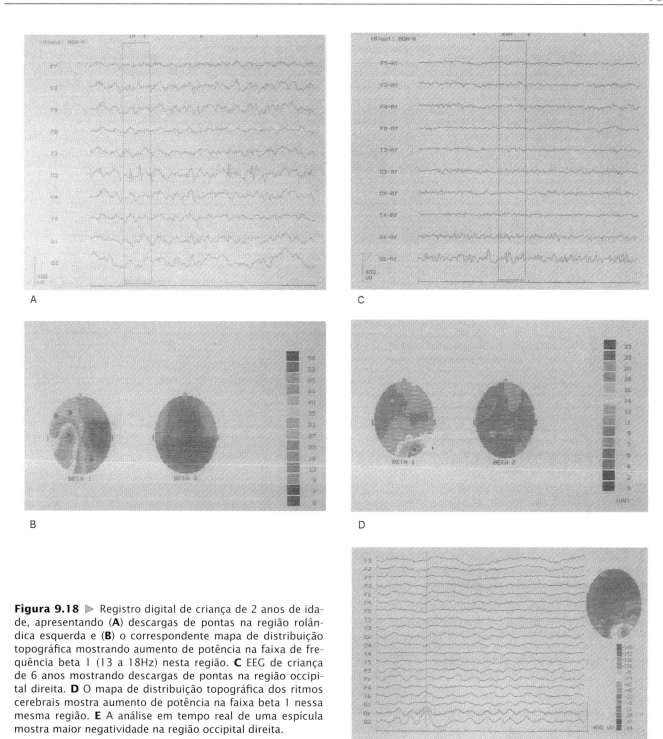

Figura 9.18 ▷ Registro digital de criança de 2 anos de idade, apresentando (**A**) descargas de pontas na região rolândica esquerda e (**B**) o correspondente mapa de distribuição topográfica mostrando aumento de potência na faixa de frequência beta 1 (13 a 18Hz) nesta região. **C** EEG de criança de 6 anos mostrando descargas de pontas na região occipital direita. **D** O mapa de distribuição topográfica dos ritmos cerebrais mostra aumento de potência na faixa beta 1 nessa mesma região. **E** A análise em tempo real de uma espícula mostra maior negatividade na região occipital direita.

Por outro lado, o mapeamento topográfico da atividade elétrica cerebral facilita a transmissão de informações para não especialistas e a análise do trajeto de uma descarga epiléptica sobre o escalpo, mas sua realização depende da extrema qualidade da aquisição e da análise correta do EEG (convencional) subjacente.

POLIGRAFIA NEONATAL

Ao longo das duas últimas décadas, diversos estudos estabeleceram a importância do EEG neonatal e, particularmente, da poligrafia neonatal, não apenas para o diagnóstico de problemas do RN, mas, sobretudo, para determinar seu prognóstico. Na avaliação neurofisiológica de RN, deve-se utilizar, preferencialmente, a técnica da poligrafia neonatal (ou polissonografia neonatal – PSG), que implica o registro de todo um ciclo de sono do bebê (ou pelo menos 1 hora de registro em neonatos cujo sono não é suficientemente organizado para promover a determinação do ciclo de sono), incluindo o registro de outros parâmetros – tais como eletro-oculograma (EOG), respiração, eletrocardiograma (ECG), eletromiograma (EMG) e saturação de oxigênio, simultaneamente ao registro do EEG.

É claro que o fato de um RN passar mais de 70% de seu tempo em sono torna bem mais fácil essa tarefa. No entanto, a justificativa para se preferir a poligrafia neonatal reside no fato de que o acréscimo desses parâmetros e, consequentemente, da capacidade de avaliar o padrão de organização do sono do neonato acrescenta ao método muita sensibilidade em termos de diagnóstico e de prognóstico, em comparação ao EEG isolado.

Levando-se em consideração todos os processos dinâmicos envolvidos na ontogênese do SNC, e o fato de que muitos deles ainda estão se desenrolando no período pós-natal, pode-se compreender por que as propriedades eletrofisiológicas do córtex de um RN são bastante distintas daquelas do córtex de um adulto, e, ainda, por que elas se modificam acentuadamente ao longo do período neonatal. Assim, não só os padrões eletroencefalográficos, mas também os mecanismos de controle do estado de vigilância refletem esse caráter dinâmico.

A poligrafia neonatal, por constituir um método não invasivo que possibilita o acompanhamento do processo de maturação do SNC – e de seus distúrbios –, assume importante papel para o acompanhamento de RN de risco. Sua indicação deve englobar todo RN em condições clínicas que o exponham a maior risco neurológico (hipoxia perinatal, prematuridade, infecções congênitas ou neonatais, malformações etc.). Porém, sua execução é mandatória naqueles RN de risco cuja avaliação clínica esteja inviabilizada ou prejudicada pela utilização de agentes bloqueadores neuromusculares.

Além disso, outra situação clínica em que a PSG neonatal mostra-se extremamente útil consiste na presença ou suspeita de crises convulsivas.[13] As crises convulsivas são mais frequentes no período neonatal do que em qualquer outra faixa etária. De todas as crises que ocorrem antes dos 3 anos de idade, cerca de 20% acontecem no primeiro mês de vida e, destas, 85% ocorrem nos primeiros 15 dias. As crises convulsivas constituem um dos eventos clínicos mais frequentes no período neonatal, ocorrendo em cerca de 0,2% a 1,4% dos RN. Nas UTI neonatais de centros terciários de referência, essa prevalência pode ser de até 20%. Além disso, a morbimortalidade associada às crises convulsivas é elevada: cerca de 15% dos RN com crises morrem e cerca de um terço apresenta sequelas neurológicas. Apesar dessa ubiquidade e dessa relevância, as crises neonatais ainda passam frequentemente despercebidas: em função de suas características semiológicas particulares, a observação clínica não é suficiente para identificá-las em muitos casos (Figura 9.21). Estudos recentes demonstram que a PSG é praticamente indispensável na avaliação de RN de risco para a ocorrência de crises, seja para o diagnóstico delas, seja para a avaliação do resultado terapêutico.

Principais achados da PSG neonatal e seu significado clínico

PSG normal

A interpretação da PSG neonatal é bastante complexa e peculiar, exigindo do neurofisiologista uma série de pré-requisitos e uma reprogramação visual para o reconhecimento de padrões completamente diferentes do repertório do EEG de outras faixas etárias. Assim, é fundamental a familiaridade com os padrões eletroencefalográficos de sono característicos do neonato ao longo das diferentes idades concepcionais (IC, idade em semanas desde a concepção, ou seja, IG – idade gestacional – somada à idade cronológica da criança desde o nascimento). A Figura 9.19 exemplifica esses padrões em diferentes IC, em fases de sono distintas.

É importante, ainda, reconhecer os diversos grafoelementos fisiológicos do RN, que assumem, por vezes, morfologia bastante agudizada ou mesmo rítmica, sem, no entanto, qualquer significado patológico. São exemplos: os *fusos delta*, característicos da prematuridade e que praticamente desaparecem no RN a termo (Figura 9.20*A*); a *atividade delta rítmica frontal-ondas agudas frontais* (ou *encoches frontais*), geralmente de morfologia bifásica, que aparecem bem desenvolvidas em torno da 35ª ou 36ª semana de IC, e persistem até 41 semanas, ou até mesmo por 1 mês após o termo; a *atividade teta temporal dos prematuros* (Figura 9.20*B*), que aparece já bem precocemente e atinge seu máximo entre 29 e 30 semanas de IC, após o que, rapidamente, diminui de incidência; e, finalmente, os *surtos rítmicos de linha média*, que ocorrem quase que exclusivamente em sono NREM, começando a aparecer próximo ao termo (por volta de 36-37 semanas de IC) e atingindo um pico no termo, após o qual começam a desaparecer.

Alterações da atividade de base

O reconhecimento desses padrões de atividade de base normais bastante peculiares é importante, e seu achado está associado a bom prognóstico neurológico.[12] Da mesma maneira, sua ausência e o achado de determinadas anormalidades da atividade de base estão significativamente associados a mau prognóstico, com importantes sequelas neurológicas ou mortalidade precoce.[12,15,18]

Alguns estudos demonstram que o grau e o tipo de anormalidade do traçado de base podem estar correlacionados com o grau e o tipo de alteração morfológica, por vezes de maneira bastante específica.[2] Assim, a inatividade elétrica frequentemente se associa a encefalomalacia difusa; um padrão do tipo surto-supressão associa-se a dano cerebral multifocal; ondas agudas positivas rolândicas são altamente específicas, embora pouco sensíveis, para lesões de substância branca (embora não necessariamente leucomalacia periventricular); assimetria persistente é bastante específica, embora pouco sensível, para lesões cerebrais assimétricas, como infartos ou hemorragias, com o hemisfério afetado correspondendo ao lado da atenuação. Os mesmos estudos revelam a importância do registro de PSG seriadas ao longo do período neonatal, sobretudo quando se encontram anormalidades moderadas ou leves da atividade de base ou atividade de base normal. Essa recomendação se deve à constatação de que a presença de um traçado acentuadamente anormal (inatividade, baixa voltagem indiferenciada, surto-supressão) é altamente sugestiva de mau prognóstico, enquanto em outras situações (atividade de base normal ou leve a moderadamente alterada) o prognóstico varia de acordo

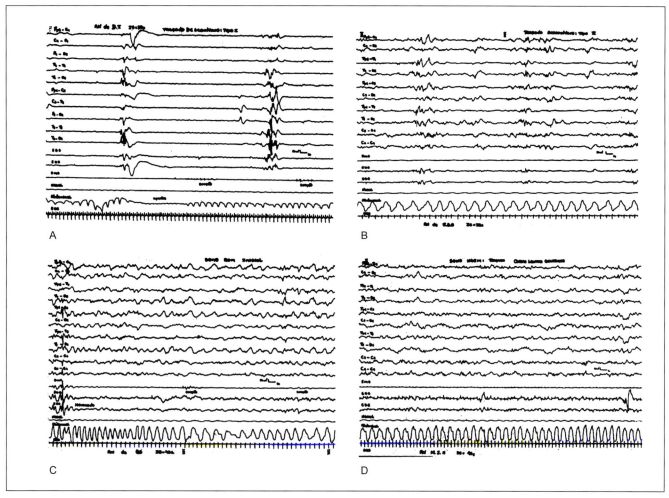

Figura 9.19 ▶ Poligrafia neonatal (PSGN), incluindo os seguintes parâmetros: eletro-oculograma (EOG), eletromiograma submentoniano (EMG), fluxo aéreo nasal (Nasal), movimentos respiratórios toracoabdominais (Abdominal) e eletrocardiograma (ECG), além de 10 canais de EEG. Em **A**, PSGN normal em RN de 30 semanas de idade concepcional (IC), caracterizada por traçado descontínuo, com breves surtos de atividade predominantemente teta e delta, ampla, com ondas agudas, interrompidos por longos períodos de inatividade. Em **B**, traçado normal de sono quieto, ou NREM, em RN de 38 semanas. O traçado é descontínuo, com surtos de atividade ampla, teta/delta alternados com períodos não muito longos de atividade de menor voltagem. A respiração é regular, assim como a frequência cardíaca. Em **C**, traçado normal de sono ativo, ou REM, em RN a termo. O EEG apresenta atividade contínua, predominantemente nas faixas teta e delta, e ondas agudas frontais. A frequência respiratória é irregular, com períodos de hipopneia, hiperpneia e frequentes apneias. Presença de atividades física e comportamental características, como movimentos de sucção. Em **D**, sono quieto, ou NREM, em RN de 40 semanas de idade concepcional, já assumindo características de um sono de ondas lentas contínuo, com respiração regular, frequência cardíaca idem, ausência de atividade física ou comportamental, como em REM. (Cortesia da Dra. Magda Lahorgue Nunes – HSL – PUCRS.)

com a evolução temporal do padrão eletroencefalográfico ao longo do período neonatal.

Alterações na organização do sono

A ausência de labilidade do traçado, com impossibilidade de determinação de fases de sono distintas – configurando um padrão de sono indeterminado, ou traçado indiferenciado –, é outro achado usualmente associado a prognóstico desfavorável. Nesse caso, é importante verificar o estado metabólico do RN, além de realizar registros seriados, pois a capacidade de ciclar geralmente está presente desde bem precocemente na vida neonatal, e sua ausência está associada a distúrbios graves do SNC, porém esses distúrbios podem ser transitórios.[11]

Alterações do padrão maturacional

Ao contrário do que ocorre com o sistema cardiopulmonar, por exemplo, que sofre alterações morfológicas e funcionais marcantes no momento do parto, o desenvolvimento do SNC segue sua maturação praticamente no mesmo ritmo após o nascimento, independente da idade gestacional em que este ocorre. Apenas alguns parâmetros do desenvolvimento neurológico podem sofrer ligeira aceleração no ambiente extrauterino, como os sistemas sensoriais, desde que não sejam retardados por qualquer patologia ou complicação sistêmica ou cerebral da prematuridade. Afinal, o ritmo de desenvolvimento neurológico é bastante sensível a complicações perinatais, que podem retardá-lo.

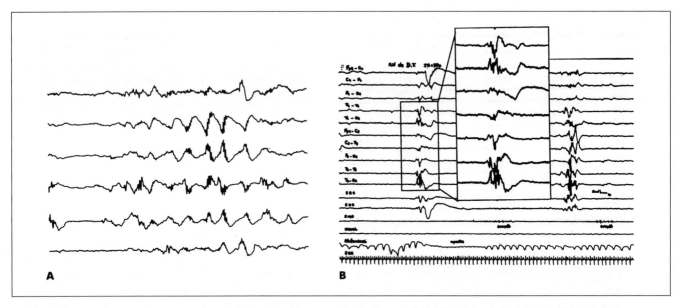

Figura 9.20 ▷ Grafoelementos fisiológicos na poligrafia neonatal: (**A**) fusos delta; (**B**) teta temporal da prematuridade.

A característica da PSG neonatal que a credencia como excelente método para avaliar e mensurar a maturação do SNC em RN é o fato de que os padrões eletroencefalográficos e de organização do sono se modificam extraordinariamente no período neonatal, especialmente no período pré-termo, paralelamente à maturação cerebral, de forma que diferentes padrões eletrográficos caracterizam cada IC (Figura 9.19).[11]

Ao longo das últimas quatro décadas (com especial desenvolvimento na década de 1960), os eletroencefalografistas vêm se dedicando a descrever em detalhes cada uma das características de um registro polissonográfico neonatal que promovem quantificação e predição adequadas da IC do bebê. Vários autores propõem a utilização da avaliação do padrão maturacional da PSG como uma forma de avaliar o desenvolvimento do SNC. Uma diferença superior a 2 semanas entre a IC real do RN e a IC calculada com base nos achados poligráficos define a chamada "dismaturidade bioelétrica". Mais uma vez, o valor prognóstico desse achado depende da sua persistência em registros seriados, pois assim como patologias graves e danos teciduais extensos podem se manifestar por um padrão eletroencefalográfico dismaturo, também alterações transitórias podem se apresentar dessa maneira. A dismaturidade persistente está associada a prognóstico desfavorável, enquanto a dismaturidade transitória associa-se a prognóstico neurológico favorável.

Padrões epileptógenos

A maioria das definições de crises convulsivas neonatais inclui a necessidade de manifestações clínicas. Entretanto, no caso dos RN, diversos fatores podem propiciar uma situação em que um fenômeno ictal se apresenta sem qualquer manifestação clínica, mas nem por isso deixa de ter os mesmos potenciais efeitos deletérios de uma crise clinicamente bem estabelecida. As seguintes possibilidades devem ser consideradas:

1. O neocórtex dos RN é pouco desenvolvido em comparação com o tronco encefálico e, no neocórtex, apenas as áreas motoras e sensitivas primárias já apresentam graus apreciáveis de funcionamento. Praticamente todos os comportamentos e todas as funções testáveis nos RN são funções do tronco encefálico e do diencéfalo. Assim, é comum que RN com lesões cerebrais graves e extensas tenha apenas sinais clínicos sutis ou nenhum sinal clínico. Portanto, é compreensível que disfunções corticais ictais possam, eventualmente, apresentar-se desacompanhadas de qualquer manifestação clínica. A imaturidade das conexões corticossubcorticais explicaria a grande propensão de os RN apresentarem dissociação eletroclínica, o que torna o EEG uma ferramenta indispensável para avaliação do funcionamento cortical nessa faixa etária.
2. As manifestações clínicas que podem ser observadas no RN se limitam àquelas motoras, somáticas ou autonômicas. Eventuais manifestações clínicas sensitivo-sensoriais poderiam ocorrer e, evidentemente, não seriam diagnosticadas.
3. Crises convulsivas poderiam ser clinicamente silenciosas por terem suas manifestações periféricas bloqueadas em virtude de lesões de estruturas subcorticais ou medulares, lesões que não são raras no contexto de RN que tenham sofrido asfixia grave.
4. Além disso, devem ser consideradas as situações em que pode ocorrer bloqueio farmacológico das manifestações clínicas, como é o caso de RN em ventilação mecânica em uso de bloqueadores neuromusculares, ou mesmo de crianças em uso de agentes antiepilépticos em uma dose aparentemente terapêutica, mas que, na verdade, suprime apenas a manifestação clínica das crises, e não as crises propriamente ditas.

Por tudo isso, a PSG torna-se praticamente indispensável na avaliação de RN de risco para a ocorrência de crises neonatais.

É importante lembrar que também os padrões ictais no neonato são diferentes daqueles geralmente encontrados no adulto ou na criança mais velha. Como se poderia inferir pelo fato de que a maior parte das conexões intracorticais ainda está sendo formada e a mielinização é ainda incipiente, as descargas epileptógenas geralmente são focais. As crises eletrográficas podem ser uni ou multifocais, podendo variar em topografia ao longo do mesmo traçado – às vezes mesmo simultaneamente –, mas raramente serão difusas ou generalizadas.

Quanto à morfologia, as crises eletrográficas neonatais podem tanto ser semelhantes aos padrões conhecidos, com descargas repetitivas de pontas ou ondas agudas, com gradual incremento da voltagem e decremento da frequência, como podem, alternativamente, apresentar-se de maneira peculiar, caracterizadas por início e fim abruptos, sem evolução das características de voltagem e amplitude ao longo da descarga. Podem, ainda, apresentar morfologia bastante particular, sinusoidal, lembrando os ritmos fisiológicos do adulto ou da criança, com modulação de voltagem e frequência dentro das bandas delta, teta, alfa ou beta, constituindo o padrão denominado "pseudorritmo" (Figura 9.21).[11]

Também a duração das crises eletrográficas neonatais é bastante variável, podendo ser tão breves quanto 1 segundo ou durar minutos ou horas. É claro que a possibilidade de identificação de uma manifestação clínica de determinada crise será maior para as crises de maior duração e será ínfima nas crises muito breves. Por esse motivo, muitos autores tendem a utilizar 10 segundos como critério de duração mínima para a definição de uma crise eletrográfica, mas tal limite é arbitrário e, a nosso ver, desprovido de valor fisiopatológico.[14]

Quanto às manifestações eletrográficas interictais, é importante lembrar que a presença de espículas e ondas agudas no EEG neonatal não tem o significado que lhe é atribuído em crianças mais velhas e adultos. Ondas agudas ou mesmo pontas esporádicas são normais e se confundem com as atividades fisiológicas já descritas. A menos que essas descargas sejam realmente repetitivas, confinadas a uma mesma região do escalpo, periódicas, ou positivas, elas geralmente não representam uma anormalidade. De qualquer forma, entretanto, mesmo quando anormais, seu valor não tem as implicações de um achado epileptógeno.

MONITORAÇÃO VIDEOELETROENCEFALOGRÁFICA

A monitoração vídeo-EEG é ferramenta de grande utilidade na avaliação de neonatos, bebês, crianças e adolescentes que apresentam episódios paroxísticos cuja natureza se quer determinar e em pacientes com epilepsia nos quais se deseja efetuar melhores caracterização e quantificação das crises, da síndrome epiléptica e/ou da resposta terapêutica, ou mesmo identificar a possível existência de pseudocrises. Em muitas situações, a história clínica, por mais completa e minuciosa, é muitas vezes insuficiente para o estabelecimento de um diagnóstico. O acréscimo da informação visual sobre as manifestações clínicas de um evento paroxístico à informação eletrofisiológica determina enorme avanço nas técnicas de EEG para o diagnóstico de crises epilépticas e outros distúrbios paroxísticos (Figura 9.22).

Tecnicamente, o método consiste na associação entre um registro eletroencefalográfico e um registro sincronizado em

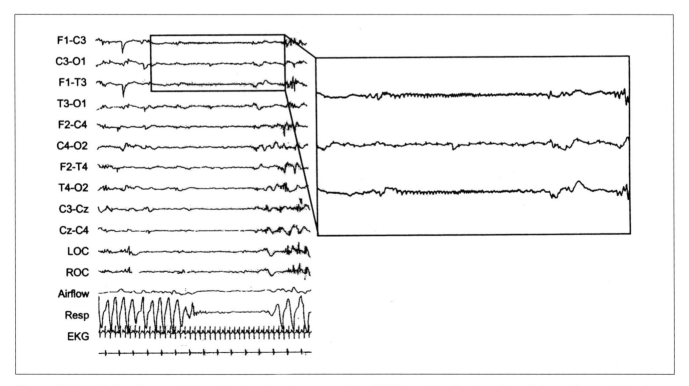

Figura 9.21 ▷ Poligrafia neonatal mostrando, durante sono quieto, NREM, registro de crise eletroclínica sutil, caracterizada por descarga rítmica de baixa amplitude na frequência alfa, evoluindo para beta, com duração de 6 segundos, localizada na região frontal esquerda, cuja manifestação clínica é uma apneia (apneia convulsiva).

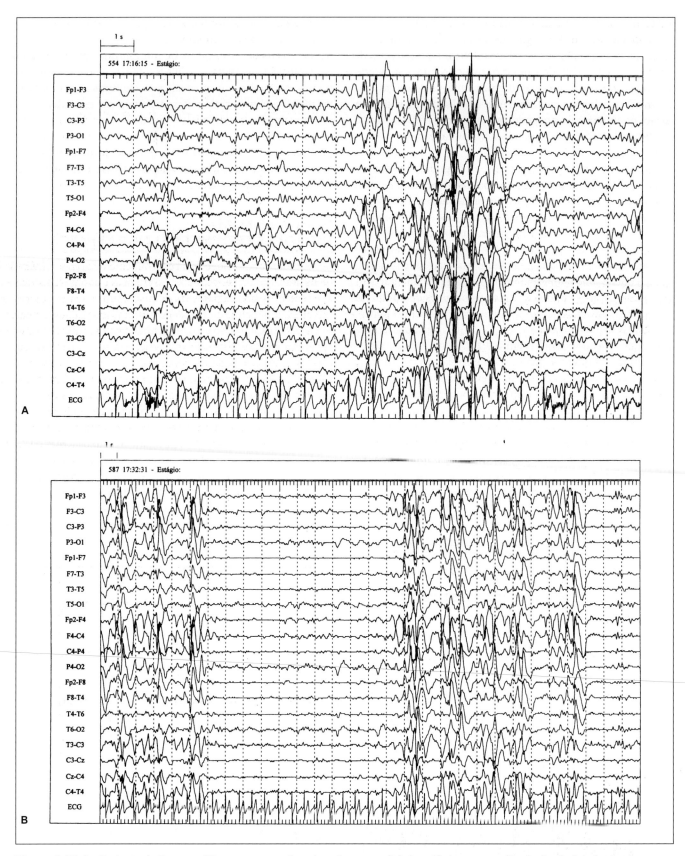

Figura 9.22 ▶ Paciente de 3 anos e 10 meses, com crises descritas como "tônico-clônicas generalizadas" e de "ausências com queda do pescoço". RM normal. A monitoração vídeo-EEG prolongada foi realizada com o intuito de definir o tipo de crise e o diagnóstico sindrômico da epilepsia, diante de uma pobre resposta à terapêutica instituída. Em **A**, uma breve crise eletroclínica, caracterizada por descargas de ponta-ondas e poliponta-ondas, além de atividade teta difusa, com acentuação em regiões parietais, manifestada clinicamente por breve atonia do pescoço, concomitante à mioclonia de membros superiores. Em **B**, exacerbação das crises durante o sono NREM. O estudo vídeo-EEG promoveu o diagnóstico de síndrome de Doose e a otimização do tratamento farmacológico.

CAPÍTULO 9 ▷ Eletroencefalografia, Poligrafia e Potenciais Evocados

vídeo da imagem do paciente. As variações consistem no número de parâmetros fisiológicos estudados – de acordo com a situação clínica serão acrescentados registros poligráficos diversos – e nas características do EEG (número de eletrodos, possibilidade de reconstrução topográfica dos dados etc.). Além disso, a imagem sincronizada pode ser arquivada com aparatos analógicos convencionais ou digitalizada.

Para maior eficácia do método, é importante planejar cada estudo videoeletroencefalográfico de maneira personalizada, levando em conta as perguntas clínicas a que se pretende responder, a idade e o nível de função do paciente, a frequência e os horários em que os eventos paroxísticos normalmente ocorrem e as situações que os desencadeiam habitualmente. Assim, a duração da monitoração vídeo-EEG, as condições em que esta será realizada (ambulatorialmente ou em regime de internação) e a necessidade ou não de modificação da medicação utilizada são altamente variáveis e dependem de cada circunstância. É fundamental, portanto, uma interação entre o médico que solicita o exame, o neurofisiologista clínico e o técnico responsável por sua realização. Além disso, é importante que, uma vez registrado, o evento paroxístico seja mostrado aos familiares ou aos médicos responsáveis, para confirmar se corresponde ao tipo de evento que desencadeou a solicitação do exame.

POTENCIAIS EVOCADOS

Os potenciais evocados (PE) representam uma resposta elétrica do sistema nervoso a uma estimulação sensorial e podem ser considerados uma extensão do exame neurológico. Consistem em uma sequência de deflexões, ou ondas, cada uma caracterizada por sua morfologia, latência e amplitude.

Em testes clínicos, os PE são desencadeados por estímulos visuais, auditivos, ou ainda pela estimulação elétrica de nervos sensoriais. As respostas são registradas em eletrodos de superfície aplicados no escalpo – de acordo com o sistema internacional 10-20 de colocação de eletrodos – ou na pele sobre a medula ou nervos periféricos.

Os PE são extremamente úteis, em função de sua capacidade de: quantificar um distúrbio funcional em determinada via sensorial suspeitado pelo exame clínico; revelar a presença de acometimento de vias sem sinais ou sintomas clínicos evidentes; acompanhar, ao longo do tempo, as alterações nos distúrbios funcionais detectados.[6]

Todo estímulo sensorial produz uma resposta elétrica cortical que geralmente não é observada ao EEG, por sua baixa amplitude (0,1 a 20µV), visto que a atividade elétrica cerebral espontânea tem amplitudes maiores do que 20µV.

Para separar os PE do EEG de base, várias respostas são produzidas individualmente e promediadas em um computador. Esse artifício torna possível reduzir a amplitude das ondas do EEG – não relacionadas com o estímulo – e aumentar a dos componentes da resposta relacionados com o estímulo.

Os potenciais resultantes da estimulação sensorial podem ser divididos em:

a. **Potenciais de curta latência:** são respostas que aparecem com até 30ms após a aplicação do estímulo.

b. **Potenciais de média latência:** respostas que aparecem entre 30 e 75ms após o estímulo.

c. **Potenciais de longa latência:** respostas que aparecem com mais de 75ms após a estimulação.

Aplicação clínica dos potenciais evocados

Os potenciais evocados são usados para testar a condução nas vias visuais, auditivas e somatossensoriais – especialmente na porção central desses sistemas. Os PE são tão sensíveis que podem detectar lesões não suspeitadas clinicamente.

Os PE – sobretudo os de curta latência – apresentam alto grau de consistência na morfologia da resposta, o que possibilita sua aplicação clínica. São particularmente úteis no diagnóstico da esclerose múltipla, de lesões estruturais, doenças degenerativas e mesmo em certas encefalopatias metabólicas.

Além disso, esses potenciais não se alteram com os agentes anestésicos e barbitúricos em níveis suficientes para induzir coma com silêncio elétrico ao EEG. Portanto, os PE são ainda extremamente úteis como método de monitoração peroperatória em procedimentos que envolvam a medula, o tronco encefálico ou o nervo acústico (durante a remoção de um neurinoma), e ainda nas cirurgias nas quais a via óptica esteja envolvida. Em crianças encefalopatas e com retardo mental, representam a única forma confiável de avaliação funcional das vias ópticas e auditivas.

Tipos de potenciais evocados

De acordo com a modalidade de estímulo aplicado, os PE podem ser divididos em:

- Potenciais evocados visuais (PEV).
- Potenciais evocados auditivos (PEA).
- Potenciais evocados somatossensitivos (PESS).

Os PEV podem ser subdivididos em potenciais evocados visuais por padrão reverso (PEV-PR), potenciais evocados visuais por *flashes* (PEV-F) ou potenciais evocados por LED (*light emitting diodes*).

Os PEA são subdivididos especialmente pela latência, em potenciais evocados auditivos de curta latência, incluindo as respostas no nível de tronco encefálico (PEA-TC), potenciais evocados auditivos de média latência (PEA-ML) e potenciais evocados auditivos de longa latência (PEA-LL). Os PEA-TC são normalmente empregados na investigação funcional das vias auditivas e do tronco encefálico.

Os PESS são subdivididos especialmente pelo local de aplicação do estímulo, em potenciais evocados somatossensitivos de membros superiores (PESS-MMSS) e potenciais evocados somatossensitivos de membros inferiores (PESS-MMII).

A esses tipos de potenciais evocados devem ser acrescentados os potenciais de longa latência relacionados com aspectos do processo cognitivo, definidos como potenciais evocados cognitivos ou potenciais relacionados com eventos endógenos, ou ainda P-300.

Geradores dos potenciais evocados

Em geral, as ondas de maior amplitude e distribuição limitada sobre o escalpo são provavelmente geradas no córtex sob o eletrodo que capta essa deflexão. Ondas de menor amplitude e distribuição ampla são mais provavelmente geradas em estruturas subcorticais – especialmente se têm latência curta.

Os PE corticais são o resultado da somação temporal e espacial de potenciais pós-sinápticos excitatórios e inibitórios gerados na membrana do corpo celular e nos dendritos, em resposta ao estímulo aferente que chega ao neurônio.

Os PE subcorticais são provavelmente a mistura de dois componentes: potenciais pós-sinápticos gerados em grupos de neurônios de núcleos relés subcorticais e potenciais de ação de tratos axonais.

Os PE registrados em nervos periféricos são o resultado da onda de despolarização propagada ao longo da membrana da fibra nervosa.

Potenciais evocados visuais

Para estudo dos PEV, usa-se, preferencialmente, a estimulação por padrão reverso. Trata-se de um monitor de vídeo com a imagem de um tabuleiro de xadrez; o estímulo consiste na mudança abrupta dos quadros negros em brancos e vice-versa.

O emprego da estimulação por padrão reverso é preferível por produzir respostas que variam menos entre indivíduos normais e são mais sensíveis a lesões da via óptica. O uso do padrão reverso possibilita ainda a estimulação independente de hemicampos direito e esquerdo ou superior e inferior de cada olho, facilitando o estudo de lesões quiasmáticas e retroquiasmáticas.

As estimulações com *flashes* ou com LED são menos usadas, pois apresentam variabilidade maior entre indivíduos normais e são menos sensíveis a lesões das vias ópticas. Entretanto, em pacientes comatosos e em crianças muito pequenas ou com retardo mental e pouco colaborativas, representam a única forma de avaliação funcional dessas vias.

Para a estimulação com o padrão reverso, o paciente deve estar confortavelmente assentado, em uma sala pouco iluminada, a 1m de distância do monitor. Os eletrodos ativos são usualmente aplicados nas posições 01, 0z e 02, com referência em Fpz ou Fz. A frequência de estimulação deve ser de 1 a 3 por segundo, e geralmente são promediadas de 64 a 128 respostas. O tempo de análise deve ser de 250 a 500ms, e os filtros de baixa e alta devem ser, respectivamente, 1 e 100Hz.

A resposta normal apresenta uma morfologia característica em forma de V (Figura 9.23*A*), com os picos sendo denominados N75, P100 e N120, respectivamente. N e P indicam negatividade ou positividade da deflexão, e os números representam a latência média em grupos-controle normais.

A anormalidade é caracterizada por ausência de resposta, modificação na morfologia da onda e/ou aumento de latência (Figura 9.23*B*). A redução de amplitude, com latência normal, deve ser encarada com suspeição, se bilateral, e como patológica, se unilateral.

Para a estimulação com LED, os estímulos são aplicados em cada olho, e não é possível a estimulação de hemicampos. A posição dos eletrodos, a frequência de estimulação e os parâmetros de registro são os mesmos utilizados para a estimulação com o padrão reverso. A resposta, entretanto, é extremamente variável de indivíduo para indivíduo, sendo mais importante a comparação de um lado com o outro (Figura 9.24).

Eletrorretinografia

O estudo dos PEV, especialmente se há indícios de acometimento da via, deve ser complementado com a avaliação eletrorretinográfica.

A estimulação deve ser feita por LED ou *flashes*. O sinal é captado por meio de eletrodos de superfície aplicados nas regiões infraorbitárias, com referência ao nível de mastoide.

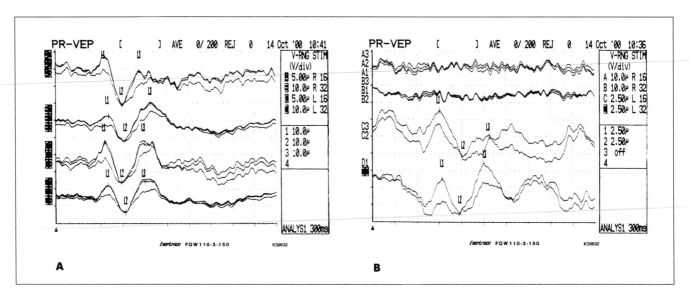

Figura 9.23 ▶ Potencial evocado visual por padrão reverso. **A** Resposta normal em criança de 14 anos de idade. **B** Paciente de 10 anos de idade. Ausência de respostas à direita e alteração na morfologia e aumento de latência de todas as ondas à esquerda, traduzindo um acometimento pré-quiasmático de vias ópticas, bilateral, mais significativo à direita.

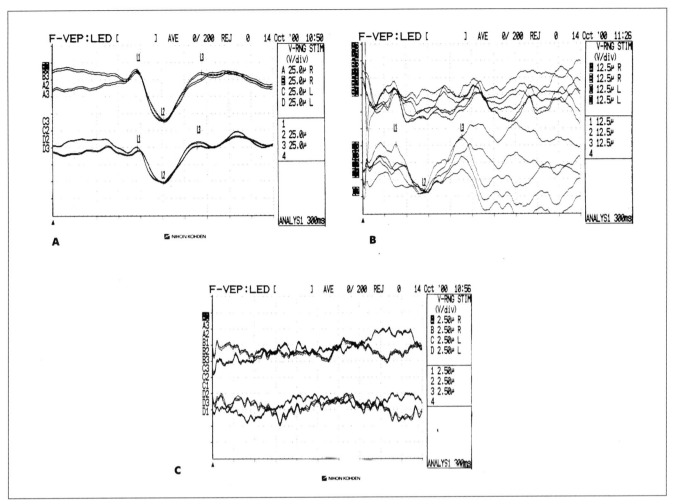

Figura 9.24 ▷ Potencial evocado visual por LED (*light emitting diodes*). **A** Resposta normal em criança de 8 anos de idade. **B** Ausência de resposta à direita em criança de 3 anos de idade com microcefalia e retardo mental. **C** Ausência bilateral de resposta em criança de 45 dias de vida com hidrocefalia congênita.

O tempo de análise deve ser de 100 a 200ms, e a banda passante de 2 a 50Hz. O padrão de resposta normal pode ser observado na Figura 9.25.

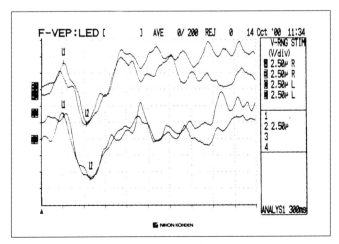

Figura 9.25 ▷ Eletrorretinograma normal em criança de 14 anos de idade, demonstrando que a alteração previamente detectada no potencial evocado visual é retrorretiniana.

A análise conjunta do PEV e do eletrorretinograma (ERG) possibilita determinar se a lesão se localiza em nível ocular (meios de refração e retina) ou na via óptica retrorretiniana (nervo óptico, quiasma, radiações ópticas ou córtex occipital).

Potencial evocado auditivo

Para avaliação funcional do nervo coclear (oitavo nervo craniano) e as vias auditivas de tronco encefálico, o estímulo aplicado é um clique produzido por uma onda quadrada de 100 a 200μs de duração e liberado em um fone de ouvido. Os eletrodos ativos são aplicados nos lobos das orelhas (ou nas regiões mastóideas), com o eletrodo de referência em Cz. O tempo de análise deve ser de 10 a 20ms. O filtro de baixa deve ser de 50 a 150Hz e o de alta, de 2.000 a 3.000Hz. O número de estímulos promediados deve ser de 1.000 a 2.000, com frequência de estimulação de 9Hz.

O padrão de resposta normal pode ser observado na Figura 9.26*A*. O PEA-TC registrado no lado estimulado contém, usualmente, cinco ondas, registradas nos primeiros 8ms após a estimulação, com negatividade no lóbulo da orelha e positividade no vértex. Essas ondas são denominadas com algarismos

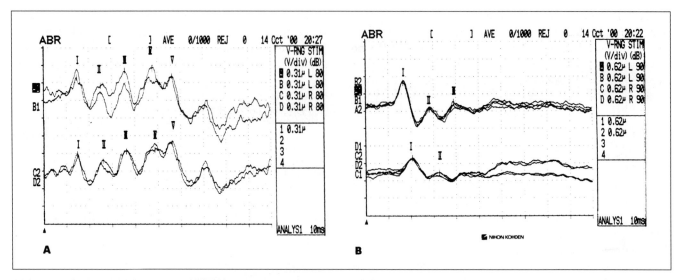

Figura 9.26 ▶ Potencial evocado auditivo – Tronco cerebral. **A** Resposta normal em paciente de 16 anos de idade. **B** Presença apenas de ondas I e II à direita e de ondas I, II e III à esquerda, em criança de 2 anos e 6 meses, com áreas de desmielinização em tronco cerebral, cápsula interna e *globus pallidus*.

romanos de I a V. Nem toda resposta normal apresenta essa sequência de ondas. As ondas I, III e V são as mais facilmente identificáveis. A onda II pode não estar presente, e a onda IV pode ser apenas um entalhe na onda V (formando o chamado complexo IV-V). Eventualmente, a onda V é ainda acompanhada por mais duas ondas, chamadas de ondas VI e VII.

As latências dessas cinco ondas, bem como as latências interpico, são notavelmente constantes em indivíduos normais, facilitando a localização de lesões ao longo da via.

Geradores das ondas

O PEA-TC é o melhor método para avaliação de lesões na parte inferior da via auditiva. Embora o PEA-TC seja gerado no tronco encefálico, uma correlação rigorosa entre cada onda e uma estrutura específica do tronco não é totalmente possível. Alguns estudos correlacionam a onda I com o nervo coclear, a onda II com o núcleo coclear e o corpo trapezoide, a onda III com o complexo olivar superior, a onda IV com o lemnisco lateral e a onda V com o colículo inferior. Na realidade, sabe-se que, em sua maioria, as ondas são geradas por mais de uma estrutura anatômica e que cada estrutura pode contribuir para a geração de mais de uma onda.

Critérios de anormalidade das respostas

1. **Ausência de todas as ondas:** a ausência de todas as ondas pode se dever a problemas técnicos, como falta de estímulo efetivo, falta de sincronização entre o estimulador e o promediador ou defeitos nos eletrodos de registro, nas conexões ou mesmo no amplificador. Afastadas essas possibilidades, a ausência de todas as ondas indica uma severa perda auditiva neurossensorial.
2. **Ausência de todas as ondas após onda I ou onda II:** a preservação das ondas iniciais afasta a possibilidade de problemas técnicos e denota uma lesão retrococlear envolvendo a porção proximal do nervo coclear ou a região bulbopontina do tronco (Figura 9.26*B*). A ausência bilateral de todas as ondas após onda I pode ser observada em casos de morte encefálica.
3. **Ausência de onda V ou inversão da razão V:I:** a ausência da onda V ou sua redução seletiva traduz uma lesão em nível mesencefálico.
4. **Aumento de latência de todas as ondas:** o aumento de latência de todas as ondas pode ser decorrente de redução na intensidade do estímulo causada por problemas técnicos ou ser o resultado de perda auditiva de condução.
5. **Aumento das latências interpico I-III ou III-V:** o aumento da latência interpico I-III traduz uma compressão da via em nível pontino e é um indicador fiel de tumores do ângulo pontocerebelar. O aumento da latência interpico III-V denota envolvimento da junção pontomesencefálica ou do mesencéfalo.

Potenciais evocados somatossensitivos

Os PESS podem ser gerados por estímulos fisiológicos ou elétricos. Para avaliação clínica, os estímulos elétricos são aqueles utilizados pelo fato de produzirem estímulos controláveis e mensuráveis, além de pelo fato de produzirem respostas claras e amplas. A frequência de estimulação empregada é, geralmente, de um a três estímulos por segundo. O estimulador libera uma onda quadrada de 100 a 200µs de duração. O filtro de baixa deve estar entre 5 e 30Hz e o de alta, em 3.000Hz.

Nos PESS-MMSS, são bem padronizados os estímulos dos nervos mediano, radial e ulnar. A estimulação elétrica é feita no pulso e as respostas são registradas simultaneamente com eletrodos aplicados no ponto de Erb na clavícula, no pescoço – usualmente sobre o processo espinhoso de C5 – e no escalpo (região parietal contralateral ao membro estimulado). Esses eletrodos captam as atividades geradas no nível do plexo braquial, na medula cervical e no córtex somatossensitivo, respectivamente.

Nos membros inferiores, estimula-se o nervo tibial posterior no nível do maléolo medial. O registro da resposta é feito com eletrodos colocados sobre a coluna lombar (L1-L3) e no couro cabeludo, na linha sagital, que captam, respectivamente, os potenciais no nível da cauda equina e do córtex somatossensitivo.

Os PESS-MMII e PESS-MMSS estão representados na Figura 9.27.

Potencial cognitivo (P-300)

O potencial cognitivo (P-300) é uma resposta de longa latência relacionada com eventos endógenos. O P-300 é uma onda positiva, máxima sobre a linha média, nas regiões central e parietal, com latência oscilando entre 260 e 330ms, dependendo do tipo de estímulo e de características individuais do paciente. Essa resposta pode ser obtida com qualquer tipo de estímulo. A técnica de aquisição consiste na apresentação de dois estímulos distintos: um frequente e um raro. O paciente é instruído a identificar o estímulo raro e contá-lo ou assinalar sua presença – por exemplo, comprimindo um marcador. A expectativa de identificação do estímulo raro é que gera essa onda positiva, que aparece cerca de 300ms após a apresentação do estímulo. O paciente deve estar bem alerta e ter um mínimo de compreensão para a realização do teste. Crianças com retardo mental acentuado e pouco cooperantes não conseguem realizar o teste. A sonolência ou sedação também torna inválida a tentativa de determinação desse tipo de resposta.

O método é indicado para avaliação de crianças com hiperatividade e síndrome de déficit atencional e como controle antes do início da administração de agentes anticonvulsivantes, para checar os possíveis efeitos deletérios desses medicamentos sobre a capacidade cognitiva do paciente. No paciente idoso, o procedimento é extremamente útil para o diagnóstico diferencial entre depressão e demência.

Para aquisição do P-300, eletrodos ativos são colocados nas regiões central mediana e parietal mediana, utilizando-se as orelhas interligadas como referência. Com fone de ouvidos, são liberados dois estímulos sonoros: um frequente e um raro. O paciente é orientado a contar os estímulos raros, o que determina o aparecimento da resposta mostrada na Figura 9.28.

POLISSONOGRAFIA

Com a descoberta do sono REM por Aserinski e Kleittman,[1] em 1953, foi possível separar o sono em duas fases distintas (sono REM e sono NREM). Com isso, ficou claro que o ser humano apresenta três estados funcionais completamente distintos (vigília, sono NREM e sono REM) e que em cada um desses estados funcionais existem áreas cerebrais extremamente ativas.

O conhecimento do sono avançou tanto na segunda metade do século XX que J. Alan Hobson[10] afirma que "nesse curto período de tempo, os pesquisadores descobriram que o sono é um comportamento dinâmico. Não simplesmente a ausência de vigília, o sono é uma atividade especial do cérebro controlada por mecanismos precisos e elaborados".

Hoje, o sono é bem estudado nos laboratórios de sono pela polissonografia, ou seja, pelo estudo poligráfico do sono da noite inteira.

Para o estudo do sono, diversos parâmetros são continuamente monitorados durante toda a noite. Os principais dados registrados estão assinalados no Quadro 9.2.

Desses parâmetros, os registros eletroencefalográficos, eletro-oculográficos e de eletromiografia submentoniana são imprescindíveis para o estagiamento do sono. Os demais parâmetros podem ou não ser registrados, dependendo do distúrbio de sono suspeitado.

As principais características do sono analisadas estão listadas no Quadro 9.3.

A análise do registro do sono da noite torna possível identificar os diversos estágios de sono: o sono NREM (fases 1 e 2, ou sono superficial, e fases 3 e 4, ou sono lento ou profundo) e

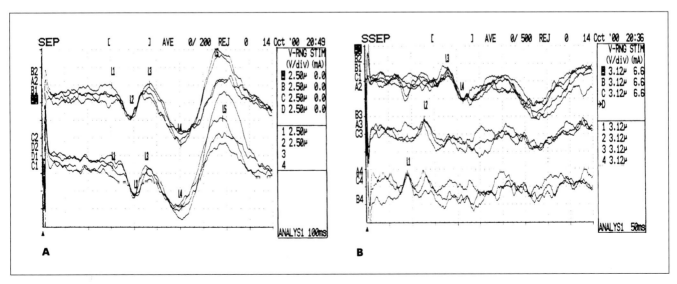

Figura 9.27 ▷ **A** Potencial evocado somatossensitivo (PESS) de membros inferiores. Resposta normal em paciente de 16 anos de idade. **B** PESS de membros superiores; resposta normal em paciente de 16 anos de idade.

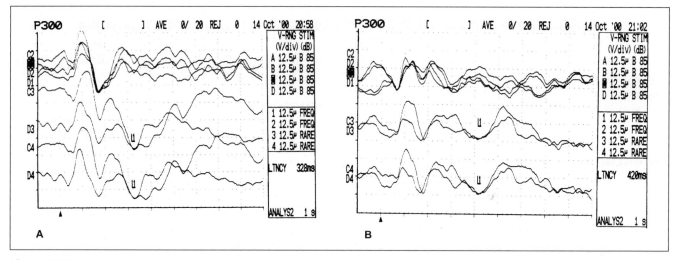

Figura 9.28 ▷ Pacientes de 13 e 11 anos de idade, respectivamente, com quadro clínico de síndrome de hiperatividade com déficit atencional. No primeiro (**A**), o potencial evocado cognitivo (P-300) é normal. No segundo (**B**), nota-se aumento de latência da resposta.

Quadro 9.2 ▷ Parâmetros registrados na polissonografia

Parâmetros poligráficos	
EEG	Pressão arterial
EOG	Tumescência peniana
EMG	Enurese
ECG	Monitoração comportamental (vídeo)
Respiração torácica	
Respiração abdominal	
Fluxo aéreo nasal	
Fluxo aéreo oral	
Saturação de O_2	

Quadro 9.3 ▷ Dados pesquisados no registro polissonográfico

Parâmetros do sono	
Período total de sono	Nº de mudanças de estado
Latência do sono	Nº de despertares
Latência delta	Eficiência do sono
Latência REM	Nº de períodos REM
Tempo total de sono	Duração de cada período REM

o sono REM, como mostrado na Figura 9.29. Para descrição de cada um desses estágios, verifique o item sobre EEG de sono, no início deste capítulo.

Principais indicações da PSG

Os distúrbios do sono podem ser agrupados em quatro categorias principais: as insônias, as hipersonias, os distúrbios do ritmo circadiano e as parassonias. No paciente pediátrico, as insônias e os distúrbios do esquema circadiano sono-vigília são raros. As hipersonias e as parassonias são as principais indicações de PSG nessa faixa etária.

Hipersonias

A queixa de sonolência excessiva diurna é relativamente frequente na população infantil. Deve ser levado em consideração que a distribuição circadiana do sono organiza-se ao longo dos primeiros anos de vida, de modo que é normal que os lactentes mantenham um período de sono diurno. Na idade escolar, esse padrão geralmente desaparece, não havendo necessidade fisiológica de dormir durante o dia. No estirão da adolescência, há um retorno do padrão fisiológico de uma sonolência diurna, especialmente após o almoço.

Nos casos em que realmente está presente uma sonolência diurna excessiva, pode tratar-se de um distúrbio primário do sono (p. ex., síndrome de Kleine-Levin, narcolepsia) ou ser a consequência de uma patologia que perturbe o sono noturno (p. ex., os distúrbios respiratórios do sono).

O diagnóstico diferencial é feito com a utilização da PSG, complementada ou não pelo estudo de latências múltiplas do sono (MSLT). Para o estudo de latências múltiplas do sono são feitos, ao longo de um dia, cinco registros poligráficos de 20 minutos de duração, com intervalo de 2 horas entre cada tomada. Latências médias inferiores a 5 minutos definem objetivamente um quadro de hipersonolência patológica, e a ocorrência de pelo menos dois traçados com a presença de sono REM é indicativa de um quadro de narcolepsia (Figura 9.30).

Distúrbios respiratórios do sono

A qualidade de sono na criança pode ser muito perturbada por problemas respiratórios. Especialmente em crianças com doença pulmonar ou reserva pulmonar limitada, os efeitos

CAPÍTULO 9 ▷ Eletroencefalografia, Poligrafia e Potenciais Evocados

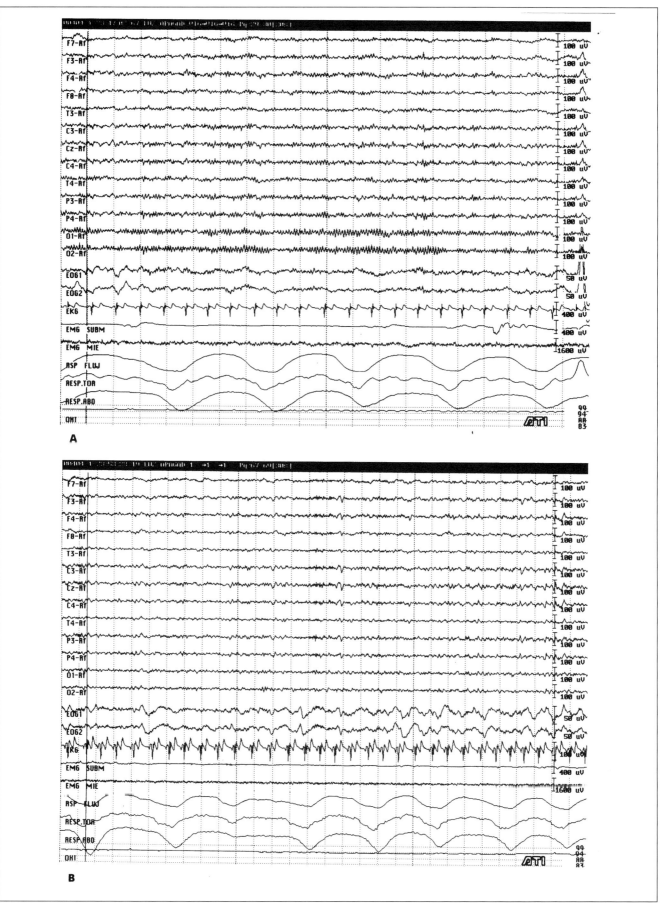

Figura 9.29 ▷ Vigília (**A**) e Fase 1 (**B**) de sono NREM. (*Continua.*)

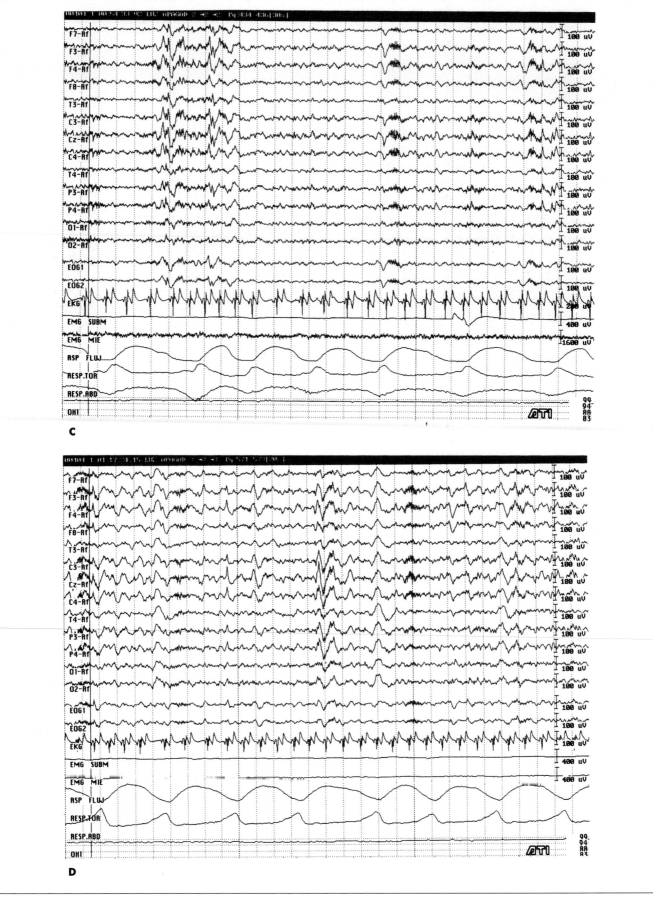

Figura 9.29 (continuação) ▶ Fase 2 (**C**) e Fase 3 (**D**) de sono NREM.

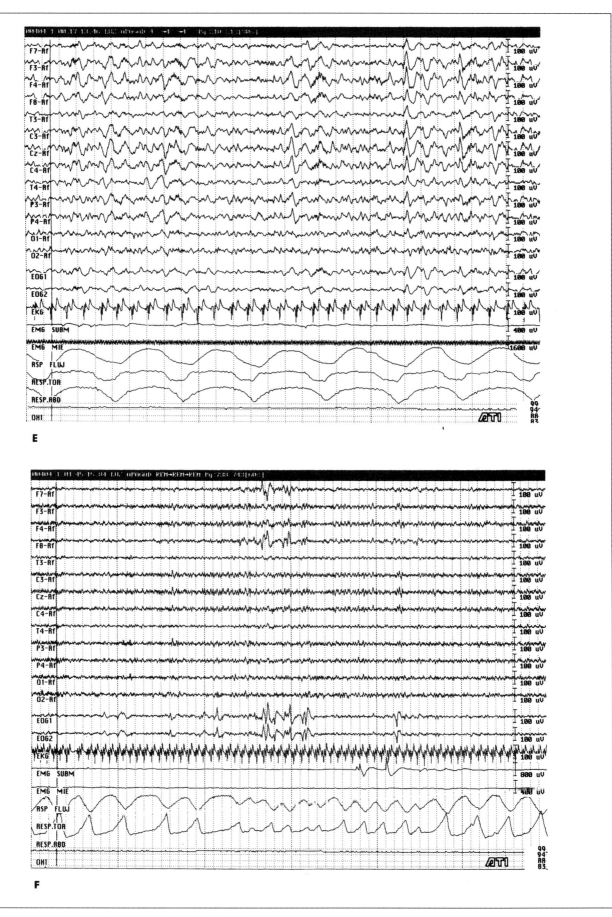

Figura 9.29 (continuação) ▷ Fase 4 (**E**) de sono NREM e sono REM (**F**).

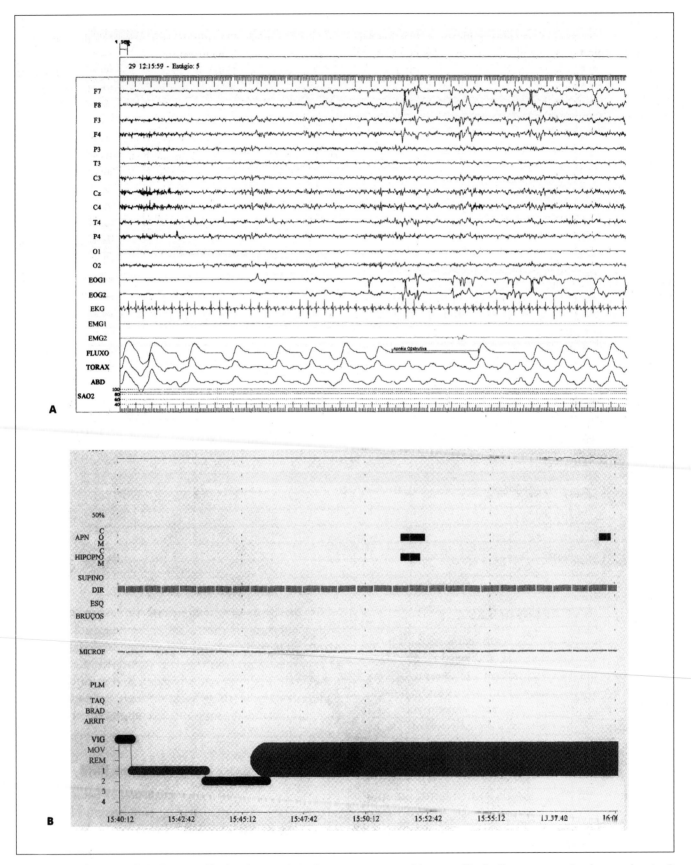

Figura 9.30 ▷ Teste de latências múltiplas de sono (MSLT) em paciente com hipersonolência diurna e suspeita de narcolepsia. O exame mostrou latência de sono inferior a 5 minutos em todas as cinco ocasiões e presença de sono REM logo após o adormecimento em três oportunidades. **A** Época de 30s mostrando fase de sono REM logo após o adormecimento. Notam-se os movimentos oculares rápidos, atonia muscular, irregularidade respiratória e traçado EEG dessincronizado. (**B**) Gráfico da arquitetura do sono em um dos registros, mostrando latência de sono de menos de 1min e latência REM de 5min.

fisiopatológicos do sono sobre a respiração podem levar a alterações ventilatórias clinicamente significativas. As principais condições respiratórias que alteram o sono das crianças são a displasia broncopulmonar, a fibrose cística, a asma, o ronco primário (RP) e a síndrome de apneia obstrutiva do sono (SAOS). As duas últimas entidades são nitidamente as mais prevalentes e serão analisadas de maneira sucinta a seguir.

Ronco primário na criança e síndrome de apneia obstrutiva do sono

Cerca de 8% a 9% das crianças apresentam um ronco habitual, ou seja, um ronco durante o sono todas ou quase todas as noites. Embora existam milhões de crianças com ronco habitual, acredita-se que, na maioria dos casos, a condição seja benigna. Embora, de maneira geral, o ronco não seja encarado como um problema médico, mas social, é importante salientar que ele pode representar o sintoma de apresentação da SAOS. A SAOS na criança, diferentemente do ronco primário e benigno, está associada a importantes sintomas noturnos e diurnos e a sérias complicações.

Embora William Osler, em 1892, já descrevesse clinicamente a SAOS, somente em 1976 Guilleminault[9] descreveu detalhadamente essa síndrome em oito crianças. A partir da publicação inicial de Guilleminault, uma série de relatos passou a ser encontrada na literatura.

Ao contrário do adulto, no qual o principal sintoma de apresentação da SAOS é a sonolência diurna, as crianças são levadas ao médico por causa do ronco ou da dificuldade para respirar durante o sono, observados pelos pais.

O grande desafio para o especialista em medicina do sono é determinar quando a criança que ronca apresenta um ronco primário e benigno ou uma SAOS (Quadro 9.4).

Ronco primário

O ronco primário na criança é caracterizado por ronco durante o sono sem associação com apneia, hipoventilação, dessaturação ou hipercarbia. Não há alteração na arquitetura do sono nem sintomas diurnos, exceto pela possibilidade de queixas decorrentes de uma hipertrofia adenotonsilar.

SAOS

A SAOS na criança é caracterizada por episódios de obstrução parcial ou completa de vias aéreas superiores durante o

Quadro 9.4 ▷ Sinais e sintomas de ronco primário e da síndrome de apneia obstrutiva do sono

Sintomas	Ronco primário	SAOS
Ronco (usualmente contínuo, podendo ser intermitente)	√	√
Ronco pode ser intensivo e barulhento	√	√
Pode perturbar outras pessoas na casa	√	√
Agravado com posição	√	√
Geralmente presente por meses ou anos	√	√
Piora com infecções das vias aéreas superiores	√	√
Piora com a obesidade	√	√
Piora com drogas sedativas ou álcool	√	√
PODEM OCORRER:		√
Respiração pela boca	√	√
Obstrução nasal	√	√
Otite média frequente	√	√
Dor de garganta frequente	√	√
Halitose	√	√
Despertares frequentes	–	√
Sono alterado	–	√
Respiração paradoxal	–	√
Posição de dormir não usual	–	√
Sonolência diurna		√
Cefaleia matinal	–	√
Problemas escolares	–	√
Distúrbios de comportamento	–	√
Retrações toracoabdominais significativas	–	√

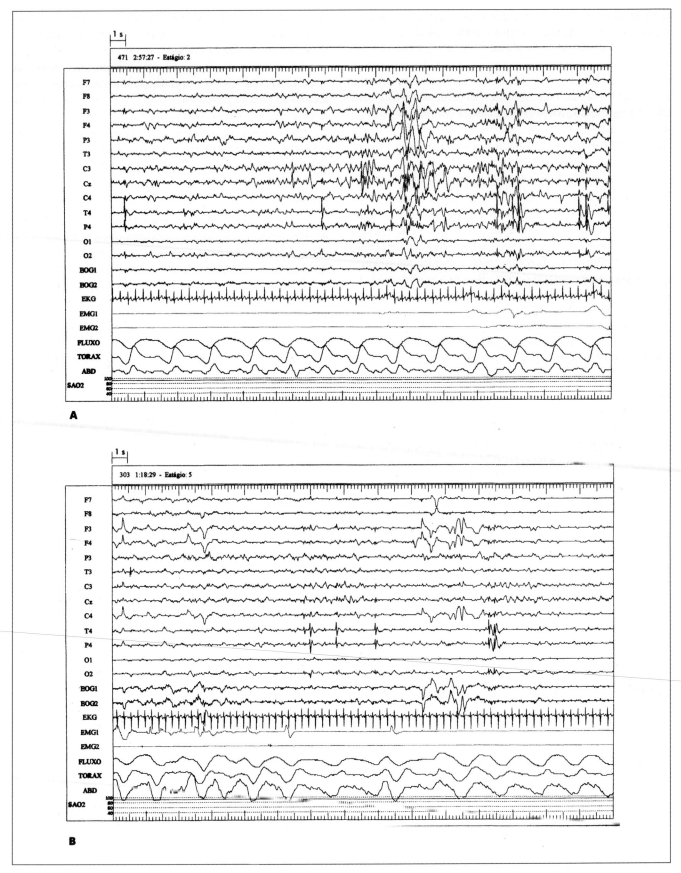

Figura 9.31 ▶ Paciente de 9 anos de idade, sexo masculino, encaminhado para PSG para avaliação de enurese noturna resistente aos tratamentos tentados. A PSG revelou a presença, em sono NREM (**A**) e REM (**B**), de atividade epileptógena abundante na região temporoparietal direita. EEG de vigília normal. Foi iniciado tratamento com carbamazepina, e os episódios miccionais noturnos, que antes ocorriam todas as noites, cessaram.

CAPÍTULO 9 ▷ Eletroencefalografia, Poligrafia e Potenciais Evocados

sono, geralmente associados a uma dessaturação e/ou hipercarbia. Sintomas diurnos e noturnos estão presentes.

Estima-se que apenas 20% das crianças que roncam desenvolvam uma SAOS. Até os 13 anos de idade, há redução progressiva na incidência de ronco primário e SAOS, e não há diferença de incidência entre meninos e meninas. Em adultos, a prevalência de roncos e apneia é estimada em cerca de 17%, a qual aumenta com a idade. No adulto, há uma diferença entre os sexos, com uma incidência de 4 a 5 homens para 1 mulher.

O diagnóstico diferencial entre ronco primário e SAOS é feito pela PSG, sendo imprescindível pelo fato de a SAOS exigir tratamento médico rigoroso, o que não ocorre com o ronco primário.

Parassonias

As parassonias são definidas como fenômenos motores, autonômicos ou experienciais, indesejados, que ocorrem exclusiva ou predominantemente durante o sono. Constituem importante e frequente distúrbio de sono na criança. A indicação da PSG nas parassonias deve ser feita, fundamentalmente, para o estabelecimento do diagnóstico diferencial, visto que praticamente todas essas manifestações apresentam características clínicas superponíveis com quadros de epilepsia (Figura 9.31).

Enurese noturna, sonambulismo e terror noturno são parassonias que ocorrem nas fases 3 e 4 do sono NREM e, em função disso, predominam no primeiro terço da noite. Nessas três situações, a criança se apresenta confusa, a comunicação é impossível e não há relato de sonhos.

Bruxismo e sonilóquios ocorrem em praticamente todas as fases de sono (NREM e REM). Não há alteração eletroencefalográfica associada.

O quadro de *jactatio capitis nocturna* caracteriza-se por movimentos de cabeça para frente e para trás – mais raramente movimento de vaivém de todo o corpo. O fenômeno ocorre na fase 1 do sono NREM e não costuma interferir com o sono da criança. A manifestação pode ser observada em crianças normais, em condições de conflito familiar, porém é mais comum em crianças com retardo mental.

Parassonias associadas ao sono REM

Em crianças, são muito mais frequentes as parassonias relacionadas com o despertar ou com o sono NREM. As parassonias do sono REM são mais prevalentes em adultos. Entretanto, existem relatos de crianças com quadros de distúrbio comportamental do sono REM (*REM behavior disorder*, ou RBD) ou com paralisia do sono. Já os pesadelos, outra parassonia do sono REM, ocorrem frequentemente nessa faixa etária, e é importante diferenciá-los do terror noturno.

Distúrbio comportamental de sono REM

O sono REM constitui a fase do sono na qual a atividade onírica ocorre. Como já assinalado, nessa fase de sono há uma atonia de toda a musculatura esquelética, com exceção

dos músculos respiratórios e da musculatura ocular extrínseca. Se o sono REM ocorre sem atonia – o que caracteriza este distúrbio –, o indivíduo tende a reproduzir a atividade que está sendo vivenciada no sono, provocando movimentação, usualmente intensa e violenta, que pode inclusive resultar em traumatismos, não sendo rara a observação de equimoses, lacerações e mesmo fraturas no próprio paciente. É interessante assinalar a ausência de taquicardia acompanhando essa movimentação intensa.

É importante salientar que o paciente desperta desse estado comportamental com plena consciência e orientação, e o sonho experimentado é recordado de maneira clara.

O RBD pode ser um dos sintomas em crianças com narcolepsia. O tratamento é feito com o emprego de clonazepam, na dose de 0,5mg, tomada cerca de 2 horas antes de deitar. O resultado é, em geral, surpreendente, com a interrupção da movimentação violenta já na primeira noite de uso do medicamento.

Paralisia do sono

A paralisia do sono é caracterizada por episódios de paralisia flácida, parcial ou total, da musculatura esquelética, com arreflexia, usualmente ocorrendo no início ou no fim do sono, imediatamente após uma fase de sono REM.

A paralisia do sono começa abruptamente, dura alguns minutos e termina de maneira gradual ou abrupta; o episódio, geralmente, pode ser interrompido por um ruído ou por um toque no corpo do indivíduo. Durante o evento, o paciente está desperto, mas é incapaz de se mover.

A distinção da paralisia do sono de quadros de cataplexia, convulsões, episódios sincopais ou paralisia periódica se faz por sua associação com o início ou o fim do sono, por sua interrupção por um ruído ou por um toque e pela retomada integral da consciência imediatamente após o retorno do tônus muscular.

Pesadelos

O pesadelo consiste em um sonho longo e assustador que desperta o indivíduo em sono REM. É totalmente diferente do terror noturno, que causa despertar nas fases 3 e 4 do sono NREM e não está associado a um sonho.

Embora oficialmente os pesadelos sejam classificados como um distúrbio do sono, na realidade podem corresponder a um estado funcional normal, não exigindo qualquer tratamento.

A incidência decresce com a idade e é maior em mulheres que nos homens. Nas crianças, não há diferenças entre meninos e meninas com relação ao relato de pesadelos.

REFERÊNCIAS

1. Aserinski E, Kleitman N. Regularly ocurring periods of eye mootility, and concomitant phenomena, during sleep. Science 1953; 118:273-4.

2. Aso K, Scher MS, Barmada MA. Neonatal electroencephalography and neuropathology. J Clin Neurophysiol 1989; 6:103-23.

3. Berger H. Uber das Elektrenkephalogramm des Menschen. I to XIV. Arch of Psychiat 1929-1938.

4. Bickford RG, Butt HR. Hepatic coma: the electroencephalographic patterns. Clin Invest 1955; 34:790-9.

5. Caton R. The electric currents of the brain. Brit M J 1875; 2:278.

6. Chiappa KH ed. Evoked potentials in clinical medicine. 2 ed. New York: Raven Press, 1990.

7. Gibbs FA, Davis H, Lennox WG. The electroencephalogram in epilepsy and in conditions of impaired consciousness. Arch Neurol Psychiatr 1935; 34:1133-48.

8. Gibbs FA, Gibbs EL. Atlas of electroencephalography. Cambridge (Mass): Addison-Wesley, 1952.

9. Guilleminault C, Eldrige F, Simmons FB. Sleep apnea in eight children. Pediatrics 1976; 58:23.

10. Hobson J. Sleep. New York: Scientific American Library, 1989.

11. Lombroso CT. Neonatal EEG polygraphy in normal and abnormal newborns. In: Niedermeyer E, Lopes-da-Silva F (eds.) Electroencephalography: basic principles, clinical applications and related fields. 3 ed., Baltimore: Williams & Wilkins, 1993:803-75.

12. Monod N, Payot N, Guidasci S. The neonatal EEG: statistical studies and prognostic value in full-term and preterm babies. Electroencephalogr Clin Neurophysiol 1972; 32:529-44.

13. Oliveira AJ, Nunes ML, Da-Costa JC. Polysomnography in neonatal seizures. Clin Neurophysiol 2000; 111 (supl. 2):S74-S80.

14. Oliveira AJ, Nunes ML, Haertel LM, Reis FM, Da-Costa JC. Duration of rhythmic EEG patterns in neonates: new evidence for clinical and prognostic significance of brief rhythmic discharges. Clin Neurophysiol 2000; 111:1646-53.

15. Ortibus EL, Sum JM, Hahn JS. Predictive value of EEG for outcome and epilepsy following neonatal seizures. Electroenncephalogr Clin Neurophysiol 1996; 98:175-85.

16. Pollen DA, Reid KH, Perot P. Micro-electrode studies of experimental wave and spike in the cat. Electroenceph Clin Neurophysiol 1964; 17:57-67.

17. Radermecker J. Aspects electroencéphalographiques dans trois cas d'encéphalite subaigüe. Acta Neurol Psychiat Belg 1949; 49:222-32.

18. Tharp BR, Cukier F, Monod N. The prognostic value of the electrocephalogram in premature infants. Electroencephalogr Clin Neurophysiol 1981; 51:219-36.

10

Eletroneuromiografia em Pediatria

Leonardo Dornas de Oliveira

INTRODUÇÃO

A neurofisiologia clínica é a área de atuação da medicina que analisa aspectos fisiológicos por meio de recursos e registros gráficos. Fazem parte dela exames eletrofisiológicos já bastante rotineiros na prática médica, como eletroencefalograma, poligrafia, polissonografia, potenciais evocados e a eletroneuromiografia (ENMG). Neste capítulo serão abordados aspectos básicos e práticos sobre a eletroneuromiografia em pediatria com o objetivo de esclarecer indicações, limitações do método e aspectos técnicos importantes capazes de influenciar os resultados, sobretudo nessa faixa etária de pacientes.

A ENMG é um recurso importante no diagnóstico de doenças neuromusculares, podendo identificar disfunções do sistema nervoso periférico, seja no nervo, na junção neuromuscular e/ou no músculo. Disfunções do sistema nervoso central (SNC) podem se apresentar de modo indireto à ENMG, mas são mais bem avaliadas por meio dos estudos de potenciais evocados (somatossensitivos, motores e eventos relacionados).

Vale salientar que a ENMG é uma extensão do exame neurológico e seu sucesso técnico depende sempre de uma anamnese e exame neurológico, pois esses passos iniciais indicarão os nervos, os músculos e as técnicas a serem empregadas durante o exame. Conhecimentos de neurofisiologia, neuroanatomia e doenças neurológicas, em especial neuromusculares, são necessários para antecipar os prováveis achados eletrofisiológicos, possibilitando um exame mais eficaz. Assim sendo, a ENMG é um método examinador-dependente, o que explica em parte a ocorrência de resultados divergentes algumas vezes encontrados na prática clínica.

A realização do exame pode ser didaticamente dividida em etapas de planejamento, execução e interpretação. No planejamento, o neurofisiologista se baseará na indicação do médico responsável e nos dados obtidos na anamnese e no exame neurológico para planejar os nervos, músculos e técnicas necessárias. A execução consiste na realização do que foi planejado, se necessário com possíveis adequações conforme os achados e as condições técnicas. A etapa de interpretação se inicia durante a execução e ao término desta, após obtenção dos parâmetros necessários. Ao término do exame, o neurofisiologista deve ter as conclusões já formadas, não deixando para interpretar achados em um segundo momento, pois, se assim o fizer, pode perceber que não obteve dados importantes quando o paciente já deixou a mesa de exame.

Os principais objetivos da ENMG estão listados na Quadro 10.1.

A ENMG é um exame topográfico e funcional, mas não específico do ponto de vista etiológico. Assim sendo, um mesmo tipo de achado eletrofisiológico pode ter diferentes significados clínicos e diagnósticos. Por exemplo, na propedêutica de um paciente com paresia da dorsoflexão do pé e dos artelhos ("pé caído"), um estudo eletroneuromiográfico evidenciando normocondução sensitiva e motora, mas a presença de sinais de desnervação em musculatura pertencente ao miótomo de L5, pode representar uma radiculopatia a nesse nível, mas também um quadro inicial, ainda localizado, de doença de neurônio motor. Dados clínicos de "dormência", parestesias e dor neuropática e/ou outros exames complementares (tomografia computadorizada ou ressonância magnética de coluna lombossacra) serviriam para uma interpretação correta desses achados.

Algumas limitações inerentes ao método e capazes de influenciar os resultados serão aqui descritas resumidamente.

A época de realização da ENMG pode ser limitante porque alguns achados eletrofisiológicos de condução nervosa e eletromiografia demoram de alguns dias a semanas para se estabelecer após a instalação da patologia. Assim, a realização do exame muito precocemente em doenças e lesões agudas pode não possibilitar conclusões adequadas. Por outro lado, alterações da condução mielínica e achados de desnervação recente (ondas positivas e fibrilações, extremamente úteis para

Quadro 10.1 ▷ Objetivos da eletroneuromiografia

Identificar a presença ou não de disfunção neuromuscular
Localizar e topografar o nível de acometimento (nervo, músculo e/ou junção neuromuscular)
Quantificar a disfunção existente (leve, moderada e grave)
Definir temporalmente a disfunção (aguda, subaguda ou crônica)
Verificar a presença ou não de atividade da doença
Acompanhar resposta terapêutica ou recuperação espontânea
Inferir prognóstico

o diagnóstico) desaparecem após alguns meses, e com isso a realização de exame muito tardio, sobretudo nos casos com boa reinervação, pode dificultar o diagnóstico eletrofisiológico. Preferencialmente, a ENMG deve ser realizada após uma evolução de 3 a 4 semanas, embora a decisão do melhor momento para o exame em doenças e lesões agudas vá depender da doença em questão e do profissional solicitante. Algumas vezes, pode ser necessária uma reavaliação eletrofisiológica em um segundo momento, objetivando melhores conclusões dos achados iniciais.[1]

O tipo de fibra envolvido em neuropatias pode também limitar as conclusões, pois a ENMG de rotina avalia fibras mielínicas de médio e grosso calibre. Assim, o acometimento exclusivo de fibras finas e/ou amielínicas pode resultar em um exame falso-negativo. Exemplo claro desse tipo de limitação é o achado de ENMG normal em paciente com neuropatia de fibras finas, às vezes manifestação inicial de várias neuropatias, como, por exemplo, diabética e clínica de "queimação nos pés" (burning feet). Radiculopatias leves podem também não ser identificadas em virtude da sobreposição fisiológica da representação dos miótomos. Assim, sobretudo em crianças, nas quais o estudo eletromiográfico de agulha pode ter de ser mais resumido, a avaliação de um músculo cuja inervação é proveniente de duas ou mais raízes pode mostrar-se normal caso o acometimento de uma delas seja apenas leve.

Miopatias leves são também de difícil diagnóstico, sobretudo em casos de comprometimentos focais, como nas miopatias inflamatórias. Em geral, pode-se dizer que a ENMG é capaz de detectar alterações neurogênicas de maneira mais acurada do que alterações miopáticas.[2] Outro aspecto a ser considerado refere-se à avaliação de miopatias em fase avançada, sobretudo distróficas, situação em que a grande substituição de tecido muscular por conjuntivo pode produzir achados eletrofisiológicos de desnervação – padrão "pseudoneurogênico".

O correto diagnóstico eletrofisiológico só pode resultar de uma confluência dos achados de história e exames neurológico e eletroneuromiográfico.

Os eletroneuromiógrafos empregados na realização da ENMG são compostos de sistemas eletroeletrônicos com filtros e amplificadores para captação, promediação e análise dos potenciais obtidos. Rotineiramente são realizados estudos de condução nervosa sensitiva e motora, respostas retardadas (onda F e reflexo H) e a eletromiografia de agulha. Em algumas situações podem ser utilizadas técnicas especiais, como teste de estimulação repetitiva, reflexo de piscamento (blink reflex), avaliação autonômica e eletroneuromiografia dinâmica, entre outras.

Para os estudos de condução nervosa utilizam-se, mais comumente, eletrodos de estimulação e de captação de superfície, e para a eletromiografia emprega-se eletrodo de agulha. O emprego de agulhas e de eletrodos de menor tamanho tem grande importância na população pediátrica, sobretudo em recém-nascidos e crianças menores, pois eletrodos de tamanhos desproporcionais podem resultar em captação de potenciais de músculos e nervos adjacentes, falseando os resultados.[1,2] Durante a condução nervosa realiza-se a estimulação de um ou mais nervos através da pele, com posterior captação do estímulo em distâncias e locais predeterminados. A estimulação pode ser realizada no sentido fisiológico de condução do nervo, chamada ortodrômica, ou no sentido contrário, antidrômica. Quando se realiza estudo em crianças, maior atenção deve ser dada à intensidade do estímulo elétrico, porque os nervos encontram-se mais próximos, podendo uma estimulação de alta intensidade alcançar nervos vizinhos, com consequente captação errônea. Obtêm-se potenciais de condução para análise de valores de latências, amplitudes, durações, áreas e cálculo de velocidades.

A Figura 10.1 ilustra potenciais de condução sensitiva de nervos mediano, ulnar e radial por estimulação antidrômica no punho, enquanto a Figura 10.2 ilustra potenciais de condução motora do nervo ulnar em estímulo ortodrômico distal e proximal, no punho e acima do cotovelo, respectivamente.

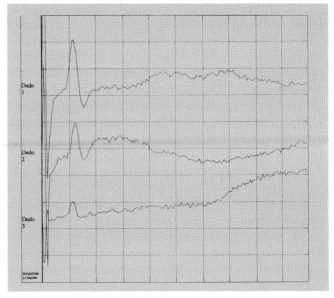

Figura 10.1 ▶ Condução sensitiva.

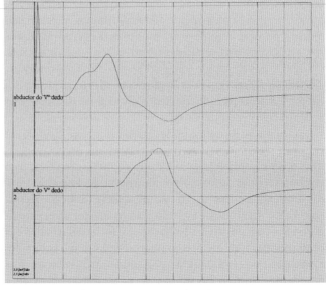

Figura 10.2 ▶ Condução motora.

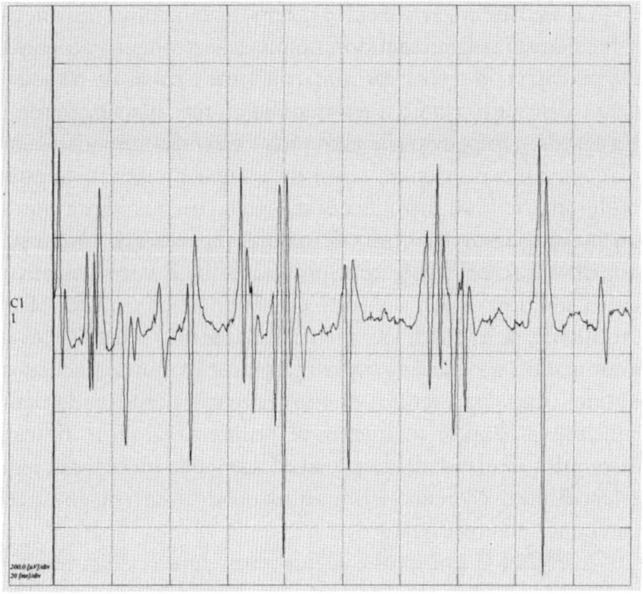

CAPÍTULO 10 ▷ Eletroneuromiografia em Pediatria

Figura 10.3 ▷ Eletromiografia.

Durante a eletromiografia, implanta-se um eletrodo de agulha em diferentes músculos e planos musculares e analisam-se os potenciais no visor, além do som gerado pelo aparelho. Em um primeiro momento verifica-se a atividade de inserção, gerada pela despolarização de fibras musculares pelo eletrodo e, em seguida, a atividade de repouso, normalmente com ausência de potenciais – "silêncio em repouso". Em um segundo instante, analisa-se a contração muscular voluntária com identificação de potenciais de unidades motoras (MUP – *motor unit potentials*) com morfologia, padrão de recrutamento e interferência característicos. A Figura 10.3 ilustra os MUP durante contração muscular voluntária do músculo tibial anterior.

Atividades anormais, como fibrilações, ondas positivas, fasciculações (nem sempre patológicas) e descargas miotônicas, podem ser, entre outras, identificadas na fase de repouso. Em crianças, de modo geral, por questões inerentes ao tônus basal e à frequente pouca cooperação, os músculos gastrocnêmio e tríceps são mais apropriados para estudo da atividade de repouso, enquanto os músculos tibial anterior e bíceps se prestam melhor para análise da atividade muscular voluntária.[2]

De maneira resumida, as alterações nos estudos de ENMG usualmente se enquadram em dois padrões, neurogênico e miopático, cujas características encontram-se sistematizadas no Quadro 10.2. Esta é, entretanto, uma separação resumida e simplista, uma vez que o espectro de alterações é grande e às vezes complexo, como já descrito em achados "pseudoneurogênicos".

Após a abordagem dos aspectos mais gerais e técnicos sobre a ENMG, vamos discorrer sobre outros mais particulares e importantes no exame envolvendo a população pediátrica.

A ENMG em pediatria pode representar um desafio ao neurofisiologista, pois na maioria das vezes a criança e seus pais temem a realização de um procedimento estranho, invasivo e doloroso. Na maioria das etapas, entretanto, sente-se mais propriamente um desconforto do que realmente dor. A pouca cooperação é geralmente regra durante a ENMG em crianças. Alguns pais são excelentes na tarefa de distrair e orientar a criança, mas, quando não for o caso, o auxílio de membros da equipe poderá ser mais adequado. Brinquedos e mesmo aparelhos de TV podem ser úteis. A minha experiência e de outros neurofisiologistas[3] considera a faixa etária de 2 a 6 anos a mais trabalhosa para exame, já que a negociação mostra-se frequentemente ineficaz e essas crianças são fisicamente de difícil contenção. Uma boa explanação do que vai ser feito e uma adequada distração da criança possibilitam a realização do procedimento na maioria dos casos. O início do exame pelos estudos de condução nervosa, preferencialmente sensitiva, é geralmente mais adequado por produzir menor desconforto. A sedação deve ser evitada porque interfere na análise da contração muscular voluntária, que é parte importante e essencial do estudo. Nos casos em que ela for inevitável, o hidrato de cloral ou outros fármacos podem ser empregados,[2] devendo ser tomados os cuidados adequados e inerentes ao procedimento de sedação.

Quadro 10.2 ▷ Padrões neurogênico e miopático

Achados eletrofisiológicos	Padrão neurogênico	Padrão miopático
Condução nervosa sensitiva	Alterações de latência, amplitude e velocidade de condução, dependendo do comprometimento primariamente mielínico ou axonal	Normal
Condução nervosa motora	Alterações de latência, amplitude e velocidade de condução, dependendo do comprometimento primariamente mielínico ou axonal	Normal ou com redução da amplitude motora em miopatias avançadas, com grande perda muscular
Respostas retardadas	Normais ou alteradas	Normais
Eletromiografia de agulha	Ondas positivas, fibrilações, fasciculações, MUP longos e polifásicos e recrutamento reduzido	MUP curtos e polifásicos curtos, com recrutamento aumentado. Mais raramente podem ocorrer ondas positivas e fibrilações, sobretudo em miopatias inflamatórias

A temperatura corporal é também um fator mais significativo em crianças porque especialmente os recém-nascidos têm maior dificuldade para mantê-la e a redução da temperatura cutânea tem influência objetiva na condução nervosa. Os parâmetros que mais sofrem alterações em função da baixa temperatura são as latências e velocidades de condução, podendo gerar resultado falso-positivo, com diagnóstico errôneo de neuropatias mielínicas. É aconselhável medir a temperatura cutânea antes e durante o procedimento.

A realização da ENMG em ambiente de terapia intensiva ocorre com alguma frequência em pediatria (sobretudo na investigação de bebês hipotônicos em ventilação mecânica) e causa dificuldades técnicas adicionais em razão da maior interferência na qualidade dos traçados obtidos pelo eletroneuromiógrafo nesses locais, além da frequente presença de edema, curativos e cateteres.

Outro fator importante em crianças é a medida precisa das distâncias entre estímulos porque, em função dos curtos seguimentos envolvidos, diferenças de milímetros ou poucos centímetros podem influenciar sobremaneira os achados de latências e cálculos de velocidades de condução. Um outro aspecto essencial é que, em virtude do processo fisiológico de maturação neural, os valores de referência variam conforme a idade. A mielinização se inicia por volta da 15ª semana de gestação[4] e continua nos primeiros anos de vida. Os axônios também têm um processo de maturação nos períodos pré e pós-natal, começando na 20ª semana e atingindo seu máximo por volta de 2 a 5 anos de idade.[5] Sendo assim, os valores de referência para a condução nervosa assemelham-se aos da população adulta apenas após os 3 aos 5 anos de idade. Tabelas com valores referentes à faixa etária da criança em estudo devem ser consultadas em manuais apropriados.[6]

Crianças, comparadas a adultos, têm normalmente fibras musculares menores e uma menor densidade de fibras, ocasionando MUP de menores amplitude e duração. Essas características são semelhantes aos potenciais miopáticos e dificultam a análise, podendo produzir resultados falso-positivos ou negativos. Além disso, a identificação de um padrão de recrutamento muscular precoce, próprio das miopatias, é difícil em crianças, em função da pouca cooperação e da contração muscular voluntária irregular. A porcentagem de resultados eletromiográficos falso-negativos em miopatias pode ser tão alta como 60%.[7]

Ainda na propedêutica eletromiográfica, a zona de junção neuromuscular (JNM) ocupa em crianças maior área relativa, sobretudo em músculos menores, como na musculatura intrínseca das mãos. Assim, atividade de placa ou fenda da JNM pode ser mais frequentemente captada e erroneamente confundida com sinal de desnervação (fibrilações, ondas positivas), produzindo falsos achados neurogênicos.[7]

A técnica de estimulação repetitiva utilizada para diagnóstico de disfunção da JNM, como em caso de miastenia grave, botulismo e síndrome de Lambert-Eaton, tem também suas particularidades em pediatria, pois, em razão da imaturidade da JNM, apresenta respostas fisiológicas diferentes quando comparada aos adultos. Em geral, uma estimulação de frequência de 5Hz ou menor é capaz de evocar uma resposta estável.[2]

Os fatores descritos, entre outros, fazem com que o neurofisiologista responsável pelo exame de eletroneuromiografia em pediatria deva ser experiente, paciente e capaz de tranquilizar e distrair a criança e seus familiares, mas não enganá-los. Na ENMG em pediatria é ainda mais essencial um adequado planejamento do exame, a fim de poupar a criança de estímulos elétricos ou introduções de agulha menos importantes ou mesmo desnecessárias. Na maioria das vezes, o examinador deverá se contentar com um exame mais curto, objetivo e dirigido, mas ainda capaz de um diagnóstico correto. Mais raramente, se as condições técnicas não forem satisfatórias, o examinador não deverá superinterpretar os poucos achados obtidos, mas considerar o exame realmente inadequado para conclusões naquele momento, planejando realização futura, caso outra modalidade, como estudo genético ou biópsia, não esteja disponível ou não seja mais adequada para o diagnóstico da doença em investigação.

A ENMG é um exame seguro, mas deve ser contraindicado em pacientes portadores de distúrbio da coagulação adquiridos ou hereditários, em função do risco de hematomas musculares. Nestes, quando necessário, devem ser realizados apenas os estudos de condução nervosa, às vezes suficientes para conclusões de alguns casos. Mas cautela é necessária em pacientes portadores de marca-passo (sobretudo externos) e desfibriladores,[8] embora essas condições sejam mais raras na população pediátrica. O estudo de agulha em músculos intercostais, supraclaviculares, paraespinais, abdominais e no diafragma deve ser preferencialmente evitado em crianças em função dos riscos de pneumotórax, uma vez que a movimentação e a pouca cooperação são frequentes nessa faixa etária.

As indicações mais comuns de solicitação de eletroneuromiografia em pediatria estão listadas no Quadro 10.3.

O Quadro 10.4 oferece um panorama geral das principais vantagens, desvantagens e achados eletrofisiológicos nas condições em que mais comumente se indica a ENMG na população pediátrica. Atenção especial deve ser dada à coluna das desvantagens da ENMG, uma vez que esta, algumas vezes, aponta para estratégias propedêuticas mais interessantes, como propedêutica de imagem de encéfalo para hipotonia congênita e a propedêutica genética para condições como distrofias de Duchenne e Becker e ataxias hereditárias. Assim, quadros bem definidos (clinicamente e/ou por história familiar), como miopáticos ou neurogênicos, podem ser

---

Quadro 10.3 ▷ Principais indicações de ENMG em pediatria

Investigação de hipotonia congênita (*floppy infant*)

Miopatias (congênitas, metabólicas, mitocondriais, distrofias e síndromes miotônicas)

Atrofia muscular espinal, principalmente tipo I – Doença de Werdnig-Hoffmann

Polineuropatias hereditárias e adquiridas

Doenças da junção neuromuscular (miastenia grave congênita e adquirida, botulismo)

Lesão traumática de plexo braquial associada a tocotraumatismo

Ataxias hereditárias (Friedreich, deficiência de vitamina E, ataxia-telangiectasia)

Quadro 10.4 ▷ Aspectos da ENMG nas indicações mais comuns em pediatria

Indicações	Vantagens	Desvantagens	Padrões eletrofisiológicos
Hipotonia congênita	Identificar patologia neurogênica, miopática ou da JNM	Baixa sensibilidade, pois cerca de 80% a 90% dos casos são de origem central[9-12] Possibilidade de falso-negativo em miopatias[2]	Normal Neurogênico Miopático
Miopatias	Confirmar disfunção muscular Selecionar músculo para biópsia Identificar descargas miotônicas Sugerir atividade de miopatias inflamatórias	Possibilidade de falso-negativo[2] Inespecificidade dos achados, necessitando muitas vezes de complementação com biópsia muscular Pode ser substituída por estudos genéticos em vários casos	Normal Miopático, com MUP polifásicos curtos e recrutamento aumentado. Em algumas miopatias, sobretudo inflamatórias, podem ser notadas fibrilações e ondas positivas
Atrofia muscular espinal	Definir etiologia neurogênica	Inespecificidade dos achados, podendo ser substituída por estudo genético nos casos mais sugestivos	Neurogênico, com conduções nervosas normais, mas eletromiografia evidenciando intensos sinais de desnervação em atividade
Neuropatias periféricas	Definir acometimento de nervo periférico, diferenciando-o como primariamente mielínico ou axonal Definir atividade da doença	Inespecificidade dos achados	Neurogênico, com alterações de latências e velocidade nas neuropatias mielínicas e da amplitude nas axonais. Ondas positivas, fibrilações e fasciculações em neuropatias ativas ou recentes. MUP longos e polifásicos
Doenças da junção neuromuscular (JNM)	Identificar disfunção da JNM no teste de estimulação repetitiva (TER)	Baixa sensibilidade na miastenia grave ocular e nas síndromes miastênicas congênitas Dificuldade técnica em crianças	Decremento no TER nos casos de disfunção pós-sináptica da JNM Incremento no TER nos casos de disfunção pré-sináptica da JNM
Lesão traumática de plexo braquial	Definir, topografar e quantificar a lesão Inferir prognóstico Acompanhar presença ou não de reinervação	Dificuldade na análise de músculos tecnicamente mais difíceis em crianças, podendo limitar a precisão topográfica	Neurogênico, com alterações da condução e eletromiografia conforme seguimento acometido
Ataxias hereditárias	Identificar neuropatia	Inespecificidade, podendo ser substituída por estudo genético em alguns casos	Neurogênico, com ausência ou alteração da condução nervosa sensitiva, geralmente com poucas alterações na condução motora e na eletromiografia

primeiramente investigados por estudos genéticos, uma vez que esse tipo de propedêutica é mais específico e menos invasivo, sendo por isso mais adequado, sobretudo na população pediátrica. É claro que esse tipo de propedêutica tem também suas limitações, sendo a ENMG de grande valor quando estudos genéticos se mostrarem negativos, mas a clínica sugerir a doença em questão.

Em resumo, a eletroneuromiografia é um recurso de diagnóstico complementar que deve ser analisado em conjunto com os demais dados referentes ao paciente, devendo ser analisada com maior cautela na população pediátrica, tendo em vista as limitações e dificuldades técnicas inerentes à faixa etária.[13] Como qualquer método de diagnóstico complementar,

se bem indicado e realizado por profissional capacitado com boas condições técnicas, pode oferecer recurso diagnóstico importante.

REFERÊNCIAS

1. Dumitru D. Electrodiagnostic medicine pitfalls. In: Dumitru D. Electrodiagnostic medicine. 1 ed. St. Louis: Hanley e Belfus, 1995:413-49.

2. Kimura J. Electrodiagnosis in the pediatric population. In: Electrodiagnosis in diseases of nerve and muscle: principles and practice. 3 ed. New York: Oxford University Press, 2001:586-96.

3. Hays RM et al. Physicians' practice patterns in pediatric electrodiagnosis. Arc Phs Med Rehabil 1993; 74:494-6.

4. Gamble HJ, Breathnach AS. An electron-microscope study of human foetal peripheral nerves. J Anat 1965; 99:573-84.

5. Thomas JE, Lambert EH. Ulnar nerve conduction velocity and H reflex in infants and children. J Appl Physiol 1960; 15:1-9.

6. Delisa JA et al. Manual of nerve conduction velocity and clinical neurophysiology. 3 ed. New York: Raven Press, 1994:186-9.

7. Margaret AT. Pediatric electrodiagnostic medicine. In: Dumitru D. Electrodiagnostic medicine. 1 ed. St. Louis: Hanley e Belfus, 1995:1133-45.

8. AAEM. Guidelines in electrodiagnostic medicine. Muscle Nerve 1999; 22(sup 8):S53-S58.

9. David WS, Jones HR Jr. Electromyography and biopsy correlation with suggested protocol for evaluation of floppy infant. Muscle Nerve 1994; 17:424-30.

10. David WS, Jones HR Jr. Electromyographic evaluation of the floppy infant (Abstract). Muscle Nerve 1990; 13:857.

11. Bassam AB. Floppy infant. In: Katirji B et al. Neuromuscular disorders in clinical practice. Woburn: Butterworth-Heinemann, 2002:1311-8.

12. Dubowitz V. The floppy infant syndrome. In: Muscle disorders in childhood. 2 ed. London: Saunders Company, 1995:457-72.

13. Batley RJ. Considerações sobre eletromiografia em pediatria. In: Johnson. Eletromiografia prática. 4 ed. Rio de Janeiro, 2008:413-34.

11

Líquido Cefalorraquidiano na Infância

Hélio Rodrigues Gomes

INTRODUÇÃO

O sistema ventricular foi descrito, inicialmente, por Galeno no século II AD, mas já no século IV a.C. Hipócrates percebeu a presença de um líquido dentro das cavidades cerebrais de um indivíduo portador de hidrocefalia, acreditando que sua ocorrência seria patológica.[1] Como arma diagnóstica, o líquido cefalorraquidiano (LCR) só começou a ser utilizado no final do século XIX, quando Quincke, em 1891, realizou a primeira punção lombar percutânea.[1,2]

Várias são as funções atribuídas ao LCR. A primeira delas consiste na proteção mecânica conferida ao cérebro, impedindo que este se choque com as estruturas ósseas que o envolvem durante os deslocamentos da cabeça. Muito importante é o papel no metabolismo cerebral, pois o LCR participa ativamente nos processos de trocas e transporte de constituintes cerebrais, mantendo a homeostase desse microambiente. Destaca-se, ainda, o papel imunitário que o LCR desempenha na proteção do sistema nervoso central (SNC) contra patógenos, veiculando células de defesa, imunoglobulinas e citocinas.[1,3]

FORMAÇÃO, CIRCULAÇÃO E ABSORÇÃO

Cerca de 75% do líquor circulante é secretado no plexo coroide dos ventrículos, mediante um processo ativo que envolve sistemas enzimáticos, como o da anidrase carbônica. Fármacos que bloqueiam esse sistema enzimático, como a acetazolamida, diminuem a formação de LCR e são empregados no tratamento da hidrocefalia.[4]

Os plexos coroides são constituídos por capilares fenestrados justapostos, revestidos de epitélio especializado (epêndima). O filtrado plasmático que se forma a partir dos capilares ganha o estroma do plexo coroide e aí permanece. As células ependimárias, por meio de um mecanismo de transporte ativo, secretam íons Na^+ e Cl^- para dentro das cavidades ventriculares, tornando o ambiente hiperosmótico. O aumento na pressão osmótica leva à entrada de água e outros fluidos através do plexo coroide e dos tecidos adjacentes. Posto que o LCR não é apenas um dialisado do soro, a concentração de íons nos diversos compartimentos é diferente. As concentrações de íons sódio, cloretos e potássio são maiores no LCR, enquanto fosfatos, cálcio, sulfato e ácido úrico estão presentes em concentração mínima.[5]

A concentração proteica no LCR é muito inferior à do plasma, em virtude do tamanho da molécula proteica e de sua relativa insolubilidade.[2,5]

Além dos componentes secretados pelos plexos coroides, trocas de água e de eletrólitos se processam livremente através dos vasos de todo o espaço subaracnóideo. A esses componentes se associa o produto da drenagem dos compostos do líquido extracelular do SNC, muitos dos quais resultantes do metabolismo da célula nervosa e das células gliais.[3]

Assim sendo, a composição do LCR tende a ser mantida dentro de limites estreitos, e as variações ocorridas nos componentes plasmáticos são ativamente controladas por diversos sistemas, de modo que a composição do LCR se mantenha dentro dos limites exigidos para manter a homeostase. A manutenção dos limites das variações fisiológicas da composição do LCR é garantida, grande parte pela barreira hematoliquórica (BHL).[1,3]

A taxa de secreção de LCR é de cerca de 750mL/dia nos adultos, sendo menor nas crianças. No recém-nascido (RN), por exemplo, a taxa de formação de LCR é da ordem de 25mL/dia.[5]

O volume total de líquor circulante varia de 5mL nos RN a 150mL nos indivíduos adultos.[2] O volume de LCR aumenta à medida que aumenta a massa corporal da criança, mas, em termos relativos, quanto mais nova for a criança, maior será o volume (Figura 11.1). Estudos de perfusão ventricular mostram que a velocidade de formação de LCR nos plexos coroides é de 0,3 a 0,4mL/min.[1]

O LCR secretado pelo plexo coroide dos ventrículos laterais chega ao terceiro ventrículo atravessando o forame de Monro e, posteriormente, passando pelo aqueduto de Sylvius, atinge o quarto ventrículo. Daí, através dos forames de Luschka e Magendie, alcança o ângulo pontocerebelar, as cisternas pré-pontina e magna e, então, os espaços subaracnóideos espinais e das convexidades cerebrais.[1]

A reabsorção do LCR para a circulação dá-se, principalmente, no nível das vilosidades aracnóideas. Essas estruturas constituem um emaranhado de prolongamentos de aracnoide, entre os quais o LCR se interpõe. Elas são revestidas, no lado venoso, por endotélio contínuo, que repousa sobre a membrana basal. As trocas de água e eletrólitos são feitas normalmente. As proteínas e substâncias de peso molecular maior passam do

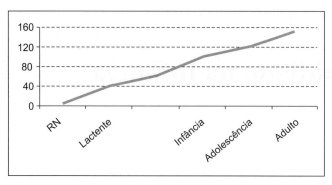

Figura 11.1 ▷ Volume liquórico em diferentes idades.

sistema líquor para o sistema sanguíneo, por meio de micropinocitose, e produtos de degeneração celular são fagocitados.

As células e as hemácias íntegras não atravessam as vilosidades íntegras.[1,5]

Muitos estudos têm sido realizados para a determinação da dinâmica da formação, circulação e reabsorção do LCR, no intuito de melhor compreender e tratar a hidrocefalia.

VIAS DE PUNÇÃO

Habitualmente, o líquor pode ser coletado mediante punção na região lombar (punção lombar), na região suboccipital (SO) ou de um dos dois ventrículos laterais (punção ventricular). Esta última está reservada apenas para os casos de ventriculite ou hidrocefalia muito importante.[3]

A via lombar é a mais indicada nas crianças. Pode ser feita com o paciente sentado ou deitado, embora a primeira opção ofereça maiores facilidades de contenção física da criança, sobretudo as maiores. Podem ser usados os espaços intervertebrais L3-L4, L4-L5 e L5-S1. A via SO está reservada para casos extremos, como, por exemplo, no pós-operatório das mielomeningoceles, nas quais o fundo de saco lombar não pode ser atingido. Nesses casos, a sedação da criança é sempre útil.

No Quadro 11.1 encontram-se algumas contraindicações à realização da punção liquórica.

A verificação das pressões inicial e após a retirada de um determinado volume de líquor é muito importante no diagnóstico das patologias que causam hiper ou hipotensão liquórica. Os valores da pressão variam de 5 a 18cm de água, sendo mais elevados no fundo de saco lombar e mais baixos no nível dos ventrículos laterais. Como normalmente as crianças choram e estão agitadas durante o procedimento, os valores pressóricos obtidos nem sempre são considerados.

Quadro 11.1 ▷ Contraindicações à punção liquórica

Hipertensão intracraniana
Infecção no trajeto da agulha
Discrasias sanguíneas
Agitação extrema do paciente
Inabilidade técnica

COMPOSIÇÃO

O líquor normal é límpido e incolor, tem densidade de 1,006 a 1,009 e é levemente alcalino. Na infância, essas características podem ser diferentes, de acordo com a faixa etária, sobretudo até o sexto mês de vida, quando as características liquóricas passam a se assemelhar às do adulto. As principais diferenças são encontradas no primeiro mês de vida.[3] Os Quadros 11.2 e 11.3 mostram alguns parâmetros liquóricos nos primeiros meses de vida.[3,6]

Praticamente todos os componentes do sangue estão presentes no LCR, embora nem sempre em proporções semelhantes.

O Quadro 11.4 mostra o perfil citológico e citomorfológico nos RN de termo e pré-termo.[7] Em virtude da imaturidade da barreira hematoliquórica, um maior número de células pode ser encontrado nos RN, sem que este fato tenha um sentido patológico.[7,8] Nos primeiros dias de vida, a presença de até 600 eritrócitos/mm^3 está mais relacionada com o tocotraumatismo natural do que propriamente com a hemorragia ventricular. Do mesmo modo, a presença de neutrófilos também pode ser explicada pelas micro-hemorragias naturais que ocorrem no trabalho de parto, e não significa a existência de um processo infeccioso.

A concentração proteica do LCR não costuma ser > 25mg/dL no líquor ventricular e > 30mg/dL no líquor obtido da cisterna magna ou do fundo de saco lombar. Portanto, a proteinorraquia é de 150 a 200 vezes menor que a concentração proteica do soro. As mesmas frações proteicas são encontradas no soro e no LCR, ou seja, albumina, α-1-globulina, α-2-globulina, β-globulina e γ-globulina. Além dessas, duas subfrações, características do LCR, são visualizadas na corrida eletroforética: pré-albumina, que deriva do sangue, e a subfração tal, que deriva do metabolismo proteico do parênquima cerebral.[1,3]

A albumina é a fração proteica mais abundante e provém exclusivamente do soro. O quociente de albumina (albumina no LCR/albumina no soro) tem sido usado como parâmetro para avaliação da função da barreira hematoliquórica.[9] Quanto maior o quociente, ou seja, maior a concentração propor-

Quadro 11.2 ▷ Valores normais do LCR em diferentes faixas etárias pediátricas, segundo Luz (cit. Spina França)

	2º dia de vida	7º dia de vida
Cor	Incolor ou xantocrômico	Incolor ou xantocrômico
Aspecto	Límpido ou levemente turvo/hemorrágico	Límpido
Leucócitos/mm^3	0 a 12	0 a 11
Eritrócitos/mm^3	0 a 603	0 a 322
Bilirrubina (μmol/L)	1,6 a 2,3	1,5 a 2,3
Proteínas (mg/dL)	< 120	< 114

CAPÍTULO 11 ▷ Líquido Cefalorraquidiano na Infância

Quadro 11.3 ▷ Valores normais do LCR em diferentes faixas etárias pediátricas, segundo Spina França e Diament

	RN	2º mês	3º mês	4º/5º mês
Cor	Incolor ou xantocrômico	Incolor	Incolor	Incolor
Aspecto	límpido ou levemente turvo	Límpido	Límpido	Límpido
Leucócitos/mm³	0 a 15	0 a 15	< 4	< 4
Eritrócitos/mm³	0 a 625	–	–	–
Proteínas (mg/dL)	< 80	< 60	< 50	< 40
Cloretos (mg/dL)	700 a 749	680 a 750	680 a 750	680 a 750
Glicose (mg/dL)	42 a 78	42 a 78	50 a 80	50 a 80
Ureia (mg/dL)	15 a 42	15 a 42	15 a 42	15 a 42

Quadro 11.4 ▷ Citomorfologia do LCR em RN de termo e RN pré-termo, segundo Livramento e cols.

	RNT	RNPT
Leucócitos/mm³	< 12	3,83 ± 3,38
Eritrócitos/mm³	< 600	289,98 ± 348,96
Linfócitos (%)	15 a 59	38,89 ± 8,9
Monócitos (%)	41 a 78	52,41 ± 6,73
Neutrófilos (%)	0 a 17	5,87 ± 7,64
Macrófagos (%)	0 a 10	2,81 ± 2,63
Eosinófilos (%)	0 a 2	0

cional de albumina no LCR, menos íntegra está a barreira. O Quadro 11.5 mostra os diferentes quocientes de albumina, de acordo com a faixa etária. Observa-se que nos RN a imaturidade da barreira permite facilmente a passagem de albumina para o compartimento liquórico.

As imunoglobulinas encontradas são basicamente da classe IgG e derivam do soro. Processos infecciosos ou inflamatórios do sistema nervoso podem desencadear a síntese local de imunoglobulinas. Essa síntese local pode ser determinada por meio de quocientes que relacionam a quantidade de albumina e imunoglobulina no soro e no líquor.[3,10]

A taxa de glicose no LCR depende dos níveis de glicemia e não apresenta variações significativas com a idade. Normalmente, a glicorraquia representa cerca de dois terços da glicemia, e teores de glicose no LCR abaixo de dois terços da glicemia sugerem a presença de processo infeccioso bacteriano. Em virtude da dinâmica da glicose e das trocas entre o sangue e o LCR, os valores da glicorraquia, em dado momento, têm relação com valores de glicemia de 4 horas anteriores.[1]

Uma substância redutora que possibilita diferenciar os quadros infecciosos bacterianos dos virais com maior especificidade que a determinação da glicorraquia é a dosagem do níveis de lactato no LCR.

Além de uma arma importante no diagnóstico de patologias infecciosas, inflamatórias, degenerativas e neoplásicas, o exame do LCR torna possível o acompanhamento evolutivo dessas patologias, contribui no entendimento da história natural das patologias que atingem o SN, estabelece o estadiamento de processos neoplásicos sistêmicos, mediante o diagnóstico da invasão do SNC por metástases, e, ainda, pode auxiliar o tratamento de alguns processos infecciosos e neoplásicos, por meio de quimioterapia ou quimioprofilaxia intratecal.

Quadro 11.5 ▷ Valores de referência do quociente de albumina, segundo Reiber

	Q albumina (LCR/soro)
Recém-nascido	25×10^{-3}
1º mês	15×10^{-3}
6º mês	5×10^{-3}
20 anos	5×10^{-3}
40 anos	7×10^{-3}
60 anos	8×10^{-3}

REFERÊNCIAS

1. Fishman RA. Cerebrospinal fluid in diseases of the nervous system. 2 ed. Philadelphia: WB Saunders, 1992.

2. Davson H. Physiology of the cerebrospinal fluido. London: Churchill Livingstone, 1967.

3. Spina-França A. Líquido cefalorraqueano na infância. In: Marcondes E. Pediatria básica. São Paulo: Sarvier, 1978:791-96.

4. Aicardi J. Diseases of the nervous system in childhood. 2 ed. London: Mac Keith Press, 1998; 897p.

5. Swaiman KF. Spinal fluid examination. In: Swaiman KF, Ashwall S. Pediatric neurology – principles and practice. 3 ed. St. Louis: Mosby, 1999:115-21.

6. Diament AJ. O líquido cefalorraqueano no recém-nascido. Pediat Prat (São Paulo) 1964; 35:189.

7. Livramento JA, Luz BR, Haussen SR, Spina França A. Citomorfologia do líquido cefalorraquidiano em recém-nascidos normais. Arq Neuropsiquiat (SP) 1974; 22:212.

8. Costa-Vaz FA. Contribuição para o estudo do líquido cefalorraquidiano em recém-nascidos pré-termos sadios. Tese, 1975. Faculdade de Medicina da Universidade de São Paulo, SP.

9. Reiber H, Felgenhauer K. Protein transfer at the blood cerebrospinal fluid barrier and the quantification of the humoral immune response within the central nervous system. Clin Chim Acta 163:319-28.

10. Keir G. The laboratory investigation. Workshop and seminar on the analysis of CSF proteins, London, 1993:2-14.

Seção III

Patologias do Feto e Recém-Nascido

12

Malformações do SNC e Distúrbios do Desenvolvimento Cortical

Ana Maria Sedrez Gonzaga Piovesana ▪ Fernando Cendes

INTRODUÇÃO

As malformações do sistema nervoso central (MF-SNC) têm sido objeto de vários estudos. Inicialmente, os neuropatologistas detinham o maior número de publicações, mas o desenvolvimento da neuroimagem possibilitou o estudo não invasivo dessas malformações, suscitando um crescente interesse entre os clínicos e radiologistas e auxiliando a melhor compreensão de síndromes genéticas, epilépticas e quadros clínicos complexos. Novos conceitos sobre os agentes teratogênicos e a embriologia experimental têm contribuído para a elucidação da etiologia de muitos casos.

A tomografia computadorizada (TC) e a ressonância magnética (RM) possibilitaram o diagnóstico *in vivo* de várias patologias do sistema nervoso central (SNC),[5,32,45,55,56] inclusive intraútero. O diagnóstico precoce define condutas que minimizam sequelas e, nas etiologias genéticas, determina prevenção por meio de aconselhamento e de condutas terapêuticas.

DEFINIÇÕES, FREQUÊNCIA E FATORES ETIOLÓGICOS

A formação do SNC depende de um processo extremamente complexo sobre o qual atuam inúmeros fatores ambientais e genéticos, tornando realmente incrível o fato de que, na maioria dos casos, esse processo aconteça sem incidentes.

Neste capítulo, as MF-SNC compreendem anormalidades morfológicas do SNC originadas no período embrionário ou fetal, independente dos mecanismos patológicos.

Dados estatísticos sugerem que 25% dos conceptos apresentam MF-SNC e que estas são responsáveis por muitas mortes fetais.[28] Também estão relacionadas a 40% dos óbitos no primeiro ano de vida e a quadros neurológicos graves, como paralisia cerebral, deficiência mental e epilepsia.[38]

A etiologia das MF-SNC permanece obscura em cerca de 60% dos casos. Acredita-se que o momento do insulto sobre o feto é mais importante do que sua natureza, embora alguns agentes teratogênicos, como o álcool e alguns agentes antiepilépticos, produzam preferencialmente certas anomalias. Portanto, diferentes etiologias seriam responsáveis por malformações semelhantes, dependendo do momento em que agiriam sobre o SNC.[1,55]

As MF-SNC podem acontecer por desvios no processo normal do desenvolvimento em razão de três possibilidades: (1) o programa genético (código de DNA) é incorreto desde o princípio, por anomalia cromossômica ou herança; (2) o desenho básico é normal, mas as instruções são transmitidas incorretamente; (3) o programa e a transmissão da informação genética foram corretos, mas, em virtude de uma lesão com subsequente processo de reparo, haverá modificações morfológicas. A esquizencefalia seria um exemplo de malformação do manto cortical, decorrente de agressão de provável origem vascular, com a formação de fendas (na cicatrização), interferindo na organização cortical.

O exato papel dos fatores genéticos no desenvolvimento das malformações ainda não está esclarecido. De acordo com Carter,[12] raramente são monogênicas (7,5%) ou cromossômicas (6%). Entretanto, em consequência dos avanços da genética em técnicas diagnósticas, tem aumentado a proporção de casos decorrentes de anomalias cromossômicas menores, como as microdeleções.[15,17,51] A etiologia multifatorial, admitindo a interação ambiental e os fatores genéticos, é a causa de 20% dos casos, enquanto fatores teratogênicos definidos contribuem com menos de 3,5%.

A mutação de genes e as aberrações cromossômicas devem agir mediante alterações no ciclo germinativo. Causas exógenas e lesões diretas no SNC poderiam afetar tanto a divisão celular como a função das células da glia radial e a migração neuronal.[33]

A classificação das alterações do SNC tem sofrido modificações. Larroche e Razavi[33] as classificaram em quatro grupos, com base no tempo de sua origem: grupo I, falha da neurulação; grupo II, falha do crescimento do tubo neural; grupo III, anormalidades da citoarquitetura; e grupo IV; lesões destrutivas. Volpe,[53] em 1989, as classificou como: distúrbios da neurulação, chamados de estados disráficos; distúrbios da segmentação; da proliferação; da migração; da organização neuronal e da mielinização. Em 1995, no entanto, Volpe[54] substituiu a segmentação por uma fase mais abrangente, por ele denominada desenvolvimento prosencefálico, incluindo nessa fase a formação, a clivagem e as alterações do desenvolvimento prosencefálico mediano.

Para fins didáticos, pode-se dividir o momento de ocorrência das MF-SNC em duas grandes fases: (1ª) a primeira metade da gestação, quando acontecem os maiores eventos morfogênicos, como o fechamento do tubo neural, a divisão do telencéfalo e a proliferação/migração neuronal, afetando a organogênese e a histogênese; (2ª) o final da gestação, quando a maioria dos componentes cerebrais está instalada, interferindo na maturação e na organização. Nesta última fase, as MF-SNC resultariam do processo de reparo das lesões destrutivas, tanto infecciosas como isquêmicas.

DESENVOLVIMENTO NORMAL DO SNC

O processo de desenvolvimento do ser humano é caracterizado por alterações na fisiologia e no comportamento do organismo, desde a concepção até a morte. Após a fertilização, o ovo (zigoto) chega ao útero, denominando-se blastócito. Ao redor, aglomeram-se células para formar o disco embrionário. Esse disco se diferencia em ectoderma (SN, sistema sensorial), mesoderma (músculos, tendões, esqueleto) e endoderma (sistemas respiratório, digestório etc.). A partir de então, os principais eventos no desenvolvimento do SNC são: formação do tubo neural (neurulação), proliferação, migração, organização e mielinização neuronal.

O desenvolvimento do SNC inclui, sob o aspecto histológico, três estágios: citogênese, histogênese e organogênese. Na citogênese, desenvolve-se a parte molecular intracelular. Na histogênese, as células dentro dos tecidos, começando nas primeiras 2 semanas de gestação. Na organogênese, ocorre a formação do tubo neural, seguida pela proliferação celular, na qual o epitélio pseudoestratificado, formado por células primitivas, dá origem a todos os neurônios e células da glia e, na sequência, ocorre o período da migração das células da zona ventricular para a superfície, originando o manto cortical.[20]

A formação das principais estruturas cerebrais foi dividida, didaticamente, por Larroche e Razavi,[33] entendida como provável, em quatro estágios:

1º) Começa com a formação do processo notocordal, induzindo a placa neural, uma espessa área do ectoderma. Isso ocorre nas primeiras 4 semanas de vida embrionária. A placa neural forma o tubo neural, que origina o SNC. O fechamento do tubo neural começa no 22º dia na região dorsal; o poro anterior se fecha no 24º dia e o posterior no 26º dia. Os defeitos do tubo neural ocorrem nesse período.

2º) Ocorre entre a quarta e a sétima semana, com a formação do prosencéfalo e, subsequentemente, de várias estruturas cerebrais e cerebelares. O telencéfalo é dividido em duas partes, os dois hemisférios e ventrículos e, em tomo da sexta semana, aparece o bulbo olfatório. Alterações como a holoprosencefalia ocorrem nessa fase.

3º) Inicia-se entre a oitava e a 16ª semana, com o corpo caloso sendo a última estrutura macroscópica a se desenvolver. Com o estabelecimento da arquitetura essencial do cérebro, acontece o complexo processo de proliferação, diferenciação, migração e organização. A maioria dos neurônios e um grande número de células gliais são gerados na zona terminal, denominada matriz germinativa, que se localiza na superfície ventricular.[32] Nos hemisférios, a divisão das células neuroepiteliais (neuroblastos) na zona ventricular e sua migração para formar o manto cortical são os dois principais eventos. A diferenciação celular também ocorre nesse terceiro período, e as células ependimárias, da glia, e os neurônios passam a adquirir atributos morfológicos separados. A agenesia do corpo caloso e anormalidades da citoarquitetura ocorrem durante esse período.[33]

Os processos de diferenciação e migração do córtex cerebral ocorreriam em estágios diferentes, mas estreitamente relacionados,[48] e, segundo Palmini,[43] esses processos coexistiriam no tempo, apesar de a proliferação se iniciar 1 a 2 semanas antes da migração e se encerrar algum tempo antes (entre a 16ª e a 20ª semana de gestação). Há evidências de que no cérebro humano a migração de neuroblastos para o córtex se estenderia até a 20ª-24ª semana de gestação, embora, para alguns, esse processo possa persistir até os primeiros meses de vida pós-natal.[47]

4º) Para Larroche e Razavi,[33] o quarto período é caracterizado pelo crescente volume de neurônios, com o desenvolvimento de fibras aferentes e a proliferação de células gliais, ocorrendo na segunda metade da vida fetal. Segundo esses mesmos autores, esses eventos levariam a um espetacular aumento da superfície cortical com um mínimo volume intracraniano, com a formação dos sulcos e das circunvoluções providenciando a solução para esse geométrico problema.

Dois terços da superfície cortical são contidos nos sulcos, pelo fenômeno de dobradura, que implicaria uma harmonia entre a taxa de células da superfície e das camadas mais profundas do córtex. Uma intensa proliferação de capilares seria um fator adicional no aumento do volume do manto cortical. Finalmente, a mielinização, que se iniciaria gradualmente na medula e no tronco, alcançaria a porção basal do cérebro no fim da vida fetal. Os fatores ambientais e os processos patológicos, sejam infecções, sejam alterações hipóxico-isquêmicas,

CAPÍTULO 12 ▷ Malformações do SNC e Distúrbios do Desenvolvimento Cortical

ocorrendo nesse período, seriam os que mais provavelmente produziriam lesões clásticas. Após o nascimento, a proliferação glial e a mielinogênese seriam os eventos mais proeminentes.

Com a finalidade de simplificar todas essas informações e com base em diversos autores (Larroche e Razavi),[1,32,33,47,55,56] no Quadro 12.1 encontram-se descritos, de maneira esquemática, os maiores eventos do desenvolvimento do SNC, com as principais malformações e características histopatológicas associadas.

A seguir, serão descritas as etapas do desenvolvimento do SNC associadas às principais malformações e suas possíveis etiologias.

FORMAÇÃO DO TUBO NEURAL (NEURULAÇÃO)

Aproximadamente com 18 dias de gestação, a notocorda e o mesoderma induzem a diferenciação das células do ectoderma da região dorsal, formando a placa neural. Sob contínua indução, as margens laterais da placa neural invaginam-se e fecham-se dorsalmente para formar o tubo neural. O ectoderma lateral forma a crista neural. O fechamento do tubo neural inicia-se na região medial, evoluindo rostral e caudalmente. O período de formação e fechamento do tubo neural tem sido denomina-

Quadro 12.1 ▷ Principais estágios do desenvolvimento do SNC e seus distúrbios

Estágio	Pico de ocorrência (semanas)	Maiores eventos morfológicos no cérebro e cerebelo	Características histopatológicas e principais distúrbios do desenvolvimento*
Separação das três camadas	2	Placa neural	Cistos e fístulas
Neurulação primária	3 a 4	Tubo neural, crista neural e derivados. Fechamento do neuroporo anterior 24 dias e do posterior 29 dias	Anencefalia, encefalocele, craniorraquisquise, disrafismo espinal, meningocele, MF de Arnold-Chiari, hidrocefalia congênita.
Neurulação secundária	4 a 7	Canalização e diferenciação da medula. Placas cerebelares*	Diastematomielia, mielocistocele, medula presa, Dandy-Walker, hipoplasia cerebelar
Desenvolvimento do prosencéfalo	5/6 a 12	Cérebro anterior e face. Formação e clivagem do prosencéfalo, placódios ópticos e olfatórios. Formação do corpo caloso. Diencéfalo. Fusão das placas cerebelares**	Holoprosencefalia, agenesia de corpo caloso, agenesia do septo pelúcido, displasias septo-óptico-hipotalâmica, Dandy-Walker
Proliferação e diferenciação neuronal e glial	6 a 8	Proliferação celular nas zonas ventriculares e subventriculares (migração intercinética). Diferenciação precoce dos neuroblastos e glioblastos. Morte celular programada (30% a 50%). Migração das células de Purkinje e da camada granular externa**	Arquitetura cortical anormal. Neurônios displásicos gigantes aberrantes. Microcefalia, megalencefalias, proliferação anormal nas síndromes neurocutâneas e neoplasias. Displasia cortical focal com células em balão
Migração	8 a 20	Migração radial e tangencial seguindo as fibras gliais radiais. Formação da árvore dendrítica das células de Purkinje**	Neurônios imaturos em posição heterotópica ou desorientação neuronal. Lisencefalia-paquigíria (tipos I e II). Heterotopia subcortical nodular em banda ou periventriculares, microgíria. Associada a várias síndromes genéticas e desordens cromossômicas
Organização	20/24 até anos pós-natal	Migração tardia (além de 5 meses). Alinhamento, orientação, formação das camadas dos neurônios corticais. Ramificação axonal e dendrítica. Sinaptogênese. Proliferação e diferenciação glial. Monocamada das células de Purkinje**. Migração dos grânulos para formar a camada granular interna (na vida pós-natal)	Laminação cortical anormal, gliose e desorientação neuronal, heterotopias microscópicas. Displasias corticais menores (esquizencefalia, palimicrogíria, microdisgenesias). Anormalidades dendrítico-sinápticas (alguns tipos)
Mielinização	24 até 2 anos		Desmielinização, lesões destrutivas

*Esses distúrbios não estão necessariamente associados a anormalidades do desenvolvimento, podendo ser secundários a destruição ou desorganização.
**Referente ao desenvolvimento do cerebelo.

do neurulação, sendo dividido em indução dorsal (neurulação primária), caracterizada pelo fechamento da porção anterior do tubo neural, e indução ventral (neurulação secundária), na qual ocorre o fechamento da porção posterior do tubo.[55] As moléculas de adesão das células neuronais apresentam um papel fundamental no fechamento do tubo neural. O tubo neural exerce indução no mesoderma adjacente que vai se diferenciar na formação dos ossos vertebrais e do crânio. Qualquer alteração nessa fase vai determinar os chamados estados disráficos.

DISTÚRBIOS DA NEURULAÇÃO E FORMAÇÃO CAUDAL DO TUBO NEURAL

Incluem todas as formas de falência da fusão completa do tubo neural e de suas estruturas mesenquimais internas. O termo disrafismo indica persistente continuidade entre o ectoderma posterior e o ectoderma cutâneo. O mecanismo básico parece ser um defeito na adesão celular molecular, secundariamente levando a reabertura ou ruptura do tubo neural. Nessa situação, o mesênquima posterior não se desenvolve e não há estrutura óssea cobrindo o neuroectoderma.

A incidência é muito variável, sendo referida como baixa no Japão[61] e ao redor de 3% nas Ilhas Britânicas. Entre abortos do primeiro trimestre é 10 vezes maior e entre natimortos, 24 vezes. Wiswell e cols.,[59] estudando a incidência de disrafismos entre 763.364 nascidos, encontraram sua ocorrência de 3,53% entre natimortos e de 0,145% em nascidos vivos. A incidência de espinha bífida foi de 0,69:1.000, a de anencefalia, 0,36:1.000, e a de hidrocefalia (excluindo hemorragia e meningites), 0,48:1.000.

A etiologia dos disrafismos permanece desconhecida, mas fatores genéticos são importantes. O modelo de herança parece ser: (1) multifatorial; (2) mutação genética simples (p. ex., síndrome de Meckel – herança autossômica simples); (3) anormalidades cromossômicas (p. ex., trissomia do 13 ou do 18); (4) síndromes raras de modelo de transmissão incerto; (5) agentes teratogênicos como aminopterina, talidomida, ácido valproico); (6) fenótipos específicos de causas desconhecidas.[3,24,34]

As principais desordens nos eventos indutores envolvendo a neurulação são os disrafismos cranianos, que incluem a anencefalia e as encefaloceles, e os disrafismos espinais, que incluem as espinhas bífidas.

Anencefalia

Consiste em falha no fechamento do tubo neural anterior, resultando na degeneração das células neurais e ausência do tecido mesodérmico dorsal, incluindo a calota craniana. Seu início é estimado antes do 24º dia de gestação. A medula, o tronco cerebral e o cerebelo estão presentes e, às vezes, parte do diencéfalo. Falha na fusão de vértebras e herniação de estruturas cerebrais são comuns. Pode haver degeneração de estruturas cerebrais previamente formadas. Ao exame clínico, podem estar presentes automatismos como sucção e reflexo de Moro, assim como crises epilépticas similares aos espasmos infantis. Observa-se o tecido neural exposto, hemorrágico e fibrótico, além de degeneração de neurônios e da glia. O óbito ocorre dentro de horas ou dias.[1]

Craniorraquisquise total

Caracteriza-se por falha total na neurulação, sem cobertura de derme ou esqueleto axial. O tempo de ocorrência deve ser aquém do 20º ao 22º dia de gestação. Em sua maioria, os casos são abortados no início da gravidez.[55]

Encefalocele

Consiste em desordem restrita da neurulação, envolvendo o fechamento do tubo neural anterior com protrusão da massa encefálica. Cerca de 70% a 80% dos casos ocorrem na região occipital, seguida pela região frontal, onde a massa encefálica protrui para a cavidade nasal e raramente para regiões parietais e temporais. O período de ocorrência é em torno no 26º dia de gestação ou pouco depois. Na encefalocele occipital típica, o tecido cerebral é derivado do lobo occipital e é acompanhado por estados disráficos envolvendo o cerebelo e o mesencéfalo. Cerca de 50% dos casos são acompanhados de hidrocefalia e/ou anormalidades da drenagem venosa e dois terços por agenesia parcial ou total do corpo caloso. Entre 10% e 20% dos casos são meningoceles, porque não contêm elementos neurais. Essa encefalocele tem sido associada à hipertermia materna entre o 20º e 28º dia de gestação.[14]

Crianças com encefalocele podem apresentar outras malformações. O quadro mais comum dessas associações é a síndrome de Meckel, de herança autossômica recessiva, que, além da encefalocele occipital, apresenta microcefalia, microftalmia, fendas labial e palatina, polidactilia, rins policísticos, genitália ambígua e outras deformidades.[19,55]

A intervenção neurocirúrgica é indicada na maioria dos pacientes, exceto quando a lesão for maciça e houver microcefalia grave. Deve ser efetuada no período perinatal, para evitar ulcerações e perda ou contaminação do líquido cefalorraquidiano (LCR). Em séries cirúrgicas, cerca de um terço vai a óbito e, dos sobreviventes, a metade tem inteligência normal, mas deficiência motora, e os demais têm comprometimento motor e mental.[55]

As encefaloceles frontais têm melhor prognóstico do que as occipitais porque o prognóstico de desenvolvimento normal é de cerca de 14% no grupo occipital e de 42% no grupo frontal.[11]

Disrafismo espinal

Inclui um grupo heterogêneo de anormalidades espinais que têm em comum a fusão imperfeita da linha média mesenquimal, óssea e estruturas neurais. É chamado também de espinha bífida, que pode ser dividida em aberta (EBA) e oculta (EBO).

Mielomeningocele

Consiste em uma EBA em que se encontra falha restrita no fechamento do tubo neural posterior, com exposição de tecido neural, cobertura óssea e de derme incompleta. O período de ocorrência vai até o 26º dia (quarta semana). A maioria ocorre na região lombar (80%), o que reflete o fato de ser esta a última região do tubo a ser fechada. Em frequência decrescente, acontece nas regiões cervical, sacra e torácica. A lesão apresenta

CAPÍTULO 12 ▷ Malformações do SNC e Distúrbios do Desenvolvimento Cortical

um cisto contendo LCR, coberto na periferia por pele normal e no centro uma placa de tecido nervoso degenerado na qual se fixam os elementos do canal medular. A maioria apresenta deslocamento do tecido neural dorsal, formando um saco protruso, que é associado ao alargamento do espaço ventral subaracnóideo. O esqueleto e a derme sob a lesão são incompletos, podendo haver fusão deficiente ou ausência dos arcos vertebrais posteriores e consequente alargamento da vértebra e do canal espinal.

Mielosquise

É idêntica à mielomeningocele, exceto pela aparência externa da lesão, que não apresenta a aparência cística nem qualquer cobertura óssea e é associada a defeito da base do crânio e da região cervical. O prognóstico é pior, porque a maioria é natimorta.

A incidência das EBA tem diminuído nos últimos anos nos países desenvolvidos, apresentando nos EUA[61] uma taxa entre 0,5 e 0,6 por 1.000 nascidos vivos na década de 1970, decrescendo para 0,2 a 0,4 por 1.000 em 1989. A influência geográfica e étnica é indiscutível, sendo considerada alta nas Ilhas Britânicas e baixa entre a raça negra.

O diagnóstico pré-natal das EBA é fundamentado primariamente na determinação dos níveis da α-feto humana no líquido amniótico e no soro materno. Ela é uma α-1-globulina feto-específica, produzida pelas células hepáticas embrionárias, saco placentário e trato gastrointestinal. Essa proteína é o principal componente do sangue fetal humano e é possível sua detecção 30 dias após a concepção. O pico acontece em torno de 10 a 13 semanas de gestação. Nessa época, os valores normais são de 10 a 25µg/mL, e em fetos com EBA o valor pode aumentar de duas a dez vezes. Esses níveis se elevam em virtude da transudação das membranas que cobrem a lesão. Esse exame pode ser complementado pela dosagem da acetilcolinesterase no líquido amniótico, afastando os resultados falso-positivos.[35] Outras malformações, principalmente gastrointestinais e renais, também elevam os níveis de α-fetoproteína. A ultrassono-

grafia (US) é outro exame valioso, alcançando 100% de sensibilidade, e o momento ideal para avaliação é na 16ª-18ª semana de gestação. No entanto, com aparelhos de última geração de US, é possível detectar e caracterizar essas malformações mais precocemente e com maior precisão. Portanto, a US passou a ser o exame de escolha para monitoração de gestações de alto risco quanto a malformações do SNC.

Na prevenção das EBA, é indicada a suplementação vitamínica no tempo da concepção, mantendo-a durante as semanas que envolvem o fechamento do tubo neural. O uso de complexo vitamínico contendo folato, riboflavina, ácido ascórbico e vitamina A tem confirmado seu benefício ao reduzir a prevalência de 3,6% para 0,6%.[37]

Aspectos clínicos

O distúrbio neurológico dependerá do nível da lesão. O Quadro 12.2 lista algumas importantes correlações entre comprometimento motor, sensorial, esfincteriano, reflexos e inervação segmentar (com base em Volpe[55]). A informação do nível funcional da lesão proporciona uma estimativa do prognóstico da criança com EBA.

Na EBA, podem ser observada siringomielia, isto é, alargamento do canal intramedular, entre 33% e até 75% dos casos, geralmente associados a grave escoliose.

Em todos os casos de EBA, a medula é aderida em posição abaixo da lesão e as meninges são muito delgadas, podendo romper-se facilmente e levar à infecção do SNC.

PRINCIPAIS MALFORMAÇÕES CRANIANAS ASSOCIADAS À MIELOMENINGOCELE

Hidrocefalia

Está presente em 60% dos casos de EBA cervical, torácica ou sacra e em 90% das lombossacras. A hidrocefalia associada à malformação de Arnold-Chiari II resulta da obstrução da

Quadro 12.2 ▷ Correlação entre as disfunções neurológicas e o nível da lesão EBA

Maior nível segmentar	Função motora	Sensação cutânea	Reflexo	
L1 até L2	Flexão do quadril	Inguinal – L1, superior/ anterior da coxa – L2	Ausente	Ausente
L3 até L4	Adução do quadril Extensão do joelho	Inferior/anterior da coxa e joelho – L3, região medial da perna – L4	Ausente	Reflexo patelar
L5 até S1	Flexão do joelho, flexão plantar e dorsoflexão do tornozelo	Lateral da perna e medial do pé – L5, região plantar do pé – S1	Ausente	Reflexo aquileu
S1 até S4	Flexão dos dedos	Posterior da coxa e perna – L1, região glútea média – S3 e interna – S4	Função anal e vesical	Reflexo anal

saída do LCR no nível do quarto ventrículo ou da estenose do aqueduto.

Está presente em 70% dos casos. Os aspectos anatômicos incluem: deslocamento da medula e do quarto ventrículo para dentro do canal cervical; estiramento e adelgaçamento da medula superior e ponte inferior; deslocamento inferior do cerebelo, pelo forame magno, para dentro da região cervical superior; e várias deformidades ósseas locais.

Além dessas alterações, a malformação de Arnold-Chiari apresenta distúrbios do desenvolvimento cortical em cerca de 92% dos casos (polimicrogíria e distúrbios da laminação em 40%, defeitos da mielinização em 44%). Isso pode explicar a taxa de 20% a 25% de epilepsia. Displasia cerebelar com heterotopias também é encontrada em 72%.

Aspectos clínicos associados à malformação de Arnold-Chiari, segundo alguns estudos,[55] incluem: um terço apresenta distúrbios da deglutição associados a refluxo e aspiração, estridor laríngeo e episódios de apneia. Os distúrbios respiratórios centrais e outras disfunções do tronco cerebral têm sido associados à causa de morte súbita. A média de idade de aparecimento desses sintomas é de 3,2 meses.[60] Estudos eletrofisiológicos estão alterados em 60% dos casos.

As anormalidades clínicas em virtude de disfunções do tronco cerebral podem ser atribuídas a: (1) malformações do tronco, incluindo os núcleos controladores das funções vitais e nervos cranianos; (2) compressão e tração da parte caudal do tronco cerebral em virtude de hidrocefalia ou de hipertensão intracraniana, principalmente sobre o nervo vago; (3) isquemia ou necrose hemorrágica do tronco cerebral, resultando em distúrbio da circulação vertebrobasilar, que foi deslocada.

Outras complicações são frequentes, como incoordenação e deficiência do detrusor, levando à obstrução da passagem da urina para o esfíncter vesical externo. Isso resulta em aumento da pressão vesical, com consequentes trabeculação e dilatação do trato urinário alto. Infecções urinárias de repetição, com pielonefrite, são causas frequentes de morbidade e mortalidade. Atualmente, utilizam-se agentes anticolinérgicos e cateterização intermitente, o que resulta em continência em 85% dos casos.[29]

Espinhas bífidas ocultas

Trata-se de distúrbios da porção caudal do tubo neural, levando a anomalias do cone medular e do *filum* terminal. Anomalias ósseas estão presentes em mais de 80% dos casos, afetando os segmentos vertebrais lombares baixos e sacrococcígeos. A pele permanece intacta. São sinais de anormalidades neurológicas: deformidades dos pés (cavos, valgos, equinovaros), assimetria dos membros inferiores e distúrbios esfincterianos. Esses sinais podem ser precoces ou surgir tardiamente. As principais alterações morfológicas são descritas a seguir.[1,55]

Mielocistocele

Dilatação cística no canal central da porção caudal do tubo neural frequentemente é associada a ânus imperfurado e defeitos vertebrais.

Diastematomielia

A medula ou cauda equina é dividida em dois compartimentos laterais distintos, revestidos por dura-máter e separados por esporão ósseo ou cartilaginoso.

Lipomeningocele ou meningocele

Consiste em um lipoma ou lipofibroma em contiguidade com invaginações meníngeas. O lipoma é saliente e pode haver anormalidades cutâneas: pelos, manchas hiperpigmentadas ou pele atrófica. Em geral, ocorre na região lombossacra.

Medula presa

O cone medular é de situação anormalmente baixa, ou seja, nível lombar baixo ou sacral. O *filum* terminal é espesso e fixo ao estojo ósseo, sendo a medula comprometida por aumento da tração sobre ela. É frequente sua associação com lipomas.

Seios dérmicos

São depressões cutâneas, próximas à linha média, que podem estar conectadas com o espaço subaracnóideo por meio de estreitos canais. Às vezes, em continuidade com os seios dérmicos, têm-se os cistos dermoides, que contêm glândulas sebáceas, pelos e outros anexos cutâneos.

Desenvolvimento do prosencéfalo

Ao redor do 30º dia, o processo de indução é completado e inicia-se a diferenciação celular. Na região próxima ao lúmen do tubo neural, as células germinais começam um processo mitótico intenso. A partir desse momento, inicia-se o desenvolvimento do prosencéfalo, formação do cérebro anterior e da face, que ocorre por interação indutiva sob a influência primária do mesoderma precordial. O período de ocorrência é entre o segundo e o terceiro mês, principalmente na quinta e sexta semanas. Os maiores eventos são:[55]

Clivagem do prosencéfalo

Mais ativa na quinta e sexta semanas, é horizontal, para a formação das estruturas ópticas e olfatórias, transversal, para separar o telencéfalo do diencéfalo, e sagital, para formar os dois hemisférios, os ventrículos laterais e os núcleos da base.

Desenvolvimento da linha média

Inicia-se após a sexta semana, com aumento, seguindo a direção dorsal para ventral, das estruturas comissurais, quiasmática e hipotalâmica. Respectivamente, essas estruturas são importantes na formação do corpo caloso e septo pelúcido, do nervo e quiasma ópticos e do hipotálamo.[55]

A mais importante dessas estruturas em formação é o corpo caloso. Seu componente mais precoce surge aproximadamente na nona semana, e na 12ª semana ele é distinguível da placa comissural. Em decorrência de seu desenvolvimento bidirecional, forma-se primeiro o joelho, seguido pelo corpo, esplênio e rosto.[30]

DISTÚRBIOS DO DESENVOLVIMENTO DO PROSENCÉFALO

Os distúrbios da formação do prosencéfalo dependem da fase mais comprometida.

Aprosencefalia

Consiste na falha mais grave na *formação do prosencéfalo*, na qual há ausência do telencéfalo e do diencéfalo.

Atelencefalia

Ocorre quando há somente ausência do telencéfalo. Os achados de vasculopatia e calcificações no tecido neural remanescente indicam que, em alguns casos, essas lesões podem resultar de eventos encefaloclásticos. O crânio é pequeno, com pouco cérebro acima da região supraorbitária. O óbito no período neonatal é comum.

Holoprosencefalia

Ocorre quando há falha total na *clivagem do prosencéfalo*, resultando em malformação grave, em que há uma única estrutura cerebral e ventricular. Subdivide-se em alobar, lobar e semilobar. A holoprosencefalia alobar inclui estrutura cerebral esférica, ventrículo único, ausência dos bulbos olfatórios e hipoplasia dos nervos ópticos (Figura 12.1). Na lobar, os cornos frontais dos ventrículos são hipoplásicos, com formação hipocampal normal. A metade posterior do corpo caloso é formada e a fissura inter-hemisférica se estende até a área frontal. Na semilobar, a fissura inter-hemisférica e a foice estão parcialmente formadas; no entanto, as regiões anteriores permanecem fundidas.[4] Outras MF-SNC podem estar associadas, como a agenesia do corpo caloso e do septo pelúcido, desordens migracionais, principalmente heterotopias, e hipoplasia cerebelar.[33]

Holoprosencefalias têm sido associadas às aberrações cromossômicas, apesar de 75% terem cariótipo normal, e seis regiões podem ser afetadas, envolvendo os cromossomos 2, 3, 7, 13, 18 e 21.[40] As mais citadas são: as trissomias do 13 e do 18.

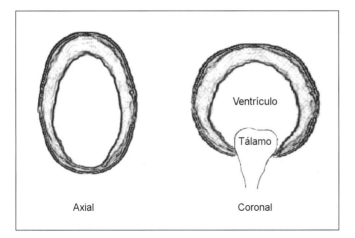

Figura 12.1 ▷ Diagramas representando os planos axial e coronal de uma holoprosencefalia alobar. Em decorrência da falha na clivagem do prosencéfalo, existe um ventrículo único, fusão dos tálamos, e a fissura inter-hemisférica e a foice estão ausentes.

Agenesia do corpo caloso

Desordem do desenvolvimento da linha média, sua incidência é estimada em 1:20.000 indivíduos.[39] O aspecto superomedial dos ventrículos laterais é deformado pelas fibras dos hemisférios cerebrais que deveriam cruzar o corpo caloso, mas, por causa da agenesia, adquirem orientação paralela à cisterna inter-hemisférica, formando as bandas de Probst. Os ventrículos laterais geralmente são alargados e apresentam colpocefalia (acentuada dilatação dos trígonos e cornos posteriores). O processo de formação do corpo caloso não é simultâneo, pois, quando os primeiros axônios cruzam para as porções posteriores do joelho, uma ponte de tecido glial começa a formar o corpo anterior. Na agenesia parcial, a porção dorsal é sempre acometida.[7] É comum a associação da agenesia do corpo caloso com anomalias telencefálicas, como distúrbios da migração e microcefalia, que levariam a convulsões, deficiência mental etc. Também tem sido associada a malformação cortical ampla com prejuízo da formação das bandas de Probst (Figura 12.2).

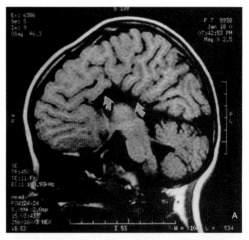

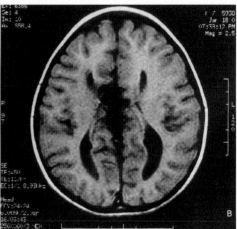

Figura 12.2 ▷ Agenesia do corpo caloso. RM ponderada em T1 no plano (**A**) sagital e (**B**) axial, em paciente com agenesia completa do corpo caloso. Observa-se em (**A**) o aspecto anormal do arranjo dos giros ao redor do terceiro ventrículo (*setas*). A porção dorsal do terceiro ventrículo é aberta e contígua à fissura inter-hemisférica. Observam-se em (**B**) o aspecto alongado dos ventrículos laterais e a dilatação dos cornos posteriores, característica da agenesia completa do corpo caloso. Este alargamento dos ventrículos resulta da desorganização da substância branca dorsal quando o esplênio do corpo caloso está ausente e é denominado colpocefalia.

Agenesia do septo pelúcido

Nessa desordem do desenvolvimento da linha média, a membrana que separa os dois ventrículos laterais está ausente. Está geralmente associada a outras MF-SNC, principalmente distúrbios do prosencéfalo ou da neurulação. Tem início por volta da 20ª semana de gestação, no final da formação do corpo caloso. A síndrome da ausência do septo pelúcido com esquizencefalia (confundida com porencefalia) é um exemplo no qual os pacientes apresentam deficiência motora e mental acima de 50%. A clínica da agenesia do corpo caloso e do septo pelúcido depende, basicamente, das desordens associadas.[7]

Displasia septo-óptica

Caracteriza-se como hipoplasia do nervo óptico associada a distúrbios hipotalâmicos envolvendo anormalidades endócrinas e do hormônio antidiurético.

Hidrocefalia congênita (HC)

Neste capítulo, são consideradas as HC resultantes de distúrbios do desenvolvimento cerebral e seu sistema de circulação liquórico. Por volta da sexta semana de gestação, três eventos críticos estão associados à formação e à circulação liquórica: (a) desenvolve-se o epitélio secretor no plexo coroide; (b) perfuração do teto do quartoventrículo; (c) formação do espaço subaracnóideo.

A estenose de aqueduto representa um terço dos casos, e a maioria não é familiar. As estenoses de origem genética incluem herança autossômica recessiva com fenótipo normal e ligada ao X ou herança autossômica recessiva com anomalias vertebrais, cardiovasculares, dos membros, atresia anal, fístula traqueoesofágica e displasia renal. As malformações de Dandy-Walker (Figura 12.3) e de Arnold-Chiari (Figura 12.4) são responsáveis pela maioria dos casos restantes de HC, pois as sequelas de infecção congênita são muito menos frequentes.

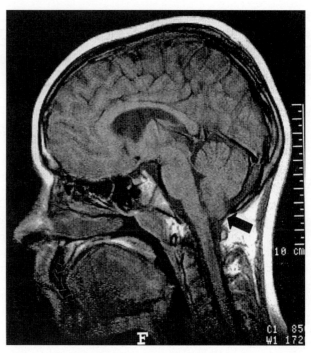

Figura 12.4 ▶ Malformação tipo Chiari I. RM, imagem sagital T1-ponderada. Observa-se ectopia das tonsilas cerebelares (definida como > 5mm abaixo do forame magno) (seta).

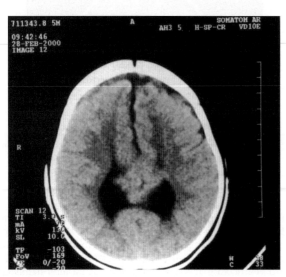

Figura 12.3 ▶ TC do crânio de uma paciente com síndrome de Dandy-Walker e agenesia incompleta do corpo caloso (apenas o joelho do corpo caloso está presente). Observa-se o aspecto anormal dos giros na superfície inter-hemisférica ("interdigitação dos giros").

Malformação de Dandy-Walker

Responsável por 5% a 10% das HC, e consiste em três anormalidades: (a) dilatação cística do quarto ventrículo; (b) agenesia do verme cerebelar completa ou incompleta; (c) hidrocefalia. Malformações associadas ocorrem em 70% dos casos, e, na ordem de frequência, são: agenesia de corpo caloso, heterotopias neuronais, displasias corticais, estenose de aqueduto, anormalidades dos núcleos olivar inferior e denteado, encefalocele occipital e siringomielia.[4]

DESENVOLVIMENTO CORTICAL

Compreende três etapas, acontecendo consecutiva e simultaneamente: proliferação e diferenciação neuronal e glial, migração e organização das camadas neuronais.

Proliferação e diferenciação neuronal e glial

O processo de proliferação celular inicia-se entre a quarta e a sexta semana de vida embrionária e persiste na fase migratória, sendo o maior pico entre 2 e 4 meses.[47] Os mecanismos reguladores da proliferação neuronal são complexos e pobremente entendidos. Estudos sugerem que o contato célula-célula é extremamente importante nessa fase, assim como glicoproteínas, glutamato e receptores do ácido gama-aminobutírico (GABA). Os receptores GABA estão presentes nas células precursoras embriônicas corticais na zona ventricular; portanto, o GABA e essas células mediadas pela despolarização do glutamato podem regular a neurogênese.

CAPÍTULO 12 ▷ Malformações do SNC e Distúrbios do Desenvolvimento Cortical

Existem duas etapas principais nesse evento. A primeira, da quarta à 16ª semana, corresponde à proliferação de elementos gliais e neuroblastos na matriz germinativa periventricular, e a segunda etapa, a partir do quinto mês até 1 ano de idade ou mais, é associada primariamente com a multiplicação glial na camada ventricular, e na camada subventricular ocorre a proliferação neuronal, originando neurônios menores (tardios).[16] Cavines e cols.[13] definem a primeira fase do ciclo celular como molecular e, portanto, crítico "ponto de controle" para os eventos proliferativos.

Migração neuronal

Entre a quinta e a sexta semana de gestação, os hemisférios cerebrais consistem em duas lâminas ou camadas justapostas: uma interna, subependimária, densamente celularizada, e outra externa, acelular. A camada germinativa periventricular constitui a lâmina interna e consiste em células primordiais que irão gerar os neuroblastos e as células gliais. Na medida em que os neuroblastos são gerados e iniciam sua movimentação centrífuga, entre a sexta e a oitava semana de vida embrionária, a segunda lâmina, ou lâmina cortical, passa a ser progressivamente preenchida. No final do processo, a imagem será inversa: a lâmina externa estará densamente celularizada e a interna estará praticamente acelularizada.[10] A fase de maior migração ocorre entre a sexta e a oitava semana até a 16ª, mas alguns autores acreditam que esse processo continue até a 25ª semana ou mais.[31] Denomina-se migração neuronal o processo que permite e regula essa intensa movimentação celular no período embrionário.[43] Distúrbios ou parada dessa migração poderiam causar condições patológicas em diferentes níveis no córtex.[10]

A migração celular é um processo complexo e segue padrões relativamente definidos de segregação temporoespacial. As células primordiais da camada germinativa apresentam movimento vertical restrito aos limites da própria camada. A célula se afasta da superfície ventricular, sintetiza seu DNA e, então, retorna à superfície ventricular, onde se processa sua divisão mitótica. Essas mitoses são ditas assimétricas, pois uma das células geradas persiste com propriedades da célula primordial e repetirá o ciclo de DNA inúmeras vezes, enquanto a outra assume características de neuroblasto e inicia sua migração para a periferia da zona periventricular. A migração intercinética é repetida a cada momento da replicação do DNA, quando ocorre a mitose na zona ventricular. A migração ocorre de maneira diferente, em algumas regiões do cérebro anterior, onde uma zona subventricular de proliferação celular pode ser identificada, na qual essas células se dividem sem o movimento para a superfície ventricular. Em macacos, a zona ventricular dá origem aos neurônios de aparecimento mais precoce e a subventricular, aos mais tardios e à glia.[46,47,49]

A migração dos neuroblastos da região periventricular até o córtex cerebral acontece de modo ordenado e relativamente definido quanto ao aspecto temporoespacial. Os neuroblastos migram aderidos aos processos gliais que se estendem desde a matriz germinativa até os limites mais externos do córtex cerebral (região subpial). Esses processos gliais são conhecidos como fibras gliais radiais (FGR), cuja função é nutrir e fornecer um substrato anatômico (guia) para a migração dos precursores neuronais.[47] Os neuroblastos caminham pelas FGR em toda sua extensão. Essa forte afinidade entre o neuroblasto em processo de migração e a FGR é mantida por várias moléculas – glicoproteínas (astrotactin) responsáveis pela interação neuronal-glial, que controlam tanto o movimento neuroblástico como a adesão do neuroblasto à fibra, permitindo uma jornada migratória segura. Acredita-se que o mecanismo de migração dependa de múltiplos fatores ao longo dessas fibras radiais gliais. Outras moléculas na membrana dos neuroblastos e na matriz extracelular atraem ou repelem o movimento celular e a direção dos prolongamentos neuronais.[31] Provavelmente, esse mecanismo está sob comando genético.[33] Interferências com a afinidade neuroblasto-FGR ou com a movimentação neuroblástica ao longo das FGR podem acarretar desordens migracionais, e isso foi demonstrado por biologia molecular na patogênese de formas familiares de heterotopias nodulares periventriculares[17,18,25] e nas heterotopias subcorticais.[51] Após o término da fase migratória, as fibras gliais radiais involuem e seu núcleo assume características astrocitárias, permanecendo na zona intermediária (substância branca subcortical).

Duas variedades básicas da migração celular têm sido delineadas: radial e tangencial. A migração radial das células cerebrais de sua origem ventricular ou subventricular para o córtex é o mecanismo primário da formação cortical e de estruturas nucleares profundas. Portanto, para o córtex a maioria das fibras migra radialmente, mas cerca de 13% a 15% migram transversalmente.[41] No cerebelo, a migração radial gera as células de Purkinje ou camada granular interna, os núcleos denteados e outros núcleos superiores. A migração celular tangencial vai formar a camada granular externa do cerebelo. Tangencial mais propriamente que a migração radial é o movimento celular paralelo à superfície pial, que ocorre no nível das zonas ventriculares e subventriculares na formação do córtex cerebral.[2,57,58]

As primeiras células a chegar ao córtex têm funções transitórias e desaparecem no final da gestação ou nos primeiros meses de vida pós-natal. Essas células são fundamentais na organização do córtex em formação e, por assim dizer, "recepcionam" todos os outros neuroblastos. O primeiro tipo celular a migrar é o das células de Cajal-Retzius, que vão se localizar na porção mais externa (subpial) da lâmina cortical. Em seguida, migra um conjunto de neurônios que vão se localizar subjacente à lâmina cortical e formar o limite interno do córtex. Assim, os neuroblastos que formarão o córtex definitivo vão se distribuir entre os limites internos e externos desse "molde" cortical.[2,48] Os neuroblastos que chegam ao córtex após as células transitórias serão os responsáveis pela formação das seis camadas definitivas do neocórtex dos mamíferos. A correlação entre o tempo de germinação da célula (ciclo celular) e sua migração sugere que o tempo desse ciclo é o fator determinante da sua posição e função definitiva no córtex. Embora estudos experimentais tenham sugerido que a interferência de fatores ambientais possa alterar a posição final dos neurônios no córtex, parece que o ciclo celular é o fator determinante.[48]

O posicionamento dos neuroblastos no córtex em formação dá-se das camadas mais profundas para as mais superficiais. Assim, as primeiras células a migrar ocupam camadas progressivamente mais profundas, na medida em que ondas migratórias subsequentes as ultrapassam e os neuroblastos recém-chegados posicionam-se superficialmente (padrão *inside-out*).[2]

Não são ainda conhecidos os mecanismos moleculares que desencadeiam a perda da afinidade entre neuroblasto e FGR no final da jornada migratória. Essa perda de afinidade é fundamental para que o neuroblasto assuma uma posição definitiva no córtex. Interferências nesses aspectos terminais do processo migratório podem levar a discretas alterações no posicionamento neural intracortical.[44] Uma série de observações e algumas hipóteses sugerem que tais alterações discretas na arquitetura cortical (microdisgenesias) podem constituir o substrato patológico de algumas formas de epilepsia "criptogênica" e de distúrbios mais ou menos sutis do funcionamento cortical.[21]

O que define a posição final do neuroblasto? Rakik[47] postulou a hipótese da unidade radial para explicar a especificação microarquitetônica das diversas regiões corticais, nas quais os neuroblastos gerados em determinada região da matriz germinativa migrariam em direção ao córtex em formação por meio de um contingente fixo de fibras gliais: as fibras espacialmente localizadas entre essa região específica e o córtex em formação. Assim, o destino final de um neuroblasto já estaria determinado, dependendo de sua origem na matriz germinativa. Isso quer dizer que todos os neuroblastos gerados em determinada região obrigatoriamente migrariam pelas mesmas FGR e, no final, estariam localizados em uma mesma região cortical.

Estudos mais recentes têm divergido da hipótese de Rakik,[47] demonstrando que ocorre também a migração não radial, ou seja, os neuroblastos podem mudar de FGR e, ao terminar a migração, estão em regiões corticais distantes daquelas relacionadas com sua origem germinativa.[58] Essa hipótese vai ao encontro de uma corrente científica segundo a qual o destino morfofuncional de um neuroblasto não está determinado no seu momento de origem, mas a partir de seus contatos sinápticos formados com as células adjacentes e com aferências talamocorticais específicas.[50]

Após a migração neuronal ter se completado, as fibras radiais transformam-se em astrócitos e permanecem na chamada zona intermediária – grande contingente de células situadas em diversos níveis entre os ventrículos e o córtex – que consiste na substância branca cortical do cérebro adulto.[32]

Organização neuronal

Após a migração, os neuroblastos/glioblastos irão se diferenciar em neurônios e glia e organizar-se em camadas das regiões cortical e subcortical, em um período que envolve o sexto mês de gestação até vários anos após o nascimento. Assim, existem cinco principais eventos nessa fase, os quais incluem posicionamento, diferenciação, alinhamento, orientação e distribuição em camadas (laminação), elaboração dos dendritos, ramificações de axônios, morte celular, eliminação seletiva de processos neuronais e sinapses, proliferação e diferenciação da glia. A seguir, serão descritas essas etapas baseadas em Volpe:[56]

1. Alinhamento e orientação dos neurônios nas camadas corticais.

2. Elaboração/diferenciação axonal e dendrítica. Os neurônios geram seus processos axonais por meio de cones de crescimento (agente tátil e quimiossensor), com cada neurônio adquirindo marcadores moleculares durante o desenvolvimento, guiando seu processo axonal por meio de fatores tróficos liberados pela célula-alvo que atraem ou repelem os cones de crescimento. Após a diferenciação axonal, inicia-se a dendrítica, formando inicialmente dendritos curtos e irregulares e, à medida que atinge a maturidade, ocorre redução no número de espículas, e ramos dendríticos são perdidos ou absorvidos.

3. Desenvolvimento de contatos sinápticos. Inicia-se a especialização pós-sináptica com o alargamento da fenda sináptica e a formação de receptores; na região pré-sináptica ocorre a formação de vesículas e neurotransmissores (NT). Com a maturação do SNC e o aprendizado, há aumento no número e na densidade de receptores, maturação dos componentes pré-sinápticos e aumento no comprimento dendrítico, sendo o período compreendido entre o sétimo mês de gestação e 2 anos de idade o de mais alto nível de sinaptogênese.

4. Morte celular e eliminação seletiva dos processos neuronais. Após os processos citados, aproximadamente a metade dos neurônios de uma região morre antes do final da maturação para ajustar o tamanho da população neuronal ao local e às necessidades funcionais, para eliminar neurônios que migraram para local errado, sendo o fator mais importante envolvido a competição por fatores tróficos.

5. Proliferação e diferenciação glial. Diferencia-se inicialmente em astrócitos (origem da célula glial radial) e, a seguir, em oligodendróglia.

DISTÚRBIOS DO DESENVOLVIMENTO CORTICAL (DDC)

A definição mais aceita dos DDC inclui alterações microscópicas ou macroscópicas da arquitetura cortical, das células que compõem o córtex cerebral ou das relações entre os neurônios do córtex cerebral e a substância branca subcortical. Essa definição inclui pacientes com aparente preservação do padrão giral, mas com persistência de grupamentos neuronais em situação heterotópica em nível subcortical.[32,36,44] Isso deixa claro que muitos pacientes apresentam não apenas alterações na arquitetura cortical, mas, principalmente, na diferenciação e maturação de neuroblastos e células gliais, que se manifestam pela presença, no córtex malformado, de neurônios displásicos, citomegálicos e células em balão.[42,43] Recentemente, Kuzniecky e Barkovich[32] fizeram uma revisão da patogênese e das patologias dos mais frequentes DDC focais relacionados com a epilepsia e propuseram uma classificação fundamentada nos dados anatômicos, embriológicos e genéticos. Mais da metade das crianças com epilepsia intratável encaminhadas para cirurgia de epilepsia tinham DDC de diferentes tipos, enquanto em adultos a frequência era em torno de 20%.

A seguir, serão apresentados os DDC de acordo com a classificação de Kuzniecky e Barkovich.[32]

DISTÚRBIOS DA PROLIFERAÇÃO E DA DIFERENCIAÇÃO NEURONAL E GLIAL

Esses distúrbios levam à alteração no número da população neuronal, assim como na função do SNC. O período provável situa-se entre o segundo e o quarto mês de gestação.

Generalizados
Diminuição da proliferação
Microcefalia vera

Grupo de desordem heterogêneo que apresenta um denominador comum: tamanho de cérebro pequeno, resultante da redução da proliferação celular tardia (subventricular). O número de colunas corticais é normal, mas os componentes de cada coluna, especialmente a camada cortical superficial, são muito reduzidos. Isso deve explicar por que o padrão giral é muito simplificado. As principais etiologias são herança autossômica recessiva ou dominante, ou ligada ao X, teratogenia (irradiação, tóxica, infecção) ou esporádica.

Microcefalia radial

Entidade rara cuja anormalidade anatômica é a diminuição do número das unidades proliferativas neuronais da camada germinativa periventricular. Há também redução no número de colunas, embora mantenham o tamanho normal. O prognóstico é reservado porque é comum o óbito no primeiro mês de vida. Difere da anencefalia pela presença de calota craniana e pele intactas.

Aumento da proliferação
Megalencefalia

Apresenta excessiva proliferação neural. Apesar de essa proliferação ocorrer principalmente entre o segundo e o quarto mês de gestação, é possível que esse período esteja prolongado ou até mesmo que haja uma proliferação anormal no tempo apropriado, mas em taxa excessiva. As síndromes clínicas variam desde a inexistência de déficit neurológico aparente a convulsões severas e retardo mental.

Proliferação anormal
Focais ou multifocais
Com diminuição da proliferação

Os mecanismos patológicos são desconhecidos.

Com aumento da proliferação
Hemimegalencefalia sem células em balão

Hemimegalencefalia ou megalencefalia unilateral refere-se ao alargamento de todo ou de parte de um hemisfério cerebral.[10] Na maioria dos casos, o sistema ventricular também está alargado. Em alguns pacientes, está associada a hipertrofia somática unilateral.[31] Em geral, apresenta grande diversidade neuropatológica, que vai desde leve, com apenas neurônios hipertróficos e gliose, até paquigíria, lisencefalia e heterotopias. Entretanto,

polimicrogíria, com ou sem preservação da junção substância branca-cinzenta e múltiplas heterotopias, é a alteração mais frequente. À microscopia, é possível observar anormalidades neuronais, gliais e da proliferação dendrítica.

O mecanismo que determina a hemimegalencefalia é desconhecido. Existe grande complexidade em virtude da diversidade das alterações patológicas encontradas nesses pacientes.

Barkovich e Chuang[5] sugerem que a agressão deve ocorrer no final do segundo trimestre da gestação, levando tanto à polimicrogíria como ao aumento da substância branca hemisférica. Um leve insulto nesse período poderia alterar a membrana celular ou os receptores e as moléculas que guiam o desenvolvimento axonal. Isso poderia resultar em migração axonal desorganizada, como tem sido relatada em alguns pacientes.

Alguns autores divergem dessa teoria, postulando que um mosaicismo somático de células neuroectodérmicas primitivas pode ser o mecanismo fundamental em algumas MF-SNC, inclusive na hemimegalencefalia; portanto, na lesão precoce, tanto os elementos neuronais como os gliais são afetados, e nas tardias somente elementos neuronais seriam comprometidos.

Na hemimegalencefalia tem sido observado que, quanto maior o hemisfério afetado, menores são as repercussões clínicas, encontrando-se geralmente polimicrogíria e substância branca normal, e naqueles casos em que a hemimegalencefalia não é tão volumosa ocorrem gliose mais severa e agíria. Isso pode significar uma relação entre o grau da lesão e o aumento reativo do tecido neuronal e glial.[32]

Nas hemimegalencefalias, a porção do cérebro afetada pode atuar como foco epileptógeno.[4] Deficiência mental e epilepsia de difícil controle são frequentes.[26] Os exames de neuroimagem mostram anormalidades nas regiões acometidas, que vão desde o ventrículo até o córtex. A substância branca é geralmente aumentada e mostra, caracteristicamente, hipodensidade na TC (Figura 12.6) e alteração heterogênea de sinal (hipossinal e hipersinal) em sequências TI e T2 da RM (Figura 12.5).

Com proliferação anormal

Isso é, tipos de células anormais.

Proliferação não neoplásica
Esclerose tuberosa tipos 1 e 2

A esclerose tuberosa é a segunda facomatose mais comum, afetando 1:6.000 nascidos vivos. É herdada na condição de autossômica dominante, com taxa de nova mutação acima de 70%. Há dois sítios de anormalidade genética que originam a esclerose tuberosa: um no braço curto do cromossomo 16 e outro no cromossomo 9 (Figura 12.7).[52]

Apesar do tamanho cerebral normal, encontra-se microcefalia com megalencefalia. Entre as alterações mais encontradas estão os nódulos corticais dentro de giros alargados, nos quais há marcante distúrbio da laminação, apresentando a substância branca subjacente mielinização deficiente e gliose, e, em segundo lugar, os nódulos subependimários junto aos ventrículos laterais. Também têm sido encontradas células gigantes, que são neurônios ou astrócitos anormais, ou ainda células de origem indeterminada.[23]

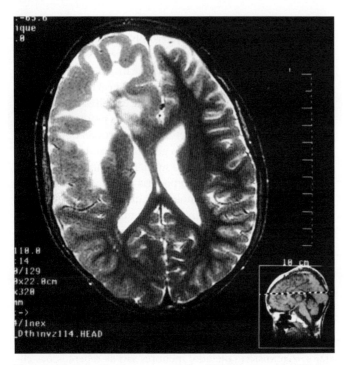

Figura 12.5 ▷ Hemimegalencefalia. RM, imagem axial T2-ponderada. Observam-se aumento do volume do hemisfério direito e alteração de sinal da substância branca, com predomínio anterior. O padrão de giros e sulcos é anormal em todo o hemisfério direito. Existem áreas de paquigíria, polimicrogíria e heterotopia periventricular (mais bem observada em outros cortes). Esta paciente apresentava hemiparesia esquerda, retardo do desenvolvimento cognitivo e motor, além de crises focais e generalizadas com frequentes e prolongados períodos de estado de mal epiléptico.

A relação entre deficiência mental, epilepsia e outros distúrbios neurológicos tem sido estudada na esclerose tuberosa.[27] A dificuldade de aprendizagem acomete dois terços dos pacientes e a epilepsia, 90%.[23] Autismo ou quadros de autismo atípico estão relacionados com essa entidade em 50% dos casos. Foi demonstrado que a presença de nódulos tuberosos grandes no lobo temporal está mais associada à presença de autismo na esclerose tuberosa.[8]

DISPLASIA CORTICAL FOCAL TIPO TAYLOR (COM CÉLULAS EM BALÃO)

A maioria dos pacientes com displasias localizadas apresenta uma alteração anatômica caracterizada por espessamento focal da substância cinzenta cortical, acompanhado ou não por simplificação do padrão giral e borramento da transição corticossubcortical. A região cortical afetada é praticamente homogênea em apresentar perda da organização anatômica em camadas e colunas. A característica principal são as aberrações em relação ao tipo de células que as constituem, podendo apresentar neurônios gigantes, às vezes binucleados, ou células com citoplasma intensamente eosinofílico e padrão de coloração intermediário entre glia e neurônio. Estas últimas são denominadas células em balão, indistinguíveis das células que caracterizam histologicamente a esclerose tuberosa. Os neurônios displásicos caracterizam-se por acúmulo significativo de neurofilamentos no citoplasma, traduzindo a alteração citoesquelética. Além de hipertróficos, apresentam aumento da árvore dendrítica, levando, provavelmente, a al-

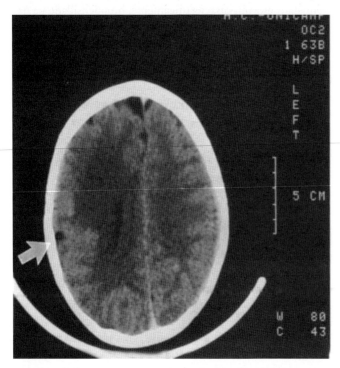
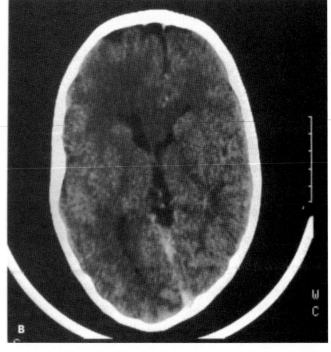

Figura 12.6 ▷ Hemimegalencefalia. TC mostrando aumento do volume do hemisfério direito, hipodensidade da substância branca e áreas de provável paquigíria ou polimicrogíria (*seta*). Paciente com hemiparesia esquerda, retardo mental, crises parciais e generalizadas de difícil controle e manchas hipocrômicas em face, pescoço e tórax, sugerindo hipomelanose de Ito.

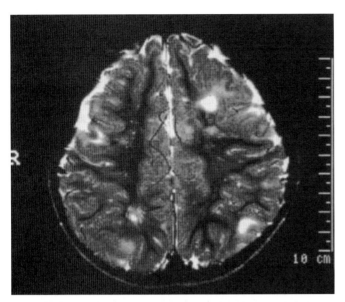

Figura 12.7 ▷ Esclerose tuberosa. RM T2-FLAIR axial mostrando diversas lesões com hipersinal e alteração do córtex adjacente. Paciente com retardo mental e epilepsia de difícil controle.

terações no padrão de suas conexões sinápticas. As células em balão apontam para a existência de um distúrbio associado à diferenciação celular, entre a linhagem neuroblástica e a glial. Talvez decorram de alguma mutação somática ou alteração precoce do controle da formação celular.[43] Entre 30% e 60% dos pacientes terão uma zona de sinal situada imediatamente subjacente à lesão nas imagens obtidas em T2 e densidade de prótons.[43]

A semiologia das crises dos pacientes com displasia cortical focal (Figura 12.8) revela crises parciais simples ou complexas, com ou sem generalização secundária. Dependendo da localização da displasia cortical focal, as manifestações ictais não diferem das de pacientes com outras etiologias. O que é particular nesses pacientes é que mais da metade deles apresenta crises parciais simples de tipo motor, que podem ou não se generalizar secundariamente. Isso, naturalmente, também decorre da alta incidência de lesões centroinsulares e, em muitos desses pacientes, a RM é normal. A semiologia dessas crises, associada à localização do foco epileptogênico e a exames estruturais negativos, deverá levantar a suspeita da presença de uma lesão displásica. Em segundo lugar, esses pacientes têm alta incidência de *status epilepticus* parcial motor (ou epilepsia *partialis continua*).

HEMIMEGALENCEFALIA COM CÉLULAS EM BALÃO

Hemimegalencefalia isolada

Nesse subgrupo é encontrado grande número de neurônios displásicos e células em balão.

Hemimegalencefalia nas síndromes neurocutâneas

Síndrome do *nevus* epidermoide, hipomelanose de Ito, neurofibromatose tipo I e síndrome de Klippel-Trenaunay.

Proliferação neoplásica

- Tumor neuroepitelial desembrioblástico (DNET).
- Ganglioglioma.
- Gangliocitoma.

DISTÚRBIOS DA MIGRAÇÃO NEURONAL

Generalizados

Lisencefalia clássica (tipo I)

Nessa desordem, o cérebro apresenta pouco ou nenhum giro ("cérebro liso"), com uma parede cerebral similar à de um feto de 3 meses. O período da anormalidade é considerado no terceiro mês de gestação, apresentando alterações neurológicas ao nascimento, com microcefalia, hipotonia e severas convulsões. Casos esporádicos são comuns, sendo reconhecidos pelo menos dois grupos de casos familiares.

Lisencefalia ligada ao cromossomo 17

De herança autossômica recessiva, apresenta anormalidades craniofaciais sutis.

Lisencefalia associada à síndrome de Miller Dicker

Acompanhada por anormalidades craniofaciais distintas (nariz curto, micrognatia, alteração na orelha), é a causada por deficiência no cromossomo 17p distal.

Lisencefalia ligada ao cromossomo X
Lisencefalia ligada a outras causas gênicas

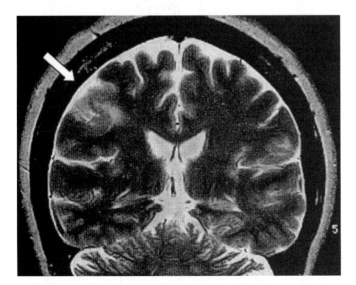

Figura 12.8 ▷ Displasia cortical focal. RM coronal T2-ponderada mostrando área de espessamento cortical na região frontal direita, borramento da transição corticossubcortical e linha de hipersinal que se estende até o ventrículo (*seta*). Paciente com crises focais motoras iniciando na hemiface esquerda.

Lisencefalia tipo II
- Distrofia muscular congênita tipo Fukuyama.
- Síndrome de Walker-Warburg.
- Doença de músculo, cérebro e olhos.
- Lisencefalia não classificada.
- Paquigíria. Nessa condição, os giros são relativamente poucos e largos, associados a uma anormalidade da camada cortical espessa. As paredes dos hemisférios cerebrais são compostas por quatro camadas principais: (1) mais externa, com aspecto normal; (2) camada de neurônios, com diminuição populacional representando o córtex verdadeiro, o qual não recebeu seu complemento total de neurônios pela migração radial; (3) camada espessa de neurônios, pouco organizada, com colunas largas, que representam os neurônios heterotópicos "detidos" em sua migração; (4) camada fina de substância branca, invadida por camada de neurônios heterotópicos. O distúrbio de migração origina-se, provavelmente, no quarto mês de gestação, e as crianças apresentam-se com hipotonia, que evolui para espasticidade e convulsões. As síndromes familiares podem se manifestar com combinação de paquigíria e lisencefalia, sendo também descritas como consequência de intoxicação materna com metilmercúrio, iniciada entre a sexta e a décima semana de gestação (Figura 12.9).[56]

Heterotopia

Consiste em aglomerados de substância cinzenta na substância branca subcortical, presos durante migração radial da zona germinal periventricular. Eles podem delinear os ventrículos como massas nodulares imediatamente abaixo do epêndima.[10] Uma parada parcial pode deixar nódulos heterotópicos na região da substância branca ou, de maneira generalizada, deixar uma camada extra subcortical de substância cinzenta, originando o córtex duplo.[1] Essas coleções são geralmente acompanhadas de desordens migracionais mais severas. O período de ocorrência não está claro, mas presume-se que no final do quinto mês de gestação. Com base em estudos anatomopatológicos, foi sugerido que as lisencefalias, a paquigíria e a heterotopia laminar difusa representariam variações na gravidade de um mesmo processo (Figuras 12.10 a 12.12).[6,43]

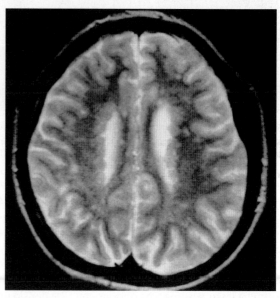

Figura 12.10 ▷ Heterotopia periventricular bilateral. RM axial (densidade de prótons) mostrando nódulos contíguos de substância cinzenta no epêndima dos ventrículos laterais. Paciente com epilepsia generalizada secundária de difícil controle.

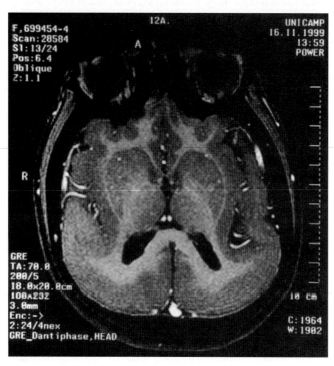

Figura 12.9 ▷ Complexo agíria-paquigíria-lisencefalia. RM axial T1-ponderada mostrando córtex liso, espesso, com poucos giros. Criança com retardo cognitivo e motor severo.

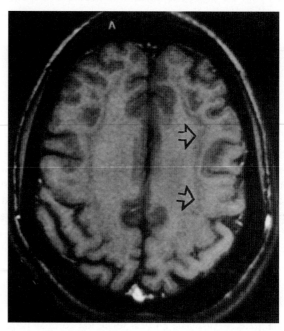

Figura 12.11 ▷ Heterotopia subcortical em bandas (duplo córtex). RM T1-ponderada axial mostrando lâminas de neurônios heterotópicos (*setas*) seguindo o trajeto do córtex. Paciente com epilepsia generalizada secundária.

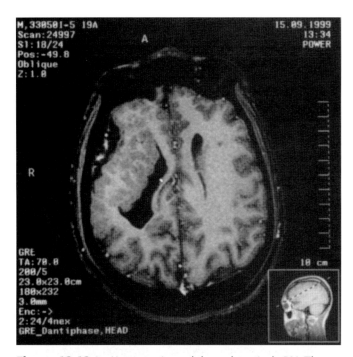

Figura 12.12 ▷ Heterotopia nodular subcortical. RM Tl-ponderada axial. Observa-se extensa área de neurônios heterotópicos no hemisfério direito. Neste exame, observam-se também nódulos heterotópicos periventriculares. Hemiparesia esquerda, retardo mental leve e epilepsia parcial controlada.

DISTÚRBIOS DA ORGANIZAÇÃO CORTICAL

Generalizados

Polimicrogíria clássica.

Focais ou multifocais

Polimicrogíria

Recebe denominações, dependendo de sua situação anatômica, isso é, se bilateral simétrica ou frontal, perissilviana, parietal ou occipital.

Essa desordem é caracterizada por grande número de pequenos giros anormais na superfície cortical, resultando em aspecto enrugado. A multiplicidade dos pequenos giros parece decorrer da fusão de suas camadas moleculares. Um clássico achado histológico é a necrose laminar isquêmica na camada V, que pode ser originada após a migração. Existem duas variedades de polimicrogíria, cada uma com seu período de início, que pode ser assim distinguido: tipo I – frequentemente associado a uma variedade de malformações cerebrais e heterotopias ou a desordens genéticas, representando um distúrbio na migração neuronal;[9,22] tipo II – é aparentemente uma desordem pósmigracional, aceita como resultado de um processo destrutivo de origem vascular, em que há evidência de necrose neuronal laminar no córtex após aparente migração completa. A polimicrogíria tem sido encontrada em outras situações patológicas, como intoxicação materna por CO e infecção viral por citome-

galovírus. Todas essas condições têm um componente vascular que pode prejudicar a perfusão cerebral tanto direta como indiretamente, em virtude de vasculite placentária.[32,33,56]

Esquizencefalia e esquizencefalia associada a polimicrogíria

Considerada uma agenesia completa da porção da parede cerebral, leva a fissuras/fendas usualmente bilaterais e simétricas. Nas paredes das fissuras, a placa cortical exibe um marco do distúrbio migracional: córtex espesso, polimicrogírico, com heterotopias neuronais. Pode envolver um ou ambos os hemisférios cerebrais. Pode ser também restrita, envolvendo principalmente o córtex e a substância branca subjacente, sem

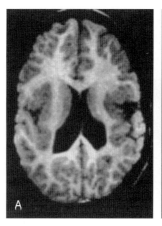 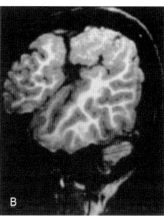

Figura 12.13 ▷ Polimicrogíria perissilviana bilateral. RM Tl-ponderada axial (**A**) e sagital (**B**) mostrando espessamento do córtex na região perissilviana bilateralmente, em virtude de múltiplos pequenos giros. Observa-se ainda a extensão anormal do sulco lateral até a região parietal posterior (**B**). Paciente com síndrome pseudobulbar e epilepsia parcial.

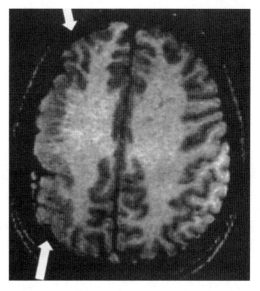

Figura 12.14 ▷ Polimicrogíria unilateral. RM Tl-ponderada axial mostrando extensa área de polimicrogíria no hemisfério direito (*entre setas*). Paciente com epilepsia focal, com controle razoável das crises e hemiparesia leve.

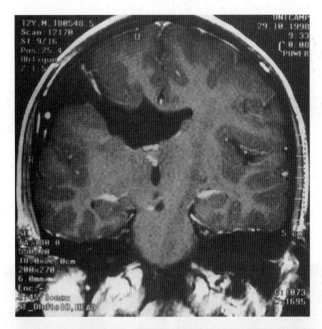

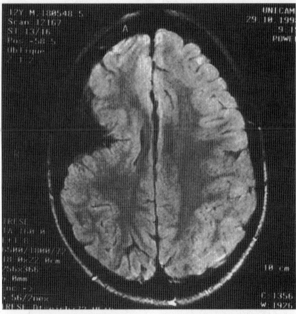

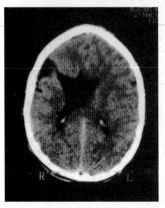 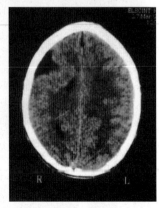

Figura 12.15 ▷ Esquizencefalia unilateral. RM coronal T1-ponderada (**A**) e axial FLAIR (**B**) e TC (**C**). Observam-se uma fenda em continuidade com o ventrículo lateral direito e polimicrogíria nas bordas dessa fenda (**B**). Paciente com hemiparesia. Nunca apresentou crises epilépticas. Mãe relatou tentativa de aborto no terceiro mês de gestação.

apresentar comunicação com o sistema ventricular, chamada de esquizencefalia de lábios fechados do tipo I. À microscopia, verificam-se, na base da fenda, neurônios desorganizados e, às vezes, gliose, que indica a lesão tardiamente adquirida.

A criança pode apresentar convulsões e paresias, além de retardo no desenvolvimento.

DISPLASIA FOCAL OU MULTIFOCAL COM OU SEM CÉLULAS EM BALÃO

Microdisgenesias

Nos estudos de pacientes com diferentes formas de epilepsia, têm sido descritas em mais de 20% dos casos. A microdisgenesia inclui aumento do número de neurônios, primariamente na substância branca ou na camada molecular, com aglomerados anormais. As células parecem grosseiramente normais, mas a organização e a posição dos corpos celulares e axônios são anormais. Não tem sido encontrada célula em balão, e geralmente encontram-se células bem diferenciadas e de tamanho normal. Tem sido postulado que essa desordem se deve à redução ou ausência de apoptose normal.[32]

REFERÊNCIAS

1. Aicardi JJ M. Malformations of the CNS. In. Aicardi et al. Diseases of the nervous system in childhood. Clinics in developmental medicine. 115-118, London, England: Mac Keith Press, 1992:108-202.
2. Austin C, Cepko C. Celular migration patterns in the mouse cerebral cortex. Development 1990; 110:713-32.
3. Baraitser M, Burn J. Neural tube defects as an X-linked condition. Am J Med Gen 1984; 17:383-5.
4. Barkovich AJ. Congenital malformations of the brain. In: Baarkovich AJ. Pediatric neuroimaging. 22 ed. New York: Raven Press, 1995:176-275.
5. Barkovich AJ, Chuang SH. Unilateral megalencephaly: correlation of MR imaging and pathologic characteristics. AJNR Am J Neuroradiol 1990; 11:523-31.
6. Barkovich AJ, Guerrini R, Battaglia G et al. Band heterotopia: correlation of outcome with magnetic resonance imaging parameters. Ann Neurol 1994; 36:609-17.
7. Barkovich AJ, Norman D. Anomalies of the corpus callosum: correlation with further anomalies of the brain. AJNR 1988; 9:493-501.
8. Bolton PF, Griffiths. Association of tuberous esclerosis of temporal lobes with autism and autism atypical. Lancet 1997; 349:392-5.
9. Borgatti R, Triulzi F, Zucca C, Piccinelli P et al. Bilateral perisyllvian polymicrogyria in three generations. Neurology 1999; 52:1910-3.
10. Brodtkorb E, Nielsen G, Smevik O, Rink PA. Epilepsy and anomalies of neuronal migration: MRI and clinical aspects. Acta Neurol 1992; 86:24-32.
11. Brown MS, Sheridan-Pereira M. Outlook for the child with a cephalocele. Pediatrics 1992; 90:914-9.
12. Carter CO. Genetics of common single malformations. Brit Med Bull 1976; 32:21-6.
13. Caviness VS, Takahashi T, Nowakowski RS. Neocortical malforrmations consequence of nonadaptive regulation of neurogenetic sequence. MRDD Res Rev 2000; 6:22-3.
14. Cohen MM Jr, Lemire RJ. Syndromes with cephaloceles. Teratology 1982; 25:161-72.

15. Des Portes V, Francis F, Pinard JM et al. Doublecortin is the major gene causing X-linked subcortical laminar heterotopia (SCLH). Hum Mol Genet 1998; 7(7):1063-70.

16. Dobbing J, Sands J. Quantitative growth and development of human brain. Arch Dis Child 1973; 48:757-67.

17. Fink JM, Dobyns WB, Guerrini R, Hirsch BA. Identification of a duplication of Xq28 associated with bilateral periventricular nodular heterotopia. Am J Hum Genet 1997; 61(2):379-87.

18. Fox JW, Lamperti ED, Ekiolu YZ et al. Mutations in filamin I prevent migration of cerebral cortical neurons in human periventricular heterotopia. Neuron 1998; 21:1315-25.

19. Friede R. Developmental neuropathology. New York: Springer-Verlag, 1989.

20. Funk KC, Slegel M. Sonography of congenital midle brain malformations. Radographics 1988; 8:11-25.

21. Galaburda AM, Kemper TL. Cytoarchitetonic abnormalities in developmental dyslexia. Ann Neurol 1979; 6:94-100.

22. Guerrini R, Dubeau F, Dulac O et al. Parasagital parietooccipptal and epilepsy. Ann Neurol 1997; 41:65-73.

23. Grifftihs PD, Martland TR. Tuberous sclerosis complex: the role of neuroradiology. Neuropediatrics 1997; 28:244-52.

24. Holmes LB, Driscoll SG, Atkins L. Etiologic heterogeneity of neural-tube defects. N Engl J Med 1976; 294:365-9.

25. Huttenlocher PR, Taravath S, Mojtahedi S. Periventricular heterotopia and epilepsy. Neurology 1994; 44:51-5.

26. Jacobson RI. Congenital structural defects. In: Swaiman KF (ed.) Pediatric neurology – principies and practice. Vol I. St Louis: CV Mosby Company, 1994:317-62.

27. Jambaque I, Cusmai R, Curatolo P et al. Neuropsychological aspects of tuberous esclerosis in relation to epilepsy and MRI findings. Dev Med Child Neurol 1991; 33:698-705.

28. Kalter H, Warkany J. Congenital malformations: etiologic factors and their role in prevention. N Engl J Med 1983; 308:424-31.

29. Kasabian NG, Bauer SB, Dyro FM et al. The prophylactic value of clean intermittent catheterization and anticholinergic medication in newborns and infants with myelodysplasia at risk of deve1oping urinary tract deterioration. Am J Dis Child 1992; 146:840-3.

30. Kier EL, Truit CL. The lamina rostralis: modification of concepts concerning the anatomy, embriology, and MR appearence of the corpos callosum. AJNR Am J Neuroradiol 1997; 18:715-22.

31. Kuzniecky RI. Magnetic resonance imaging in developmental disorders of cerebral cortex. Epilepsia 1994; 35(suppl. 6):S44-S56.

32. Kuzniecky RI, Barkovich AJ. Pathogenesis and pathology of focal malformations of cortical development and epilepsy. J Clin Neurophysiol 1996; 13:468-80.

33. Larroche JC, Razavi FE. Central nervous system malformations. In: Adamns J, Corsellis J, Duchen L (eds.) Greenfield's neuropathology. 4 ed. New York: Wiley, 1984:784-807.

34. Lemire RJ. Neural tube defects. JAMA 1988; 259:558-62.

35. Loft AG, Hogdall E, Larsen SO, Norgaard-Pedersen B. A comparison of amniotic fluid alpha-fetoprotein and acetylcholinesterase in the prenatal diagnosis of open neural tube defects and anterior abdominal wall defects. Prenat Diagn 1993; 13:93-109.

36. Mischell PS, Nguyen LP, Vinters HY. Cerebral cortical dysplasia associated with pediatric epilepsy. Review of neuropathologic features and proposal for a grading system. J Neuropathol Exp Neurol 1995; 54:137-53.

37. MRC Vitamin Study Research Group: Prevention of neural tube defects: results of the Medical Research Council Vitamin Study. Lancet 1991; 338:131-7.

38. Ne1son KB, Ellemberg SH. Antecedents of cerebral palsy, multivariate analysis of risk. N Engl J Med 1986; 315:81.

39. Myrantopoulus NC, Chung CS. Congenital malformations in singletons: epidemiologic survey. Birth Defects 1974; 10:1-58.

40. Olsen CL, Hughes JP, Yongblood LG, Sharpe-Stimac M. Epidemiology of holoprosencephaly and phenotypic characteristics of affected children: New York State, 1984-1989. Am J Med Genet 1997; 73:217-26.

41. O'Rourke N, Dailey M, Smith S, McConnell S. Diverse migratory pathways in the developing cerebral cortex. Science 1992; 258:299-302.

42. Palmini ALF, Andermann F, Olivier A et al. Focal neuronal migration disorders and intractable partial epilepsy: a study of 30 patients. Ann Neurol 1991; 18:580-7.

43. Palmini ALF. Displasias corticais associadas à epilepsia: Delineamento de uma nova síndrome, revisão de conceitos localizacionais e proposta de uma nova classificação. Campinas, SP, 1996. (Tese de Doutorado pela Faculdade de Ciências Médicas da Universidade Estadual de Campinas – UNICAMP.)

44. Palmini A. Desordens do desenvolvimento cortical. In: Guerreiro et al. Epilepsia 2000. São Paulo: Lemos Editorial, 265-82.

45. Piovesana AMSG, Moura-Ribeiro MVL, Zanardi VA, Gonçalves VMG. Hemiparetic cerebral palsy: risk factors for etiology and neuroimaging. Arq Neuropsiquiatr 2001; 55(1):29-34.

46. Rakic P. Limits of neurogenesis in primates. Science 1985; 227:1054-6.

47. Rakic P. Specificaction of cerebral areas. Science 1988; 241:170-6.

48. Rakic P. Principles of neural cell migration. Experientia 1990; 46:882-9.

49. Rakic P. A small step for the cell, a giant leap for mankind: a hypothesis of neocortical expansion during evolution. Trends Neurosci 1995; 18:383 8.

50. Singer HS, Chiu AY, Meir FK, Morell P et al. Advances in understanding the development of the nervous system. Curr Opin Neurol 1994; 7:153-9.

51. Van der Valk PH, Snoeck I, Meiners LC et al. Subcortical laminar heterotopia in two sisters and their mother: MRI, clinical findings and pathogenesis. Neuropediatrics 1999; 30(3):155-60.

52. Vinters HY, Kerfoot C, Catania M et al. Tuberous sclerosis-related gene expression in normal and dysplastic brain. Epilepsy Res 1998; 32:12-23.

53. Volpe JJ. Neuronal proliferation, migration, organization, and myelinization. In: Volpe JJ. Neurology of the newborn. 2 ed. W.B. Saunders Company, 1989.

54. Volpe JJ. Neuronal proliferation, migration, organization, and myelinization. In: Volpe JJ. Neurology of the newborn. 3 ed. W.B. Saunders Company, 1995:43-92.

55. Volpe JJ. Neural tube formation and prosencephalic development. In: Volpe JJ. Neurology of the newborn. 4 ed. W.B. Saunders Company, 2000:3-44.

56. Volpe JJ. Neuronal proliferation, migration, organization, and myelinization. In: Volpe JJ. Neurology of the newborn. 4 ed. W.B. Saunders Company, 2000:45-102.

57. Walsh C, Cepko C. Widespread dispersion of neuronal clones across functional regions of the central cortex. Science 1992; 255:434-40.

58. Walsh CA. Genetics of neuronal migration in the cerebral cortex. MRDD Res Ver 2000; 6:34-40.

59. Wiswell TE. Major congenital neurologic malformation. Am J Dis Child 1990; 144:61-67.

60. Worley G, Erwin CW, Schuster JM et al. BAEPs in infants with myelomeningocele and later development of Chiari II malformation-related brain-stem dysfunction. Dev Med Child Neurol 1994; 36:707-15.

61. Yen IH, Khoury MJ, Erickson JD et al. The changing epidemiology of neural tube defects - United States, 1968-1989. Am J Dis Child 1992; 146:857-86.

13

Infecções
Congênitas e Perinatais

Rodrigo Carneiro de Campos ▪ Andrea Lucchesi de Carvalho

Gláucia Manzon Queiroz de Andrade ▪ Flávia Alves Campos

INTRODUÇÃO

Durante a gestação, as mulheres estão expostas a inúmeros agentes infecciosos prevalentes na região que habitam. Se infectadas, as gestantes podem transmitir verticalmente o microrganismo ao filho, causando comprometimento variável, de leve a grave. A infecção é dita congênita quando o feto se infecta durante a gravidez e perinatal quando se dá no parto ou nas primeiras 3 semanas de vida da criança. As sequelas mais importantes observadas nas crianças com infecção congênita ou perinatal são as oculares e neurológicas. Os agentes infecciosos implicados nessas infecções estão incluídos no acrônimo TORCH (toxoplasmose, rubéola, citomegalovírus, herpes simples), recentemente expandido para contemplar outros microrganismos reconhecidos como causadores de infecção fetal (enterovírus, *Treponema pallidum*, vírus varicela-zoster, vírus da imunodeficiência adquirida e parvovírus, entre outros).[1]

A infecção fetal pode ocorrer em qualquer época da gestação, da concepção até o parto, e as consequências podem ser: reabsorção do embrião, abortamento, natimorto, crescimento intrauterino restrito (CIUR), prematuridade, malformação e várias sequelas, algumas delas evidentes ao longo do crescimento da criança.

As infecções congênitas e perinatais são um problema de saúde pública em virtude da frequência com que ocorrem e/ou da grande morbidade que causam. Publicações nacionais tornam possível a estimativa da prevalência de algumas dessas infecções no Brasil (infectados/nascidos vivos): sífilis (1,2/1.000),[2] hepatite B (4/1.000),[3] infecção pelo HIV (2-4/1.000),[4] toxoplasmose (1-2/1.000),[5,6] citomegalovirose (26/1.000)[7] e herpes simples (1/5.000).[3]

A transmissão vertical, isto é, da mãe para o filho, ocorre principalmente pelas vias transplacentária e ascendente. Na via transplacentária (ou hematogênica), a placenta é infectada primariamente. O dano causado ao feto vai depender de uma série de fatores, como a presença ou não de anticorpos maternos específicos, o tamanho do inóculo, a virulência da cepa, o tropismo do agente por determinados órgãos e, principalmente, a idade gestacional no momento da infecção. Infecções do feto no primeiro trimestre de gestação são menos frequentes e mais graves do que as ocorridas no último trimestre de gravidez. O feto também pode se contaminar por via ascendente,

mediante a entrada do agente infeccioso na cavidade amniótica, com ou sem ruptura prévia das membranas. A contaminação fetal pode ainda ocorrer mediante a aspiração de material materno contaminado, presente no canal do parto. Soluções de continuidade presentes na epiderme do recém-nascido (RN) facilitam a entrada de germes patogênicos da microbiota vaginal. A prematuridade é o fator de risco mais importante para aquisição de infecção imediatamente antes, durante ou até 72 horas após o nascimento. O leite materno também pode infectar o neonato, pois pode veicular vários agentes infecciosos, principalmente o HIV, o HTLV e o CMV.

A placenta atua como órgão inespecífico de defesa e pode apresentar alterações associadas à infecção fetal, possibilitando, por vezes, a identificação do agente infeccioso. As principais alterações que podem ser observadas são, macroscopicamente, aumento do volume e palidez em função da placentite difusa e da perda da transparência na superfície fetal da placenta e, microscopicamente, vilosite, perivilosite, corioamnionite, coriovasculite e onfalite. É importante destacar que a placentite pode não ser seguida por infecção fetal. Algumas situações sugerem infecção congênita e tornam obrigatório o exame anatomopatológico da placenta: (1) diagnóstico ou suspeita de infecção materna com risco potencial de transmissão hematogênica, (2) história obstétrica de perdas fetais e neomortalidade, (3) gestantes de áreas altamente endêmicas para infecções que se transmitem pela placenta, (4) conceptos pequenos para idade gestacional ou pré-termo pesando menos de 2.000g, (5) hidropisia fetal ou alterações ultrassonográficas sugestivas de infecção, (6) diagnóstico de infecção fetal pela cordocentese ou amniocentese, (7) alterações macroscópicas da placenta sugestivas de infecção, (8) sofrimento fetal de natureza desconhecida, (9) recém-nascido com manifestações clínicas sugestivas de infecção nas primeiras 72 horas de vida, (10) natimorto e neomorto.

Suspeita-se de infecção congênita ou perinatal quando a história materna no pré-natal sugere exposição a agentes infecciosos ou infecção, quando a placenta se mostra alterada ou o RN apresenta manifestações clínicas sugestivas.

A maioria das crianças infectadas nasce assintomática, mas, quando sintomáticas, podem apresentar comprometimento sistêmico e/ou neurológico e/ou ocular ao nascimento, nos primeiros meses de vida ou ao longo do crescimento. Al-

Quadro 13.1 ▷ Efeito da infecção transplacentária no feto e no RN

Anormalidades do desenvolvimento / Doença ou agente infeccioso	Prematuridade	CIUR/BP	Malformação congênita	Doença congênita	Doença ocular	Doença neurológica	Perda auditiva neurossensorial	Persistência da infecção pós-natal
Vírus								
Vírus da rubéola	+	+	+	+	+	+	+	+
Citomegalovírus	+	+	+	+	+	+	+	+
Herpes simples	+	–	–	+	+	+	+	+
Vírus da varicela-zoster	–	(+)	+	+	+	+	–	+
Vírus da caxumba	–	–	–	(–)	–	(+)	–	–
Coxsackievírus B	–	–	(+)	+	–	+	–	–
Poliovírus	–	–	–	–	–	+	–	–
Vírus da influenza	–	–	–	+	–	–	–	–
Hepatite B	+	–	–	+	–	–	–	+
Vírus da imunodeficiência humana	(+)	(+)	(+)	+	+	+	(+)	+
Parvovírus	–	–	–	+	–	–	–	–
Bactéria								
Treponema pallidum	+	–	–	+	+	+	–*	+
Mycobacterium tuberculosis	+	–	–	+	–	+	–	+
Listeria monocytogenes	+	–	–	+	+	+	–	–
Borreli burgdorferi (doença de Lyme)	–	–	–	+	+	–	–	–
Protozoário								
Toxoplasma gondii	+	+	–	+	+	+	+	+
Plasmodium	(+)	+	–	+	+	–	–	+
Trypanosoma cruzi	+	+	–	+	–	+	–	–

+ Evidência do efeito; – nenhuma evidência do efeito; (+) associação possível entre o efeito e a infecção.
* Na sífilis congênita tardia pode ocorrer surdez por lesão do oitavo par craniano.
CIUR: Crescimento intrauterino restrito; BP: baixo peso de nascimento.
Modificado de Klein JO, Baker CJ, Remington JS, Wilson CB. Current concepts of infections of the fetus and newborn infant. In: Remington JS, Klein JO, Wilson CB, Baker CJ. Infectious diseases of the fetus and newborn infant. 6 ed. Philadelphia: W.B. Saunders, 2006.

CAPÍTULO 13 ▷ Infecções Congênitas e Perinatais

gumas infecções têm particularidades que serão abordadas no próximo tópico, mas em geral o quadro clínico se superpõe, dificultando o diagnóstico etiológico e exigindo extensa investigação laboratorial (Quadro 13.1). No diagnóstico diferencial também devem ser incluídos a septicemia e processos não infecciosos, como eritroblastose fetal.

O sistema nervoso central (SNC) pode ser acometido por vários microrganismos (Quadro 13.1). Quando esse comprometimento ocorre na fase de franco desenvolvimento do órgão, as sequelas podem ser incapacitantes. Portanto, as manifestações neurológicas, bem como as alterações morfológicas, irão variar de acordo com a idade gestacional em que ocorreu a infecção, o tipo do agente e o perfil imunológico da gestante. A partir do estabelecimento das camadas germinais primárias e durante toda a organogênese, o embrião é suscetível à infecção, predominando lesões malformativas nos dois primeiros trimestres e lesões destrutivas quando a infecção ocorre no último trimestre. O período de maior sensibilidade para desenvolvimento de retardo mental e microcefalia ocorre no fim do primeiro e início do segundo trimestre de gravidez.

Para o diagnóstico etiológico da infecção no RN recorre-se, habitualmente, aos exames complementares. Destacam-se nessa propedêutica os exames sorológicos, por suas altas sensibilidade, especificidade e facilidade de realização, além do baixo custo. Tradicionalmente investiga-se a presença de IgG e IgM específicas, complementada pela identificação de IgA. A primeira sorologia do RN deve ser realizada simultaneamente com a materna (sorologia pareada) para comparação dos títulos de anticorpos e deve ser a mais precoce possível. Entretanto, é importante destacar que os anticorpos da classe IgG atravessam a placenta passivamente e podem estar presentes no RN não infectado. Esses anticorpos IgG começam a atravessar a placenta na oitava semana de gestação, com maior intensidade após a 32ª semana, e têm vida média de 30 dias, estando praticamente ausentes na criança em torno do nono mês de vida. Os anticorpos das classes IgM e IgA não atravessam a barreira placentária, sendo de grande ajuda para o diagnóstico das infecções congênitas. No entanto, os anticorpos IgM e/ou IgA não estão presentes em todas as crianças infectadas e, com frequência, são necessários outros exames complementares para aumentar a sensibilidade diagnóstica: exames de imagem do SNC e ossos longos, exame de fundo de olho, exame de líquor etc. (Quadro 13.2). As técnicas utilizadas para detecção de IgG e IgM específicas serão discutidas no próximo tópico, durante a abordagem das infecções congênitas mais comuns.

Quadro 13.2 ▷ Achados sugestivos de infecção congênita na propedêutica do recém-nascido

Exame	Achados significativos
Exame físico	Exantema maculopapular, vesículas, petéquias, icterícia, anemia, adenomegalia, hepatosplenomegalia, ausculta cardíaca sugestiva de malformações, microftalmia
Exame neurológico	Microcefalia, macrocefalia, paralisias, hidrocefalia
Hemograma completo	Anemia, leucocitose, plaquetopenia, eosinofilia, neutropenia
Sorologia pareada RN/mãe	IgG e IgM (toxoplasmose, citomegalovirose, rubéola, varicela-zoster) IgG anti-*T. cruzi* VDRL quantitativo e qualitativo e exame confirmatório (FTA-abs IgG) – sífilis
Exame de sangue a fresco para pesquisa de parasitas	*T. cruzi* *Plasmodium*
Radiografia simples de crânio	Calcificações intracranianas
Radiografia de ossos longos	Osteocondrite, periostite, osteomielite
US transfontanela	Dilatação ventricular, calcificações intracranianas
Avaliação oftalmológica	Retinocoroidite, atrofia do nervo óptico, catarata, glaucoma, conjuntivite
Avaliação auditiva	Déficit auditivo
Líquor	Rotina: celularidade, hiperproteinorraquia Sorologias, PCR, cultura para vírus/bactéria/fungos
TC de crânio	Calcificação intracraniana, hidrocefalia, atrofia cortical
Provas de função hepática	Aumento de aminotransferases, aumento de bilirrubina direta
Cultura	Rubéola (urina, secreção da nasofaringe) CMV (urina – a partir da terceira semana de vida, o resultado positivo pode ser atribuído à infecção pós-natal)
PCR (qualitativa e/ou quantitativa)	Utilizada no diagnóstico da infecção por HIV, CMV, herpes simples, parvovírus B19, enterovírus.

PCR: reação em cadeia da polimerase.

O isolamento do agente infeccioso é desejável, mas nem sempre possível, por necessitar de laboratórios equipados e técnicos capacitados, geralmente disponíveis em centros de pesquisa ou laboratórios de referência. A identificação do DNA ou RNA do microrganismo pela técnica de reação em cadeia da polimerase (PCR) tem tornado possível a identificação de alguns agentes infecciosos (Quadro 13.2). Em áreas endêmicas para algumas parasitoses, como doença de chagas e malária, pode-se recorrer à pesquisa direta do parasita no sangue, exame de grande sensibilidade nas fases agudas da doença.

Na abordagem ao RN, deve-se ter como princípio básico que sua avaliação é indissociável da história gestacional. A maioria das infecções pode ser diagnosticada na gravidez com os avanços da propedêutica fetal. Neste capítulo nos ateremos a algumas das infecções congênitas e perinatais frequentes no Brasil e será dada ênfase ao comprometimento neurológico das crianças.

TOXOPLASMOSE

A toxoplasmose é uma parasitose com ampla distribuição em todo o mundo e mais prevalente em regiões tropicais. Causada pelo *Toxoplasma gondii*, tem como hospedeiro definitivo os felinos, sendo o gato doméstico o representante mais importante nas áreas urbanas, responsável pela eliminação de oocistos e contaminação do ambiente. A infecção em humanos, após o nascimento, normalmente acontece pela ingestão de oocistos, presentes em solo ou água contaminados pelas fezes dos gatos infectados, e cistos presentes na carne mal cozida de animais utilizados para consumo humano (suínos, caprinos, ovinos e bovinos). A transmissão vertical, por via hematogênica, de uma gestante infectada para seu filho durante a gestação tem grande importância, podendo causar aborto, natimortalidade ou comprometimento variável do feto, especialmente do olho e do SNC.[1]

No Brasil, observa-se elevada prevalência da infecção (60% a 80%)[8] em adultos. Estima-se que durante a gestação cerca de 20% a 40% das mulheres são suscetíveis, isto é, capazes de adquirir a infecção se expostas ao parasita. A toxoplasmose adquirida pela gestante é assintomática em cerca de dois terços dos casos ou, quando sintomática, apresenta-se mais frequentemente com linfadenomegalia e astenia sem febre ou com febre baixa. A transmissão da toxoplasmose para o feto resulta da passagem transplacentária do *T. gondii* de uma mãe agudamente infectada. Exceção a essa regra são as gestantes imunossuprimidas portadoras de infecção latente, provavelmente em virtude da parasitemia recorrente e colonização placentária. A priminfecção durante a gestação pode infectar o feto em cerca de 40% dos casos, e estudos realizados em Paris demonstraram que a infecção estava presente em 14%, 29% e 59% dos casos de infecção materna adquirida durante o primeiro, segundo e terceiro trimestres, respectivamente.[1] O risco de transmissão da infecção para o feto aumenta à medida que a gestação se aproxima do fim, mas o risco de danos fetais diminui com o progredir da gestação, sendo mais graves quando a infecção fetal ocorre no primeiro trimestre da gestação. As crianças infectadas no terceiro trimestre geralmente nascem assintomáticas.

Como a infecção adquirida pela gestante é assintomática ou oligossintomática na grande maioria dos casos, o diagnóstico da infecção congênita pressupõe a investigação sistemática da toxoplasmose gestacional mediante a realização de exames sorológicos. Essa triagem sorológica da gestante deve ser iniciada, idealmente, antes ou o mais precocemente possível após a concepção. A gestante suscetível (IgG e IgM negativas) deve repetir os testes sorológicos regularmente durante a gestação e receber orientação higienodietética para profilaxia de

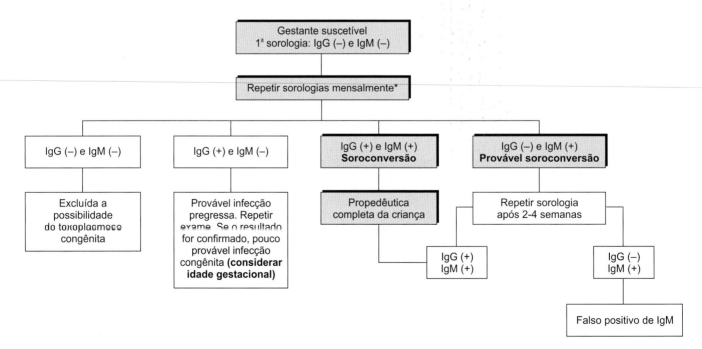

Figura 13.1 ▶ Abordagem da toxoplasmose gestacional em uma mulher suscetível no primeiro exame realizado no pré-natal. (*Última sorologia deve ser realizada após o parto.)

contato com o *T. gondii*. Se a gestante suscetível apresenta, durante a gestação, resultados positivos para os testes sorológicos (IgG e IgM positivas), caracteriza-se a soroconversão, que é evidência de infecção aguda, potencialmente prejudicial ao feto (Figura 13.1).

A complexidade do diagnóstico da toxoplasmose durante a gestação reside na necessidade de identificar a época provável de infecção da gestante para melhor avaliar o risco de infecção fetal. Logo, se a gestante apresenta sorologia positiva (IgG e/ou IgM) no primeiro exame de pré-natal, devem ser realizados outros testes na tentativa de evidenciar a idade gestacional em que ocorreu a infecção (Figura 13.2).

O diagnóstico precoce da infecção na gestação possibilita o tratamento e a redução da transmissão vertical ou das consequências da infecção para o feto. Não existem evidências conclusivas sobre a eficácia do tratamento na gestante, mas, até o momento, estudos observacionais indicam redução nos danos ao feto e, se iniciado precocemente (até 4 semanas) após a infecção materna, também redução na transmissão vertical. O fármaco de escolha para tratamento da gestante no primeiro trimestre de gestação é a espiramicina, que alcança elevada concentração na placenta, embora sejam referidos níveis variáveis no sangue fetal, correspondentes a 7% a 50% dos presentes no sangue materno.[9] Em decorrência dessa observação, considera-se que na infecção fetal a espiramicina pode não alcançar concentração adequada no cérebro do concepto[9] e, nesse caso, a associação entre sulfadiazina e pirimetamina pode constituir-se na melhor opção terapêutica. Portanto, se a infecção fetal é demonstrada no curso da gravidez (mediante alterações na ultrassonografia [US], cordocentese ou amniocentese), a sulfadiazina (3g/dia), associada à pirimetamina (50mg/dia) e ao ácido folínico (15mg diariamente), deve ser utilizada até a 36ª semana de gestação. Após esse período, deve-se prescrever apenas espiramicina até o parto. O uso da pirimetamina está contraindicado no primeiro trimestre de gravidez em razão de seu potencial teratogênico e o da sulfadiazina não é indicado no final do último trimestre, em função do risco de desenvolvimento de kernicterus.

A prevalência da toxoplasmose congênita é elevada no Brasil (3 a 20 RN infectados para cada 10.000 nascidos vivos). Em Minas Gerais observou-se prevalência geral de um RN infectado para cada 770 nascidos vivos,[6] com variações regionais e maior prevalência nas regiões do Estado com menor Índice de Desenvolvimento Humano (IDH). Observou-se elevado comprometimento ocular entre os infectados no Brasil, diferindo dos achados europeus e norte-americanos.[10] A maior gravidade do comprometimento ocular pode ser atribuída a diferenças individuais e na cepa do parasita responsável pela

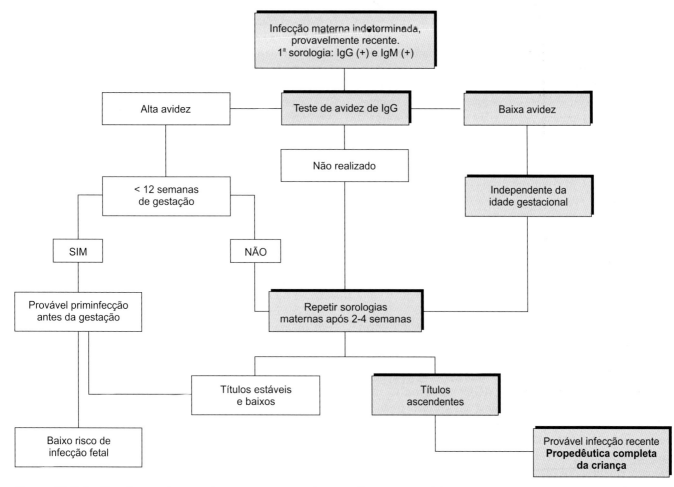

Figura 13.2 ▶ Abordagem da toxoplasmose gestacional em mulher com sorologia positiva no primeiro exame realizado no pré-natal.

infecção na América do Sul. No momento, estão sendo desenvolvidos estudos para esclarecer o motivo dessas diferenças.

O comprometimento neurológico, na toxoplasmose congênita, ocorre em cerca de 20% das crianças infectadas, e as lesões cerebrais são caracterizadas por extensas áreas de processo inflamatório granulomatoso com necrose central e deposição de cálcio, principalmente, no córtex, nas meninges, no epêndima dos ventrículos laterais e no aqueduto cerebral, ocasionando estenose e consequente hidrocefalia.[1] O processo inflamatório é tão intenso e necrosante, que provoca encefalomalacia multicística e atrofia cerebral. O T. gondii pode ser encontrado livre nas lesões recentes e no espaço subaracnóideo ou intracelular nas grandes células epitelioides. A proteinorraquia tem relação direta com a inflamação, e a lesão neurológica geralmente está associada à lesão retiniana.

Manifestações clínicas

Apenas 20% a 30% das crianças com toxoplasmose congênita têm evidência de doença ao nascimento. O restante apresenta manifestações nos primeiros meses de vida ou ao longo do crescimento, na infância ou adolescência. Estudos de seguimento têm mostrado que as crianças infectadas e não tratadas, mesmo quando assintomáticas ao nascimento, apresentarão alguma sequela, principalmente ocular, até o final da adolescência.[11] O comprometimento neurológico em geral está presente até o final do primeiro ano de vida. Cerca de 8% das crianças assintomáticas podem apresentar sequelas tardias, principalmente retardo no desenvolvimento neuropsicomotor.

Na criança sintomática podem ser observadas várias manifestações clínicas, isoladas ou associadas. Entre as manifestações *sistêmicas* podem ser citadas: hepatosplenomegalia, icterícia, exantema macular, anemia, hepatite, pneumonite e miocardite. A icterícia frequentemente tem início precoce, mas pode ser tardia, nos primeiros meses de vida. Pode ocorrer acolia associada a hiperbilirrubinemia com fração direta muito aumentada. A anemia é sinal clínico frequente, podendo ser causada por sangramento, hemólise e/ou diminuição de produção sanguínea. Os principais achados *neurológicos* são: hidrocefalia, macro ou microcefalia, calcificação craniana difusa e grosseira, meningoencefalite e retardo neuropsicomotor. As alterações *oftalmológicas* mais frequentes são: retinocoroidite, catarata, estrabismo, nistagmo, atrofia do nervo óptico e microftalmia.

No período de 1982 a 1996 foi realizado um estudo envolvendo 114 crianças com toxoplasmose congênita, geralmente sintomática ao nascimento, matriculadas no setor de Infectologia Pediátrica do Hospital das Clínicas da Universidade Federal de Minas Gerais (HC/UFMG).[12] Observou-se, nessa amostra, que o estrabismo foi o sinal clínico mais frequente (65% das crianças), seguido de hepatomegalia (58%) e esplenomegalia (52%). Na maioria dos casos houve regressão da visceromegalia no primeiro ano de vida. A microcefalia esteve presente em 30% dos casos, mais frequente do que a macrocefalia (10%); as calcificações cranianas foram observadas em 37% dos casos. Retinocoroidite, presente em 87% das crian-

ças, foi predominantemente macular (79%) e bilateral. Entre 2006 e 2007, um estudo realizado em Minas Gerais, utilizando a metodologia da triagem neonatal para identificação dos infectados, encontrou 190 recém-nascidos com toxoplasmose congênita em um período de 7 meses de triagem neonatal. Na avaliação das crianças chamaram a atenção a elevada prevalência da retinocoroidite (80%), mesmo considerando que a maioria dos infectados apresentava a infecção subclínica, e a proporção significativa de lesões em atividade (40%).[6] Esses achados reforçam a necessidade do diagnóstico precoce e do tratamento das crianças para melhorar o prognóstico visual.

A retinocoroidite é o achado mais frequente na toxoplasmose congênita e pode permanecer inaparente por vários anos, o que justifica controle oftalmológico periódico em todos os infectados.

Quando há predomínio de comprometimento neurológico, o quadro clínico é caracterizado por meningoencefalite EM uma frequência variável (3% a 60%), dependendo do estudo, e podem ser observadas proteinorraquia bastante elevada (500 a 1.000mg/dL) e pleocitose mononuclear (em geral, inferior a 100 células/μL).[1] Não se observa associação entre a presença de alterações liquóricas e a gravidade da infecção no RN, nem a alteração liquórica atuou como preditor de sequelas neurológicas.[13] Podem estar presentes convulsões, alteração do estado de consciência, calcificações intracranianas, principalmente supratentoriais, podendo acometer os núcleos da base, e hidrocefalia secundária à estenose aquedutal, ocasionalmente levando à hipertensão intracraniana.

A radiografia simples de crânio mostra calcificações cerebrais geralmente generalizadas. A tomografia computadorizada (TC) de crânio pode demonstrar a presença e a localização das calcificações não visíveis na radiografia. A localização dessas calcificações nas meninges e no núcleo caudado tem sido associada a pior prognóstico. Não tem sido observada associação entre a intensidade das calcificações cranianas e o retardo no desenvolvimento neuropsicomotor. A TC de crânio e a ressonância magnética (RM) do encéfalo são úteis para diagnóstico e acompanhamento da atrofia cortical e da dilatação ventricular. A US transfontanelar pode evidenciar calcificações, dilatação ventricular e o aumento da ecogenicidade das artérias espinotalâmicas.

Entre os exames de imagem utilizados na investigação neurológica da criança com toxoplasmose congênita, o menos sensível é a radiografia de crânio e o mais sensível para localização das calcificações é a TC de crânio. Processos inflamatórios em atividade, malformações e lesões destrutivas são mais bem evidenciados pela RM do encéfalo. Os achados de imagem devem ser correlacionados entre si e associados à clínica e aos exames laboratoriais apresentados pelo paciente. Pesquisadores têm mostrado que a US transfontanelar tem boa concordância com a TC de crânio, sendo uma alternativa de menor custo para o seguimento neurológico dessas crianças.[14]

Diagnóstico sorológico

O diagnóstico sorológico da toxoplasmose congênita baseia-se na detecção de IgM e/ou IgA anti-T. gondii. Essas imunoglobulinas estão presentes na fase aguda da infecção e não são transferidas passivamente através da placenta da mãe para o filho; portanto, são as mais adequadas para o diagnóstico da infecção no RN. Entretanto, especialmente quando a infecção fetal ocorre no primeiro trimestre de gestação, a criança pode cursar intraútero em toda a fase aguda da doença e não apresentar IgM antitoxoplasma ao nascimento.[15] Esse resultado falso-negativo ocorre em cerca de 20% dos RN infectados.[1] Nesse caso, deve ser acompanhada a evolução dos títulos de IgG e observada sua persistência aos 12 meses de vida da criança para confirmação do diagnóstico. A IgG auxilia o diagnóstico quando se observa sua elevação ou estabilidade ao longo do primeiro ano de vida ou quando se mantém positiva aos 12 meses de idade. A queda dos títulos de IgG, ou até mesmo sua negativação, não exclui completamente a possibilidade de infecção congênita, principalmente nos casos graves, por imaturidade imunológica do RN.[1] Nesses casos, a ascensão dos títulos poderá ser tardia, após esgotamento dos anticorpos transferidos passivamente. Os anticorpos antitoxoplasma podem ser detectados por várias técnicas, sendo mais utilizadas a imunofluorescência indireta e o imunoensaio enzimático (ELISA). Para o diagnóstico no RN a técnica mais sensível é o ELISA de captura ou duplo sanduíche. Como a sorologia não possibilita o diagnóstico de todas as crianças infectadas ao nascimento, alguns exames complementares são necessários para auxiliar o diagnóstico: exames de imagem do SNC – US transfontanelar, TC de crânio e RM do encéfalo; fundoscopia; exame de líquor; outros exames laboratoriais de acordo com o quadro clínico apresentado pela criança. A avaliação auditiva deve ser realizada rotineiramente,[16] embora a toxoplasmose cause déficit auditivo neurossensorial menos frequentemente que outras infecções congênitas.

Considerando as manifestações clínicas da doença na criança, o encontro do parasita e a detecção de anticorpos específicos na criança e na mãe, Lebech e cols.,[17] em 1996, propuseram alguns critérios para uniformizar o diagnóstico da toxoplasmose congênita e facilitar a orientação do tratamento. Consideraram que o *diagnóstico está confirmado* quando a IgM (ou IgA) específica está presente após o quinto dia de vida e dentro dos primeiros 6 meses de idade; ou quando a IgG específica está em elevação, associada ou não à presença de sinais clínicos sugestivos da infecção congênita; ou quando a IgG específica persiste positiva durante os primeiros 12 meses de vida, associada ou não à presença de sinais clínicos sugestivos da infecção congênita. Os autores consideraram o *diagnóstico provável* quando o parasita é isolado de cultura de tecido placentário, ou a IgM anti-*T. gondii* é detectada entre os 6 e os 12 meses de vida, mesmo que não esteja disponível resultado de sorologia prévia; ou IgG específica detectada em título igual ou inferior ao materno, com ou sem alterações liquóricas, fundoscópicas ou radiológicas sugestivas de infecção congênita, associada a infecção confirmada durante a gestação. Considerou-se como *diagnóstico possível* o encontro de retinocoroidite e/ou hidrocefalia, microcefalia, calcificações cerebrais em crianças sem resultados de testes sorológicos e com infecção materna desconhecida; ou o encontro de retinocoroidite e/ou hidrocefalia, calcificações cerebrais em crianças com IgG específica positiva e com infecção materna desconhecida. Ainda segundo os autores, o *diagnóstico* foi considerado *excluído* quando a criança não apresentava IgG e IgM específicas detectáveis nos primeiros 12 meses de vida, sem tratamento; ou quando a sorologia (IgG e IgM) permanece negativa nos 6 meses após o término do tratamento. Os autores destacam que os títulos de IgG podem ser modificados pelo tratamento; portanto, é necessário confirmar os valores negativos entre 1 e 6 meses após a suspensão do tratamento; a retinocoroidite deve ser confirmada por oftalmologista experiente, e os testes sorológicos devem ser realizados em laboratório de confiança e, se possível, confirmados por outro método.

Tratamento

A maioria dos autores[1,18] considera que crianças com diagnóstico definitivo ou provável devem receber tratamento durante o primeiro ano de vida ou até que se exclua o diagnóstico. As crianças com diagnóstico possível devem ser acompanhadas com exames clínicos e sorológicos (IgG) mensais ou bimensais para acompanhamento dos títulos do anticorpo até sua negativação (diagnóstico excluído) ou elevação/persistência em títulos estáveis (diagnóstico confirmado), sem que a criança seja tratada. Tão logo seja confirmado o diagnóstico, no primeiro ano de vida, deve-se iniciar o tratamento. Alguns autores[1] têm observado que o tratamento das crianças com infecção subclínica pode diminuir a frequência e a gravidade das sequelas, principalmente oculares. A duração da terapêutica na toxoplasmose congênita não é bem estabelecida, mas estudos[1,11] demonstram que crianças tratadas por períodos relativamente curtos (1 mês ou menos) têm desenvolvido sequelas desfavoráveis da doença. O objetivo do tratamento é eliminar rapidamente as formas proliferativas do parasita, evitando o processo inflamatório deletério. O tratamento durante todo o primeiro ano de vida é o mais utilizado e permite que o sistema imune da criança se desenvolva nesse período e tenha capacidade de manter o parasita na forma de cisto.

Recomenda-se o tratamento proposto por Remington e cols. (Quadro 13.3). Diante da evidência de processo inflamatório do SNC e/ou na retina, deve-se associar corticosteroide ao esquema antiparasitário. Após 12 meses de tratamento e o segundo ano de vida da criança, nenhuma terapêutica é recomendada, exceto para os casos de persistência da atividade inflamatória ou reativação da infecção ocular.

CITOMEGALOVIROSE

O CMV tem ampla distribuição em todo o mundo e prevalência aumentada na população de menor nível socioeconômico. Infecta o feto por via transplacentária e se constitui na causa mais frequente de infecção congênita no nosso meio. Episódios de infecção recorrente, com retorno da excreção viral, são comuns anos após a infecção primária. Esses episódios ocorrem frequentemente em virtude da reativação de vírus latentes, mas reinfecções com cepas de CMV antigenicamente diferentes são também possíveis. A pesquisa do CMV não faz parte da triagem sorológica habitualmente realizada no pré-

Quadro 13.3 ▷ Tratamento da toxoplasmose congênita*

Toxoplasmose congênita com ou sem manifestações clínicas	Pirimetamina +	1mg/kg/dia, via oral, uma vez ao dia, durante 6 meses, seguido da mesma dosagem três vezes por semana até 1 ano	12 meses
	Sulfadiazina + Ácido folínico	80 a 120mg/kg/dia em duas doses por 1 ano 5 a 10mg, três vezes por semana	
Toxoplasmose congênita com evidência de inflamação*	Pirimetamina + Sulfadiazina + Ácido folínico + **Prednisona ou Prednisolona**	1mg/kg/dia em duas doses diárias via oral. Quando cessar a indicação, interromper o corticoide lentamente (aproximadamente 3 semanas), mantendo a medicação específica	12 meses Varia conforme evolução da inflamação

Adaptado de Remington JS, McLeod R, Thulliez P, Desmonts G. Toxoplasmosis. In: Remington JS, Klein JO, Wilson CB, Baker CJ. Infectious diseases of the fetus and Newborn Infant. 6 ed. WB Saunders, 2006: 947-1091.

*Retinocoroidite em atividade, hiperproteinorraquia Π 1g/dL (considerar a possibilidade de tratar quando Π 500mg)

Sulfadiazina – comp. 500mg.
Pirimetamina1 – Daraprin® – comp. 25mg.
Ácido folínico – Leucovorin® – comp. 15mg.
Prednisona – comp. de 5mg e 20mg.
Prednisolona – solução de 1mg/mL e 3mg/mL.

natal. Isso se deve à ampla distribuição do vírus no ambiente com ocorrência da maioria das priminfecções ainda na infância e à ausência de terapia efetiva para a gestante. Além disso, até o momento não é possível definir, por meio de marcadores virológicos ou sorológicos, se a infecção é primária ou recorrente, pois anticorpos da classe IgM podem ser detectados em algumas reativações. Sabe-se que a infecção primária é responsável pela maioria dos casos de grave comprometimento do feto (doença de inclusão citomegálica [DIC]), embora as infecções recorrentes também possam causar infecção congênita grave.

A maioria das infecções pelo citomegalovírus em adultos sadios é subclínica. Quando ocorre manifestação clínica, geralmente há febre e o CMV deve ser considerado em toda avaliação de febre de origem desconhecida na gestante. Uma síndrome de mononucleose pode ocorrer em adultos sadios. Na eventualidade de um quadro clínico sugestivo, deve-se efetuar a sorologia da gestante (IgM e IgG), acompanhar a gestação, e o recém-nascido deve ser avaliado para infecção congênita.

Neuropatologia

O CMV possui um tropismo pelas células da matriz germinativa, ocasionando processo inflamatório e áreas de necrose com calcificações periventriculares, achado característico, mas não patognomônico. Meningoencefalite com pleocitose discreta e predomínio de linfomononucleares pode estar presente. Distúrbios da neurogênese são comuns na DIC em função do acometimento das células da matriz germinativa e também por alterações vasculares e hemodinâmicas, que proporcionam uma redução na proliferação celular com microcefalia e distúrbios de migração celular, como polimicrogíria, paquigíria e lisencefalia. Portanto, as manifestações neurológicas clássicas da infecção congênita pelo CMV são: meningoencefalite, calcificações periventriculares, microcefalia e distúrbios de migração neuronal.[1]

Manifestações clínicas

Cerca de 90% das crianças infectadas pelo citomegalovírus apresentam a forma subclínica da doença. Dos outros 10% de crianças infectadas, somente 50% apresentam DIC típica; as demais têm forma leve ou atípica.

A DIC é caracterizada pelo envolvimento de múltiplos órgãos, particularmente o sistema reticuloendotelial e o SNC, com ou sem lesão ocular e auditiva. As anormalidades frequentemente encontradas são: hepatosplenomegalia, microcefalia, icterícia, petéquias, retinocoroidites e surdez. Outros achados clínicos observados são: hidrocefalia, anemia hemolítica e pneumonite. Entre as crianças gravemente afetadas, a mortalidade pode chegar a 30%. A maioria dos óbitos ocorre no período neonatal e costuma ser decorrente do acometimento de múltiplos órgãos com grave disfunção hepática, sangramento, coagulação vascular disseminada e infecção bacteriana secundária. A retinocoroidite é a principal alteração encontrada no olho das crianças com citomegalia congênita. A perda da audição ocorre tanto nas crianças sintomáticas ao nascimento (40% a 50%) como nas assintomáticas (5% a 15%), sendo a infecção congênita pelo CMV responsável por pelo menos um terço dos casos de perda auditiva em crianças nos primeiros anos de vida.

Estudo com 209 crianças sintomáticas demonstrou que a presença de petéquias e CIUR são fatores de risco independentes para perda auditiva e que o envolvimento do SNC ao nascimento não prediz esse déficit.[19] Outro trabalho evidenciou que as crianças que excretaram o vírus por um período de tempo inferior a 4 anos desenvolveram perda auditiva mais significativa, assim como sua maior progressão, do que aquelas que

CAPÍTULO 13 ▷ Infecções Congênitas e Perinatais

excretaram o vírus por período maior do que 4 anos, sugerindo que a resposta imune do hospedeiro, responsável por fazer cessar a replicação viral, pode estar envolvida na patogênese da perda auditiva.[20]

Noyola e cols.[21] concluíram, em estudo com 41 crianças sintomáticas, que microcefalia ao nascimento é o preditor mais específico de déficit cognitivo em crianças sintomáticas e que a combinação de TC de crânio e perímetro cefálico normais implica bom prognóstico cognitivo. A presença de microcefalia e alterações tomográficas está associada à ocorrência de retardo no desenvolvimento neuropsicomotor (DNPM) em 84% a 100% dos casos.[21]

Cerca de 10% a 15% dos RN que têm forma subclínica ou assintomática podem apresentar tardiamente, nos primeiros anos de vida, algumas anormalidades, principalmente neurológicas, como retardo no desenvolvimento neuropsicomotor associado a distúrbio de aprendizagem, anormalidades auditivas e defeitos na dentição. Crises convulsivas podem aparecer em qualquer época durante o curso da doença.

Diagnóstico

O diagnóstico no RN é confirmado pela detecção do CMV na urina ou na saliva (isolamento clássico, técnica de *shell vial* ou PCR) ao nascimento e/ou nas primeiras 3 semanas de vida.[22] A ausência de virúria ao nascimento exclui a infecção congênita, e sua presença a partir da quarta semana de vida indica que a infecção pode ter sido adquirida durante o parto ou no período pós-natal. Os testes sorológicos podem ser úteis (detecção de IgM anti-CMV), mas é sempre recomendável a confirmação pela detecção do vírus. A ausência de IgM anti-CMV no RN não exclui o diagnóstico.

Tratamento

O tratamento com ganciclovir em crianças com infecção congênita pelo CMV deve ser considerado com cautela porque não há evidências definitivas sobre sua eficácia em alterar o curso da doença e o medicamento tem alto potencial para

Quadro 13.4 ▷ Tratamento do RN com citomegalovirose congênita

Administração do ganciclovir
Apresentação – 500mg/10mL Dose/Duração – 8 a 12mg/kg/dia divididos a cada 12h Tempo de tratamento: 6 semanas Diluição/Infusão – SF 0,9% ou SGI 5% concentração máxima da solução 10mg/mL. EV em 1 hora
Controle laboratorial durante tratamento
Hemograma*/ureia/creatinina**/AST/bilirrubina total e frações: nos dias 3, 5, 7, 10, 14, 17, 21, 28, 35, 42 e 49 Líquor: no dia zero; se alterado, repetir nos dias 21 e 42 CondutaResultadoPesquisa

Modificado de Mussi-Pinhata e Yamamoto.[22]
*Em caso de neutropenia (< 500/mm³) e/ou plaquetopenia (≤ 50.000/mm³), reduzir dose para 4 a 6mg/kg/dia. Se as alterações persistirem por mais 1 semana ou se houver piora, suspender o fármaco até a normalização desses parâmetros laboratoriais.
**Interromper tratamento se creatinina >2 mg/dL.

toxicidade. O tratamento fica restrito a casos selecionados, indicando-se o uso do ganciclovir para pacientes com: idade inferior a 1 mês de vida na ocasião do diagnóstico, peso acima de 1.200g, creatinina menor do que 2,0mg/dL, e que sejam sintomáticos com envolvimento do SNC e/ou tenham pneumonite intersticial pelo CMV. Até o momento, estão excluídos os recém-nascidos assintomáticos e os sintomáticos sem envolvimento do SNC.

Durante a internação, não há necessidade de isolamento da criança. Devem ser instituídas precauções padrões, tendo cuidado com o manuseio de secreções das vias respiratórias e da urina. Como o lactente infectado elimina o vírus por tempo prolongado, essas secreções constituem importantes fontes de contaminação, devendo-se evitar o contato de gestantes com essas crianças.

RUBÉOLA

O vírus da rubéola, quando infecta a gestante no primeiro trimestre de gravidez, pode levar a malformações no RN, alterações transitórias ou permanentes e manifestações tardias e progressivas. Em geral, a síndrome da rubéola congênita (SRC) é uma condição clínica grave. A infecção da placenta e viremia fetal ocorrem em cerca de 40% a 60% das mulheres grávidas infectadas com o vírus da rubéola, principalmente durante as primeiras semanas de gestação (primeiras 9 semanas). Esse vírus tem tropismo por células em formação, abundantes durante a embriogênese, e quanto menor a idade gestacional, mais elevada é a taxa de malformações congênitas. Estima-se que a infecção nas primeiras 8 semanas de gestação leve ao comprometimento de 90% dos recém-nascidos (SRC com múltiplos defeitos), de 80% até a décima semana de gestação e de 35% entre a 11ª e a 12ª semana de gestação. Após esse período, a ocorrência da doença fetal declina e, da 16ª à 20ª semana, somente se registra sofrimento fetal.

Neuropatologia

O comprometimento do SNC na rubéola congênita é caracterizado por extensas áreas de intenso processo inflamatório e acometimento vascular com destruição focal da parede de artérias e veias, seguidas por deposição pericapilar de material granular. Há também proliferação endotelial, provocando áreas de isquemia com foco de necrose e calcificação perivascular nas camadas mais profundas do córtex, interferindo no processo de divisão celular. Podem ser encontradas áreas de isquemia na substância branca, principalmente do centro semioval, região periventricular e corpo caloso, com alterações de mielinização, e infiltrado mononuclear crônico nas leptomeninges.

Manifestações clínicas

As manifestações presentes ao nascimento podem ser sistêmicas (CIUR, hepatosplenomegalia, hepatite, trombocitopenia, pneumonite, anemia hemolítica, exantema crônico, adenopatia, miosite e diarreia), cardíacas (miocardite, endocardite e insuficiência cardíaca congestiva), neurológicas (meningite e encefalite) e perda auditiva neurossensorial, que é a manifestação mais comum da rubéola congênita. Vários são os defeitos permanentes ou tardios, destacando-se os defeitos cardíacos (estenose da artéria pulmonar, persistência do canal arterial e estenose da válvula pulmonar), perda auditiva contínua e progressiva, encefalite crônica, microcefalia, calcificação cerebral, transtornos psiquiátricos (autismo) e baixo crescimento estatural.

O acometimento do SNC é caracterizado por um quadro de meningoencefalite e ocorre em cerca de 10% das crianças infectadas, com consequentes retardo mental e atraso motor. Microcefalia é um achado relativamente frequente, enquanto calcificações cerebrais podem ocorrer mais raramente.

Nos primeiros dias de vida predomina uma síndrome de depressão do SNC com hipotonia, letargia, dificuldade para alimentar-se e abaulamento da fontanela anterior. Em pequena porcentagem de casos observam-se quadros neurológicos mais graves com hipertonia e opistótono em função da irritação meníngea. Convulsões podem estar presentes. Nos primeiros meses, até em torno do quarto mês, observa-se alteração de comportamento do lactente, relatada como síndrome de irritabilidade (inquietação, choro constante, sudorese, hiperexcitabilidade e fotofobia).

Em todos esses grupos, os marcos de desenvolvimento neuropsicomotor se mostram defasados.

Alguns melhoram por volta do primeiro ano de vida, enquanto 30% a 50% irão apresentar algum comprometimento neurológico sequelar, como déficits motores, distúrbios de comportamento, deficiência mental, convulsões e distúrbios de sono, com pior prognóstico nas crianças com microcefalia (percentil abaixo de 3).

O órgão de Corti é vulnerável à ação do vírus até pelo menos a 16ª semana de gestação e talvez até a 18ª – 20ª semana.[1] A surdez em muitos casos só é diagnosticada quando a criança em idade escolar exibe dificuldades na aprendizagem e, muitas vezes, é a única anomalia detectada, estando presente em cerca de 80% ou mais da crianças infectadas. Pode ser neurossensorial (lesão do órgão de Corti) ou central (causada pela encefalite).

Tardiamente podem estar presentes: diabetes tipo I, disfunção tireoidiana, deficiência do hormônio do crescimento, miocardiopatia, déficits cognitivos progressivos, panencefalite grave progressiva e perda auditiva de início tardio e progressiva. Entre os defeitos oculares presentes ao nascimento ou de início tardio destacam-se microftalmia, catarata, glaucoma e retinopatia em "sal e pimenta".

Diagnóstico

O diagnóstico da rubéola congênita é realizado pela detecção de IgM específica no soro do RN ou persistência de IgG após 6 meses de vida. Os anticorpos IgM podem ser detectados em 100% das crianças com SRC, até o quinto mês; em 60%, entre 6 e 12 meses; e em 40%, entre 12 e 18 meses. Raramente são detectados após o 18º mês. Anticorpos maternos da classe IgG podem ser transferidos passivamente ao feto através da placenta, sendo, portanto, encontrados em RN de mães imunes à rubéola. Não é possível diferenciar os anticorpos IgG maternos dos produzidos pelo próprio feto, quando este é infectado na vida intrauterina. Como a quantidade de IgG materno transferido ao feto vai diminuindo com o tempo, desaparecendo por volta do sexto mês, a persistência dos níveis de anticorpos IgG no sangue do RN é altamente sugestiva de infecção intrauterina.

O diagnóstico também pode ser realizado a partir do isolamento do vírus em secreções (nasais, sangue, urina e/ou líquor) coletadas nos RN e lactentes jovens suspeitos de rubéola congênita. Para coleta de secreções da nasofaringe, colher uma amostra em cada narina e outra da orofaringe.

No líquor podem ser observadas alterações inflamatórias com predomínio de células mononucleadas e hiperproteinorraquia até por volta do terceiro mês de vida, e o

Quadro 13.5 ▷ Conduta diante de um caso suspeito* de rubéola[23]

Período da coleta	Pesquisa	Resultado	Conduta
Logo após o nascimento ou quando suspeitar de SRC	IgM	Positivo	Confirmar o caso
		Negativo	Realizar pesquisa de IgG no mesmo soro
	IgG	Positivo	Coletar segunda amostra após 5 meses de vida
		Negativo	Descartar o caso
Cinco meses depois da primeira coleta	IgG	Se o IgG mantiver o título anterior ou for maior	Confirmar o caso
		Se houver queda acentuada do título de IgG, comparado com o anterior	Descartar o caso

* RN cuja mãe teve diagnóstico confirmado de rubéola, durante a gestação, ou lactente menor de 1 ano com suspeita de SRC.
Observação: se a mãe não foi investigada anteriormente, realizar a pesquisa de IgM e IgG.

CAPÍTULO 13 ▷ Infecções Congênitas e Perinatais

isolamento viral pode ser realizado até 18 meses após o nascimento. Na US podem ser observados cistos subependimários e aumento da ecogenicidade dos núcleos da base. A TC apresenta áreas focais de necrose isquêmica com hipodensidade e calcificações na substância branca, principalmente nos centros semiovais após 1 ano de idade. A RM mostra com detalhes as áreas de isquemia e distúrbios da mielinização. O eletroencefalograma pode estar alterado em até um terço dos casos.

Tratamento

O tratamento é de suporte. Deve-se estar atento à vacinação das mulheres suscetíveis antes da concepção ou logo após o parto.

Isolamento e precauções

O RN infectado pode eliminar o vírus pelas secreções faríngeas até 2 anos após o nascimento. Devem ser mantidas precauções de contato durante toda a internação, e deve ser evitado o contato dessa criança com gestantes suscetíveis.

<u>SÍFILIS</u>

Sífilis congênita é resultado da disseminação hematogênica do *Treponema pallidum* da gestante infectada não tratada ou inadequadamente tratada para seu concepto, via transplacentária. A transmissão vertical do *T. pallidum* pode ocorrer em qualquer fase gestacional ou estágio clínico da doença materna, porém é mais frequente nos estágios iniciais da infecção. A sífilis precoce, nos primeiros 3 meses de infecção, se não tratada durante a gestação, resulta em 100% de infecção fetal e morte perinatal em mais de 40% dos casos. Se adquirida durante os 4 anos que antecedem a gestação e não tratada, pode levar à infecção fetal em mais de 70% dos casos. A transmissão é mais comum em mulheres apresentando altos títulos de VDRL (>1:16), gestantes com evolução da doença desconhecida, quando há um intervalo curto entre o tratamento e o parto ou quando a sífilis não é tratada.

A sífilis materna tem sido associada a poli-hidrâmnio, abortamento, trabalho de parto prematuro, hidropisia, sofrimento fetal, óbito fetal, morte neonatal e sequelas tardias.

O diagnóstico e o tratamento da sífilis durante a gestação são de extrema importância, pois o tratamento específico (da gestante e seu parceiro) é considerado a maneira mais eficaz de prevenção da infecção fetal.

Neuropatologia

O acometimento do SNC acontece na maioria dos casos de sífilis congênita e pode adquirir duas formas básicas: a meningovascular e a parenquimatosa. A primeira ocorre após um quadro de meningite aguda com envolvimento das meninges basilares e paralisia de nervos cranianos. Aracnoidite pode provocar obstrução da drenagem liquórica, levando à hidrocefalia. A forma parenquimatosa ocorre mediante a disseminação do processo meníngeo pelos vasos, causando degeneração difusa do encéfalo com infiltrado inflamatório e proliferação glial no cérebro e no cerebelo.

Manifestações clínicas

A maioria das crianças com sífilis congênita é assintomática ao nascimento. Quando sintomáticas, as manifestações são divididas em precoces e tardias, sendo classificada como precoce a doença que se manifesta após o nascimento ou durante os primeiros 2 anos de vida e tardia, após os 2 anos idade. Na maioria dos casos de sífilis precoce, os sintomas já estão presentes nos primeiros meses de vida e a gravidade é variável. A forma de apresentação mais grave consiste em sepse maciça com anemia intensa, icterícia e hemorragia. Outras manifestações incluem prematuridade sem causa, hidropisia fetal não imune, placentomegalia, dificuldade para ganhar peso, rinite persistente (com ulceração da mucosa), exantema maculopapular generalizado (inclusive palmoplantar), lesões cutaneomucosas (condilomas planos em ânus, vulva, boca; pênfigo sifilítico caracterizado por vesículas e bolhas nas solas e palmas com conteúdo hemorrágico) e lesões ósseas (bilaterais e simétricas em metáfises e diáfises de ossos longos), icterícia, hepatosplenomegalia, linfadenomegalia (principalmente troclear), anemia, trombocitopenia, leucopenia ou leucocitose.

As manifestações tardias são evidentes a partir da idade escolar, quando se observam malformações nos dentes definitivos (dentes de Hutchinson – dentes incisivos centrais superiores menores do que os incisivos laterais e com espaçamento aumentado), lesão ocular tipo ceratite intersticial (fotofobia, lacrimejamento excessivo e borramento da visão), lesão auditiva (lesão do oitavo par craniano) e lesões em face e nariz, pele, ossos e articulações.

As manifestações neurológicas são caracterizadas por meningoencefalite com pleocitose e hiperproteinorraquia. Podem surgir após um período assintomático inicial, entre a terceira e a 14ª semana de vida, manifestando-se como irritabilidade, vômitos, paralisia de nervos cranianos (sétimo, terceiro, quarto e sexto nervos), convulsões, hidrocefalia com aumento da pressão intracraniana e abaulamento de fontanela nos lactentes.

As manifestações tardias, hoje bastante raras, ocorrem entre 10 e 15 anos de idade, podendo se manifestar com atrofia óptica, comprometimento do nervo auditivo, retardo mental progressivo, paresias, sintomas cerebelares e *tabes dorsalis*.

O exame radiológico de ossos longos é útil como apoio ao diagnóstico da sífilis congênita.

Diagnóstico

A maior parte das gestantes só é diagnosticada mediante triagem sorológica efetuada durante o pré-natal. Um teste sorológico de triagem (VDRL) deve ser efetuado no início do pré-natal, na primeira consulta, e deve ser repetido no terceiro trimestre e no momento do parto, de modo a assegurar que nenhuma criança infectada tenha alta hospitalar sem o diagnóstico.

A identificação do *T. pallidum* confirma o diagnóstico. A microscopia de campo escuro é a maneira mais rápida e eficaz para a observação do treponema, que se apresenta móvel,

Quadro 13.6 ▷ Manifestações clínicas na sífilis congênita

Locais	Estágio da infecção sifilítica	
	Precoce	**Tardia**
Pele e mucosa Face	Placas mucosas, lesões palmoplantares, fissuras radiadas perorificiais e condilomas planos anogenitais	Fronte olímpica, mandíbula curva, arco palatino elevado, nariz em sela, dentes de Hutchinson
Osso	Periostite, osteocondrite e osteomielite	Articulações de Clutton (edema indolor de ambos os joelhos) e tíbia de sabre
SNC	Meningoencefalite, hidrocefalia, convulsões, paralisia de nervos cranianos, deterioração intelectual	Retardo mental, hidrocefalia, convulsões e problemas motores, surdez (lesão do oitavo nervo craniano)
Sistema reticuloendotelial	Hepatomegalia, hepatite, esplenomegalia e linfadenomegalia	
Rim	Síndrome nefrótica	
Olho	Coriorretinite, glaucoma e uveíte	Ceratite intersticial
Pulmão	Pneumonia alba	
Hematológico	Anemia, plaquetopenia e leucopenia	

porém a pesquisa direta se aplica somente ao material retirado das lesões. O diagnóstico sorológico baseia-se em reações não treponêmicas ou cardiolipínicas e reações treponêmicas. A prova de escolha na rotina é o VDRL *(Venereal Diseases Research Laboratory)*, um teste de microaglutinação que utiliza o antígeno cardiolipina-lecitina-colesterol purificado. O resultado é dado em titulações que são úteis no seguimento da resposta terapêutica, pois nota-se redução progressiva dos títulos. Sua desvantagem é a baixa especificidade em razão de reações falso-positivas decorrentes de outras patologias (tuberculose, hanseníase e lúpus). Para confirmação diagnóstica utiliza-se um teste treponêmico, como o FTA-abs *(Fluorescent Treponemal Antibody-Absorption)* em que se procede à incubação do soro contaminado com antígeno treponêmico e com antiglobulina humana marcada. O FTA-abs tem altas sensibilidade e especificidade, sendo positivo em 90% nos casos de sífilis primária e 100% na secundária e terciária. Torna-se positivo precocemente na infecção, porém não é útil para seguimento, pois permanece positivo mesmo após o tratamento específico.[31] Também é possível realizar a TPHA (*Treponema pallidum Hemaglutination*), teste que mostra a aglutinação dos eritrócitos de carneiro na presença do anticorpo contra o treponema. O FTA-abs e a TPHA são os testes treponêmicos disponíveis, mas o FTA-abs é o mais utilizado na rotina diagnóstica.

É importante salientar que na infecção adquirida pela mãe os títulos do VDRL tendem a cair lentamente mesmo sem tratamento, mas essa queda tende para a negativação com o tratamento. Na sífilis primária ou secundária, os títulos caem de maneira exponencial nos primeiros meses após o tratamento e geralmente se tornam negativos entre 1 e 2 anos. A persistência de positividade, especialmente se os títulos forem superiores a 1:4, pode significar reinfecção ou falha terapêutica.

No recém-nascido, faz-se o diagnóstico *definitivo* de infecção pela identificação do *T. pallidum* por meio do exame direto de secreções (de bolhas, nasais ou outras) ou pela PCR. Um diagnóstico *presuntivo* de infecção pode ser feito por meio dos testes sorológicos não treponêmicos (VDRL) e treponêmicos (FTA-abs). Existe possibilidade de infecção congênita em todo RN com testes sorológicos positivos, mesmo se a mãe recebeu tratamento adequado na gestação. Títulos de VDRL no RN quatro vezes (duas diluições) maiores do que os maternos são forte indício de infecção congênita. Crianças que persistem com o VDRL positivo após o quarto mês de vida ou o FTA-abs positivo após o 12º-15º mês, mesmo assintomáticas, apresentam grande probabilidade de infecção. Títulos de VDRL ascendentes nos primeiros meses de vida confirmam a infecção. A detecção dos anticorpos IgM, no momento atual, não pode ser feita com segurança, pois os testes disponíveis (FTA-abs-IgM) são pouco sensíveis e específicos.

A negativação das provas sorológicas, em torno do quarto ao sexto mês de vida da criança, afasta o diagnóstico de sífilis congênita.

Além dos exames citados, recomenda-se realizar rotineiramente o estudo radiológico de ossos longos e o estudo do líquor. As alterações radiológicas em ossos longos representam a única alteração observada em 4% a 20% dos RN assintomáticos infectados. O estudo do líquor também é obrigatório nos RN com VDRL positivo no sangue. Podem ser observadas elevação de proteínas, hipercelularidade à custa de linfócitos e taxa de glicose normal ou reduzida, devendo ser solicitado o VDRL no líquor, onde se mostra altamente específico, embora pouco sensível (22% a 69% de positividade para neurossífilis). As alterações no líquor são mais frequentes nas crianças sintomáticas.

Outros exames complementam o diagnóstico bacteriológico e/ou sorológico: exame oftalmológico (fundo de olho), que deve ser efetuado em todas as crianças sintomáticas; e o hemograma, que pode revelar anemia, leucocitose com linfocitose ou monocitose e plaquetopenia. A bilirrubina indireta pode estar aumentada em caso de hemólise e a direta, nos casos de hepatite; nesta última há alteração das enzimas hepáticas. Deve ainda fazer parte da investigação laboratorial a pesquisa das sorologias de toxoplasmose, rubéola, citomegalovírus e herpes simples (TORCH) e da AIDS.

Tratamento

A penicilina é o tratamento preconizado para a gestante e para o RN com sífilis. Para orientação sobre o tratamento da gestante, consultar a Coleção DST.AIDS – Série manuais 78 – 3ª edição, 2009, do Ministério da Saúde do Brasil, disponível no endereço www.aids.gov.br/data/documents. A conduta com o RN vai depender principalmente da avaliação da adequação do tratamento recebido pela gestante (Figuras 13.3 e 13.4).

Seguimento

O seguimento dos RN será realizado no ambulatório mensalmente. Deverá ser solicitado VDRL com 1, 3, 6, 12, 18 e 24 meses, interrompendo quando negativar. Diante de elevações de títulos sorológicos ou não negativação destes até os 18 meses, a orientação consiste em investigar novamente o paciente. No caso de VDRL positivo no líquor, caracterizando neurossífilis, deve-se repetir o exame do líquor com 12 meses. Se persistir positivo, está indicada a repetição do tratamento.

HERPES SIMPLES

O vírus herpes simples (HSV) é um dos microrganismos mais disseminados na população, apresentando-se como dois sorotipos distintos: tipo I (HSV-I), comumente adquirido na infância e isolado mais frequentemente na boca, no nariz e na orofaringe, e o tipo II (HSV-II), adquirido geralmente através da relação sexual e isolado na mucosa genital.

A infecção neonatal provocada pelo HSV é uma doença grave, com altas mortalidade e morbidade, adquirida mais frequentemente após contato com secreções maternas contaminadas durante o parto.[24] O maior risco de infecção (33% a 59%) do RN ocorre durante o parto vaginal de mães com herpes genital primário.[25] Quando a mãe está eliminando o vírus por infecção recorrente, esse risco é substancialmente menor (5%). Os RN também podem ser contaminados intraútero, via transmissão hematogênica transplacentária, embora bem mais raramente.[1] A presença de anticorpos maternos anti-HSV reduz o risco de transmissão neonatal.[26] A maioria das crianças que desenvolve herpes neonatal é filha de gestantes assintomáticas que desconhecem possuir a doença.[27]

Neuropatologia

A infecção intrauterina, extremamente rara, pode causar abortamento, natimortalidade ou neomortalidade. O HSV tem capacidade de infectar quase todas as células do hospedeiro. Acredita-se que, após a infecção primária, ocorra lesão de terminações nervosas sensoriais, sendo o vírus transportado para os gânglios sensitivos correspondentes. Os vírus ficam em latência, vindo a replicar-se se houver reativação da infecção. A gravidade da infecção primária está diretamente relacionada à eficiência do sistema imunológico do feto ou RN, principalmente da imunidade celular e dos anticorpos transferidos pela mãe. No entanto, tem-se observado que o RN infectado apresenta diminuição da resposta proliferativa de linfócitos T e redução da produção de α-IFN e γ-IFN em resposta ao antígeno do HSV, quando comparado aos adultos infectados. Certamente, a imaturidade do sistema imunológico fetal é responsável pela gravidade da infecção nesse período. Na histopa-

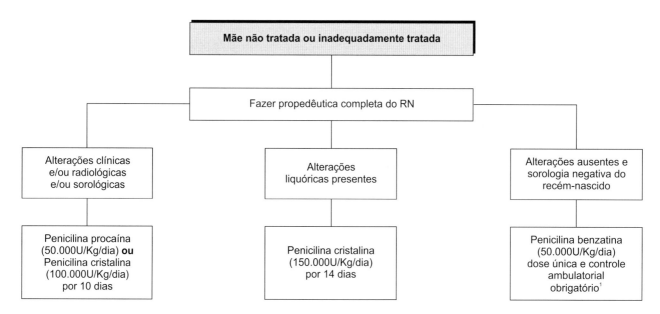

Figura 13.3 ▶ Diagnóstico e conduta na sífilis congênita quando a mãe não foi tratada ou foi inadequadamente tratada durante a gestação.

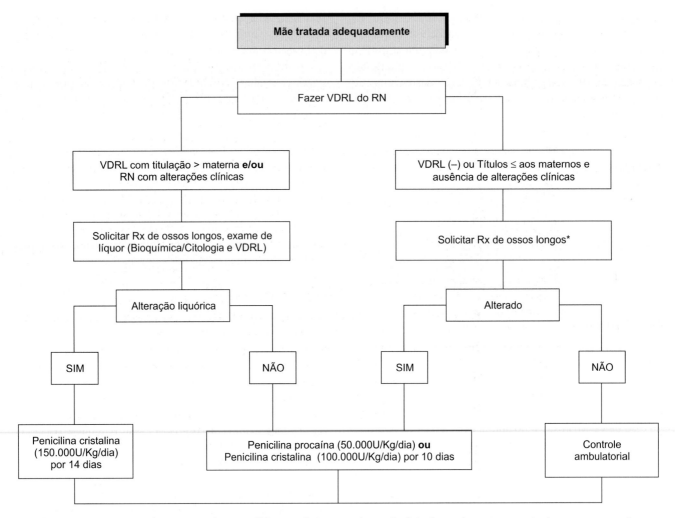

Figura 13.4 ▷ Diagnóstico e conduta na sífilis congênita quando a mãe foi adequadamente tratada durante a gestação.

tologia das lesões agudas, observa-se o predomínio da necrose hemorrágica, em geral extensa, e também um infiltrado inflamatório linfocitário. Essas lesões são capazes de causar extensa destruição. No SNC podem ser observadas meningoencefalite com células inflamatórias nas meninges e necrose multifocal com devastadora destruição do parênquima e proliferação reacional das células da glia. O envolvimento vascular, principalmente com alteração endotelial, pode causar hemorragias nas áreas de necrose. Quando a gestação não evolui para o aborto, esse processo inflamatório e necrosante pode resultar em graves anormalidades estruturais do SNC, cujo envolvimento acontece em cerca de 90% dos pacientes sintomáticos. Caracteriza-se por microcefalia, presente em praticamente todos os pacientes nos primeiros meses de vida, e atrofia cortical (em graus variados até a hidranencefalia e cistos subependimários).

Manifestações clínicas

Os RN são quase sempre sintomáticos e se dividem em três grupos: (1) doença localizada na pele, no olho ou na boca; (2) encefalite com ou sem envolvimento da pele, do olho ou da boca; (3) doença disseminada.[24] Praticamente um terço dos casos corresponde a cada um dos grupos, embora possam ocorrer formas mistas. A doença disseminada é responsável pela maior mortalidade. Pode ter início nas primeiras 24 horas de vida até o final da primeira semana, e a meningoencefalite é comum (60% a 75% dos casos). No grupo 2, a criança nasce geralmente assintomática e, após 2 a 3 semanas de vida, surgem as manifestações neurológicas com irritabilidade, abaulamento de fontanelas, convulsões e paralisias flácidas ou espásticas. Se não tratadas, essas crianças podem desenvolver lesões cutâneas mais tarde, em 60% dos casos, e as sequelas neurológicas são comuns. No grupo 1, as manifestações se iniciam entre 7 e 10 dias de vida com lesões vesiculares (90% das crianças) isoladas, coalescentes ou como bolhas. A lesão ocular pode ser um achado isolado, e as lesões cutâneas podem ocorrer em pequeno número, dificultando sua identificação.

Quando ocorre infecção fetal no primeiro trimestre de gestação, observam-se anomalias fetais, principalmente no SNC e nos olhos: microcefalia, atrofia cerebral, hidranencefalia, necrose cerebral e cerebelar com calcificações, catarata, displasia retiniana, retinocoroidite e ceratoconjuntivite. Os fetos infectados tardiamente durante a gestação apresentam envolvimento limitado à pele e às mucosas ou em associação com

CAPÍTULO 13 ▷ Infecções Congênitas e Perinatais

lesões sistêmicas envolvendo ou não o SNC. O quadro clínico clássico da infecção neonatal é bem reconhecido e manifesta-se ao final da primeira semana de vida, podendo ter início até a sexta semana, com febre ou hipotermia, icterícia, hepatosplenomegalia e lesões cutâneas vesiculares. Podem sobrevir anorexia, vômitos, letargia, dificuldade respiratória, cianose e choque. Sem tratamento, o prognóstico costuma ser fatal. As lesões cutâneas estão ausentes em 20% das crianças acometidas. A infecção neonatal pelo HSV deve ser considerada nos lactentes com sinais e sintomas de meningite, quando não se isola o agente bacteriano e quando há um processo pneumônico intersticial associado, começando por volta do quarto dia de vida. A lesão cutânea típica é a vesícula, mas também são observadas bolhas, erosões ou cicatrizes, às vezes extensas. Quando há comprometimento do SNC, as manifestações ocorrem tipicamente entre a segunda e a terceira semana de vida.

O diagnóstico diferencial dos RN com lesões vesiculares deve ser feito com a varicela, e neste caso a história clínica é muito importante. Nos neonatos sem lesões cutâneas, a infecção pelo HSV pode ser confundida com sepse bacteriana, infecções enterovirais, pneumonia ou meningite. É importante lembrar que a pneumonia pelo vírus tem início mais tardio (em média, no quinto dia de vida) do que a pneumonia pelo estreptococo β-hemolítico do grupo B (em média, 20 horas de vida).

Diagnóstico

A gestante é considerada de alto risco quando apresenta erupção herpética genital no momento do parto.

O diagnóstico de infecção neonatal exige alto nível de alerta clínico, pois apenas uma minoria das mulheres infectadas terá história de infecção pelo HSV genital. Na infecção congênita, rara, observam-se vesículas ou bolhas em 93% dos casos, baixo peso de nascimento (85%), microcefalia, hidranencefalia e calcificações intracranianas (67%), microftalmia e retinocoroidite (57%).[28] O diagnóstico conclusivo da infecção no RN se faz pela identificação do vírus em cultivo ou do antígeno viral (testes enzimáticos, PCR). A pesquisa de IgM anti-HSV pode ser útil para o diagnóstico do neonato infectado.

O isolamento do vírus em cultura de tecidos é o padrão-ouro para o diagnóstico, em virtude de suas altas sensibilidade e especificidade. Lesões fornecem maiores chances de isolamento viral, mas no Brasil apenas alguns centros têm condições de realizar cultura do vírus. Nas encefalites herpéticas, o vírus pode ser isolado do líquor em cerca de 25% a 40% dos casos, assim como detectados anticorpos específicos. A detecção do DNA viral no líquor, por meio da técnica de PCR, tem se mostrado sensível e específica. O exame do líquor deve ser realizado em todas as formas clínicas da doença, mesmo nas formas localizadas de pele, olhos e boca, pois pode ocorrer acometimento neurológico silencioso. Nos exames de citologia e bioquímica do líquor observam-se aumento da celularidade com predomínio de linfócitos e monócitos e hiperproteinorraquia, que pode atingir valores acima de 500mg% nas encefalites necrosantes.[29] Pode ser encontrada, também, hipoglicorraquia, que guarda correlação inversa com a hiperproteinorraquia.

As calcificações intracranianas, visíveis na radiografia de crânio, são mais observadas nos RN com infecção intrauterina. A TC de crânio pode revelar áreas difusas de hipodensidade, multifocais, e que aumentam rapidamente durante a fase aguda da doença, evoluindo para encefalopatia multicística ou encefalite necrosante. A US de crânio é exame útil para acompanhamento evolutivo da encefalopatia herpética, podendo detectar precocemente o aumento dos ventrículos cerebrais e o desenvolvimento da hidrocefalia. Na encefalite pelo herpes, os estudos neurológicos por eletroencefalograma (EEG) são de grande importância por sua correlação com o prognóstico. Alterações ao EEG podem preceder alterações de imagem. Períodos prolongados (mais de 1 minuto) de descargas de complexos ponta-onda-lenta estão relacionados com morte ou sequelas neurológicas graves. EEG normal indica excelente prognóstico. Os achados mais frequentes são atividades periódicas de ondas lentas e complexos ponta-onda-lenta focais ou multifocais.

Tratamento

O herpes neonatal deve ser sempre tratado, mas o insucesso é maior na infecção sistêmica.[24] Embora muitos RN com encefalite sobrevivam, a maioria fica com importantes sequelas. O encontro de PCR positivo no líquor após 10 dias de tratamento com antiviral é sinal de mau prognóstico. O prognóstico é melhor para aqueles com infecções limitadas à pele, aos olhos e à boca.

O fármaco de escolha é o aciclovir, indicado por via endovenosa na dose de 20mg/kg a cada 8 horas, durante 2 a 3 semanas. Para herpes neonatal, muitas vezes é necessário iniciar a terapêutica antes da comprovação diagnóstica, pois o prognóstico depende muito do início precoce do tratamento. No período neonatal, as crianças infectadas, ainda que com sintomas leves, devem ser tratadas por via endovenosa, pois a incidência de progressão para doenças do SNC ou disseminadas supera os 50%.[30] Quando há lesão ocular, deve-se associar tratamento tópico. A criança submetida a tratamento deve ser monitorada quanto aos efeitos colaterais do agente utilizado, por meio de hemograma e provas de funções hepática e renal. Após descontinuação da terapia, pode ocorrer recorrência das lesões, mas não há consenso sobre a necessidade do tratamento dessas recorrências.

REFERÊNCIAS

1. Remington JS, Klein JO, Wilson CB, Baker CJ. Infections diseases of the fetus and newborn infant. 6 ed. Philadelphia: W.B. Saunders, 2006.

2. Brasil. Sífilis congênita: diretrizes para o controle. Ministério da Saúde Brasil: Ministério da Saúde, 2006.

3. Mussi-Pinhata MM, Yamamoto AY. Infecções congênitas e perinatais. J Pediatr (Rio J) 1999; 75(supl. 1):s15- s30.

4. Tess BH, Rodrigues LC, Newell ML et al., São Paulo Collaborative Study of Vertical Transmission of HIV-1. Breastfeeding, genetic, obstetric and other risk factors associated with mother-to-child transmission of HIV-1 in São Paulo State, Brazil. AIDS 1998; 12:513-20.

5. Bahia-Oliveira LMG, Abreu-Oliveira AMW, Azevedo-Silva J, Oréfice F. Toxoplasmosis in southeastern Brazil: an alarming situation of

highly endemic acquired and congenital infection. Intern J Parasitol 2001; 31:115-44.

6. Vasconcelos-Santos DV, Machado DO, Campos WR et al. Congenital toxoplasmosis in southeastern Brazil: results of early ophthalmologic examination of a large cohort of neonates. Ophthalmology (Rochester) 2009; 116:2199-205.

7. Yamamoto AY, Figueiredo LTM, Mussi-Pinhata MM. Prevalência e aspectos clínicos da infecção congênita por citomegalovírus. J Pediatr (Rio J) 1999; 1:23-8.

8. Marcondes-Machado J, Meira DA. Toxoplasmose. In: Rocha MOC, Pedrosa ERP. Fundamentos em infectologia. Rio de Janeiro: Editora Rubio, 2009.

9. Tavares W. Antibióticos e quimioterápicos para o clínico/Walter Tavares. 2 ed. São Paulo: Editora Atheneu, 2009.

10. Gilbert RE, Freeman K, Lago EG et al. Ocular sequelae of congenital toxoplasmosis in brazil compared with Europe. PLoS Negl Trop Dis 2008; 2(8): e277. doi:10.1371/journal.pntd.0000277

11. Koppe JG, Loewer-Sieger DH, de Roever-Bonnet H. Results of 20-year follow-up of congenital toxoplasmosis. Lancet 1986; 1:254-6.

12. Carvalho, AL. Estudo de 114 casos de toxoplasmose congênita acompanhados no setor de infectologia pediátrica do departamento de pediatria, FM-UFMG, no período de 1982-1996 (Dissertação de mestrado). Faculdade de Medicina. Belo Horizonte: UFMG, 2001: 114 p.

13. Wallon M, Caudie C, Rubio S et al. Value of cerebrospinal fluid cytochemical examination for the diagnosis of congenital toxoplasmosis group. Scand J Infect Dis 1998; 30:295-300.

14. Lago EG, Baldisserotto M, Hoefel Filho JR, Santiago D, Jungbluta R. Agreement between ultrasonography and computed tomography in detecting intracranial calcifications in congenital toxoplasmosis. Clinical Radiology 2007; 62:1004-11.

15. Andrade GMQ, Carvalho AL, Carvalho IR, Mello BF, Tibúrcio FR, Castro FC. Toxoplasmose na gestante e no recém-nascido. Estudo de 86 pares de mãe-filho atendidos no período de 1996-99 no ambulatório de Infectologia Pediátrica do HCUFMG. Rev Med Minas Gerais. 2001; 11:202-7.

16. Andrade GM, Resende LM, Goulart EM, Siqueira AL, Vitor RW, Januario JN. Hearing loss in congenital toxoplasmosis detected by newborn screening. Rev Bras Otorrinolaringol 2008; 74:21-8.

17. Lebech M, Joynson DH, Seitz HM et al. Classification systems and case definitions of *Toxoplasma gondii* infection in immunocompetent pregnant women and their congenitally infected offspring. Eur J Clin Microbiol Infect Dis 1996; 15:799-805.

18. McLeod R, Kieffer F, Sautter M, Hosten T, Pelloux H. Why prevent, diagnose and treat congenital toxoplasmosis?. Mem Inst Oswaldo Cruz 2009; 104(2):320-44.

19. Rivera LB, Boppana SB, Fowler KB, Britt WJ, Stagno S, Pass RF. Predictors of hearing loss in children with symptomatic congenital cytomegalovirus infection. Pediatrics 2002; 110(4):762-7.

20. Noyola DE, Demmler GJ, Williamson WD et al. Cytomegalovirus urinary excretion and long term outcome in children with congenital cytomegalovirus infection. Pediatr Infect Dis J 2000; 19(6):505-10.

21. Noyola DE, Demmler GJ, Nelson CT et al. Early predictors of neurodevelopmental outcome in symptomatic congenital cytomegalovirus infection. J Pediatr 2001; 138:325-31.

22. Mussi-Pinhata MM, Yamamoto AY. Citomegalovirose congênita. In: Couto JCF, Andrade GMQ, Tonelli E. Infecções perinatais. Rio de Janeiro: Guanabara Koogan, 2006.

23. Doenças infecciosas e parasitárias: guia de bolso/Ministério da Saúde, Secretaria de Vigilância em Saúde, Departamento de Vigilância Epidemiológica. 7. ed. rev. Brasília: Ministério da Saúde, 2008. 372 p.

24. Carvalho LHF. Infecção perinatal pelo vírus herpes simples. In: Couto JCF, Andrade GMQ, Tonelli E. Infecções perinatais. Rio de Janeiro: Guanabara Koogan, 2006.

25. American Academy of Pediatrics. Herpes simplex. In: Pickering LK (ed). Red Book: 2003. Report of the Committee on Infectious Diseases. 26 ed. Elk Groove Village, IL. American Academy of Pediatrics, 2003:344-52.

26. Prober CG, Sullender WM, Yasukawa LL, Au DS, Yeager AS, Arvin AM. Low risk of herpes simplex virus infections in neonates exposed to the virus at the time of vaginal delivery to mothers with recurrent genital herpes simplex virus infections. N Engl J Med 1987; 316:240-4.

27. Whitley RJ, Nahmias AJ, Visintini AM, Fleming CL, Alford CA. The natural history of herpes simplex virus infection of mother and newborn. Pediatrics 1980; 66:489-94.

28. Hutto C, Arvin A, Jacobs RS et al. Intrauterine herpes simplex virus infections. J Pediat 1987; 110:97-101.

29. Whitley RJ, Lakeman FD. Herpes simplex virus infection of the central nervous system: therapeutic and diagnostic considerations. Clin Infect Dis 1995; 20:414-20.

30. Annunziato PW, Herpes simplex virus infections. In: Gershon AA, Hotez PJ, Katz SL (eds.) Krugman's infectious diseases of children. 11 ed. Philadelphia: Mosby, 2004:259-76.

31. Mets MB, Chhabra MS. Eye manifestations of intrauterine infections and their impact on childhood blindness. Survey of Ophthalmology March-April 2008; 53(2).

32. Brunel H, Girard N, Confortgouny S, Viola A, Chaumoitre K, Dercole C. Fetal brain injury. Neuroradiol 2004; 31(2):123-37.

33. Barkovich AJ, Girard N. Fetal brain infections. Childs Nervous System 2003; 19(7-8):501-7.

14

Encefalopatia Hipóxico-Isquêmica do Neonato

José Mariano da Cunha Filho

INTRODUÇÃO

A asfixia perinatal é um agravo ao feto ou ao recém-nascido (RN) que ocorre com maior frequência nos períodos pré e intraparto, caracterizado por privação de oxigênio (hipoxia) e distúrbio perfusional (isquemia), com repercussões sistêmicas múltiplas. Este capítulo se restringirá aos aspectos relacionados com a lesão do cérebro, órgão que tem elevadas exigências quanto ao suprimento de oxigênio e fluxo sanguíneo, tornando-se, assim, especialmente suscetível ao insulto por asfixia.

Dificilmente encontra-se uma definição clínica de asfixia amplamente aceita, e alguns achados na avaliação do binômio parturiente-neonato tornam-se marcadores dessa condição. Sinais de sofrimento fetal diagnosticados por monitoração cardiovascular, líquido amniótico francamente meconial, acidose metabólica, índices de Apgar baixos, incapacidade do RN de manter respiração espontânea e acometimento multissistêmico são alguns desses indicadores. Entretanto, esses marcadores apresentam baixa especificidade para a determinação da lesão neurológica em particular.

Outro aspecto conceitual a ser destacado refere-se à distinção de algumas lesões isquêmicas cerebrais, mais relacionadas a fatores vasculares específicos, alheios aos fenômenos habituais da chamada asfixia perinatal. Lesões decorrentes de infarto de uma artéria cerebral maior ou de seus ramos representam um paradigma dessa situação, discutida no decorrer deste capítulo.

INCIDÊNCIA E ASPECTOS ETIOLÓGICOS

As variações das taxas de incidência de asfixia perinatal relatadas são decorrentes da escassa uniformidade das definições de insulto hipóxico-isquêmico e das particularidades das populações estudadas. Em países desenvolvidos, a incidência varia entre 2,9 e 9 casos por 1.000 nascimentos a termo.[7,16,32,37] Estudo feito em RN de mães de alto risco, em país em desenvolvimento, mostrou incidência de asfixia de 9,7% (idade gestacional média de 37,6 ± 3,5 semanas), que aumenta para 26,7% nos neonatos com menos de 1.000g.[27]

Perlman relata incidência de 31% de encefalopatia hipóxico-isquêmica (EHI) em RN a termo com aparente asfixia perinatal. Insulto renal foi o mais frequente nesse estudo.[39]

Acredita-se que 90% ou mais dos fatores causais de EHI ocorrem nos períodos pré-natal (hipotensão materna, sangramento uterino, diabetes materno, pré-eclâmpsia, crescimento intrauterino restrito) e intraparto (partos traumáticos, vícios de apresentação com extração difícil e prolongada, distúrbios placentários agudos, prolapsos e circulares de cordão). Fatores pós-natais, como apneias recorrentes, persistência de canal arterial, cardiopatias congênitas e doenças pulmonares graves, representam a minoria dos casos, com maior importância no grupo dos prematuros.[51]

FISIOPATOLOGIA DA LESÃO CEREBRAL

Os mecanismos de lesão cerebral durante o evento hipóxico-isquêmico não são totalmente conhecidos, e novas explicações certamente surgirão para esclarecer os diversos mecanismos envolvidos na gênese da necrose neuronal. Somente os principais pontos dessa cascata de eventos serão abordados neste tópico.

O feto reage à asfixia com a ativação do sistema nervoso simpático e uma redistribuição do débito cardíaco em favor de órgãos centrais (cérebro, coração e adrenais). A persistência do insulto asfíxico leva a uma incapacidade de manutenção da centralização circulatória, com consequente queda da perfusão cerebral.

A redução aguda do fornecimento de oxigênio afeta o metabolismo de fosforilação oxidativa, e a ineficiente glicólise anaeróbica diminui os componentes de alta energia fosfática[1] e aumenta a concentração de lactato, resultando em acidose. Apesar do aumento das taxas de glicólise e do incremento do fluxo sanguíneo cerebral, em virtude da acidose e da hipercapnia, há progressivo declínio do atendimento das demandas energéticas do cérebro. As reservas locais de glicose se esgotam e o lactato é progressivamente acumulado.

A falência energética impede que a bomba de Na^+/K^+ mantenha os gradientes iônicos da membrana celular e, na ausência de um potencial de membrana, observam-se entrada de Na^+ (com influxo de água e consequente edema citotóxico) e saída de K^+ da célula. Grandes quantidades de Ca^{++} também entram nas células, através de canais que dependem da voltagem e por meio de canais controlados por agonistas-receptores (processo discutido adiante). A sobrecarga de Ca^{++} intracelular promove a ativação de proteases, lipases e endonucleases, que contribuem para a necrose celular, com perturbação do transporte da cadeia de elétrons respiratórios mitocondriais, geração de radicais livres e leucotrienos e depleção do armazenamento energético.[40]

Outros elementos que exercem papel importante na sucessão dos eventos aqui abordados são os aminoácidos excitatórios, importantes neurotransmissores em várias regiões do cérebro. Durante o processo asfíxico, a excessiva liberação de glutamato no espaço extracelular resulta em efeitos neurotóxicos. Alguns subtipos de receptores de glutamato têm sido identificados: receptor N-metil-D-aspartato (NMDA) e receptores não NMDA, que incluem o amino-3-hidroxi-5-metil-4-isoxasol-ácido propiônico (AMAP) e o kainato (K).

Os receptores NMDA localizam-se nas camadas 3, 5 e 6 do córtex cerebral, tálamo, células de Purkinje, camadas de células granulosas do cerebelo, região CA_1 do hipocampo e estriado, com elevadas concentrações nas chamadas áreas de vulnerabilidade seletiva, onde se localizam neurônios suscetíveis ao insulto hipóxico-esquêmico, principalmente durante a reperfusão. Os receptores K estão restritos ao hipocampo, enquanto os receptores AMAP distribuem-se pelas camadas profundas do córtex cerebral, tálamo, estriado, cerebelo e hipocampo. Quando ativados, os receptores AMAP e K permitem a entrada de Na^+, e os receptores NMDA abrem os canais de cálcio, resultando nos efeitos neurotóxicos comentados neste tópico.[22,34]

O colapso energético instaurado durante a isquemia induz uma significativa redução da biossíntese de proteínas cerebrais. Ao final do período isquêmico, a síntese proteica retorna aos níveis anteriores nas regiões menos vulneráveis do cérebro, permanecendo inibida nas áreas mais vulneráveis.

Uma segunda onda de lesão neuronal ocorre durante a fase de reperfusão, provavelmente causada por liberação pós-isquêmica de radicais livres (promotores de oxidação de proteínas, ruptura de ácidos nucleicos e peroxidação de fosfolipídios da membrana celular), síntese de óxido nítrico, reações inflamatórias e desequilíbrio entre os sistemas neurotransmissores excitatórios e inibitórios. Parte da lesão secundária pode ser causada por um tipo de "morte celular programada", chamada apoptose, que faz parte do processo de desenvolvimento normal e é responsável pela remoção do excesso de células no cérebro. Entretanto, em condições de lesão cerebral, esse processo é propagado anormalmente em razão dos vários fatores citados.[4,13]

Concluindo, o conhecimento desses mecanismos fisiopatológicos é fundamental para o desenvolvimento de novas estratégias terapêuticas. O potencial de algumas delas será discutido no final do capítulo.

SÍNDROMES CLÍNICAS

O diagnóstico clínico da EHI é estabelecido pela identificação de fatores de risco para asfixia, conjugados a uma síndrome compatível com o insulto. Padrão definido e previsível de sinais e sintomas, nos primeiros dias de vida, é mais típico nos neonatos a termo. Em algumas situações, quando o evento asfíxico ocorreu em fases mais precoces da gravidez, os sinais

de disfunção neurológica podem estar ausentes no período neonatal.

Sarnat e Sarnat foram os primeiros autores que utilizaram um sistema de classificação da EHI em graus leve, moderado e severo.[44]

Esse tipo de avaliação fornece subsídios para apontamentos prognósticos, mas nem sempre é utilizável no contexto da prematuridade, em que os achados neurológicos devem ser analisados à luz do nível de maturação cerebral no momento do agravo hipóxico-isquêmico.

Encefalopatia leve

As manifestações são máximas nas primeiras 24 horas de vida, com regressão progressiva em seguida. Os RN demonstram excessiva resposta a estímulos, com baixo limiar para o reflexo de Moro, que pode ser espontâneo, configurando um quadro de hiperexcitabilidade. Curto período de letargia pode ocorrer logo após o parto, porém normalmente o estado de consciência é preservado.

O tônus muscular passivo é normal e, às vezes, leve hipotonia cervical pode ser verificada por meio da resposta à tração (com algum predomínio do tônus extensor). Reflexos tendinosos são normais ou pouco aumentados, e clônus de pés pode ser elicitado.

Convulsões não ocorrem, exceto na presença de outros fatores subjacentes, e o quadro se resolve dentro da primeira semana de vida, sem quaisquer medidas específicas. Alguns neonatos podem persistir com hiperexcitabilidade por períodos maiores.

Encefalopatia moderada

Os principais achados consistem em letargia e diminuição dos movimentos espontâneos, com hipotonia mais evidente. Fraqueza dos músculos proximais dos membros superiores pode significar insulto predominante nas regiões parassagitais.[51]

A atividade autonômica parassimpática é predominante, com tendência a bradicardia e constrição pupilar. O período entre 48 e 72 horas é crítico, podendo ocorrer melhora ou comprometimento progressivo do estado de consciência, com piora do prognóstico, principalmente se convulsões estiverem presentes. O quadro pode arrastar-se por mais de 14 dias, mas habitualmente ocorre alguma melhora ao final da primeira semana.

Encefalopatia severa

Os neonatos apresentam-se comatosos, severamente hipotônicos e com graves distúrbios respiratórios, logo após o nascimento, com necessidade precoce de ventilação mecânica. Convulsões iniciam-se nas primeiras 12 horas e podem ser frequentes e prolongadas. Os reflexos tendinosos e primitivos estão frequentemente ausentes.

Alguma melhora do estado de consciência pode ocorrer entre 12 e 24 horas após o parto, porém muitos neonatos continuam comatosos, com progressão das convulsões para *status epilepticus*. Sinais de hipertensão intracraniana e de comprometimento do tronco cerebral ocorrem entre 24 e 72 horas, com possível evolução para o óbito.

Os sobreviventes podem evoluir com persistente comprometimento do estado de consciência, por várias semanas, e alguns mostram progressão da hipotonia para um quadro de hipertonia, sinalizador de sequelas neurológicas relevantes.

INVESTIGAÇÕES COMPLEMENTARES

O diagnóstico de EHI, como discutido no tópico anterior, depende principalmente das evidências de asfixia obtidas por uma história detalhada e do exame neurológico do RN. Exames complementares tornam-se necessários para investigação de outras causas de encefalopatia, tendo em vista que os achados clínicos são inespecíficos e podem ocorrer em outras situações, como meningite e distúrbios metabólicos. A investigação complementar também é fundamental, quando há utilização de bloqueadores neuromusculares e sedativos em neonatos gravemente enfermos, em ventilação mecânica. Além disso, esses exames possibilitam a definição de padrões neuropatológicos, fornecendo dados de localização e gravidade do insulto, os quais facilitam as determinações prognósticas.

Exames neurofisiológicos e de imagem, triagem de marcadores bioquímicos, técnicas de medida do fluxo sanguíneo cerebral e monitoração da pressão intracraniana são os principais métodos disponíveis.

Exames neurofisiológicos

Os variados padrões de *eletroencefalograma* (EEG) observados na EHI podem fornecer importantes dados prognósticos. RN a termo, com asfixia severa, habitualmente apresenta uma sequência de alterações conhecidas. Em um primeiro instante, ocorre diminuição da amplitude e da frequência (lentificação), com aparecimento posterior de periodicidade, que pode evoluir para padrões de surto-supressão e de traçado isoelétrico.[44]

EEG severamente alterado (surto-supressão, baixa amplitude ou isoelétrico), nos primeiros dias após a asfixia, indica risco de 95% para morte ou sequelas neurológicas. Esse risco cai para 64% quando o EEG é moderadamente anormal (atividade lenta).[30] EEG normal está associado a bom prognóstico, em grande parte dos casos, mesmo quando os achados clínicos são significativos.[44,52] Exame realizado antes de 48 horas de vida apresenta alta sensibilidade (94,7%), com especificidade menos satisfatória (68,4%).[45] A persistência de EEG alterado por 2 ou mais semanas, mesmo que moderadamente, é importante indicador de sequelas neurológicas.

Monitoração eletroencefalográfica contínua, por longos períodos, pode ser necessária para correta interpretação de traçados descontínuos, especialmente nos prematuros. Neonatos em ventilação mecânica, sob efeito de bloqueadores neuromusculares, também são beneficiados por técnicas de avaliação contínua. Monitoração eletroencefalográfica com poligrafia fornece bons dados prognósticos, mas especialização e experiência são fundamentais para sua correta interpretação.[52]

Outros exames neurofisiológicos disponíveis são os *potenciais evocados* (visual, auditivo e somatossensorial), porém sua utilização clínica rotineira é limitada por dificuldades técnicas no período neonatal.

Exames de imagem

A EHI pode ser identificada por *ultrassonografia transfontanelar (USTF)*, com duas limitações significativas: a subjetividade inerente à interpretação dos aumentos de ecogenicidade e a dificuldade na diferenciação entre lesões hipóxico-isquêmicas e hemorragias (Figuras 14.1 e 14.2).

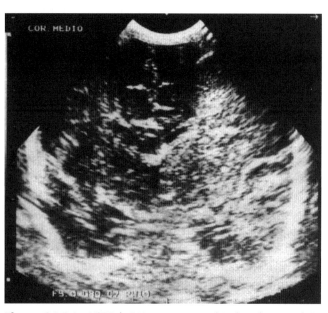

Figura 14.1 ▷ USTF de RN a termo, com história de convulsão no primeiro dia de vida, sem indícios clínicos de asfixia perinatal. Imagem coronal média mostra extensa área ecogênica em território de artéria cerebral média (ACM) esquerda.

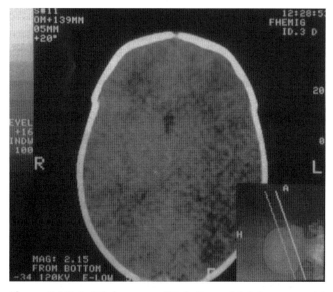

Figura 14.2 ▷ TC do mesmo RN da Figura 14.1. Imagem axial mostra baixa atenuação (hipodensidade), em território de ACM esquerda, confirmando infarto isquêmico na região, sem sinais de hemorragia.

A USTF não é exame adequado para identificação de lesões corticais e de tronco cerebral, apresentando também baixa sensibilidade para as chamadas lesões parassagitais. Lesões focais e multifocais, assim como lesões de tálamo e gânglios da base, podem ser identificadas por esse método.

O papel principal da USTF na investigação da EHI refere-se à identificação de lesões da substância branca periventricular,[3,38] que podem ser avaliadas de maneira evolutiva. Durante os primeiros dias, há aumento de ecogenicidade, bilateral, preferencialmente posterior, que representa focos de necrose com congestão e/ou hemorragia. Após 1 a 3 semanas, surgem lesões císticas (Figura 14.3), que podem se resolver, aumentar ou permanecer estáveis. Por último, após períodos de mais de 2 meses, há dilatação ventricular, com desaparecimento dos cistos, em virtude da deficiente formação de mielina e gliose.[51]

A *tomografia computadorizada (TC)* é eficiente na identificação da maioria das lesões decorrentes de insulto hipóxico-isquêmico, apresentando algumas limitações no diagnóstico das lesões parassagitais. Em prematuros, o alto conteúdo de água no cérebro dificulta a interpretação das áreas de hipodensidade (baixa atenuação) do parênquima cerebral.[17]

Necrose neuronal difusa, durante a fase aguda do insulto, pode ser identificada pela presença de hipodensidade extensa e bilateral, que cede lugar, após algumas semanas, a sinais de atrofia cortical, caracterizada por espaços subaracnóideos proeminentes, com redução do volume dos giros cerebrais (Figura 14.4).

Anormalidades envolvendo o tálamo e os gânglios da base são relatadas em sobreviventes de asfixia grave. Essas lesões são identificadas por TC, que pode evidenciar sinais de calcificação talâmica bilateral, em fases tardias (Figura 14.5).

Lesões isquêmicas focais ou multifocais podem ser identificadas no período neonatal por meio de TC. Grande parte dessas lesões localiza-se em territórios da artéria cerebral média e é revelada por áreas de baixa atenuação (Figura 14.2).

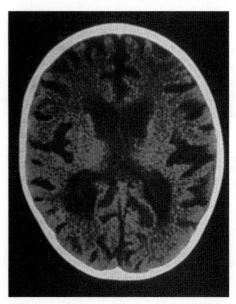

Figura 14.4 ▷ TC de criança com história de asfixia perinatal grave. Imagem axial mostra sinais de atrofia cortical severa.

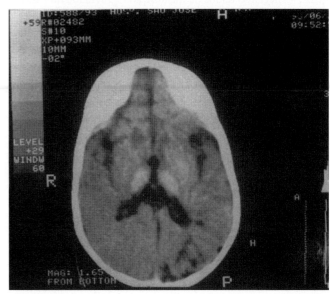

Figura 14.5 ▷ TC de criança portadora de paralisia cerebral com história de asfixia perinatal grave. Imagem axial mostra hiperdensidade talâmica bilateral, compatível com padrão neuropatológico de *status marmoratus*.

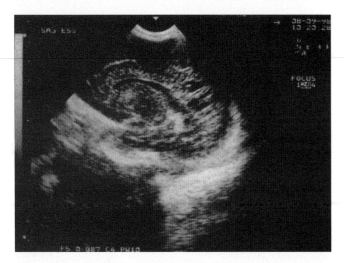

Figura 14.3 ▷ USTF de RN prematuro (IGE: 28 semanas), com 4 semanas de vida. Imagem parassagital esquerda mostra aumento de ecogenicidade periventricular posterior, com áreas anecoicas na mesma região, compatível com leucomalacia periventricular cística.

Como discutido anteriormente, a USTF oferece melhor avaliação evolutiva das leucomalacias periventriculares, e a identificação de hipodensidades periventriculares, por meio de TC, em prematuros asfixiados pode não representar lesão de substância branca. Avaliações tomográficas tardias de leucomalacia periventricular podem mostrar redução do conteúdo de substância branca periventricular e/ou ventriculomegalia, acompanhada de irregularidades da parede dos ventrículos laterais (Figuras 14.6 e 14.7).

Todos os padrões de lesão cerebral hipóxico-isquêmica neonatal podem ser identificados, com maior acuidade, por

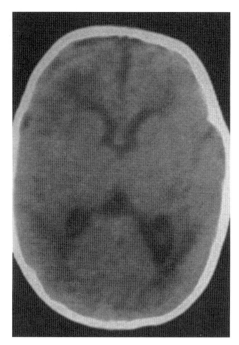

Figura 14.6 ▷ TC de criança portadora de paralisia cerebral diplégica. Imagem axial mostra áreas de baixa atenuação, adjacentes aos cornos posteriores dos ventrículos laterais, compatíveis com leucomalacia periventricular.

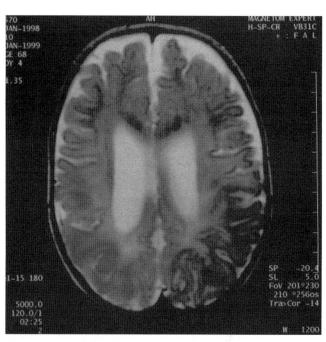

Figura 14.8 ▷ RM de criança de 1 ano de idade com história de prematuridade, portadora de diplegia espástica. Imagem axial ponderada em T2 mostra sinal hiperintenso periventricular posterior.

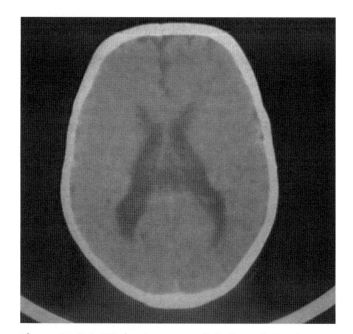

Figura 14.7 ▷ TC de criança com diplegia espástica. Imagem axial mostra contornos irregulares dos ventrículos laterais, especialmente cornos posteriores.

meio da *ressonância magnética (RM)*. Na prática diária, entretanto, ela é mais utilizada para reavaliações fora do período neonatal (Figura 14.8). Lesões parassagitais e focais pequenas, assim como as lesões do tronco encefálico, são diagnosticadas com maior eficácia pela RM.

Relato recente de estudo de imagens por RM sugere que determinado padrão de lesão cerebral é delimitado, principalmente, pelo tipo de insulto hipóxico-isquêmico, e não pela idade gestacional estimada do RN. Os autores encontraram história de asfixia subaguda ou crônica em 82% das crianças com leucomalacia periventricular. Asfixia profunda e aguda ocorreu em 95% das crianças com lesões de tálamo e gânglios da base. Por último, sinais leves de hipoxia-isquemia, seguidos por inesperada encefalopatia severa, precederam 70% dos casos de lesões multicísticas.[47]

Marcadores bioquímicos

Vários distúrbios bioquímicos que acompanham o insulto hipóxico-isquêmico podem ser utilizados na monitoração dos neonatos asfixiados. Hipoglicemia, hipocalcemia, hiponatremia, hiperamonemia e acidose (com aumento do lactato sérico) são achados amplamente conhecidos.

A creatinocinase (CK-bb) está elevada na asfixia perinatal, mas apresenta baixa especificidade como indicador de prognóstico neurológico.[49] Atividades de lactato-desidrogenase (LDH), hidroxibutirato-desidrogenase (HBDH) e aspartato-desidrogenase (A5AT) também estão significativamente aumentadas nos primeiros dias após a asfixia. Níveis aumentados de glicina e de outros aminoácidos neurotransmissores no líquor podem ser relacionados com a severidade da EHI.[43] Medidas da relação lactato/creatinina na urina, logo após o nascimento, também ajudam na identificação de neonatos com alto risco para EHI.[24] Outro estudo ressalta a medida da relação ácido úrico/ creatinina na urina como marcador simples e rápido na identificação de episódios hipóxicos.[9] Hipoxantina, ácido ascórbico, eritropoetina, vasopressina e proteína S-100[33] são outros indicadores relatados.

Todos esses marcadores bioquímicos devem ser interpretados com cuidado, considerando-se sempre os aspectos de sensibilidade e especificidade de cada um. Na prática diária, sua aplicação clínica é consideravelmente limitada.

Outros exames

A avaliação de fluxo sanguíneo cerebral por meio de *Doppler* fornece dados prognósticos na investigação da EHI, mas não tem papel importante na condução aguda dos neonatos asfixiados.[30] A medida da pressão intracraniana pode auxiliar a abordagem do edema cerebral somente em alguns poucos casos específicos (ver estratégias terapêuticas).

Estudo dos distúrbios funcionais do cérebro isquemiado pode ser realizado pelos seguintes exames: *espectroscopia por ressonância magnética à base de próton (ERM-1H), tomografia computadorizada por emissão de fóton único (SPECT) e tomografia por emissão de pósitrons (PET)*. Essas técnicas possibilitam análise da utilização local de glicose e oxigênio, avaliação da captação e liberação de aminoácidos neurotransmissores e investigação do fluxo sanguíneo cerebral. Estudo feito por meio de ERM-1H mostrou que esse exame, aliado a estadiamentos clínicos e eletroencefalográficos, pode aumentar a acuidade das determinações prognósticas.[8] Em nossos dias, esses métodos de avaliação funcional são muito utilizados em pesquisas, que apontam para uma melhor compreensão das alterações bioquímicas que ocorrem nos cérebros lesionados.

Finalizando, o *exame de líquor* não deve ser negligenciado na avaliação da EHI, já que outras patologias, como sepse precoce com meningite, podem apresentar sinais indistinguíveis dos observados no insulto hipóxico-isquêmico.

NEUROPATOLOGIA E ASPECTOS CLÍNICOS CORRELATOS

Os padrões neuropatológicos da EHI variam de acordo com a idade gestacional do neonato e com as características do insulto asfíxico sofrido. Os principais tipos de lesão identificados são: necrose neuronal seletiva, *status marmoratus*, lesão cerebral parassagital, lesões isquêmicas focais e leucomalacia periventricular.

Antes da abordagem dessas lesões, é importante destacar alguns aspectos relacionados com a natureza do edema cerebral em RN asfixiados. Edema cerebral e hipertensão intracraniana não ocorrem em todos os neonatos com asfixia grave, e há algumas evidências contra a existência de edema cerebral primário nesses casos. A hipertensão intracraniana, quando ocorre, é mais tardia (principalmente entre 36 e 72 horas), tendo papel pouco relevante em relação à diminuição do fluxo sanguíneo cerebral. Esses dados sugerem que o edema cerebral na EHI seria posterior ao insulto e à necrose celular.[31]

Necrose neuronal

Necrose neuronal seletiva é a lesão mais frequente, ocorrendo tanto em prematuros como em neonatos a termo. Neocórtex cerebral, hipocampo, gânglios da base, tálamo, núcleos do tronco cerebral e córtex cerebelar são as áreas mais afetadas. Há evidências de fatores metabólicos e vasculares locais, assim como da distribuição anatômica das sinapses excitatórias na patogênese desse insulto.[23]

No período neonatal pode ocorrer diminuição do nível de consciência (estupor e coma), em virtude do acometimento dos hemisférios cerebrais e/ou do sistema reticular. Convulsões estão presentes e refletem lesão do córtex cerebral, diencéfalo ou tronco cerebral. Distúrbios oculomotores ou distúrbios de respiração, sucção ou deglutição podem refletir disfunção do tronco cerebral ou das vias corticobulbares, caracterizando uma paralisia pseudobulbar. Graus variados de hipotonia apresentam-se de acordo com a severidade do insulto asfíxico.

As sequelas neurológicas mais observadas são: graus variados de deficiência mental, déficits motores severos (com alto risco de estabelecimento de tetraparesia espástica ou atônica), distúrbios convulsivos e paralisias bulbar e pseudobulbar. Déficit de atenção e hiperatividade também são relatados, provavelmente relacionados com envolvimento do sistema reticular.

Status marmoratus

Status marmoratus é o padrão de lesão menos comum, ocorrendo com maior frequência nos neonatos a termo. O acometimento do tálamo e dos gânglios da base pode ser considerado uma variante da necrose neuronal seletiva. Os achados neuropatológicos mais evidentes são perda neuronal, gliose e hipermielinização, com aspecto marmóreo das regiões lesionadas. RM e estudos neuropatológicos têm demonstrado padrões seletivos de lesão em subregiões dos gânglios da base. Em neonatos severamente asfixiados, há alta atividade das sinapses excitatórias (principalmente com receptores de glutamato NMDA) no tálamo e no putâmen, com uma maior lesão dessas áreas. O globo pálido, por outro lado, torna-se mais protegido, em razão de sua predominante atividade neuronal inibitória.[26]

Os achados clínicos são pouco definidos no período neonatal, porém esse padrão de lesão corresponde intimamente aos modelos experimentais de asfixia perinatal "quase total", indicando alto risco de prognóstico ruim.[42] As sequelas mais comuns são a deficiência mental, a tetraparesia espástica e a coreoatetose, resultantes de insultos ao córtex cerebral, aos gânglios da base e ao tálamo.

Lesão cerebral parassagital

Esse tipo de lesão implica necrose do córtex cerebral e da substância branca subcortical das regiões superomediais das convexidades cerebrais. O insulto ocorre em zonas limítrofes e terminais das artérias cerebrais anterior, média e posterior. Volpe destaca a relevância de súbitas quedas de fluxo sanguíneo cerebral na gênese dessa lesão.[51]

A lesão cerebral parassagital é típica do RN a termo. No período neonatal, o principal achado neurológico clínico é uma fraqueza proximal de membros, principalmente superiores. Tetraparesia espástica e déficits intelectuais específicos (linguagem e percepção visual/espacial) estão entre as sequelas neurológicas prováveis.

Lesões isquêmicas focais

Lesões secundárias a infartos cerebrais são mais comuns em território de artéria cerebral média e habitualmente são extensas. Fatores de oclusão vascular são os mais frequentes na gênese desses insultos. Outros aspectos relacionados com insuficiência circulatória sistêmica também podem estar envolvidos (Quadro 14.1). A necrose do córtex cerebral e da substância branca subcortical, às vezes com cavitação, acompanha uma distribuição vascular, que pode ser uni ou bilateral.

A sintomatologia neonatal depende da extensão e da localização das lesões. O RN pode ser assintomático ou apresentar convulsões focais. Tetraparesia ou hemiparesia podem ser observadas por decréscimo da atividade motora espontânea ou por assimetria do reflexo de Moro. Déficits cognitivos, epilepsia e paralisia cerebral são as sequelas previstas.

Estudo de 33 crianças com infarto em território de artéria cerebral média mostrou que o envolvimento do ramo principal da artéria levou à hemiparesia em todos os sobreviventes. Já o acometimento de um ramo cortical ou de um ou mais ramos lenticuloestriados (mais frequente em prematuros) resultou em evoluções mais favoráveis.[12]

Leucomalacia periventricular

A leucomalacia periventricular (LPV) é uma lesão mais frequente nos prematuros e se caracteriza por infarto e necrose da substância branca periventricular, geralmente bilateral e simétrica. Essa região é uma área limítrofe de suprimento sanguíneo, nos cérebros imaturos, localizada na zona terminal de irrigação entre as artérias coroidais e os ramos penetrantes das artérias cerebrais anterior, média e posterior. O insulto pode ficar restrito ao trígono e aos cornos occipitais ou estender-se às adjacências do corpo e às porções anteriores dos ventrículos laterais. Além das características anatômicas das artérias da região, outros fatores envolvidos na patogênese da LPV são a perda da autorregulação vascular, a baixa capacidade de vasodilatação local, em vigência do agravo hipóxico-isquêmico, e a vulnerabilidade intrínseca da substância branca dos prematuros.

Alguns estudos mostram incidência de LPV entre 2,3% e 17,8%.[30] Relato recente indica incidência de 1,2% em prematuros com peso ao nascimento inferior a 1.500g.[3] A LPV normalmente se inicia no período perinatal, mas intercorrências clínicas graves (p.ex., enterocolite necrosante) podem ocasionar lesão tardia, algumas semanas após o nascimento.[10] Insultos isquêmicos pré-natais também são responsáveis por alguns casos.[14]

Vários fatores de risco para LPV, como infecção materna, acidose ao nascimento, líquido amniótico meconial e uso de tocolíticos, são relatados.[48] Hemorragia pré-natal, gestação múltipla, distúrbios respiratórios neonatais, complicações relacionadas com ventilação mecânica, hiperbilirrubinemia e septicemia neonatal também podem contribuir para a patogênese da LPV.[30]

As lesões observadas na LPV podem variar de pequenas áreas de gliose e de redução da mielina, restritas à região periventricular, até sítios extensos de leucomalacia subcortical (LSC), às vezes com aparência de encefalomalacia multicística (Figura 14.9). Algumas classificações de LPV/LSC, como a descrita no Quadro 14.2, podem ser feitas por US.

As manifestações neurológicas de LPV no período neonatal são de difícil avaliação, em virtude da concomitância de outros insultos cerebrais, como hemorragias perintraventriculares, e também pela dificuldade de realização de exame neurológico em neonatos criticamente doentes e mantidos sob variados aparatos de suporte, em unidades de tratamento intensivo. Hipotonia e fraqueza muscular em membros inferiores podem ser identificadas em alguns casos.

Sequelas neurológicas estão relacionadas com o tamanho das lesões. Insultos das fibras de projeção adjacentes aos ventrículos laterais levam à clássica diplegia espástica. Por outro

Quadro 14.1 ▷ Principais etiologias das lesões cerebrais focais

Fatores cerebrovasculares
Idiopáticos
Malformações vasculares
Exposição à cocaína intraútero
Êmbolos (cardiopatias e cateterismo de vasos)
Trombos arteriais e venosos (CIVD e policitemia)
Fatores circulatórios sistêmicos
Hipotensão materna
Transfusão feto-fetal
Asfixia perinatal
Cardiopatias congênitas com insuficiência cardíaca

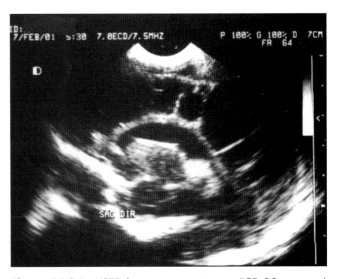

Figura 14.9 ▷ USTF de prematuro extremo (IGE: 26 semanas) PN: 715g, com 5 a 6 semanas de vida. Imagem parassagital direita mostra cistos extensos frontoparieto-occipitais, compatíveis com evolução de leucomalacia subcortical. O mesmo padrão foi observado no hemisfério cerebral esquerdo.

Quadro 14.2 ▷ Classificação de LPV-LSC por ultrassonografia

Grau I	Área ecogênica periventricular persistente por mais de 7 dias
Grau II	Áreas ecogênicas periventriculares, com cistos localizados, frontoparietais
Grau III	Áreas ecogênicas periventriculares, com múltiplos cistos em substância branca parieto-occipital
Grau IV	Áreas ecogênicas em substância branca profunda, com múltiplos cistos subcorticais

Dados de Vries e cols.[37]

lado, lesões mais graves, extensivas à coroa radiada e ao centro semioval, afetam também os membros superiores e as funções intelectuais, em graus que dependem da quantidade de fibras de projeção e de associação acometidas. Há correlação entre achados específicos (redução da substância branca peritrigonal e atrofia calcarina) e déficits de acuidade visual em crianças que apresentaram LPV.[28]

Lesões semelhantes à LPV dos prematuros são descritas também em neonatos a termo, provavelmente originárias de insultos no terceiro trimestre de gestação. Essas crianças podem apresentar um espectro de sequelas neurológicas não limitado à clássica diplegia espástica, que inclui atraso global de desenvolvimento e distúrbios motores heterogêneos.[36]

Infarto hemorrágico periventricular

Esse tipo de infarto ocorre, normalmente, em associação com hemorragia intraventricular severa do prematuro, localizando-se em região dorsolateral aos ventrículos laterais. Sua inclusão nesse tópico é pertinente, pois representa importante diagnóstico diferencial de LPV. Além de sua origem venosa,[50] diferencia-se por ser unilateral, na maioria dos casos. Sua distinção da LPV hemorrágica é ainda mais difícil e, em algumas situações, as duas lesões podem coexistir.

ESTRATÉGIAS TERAPÊUTICAS

Não existem tratamentos eficientes e específicos quando a EHI já está estabelecida. Terapêutica neonatal de suporte é fundamental para o restabelecimento funcional dos diversos órgãos acometidos, mas não é objetivo deste tópico abordá-la. A discussão aqui ficará restrita aos cuidados relativos ao comprometimento do SNC, especialmente o tratamento das convulsões e do edema cerebral. Algumas abordagens experimentais também serão comentadas no final deste tópico.

Manutenção de *ventilação adequada* evita a ocorrência de hipoxemia, hiperoxia, hipercarbia e hipocarbia, com seus conhecidos efeitos deletérios adicionais. A hipoxemia limita a capacidade de vasodilatação na substância branca e leva a um distúrbio de autorregulação cerebrovascular, tornando o neonato suscetível a episódios de queda da pressão arterial sistêmica. A hiperoxia aumenta o risco de retinopatia da prematuridade e de algumas lesões específicas do hipocampo e dos

núcleos da ponte.[2] A hipercarbia aumenta a acidose cerebral e também interfere na autorregulação vascular. Além disso, seu efeito vasodilatador incrementa o risco de hemorragia cerebral no RN asfixiado. Por outro lado, a hipocarbia diminui o fluxo sanguíneo cerebral, podendo ocasionar lesão isquêmica adicional.

A manutenção da perfusão cerebral adequada pode ser conseguida mediante abordagem terapêutica de várias situações intervenientes, como hipotensão e hipertensão sistêmicas, persistência de canal arterial, apneias com bradicardia e estados de hiperviscosidade sanguínea.

Presença de hipoglicemia após asfixia deve ser abordada, mas há controvérsias quanto aos possíveis benefícios de estados de hiperglicemia nesses casos. A manutenção da normoglicemia (75 a 100mg%) é a conduta mais adequada, na ausência de estudos clínicos conclusivos.

Abordagem das convulsões

Convulsões após asfixia ocorrem com frequência, iniciando-se quase sempre no primeiro dia de vida. O fármaco de escolha é o fenobarbital, utilizado em dose de ataque de 20mg/kg, por via endovenosa (EV). Doses adicionais de 5mg/kg podem ser administradas, até uma dose total máxima de 40mg/kg, com os devidos cuidados de monitoração cardiorrespiratória. A dose de manutenção recomendada está entre 3 e 4mg/kg/dia. Uma segunda opção, diante de persistência das crises, consiste no uso de fenitoína (dose de ataque de 15 a 20mg/kg/dia e manutenção por volta de 5mg/kg/dia). Benzodiazepínicos também podem ser utilizados. O midazolam, em dose de ataque (EV) de 0,15mg/kg e manutenção entre 0,1 e 0,4mg/kg/h, mostra algumas vantagens sobre o diazepam e o lorazepam, por não conter benzoato de sódio e apresentar boa solubilidade em água.[46]

Ampla revisão de estudos sobre a utilização de fenobarbital imediatamente após a asfixia perinatal não corrobora essa conduta. Não há pesquisas com qualidade metodológica e tamanho de amostras suficientes que provem a eficácia do uso profilático de fenobarbital na diminuição dos riscos de morte ou sequela neurológica nesses casos.[15]

Outros detalhes sobre o uso de anticonvulsivantes, como determinação de tempo de uso e critérios de retirada, são abordados no Capítulo 16.

Abordagem do edema cerebral

Edema cerebral após asfixia perinatal significa morte celular, refletindo mau prognóstico. Aumento de pressão intracraniana (PIC) é relativamente incomum, ocorrendo com maior frequência entre 36 e 72 horas após o insulto.

O edema pode ser atenuado evitando-se sobrecarga de líquidos, principalmente nos neonatos que desenvolverem secreção inapropriada de hormônio antidiurético. Por outro lado, aporte hídrico suficiente, em situações de instabilidade hemodinâmica, é prioritário. Estudos mostram que a manutenção de pressão arterial média adequada é mais importante do que a abordagem da PIC para manter fluxo sanguíneo cerebral satisfatório em neonatos asfixiados.

A abordagem farmacológica do edema cerebral pode ser considerada em situações de iminência de herniação, com hipertensão intracraniana severa impedindo a perfusão cerebral. Entretanto, não há indícios de que o uso de agentes osmóticos (p. ex., manitol) proporcione qualquer melhora prognóstica nos sobreviventes, pois a necrose neuronal subjacente ao edema citotóxico é irreversível.[31]

Abordagens experimentais

Vários métodos experimentais de preservação cerebral são objeto de pesquisa há vários anos. A utilização profilática de fenobarbital e o emprego de naloxona já se mostraram ineficientes em seres humanos. Antagonistas de receptores NMDA (p. ex., MK-801) apresentaram alta toxicidade em modelos animais.[21] A hipotensão arterial é um efeito colateral importante de todos os bloqueadores de canais de cálcio, contraindicando seu uso em neonatos asfixiados.[15] Estudos em animais relatam efeito neuroprotetor de hipotermia, quando instituída imediatamente após o insulto asfíxico.[5,19,29] O uso de alopurinol em neonatos asfixiados mostrou efeito antioxidativo e preservou a atividade elétrica e o fluxo sanguíneo cerebrais. Ensaios clínicos mais extensos são necessários para melhor avaliação de todos os potenciais métodos de neuroproteção.

PROGNÓSTICO

A incapacidade de determinação detalhada da extensão e localização das lesões na EHI dificulta o estabelecimento de prognósticos específicos para essas crianças. Análise conjugada de aspectos obtidos por avaliações clínicas e complementares pode incrementar a acuidade das previsões de evolução dos neonatos asfixiados.

Há baixa correlação entre dados obtidos por cardiotocografia e desenvolvimento de sequelas neurológicas. *Índices de Apgar* entre 0 e 3, aos 10, 15 e 20 minutos, foram associados a taxas de mortalidade de 18%, 48% e 59%, respectivamente. As porcentagens de paralisia cerebral nos sobreviventes foram de 5%, 9% e 59%, respectivamente.[18,37] A *classificação da síndrome clínica* neonatal oferece interessantes dados prognósticos. Robertson e Finer encontraram bom prognóstico para os neonatos com EHI leve e prognóstico reservado para os classificados em EHI severa.[41] A presença de convulsões é sempre indício de pior evolução. O EEG também fornece dados úteis (ver investigações complementares), principalmente quando analisado em conjunto com exames de imagem.

Vários estudos atestam o valor prognóstico das avaliações por US mas nem sempre há boa correlação entre as alterações encontradas por esse método e a evolução adversa em neonatos a termo asfixiados.[6] A extensão das áreas de baixa atenuação, visualizadas por TC, representa bom indicador de prognóstico. A avaliação por RM mostra melhor correlação com prognóstico, quando o exame é realizado depois da primeira semana de vida.[25]

O aumento do volume de sangue cerebral, diagnosticado por espectroscopia, em neonatos a termo asfixiados, é um sensível indicador de evolução adversa.[35] Concentração de lactato cerebral persistentemente aumentada, além de 4 semanas após asfixia, detectada por espectroscopia por *ressonância magnética à base de próton (ERM-IH)*, também é bom indicador de sequelas neurológicas.[20] Estudo de outros marcadores bioquímicos (ver investigações complementares) pode contribuir para a avaliação prognóstica da EHI.

REFERÊNCIAS

1. Azzopardi D et al. Prognosis of newborn infants with hypoxic-ischemic brain injury assessed by phosphorus magnetic resonannce spectroscopy. Pediatr Res 1989; 25(5):445-51.

2. Barmada MA, Moosy J, Painter M. Pontosubicular necrosis and hyperoxemia. Pediatrics, 1980; 66:840

3. Bauder FH, von Siebenthal K, Bucher HU. Ultrassonically established cystic periventricular leukomalacia (PVL): incidence and associated factors in Switzerland 1995-1997. Z Geburtshilfe Neonatol 2000; 204(1):68-73.

4. Berger R, Garnier Y. Perinatal brain injury. J Perinat Med 2000; 28(4):261-85.

5. Bona E, Hagberg H, Loberg EM et al. Protective effects of modeerate hypothermia after neonatal hypoxia-ischemia: short-and long-term outcome. Pediatr Res 1997; 43:17-23.

6. Boo NY, Chandran V, Zulficar MA et al. Early cranial ultrasound changes as predictors of outcome during first year in term infants with perinatal asphyxia. J Paediat Child Health 2000; 36(4):363-9.

7. Brown JK, Purvis RJ, Fortar JO, Cockburn F. Neurological aspects of perinatal asphyxia. Dev Med Child Neurol 1974; 16;567-580.

8. Chateil JF, Qyesson B, Brun M et al. Localised proton magnetic resonance spectroscopy of the brain after perinatal hypoxia: a preliminary report. Pediatr Radiol 1999; 29(3):199-205.

9. Chen HJ, Yau KI, Tsai KS. Urinary uric acid/creatinine ratio as an additional marker of perinatal asphyxia. J Formos Med Assoc 2000; 9(10):771-4.

10. de Vries LS, Regev R, Dubowitz LMS. Late onset cystic leukomalacia. Arch Dis Child 1986; 61:298-9.

11. de Vries LS, Eken P, Dubowits LMS. The spectrum of leukomalacia using cranial ultrasound. Behav Brain Res 1992; 49:1-6.

12. de Vries LS, Groenendaal F, Eken P et al. Infarts in the vascular distribution of the middle cerebral artery in preterm and fulllterm infants. Neuropediatrics 1997; 2~1):88-96.

13. Edwards AD, Yue X, Cox P et al. Apoptosis in the brains of infants suffering intrauterine cerebral injury. Pediatr Res 1997; 42:684-9.

14. Ellis WG, Goetzman BW; Lindenberg JA. Neuropathologic doocumentation of prenatal brain damage. Am J Dis Child 1988; 142:856-66.

15. Evans DJ, Levene MI. Anticonvulsants for preventing mortality and morbity in full term newborn with perinatal asphyxia. Cochrane Database Syst Ver 2000 (2):Cdo1240.

16. Finer NN, Robertson CM, Peters KL, Coward JH. Factors affeccting outcome in hypoxic-ischemic encephalopathy in term infants. Am J Dis Child 1983; 137:21-5.

17. Fitzhardinge PM, Flodmark O, Fitz CR et al. The prognosis value of computed tomography of the brain in asfixiated premature infants. J Pediatr 1981; 99:476.

18. Freeman JM, Nelson KB. Intrapartum asphyxia and cerebral palsy. Pediatrics 1988; 82:240.

19. Gunn AJ, Gunn TR, Gunng MI et al. Neuroprotection with prolonged head cooling started before postischemic seizures in fetal sheep. Pediatrics 1988; 102:1098-1106.

20. Hanrahan JD, Cox IJ, Edwards AD et al. Persistent increases in cerebral lactate concentration after birth asphyxia. Pediat Res 1998; 44:304-311.

21. Hattori H, Morin AM, Schwartz PH et al. Posthypoxic treatment with MK-801 reduces hypoxic-ischemic damage in the neonatal rat. Neurology 1989, 39:713-718.

22. Hattori H, Wasterlain CG. Excitatory amino acids during central nervous system developing brain: ontogeny, plasticity and excitocity. Pediatr Neurol 1990; 6:219-28.

23. Hill A. Current concepts of hypoxic-ischemic cerebral injury in the term newborn. Pediatr Neurol 1991; 7:317.

24. Huang CC, Wang ST, Chang YC, Lin KP, Wu PL. Measurement of the urinary lactate: creatinine ratio for the early identification of newborn infants at risk for hypoxic-ischemic encephalopathy. N Engl J Med 1999; 341(5):328-35.

25. Huppi PS, Barnes PD. Magnetic resonance techniques in the evaluation of the newborn brain. Clin Perinatol 1997; 24:531-46.

26. Johnston MV, Hoon AH. Possible mechanisms in infants for selective basal ganglia damage from asphyxia, kernicterus, or mitochondrial encephalopathies. J Child Neurol 2000; 15(9):588-91.

27. Kolat T, Vanprapar N, Thiladilok W Perinatal asphyxia: multivariate analysis of risk factors. J Med Assoc Thai 2000; 83(9):1039-44.

28. Lanzi G, Fazzi E, Uggetti C et al. Cerebral visual impairment in periventricular leukomalacia. Neuropediatrics 1998; 29(3):145-50.

29. Laptook AR, Corbett RJT, Sterett R et al. Modest hypothermia provides partial neuroprotection when used for immediate resuscitation after brain ischemia. Pediatr Res 1997; 42:17-23.

30. Levene MI. Fetal and neonatal neurology and neurosurgery. 2 ed. Churchill Livingstone, 1995.

31. Lupton BA, Hill A, Roland EH et al. Brain swelling in the asphyxiated term newborn: pathogenesis and outcome. Pediatrics 1988; 82:139-46.

32. MacDonald HM, Mulligan JC, Allan AC, Taylor PM. Neonatal asphyxia. 1. Relationship of obstetric and neonatal complications to neonatal mortality in 38405 consecutive deliveries. J Pediatr 1980; 96:898-902.

33. Maschmann J, Heinemann MK, Ziemer G, Speer CP. Evaluation of protein S-100 serum concentrations in healthy newborns with perinatal acidosis. Acta Paediatr 2000; 89(5):553-5.

34. McDonald JW, Johnston MV. Physiological and pathophysiological roles of excitatory amino acids during central nervous system development. Brain Res Ver 1990; 15:41-70.

35. Meek JH, Elwell CE, McCormick DC et al. Abnormal cerebral haemodynamics in perinataly asphyxiated neonates related to outcome. Arch Dis Child Petal Neonat Ed 1999; 81(2):F110-5.

36. Miller SP, Shevell MI, Patenaude Y, O'Gorman AM. Neuromotor spectrum of periventricular leukomalacia in children born at term. Pediatr Neurol 2000, 23(2):155-9.

37. Nelson KB, Ellenbergh JH. Apgar scores as predictors of chronic neurologic disability. Paediatrics 1981; 68:36.

38. Paneth N, Rudelli R, Monte W et al. White matter necrosis in very low birth weight infants: neuropathologic and ultrasonographic findings in infants surviving six days or longer. J Pediat 1990; 116:975-84.

39. Perlman JM, Tack ED, Martin T, Shackelford G, Amon E. Acute systemic organ injury in term infants after asphyxia. Am J Dis Child 1989, 143(5):617-20.

40. Raichle ME. The pathophysiology of brain ischemia. Am Neuurol 1983, 13(1):2-10.

41. Robertson C, Finer N. Term infants with hypoxic-ischemic encephalopathy: outcome at 3,5 years. Dev Med Child Neurol 1985, 27:473-84.

42. Roland EH, Poskitt K, Rodriguez E, Lupton BA, Hill A. Perinatal hypoxic-ischemic thalamic injury: clinical features and neuroimaging. Ann Neurol 1988; 44(2):161-6.

43. Roldan A, Figueras-Aloy J, Deulofeu R, Jimenez R. Glycine and others neurotransmitter amino acids in cerebrospinal fluid in perinatal asphyxia and neonatal hypoxic-ischaemic encephaloopathy. Acta Paediatr 1999; 88(10):1137-41.

44. Sarnat HB, Sarnat MS. Neonatal encephalopathy following fetal distress: a clinical and electroencephalographic study. Arch Neurol 1976; 33:696-705.

45. Selton D, Andre D. Prognosis of hypoxic-ischaemic encephalopathy in full-term newborns-value of neonatal electroencephalography. Neuropediatrics 1997; 28(5):276-80.

46. Sheth DJ, Buckley DJ, Gutierrez AR et al. Midazolan in the treatment of refractory neonatal seizures. Clin Neuropharm 1996; 19:165-70.

47. Sie LT, van der Knaap MS, Oosting J, de Vries LS, Valk J. MR patterns of hypoxic-ischemic brain damage after prenatal, perinatal or postnatal asphyxia. Neuropediatrics 2000; 31(3):128-36.

48. Spinillo A, Capuzzo E, Stronati M et al. Obstetric risk factors for periventricular leukomalacia among preterm infants. Br J Obstet Gynaecol 1998; 105(8):865-71.

49. Sweet DG, Bell AH, McClure G, Wallace IJ, Shields MD. Comparison between creatine kinase brain isoenzime (CKBB) activity and Sarnat score for prediction of adverse outcome following perinatal asphyxia. J Perinat Med 1999; 27(6):478-83.

50. Volpe JJ, Herscovitch P, Perlman JM et al. Positron emission tomography in the newborn: extensive impairment of regional cerebral flow with intraventricular hemorrhage and hemorrhagic intracerebral involvement. Pediatrics 1983; 72:589.

51. Volpe JJ. Neurology of the newborn. 3 ed. Saunders, 1995.

52. Watanabe K, Miyazaki S, Hara K, Hakamada A. Behavioral state cycles, background EEGs, and prognosis of newborns with perinatal hypoxia. EEG Clin Neurophysiol 1980; 49:618-25.

15

Hemorragias Intracranianas no Período Neonatal

José Mariano da Cunha Filho • Eliane de Freitas Drumond

INTRODUÇÃO

As hemorragias intracranianas estão entre as patologias mais prevalentes no período neonatal e têm experimentado, nas últimas décadas, mudança importante em seu espectro, com predomínio dos eventos ligados à prematuridade. O contínuo aprimoramento das técnicas obstétricas tornou as hemorragias traumáticas menos frequentes, com absoluto predomínio das hemorragias peri-intraventriculares (HPIV) dos prematuros na atualidade.

Neste capítulo, serão abordadas com maior ênfase essas últimas, deixando para o final alguns conceitos sobre as hemorragias subdural, subaracnóidea, parenquimatosa (cerebral e cerebelar) e epidural.

HEMORRAGIA PERI-INTRAVENTRICULAR DO PREMATURO

O crescente desenvolvimento das técnicas de assistência neonatal, nas últimas décadas, tem proporcionado uma alta taxa de sobrevivência nesse grupo, especialmente na faixa da prematuridade extrema. Este fato aumenta a população exposta a risco maior de apresentar HPIV.

Por outro lado, o constante aprimoramento da assistência, em serviços de excelência, tem apontado para um decréscimo da incidência de HPIV em prematuros.[7,33] Em números absolutos, entretanto, a situação não é minimizada, já que o grupo de maior risco (prematuros extremos) tem aumentado progressivamente.

Em nosso serviço, em estudo realizado entre janeiro e agosto de 2000, observamos uma incidência de HPN de 17,1% em prematuros com peso ao nascimento (PN) inferior a 2.000g. Na população com PN inferior a 1.000g, a incidência de HPIV aumentou para 44,5%.

Outro relato de análise feita no Brasil mostrou incidências de HPIV de 47,3% em neonatos com idade gestacional (IG) estimada em menos de 30 semanas e de 53,8% em neonatos com PN inferior a 1.000g.[22]

Aspectos neuropatológicos e patogênese

As HPIV, em sua maioria, originam-se na matriz germinal subependimária.[16] O sangramento pode restringir-se à matriz ou estender-se às cavidades ventriculares. Hemorragias originárias do plexo coroide ocorrem, preferencialmente, após 29 semanas de IG.

A zona germinativa atinge seu máximo desenvolvimento por volta de 26 semanas de vida intrauterina, com involução posterior até o termo. Em recém-nascido (RN) com menos de 28 semanas de IG, a hemorragia ocorre frequentemente na porção da matriz localizada sobre o corpo do núcleo caudado. Já no RN com mais de 28 semanas, o sangramento é mais comum sobre a cabeça do núcleo caudado.

A vulnerabilidade da matriz aos sangramentos é multifatorial. Há uma rica vascularização nessa região,[3] com suporte mesenquimal deficiente e alta atividade fibrinolítica. Além disso, os capilares nesse sítio apresentam parede de camada simples de endotélio, facilitando o sangramento. A capacidade de autorregulação desses vasos é precária e, consequentemente, as variações sistêmicas da pressão arterial são transmitidas passivamente à vasculatura cerebral.[49] Volpe destaca, também, certas particularidades anatômicas da drenagem venosa profunda da região periventricular como aspecto fundamental na gênese da HPIV.

A HPIV inicia-se nas primeiras horas após o nascimento em 40% dos casos,[30] e 90% delas podem ser diagnosticadas até o quarto dia de vida.[43] Mais raramente, ocorreria após a primeira semana, desencadeada por alguma intercorrência clínica grave. A continuidade do sangramento da matriz pode levar à ruptura da parede ependimária, estabelecendo-se assim a hemorragia intraventricular. Hemorragias extensas podem atingir os espaços subaracnóideos da fossa posterior, ocupando as cisternas peribulbares e pontinas.[47]

A dilatação ventricular pós-hemorrágica é achado frequente, podendo estabelecer-se rapidamente após sangramentos extensos, pela virtude da obstrução mecânica à drenagem do líquor. Hidrocefalia subaguda ou crônica pode ocorrer, em função da aracnoidite obliterativa que se desenvolve em alguns casos.

A presença de sangue no parênquima cerebral adjacente, nos graus mais severos de HPIV, provavelmente não ocorre por disseminação do conteúdo intraventricular. Infarto hemorrágico secundário à obstrução do fluxo venoso é a hipótese mais aceita para esse achado.[44] A localização preferencial dos infartos hemorrágicos é a região dorsolateral ao ângulo

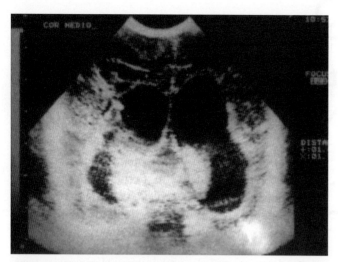

Figura 15.1 ▷ US transfontanelar (visão coronal) de prematuro (IGE: 28 semanas) com quadro de hidrocefalia pós-hemorrágica e lesão cística periventricular posterior direita, secundária a infarto venoso hemorrágico.

externo dos ventrículos laterais e, ao contrário das leucomalacias periventriculares, eles são unilaterais, na maioria dos casos, podendo evoluir para lesões cavitárias após algumas semanas (Figura 15.1).

Manifestações clínicas

A maioria dos RN com HPIV é assintomática, com diagnóstico estabelecido por triagem ultrassonográfica de rotina. Em menor frequência, encontram-se os RN com evolução intermitente, em que períodos de estabilidade alternam-se com outros, pontuados por alterações do nível de consciência e da motilidade ocular extrínseca, distúrbios do tônus muscular e irregularidades do ritmo respiratório. Esse padrão saltatório de sinais pode durar horas ou dias, de acordo com o grau do sangramento.

Por último, e ainda menos comum, há uma síndrome, dita catastrófica,[43] em que os neonatos pioram abruptamente, com alterações severas do nível de consciência, apneias, arritmias, convulsões, abaulamento de fontanelas, movimentos oculares anormais e postura em descerebração, que pode evoluir para tetraparesia flácida. Outros achados clínicos são comuns nesse grupo (queda de hematócrito, hipotensão, acidose e secreção inapropriada de hormônio antidiurético).

Exames complementares e classificação

Por razões inequívocas, a ultrassonografia (US) transfontanelar é o exame de escolha para o diagnóstico de HPIV. As principais vantagens desse método são: possibilidade de utilização de aparelhos portáteis que viabilizam o exame sem a necessidade de transporte do RN, segurança e custo relativamente baixo. Por ser uma técnica não invasiva e sem radiação ionizante, também promove a realização de exames seriados, com excelente triagem evolutiva.[10]

A tomografia computadorizada (TC) fica reservada para situações especiais, em que há necessidade de melhor estudo do parênquima cerebral. A reavaliação propedêutica tardia da HPIV, pela ressonância magnética (RM), possibilita melhor compreensão dos efeitos, a longo prazo, das hemorragias graves do prematuro.[8]

O eletroencefalograma não é método específico para diagnóstico, mas pode contribuir para avaliação da severidade do comprometimento encefálico, oferecendo dados prognósticos adicionais.[45]

Quando inexiste contexto infeccioso, não há indicação rotineira de punção lombar, a qual fica reservada para a abordagem das dilatações ventriculares pós-hemorrágicas (ver adiante).

O sistema de graduação descrito a seguir, desenvolvido por Burstein e Papile mediante avaliações por TC, é o mais utilizado para classificação das HPIV:

- **Grau I:** hemorragia subependimária isolada.
- **Grau II:** hemorragias subependimária e intraventricular, sem aumento ventricular.
- **Grau III:** hemorragias subependimária e intraventricular, com aumento ventricular.
- **Grau IV:** hemorragias subependimária, intraventricular e parenquimatosa, com ou sem aumento ventricular.

Volpe utiliza outro sistema, que destaca a quantidade de sangue nos ventrículos laterais, pela imagem ultrassonográfica parassagital:

- **Grau I:** hemorragia subependimária isolada e/ou intraventricular em menos de 10% da área ventricular.
- **Grau II:** hemorragia intraventricular em 10% a 50% da área ventricular.
- **Grau III:** hemorragia intraventricular em mais de 50% da área ventricular, normalmente com dilatação ventricular.

Essa classificação é complementada com a descrição das ecodensidades periventriculares associadas.

Prevenção e tratamento

Medidas visando à prevenção da prematuridade e a uma condução apropriada do trabalho de parto, assim como ao transporte da gestante para centros especializados, são fundamentais para a redução do risco de HPIV, visto que a utilização de fármacos (fenobarbital, vitamina K, corticoide) ainda não é subsidiada claramente por dados que indiquem para uma ação direta desses fármacos na redução da incidência de HPIV.[43] Os corticoides agiriam, indiretamente, pela maturação pulmonar fetal.[36]

Após o nascimento, também não há consenso sobre a utilização de agentes farmacológicos (fenobarbital, indometacina etc.) como medida profilática para a HPIV. Assistência neonatal adequada, com correção das flutuações do fluxo sanguíneo cerebral, prevenção de distúrbios hemodinâmicos e tratamento de coagulopatias associadas, torna-se o ponto fundamental da estratégia de profilaxia.

Estabelecido o diagnóstico de HPIV, medidas de suporte que previnam distúrbios hemodinâmicos cerebrais são imprescindíveis para evitar o agravamento da hemorragia. Em raros casos, quando ocorre aumento significativo da pressão intracraniana, na fase aguda, podem ser necessárias punção lombar e/ou drenagem ventricular precocemente.

Os neonatos devem ser submetidos a US seriadas, para avaliação das dimensões ventriculares, após a fase aguda. Em nosso serviço, realizamos exames com intervalo médio semanal, em caso de hemorragias moderadas e graves, até a definição do quadro.

Há estudos que sugerem a realização de punções lombares imediatamente após o início do sangramento para evitar o desenvolvimento de hidrocefalia secundária,[28] porém outros relatos[2,23] não comprovam a eficácia dessa conduta, não adotada em nossa prática diária. Outra abordagem passível de controvérsias, nessa fase, consiste na utilização de terapia fibrinolítica intraventricular.[20,21,42,46]

A utilização seriada da US define o padrão evolutivo das dilatações ventriculares pós-hemorrágicas. Quando há hidrocefalia progressiva, com caráter subagudo, optamos pela realização de punções lombares repetidas (Figuras 15.2 e 15.3).

O persistente aumento dos ventrículos, apesar das punções, indicaria a derivação ventriculoperitoneal (DVP). A acetazolamida, com o objetivo de reduzir a produção liquórica, é uma alternativa nos casos de dilatação ventricular lentamente progressiva, porém o risco de efeitos adversos[6,37,39] e o desconhecimento da real eficácia do medicamento não corroboram sua utilização rotineira.[43]

Em algumas situações, caracterizadas por hidrocefalia agudamente progressiva, em neonatos de muito baixo peso e criticamente comprometidos, optamos pelo uso de reservatórios subcutâneos, que tornam possível a realização de drenagens ventriculares periódicas até o paciente apresentar condições adequadas para se submeter à DVP.

O ponto crucial na abordagem das hidrocefalias pós-hemorrágicas consiste na realização de contínuas reavaliações clínicas e ultrassonográficas por examinadores experientes, possibilitando a racionalização dos procedimentos. Essa rotina reduziria tanto as indicações excessivamente precoces como as indicações muito tardias da DVP, melhorando assim as perspectivas dessas crianças.

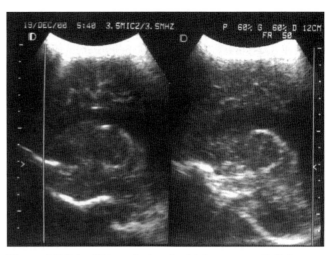

Figura 15.3 ▷ US transfontanelar (visão parassagital) da mesma criança da Figura 15.2, 7 meses após as punções lombares. Houve redução das dimensões ventriculares, com estabilidade neurológica, sem necessidade de DVP.

Prognóstico

A taxa de mortalidade e a incidência de hidrocefalia estão intimamente relacionadas com a severidade da hemorragia. Grande parte dos neonatos que desenvolvem dilatação ventricular apresentará resolução espontânea, sem necessidade de qualquer terapia. Assim mesmo, essas crianças devem ser acompanhadas durante o primeiro ano de vida, em virtude do risco de dilatação ventricular tardia.[17] Alguns autores alertam também para a possibilidade de desenvolvimento de hidrocefalia unilateral em alguns casos.[9] Estudo realizado entre 1991 e 1994 mostrou, por outro lado, declínio na prevalência de hidrocefalia em crianças que foram prematuros extremos.[13]

Sequelas a longo prazo dependem mais da extensão e localização das lesões parenquimatosas associadas. A incidência de déficits neurológicos é bem menor em RN com hemorragia isolada da matriz germinal.[5] O acompanhamento de 16 prematuros com cistos porencefálicos pós-hemorrágicos mostrou alta taxa de paralisia cerebral (81%), mas somente 19% apresentaram déficits cognitivos moderados ou severos.[4]

É importante ressaltar que, após HPIV, sempre há destruição de células gliais precursoras, em graus variados, com potenciais problemas de mielinização. Enfim, o acometimento de astrócitos e de seu processo migracional pode acarretar déficits no desenvolvimento cortical futuro.[11]

HEMORRAGIA SUBDURAL

A hemorragia subdural (HSD), um dos tipos menos frequentes no período neonatal, está habitualmente relacionada com parto traumático em RN a termo e grande para a IG.

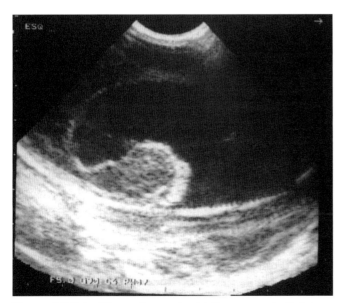

Figura 15.2 ▷ US transfontanelar (visão parassagital) de prematuro (IGE: 32 semanas) com HPIV grau III e dilatação ventricular acentuada. Submetido a punções lombares repetidas.

Casos de diagnóstico pré-natal ou sem contexto de traumatismo, associados a infarto cerebral,[40] também são relatados.

A HSD pode resultar de laceração tentorial, osteodiástase occipital, sangramento da foice ou ruptura de veia de Galeno ou de veias superficiais sobre os hemisférios cerebrais.

As manifestações clínicas de uma HSD variam com a localização e a extensão da hemorragia. Sangramento infratentorial maciço ocasiona sintomas complexos, como aumento de tensão das fontanelas, hipotonia, letargia, atenuação de reflexos primitivos, apneia, paralisia facial, desvio conjugado do olhar e transtornos do ritmo cardíaco, denotando comprometimento do tronco cerebral, que pode resultar em óbito. Nesses casos, as convulsões não são muito frequentes.

A HSD na convexidade cerebral pode manifestar-se com convulsões e sinais focais (assimetria de tônus e comprometimento de terceiro nervo homolateral, em virtude da herniação do úncus). Sangramentos leves supratentoriais podem ser assintomáticos ou resultar em HSD crônica, com macrocrania secundária.

A US transfontanelar não é suficiente para detectar todos os casos de HSD. A TC é o exame de escolha, porém o diagnóstico de hematoma em fossa posterior é mais eficaz pela RM.[19]

A HSD da convexidade não é abordada cirurgicamente, se o neonato evolui com estabilidade neurológica.[15] Hemorragias extensas ou progressão dos sinais neurológicos (aumento de pressão intracraniana e iminência de herniação) indicam tratamento cirúrgico.

A compressão rapidamente progressiva do tronco cerebral, na HSD de fossa posterior, torna, às vezes, impossível qualquer abordagem terapêutica. O diagnóstico precoce é fundamental para a eficácia da aspiração do hematoma, por meio de craniotomia, nesses casos.[34] Hematomas menores de fossa posterior têm evolução variável, muito dependente da rapidez do diagnóstico e da intervenção cirúrgica, quando indicada.[43]

Algumas crianças que apresentaram HSD no período neonatal podem desenvolver coleção subdural nos primeiros meses de vida, com macrocrania progressiva e atraso no desenvolvimento neuropsicomotor.

Finalizando, pequenas hemorragias da convexidade podem apresentar bom prognóstico, com ausência de sequelas ou apenas sinais leves a longo prazo.

HEMORRAGIA SUBARACNÓIDEA

A hemorragia subaracnóidea (HSA) pode ser primária ou secundária a hemorragia intraventricular, subdural ou intraparenquimatosa. Neste tópico, será abordado apenas o primeiro tipo, normalmente associado a ruptura de pequenos vasos do espaço subaracnóideo ou dos plexos leptomeníngeos.

Em algumas séries de neonatos com PN inferior a 2.000g e com líquor francamente hemorrágico, apenas 29% apresentaram HSA isoladamente, e 63% exibiram hemorragia intraventricular com sangue também no espaço subaracnóideo.[43] Incidência de 7% em RN com PN inferior a 1.800g foi observada mediante diagnóstico por TC.[38]

A presença de sangue no espaço subaracnóideo pode ser decorrente de eventos traumáticos e/ou de complicações hipóxico-isquêmicas, e a expressão clínica dependerá da intensidade da hemorragia. Pequenos graus de sangramento são os mais vistos, encontrados nos casos assintomáticos ou com sinais leves, como irritabilidade e predomínio de tônus axial extensor. Convulsões ocorrem em hemorragias maiores, e habitualmente iniciam-se no segundo dia de vida, com manifestação multifocal mais frequente. Nistagmo e apneias também são encontrados, principalmente em prematuros. Nos períodos intercríticos, os neonatos encontram-se com bom estado geral, sem manifestações neurológicas relevantes.

O diagnóstico por imagem ultrassonográfica é precário, e a TC (sem contraste) evidencia o sangue na fissura inter-hemisférica posterior, na região da veia de Galeno ou no tentório.

Há possibilidade de desenvolvimento de hidrocefalia pós-hemorrágica, epilepsia e problemas menores, como dificuldades cognitivas,[1] porém o prognóstico é bom, na maioria dos casos.

HEMORRAGIA INTRAPARENQUIMATOSA (CEREBRAL)

Grande parte dos casos relatados de hemorragia intraparenquimatosa (HIP) está relacionada com coagulopatia fetal ou neonatal.[24,27] Entretanto, partos traumáticos de neonatos a termo também são importante fator etiológico para tais casos (Figuras 15.4 e 15.5). Muito raramente, a HIP pode decorrer de um tumor cerebral congênito[29] ou da ruptura de um aneurisma.[25] A localização em substância branca é mais comum em prematuros, sendo pouco frequente a hemorragia capsular.[12]

O RN pode apresentar apenas discretos distúrbios neurológicos, como letargia e irritabilidade, porém é habitual o aparecimento de sinais focais (hemiparesia, convulsões e desordens oculares) e de aumento de pressão intracraniana, em hemorragias extensas. Cavidade cística, após a resolução do quadro, pode ser assintomática ou ocasionar déficits focais futuramente.[32]

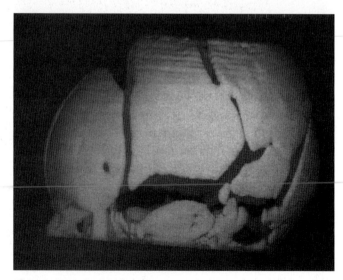

Figura 15.4 ▶ TC de crânio (reconstrução óssea 3D) de RN a termo com fratura linear parietotemporal esquerda, secundária a tocotraumatismo.

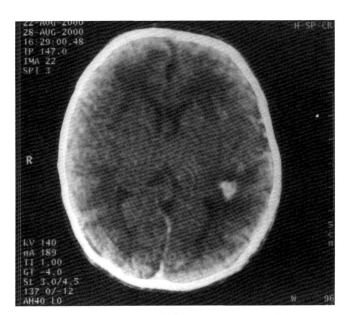

Figura 15.5 ▷ TC mostrando hemorragia parenquimatosa parietal esquerda no mesmo RN da Figura 15-4.

HEMORRAGIA INTRACEREBELAR

A hemorragia intracerebelar é mais frequente em prematuros, e o diagnóstico pode ser difícil em casos leves.

Apneia, bradicardia, opistótono e nistagmo são os sinais mais encontrados relacionados com a compressão do tronco cerebral. Quando se instala dilatação ventricular, podem ocorrer abaulamento de fontanela e diástase de suturas.

A US exige exame cuidadoso, em virtude da ecogenicidade aumentada natural do cerebelo. Recomenda-se utilização de fontanela posterolateral para maior acuidade diagnóstica, pois frequentemente as hemorragias em fossa posterior não são identificadas pelo uso tradicional da fontanela anterior.[26] Há necessidade de TC (Figura 15.6) ou de RM para confirmação da hemorragia.[35]

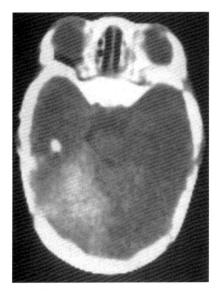

Figura 15.6 ▷ TC evidenciando hemorragia cerebelar, à esquerda, em prematuro assintomático. Diagnóstico prévio por meio de triagem ultrassonográfica de rotina para HPIV.

O tratamento conservador é recomendado, aparentemente com bons resultados.[14] A abordagem cirúrgica, com craniotomia suboccipital, estaria reservada para os casos com sinais progressivos, sem indícios de estabilização neurológica.

Os RN a termo geralmente têm melhor evolução que os prematuros. A hidrocefalia é frequente, e pode estar associada a desenvolvimento de cisto cerebelar, comunicando-se com o quarto ventrículo. Em estudo de seis neonatos, acompanhados até uma idade média de 32 meses, déficits relacionados com comprometimento cerebelar foram evidentes em cinco.[48]

Em algumas séries relatadas,[18] houve predomínio de déficits intelectuais, explicados pela constante associação de asfixia perinatal e/ou de distúrbios respiratórios.

HEMORRAGIA EPIDURAL

A hemorragia epidural é evento raro em RN, representando somente 1,5% de todas as hemorragias intracranianas diagnosticadas por necropsia.[41] A associação com fratura de crânio e cefalematoma é comum, em razão da presença de tocotraumatismo como agente inaugural do processo.

Os primeiros sintomas podem ser tardios, quando o sítio do sangramento é venoso, porém sinais de hipertensão intracraniana e de herniação ocorrem nas primeiras horas de vida, quando a lesão é arterial. Casos leves têm bom prognóstico; entretanto, hemorragias severas levam ao óbito nos 2 primeiros dias de vida, quando o tratamento cirúrgico não é efetuado.

REFERÊNCIAS

1. Amiel-Tison C, Sureau C, Shnider SM. Cerebral handicap in full-terms neonates related to the mechanical forces of labour. Bailliere's Clin Obstetr Gynecol 1998; 2:145-65.

2. Anwar M, Kadam S, Hiatt IM et al Serial lumbar punctures in prevention of post-hemorragic hydrocephalus in preterm infants. J Pediatr 1985; 107:446-50.

3. Barozzino T, Sgro M, Toi A, Akouri H, Wilson S. Fetal bilateral subdural haemorrhages. Prenatal diagnosis and spontaneous resolution by time of delivery. Prenat Diagn 1988; 18(5):496-503.

4. Blackman JA, McGuinness GA Bale JF, Smith WL. Large postnatally acquired porencephalic cysts: unexpected dvelopmental outcomes. J Child Neurol 1991; 6:58-64.

5. Catto-Smith AG, Yu VYH, Bajuk B et al. Effect of neonatal periventricular haemorrhage on neurodevelopmental outcome. Arch Dis Child 1985; 60:8-11.

6. Cammer W, Zhang H. Carbonic anhydrase in distinct precursors of astrocytes and oligodendrocytes in forebrains of neonatal and young rats. Dev Brain Res 1992; 67:257-3.

7. Cake RWI. Trends in preterm survival and incidence of cerebral haemorrhage 1980-9. Arch Dis Child 1991; 66:403-7.

8. deVries LS, Rademaker KJ et al. Correlation between neonatal cranial ultrasound, MRI in infancy and neurodevelopmental outcome in infants with a large intraventricular haemorrhage with or without unilateral parenchymal involvement. Neuropediatrics 1998; 29(4):180-8.

9. deVries LS, Groenendaal F, Gooskens R, Hanlo P. Unilateral posthaemorrhagic hydrocephalus in the neonatal period or later in infancy. Acta Paedatr 2000; 89(1):77-81.

10. Drumond EF. Ultra-sonografia ainda que tardia: análise de experiência com exames realizados após a primeira semana de vida em crianças com menos de 2.000 g. Tese-Mestrado-Faculdade de Medicina da UFMG, 1996.

11. Evrard P, Griessens P, Volpe JJ. New concepts to understand the neurological consequences of subcortical lesions in the premature brain. Biol Neonate 1992; 61:1-3.

12. Fenichel GM, Webster DI, Wong, WKT. Intracranial haemorrhage in the term newbom. Arch Neurol 1984; 41:30-9.

13. Femell E, Hagberg G. Infantile hydrocephalus: dec1ining prevalence in preterm infants. Acta Paediatr 1998; 87:4392-6.

14. Fishman MA, Percy AK, Cheek WR, Speer ME. Successful conservative management of cerebellar hematomas in term neonates. J Pediatr 1981; 98:466-8.

15. Hayashi T, Hashimoto K, Fikuda S et al. Neonatal subdural hematoma secondary to birth injury. Clinical analysis of 48 surrvivors. Child Nerv Syst 1987; 3:23-9.

16. Hill A, Volpe JJ. Seizures, hypoxic-ischemic brain injury, and intraventricular hemorrhage in the newborn. Ann Neurol 1981; 10:109-21.

17. James HE, Bejar R, Merrit AT et al. Insidious hydrocephalus in the preterm newborn following discharge from the nursery. Pediatr Neurosci 1987; 13:129-34.

18. Kalman EA, Pape KE, Ashby SA, Fitzhardinge PM. Mask ventilation in premature neonates is associated with severe retardation. Pediatr Res 1978; 12:527.

19. Keeney SE, Adcock EW, McArdle CB. Prospective observations of 100 high risk neonates by high-fied magnetic resonance imaging of the central nervous system. I. Intraventricular and extra cerebral lesions. Pediatrics 1991; 87:421-9.

20. Luciano R, Tortorolo L et al. Intraventricular streptokinase infusion in acute post-haemorrhagic hydrocephalus. Intensive Care Med 1998; 24(5):526-9.

21. Luciano R, Velardi F et al. Failure of fibrinolytic endoventricular treatment to prevent neonatal post-haemorrhagic hydrocephalus. A case-control trial. Childs Nerv Syst 1997; 13(2):73-6.

22. Mancini MC, Barbosa NE, Banwart D, Silveira S, Guerpelli JL, Leone CR. Intraventricular hemorrhage in very low birth weight infants: associated risk factors and outcome in the neonatal period. Hosp Clin Fac Med São Paulo 1999; 54(5):151-4.

23. Mantovani JF, Pastemak JF, Mathew OP et al. Failure of daily lumbar punctures to prevent the development of hydrocephalus following intraventricular hemorrhage. J Pediatr 1980; 97:278-81.

24. Matsuzaka T, Yoshinaga M, Tsuji Y, Yasunaga A, Mori K. Incidence and causes of intracranial hemorrhage in infancy: a prospective surveillance study after vitamin K prophylaxis. Brain and Development 1989; 11:384-8.

25. McLellan NJ, Prasad R, Punt J. Spontaneous subhyaloid and retinal haemorrhages in na infant. Arch Dis Child 1986; 61:1130-2.

26. Merrill JD, Fell SC, Barkovich AJ. A new pattern of cerebellar hemorrhages in preterm infants. Pediatrics 1998; 102:6.

27. Michaud JL, Rivard GE, Chessex, P. Intracranial hemorrhage in a newborn with hemophilia following elective cesarean section. Am J Pediatr Hematol-Oncol 1991; 13:473-5.

28. Muller W; Urlesberger B et al. Serial lumbar tapping to prevent post-haemorrhagic hydrocephalus atter intracranial haemorrhage in preterm infants. Wien Klin Wochenschr 1998; 110(18):631-4.

29. Palma PA, Miner ME, Morriss FH. Intraventricular hemorrhage in the neonate born at term. Am J Dise Child 1979; 133:941-4.

30. Paneth N, Pinto-MartinJ, Gardiner J et al. Incidence and timing of germinal matrix/intraventricular hemorrhage in low birth weight infants. Am J Epidemiol 1993; 137:1167-76.

31. Pape KE, Wigglesworth JS. Haemorrhage, ischaemia and the perinatal brain. Clinics in Developmental Medicine, 69/70. London: Spastics International Medical Publications, 1979.

32. Pasternak JF, Mantovani JF, Volpe JJ. Porencephaly from periventricular intracerebral hemorrhage in a premature infant. Am J Dis Child 1980; 134:673-5.

33. Philip AGS, Allan WC, Tito AM, Weeler LR. Intraventricular hemorrhage in preterm infants: declining incidence in the 1980s. Pediatrics 1989; 84:797-801.

34. Ravane1 SD. Posterior fossa hemorrhage in the term newborn: report of two cases. Pediatrics 1979; 64:39-42.

35. Reeder JD, Kande JY, Setzer ES. Ultrassonographic detection of perinatal intracerebral hemorrhage. Pediatrics 1982; 70:385-6.

36. Roberts WE, Morrison JC. Pharmacologic induction of fetal lung maturity. Clin Obstet Gynecol 1991; 34:319-27.

37. Sapirstein, VS, Lees MB. Haemorrhages. Prenatal diagnosis and spontaneous resolution by time of delivery. Pren Diag 18(5):496-503.

38. Shinnar S, Molteni RA, Gammon K, D'Souza BJ, Altman J, Freeeman J. Intraventricular hemorrhage in the premature infant: a changing outlook. New Engl J Med 1982; 306:1464-8.

39. Stafstrom CE, Gilmore HE, Kurtin PS. Nephrocalcinosis complicating medical treatment of posthemorragic hydrocephalus. Pediatr Neurol 1992:179-82.

40. Steinbok P, Haw CS, Cochrane DD, Kestle JR. Acute subdural hematoma associated with cerebral infarction in the full-term neonate. Pediatr Neurosurg 1995; 23(4):206-15.

41. Takagi T, Nagai R, Wakabayashi S, Mizawa I, Hajashi K. Extradural haemorrhage in the newborn as a result of birth trauma. Child's Brain 1978; 4:306-18.

42. Todo T, Usui M, Takakura K. Treatment of severe intraventricular hemorrhage by intraventricular infusion of urokinase. J Neurosurg 1991; 74:81-6.

43. Volpe JJ. Neurology of newborn. 3 ed. Philadelphia: WB Saunders, 1995.

44. Volpe JJ. Intraventricular hemorrhage in the premature: current concepts. Ann Neurol 1989; 25:3-11.

45. Watanabe K, Hakamada S, Kuroyanagi M et al. Eletroencephalografic study of intraventricular hemorrhage in the preterm newborn. Neuropediatrics 1983; 14:225-30.

46. White1aw A, Rivers RP, Creighton L et al. Low dose intraventricular fibrinolytic treatment to prevent posthaemorrhagic hydrocephalus. Arch Dis Child 1992; 67:12-4.

47. Wigglesworth JS, Pape KE. Pathophysiology of intracranial haeemorrhage in the newborn. J Perinat Med 1980:119-32.

48. Williamson WD, Percy AK, Fishman M. Cerebellar hemorrhage in the term neonate: developmental and neurologic outcome. Pediatr Neurol 1985:356-60.

49. Wiimberley PD, Lou H, Pedersen H et al. Hypertension peaks in the pathogenesis of intraventricular hemorrhage in the newborn. Abolition by phe-obarbitone sedation. Acta Paediatrica Scandinavica 1982; 71:537-42.

16

Crises Convulsivas no Recém-Nascido

Luiz Fernando Fonseca ▪ Maria Juliana Silvério Nahim
Viviane Evilyn dos Santos de Mendonça

INTRODUÇÃO

A crise convulsiva no período neonatal é a manifestação mais frequente de uma doença neurológica. Considerada uma emergência médica, pode provocar dano cerebral. A incidência das convulsões no recém-nascido (RN) é desconhecida. Estudos realizados em centros de terapia intensiva (CTI) mostram uma incidência inversamente proporcional à idade gestacional do RN, demonstrando que os prematuros constituem o grupo mais acometido.

Em virtude das particularidades do cérebro em formação, as convulsões podem ser de difícil identificação no período neonatal. Crises tônico-clônicas generalizadas raramente ocorrem, pois o cérebro imaturo ainda está elaborando suas ramificações e conexões sinápticas.

O médico assistente deve estar preparado para reconhecer, classificar e tratar as convulsões, contando com o auxílio dos exames complementares para definir melhor o diagnóstico, a etiologia, a terapêutica e o prognóstico do RN.[13]

FISIOPATOLOGIA – MECANISMOS BÁSICOS

O exato mecanismo das crises convulsivas no RN permanece incerto. Estudos sugerem que os seguintes processos podem estar envolvidos:[29]

- Déficit na produção de energia, resultando em falência da bomba de sódio e potássio e perda do potencial de membrana (hipoxia, isquemia, hipoglicemia).
- Relativo excesso de neurotransmissor excitatório: o glutamato. Sob condições adversas, como em caso de hipoxia, isquemia e hipoglicemia, há aumento dos níveis de glutamato.
- Relativa deficiência do neurotransmissor GABA. Principal neurotransmissor inibitório. Está diminuído quando há déficit da enzima que o sintetiza, a ácido glutâmico-descarboxilase. O cofator dessa enzima é a piridoxina.
- O cálcio e o magnésio interagem com a membrana neuronal, inibindo a entrada de sódio. Então, a hipocalcemia e a hipomagnesemia podem causar aumento na despolarização da membrana.

CLASSIFICAÇÃO

A classificação clínica mais aceita atualmente é a de Volpe,[21] que reconhece quatro tipos de crise convulsiva (Quadro 16.1).

Crises sutis

São fenômenos comiciais fragmentários, assimétricos, caracterizados por movimentos orobucolinguais (sucção, mastigação), contrações palpebrais, desvios oculares tônicos ou clônicos superiores ou laterais (movimentos nistagmoides), olhar fixo, piscamento palpebral repetitivo e tremor mentoniano. É comum a ocorrência de movimentos estereotipados tipo natação e pedalagem, predominantemente nos membros superiores.

São as crises mais frequentes[21,25] e as de mais difícil reconhecimento, geralmente acompanhadas de fenômenos autonômicos. Ocorrem no RN a termo e, principalmente, no RN pré-termo.

As apneias documentadas como crises epilépticas são classificadas como crises sutis. A apneia com atividade elétrica epiléptica ocorre principalmente no RN a termo. A maioria dos episódios de apneias no prematuro não é de origem epiléptica, sendo comuns a pausa respiratória e as apneias decorrentes da imaturidade do sistema nervoso central (SNC). Os episódios de apneia com atividade elétrica epiléptica são acompanhados de sinais sutis, como desvio do olhar, movimentos da boca e

Quadro 16.1 ▷ Classificação clínica das crises convulsivas neonatais

1. Sutis
2. Clônicas
Focais
Multifocais
3. Tônicas
Focais
Generalizadas
4. Mioclônicas
Focais, multifocais
Generalizadas

Volpe (2008).

ausência de bradicardia no início do episódio, sugerindo crise convulsiva. A apneia como manifestação ictal é rara. Mesmo quando acompanhada de uma descarga ictal no eletroencefalograma (EEG), deve chamar a atenção para outras causas, como, por exemplo, os distúrbios metabólicos. A poligrafia neonatal é um exame muito importante para elucidação do diagnóstico

Crises clônicas

Em geral se manifestam por movimentos clônicos rítmicos e lentos, cerca de um a três movimentos por segundo, que diminuem de frequência com o tempo.

Crises clônicas focais

Manifestam-se por contrações musculares clônicas, irregulares, restritas a um dimídio, podendo ocorrer em ambos os membros (superior/inferior), sem perda de consciência. Sugerem comprometimento focal do SNC. Em função da imaturidade do SNC no RN, a clínica de crise clônica focal pode não ser compatível com topografia da lesão. São mais comuns no RN a termo.

Crises clônicas multifocais

Consistem em abalos clônicos que migram de um membro ao outro, ocorrendo simultaneamente ou em sequência, tipicamente migrando de maneira anárquica, não jaksoniana. São mais comuns no RN a termo.

As crises clônicas generalizadas são raras em RN.

Crises tônicas
Crises tônicas focais

Manifestam-se pela extensão assimétrica de um membro, do tronco ou do pescoço. A maioria dessas crises é associada com atividade epiléptica no EEG. São bem menos frequentes do que as crises tônicas generalizadas. Alguns autores classificam as crises de desvio do olhar horizontal como tônicas focais, mas Volpe[29] prefere classificá-las como sutis.

Crises tônicas generalizadas

Consistem em crises caracterizadas pela extensão dos membros com hipertonia, lembrando a postura de descerebração. Com frequência, estão associadas a apneia e desvio do olhar para cima. São mais frequentes no RN prematuro, sendo características naqueles RN com hemorragia intraventricular. Relacionam-se, geralmente, com patologia grave do SNC. Podem não demonstrar descarga ictal no EEG.

Crises mioclônicas

Consistem em uma série de abalos musculares síncronos, rápidos, com predileção por grupos musculares flexores, podendo acometer uma extremidade (crise focal) ou todas as extremidades (crise multifocal), às vezes atingindo os quatro membros (crise generalizada), lembrando espasmos infantis. Não devem ser confundidas com as mioclonias benignas do sono.[4]

Podem evoluir para síndrome de West. São as crises mais raras no período neonatal, sendo encontradas no RN com grave comprometimento do SNC, conferindo um prognóstico reservado, com EEG muito alterado.

ETIOLOGIA (Quadro 16.2)

A identificação da etiologia das crises convulsivas é essencial para definição da terapêutica adequada e do prognóstico neurológico do RN. Segundo Volpe,[21] as quatro principais etiologias envolvidas são: encefalopatia hipóxico-isquêmica,

Quadro 16.2 ▷ Etiologia das crises convulsivas neonatais

1. Encefalopatia hipóxico-isquêmica
2. Hemorragias intracranianas
   Hemorragia subaracnóidea
   Hemorragia subdural
   Hemorragia peri-intraventricular
   + Hemorragia intraparenquimatosa
3. Distúrbios metabólicos
   Hipoglicemia
   Hipocalcemia
   Hipomagnesemia
   Hipernatremia
   Hiponatremia
4. Dependência de piridoxina
5. Deficiência de piridoxina
6. Deficiência de biotinidase
7. Distúrbio do transporte da glicose
8. Erros inatos do metabolismo
   Aminoacidopatias
   Organoacidopatias
9. Distúrbios peroxissomiais
10. Disturbios mitocondriais
11. Neuromesoectodermoses: esclerose tuberosa, neurofibromatose, síndrome de Sturge-Weber
12. Infecções adquiridas no SNC: meningites, encefalites, abscesso cerebral
13. Infecções congênitas do SNC
    Toxoplasmose
    Rubéola
    Citomegalovírus
    Herpes
    Sífilis
14. Anormalidades congênitas ósseas-cerebrais.
15. Displasias corticais: distúrbios do desenvolvimento cortical
16. Tóxicos: anestésicos
17. Síndrome da abstinência a medicamentos
18. Crises convulsivas neonatais familiares benignas
19. Crises convulsivas neonatais idiopáticas benignas
20. Encefalopatia epiléptica precoce com surto-supressão: Síndrome de Ohtahara – Epilepsia mioclônica precoce de Aicardi

hemorragias intracranianas, infecções do SNC e distúrbios do desenvolvimento cerebral.

Encefalopatia hipóxico-isquêmica

Consiste na causa mais frequente de crises convulsivas nas primeiras 24 horas de vida, tanto no RN a termo como em prematuros. Entretanto, sua incidência no Brasil ainda é desconhecida.

As principais causas da encefalopatia são os fatores que privam o cérebro de oxigênio: trabalho de parto laborioso, distúrbios agudos placentários, doença cardíaca congênita e comorbidades maternas (diabetes melito, hipertensão).

Segundo a Academia Americana de Pediatria,[21] os critérios para asfixia grave são: Apgar menor ou igual a 3 no quinto minuto, pH sanguíneo menor ou igual a 7, bicarbonato sérico menor ou igual a 15 e falência da respiração espontânea depois de 10 minutos de vida.

Clinicamente é comum o encontro de estado de consciência alterado, crises convulsivas (sutis, tônicas e clônicas), apneia, fraqueza, intolerância alimentar e alteração do tônus. O tratamento é fundamentado na abordagem antiedema: sedação para diminuir o metabolismo cerebral, uso de anticonvulsivantes, sendo a primeira escolha o fenobarbital, e suporte clínico (Figs. 16.1 a 16.3).

Hemorragias intracranianas

É difícil determinar se a hemorragia intracraniana é a causa da convulsão, pois frequentemente existe associação com a asfixia perinatal.[21]

As hemorragias intracranianas mais frequentes são:

Hemorragia subaracnóidea

Forma mais frequente de sangramento por compressão anômala da cabeça fetal, pode estar relacionada à anóxia e à prematuridade. Em geral, ocorrem recusa alimentar, crises convulsivas (no RN a termo, as primeiras convulsões ocorrem, frequentemente, no segundo dia de vida), apneia, vômitos e fontanela anterior abaulada e tensa. A punção lombar, nesse caso, tem valor diagnóstico e terapêutico, pois alivia a hipertensão intracraniana, evitando novas crises convulsivas. Os anticonvulsivantes são usados em doses convencionais.

Hemorragia subdural

O espaço subdural normalmente é virtual, ou seja, não contém líquor ou sangue. Existem "traves" venosas que podem ser rompidas pelo tocotraumatismo. Em geral, está associada à contusão cerebral. Esse tipo de hemorragia é frequente em RN a termo, de parto pélvico, mãe primípara, ou em feto macrossômico. Manifesta-se clinicamente com alteração do estado de consciência, recusa alimentar, vômitos, fontanela anterior tensa e abaulada, hemorragias retinianas, disjunção de suturas e crises convulsivas (focais e multifocais), principalmente nas primeiras 48 horas de vida. O diagnóstico pode ser feito por meio da ultrassonografia (US) transfontanelar e da tomografia computadorizada (TC) do encéfalo. O tratamento consistiria na punção subdural de alívio, quando há clínica de hipertensão intracraniana. A punção deve ser evitada em virtude do risco de contaminação e aumento da hemorragia. Esporadicamente há necessidade de correção cirúrgica por meio da derivação subduroperitoneal, a qual pode ser retirada alguns meses depois da cura do paciente.

Hemorragia peri-intraventricular

Esse tipo de hemorragia é originário dos pequenos vasos oriundos da matriz germinativa subependimária e, em geral, ocorre nos primeiros 3 dias de vida. Segundo Papile e cols.,[26] pode ser classificada em quatro graus: grau I – hemorragia da matriz germinativa; grau II – hemorragia intraventricular sem

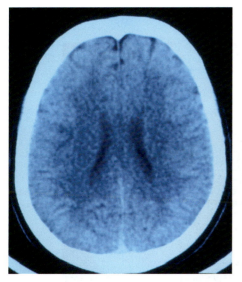

Figura 16.1 ▷ Tomografia axial computadorizada do encéfalo (TC) – corte axial – normal.

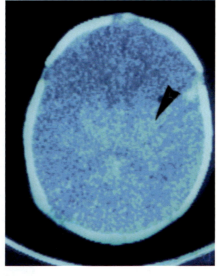

Figura 16.2 ▷ Tomografia axial computadorizada do encéfalo. Não se visualizam os ventrículos (colabamento ventricular).

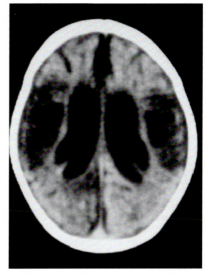

Figura 16.3 ▷ Ventrículos dilatados, fissuras inter-hemisféricas alargadas, cavitações nas regiões parietotemporais bilateralmente (hidrocefalia *ex-vácuo*).

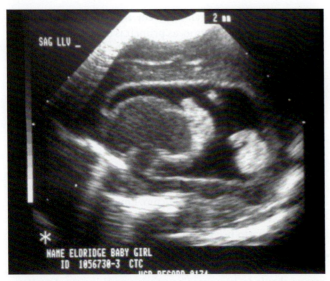

Figura 16.4 ▷ Ultrassonografia transfontanela – corte sagital – ventriculomegalia com presença de coágulos no interior dos ventrículos. Hemorragia grau III.

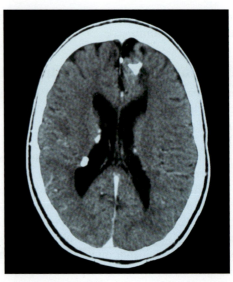

Figura 16.5 ▷ Esclerose tuberosa – TC no plano axial demonstrando hamartomas periventriculares calcificados.

dilatação; grau III – hemorragia intraventricular com dilatação; e grau IV – hemorragia ventricular e parenquimatosa. As causas são diversas: prematuridade, hipoxia, tocotraumatismo, distúrbios da coagulação, hipovitaminose K, malformação arteriovenosa, trombose venosa (pós-infecciosa) e lesão expansiva sangrante (Fig. 16.4).

A clínica assemelha-se à da hemorragia subaracnóidea. As crises convulsivas geralmente são tônicas generalizadas, lembrando a postura de descerebração. Crises sutis também podem ocorrer. O diagnóstico é feito pela US transfontanelar ou pela TC do encéfalo. Ultrassonografias (US) seriadas estão indicadas.

O tratamento depende da patologia de base. Por causa dos sintomas, podem ser necessárias punções lombares de alívio e anticonvulsivantes. Na evolução da hemorragia peri-intraventricular pode ocorrer uma alteração no fluxo liquórico, agudamente, por comprometimento da absorção do líquido cefalorraquidiano (LCR), e tardiamente, por aracnoidite obliterativa na fossa posterior. Nos casos de hipertensão intracraniana (HIC) é utilizado o reservatório Salmon-Rickham, em função da facilidade de punções repetidas no reservatório, diminuindo a HIC. Em nosso serviço, contamos com 17 casos de prematuros com mais de 1.000mg, com a colocação do reservatório na região frontal direita. Posteriormente, dependendo da evolução, coloca-se ou não a derivação ventriculoperitoneal.

Infecções adquiridas do SNC

Meningites bacterianas

O diagnóstico deve ser suspeitado quando o RN apresenta febre ou hipotermia, recusa alimentar, vômitos, crises convulsivas, geralmente no final da primeira semana de vida, fontanela tensa e abaulada, opistótono e septicemia (30% das septicemias acompanham-se de meningites). O diagnóstico é confirmado pela punção lombar. O tratamento é feito com antibiótico adequado à provável etiologia, sendo as mais frequentes *E. coli* e *Streptococcus* B. Nos neonatos com derivação ventriculoperitoneal, a bactéria mais comum é o estafilococo.

Infecções congênitas do SNC

TORCH

A crise convulsiva nos primeiros 3 dias de vida é a manifestação clínica das TORCH, sendo a toxoplasmose congênita a patologia mais relacionada às convulsões (Fig. 16.6). O diagnóstico na mãe durante a gestação é cada vez mais frequente. Deve ser feito o tratamento durante essa fase, impedindo que a criança seja comprometida. Quando o diagnóstico é feito no RN, o tratamento dura todo o primeiro ano de vida.[23]

Tem sido observado aumento do número de casos de doença de inclusão citomegálica, provavelmente por uma subnotificação no passado. Não existe um tratamento efetivo. O uso

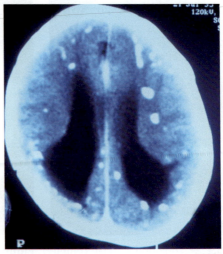

Figura 16.6 ▷ Toxoplasmose congênita. TC no plano axial demonstrando calcificações difusas no parênquima cerebral e ventrículos laterais aumentados de volume.

Distúrbios do desenvolvimento cerebral

Os distúrbios do desenvolvimento cerebral são citados em virtude de sua importância cada vez maior na gênese das crises convulsivas, após o advento da ressonância nuclear magnética (RM) do encéfalo.

Os fatores pré-natais relacionados à gênese dos distúrbios do desenvolvimento cerebral são: infecções, exposição à radiação, ingestão de medicamentos e alterações metabólicas. As hemimegalencefalias, heterotopias, esquizencefalias, lisencefalias e paquigírias são algumas formas de apresentação. A proliferação de elementos gliais e neuroblastos ocorre na matriz germinativa periventricular. A cada divisão de um neuroblasto são geradas duas células: uma permanece na matriz germinativa e segue gerando novas células, enquanto a outra iniciará uma jornada migratória centrífuga, formando o córtex cerebral, inicialmente das camadas profundas até as camadas superficiais.

Distúrbios metabólicos

Hipoglicemia

A hipoglicemia no período neonatal é de difícil identificação, pois nem sempre o neonato manifesta clinicamente a condição. Cornblath e cols. sugerem que a hipoglicemia no RN possa ser definida como menos de 45mg/dL naqueles com sinais clínicos e menos de 36mg/dL para os RN assintomáticos ou aqueles em risco de hipoglicemia por patologia materna (diabetes).[21]

Quando as crises ocorrem do nascimento até 72 horas de vida, as causas mais comuns são: filhos de mães diabéticas ou pré-diabéticas, RN de baixo peso ao nascer, complicações peri ou pós-natais (infecções) e malformações congênitas do SNC. Nos estudos mais recentes, somente 3% das crises convulsivas neonatais são decorrentes de hipoglicemia isolada. Quando as crises convulsivas por hipoglicemia ocorrem após 72 horas de vida, devem ser pesquisados erros do metabolismo de hidratos de carbono, adenoma de células das ilhotas do pâncreas, distúrbios endócrinos e distúrbios do metabolismo dos aminoácidos. Os sintomas iniciais são hipoatividade, letargia, sonolência, recusa alimentar, vômitos e palidez cutaneomucosa.

Hipocalcemia

Existem dois picos de incidência no RN. O primeiro ocorre nas primeiras 48 a 72 horas de vida do RN de baixo peso, no filho de mãe diabética e na asfixia perinatal, sendo difícil determinar se a convulsão foi decorrente da hipocalcemia ou da patologia de base. O segundo pico é mais tardio, sem fatores associados que possam justificar o fenômeno convulsivo. Pode ocorrer nos RN a termo, com consumo de leite com relação deficiente de fósforo e cálcio e fósforo e magnésio. Clinicamente, observam-se irritabilidade, tremores, contrações musculares ou letargia, vômitos, convulsões (clônicas focais), hiper-reflexia e clônus de pés.

Hipomagnesemia

O magnésio é predominantemente um íon intracelular cuja deficiência levará a irritabilidade neuromuscular e convulsões. Pode ocorrer por perdas intestinais de magnésio, por absorção deficiente deste íon, em filhos de mães diabéticas, após exsanguinotransfusão e por perdas renais (diuréticos). O início das convulsões é mais comum entre a segunda e a quarta semana de vida. Clinicamente, assemelha-se à hipocalcemia.

Hipernatremia

Ocorre primariamente em RN gravemente desidratado ou como uma complicação do uso vigoroso do bicarbonato de sódio para correção da acidose.

As crises convulsivas podem resultar da correção da hipernatremia com soluções hipotônicas, por desenvolvimento de edema intracelular cerebral.

Hiponatremia

Ocorre na secreção inapropriada do hormônio antidiurético, associada com meningite bacteriana, hemorragia intracraniana, encefalopatia hipóxico-isquêmica ou ingestão excessiva de água. Em geral, níveis abaixo de 120mEq/L aumentam bastante o risco de convulsão.

Erros inatos do metabolismo

As crises geralmente ocorrem após a primeira semana. O diagnóstico deve ser precoce, pois existe a possibilidade de tratamento dietético para muitas dessas deficiências enzimáticas, especialmente para algumas aminoacidopatias, erros inatos do metabolismo de hidratos de carbono e acidemias orgânicas. A criança evolui com quadro séptico, com vômitos, letargia, crises convulsivas, déficit de sucção, hipotonia, em alguns casos com hepatomegalia, e alterações na coagulação sanguínea. Na investigação laboratorial do RN devem ser pesquisados: pH e gases arteriais (acidose metabólica com *anion gap* elevado), hipoglicemia, cetonúria, hiperamonemia, acidose láctica e provas de função hepática. Podem ser citadas a doença da urina de xarope de bordo, fenilcetonúria, anormalidades do ciclo da ureia, hiperglicinemia não cetótica e galactosemia.

Dependência de piridoxina

O GABA, o principal neurotransmissor inibitório, é sintetizado através da enzima ácido glutâmico-descarboxilase. A piridoxina é o cofator dessa reação. Se há déficit da enzima ácido glutâmico-descarboxilase ou da piridoxina, podem ocorrer crises convulsivas no RN. Trata-se de um defeito genético de herança autossômica recessiva. A dependência de piridoxina é causa muito rara de crise convulsiva, porém, em situações de etiologia desconhecida, deve-se tentar a piridoxina na dose de 50 a 100mg, EV, se possível com monitoramento simultâneo com EEG.[27] No Brasil não há apresentação de piridoxina EV, sendo usada na apresentação oral. Caso haja regressão da convulsão com piridoxina, esta deve ser mantida diariamente (40 a 200mg), às vezes por toda a vida.

Deficiência transitória de piridoxina

O mecanismo convulsivo é o mesmo, mas lembrando que nesses casos o que ocorre é um estado transitório relacionado com o uso materno de piridoxina durante a gravidez, e o RN passa por um período de abstinência. O uso da piridoxina será, portanto, transitório.

Deficiência de biotinidase

Em geral, os primeiros sintomas aparecem entre o terceiro e o sexto mês de vida, mas em alguns casos podem ocorrer crises no período neonatal. Sua sintomatologia consiste em sinais dermatológicos (dermatite, alopecia), crises convulsivas, hipotonia, surdez, defeitos visuais e infecções de repetição. Os exames laboratoriais consistem em hiperamonemia, acidose metabólica, acidose láctica e deficiência múltipla de carboxilase. A detecção da deficiência da biotinidase já é padronizada no teste do pezinho *plus*. O tratamento consiste em biotina, 10 a 20mg/dia, com regressão da sintomatologia. Não há alteração sobre a lesão óptica e a surdez já estabelecidas.

Distúrbio do transporte da glicose

O diagnóstico é feito quando se encontra glicemia normal com hipoglicorraquia, que se deve a distúrbio no transporte da glicose detectado por concentração baixa de glicose e nível baixo de lactato no líquor (doença de DeVivo).[28] O tratamento com a dieta cetogênica previne o atraso do desenvolvimento, da microcefalia e das crises convulsivas que ocorrem nos casos não tratados.

Distúrbios peroxissomiais

Atualmente são conhecidas 17 enfermidades peroxissomiais, duas das quais se manifestam no período neonatal: adrenoleucodistrofia neonatal e síndrome de Zellweger. Apresentam-se com convulsões de manifestações diversas: mioclônicas ou crises de espasmos tônicos, semelhante à síndrome de Ohtahara.

O traçado eletroencefalográfico também se mostra com diversas anormalidades: surto-supressão, multifocal e, às vezes, hipsarrítmico.

A RM auxilia muito o diagnóstico, pois na adrenoleucodistrofia neonatal a alteração de sinal ocorreria na substância branca, enquanto na síndrome de Zellweger demonstra uma displasia cortical (microgírias e heterotopias).

O diagnóstico conclusivo ocorre mediante pesquisa de ácidos graxos de cadeia longa para a adrenoleucodistrofia neonatal e o ácido fitânico para a síndrome de Zellweger.

O prognóstico para ambas as moléstias é pobre, não havendo um tratamento específico.

Distúrbios mitocondriais

No RN, as mitocondriopatias são raras, existindo descrições da doença de Leigh (estriado, tronco cerebral e vias óticas) e doença de Alpers (substância cinzenta e fígado). As convulsões são frequentes em ambas, com deterioração rápida, parada do crescimento do perímetro cefálico e consequente microcefalia.

Neuromesoectodermoses

No RN, as mais comuns são a esclerose tuberosa e a síndrome de Sturge-Weber. A esclerose tuberosa é hereditária com transmissão autossômica dominante, e as crises podem iniciar-se desde o nascimento, com sintomatologia cutânea, cardíaca ou renal associada.

Na síndrome de Sturge-Weber as crises são frequentes, sendo geralmente parciais, com paresias posteriores à crise.

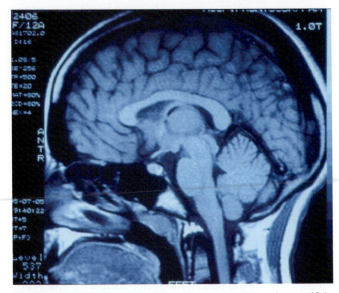

Figura 16.7 ▷ Ressonância nuclear magnética do encéfalo (RM) – plano sagital – normal.

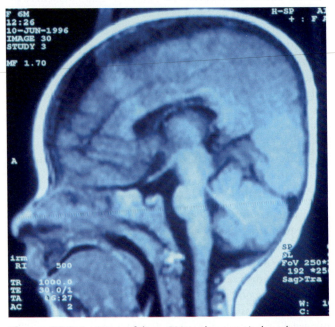

Figura 16.8 ▷ Lisencefalia – RM – plano sagital – córtex espesso e liso (ausência de camadas superficiais do encéfalo).

Substâncias tóxicas

Anestésicos locais usados durante a episiotomia, e que acidentalmente podem ser aplicados no couro cabeludo do RN, são implicados na gênese das crises convulsivas. O aumento da bilirrubina indireta no sangue, sem o tratamento adequado, manifesta-se por recusa alimentar, hipoatividade e crises convulsivas (*kernicterus*). A impregnação do SNC por bilirrubina tem diminuído progressivamente, porém, quando ocorre, tem prognóstico reservado e provoca lesão nos núcleos da base.

Síndrome de abstinência do RN

Agentes como metadona, barbitúricos, heroína, propoxifeno e antidepressivos usados pela mãe podem ser a causa de crises convulsivas nos RN.

Síndromes neonatais

Crises convulsivas neonatais familiares benignas

As crises convulsivas são focais tônicas e focais clônicas, iniciadas no segundo ou terceiro dia de vida. Ocorrem, em média, de 10 a 20 crises por dia. A história familiar é positiva e o exame neurológico é normal. As convulsões são autolimitadas, com bom prognóstico, e desaparecem em 1 a 6 meses. Trata-se de uma alteração genética, localizada no braço longo do cromossomo 20 ou, menos frequentemente, no braço longo do cromossomo 8. As crises são de herança autossômica dominante com penetrância incompleta. Familiares apresentam crises parciais ou generalizadas de evolução benigna.

Crises convulsivas neonatais idiopáticas benignas

São crises que ocorrem geralmente no RN a termo, saudável, com exame neurológico normal. A incidência é maior no quinto dia de vida. A etiologia é indeterminada, apresentando-se com crises de apneia ou crises clônicas focais. Mesmo sem tratamento, as convulsões desaparecem por volta do 15º dia de vida. O diagnóstico também é feito por exclusão, sendo, geralmente, de bom prognóstico, raramente podendo evoluir para *status epilepticus*.

Encefalopatia epiléptica precoce com surto-supressão

Síndrome de Ohtahara e epilepsia mioclônica precoce de Aicardi

Para alguns autores as duas síndromes seriam espectros de uma mesma patologia. Quando se associam a deterioração neurológica e a presença de surto-supressão ao EEG (vigília e sono), a evolução é desfavorável. O RN com muita frequência terá crises convulsivas incontroláveis.

Na síndrome de Ohtahara, as crises de espasmos tônicos breves e em salvas, às vezes com choro associado, podem evoluir para a síndrome de West. A etiologia mais frequente consiste nas malformações do SNC.

Na epilepsia mioclônica precoce de Aicardi, as crises são mioclônicas erráticas, parciais ou fragmentadas. Normalmente há história familiar. A herança é autossômica recessiva. As etiologias para essa síndrome são os erros inatos do metabolismo (EIM), os distúrbios do desenvolvimento cortical e as infecções do SNC.

O tratamento deve ser agressivo como na síndrome de West. Os fármacos que poderão ser usados são: valproato de sódio, clobazam, topiramato, ACTH, piridoxina, dietas específicas e, em alguns casos, cirurgia. O prognóstico para ambas as síndromes é bastante sombrio, muitas vezes com óbito no primeiro ano de vida.

DIAGNÓSTICO

Anamnese

Na anamnese é importante a investigação da história pré, per e pós-natal. Deve-se questionar a respeito da assistência pré-natal e dos exames realizados: sorologias, US fetal (em torno da 20ª semana de idade gestacional é possível diagnosticar malformações do SNC) e perguntar sobre doenças gestacionais (diabetes e hipertensão), atividade fetal, evolução do trabalho de parto, tipo de parto e condições do nascimento. Os dados antropométricos no nascimento, assim como a evolução do RN na unidade neonatal, são de grande importância.

Devem ser pesquisados o uso de substâncias pela mãe, o uso de medicamentos no RN, a caracterização da crise e a presença de fenômenos autonômicos associados.

Exames complementares

Propedêutica inicial básica

Consiste em glicemia (o glicosímetro é usado para o diagnóstico rápido no momento da crise), dosagem de íons, gases arteriais, hemograma completo com plaquetas, testes para as funções renal e hepática, assim como proteína C reativa.

Punção lombar

A punção lombar consiste em um exame importante em RN com crises convulsivas, auxiliando o diagnóstico de infecção do SNC e hemorragia subaracnóidea e intraventricular.

Eletroencefalograma (EEG)

O EEG é imprescindível para o diagnóstico de crise convulsiva, principalmente quando existe dúvida quanto ao diagnóstico clínico. No berçário e no CTI, durante a internação, o EEG está indicado, porém sua análise, às vezes, se torna difícil em virtude da interferência dos aparelhos conectados ao RN. Atualmente, a monitoração prolongada do RN, por meio de poligrafia neonatal e vídeo-EEG, tem fornecido informações valiosas para a classificação clínica das convulsões do RN e tem permitido discernir entre a atividade cerebral epileptogênica e a normal.[4]

Com relativa frequência, o RN com manifestações clínicas sugestivas de convulsões não apresenta alterações no

EEG,[3] principalmente nos casos de convulsões sutis. O mecanismo implicado nesses casos seria provavelmente a origem subcortical profunda da atividade irritativa que não é demonstrada no registro eletroencefalográfico da superfície craniana.

Diante da possibilidade de crises convulsivas não percebidas ao EEG comum, a monitoração prolongada adquiriu grande importância no exame do RN, principalmente naqueles submetidos à ventilação mecânica, lembrando que manifestações neurovegetativas, como mudança da frequência cardíaca e da pressão arterial, queda da saturação de oxigênio e apneias, podem ser sinais de alerta para a presença de crises convulsivas.

A poligrafia neonatal implica o registro de todo um ciclo de sono do RN, no mínimo durante 1 hora, incluindo o registro de outros parâmetros, como eletrocardiograma (ECG), eletromiograma (EMG), padrão respiratório e saturação de oxigênio, sendo simultâneo ao registro do EEG.

A monitoração videoeletroencefalográfica (vídeo-EEG) auxilia o diagnóstico clínico e eletroencefalográfico, tanto no RN como na criança maior, em função do acréscimo de informações visuais sobre o possível evento paroxístico.

Ultrassonografia transfontanelar

A US transfontanelar consiste em um exame relativamente simples que pode ser realizado dentro da incubadora. Deve ser feito de rotina em RN prematuros para avaliação de hemorragia intraventricular, como também para avaliação do tamanho dos ventrículos e da ecogenicidade do parênquima cerebral, podendo ser medido o fluxo das artérias cerebrais, principalmente o da artéria cerebral média.

Tomografia computadorizada do encéfalo

A TC do encéfalo será solicitada de acordo com a evolução clínica do paciente, auxiliando tanto o diagnóstico como o

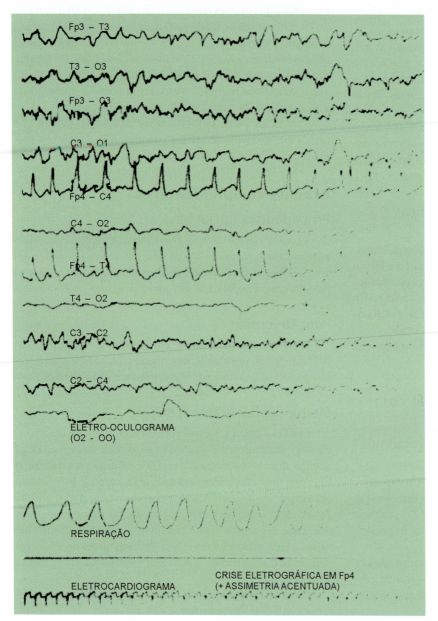

Figura 16.9 ▷ Poligrafia neonatal evidenciando manifestação eletroencefalográfica de crise convulsiva focal (estado de mal), caracterizada por atividade pseudorrítmica na região frontal direita.

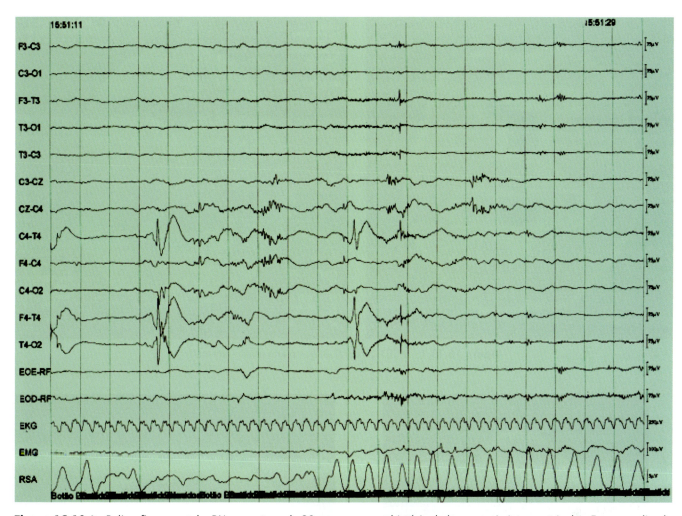

Figura 16.10 ▷ Poligrafia neonatal – RN prematuro de 29 semanas com história de hemorragia intraventricular. Exame realizado com 32 semanas. Nota-se assimetria inter-hemisférica com baixas voltagens à esquerda e presença de crise convulsiva neonatal sutil, caracterizada por apneia central, com segundos de duração, acompanhando descargas focais na região temporal direita.

prognóstico. Sua maior indicação está na suspeita de infecções congênitas que cursam com calcificações intracranianas, como a citomegalovirose e a toxoplasmose.

Ressonância nuclear magnética do encéfalo

A RM do encéfalo se constitui em um exame de melhor resolução para o estudo do parênquima cerebral, podendo diagnosticar casos de malformação do SNC, como displasias corticais, disgenesias ou agenesias do corpo caloso. O advento da RM promoveu um aumento no diagnóstico das síndromes pré-natais, anteriormente atribuídas a intercorrências ocorridas durante o parto.

SPECT Cerebral[14]

Este exame funcional demonstra a perfusão encefálica. Pode ser indicado nos casos de insulto hipóxico-isquêmico, pois evidencia déficit perfusional em uma ou mais áreas, inclusive corroborando para o prognóstico quando são realizados exames evolutivos.

Mustonen[14] valorizou o SPECT na orientação do prognóstico e seguimento do RN com crises convulsivas, pois o exame demonstra alteração de perfusão em áreas específicas. Fornece informações adicionais sobre fenômenos focais epilépticos, pois, quando realizado no momento do *ictus* (crise convulsiva), evidencia hiperperfusão.

O SPECT é capaz de detectar alterações precoces no momento em que os exames habituais anatômicos (US, TC e RM) ainda são normais (Figs. 16.11 a 16.13).

Doppler transcraniano

O exame pode mostrar, no RN com asfixia perinatal, velocidade de fluxo cerebral aumentada, com hiperperfusão compensatória. Na evolução da hipoxemia e da isquemia surge uma vasodilatação secundária a uma paralisia vasomotora cerebral que pode potencializar um estado de hiperperfusão. Além disso, o Doppler transcraniano pode diagnosticar aumento da pressão intracraniana, inclusive quando existem dúvidas nos casos de ventriculomegalia. É possível também a identificação de fatores antecedentes que contribuem para a hemorragia neonatal.

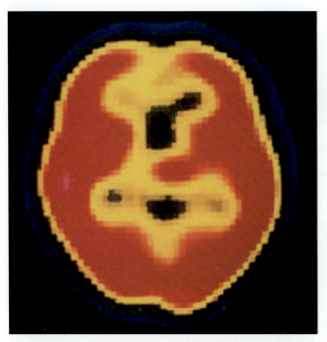 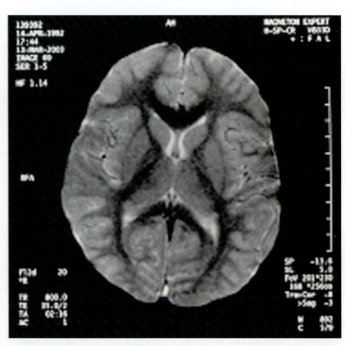

Figura 16.11 ▷ SPECT cerebral – RM – plano axial – normal.

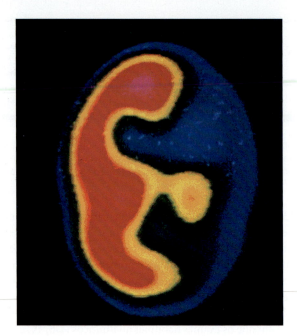 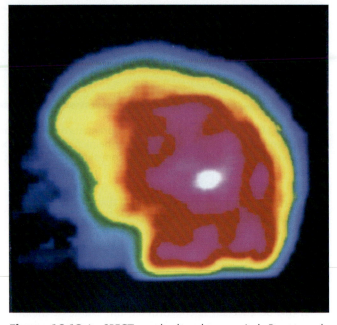

Figura 16.12 ▷ SPECT cerebral – plano axial. Ausência de perfusão cerebral no hemicórtex esquerdo (interictal).

Figura 16.13 ▷ SPECT cerebral – plano sagital. Presença de hiperperfusão na região temporal (ictal-foco único).

Screening metabólico

Sempre que houver suspeita de EIM, esse rastreamento é obrigatório.

Diagnóstico diferencial

Apneias não convulsivas, síndrome de hiperexcitabilidade, mioclonias benignas do sono e quadros de descerebração podem ser confundidos com convulsões nessa faixa etária.

Di Capua[4] relata a importância do vídeo-EEG no diagnóstico das mioclonias neonatais benignas do sono, demonstrando que não são de etiologia epileptogênica.

TRATAMENTO GERAL DAS CRISES CONVULSIVAS NO RN

O tratamento exige atenção para a patologia de base, direcionando-se primariamente para o distúrbio específico e o envolvimento dos múltiplos sistemas. Deve ser mantido o con-

CAPÍTULO 16 ▷ Crises Convulsivas no Recém-Nascido

trole da temperatura, da ventilação e da perfusão, providenciado o acesso venoso e controlados os gases arteriais, pois a hipercapnia causa vasodilatação das áreas não lesadas e isquemia na área lesada.[13,21] As convulsões podem causar dano adicional ao cérebro, pois aumentam o metabolismo cerebral e frequentemente se associam à hipoventilação e apneia, aumentando o consumo de glicose. Podem causar, ainda, elevação na pressão arterial e ocasionar hemorragias em áreas predispostas.[29]

Deve-se evitar sobrecarga hídrica, lembrando que o ideal é manter a normovolemia.

A investigação sobre hipoglicemia deve ser realizada antes de iniciado o tratamento com agentes antiepilépticos. Se comprovado o distúrbio metabólico, e se o RN mantiver as crises convulsivas, indica-se correção com glicose em *bolus* de 0,2g/kg. Os *bolus* podem ser repetidos de acordo com a recorrência das crises. A infusão contínua de glicose 8mg/kg/min pode ser também utilizada, porém não apresenta o efeito rápido da correção em *bolus*.[21]

Anticonvulsivantes

1. **Fenobarbital:** é o agente de escolha para o tratamento da crise convulsiva do RN. A dose deve ser de 20mg/kg/dose de ataque, IM ou EV (fenobarbital sódico), no primeiro dia. Em alguns casos podem ser usados até 40mg/kg, caso persistam as convulsões, porém com o paciente em unidade de terapia intensiva. A partir do segundo dia, a dose de manutenção é de 3 a 5mg/kg/dia, IM, EV, VO ou por sonda nasogástrica. Foi demonstrada a ocorrência de estabilidade no nível sérico do fenobarbital quando se altera a via de administração de EV para VO, o que não ocorre com a administração da difenil-hidantoína.[15] Outro dado importante é que com o uso de fenobarbital, seja na dose de 3mg/kg/24h, seja na de 5mg/kg/24h, o nível sérico é o mesmo em torno do 21º dia. Portanto, essa é a melhor data para se proceder à dosagem do medicamento. O fenobarbital venoso[8] reduz o tempo de convulsão cumulativo, o tempo para resposta e a incidência de complicações, diminuindo tanto a morbidade como a mortalidade decorrentes do estado de mal epiléptico. O motivo de usarmos o fenobarbital em altas doses são os mesmos preconizados por Volpe.[21] Entre eles estão a diminuição do metabolismo cerebral, colocando o RN em metabolismo basal, sujeito ao menor risco de dano cerebral ou de crises convulsivas; a diminuição da atividade elétrica cerebral levando a uma menor necessidade de energia; a menor probalidade de crises convulsivas incontroláveis; a melhora do fluxo sanguíneo cerebral nas áreas lesadas, causada pela vasoconstrição das áreas sadias, melhorando a circulação nas áreas lesadas, a prevenção ou redução do edema cerebral e a remoção de radicais livres nocivos.

2. **Fenitoína:** está indicada quando as convulsões persistem apesar do uso do fenobarbital.[15] A dose de ataque deve ser de 20mg/kg/dia, EV, e a de manutenção é de 5 a 7mg/kg/dia, EV, podendo ser feita em uma ou duas administrações, pois trata-se de um fármaco de meia-vida longa. A dose de ataque é usada em uma única administração e a manutenção em duas administrações, com infusão lenta, feita diretamente na seringa ou no equipo de microgotas, pois a dose de ataque deve ser administrada em 15 a 20 minutos, no mínimo, lembrando da monitoração cardíaca. Com a manutenção a cada 12 horas é possível coletar material para o nível sérico antes da primeira administração diária. A fenitoína deve ser diluída com SF 0,9% ou ABD, pois se precipita em presença de glicose. A taxa de infusão deve respeitar 1mg/kg/min para evitar distúrbios da função cardíaca, principalmente do ritmo cardíaco.[21] Em função de seu alto pH[21] (pH = 12), o que a torna altamente irritante e potencialmente lesiva a tecidos moles, a fenitoína deve ser bem diluída. O uso por VO não é recomendado em razão da má absorção nos RN e nos lactentes.

3. **Midazolam:** para abortamento da crise, é necessário iniciar com agentes de ação rápida, como o midazolam, na dose de 0,15mg/kg/dose em *bolus*, o que pode ser feito até duas vezes, com intervalo de 5 minutos. Se a crise persistir, será necessário iniciá-lo em infusão contínua, lembrando que nesses casos o ideal é que a criança esteja monitorada em unidade de terapia intensiva, com assistência ventilatória adequada. A dose para infusão contínua é de 1 a 18µg/kg/min, de acordo com a evolução. Tem sido utilizado com muita frequência em RN com convulsões, sendo a terapêutica de eleição no *status epilepticus*.[9,12,25] Além de apresentar poucos efeitos colaterais, tem tempo curto de duração e eliminação mais rápida. Sua meia-vida é de 0,84 a 5,4 horas. Pode ser associado ao fenobarbital, reduzindo o risco de depressão respiratória. Quando for difícil o acesso venoso, o midazolam pode ser usado em *bolus*, intranasal, na dose de 0,10mg/kg em cada narina,[15] liberado lentamente através de uma seringa. Rapidamente absorvido pela mucosa nasal, alcança concentração sanguínea dentro de 1 a 3 minutos após a administração. Também pode ser administrado IM, intrarretal e VO. O uso do midazolam intranasal é mais efetivo do que o do midazolam administrado por via retal.[24] Atualmente, discute-se a relação entre o uso contínuo do midazolam em RN e o aumento do risco de hemorragia intracraniana. Não há, até o momento, nenhuma comprovação científica dessa associação.[25]

4. **Diazepam:** é um fármaco pouco utilizado em virtude do risco de depressão respiratória no RN. Quando utilizado, a dose é de 0,3mg/kg/dose. A associação do diazepam com o fenobarbital aumenta o risco de depressão respiratória. O diazepam contém benzoato de sódio, que atua no complexo bilirrubina-albumina, aumentando o risco de *kernicterus*.

5. **Tionembutal:** utilizado no *status epilepticus* que não responde ao midazolam. A dose de ataque é de 1 a 2mg/kg, e a infusão contínua é usada na dose de 1 a 10mg/kg/h (pacientes em ventilação mecânica). A dose pode, e deve, ser aumentada se a crise convulsiva persistir. Em razão dos efeitos cardiovasculares, é necessária a avaliação do risco-benefício.

6. **Primidona:**[29] o potencial anticonvulsivante da primidona tem sido sugerido em novos trabalhos. Usada na dose de 10 a 20mg/kg/dia, vem demonstrando eficácia em RN com crises convulsivas recorrentes apesar do uso do fenitoína e fenobarbital em níveis séricos adequados.

7. **Valproato de sódio (VS):**[9] dose de 10 a 40mg/kg/dia, via retal e/ou VO. Nível sérico de 60 a 80 µg/dL. Por ser medicamento de meia-vida curta, tem de ser dividido em três doses, e esporadicamente em duas doses. Seu efeito colateral de hepatotoxicidade deve ser sempre lembrado, sendo esse risco maior no RN em politerapia. Não deve ser associado ao fenobarbital, pois este medicamento diminui o nível sérico do VS. Além disso, deve-se pensar na possibilidade de hiperamonemia durante o uso do VS. Deve-se ter cuidado com essa avaliação, pois o aumento da amônia pode ser causado por outra etiologia (EIM).

8. **Vigabatrina:**[22] em casos de crises refratárias, é usada na dosagem de 50 a 150mg/kg/24h. Quando se opta por seu uso, devem ser lembrados os efeitos colaterais graves, raros e específicos desse medicamento, que são a constrição do campo visual e anormalidades eletrorretinográficas, compatíveis com a lesão das células em cone da retina.[8] Os primeiros casos começaram a surgir em 1997. Depois de instalada, não foram demonstradas piora com a continuação do medicamento nem melhora com sua retirada.[16,30] Por isso, recomenda-se sempre o controle rigoroso desses pacientes com o oftalmologista.

9. **Lamotrigina:** Peter Barr[18] relata controle das convulsões com essa medicação em RN que mantinha crises refratárias apesar do uso de diversos outros agentes antiepilépticos, sendo mais uma opção.

10. **Topiramato:** o topiramato age bloqueando receptores do glutamato. Tem potente efeito anticonvulsivante e propriedades neuroprotetoras.[21] Não existem preparações venosas, somente via oral.

Intervenção precoce

Durante a internação, o RN deve ser estimulado por fonoaudiólogos e fisioterapeutas (respiratórios e motor). O fonoaudiólogo trabalha com a alimentação e a coordenação da sucção, da deglutição e da respiração, ficando responsável pela avaliação inicial da audição desses bebês. Em determinados serviços encontra-se disponível um exame de emissão otoacústica ("teste da orelhinha") que verifica a integridade da cóclea, fazendo a triagem e ajudando a elucidar diagnósticos precoces de déficit auditivo. A fisioterapia respiratória, principalmente em CTI, é de grande importância. Foram observados diversos casos de RN com crises convulsivas em virtude de um componente respiratório obstrutivo, causando hipoxia. É fundamental a formação de uma equipe multidisciplinar, integrada, com o objetivo único de estimular o RN da melhor maneira possível e, em última estância, contribuir para seu desenvolvimento.

SEGUIMENTO

No seguimento, dialoga-se com os profissionais que seguem o paciente, dando prioridade ao que o neonato necessita, como fonoaudiologia, fisioterapia ou terapia ocupacional.

Exame neurológico

A principal preocupação é com o perímetro cefálico, o tônus muscular, a visão e os reflexos próprios da idade. A permanência de hiperexcitabidade, hipotonia e ausência de choro ou choro inconsolável após a alta hospitalar é indício real de lesão cerebral. O déficit do crescimento do perímetro cefálico, às vezes com cavalgamento de suturas, e o desvio do olhar, com posterior déficit da acuidade visual na evolução, são dados importantes para o prognóstico. Crianças com preensão palmar ainda reflexa após o quarto mês, presença de reflexo de Moro e hipertonia após o sexto mês e involução motora têm um diagnóstico de paralisia cerebral. Esses dados devem ser somados porque o achado isolado não é importante. Quando forem observados movimentos anormais durante o exame clínico, deve-se perguntar a respeito de "sustos" e "choques", que na verdade poderiam ser convulsões.

O seguimento do RN de alto risco deve ser feito com muito critério. As consultas inicialmente são mensais e, de acordo com a evolução, é feita a solicitação de exames complementares. O exame neurológico no RN prematuro tem suas particularidades. É necessário observar frequentemente os membros inferiores em função da possibilidade de leucomalacia periventricular, podendo acarretar diplegia espástica.

Quadro 16.3 ▷ Agentes anticonvulsivantes

Agente	Dose de ataque	Dose de manutenção
Fenobarbital	20mg/kg/dia	3 a 5mg/kg/dia
Diazepam	0,3mg/kg/dose (*bolus*)	
Fenitoína	15 a 20mg/kg/dia	5 a 7mg/kg/dia
Primidona	–	10 a 20mg/kg/dia
Valproato de sódio	–	10 a 40mg/kg/dia
Vigabatrina	–	50 a 100mg/kg/dia
Midazolam	0,15mg/kg/dose (*bolus*)	1 a 18µg/kg/min
Tionembutal	1 a 2mg/kg/dose	1 a 10mg/kg/h

CAPÍTULO 16 ▷ Crises Convulsivas no Recém-Nascido

Exame oftalmológico

Em virtude do uso prolongado de oxigênio, principalmente nos casos em que o RN permaneceu em ventilação mecânica, o exame oftalmológico deve ser feito para afastar a possibilidade de retinopatia da prematuridade. Outra indicação para o exame oftalmológico seria em caso de infecção pré-natal, com alterações típicas à fundoscopia (coriorretinite).

Aicardi[1] descreveu uma síndrome que se caracteriza por anormalidades oculares (coriorretinopatia – *retinal lacunae* e microftalmia), crises convulsivas sem controle medicamentoso do tipo espasmos em flexão, agenesia do corpo caloso e sexo feminino.

EEG

O segundo EEG é feito em torno do terceiro mês de vida, quando podem surgir as temíveis convulsões do tipo espasmos infantis, cuja alteração patognomônica é a hipsarritmia, caracterizando a síndrome de West. O tratamento específico é feito com anticonvulsivante, sendo a primeira escolha a vigabatrina, embora também se possam utilizar o ácido valproico e os benzodiazepínicos.

Independentemente do diagnóstico precoce e da medicação específica, o prognóstico é sombrio, e praticamente todas as crianças evoluem com retardo neuropsicomotor de menor a maior gravidade. Quando se trata de espasmos infantis criptogênicos, o prognóstico é um pouco melhor. Existem outras tentativas de tratamento, como a piridoxina ou as imunoglobulinas, ou mesmo o tratamento cirúrgico, dependendo da evolução do paciente.

Potencial evocado visual e auditivo

Esse exame deve ser feito para avaliação visual e auditiva do RN de alto risco, principalmente quando permaneceu em ventilação mecânica. A interpretação inicial é dificultada em razão da imaturidade do SNC. Deve ser repetido ao final do primeiro ano de vida para nova avaliação e comparação com o primeiro exame. Tem muito valor quando detecta o déficit precocemente, principalmente o déficit visual, visto que a estimulação precoce da visão subnormal é importantíssima no tratamento diário.

US transfontanelar

Esse exame, muito simples, é feito rotineiramente para a medida dos ventrículos e controle da hemorragia. Realizado no próprio leito do RN, é de fácil manuseio e apresenta resultados muito confiáveis. Quando se trata de hemorragia intraventricular, que é uma constante em prematuros, a US é feita até mesmo semanalmente. Isso se faz necessário para verificação da reabsorção do sangue, bem como para indicação de derivação ventriculoperitoneal.

TC do encéfalo

No seguimento do RN de alto risco, esse exame é feito ambulatorialmente, revelando detalhes importantes quanto à densidade das substâncias branca e cinzenta, à integridade das cisternas, ao alargamento das fissuras inter-hemisféricas e ao tamanho dos ventrículos. A TC do encéfalo é um exame rápido, que fornece muitas contribuições, principalmente quando existem calcificações (TORCH).

RM do encéfalo

Este talvez seja o exame mais completo em se tratando de neuroimagem. Demonstra com segurança os distúrbios de migração neuronal (displasias corticais) e as malformações cerebrais. A RM é limitada quanto à demonstração de calcificações.

No seguimento do RN de alto risco, a RM do encéfalo vai demonstrar aspectos anatômicos importantes para o prognóstico.

SPECT cerebral

Ao iniciarmos um trabalho com o SPECT cerebral em RN, verificamos que as alterações de perfusão cerebral são precoces quando existe hipoxemia ou isquemia, podendo a US transfontanelar ou a TC do encéfalo ser normal, pois são exames mais anatômicos, enquanto o SPECT é funcional. No nosso trabalho, o SPECT é realizado no período neonatal e repetido após 1 ano, sempre com outros parâmetros, como exame neurológico, EEG e neuroimagem anatômica.

CONSIDERAÇÕES FINAIS

Diagnóstico precoce, exames complementares precisos, medicação específica, triagem para outros especialistas e acompanhamento ambulatorial, inicialmente mensal, são muito importantes. Há polêmica quanto à manutenção da medicação após a alta em determinados casos.

Gillam[31] defende o término da medicação tão logo as convulsões tenham cessado, desde que exame neurológico, EEG e neuroimagem estejam normais.

Em geral, nessa faixa etária, deve ser evitado o tratamento prolongado, inclusive em virtude da probabilidade de efeitos deletérios do fenobarbital para o cérebro em desenvolvimento. Outros defendem a continuação da terapia até que se tenha certeza de que as anormalidades no exame neurológico tenham sido evidenciadas.

Em nossa experiência, o paciente geralmente sai do hospital usando um anticonvulsivante, usualmente o fenobarbital, em doses habituais. Faz avaliação mensal e, de acordo com sua evolução, são solicitados exames complementares pertinentes, sendo a conduta fundamentada na clínica e na propedêutica realizada. Nossa amostra é constituída de casos que permanecem em unidade de terapia intensiva, cujo prognóstico é mais sombrio, e de neonatos em ventilação mecânica, cuja etiologia principal consiste em asfixia neonatal ou infecções do SNC.

Repetimos o EEG após 3 meses, para verificarmos se existe atividade irritativa, e em caso de EEG anormal avaliamos a necessidade de mudança e/ou associação medicamentosa. Quando o paciente apresenta desenvolvimento normal, sem novas convulsões, o medicamento é retirado gradativamente, dentro do primeiro ano. É imprescindível a orientação familiar quanto à importância e à necessidade do controle neurológico e a intervenção precoce nesses pacientes.

REFERÊNCIAS

1. Aicardi J. Neonatal seizures. In: Aicardi J (ed.) Epilepsy in children. 3 ed. New York: Raven Press, 2004:217-43.

2. Biagiani E, Ferrari F, Boldrini A, Roversi MF, Cioni G. Electroclinical correlation in neonatal seizures. Europ J Paediatr Neurol 1998; 2:117-25.

3. DeVivo DC, Trifiletti RR, Jacobson RI et al. Defective glucose transport across the blood-brain barrier as a cause of persistent hypoglycorrhachia, seizures, and developmental delay. N Engl J Med 1991; 325:703-9.

4. Di Capua M, Fusco L, Ricci S, Vigerano K. Benign neonatal sleep myoclonus: clinical features and video-polygtaphic recordings. Mov Disord 1993; 8:191-4.

5. Wheless J. Vigabatrin. *Neurotherapeutics* 2007; 4(1):163-72.

6. Camposano SE, Major F, Halpern E, Thiele EA. Vigabatrin in the treatment of childhood epilepsy: a retrospective chart review of efficacy and safety profile. Epilepsia 49(7):1186-91.

7. Gal P, Oles KS, Gilman JT et al. Valproic acid efficacy, toxicity, and pharmacokinetics in neonates with intractable seizures. Neurology 1988; 38:467-71.

8. Gherpelli JLD, Cruz AM, Tsanachis LM et al. Phenobarbital in newborns with neonatal seizures. A study of plasma levels after intravenous administration. Brain Dev 1993; 15:258-62.

9. Gherpelli JLD, Lucas FJ, Roitman I, Troster EJ. Midazolam for treatment of refractory neonatal seizures. Arq Neuropsiquiatr 1994; 2:260-1.

10. Smit LS, Vermeulen RJ, Fetter WPF, Strijers RLM, Stam CJ. Neonatal seizure monitoring using non-linear EEG analysis. Neuropediatrics 2004; 35:329-35.

11. Kapucu LO, Koc E, Cucuyemer K et al. B$_2$ receptor imaging with iodine-123-iodobenzamide brain spect in infants with hypoxic ischemic brain injury. J Nucl Med 1998; 39(10):1703-7.

12. Kendall JL, Reynolds M, Goldberg R. Intranasal midazolam in pacients with status epilepticus. Annals of Emergency Medicine 1997; 29(3):415-7.

13. Mizrahi EM, Kellaway P. Diagnosis and management of neonatal seizures. In: Mizrahi EM. Incidence and epidemiology. New York: Lippincott-Raven, 1998:7-14.

14. Mustonen K, Rautio P, Koskimiemi M. Single photon emission tomography in neonates with seizures. 3 RD Congress of the European Paediatric Neurology Society. Nice-France-November. Europ J Paediatr Neurol 1999; 3(6):A42.

15. Painter MJ, Mark SS, Alvin J et al. Phenobarbital compared with phenytoin for the treatment of neonatal seizures. N Engl J Med 1999; 341(7):485-9.

16. Pellock JM. Managing pediatric epilepsy syndromes with new antiepileptic drugs. Pediatrics 1999; 104(5):1106-16.

17. Perlman JM, Risser R. Can asphyxiated infants at risk for neonatal seizures be rapidly identified by current high-risk markers? Pediatrics 1996; 97:456-62.

18. Barr PA, Buettiker VE, Antony JH. Efficacy of lamotrigine in refractory neonatal seizures. Pediatr Neurol 1999; 20:161-3

19. Ichord RN. Perinatal metabolic encephalopathies. In: Pediatric neurology. Swalman 1999; 16:220-33.

20. Sapin JI, Riviello JJ Jr, Grover WD. Efficacy of primidone for seizure control in neonates and young infants. Pediatr Neurol 1988; 4:292-5.

21. Volpe JJ. Neonatal seizures. In: Volpe JJ (ed.) Neurology of the newborn. 5 ed. Philadelphia: WB Saunders, 2008:203-44.

22. Weiner SP, Painter MJ, Geva D, Guthrie RD, Scher MS. Neonatal Seizures: electroclinical disassociation. Pediat Neurol 1991; 7:363-8.

23. Couto JCF, Andrade GMQ, Tonelli E. Infecções perinatais 2006; 169-201 e 445-490.

24. Wolfe TR, Macfarlane TC. Intranasal midazolam therapy for pediatric status epilepticus. Am J Emerg Med 2006; 24(3):343-6.

25. Yamamoto H, Aihara M, Niijima S, Yamanouchi H. Treatments with midazolam and lidocaine for status epilepticus in neonates. Brain and Development 2007; 29:559-64.

26. Scher MS. Neonatal seizure classification: a fetal perspective concerning childhood epilepsy. *Epilepsy Research* 70:41-57.

27. Papile L, Burstein J, Burstein R, Koffler H. Incidence and evolution of subependymal and intraventricular hemorrhage: a study of infants with birth weights less than 1,500 gm. *Pediatr* 92(4):529-34.

28. Costa JC, Nunes ML, Fiori RM. Seizures in the neonatal period. J Pediatr 2001; 77 (Supl.1):S115-S122.

29. DeVivo DC, Trifiletti RR, Jacobson RI et al. Defective glucose transport across the blood-brain barrier as a cause of persistent hypoglycorrhachia, seizures, and developmental delay. N Engl J Med 1991; 325:703-9.

30. Seay AR, Bray PF. Significance of seizures in infant weighing less than 2,500 grams. Arch Neurol 1977; 34:381-2.

31. French JA. Vigabatrin. Epilepsia 1999; 40(5):S11-S16.

32. Gillam GL. Convulsions following birth asphyxia/birth trauma – Are long-term anticonvulsivants necessary? Aust Paediatr J 1982; 18:90-1.

Seção IV

Crises Convulsivas na Infância

17

Epilepsia na Infância

Maria Augusta Montenegro ▪ Kátia M. R. Schmutzler
Marilisa M. Guerreiro

INTRODUÇÃO

Epilepsia na infância é um termo vasto que merece algumas considerações especiais. A primeira refere-se ao fato de que o tema é da maior relevância, uma vez que a maioria das epilepsias ocorre ou se inicia na infância. Assim, não há como falar de epilepsia sem fazer referência aos quadros clínicos que ocorrem na faixa etária pediátrica.

Em segundo lugar, há peculiaridades próprias da infância que distinguem substancialmente as epilepsias que aí ocorrem daquelas que privilegiam outras idades. Por exemplo, epilepsia focal em adulto exige investigação detalhada, pois a possibilidade de lesão estrutural deve ser sempre considerada. Em crianças, por outro lado, epilepsias focais são muitas vezes benignas e idiopáticas e, em geral, são facilmente controladas e dispensam investigação extensa.

A terceira consideração especial a ser feita refere-se aos enormes progressos científicos alcançados nos últimos anos, particularmente nas duas últimas décadas. Esses progressos decorrem dos avanços tecnológicos que promoveram melhor visualização de estruturas cerebrais, como a ressonância magnética (RM), e da disseminação de aparelhos de videoeletroencefalografia, que possibilitaram o registro frequente de crises, facilitando a identificação de vários quadros antes mal definidos. Desse modo, inúmeras entidades passaram a ser delineadas e mais bem compreendidas. Entre elas, uma condição que ocorre especialmente na infância é a displasia cortical focal. Trata-se de uma malformação do desenvolvimento cortical que só era conhecida em exames anatomopatológicos até o advento da RM. Para se ter a real dimensão da importância da identificação dessa entidade, a displasia cortical focal é hoje a principal etiologia na maioria dos casos de epilepsia parcial refratária aos agentes antiepilépticos na infância. Até pouco tempo atrás, essa condição era praticamente desconhecida.

Ainda outra consideração a ser feita é que a frequência de crises epilépticas em epilepsias refratárias da infância costuma ser muito elevada. Enquanto pacientes adultos com epilepsia de difícil controle apresentam no máximo algumas crises por semana, as crianças podem ter incontáveis crises no mesmo dia. Assim, fica claro que as epilepsias na infância são muito mais exuberantes e percorrem extremos mais nítidos, variando de condições muito benignas (que felizmente são as mais frequentes) a entidades extremamente graves.

Com essas considerações especiais esperamos ter enfatizado a importância do presente capítulo. Abordaremos inicialmente as crises neonatais por configurarem situações especiais dentro das epilepsias e, a seguir, os diversos quadros clínicos serão divididos em epilepsias benignas e graves.

CRISES NEONATAIS

No período neonatal, as crises epilépticas geralmente são parciais, pois o cérebro imaturo ainda apresenta mielinização e sinaptogênese incompletas.

Apesar de as crises epilépticas no período neonatal poderem ser caracterizadas por apneia, raramente esta será a única manifestação epiléptica. Apneia como crise epiléptica geralmente acompanha outros tipos de crise. Outra característica importante é o fato de o recém-nascido (RN) apresentar taquicardia durante a crise, ao contrário da apneia não epiléptica.

O diagnóstico diferencial das crises neonatais inclui: hiperexcitabilidade, clônus, apneia não epiléptica e comportamento normal do RN. O RN pode apresentar comportamento aparentemente bizarro aos olhos de uma pessoa não treinada, ou seja, movimentos súbitos ao acaso, sucção, estrabismo, mioclonia durante o sono etc.

A investigação das crises neonatais deve ser extensa, incluindo triagem infecciosa e metabólica (hemograma, glicemia, sódio, potássio, magnésio, cálcio, líquor etc.), eletroencefalograma (EEG) e estudos de neuroimagem (ultrassonografia transfontanelar [US], tomografia computadorizada [TC] ou RM).

Quanto ao tratamento, no período neonatal existe pouca opção terapêutica e o fenobarbital é o fármaco de escolha. Fenitoína é um problema em função de sua baixa absorção em meio básico (p. ex., no leite).

Convulsão neonatal benigna idiopática

Crises com início por volta do quinto dia de vida (primeiro ao sétimo), caracterizadas por apneia ou movimentos clônicos, podem evoluir para *status epilepticus*. O RN recupera-se completamente após o período de crises com ótima evolução.

Convulsão neonatal benigna familiar

Síndrome autossômica dominante secundária à mutação nos canais de potássio, caracteriza-se por crises clônicas repetidas e erráticas com início desde os primeiros dias de vida. História familiar de crises neonatais é comum. A evolução é favorável a despeito do tratamento. O RN evolui com desenvolvimento neuropsicomotor normal e ocorre remissão espontânea das crises até o quarto mês de vida.

Encefalopatia epiléptica infantil precoce (síndrome de Ohtahara)

Síndrome grave que se inicia nos primeiros 3 meses de vida, geralmente ainda no período neonatal, caracteriza-se pela ocorrência de crises tônicas, mas pode estar associada a crises parciais. Evolui com deterioração neuropsicomotora e o EEG mostra padrão surto-supressão. Muitas vezes está associada à malformação do sistema nervoso central (SNC).

O quadro é muito grave com evolução para óbito no primeiro ano de vida em cerca de 50% das crianças.

Encefalopatia mioclônica precoce

Síndrome caracterizada pela ocorrência de mioclonias já no período neonatal, pode estar associada a outros tipos de crise, principalmente crises parciais e crises tônicas. O EEG mostra atividade de base alterada e padrão surto-supressão.

Clinicamente, as crianças apresentam deterioração ou parada do desenvolvimento neuropsicomotor. Associa-se principalmente a erros inatos do metabolismo, particularmente hiperglicinemia não cetótica. O quadro é muito grave com evolução para óbito no primeiro ano de vida em cerca de 50% das crianças.

EPILEPSIAS BENIGNAS DA INFÂNCIA

Considera-se como epilepsia benigna a entidade que tem curso clínico que tende para remissão completa sem risco de

Quadro 17.1 ▷ Critérios de benignidade propostos por Aicardi

Inteligência normal
Ausência de sinais neurológicos anormais
Ausência de dano neurológico demonstrável
Início após 2 anos de idade*
Baixa frequência de crises
Limitado número de crises tônico-clônicas generalizadas
Apenas um tipo de crise
Ausência de crises tônico-atônicas
Breve período de crises incontroláveis
Boa resposta à terapia anticonvulsivante
EEG normal no início do tratamento* Rápida melhora eletroencefalográfica com a terapia

* Não são universalmente aceitos

deterioração neuropsicomotora. Para sua caracterização são considerados os dados clínicos e eletroencefalográficos, assim como a resposta ao tratamento medicamentoso com agentes antiepilépticos. O Quadro 17.1 mostra os critérios de benignidade propostos por Aicardi.

Epilepsia mioclônica benigna do lactente

Ocorre entre 4 meses e 3 anos de idade e se caracteriza por mioclonias breves, podendo haver apenas queda da cabeça. A intensidade das crises varia muito, mas raramente as mioclonias são importantes a ponto de envolver o tronco e os membros ou ocorrer em série (simulando espasmos). As crianças são normais. A distinção com a síndrome de West é feita pelo exame neurológico sem alterações e pelo EEG, que é normal entre as crises e pode registrar, durante as mioclonias, descargas generalizadas espícula-onda ou poliespícula-onda.

Epilepsia parcial benigna do lactente

O início ocorre entre 13 e 30 meses e as crises parciais comprometem a consciência, podendo se caracterizar apenas por "desfalecimento" com palidez ou ligeira cianose. O EEG mostra descargas epileptiformes na região do vértex, principalmente durante o sono, o que dificulta o diagnóstico. A evolução é favorável e o desenvolvimento neuropsicomotor é normal.

Epilepsia ausência infantil

É uma síndrome epiléptica generalizada com idade de início entre 3 e 12 anos e pico de aparecimento ao redor de 6 a 7 anos. A crise é caracterizada por perda total da consciência com duração de 5 a 25 segundos e por início e fim abruptos. Durante a crise, a criança está totalmente desconectada do meio, não responde a estímulos e, ao término da crise, continua a realizar

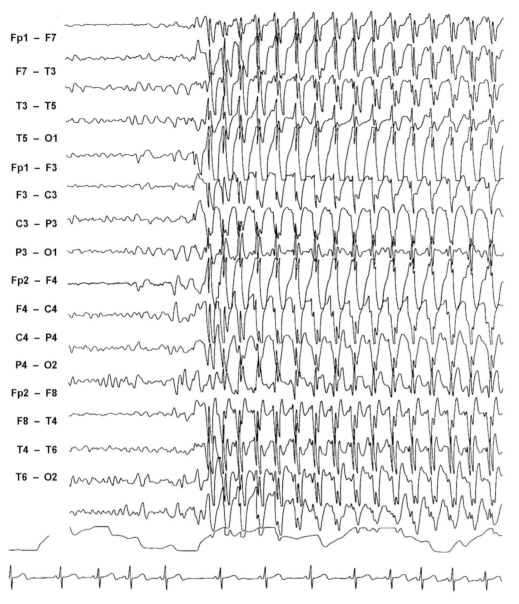

Figura 17.1 ▷ Ausência. EEG em vigília durante a hiperventilação mostrando paroxismo de complexos regulares de espícula onda lenta, generalizado, na frequência de 3Hz. Durante esse episódio, o paciente apresentava-se arresponsivo (crise de ausência).

a tarefa anterior. As crises podem ser desencadeadas por hiperventilação. Pode ser muito frequente (até 200 ao dia).

O EEG mostra complexos regulares generalizados de onda aguda-onda lenta na frequência de 3Hz (Figura 17.1).

O tratamento de escolha consiste no uso de etossuximida ou o valproato.

Crises tônico-clônicas generalizadas podem ocorrer em 40% dos pacientes e geralmente são de fácil controle. Nesse caso, o fármaco de escolha é o valproato, pois a etossuximida é indicada exclusivamente para as ausências. Os fatores de risco para crises tônico-clônicas generalizadas são:

- Início das crises de ausência após 8 anos de idade.
- Sexo masculino.
- Resposta inicial ao tratamento – quando as crises de ausência são facilmente controladas, raramente se observam crises tônico-clônicas generalizadas.
- Uso de agente antiepiléptico inadequado.
- EEG com atividade de base anormal e resposta fotossensível.

Epilepsia benigna com paroxismos centrotemporais (rolândica)

É uma síndrome epiléptica parcial com início entre os 3 e os 13 anos de idade. A crise é caracterizada por desvio de rima para um lado, sialorreia e contrações em hemiface. Pode não haver perda da consciência e a criança habitualmente corre em direção aos pais, incapaz de falar, apontando para sua boca. Dura de 1 a 2 minutos. A crise pode estender-se para o braço ou se tornar generalizada, especialmente quando ocorre durante o sono.

O EEG mostra ondas agudas nas regiões centrotemporais, muito frequentes, e que são ativadas pelo sono (Figura 17.2). Nas montagens referenciais, observa-se a presença de dipolo horizontal (Figura 17.3).

O tratamento de escolha consiste no uso de carbamazepina ou oxcarbazepina.

Um pequeno grupo pode apresentar a chamada evolução atípica da epilepsia rolândica, pois pode evoluir com distúrbios

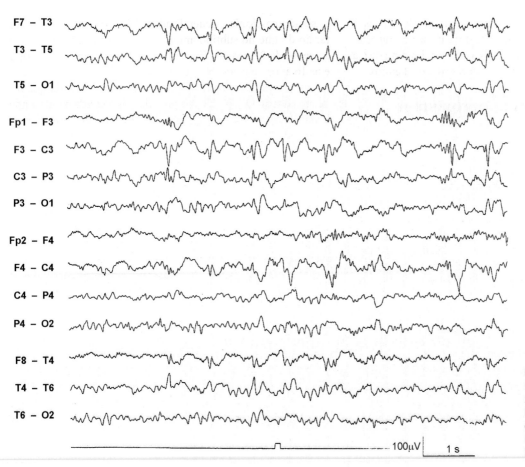

Figura 17.2 ▷ Epilepsia benigna da infância com paroxismos centrotemporais (epilepsia rolândica). EEG em vigília mostrando ondas agudas nas regiões centrotemporais, bilateralmente.

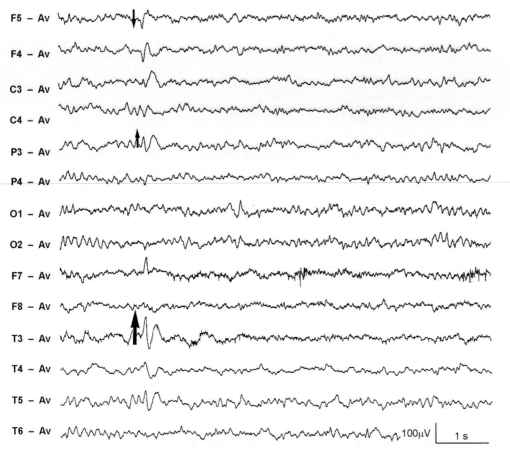

Figura 17.3 ▷ Epilepsia benigna da infância com paroxismos centrotemporais (epilepsia rolândica). EEG em vigília mostrando dipolo horizontal.

comportamentais ou cognitivos frequentemente associados à atividade eletroencefalográfica contínua durante o sono ou estado de mal elétrico do sono (Fig. 17.4). Essa fase ruim dura de 6 a 36 meses e é denominada por alguns autores pseudo-Lennox.

Epilepsia benigna com paroxismos occipitais

Subtipo panayiotopoulos

Crises caracterizadas por versão oculocefálica e vômitos que podem evoluir para crises tônico-clônicas generalizadas. Podem ocorrer entre 1 e 14 anos de idade com pico de aparecimento ao redor de 4 a 5 anos de idade. As crises duram de poucos minutos até horas. A frequência das crises é baixa, e geralmente ocorre remissão após 1 ano. Cefaleia é frequentemente observada na fase ictal ou pós-ictal, mas com menor frequência do que no subtipo Gastaut. O tratamento de escolha consiste no uso de carbamazepina ou oxcarbazepina.

Subtipo Gastaut

Caracteriza-se por sintomas visuais com perda parcial ou completa do campo visual ou alucinações coloridas, geralmente ocupando a região central do campo visual. Durante essa fase, o paciente está consciente, mas frequentemente a crise evolui com comprometimento da consciência, crises hemiclônicas ou crises tônico-clônicas generalizadas. O início costuma ser mais tardio do que no subtipo anterior e o pico de aparecimento é ao redor de 8 anos de idade, embora possa ocorrer entre os 3 e os 16 anos de idade. No período pós-ictal observa-se cefaleia intensa acompanhada de náusea e vômito, lembrando quadro de enxaqueca. O EEG mostra paroxismos de onda aguda-onda lenta nas regiões occipitais, os quais desaparecem com a abertura ocular, e reaparecem em até 20 segundos após o fechamento ocular (Figura 17.5).

Epilepsia mioclônica juvenil

É um tipo comum de epilepsia, com início na segunda ou terceira década de vida, sendo a maioria dos casos entre 13 e 20 anos de idade. Caracteriza-se por abalos mioclônicos dos membros superiores, principalmente ao despertar. As crises tônico-clônicas generalizadas ocorrem com frequência e são o que motiva a consulta, podendo ser precedidas por mioclonias. O paciente também pode apresentar crises de ausência. Alguns pacientes apresentam exclusivamente mioclonias.

O EEG mostra descargas de espículas e poliespículas generalizadas e complexos espícula onda-lenta irregulares na frequência de 3,5 a 4,5Hz. Fotossensibilidade é frequentemente observada.

Ingestão de álcool, estimulação luminosa intermitente e privação do sono são fatores que podem desencadear crises nos

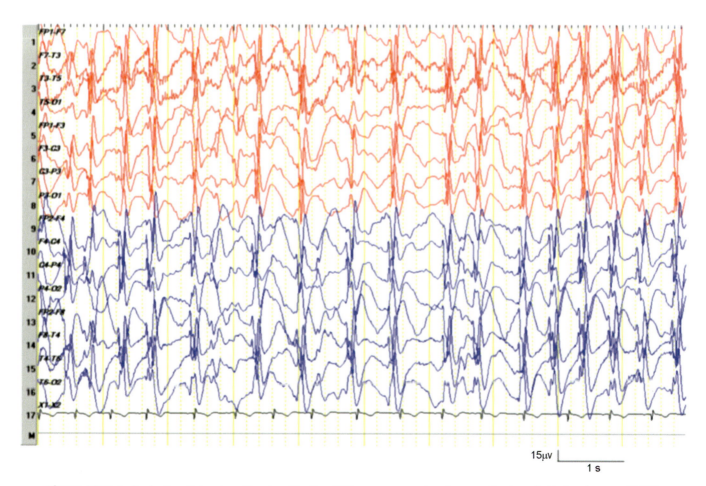

Figura 17.4 ▷ Evolução atípica da epilepsia rolândica. EEG em sono mostrando o estado de mal elétrico do sono (EMES).

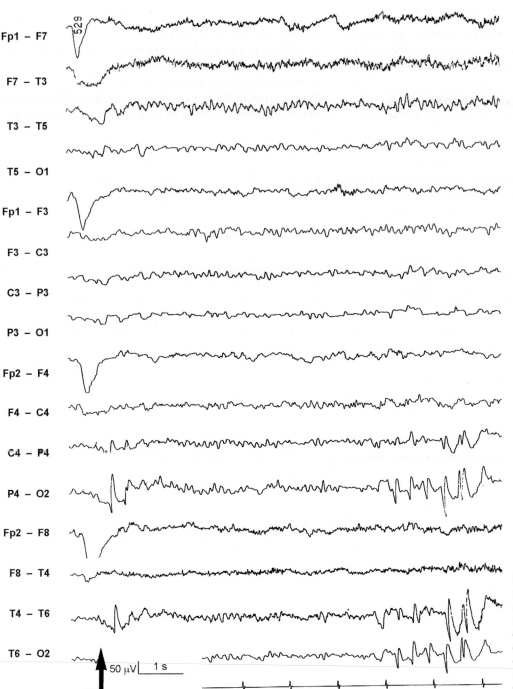

Figura 17.5 ▷ Epilepsia benigna da infância com paroxismos occipitais (tipo Gastaut). EEG em vigília mostrando ondas agudas na região occipital direita. Observe que a atividade epileptiforme se inicia 6 segundos após o fechamento ocular (seta).

pacientes com epilepsia mioclônica juvenil e, portanto, devem ser evitadas.

As crises são facilmente controladas com valproato, entretanto a frequência de recorrência é muito alta se a medicação for interrompida.

Epilepsias graves da infância

Na infância, após o período neonatal, as síndromes epilépticas que envolvem o cérebro imaturo podem se expressar de maneira generalizada, mesmo quando secundárias a lesões focais. As mais frequentes são a síndrome de West e a síndrome de Lennox-Gastaut (SLG). Assim, apesar de as encefalopatias epilépticas da infância se caracterizarem por quadro clínico e eletroencefalográfico sugestivo de epilepsia generalizada, elas podem ser causadas tanto por lesões difusas como por lesões focais.

Parece haver uma estreita relação entre a idade do paciente e as características clinicoeletroencefalográficas da epilepsia, ou seja, a idade do paciente determina o tipo preferencial de síndrome epiléptica apresentada. Na infância existem três etapas do desenvolvimento relacionadas à expressão de diferentes síndromes epilépticas: (a) do primeiro ao terceiro mês de vida, (b) do quarto ao 12º mês e (c) do primeiro ao terceiro ano de vida.

Esses períodos estão relacionados com a maturação de mecanismos de sincronização talâmica e cortical. No primeiro período, entre o primeiro e o terceiro mês de vida, a manifestação epiléptica preferencial é caracterizada por encefalopatia grave com surto-supressão; entre o quarto e o 12º mês de idade observa-se preferencialmente síndrome de West, e entre o primeiro e o terceiro ano de vida, SLG. Isso é particularmente evidenciado no paciente no qual a síndrome de West precede o aparecimento da SLG. Entretanto, essa não é uma classificação rígida, em que existe a relação exata entre a idade e o tipo de síndrome epiléptica apresentada. Alguns pacientes podem manter padrões clínicos e eletroencefalográficos de idades inferiores, demonstrando a persistência da imaturidade do SNC.

Síndrome de West

Inicia-se entre 3 e 7 meses de idade. Caracteriza-se por espasmos infantis, EEG com hipsarritmia (Figuras 17.6 e 17.7) e atraso do desenvolvimento neuropsicomotor. Os espasmos infantis caracteristicamente ocorrem em salvas (vários episódios seguidos). Movimentos bizarros no primeiro ano de vida que ocorrem em sequência podem representar espasmos.

O tratamento deve ser precoce: vigabatrina (até 150mg/kg/dia); em caso de crises refratárias, adicionar nitrazepam (começar com um quarto por dia e aumentar se necessário). Outras opções incluem valproato, piridoxina em altas doses, lamotrigina e topiramato.

Apesar de o mecanismo de ação dos corticosteroides permanecer desconhecido, sua eficácia já foi comprovada. Deve ser considerado o uso do ACTH em altas doses como opção importante no tratamento da síndrome de West. Entretanto, hipertensão arterial, distúrbios hidroeletrolíticos, insuficiência adrenal, imunossupressão e osteoporose são efeitos adversos frequentemente observados durante a terapia com corticosteroides.

A evolução nem sempre é satisfatória e pode incluir distúrbios cognitivos, comprometimento da linguagem, hipercinesia e traços autísticos. Outras síndromes epilépticas podem seguir-se à síndrome de West, como a síndrome de Lennox-Gastaut.

Síndrome de Lennox-Gastaut

Ocorre a partir do segundo ou terceiro ano de vida e cursa com crises multiformes: tônicas, mioclônicas, tônico-clônicas generalizadas, parciais, ausências atípicas e crises de queda súbita ao solo (*drop-attacks*). O EEG mostra complexos espícula onda-lenta generalizados <2,5Hz (Figuras 17.8 e 17.9). O paciente geralmente apresenta atraso do desenvolvimento neuropsicomotor.

As crises costumam ser refratárias e politerapia é necessária. Valproato é uma opção, assim como benzodiazepínicos (clonazepam ou clobazam). Lamotrigina ou topiramato também podem ser utilizados. Fenitoína e carbamazepina podem provocar mioclonias em pacientes com síndrome de Lennox-Gastaut.

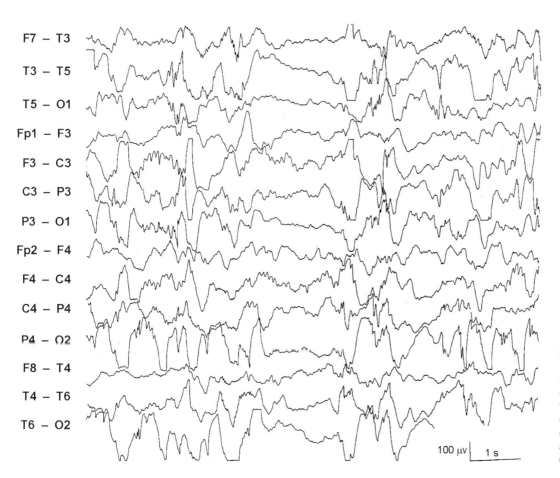

Figura 17.6 ▷ Síndrome de West: hipsarritmia. EEG mostrando ondas lentas de alta amplitude intercaladas com ondas agudas multifocais e trecho com atenuação difusa da voltagem (surto-supressão).

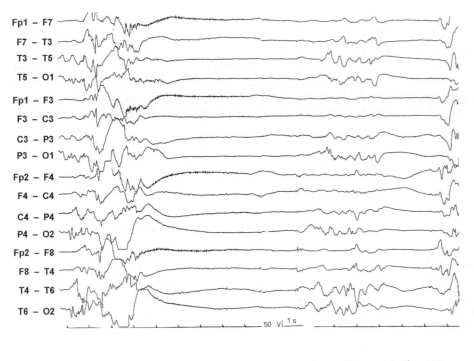

Figura 17.7 ▷ Espasmo ictal. EEG mostrando ondas agudas seguidas por atenuação difusa da voltagem por aproximadamente 13 segundos.

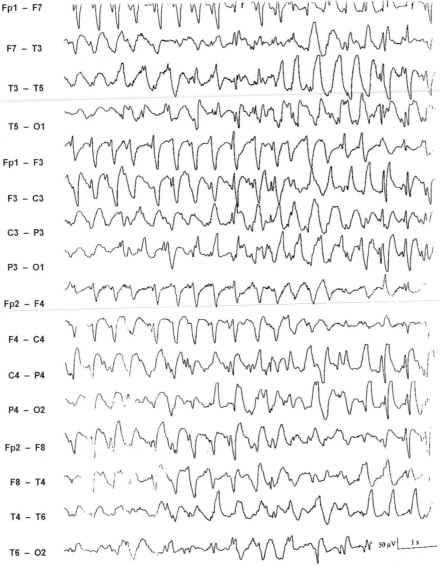

Figura 17.8 ▷ Síndrome de Lennox-Gastaut. EEG mostrando complexos espícula-onda lenta generalizados com frequência < 2,5Hz.

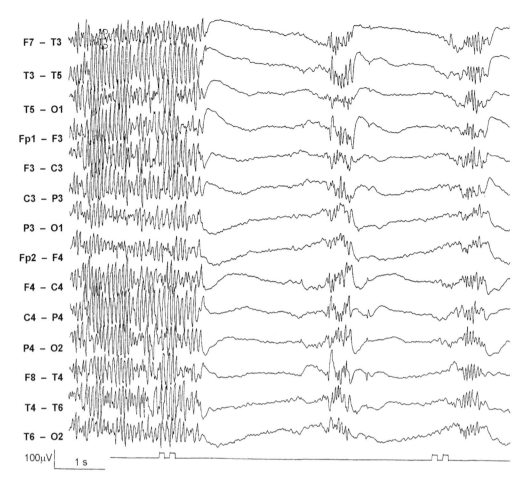

Figura 17.9 ▷ Síndrome de Lennox-Gastaut: ritmo recrutante. EEG mostrando poliespículas generalizadas de alta amplitude.

Epilepsia mioclônica grave do lactente (síndrome de Dravet)

Caracteriza-se pela ocorrência de crise febril no primeiro ano de vida em criança previamente saudável. Crises afebris tônico-clônicas generalizadas ou clônicas unilaterais também podem ocorrer, geralmente, no contexto de vacinação ou episódio infeccioso. No segundo ou terceiro ano de vida iniciam-se mioclonias, ausências atípicas e crises parciais.

Observa-se fotossensibilidade marcante, entretanto nem sempre este fenômeno é constante durante o curso da doença. Algumas crianças conseguem desencadear crises de ausência ao olhar para o sol.

Sensibilidade extrema à febre também é observada. Em alguns pacientes, as crises podem ser desencadeadas pela imersão em água quente.

Acredita-se que haja um espectro clínico das epilepsias secundárias às alterações nos canais de sódio (sendo SCN1A a principal mutação), incluindo epilepsia mioclônico-astática, síndrome de Dravet e GEFS+ (*generalized epilepsy and febrile seizure plus*).

O prognóstico geralmente é desfavorável, com crises refratárias e deterioração neuropsicomotora.

Epilepsia mioclônico-astática (síndrome de Doose)

Síndrome epiléptica generalizada caracterizada por crises multiformes, incluindo mioclonias, crises astáticas, ausências, crises tônico-clônicas generalizadas e crises tônicas, inicia-se entre 18 e 60 meses de idade.

Crises mioclônicas e mioclônico-astáticas ocorrem em todas as crianças. Convulsão febril pode preceder a ocorrência de crises afebris. Acredita-se que a epilepsia mioclônico-astática faça parte do espectro das crises secundárias às alterações nos canais de sódio.

O prognóstico muitas vezes é reservado, com crises refratárias e deterioração neurológica. Entretanto, é possível individualizar um segundo subgrupo com evolução favorável e bom controle das crises.

CRISE FEBRIL

Crise febril (CF) é evento próprio da infância. Caracteriza-se por crise epiléptica em vigência de febre na ausência de infecção intracraniana ou outra causa neurológica definida. São excluídas da definição aquelas crianças que tiveram crises afebris previamente. CF deve ser distinguida de epilepsia, que se caracteriza por crises afebris recorrentes (Consensus Statement on Febrile Seizures).

Afeta aproximadamente 5% das crianças entre 6 meses e 5 anos de idade, com leve predomínio no sexo masculino. A etiologia provavelmente é genética. Acredita-se que a temperatura elevada seja o fator desencadeante da crise epiléptica, pois, apesar de a febre estar associada a várias mudanças fisiológicas, a redução da temperatura corporal é uma medida eficaz na prevenção das crises febris.

A CF pode ser classificada como simples ou complicada (complexa). CF simples representa de 70% a 75% dos episódios de CF e caracteriza-se por crise tônico-clônica generalizada com duração inferior a 15 minutos, sem recorrência em 24 horas. CF complicada representa de 20% a 25% dos episódios de CF e deve apresentar pelo menos uma das características: crise epiléptica parcial e/ou duração maior do que 15 minuto ou recorrência em 24 horas.

O prognóstico da CF é favorável. A avaliação prospectiva de crianças com CF até a idade de 7 anos mostrou ausência de óbitos ou sequelas motoras permanentes. Também não houve maior risco de prejuízo intelectual. Déficits cognitivos são detectados apenas nas crianças que já apresentavam comprometimento neurológico prévio à CF.

As únicas complicações associadas à CF são recorrência das crises ou, raramente, epilepsia posterior.

Recorrência da CF

Aproximadamente um terço dos pacientes apresentará um segundo episódio de CF e apenas 9% das crianças terão três ou mais episódios. Os fatores de risco para recorrência são: (a) idade < 18 meses, (b) história familiar de crises (com febre ou sem febre), (c) duração da febre < 1 hora e (d) febre baixa.

Epilepsia posterior

O prognóstico da CF é excelente. A chance de apresentar epilepsia no futuro é de apenas 2%, se não houver fator de risco. Entretanto, esse número pode variar conforme a presença de mais de um fator de risco para epilepsia.

Os fatores de risco para epilepsia futura são: (a) história familiar de epilepsia, (b) CF complicada e (c) alteração do exame neurológico.

Se nenhum fator de risco estiver presente, o risco é de 2%. Cada fator de risco aumenta em 5% a chance de a criança apresentar epilepsia. Crianças com dois ou mais fatores de risco apresentam risco de 15%.

Tratamento

O tratamento da CF deve ser considerado sempre que houver algum fator de risco para recorrência das crises. Além disso, é importante lembrar que o tratamento da CF não previne a ocorrência de epilepsia.

Apesar de o fenobarbital e o valproato serem eficazes na prevenção da recorrência de CF, seus efeitos colaterais desencorajam seu uso. A melhor opção aceitável atualmente é a profilaxia intermitente com benzodiazepínicos. Recomenda-se o uso de diazepam na dose de 0,5 a 1mg/kg/dia, somente quando houver febre, até 24 horas afebril (geralmente meio comprimido de 10mg a cada 12 horas).

Entretanto, quando a duração da febre até a CF for muito curta, não há tempo suficiente para a família reconhecer a febre e medicar a criança antes que ocorra a crise. Nesses casos, a profilaxia contínua com valproato pode ser considerada (15mg/kg/dia, divididos em duas ou três doses, por 1 ano).

EPILEPSIA E MALFORMAÇÕES DO DESENVOLVIMENTO CORTICAL

Como comentado na Introdução, recentes progressos decorrentes de avanços tecnológicos promoveram melhor visualização de estruturas cerebrais e facilitaram a identificação de vários quadros antes mal definidos. Desse modo, inúmeras entidades passaram a ser delineadas e mais bem compreendidas. Essas entidades são primordialmente as malformações do desenvolvimento cortical. Introduziremos o assunto abordando inicialmente a formação cortical e, em seguida, apresentaremos as malformações correspondentes.

Formação cortical

Existem três etapas básicas durante a formação do córtex normal. A primeira delas é a de *proliferação e diferenciação neuronal*, que se inicia por volta da quinta semana de gestação e vai até aproximadamente a vigésima semana da vida intrauterina. A célula primordial germinativa multiplica-se e diferencia-se, dando origem a células de diferentes linhagens, a neuronal e a glial. Uma regra geral do SNC em desenvolvimento é que as células são geradas em locais diferentes daqueles em que residirão no cérebro maduro. O processo de mudança de localização é denominado *migração neuronal*, sendo esta a segunda etapa da formação cortical.

Nas primeiras 4 semanas de gestação forma-se o tubo neural. Entre a quinta e sexta semana de gestação, a proliferação celular determina a presença de duas lâminas (ou camadas) justapostas: uma interna, subependimária ou subventricular, densamente celularizada, e outra externa, acelular. A camada germinativa (ou matriz germinativa) constitui a lâmina interna e consiste em células primordiais indiferenciadas. A partir da sexta e sétima semanas de vida embrionária, os neurônios jovens, ou neuroblastos, iniciam o processo migratório em direção à segunda lâmina, ou lâmina cortical, que será progressivamente preenchida. No final da migração neuronal, a lâmina externa (córtex cerebral) estará densamente celularizada, enquanto a lâmina interna, periventricular, estará praticamente acelular.

Com o início do processo migratório delineiam-se progressivamente quatro camadas ou zonas embriogênicas: a *subventricular ou subependimária*, como já comentado, onde se aloja a matriz germinativa; a zona *intermediária*, que passa a se desenvolver entre as duas lâminas iniciais e pela qual os neuroblastos se movem em direção centrífuga, desenvolvendo os axônios; a zona *cortical*, que passará a alojar os corpos neuronais; e a zona *marginal*, mais externa, que será a camada granular subpial.

Os neuroblastos usam células gliais orientadas radialmente para migrar, formando juntos a chamada unidade radial. Assim, eles migram aderidos a processos gliais que também passam a ocupar a zona intermediária, estendendo-se da zona proliferativa ou subventricular até o manto cortical. A hipótese da unidade radial propõe que a zona ventricular consiste em unidades proliferativas que constituem um protomapa das futuras áreas citoarquitetônicas. Em outras palavras, a migração neuronal é orientada espacialmente, existindo correlação entre o local de nascimento de uma célula e seu destino final. O conjunto de corpos neuronais formará a substância cinzenta, e o conjunto dos prolongamentos (axônios), a substância branca.

A terceira etapa da formação do córtex é constituída pela *organização cortical* e caracteriza-se pela disposição dos neuroblastos em seis camadas corticais. Os neurônios mais precoces são as células de Cajal-Retzius, que ocuparão a zona marginal e desaparecerão no fim da vida fetal. Essa camada estabelece o limite externo do córtex cerebral. O limite interno do córtex em formação será delimitado por uma zona sublaminar, ou camada 7, que também desaparecerá no fim da vida fetal.

Os neuroblastos que chegam ao córtex após o posicionamento das células transitórias anteriormente referidas serão os responsáveis pela formação das seis camadas do neocórtex. Experimentos autorradiográficos mostraram que os primeiros neurônios a chegar ao córtex alojam-se nas camadas mais profundas, enquanto neurônios subsequentes ocuparão posições progressivamente mais superficiais. Assim, as camadas corticais são formadas segundo o padrão *inside-out*. A exceção é a zona marginal, posteriormente zona granular subpial, cujas células transitórias já se assentaram precocemente. Essa é a primeira camada cortical, também chamada de camada molecular, pois geralmente é desprovida de neurônios. As demais camadas, assim, serão progressivamente ocupadas por células que chegam em sucessivas ondas neuronais, obedecendo ao padrão *inside-out*, sendo a camada VI a mais profunda e a II, a camada mais superficial que contém neurônios.

A maior parte da migração dos neuroblastos para o córtex cerebral ocorre até a 24ª semana de gestação, embora possa persistir até os primeiros meses de vida pós-natal.

Malformações do desenvolvimento cortical (MDC)

Consideramos a classificação proposta por Barkovich e cols. (2005), fundamentada nos três eventos embriológicos fundamentais para a formação cortical: (a) *proliferação e diferenciação* celular; (b) *migração* neuronal e (c) *organização* cortical (Figura 17.10).

Displasia cortical focal

Displasia cortical focal (DCF) é caracterizada por desorganização focal da laminação cortical, associada a neurônios bizarros (neurônios displásicos) e células com volume aumentado e citoplasma eosinofílico (células em balão). Podem ser evidenciadas por exames de neuroimagem como áreas de espessamento cortical, borramento entre a substância branca e a cinzenta, atrofia focal e sinal hiperintenso nas sequências T2/FLAIR. Sua etiologia ainda não foi esclarecida, e, apesar de não haver casos familiares de DCF descritos na literatura, esse tipo de MDC pode estar associado a síndromes genéticas, como, por exemplo, esclerose tuberosa.

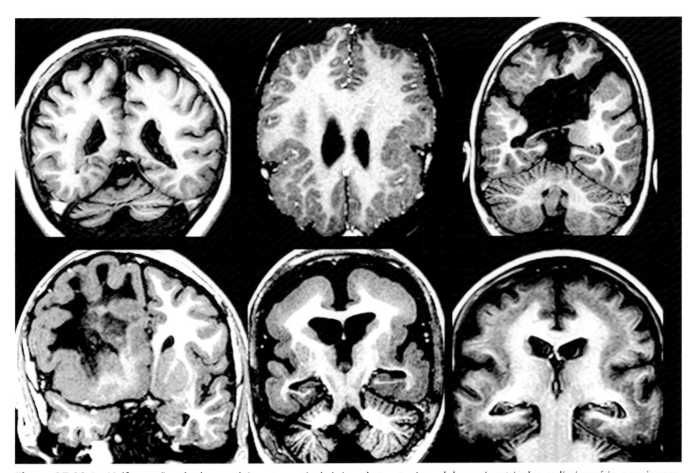

Figura 17.10 ▷ Malformações do desenvolvimento cortical. Acima: heterotopia nodular periventricular, polimicrogíria, esquizencefalia. Abaixo: hemimegalencefalia, lissencefalia, heterotopia subcortical laminar (córtex duplo).

A DCF é dividida em dois subtipos: DCF tipo I, que apresenta desarranjo cortical e neurônios imaturos, mas não neurônios displásicos ou células em balão; e DCF tipo II, que apresenta neurônios displásicos sem células em balão (tipo IIa) e neurônios displásicos com células em balão (tipo IIb ou tipo Taylor). Essas lesões displásicas apresentam epileptogenicidade intrínseca e os pacientes são neurologicamente normais, exceto por apresentarem epilepsia parcial refratária. O EEG costuma mostrar descargas epileptiformes rítmicas (Figura 17.11) no local da lesão displásica.

Hemimegalencefalia

Hemimegalencefalia representa a MDC que acomete um hemisfério cerebral. Ela é visualizada nos exames de neuroimagem como hipertrofia hemisférica, muitas vezes associada à dilatação ventricular. Além do aumento de volume hemisférico, podem ser encontradas áreas de paquigíria, polimicrogíria, heterotopia e gliose da substância branca subjacente. Sua etiologia ainda não foi definida, mas pode estar associada a síndromes neurocutâneas, como neurofibromatose tipo I e hipomelanose de Ito.

Clinicamente, os pacientes apresentam epilepsia de difícil controle desde os primeiros meses de vida, associada a retardo do desenvolvimento neuropsicomotor, com déficit motor contralateral à lesão displásica. Apesar de um dos hemisférios ser sadio, o "bombardeamento" contínuo por descargas epilépticas provenientes do hemisfério doente pode provocar disfunção cerebral bilateral.

Heterotopia nodular periventricular

Heterotopia nodular periventricular é caracterizada por agrupamentos de neurônios heterotópicos próximos à matriz germinal, na região periventricular. Constitui-se de neurônios maduros e células da glia, sem organização laminar definida, formando massas com protrusão para a luz ventricular. Caracteriza-se, na maioria das vezes, por nódulos periventriculares distribuídos de maneira simétrica por toda a parede ventricular, bilateralmente. Ocorre geralmente em famílias, e predomina no sexo feminino. Seu padrão de herança já foi determinado com sendo ligada ao X, como mutação no gene *filamina 1*.

Heterotopia nodular unilateral

Heterotopia nodular unilateral caracteriza-se por nódulos de substância cinzenta heterotópica, que podem variar em número e tamanho, geralmente na região peritrigonal posterior (zona de fronteira vascular), podendo estender-se em direção à substância branca, envolvendo o neocórtex adjacente. Não está associada a história familiar ou predomínio sexual, mas sim a eventos pré-natais que possam provocar lesão tecidual por falha perfusional nas zonas de fronteira vascular.

Lisencefalia (ou complexo agíria/paquigíria) e heterotopia laminar subcortical (ou duplo córtex)

Lisencefalia e heterotopia laminar subcortical (HLS) representam extremos dentro do espectro de uma mesma entidade.

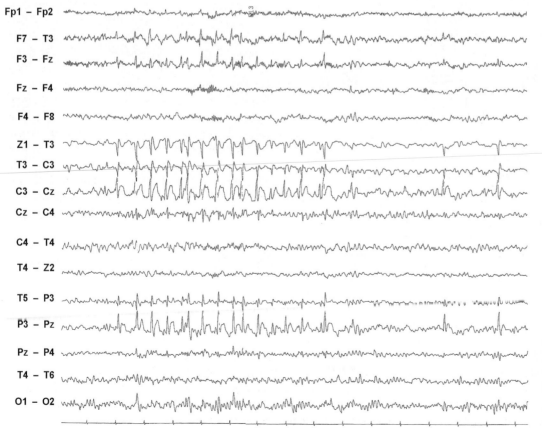

Figura 17.11 ▷ Atividade epileptiforme rítmica. EEG mostrando ondas agudas muito frequentes em região frontocentroparietal esquerda em paciente com displasia cortical focal.

Na lissencefalia, o cérebro apresenta número reduzido de sulcos e giros, o que resulta em sulcos rasos e giros grandes com córtex espessado. Existem vários graus de lissencefalia, desde formas leves, em que o número de sulcos e giros, apesar de diminuído, permite que o paciente apresente função cognitiva e motora compatível com vida independente, desde que supervisionada, até formas extremamente graves, com ausência completa de sulcos e giros, em que o paciente praticamente não faz contato com o meio.

A etiologia da lissencefalia já foi identificada em alguns casos como resultado de mutação genética envolvendo os genes *LIS 1* ou *DCX*. Mutação no gene *LIS1* provoca lissencefalia com predomínio nas regiões posteriores do cérebro. Nos casos em que a mutação ocorre no gene *DCX* (com herança ligada ao X) há predomínio nas regiões anteriores do cérebro. Como a mutação *DCX* acomete o cromossomo X, as mulheres apresentam a forma mais leve da doença e os homens apresentam quadro mais grave, ou seja, a lissencefalia (agíria/paquigíria) propriamente dita.

A HLS caracteriza-se pela ocorrência de neurônios heterotópicos, dispostos na forma de banda contínua, ou semicontínua, abaixo do manto cortical, produzindo a aparência de um córtex duplo. Muitos casos estão associados a mutações nos genes *LIS1* ou *DCX*.

Clinicamente caracteriza-se por epilepsia e déficit cognitivo em graus variados, proporcional à espessura da banda. Quanto maior a banda heterotópica, mais grave será o comprometimento neurológico.

Polimicrogíria

Polimicrogíria é uma anomalia do desenvolvimento cortical em que os neurônios atingem o córtex cerebral, mas estão distribuídos de maneira anormal, resultando na formação de múltiplos giros pequenos. Duas formas de polimicrogíria são reconhecidas, uma em que existe estratificação em camadas e outra sem essa estratificação, sendo a mais comum a estratificada em quatro camadas.

Clinicamente, as polimicrogírias podem estar associadas a déficit focal variável, conforme a área cortical envolvida. Alguns pacientes podem ser praticamente assintomáticos. Uma das formas clássicas de polimicrogíria consiste no envolvimento bilateral da região perissylviana, produzindo quadro pseudobulbar e distúrbios da fala. Epilepsia ocorre em menos de 50% desses pacientes.

A forma familial da polimicrogíria perissylviana bilateral tem dois *loci* candidatos mapeados, um no cromossomo Xq27 e outro no cromossomo Xq28.

Esquizencefalia

Esquizencefalia é caracterizada por uma fenda que comunica a superfície cortical com a luz ventricular. Em suas bordas existe tecido cortical anormal (polimicrogíria). Quando suas bordas estão justapostas, denomina-se esquizencefalia de lábios fechados; quando suas bordas estão afastadas, denomina-se esquizencefalia de lábios abertos.

A etiologia das esquizencefalias ainda não foi totalmente esclarecida. Acredita-se que um insulto vascular durante o desenvolvimento cortical pode provocar o aparecimento dessa MDC. Barkovich e Kjos (1992) sugerem que lesão cortical superficial resultará em polimicrogíria, sem invaginação cortical, e uma lesão mais grave que se estende profundamente no hemisfério e destrói completamente as fibras radiais gliais resultará em esquizencefalia. Destruição parcial das fibras radiais gliais resultará em invaginamento cortical e polimicrogíria.

Entretanto, estudos moleculares de casos com incidência familiar demonstraram a presença de alterações no gene *homeobox EMX2*.

O quadro clínico de pacientes com esquizencefalia pode ser variado, e muitas vezes observa-se déficit motor focal contralateral à lesão, além de epilepsia.

Aspectos clínicos das malformações do desenvolvimento cortical

Epilepsia é frequentemente associada às MDC.

As displasias corticais focais são as MDC que mais se associam a epilepsias refratárias, e isso se explica pela epileptogenicidade intrínseca que essas lesões apresentam. Em estudo por nós realizado observamos que 100% dos pacientes com displasia cortical focal têm epilepsia, sendo a maioria de difícil controle. A hemimegalencefalia também tem curso semelhante, e isso se deve ao tecido displásico que o hemisfério acometido apresenta.

Os distúrbios de migração neuronal apresentam quadro clínico variável tanto em relação à cognição quanto em relação à epilepsia. A gravidade das manifestações clínicas depende da extensão e da localização desses distúrbios. Assim, uma estreita faixa de heterotopia em banda poderá ser assintomática, enquanto o extremo dessa anormalidade, que é a lissencefalia, sempre cursará com deficiência mental profunda e epilepsia intratável.

Em nossos trabalhos realizados na Unicamp, epilepsia foi menos frequente e mais facilmente controlada em pacientes com polimicrogíria e esquizencefalia, quando esse grupo foi comparado com outros dois grupos: um, composto por pacientes portadores de malformações decorrentes de distúrbios de proliferação e diferenciação neuronal, e o segundo grupo, composto por pacientes portadores de distúrbios de migração neuronal. Esses achados estão de acordo com a literatura, na qual 57% a 87% dos pacientes com MDC secundária à organização cortical anormal apresentavam epilepsia. O espectro da epilepsia pode ser variado, mas a maioria obtém bom controle das crises.

Pacientes com lesões difusas (hemimegalencefalia e agíria-paquigíria) apresentam mais frequentemente síndromes epilépticas secundariamente generalizadas (síndrome de West e SLG). Entretanto, pacientes com lesões focais também podem apresentar síndrome epiléptica secundariamente generalizada, principalmente quando as crises se iniciam antes dos 6 anos de idade.

Um de nossos pacientes apresentou sua primeira manifestação epiléptica aos 5 meses de idade, caracterizada por espasmos em flexão. Foi diagnosticada síndrome de West e iniciada terapia com as medicações antiepilépticas de rotina. Essa criança ficou livre de crises poucas semanas após o início da medicação e manteve desenvolvimento neuropsicomotor absolutamente normal, inclusive apresentando bom rendimento escolar. Aos 9 anos de idade voltou a ter crises epilépticas, caracterizadas por movimentos clônicos do braço esquerdo, seguidos por perda da consciência e generalização secundária. A RM, realizada aos 10 anos de idade, mostrou a presença de displasia cortical focal na região pré-frontal direita. Esse caso ilustra não só a estreita relação entre idade e tipo de crise e síndrome epiléptica, mas também o melhor prognóstico dos pacientes com síndrome de West secundária a lesão focal (em que a maioria do SNC apresenta-se normal), quando os espasmos são controlados precocemente.

QUALIDADE DE VIDA NA INFÂNCIA E ADOLESCÊNCIA

Como a maior parte das crianças e adolescentes portadores de epilepsia apresenta cognição normal, há sempre grande preocupação com a qualidade de vida desses indivíduos. Qualidade de vida, segundo a Organização Mundial de Saúde, refere-se à percepção individual do bem-estar físico, mental e social. A meta do tratamento médico, diante da perspectiva de qualidade de vida, não apenas visa proporcionar o controle das crises epilépticas, mas também manter a boa condição física, mental e social. Para atingir esse objetivo, devem ser levados em consideração os possíveis efeitos colaterais dos agentes antiepilépticos que, eventualmente, possam interferir com a vida do paciente. Queixas como sedação, alteração cognitiva, distúrbios gastrointestinais e outras possíveis intercorrências devem ser monitoradas de perto e devem alertar o médico para a necessidade de diminuição da dose ou troca do medicamento.

A condição intelectual em pacientes com epilepsia reflete uma série de fatores, entre eles, fatores genéticos, ambientais, tipo de epilepsia, gravidade do distúrbio e o tratamento instituído. Há sempre a questão se as funções intelectuais de pessoas com epilepsia pioram com o tempo ou se as crises epilépticas causam prejuízo ou deterioração mental. Sabe-se que, de modo geral, a epilepsia benigna e idiopática não causa deterioração mental e a função intelectual é preservada na maioria dos pacientes. Um pequeno grupo de pacientes com epilepsias sintomáticas, porém, pode apresentar deficiência ou deterioração mental, o que está relacionado com a etiologia.

A competência intelectual também é influenciada por fatores psicossociais, principalmente no tocante ao desempenho escolar. A baixa expectativa de pais e professores em relação às crianças com epilepsia pode colaborar para um desempenho inferior ao possível potencial inato. Pode haver inclusive rejeição por parte dos pais e professores, o que repercute em baixa autoestima, causando problemas emocionais e limitando a capacidade de aprendizagem.

Em trabalho desenvolvido em nosso meio, demonstrou-se a importância de fatores socioculturais e comportamentais no funcionamento da criança com epilepsia. As reações negativas dos pais ante a epilepsia causam superproteção e falta de limites, além de transformar seus filhos em crianças inseguras. Tudo isso acaba repercutindo no aprendizado e a

consequência é o desempenho acadêmico deficitário. Assim, escolaridade e cognição devem ser colocadas dentro de um amplo contexto que engloba o potencial intelectual de cada um, o tipo de epilepsia, os fatores psicossociais envolvidos e o tratamento medicamentoso administrado para cada paciente.

ESPORTE E CRIANÇAS

Todos os esforços devem ser envidados na tentativa de que a criança ou adolescente com epilepsia desfrute de uma vida o mais normal possível. Dentro dessa perspectiva, a prática esportiva desempenha papel fundamental, pois promove uma vida saudável e pode ser vista como um aspecto importante na integração social do paciente.

A atividade física produz benefícios físicos e psicológicos. Quanto ao físico, o aumento da capacidade aeróbica, do trabalho cardíaco e da massa corpórea é uma das vantagens facilmente mensuráveis. Os benefícios psicológicos, entretanto, talvez sejam os maiores, pois a prática esportiva pode proporcionar aos pacientes com epilepsia: ganho de autoestima e autoconfiança; maior convívio social e noção de trabalho em equipe; senso de controle sobre a doença; redução da ansiedade, da depressão e do estigma; além de regularização do sono.

São indiscutíveis os benefícios físicos e psicológicos do esporte para qualquer indivíduo, principalmente para aqueles em formação. Seguem-se as recomendações da Liga Internacional Contra a Epilepsia de 1997:

- A criança deve ser autorizada a participar de todos os esportes e atividades extracurriculares da escola. Atividade física regular não precipita crises.
- Se a criança fica incontinente durante a crise, deve haver uma troca de roupa na escola.
- Qualquer criança envolvida em esportes aquáticos deve ser mantida sob o olhar cuidadoso de um nadador profissional, não só as epilépticas. O uso de um colete salva-vidas é prudente. Fatores importantes incluem a idade da criança, a frequência das crises e a qualidade da supervisão.
- Atividades que envolvem altura, como subir em árvores, exigem bom senso mesmo que a criança não tenha epilepsia.
- Esportes sobre rodas (bicicleta, *skate*, patins) exigem equipamento de segurança (capacete, joelheira, cotoveleira) para qualquer criança, e as ruas movimentadas devem ser sempre evitadas. Se as crises não estão bem controladas ou o diagnóstico é recente, essas atividades devem ser limitadas inicialmente.
- Os efeitos de exercícios extenuantes (corridas de longa distância, enduros) raramente aumentam o risco de crises. Além disso, durante o treinamento, antes da competição, o indivíduo pode ter seu risco específico avaliado.
- O traumatismo de crânio dos esportes de contato só precipita crise muito raramente.
- Paraquedismo e mergulho talvez estejam entre as poucas atividades que devem ser evitadas.

CAPÍTULO 17 ▷ Epilepsia na Infância

271

Quadro 17.2 ▷ Investigação

Tipo de exame	Indicação
Punção de líquor	Deve ser realizado com menos de 12 meses de idade Entre 12 e 18 meses de idade, deve ser considerado porque os sintomas de meningite podem ser sutis nessa faixa etária Acima de 18 meses, deve ser considerado se houver sintoma sugestivo de meningite Se a criança estiver em uso de antibiótico, lembrar que os sintomas de meningite podem ser mascarados e a punção de líquor deve ser considerada
EEG	Não precisa ser realizado na investigação da criança com exame neurológico e convulsão febril simples
Investigação laboratorial	Sódio, potássio, magnésio, cálcio, hemograma e glicemia não precisam ser obrigatoriamente realizados Deve ser realizada conforme o quadro clínico da criança
Neuroimagem	Não deve ser realizada em pacientes com crise febril simples

Modificado de American Academy of Pediatrics Committee on Quality Improvement, Subcommittee on Febrile Seizures. Practice Parameter: Long-term treatment of the child with simple febrile seizures. Pediatrics 1999.

Quadro 17.3 ▷ Agentes antiepilépticos na infância (utilizar a mínima dose eficaz até a máxima dose tolerada)

Carbamazepina (5mL = 100mg; comprimido de 200 e 400mg) – 10 a 20mg/kg/dia. Dividir a dose em duas ou três tomadas ao dia

Fenitoína (5mL = 100mg; comprimidos de 100mg) – 5 a 10mg/kg/dia. Dividir a dose em duas tomadas ao dia

Fenobarbital (1 gota = 1mg, comprimidos de 50 e 100mg) – 3 a 5mg/kg/dia. Pode ser tomado em uma ou duas vezes ao dia

Valproato (Depakene® 5mL = 250mg; Valpakine® 1mL = 200mg; comprimidos de 200, 250, 300 e 500mg) – 15 a 60mg/kg/dia. Dividir a dose em duas ou três tomadas ao dia

Topiramato (comprimidos de 25, 50 e 100mg) – até 15mg/kg/dia. Dividir a dose em duas tomadas ao dia

Lamotrigina (comprimidos de 25, 50 e 100mg) – até 15mg/kg/dia (se junto com valproato só até 5mg/kg/dia). Aumentar apenas 1mg/kg a cada 15 dias para evitar *rash* cutâneo. Dividir a dose em duas tomadas ao dia

Vigabatrina (comprimido de 500mg) – até 150mg/kg/dia. Pode ser tomada uma vez ao dia

Clobazam (comprimidos de 10 e 20mg) – até dose máxima tolerada; em crianças começar com 5mg e aumentar lentamente. Dividir a dose em duas tomadas ao dia

Clonazepam (gotas 1mL = 2,5mg; comprimidos de 0,5 e 2mg) – até dose máxima tolerada; em crianças usar preferencialmente gotas. Começar com uma ou duas gotas e aumentar lentamente. Dividir a dose em duas tomadas ao dia

Nitrazepam (comprimidos de 5mg) – até dose máxima tolerada. Começar com um quarto (crianças < 10kg) ou metade (crianças > 10kg). Dividir a dose em duas tomadas ao dia

REFERÊNCIAS

1. American Academy of Pediatrics Committee on Quality Improvement, Subcommittee on Febrile Seizures. Practice Parameter: Long-term treatment of the child with simple febrile seizures. Pediatrics 1999; 103: 1307-9.

2. Avanzini G, Franceschetti S, Sancini G. Physiological properties of immature neocortical neurons relevant to pathophysiology of infantile epileptic encephalopathies. Epilepsy Res 1996; Suppl 12: 53-61.

3. Barkovich AJ, Kuzniecky RI, Jackson GD, Guerrini R, Dobyns WB. A developmental and genetic classification for malformations of cortical development. Neurology 2005; 65(12):1873-87.

4. Capovilla G, Beccaria F. Benign partial epilepsy in infancy and early childhood with vertex spikes and waves during sleep: a new epileptic form. Brain Dev 2000; 22(2):93-8.

5. Capovilla G, Vigevano F. Benign idiopathic partial epilepsies in infancy. J Child Neurol 2001; 16(12):874-81.

6. Consensus Statement on Febrile Seizures. Pediatrics 1980; 66:1009-12.

7. Chugani HT, Shields WD, Shermon DA, Olson DM, Phelps ME, Peacock WJ. Infantile spasms. I. PET identifies cotical dysgenesis in cryptogenic cases for surgical treatment. Ann Neurol 1990; 27:406-13.

8. Dobyns WB, Andermann E, Andermann F et al. X-linked malformations of neuronal migration. Neurology 1996; 47:331-9.

9. Fejerman N, Caraballo RH (eds.) Benign focal epilepsies in infancy, childhood and adolescence. Montrouge, France: John Libbey Eurotext, 2007.

10. Guerreiro CAM, Guerreiro MM. Epilepsia: o paciente otimamente controlado. São Paulo: Lemos, 1999.

11. Guerreiro CAM, Guerreiro MM, Cendes F, Lopes-Cendes I. Epilepsia. São Paulo: Lemos, 2000.

12. Guerreiro MM, Andermann E, Guerrini R et al. Familial perisylvian polymicrogyria: a new familial syndrome of cortical maldevelopment. Ann Neurol 2000; 48:39-48.

13. Knudsen FU. Intermitent diazepam prophylaxis in febrile convulsions. Acta Neurol Scand 1991; 83 (Suppl):1-24.

14. Kuzniecky R, Andermann F, Guerrini R and the CBPS Multicenter Collaborative Study. The epileptic spectrum in the congenital bilateral perisylvian syndrome. Neurology 1994; 44:379-85.

15. Mackay MT, Weiss SK, Adams-Webber T et al. Practice parameter: medical treatment of infantile spasms: report of the American Academy of Neurology and the Child Neurology Society. Neurology 2004; 62(10):1668-81.

16. Montenegro MA, Guerreiro MM, Lopes-Cendes I, Guerreiro CAM, Cendes F. Interrelationship of genetics and prenatal injury in the genesis of malformations of cortical development. Archives of Neurology 2002; 59(7):1147-53.

17. Nelson KB, Ellenberg JH. Predictors of epilepsy in children who have experienced febrile seizures. N Engl J Med 1976; 295:1029-33.

18. Palmini A, Gambardella A, Andermann F et al. Intrinsec epileptogenicity of human dysplastic cortex as suggested by corticography and surgical results. Ann Neurol 1995; 37:476-87.

19. Rakic P. Guidance of neurons migrating to the fetal monkey neocortex. Brain Res 1971; 33(2):471-6.

20. Rakic P. Specification of cerebral cortical areas. Science 1988; 241:170-6.

21. Roger J, Bureau M, Dravet C, Genton P, Tassinari CA, Wolf P (eds.) Epileptic syndromes in infancy, childhood and adolescence. 4 Edition with Video. Montrouge, France: John Libbey Eurotext, 2005.

22. Santos NF, Secolin R, Brandão-Almeida IL et al. A new candidate locus for bilateral perisylvian polymicrogyria mapped on chromosome Xq27. Am J Med Genet 2008; 146A(9):1151-7.

23. Souza EAP, Nista CR, Scotoni AE, Guerreiro MM. Sentimentos e reações de pais de crianças epilépticas. Arq Neuropsiquiatr 1998; 56:39-44.

24. Taylor DC, Falconer MA, Bruton CJ, Corsellis JAN. Focal dysplasia of the cerebral cortex in epilepsy. J Neurol Neurosurg Psychiat 1971; 34: 369-87.

18

Crises Convulsivas Febris

Marli Marra de Andrade ▪ Rodrigo Carneiro de Campos

INTRODUÇÃO

Causa mais comum de convulsão na criança jovem, a crise febril (CF) é definida como convulsão associada à febre com temperatura acima de 38°C, sem evidência de infecção intracraniana ou de doença neurológica aguda. Estão excluídas crises na vigência de febre em crianças que já tenham apresentado convulsão afebril de qualquer tipo, inclusive convulsão neonatal e anormalidades metabólicas agudas sistêmicas que podem provocar convulsões. No entanto, não há definição quanto às crises sintomáticas agudas, como nos distúrbios hidroeletrolíticos (DHEL) e intoxicações medicamentosas.

INCIDÊNCIA

A CF é uma das convulsões mais frequentes na infância, ocorrendo em 2% a 5% das crianças com menos de 6 anos de idade (Verity e Ross, 1985), podendo chegar a 15% em algumas populações. Noventa por cento dos casos ocorrem antes dos 3 anos de idade, 4% antes dos 6 meses e 6% após os 6 anos (Shorvon, 1996).

A maioria dos casos de convulsões febris prolongadas ocorre nos primeiros 18 meses de idade, especialmente antes dos 12 ou 13 meses. Depois dos 2 anos de idade, o risco de *status epilepticus* é muito baixo (Aicardi e Chevrie 1983).

ETIOLOGIA E PATOGÊNESE

Não se sabe como ou por que as convulsões ocorrem em resposta à febre, talvez porque a febre induza fatores pré-convulsivos, como a interleucina beta 1 em pacientes suscetíveis devido à fase do desenvolvimento cerebral e à suscetibilidade genética (Nakayama e cols., 2009; Heida e cols., 2009). Alguns canais de íons do cérebro são sensíveis à temperatura e podem gerar atividade neuronal sincronizada com o quadro febril (Shibasaki e cols., 2007; Thomas e cols., 1999).

As CF podem ocorrer durante infecções viróticas ou bacterianas. A incidência tem sido similar em infecções por influenza, adenovírus e parainfluenza (6% a 18%) e menos frequente nas infecções pelo vírus respiratório sincicial e rotavírus (4% a 5%) (Chung). Outros estudos têm demonstrado alta taxa de CF nas infecções pelo herpes vírus humano com crises febris complexas e recorrentes (Hall e cols., 1994; Suga e cols., 2000).

Estudos sugerem a influência da imaturidade neurológica com período refratário menor e desequilíbrio entre as sinapses excitatórias e as inibitórias no cérebro imaturo. A predisposição genética para a CF é idade-dependente (Moshé e cols., 1983; Trommer).

Ainda não foi definido um modelo genético de herança. Foi descrita alta incidência de convulsão febril entre parentes de primeiro grau, variando de 17% a 31% (Aicardi, 1998). Existem vários *loci* genéticos em diferentes famílias, incluindo o braço do cromossomo 8q13-21 (FEB1 – Wallace), o cromossomo 19p (FEB2 – Johnson e cols., 1998), o cromossomo 2q23-24 (FEB3 – Peiffer e cols., 1999), o cromossomo 5q14-15 (FEB4 – Nakayama e cols., 2000, 2002), o cromossomo 6q22-q24 (FEB5 – Nabbout e cols., 2002), o cromossomo 21q22 (Hedera e cols., 2006) e possivelmente o cromossomo 18p11.2. (Nakayama e cols., 2004). Em geral, o caráter de transmissão é autossômico dominante, entretanto a suscetibilidade genética não tem sido identificada na maioria dos pacientes com convulsão febril.

A suscetibilidade para CF tem sido associada a alterações em neurotransmissores. A concentração do ácido gama-aminobutírico (GABA) no líquido cefalorraquidiano (LCR), um transmissor inibitório, está reduzida em uma série de crianças estudadas após a primeira ou a segunda CF (Loscher e cols., 1981), porém não confirmada em outros trabalhos (Knight e cols., 2002).

Outro fator que pode estar associado à patogênese, mas que ainda necessita confirmação, é o nível da ferritina. Em estudo prospectivo com 150 crianças foram observados níveis de 29,5μg/L em crianças com CF, em comparação com o grupo de controle com febre – 53,3μg/L, mas sem convulsão (Daoud e cols., 2002). Entretanto, estudos futuros ainda precisam ser realizados para confirmação.

Existe uma forte relação entre crianças com epilepsia benigna e ondas centrotemporais e CF (Kaytani e cols., 1992).

No caso das epilepsias de lobo temporal (ELT), alguns autores concluíram que há uma malformação hipocampal preexistente que atua como facilitadora de CF e contribui para o desenvolvimento de esclerose hipocampal subsequente, vista com muita frequência nos pacientes com ELT (Fernandez e cols., 1998). Entretanto, a malformação hipocampal não é consequência da CF.

A síndrome de epilepsia generalizada com convulsão febril *plus* (EGCF+) tem sido descrita. O fenótipo mais comum consiste em crianças que tiveram convulsão febril e que, apesar da CF típica inicial, continuaram tendo CF com mais de 6 anos de idade ou associadas a crises tônico-clônicas afebris ou outros tipos de convulsões (Scheffer e Berkovic, 1997). O quadro tem remissão na adolescência. Em geral, a herança é autossômica dominante. Membros da família que herdam essa mutação podem ter convulsões afebris (Scheffer e cols., 2007). A EGCF+ e a síndrome de Drave têm sido associadas à mutação do SCN1A, gene da subunidade alfa 1 do canal de sódio. A síndrome de Drave é uma síndrome epiléptica grave da infância com múltiplos tipos de convulsões, atraso no desenvolvimento neuropsicomotor e prognóstico sombrio (Sijben e Sithinamsuwan, 2009).

A febre é fator determinante da CF, porém alguns trabalhos demonstraram que a rápida elevação da temperatura não é responsável pela CF. Outros autores acreditam que o tempo entre o início da hipertermia e o aparecimento da crise seria um fator importante em razão do desenvolvimento de mecanismos de prevenção após os estágios iniciais do processo febril e dos distúrbios hidroeletrolíticos.

O grau da hipertermia, inicialmente caracterizado como fator determinante da CF por vários autores, não parece ter relação segundo o trabalho de Berg, assim como a etiologia do processo infeccioso também não tem correlação com a CF.

CLASSIFICAÇÃO

A CF pode ser classificada em simples ou complicada (complexa, atípica).

A crise simples se caracteriza por convulsão generalizada, clônica ou tônico-clônica bilateral, breve, durando menos de 15 minutos, não se repetindo nas primeiras 24 horas e não havendo sinais neurológicos focais no período pós-ictal. Não necessita hospitalização (Duchowny, 1993).

A crise complicada (complexa, atípica) é definida como convulsão parcial (complexa ou simples) e/ou com duração maior do que 15 minutos e/ou recorrência em 24 horas e/ou sinais neurológicos focais pós-ictais, como paralisia de Todd, estão associados a maior risco de epilepsia tardia na infância ou na adolescência (Annegers e cols., 1987), risco este maior do que 50% (Aicardi, 1998).Outros estudos ressaltam o maior aumento da possibilidade de convulsões parciais complexas como possível sequela de CF (French e cols., 1993).

FATORES DE RISCO DE RECORRÊNCIA DA CF

Os fatores de risco para recorrência da CF permanecem controversos, mas parece haver consenso de que incluem baixa idade (especialmente < 1 ano), história familiar de CF em parentes de primeiro grau, febre baixa no momento da CF e duração breve entre o início da febre e a crise convulsiva. Entre esses, a história familiar positiva é o fator preditivo mais importante (Berg e cols., 1992; Bethune e cols., 1993, Ferry e cols., 1993; Offringa e cols., 1994). Segundo Nelson e Ellenberg

(1978), a idade de início seria o fator preditivo mais potente. Crises complexas não têm sido associadas a fatores de recorrência (Pavlidou e cols., 2008).

Aproximadamente 50% das crianças com idade inferior a 1 ano no momento da primeira convulsão terão recorrência, comparadas a 30% daquelas com mais de 1 ano de idade (Berg e cols., 1997). Aquelas que tiveram a segunda CF têm risco 50% de uma nova convulsão. Em 5% dos casos, a segunda crise ocorre no período de 6 meses após a primeira, em 75%, após 1 ano, e em 90%, em 2 anos (Nelson e Ellenberg, 1978). A maioria das recorrências ocorre no primeiro ano após a primeira crise.

A duração da febre, antes da primeira crise, correspondeu a um fator de recorrência. Berg e cols. (1992) verificaram que quando a febre foi inferior a 1 hora antes da crise, o risco foi de recorrência foi de 44%; com duração entre 1 e 24 horas, o risco foi de 23%, e quando durou mais de 24 horas, a taxa foi de 13%. Ainda nesse estudo, os autores verificaram que CF complexas e história familiar de epilepsia não aumentaram o risco de CF. Concluíram que a baixa temperatura no momento da crise e a curta duração da febre antes da primeira convulsão se associam a risco aumentado, o que também foi verificados por Offringa e cols. (1994), e Berg e cols. (1992). Berg, em 1993, verificou que a elevação rápida da temperatura não é responsável pela CF.

FATORES PARA OCORRÊNCIA DE EPILEPSIA EM PACIENTES COM CF

Crianças com CF apresentam frequência maior de epilepsia do que a população em geral (de 2% a 7%) (Aicardi, 1994). CF complicada, história familiar de epilepsia e distúrbio neurológico ou do DNPM prévios à convulsão representam fatores de risco para o desenvolvimento de epilepsia posteriormente (Wallace, 1991). Berg e Shinnar (1992) acrescentam como fatores de risco CF recorrentes e duração breve da febre antes da CF inicial.

A relação entre CF e epilepsia do lobo temporal pode ter a mesma causa, mas não foi demonstrada conclusivamente. Estudos verificaram que pacientes com epilepsia refratária do lobo temporal considerados cirúrgicos geralmente tinham associação com CF na infância (Berg, 1999). Outros autores mostraram a relação de adultos com epilepsia de lobo temporal que apresentavam redução volumétrica do hipocampo e história de crise febril (Barr e cols., 1997; Theodore e cols., 1999).

Síndromes epilépticas têm sido relacionadas com a CF, como epilepsia ausência da infância (Hashimoto e cols., 1989), epilepsia benigna da infância (Kaytami e cols., 1992) e a epilepsia mioclônica severa da infância (Aicardi, 1994).

ASPECTOS CLÍNICOS

Em geral, a convulsão febril é benigna, de curta duração, do tipo clônica, tônica ou tônico-clônica, generalizada, ocorrendo frequentemente dentro das primeiras 24 horas de febre e com temperaturas superiores a 38,5°C e não necessariamente no período de elevação da temperatura.

A duração na maioria dos casos não ultrapassa 10 minutos, embora para os pais esse período pareça ser sempre maior.

CAPÍTULO 18 ▷ Crises Convulsivas Febris

É importante ressaltar que o período de sonolência que geralmente se segue às crises não deve ser incluído como tempo de crise.

Após passada a sonolência, a criança readquire seu comportamento habitual e apresenta exame neurológico normal. A internação hospitalar é quase sempre desnecessária, exceto nos casos de crises prolongadas ou em crianças que apresentem comprometimento sistêmico.

O estabelecimento da etiologia da febre é muito importante para que a propedêutica e o tratamento sejam direcionados na tentativa de limitar e diminuir o período febril.

PROPEDÊUTICA

Na crise simples de curta duração, com exame neurológico normal e rápida recuperação do estado de consciência, na qual foi estabelecido o motivo da febre, ou quando o estado geral da criança é excelente, não é necessário nenhum exame complementar e a criança não precisa ser internada.

Quando a criança está bastante prostrada, sonolenta e com queda do estado geral, deve ser providenciada a seguinte propedêutica básica: hemograma, hemocultura, proteína C reativa (PCR), glicemia e ionograma, e avaliada a necessidade de exame de líquor (punção lombar).

A Academia Americana de Pediatria (AAP) recomenda que o líquor seja considerado em pacientes entre 12 e 18 anos de idade e fortemente considerado naquelas menores de 12 meses após a primeira crise febril (Practice Parameter, 1996). Um estudo de coorte retrospectivo em 704 pacientes com idade de 6 a 18 meses que apresentaram a primeira CF revelou que 38% delas foram submetidas a punção lombar; nenhuma destas teve o diagnóstico de meningite bacteriana. Leucocitose estava presente em 3,8% e as culturas dos LCR não revelaram patógenos, mas em 10 casos (3,8%) houve contaminação (Kimia, e cols., 2009).

Caso haja alteração localizada do exame neurológico e/ou crise convulsiva parcial, deve-se sempre solicitar exame de imagem (tomografia computadorizada ou ressonância magnética do encéfalo).

O EEG tem pouca importância quanto à conduta com uma criança com convulsão febril (Dube e cols., 2000; Schlachter e cols., 2003). Na grande maioria dos casos, o resultado é normal, o que tranquiliza bastante a família. Por outro lado, a presença de uma anormalidade específica e localizada pode indicar outro diagnóstico, bem como a necessidade de aprofundamento neste diagnóstico.

Alguns estudos mostraram que a alteração eletroencefalográfica não teve associação com a recorrência de crises.

TRATAMENTO

A maioria das crianças já chega à assistência médica no período pós-comicial, não necessitando medicamentos nem internação.

Nos casos em que o paciente está em convulsão, a abordagem é idêntica à de qualquer crise, independentemente de sua etiologia.

As medidas de posicionamento, ventilação, perfusão e oxigenação devem ser instituídas, providenciando acesso venoso.

A administração de anticonvulsivantes de ação rápida deve ser iniciada. Em nosso meio usamos o diazepam, na dose de 0,2 a 0,5mg/kg, ou o midazolam, na dose de 0,15mg/kg, em infusão lenta. Se houver dificuldade para obtenção do acesso venoso, pode ser usado o diazepam gel retal (0,5mg/kg), opção esta que também pode ser utilizada em nível domiciliar. Uma única dose em casa não acarretará depressão respiratória.

Outra opção é o midazolam nasal, na dose de 0,1mg/kg em cada narina.

A temperatura do paciente deve ser regulada assim que a convulsão for controlada. Está indicado o uso de antitérmicos e compressas de água morna.

O tratamento profilático é bastante controverso em vários aspectos. Nos casos de convulsão febril simples, a conduta adotada pela AAP consiste em não realizar tratamento profilático em crianças com CF simples.

A família deve ser instruída e orientada quanto ao curso benigno e autolimitado da convulsão febril, bem como com relação às medidas de posicionamento em decúbito lateral na eventual recorrência da crise, o que diminui muito a ansiedade dos pais em relação ao filho com convulsão febril.

Em casos específicos, principalmente nas crianças que apresentam um ou mais fatores de risco para recorrência, o tratamento profilático com uso de anticonvulsivantes deve ser instituído após o segundo episódio, de maneira geral, e a partir da primeira crise, particularmente em lactentes menores de 1 ano cujas crises foram prolongadas ou que tenham história positiva para convulsão febril.

Todos os fármacos usados na profilaxia podem apresentar efeitos colaterais a curto ou longo prazo.

O efeito da terapia antiepiléptica foi avaliado em uma metanálise de estudos para recorrência de CF. O tratamento com fenobarbital e valproato de sódio foi associado com redução das CF (OR 0,54 e 0,09, respectivamente). O tratamento com diazepam oral (0,33mg/kg a cada 8 horas durante os primeiros dias da febre) foi tão eficaz quanto o uso contínuo do fenobarbital (Wolf e cols., 1977).

A primidona, usada na dose de 15 a 20mg/kg/dia, também previne o risco de recorrência (Herranz, 1984; Minagawa, 1981) mas, assim como o fenobarbital, pode provocar irritabilidade e distúrbios do sono.

O ácido valproico foi avaliado com placebo e fenobarbital e mostrou-se eficaz no controle de CF simples. Seus efeitos colaterais incluem hepatotoxicidade, que pode ser fatal, principalmente em crianças com menos de 2 anos de idade, perda de peso, pancreatite e distúrbios gastrointestinais (Wallace e Smith, 1980; Mamelle e cols., 1984; Ngwane e Bower, 1980).

Na literatura há uma variação muito grande de esquemas para o tratamento intermitente das convulsões febris, com vários tipos de benzodiazepínicos usados por um período que varia de 24 a 72 horas após o início da febre e com intervalos de 8 ou 12 horas entre as doses.

Os mais usados são o diazepam oral, que reduziu em até 44% o risco de CF por pessoa/ano, e o clobazan, que parece ter melhor tolerabilidade e é usado na dose de 0,5 a 1mg/kg/dia, dividido em duas doses, durante 1 a 2 dias.

As principais falhas do tratamento intermitente aconteceram naqueles pacientes cuja crise convulsiva foi a primeira manifestação da febre.

Os efeitos colaterais mais comuns são sonolência, ataxia, letargia e irritabilidade, podendo ocorrer em até 40% dos casos (Hirabayashi e cols., 2009; Rosman e cols., 1993; Verrotti e cols., 2004).

Nunca se deve proceder à associação de agentes anticonvulsivantes no tratamento da CF. Carbamazepina e fenitoína não demonstraram eficácia (Antony e Hawke, 1993).

PROGNÓSTICO

Em geral, o prognóstico da convulsão febril é muito bom. O risco de recorrência é em torno de 30%.

A incidência de epilepsia (Baulac e cols., 1999; Kimia e cols., 2009) nos pacientes que tiveram convulsões febris é o dobro da população geral e normalmente está associada aos pacientes que tiveram CF do tipo complexas ou história familiar positiva para epilepsia.

O desenvolvimento neuropsicomotor e os testes de cognição não se mostram diferentes da população geral. Ellenberg e Nelson (1978) estudaram 431 crianças que tiveram CF e não observaram nenhuma diferença no aprendizado em comparação com o grupo de controle. Trabalho semelhante foi realizado por Verity e cols. (1985) em 303 crianças, não havendo diferença significativa em comparação com o grupo de controle. Os familiares de crianças que tiveram crises convulsivas febris simples devem ser sempre orientados quanto à conduta em uma eventual recorrência de crise, bem como informados sobre a evolução clínica da convulsão febril para que se sintam tranquilos, possibilitando uma convivência harmônica entre pais e filhos e evitando condições adversas, como superproteção e ansiedade, minimizando as situações de frequentes consultas médicas e uso excessivo de anticonvulsivantes.

REFERÊNCIAS

Antony JH, Hawke SHB. Phenobarbital compared with carbamazepine in prevention of recurrent febrile convulsions. Am J Dis Child 1983; 137(9):892-5.

Aicardi J. Consequences of status epilepticus in infants and children. In: Delgado-Escueta AV, Wasterlain C, Treiman DM, Porter. RJ (eds.) Advances in neurology. Vol 34. Status Epilepticus. New York: Raven Press, 1983:115-25.

Aicardi J. Febrile convulsions. In: Aicardi J (ed.) Epilepsy in children. 2 ed. New York: Raven Press, 1994:253-75.

Annegers JF, Hauser WA, Shirts SB, Kurland LT. Factors prognostic of emprovoked seizures after febrile convulsions. N Engl J Med 1987; 316:493-8.

Baulac S, Gourfinkel-An I, Picard F et al. A second locus for familial generalized epilepsy with febrile seizures plus maps to chromosome 2q21-q33. Am J Hum Genet 1999; 65:1078.

Barr WB, Ashtari M, Schaul N. Bilateral reductions in hippocampal volume in adults with epilepsy and a history of febrile seizures. J Neurol Neurosurg Psychiatry 1997; 63:461.

Berg AT. Are febrile seizures provoked by a rapid rise temperature? An J Dis Child 1993; 147:1101-3.

Berg AT et al. A prospective study of recurrent febrile seizures. N Engl J Med 1992; 327:1122-7.

Berg AT, Shinnar S, Darefsy AS, Holford TR et al. Predictors of recurrent febrile seizures. A prospective cohort study. Arch Pediatr Adolesc Med 1997; 151(4):371-8.

Bethune P, Gordon K, Dooley J et al. Which child will have a febrile seizures? Am J Dis Child 1993; 147:35-9.

Camfield PR, Camfield CS, Tibbes AR. Carbamazepine does not prevent febrile seizures in phenobarbital failures. Neurology 1982; 32:288-9.

Clark DA, Kidd IM, Collinghom KE et al. Diagnosis of primary human herpes virus 6 and 7 infections in febrile infants le polymerase chain reaction. Ard Dis Child 1997 Jul; 77(1):42-5.

Dube C, Chen K, Eghbal-Ahmadi M et al. Prolonged febrile seizures in the immature rat model enhance hippocampal excitability long term. Ann Neurol 2000; 47:336.

Duchowny M. Febrile seizures in childhood. In: Treatment of epilepsy: Principles and practice. Philadelphia, London: Lea & Febiger, 1993:647-53.

Ellenberg JH, Nelson KB. Febrile seizures and later intellectual performance. Arch Neurol 1978; 35:17-21.

Fernandez G, Effenberger O, Vinz B et al. Hippocampal malformation as a cause of familial febrile convulsions and subsequent hippocampal sclerosis. Neurology 1998; 50:909.

Green SM et al. Febrile seizures be the sole manifestation of meningitis in febrile children? Pediatrics 1993; 92:527-34.

Hall CB et al. Human herpesvirus-6 infections em children. A prospective study of complications and reactivation. N Engl J Med 1994; 331:432-8.

Hashimioto K, Fujita T, Furwya M. Absences seizures following febrile seizures. Brain Dev 1989; 11:268-70.

Hedera P, Ma S, Blair MA et al. Identification of a novel locus for febrile seizures and epilepsy on chromosome 21q22. Epilepsia 2006; 47:1622.

Heida JG, Moshe SL, Pittman QJ. The role of interleukin-1beta in febrile seizures. Brain Dev 2009; 31:388.

Hirabayashi Y, Okumura A, Kondo T et al. Efficacy of a diazepam suppository at preventing febrile seizure recurrence during a single febrile illness. Brain Dev 2009; 31:414.

Johnson EW, Dubovsky J, Rich SS et al. Evidence for a novel gene for familial febrile convulsions, FEB2, linked to chromosome 19p in an extended family from the Midwest. Hum Mol Genet 1998; 7:63.

Kimia AA, Capraro AJ, Hummel D et al. Utility of lumbar puncture for first simple febrile seizure among children 6 to 18 months of age. Pediatrics 2009; 123:6.

Kayitami T, Kimura T, Sumita M, Kaneko M. Relashionshup between benign epilepsy of children with centro-temporal EEG foci and febrile convulsions. Brain Dev 1992; 14: 230-4.

Knight M, Ebert J, Parish RA et al. Gamma-aminobutyric acid in CSF of children with febrile seizures. Arch Neurol 1985; 42:474.

Daoud AS, Batieha A, Abu-Ekteish F, Gharaibeh N. Iron status: a possible risk factor for the first febrile seizure. Epilepsia 2002; 43:740.

Kugler SL, Stenroos ES, Mandelbaum DE, et al. Hereditary febrile seizures: phenotype and evidence for a chromosome 19p locus. Am J Med Genet 1998; 79:354.

Kuks JBM, Fish DR, Steneus JM, Shorvn SD. Hippocampal sclerosis in epilepsy and child hood febrile seizure. The Lancet 1993; 342:1391-4.

Kuturec M, Emoto SE, Sofijanov N et al. Febrile seizures: is the EEG a useful predictor of recurrences? Clin Pediatr Phila 1997 Jan; 36(1):31-6.

Loscher W, Rating D, Siemes H. GABA in cerebrospinal fluid of children with febrile convulsions. Epilepsia 1981; 22:697.

Mamelle N, Mamelle JC, Plasse JC, Revol M, Gilly R. Prevention of recurrent febrile convulsions: a randomized therapeutic assay: sodium valproate, phenobarbitone and placebo. Neuropediatrics 1984; 15(1):37-42.

Maytal J, Shinnar S. Febrile status epilepticus. Pediatrics 1990, 86:611-6.

Moshe SL, Albala BJ, Ackermann RF, Engel Jr J. Increased seizure susceptibility of the immature brain. Develop Brain Res 1983; 7:81-5.

Nabbout R, Prud'homme JF, Herman A et al. A locus for simple pure febrile seizures maps to chromosome 6q22-q24. Brain 2002; 125:2668.

Nakayama J. Progress in searching for the febrile seizure susceptibility genes. Brain Dev 2009; 31:359.

Nakayama J, Hamano K, Iwasaki N et al. Significant evidence for linkage of febrile seizures to chromosome 5q14-q15. Hum Mol Genet 2000; 9:87.

Nakayama J, Fu YH, Clark AM et al. A nonsense mutation of the MASS1 gene in a family with febrile and afebrile seizures. Ann Neurol 2002; 52:654.

Nakayama J, Yamamoto N, Hamano K et al. Linkage and association of febrile seizures to the IMPA2 gene on human chromosome 18. Neurology 2004; 63:1803.

Nelson KB, Ellenberg JH. Predictors of epilepsy in children who have experienced febrile seizures. N Engl J Med 1976; 295:1029-33.

Nelson KB, Ellenberg JH. Prognosis in children with febrile seizures. Pediatrics 1978; 61:720-7.

Ngwane E, Bower B. Continuous sodium valproate or phenobarbitone in the prevention of "simple" febrile convulsions. Arch Dis Child 1980; 55(3):171-.4

Offringa M, Bossuyt PMM, Lubsen J et al. Risck factors for seizure recurrence in children with febrile seizures: a polled anlysis of individual patient dat a frow five studies. J Pediatr 1994; 124:574-84.

Pavlidou E, Tzitiridou M, Kontopoulos E, Panteliadis CP. Which factors determine febrile seizure recurrence? A prospective study. Brain Dev 2008; 30:7.

Peiffer A, Thompson J, Charlier C et al. A locus for febrile seizures (FEB3) maps to chromosome 2q23-24. Ann Neurol 1999; 46:671-8.

Practice Parameter: The neurodiagnostic evaluation of the child with a first simple febrile seizure. American Academy of Pediatrics. Provisional Committee on Quality Improvement, Subcommittee on Febrile Seizures. Pediatrics 1996; 97:769.

Remy C. Clobazam in the treatment of epilepsy: a review of the literature. Epilepsia 1994; 35(Suppl 5):88-91.

Rosman NP, Colton T, Labazzo J et al. A controlled trial of diazepam administered during febrile illnesses to prevent recurrence of febrile seizures. N Engl J Med 1993; 329:79.

Scheffer IE, Berkovic SF. Generalized epilepsy with febrile seizures plus. A genetic disorder with heterogeneous clinical phenotypes. Brain 1997; 120(Pt 3):479.

Scheffer IE, Harkin LA, Grinton BE et al. Temporal lobe epilepsy and GEFS+ phenotypes associated with SCN1B mutations. Brain 2007; 130:100.

Schlachter K, Gruber-Sedlmayr U, Stogmann E et al. A splice site variant in the sodium channel gene SCN1A confers risk of febrile seizures. Neurology 2009; 72:974.

Schuchmann S, Schmitz D, Rivera C, et al. Experimental febrile seizures are precipitated by a hyperthermia-induced respiratory alkalosis. Nat Med 2006; 12:817.

Shibasaki K, Suzuki M, Mizuno A, Tominaga M. Effects of body temperature on neural activity in the hippocampus: regulation of resting membrane potentials by transient receptor potential vanilloid 4. J Neurosc 2007; 27:1566.

Sijben AE, Sithinamsuwan P. Does a SCN1A gene mutation confer earlier age of onset of febrile seizure in GEFS+? Epilepsia 2009; 50(4):953-6.

Suga S, Suzuki K, Ihira M et al. Clinical characteristics of febrile convulsions during primary HHV-6 infection. Arch 2000; 82:62.

Thadani VM et al. Characteristics of medial temporal lobe epilepsy. 1. Results of history and physical examination. Annals of Neurology 1993; 34:774-80.

Theodore WH, Bhatia S, Hatta J et al. Hippocampal atrophy, epilepsy duration, and febrile seizures in patients with partial seizures. Neurology 1999; 52:132.

Thomas EA, Hawkins RJ, Richards KL, et al. Heat opens axon initial segment sodium channels: A febrile seizure mechanism? Ann Neurol 2009; 66:219.

Wallace RH, Berkovic SF, Howell RA et al. Suggestion of a major gene for familial febrile convulsions mapping to 8q13-21. J Med Genet 1996; 33:308.

Wallace SJ, Smith JA. Successful prophylaxis against febrile convulsions with valproic acid or phenobarbitone. BMJ 1980; 280(6211):353-4.

Wallace SJ. The child with febrile seizures. London: John Wreght, 1988.

Wolf SM, Carr A, Davis DC et al. The value of phenobarbital in the child who has had a single febrile seizure: a controlled prospective study. Pediatrics 1977; 59:378-85.

Verity CM, Butler NR, Golding J. Febrile convulsions in a national cohort followed up from birth. II: medical history and intellectual ability at 5 years of age. BMJ 1985; 290(6478):1311-5.

VanLandingham KE, Heinz ER, Cavazos JE, Lewis DV. Magnetic resonance imaging evidence of hippocampal injury after prolonged focal febrile convulsions. Ann Neurol 1998; 43:413.

Verrotti A, Latini G, di Corcia G et al. Intermittent oral diazepam prophylaxis in febrile convulsions: its effectiveness for febrile seizure recurrence. Eur J Paediatr Neurol 2004; 8:131.

19

Espasmos Infantis/Síndrome de West

Luiz Fernando Fonseca • Andrea Lara Oliveira Lima
Luísa Lucena Barbosa • Viviane Evilyn dos Santos de Mendonça

DEFINIÇÃO

De acordo com a classificação de epilepsias e síndromes epilépticas da Liga Internacional contra a Epilepsia,[36] espasmos infantis (EI) são convulsões típicas da infância, que se iniciam geralmente entre os 3 e os 7 meses de vida, caracterizadas por contrações bruscas e simultâneas de um ou vários grupos musculares, podendo ser bilaterais ou unilaterais, simétricas ou não, rápidas, com duração de 1 a 10 segundos, predominantemente em salvas de 5 a 30 espasmos repetidos com um breve intervalo entre eles. Quando os EI começam mais tarde, aos 8 ou 9 meses de idade, o prognóstico é melhor e o tratamento precoce muitas vezes tem resultado. Às vezes, o lactente normal inicia abruptamente episódios de EI, apresentando EEG alterado e imagem, p. ex., ressonância nuclear magnética do encéfalo normal (EI idiopático).

Os EI podem ser precedidos ou seguidos por um choro e ocorrem a qualquer hora do dia, existindo um certo predomínio nos períodos de sonolência, principalmente ao despertar. As contrações musculares podem ser em flexão (do pescoço, dos braços e das pernas sobre o tronco, como o movimento de um abraço), em extensão ou mistas. Estas últimas são as mais comuns. O prognóstico geralmente é desfavorável, com frequente atraso de desenvolvimento, déficit cognitivo e sequelas motoras, mesmo após o controle das crises.

A síndrome de West (SW) é uma epilepsia grave, específica da infância, que se caracteriza pela presença de espasmos infantis, padrão típico de eletroencefalograma (EEG), chamado hipsarritmia, e estacionamento ou regressão no desenvolvimento neuropsicomotor. Foi descrita, inicialmente, em 1841 por W. J. West, em uma carta para o editor do *Lancet*, na qual relatava as crises do próprio filho e solicitava orientação terapêutica.

Os termos espasmos infantis e síndrome de West são utilizados muitas vezes na literatura para definir a mesma entidade, porém o paciente com EI pode ser um paciente normal, inclusive com resposta à medicação, enquanto a SW engloba a tríade já citada.

EPIDEMIOLOGIA

A incidência da SW é estimada em 0,25 a 0,60 caso por 1.000 nascidos vivos, e sua prevalência alcança valores entre 0,15 e 0,20 caso por 1.000 crianças com menos de 11 anos de idade.[3] Há um predomínio no sexo masculino, na proporção de 2:1. A faixa etária de maior incidência é o primeiro ano de vida (principalmente entre 3 e 7 meses), sendo rara em crianças com mais de 2 anos de idade. Após essa idade, as crises tendem a mudar sua forma de apresentação, constituindo outras síndromes epilépticas não menos graves, como a síndrome de Lennox-Gastaut. Existe uma tendência familiar semelhante àquela relatada nos casos de epilepsia em geral. Apesar da busca por um marcador genético da síndrome, principalmente nos casos classificados como criptogênicos, ainda não houve nenhum avanço nessa área. Em 1996 foi publicado um caso de EI associado a hipotonia, atraso mental e surdez neurossensorial, em que foi identificada uma duplicação do cromossomo 15q. Este foi o segundo caso relatado na literatura, o que abre campo para maiores investigações.[37,38]

CLASSIFICAÇÃO

Conforme a etiologia, a SW pode ser classificada em três categorias: sintomática, criptogênica e idiopática,[3,4] embora as formas criptogênica e idiopática não sejam aceitas por todos os estudiosos do assunto. Os casos sintomáticos são aqueles com causa bem definida (hipoxia neonatal, infecções do sistema nervoso central [SNC], distúrbio do desenvolvimento cortical), que apresentam atraso de desenvolvimento ao diagnóstico e que tendem a piorar com o início das crises. Apresentam traçado eletroencefalográfico hipsarrítmico. Correspondem a aproximadamente 60% a 90% de todos os casos.

Criptogênicos são os casos que acometem crianças previamente hígidas, que apresentam desenvolvimento neuropsicomotor normal e que, após o início das crises, evoluem com atraso ou regressão do desenvolvimento. A etiologia não é determinada mesmo quando toda a propedêutica é realizada.

Idiopáticos são os casos em que não se define uma doença de base, estando o desenvolvimento psicomotor algumas vezes normal.[3,4] Acredita-se haver uma possível predisposição hereditária, história de epilepsia ou crise febril na família. Associada a melhor prognóstico, engloba 5% dos casos totais. Alguns autores englobam os tipos idiopático e criptogênico em uma mesma categoria.[2]

A SW pode ter origem nos períodos pré, peri e pós-natal,[2,4] como é mostrado no Quadro 19.1.

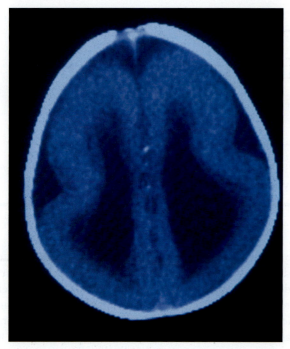

Figura 19.1 ▷ Lisencefalia. RM no plano axial demonstra córtex espesso e liso, com alargamento das fissuras silvianas.

Quadro 19.1 ▷ Etiologia – Síndrome de West

Pré natal	Perinatal	Pós-natal
TORCH	Prematuridade	Infecções do SNC
Malformações do SNC	Meningite neonatal	Traumatismos cranioencefálicos
Erros inatos do metabolismo (fenilcetonúria, entre outros)	Encefalopatia bilirrubínica	Distúrbios metabólicos
Neuromesoectodermose (esclerose tuberosa)	Síndrome hipóxico-isquêmica	AVC
Anormalidades cromossômicas		

PATOGENIA

A fisiopatologia ainda é desconhecida. Atualmente, acredita-se que os mecanismos corticossubcorticais associados a distúrbios maturacionais seriam os responsáveis pelas alterações na SW. Anormalidades nos neurotransmissores no eixo hipotalâmico-hipofisário podem estar contribuindo para o desenvolvimento dos espasmos, assim como alterações imunológicas e um possível desequilíbrio entre os sistemas excitatório e inibitório, na época do amadurecimento de certas vias.

Pranzatelli[5] documenta em seu estudo que as concentrações de ácido gama-aminobutírico, corticotrofina e 5-hidroxi-indolacético estão diminuídas no líquor, enquanto as concentrações de lisina e glutamato estão aumentadas em pacientes com EI.

Entre as anormalidades do eixo hipotalâmico-hipofisário, a etiologia talvez se deva à deficiência de hormônio adrenocorticotrófico (ACTH). Há estudos mostrando que as concentrações de ACTH, cortisol e beta-endorfinas no líquor são menores em pacientes com EI que nos pacientes do grupo de controle.[6,7]

APRESENTAÇÃO CLÍNICA

Em geral, os pacientes com SW são encaminhados já com retardo no desenvolvimento neuropsicomotor, em virtude da dificuldade na identificação das crises, pois sua forma de apresentação muitas vezes não sugere uma convulsão. Os principais equívocos são sua interpretação como pequenos sustos, choques, cólicas do lactente ou até mesmo o reflexo de Moro. O atraso no diagnóstico pode causar problemas para o tratamento e para uma possível recuperação naqueles casos criptogênicos. Por isso, a família e os profissionais que lidam com a criança devem estar sempre alertas a esse tipo de observação. O exame físico de uma criança com EI deve ser meticuloso, à procura de uma possível etiologia. Devem ser procurados dismorfismos que indiquem uma síndrome genética, alterações cutâneas compatíveis com as neuromesoectodermoses e hepatosplenomegalia, sugerindo uma infecção intrauterina.

Nos casos criptogênicos, os pacientes são neurologicamente normais até o início da sintomatologia, quando ocorre uma involução no desenvolvimento da criança, com a hipotonia como primeira manifestação, seguida por perda das aquisições cognitivas. Podem ser percebidos o desaparecimento precoce do sorriso social e a deterioração motora, visual e cognitiva. Mediante os danos secundários às repetidas crises, a criança pode evoluir para espasticidade dos quatro membros.

Nos casos criptogênicos, o tratamento pode ter boa resposta.[39] A literatura descreve que cerca de 5% a 10% desses casos podem evoluir para normalidade. Portanto, é importante que o diagnóstico e o tratamento sejam precoces.

As crianças com etiologia definida (sintomáticas) quase sempre têm atraso de desenvolvimento ao diagnóstico, atribuído à doença de base, e esse atraso tende a piorar com as crises (Figura 19.2). Nesses casos, apesar de diagnóstico e tratamento precoces, o prognóstico é sombrio. Pode ser encontrada microcefalia, seja preexistente ou por nítida desaceleração do crescimento do perímetro cefálico em função das crises. O exame de fundo de olho pode fornecer dados positivos como em caso de infecções congênitas (coriorretinites), erros inatos do metabolismo (mancha vermelho-cereja) etc. (Figura 19.3).

Nos casos idiopáticos, se o diagnóstico for precoce, a criança poderá evoluir para normalidade.

PROPEDÊUTICA

Eletroencefalograma (EEG)

O primeiro e mais importante exame a ser realizado é o EEG, que pode ser convencional ou, quando este não for elucidativo e houver forte suspeita clínica, o vídeo-EEG. Este exame terá muita importância tanto para o dignóstico como para o prognóstico e a definição da resposta ao tratamento. O padrão

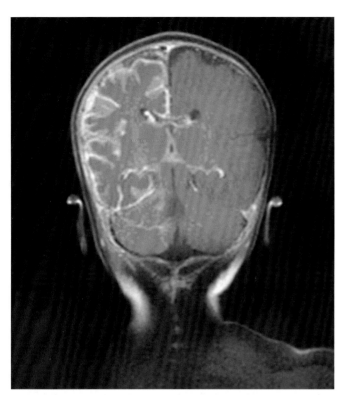

Figura 19.2 ▷ Sturge-Weber. RM no corte coronal em T1 com contraste, mostrando captação de contraste em córtex de hemisfério cerebral direito, com discreta hemiatrofia à direita.

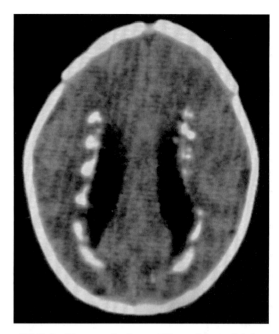

Figura 19.3 ▷ Citomegalovirose. TC no plano axial demonstra calcificações periventriculares e ventrículos laterais aumentados de volume.

típico do EEG é a *hipsarritmia*, definida por desorganização do ritmo de base, aparecendo durante a vigília ondas lentas mescladas a pontas e ondas agudas, de amplitudes variáveis. Nesse mesmo exame são verificadas ainda pontas focais, multifocais e, esporadicamente, generalizadas.

Durante o sono, surgem alterações do tipo poliponta-onda e ponta-onda lenta que são mais difusas e síncronas. EEG totalmente anárquico é encontrado em 66% dos casos. Esse padrão básico pode estar associado às suas variantes em cerca de 70% dos casos, segundo Mikati.[40] As variantes são: ausência de atividade normal de sono, hemi-hipsarritmia, relativa normalização do traçado, padrão surto-supressão, hipsarritmia occipital e assimetria inter-hemisférica. Essas variantes não podem ser diretamente relacionadas à etiologia das crises, mas algumas são mais frequentes, como a ausência de atividade normal de sono nas síndromes hipóxico-isquêmicas ou o padrão de surto-supressão e a hemi-hipsarritmia nas disgenesias cerebrais. Deve-se procurar fazer o EEG no início do sono ou quando o paciente está próximo de despertar.

Neuroimagem

Após o advento da ressonância nuclear magnética (RM), muitos casos antes classificados como criptogênicos tiveram sua etiologia elucidada, aumentando cada vez mais o grupo sintomático, que pode chegar a 85% dos casos.[10] O exame, de extrema importância, revela com nitidez as alterações da substância branca, os distúrbios de migração neuronal, como as heterotopias, a disgenesia do corpo caloso, as paquigirias e as alterações dos núcleos da base, entre outros.

A tomografia computadorizada (TC) é um exame mais acessível em nosso meio, apesar de sua sensibilidade ser bem inferior, porém é o exame de escolha para determinadas patologias, principalmente quando existem calcificações (TORCH).

Com relação à neuroimagem funcional, as técnicas de tomografia por emissão de fóton único (SPECT) e tomografia por emissão de pósitrons (PET) conferem à medicina nuclear reconhecida importância no diagnóstico topográfico não invasivo da epilepsia, principalmente nos casos com crises refratárias ao tratamento medicamentoso, quando o paciente se habilita ao tratamento cirúrgico. Por esses métodos é possível estudar qualitativa e quantitativamente a perfusão e o metabolismo cerebrais.

O SPECT cerebral, um exame que quantifica o fluxo sanguíneo cerebral, é útil para determinar as possíveis áreas de geração das crises. Nos exames realizados durante a crise, essas áreas apresentam hiperperfusão, têm boa correlação com o foco epileptogênico e nos períodos interictais, como áreas de hipoperfusão, podendo ter ou não uma relação direta com o foco.

O PET torna possível a localização não invasiva de um foco epiléptico nas crianças com crises convulsivas refratárias durante a avaliação pré-cirúrgica. Quando a TC do encéfalo e a RM não detectam lesão anatômica, o PET pode auxiliar a detecção do foco, por ser um exame funcional, útil, portanto, nos casos de EI em que está indicada a cirurgia. Chugani e cols.[41] identificaram, com o auxílio do PET, a área focal da displasia cortical em casos de EI que eram considerados "criptogênicos", os quais se beneficiaram com a cirurgia, obtendo-se resultados satisfatórios no controle das convulsões.

Quando o PET é realizado no período intercrítico, a região epileptogênica apresenta-se como uma zona de utilização diminuída de glicose, hipometabolismo unilateral, oferecendo

Exames bioquímicos

Os exames bioquímicos são úteis no diagnóstico dos distúrbios metabólicos, sejam eles inatos ou adquiridos. Na presença de crises convulsivas resistentes ao tratamento com anticonvulsivantes, devem ser feitas dosagens de todos os eletrólitos, gasometria, glicemia, além da triagem qualitativa e quantitativa para os erros inatos do metabolismo (EIM), como é o caso da deficiência de biotinidase, distúrbios do metabolismo de aminoácidos, como a fenilcetonúria, leucinose e hiperglicinemia não cetótica. Outros EIM podem cursar com crises de difícil controle, como a deficiência da proteína transportadora da glicose (doença de DeVivo) e a doença de Menkes, entre outras. Os exames sorológicos também são muito importantes para as infecções congênitas. O estudo do líquor tem suas indicações, como na suspeita de doenças desmielinizantes (aumento de proteínas), mitocondriopatias (dosagem de lactato e piruvato) e infecções do SNC (rotina e cultura), e em outros casos.

DIAGNÓSTICO DIFERENCIAL

No grupo de alterações não epilépticas destacam-se: refluxo gastroesofágico, cólicas, reflexo de Moro, resposta exacerbada de adaptação ao espaço ou ao estímulo sonoro e abalos mioclônicos, entre outros. Com relação aos fenômenos epilépticos, cabe ressaltar a epilepsia mioclônica benigna do lactente, a encefalopatia epiléptica precoce do lactente ou a síndrome de Ohtahara.

As doenças metabólicas devem ser suspeitadas em caso de SW de etiologia indefinida. Fenilcetonúria, doença do xarope do bordo e hiperglicinemia não cetótica foram descritas como desencadeadoras de espasmos epilépticos.[33]

TRATAMENTO

O tratamento dos EI é objeto de constantes estudos. Seus objetivos devem ser o total controle das crises com os menores efeitos colaterais, a melhora do quadro neurológico e a prevenção da recorrência. Infelizmente, todas essas metas só são alcançadas em alguns casos, e atualmente ainda existem controvérsias com relação ao agente de primeira escolha e à dose eficaz com os menores efeitos colaterais. A escolha deve ser fundamentada em alguns dados relacionados com as crises e o mecanismo de ação das medicações.

Vigabatrina

A vigabatrina (VGB) é um composto estruturalmente análogo ao ácido gama-aminobutírico (GABA), que se liga de maneira irreversível à enzima GABA-transaminase, promovendo assim o acúmulo do GABA no SNC, aumento da atividade inibitória e supressão da atividade epileptiforme.[17]

A VGB foi utilizada especificamente para SW por Chiron e cols.,[18] em 1991, como terapia adjuvante aos agentes antiepilépticos usuais. Posteriormente, outros autores defenderam seu uso como monoterapia. Aicardi (1996),[1] em estudo com 192 pacientes que usavam a VGB como único medicamento nos EI, obteve controle em 68% dos casos. Naqueles casos secundários à esclerose tuberosa, a eficácia foi de 98%. A VGB é a medicação de primeira escolha no tratamento da SW associada à esclerose tuberosa.

As doses variam de 50 a 150mg/kg/dia, divididos em duas a três tomadas.[17,18] Em nosso serviço, a dose é aumentada a cada 3 dias. Começamos com a dose de 50mg/kg/dia, mantendo a medicação de acordo com a resposta, que pode ser obtida em um intervalo curto (15 dias). O fármaco é considerado eficaz quando cessam os EI. Se o paciente não responder até a dose máxima preconizada, a VGB é retirada gradualmente; caso contrário, a medicação é mantida por aproximadamente 6 meses, quando se tenta sua suspensão.

Os efeitos adversos da VGB são geralmente toleráveis e os mais comuns são: sonolência, irritabilidade, tontura, fadiga, tremores, parestesias, depressão, ataxia, agitação, amnésia, ganho de peso, confusão mental, diarreia, psicose,[17] ganho ponderal, anemia aplástica e hepatotoxicidade. Não é aconselhável seu uso nas crises de ausência e mioclonias, pois pode haver piora do quadro. Anormalidades no campo visual foram descritas a partir de 1997. Para crianças menores de 2 anos ainda não existem técnicas disponíveis para avaliação desse efeito adverso,[19] porém sabe-se que o efeito colateral mais temido é a constrição do campo visual concêntrica, bilateral e simétrica, com anormalidades eletrorretinográficas compatíveis com lesão das células em cone da retina. Em nosso serviço, o protocolo prevê o acompanhamento com a oftalmologia, sendo feito eletrorretinograma a cada 6 meses, o qual pode não detectar a alteração na fase inicial. Este exame, entretanto, é importante para avaliação retiniana, sendo impossível a avaliação do campo visual. Existem estudos de reversibilidade da perda do campo visual após a retirada da VGB.

Realizado no ambulatório de epilepsia infantil do Hospital das Clínicas da Unicamp, um estudo objetou avaliar a eficácia e a segurança da VGB no tratamento da SW, tendo como principal foco a associação da VGB com alterações visuais.[3] Foram avaliados 23 pacientes com diagnóstico da síndrome que receberam a VGB como medicamento de primeira escolha, na dose de 100mg/kg/dia. Sessenta e nove e meio por cento dos pacientes apresentaram controle completo das crises, 22% tiveram controle parcial e 8,5% não conseguiram controlar os espasmos. O eletrorretinograma mostrou alteração em seis pacientes, porém apenas um apresentou ausência de potenciais oscilatórios compatíveis com retinopatia gabaérgica. Outros efeitos colaterais descritos foram sonolência, irritabilidade, agitação e ganho de peso. O estudo mostrou a eficácia da VGB no controle dos EI e concluiu que a tolerabilidade dessa medicação está associada aos efeitos adversos. A disfunção periférica dos cones da retina, levando à constrição dos campos visuais, está bem estabelecida no artigo, sendo incerto o comprometimento da função visual central. O tempo de uso da VGB e a dose total utilizada parecem ser fatores determinantes para o

CAPÍTULO 19 ▷ Espasmos Infantis/Síndrome de West

desenvolvimento da retinopatia gabaérgica.[32] Assim, é proposta a interrupção do uso da VGB depois de 6 meses de tratamento, o que está relacionado com a redução da chance de comprometimento visual. O presente trabalho enfatiza que o risco de comprometimento do campo visual é pequeno em crianças em uso criterioso da VGB e o benefício do tratamento é grande.[3]

Outro dado importante a ser seguido é que, 15 dias após o início da medicação, é possível saber se o medicamento controlou as convulsões, pois, obviamente, se o medicamento não controlou as convulsões, ele é retirado.

Quando do uso da vigabatrina em monoterapia não desaparecem as convulsões, associamos com o ácido valproico.

Hormônio adrenocorticotrófico (ACTH) e corticoide

O ACTH foi descrito por Sorel em 1958[10] como medicamento eficaz no controle dos EI. No mercado internacional (não disponível no Brasil), encontra-se o tetracosactrim (forma sintética do ACTH), cujos mecanismos de ação são postulados como sendo de *feedback* negativo do cortisol sobre a síntese e a liberação da corticotrofina.[3] Além disso, teria também um efeito acelerador da mielinização do SNC, diminuindo a imaturidade e tendo, portanto, a suscetibilidade maior às agressões pelas próprias crises. Um terceiro mecanismo, ainda não muito bem estabelecido, seria a ação direta de fragmentos da molécula do ACTH sobre os neurônios, independentemente dos níveis de cortisol.

A Academia Americana de Neurologia e a Sociedade de Neurologia Infantil recomendam o uso do ACTH para controle dos espasmos.

Não existem, ainda, dados concretos sobre a eficácia do ACTH no controle de crises a longo prazo ou de sua eficiência em impedir o comprometimento do desenvolvimento neuropsicomotor, uma vez que não está estabelecido que o controle precoce dos espasmos e o desaparecimento da hipsarritmia sejam suficientes para modificar o prognósttico final da SW.[14,15,22]

A porcentagem de recidiva dos espasmos gira em torno de 9% a 62% dos casos, quando empregado o ACTH.[16]

Em revisão sistemática da Cochrane Collaboration,[13] em 14 estudos controlados e randomizados considerados metodologicamente satisfatórios, foram encontradas evidências de que o ACTH promove a resolução mais rápida dos espasmos, quando comparado à VGB. Entretanto, a diferença de tempo entre a introdução do medicamento e a resolução dos espasmos (ACTH *versus* VGB) aparentemente não modificou o prognóstico final na maioria dos pacientes.

Nos EUA, cerca de 88% dos neurologistas infantis preconizam o uso do ACTH como primeira escolha para o tratamento da SW, independentemente da etiologia.[23] No Reino Unido, a escolha do tratamento inicial é influenciada pela etiologia e a VGB é mais frequentemente utilizada como agente de primeira escolha.[22,23] Não há dados sobre o uso do ACTH no tratamento da SW no Brasil.[22,23]

Após a descrição do efeito do ACTH na epilepsia por Sorel,[10] o emprego do corticoide vem sendo estudado.[7,9] Nos diversos trabalhos na literatura sobre seu uso, 59% a 100% dos pacientes evoluíram com controle dos EI, enquanto 57% a 97% mostraram desaparecimento da hipsarritmia.[10,13] No *United*

Kingdom Infantile Spasms Study, realizado no Reino Unido, 76% dos casos obtiveram controle dos espasmos e 78%, desaparecimento da hipsarritmia no EEG, ao final de 14 dias de tratamento com corticoide.[12,13]

Yamoto e cols., em estudo realizado no Japão, testaram uma nova terapia com lipoesteroide (palmitato de dexametasona) para controle dos EI em cinco pacientes, quatro com diagnóstico de SW e um de Lennox-Gastaut. Os pacientes apresentavam convulsões diárias e refratárias aos agentes antiepilépticos convencionais, como ácido valproico, carbamazepina e zonisamida. Foi administrado lipoesteroide endovenoso, na dose de 0,25 mg/kg, por 12 vezes, no período de 1 mês (dose total de 3mg/kg).

Observou-se o desaparecimento dos espasmos e do traçado hipsarrítmico em um paciente com SW, que recebeu quatro doses totais; dois pacientes apresentaram redução em 50% no número de convulsões e melhora do EEG; não houve melhora nos outros dois pacientes. Nenhum efeito adverso significativo foi observado.[34]

Ácido valproico

O ácido valproico é um agente anticonvulsivante de amplo espectro, que exerce seus efeitos farmacológicos no SNC. Embora seu mecanismo de ação não tenha sido totalmente estabelecido, sugere-se que sua ação esteja relacionada com aumento das concentrações do GABA, provocado pela inibição da enzima GABA-transaminase, e por sua ação, ainda não completamente esclarecida, sobre a membrana neuronal, modificando sua condutividade ao potássio.

Rapidamente absorvido por via oral, atinge níveis sanguíneos máximos entre 1 e 4 horas após a ingestão. As doses podem variar de 20 a 60mg/kg/dia.

Os efeitos adversos incluem plaquetopenia, hiperamonemia, sonolência e tremores. Em função do alto risco de hepatotoxicidade, deve ser evitado em crianças que já fazem uso de medicamentos hepatotóxicos. Outro efeito adverso grave, porém raro, é a pancreatite.

Benzodiazepínicos

Os benzodiazepínicos têm ação eficaz nas epilepsias graves, como medicamentos adjuvantes. Entre os benzodiazepínicos, são citados o clonazepam, o nitrazepam e o clobazam. O nitrazepam é o mais indicado na síndrome. Os efeitos colaterais mais frequentemente registrados com o uso de benzodiazepínicos incluem sonolência e ataxia. No entanto, o efeito mais limitante é a hipersecreção brônquica, ocasionando infecções pulmonares de repetição, principalmente com o uso do clonazepam.

Topiramato

Os novos estudos sobre o topiramato relatam boa ação nos EI, sendo ele proposto como monoterapia, na dose de 3mg/k/dia, com aumento progressivo até chegar a 24mg/kg/dia.[16] Os efeitos adversos são distúrbios do sono, irritabilidade, letargia, constipação intestinal, formação de cálculos renais, distúrbio ácido-básico e taquipneia.[16]

Zonisamida

A zonisamida, um novo fármaco antiepiléptico, tem sido utilizada, principalmente no Japão, para tratamento da SW na dosagem de 4 a 8mg/kg/dia, com bom controle das crises em 20% a 38% dos casos.[30] Pode ser usada em monoterapia ou como fármaco de adição, sendo indicada especialmente nos casos criptogênicos e de início recente.[30]

Piridoxina

Outro medicamento em estudo é a vitamina B_6, ou piridoxina. Recentemente no Japão[24] foi usada na dose de 20 a 50mg/kg/dia, associada ao ácido valproico, com excelente resposta. Temos utilizado a piridoxina na dose de 200-400mg ao dia, administração oral com bons resultados, associada ao ácido valproico.[25] Quando associada ao ACTH no início do tratamento, pode diminuir seu tempo de uso para 2 semanas e, portanto, seus efeitos colaterais.[26]

Hormônio liberador de tireotrofina (TRH)

O hormônio liberador de tireotrofina (TRH) apresenta ação antiepiléptica com base no mecanismo do ácido kinurênico, que exerce ação antagonista aos receptores N-metil-D-aspartato, e tem sido utilizado no Japão em casos de SW.[31]

Outros fármacos em estudo são o levetiracetam[27] e felbamato.[35]

Dieta cetogênica

A dieta cetogênica[25] é uma alternativa não farmacológica no tratamento da SW. Consiste em restrição de carboidratos, taxas minimamente adequadas de proteínas e alto teor de lipídios. Acredita-se que, em vigência de cetose sanguínea contínua, os neurônios passem a utilizar os corpos cetônicos em lugar da glicose, e o efeito terapêutico é a elevação do limiar convulsivo. A dieta cetogênica apresenta resultados promissores em nosso serviço.

Cirurgia

Além do tratamento medicamentoso, existem casos em que deve ser considerada a hipótese de cirurgia. Essa indicação deve ser precisa, seguindo alguns critérios, como intratabilidade das crises, alterações focais no EEG ictal ou interictal e anormalidades focais na neuroimagem, sejam elas anatômicas (TC/RM) ou metabólicas (PET) ou de perfusão (SPECT).[41]

Deve ser ressaltada a grande importância dos profissionais que realizam a estimulação precoce dessas crianças, sem os quais nenhum tratamento farmacológico seria completo ou promoveria bons resultados. Todos os pacientes portadores de EI devem ser encaminhados para estimulação, de acordo com a prioridade, para uma equipe de apoio multidisciplinar (fisioterapia, fonoaudiologia, terapia ocupacional, psicologia e outros) na tentativa de minimizar os danos secundários às crises.

PROGNÓSTICO

Os EI ainda representam um desafio para a neurologia infantil, pois se trata de uma síndrome epiléptica grave, que acomete crianças em uma fase crítica do seu desenvolvimento neuropsicomotor, levando a retardo inevitável e, muitas vezes, irreversível. As crianças com diagnóstico de SW idiopática e criptogênica têm prognóstico melhor em comparação aos casos sintomáticos, porém devem ser avaliados a idade de início das crises, o exame neurológico no momento do diagnóstico, a gravidade das alterações do EEG e a resposta ao tratamento.

Carballo e cols. descrevem casos de associações entre SW e síndrome de Down, neurofibromatose tipo 1 e paralisia cerebral com leucomalacia periventricular, que apresentam comportamento similar aos casos criptogênicos ou idiopáticos, tendo, após o tratamento, mostrado controle dos EI e desaparecimento do traçado hipsarrítmico.[32]

Os espasmos epilépticos e o traçado hipsarrítmico tendem a desaparecer espontaneamente até os 3 anos de idade. À medida que os espasmos remitem, outros tipos de crises podem aparecer em 50% a 70% dos pacientes ou se transformar em epilepsia intratável em 50% das crianças. A evolução para síndrome de Lennox-Gastaut ocorre em 20% a 50% das crianças, a despeito de qualquer tratamento instituído.

Os pacientes com SW devem passar por uma abordagem multidisciplinar, com a participação de neurologista, fisioterapeuta, terapeuta ocupacional, fonoaudiólogo e pediatra, para a obtenção de melhor qualidade de vida.

REFERÊNCIAS

1. URL: http://www.emedicine.com/neuro/topic171.htm. Última consulta: 15/05/2006.

2. Mackay MT, Weiss SK, Adams Weber T et al. Practice parameter: medical treatment of infantile spasms. Report of the American Academy of Neurology and the Child Neurology Society. Neurology 2004; 62:1668-81.

3. Moraes MH, Montenegro MA, Franzon RC, Ávila JQ, Guerreiro MM. Avaliação da eficácia e tolerabilidade da vigabatrina na síndrome de West. Arq Neuropsiquiatr 2005; 63:469-73.

4. Campistol J, Garcia-Cazorla A. West's syndrome. Analysis, aetiological factors and therapeutic options. Rev Neurol 2003; 37:345-52.

5. Pranzatelli MR. Putaive neurotransmitter abnormalities in infantile spasms; cerebrospinal fluid with infantile spasms. Epilepsia 1980; 21:387.

6. Baram TZ, Mitchell WG, Hanson RA et al. Cerebrospinal fluid corticotrophin and cortisol are reduced in infantile spasms. Pediatr Neurol 1995; 13:108.

7. Nagamitsu S, Matsuishi T, Yamashita Y et al. Decreased cerebrospinal fluid levels of b-endorphin and ACTH in children with infantile spasms. J Neural Transm 2001; 108:363.

8. Cowan LD, Hudson LS. The epidemiology and natural history of infantile spasm. J Child Neurol 1991; 6:355-64.

9. Brunson KL et al. Corticotropin (ACTH) acts directly on amygdale neurons to down-regulate corticotrophin-releasing hormone gene expression. Ann Neurol 2001; 49:304-12.

10. Sorel L, Dusaucy-Bauloye A. A propos de cas dhipsarythmie de Gibbs: son traitement spetaculaire par lACTH. Acta Neurol Belg 1958:130-41.

11. Riikonen R, Donner M. ACTH therapy in infantile spasms: side effects. Arch Dis Childhood 1980; 55:664-72.

12. Lux AL, Edwards SW, Hancock E et al. The United Kingdom infantile spasms study comparing vigabatrin with prednisolone or tetracos-

actide at 14 days: a multicentre, randomised controlled trial. Lancet 2004; 364:1773-8.

13. Hancock E, Osborne J. Treatment of infantile spasms (Cochrane Review). In: The Cochrane Library. Oxford: Update Software, 2007. Issue 4.

14. Dreifuss F, Farwell J, Holmes G et al. Infantile spasms: comparative trial of nitrazepam and corticotropine. Arch Neurol 1986; 43: 1107-10.

15. Pietz J, Benninger C, Schäfer H, Sontheimer D, Mittermaier G, Rating D. Treatment of infantile spasms with high-dosage vitamin B6. Epilepsia 1993; 34:757-63.

16. Korinthenberg R, Schreiner A. Topiramate in children with West syndrome: a retrospective multicenter evaluation of 100 patients. J Child Neurol 2007;22(3):302-6.

17. Gherpelli JLD. Vigabatrina: potencialização GABAérgica por meio da inibição enzimática irreversível. In: Yacubian EMT. Tratamento medicamentoso das epilepsias. São Paulo: Lemos Editorial, 2001:136-41.

18. Chiron C, Dulac O, Beaumont D, Palacios L, Pajot N, Mumford J. Therapeutic trial of vigabatrin in refractory infantile spasms. J Child Neurol 1991; 6:52-9.

19. Harding GFA, Spencer EL, Wild JM, Conway M, Bohn RL. Field-specific visual-evoked potentials identifying field defects in vigabatrin-treated children. Neurology 2002; 58:1261-5.

20. Antoniuk SA, Bruck I, Spessatto A et al. West syndrome: clinical and electroencephalographic follow up of 70 patients and response to the adrenocorticotropic hormone, prednisone, vigabatrin, nitrazepam and valproate. Arq Neuropsiquiatr 2000; 58:683-90.

21. Takuma Y. ACTH Therapy for infantile spasms: a combination therapy with high-dose pyridoxal phosphate and low-dose ACTH. Epilepsia 1998; 39(Suppl 5):42-5.

22. Gomes MDC, Garzon E, Sakamoto AC. Os 50 anos de uso do hormônio adrenocorticotrófico (ACTH) no tratamento da síndrome de West: revisão de literatura e protocolo da UNIFESP. J Epilepsy Clin Neurophysiol 2008; 14(1):27-32.

23. American Academy of Neurology and the Child Neurology Society. Practice parameter: medical treatment of infantile spasms. Neurology 2004; 62:1668-81.

24. Masatoshi I. Antiepileptic drug treatment of West syndrome. Epilepsia 1998; 39(Suppl 5):38-41.

25. Pietz J, Benninger C, Scafer H, Sontheimer D, Rating D. Treatment of infantile spasms with high dosage of vitamin B6. Epilepsia 1993; 34:757-63.

26. Takuna Y. ACTH therapy for infantile spasms: a combination therapy with high dose pyriddoxal phosphate and low dose ACTH. Epilepsia 1998; 39(Suppl. 5):42-5.

27. Lawlor KM, Devlin AM. Levetiracetam in the treatment of infantile spasms. Eur J Paediatric 2005; 9:19-22.

28. Williams F, Avanzini G. The use of inmunoglobulins in the treatment of human epilepsy. Neurol Sci 2002; 23:S33-37.

29. Rubenstein JE, Kossoff EH, Pyzik PL. Experience in the use of the ketogenic diet as early therapy. J Child Neurol 2005; 20:31-4.

30. Rotta NT, Silva AR, Ohlweiler L, Riesgo R. Vigabarina no tratamento da epilepsia de difícil controle em pacientes com síndrome de West e esclerose tuberosa. Arq Neuro-Psiquiatr [online] 2003; 61(4):988-90.

31. Takeuchi Y, Takano T, Abe J, Takikita S, Ohno M. Thyrotropin-releasing hormone: role in the treatment of West syndrome and related epileptic encephalopathy. Brain and Development 2001;23(7):662-7.

32. Fonseca LF et al. Síndrome de West-espasmos infantis. In: Fonseca LF, Cunha Filho JM, Pianetti G, Costa Val Filho JA. Manual de neurologia infantil. 1 ed. Rio de Janeiro: Guanabara Koogan, 2006:177.

33. Aicardi J et al. Infantile spasms and related syndromes. In: Aicardi J, Arzimanoglou A, Guerrini R. Epilepsy in children. 3 ed. USA: Lippincott Williams e Wilkins, 2004:14-37.

34. Yamoto H et al. A new trial liposteroid (Dexamethasone palmitate) terapy for intractable epileptic seizures in infancy. Clinical Trial, Journal Article, Japão, feb. 2007; 29(7):421-4.

35. Hurst DL, Rolam TD. The use of felbamate to treat infantile spasms. J Child Neurol 1995 Mar; 10(2):134-6.

36. Comission on the Classification and Terminology of the International League against Epilepsy. Proposal for revised classificationon of Epilepsies and Epileptics Syndromes. Epilepsia 1989; 30:389-99.

37. Dulac O, Feingold J, Plouin P, Chiron C, Pajot N, Ponsot G. Genetic predisposition to West syndrome. Epilepsia 1993; 34(4):732-7.

38. Menkes JF. Textbook of child neurology. Baltimore: Williams and Wilkins, 1995:744-8.

39. Dulac D, Plown P, Jambaqué I. Predicting favoravel outcome in idiopatic West syndrome. Epilepsia 1999; 34(4):747-56.

40. Miikati MA, Kramer U, Sue WC: Hypssarhithymia: frequence of variant paterns and correlation with etiology and outcome. Neurology 1997; 48:197-203.

41. Chugani HT, Shewman D, Shields WD et al. Surgery for intratable infantile spasms: neuroimaging perspectives. Epilepsia 1993; 34(4):764-71.

20

Síndrome de Lennox-Gastaut

Christovão de Castro Xavier • Valéria Loureiro Rocha
Viviane Evilyn dos Santos de Mendonça

INTRODUÇÃO

A síndrome de Lennox-Gastaut (SLG), ou encefalopatia epiléptica infantil com espícula onda-lenta difusa, é uma forma grave de epilepsia com início na infância[4], caracterizada pela tríade múltiplos tipos de crises convulsivas (ausência atípica, tônicas e atônicas), comprometimento do desenvolvimento neuropsicomotor e/ou deterioração cognitiva e padrão eletroencefalográfico interictal com complexos de ponta-onda lenta menores do que 2,5Hz.

A denominação síndrome de Lennox-Gastaut aparece pela primeira vez na literatura em 1969 (Niendermeyer, 1969).[1] Em 1938, Gibs e cols. descrevem um padrão eletroencefalográfico caracterizado por ponta-ondas a 2Hz e propõem o termo "variante do pequeno mal" a fim de diferenciá-lo do padrão ponta-onda a 3Hz do pequeno mal típico. Em 1950, Lennox e Davis descobrem a associação entre o padrão eletroencefalográfico e pacientes com múltiplas crises epilépticas. Entretanto, a síndrome só é caracterizada em 1964, por Sorell,[2] que a descreve como "epilepsia miocinética severa da infância com complexos de espícula-onda lenta", que se inicia entre 2 e 8 anos de idade, podendo acometer crianças previamente normais (forma criptogênica) e crianças com comprometimento neuropsicomotor prévio (forma sintomática). A síndrome foi mais bem discutida entre 1966 e 1972, e sua definição foi proposta por Beaumanoir e adaptada pela comissão de classificação da Liga Internacional contra a Epilepsia, em 1989.[1]

EPIDEMIOLOGIA E ETIOLOGIA

A SLG é rara, com incidência anual variando de 0,2 a 2,8 indivíduos por 10.000 nascidos vivos na Europa. Entretanto, sua prevalência é alta, representando 5% de todas as epilepsias e cerca de 10% das epilepsias da infância.[1]

Setenta por cento dos casos são sintomáticos, secundários a uma gama variada de etiologias: insultos pré, peri ou pós-natal, infecções e tumores do sistema nervoso central (SNC), malformações cerebrais (displasias corticais) e doenças genéticas. Recentemente, um defeito na cadeia mitocondrial tem sido sugerido como causa da SLG, sendo interessante a pesquisa metabólica dos casos considerados criptogênicos.

Entre os casos recentemente descritos, 18% a 50% são precedidos pela síndrome de West ou por crises focais.[1]

A SLG se inicia dos 2 aos 8 anos de idade, atingindo o pico máximo entre os 3 e os 5 anos de vida. A forma criptogênica tem início mais tardio e é mais comum no sexo masculino, (54% a 63% dos casos ocorrem em meninos).[3] A história de epilepsia na família tem uma frequência com amplo intervalo, variando entre 2,5% e 47,8%.[3]

DIAGNÓSTICO

O diagnóstico da SLG é fundamentado na tríade eletroclínica: múltiplos tipos de crises, prevalecendo as crises tônicas, específico padrão de EEG, retardo mental e/ou regressão neuropsicomotora.[1] As convulsões são geralmente recorrentes, frequentes durante o sono e de difícil controle. Além das crises tônicas, os tipos mais prevalentes são as crises atônicas e as de ausências atípicas.[3] Podem também estar associadas em maior grau as crises mioclônicas e, com menor frequência, as crises tônico-clônicas, as parciais e as parciais complexas.

CRISES TÔNICAS

A crise tônica é o tipo mais comum de convulsão na SLG,[3,4] sendo considerada um dos pré-requisitos para o diagnóstico da síndrome.[4] Sua frequência varia de 17%[1] (Niedermeyer, 1969) a 95% (Gastaut e cols.).[3] Sua alta incidência tem sido observada em trabalhos nos quais são obtidos os traçados eletroencefalográficos de sono.[3,4] As crises tônicas são mais comuns durante o sono não REM e menos frequentes nos estados de vigília.[3] No entanto, as crises tônicas podem não ser encontradas nos estágios iniciais da SLG, e os relatos de sua incidência variam na literatura, o que se deve provavelmente à idade em que os pacientes são incluídos nos diversos trabalhos científicos.[4] As crises tônicas se referem a aumento persistente da contração muscular de breve duração, de poucos segundos a 1 minuto (média de 10 segundos).[3,4] O subtipo axial, o mais frequente, caracteriza-se por breve contração da musculatura axial, simetricamente, levando à flexão da cabeça e/ou do tronco. Pode estar associado à apneia, sendo precedido por um breve choro.[3] Os olhos geralmente estão abertos e desviados para cima. Perda de consciência e sintomas autonômicos (taquicardia, cianose, *rash* facial, salivação e lacrimejamento) estão presentes. As crises tônicas podem ser também axorrizomélicas e ataques tônicos globais. As primeiras envolvem as porções proximais dos membros superiores, causando elevação e abdução dos mesmos. Os últimos estão associados ao envolvimento de mais grupamentos musculares e partes distais dos quatro membros.[3]

CRISES DE AUSÊNCIA ATÍPICA

A ausência atípica é o segundo tipo mais comum de crises convulsivas da SLG, ocorrendo em 13% a 100% dos pacientes.[3,4] Configura-se por breve perda ou lapso de consciência, com início e término menos abruptos do que na ausência típica, associada a alguma diminuição do tônus muscular, mioclonias erráticas, sialorreia e hipertonia do pescoço e dos músculos posteriores. As crises não são desencadeadas pela prova de hiperventilação, mesmo as mais prolongadas, ou pela fotoestimulação, como ocorre nas ausências típicas.

CRISES ATÔNICAS

A frequência das crises atônicas é de difícil precisão. Estudos relatam que 56% dos pacientes com ponta-onda lenta no EEG apresentam o também chamado *drop attack*.[4] São caracterizadas por perda súbita do tônus muscular. Podem ser generalizadas, provocando quedas abruptas das crianças ao solo, com consequentes traumatismos na face ou, em menor frequência, apenas parciais e limitadas às quedas da cabeça. O *drop attack* não é patognomônico da SLG.

CRISES MIOCLÔNICAS

Menos prevalentes na SLG, ocorrem em menor intensidade do que as crises tônicas e de ausência atípica. Sua frequência é variável, estimada em 11% a 28% dos casos.[3] As mioclonias manifestam-se como breves contrações musculares que lembram choques, são isoladas ou agrupadas e duram poucos segundos. Geralmente globais e simétricas, também podem ser segmentares, atingindo um membro ou um segmento de membro. De difícil diferenciação clínica das crises atônicas, constituem também uma das causas de quedas bruscas ao solo, um dos grandes problemas dos pacientes com a SLG.

ESTADO DE MAL EPILÉPTICO

Na SLG, o estado de mal epiléptico manifesta-se sob a forma do *status* não convulsivo em 50% dos casos.[1] Levando em consideração todas as formas de crises convulsivas, sua incidência pode chegar a 97%.[5]

O estado de mal de ausência tem duração variada, de horas a dias, às vezes, de difícil diagnóstico clínico. Com frequência, é desencadeado por processo infeccioso, deixando a criança em estado de confusão mental e comprometendo seu comportamento e as atividades da vida diária.

O estado de mal tônico, menos presente na infância, tem sua incidência aumentada na vida adulta, podendo, nessa faixa etária, ser desencadeado pela infusão venosa de benzodiazepínicos. Na infância é acompanhado de distúrbios autonômicos, como sialorreia, rubor facial, apneia e hipersecreção brônquica, com riscos iminentes à vida.

PADRÃO ELETROENCEFALOGRÁFICO

O complexo ponta-onda lenta é a figura clássica do eletroencefalograma (EEG) interictal na SLG. Ele consiste em pontas com menos de 80ms ou, mais frequentemente, ondas agudas (80 a 200ms), seguidas de uma onda lenta, sinusoidal, eletronegativa, com 350 a 400ms de duração.[3] A frequência pode variar de 1 a 2,5Hz, podendo ocorrer complexos ponta-onda de 3Hz, mas que não são predominantes.[3] São geralmente difusos e podem predominar na área frontocentral. Não são desencadeados por fotoestimulação e/ou prova da hiperventilação. Aumentam de frequência durante o sono não REM.[3] Em média, as pontas-ondas lentas surgem aos 8,2 anos de idade e podem durar em torno de 8,6 anos.[1]

O aparecimento dos ritmos rápidos no EEG deve ser considerado um critério diagnóstico para a SLG.[1] Esses ritmos se caracterizam por polipontas-ondas generalizadas, de 10 a 20Hz, de baixa voltagem, por curto período de tempo e geralmente durante o sono não REM.[1]

O padrão do EEG ictal dependerá do tipo de crise manifestada no momento. Nas crises de ausência atípica e crises atônicas são vistas pontas-ondas lentas; nas mioclônicas, associam-se às polipontas ou polipontas-ondas lentas; e nas tônicas, os ritmos são rápidos durante o traçado de sono.

O ritmo de base lento pode ser encontrado em 25% dos pacientes com SLG.[1] Focos de atividade paroxística (ondas agudas ou espículas) ou surtos de atividade lenta não são incomuns.[1]

RETARDO MENTAL E/OU DETERIORAÇÃO COGNITIVA

O retardo mental pode estar presente em até 85% dos casos. Sua incidência aumenta quando a síndrome se manifesta antes dos 3 anos de idade ou com uma alta frequência das crises convulsivas ou a presença da forma sintomática da SLG. Estudo desenvolvido por Aicardi e cols. mostrou presença de retardo mental grave em 72% dos pacientes com SLG sintomática, contra apenas 22% dos pacientes com quadro criptogênico. O retardo mental geralmente está associado a distúrbios do comportamento, como hiperatividade, agressividade e traços do comportamento autista.

Nos pacientes com a forma idiopática são observadas, durante a evolução da doença, crises recorrentes e de difícil controle, seguidas pela instalação de uma encefalopatia epiléptica que leva à deterioração progressiva das funções cognitivas, acompanhada de regressão das habilidades já adquiridas. Uma boa resposta à terapia anticonvulsivante pode evitar a evolução para o quadro de retardo mental.

EXAMES COMPLEMENTARES ADICIONAIS

Quando diagnosticada a SLG, é indispensável uma criteriosa investigação com o objetivo de definir a etiologia, pois muitas vezes esta pode ser passível de tratamento. Os exames complementares devem ser sempre solicitados de acordo com a suspeita clínica.

CAPÍTULO 20 ▷ Síndrome de Lennox-Gastaut

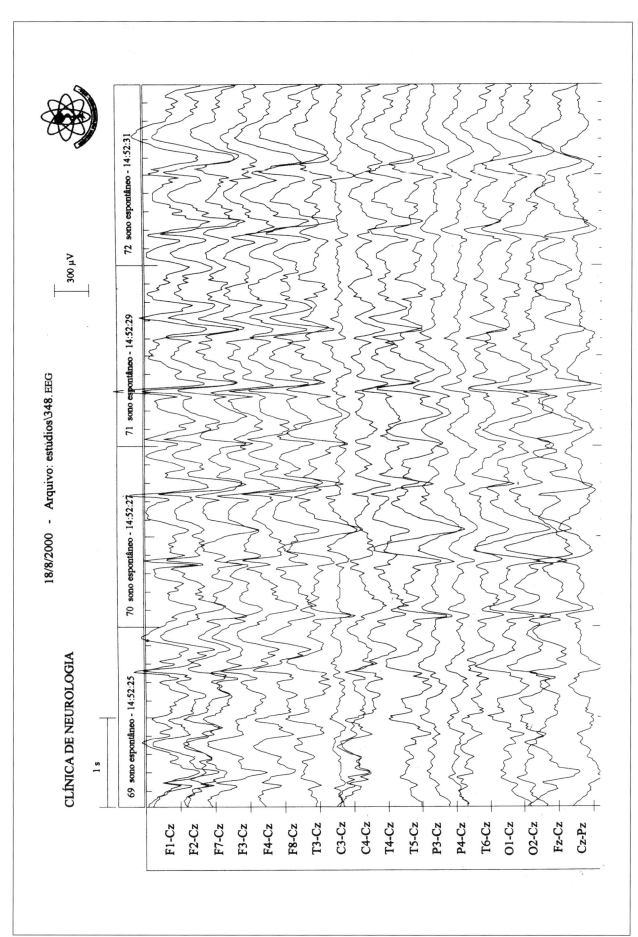

Figura 20.1 ▲ Eletroencefalograma digital de paciente de 5 anos de idade com SLG. Presença de complexos de ponta-onda lenta menores que 2,0 Hz, durante sono NREM.

Com maior frequência utilizam-se:

- Estudos de neuroimagem: tomografia computadorizada de crânio e ressonância magnética de encéfalo.
- Exames funcionais de imagem como SPECT (tomografia por emissão de fóton único) e PET (tomografia com emissão de pósitrons).
- Potenciais evocados visuais, auditivos e somatossensitivos.
- *Screening* para erros inatos do metabolismo.
- Análise do líquido cefalorraquidiano.
- Avaliação genética.
- Avaliação oftalmológica.
- Eletrorretinograma.

DIAGNÓSTICO DIFERENCIAL

Apesar de a SLG apresentar critérios bem conhecidos para o diagnóstico, é importante diferenciá-la de outras formas de epilepsias catastróficas da infância e até mesmo de outras entidades nosológicas que, em seu curso, evidenciam manifestações convulsivas refratárias.

Entre as síndromes epilépticas da infância é importante lembrar das síndromes de Doose e de Landau-Kleffener, da epilepsia de ponta-onda contínua durante o sono lento, da epilepsia do lobo frontal, da epilepsia atípica benigna da infância, das variantes mioclônicas da SLG, da síndrome de West de início tardio e da síndrome de Dravet, citadas em outros capítulos deste livro.

Entre as síndromes genéticas e as metabólicas, destacam-se com mais frequência a síndrome de Rett, a lipofuscinose ceroide neuronal na forma infantil, a doença de De Vivo e a deficiência de piruvato-desidrogenase.

TRATAMENTO

A SLG é caracterizada por sua resistência a agentes anticonvulsivantes, o que limita as opções de tratamento. Em geral, um quadro com múltiplos tipos de crise necessita um fármaco anticonvulsivante com amplo espectro e/ou politerapia. O fármaco efetivo para um tipo de convulsão pode piorar ou desencadear outros tipos de crises convulsivas. Infelizmente, poucos são os estudos controlados sobre o tratamento da SLG. O que pode ser encontrado na literatura mostra medicamentos eficazes para um ou dois tipos de crises convulsivas apenas. Nenhum estudo avaliou o efeito das drogas antiepilépticas (DAE) na progressão da doença.

Benzodiazepínicos

Os benzodiazepínicos atuam nos canais de sódio, cálcio e cloro, potencializando a ação neurotransmissor gama-aminobutírico (GABA) e suprimindo a atividade epiléptica difusa, não tendo boa atuação nas epilepsias focais. Além disso, diminuem a ação inibitória dos neurônios reticulares e previnem as crises de ausência. Pequenos ensaios clínicos não controlados relatam que os benzodiazepínicos melhoraram o controle de crises em 46% a 70% dos pacientes com SLG.[4] Podem ser usados por via parenteral, intranasal, oral ou retal. Os efeitos colaterais relatados são: sonolência, aumento de secreções orais e brônquicas e risco de convulsões no desmame, entre outros. O clobazam costuma ser a melhor opção em virtude do menor efeito sedativo, comparado ao nitrazepam e ao clonazepam.

Ácido valproico

O ácido valproico apresenta vários mecanismos de ação: potencializa os efeitos inibitórios do GABA, interage com o metabolismo do gama-hidroxibutirato (metabólito do GABA), inibe os canais de sódio e, em altas concentrações, atua sobre os canais de cálcio e potássio. Estudos não controlados mostraram redução de 50% das crises convulsivas em 55% dos pacientes com *drop attacks* e em 30% dos pacientes com ausências atípicas e crises mioclônicas.[4]

Em virtude de seu amplo espectro anticonvulsivante, é considerada de escolha nas síndromes com múltiplos tipos de crises convulsivas.[6] No entanto, quando usada em monoterapia na SLG tem sido ineficaz.[1] Hepatotoxicidade e pancreatite são efeitos adversos relatados, sendo importantes a monitoração laboratorial dos pacientes e o cuidado com as politerapias. A dose empregada do ácido valproico é de 20 a 60mg/kg/dia.

Lamotrigina

Entre os fármacos não convencionais, os dados de revisão da Cochrane mostraram que a lamotrigina, o topiramato e o felbamato são eficazes como adjuvantes no tratamento da SLG.[4]

A lamotrigina tem amplo espectro anticonvulsivante. Bloqueia os canais de sódio, estabiliza as membranas neuronais e diminui a ação dos neurotransmissores excitatórios (glutamato e aspartato). Tem demonstrado relativa eficácia nos trabalhos recentes, com diminuição de 50% das crises em 32% dos casos.[6] A manutenção ou piora das crises mioclônicas tem sido relatada na SLG.[1]

Quando associada a outros medicamentos, principalmente ao ácido valproico, deve ser introduzida lentamente e com cuidado, pois há risco de 5% a 10% de causar *rash* cutâneo em pacientes jovens.[1] Empregam-se doses de até 15mg/kg/dia em monoterapia e 5mg/kg/dia, quando associada ao valproato.

Topiramato

A eficácia do topiramato no controle das crises atônicas, principalmente relacionadas à SLG, foi comprovada em 1999. Há relato na literatura de controle das convulsões em 58% a 75% dos casos.[1] Alguns trabalhos mostram melhora da qualidade de vida de crianças com SLG em uso de topiramato. Em função de sua segurança e eficácia, tornou-se boa opção na SLG. Os efeitos colaterais descritos são: sonolência, perda de peso, lentidão mental, fadiga e ataxia. A dose empregada é de 10mg/kg/dia.

Felbamato

O felbamato é um tipo de carbamato com propriedades anticonvulsivantes, de amplo espectro e vários modos de ação. É capaz de inibir a atividade epiléptica difusa e focal. Há relatos na literatura de que o felbamato alcança controle total das crises convulsivas em 8% dos casos e diminuição de todas as crises convulsivas em 50%.[1] O medicamento está liberado para tratamento da SLG nos EUA e em alguns outros países, como a Alemanha. Seu uso tem sido desde 1994 limitado a pacientes com mais de 4 anos de idade, refratários aos outros anticonvulsivantes, quando foram observadas falência hepática e anemia aplásica, após poucos meses de uso do medicamento.[1,4]

Rufinamide

O rufinamide é um derivado triazol estruturalmente não correlacionado com as DAE conhecidas e recentemente liberado como adjuvante no tratamento para SLG. Seu mecanismo de ação é desconhecido,[1] provavelmente atuando na modulação dos canais de sódio, limitando a propagação dos potenciais de ação. O rufinamide tem amplo espectro de ação como antiepiléptico, com boa eficácia nas crises generalizadas e focais. O medicamento foi pesquisado na SLG, demonstrando eficácia na redução das crises tônico-atônicas em 42,5% dos pacientes,[1,7] enquanto 53,4% tiveram alguma redução da frequência de todas as crises convulsivas.[1,7] Os efeitos adversos mais relatados são: sonolência (24,3%), pirexia (25%), vômitos (12,6%) e diarreia (5,4%).[7]

O ACTH e os corticoides apresentam algum efeito, particularmente, no controle de ausências atípicas, *drop attacks* e *status epilepticus* não convulsivo.[4] Ainda não há na literatura nenhum trabalho controlado sobre o uso de corticoide na SLG.

O uso de imunoglobulinas endovenosas não tem bons resultados até o momento, segundo os estudos controlados.[4]

Em se considerando as medidas não farmacológicas, a calosotomia parcial ou total constitui-se o tratamento cirúrgico paliativo naqueles com *drop attacks* frequentes. Com calosotomia também é observada melhora do controle das crises atônicas ou tônicas, embora as taxas de sucesso sejam menores naqueles pacientes com crises tônico-clônicas generalizadas.

A estimulação do nervo vago, por sua vez, pode ser usada como procedimento adjuvante à calosotomia e apresenta risco de morbidade mais baixo. Além disso, um acompanhamento de longo prazo de pacientes com SLG submetidos à estimulação do nervo vago não só não mostrou efeitos adversos no comportamento desses pacientes, como revelou melhora desse aspecto em alguns deles.

Muitos estudos sobre a dieta cetogênica apresentam bons resultados no controle de crises de alguns pacientes. Freeman e cols. mostraram redução de 50% de crises mioclônicas e atônicas em pacientes com SLG em dieta cetogênica.

Finalmente, é importante individualizar o plano de tratamento do paciente com SLG, considerando a qualidade de vida a longo prazo esperada para cada um, evitando-se, assim, que os efeitos colaterais dos antiepilépticos sejam mais prejudiciais do que a própria recorrência das crises. A escolha de um fármaco deve levar em conta também as comorbidades psiquiátricas frequentes na SLG, como ansiedade, depressão e transtorno do déficit de atenção e hiperatividade (TDAH), para não agravá-las.

PROGNÓSTICO

A SLG é um dos tipos de epilepsias mais graves da infância, quase sempre refratária a tratamento e geralmente tornando-se crônica.[6] Apesar dos novos medicamentos anticonvulsivantes empregados, seu prognóstico é muito pobre, e 90% dos pacientes tornam-se incapazes, com progressiva deterioração do QI, principalmente nos casos sintomáticos.[1,6] Mais de 80% deles apresentam convulsões por toda a vida.

A forma sintomática, a história prévia de síndrome de West, o início precoce, as convulsões frequentes, a persistência do padrão convulsivo típico da SLG[8] e repetidos episódios de *status epilepticus* são fatores clássicos de pior prognóstico.[6] Menos de 10% dos pacientes evoluem com nível intelectual normal.

A taxa de mortalidade é alta, variando de 3% a 7%, e sua principal causa são os acidentes, destacando-se as quedas frequentes ao solo. Condições neurológicas subjacentes, como o *status epilepticus* tônico, respondem por 25% dos óbitos.

Em 2006, Yamatogi e Othahara descreveram uma nova síndrome e a classificaram como "epilepsia severa com múltiplos focos de espículas independentes" para a qual evoluem os pacientes portadores da SLG que apresentaram encefalopatia epiléptica grave de longa duração.

REFERÊNCIAS

1. Van Rijckevorsel K. Treatment of Lennox-Gastaut syndrome: overview and recent findings. Neuropsychiatric Disease and Treatment 2008: 4(6):1001-19.

2. Sorel ML. L'epiiepsie myokinétique grave de la première enfance avec pointe onde lent (petit mal variant) et son traitment. Rev Neurol (Paris) 1964; 110:2115.

3. Aicardi J. Epilepsy in children. 3 ed. Philadelphia: Lippincott Willian & Wilkins, 2004:38-49.

4. Arzimanoglou A, French J, Blume WT et al. Lennox-Gastaut syndrome: a consensus approach on diagnosis, assessment, management, and trial methodology. The Lancet Neurology 2009; 8:82-93.

5. Dulac O, N'Guyen TN. The Lennox-Gastaut syndrome. Epilepsia 1993; 34(suppl 7):S7- S17.

6. Campos-Castelló J. Lennox-Gastaut síndrome. Orphanet Encyclopedia. September, 2004.

7. Kluger G, Bauer B. Role of rufinamide in the management of Lennox-Gastaut syndrome (childhood epileptic encephalopathy). Neuropsychiatric Disease and Treatment 2007; 3(1):3-11.

8. Rantala H, Putkonen T. Ocurrence, outcome, and prognostic factors of infantile spasms and Lennox-Gastaut syndrome. Epilepsia 1999; 40(3):286-9.

9. Beaumanoir A, Dravet C. The Lennox-Gastaut syndrome. In: Roger J, Bureau M, Dravet C et al. (eds.) Epileptic syndromes in infancy, childhood and adolescence. John Libbey & Co, 1992:115-32.

10. Chevrie JJ, Aicardi J. Childhod epileptic encephalopathy with slow-spike wave. A statistical study of 80 cases. Epilepsia 1972; 13:259.

11. Gastaut H, Roger J, Soulayrol R, Tassinari CA, Regis H. Dravet C. Childhood epileptic encephalopaty with diffuse slow spike-waves (otherwise know as "petit mal variant") or Lennox syndrome. Epilepsia 1966; 7:139-79.

12. Gastaut H. Clinical and eletroencephalografical classification of epileptic seizures. Epilepsia 1970; 11:102.

13. Guerreiro MM, Manreza MLG et al. A pilot study of topiramate in children with Lennox-Gastaut syndrome. Arq Neuropsiquiatr 1999; 57(2-A):167-75.

14. Gibbs FA, Gibbs EL, Lennox WG. Influence of the blood sugar level on the wave and spike formation in petit mal epilepsy. Arch Neurol Psychiat 1939; 41:1111-6.

15. Gibbs FA, Gibbs EL. Atlas eletroencephalography. Vol. 2. 2 ed. Cambridge: Addison Wesley Press, 1942:31.

16. Lennox WG. The petit mal epilepsies. Their treatment with tridione. JAMA 1945; 129:1069-73.

17. Lennox WG, Davis JP. Clinical correlates of the fast and the slow spike-wave electroencephalogram. Pediatrics 1950; 5:626.

18. Lennox WG. Epilepsy and related disorders. Vol. 2. Boston: Little Brown, 1960:1168.

19. Niedermayer E, Da Silva FL. Eletroencephalografy: basic principles, clinical applications, and related fields. 5 ed. Munich: Urban & Schwarzenberg, 2005:440-5.

20. Oguni H, Fukuyama Y, Imaizumi Y, Vechara T. A video-EEG analysis of drop seizures in myoclonic astatic epilepsy of early childhood (Doose syndrome). Epilepsia 1992; 33(5):805-13.

21

Abordagem da Criança com Crises Refratárias

Mirian Fabíola Studart Gurgel Mendes

INTRODUÇÃO

Uma revisão das publicações e a prática clínica nos permitem ver que uma proporção de crianças responde imperfeitamente aos agentes antiepilépticos (AAE). A reavaliação diagnóstica pode ser, então, muito útil. Eventos não epilépticos (crises psicogênicas, síncope, distúrbios de sono, perda de fôlego) podem mimetizar crises epilépticas e devem ser excluídos. O tipo de crise e de síndrome epiléptica também deve ser revisto, e deve ser feita a pesquisa de lesões estruturais epileptogênicas subjacentes.[36]

Estima-se que cerca de 5% a 25% dos pacientes epilépticos não têm controle satisfatório das crises, sendo considerados refratários, intratáveis ou farmacorresistentes.[22] Mais especificamente, há refratariedade ao tratamento em 11% das epilepsias com crises parciais simples, em 27% das epilepsias com crises parciais complexas e em 12% das epilepsias com crises parciais com generalização secundária.[17]

Os conceitos de epilepsias farmacorresistentes, entretanto, não são consensuais, mostrando muitas divergências. Entre as definições mais frequentemente encontradas, observam-se:

1. Persistência de crises, a despeito de concentrações plasmáticas na faixa terapêutica, ou a persistência de crises mesmo com a maior dose de AAE suportada sem efeitos colaterais.[48]
2. Crises frequentes, apesar de politerapia pesada ou "gravidade da doença não atenuada por medicamentos".[17]
3. Crises em número e gravidade que impedem uma vida normal, implicando várias crises por mês em um longo período.[10]
4. Persistência de crises de natureza epiléptica, frequentes e/ou incapacitantes em pacientes aderentes ao tratamento, após 2 anos pelo menos, com um ou mais antiepilépticos convencionais.[16]
5. Crises não controladas com AAE de primeira linha.[8]
6. Presença de crises, mesmo com concentrações adequadas de AAE em 1 ano após início da epilepsia.[19]
7. Crises não controladas com recursos do médico geral e do neurologista.[36]
8. Paciente incapaz de ter estilo de vida consistente com sua capacidade por causa de crises, efeitos colaterais dos AAE e/ou problemas psicossociais.[34]

Percebe-se que esses conceitos não são precisos e deixam margem a várias questões. Devem ser consideradas ou não faixas ditas terapêuticas? A falha de um primeiro medicamento é suficiente? Quantas tentativas serão necessárias antes de considerar a epilepsia refratária? Por quanto tempo deve o paciente ser tratado clinicamente? Quais efeitos indesejáveis poderão ser tolerados? Que frequência de crises é admissível?

Há relativo consenso de que a farmacorresistência não deve ser avaliada unicamente em termos de eficácia do medicamento. Os medicamentos devem ser ativos, mas também bem tolerados, e a aceitação deve ser avaliada individualmente. Não há só um aspecto quantitativo na farmacorresistência, mas sobretudo um aspecto qualitativo. Um controle adequado de crises não deve significar, necessariamente, controle total.

Há ainda certo grau de consenso em relação a alguns fatores preditivos de intratabilidade: crises parciais complexas, coexistência de vários tipos de crises, presença de alterações neurológicas e mentais, duração da epilepsia antes do tratamento,[27] etiologia sintomática e *status epilepticus*.[14,32,40]

Em nosso meio, carecemos de estudos clínicos que abordem especificamente o problema das epilepsias refratárias e, em especial, os problemas envolvidos na determinação prática da intratabilidade medicamentosa. Parece-nos ser esse um aspecto de extrema importância no manejo das epilepsias de maneira geral e sobretudo de grande atualidade, principalmente considerando-se o cenário atual que contempla, em primeiro lugar, a possibilidade de uso de vários AAE novos, porém de alto custo, e, em segundo lugar, a possibilidade de eventual tratamento cirúrgico (necessariamente restrito aos pacientes farmacorresistentes).

O uso racional e a testagem sistemática dos AAE devem ser feitos, principalmente, com agente em monoterapia. Administração de altas doses, até toxicidade, foi advogada por Lesser e cols.,[21] que se basearam em teoria já exposta por Yahr,[49] em 1952, de que não poderia ser dito que um paciente recebeu tratamento adequado com AAE, a não ser que tivesse havido controle de crises ou efeitos colaterais, sem doses ou níveis séricos fixos.

A faixa terapêutica, inclusive, deve ser redefinida. Costuma-se dizer que "há tantas faixas terapêuticas quanto pacientes". O que se observa nesses anos é certo abuso na monitoração da concentração sanguínea dos AAE. Em questionamento a 60 neuropediatras, revelou-se que o conhecimento dos níveis séricos influenciaria e mudaria a conduta clínica em 42% a 75% das vezes.[6] Larkin e cols.[18] também verificaram alterações nas decisões médicas em 23,3% dos casos, em geral em razão da presença de valores séricos baixos.

As medidas só dão ideia aproximada para agentes com meia-vida longa, mas para medicamentos com meia-vida curta o valor pode representar pico ou concentrações intermediárias, mesmo com fixação do horário da coleta do material. Quando empregadas como guia, medidas de concentração sérica de fenitoína (FNT) são particularmente úteis; as de carbamazepina (CBZ), lamotrigina (LTG), etossuximida (ETM) e fenobarbital (PB), moderadamente úteis, e as de valproato (VPA) e vigabatrina (VGB) são de pouca utilidade.[4]

Além disso, não são monitorados rotineiramente metabólitos ativos, como 10,11-epóxido da CBZ, feniletilmalonamida derivada da primidona (PRIM). Da mesma maneira, é mensurada a fração ligada às proteínas, e não a fração livre, que é a ativa.

Dodson[9] sustenta que a faixa terapêutica não deve impor limite ao julgamento clínico. O AAE deve ser aumentado até controle de crises ou até efeito colateral. Ele sugere dosar para documentação de fracasso terapêutico, avaliar se o efeito colateral é mesmo da medicação, retificar a consequência de interações medicamentosas e determinar adesão. Para esse último objetivo, recomenda proceder vários exames após intervalos. Se os valores séricos de CBZ ou FNT flutuarem em mais de 20% e os de PB em mais de 35%, na ausência de variáveis fisiológicas maiores, deve ser considerada a possibilidade de falta de adesão ao tratamento.[12] Níveis persistentemente baixos, mas próximos entre si, podem significar simplesmente que o paciente é um metabolizador rápido.[19]

Pode não haver efeito colateral além do limite máximo da faixa terapêutica, e pode haver controle de crises aquém do limite mínimo.

Deve ser lembrado, entretanto, que há registros de exacerbação das crises pelos AAE, geralmente crianças encefalopatas com vários tipos de crise, com agravamento de crises generalizadas. Haveria, talvez, maior suscetibilidade nessa faixa etária.[42] Também é conhecido que doses elevadas de AAE produzem níveis tóxicos que podem agravar crises, mesmo sem outros sinais de intoxicação.[43] No entanto, algumas vezes, isso ocorre mesmo em doses terapêuticas, ocasionalmente pelo uso inapropriado ou pela politerapia.[20]

Peruca e cols.[29] afirmam que a piora das crises induzidas por medicamentos é problema sério e comum, muitas vezes pouco reconhecido, com mecanismos subjacentes pouco compreendidos. A FNT é muito implicada, mas outros fármacos, como CBZ, VGB e VPA, também podem piorar as crises. Também se observa surgimento de outros tipos de crises, em uma reação adversa do paciente particular ao modo de ação do fármaco prescrito.

MONOTERAPIA *VERSUS* POLITERAPIA

Nos últimos anos, as vantagens do uso de AAE em monoterapia têm sido enfatizadas. Os potenciais benefícios são evidentes. Evitam-se as interações farmacocinéticas entre dois ou mais agentes que podem levar à diminuição ou aumento na concentração de um deles, provocando redução da eficácia no primeiro caso e, eventualmente, superdosagem no segundo. Evitam-se também outros problemas decorrentes do uso de múltiplos medicamentos, entre os quais, a toxicidade crônica dos AAE, a dificuldade em avaliar o efeito terapêutico de cada fármaco individualmente, a menor adesão ao tratamento ou até mesmo o aumento no número de crises.[31]

O uso da politerapia tem sido justificado pelo prognóstico, às vezes ruim, da doença e pela ocorrência de crises refratárias, porém acredita-se que também é influenciado pela fácil disponibilidade dos fármacos, por práticas terapêuticas muito cristalizadas e ainda pela crença de que os AAE têm efeito aditivo.[1] Com frequência, entretanto, muitos pacientes recebem prescrição de politerapia sem nunca terem sido previamente submetidos a monoterapias de maneira apropriada, e muitos deles, hipoteticamente, poderiam ser reconduzidos ao regime de um único AAE, provavelmente com similar ou melhor controle das crises e, sem dúvida, menos efeitos colaterais.

Na prática clínica, entretanto, é muito mais fácil evitar a politerapia desde o início do que tentar simplificar o tratamento depois. Reynolds e Shorvon[31] enfatizaram que, ocasionalmente, a politerapia é irreversível, complicada pela cronicidade e pelos problemas de abstinência. Em estudo com 90 pacientes, Albright e Bruni[1] não conseguiram reverter a politerapia em 20% dos casos. Esses dados sugerem a necessidade de priorizar a prática da monoterapia no início da terapêutica antiepiléptica, reservando o uso da politerapia para casos selecionados e com indicações específicas (p. ex., mais de um tipo de crise epiléptica).

Schmidt[35] descreveu melhora das crises em 36% dos pacientes retirados da politerapia, mesmo sem otimização dos níveis séricos. Shorvon e Reynolds[38] obtiveram resultados semelhantes, indicando que a monoterapia deve ser priorizada e tentada mesmo naqueles pacientes em regime politerápico.

Com relação à escolha do medicamento para início do tratamento em epilepsias recém-diagnosticadas (primeiro AAE), verifica-se que ela é feita principalmente com base em opiniões subjetivas ou condutas pessoais do profissional envolvido, mas também influenciada por fatores como custo do tratamento, pressão de *marketing* e até mesmo fatores regionais ou culturais. No Reino Unido, observa-se preferência, nos últimos tempos, por CBZ e VPA.[7] Nos EUA,[28] a abordagem visa ao uso inicial de FNT, seguido por CBZ e VPA. O PB, apesar de pouco usado em muitos países, continua sendo muito popular na França. Nos países em desenvolvimento, possivelmente em função do custo menor, o PB é ainda o principal AAE.[39] A maioria dos pacientes com epilepsia recém-diagnosticada fica livre de crises com um único medicamento. Caso fracasse essa primeira abordagem, o paciente deve receber fármaco alternativo ainda como monoterapia, antes de ser instituída politerapia. É óbvia, ainda, a necessidade de considerar que monoterapia *stricto sensu* significa o uso de um AAE com um só mecanismo de ação farmacológico, e não um fármaco com vários modos de ação, nem todos necessariamente desejáveis.[13]

Segue uma breve revisão dos principais AAE de primeira linha. Os fármacos novos serão discutidos em outro capítulo.

AGENTES DE PRIMEIRA LINHA

A CBZ é eficaz no controle de crises tônico-clônicas generalizadas e parciais. Deve ser introduzida em doses baixas, para que sejam evitados os efeitos colaterais, aumentando-se até atingir a dose de manutenção adequada. Alguns pacientes, entretanto, não conseguem tolerar os sintomas de diplopia, vertigem, cefaleia e náusea.

O *rash* morbiliforme limita o uso da CBZ em 5% a 10% dos pacientes. O uso crônico da CBZ pode também se associar à retenção hídrica, hiponatremia e alterações hematológicas e hepáticas. As interações com várias medicações, como contraceptivos orais, corticosteroides, anticoagulantes e outros AAE são complexas.

A FNT é eficaz no controle de crises parciais e tônico-clônicas generalizadas. Esse fármaco produz grande número de efeitos tóxicos, dos quais as alterações cosméticas (hirsutismo, hiperplasia gengival etc.) e psicossociais (agressividade, sedação, alteração de memória) são as mais incômodas.

O perfil cinético da FNT dificulta sua utilização. Sintomas de toxicidade relacionados com a dose são representados por sonolência, disartria e tremor. O medicamento também está implicado em complexas interações medicamentosas.

O VPA é agente eficaz no tratamento de crises generalizadas tônico-clônicas, mioclônicas, ausência e de crises parciais. Entre os efeitos colaterais mais comuns estão tremor, ganho de peso e queda de cabelos. Podem também ocorrer estupor, encefalopatia e hepatotoxicidade. É o único AAE de primeira linha que não é indutor enzimático. A dose inicial deve ser baixa, aumentada conforme o controle de crises e os efeitos colaterais.

O PB é útil no controle de crises focais e tônico-clônicas generalizadas. Seus efeitos adversos sobre as funções cognitivas e o comportamento, com fadiga, desatenção, cansaço ou hipercinesia e agressividade, limitam seu uso. Com o tempo, pode haver tolerância. Em virtude de seu baixo custo, rápida disponibilidade e facilidade de uso, continua sendo bastante empregado.

Vários autores tentaram avaliar comparativamente a eficácia dos quatro maiores AAE convencionais (CBZ, FNT, PB e VPA). Entretanto, não se destaca o grupo de difícil controle; em geral, a população estudada é de epilépticos recém-diagnosticados.

Troupin e cols.[43] acreditam que, embora alguns pacientes respondam melhor à CBZ e outros à FNT, os agentes de primeira linha são igualmente eficazes em casos de crises parciais com ou sem generalização secundária. Ramsaye cols.[30] referem que a CBZ e a FNT são semelhantes como terapia inicial em pacientes adultos, em termos de eficácia e de efeitos colaterais, com controle de 81,5% a 85,8% dos casos com crises parciais, com diagnóstico recente ou não. Entretanto, a população em estudo não tem critérios de intratabilidade.

Resultados similares foram obtidos por Morris e cols.,[26] que não demonstraram superioridade dos medicamentos em monoterapia ou em combinação e relataram efeitos tóxicos claramente aditivos quando os fármacos eram associados.

Os trabalhos mais citados que estudam respostas aos agentes de primeira linha foram conduzidos por Mattson e cols.[25] No primeiro estudo (1985), duplo-cego, 622 pacientes com diagnóstico recente de epilepsia receberam CBZ, FNT, PB ou PRIM de maneira randomizada. Os efeitos colaterais foram mais frequentes e incômodos com PB e PRIM. Com CBZ e FNT, houve médias semelhantes de reações adversas. Para crises parciais, o controle de crises em 1 ano de tratamento foi, respectivamente, de 43%, 23%, 16% e 15%, e para crises generalizadas, de 48%, 43%, 43% e 45%. Apesar de o estudo ser favorável à CBZ, ressalta-se que os pacientes podem não ser representativos da população geral. A idade média era de 47 anos, 93% eram homens, e 50% já haviam recebido algum tratamento.

Callagham e cols.[5] compararam a monoterapia com CBZ, FNT e VPA em 181 crianças e adultos com diagnóstico recente. A resposta foi baseada na redução do número de crises. Entretanto, os pacientes apresentavam diagnóstico recente de epilepsia com pequeno número de crises. Os dados foram analisados em subgrupos caracterizados por tipos de crises, e nenhuma diferença na evolução foi relatada para os três fármacos, talvez em função do pequeno número de cada grupo.

Bons resultados com VPA foram relatados por Turnbull e cols.,[45] que acompanharam 140 pacientes não tratados previamente, os quais receberam de maneira aleatória, em estudo aberto, FNT ou VPA. O tempo para remissão de 2 anos e o tempo para a recorrência da primeira crise foram os mesmos para ambos os medicamentos, apesar da amostra pequena. Para cada fármaco, o tipo de crise foi o maior fator preditivo do sucesso do tratamento, com melhor prognóstico para as crises generalizadas. A maioria dos efeitos colaterais ocorreu com FNT, mas os números não foram estatisticamente significativos. Os autores concluem que o VPA pode ser ligeiramente superior à FNT, com base em menores problemas com a farmacocinética.

Em outro artigo bastante citado, Mattson e cols. (1994) compararam CBZ e VPA, usados aleatoriamente, em estudo duplo-cego, em 480 pacientes com crises parciais complexas, com ou sem generalização secundária. Os pacientes haviam sido subtratados ou não tratados. Os dois fármacos foram igualmente efetivos contra crises secundariamente generalizadas, com cerca de 40% dos pacientes permanecendo livres de crises durante o primeiro ano de tratamento. A CBZ apresentou maior eficácia contra crises parciais complexas, em termos de número médio de crises, tempo até primeira crise e menor severidade. Mais efeitos colaterais a longo prazo, especialmente ganho de peso, ocorreram com VPA.

Esse trabalho foi criticado em cartas à revista, sugerindo que os pacientes, crônicos, poderiam ter sido subtratados também no estudo e que o VPA foi usado em doses mais altas do que na prática clínica, levando ao surgimento de efeitos colaterais.[33] Foram criticadas também a metodologia e a estatística do trabalho (Johnson, 1993).

Posteriormente, Seino[37] comentou os achados de Callagham,[5] Mattson[24,25] e outros que falavam da igualdade ou superioridade do VPA. O autor considera que esse fármaco parece ser menos eficaz em controlar crises parciais quando aplicado em pacientes crônicos e com elevada frequência de crises.

Trabalhos mais recentes incluem os de Heller e cols.,[15] que testaram PB, FNT, CBZ e VPA em 243 pacientes com diagnóstico recente, ajustando-os só até o limite do nível sérico. Não observaram diferença quanto ao tempo de recorrência da primeira crise ou ao tempo de remissão, usando qualquer dos medicamentos.

Os estudos com crianças mostram que, aparentemente, suas crises parciais respondem ao tratamento como as de adultos. Verity e cols.[46] concluíram que VPA e CBZ levam ao controle, a longo prazo, de número elevado de pacientes com epilepsia focal e generalizada, com boa tolerabilidade e eficácia semelhante, em 260 crianças recém-diagnosticadas, com vantagem marginal, não significativa, do VPA sobre remissão de 12 e 24 meses.

Bourgeois[3] também não percebeu muita diferença entre os agentes de primeira linha quanto à eficácia, mas relatou disparidade quanto à toxicidade. Sugeriu que se avaliasse sempre o índice terapêutico, ou seja, a razão entre a diminuição das crises e os efeitos colaterais, esperando-se valor acima de 1 como representativo de boa resposta. A terapêutica ideal consistiria na obtenção de índice terapêutico maior possível, e não o controle máximo. Concluiu que a resposta à AAE é determinada mais pelo tipo de epilepsia do que pelo tipo de medicação.

Silva e cols.[41] também defenderam o uso de medicamentos de menores toxicidade e custo, tendo em vista que haveria pouca diferença no controle das epilepsias focais e generalizadas com os diversos fármacos, embora com mais efeitos colaterais relacionados com PB, FNT, VPA e CBZ, em ordem decrescente. O PB foi, inclusive, retirado do estudo.

Alguns pacientes, entretanto, persistem com crises, e uma associação de medicamentos pode ser necessária, obrigatoriamente, em uma combinação racional.

POLITERAPIAS RACIONAIS

A utilização de combinações de AAE tem sido usada desde a disponibilidade de outros medicamentos.[49] De fato, logo após a introdução da FNT, há mais de 50 anos, foi recomendado, por muitas autoridades, que pacientes com epilepsia fossem tratados com associação de FNT e PB, e por muitos anos houve formulações com a combinação desses dois medicamentos.

Entretanto, nenhuma potencialização anticonvulsivante foi demonstrada com agentes de primeira linha. Os efeitos colaterais, por outro lado, são frequentemente aditivos, mesmo quando os fármacos estão nas ditas faixas terapêuticas.[2]

Para o uso efetivo dos medicamentos em politerapia racional é necessário o conhecimento das características farmacológicas das substâncias em questão, incluindo a compreensão dos mecanismos das crises e de ação dos AAE, dos efeitos clínicos e reações adversas individuais e das interações entre os medicamentos.[11]

Wilder e Homan[47] definem a politerapia antiepiléptica racional como uma combinação mínima de medicamentos que melhoraria as ações anticonvulsivantes sem aumentar os efeitos adversos peculiares a cada agente individual. Definem subcategorias: (1) monoterapia melhorada, com associação com agentes não antiepilépticos, para redução dos efeitos colaterais, como folato para grávidas e propranolol para reduzir o tremor relacionado com o valproato; (2) politerapia

intermitente, como o uso de clobazam em epilepsias catameniais; (3) politerapia auxiliar, com a administração conjunta de agentes não antiepilépticos, que aumentam o limiar de crises ou agentes antiepileptogênicos verdadeiros, se fossem disponíveis.

MacDonald[23] tenta dividir as politerapias em: (1) homotópicas: usando-se fármacos com o mesmo mecanismo de ação, mas com diferentes interações com o alvo molecular; (2) heterotópicas: uso de medicamentos com mecanismos de ação diferentes; (3) farmacocinéticas: uso concomitante de agente não antiepiléptico que modificaria a farmacocinética do agente antiepiléptico, como a eritromicina, diminuindo a metabolização e elevando o nível sérico da CBZ; (4) auxiliares: com agentes antiepilépticos que, secundariamente, alterariam a suscetibilidade às crises, como hipnóticos.

Devem ser associados, de preferência, medicamentos com mecanismos de ação diferentes, com poucas interações e elevado índice terapêutico e menos efeitos colaterais.[11] São combinações racionais: CBZ ou FNT + VPA; CBZ ou FNT + PB em baixas doses (às vezes, até com VPA como terceiro agente); CBZ, FNT ou VPA com novos medicamentos (gabapentina [GPT], lamotrigina [LTG] ou vigabatrina [VGB]), ou combinações de agentes novos.

Em resumo, a eficácia de todos os AAE é relativamente semelhante. O que os diferencia são os efeitos colaterais, a facilidade de administração e a adaptação de um paciente a determinado regime terapêutico.

É possível que existam diferentes graus de refratariedade. Certos pacientes necessitam de ajuste medicamentoso e instituição de monoterapia que, certamente, são mais eficientes do que a politerapia. No entanto, uma parcela de pacientes apresenta refratariedade, independente do esquema e das doses utilizadas. Nesse grupo, a tentativa de inúmeros esquemas terapêuticos só irá retardar a indicação de cirurgia que, em muitos casos, será a melhor terapêutica.

REFERÊNCIAS

1. Albright P, Bruni J. Reduction of polypharmacy in epileptic patients. Arch Neurol 1985; 42:797-9.

2. Bourgeois BFD. Problems of combination drug therapy in children. Epilepsia 1988; 29(suppl. 3):S20-S24.

3. Bourgeois B. Pharmacologic Intervention and treatment of childhood seizures disorders: relative efficacy and safety of antiepileptic drugs. Epilepsia 1994; 35(suppl. 2):S18-S23.

4. Brodie MJ, Feely J. Practical clinical pharmacology therapeutic drug monitoring and clinical trials. Br Med J 1988; 296:1010-14.

5. Callagham N, Kenny RA, O'Neill B, Crowley M, Goggin T. A prospective study between carbamazepine, phenytoin and sodium valproate as monotherapy in previously untreated and recently diagnosed patients with epilepsy. J Neurol Neurosurg Psychiatry 1985; 48:639-44.

6. Chadwick DW. Overuse of monitoring of blood concentrations of antiepileptic drugs. Br Med J 1987; 294:723-4.

7. Chadwick D. Standard approach to antiepileptic drug treatment in the United Kingdom. Epilepsia 1994; 35(suppl. 4):S3-Sl0.

8. Dasheiff RM, McNamara D, Dickman LV. Efficacy of second line antiepileptic drugs in the treatment of patients with medically refractive complex partial seizures. Epilepsia 1986; 27(2):124-7.

9. Dodson WE. Level off. Neurology 1989; 39:1009-10.

10. Dreifuss FE. Goals of surgery for epilepsy. In: Engel Jr J (ed.) Surgical treatment af the epilepsies. New York: Raven Press, 1987:31-49.

11. Ferrendelli JA. Relating pharmacology to clinical practice: the pharmacologic basis ofrational polypharmacy. Neurology 1996; 45(suppl. 2):S12-S16.

12. Gomes MM, Maia HS, Noe RAM. Antiepileptic drug intake adherence – the value of the blood drug level measurement and the clinical approach. Arq Neuropsiquiat 1998; 56(4):708-13.

13. Gram L. Epilepsy care: image of the future. Epilepsia 1995; 36(suppl. 6):S22-S24.

14. Hauser WA. The natural history of drug resistant epilepsy: epidemiologic considerations. In: Theodore WH (ed.) Surgical treatment of epilepsy – Epilepsy Res. Amsterdam: Elsevier, 1992; (suppl. 5):25-8.

15. Heller AJ et al. Phenobarbitone, phenytoin, carbamazepine or sodium valproate for newly diagnosed adult epilepsy: a randomised comparative monotherapy trial. J Neurol Neurosurg Psychiatry 1995; 58:44-50.

16. Jallon P. Les epilepsies pharmacorésistantes. In: Defer G (ed). Thérapeutique et neurologie. Dem Paris 1993; 2:113-26.

17. Juul-Jensen P. Epidemiology of intractable epilepsy. In: Schmidt D, Morselli PL (eds.) Intractable epilepsy: experimental and clinical aspects. New York: Raven Press, 1986:5-11.

18. Larkin JG, Herrick AL, McGuire GM, Percy-Robb IW, Brodie MJ. Antiepileptic drug monitoring at the epilepsy clinic: a prospective evaluation. Epilepsia 1991; 32(1):89-95.

19. Leppik IE. Intractable epilepsy in adults. In: Theodore WH (ed.) Surgical treatment of epilepsy – Epilepsy Res. Amsterdam: Elsevier, 1992; (suppl. 5):7-11.

20. Lerman P. Seizures induced or aggravated by anticonvulsants. Epilepsia 1986; 27(6):706-10.

21. Lesser LP, Pippenger CE, Luders H, Dinner DS. High dose monotherapy in treatment of intractable seizures. Neurology 1984; 34:707-11.

22. Loiseau P, Jallon P. Épilepsies pharmacorésistantes de l'adulte. Rev Neurol 1995; 151(5):295-306.

23. MacDonald RL. Is there a mechanistic basis for rational polypharmacy? In: Homan R, Leppik IE, Lothman EW, Penry JK, Theodore WH (eds.) Rational polypharmacy – Epilepsy Res. Amsterdam: Elsevier, 1996; (suppl. 11):81-93.

24. Mattson RH et al. Comparison of carbamazepine, phenobarbital, phenytoin and primidone in partial and secondarily generalized tonic-clonic seizures. N Engl J Med 1985; 313:145-151.

25. Mattson RH, Cramer JA, Collins JF e The Department of Veterans Affairs Epilepsy Cooperative Study Group. A comparison of valproate with carbamazepine for the treatment of complex partial seizures and secondarily generalized tonic-clonic seizures in adults. N Engl J Med 1992; 327(11):765-71.

26. Morris JC, Dodson WE, Hatlelid JM, Ferrendelli JA. Phenytoin and carbamazepine, alone and in combination: anticonvulsant and neurotoxic effects. Neurology 1987; 37:1111-8.

27. Oller-Daurella L, Oller LFV. Influence of the 'Lost time' on the outcome of epilepsy. Eur Neurol 1991; 31:175-7.

28. Pellock JM. Antiepileptic drug therapy in the united states: a review of clinical studies and unmet needs. Neurology 1995; 45(suppl. 2):SI7-S24.

29. Peruccca E, Gram L, Avanzini G, Dulac O. Antiepileptic drugs as a cause of worsening seizures. Epilepsia 1998; 39(1):5-17.

30. Ramsay RE, Wilder BJ, Berger JR, Bruni J. A double-blind study comparing carbamazepine with phenytoin as initial seizure therapy in adults. Neurology 1983; 33:904-10.

31. Reynolds EH, Shorvon SD. Monotherapy or polytherapy for epilepsy? Epilepsia 1981; 22:1-10.

32. Reynolds EH, Elwes RDC, Shorvon SD. Why does epilepsy become intractable? Prevention of chronic epilepsy. Lancet 1983; 952-5.

33. Reynolds EH, Heller AJ, Chadwick D. Valproate versus carbamazepine for seizures. N Engl J Med 1993; 328(3):207-8.

34. Schachter SC. Advances in the assessment of refractory epilepsy. Epilepsia 1993; 34(suppl. 5):S24-S30.

35. Schmidt D. Reduction of two-drug therapy in intractable epilepsy. Epilepsia 1983; 24:368-76.

36. Schmidt D. Medical intractability in partial epilepsies. In: Luders H (ed.) Epilepsy surgery. New York: Raven Press, 1991:83-90.

37. Seino M. A comment on the efficacy ofvalproate in the treatment of partial seizures. Epilepsia 1994; 35(suppl. 5):S101-S104.

38. Shorvon SD, Reynolds EH. Unnecessary polypharmacy for epilepsy. Br Med J 1977; 1:1635-7.

39. Shorvon SD, Farmer PJ. Epilepsy in developing countries: a review of epidemiological, sociocultural and treatment aspects. Epilepsia 1984; 29(suppl.1):S36-S54.

40. Sillampaa M. Remission of seizures and predictors of intractability in long term follow-up. Epilepsia 1993; 34(5):930-6.

41. Silva M de et al. Randomised comparative monotherapy trial of phenobarbitone, phenytoin, carbamazepine or sodium valproate for newly diagnosed childhood epilepsy. Lancet 1996; 347:709-13.

42. Snead OC, Hosey LC. Exacerbation of seizures in children by carbamazepine. N Engl J Med 1985; 313:916-21.

43. Troupin AS, Ojemann LM. Paradoxical intoxication: a complication of anticonvulsant administration. Epilepsia 1975; 16:753-8.

44. Troupin AS, Green JR, Halpem LM. Carbamazepine as an anticonvulsant: a controlled double-blind comparison of diphenylhydantoin. Acta Neurol Scand 1975; 75(suppl.1):S13-S16.

45. Tumbull DM, Howel D, Rowlings MD, Chadwick DW. Which drug for the adult epileptic patient: phenytoin or valproate? Br Med J1985; 290:815-9.

46. Verity CM, Hosking G, Easter DJ. A multicenter comparative trial of sodium valproate and carbamazepine in paediatric epilepsy. Dev Med Child Neurol 1995; 37:97-108.

47. Wilder BJ, Homan RW. Definition of rational polypharmacy. In: Homan RW, Leppik IE, Lothman EW, Penry JK, Theodore WH (eds.) Rational polypharmacy – Epilepsy Res. Amsterdam: Elsevier, 1996; (suppI. 11):11-5.

48. Wolf P. New antiepileptic drugs already registered. Epilepsia 1994; 35(suppl. .5):S22-S24.

49. Yahr MD, Sciarra D, Carter S, Merrit HH. Evaluation of standard anticonvulsant therapy in three hundred nineteen patients. JAMA 1952; 150(7):663-7.

22

Fármacos Antiepilépticos

Luiz Fernando Fonseca ▪ Mirian Fabíola Studart Gurgel Mendes
Lina Márcia de Araújo Herval ▪ André Vinícius Soares Barbosa

INTRODUÇÃO

Após quase dois milênios de tentativas terapêuticas sem sucesso para o tratamento das crises epilépticas, Sir Charles Locock, em 1857, introduziu o brometo de potássio para controle da epilepsia. Em 1912 foi observado que o fenobarbital (PB) reduzia o número de crises epilépticas nos pacientes que vinham em uso do brometo, tornando-se o segundo fármaco antiepiléptico a ser descoberto. Em 1930, a difenil-hidantoína (PHT), apesar de ter sido sintetizada em 1908, comprova sua eficácia no controle das crises epilépticas. Com o passar dos anos, mediante a experiência com alguns fármacos e seus derivados, foram descobertos outros agentes antiepilépticos, como a carbamazepina (CBZ), no início dos anos 1950, e o ácido valproico (VPA), em 1963, que, sem dúvida, juntamente com os benzodiazepínicos FNB e a PHT, se tornaram os medicamentos convencionais para o tratamento das epilepsias.

A partir dos anos 1980, um número crescente de agentes antiepilépticos (AAE) tornou-se disponível para o tratamento da epilepsia, além dos medicamentos convencionais. Alguns pacientes, entretanto, ainda dependem de agentes mais efetivos. Continua a busca por novos medicamentos mais eficazes, mais fáceis de utilizar e com melhores propriedades farmacocinéticas (meia-vida longa, absorção rápida, cinética linear, poucas interações e melhor tolerabilidade).

Os novos DAE são desenvolvidos a partir de seu provável mecanismo de ação, ao contrário dos fármacos convencionais, que foram descobertos empiricamente e a partir de modelos animais, submetidos a eventos epilépticos induzidos por estímulos químicos ou elétricos. A estratégia de desenvolvimento de um medicamento a partir de seu mecanismo de ação é fundamentada nas seguintes premissas:

1. Processos epilépticos devem ser bem conhecidos para a determinação de estratégias ou intervenções específicas.
2. AAE com mecanismo de ação muito específico serão mais efetivos em um evento ictal complicado do que um fármaco com múltiplos mecanismos de ação.

Mesmo assim, um AAE novo deve mostrar alguma potência em animais, antes dos testes clínicos preliminares em humanos. Não são, então, testes mutuamente exclusivos, mas representam diferentes etapas.[12]

Os ensaios clínicos incluem uma fase pré-clínica, *in vitro* e em modelos animais, e outra clínica, compreendendo quatro etapas, que se iniciam com testes em voluntários sadios e poucos pacientes e posteriormente em maior número, para determinação de eficácia, tolerabilidade, efeitos colaterais e faixa de dose (Walker & Sander, 1998; Comission on Antiepileptic Drugs of the ILAE, 1989).

Alguns trabalhos iniciais consideraram os novos AAE como mais opções ao tratamento, mas com pouco impacto nas epilepsias de difícil controle.[52] Esses autores observaram, revendo estudos controlados e duplo-cegos, nos quais se pôde estimar a remissão das crises, que de um total de dez ensaios, envolvendo mais de 300 pacientes recebendo um novo AAE (vigabatrina, lamotrigina ou zonisamida), somente seis, ou seja, 2%, tiveram as crises controladas. Entretanto, após as etapas iniciais com animais e pessoas sadias, costumam ser selecionados para os estudos clínicos envolvendo os novos fármacos pacientes com epilepsia parcial, de difícil controle. Interroga-se, assim, se seriam pacientes inadequados, já difíceis de tratar,[55] uma população não representativa,[10] podendo desse modo pôr a perder um medicamento com eficácia excelente, ou que seria efetivo em casos menos graves.

Por outro lado, o uso do fármaco em adição pode complicar o ensaio. Podem ocorrer interações farmacocinéticas, farmacodinâmicas, ou ambas, aumentando ou diminuindo a eficácia e os efeitos colaterais dos agentes investigados.[17]

Ademais, não seria ética a retirada completa da medicação para dar início a novos AAE ou placebo, bem como usá-los em pacientes com epilepsias recém-diagnosticadas, pois isso implicaria a negação de terapia com eficácia conhecida.

Em contrapartida, para outros tipos de crises e síndromes epilépticas, os novos AAE são promissores e poderão determinar a reclassificação dos fármacos ditos de primeira linha para a epilepsia. Neste capítulo serão descritos os fármacos convencionais e os novos agentes antiepilépticos.

FÁRMACOS CONVENCIONAIS

Fenobarbital (PB)

Introdução e mecanismo de ação

Introduzido em 1912 como AAE, é atualmente o fármaco mais receitado no mundo, por apresentar baixo custo, longa experiência clínica (quase 100 anos) e boa segurança (baixo risco de morte).

O mecanismo de ação está ligado a um sítio alostérico regulatório do receptor GABA, prolongando o tempo de abertura dos canais de cloro. Também bloqueia a resposta excitatória induzida pelo glutamato, principalmente aquela mediada por ativação do receptor AMPA.

Posologia

No período neonatal deve-se administrar uma dose de ataque de 20mg/kg/dia; em caso de crises não controladas, são administradas doses adicionais de 5mg/kg, até chegar à dose total de 40mg/kg (no caso de paciente em ventilação mecânica). Após 12 horas, manter de 3 a 5mg/kg/dia. Depois do período neonatal deve-se administrar a dose de ataque de 10mg/kg e, 12 horas depois, manutenção de 3 a 5mg/kg. Em função de sua meia-vida longa, o PB pode ser administrado em dose única diária. Deve ser lembrado que a retirada desse AAE deve ser lenta e gradual, para evitar recorrência de crises ou *status epilepticus*. O nível sérico aceitável é de 15 a 40µg/mL, sendo esse exame coletado de 30 a 60 minutos antes da primeira dose da manhã do AAE. Esse princípio vale para a coleta do nível sérico de todos os AAE.

O uso do PB pode ser por via oral, muscular ou venosa. A apresentação oral é de 1 gt-1mg. A apresentação venosa é o fenobarbital sódico, ampola de 200mg-2mL. Deve ser diluído em soro fisiológico e, então, administrado a uma velocidade de 1-2mg/kg/min. Quando o fenobarbital sódico não está disponível, pode-se empregar o fenobarbital (Gardenal) intramuscular, lembrando-se de que ele pode levar de 2 a 4 horas para atingir níveis terapêuticos. A apresentação contém 200mg em 1mL de solução e não pode ser empregada por via venosa.

Indicações

O PB é o agente de escolha nas crises neonatais, podendo ser utilizado nas convulsões febris, em crises parciais com generalização secundária, no *status epilepticus*, na gestação e em associação com outros fármacos nas epilepsias refratárias. Deve ser evitado o uso do PB com ácido valproico (VPA), pois a associação diminui o nível do VPA, devido aos seus mecanismos de ação.

Efeitos adversos

Seus efeitos adversos podem incluir:

- **Relacionados à dose:** ataxia, fadiga, sedação, depressão e dificuldade de concentração.
- **Não relacionados à dose:** *rash*, distúrbio do tecido conjuntivo (contratura de Dupuytren) e deficiência de folatos.
- **Idiossincráticos:** agranulocitose, dermatite alérgica, síndrome de Stevens-Johnson, anemia aplástica, insuficiência hepática e trombocitopenia.

Fenitoína (PHT)

Introdução e mecanismo de ação

A ação antiepiléptica da PHT foi comprovada em 1930, sem provocar sedação. Em função disso, tornou-se um dos maiores avanços farmacológicos no tratamento das epilepsias.

Seus mecanismos de ação estão relacionados com a interferência no transporte de sódio através da membrana neuronal, bloqueando o recrutamento de células neuronais vizinhas ao foco epiléptico, não deixando, assim, que ocorra a propagação das descargas elétricas.

Por poder ser utilizada por via endovenosa, é um dos agentes mais utilizados nos casos de mal epiléptico, também podendo ser indicada para crises focais simples, assim como nas crises tônico-clônicas generalizadas. Deve ser evitada por via intramuscular, por possível necrose do tecido muscular, e por via oral em crianças com menos de 1 ano de idade.

Posologia

No estado de mal epiléptico é usada por via venosa na dose de 15 a 20mg/kg, podendo ser feito *bolus* de 10mg/kg caso necessário. Doze horas depois do ataque, inicia-se manutenção de 4 a 7mg/kg/dia. Deve ser lembrado que a PHT não pode ser diluída com SGI 5%, em virtude da precipitação desse fármaco. No uso crônico das epilepsias é utilizada na dose de 4 a 7mg/kg/dia. Em razão de sua meia-vida longa, pode ser usada em dose única diária. O nível sérico aceito é de 6 a 14µg/mL nos menores de 3 meses e de 10 a 20µg/mL nos maiores de 3 meses.

Efeitos adversos

Os efeitos adversos podem ser relacionados à dose ou à administração do fármaco sem relação com a posologia. Os efeitos relacionados à dose são: nistagmo, ataxia, disartria, letargia e alterações mentais (estupor e coma). Altas doses utilizadas cronicamente podem levar a encefalopatia irreversível, caracterizada por disfunção mental e do humor e atrofia cerebelar irreversível. Alterações cardíacas (bradicardia e bloqueio atrioventricular) ocorrem se a infusão for rápida. Os efeitos relacionados à administração são hipersensibilidade caracterizada por *rash* cutâneo, febre, hepatopatia, linfadenopatia, nódulos esplênicos, eosinofilia, discrasia sanguínea, falência renal, síndrome de Stevens-Johnson e broquiolite.

Efeitos colaterais decorrentes do uso crônico incluem: hipertrofia gengival, que ocorre em 40% dos pacientes, aspecto grosseiro da face, hirsutismo, hiperpigmentação, acne, deficiência de folato e dos fatores de coagulação K-dependentes nos filhos de gestantes, distúrbios endocrinológicos (funções tireoidiana, pancreática e do eixo pituitário-adrenal-gonadal) e diminuição das imunidades humoral e celular.

Na criança do sexo feminino, devido o efeito colateral possível de hirsutismo e hiperplasia gengival, devemos verificar risco-benefício. A PHT não deve ser utilizada nas crises mioclônicas, ausência e atônicas.

Carbamazepina (CBZ)

Introdução e mecanismo de ação

Medicamento sintetizado no início dos anos 1950, durante a busca de análogos do fármaco psicotrópico clorpromazina, a CBZ é um iminostilbeno, estruturalmente similar ao antidepressivo tricíclico imipramina. Nos últimos 30 anos, vem se tornando um dos mais utilizados antiepilépticos do mundo.

Age bloqueando os canais de sódio e inibindo os disparos repetitivos dos neurônios, além de atuar pré-sinapticamente, diminuindo a transmissão do impulso nervoso. Evidências recentes sugerem que a CBZ pode potencializar os efeitos póssinápticos do GABA.

Constitui o agente de primeira linha para as crises parciais generalizadas (à exceção das ausências e mioclonias) e, principalmente, nas secundariamente generalizadas.

Deve ser administrada inicialmente em doses baixas com aumentos graduais, para que se evitem sonolência e tonteiras, sendo a dose terapêutica situada entre 10 e 30mg/kg/dia. Em virtude de sua meia-vida de 11 a 14 horas, deve ser administrada de três a quatro vezes a dia. Nas apresentações de liberação lenta pode ser administrada em duas tomadas.

Seu nível sérico situa-se entre 4 e 12mg/mL, sendo importante ferramenta na monitoração terapêutica.

Efeitos adversos

Os efeitos adversos mais comuns são: sonolência, fadiga, tonturas, visão turva e *rash* cutâneo. Também ocorrem, em incidência menor, os seguintes efeitos: diplopia, ataxia, leucopenia transitória, elevação de enzimas hepáticas, retenção de água, hiponatremia, distúrbios renais, bloqueio cardíaco, trombocitopenia e neuropatia periférica.

Ácido Valproico (VPA)

Introdução e mecanismo de ação

Fármaco produzido por Burton em 1882, o VPA foi utilizado como solvente, por ser um ácido graxo, até o início da década de 1960, quando teve suas propriedades antiepilépticas descobertas.

Age como a fenitoína e a carbamazepina, bloqueando o disparo de alta frequência de neurônios (ação sobre o influxo de sódio e na condução de potássio dependente de cálcio). Em altas concentrações, inibe a enzima GABA-transaminase, responsável pela degradação do GABA, e aumenta os níveis da enzima ácido glutâmico-descarboxilase, responsável pela síntese do GABA.

Indicações

No uso clínico é o agente de primeira linha no tratamento de diversos tipos de crises, principalmente naqueles casos de epilepsias generalizadas primárias ou idiopáticas, como ausências atípicas e típicas, mioclônicas e tônico-clônicas generalizadas. Apresenta eficácia mesmo sem ser agente de primeira escolha nas epilepsias fotossensíveis. Em nosso serviço, é o fármaco de escolha como adjuvante para a vigabatrina nos pacientes com síndrome de West e agente de primeira escolha para a síndrome de Lennox-Gastaut. Em crianças com epilepsia e impulsividade tendo a indicação, deve ser utilizada. Outra vantagem do VPA é de não interferir na parte cognitiva.

Posologia

Sua posologia em crianças é de 20 a 60mg/kg/dia, devendo ser iniciada com dose de 20mg/kg/dia, com aumentos graduais até o controle das crises. Do período neonatal até os 3 meses de vida, a posologia é menor, entre 10 e 40mg/kg/dia. Nessa faixa etária deve-se ter cuidado com a hepatoxicidade e o aumento dos níveis de amônia. O nível sérico situa-se entre 50 e 100µg/mL.

Efeitos adversos

Os efeitos adversos podem ser divididos naqueles relacionados com a dosagem e os idiossincráticos. Os relacionados com a dose são: anorexia, náuseas e vômitos, aumento de enzimas hepáticas, ganho de peso, *rash* cutâneo, queda de cabelo, tremor finos de mãos, encefalopatia aguda, pseudoatrofia cerebral, irregularidade menstrual, amenorreia, ovários policísticos e hiperandrogenismo. Os efeitos idiossincráticos são: plaquetopenia e diminuição da agregação plaquetária, hepatite, pancreatite e aumentos dos níveis de amônia e glicina. Deve-se evitar o uso de VPA durante o primeiro trimestre de gravidez, pois a exposição fetal ao VPA pode resultar em defeitos do tubo neural.

O divalproato de sódio (DVS) foi desenvolvido a partir de uma droga com eficácia comprovada (ácido valproico/valproato de sódio), com menos efeitos colaterais, maior facilidade de uso (2× ao dia), melhor perfil de tolerabilidade (efeitos adversos gastrointestinais). Outra facilidade de se utilizar o divalproato de sódio são as apresentações da droga, como a formulação "sprinkle", de 125mg, que são grânulos dentro das cápsulas, que podem ser colocados na alimentação da criança, em alimento pastoso. Os grânulos são inodoros, não sendo notados pelo paciente.

Outra formulação do DVS é a ER (liberação prolongada), devendo ser usado uma vez ao dia, com redução dos efeitos colaterais e das flutuações dos níveis séricos.

Ainda não temos utilizado o valproato de sódio intravenoso (VPA-iv), porém desde 1963 na França estabeleceu-se como droga eficaz na terapia de crises generalizadas e parciais em crianças e adultos

No estado de mal epiléptico mioclônico, no mioclonus pós-anóxico, em fases intra e pós-operatórias dos pacientes epilépticos, nas crises parciais complexas, crise de ausência típica e atípica, pacientes em CTI e em pacientes com múltiplos tipos de crises, está muito bem indicado. É bem tolerado, não desencadeando efeitos cardiovasculares.

Benzodiazepínicos

Introdução e mecanismo de ação

Apesar de fabricado desde a década de 1950, somente em 1965 Henry Gastaut usou pela primeira vez o diazepam por via venosa para controle de um estado de mal epiléptico, passando a ser utilizado como antiepiléptico. Essa medicação ainda hoje está entre as mais usadas nas salas de emergência espalhadas pelo mundo para o controle do estado de mal epiléptico.

Os BZD possuem receptores específicos no SNC, ligados a receptores gabaérgicos tipo A (GABA-A), com os quais regula a abertura e o fechamento dos canais de íon cloreto, responsáveis pela propagação dos estímulos para os neurônios póssinápticos.

Posologia

Os BZD que apresentam formulação venosa são os fármacos de escolha nos casos de estado de mal epiléptico. Em virtude de sua alta lipossolubilidade, penetram rapidamente o SNC. A dose do diazepam é de 0,2 a 0,3mg/kg, que pode ser repetida a cada 3 a 5 minutos até três vezes, em caso de crises não controladas. Esse medicamento pode ser utilizado na forma de supositório. Deve-se ter cuidado com esse medicamento em razão de sua alta capacidade de sedação, principalmente em associação com o PB.

O midazolam é usado na dose de 0,15mg/kg, que pode ser repetida a cada 3 a 5 minutos até três vezes, em caso de crises não controladas. Esse medicamento pode ser usado por via intranasal, na dose de 0,1mg/kg em cada narina, e também repetido a cada 3 a 5 minutos, se as crises persistirem. O midazolam é o agente de escolha em nosso serviço para o tratamento do estado de mal epiléptico, devido a ter menos efeitos colaterais. O lorazepam, apesar de ainda não disponível no Brasil, é usado na dose de 0,01mg/kg.

Indicações

Os BZD disponíveis em forma oral são ótimos adjuvantes no tratamento de todos os tipos de epilepsias, especialmente aquelas refratárias. Esses medicamentos têm a propriedade de induzir tolerância após cerca de 4 a 6 meses de uso, sendo recomendado seu rodízio em caso de retorno das crises após o controle.

A dose do clonazepam em crianças é de 0,05 a 0,2mg/kg/dia dividida em duas a três tomadas. A dose do nitrazepam é de 0,5 a 1mg/kg/dia, dividida em duas a três tomadas. O clobazam é utilizado na dose de 0,5 a 1,5mg/kg/dia. Temos utilizado associado aos benzodiazepínicos, o valproato de sódio em crises convulsivas de difícil controle, como na Síndrome de Lennox-Gastaut, na síndrome de Doose, quando a monoterapia com VPA não é suficiente. Outra indicação desta associação é na epilepsia mioclônica severa da infância (síndrome de Dravet).

Efeitos adversos

Os efeitos adversos são: sonolência, tontura, ataxia, incoordenação, fadiga, alterações comportamentais (irritabilidade, agressividade e hiperatividade), fraqueza muscular, aumento de peso, déficit de atenção, depressão respiratória (em caso de altas doses) e principalmente nos pacientes com paralisia cerebral, hipersecreção brônquica.

Etossuximida (ESM)

Introdução e mecanismo de ação

Descoberta em 1960 para suceder os compostos cíclicos metossuximida e fensuximida, a ESM é um fármaco da família das succinimidas. Muito utilizada no passado, a ESM ficou por algum tempo indisponível, mas recentemente foi reintroduzida no mercado brasileiro. Para alguns autores é opção de primeira linha no tratamento das crises de ausência, que é sua principal indicação.

A ESM reduz a frequência dos ataques por alterar diretamente a função da membrana de células excitáveis e/ou promover a alteração química na neurotransmissão. O efeito específico da ESM na ausência de convulsões (pequeno mal) está relacionado com a especificidade de bloquear os canais de cálcio do tipo T, sem afetar os outros canais.

Posologia

Sua posologia em pediatria é de 15 a 40mg/kg/dia, sendo possível chegar à dose máxima de 1,5g/dia. Deve ser iniciada com a dose de cerca de 10mg/kg/dia, com aumentos graduais da dose a cada 4 a 7 dias até ser alcançado o controle das crises. A associação com VPA pode ser utilizada nos casos de crises de ausência refratárias à terapêutica com um desses medicamentos em monoterapia.

Efeitos adversos

As reações adversas mais frequentes são: anorexia, ataxia, tontura, sonolência, cefaleia, soluço, distúrbios gastrointestinais, síndrome de Stevens-Johnson ou lúpus eritematoso induzido por medicamentos. As reações ocasionais incluem: irritabilidade, dificuldade de concentração, pesadelos e depressão mental. As reações raras consistem em: discrasias sanguíneas, agranulocitose, anemia aplástica, eosinofilia, leucopenia, pancitopenia, convulsões tônico-clônicas, psicose paranoica e exantema eritematoso. De modo geral, esse medicamento tem poucos efeitos tóxicos, sendo bem tolerado pelos pacientes.

NOVOS AGENTES

Sulthiame (STM)

O sulthiame (STM), um derivado sulfonamida sintetizado pela primeira vez em 1960 por Helferich e Kleb, foi introduzido como anticonvulsivante na década de 1960 na Europa e Austrália, não sendo comercializado nos EUA em razão da pouca comprovação de eficácia. Relaciona-se quimicamente com a sulfanilamida e a acetazolamida e é inibidor da anidrase carbônica, mas não tem atividade antibacteriana ou diurética. Seu efeito anticonvulsivante seria decorrente da elevação da concentração de dióxido de carbono intra e extracelular e da acidificação do espaço intra e extracelular. O STM talvez aja nos receptores N-metil-D-aspartato e nas correntes de cálcio.

O STM é rápida e totalmente absorvido pelo trato gastrointestinal. Cerca de 90% da dose oral é absorvida em humanos, com picos de concentração entre 1 e 5 horas após a administração. A meia-vida após dose única é de 3,7 horas (2 a 7 horas) ou, em pacientes com uso crônico, 8,5 horas (4,7 a 15,4 horas) (May e cols., 1994). A correlação entre a dose diária do STM e a concentração plasmática é ambígua, assim como a relação entre os níveis séricos e o controle das crises.

CAPÍTULO 22 ▷ Fármacos Antiepilépticos

Uma proporção significativa (entre 17% e 69%) do STM é eliminada de maneira inalterada na urina e entre 25% e 50% sofrem metabolização hepática.

O STM é potente inibidor do metabolismo da fenitoína (Green e cols., 1974). Em pacientes que usam doses críticas, pode haver intoxicação. A CBZ pode diminuir a concentração do STM, provavelmente por indução enzimática, e o STM aumenta a proporção de epóxido da CBZ em 30%. Há poucas interações com outros medicamentos.

Evidências clínicas

O STM pode ser usado no tratamento de crises parciais, principalmente complexas, crises generalizadas tônico-clônicas ou mioclônicas, em monoterapia ou em associação. O STM é particularmente útil na epilepsia benigna da infância (EBI)-rolândica, em doses baixas, com melhora eletroencefalográfica concomitante (Rating e cols., 2000). Também é indicado na síndrome de Lennox-Gastaut, na síndrome de West (Debus e cols., 2004) e em alguns casos de epilepsia mioclônica juvenil.

Posologia

Para o tratamento de EBI-rolândica e síndromes relacionadas, é recomendada a dose de 4 a 8mg kg/dia. Na síndrome de West, a dose de STM pode ser aumentada de 5 a 10mg/kg/dia a 20 a 25mg/kg/dia. Em crianças mais velhas interroga-se se haveria benefícios com o uso de dose maior do que 10mg/kg/dia. Recomenda-se monitoração hepática, renal e hematológica, além de gasometrias, nos casos de hiperpneia severa.

O STM está disponível em comprimidos de 50 e 200mg e, em função de sua meia-vida curta e flutuações, deve ser administrado em duas ou três tomadas ao dia.

Efeitos colaterais

Efeitos colaterais são comuns com o uso do STM, mas leves (Bem Zeev e cols., 2004). Hiperpneia é frequente, em geral bem tolerada e responsiva à diminuição das doses, porém, às vezes, pode se manifestar como dispneia aos esforços intensa. O STM induz o aumento da ventilação pulmonar e a alcalose respiratória. Além disso, podem ocorrer parestesias distais ou periorais, anorexia, náusea, perda de peso, cefaleia, astenia, sonolência, tontura e hipersalivação. Ocasionalmente podem ocorrer alterações mentais, como alucinações, psicose e catatonia. São raros os casos de alergia.

Vigabatrina (VGB)

A VGB foi especificamente sintetizada para aumentar a transmissão gabaérgica inibitória em virtude do efeito irreversível na enzima GABA-transaminase. Como a VGB inibe de maneira irreversível a enzima GABA-transaminase, sua meia-vida (4 a 8 horas) está mais relacionada com a duração de ação da enzima.

Evidências clínicas

A VGB começou a ser usada na Europa para tratamento de crises parciais no adulto. Bittencourt e cols. (1994)[4] observaram redução maior do que 50% na frequência de crises em 74% dos pacientes, resultado superior ao dos estudos europeus, que revelam melhora em cerca de 50% dos pacientes,[31,35] ou americanos, que mostram redução maior do que 50% das crises em cerca de 60% dos casos.[17]

A VGB tem se mostrado eficaz em crianças com crises parciais sintomáticas ou criptogênicas, generalizadas sintomáticas e síndrome de West, com redução de 50% das crises em 50% dos pacientes, além de melhora na morbidade das crises.[13] Nas epilepsias mioclônicas não progressivas houve tendência a aumento no número de crises. É de particular interesse o valor terapêutico da VGB no tratamento dos espasmos infantis refratários, principalmente em crianças com esclerose tuberosa. Chiron e cols. (1991) estudaram 70 crianças com espasmos infantis tratadas com VGB e observaram resposta inicial de supressão completa dos espasmos em 43% e redução de 50% dos espasmos em quase 66% delas.

Alguns trabalhos, comparando VGB e CBZ em monoterapia em pacientes com epilepsia recente, revelam respostas similares e menos efeitos colaterais com VGB.[23]

Posologia

Os estudos clínicos usam doses entre 50 e 200mg/kg/dia. A maioria das crianças que tiveram redução na frequência de crises recebeu doses de 50 a 100mg/kg/dia. A dose recomendada para crianças é de 50mg/kg/dia, aumentando-se até 200mg/kg/dia, se necessário, na síndrome de West. Nesse caso, a dose de VGB deve ser aumentada a cada 3 dias, em curto espaço de tempo (15 dias), mantendo-a ou não de acordo com a resposta.

No entanto, a posologia correta ainda não está bem determinada. Alguns trabalhos em adultos referem melhora importante, principalmente na dose de 2g/dia, em vez de 3g/dia, ou até mesmo aumento das crises com essa dose.[31]

Efeitos colaterais

Foram descritos efeitos colaterais importantes com o uso de VGB, como alterações comportamentais graves,[16] com psicose franca em 0,7% a 3,4% dos casos (embora também seja fenômeno comum em epilépticos em uso de outros fármacos ou após cirurgia), e microvacuolização no hipocampo, cerebelo, vias visuais e fórnix, reversível em roedores.[35] Recentemente, também foram descritos vários casos de constrição do campo visual, às vezes subclínica,[24] cujo curso e prevalência precisam ser determinados.[6] No entanto, parece ser irreversível e sem correlação com a dose. A constrição do campo visual e as anormalidades eletrorretinográficas são compatíveis com lesão de células em cone da retina.

Existem dúvidas se ocorreria maior constrição a longo prazo. O risco da piora visual e o benefício do controle das convulsões devem ser sempre considerados, sendo o acompanhamento oftalmológico essencial.

Além disso, sonolência, estupor, ataxia, hipercinesia, insônia, distúrbio do sono, ganho de peso e edema facial são atribuídos à VGB.[37]

Topiramato (TPM)

O topiramato (TPM), lançado no mercado brasileiro em 1997, foi sintetizado em 1980, e as primeiras pesquisas em humanos começaram em 1985. Derivado sulfamato-substituído do monossacarídeo D-frutose natural, o TPM é muito bem absorvido via oral e pouco influenciado por alimentação. Atinge pico de concentração plasmática em 2 a 4 horas. Tem farmacocinética linear, com pequena ligação a proteínas plasmáticas (15%) e ausência de indução ou inibição enzimáticas. O medicamento tem reduzido metabolismo hepático e sua maior parte (65%) é excretada de modo inalterado na urina. Seu mecanismo de ação é variado (White, 1999):

1. Bloqueia os canais de sódio voltagem-dependentes.
2. Potencializa o efeito inibitório do GABA.
3. Bloqueia a atividade excitatória do glutamato sobre os receptores AMPA/cianato.
4. Inibe a atividade da anidrase carbônica.

Evidências clínicas

O TPM foi inicialmente testado como medicação adjuvante no tratamento de adultos com crises parciais simples e/ou complexas com ou sem generalização secundária, apresentando ótimos resultados. Posteriormente, o medicamento foi usado em crianças com epilepsia parcial e generalizada primária. Glauser, em 1997,[19] relatou sua experiência com o fármaco na síndrome de Lennox-Gastaut (SLG), demonstrando redução significativa nas crises tônicas, atônicas e ausências atípicas, considerando-o promissor nessa síndrome. Glauser e cols., em 1998,[20] demonstraram a importância do TPM no tratamento dos espasmos infantis, obtendo bons resultados, sem efeitos adversos importantes. Nesse estudo, 45% das crianças ficaram livres de crises e 82% do total teve redução acima de 50% das crises, principalmente nos espasmos infantis criptogênicos.

No tratamento de epilepsia com crise de início parcial, já se usa o TPM em monoterapia.[46]

Em nossa experiência no Centro Geral de Pediatria (CGP-FHEMIG), em Belo Horizonte, acompanhamos, em 1998 e 1999, 16 pacientes com idade de 1 a 14 anos, com crises epilépticas de difícil controle, usando o TPM como medicação adjuvante pelo período mínimo de 1 ano. Desses pacientes, somente 12 completaram o estudo. Cinco preenchiam critérios clínicos e eletroencefalográficos da SLG. Entre os 12 pacientes, cinco (41,6%) ficaram totalmente livres das crises.

A boa resposta à medicação (redução maior do que 50% do número das crises) foi observada em nove casos (75%), sendo dois pacientes com SLG (40%), mostrando ser o TPM uma grande opção terapêutica no tratamento de síndromes epilépticas graves. As respostas foram satisfatórias nas crises mioclônicas, atônicas, ausências atípicas e parciais com ou sem generalização secundária (Quadros 22.1 e 22.2)

Posologia

A dose inicial deve ser de 1mg/kg/dia, com incrementos semanais ou quinzenais, até atingir a dose final de 6 a 9mg/kg/dia, por período maior de 1 a 2 meses, evitando a ocorrência de efeitos indesejáveis. Em crianças menores, a dose final atingida em mg/kg geralmente é maior do que nas crianças maiores.[50] A meia-vida do TPM é de 20 a 30 horas; portanto, pode ser administrado uma ou duas vezes ao dia. Quando associado a agentes indutores de enzimas microssomais, como a PHT ou a CBZ, a meia-vida cai para 12 a 15 horas, sendo necessária a divisão da dose em duas ou três tomadas.[41]

O TPM sofre redução dos níveis séricos quando associado a agentes indutores enzimáticos. A PHT diminui o nível de TPM em 50%, a CBZ, em 32%, e o PB, em 31%.

Efeitos colaterais

Observamos efeitos colaterais em 12 de nossos casos. A perda de peso foi o sintoma mais frequente (11 casos) e os distúrbios de concentração e cognitivos os efeitos indesejáveis mais importantes (dois e um caso, respectivamente).

Quadro 22.1 ▷ Eficácia do topiramato em 12 pacientes

Tipo de crise	Redução < 50% ou inalterado	Redução > 50%	Livre de crises
Geral	3/12 (25%)	9/12 (75%)	5/12 (41,6%)
Mioclônica	3/10 (30%)	7/10 (70%)	5/10 (50%)
Ausência atípica	3/6 (50%)	3/6 (50%)	2/6 (33%)
Atônica	2/5 (40%)	3/5 (60%)	2/5 (40%)
Parcial com generalização	1/6 (16,6%)	5/6 (83,3%)	4/6 (66,6%)
Parcial simples	0	3/3 (100%)	2/3 (66,6%)
Parcial complexa	0	1/1 (100%)	1/1 (100%)
Tônico-clônica	1/1 (100%)	0	0
Tônica	1/1 (100%)	0	0

CAPÍTULO 22 ▷ Fármacos Antiepilépticos

Quadro 22.2 ▷ Eficácia do topiramato em cinco pacientes com síndrome de Lennox-Gastaut

Tipo de crise	Inalterada	Redução > 50%	Livre da crise
Mioclônica	3/5 (60%)	2/5 (40%)	1/5 (20%)
Atônica	2/4 (50%)	2/4 (50%)	1/4 (25%)
Ausência atípica	¾ (75%)	1/4 (25%)	1/4 (25%)
Parcial simples	0	2/2 (100%)	1/2 (50%)
Parcial com generalização	0	1/1 (100%)	1/1 (100%)
Parcial complexa	0	1/1 (100%)	0
Tônico-clônica	1/1 (100%)	0	0
Tônica	1/1 (100%)	0	0

Essas anormalidades podem ocorrer entre 2 semanas e 4 meses após o início da terapia.

Litíase urinária, efeito relacionado com a inibição da anidrase carbônica pelo medicamento, foi evidenciada no caso de uma criança com história prévia de litíase renal e SLG, sendo necessária a interrupção da medicação, apesar da boa resposta. Na literatura é descrita taxa de incidência de cálculo urinário em torno de 1,5%.[53] Outros eventos descritos incluem fadiga, tontura, parestesia, diplopia, ataxia, sonolência, lentidão psicomotora, dificuldade de fala, diarreia e acidose metabólica.[38,43] A maioria dos sintomas pode ser prevenida com titulação lenta do fármaco e desaparece com sua redução ou suspensão.

Reações idiossincráticas graves, como *rash* e distúrbios hematológicos, são extremamente raras. Faught e cols. observaram aparecimento de *rash* cutâneo em apenas um dos 571 pacientes tratados.[14]

O TPM, portanto, apresenta vantagens e desvantagens. É potente, com vários mecanismos de ação e amplo espectro, além de ser seguro e efetivo a curto e longo prazo em diversas crises epilépticas refratárias. Em contrapartida, é medicamento caro e com efeitos indesejáveis na concentração e cognição, que podem levar à sua retirada.

Tiagabina (TGB)

A tiagabina (TGB), inicialmente aprovada nos EUA em 1997, inibe a recaptação do GABA pela membrana sináptica. É muito bem absorvida, havendo aumentos lineares dos níveis plasmáticos com o aumento da dose.[7] A absorção pode ser mais lenta, se administrada junto com alimentos, o que minimiza o nível de pico, relacionado com efeitos colaterais.

Tem alta taxa de ligação com proteínas, mas sua biodisponibilidade não é alterada de maneira significativa pelo uso de outros fármacos com alta taxa de ligação com proteínas. É metabolizada pelo citocromo P450.

Sua meia-vida de eliminação é de 5 a 13 horas, podendo ser diminuída em até 3 horas por AAE indutores de enzimas.

Evidências clínicas

Estudos realizados em pacientes com epilepsia focal com e sem generalização secundária demonstram redução de 50% das crises em 24% a 44% dos pacientes.[5,22] Melhores respostas foram obtidas com doses maiores, sugerindo que doses otimizadas de TGB podem ser mais efetivas. Avaliações utilizando TGB em monoterapia foram iniciadas.[11,47] Pelo espectro amplo dos efeitos antiepilépticos em animais, a TGB pode ser eficaz também em outros tipos de crise, além das focais.

Posologia

Para crianças a dose inicial deve ser de 0,1mg/kg/dia, com acréscimo semanal de 0,1mg/kg/dia durante 6 semanas, até que se complete a dose total de 0,7mg/kg/dia, dividida em três tomadas por dia, se a criança estiver em uso de outro agente indutor do citocromo P450. Se não houver uso concomitante de agente indutor, deve-se iniciar com a dose de 0,1mg/kg/dia e aumentar 0,1mg/kg/dia semanalmente até alcançar a dose de 0,4mg/kg/dia, em três tomadas. Alguns pacientes podem tolerar um programa mais rápido de aumento da dose.

Efeitos colaterais

Os principais efeitos estão relacionados com o SNC, como tontura, astenia, tremores e insônia, principalmente se houver rápido acréscimo na dosagem. Sintomas digestórios incluem náusea, diarreia e aumento do apetite. Além disso, são relatados equimoses, mialgia, ambliopia, prurido e *rash* cutâneo, mas as reações idiossincráticas não são significativas. Também não são importantes as anormalidades laboratoriais.[29]

Lamotrigina (LTG)

Reconhecida como AAE promissor desde 1984,[34] a LTG foi desenvolvida a partir da hipótese, errônea, de que sua propriedade antiepiléptica ocorreria pelo efeito antifolato.[1]

Em animais, a LTG tem atividade semelhante à da PHT e da CBZ, apesar de sua estrutura ser diferente. Além disso, inibe correntes de sódio voltagem-dependentes e uso-dependentes e a liberação de glutamato e aspartato, que são substâncias neuroexcitatórias.

A LTG é bem absorvida por via oral e tem meia-vida de eliminação de 25 horas. Fármacos que induzem o metabolismo hepático (PB, PHT e CBZ) diminuem a meia-vida da LTG em 50%, sendo necessária dose maior desta. Agentes inibidores, como o valproato, alentecem o metabolismo da LTG, prolongando sua meia-vida para 60 horas, sendo necessária a utilização de doses menores.

Evidências clínicas

Em vários estudos cruzados observa-se redução maior do que 50% das crises em 7% a 67% dos pacientes, com a maioria dos trabalhos referindo em torno de 20% de decremento.[30,32,45] Nos estudos paralelos, utilizando-se doses de 300 e 500mg por 8 semanas, comparadas com placebo, observou-se redução de 50% das crises em 20% e 34% dos pacientes, respectivamente.[59]

Nos últimos anos, a LTG tem sido usada como monoterapia, apresentando resultados encorajadores. Brodie e cols. (1995)[8] usaram LTG e CBZ em 260 pacientes com crises focais com ou sem generalização secundária, observando semelhança na eficácia dos dois fármacos, com remissão das crises por 24 semanas em 38% dos pacientes, porém com maior tolerabilidade para LTG. Alguns autores questionaram a avaliação de eficácia, o julgamento de equivalência de doses entre LTG e CBZ,[44] as doses e o modo de introdução da CBZ.[56] Não houve dúvidas, entretanto, de que a LTG seria mais valiosa, destacando-se também os benefícios na função cognitiva, cujos mecanismos precisam ser mais profundamente estudados.

A indicação clínica da LTG é para epilepsias com crises parciais ou generalizadas tônico-clônicas e outros tipos de crises, incluindo ausências típicas e atípicas, mioclonias e na síndrome de Lennox-Gastaut. A LTG pode, entretanto, piorar as crises mioclônicas na epilepsia mioclônica grave da infância.

Posologia

Estudo recente de Kilpatrick e cols. (1996) concluiu que há pouca relação entre o nível sérico e a eficácia da LTG e entre o nível sérico e a toxicidade, tornando o uso de faixa terapêutica inapropriado. Os autores propõem otimização das doses nos estudos clínicos, já que alguns pacientes adultos tolerariam altas concentrações, com até 850mg/dia, com benefícios adicionais. Walker e Sander (1998)[52] concordam que a LTG, como outros AAE novos, pode ser útil em doses mais altas do que as estudadas.

A dose recomendada para crianças é de 1 a 2mg/kg nas primeiras 2 semanas, seguidos por 5mg/kg na terceira e quarta semanas, até a dose de manutenção de 5 a 15mg/kg em duas tomadas. Para pacientes que recebem valproato concomitantemente, recomenda-se iniciar com 0,2mg/kg até 0,5mg/kg nas primeiras 2 semanas, em uma tomada, e depois aumentar em intervalos de 2 semanas até a dose de manutenção entre 1 e 5 mg/kg em duas tomadas.

Efeitos colaterais

A LTG apresenta poucos efeitos colaterais importantes, geralmente relacionados com sua rápida introdução. Alguns pacientes têm cefaleia e náusea com doses baixas, enquanto outros toleram bem doses bastante elevadas. Há trabalhos de pequena casuística que referem efeitos colaterais em 61% dos pacientes, mas a relação direta com o fármaco é questionada, uma vez que ocorreram em várias doses.[42] Betts e cols. (1991)[2] também a consideram um medicamento seguro, com baixa incidência de efeitos colaterais.

As reações adversas mais comuns são, além de cefaleia e náusea, vômitos, tontura e diplopia. Ataxia e tremor podem ocorrer em caso de doses elevadas. Em 5% a 10% dos adultos ocorre *rash* cutâneo, que desaparece espontaneamente. A administração concomitante de valproato de sódio aumenta a possibilidade dessa reação. Raramente, crianças têm uma síndrome de hipersensibilidade, que cursa por 2 a 6 semanas após o início da medicação, com febre alta persistente, linfoadenopatia, hepato e esplenomegalia, eosinofilia e discrasias sanguíneas, com manifestações cutâneas ou não. A manifestação cutânea pode ser simplesmente um *rash* ou um envolvimento cutâneo e mucoso, que é a necrólise epidérmica tóxica (síndrome de Stevens-Johnson ou síndrome de Lyell).

Gabapentina (GPT)

A gabapentina (GPT) teve seu uso aprovado nos EUA em 1994 como tratamento adjuvante para crises parciais e secundariamente generalizadas no adulto. Seu mecanismo de ação é incerto, mas a GPT parece se ligar a receptor específico no cérebro, inibindo correntes de sódio voltagem-dependentes e podendo aumentar a liberação ou as ações do GABA.

Sua meia-vida de eliminação é de aproximadamente 6 horas, sugerindo o uso de várias tomadas ao dia. Bem absorvida por via oral, não é metabolizada ou ligada a proteínas plasmáticas e é excretada inalterada pelos rins. Não há interações farmacocinéticas, embora possa haver interações farmacodinâmicas, sendo muito úteis em pacientes que utilizam outras medicações, principalmente idosos.

Evidências clínicas

Vários estudos duplo-cegos têm demonstrado a eficácia da GPT em adultos com crises parciais não controladas pelos agentes clássicos. Há redução de 50% das crises parciais em 27% dos pacientes e redução de 50% das crises secundariamente generalizadas em 54% dos pacientes.[12] Os estudos da GPT em crises de ausência não demonstram redução de seu número,[37] mas foi questionado se níveis suficientes do medicamento foram atingidos nesses estudos. A GPT parece exacerbar crises mioclônicas.

Posologia

As doses efetivas estão entre 900 e 1.800mg/dia, divididas em três doses. Em muitos pacientes, entretanto, a GPT é eficaz em doses iguais ou superiores a 3.600mg/dia, sendo a monoterapia eficaz em alguns casos.

Há poucos estudos clínicos em crianças, mas sugere-se a administração inicial de 5mg/kg/dia até a dose de 30 a 40mg/kg/dia.[33] Alguns trabalhos com GPT em epilepsia parcial benigna utilizaram doses de 20 a 60mg/kg/dia. Outros relatos sugerem que doses maiores do que 60mg/kg/dia, talvez até 100mg/kg/dia ou mais, sejam úteis e bem toleradas em algumas crianças com epilepsias refratárias de vários tipos.

Efeitos colaterais

São descritos poucos efeitos colaterais, mas podem ocorrer fadiga, sonolência, ataxia, tontura e sintomas gastrointestinais. Também foram descritos aumento do número de crises, febre, diarreia e conjuntivite.

Felbamato (FBM)

O anticonvulsivante felbamato (FBM) encontra-se disponível no mercado americano desde 1993. O mecanismo exato de ação do FBM é desconhecido, mas em estudos experimentais foram percebidas inibição da resposta ao N-metil-D-aspartato (NMDA) e potencialização da resposta ao GABA. O FBM exibe interações medicamentosas com vários fármacos, aumentando a concentração de PHT e valproato de sódio e diminuindo a concentração de CBZ. Em contrapartida, a PHT e a CBZ diminuem o nível sérico de FBM, e o valproato o aumenta.[38]

Evidências clínicas

O FBM é indicado para o tratamento de crises epilépticas focais com e sem generalização secundária em pacientes maiores de 13 anos de idade[27] e, a principal indicação, como adjuvante em crianças de 2 anos ou mais com SLG[18] (Felbamate Study Group, 1993).

Posologia

Deve-se iniciar FBM na dose de 15mg/kg/dia, divididos em três administrações. A partir da segunda semana, a dose é aumentada para 30mg/kg/dia e, a partir da terceira semana, 45mg/kg/dia, também divididos em três tomadas. Ajustes posteriores da dose deverão ser feitos de acordo com a resposta clínica e os níveis séricos do medicamento. Reduções dos AAE concomitantes também podem ser necessárias.

Em adultos, a dose inicial é de 600 a 1.200mg/dia, divididos em três a quatro tomadas, e a manutenção em geral se faz com 2.400 a 3.600mg/dia, também em três a quatro tomadas.

Efeitos colaterais

Um ano após aprovação e uso do FBM foram observadas incidência crescente de anemia aplástica em adolescentes e adultos e hepatotoxicidade fatal em todas as faixas etárias, principalmente em crianças. Foram também relatados casos de síndrome de Stevens-Johnson, notadamente em pacientes sob politerapia.

Recomenda-se o uso de FBM por um período inicial de experiência de 6 a 8 semanas e somente nos casos que possam ter benefício claro com seu uso contínuo. O hemograma e os testes de função hepática devem ser monitorados.

Levetiracetam (LEV)

O LEV, aprovado nos EUA em 1999, tem rápida absorção por via oral. Sua farmacocinética é linear, e a biodisponibilidade não é afetada por alimentos. O LEV não é um fármaco com alto grau de ligação com proteínas. Há excreção renal sem modificação de 66% do medicamento. A principal trajetória metabólica do LEV consiste em uma hidrólise enzimática do grupo acetamida. Não é dependente da enzima hepática do citocromo P450.

A meia-vida do LEV é de aproximadamente 6 a 8 horas. Níveis de pico são obtidos aproximadamente 1 hora após a ingestão em jejum.

O *clearance* aparente do LEV é 40% mais alto em crianças do que em adultos e, por esse motivo, são necessários ajustes na dosagem.[40]

Evidências clínicas

Estudos revelam a eficácia da LEV em crises focais e crises generalizadas.[9,48] Há redução de 50% das crises em 15% dos pacientes com o uso de 1.000mg/dia e em 20% a 30% daqueles que usam 3.000mg/dia.[3] Alguns estudos relatam melhora em cerca de 40% dos casos. Pode haver remissão das crises em até 4,4% dos pacientes. O LEV também é útil em mioclonias de ação e parece promissor, em virtude do desempenho em modelos animais, em epilepsias generalizadas.

Posologia

Para crianças a dose inicial é de 10 a 20mg/kg/dia, em duas administrações, com acréscimos iguais semanais, até ser atingida a dose de 40 a 60mg/kg/dia, duas ou três vezes ao dia. Apresentação: comprimidos de 250, 500 e 750mg.

Efeitos colaterais

Os efeitos colaterais mais comuns são sonolência, tontura e astenia. Um pequeno número de pacientes apresenta labilidade emocional, hostilidade e agitação.[48]

Oxcarbazepina (OXC)

Evidências clínicas

A OXC é um análogo da CBZ. Suas principais vantagens sobre esta consistem em menor capacidade de indução enzimática, menos interações medicamentosas e menor risco de alergias. Também não há autoindução. O mecanismo de ação é o mesmo, nos canais de sódio voltagem-dependentes. Alguns pacientes já tratados com CBZ sem resposta positiva podem, entretanto, melhorar com OXC. A substituição de uma pela outra pode ser abrupta.

A OXC é bem absorvida por via oral, atingindo picos de concentração 4 a 12 horas depois. A meia-vida é maior em crianças mais velhas e adultos, e sua eliminação ocorre, principalmente, pela via renal.

Usa-se OXC em associação ou em monoterapia, em crises parciais (Pina-Garza e cols., 2005) e generalizadas tônico-clônicas.

Posologia

Deve-se iniciar com a dose de 10kg/dia, aumentando progressivamente até 30 a 40 ou, eventualmente, 50mg/kg/dia. Adultos utilizam dose inicial de 600mg ao dia, até a dose de 900 a 3.000mg/dia. A dose de 200mg de CBZ equivale a 300mg de OXC.

Efeitos colaterais

São observados mais frequentemente cansaço, cefaleia, tontura e ataxia, além de efeitos cognitivos. Também pode haver *rash* cutâneo, incluindo síndrome de Stevens-Johnson e hiponatremia sintomática (Glauser, 2001).

Zonisamida (ZNS)

A ZNS foi aprovada em 2000 nos EUA e seu mecanismo de ação ainda não foi completamente esclarecido.

Sua absorção é rápida e completa e há elevado grau de ligação a proteínas plasmáticas (50%). Sua meia-vida é relativamente longa, podendo chegar a 50 a 70 horas, mas pode ser reduzida em aproximadamente 50% se usada simultaneamente com agentes indutores enzimáticos (CBZ, PHT e PB). Sua eliminação pode ser inibida pela LTG. A ZNS não tem efeitos significativos sobre a farmacocinética de outros fármacos.

Evidências clínicas

A ZNS é eficaz no tratamento de crises convulsivas focais com e sem generalização secundária.[28-49] Em alguns países seu uso foi aprovado em monoterapia,[25] em adultos e em crianças, para crises parciais, generalizadas tônico-clônicas, tônicas e ausências atípicas. Um aspecto curioso e promissor refere-se a sua aparente eficácia em pacientes com epilepsia mioclônica progressiva.[26] Há também relatos de eficácia em vários tipos de crises epilépticas, como ausência e espasmos infantis.[58]

Posologia

As doses iniciais para crianças são de 1 a 2mg/kg/dia, em administração única ao deitar, nas primeiras 2 semanas. A dose pode ser aumentada na mesma quantidade semanalmente, sendo a dose-alvo de 6 a 8mg/kg/dia. Raramente doses maiores do que 10mg/kg/dia são usadas em crianças, administradas em duas tomadas. Os níveis terapêuticos estão na faixa de 20 a 30mg/L.[57]

Efeitos colaterais

Os efeitos adversos mais comuns da ZNS são sonolência, ataxia, anorexia e distúrbios cognitivos. Raramente observam-se casos de oligo-hidrose e hipertermia em crianças. Cálculos renais foram detectados em 1,5% a 2,5% dos pacientes. ZNS é contraindicada em pacientes que demonstraram hipersensibilidade às sulfonamidas.

REFERÊNCIAS

1. Appleton RE. The new antiepileptic drugs. Arch Dis Child 1996; 75:256-62.

2. Betts T, Goodwin G, Withers RM, Yuen AWC. Human safety of lamotrigine. Epilepsia1991; 32(suppl.2):S17-S21.

3. Betts T, Waegemans T, Crawford P. A multicentre, double-blind, randomized, parallel group study to evaluate the tolerability and efficacy of levetiracetam with two oral doses of 2000g daily and 4000 mg daily, without titration in patients with refractory epilepsy. Seizure 2000; 9(2):80-7.

4. Bittencourt PRM, Mazer S, Marcourakis T, Bigarella MM, Ferreira ZS, Mumford JP. Vigabatrin: clinical evidence supporting rational polytherapy in management of uncontrolled seizures. Epilepsia 1994; 35(2):373-80.

5. Boellner SW, Deaton R, Sommerville KW. Long term treatment of partial seizures with tiagabine in children. Epilepsia 1997; 38(supp.8):S208.

6. Bourgeois BFD. New antiepileptic drugs. Arch Neurology 1998; 55:1181-3.

7. Brodie MJ. Tiagabine pharmacology in profile. Epilepsia 1995; 36(suppl. 6):S7-S9.

8. Brodie MJ, Richens A, Yuen AWC. Double-blind comparison of lamotrigine and carbamazepine en newly diagnosed epilepsy. Lancet 1995; 345: 476-8.

9. Cereghino JJ, Biton V, Abou-Khalil B et al. Levetiracetam for partial seizures: results of double-blind, randomized clinical trial. Neurology 2000;55(2):236-42.

10. Chadwick D. Monotherapy clinical trials of new antiepileptic drugs: design, indications and controversies. Epilepsia 1997; 38(suppl.9):S16-S20.

11. Collins SD, Fugate J, Sommerville KW. Long term use of gabitril (tiagabine HCI) monotherapy in pediatric patients. Neurology 1999; 52(suppl. 2):A392.

12. Dichter MA, Brodie MJ. New antiepileptic drugs. N Engl J Med 1996; 334:1583-90.

13. Dulac O, Chiron C, Luna D et al. Vigabatrin in childhood epilepsy. J Child Neurol 1991; 6(suppl 2):S30-7.

14. Faught E, French J, Harden C et al. Adverse affects of topiramate: results from a large post marketing survey. Epilepsia 1997; 38(suppl.8):97.

15. Felbamate Study Group in the Lennox-Gastaut Syndrom. Efficacy of felbamate in childhood epileptic encephalopathy. N Engl J Med 1993; 328:29-33.

16. Ferrie CD, Robinson RO, Panayatopoulos CP. Psychotic and severe behavioral reactions with vigabatrin: a review. Acta Neurol Scand 1996; 93:1-8.

17. French JA. Obstacles encountered in designing antiepileptic drug trials. New antiepileptic drug development: preclinical and clinical aspects. Epilepsy Res 1993 Suppl. 10:81-9.

18. French JA, Smith M, Faugth E et al. Practice advisory: the use of felbamate in the treatment of patients with intractable epilepsy. Epilepsia 1999; 40:803-8.

19. Glauser TA. Preliminary observation on topiramate in pediatric epilepsies. Epilepsia 1997; 38(suppl 1):S37-S41.

20. Glauser TA, Clark PO, Strawsburg R. A pilot study of topiramate in the treatment of infantile spasms. Epilepsia 1998; 39:1324-8.

21. Guerreiro MM, Guerreiro CAM. Novas drogas antiepilépticas. In: Costa JC, Palmini A, Yacubian EMT, Cavalheiro EA (eds.) Fundamentos neurobiológicos das e pilepsias: aspectos clínicos e cirúrgicos. São Paulo: Lemos Editorial, 1998:747-61.

22. Gustavason L, Boellner S, Granneman G et al. A single-dose study to define the tiagabine pharmacokinetics in pediatric patients with complex partial seizures. Neurology 1997; 48:1-6.

23. Kalviainen R, Aikia M, Partanen J. Randomized controlled pilot study of vigabatrin versus carbamazepine monotherapy in newly diagnosed patients with epilepsy: an interim report. J Child Neurol 1991 (suppl.2):2560-9.

24. Krauss GL, Johnson MA, Miller NR. Vigabatrin-associated retinal cone system dysfunction: electroretinogram and oftalmologic findings. Neurology 1998; 50: 614-8.

25. Kumugai N, Seki T, Yamawki H et at. Monotherapy for childhood epilepsies with zonisamide. Journal Psychiatry Neurol 1991; 45(2):357-9.

26. Kyllerman M, Bem-Menachem E. Zonisamide for progressive myoclonus epilepsy: long-term observations in sem patients. Epilepsy Res 1998; 29(2):109-14.

27. Leppik IE, Dreifuss FE, Pledger GW et al. Felbamate for partial seizures: results of a controlled clinical trial. Neurology 1993; 43:693-5.

28. Leppik IE, Willmore LJ, Koman RW et al. Efficacy and safety of zonisamide: results of a multicenter study . Epilepsy Res 1998; 14(2):165-73.

29. Leppik IE, Gram L, Deaton R, Sommerville KW. Safety of tiagabine: summary of 53 trials. Epilepsy Res 1999; 33:233-46.

30. Loiseau P, Yuen AWC, Duché B, Ménager T, Arné-Bés MC. A randomised double-blind placebo-controlled crossover add-on trial of lamotrigine in patients with treatment resistant partial seizures. Epilepsy Res 1990; 35(7):136-45.

31. McKee PJW, Blacklaw J, Friel E, Thompson GG, Gillam RA, Brodie MJ. Adjuvant vigabatrin in refractary epilepsy: a ceiling to effective dosage in individual patients? Epilepsia 1993; 34(5): 937-43m.

32. Messenheimer J, Ramsay RE, Willmore LJ et al. Lamotrigine therapy for partial seizures: a multicenter, placebo-controlled, double-blind, cross-over trial. Epilepsia 1994; 35(1): 113-21.

33. Mikati M, Khurana D, Riviello J et al. Efficacy of gabapentin in children with refractory partial seizures. Neurology 1995; 45(suppl. 4):A201-2.

34. Miller AA, Sawyer DA, Roth B, Wheatley PL, Leach MJ, Lamb RJ. Anticonvulsant studies on BW430C, a novel potential antiepileptic drug. Epilepsia, 1984; 25(5):655-6.

35. Mumford JP, Cannon DJ. Vigabatrin. Epilepsia 1994; 35(suppl. 5): S25-S28.

36. O'Donoghue MFO, Sander JWAS. Lamotrigine versus carbamazepine in epilepsy. Lancet 1995; 345:1300.

37. Pellock, J.M. Utilization of new antiepileptic drugs in children. Epilepsia 1996; 37(suppl. 1):S66-S73.

38. Pellock JM. Managing pediatric epilepsy syndromes with new antiepileptic drugs. Pediatrics 1999; 104:1106-16.

39. Pellock JM. Felbamate. Epilepsia 1999; 40(suppl. 5):S57-S62.

40. Pellock J, Glauser T, Bebin M et al. Single-dose pharmacokinetics of levetiracetam in pediatric patients with partial epilepsy. Epilepsia 1999; 40(suppl. 7):127.

41. Perucca E. Pharmacokinetic profile of topiramate in compararison with other new antiepileptic drug. Epilepsia 1996; 37(suppl 2):S8-S13.

42. Ramsay RE, Pellock JM, Garnett WR et al. Pharmacokinetics and safety of lamotrigine in patients with epilepsy. Epilepsy Res 1991; (10):191-200.

43. Reife R, Lim P, Pledger G. Topiramate side effect profile in double-blind studies (Abstract). Epilepsia 1995; 36(suppl. 4):34.

44. Reynolds EH. Lamotrigine versus carbamazepine in epilepsy. Lancet 1995; 345:1300.

45. Richens A, Yuen AWC. Overview of the clinical efficacy of lamotrigine. Epilepsia 1991; 32(suppl. 2):S13-S16.

46. Sachdeo SK, Sachdeo RC, Reife RA et al. Topiramate: double-blind trial as monoterapy. Epilepsia 1997; 38:294-8.

47. Schachter SC. Tiagabine monotherapy in the treatment of partial epilepsy. Epilepsia 1995; 36(suppl. 6):S208.

48. Shorvon SD, Van Rijckevorsel K, Lennox W et al. Pooled efficacy and safety data of levetiracetam used as adjunctive therapy in patients with partial onset seizures. Epilepsia 1999; 40(suppl. 7):76.

49. Shuto H, Sugimoto T, Yasyhara A et al. Efficacy of zonisamide in children with refractory partial seizures. Current Therapeutic Research 1998; 45:1031-8.

50. Uldall P. Clinical experiences with topiramate in children with intractable epilepsy. Europ J Paediatr Neurol 1999; 3(3):105-11.

51. Walker MC, Sander JWAS. Ensaios clínicos com novas drogas antiepilépticas – Uma revisão clínica. In: Costa JC, Palmini A, Yacubian EMT, Cavalheiro EA (eds.) Fundamentos neurobiológicos das epilepsias: aspectos clínicos e cirúrgicos. São Paulo: Lemos Editorial, 1998:1363-84.

52. Walker MC, Sander JWAS. The impact of new antiepileptic drugs on the prognosis of epilepsy: seizure freedom should be the ultimate goal. Neurology 1996; 46:912-4.

53. Wasserting G, Rak I, Reife RA. Nephrolithiasis during treatment with topiramate (abstract). Epilepsia 1995; 36(suppl. 3):34.

54. White HS. Comparative anticonvulsant and mechanistic profile of the established and newer antiepileptic drugs. Epilepsia 1999; 40(suppl. 5):S2-S10.

55. Wieser HG. Introduction goals. Epilepsia 1994; 35(suppl. 5):S1-S5.

56. Wilder B, Seino M, Yagi K, Leppik IE. International evaluation of zonisamide efficacy. Epilepsia 1999; 38(suppl. 2):39.

57. Wyllie E, Pellok JM. Zonisamide dosing in pediatric patients with epilepsy. Neurology 1999; 59(suppl. 2):A238.

58. Yanai S, Hanai T, Narazaki O. Treatment of infantile spasms with zonisamide. Brain and Devel 1999; 21:157-61.

59. Yuen AWC. Lamotrigine: a review of antiepileptic efficacy. Epilepsia 1994; 35(suppl. 5):S33-S36.

60. Yacubian EMT. Tratamento medicamentoso das epilepsias. São Paulo: Lemos Editorial, 2 ed., 2004.

61. Fonseca LF et al. Cômpendio de neurologia infantil. 1 ed., Rio de Janeiro: MEDSI, 2002.

62. Fonseca LF et al. Manual de neurologia infantil. 1 ed., Rio de Janeiro: Editora Guanabara Koogan, 2006.

23

Dieta Cetogênica

Karina Santos Wandeck ▪ Olindina Neme Barbosa Miranda
Luiz Fernando Fonseca ▪ Viviane Evilyn dos Santos de Mendonça

INTRODUÇÃO

Desde a época de Hipócrates o jejum é descrito como tratamento efetivo contra crises convulsivas. Na década de 1920, Conklin postulou, sem nenhuma evidência científica, que a epilepsia ocorreria em função da produção de substâncias tóxicas no intestino. Naquela época, a epilepsia era tratada apenas com fenobarbital e brometos. Esses fármacos tinham muitos efeitos colaterais (principalmente sonolência) e não eram eficazes para todos os tipos de epilepsia. Conklin propôs, então, que o jejum prolongado ou o "tratamento da água" cessaria momentaneamente as crises epilépticas. Os pacientes ficariam em jejum, tomando apenas líquidos, por até 25 dias. Alguns de seus pacientes permaneceram longos períodos sem crise.

Em 1921, a Mayo Clinic propôs uma dieta com alta concentração de gordura e pobre em carboidratos com a finalidade de mimetizar o estado de jejum prolongado no organismo, sem provocar desnutrição. A dieta foi muito usada até a descoberta da fenitoína em 1938. Nessa época, os médicos e pesquisadores voltaram-se para o desenvolvimento de novas medicações, deixando a dieta de lado. Até a década de 1990, vários agentes antiepilépticos novos surgiram, porém muitas crianças permaneceram refratárias a eles. A dieta, então, foi retomada nos principais centros tratadores de epilepsia da atualidade, sendo difundida em mais de 45 países.

Em razão de sua eficácia e segurança, tem produzido resultados satisfatórios em crianças com epilepsia refratária. Cerca de 20% dos indivíduos que usam a dieta cetogênica ficam completamente livres de crises e frequentemente reduzem ou descontinuam o uso de agentes antiepilépticos.

Em todo o mundo, o protocolo do Hospital Johns Hopkins é utilizado como base, sendo adaptado à realidade de cada serviço.

A dieta baseia-se em grandes quantidades de gorduras e pequenas quantidades de carboidratos e proteínas. A energia da dieta deriva da oxidação dos ácidos graxos nas mitocôndrias, resultando em quantidades apreciáveis de corpos cetônicos: beta-hidroxibutirato, acetoacetato e acetona. Prioritariamente, o cérebro utiliza a glicose em seu metabolismo. No entanto, durante a dieta cetogênica, a cetose persistente aumenta a entrada dos corpos cetônicos no cérebro e induz sua utilização no metabolismo cerebral.

O mecanismo pelo qual a dieta cetogênica controla as crises convulsivas permanece obscuro. Há várias hipóteses que concorrem para explicar seu funcionamento: diminuição dos aminoácidos excitatórios cerebrais (especialmente o glutamato), aumento dos aminoácidos inibitórios (especialmente o GABA), efeito nos canais iônicos transmembrana responsáveis pela transmissão sináptica, alterações iônicas e do pH cerebral e alterações do metabolismo energético, entre outras.

A dieta é utilizada por um período médio de 2 anos. A chance de recorrência de crises convulsivas depois de cessada a dieta é de 20% a 30%. Os fatores de risco para recorrência são: presença de eletroencefalograma (EEG) anormal após descontinuação da dieta, presença de lesões focais ou anomalias estruturais cerebrais e baixa frequência de crises antes do início do tratamento.

COMO É A DIETA CETOGÊNICA?

A dieta cetogênica consiste em uma dieta terapêutica, individual, calculada de acordo com peso, estatura e idade do paciente. É constituída de 90% a 95% das calorias na forma de lipídios e o restante na forma de carboidratos e proteínas, proporcionando o aumento dos corpos cetônicos no sangue e na urina.

Mantida por cerca de 2 anos, é retirada gradualmente após esse período. São motivos para a suspensão da dieta cetogênica: a ausência de efeito anticonvulsivante até 3 meses após seu início, o aparecimento de efeitos colaterais inaceitáveis ou a falta de adaptação do paciente à dieta.

Em geral, a introdução da dieta cetogênica em crianças é feita sob regime de internação hospitalar, para monitoração. Inicia-se com um período de jejum e, posteriormente, a dieta é gradualmente introduzida. Estudos recentes, porém, têm demonstrado que o jejum prévio não é condição essencial, que é possível iniciar a dieta já com calorias totais e que a internação hospitalar poderia ser dispensada. O grupo de pacientes que utilizam jejum alcança a cetose mais rapidamente do que o grupo que não o utiliza. Entretanto, após cerca de 5 dias, ambos os grupos já alcançaram a cetose necessária.

Muitos centros preferem utilizar o jejum em virtude dos benefícios que ele traz à criança. Ocorre a redução rápida das crises. Chegou-se a comparar o jejum ao uso de agentes antiepilépticos em infusão venosa. Contudo, mais estudos são necessários para produzir um consenso a esse respeito.

INDICAÇÕES E CONTRAINDICAÇÕES

A dieta cetogênica é indicada em casos de epilepsia refratária aos agentes antiepilépticos, seja por falta de resposta às altas doses das medicações, seja por baixa tolerância a seus efeitos colaterais.

A dieta cetogênica atua em epilepsias generalizadas diversas, inclusive nas síndromes epilépticas de mau prognóstico, como as síndromes de Dravet, Lennox-Gastaut, West e Rett, na epilepsia mioclonoastática, nas desordens da migração neuronal e na esclerose tuberosa, entre outras.

Nas epilepsias parciais, a dieta parece ser menos efetiva e é usada nos casos em que não há indicação ou condição cirúrgica.

É utilizada como terapia em erros inatos do metabolismo como: deficiência da proteína transportadora de glicose (doença de De Vivo), deficiência de piruvato-desidrogenase, hipoglicemia cetótica e deficiência de fosfofrutocinase associada a quadro miopático.

Em geral, é utilizada em crianças com mais de 1 ano de idade. No entanto, estudos recentes indicaram sua segurança na aplicação a menores de 1 ano, principalmente na síndrome de West, por meio de fórmulas cetogênicas prontas.

Atualmente, há estudos sobre dieta cetogênica em doenças degenerativas do sistema nervoso central (SNC), Parkinson, Alzheimer, tumores cerebrais, como o astrocitoma, transtornos psiquiátricos, e como profilaxia para enxaquecas, porém ainda em fase experimental.

A dieta é contraindicada em casos de mitocondriopatias, deficiência de citocromo-oxidase, porfiria intermitente aguda, deficiência de piruvato-carboxilase e defeitos no transporte da oxidação de ácidos graxos.

Em nosso serviço, também contraindicamos a dieta para crianças com cardiopatias, hepatopatias, nefropatias, imunodeficiências, hipercolesterolemia prévia ao uso da dieta (colesterol total >250), ou com cristalúria maior do que 3+, em função dos possíveis efeitos colaterais. Nas crianças em vigência de infecção aguda, aguardamos a cura para a introdução da dieta. O objetivo é evitar debilidade adicional.

MECANISMOS DE AÇÃO

Algumas considerações são necessárias antes da discussão das hipóteses para os mecanismos de ação da dieta cetogênica:

1. O efeito anticonvulsivante parece não estar relacionado com a formulação da dieta, mas fortemente ligado à quantidade de calorias ingeridas.
2. A dieta deve ser mantida se o efeito anticonvulsivante é alcançado.
3. A restrição calórica tem efeito sinérgico à dieta cetogênica para limitar as crises e otimizar o tratamento.
4. Presume-se uma falha de instalação dos mecanismos adaptativos metabólicos e genéticos que protegem contra crises se a eficácia máxima não for alcançada dias ou semanas após o início da dieta.
5. Essas adaptações parecem ser generalizadas no cérebro e independentes da patologia, já que a dieta é efetiva como tratamento de condições epilépticas diversas.
6. Muitos desses mecanismos adaptativos permanecem após a retirada da dieta cetogênica bem-sucedida. Vários pacientes continuam livres de crises com a reintrodução da dieta habitual.
7. A eficácia é independente da idade e do sexo. Isso sugere que o controle das crises ocorre por uma via comum presente em todos os pacientes responsivos à dieta.

Desde a origem da dieta cetogênica, várias hipóteses tentam explicar seu funcionamento. Há vários aspectos-chave que resultam na proteção contra crises convulsivas. Os corpos cetônicos, os ácidos graxos livres (em particular os poli-insaturados) e a restrição de glicose podem levar direta ou indiretamente ao controle das crises convulsivas.

Os corpos cetônicos – beta-hidroxibutirato, acetoacetato e acetona – são utilizados como medida clínica da implementação da dieta cetogênica (dosagem da cetonemia ou da cetonúria). Não há correlação significativa entre o nível de corpos cetônicos e a proteção contra crises convulsivas. Essa proteção é alcançada em dias, enquanto a cetonemia é alcançada em horas. Isso demonstra que a resposta à dieta é um processo adaptativo do organismo e que leva alguns dias para ocorrer.

Os corpos cetônicos ativam os canais de potássio das membranas, hiperpolarizando-as, o que leva à diminuição da excitabilidade pré e pós-sináptica.

Em adição à cetose, outra consequência imediata da restrição calórica é a diminuição da glicose. A restrição calórica reduz a produção de energia através da glicólise. Isso limita a habilidade do neurônio em alcançar e manter altos níveis de atividade sináptica necessários para gênese das convulsões.

Os canais de potássio dependentes de trifosfato de adenosina (ATP), quando ativados, levam à hiperpolarização da membrana. Quando a glicose é limitada, esses canais permanecem abertos para hiperpolarizar a célula. Esse efeito diminui a excitabilidade e ajuda a proteger contra crises convulsivas.

Pacientes em dieta cetogênica têm aumento dos níveis séricos e cerebrais dos ácidos graxos poli-insaturados. Os ácidos graxos poli-insaturados agem diretamente, reduzindo a excitabilidade neuronal por vias diversas (principalmente através dos canais de sódio e cálcio). Por vias indiretas, agem ativando proteínas.

A dieta estimula a biogênese mitocondrial e aumenta a produção de energia. As convulsões, em comparação, aumentam a produção de radicais livres e levam à disfunção mitocondrial, com disfunção neuronal.

A dieta cetogênica estabiliza a transmissão sináptica por períodos prolongados, prevenindo a disfunção neuronal.

Esses mecanismos de ação da dieta cetogênica ainda não estão totalmente elucidados, mas seus objetivos finais, apesar de toda a complexidade do sistema, são a redução da excitabilidade neuronal e a proteção contra crises convulsivas (Figura 23.1).

CAPÍTULO 23 ▷ Dieta Cetogênica

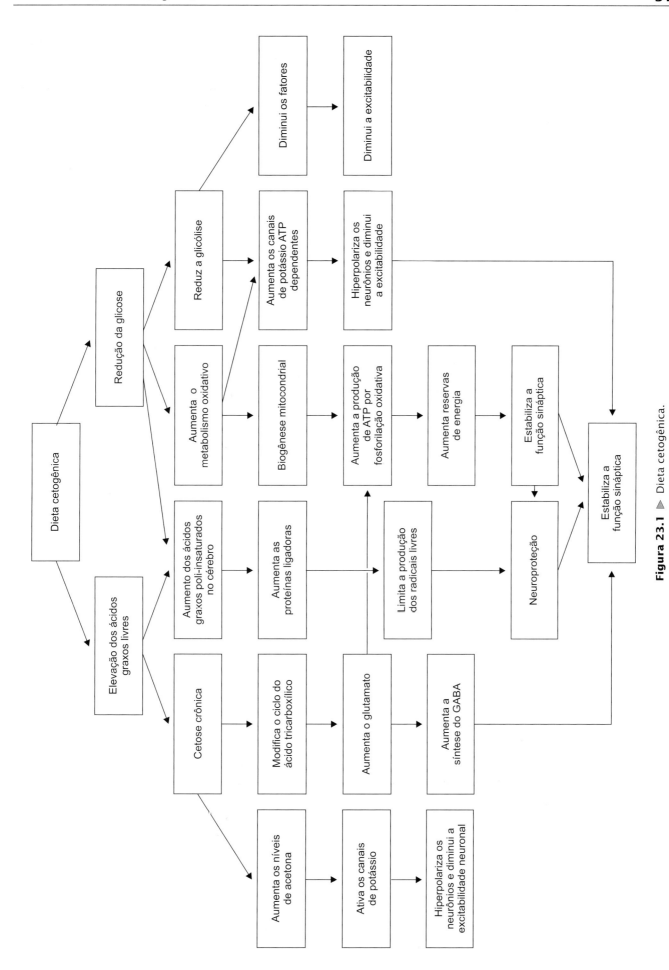

Figura 23.1 ▲ Dieta cetogênica.

INTRODUÇÃO DA DIETA

Para a instituição da dieta cetogênica é necessária uma equipe multidisciplinar, composta por neuropediatra, nutricionista, psicóloga, pediatra e assistente social. A equipe deve reunir-se previamente com a família para esclarecer o funcionamento da dieta, o material necessário, o manejo hospitalar e domiciliar, os controles, os efeitos desejados e os efeitos colaterais, além das dúvidas dos familiares.

Orienta-se quanto à redução da ingesta dos carboidratos por 1 semana antes da internação. A criança deve ser internada apresentando jejum prévio de 12 horas. O objetivo é agilizar a formação dos corpos cetônicos e diminuir o tempo de internação. Uma vez internado, o paciente é mantido em jejum e iniciada a monitoração da glicemia capilar (a cada 6 horas ou mais frequentemente se houver sintomas de hipoglicemia) e da cetonúria (a cada micção).

Nesse período, o paciente é mantido em restrição hídrica de 60 a 70mL/kg de peso, não devendo exceder um total de dois litros por dia. Os líquidos são restritos durante toda a dieta, porém não se conhece ao certo seu papel no controle das crises convulsivas.

Um dos principais motivos para a internação do paciente é o risco de hipoglicemia no período de jejum. É orientada a administração de 30mL de suco de laranja se houver glicemia abaixo de 40mg% ou sintomas de hipoglicemia (sudorese, palidez, náuseas). Se ocorrer glicemia abaixo de 25mg% com sinais de alteração da consciência, deve-se infundir solução glicosada por via endovenosa.

Nesse período de jejum são realizados exames pré-dieta: hemograma com plaquetas, função renal, função hepática, colesterol total e frações, triglicérides, ionograma, glicemia, ácido úrico, proteínas totais e frações, urina rotina, eletrocardiograma (ECG) e EEG.

São feitas, também, avaliação nutricional, anamnese alimentar, avaliação antropométrica e cálculo da necessidade calórica do paciente. A necessidade calórica é calculada a partir da idade, do peso e da capacidade de realização de atividade física da criança. A dieta cetogênica objetiva atingir 75% da necessidade calórica diária. A quantidade de proteína da dieta deve seguir as recomendações para a idade, segundo o *Recommended Dietary Intake* (RDI).

O valor calórico por idade na dieta cetogênica encontra-se no Quadro 23.1 (75% da necessidade calórica diária):

A dieta só será iniciada quando o paciente apresentar cetonúria maior ou igual a três cruzes ou cetonemia de 160mg/dL.

Quadro 23.1 ▶ Valor calórico por idade na dieta cetogênica

Idade	kcal/kg
Abaixo de 1 ano	75 a 80
1 a 3 anos	70 a 75
4 a 6 anos	65 a 68
7 a 10 anos	55 a 60
> 11 anos	≤30 a 40

Freeman e cols. (1996).

Em geral, são oferecidas três a quatro refeições ao dia, com intervalo de 4 horas entre elas. Nas primeiras refeições deverá ser oferecido somente um terço do valor calórico total estimado, aumentando-o gradativamente a cada refeição de acordo com a tolerância e a aceitação do paciente.

A proporção cetogênica mais usada é de 4:1, ou seja, 4g de gordura para cada 1g de carboidratos e proteínas. Em crianças menores pode ser usada a proporção de 3:1, o que permite maior oferta de proteínas.

As gorduras utilizadas são triglicérides de cadeia longa ou média. Apesar de os triglicérides de cadeia média serem mais eficientes em produzir cetose, não parece haver diferença nos resultados finais quando se utilizam triglicérides de cadeia média ou longa. No entanto, os efeitos colaterais entre eles são diferentes. Triglicérides de cadeia média provocam mais flatulência, vômito, náusea e diarreia, já os de cadeia longa são menos palatáveis, provocam mais constipação intestinal e dislipidemia.

Medicações que contêm açúcar devem ser trocadas por fórmulas livres de açúcares ou por comprimidos. A ingestão de medicamentos contendo açúcar pode inibir a cetose e levar à perda do controle das crises.

Os alimentos devem ser adoçados por edulcorante, pelo mesmo motivo.

Nesse período de internação do paciente, os cuidadores serão treinados para o preparo da dieta e o controle diário da cetonúria.

Uma vez observada a aceitação da dieta, a criança pode ir para casa. O primeiro retorno é agendado para 1 mês e os subsequentes, trimestralmente.

Após o primeiro mês de tratamento, deve ser iniciada suplementação de vitaminas e minerais, pois a dieta cetogênica não consegue suprir as necessidades diárias desses nutrientes. Em geral, as vitaminas são manipuladas na forma de xarope, sem açúcar e com edulcorante e os minerais, em cápsulas.

EXEMPLO PRÁTICO PARA O CÁLCULO DE UMA DIETA CETOGÊNICA

Criança do sexo masculino, com 6 anos de idade, pesando 21kg e medindo 1,15m. Peso e estatura adequados para idade. A necessidade energética (NE) para idade é de 65kcal/kg/peso:

$$NE = 65 \times 21 = 1.365kcal/dia$$

Se optarmos pela proporção cetogênica clássica 4:1 (4g de gordura para 1g de carboidratos e proteínas), teremos 36 calorias provenientes da gordura (1g de gordura produz, em média, 9 calorias) adicionados a quatro calorias provenientes dos carboidratos e proteínas juntos (1g de carboidrato ou de proteína produz, em média, 4 calorias). Assim, a unidade calórica dessa dieta é determinada como sendo 40 calorias.

Unidade calórica da dieta consiste na soma das calorias provenientes de proteínas, carboidratos e gorduras.

Para o cálculo da unidade calórica diária, em gramas, divide-se a NE diária pela unidade calórica da dieta. Temos: 1.365/40 = 34,1g.

Para determinação da quantidade de gordura (em gramas) a ser consumida diariamente, multiplica-se a unidade calórica diária pela proporção de gordura da dieta: 34,1 × 4 = 136,4g de gordura por dia.

A quantidade de proteína oferecida deve variar de 0,75 a 1g/kg/peso ou seguir as recomendações para a idade.

Considerando 1g/kg/peso, para o exemplo dado, a necessidade proteica é de 21g/dia.

De maneira similar ao cálculo das gorduras, para determinação da quantidade diária de carboidratos e proteínas juntos (em gramas), multiplica-se a unidade calórica diária (34,1g) pela proporção desses na dieta. Temos 34,1 × 1 = 34,1g de carboidratos e proteínas por dia. Conhecida a necessidade proteica (21g/dia), o restante da ingesta será de carboidratos: 34,1 – 21 = 13,1g de carboidratos por dia.

SEGUIMENTO AMBULATORIAL

Na rotina do nosso serviço, o seguimento ambulatorial começa 1 mês após o início da dieta. O segundo retorno ocorre aos 3 meses e, então, segue trimestralmente até 2 anos. Nesses retornos, serão avaliados: peso, estatura, aceitação e manejo da dieta, persistência de cetonúria, número de crises convulsivas, medicações anticonvulsivantes em uso, efeitos colaterais e dúvidas da família.

Os exames complementares de seguimento são solicitados como sugerido no Quadro 23.2.

A diminuição das doses de anticonvulsivantes é fundamentada no sucesso em reduzir ou abolir as crises com o uso da dieta cetogênica. No terceiro mês de dieta, se o paciente está livre de crises ou apresenta queda maior do que 50% no número de crises, inicia-se a redução lenta das medicações. Retiram-se primeiro os benzodiazepínicos, caso estejam em uso. Nos meses subsequentes, continua-se a reduzir as doses dos medicamentos, sempre lentamente, se a criança persiste com diminuição de 50% ou mais no número de crises.

Quando o paciente recusa a dieta ou diminui sua aceitação, são feitas modificações nos cardápios e nos tipos de preparações, procurando melhorar sua palatabilidade.

Outras modificações na dieta são feitas se há grande perda de peso, alteração nos exames de seguimento, efeitos colaterais importantes ou falta de controle das crises. Nesses casos, podem ser tentadas modificações na proporção cetogênica da dieta (inicialmente 4:1).

Se não há resposta anticonvulsivante após 3 meses de uso da dieta cetogênica, considera-se haver falha terapêutica e a dieta habitual é reintroduzida.

Se a resposta for satisfatória, a dieta cetogênica será mantida por período médio de 2 anos, e posteriormente a dieta habitual será reintroduzida de maneira gradual.

EFICÁCIA

Pelo menos 40% a 50% das crianças com epilepsia apresentam mais de 50% de diminuição de crises com o uso da dieta cetogênica.

Estudo multicêntrico realizado na Coreia, abrangendo 199 pacientes em dieta cetogênica, mostrou os seguintes resultados:

• Em 6 meses, 68% dos pacientes permaneceram na dieta. Entre eles, 58% tiveram redução de mais de 50% no número de crises, e 33% ficaram livres das crises.
• Em 12 meses, 46% dos pacientes permaneceram na dieta. Desses, 41% tiveram redução de mais de 50% no número de crises, com 25% ficando livres das crises.

Autores do Hospital Johns Hopkins publicaram trabalho com 150 crianças, que apresentavam uma média de 410 crises/mês e que tinham falhado com uma média de 6,2 medicações antiepilépticas. Vinte meses depois de iniciada a dieta, 7% das crianças estavam livres de crise e outras 20% apresentavam diminuição de 90% nas crises. Depois de 3 a 6 anos, 27% dessas crianças continuavam sem crises. A maioria delas estava sem dieta e com pouco ou nenhum agente antiepiléptico.

Há relatos de melhora da atenção e da cognição dos pacientes que respondem à dieta cetogênica, além de melhora na qualidade do sono, com aumento do sono REM. Tudo isso contribui para a melhora da qualidade de vida desses indivíduos.

Panico e cols. descreveram a resposta eletroencefalográfica de 13 crianças em dieta cetogênica, mostrando que 100% dos pacientes tiveram melhora em seu traçado eletroencefalográfico. Houve normalização do traçado em 8%, grande melhora em 50% e leve melhora em 42% dos casos.

Quanto ao tipo e à etiologia das epilepsias, melhor resultado da dieta cetogênica é notado em epilepsias generalizadas e criptogênicas.

Nos pacientes que respondem à dieta cetogênica, foi possível a redução dos agentes antiepilépticos em todos os casos e sua suspensão em cerca de 50% dos pacientes.

EFEITOS COLATERAIS

Apesar de geralmente bem tolerada, a dieta cetogênica não está livre de efeitos colaterais, principalmente em virtude da natureza de sua composição.

Os efeitos colaterais que ocorrem em curto prazo têm a ver com a introdução da dieta. Os mais frequentes são: náusea, vômitos, desidratação, diminuição do apetite, hipoglicemia, acidose, constipação intestinal ou diarreia.

A longo prazo, podem ocorrer nefrolitíase, hipercolesterolemia, perda de peso e diminuição do crescimento.

A incidência de nefrolitíase é de cerca de 6%, em razão de uma combinação de acidose, acidificação urinária, hipercalciúria e hipocitratúria. Nos casos de aumento de cristais urinários, procede-se ao uso de citrato de potássio oral, ao aumento da ingestão hídrica, à alcalinização urinária e à suspensão do uso de medicações inibidoras da anidrase carbônica (acetazolamida, topiramato, zonizamida), para prevenir nefrolitíase. Utiliza-se a fórmula cálcio urinário dividido pela creatinina urinária. O resultado deve ser menor ou igual a 0,2. Se for maior, os pacientes devem receber citrato de potássio.

Um estudo de dislipidemia em crianças com dieta cetogênica seguiu 141 pacientes, prospectivamente, por um período

Quadro 23.2 ▷ Exames complementares de seguimento ambulatorial

	Hemograma com plaquetas	Função renal	Função hepática	Colesterol total e frações	Triglicérides	Ionograma	Glicemia	Ácido úrico	Proteínas totais e frações	Urina rotina	ECG	EEG	US abdominal, rins e vias urinárias
1 mês	×	×	×	×	×	×	×	×	×	×		×	
3 meses	×	×	×	×	×	×	×	×	×	×		×	
6 meses	×	×	×	×	×	×	×	×	×	×	×	×	
9 meses	×	×	×	×	×	×	×	×	×	×			
1 ano	×	×	×	×	×	×	×	×	×	×	×	×	×
1 ano 3 meses	×	×	×	×	×	×	×	×	×	×			
1 ano 6 meses	×	×	×	×	×	×	×	×	×	×		×	
1 ano 9 meses	×	×	×	×	×	×	×	×	×	×			
2 anos	×	×	×	×	×	×	×	×	×	×	×	×	×

ECG: eletrocardiograma; EEG: eletroencefalograma; US: ultrassonografia.

de 2 anos. Houve aumento da VDRL e da LDL e diminuição da HDL. Os efeitos a longo prazo da hiperlipidemia causada pela dieta cetogênica não são conhecidos. No entanto, as crianças permanecem sob a dieta por um período de cerca de 2 anos. Nos casos de hiperlipidemia, os riscos e benefícios da continuação da dieta devem ser pesados pela equipe assistente e os familiares.

Crianças em uso da dieta podem crescer normalmente. Entretanto, o crescimento de crianças mais jovens parece ser mais lento do que o de crianças mais velhas. Crianças que permanecem em dieta por mais de 6 anos tendem a ficar abaixo do percentil 10 para peso e altura. O crescimento geralmente se normaliza rapidamente após a suspensão da dieta.

A densidade óssea pode diminuir com a dieta cetogênica, aumentando o risco de fraturas. A suplementação com cálcio é uma alternativa ainda em estudo.

Pode ocorrer aumento do intervalo QT no ECG, o que levaria a arritmias cardíacas. Por isso, recomenda-se a realização de ECG periodicamente.

Não há relato de mortes diretas pela dieta cetogênica. Há, na literatura, cinco casos descritos de crianças que morreram em vigência da dieta. Contudo, os autores atribuíram suas mortes à gravidade do quadro de base. Duas crianças morreram por *status epilepticus*, duas com paralisia cerebral e retardo mental grave por pneumonia aspirativa e uma por hemorragia gastrointestinal.

CONSIDERAÇÕES FINAIS

A dieta cetogênica consiste em um tratamento eficaz e seguro para pacientes com epilepsia refratária, em qualquer idade. Seus efeitos colaterais são contornáveis, na maioria dos casos, por ajustes na dieta.

AGRADECIMENTO

Agradecemos de maneira especial ao Dr. Bruno Araújo Verdolin pela ajuda fundamental na realização deste trabalho.

REFERÊNCIAS

1. Bergqvist AGC, Schall JI, Stallings VA. Vitamin D status in children with intractable epilepsy, and impact of the ketogenic diet. Epilepsia 2007; 48(1):66-71.
2. Bough KJ, Rho JM. Anticonvulsant mechanisms of the ketogenic diet. Epilepsia 2007; 48(1):43-58.
3. Bought KJ, Paquet M, Paré JF et al. Evidence against enhanced glutamate transport in the anticonvulsant mechanism of the ketogenic diet. Epilepsy Research 2007; 74:232-6.
4. Freeman JM, Kossof EH, Hartman AL. The ketogenic diet: one decade later. Pediatrics 2007; 119(3):535-43.
5. Hallbook T, Lundgren J, Rosen I. Ketogenic diet improves sleep quality in children with therapy-resistant epilepsy. Epilepsia 2007; 48(1):59-65.
6. Hartman AL, gasior M, Vining EPG, Rogawski MA. Review article – The neuropharmacology of the ketogenic diet. Pediatric Neurology 2007; 36(5):281-91.
7. Hartman AL, Vining EPG. Critical reviews – Clinical aspects of the ketogenic diet. Epilepsia 2007; 48(1):31-42.
8. Kang HC, Kim YJ, Kim DW, Kim HD. Efficacy and safety of the ketogenic diet for intractable childhood epilepsy: Korean multicentric experience. Epilepsia 2005; 46(2):272-9.
9. Kang HC, Lee HS, kang DC, Ko TS, Kim HD. Use of a modified atkins diet in intratable childhood epilepsy. Epilepsia 2007; 48(1):182-6.
10. Kossof EH, Pyzik PL, McGrogan JR, Vining EPG, Freeman JM. Efficacy of the ketogenic diet for infantile spasms. Pediatrics 2002; 109(5):780-4.
11. Kossof EH, Turner Z, Bergey GK. Home-guided use of the ketogenic diet in a patient for more than 20 years. Pediatric Neurology 2007; 36(6):424-5.
12. Kossoff EH, Zupec-Kania BA, Rho JM. Ketogenic diets: an update for child neurologists. J Child Neurol Aug 2009: 24(8):979-88.
13. Martinez CC, Pyzik PL, Kossof EH. Discontinuing the ketogenic diet in seizure-free children: recurrence and risk factors. Epilepsia 2007; 48(1):187-90.
14. Maydell BV, Wyllie E, Akhtar N et al. Efficacy of the ketogenic diet in focal vesus generalized seizures. Pediatric Neurology 2001; 25(3):208-12.
15. McNally MA, Pyzik PL, Rubenstein JE, Hamdy RF, Kossoff EH. Empiric use of potassium citrate reduces kidney-stone incidence with the ketogenic diet. Pediatrics 2009 Aug; 124(2):e300-4.
16. Panico LR, Demartini MG, Rios VG, Carniello MA. Complicaciones em el tratamiento de la epilepsia com dieta cetogénica. Revista de Neurologia 2001; 33(10):909-15.
17. Panico LR, Demartini MG, Rios VG, Carniello MA. Dieta cetogénica em la epilepsia refractaria infantil: resposta eletroclínica, complicaciones y efectos secundarios. Revista de Neurologia 2000; 31 (3):212-20.
18. Panico LR, Demartini MG, Rios VG, Carniello MA. Evolución electroencefalográfica de um grupo de pacientes em dieta cetogénica. Revista de Neurolog ia 2000; 30 (1):8-15.
19. Sampath A, Kossof EH, Furth SL, Pyzik PL, Vining EPG. Kidney stones and the ketogenic diet: risk factors and prevention. Journal of Child Neurology 2007; 22(4):375-8.
20. Seo JH, Lee YM, Lee JS, Kang C, Kim DH. Efficacy and tolerability of the ketogenic diet according to lipid: nonlipid ratios – comparison of 3:1 with 4:1. Epilepsia 2007; 48(4):801-5.

24

Epilepsias Refratárias da Infância – Indicação Cirúrgica

Jaderson Costa da Costa

INTRODUÇÃO

Nas últimas duas décadas, e mais notadamente nos últimos anos, tem aumentado o número de centros dedicados ao tratamento cirúrgico da epilepsia em crianças.[19,37-39,41,90,117-120] O crescente interesse se deve a pelo menos dois fatores: os bons resultados na maioria dos pacientes e a introdução de novas técnicas de investigação, especialmente de neuroimagem.[6] O leitor deve ter em mente que a cirurgia da epilepsia em crianças é particularmente mais complexa do que em adultos, pois será realizada (1) em um ser em desenvolvimento e, portanto, com constante mudança em suas características neurobiológicas; (2) em virtude da ocorrência precoce das crises e intervenção, há maior potencial de repercussão no desenvolvimento da criança; (3) ocorre em um momento de grande plasticidade e, portanto, de maior reorganização/adaptação pós-cirúrgica. Pelo menos três condições devem ser satisfeitas para que seja considerado o tratamento cirúrgico das epilepsias: (1) a presença de crises epilépticas refratárias ao tratamento medicamentoso; (2) a real probabilidade de resultados satisfatórios, tanto em relação ao controle das crises como à qualidade de vida; e (3) a real possibilidade de realizar o tratamento cirúrgico sem acrescentar déficit funcional significativo.

CONSIDERAÇÕES GERAIS

Refratariedade ao tratamento medicamentoso

O primeiro passo na identificação de um candidato à cirurgia da epilepsia é reconhecer se determinado paciente é ou não refratário ao tratamento medicamentoso. É definido como "controle inadequado das crises, apesar de terapêutica medicamentosa apropriada com agentes antiepilépticos (AAE) ou adequado controle das crises epilépticas, mas com efeitos colaterais inaceitáveis".[13,30,104] Entretanto, essa definição é bastante vaga: o que significa "controle inadequado" e "efeitos colaterais inaceitáveis"? Quanto ao "controle inadequado", não existe um número definitivo de crises epilépticas para que determinado paciente seja considerado um candidato à cirurgia. Alguns pacientes podem conviver extremamente bem com certo número de crises por ano; por outro lado, esse mesmo número pode mostrar-se completamente debilitante para ou-

tro grupo de pacientes, por comprometer sua atividade escolar ou social ou por determinar maior risco de ferimentos e mesmo de morte.[28] O conceito de intratabilidade leva em conta a tolerabilidade aos AAE, ou seja, os "efeitos colaterais inaceitáveis". Muitos pacientes podem ser considerados curados do ponto de vista das crises epilépticas, mas os efeitos colaterais produzidos pela medicação podem simplesmente ser inaceitáveis para o paciente. O grau de tolerabilidade desses efeitos é também bastante subjetivo; os efeitos colaterais, como sedação e embotamento cognitivo, podem ser piores em crianças em idade escolar ou adolescentes com maior atividade social. Além disso, deve ser lembrado o período pelo qual esse medicamento foi utilizado; se quadros ictais são muito frequentes, apesar da utilização adequada de AAE, um período de observação curto pode ser considerado suficiente para determinar a ineficiência desse fármaco. Se, por outro lado, houver declínio progressivo das crises, uma observação mais prolongada será necessária.[6,23,28,32] Aceita-se, como regra geral, que um paciente tratado adequadamente por um período de 2 a 3 anos, utilizando os diversos esquemas terapêuticos disponíveis, e que mesmo assim continua a apresentar crises epilépticas incapacitantes, deveria ser considerado refratário ao tratamento medicamentoso e ser considerado possível candidato ao tratamento cirúrgico das epilepsias.[12,13,72,95,97] O tempo de seguimento de 2 a 3 anos pode ser totalmente inadequado em epilepsias catastróficas da infância (p. ex., síndrome de Rasmussen) e naquelas acompanhadas de processo lesional progressivo (p. ex., processos expansivos) ou claramente associado à refratariedade (p. ex., algumas displasias corticais).

Deve ficar claro que, em função dos riscos relacionados com o tratamento cirúrgico da epilepsia, a primeira opção terapêutica para o controle total das crises epilépticas deve ser o tratamento medicamentoso. Assim, suficiente tempo deve ser gasto com a terapia convencional, antes que a cirurgia seja cogitada. A terapêutica clínica deverá ser a mais intensa possível, e no menor tempo possível.

Refratariedade vs. pseudorrefratariedade[23,28,32]

Antes que a epilepsia seja considerada refratária ao tratamento medicamentoso, deve-se:

1. Revisar o diagnóstico de epilepsia. Algumas vezes, as crises pseudoepilépticas são tratadas como epilepsia. Síncopes são consideradas crises atônicas, e mesmo eventos não epilépticos, como as síncopes, as mioclonias não epilépticas, os distúrbios do sono, os distúrbios do movimento e os eventos não epilépticos de origem psicogênica são, por vezes, tratados como epilepsia.

2. Afastar erro na classificação das crises: crises parciais complexas são confundidas com crises de ausência, e crises generalizadas que, na realidade, são crises parciais, com generalização secundária. Há necessidade de estudos eletroencefalográficos prolongados em sono e vigília, com provas de ativação por hiperpneia, fostoestimulação e privação do sono; algumas vezes, esses estudos devem ser completados com a avaliação com eletrodos especiais (eletrodos supraorbitários, nasofaríngeos e esfenoidais).

3. Identificar a presença de fatores precipitantes, como, por exemplo, a privação do sono e a ingesta excessiva de álcool, que podem precipitar a ocorrência de crises e determinar a refratariedade ao tratamento medicamentoso.

4. Reavaliar o paciente para afastar a presença de doença neurológica progressiva acompanhada de crises convulsivas, como, por exemplo, os tumores cerebrais, as doenças degenerativas do sistema nervoso central e as doenças metabólicas. Nessa situação, somente as duas últimas são contraindicações formais à cirurgia da epilepsia.

5. Reavaliar o tratamento medicamentoso. Entre as falhas na resposta aos agentes antiepilépticos (AAE), estão a má adesão ao tratamento, a utilização de AAE inadequadas ou com frequência e doses insuficientes, ou, por vezes, com associações desastrosas. Nesses casos, estão indicadas as dosagens séricas das AAE, para confirmação da adesão ao tratamento, bem como a correta dosagem do medicamento.[55] Para os pacientes em que, apesar de toda a terapêutica disponível, não há possibilidade de controle das crises em um período de observação de 2 anos, ou menos, dependendo do caso clínico, deve ser considerada a possibilidade de tratamento cirúrgico da epilepsia.[28]

Índice e indicadores de refratariedade[23,28,32]

O estudo populacional realizado na Finlândia, com seguimento de 30 anos, acompanhou, nesse período, crianças com idade igual ou inferior a 15 anos e com crises epilépticas recorrentes; 76% ficaram livres de crises por um período superior a 3 anos. Este percentual baixou muito pouco (74%) quando foi considerado o período de 5 anos. É importante assinalar que 23% do pacientes sobreviventes apresentaram epilepsia refratária.[107] Nesse estudo, a ocorrência de *status epilepticus*, a frequência elevada de crises epilépticas nas fases iniciais e as crises epilépticas que acompanham as encefalopatias "estáticas" ("não evolutivas"), em virtude de insulto perinatal, foram indicadores de crises epilépticas refratárias. Também as crises epilépticas frequentes, principalmente as crises agrupadas,[3] o início precoce,[69] distúrbios da migração neuronal[31,87,89] ou outras lesões, como tumores e malformações vasculares, determinam, em geral, crises refratárias. Esses pacientes podem ser candidatos à avaliação e indicação cirúrgica mais precoces (Quadro 24.1).[23,32]

Quadro 24.1 ▷ Indicadores de refratariedade

Ocorrência de *status epilepticus*
Epilepsia parcial com crises frequentes e/ou agrupadas
Início precoce (< 2 anos de idade)
Lesão estrutural associada (lesões perinatais não progressivas, distúrbios da migração neuronal, tumores e malformações vasculares)

Probabilidade de remissão

Uma das preocupações com o paciente pediátrico com epilepsia refere-se à probabilidade de este paciente apresentar remissão com ou sem tratamento medicamentoso. De fato, se o índice de remissão for demonstradamente elevado, não há indicação cirúrgica, ou essa indicação provavelmente poderá ocorrer em fases mais avançadas da vida. Por outro lado, as epilepsias com baixo índice de remissão poderão, eventualmente, sugerir uma abordagem cirúrgica mais precoce. Serão considerados alguns exemplos de epilepsias suscetíveis de tratamento cirúrgico e comparados com situações não cirúrgicas:

a. **Epilepsia benigna da infância com paroxismos centrotemporais:** praticamente todos os pacientes apresentarão remissão espontânea até 13-16 anos.[5,22,71,106] Portanto, a contraindicação à cirurgia é absoluta.

b. **Epilepsia parcial, localizada, sintomática ou criptogênica:** o índice de remissão para as crises parciais varia de 10% a 62%.[34,56,67,103,105,119] Entretanto, se forem considerados somente os estudos referentes à epilepsia do lobo temporal demonstrada pelo eletroencefalograma (EEG), isto é, epilepsia parcial, localizada, sintomática ou criptogênica do lobo temporal, somente 18% dos pacientes são controlados com medicamentos. Estudos mais bem controlados mostram baixos índices de remissão para epilepsias parciais, localizadas, sintomáticas/criptogênicas do lobo temporal, tornando possível maior consideração cirúrgica.[67,119]

Desenvolvimento neuropsicomotor

Em recém-nascidos e em crianças, de modo geral, a característica progressiva da epilepsia pode representar um risco ainda maior do que para adultos, uma vez que pode haver comprometimento do desenvolvimento normal do sistema nervoso. Assim, o tratamento cirúrgico dos espasmos infantis refratários associados à anormalidade focal pode determinar não só o controle das crises, mas também a reversão do quadro de regressão do desenvolvimento neuropsicomotor, sugerindo o papel relevante das crises nessa condição neurológica.[18,19] Além disso, a grande potencialidade do tecido cerebral, ainda imaturo para compensar a função das áreas ressecadas durante o procedimento, o que é conhecido como plasticidade neural, reduz bastante a possibilidade do surgimento de déficits neurológicos permanentes.[23,32]

Desejo e colaboração

É essencial que os pais estejam cientes dos riscos e benefícios da cirurgia da epilepsia e, eventualmente, da necessidade de reintervenções para complementar o tratamento. Dentro do possível, a criança deve participar dessa decisão. A cooperação do paciente durante todo o processo de investigação e no pós-operatório é fundamental para o sucesso terapêutico. Essa colaboração é necessária naqueles procedimentos nos quais é necessária participação ativa do paciente, como nos casos de ressecções em regiões próximas a áreas eloquentes do cérebro, onde é necessário definir-se exatamente a relação de localização do foco epiléptico e o mapeamento cortical das funções motoras, sensitivas, sensoriais e de linguagem, pela estimulação elétrica extra ou transoperatória.[30]

Natureza da lesão

Após a identificação de uma lesão específica, é necessário evidenciar que, realmente, há relação entre esta e os quadros ictais. Além disso, apesar da tendência de se realizarem cirurgias cada vez mais precocemente, é indispensável a certeza de que as crises não apresentarão remissão espontânea e que o local de descarga das crises não sofrerá alteração com o passar do tempo. É essencial também demonstrar claramente se a área em que será realizada a ressecção não representa funções eloquentes, uma vez que a remoção dessa área poderia acarretar prejuízos ainda maiores ao paciente. Na prática, basicamente, duas funções são consideradas "intocáveis": a primeira delas é a linguagem e a segunda, a memória. A localização dessas áreas deve ser objetivo fundamental da avaliação pré-cirúrgica.[23,32,63,92,93]

Contraindicações

Quadros de psicose crônica são considerados contraindicados ao tratamento cirúrgico da epilepsia. Por outro lado, quadros psicóticos pós-ictais não devem ser considerados critério para exclusão do procedimento; em geral, esses desaparecem posteriormente à cirurgia. O retardo mental não constitui mais contraindicação: deve ser lembrado que a refratariedade das crises é um problema adicional e, por vezes, aquele que a família julga o mais grave no paciente com retardo mental. A iminência de déficit neurológico permanente em decorrência de ressecção de áreas eloquentes tem sido considerada, de maneira geral, uma contraindicação ao procedimento cirúrgico. Entretanto, quando essa condição já existe, esse critério perde sua validade. Além do mais, crianças, principalmente aquelas menores de 7 anos de idade, podem apresentar recuperação de um déficit inicial com o passar do tempo. O tratamento cirúrgico da epilepsia está contraindicado nos pacientes que apresentam doença progressiva do sistema nervoso central (SNC) (p. ex., encefalopatias metabólicas, doenças desmielinizantes etc.), desde que não sejam potencialmente controladas pelo tratamento cirúrgico, como é o caso dos tumores cerebrais. Existem outras patologias neurológicas progressivas (p. ex., síndrome de Rasmussen) ou potencialmente progressivas (ex.: síndrome de Sturge-Weber), que também podem ser tratadas cirurgicamente.

Objetivos da cirurgia para a epilepsia

Os objetivos da cirurgia para a epilepsia são: (1) o controle das crises epilépticas com mínima ou nenhuma repercussão funcional (sequela neurológica) e (2) melhora da qualidade de vida, ou seja, integração psicossocial.[35,84]

MOMENTO DA CIRURGIA

Na cirurgia da epilepsia, assim como em diversos outros procedimentos, a definição do momento de sua realização pode ter influência fundamental no resultado final. Quatro aspectos devem ser considerados na decisão do momento cirúrgico: (a) o potencial efeito deletério das crises epilépticas sobre o cérebro humano; (b) a plasticidade do sistema nervoso imaturo; (c) o efeito das descargas epilépticas no cérebro em desenvolvimento; e (d) o potencial efeito deletério dos AAE no desenvolvimento neurológico da criança. As observações clínicas sobre *status epilepticus* em crianças revelam, nos primeiros estudos, um prognóstico reservado quanto a sequelas neurológicas;[7] mais recentemente, o prognóstico foi mais relacionado com a patologia subjacente do que com o *status epilepticus* propriamente dito.[74] Entretanto, o *status epilepticus* é um dos extremos dessa patologia. A verdadeira influência das crises epilépticas repetitivas, frequentes ou não, agrupadas ou não, separada de outros fatores, como lesão subjacente, medicamentos, condições nutricionais etc., é muito difícil de ser avaliada. Os modelos experimentais têm sido utilizados para avaliar a suscetibilidade a crises e suas repercussões no cérebro imaturo.[21] Os dados obtidos não sustentam a ideia de que crises breves ou *status epilepticus* produzam lesão estrutural no cérebro do animal jovem,[58,75,81] embora existam evidências de que as crises convulsivas generalizadas recorrentes nas fases precoces do desenvolvimento possam produzir redução *transitória* do crescimento do cérebro.[77]

Por outro lado, o cérebro apresenta, em maior ou menor grau, o fenômeno da plasticidade, que é definido como a adaptação funcional para minimizar os efeitos das alterações estruturais ou funcionais.[65,66] O cérebro imaturo tem maior potencial para essa adaptação do que o cérebro adulto.[102] Assim, as lesões destrutivas da área da linguagem que ocorrem antes dos 5 anos de idade podem relocar a linguagem no hemisfério oposto.[40] Portanto, as ressecções cirúrgicas no paciente pediátrico potencialmente apresentam menor risco de déficit neurológico permanente, até mesmo quando é necessária a remoção de áreas eloquentes para controle das crises (p. ex., hemisferectomias), em virtude da maior plasticidade do cérebro em desenvolvimento. As hemisferectomias realizadas em crianças com hemiparesia e epilepsia proporcionam excelente recuperação funcional, se comparadas ao mesmo tratamento realizado em adultos.

O melhor fenômeno para ajudar a entender possíveis efeitos negativos das descargas epilépticas no cérebro em desenvolvimento é aquele conhecido como *kindling* ou abrasamento. O *kindling* foi inicialmente descrito por Goddard e cols.,[48] em 1969, em animais adultos. Nesse fenômeno, a estimulação, em geral elétrica, repetitiva, de baixa intensidade (subliminar) e localizada em uma área do cérebro, com o tempo determina o aparecimento de crises convulsivas de intensidade crescente e associadas a descargas eletrográficas. As descargas epilépticas poderão potencialmente determinar efeito *kindling,* embora não demonstradas no ser humano. Outro aspecto a ser considerado é o da capacidade de um foco epiléptico suprimir o desenvolvimento de outro foco, se os estímulos para o desenvolvimento do *kindling* são aplicados em dois locais diferentes e de maneira alternada. Esse fenômeno é denominado *kindling* antagonismo[9] e deve representar um mecanismo protetor contra o desenvolvimento de alterações epilépticas multifocais. Entretanto, esse fenômeno não tem sido reproduzido em animais muito jovens, sugerindo que o sistema nervoso imaturo é mais predisposto a desenvolver atividade epileptógena multifocal em situações que determinariam o aparecimento de um único foco em animais adultos.[78]

Os AAE podem produzir efeitos tóxicos agudos que podem ser fatais, efeitos colaterais relacionados com a dose que podem ser desconfortáveis e efeitos colaterais a longo prazo que podem comprometer a qualidade de vida do paciente.[111] As crianças com problemas de comportamento e aquelas com retardo mental parecem ser mais suscetíveis ao desenvolvimento de problemas comportamentais relacionados com os medicamentos.[110] Esse efeito é maior com politerapia do que com monoterapia. Isso pode influenciar o progresso social e educacional da criança. Teoricamente, quanto mais cedo a criança com epilepsia refratária, recebendo doses elevadas de medicamento anticonvulsivante e, por vezes, em politerapia, for tratada cirurgicamente, com possibilidade de redução ou retirada da medicação, menor será o risco de efeito negativo sobre o comportamento ou a cognição.

Em síntese, um dos pontos mais importantes da cirurgia de epilepsia de pacientes pediátricos, ou seja, o "momento cirúrgico", é que a exata ocasião para a indicação desse procedimento ainda é uma arte. Entretanto, está cada vez mais claro que os centros de tratamento cirúrgico da epilepsia estão procurando antecipar o procedimento para evitar as conhecidas e graves sequelas psicossociais.[2]

INVESTIGAÇÃO PRÉ-CIRÚRGICA

O objetivo é o diagnóstico topográfico, condição *sine qua non* para um candidato cirúrgico. Esse diagnóstico vai depender do diagnóstico clínico, eletrográfico, neuropsicológico e de neuroimagem (estrutural e funcional).[43] O prognóstico quanto ao resultado cirúrgico vai depender do *grau de convergência* desses vários diagnósticos topográficos.

Diagnóstico topográfico clínico

A anamnese ajudará na definição dos fatores etiológicos, como a história de tocotraumatismo, síndrome anóxico-isquêmica, crise convulsiva febril prolongada (complicada) etc. De-

vem ser obtidos outros detalhes clínicos, como histórico familiar e desenvolvimento neuropsicomotor.[24] A caracterização da "aura" (crise parcial simples) auxilia a definição da área sintomatogênica inicial, bem como o padrão convulsivo promoverá o delineamento da progressão das descargas. As assimetrias nos reflexos e na força muscular sugerem a possibilidade de patologia focal, e a presença de manifestações cutâneas, como *incontinencia pigmenti,* angiomatose na área de distribuição do nervo trigêmeo ou manchas café-com-leite ou hipocrômicas ultravioleta positivas, levanta a suspeita, respectivamente, de distúrbio da migração neuronal (hemimegalencefalia), síndrome de Sturge-Weber e esclerose tuberosa.[15]

Diagnóstico topográfico neuropsicológico

O exame topográfico neuropsicológico possibilita: (a) definir as áreas de disfunção cortical; (b) determinar o hemisfério dominante para a linguagem, utilizando o teste do amital sódico (teste de Wada); (c) avaliar a memória verbal e visual, bem como a reserva de memória relacionada com o hipocampo contralateral ao lado a ser operado.[63,92,93,98]

Diagnóstico topográfico neurofisiológico

Utiliza-se tanto o EEG interictal como o ictal para localizar a zona epileptogênica. Nos primórdios da cirurgia da epilepsia, a localização das descargas interictais utilizando eletrodos colocados no couro cabeludo consistia no principal meio de localização. Entretanto, as descargas interictais, por vezes, estão ausentes em alguns pacientes, ou são de difícil localização, ou são bilaterais e independentes. Quando bilaterais e independentes, costuma ser utilizada a quantificação das descargas epilépticas e da atividade delta, estabelecendo-se um índice que possibilita auxiliar a localização. Nossos resultados preliminares são animadores.[14] Assim, as descargas interictais não são mais consideradas isoladamente como meio de localização. Com a evolução dos conceitos em epileptologia cirúrgica, tornaram-se necessário o aumento da amostragem espacial, utilizando eletrodos adicionais e especiais, e o aumento da amostragem temporal, por meio da utilização dos registros prolongados (monitoração prolongada ou contínua).[101] Mais recentemente, com o auxílio do vídeo-EEG, que torna possível a documentação simultânea do registro eletroencefalográfico e da imagem do paciente, tem-se procurado determinar o foco epileptogênico, a área epileptogênica (soma dos focos) e a região de origem das crises epilépticas (EEG ictal). Utilizam-se, de rotina, eletrodos "extras", como os eletrodos zigomáticos que, provavelmente, refletem atividade similar à registrada com os eletrodos esfenoidais, e os eletrodos supraorbitários, que cobrem a região orbitofrontal ou frontal anterior. Para evitar as limitações determinadas pela anatomia óssea do crânio, foram desenvolvidas técnicas semi-invasivas, que utilizam os eletrodos esfenoidais, nasofaríngeos, etmoidais e do forame oval, com o objetivo de registrar a atividade epiléptica próxima ou na base do cérebro.[10,64] Quanto mais prolongado o estudo, maior será a probabilidade de registro dos eventos significativos. Isso não exclui os métodos habitualmente utilizados para ativação, como os registros em sono e após privação do sono, hiperventilação, fotoestimulação ou estimulações especiais, como o ruído/som nas epilepsias com sobressalto (startle),[86] bem como as técnicas poligráficas que tornam possível estabelecer, com maior acurácia, o diagnóstico das crises de quedas. Também a redução gradual dos medicamentos antiepilépticos torna possível a expressão clínica das crises em um período relativamente curto da internação do paciente. Esses estudos são particularmente importantes em crianças com crises parciais complexas, que, por sua idade, frequentemente apresentam dificuldades em expressar as "sensações subjetivas". Jayakar e Duchownt[1] estudaram 26 crianças com EEG ictal temporal unilateral e verificaram, por exemplo, diferenças comportamentais durante as crises relacionadas com a idade do paciente. Assim, as crianças com idade entre 0 e 2 anos tipicamente apresentaram crises com início motor (28% de 11 pacientes), enquanto as crianças entre 6 e 12 anos de idade apresentaram crises que se iniciaram com olhar fixo (ou, como os familiares frequentemente referem, "olhar vazio" ou "olhar para o nada"), correspondendo a 90% de oito pacientes. Os automatismos foram comuns em todas as idades (71% a 88%), mas tenderam a ser mais simples nas crianças mais jovens.

Por outro lado, quando as crises não podem ser bem localizadas por meio de eletrodos de superfície, ou quando o SPECT, a RM ou os dados neuropsicológicos não são concordantes com os achados do vídeo-EEG, utilizam-se eletrodos intracranianos, tais como os eletrodos de profundidade, as placas de eletrodos (grids), as tiras de detrodos (strips) subdurais ou epidurais e os pinos ou cavilhas epidurais (epidural peg).[73,85] Os eletrodos de profundidade são utilizados quando se deseja registrar atividade eletrográfica de estruturas distantes do córtex cerebral, principalmente da amígdala e do hipocampo anterior e posterior. Consistem em uma "vareta" de poliuretano, com múltiplos pontos de contato que promovem o registro e a estimulação dos alvos onde estão implantados. Também podem ser utilizados nas epilepsias extratemporais, para avaliação do lobo frontal, área orbitofrontal e mesial (cíngulo).[117] Existem poucos estudos publicados sobre o uso desses eletrodos em crianças, mas é certo que seu uso vem aumentando nos centros de cirurgia para a epilepsia neuropediátricos.[39] As placas (grids) ou tiras (strips) de eletrodos subdurais ou epidurais consistem em eletrodos em disco embebidos em uma lâmina fina de plástico inerte e transparente (teflon ou silastic). Essa lâmina é moldável e facilmente introduzida no espaço subdural ou epidural. Esses eletrodos são particularmente úteis para o planejamento da abordagem cirúrgica com segurança, principalmente naquelas cirurgias em que a área epileptogênica está próxima a uma área sensorimotora ou de linguagem, pois, por meio desses eletrodos, é possível registrar a atividade elétrica e estimular eletricamente o córtex cerebral para o mapeamento.[30] As placas ou tiras de eletrodos subdurais oferecem a seguinte vantagem, quando comparadas com as epidurais: podem ser facilmente colocadas sob o lobo temporal ou frontal e na fissura inter-hemisférica, enquanto as de localização

epidural somente cobrem a área exposta. Além disso, a estimulação cortical com os eletrodos epidurais provoca dor por estimulação das terminações nervosas da meninge, enquanto a subdural é indolor, com exceção de eventuais contatos com o nervo trigêmeo. Os pinos epidurais (epidural peg) são úteis para avaliação de duas ou mais áreas epileptogênicas em regiões neocorticais distantes. Os eletrodos são colocados através de um pequeno buraco do trépano, repousando o disco do eletrodo sobre a superfície da dura-máter. Comparativamente às placas e às tiras de eletrodos, os pinos epidurais podem ser colocados mais espalhados e em áreas por vezes distantes. Entretanto, estão limitados aos estudos da convexidade cerebral. Em virtude da maior incidência de focos epilépticos extratemporais em crianças, os eletrodos subdurais ou epidurais são mais frequentemente usados do que os eletrodos de profundidade.[57] Wyllie e cols.[120] não encontraram diferenças significativas no uso dos eletrodos subdurais em crianças, quando comparadas com os resultados obtidos em adultos.

Potenciais evocados somatossensitivos

A fissura rolândica pode ser identificada registrando-se, diretamente do córtex cerebral, os potenciais evocados somatossensitivos com o uso de placas ou strips subdurais após a estimulação do nervo mediano. O componente inicial da resposta cortical primária N20 é gerado pela ativação da área cortical 3b na parede posterior da fissura central. Isso determina um dipolo horizontal, que aparece com negatividade pós-central e, simultaneamente, com positividade pré-central. Seguindo N20 (N1), surge o potencial P2, provavelmente refletindo a ativação simultânea das áreas 1, 2, 3a e 4, com reversão de fase, através da fissura de Rolando.[42]

Diagnóstico topográfico por neuroimagem

Por meio de exames que promovem o diagnóstico anatômico/funcional, como tomografia computadorizada encefálica (TC), ressonância magnética (RM) (ver Capítulo 7), tomografia por emissão de fóton único (SPECT) e tomografia por emissão de pósitrons (PET), procura-se definir áreas de anormalidade estrutural e/ou funcional. Considerando-se o custo/benefício, a RM oferece vantagens sobre a TC na investigação das epilepsias.[109] O aprimoramento das técnicas relacionadas com a RM, notadamente os estudos volumétricos de estruturas límbicas e a espectroscopia, tem contribuído decisivamente não só para o diagnóstico das anormalidades estruturais/funcionais, mas também para a compreensão da fisiopatologia de algumas formas de epilepsias relacionadas com anormalidades estruturais, por vezes, sutis.[16,115] O SPECT ictal, que se mostra mais sensível que o interictal na localização da zona de início das crises, é de obtenção difícil em razão da baixa estabilidade do HMPAO in vitro. Entretanto, o uso do dímer etil-cisteinato tem possibilitado a obtenção de SPECT ictais com maior facilidade, constituindo-se em armamentário importante na definição da zona epileptogênica.[82]

SÍNDROMES EPILÉPTICAS "CATASTRÓFICAS" DA CRIANÇA

Algumas síndromes epilépticas podem evoluir catastroficamente não só em virtude da refratariedade das crises, mas também em razão do importante impacto no desenvolvimento cognitivo e neuromotor dos pacientes. Entre essas síndromes, destacam-se: (a) os espasmos infantis, (b) a síndrome de Sturge-Weber e (c) a síndrome de Rasmussen, inicialmente descrita como uma encefalite crônica.

Espasmos infantis

Evidentemente, não estamos falando dos espasmos infantis com boa resposta ao ACTH/corticoides, à piridoxina e aos AAE. Referimo-nos aos espasmos infantis, em geral resistentes à terapêutica habitual e associados a processo lesional, como papiloma de plexo coroide, astrocitoma temporal e cistos porencefálicos, que podem se beneficiar com o tratamento cirúrgico.[57] Mais recentemente, Chugani e cols.[18] identificaram, com o auxílio do PET, área focal de displasia cortical em casos de espasmos infantis "criptogênicos". Aliás, o termo "criptogênico" é relativo, pois depende do grau de investigação e, por vezes, da sofisticação laboratorial para a classificação em "criptogênico" e "idiopático". Esses pacientes apresentavam área unilateral de hipometabolismo envolvendo a região parietooccipitotemporal e se beneficiaram da ressecção dessa área, ficando livres de crises.

Síndrome de Sturge-Weber (SSW)

A SSW é classificada como doença neurocutânea, caracterizada por hemangioma capilar facial, com distribuição em uma ou mais divisões do nervo trigêmeo, e angiomatose leptomeníngea homolateral. Esses pacientes desenvolvem epilepsia, calcificações cerebrais e hemiparesia contralateral.

A decisão de realizar cirurgia é relativamente fácil em uma criança com SSW e epilepsia refratária; a controvérsia existe naqueles casos recentemente diagnosticados com epilepsia bem controlada por medicamentos ou mesmo sem crises. A justificativa para a intervenção precoce, mesmo com o custo da determinação de uma hemiparesia, é evitar as repercussões da epilepsia refratária e a possível interferência no hemisfério cerebral "são"; a ressecção do hemisfério "doente" e a plasticidade do hemisfério "são" poderiam dar a essas crianças um melhor desenvolvimento. A evidência, pelo PET, de profunda depressão na utilização de glicose no hemisfério cerebral homolateral ao angioma facial e, com frequência, estendendo-se além da área envolvida determinada pela RM ou TC,[17] associadas à observação clínica de lesão "progressiva", tem levantado a polêmica sobre a intervenção cirúrgica precoce nesses casos. Entretanto, Erba e Cavazzuti[46] argumentam que somente 40% desses pacientes se tornam candidatos à cirurgia para epilepsia.

Síndrome de Rasmussen

Trata-se de doença neurológica progressiva, caracterizada por crises parciais, com ou sem generalização secundária, e hemiparesia. Suspeitou-se de uma etiologia viral e, mais recentemente, anticorpos antiglutamato (anti-GluR3) foram implicados na etiologia dessa síndrome, sugerindo um processo autoimune.[100] O tratamento medicamentoso raramente é suficiente e, com frequência, associa-se um quadro de epilepsia *partialis* contínua.[80] Nesses casos, pode-se tentar uma ressecção mais econômica, quando se evidencia uma área determinada do início das crises;[83] entretanto, naqueles pacientes com lesões mais difusas, deve ser considerada a hemiesferectomia.[114]

Esclerose tuberosa

O complexo esclerose tuberosa é um distúrbio da diferenciação, proliferação e migração celular que pode ser adquirido hereditariamente como herança autossômica dominante ou resultado de mutação. Apesar de as lesões serem, em geral, múltiplas, é possível, por vezes, determinar qual delas é a epileptogênica. Nesses casos está indicada a ressecção do hamartoma ou túber. Ocasionalmente, após a ressecção da lesão epileptogênica principal, outros túberes podem manifestar sua epileptogenicidade, havendo necessidade de reintervenção cirúrgica.[32]

RESULTADOS

Avaliação dos resultados cirúrgicos

Deve ser considerado não só se (a) houve controle das crises epilépticas, mas também se (b) modificou os parâmetros neuropsicológicos habitualmente avaliados no pré-operatório, como inteligência, linguagem e memória, se (c) determinou sequelas neurológicas, como paresias e alteração de campo visual, e se (d) teve algum impacto no perfil psicossocial desses pacientes.

Quanto às crises, a maneira mais simples consiste em distribuir os pacientes em três categorias: (1) sem crises, (2) melhorado e (3) inalterado. Entretanto, a maioria dos centros prefere utilizar uma classificação que contempla quatro classes, desde a primeira conferência de Palm Desert, Califórnia, em fevereiro de 1986.[43] Assim, a classe I exige que o paciente esteja livre de crises por 2 anos ou desde a cirurgia, mas permite "auras" (crises parciais simples) residuais e crises durante a retirada da medicação. Há uma dificuldade semântica ao considerar os pacientes livres de crises aqueles que ainda apresentem "auras" que são crises parciais simples. Na classe II são incluídos os pacientes com raras crises incapacitantes; na classe III incluem-se os pacientes com melhora significativa e na classe IV, os sem melhora significativa (Quadro 24.2).

As cirurgias não ressectivas são consideradas paliativas ou funcionais,[5] destacando-se, nesse contexto, as cirurgias de desconexão, notadamente a calosotomia. Devem ser avaliadas diferentemente, uma vez que se obtém, com frequência, somente controle parcial das crises e, portanto, há necessidade da avaliação judiciosa da frequência de crises e da qualidade de vida no pré e pós-operatório. Uma escala que poderá contribuir na avaliação do número de crises é aquela que trata somente da frequência de crise[44] (Quadro 24.3). Essa escala tem por objetivo uniformizar a descrição da frequência das crises epilépticas, segundo os diversos autores, tornando possível avaliar e

CAPÍTULO 24 ▷ Epilepsias Refratárias da Infância – Indicação Cirúrgica

Quadro 24.2 ▷ Classificação de resultados[44]

Classe I – Livre de crises incapacitantes*
A. Completamente livre de crises desde a cirurgia
B. Somente crises parciais simples não incapacitantes desde a cirurgia
C. Algumas crises incapacitantes depois da cirurgia, mas livre de crises incapacitantes nos últimos 2 anos
D. Crises convulsivas generalizadas somente com a retirada dos medicamentos antiepilépticos
Classe II – Raras crises incapacitantes ("quase" livre de crises)
A. Inicialmente livre de crises incapacitantes, mas agora com raras crises
B. Raras crises incapacitantes desde a cirurgia
C. Mais do que raras crises incapacitantes depois da cirurgia, mas raras crises nos últimos 2 anos
D. Somente crises noturnas
Classe III – Melhora significativa**
A. Redução significativa das crises
B. Intervalo livre de crises prolongado, > 50% do período de seguimento, mas < 2 anos
Classe IV – Sem melhora significativa
A. Com redução do número de crises
B. Sem mudança apreciável em relação ao pré-operatório
C. Piora das crises após a cirurgia

*Exclui as crises no período pós-operatório imediata (primeiras semanas).
**A determinação de "melhora significativa" exige análise quantitativa de dados adicionais, como o percentual de redução das crises, a função cognitiva e a qualidade de vida.

Quadro 24.3 ▷ Escala de frequência de crises[44]

0 – Sem crises, sem medicação antiepiléptica
1 – Sem crises, ainda não foi retirada a medicação antiepiléptica
2 – Sem crises, necessitando de medicação antiepiléptica
3 – Com crises parciais simples ("não incapacitantes")
4 – Com crises noturnas, exclusivamente
5 – 1 a 3 crises por ano
6 – 4 a 11 crises por ano
7 – 1 a 3 crises por mês
8 – 1 a 6 crises por semana
9 – 1 a 3 crises por dia
10 – 4 a 10 crises por dia
11 – > 10 crises por dia, mas não sendo *status epilepticus*
12 – *Status epilepticus*, se não for mantido em coma barbitúrico

Quadro 24.4 ▷ Resultados cirúrgicos nas séries pediátricas

Autores	Pacientes (n)	Idade na cirurgia	Ressecção	% de bons resultados
Davidson e Falconer, 1975	40	2 a 34	Temporal	60
Rasmussen, 1977	77	6 a 15	Temporal	73
Jensen e Vaernet, 1977	12	3 a 15	Temporal	83
Green, 1977	32	2 a 18	Temporal	93
Polkey, 1980	40	<15	Temporal	57
Whittle, 1981	8	5 a 18	Temporal	62
Green e Pootrakul, 1982	32	<18	Temporal	81
Blume e cols., 1982	35	<21	Temporal	78
			Extratemporal	
Goldring e Gregorie, 1984	29	0,5 a 14	Temporal	62
			Extratemporal	
Lindsay e cols., 1984	13	7 a 36	Temporal	100
			Hemisférica	
Meyer e cols., 1986	50	7 a 18	Temporal	78
Goldring, 1987	40	<15	Temporal	65
			Extratemporal	
Drake e cols., 1987	48	6 a 16	Temporal	100
Wyllie e cols., 1988	23	3 a 18	Temporal	70
			Extratemporal	
Hopkins e Klug, 1991	11	1 a 9	Temporal	90
Ribaric e cols., 1991	34	2 a 15	Temporal	85
			Extratemporal	
Duchowny e cols., 1992	16	<12	Temporal	88
Adelson e cols., 1992	33	<18	Temporal	87
			Extratemporal	
Wyllie e cols.,1993	18	<12	Temporal	83
Da Costa e cols., 1995	24	0,3 a 18	Temporal	100
			Extratemporal	87
			Hemisférica	66
			Calosotomia	33*

* Mais de 50% de redução das crises.

CAPÍTULO 24 ▷ Epilepsias Refratárias da Infância – Indicação Cirúrgica

Quadro 24.5 ▷ Resultados cirúrgicos em pacientes pediátricos. Programa de Cirurgia da Epilepsia de Porto Alegre, Hospital São Lucas, da PUCRS. Seguimento de 1 a 3 anos

Procedimento	Nº de pacientes	% de bons resultados
Ressecção temporal	6	100
Ressecção extratemporal	9	87
Hemisferectomia funcional	3	66
Calosotomia	6	33*
Todos os procedimentos	24	72

* Mais de 50% de redução na frequência das crises.

Quadro 24.6 ▷ Etiologia (n: 23/24)*

Displasia cortical	10 (47,6%)	
Tumores cerebrais	8 (33,3%)	
	Astrocitoma	6
	Oligoastrocitoma	1
	Gangliocitoma	1
Cisto aracnóideo + atrofia	4 (14,2%)**	
Hamartoma	1 (4,8%)	

*1 paciente com exames normais (CTScan, RM e SPECT).
**1 paciente com hipoplasia da artéria cerebral média.

comparar os resultados do tratamento cirúrgico em termos de "quantos níveis" o paciente moveu-se para cima ou para baixo após o procedimento.

Não existem muitos instrumentos específicos e validados para a avaliação dos aspectos psicossociais relacionados com a qualidade de vida em pacientes epilépticos. O primeiro e mais conhecido é o *Washington Psychosocial Seizure Inventory* (WPSI).[35,84] Esse questionário foi desenvolvido com o objetivo de avaliar o perfil psicossocial de pacientes epilépticos em geral e não especificamente para pacientes operados em razão da epilepsia refratária. Apesar disso, em fevereiro de 1992, na segunda conferência de Palm Desert, na Califórnia, 66% dos centros de tratamento cirúrgico da epilepsia que realizavam avaliação psicossocial de seus pacientes utilizavam o WPSI.[113] Mais recentemente, foi desenvolvido, na UCLA, outro questionário para avaliação de pacientes cirúrgicos da epilepsia: o ESI-55.[112] Atualmente, existe uma série de escalas que podem ser utilizadas de acordo com a faixa etária, os procedimentos e as estratégias para obtenção de dados.[79]

Nas séries pediátricas publicadas, o percentual de bons resultados, considerando as ressecções temporais, temporais ou extratemporais e temporais ou hemisféricas, tem variado de 60% a 100%. No Quadro 24.4 encontram-se cotejados nossos resultados com os da literatura disponível, e nos Quadros 24.5 e 24.6 são apresentados os resultados segundo o procedimento cirúrgico e a etiologia, respectivamente.

REFERÊNCIAS

1. Adelson PD, Peacock WJ, Chugani HT, Comair YG et al. Temporal and extended temporal resections for the treatment of intractable seizures in early childhood. Pediatr Neurosurg 1992; 18:169-78.

2. Adler J, Erba G, Winston KR, Welch K, Lombroso CT. Results of surgery for extratemporal partial epilepsy that began in childhood. Arch Neurol 1991; 48:133-40.

3. Aicardi J. Clinical approach to the management of intractable epilepsy. Dev Med Child Neurol 1988; 30:429-40.

4. Aicardi J. Early myoclonic encephalopathy (neonatal myoclonic encephalopathy). In: Roger J, Bureau M, Dravet C et al. Epileptic syndromes in infancy, childhood and adolescence. John Libbey & Co. Ltd., 1992:13-23.

5. Aicardi J. Epilepsy in children. 2 ed. New York: Raven Press, 1994.

6. Aicardi J. Evolution of epilepsy surgery in childhood: the neurologist's point of view. Epileptits Disorders 1999; 1:243-7.

7. Aicardi J, Chevrie JJ. Convulsive status epilepticus in infants and children. A study of 239 cases. Epilepsy 1970; 11:187-97.

8. Anderman E (ed.) Chronic encephalitis and epilepsy. Rasmussen's syndrome. Boston: Butterworth-Heinemann, 1991.

9. Applegate CD, Burschfiel JL, Konkol RJ. Kindling antagonism: effects of norepinephrine depletion on kindled seizure suppression after concurrent alternating stimulation in rats. Exp Neurol 1986; 94:379-90.

10. Arruda F. Investigação semi-invasiva. In: da Costa JC, Palmini A, Yacubian EMT, Cavalheiro EA (eds.) Fundamentos neurobiológicos das epilepsias, São Paulo: Lemos Editorial, 1998; 2: 879-96.

11. Blume WT, Girvin JP, Kaufmann JCE. Childhood brain tumors presenting as chronic uncontrolled focal seizure disorders. Ann Neurol 1982; 12:538-41.

12. Boon PA, Williamson PD. Presurgical evaluation of patients with partial epilepsy. Indications and evaluation techniques for resective surgery. Clin Neurol Neurosurg 1989; 91:3-11.

13. Bourgeois BF. General concepts of medical intractability. In: Luders H (ed.) Epilepsy surgery. New York: Raven Press, 1992:77-82.

14. Calcagnotto ME, Da Costa JC, Palmini A et al. Avaliação da atividade epileptógena interictal em pacientes com epilepsia temporal refratária. Arq Neuro-Psiquiat 1993; 51:P060.

15. Calcagnotto ME, Da Costa JC, Palmini A, Portuguez MW. Review of the electrographic features, neuroimaging, neurohistology and surgical outcome in children with neuronal migration disorders. Epilepsy 1994; 35(suppl. 8):157.

16. Cendes F. Espectroscopia por ressonância nuclear magnética: papel na investigação pré-operatória. In: da Costa JC, Palmini A, Yacubian EMT, Cavalheiro EA (eds.) Fundamentos neurobiológicos das epilepsias. São Paulo: Lemos Editorial, 1998; 1:645-58.

17. Chugani HT, Dietrich RB. Sturge-Weber syndrome. In: Fukuyama Y, Suzuki S. Kamoshita, Casaer P (eds.) Fetal and perinatal neurology. Basel: Karger, 1992:187-96.

18. Chugani HT, Shields WD, Shewmon DA et al. Infantile spasms. I. PET identifies focal cortical dysgenesis in cryptogenic cases for surgical treatment Ann Neurol 1990; 27:406-13.

19. Chugani HT, da Silva EA, Chugani DC. Espasmos infantis refratários: tratamento cirúrgico. In: da Costa JC, Palmini A, Yacubian EMT, Cavalheiro EA (eds.) Fundamentos neurobiológicos das epilepsias. São Paulo: Lemos Editorial, 1998; 1:105-12.

20. Currie S, Heathfield KWG, Henson RA, Scott. Clinical course and prognosis of temporal lobe epilepsy: a survey of 666 patients. Brain 1971; 94:173-90.

21. Da Costa JC. Análise eletroclínica de ratos em diferentes fases de desenvolvimento com foco epileptógeno induzido por penicilina subpial. Tese de Mestrado. Curso de Pós-Graduação em Ciências Biológicas da UFRGS, p. 84, Fig. 1-20, Tab. I-IV; Porto Alegre, 1986.

22. Da Costa JC. Epilepsia parcial benigna da infância com paroxismos centro-temporais: aspectos clínico-eletrencefalográficos. Arq Neuro-Psiquiat 1992; 50:174.

23. Da Costa JC. Cirurgia da epilepsia na infância. In: Guerreiro CAM, Guerreiro MM (Eds.) Epilepsia. São Paulo: Lemos Editorial, 1996:439-62.

24. Da Costa JC, Oliveira MLK, Panta RMC. Epilepsia na infância. Acta Médica HUP 1982:142-9.

25. Da Costa JC, Palmini A, Calcagnotto ME et al. Estimulação cortical pré-operatória em criancas com focos peri-rolândicos. Epilepsia 94. XIX Reunião da Liga Brasileira de Epilepsia. XN Reunião da Sociedade de Neurofisiologia Clínica 1994; 87.

26. Da Costa JC, Palmini A, Calcagnotto ME et al. Neonatal and early infancy status epilepticus caused by neuronal migration disorders: confirmation by MRI and pathology. Epilepsia 1993; 34(suppl. 6):114-5.

27. Da Costa JC, Vega LG. Crises convulsivas e estado de mal convulsivo. In: Fiori RM, Pitrez JLB, Galvão NM. Prática pediátrica de urgência. Rio de Janeiro: MEDSI 1991:61-7.

28. Da Costa JC, Palmini A. Epilepsias refratárias em crianças. In: da Costa JC, Palmini A, Yacubian EMT, Cavalheiro EA (eds.) Fundamentos neurobiológicos das epilepsias. São Paulo: Lemos Editorial, 1998:817-29.

29. Da Costa JC, Palmini A, Calcagnotto ME, Portuguez MW, Cardoso P. Estimulação elétrica cortical. In: da Costa, JC, Palmini A, Yacubian EMT, Cavalheiro EA (eds.) Fundamentos neurobiológicos das epilepsias. São Paulo: Lemos Editorial, 1998:1009-41.

30. Da Costa JC, Palmini A, Calcagnotto ME, Paglioli-Neto E. Transecções supiais múltiplas. In: da Costa, JC, Palmini, A, Yacubian EMT, Cavalheiro EA (eds.) Fundamentos neurobiológicos das epilepsias. São Paulo: Lemos Editorial, 1998:1179-86.

31. Da Costa JC, Palmini A, Calcagnotto ME, Calcagnotto-Appel CH, Portuguez MW. Multiple subpial transections for medically refractory multifocal epilepsy. Epilepsia 1999; 40 (suppl. 2):64-5.

32. Da Costa JC, Guerreiro MM. Cirurgia da epilepsia na infância. In: Guerreiro CAM, Guerreiro MM, Cendes F, Lopes-Cendes I (eds.) Epilepsia. São Paulo: Lemos Editorial, 2000:395-412.

33. Davidson S, Falconer MA. Outcome of surgery in 40 children with temporal lobe epilepsy. Lancet 1975; 2:1.260-3.

34. Deonna T, Ziegler AL, Despland PA, Van Melle G. Partial epilepsy in neurologically normal children. Clinical syndromes and prognosis. Epilepsia 1986; 27:241-7.

35. Dodrill CB, Batzel LW, Queisser HR, Temkin NR. An objective method for the assessment of psychological and social problems among epileptics. Epilepsia 1980; 21:123-35.

36. Drake J, Hoffman H, Kobayashi J, Hwang P, Becker LE. Surgical management of children with temporal lobe epilepsy and mass lesions. Neurosurgery 1987; 21:792-7.

37. Duchowny MS. Pediatric epilepsy surgery: the widening spectrum of surgical candidacy. Epileptic disorders 1999; 1(3):143-51.

38. Duchowny MS, Levin B, Jayakar P et al. Temporal lobectomy in early childhood. Epilepsia 1992; 33:298-303.

39. Duchowny MS, Shewmon A, Wyllie E, Anderman F, Mizrahi EM. Special considerations for preoperative evaluation in childhood. In: Engel Jr J (ed.) Surgical treatment of epilepsies. 2 ed. New York: Raven Press, 1993:415-27.

40. Duchowny MS, Jayakar P, Harvey AS et al. Languagem cortex representation: effects of developmental versus acquired pathology. Ann Neurol. 1996; 40:31-5.

41. Duchowny MS, Valente KDR, Valente M, Gadia C. Cirurgia de epilepsia na infância. In: da Costa JC, Palmini A, Yacubian EMT, Cavalheiro EA (eds.) Fundamentos neurobiológicos das epilepsias. São Paulo: Lemos Editorial, 1998:1059-103.

42. Emerson RG, Turner CA. Monitoring during supratentorial surgery. J Clin Neurophysiol. 1993; 10:404-11.

43. Engel J Jr. Outcome with respect to epileptic seizures. In: Engel J Jr (ed.) Surgical treatment of the epilepsies. New York: Raven Press, 1987:553-71.

44. Engel J Jr., Van Ness PC, Rasmussen TB, Ojemann LM. Outcome with respect to epileptic sizures. In: Engel Jr. J (ed.) Surgical treatment of the epilepsies. 2 ed. New York: Raven Press, 1993:609-21.

45. Epilepsia. Epilepsy: a lancet review. London: Biogalenica Ciba-Geigy, 1990.

46. Erba G, Cavazzuti V. Sturge-Weber syndrome: natural history and indications for surgery. J Epilepsy 1990; 3(Suppl. 1):287-91.

47. Glaser GH. Limbic epilepsy in childhood. J Nerv Ment Dis 1967; 14:391-7.

48. Goddard GY, McIntyre DC, Leech CK. A permanent change in brain function resulting from daily electrical stimulation. Exp Neurol 1969; 25:295-30.

49. Goldring S, Gregorie EM. Surgical management using epidural recordings to localize the seizure focus: review of 100 cases. J Neurosurg 1984; 60:457-66.

50. Goldring S. Surgical treatment of the epilepsies. New York: Raven Press, 1987:445-64.

51. Gotman J. Monitorização de longa duração no final do século: o presente e o futuro. In: da Costa JC, Palmini A, Yacubian EMT, Cavalheiro EA (eds.) Fundamentos neurobiológicos das epilepsias. São Paulo: Lemos Editorial, 1998:913-38.

52. Green JR. Surgical treatment of epilepsy during childhood and adolescence. Surg Neurol 1977; 8:71-80.

53. Green JR, Pootrakul A. Surgical aspects of the treatment of epilepsy during childhood and adolescence. Ariz Med 1982; 39:35-8.

54. Guerreiro CAM, Guerreiro MM, Cardoso TAM. Tratamento medicamentoso: quando e como iniciar? In: da Costa JC, Palmini A, Yacubian EMT, Cavalheiro EA (eds.) Fundamentos neurobiológicos das epilepsias. São Paulo: Lemos Editorial, 1998:707-19.

55. Guerreiro MM, Andermann F, Andermann E et al. Surgical treatment of epilepsy in tuberous sclerosis: strategies and results in 18 patients. Neurology 1998; 51:1263-9.

56. Harbord MG, Manson JI. Temporal lobe epilepsy in childhood: reappraisal of etiology and outcome. Pediatr Neurol 1987; 3:263-8.

57. Holmes GL. Surgery for intractable seizures in infancy and early childhood. Neurology 1993; 43(suppl. 5):S28-S37.

58. Holmes GL, Thompson JL. Effects of kainic acid on seizure susceptibility in the developing brain. Dev Brain Res 1998; 39:51-9.

59. Hopkins IJ, Klug GL. Temporal lobectomy for the treatment of intractable complex partial seizures of temporal lobe origin in early childhood. Developmental Medicine and Child Neurology 1991; 33:26-31.

CAPÍTULO 24 ▷ Epilepsias Refratárias da Infância – Indicação Cirúrgica

60. Iemolo F, Farnarier G, Serbanescu T, Menendez P. Etude longitudinale des epilepsies survenant dans l'adolescence. Rev EEG Neurophysiol 1981; 11:502-8.

61. Jayakar P, Duchowny MS. Complex partial seizures of temporal lobe origin in early childhood. J Epilepsy 1990; 3:41-5.

62. Jensen I, Vaernet K. Temporal lobe epilepsy. Follow-up investigation of 74 temporal resected patients. Acta Neurochir 1977; 37:173-200.

63. Jones-Gotman M, Portuguez MW. O procedimento do amobarbital intracarotídeo: avaliação da memória e da linguagem. In: da Costa JC, Palmini A, Yacubian EMT, Cavalheiro EA (eds.) Fundamentos neurobiológicos das epilepsias. São Paulo: Lemos Editorial, 1998:985-97.

64. Kaplan PW, Lesser RP. Focal cortical resection evaluation: noninvasive EEG. In: Wyllie E (ed.) The treatment ofepilepsy: principles and practice. Philadelphia: Lea & Febiger, 1993.

65. Kennard MA. Age and other factors in motor recovery from precentral lesions in monkeys. AJ Physiol 1936; 115:138-46.

66. Kennard MA. Cortical reorganization of motor function. Studies on series of monkeys of variuos ages from infancy to maturity. Arch Neurol Psychiatr 1942; 48:227-40.

67. Kotagal P, Rothner AD, Erenberg G, Cruse R, Wyllie E. Complex partial seizures of childhood onset: a five-year follow-up study. Arch Neurol l987; 44:1177-80.

68. Lindsay J, Glaser G, Richards P, Ounsted C. Developmental aspects of focal epilepsies of childhood treated by neurosurgery. Dev Med Child Neurol 1984; 26:574-87.

69. Lindsay J, Ounsted C, Richards P. Long-term outcome in children with temporal lobe seizures. I: Social outcome and childhood factors. Dev Med Child Neurol 1979; 21:285-98.

70. Loiseau P, Dartigues JF, Pestre M. Prognosis of partial epileptic seizures in the adolescent. Epilepsia 1983; 24:472-81.

71. Lombroso CT. Sylvian seizures and midtemporal spike foci in children. Arch Neurol 1967; 17:52-9.

72. Mackenzie R, Smith JS, Matheson J, Bucovaz C, Dwyer M, Morris C. Selection criteria for surgery in patients with refractory epilepsy. Clin Exp Neurol 1987; 24:67.

73. Martinez JVL, Oliveira AJ, Palmini A, da Costa JC. Investigação neurofisiológica invasiva para cirurgia de epilepsia: indicações e métodos. In: da Costa JC, Palmini A, Yacubian EMT, Cavalheiro EA (eds.) Fundamentos neurobiológicos das epilepsias. São Paulo: Lemos Editorial, 1998:903-11.

74. Maytal J, Shinnar S, Moshe SL, Alvarez LA. Low morbidity and mortality of status epilepticus in children. Pediatrics 1989; 83:323-31.

75. Meldrun BS, Brierley JUB. Prolonged epileptic seizures in primates: ischemic cell change and its relation to ictal physiological events. Arch Neurol 1973; 28:10-7.

76. Meyers FB, Marsh WR, Laws ER, Sharbrough FW. Temporal lobectomy in children with epilepsy. J Neurosurg 1986; 64:371-6.

77. Moshe SL. Epileptogenesis and the immature brain. Epilepsia 1987; 28(suppl.):S3-S15.

78. Moshe SL, Sperber E, Haas K. Pathophysiology of experimental seizures in developing animals. In: Sillanpaa M, Johannessen, Blennow G, Dam M (eds.) Paediatric epilepsy. Wrightson Biomedical Publ. Ltd., 1990:17-30.

79. O'Donoghue MF, Sander JWAS. Qualidade de vida e gravidade das crises como medidas de resultados em epilepsia. In: da Costa JC, Palmini A, Yacubian EMT, Cavalheiro EA (eds.) Fundamentos neurobiológicos das epilepsias. São Paulo: Lemos Editorial, 1998:1321-47.

80. Oguni H, Andermann F, Rasmussen TB. The natural history of the syndrome of chronic encephalitis and epilepsy: a study of the MNI series of forty-eight cases. In: Andermann F (ed.) Chronic encephalitis and epilepsy. Rasmussen's syndrome. Boston: Butterworth-Heinemann, 1991:7-35.

81. Okada R, Moshe SL, Albala BJ. Infantile status epilepticus and future seizure susceptibility in the rat. Dev Brain Res 1984; 15:177-83.

82. Oliveira AJ, da Costa JC, Hilário LN, Anselmi OE, Palmini A. Localization of the epileptogenic zone by ictal and interictal SPECT with 99mTc-ethyl cysteinate dimer in patients with medically refractory epilepsy. Epilepsia 1999; 40:693-702.

83. Olivier A. Cortical resection for diagnosis and treatment of seizures due to chronic encephalitis. In: Andermann F (ed.) Chronic encephalitis and epilepsy. Rasmussen's syndrome. Boston: Butterworth-Heinemann, 1991:205-11.

84. Paglioli-Neto E. Tratamento cirúrgico da epilepsia do lobo temporal: o impacto do controle das crises no perfil psicossocial dos pacientes. Dissertação de Mestrado. Curso de Pós-Graduação em Clínica Médica – Área de Concentração em Neurociências, da Pontifícia Universidade Católica do Rio Grande do Sul. Porto Alegre, 1995.

85. Palmini A, Da Costa JC, Andermann F, Rosa-Neto P. Neuronal migration disorders and seizures in children: neurobiology, epileptic syndromes, neuroimaging and surgical treatment. In: Fejerman N, Chamoles NA (eds.) New trends in pediatric neurology. Elsevier Science Publishers, 1993:8793.

86. Palmini A, Da Costa JC, Da Silva LFG et al. Startle epilepsy associated with the "double cortex syndrome". Epilepsia 1992; 33(suppl. 3):56.

87. Palmini A, Da Costa JC, Kim H-I, Choi H-Y. Indications for and types of intracranial electrode EEG studies in the presurgical evaluation of epileptic patients. Jornal da Liga Brasileira de Epilepsia (JLBE) 1993; 6(4):119-26.

88. Palmini A, Gambardella A, Andermann F et al. Intrinsic Epileptogenicity of human dysplastic cortex as suggested by corticography and surgical results. Ann Neurol 1995; 37:303-14.

89. Palmini A, Gambardella A, Andermann F et al. Operative strategies for patients with cortical dysplastic lesions and intractable epilepsy. epilepsia 1994; 35(suppl. 6):S57-S71.

90. Peacock WJ, Comair Y, Hoffman HJ, Montes JL, Morrison G. Special considerations for epilepsy surgery in childhood. In: Engel J Jr. (ed.) Surgical treatment of the epilepsies. Raven Press, 1993:541-7.

91. Polkey CE. Selection of patients with intractable epilepsy for resective surgery. Arch Dis Child 980; 55:841-4.

92. Portuguez MW Avaliação pré-cirúrgica do lobo temporal: linguagem e memória. In: da Costa, JC, Palmini A, Yacubian EMT, Cavalheiro EA (eds.) Fundamentos neurobiológicos das epilepsias. São Paulo: Lemos Editorial, 1998:939-56.

93. Portuguez MW, Charchat H. Avaliação neuropsicológica do lobo frontal. In: da Costa JC, Palmini A, Yacubian EMT, Cavalheiro EA (eds.) Fundamentos neurobiológicos das epilepsias. São Paulo: Lemos Editorial, 1998:957-73.

94. Ragazzo PC, Arruda JB, Guerreiro CAM. Calosotomia como tratamento auxiliar nas epilepsias generalizadas refratárias. In: da Costa JC, Palmini A, Yacubian EMT, Cavalheiro EA (eds.) Fundamentos neurobiológicos das epilepsias. São Paulo: Lemos Editorial, 1998: 1219-23.

95. Rasmussen TB. Surgical treatment of patients with complex partial seizures. In: Penry JK, Daly DD (eds.) Advances in neurology, vol. II: Complex partial seizures and their treatment. New York: Raven Press, 1975:415-49.

96. Rasmussen TB. Surgical aspects. In: Wise G (ed.) Topics in child neurology. Inglewood Cliffs, Spectrum Publications, Inc., 1977:143-53.

97. Rasmussen TB. Surgical treatment of complex partial seizures: results, lessons, and problems. Epilepsia 1983; 24(suppl. 1):S65-S76.

98. Raupp EF. Teste do amobarbital sódico: técnica, aspectos angiográficos e complicações. In: da Costa, JC, Palmini, A, Yacubian EMT, Cavalheiro EA (eds.) Fundamentos neurobiológicos das epilepsias. São Paulo: Lemos Editorial, 1998:975-83.

99. Ribaric II, Nagulic M, Djurovic B. Surgical treatment of epilepsy: our experience with 34 children. Chld Nerv Syst 1991; 7:402-4.

100. Rogers SW, Andrews PI, Gahring LC et al. Autoantibodies to glutamate receptor GluR3 in Rasmussen's encephalitis. The Fourteenth Annual Merrit-Putnam Symposium. New Orleans, USA, 1994.

101. Sakamoto AC, Garzon E, Terra VC, Fernandes RMF. Eletrencefalograma interictal e ictal na avaliação pré-cirúrgica. In: da Costa JC, Palmini A, Yacubian EMT, Cavalheiro EA (eds.) Fundamentos neurobiológicos das epilepsias. São Paulo: Lemos Editorial, 1998:879-96.

102. Sarnat HB. Cerebral plasticity in embryological development. In: Fukuyama Y, Suzuki Y, Kamoshita S, Casaer P (eds.) Fetal and perinatal neurology. Basel: Karger 1992:118-31.

103. Schmidt D, Tsai JJ, Janz D. Generalized tonic-clonic seizures in patients with complex partial seizures: natural history and prognostic relevance. Epilepsia 1983; 24:43-8.

104. Shields WD. Defining medical intractability: the differences in children compared to adults. In: Tuxhorna I, Holthausen H, Moenigk H. Paediatric epilepsy syndromes and their surgical treatment. Londres: John Libbey, 1997:93-8.

105. Sillanpää M. Social functioning and seizure status of young adults with onset of epilepsy in childhood: an epidemiological 10-year follow-up study. Acta Neurol Scand 1983; 68:8-77.

106. Sillanpää M. Prognosis of children with epilepsy. In: Sillanpää M, Johannessen SI, Blennow G, Dam M (eds.) Paediatric epilepsy. Wrightson Biomedical Publishing Ltd., 1990:341-68.

107. Sillanpää M. Remmission of seizures and predictors of intractability in long-term follow-Up. Epilepsia 1993; 34:930-6.

108. Sofijanov NG. Clinical evolution and prognosis of childhood epilepsies. Epilepsia 1982; 23:61-9.

109. Theodore WH, Dorwart R, Holmes M, Porter RJ, Dichiro G. Neuroimaging in refractory partial seizures: comparison of PET, CT, MRI. Neurology 1986; 36:750-9.

110. Trimble MR, Cull C. Children of school age: the influence of antiepileptic drugs on behavior and intellect. Epilepsia 1988; 29 (suppl 3): S15-S19.

111. Trimble MR, Thompson PJ. Anticonvulsant drugs, cognitive function and behaviour. Epilepsia 1983; 24 (suppl. 1):S55-S63.

112. Vickrey BG, Hays RD, Graber J et al. A health-related quality of life instrument for patient evaluated for epilepsy surgery. Med. Care 1992; 30:299-310.

113. Vickrey BG, Hays RD, Hermann BP, Bladin PF, Batzel LW. Outcome with respect to quality of life. In: Engel J Jr. (ed.) Surgical treatment of epilepsies. 2 ed. New York: Raven Press, 1993:623-36.

114. Villemure JG, Andermann F, Rasmussen TB. Hemispherectomy for the treatment of epilepsy due to chronic encephalitis. In: Andermann F (ed.) Chronic encephalitis and epilepsy. Rasmussen's syndrome. Boston: Butterworth-Heinemann, 1991:235-41.

115. Watson C, Cendes F. Estudos volumétricos por ressonância nuclear magnética: aplicações clínicas e contribuições para a compreensão da epilepsia do lobo temporal. In: da Costa JC, Palmini A, Yacubian EMT, Cavalheiro EA (eds.) Fundamentos neurobiológicos das epilepsias. São Paulo: Lemos Editorial, 1998:609-30.

116. Whittle IR, Ellis HJ, Simpson DA. The surgical treatment of intractable childhood and adolescent epilepsy. Aust NZ J Surg 1981; 51:190-6.

117. Wyllie E, Awad I. Intracranial EEG and localization studies. In: Wyllie E (ed.) The treatment of epilepsy: principles and practices. Philadelphia: Lea & Febiger, 1993:1023-38.

118. Wyllie E, Chee M, Granstrom ML et al. Tempo-ral lobe epilepsy in early childhood. 1993; 34:859-68.

119. Wyllie E, Luders H. Complex partial seizures in children. Clinical manifestations and identification of surgical candidates. Cleveland Clin J Med 1988; 56 (suppl.) Part I: S43-S52.

120. Wyllie E, Luders H, Morris HH et al. Subdural electrodes in the evaluation for epilepsy surgery in children and adults. Neuropediatrics 1988; 19:80-6.

Seção V

Cefaleias – Distúrbios Paroxísticos Não Epilépticos e Distúrbios do Sono

25

Cefaleias na Infância e Adolescência

José Luiz Dias Gherpelli

INTRODUÇÃO

A cefaleia é sintoma frequente na infância e adolescência. Ela pode ocorrer na vigência de processos infecciosos, acompanhando doenças sistêmicas, ou como parte da sintomatologia de doenças agudas ou crônicas do sistema nervoso central (SNC). Quando ocorre de maneira recorrente ou intensa, a cefaleia desencadeia preocupação tanto para a família como para o médico. Com frequência, os pais procuram auxílio médico para a criança com cefaleia não apenas para obter o alívio da dor, mas a fim de excluir patologia intracraniana.

Tanto as estruturas intracranianas como as extracranianas são sensíveis à dor. As estruturas extracranianas sensíveis à dor são: pele, tecido subcutâneo, músculos, membranas mucosas, dentes e alguns vasos sanguíneos maiores. As estruturas intracranianas sensíveis à dor são: seios venosos, veias de maior calibre e a dura-máter que as circunda, artérias durais e artérias do polígono de Willis. A sensibilidade dolorosa das estruturas intra e extracranianas, da face e da cabeça até a região do vértex, é mediada pelo nervo trigêmeo. Pequenas áreas são inervadas pelos pares de nervos cranianos VII, IX e X. A dor na região occipital do crânio é mediada pelos nervos occipitais superiores, com raízes originadas nos primeiros segmentos cervicais. O cérebro, o crânio, a maior parte da dura-máter, o epêndima e os plexos coroides são insensíveis à dor. Inflamação, irritação, deslocamento, tração, dilatação ou destruição de qualquer dessas estruturas sensíveis à dor irá determinar um fenômeno doloroso.

CLASSIFICAÇÃO

Clinicamente, é útil distinguir as cefaleias quanto a seu aspecto temporal em formas agudas ou crônicas, recorrentes ou não, progressivas e não progressivas. Uma cefaleia aguda é definida como um evento isolado sem história prévia de um evento semelhante. Se esse evento agudo ocorrer associado com manifestações neurológicas, o diagnóstico deverá ser feito rapidamente. Entre os diagnósticos diferenciais encontra-se uma variedade de doenças, que incluem infecções do SNC, hemorragias subaracnóideas, doenças sistêmicas e hipertensão arterial sistêmica. As formas agudas e recorrentes são aquelas cefaleias que ocorrem periodicamente de maneira semelhante e que, na maioria dos casos, enquadram-se nos critérios diagnósticos da migrânea. Cefaleias crônicas e progressivas se caracterizam pela piora na frequência e intensidade com o passar do tempo. Em geral, indicam quadro de hipertensão intracraniana, decorrente de processos expansivos intracranianos (tumores, abscessos), pseudotumor cerebral ou hidrocefalia. As formas crônicas, não progressivas, são de ocorrência frequente, intensidade moderada ou leve e não interferem com as atividades diárias da criança. Não são acompanhadas por manifestações neurológicas, podendo apresentar relação com distúrbios de natureza emocional (p. ex., fobia escolar) ou estar associadas a fenômenos depressivos, ou ainda enquadrar-se dentro dos critérios diagnósticos da cefaleia tensional.

AVALIAÇÃO DO PACIENTE

A história é a chave para o diagnóstico correto da cefaleia na infância. A obtenção dos dados sobre as características e as qualidades do fenômeno álgico nem sempre é tarefa fácil, principalmente em crianças em idade pré-escolar. As informações obtidas por intermédio dos pais são essenciais, mas a criança deverá poder expressar suas queixas livremente e, no caso de adolescentes, sem a presença dos pais, a fim de que eventuais problemas emocionais possam ser expressos de maneira mais aberta.

Respostas a questões específicas, como as mostradas no Quadro 25.1, poderão contribuir para o diagnóstico. Questões adicionais, referentes a sintomas neurológicos específicos, como ataxia, letargia, crises convulsivas, distúrbios visuais e alterações no comportamento, devem fazer parte da história, além daquelas perguntas normalmente realizadas durante uma história pediátrica geral. Deve-se estar particularmente atento àquelas cefaleias que ocorrem sem história pregressa de cefaleia, mudança nas características de apresentação de uma cefaleia crônica, dor localizada em um único local, dores que despertam a criança durante a noite, ou associação com sintomas neurológicos específicos, pois frequentemente essas características ocorrem nas cefaleias cuja etiologia é uma causa orgânica específica.

O exame físico deverá excluir a possibilidade de uma doença sistêmica. Medidas da pressão arterial e da temperatura corpórea fazem parte da rotina a ser respeitada em todos os casos. O exame da cabeça deve ser realizado a seguir, a fim de excluir a possibilidade de sinusopatia, trauma e patologias do couro cabeludo, odontológicas, osteoarticulares (articulação temporomandibular e da região cervical) e oftalmológicas.

O exame neurológico deve ser completo, a fim de excluir sinais neurológicos de localização, sinais de irritação meníngea e sinais de hipertensão intracraniana. A medida do perímetro cefálico e a realização do exame de fundo de olho são parte integrante do exame.

Nessa fase, o diagnóstico diferencial das causas de cefaleia deverá ser considerado (Quadro 25.2). Exames complementares podem ser necessários naqueles casos em que a história e os exames físico e neurológico apontem para uma etiologia específica que dependa de investigação complementar. Dos exames do âmbito neurológico, os mais importantes são o exame do líquido cefalorraquidiano (LCR) e os exames de neuroimagem. O exame do LCR tem como principal objetivo excluir uma patologia infecciosa, seja de natureza aguda, como no caso das meningites bacterianas, seja de natureza crônica, como no da

Quadro 25.2 ▷ Diagnóstico diferencial das cefaleias na infância

1. Cefaleia aguda generalizada
1.1. Infecção sistêmica
1.2. Infecção do SNC
1.3. Fatores tóxicos (chumbo, CO)
1.4. Pós-crise convulsiva
1.5. Distúrbio eletrolítico
1.6. Hipertensão arterial
1.7. Hipoglicemia
1.8. Hipotensão liquórica (pós-punção lombar)
1.9. Traumatismo cranioencefálico
1.10. Embolia
1.11. Trombose vascular
1.12. Hemorragia subaracnóidea
1.13. Doença do colágeno
2. Cefaleia aguda localizada
2.1. Sinusopatia
2.2. Otite
2.3. Patologia ocular (glaucoma)
2.4. Distúrbio odontológico
2.5. Trauma
2.6. Neuralgia occipital
3. Cefaleia aguda recorrente
3.1. Migrânea
3.2. Cefaleia "agrupada"
3.3. Cefaleia primária não migranosa
3.4. Hemicrânia paroxística crônica
4. Cefaleia crônica progressiva
4.1. Tumor do SNC
4.2. Pseudotumor cerebral
4.3. Abscesso cerebral
4.4. Hematoma subdural
4.5. Hidrocefalia
5. Cefaleia crônica não progressiva
5.1. Cefaleia tensional
5.2. Depressão
5.3. Cefaleia pós-traumatismo cranioencefálico
5.4. Psicogênica

Quadro 25.1 ▷ Questões que fazem parte da história clínica em crianças com cefaleia

Existe um único tipo ou mais de um tipo de cefaleia?
Como se iniciaram as dores de cabeça?
Há quanto tempo elas estão presentes?
As dores estão piorando ou não?
Qual é sua frequência?
Qual é sua duração?
As dores ocorrem sob uma circunstância ou época específica?
As dores são precedidas por algum sintoma específico?
Qual é a localização da dor?
Qual é a qualidade da dor?
Existe algum outro sintoma acompanhando a cefaleia?
Há necessidade de interromper as atividades durante a cefaleia?
Existem problemas médicos crônicos concomitantes?
Existe alguma medicação que alivie ou melhore a dor?
Existe alguma atividade que piore a dor?
Que condutas levam à melhora da dor?
Faz uso crônico de alguma medicação?
Alguém mais da família tem cefaleia?

CAPÍTULO 25 ▷ Cefaleias na Infância e Adolescência

neurocisticercose e das meningites crônicas. Deve ser lembrado que ele está formalmente contraindicado nos casos em que existam sinais e sintomas de hipertensão intracraniana crônica ou quando se encontra edema de papila ao exame fundoscópico. A tomografia axial computadorizada (TC) e a imagem por ressonância magnética (RM) de crânio são exames indicados naqueles casos em que existam sintomas neurológicos específicos. O eletroencefalograma (EEG) raramente é exame indicado nos casos de cefaleia, podendo ser de valia apenas naqueles com história pregressa de crises epilépticas e, mesmo assim, para orientar quanto ao tratamento da epilepsia e não quanto ao da cefaleia propriamente dita. Em casos selecionados, há necessidade de uma avaliação mais detalhada dos aspectos psicoemocionais relacionados à sintomatologia álgica.

É difícil determinar a real incidência de cada um dos tipos de cefaleia, pois esta varia de acordo com a casuística. Casuísticas provenientes de consultório pediátrico apresentam perfil diagnóstico diferente daquelas originárias de ambiente hospitalar ou de serviço especializado. Casuísticas provenientes de clínicas especializadas no tratamento de cefaleias mostram que a maioria das cefaleias crônicas recorrentes se deve à migrânea, seguida pela cefaleia de tensão episódica.

MIGRÂNEA

A migrânea é a cefaleia recorrente mais frequente na infância. Sua incidência varia de 2,5% a 4,5%, em crianças pré-adolescentes em idade escolar, com distribuição praticamente igual entre os sexos, com ligeiro predomínio no sexo masculino. Há aumento na incidência durante a adolescência e a idade de adulto jovem, com índices que variam de 10% a 25%, com nítido predomínio no sexo feminino.

Existem vários critérios diagnósticos para a migrânea na infância. Vahlquist definiu a migrânea como cefaleias recorrentes não progressivas, com intervalo livre entre os episódios, e que apresentam pelo menos dois dos seguintes critérios:

1. Aura visual.
2. Náusea.
3. Dor unilateral.
4. História de migrânea nos pais ou irmãos.

Outro critério frequentemente utilizado é o de Prensky e Sommer. Para o diagnóstico da migrânea, a criança deve apresentar uma cefaleia recorrente, acompanhada de pelo menos três dos seis critérios a seguir:

1. Dor abdominal recorrente (com ou sem cefaleia), náusea ou vômitos (durante a cefaleia).
2. Hemicrânia.
3. Qualidade pulsátil da dor.
4. Alívio completo ou substancial, após breve período de repouso.
5. Uma aura que pode ser visual, sensorial ou motora.
6. História familiar de migrânea (pais, irmãos).

Os três sintomas mais comumente encontrados em crianças de baixa idade são os gastrointestinais, o alívio completo ou substancial após um período de repouso e a história familiar de migrânea.

A International Headache Society (IHS), em 2004, estabeleceu novos critérios para o diagnóstico da migrânea (Quadro 25.3) que são, atualmente, utilizados na maioria dos estudos clínicos sobre o assunto.[5]

A moderna classificação das cefaleias primárias, idealizada em 2004, classifica as migrâneas como mostra o Quadro 25.3.

Quadro 25.3 ▷ Critérios diagnósticos para a migrânea na infância, segundo a IHS (2004)

1.1. Migrânea sem aura
A. Pelo menos cinco crises preenchendo os critérios de B a D
B. Cefaleia durando de 1 a 72 horas (sem tratamento ou com tratamento ineficaz)
C. Cefaleia preenche ao menos duas das seguintes características:
1. Localização unilateral ou bilateral
2. Caráter pulsátil
3. Intensidade moderada ou forte
4. Exacerbada por ou levando a criança a evitar atividades físicas rotineiras (p. ex., caminhar ou subir escadas)
D. Durante a cefaleia, pelo menos um dos seguintes:
1. Fotofobia e fonofobia (em crianças pequenas devem ser inferidas mediante o comportamento delas)
2. Náusea e/ou vômitos
1.2. Migrânea com aura
A. Pelo menos duas crises preenchendo os critérios de B a D
B. Aura consistindo em pelo menos um dos seguintes, mas sem nenhuma paresia:
1. Sintomas visuais completamente reversíveis, incluindo características positivas (p. ex., luzes tremulantes, manchas ou linhas) e/ou características negativas (p. ex., perda da visão)
2. Sintomas sensitivos completamente reversíveis, incluindo características positivas (p. ex., formigamento) e/ou características negativas (p. ex., dormência)
3. Disfasia completamente reversível
C. Pelo menos dois dos seguintes:
1. Sintomas visuais homônimos e/ou sintomas sensitivos unilaterais
2. Pelo menos um sintoma da aura desenvolve-se gradualmente em ≥ 5 minutos e/ou diferentes sintomas de aura ocorrem em sucessão em ≥ 5 minutos
3. Cada sintoma dura ≥ 5 minutos e ≤ 60 minutos
D. Cefaleia preenchendo os critérios de B a D para migrânea sem aura começa durante a aura e se prolonga ou a sucede com intervalo de até 60 minutos
E. Não atribuída a outro transtorno

Quadro 25.4 ▷ Classificação das migrâneas

| 1. Migrânea sem aura |
| 2. Migrânea com aura: |
| 2.1. Aura típica com cefaleia migranosa |
| 2.2. Aura típica com cefaleia não migranosa |
| 2.3. Aura típica sem cefaleia |
| 2.4. Migrânea hemiplégica familiar |
| 2.5. Migrânea hemiplégica esporádica |
| 2.6. Migrânea tipo basilar |
| 3. Síndromes periódicas da infância comumente precursoras da migrânea: |
| 3.1. Vertigem paroxística benigna da infância |
| 3.2. Vômitos cíclicos |
| 3.3. Migrânea abdominal |
| 4. Migrânea retiniana |
| 5. Complicações da migrânea: |
| 5.1. Migrânea crônica |
| 5.2. Estado migranoso |
| 5.3. Aura persistente sem infarto |
| 5.4. Infarto migranoso |
| 5.5. Crise epiléptica desencadeada por migrânea |
| 6. Provável migrânea: |
| 6.1. Provável migrânea sem aura |
| 6.2. Provável migrânea com aura |
| 6.3. Provável migrânea crônica |

A forma mais comum, na infância e adolescência, é a *migrânea sem aura*. Ela se caracteriza por não apresentar aura definida precedendo a cefaleia. A dor tem localização preferencial nas regiões frontal e temporal, com caráter pulsátil. Uma porcentagem alta de crianças (70%) refere sintomas abdominais. A dor se inicia gradualmente, em um período de 30 minutos a 2 horas, até atingir seu pico de intensidade. O repouso e, principalmente, um período de sono melhoram ou aliviam a dor. Nas crianças que apresentam vômitos, estes frequentemente estão relacionados com a melhora da sintomatologia álgica. Analgésicos comuns também são eficazes na maioria dos casos. A frequência é bastante variável de caso para caso, com oscilações ao longo do tempo em um mesmo caso; entretanto, na maioria deles, não excede uma a duas vezes por mês, intercalado por períodos de piora em que podem ocorrer uma ou mais crises por semana. A cefaleia pode ocorrer em qualquer período do dia e da noite, porém raramente ocorre durante a madrugada a ponto de despertar a criança durante a noite.

A *migrânea com aura* é aquela em que a cefaleia é acompanhada por uma disfunção transitória e completamente rever-

sível do SNC que, na maioria dos casos, é de natureza visual. Distúrbios dos campos visuais, em sua maioria de caráter hemianóptico, precedem a instalação da cefaleia e desaparecem após o início da fase álgica. A dor que se segue é em geral unilateral e frequentemente acompanhada de vômitos, os quais ocorrem logo no início da sintomatologia álgica e dificultam a medicação por via oral.

A *migrânea hemiplégica familiar* se caracteriza por uma aura motora, acompanhada ou não por distúrbios sensitivos ou afasia, de caráter transitório, mas que pode persistir por horas ou dias mesmo após a melhora da cefaleia. O diagnóstico é feito pela história familiar. A herança é autossômica dominante. Quando não há história familiar definida, a criança deve ser submetida a investigação neurológica.

A *forma basilar* é uma forma peculiar de migrânea caracterizada por sintomatologia rica e variada decorrente do comprometimento do território da artéria basilar. Os sintomas da aura indicam o comprometimento de estruturas localizadas no tronco cerebral, cerebelo e córtex occipital, portanto, do território vascular vertebrobasilar. O quadro clínico se caracteriza por um ou mais dos seguintes sintomas: comprometimento visual bilateral, disartria, ataxia, vertigem, *tinitus*, hipoacusia, diplopia, parestesias bilaterais, paresias bilaterais ou comprometimento do nível de consciência, seguidos por cefaleia com características da migrânea. Não é incomum que essas crianças sejam atendidas em serviços de urgência com hipótese diagnóstica de intoxicação exógena, em virtude do quadro clínico de confusão mental, o qual pode demorar de vários minutos até algumas horas. Incide particularmente em crianças do sexo feminino por volta da adolescência. A grande maioria dos casos já apresentou ou irá desenvolver no seguimento as formas mais comuns de migrânea. As alterações eletroencefalográficas são frequentes durante ou logo após o episódio, mas não apresentam valor diagnóstico.

Algumas crianças desenvolvem uma série de sintomas observados na aura migranosa sem apresentar a queixa álgica de cefaleia (item 2.3 da classificação – Quadro 25.4). O diagnóstico da aura migranosa sem a cefaleia é difícil quando o médico não está familiarizado com os sintomas, e muitas vezes só pode ser realizado retrospectivamente, depois de excluídas causas orgânicas.

A *forma oftalmoplégica* se caracteriza pelo comprometimento de um ou mais nervos oculomotores (terceiro, quarto ou sexto nervos) precedendo a instalação da cefaleia. O diagnóstico pode ser difícil se o início do quadro ocorre em crianças de baixa idade, já que há casos descritos no primeiro ano de vida. O terceiro nervo é o mais acometido, podendo a paralisia ser completa, com ptose palpebral, midríase e estrabismo divergente, ou parcial, sendo a midríase por vezes o único sintoma. Raramente, a resolução da paralisia pode demorar dias. Devem ser excluídas outras causas antes de ser firmado o diagnóstico.

A *migrânea retiniana* se caracteriza pelo comprometimento visual monocular transitório, do tipo escotoma ou mesmo amaurose, com duração menor do que 1 hora, seguido de cefaleia. O exame oftalmológico fora da crise é normal. Lesões vasculares devem ser excluídas.

A *vertigem paroxística benigna da infância* é uma entidade clínica caracterizada por episódios de vertigem, palidez cutânea

CAPÍTULO 25 ▷ Cefaleias na Infância e Adolescência

e vômitos, com duração de minutos, sem cefaleia. A maioria das crianças apresenta cefaleia entre os episódios ou irá desenvolver migrânea no futuro. A presença de "cinetose" é comum em crianças migranosas e é apontada por alguns autores como fator relacional entre a migrânea e distúrbios labirínticos.

O *vômito cíclico*, como o próprio nome indica, se caracteriza por episódios de vômitos repetidos, que geralmente se iniciam durante a manhã e duram várias horas, raramente mais de 1 dia. Inicialmente é alimentar, mas com a repetição dos episódios torna-se bilioso e a quantidade diminui. A fotofobia frequentemente acompanha os episódios e há um desconforto abdominal difuso. Fezes amolecidas ou mesmo diarreia podem acompanhar o quadro. Podem ocorrer febrícula (37,5ºC) e, raramente, febre alta. O quadro isolado é indistinguível de uma infecção gastrointestinal aguda, de modo que a suspeita diagnóstica só pode ser feita após a ocorrência de vários episódios sem causa definida. A idade de início situa-se entre os 2 e os 4 anos, podendo persistir até a idade escolar. Com o passar do tempo, a criança começa a se queixar de cefaleia com as características clínicas da migrânea.

A *migrânea abdominal* é caracterizada por episódios recorrentes de fortes dores abdominais, com ou sem náusea e vômitos, que podem ou não ser acompanhadas por cefaleia. Em nossa experiência, 10% das crianças com diagnóstico de migrânea apresentam história de dores abdominais recorrentes. A localização preferencial é periumbilical, e a duração média dos episódios é de 30 a 60 minutos. Vômitos podem estar presentes, o que leva ao diagnóstico diferencial com vômitos cíclicos em alguns casos. O exame clínico é normal e a criança é assintomática fora da crise. O pico da incidência ocorre entre os 7 e os 10 anos de idade. A história familiar de migrânea está presente em até 80% dos casos.[1]

O *estado migranoso* é uma condição caracterizada por cefaleia do tipo migranosa que tem duração maior do que 72 horas, sem remissão, apesar do tratamento. Podem ocorrer intervalos livres de dor de até 4 horas (sono não incluído). Em geral, está associado com o uso prolongado de medicação analgésica.

O *infarto migranoso* se caracteriza pela ocorrência de déficits neurológicos que não regridem completamente dentro de 7 dias, geralmente secundário a acidente vascular encefálico do tipo isquêmico. É uma entidade bastante rara, e não há nenhum método diagnóstico ou dados de história que permitam prever quais são os pacientes que estão mais sujeitos a essa eventualidade. Deve-se fazer o diagnóstico diferencial com as encefalomitocondriopatias (MELAS).

TRATAMENTO

O tratamento das cefaleias de origem secundária, de modo geral, deve ser direcionado para o tratamento etiológico, portanto, nós nos ateremos ao tratamento da migrânea.

O tratamento da migrânea pode ser dividido em: (1) sintomático, ou seja, o tratamento da fase aguda ou álgica, e (2) profilático, em que os fármacos utilizados têm como objetivo reduzir o número de crises:

1. **Sintomático:** os analgésicos comuns (ácido acetilsalicílico, dipirona, paracetamol) são os medicamentos mais utilizados no tratamento da fase aguda da migrânea na infância. Os analgésicos anti-inflamatórios não esteroides, como ibuprofeno, naproxeno e diclofenaco, também são bastante utilizados e apresentam eficácia clínica comprovada. O isometepteno é um agente largamente utilizado em nosso meio em associação com dipirona e cafeína (Neosaldina®). Na maioria dos casos, a eficácia desses medicamentos é boa, com melhora da sintomatologia após 1 a 2 horas. A associação com agentes antieméticos é frequentemente utilizada na prática clínica, principalmente em crianças menores, que muitas vezes só se queixam da dor quando já apresentam sensação de náusea ou vômitos.

Entre as medicações consideradas específicas, a ergotamina e a di-hidroergotamina são as mais largamente utilizadas. Náusea, hipertensão arterial sistêmica e cefaleia de rebote, principalmente com a ergotamina, são alguns dos efeitos adversos que limitam sua utilização na prática clínica.

Os triptanos são agentes agonistas de receptores serotoninérgicos tipo 5-HT $_{1B/1D}$, que levam à redução da vasodilatação meníngea, diminuição da liberação de neuropeptídeos e redução da transmissão sináptica nas terminações trigeminais. Sua eficácia no tratamento agudo da migrânea foi comprovada em vários estudos realizados em indivíduos adultos, entretanto ainda existem poucos estudos na faixa etária pediátrica. Sensação de calor, peso, formigamento e opressão torácica são os efeitos adversos mais frequentemente relatados em pacientes adultos. O pico de concentração plasmática e a vida média variam como mostrado no Quadro 25.5.

2. **Profilático:** empregado naqueles casos em que o número de crises é maior do que uma vez por semana, ou quando a crise é tão incapacitante (acompanhada de vômitos repetidos, ou que não cede com a medicação utilizada na fase aguda) que leva a criança a receber sistematicamente medicação por via parenteral.

Os β-bloqueadores, como o propranolol, são medicamentos de primeira escolha, juntamente com os fármacos bloqueadores de canais de cálcio (flunarizina) e antisserotoninérgicos (pizotifeno). Derivados anti-histamínicos (cipro-heptadina), anti-inflamatórios não esteroides e agentes antidepressivos (tricíclicos) poderão ser utilizados a critério clínico.

Quadro 25.5 ▷ Pico sérico e vida-média dos triptanos

Triptano	Pico sérico (horas)	Vida-média (horas)
Sumatriptano SC	0,25	2
Sumatriptano VO	2,5	2,5
Rizatriptano	1 a 1,5	2 a 3
Zolmitriptano	2,5	3
Naratriptano	2 a 3	6
Elitriptano	2 a 3	4
Flavotriptano	2 a 3	26

SC: subcutâneo; VO: via oral.

É importante lembrar que na profilaxia medicamentosa da migrânea o efeito placebo pode chegar a 50%. Portanto, a introdução de uma medicação específica deve sempre ser precedida por um julgamento criterioso de sua real necessidade. Muitas vezes, a simples tranquilização da família e do paciente de que a cefaleia não se deve a nenhuma patologia intracraniana faz com que haja uma melhora espontânea dos sintomas.

REFERÊNCIAS

1. Barlow CF ed. Headaches and migraine in childhood. Oxford: Blackwell Scientific Pub., 1984: 76-92.

2. Gallai V, Sarchielli P, Carboni F et al. Applicability of the 1988 IHS criteria to headache patients under the age of 18 years attending 21 Italian headache clinics. Headache 1995; 35:146-53.

3. Gherpelli JLD, Poetscher LMN, Souza AMMH et al. A critical study of diagnostic criteria and influence of age on clinical findings. Cephalalgia 1998; 18:333-41.

4. Hämäläinen ML, Hoppu K, Santavuori PR. Effect of age on the fulfillment of the IHS criteria for migraine at a headache clinic. Cephalalgia 1995; 15:404-9.

5. Headache Classification Subcommittee of the International Headache Society. The International Classification of Headache Disorders. 2 ed. Cephalalgia 2004; 24(Suppl. 1):1-160.

6. Hockaday JM. Headaches in children. In: Vinken PJ, Bruyn GW, Klawans HL (eds.) Headache. handbook of clinical neurology, Amsterdam: Elsevier, 1986:31-42.

7. Lance JW. The perception of headache. In: Lance JW (ed.) Mechanism and management of headache. Oxford: Butterwoth & Heinemann, 1993:1-13.

8. Prensky AL, Sommer D. Diagnosis and treatment of headache in children. Neurology 1979; 29:506-10.

9. Prensky AL. Migraine in children. In: Blau JN (ed.) Migraine. Clinical, therapeutic, conceptual and research aspects. London: Chapman & Hall, 1987:31-54.

10. Rothner AD. Headache. In: Swaiman KF (ed.) Pediatric neurology. Principles and practice. Saint Louis: CV Mosby, 1994:219-26.

11. Vahlquist B. Migraine in children. Int Arch Allergy 1955, 7: 348-55.

26

Distúrbios Paroxísticos Não Epilépticos

José Luiz Dias Gherpelli

INTRODUÇÃO

Os distúrbios paroxísticos de natureza não epiléptica são uma causa frequente de consulta médica e, infelizmente, quase nunca são presenciados pelo médico. Os familiares ou outras pessoas que os presenciam ficam tão assustados que as informações fornecidas ao médico frequentemente são fragmentadas e incompletas. Assim, em caso de dúvida, é necessário que o médico dirija o questionamento e, se o evento ocorrer de maneira recorrente, solicite que este seja gravado em vídeo para que possa ser feita uma análise mais detalhada.

SÍNCOPE

A síncope é definida como um episódio de perda de consciência e do tônus muscular, geralmente de curta duração. A incidência é de aproximadamente 15% entre os 8 e os 18 anos de idade. A maioria dos casos é benigna, entretanto ela pode ser a manifestação clínica de um distúrbio neurológico, cardiovascular ou metabólico.

As causas da síncope na infância podem ser divididas em três grupos, com o último deles consistindo em manifestações clínicas que se assemelham a síncopes, ou pseudossíncopes (Quadro 26.1). As síncopes neurologicamente mediadas são

Quadro 26.1 ▷ Classificação das síncopes na infância

Síncopes neurologicamente mediadas:
Síncopes reflexas
Síndrome da taquicardia postural ortostática
Falência autonômica pura
Atrofia sistêmica múltipla
Causas cardiovasculares:
Arrítmicas
Estruturais
Vasculares
Pseudossíncopes não cardiovasculares:
Epilépticas
Psicogênicas

causas benignas de síncope que ocorrem quando há um distúrbio no controle autonômico da frequência cardíaca e da pressão arterial. As causas cardiovasculares são raras na infância, mas são potencialmente fatais. As pseudossíncopes podem ser divididas nas que apresentam origem epiléptica e nas psicogênicas, nas quais a síncope é simulada.

As síncopes neurologicamente mediadas são um grupo heterogêneo de distúrbios autonômicos que levam à intolerância ortostática. A síndrome da taquicardia ortostática postural, a falência autonômica pura e a atrofia sistêmica múltipla são todos exemplos de uma falência autonômica, enquanto as síncopes reflexas são um distúrbio transitório do controle autonômico hemodinâmico.

A síncope neurocardiogênica pode ser considerada uma forma de síncope reflexa e é de longe a mais frequente causa de síncope na infância. Ela pode ocorrer em qualquer idade, porém é mais comum em lactentes e em crianças entre as idades de 9 e 14 anos.

A história típica, na criança maior, é a de uma síncope que ocorre quando a criança está de pé ou sentada. Caracteristicamente há um pródromo, tal como tontura, náusea ou palidez, antes da perda da consciência e do tônus muscular. Dependendo da duração e da intensidade da hipoxia cerebral, secundária a hipotensão arterial sistêmica e/ou bradicardia intensa, podem ocorrer crise anóxica e perda do controle esfincteriano. A crise anóxica geralmente se caracteriza por hipertonia muscular global, postura em opistótono e tremores finos das extremidades. Na recuperação, a criança pode ficar apática por um breve período de tempo.

Em lactentes, as síncopes reflexas se manifestam como crises de perda de fôlego.

As crises de perda de fôlego ocorrem em aproximadamente 4% dos lactentes e raramente acontecem até os 5 anos de idade. Dois tipos são descritos, as pálidas e as cianóticas, sendo estas últimas as mais frequentes.

As crises de perda do fôlego do tipo pálido são na verdade crises anóxicas reflexas desencadeadas por traumatismo craniano leve, geralmente na região occipital.

As *crises de perda de fôlego cianóticas* são desencadeadas por medo, dor, raiva ou frustração. A criança chora e prende a respiração na fase expiratória. Seguem-se cianose e perda da consciência e do tônus muscular, podendo haver uma ligeira hipertonia no final do episódio.

Ambas as formas são benignas, não havendo risco de sequelas neurológicas ou de morte. A história familiar é frequentemente positiva.

As síncopes cardiovasculares são muito mais raras do que as descritas anteriormente. As causas são algumas valvulopatias, como a estenose aórtica, malformações arteriovenosas com *shunt* importante, cardiomiopatias e arritmias cardíacas. A importância de seu reconhecimento é que elas podem levar a quadros de morte súbita.

A *síndrome do QT longo* representa um grupo de distúrbios do ritmo cardíaco de origem genética que apresentam como característica comum uma repolarização ventricular prolongada, como a de Ward-Romano e a de Jervell-Lange-Nielsen (associada à surdez). Existem estimativas de uma incidência populacional de 1:5.000 indivíduos. Até o momento, foram descritas 12 formas genéticas da síndrome, todas levando a defeitos nos canais iônicos dos miócitos cardíacos. As crises podem ser desencadeadas por exercício físico, emoção, estresse e sono. Os sintomas que levam o paciente a ser avaliado são: síncope, pré-síncope, palpitações e parada cardíaca abortada. Nesses casos, é importante a obtenção de dados sobre a história familiar, especialmente com relação a casos de morte súbita sem causa aparente.

ATAXIAS RECORRENTES

1. **Vertigem paroxística benigna da infância:** classificada como síndrome periódica da infância na classificação internacional das enxaquecas, é uma entidade que se manifesta em crianças entre 1 e 5 anos de idade, caracterizada por ataques recorrentes de vertigem, ataxia, nistagmo, palidez cutânea e vômitos, ausência de *tinitus* ou hipoacusia, que duram poucos minutos. Os ataques ocorrem com frequência variável, geralmente várias vezes por mês, e costumam cessar após a idade de 8 anos, sendo frequentemente substituídos por episódios de cefaleia com as características clínicas da migrânea. O fator precipitante mais frequente é a mudança súbita da posição da cabeça. A etiologia não é conhecida e o tratamento é feito empiricamente com fármacos habitualmente usados para tratar vestibulopatias.

2. **Torcicolo paroxístico:** é um distúrbio caracterizado por crises recorrentes em que há um desvio lateral da cabeça, vômitos e, eventualmente, nistagmo. O lado do desvio pode variar em crises subsequentes, as quais demoram várias horas, podendo persistir por 2 a 3 dias. Quando a criança é maior, pode-se distinguir um quadro atáxico durante os episódios. O exame neurológico é normal entre as crises. As crises frequentemente se iniciam nos primeiros meses de vida e o diagnóstico é facilitado quando há história de recorrência.

3. **Ataxia familiar recorrente:** afecção de origem genética, caracterizada por episódios de ataxia com duração que varia de horas a poucos dias, que pode apresentar caráter cerebelar ou vestibular, às vezes associada ao nistagmo. Estudos recentes sugerem tratar-se de afecção atualmente classificada como "canalopatias", e duas formas distintas foram descritas, uma delas relacionada aos canais de potássio e outra aos canais de cálcio. O tratamento com acetazolamida ou bloqueadores de canais de cálcio (flunarizina) parece ser eficaz em alguns casos.

4. **Desvio tônico do olhar vertical paroxístico:** é um distúrbio caracterizado por: (a) episódios prolongados com duração de horas, raramente, dias; (b) ocorrência de nistagmo batendo para baixo, quando a criança olha para baixo; (c) movimentos de olhar lateral preservados; (d) desaparecimento com o sono; (e) agravamento com fadiga e estresse; (f) início nos primeiros meses de vida (entre 4 e 10 meses de idade); e (g) remissão espontânea após alguns anos.

DISCINESIAS PAROXÍSTICAS

As discinesias paroxísticas constituem um grupo de distúrbios do movimento que se iniciam caracteristicamente na infância.

As manifestações clínicas das discinesias paroxísticas são variáveis. Os movimentos podem ser distônicos, coreicos, atetoides ou uma combinação deles. A duração dos ataques pode ser bastante variada, apesar de serem utilizados na distinção das formas descritas. A classificação das formas clínicas é realizada com base nos fatores precipitantes: cinesiogênica, não cinesiogênica, induzida pelo exercício físico, e hipnogênica (também conhecida como distonia paroxística noturna do sono). Uma categorização secundária foi criada com base na duração dos episódios: curta, com duração inferior a 5 minutos, e longa, com duração maior do que 5 minutos. Elas podem ser primárias (familiares ou esporádicas) ou secundárias:

1. **Discinesia paroxística cinesiogênica:** apresenta herança autossômica dominante; entretanto, a maioria dos casos é esporádica. O início ocorre na primeira ou segunda década de vida, principalmente nos casos familiares. Nos casos esporádicos pode ser variável. Os ataques são desencadeados por movimentos abruptos ou por "sustos", depois de um período de repouso, e são caracterizados por quadro distônico associado ou não a movimentos coreicos. Às vezes, o paciente pode apenas apresentar uma disestesia no membro envolvido ou esta pode preceder o movimento. A maioria dos pacientes apresenta apenas o quadro distônico que pode envolver apenas um hemicorpo. As crises podem ocorrer inúmeras vezes ao dia e duram de segundos a poucos minutos, podendo levar a quedas, porém sem perda da consciência. Os episódios respondem ao tratamento com agentes antiepilépticos, como a carbamazepina ou a fenitoína.

2. **Discinesia paroxística não cinesiogênica:** também apresenta herança autossômica dominante. A incidência é maior no sexo masculino. O início ocorre na infância, mas há casos com início tardio, na terceira década de vida. A frequência dos episódios varia de três vezes ao dia até duas vezes ao ano. Os fatores precipitantes são cansaço, ingestão de álcool e cafeína e excitação emocional. Os episódios podem se iniciar com movimentos involuntários em um membro isolado que se alastram para todo o corpo. A duração habitual é de 3 a 4 horas, e durante o ataque não há perda de consciência, apesar da dificuldade que o paciente apresenta para se comunicar. Em algumas famílias, o quadro é predominantemente

CAPÍTULO 26 ▷ Distúrbios Paroxísticos Não Epilépticos

distônico, enquanto em outras predomina a coreoatetose. Os episódios tendem a desaparecer após um período de sono e alguns casos respondem a benzodiazepínicos.

3. **Discinesia paroxística induzida pelo exercício físico:** é uma forma intermediária entre as descritas anteriormente, caracterizada por episódios com duração entre 5 e 30 minutos, envolvendo preferentemente os membros inferiores, às vezes de maneira unilateral, com início entre 2 e 30 anos de idade. É a forma menos comum entre as discinesias paroxísticas. Os episódios são desencadeados por exercício físico prolongado. A frequência varia de uma vez por dia a duas vezes por mês. A herança é autossômica dominante, mas a maioria dos casos é esporádica. A resposta terapêutica a agentes antiepilépticos é ruim.

OUTROS DISTÚRBIOS DO MOVIMENTO

1. **Hiperekplexia:** afecção rara caracterizada pelo aparecimento de *startles* repetidos que ocorrem espontaneamente ou secundários a estímulos auditivos, táteis ou proprioceptivos e que podem também ser desencadeados pela percussão do nariz (que é uma prova diagnóstica). Existem duas formas, *major* e *minor*, esta última apenas com os *startles*. Na forma *major*, além dos *startles*, há uma hipertonia muscular associada que leva a quedas em bloco, com risco de contusões e fraturas. Em alguns casos, a hipertonia pode ser uma característica marcante da doença, o que leva algumas crianças ao diagnóstico de uma possível paralisia cerebral. Os *startles* frequentes podem levar bebês a apresentar distúrbio respiratório, com episódios de apneia. A herança é autossômica dominante, na maioria dos casos, mas existem relatos de casos isolados. O tratamento é realizado com benzodiazepínicos, principalmente o clonazepam, sendo o valproato um fármaco potencialmente eficaz em alguns pacientes.

2. **Mioclonias benignas da infância:** com início entre o terceiro e o nono mês de vida, esses episódios podem ser confundidos com os espasmos infantis da síndrome de West, já que ocorrem de modo repetitivo, várias vezes ao dia. Entretanto, o eletroencefalograma e o exame neurológico são normais. Os episódios cedem espontaneamente durante o segundo ano de vida.

3. **Mioclonias neonatais benignas do sono:** iniciam-se nas primeiras semanas de vida e se caracterizam por episódios mioclônicos que ocorrem apenas durante o sono quieto, de maneira repetitiva, com duração de 20 a 30 minutos, semelhantes a crises clônicas. O eletroencefalograma e o exame neurológico são normais. Os episódios cedem espontaneamente após alguns meses de vida.

REFERÊNCIAS

1. Aicardi J. Diseases of the nervous system in childhood. London: Mac Keith Press, 1998:638-63.

2. Batson G. Benign paroxysmal vertigo of childhood: a review of the literature. Paediatr Child Health 2004; 9:31-4.

3. Bo I, Carano N, Agnetti A et al. Syncope in children and adolescents: a two-year experience at the Department of Paediatrics in Parma. Acta Biomed 2009; 80:36-41.

4. Breningstall GN. Breath-holding spells. Pediatr Neurol 1996; 14:91-7.

5. Clarke CJ, McDaniel GM. The risk of long QT syndrome in the pediatric population. Curr Opin Pediatr 2009; 21:573-8.

6. Fenichel GM. Clinical pediatric neurology: a signs and symptoms approach. Philadelphia: WB Saunders, 1997:1-46.

7. Fernadez-Alvarez E, Aicardi J. Movement disorders in children. London: Mac Keith Press, 2001:152-69.

8. Gherpelli JLD, Nogueira Jr AR, Troster EJ et al. Hyperekplexia: a cause of neonatal apnea. Brain & Development 1995; 17:114-6.

9. McLeod KA. Syncope in childhood. Arch Dis Child 2003; 88:350-3.

10. Mink JW. Paroxysmal dyskinesias. Curr Opin Pediatr 2007; 19:652-6.

27

Distúrbios do Sono

Christovão de Castro Xavier ▪ Susana Satuf Rezende Lelis
André Vinícius Soares Barbosa

O SONO FISIOLÓGICO

Desde o século VI a.C., Alcmenon (*in* Kleitman), de Croton, escreveu as primeiras teorias relacionando o sono com processos funcionais orgânicos. Aristóteles (*in* Kleitman) afirmou que o sono era uma necessidade do organismo e relatou sua maior duração na infância.

Um grande impulso no estudo do sono aconteceu após a descoberta da eletroencefalografia por Berger, em 1924, quando iniciaram as descrições dos ritmos alfa, beta, delta e da eletrofisiologia do sono.

Somente no início da década de 1950 os conhecimentos sobre a fisiologia do sono avançaram. Em 1953, Aserinsky e Kleitman, utilizando os primeiros métodos fisiológicos, descreveram os dois estados fisiológicos do sono: sono REM (*rapid eye moviment*) e sono não REM (N-REM).

Observou-se, ainda, que 74% dos indivíduos acordados durante o sono REM conseguiram descrever os sonhos detalhadamente, enquanto apenas 18% dos indivíduos que acordavam do sono N-REM se recordavam de seus sonhos.

Após o surgimento da polissonografia, na década de 1960, obteve-se grande avanço no estudo do sono normal e seus distúrbios, definindo-se os ciclos e os estágios conhecidos atualmente.

São necessários, no mínimo, três parâmetros para definição do estágio do sono: eletroencefalograma (EEG), eletroneuromiografia (EMG) e eletro-oculograma (EOG).

A arquitetura normal do sono é constituída de três ciclos: vigília, sono N-REM e sono REM, todos com características clínicas e eletrofisiológicas bem definidas.

O CICLO DO SONO

O processo fisiológico do sono está intrinsecamente ligado à maturação do sistema nervoso central (SNC), ocasionando significativas mudanças em seu padrão e em sua duração com o avançar da idade.

Os ciclos são semelhantes no decorrer da noite, resultando de dois ritmos, sendo um de 24 horas com alternância de vigília e sono (chamado ciclo circadiano) e outro de 90 minutos alternando os estágio N-REM e REM (chamado ciclo ultradiano).

No adulto

O ciclo de sono no adulto dura cerca de 90 minutos e ocorrem quatro a cinco ciclos em um período de sono noturno. Durante o sono, o indivíduo passa, geralmente, por ciclos que começam pelo estágio 1 do sono N-REM e chegam até o estágio 4, depois ao estágio 3 e 2, consecutivamente, entrando em sono REM. Volta de novo ao estágio 2 e assim se repete novamente todo o ciclo. Na transição dos ciclos podem ocorrer despertares e/ou microdespertares (Figura 27.1).

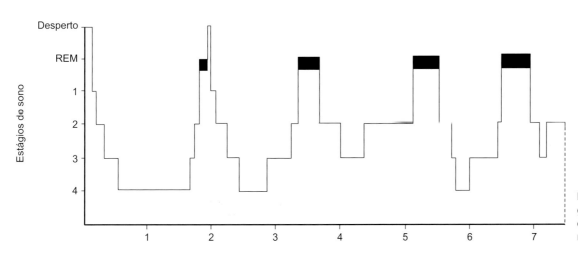

Figura 27.1 ▷ Diagrama mostrando o ciclo normal de sono noturno.

O sono REM

O sono REM caracteriza-se por: intensa atividade de baixa voltagem registrada ao EEG, flacidez, paralisia funcional e dos músculos esqueléticos, respiração irregular, movimentação ocular rápida, diminuição da resposta ao CO_2 e ao O_2 e traçado irregular do ECG. É nessa fase do sono que ocorrem os sonhos. Corresponde de 20% a 25% do sono, com a latência mais prolongada no primeiro ciclo do sono.

O sono N-REM

Ocupa cerca de 75% do tempo do sono e divide-se em estágios 1, 2, 3 e 4. Nessa fase do sono é liberado o hormônio de crescimento.

Estágio 1

Estágio rápido de aproximadamente 5 minutos que vai da sonolência ao adormecer. O EEG é semelhante ao da vigília, porém com redução do ritmo alfa (ritmo próprio do indivíduo desperto), que apresenta ondas na frequência de 2 a 7Hz. Surgem movimentos oculares intermitentes, relaxamento da musculatura e pode ocorrer respiração periódica. Há diminuição da resposta ao CO_2 e ao O_2. O traçado eletrocardiográfico apresenta-se regular. Nessa fase podem ocorrer as mioclonias benignas do sono.

Estágio 2

O sono ainda não é profundo, dura de 5 a 15 minutos com EEG lentificado e já aparecem os fusos e complexos K com presença de ondas delta em até 20% do traçado do EEG, predominando em regiões centrais e frontais. Ocorre redução do tônus muscular, com respiração regular e diminuição das respostas ao CO_2 e ao O_2. O traçado eletrocardiográfico é regular.

Estágio 3

Caracteriza-se pelo aprofundamento do sono com maior dificuldade do despertar. Dura cerca de 15 a 20 minutos e o EEG tem como característica a lentificação, com 20% a 50% de ondas deltas em frequência menor do que 2Hz. Há moderada diminuição do tônus muscular, com respiração regular e diminuição da resposta ao CO_2 e ao O_2. O traçado do ECG é regular.

Estágio 4

Bastante semelhante ao estágio 3 de sono, caracteriza-se pela maior dificuldade de despertar. Ocorre presença de ondas delta em mais de 50% do traçado do EEG associada a moderada diminuição do tônus muscular, respiração regular e diminuição da resposta ao CO_2 e ao O_2. O traçado do ECG é regular. Esse estágio é longo e dura aproximadamente 40 minutos.

Na criança

Durante o primeiro ano de vida, o padrão de sono é diferente do adulto, principalmente em virtude da imaturidade do SNC. Nos recém-nascidos, os ciclos de sono duram 60 minutos e irão aumentar até os 90 minutos. O tempo total de sono varia conforme a faixa etária, tendo duração inversamente proporcional à idade, como mostra o Quadro 27.1. Cada ciclo de sono tem nessa faixa etária três estágios, dos quais apenas dois são facilmente identificáveis:

1. **Estado quieto:** origina o sono N-REM posteriormente. O bebê está quieto, com os olhos fechados, respiração regular, e não há movimentos oculares rápidos.
2. **Estado ativo:** é o precursor do sono REM. Nesse estágio, o bebê se movimenta muito, com expressões faciais, movimentos de sucção e movimentos de braços e pernas. Ocorrem os movimentos oculares rápidos e respiração irregular.
3. **Estado indeterminado:** padrão pouco definido que não se encaixa em nenhum dos outros dois estágios.

Ao redor de 6 meses de vida, o sono já está dividido em fases como no adulto. A partir daí, o que muda são a quantidade de sono diária e as sonecas durante o dia, que são abolidas próximo aos 4 anos de idade.

Distúrbios do sono

A classificação dos distúrbios do sono na criança, segundo a American Sleep Disorders Associations, é dividida em três grandes categorias (Quadro 27.2):

- **Dissonias:** são distúrbios relacionados com o início, a manutenção do sono e a sonolência diurna excessiva.
- **Parassonias:** são fenômenos associados ao despertar e ao estado de transição do sono, levando ao comprometimento do processo de dormir.

Quadro 27.1 ▷ Horas de sono

Idade	Número aproximado de horas de sono
Recém-nascido	16 a 20 horas por dia
3 semanas	16 a 18 horas por dia
6 semanas	15 a 16 horas por dia
4 meses	9 a 12 horas mais duas sonecas (2 a 3 horas cada)
6 meses	11 horas mais duas sonecas (2 a 3 horas cada)
9 meses	11 a 12 horas mais duas sonecas (1 a 2 horas)
1 ano	10 a 11 horas mais duas sonecas (1 a 2 horas)
18 meses	13 horas mais uma ou duas sonecas (1 a 2 horas)
2 anos	11 a 12 horas mais uma soneca (2 horas)
3 anos	10 a 11 horas mais uma soneca (2 horas)
Adolescente	9 a 10 horas por noite
Adulto	Média de 6,5 horas a 8,5 horas

Quadro 27.2 ▷ Distúrbios do sono

1. Dissonias

   A. Distúrbios intrínsecos do sono
      Narcolepsia
      Síndrome da apneia do sono
      Síndrome da hipoventilação central
      Insônia psicológica
   B. Distúrbios extrínsecos do sono
      Distúrbios do sono por uso de álcool ou sedativos
      Distúrbios do sono relacionados com o meio ambiente
   C. Distúrbios do sono relacionados ao ritmo circadiano
      Alterações do sono relacionados ao ritmo de trabalho

2. Parassonias

   A. Distúrbios do despertar parcial
      Sonambulismo
      Terror noturno
      Enurese noturna
   B. Distúrbios da transição sono/vigília
      Sonilóquio
      Câimbras noturnas
      Distúrbios dos movimentos rítmicos
   C. Distúrbios associados ao sono REM
      Pesadelos
      Paralisia do sono
      Distúrbio comportamental do sono REM
   D. Outras parassonias
      Bruxismo
      Mioclonia neonatal benigna do sono

3. Distúrbios do sono associados a desordens médicas e/ou psíquicas

      Asma
      Alterações de humor
      Epilepsia
      Transtorno do déficit de atenção e hiperatividade (TDAH)

• **Distúrbios do sono associados a desordens médicas e/ou psíquicas:** são as alterações no padrão do sono associadas a outras afecções como asma, deficiência mental, TDAH, psicoses etc.

Distúrbios intrínsecos do sono

Narcolepsia

A narcolepsia é uma doença neurológica de adultos jovens que raramente pode ocorrer em crianças. Descrita em 1881 por Jean-Baptiste Gelineau, tem como características episódios incontroláveis e recorrentes de sono durante o dia, que duram de 15 minutos a 1 hora. Até o momento, ainda não se conhece sua causa, porém estudos mais recentes mostram que poderia estar relacionada com a falta da substância ***hipocretina*** no cérebro.

Sintomas

• **Sonolência excessiva durante o dia:** desejo incontrolável de dormir durante o dia.
• **Cataplexia:** perda súbita do tônus muscular que impede o indivíduo de ficar de pé ou apresentar movimentação es-
pontânea, muitas vezes relacionada a um sentimento como medo, raiva ou alegria. Durante esses ataques não há perda de consciência.
• **Paralisia hipnagógica do sono:** consiste em episódios breves de paralisia motora global no início do sono. O ataque pode terminar espontaneamente ou quando alguém fala com o indivíduo ou o toca.
• **Paralisia hipnopômpica do sono:** episódios breves de paralisia motora global no despertar. O ataque pode terminar espontaneamente ou quando alguém fala com o indivíduo ou o toca.
• **Alucinações hipnagógicas:** alucinações intensas, normalmente com componentes visuais e/ou auditivos, que acontecem no princípio do sono.
• **Alucinações hipnopômpicas:** alucinações intensas, normalmente com componentes visuais e/ou auditivos, que acontecem ao despertar.
• **Fragmentação do sono:** despertares noturnos frequentes com sensação de baixas quantidade e qualidade do sono.

Diagnóstico

O diagnóstico depende das características clínicas supracitadas e de alterações eletrofisiológicas do sono. Os exames utilizados no diagnóstico são:

• **Polissonografia (PSG):** fragmentação do sono, com diminuição da latência do sono N-REM e do sono REM.
• **Teste de múltiplas latências do sono (TMLS):** registros polissonográficos de 20 minutos diurnos com intervalos de 2 horas. Durante esses períodos diurnos é feito registro de "cochilos" que ocorrem durante o dia. A presença de cochilos rápidos, que em 20 minutos apresentam sono REM, é bastante sugestiva de narcolepsia. Se durante os registros ocorrerem dois ou mais episódios de sono REM, está confirmado o diagnóstico de narcolepsia.

Tratamento

Medidas comportamentais

• Estabelecimento de rotinas regulares das atividades diárias e de sono.
• Evitar a privação de sono e realizar cochilos durante o dia de 10 a 20 minutos.
• Evitar o uso de bebidas alcoólicas e medicações que piorem o sono, como anti-histamínicos.
• Praticar exercícios regularmente, mas pelo menos 3 horas antes do horário de sono noturno.

Farmacológico

Controle da hipersonolência diurna

• **Metilfenidato:** iniciar o uso com doses baixas, como 5mg, uma ou duas vezes ao dia, considerando os horários de maior sono diurno. A dose vai variar de acordo com a necessidade, a idade e o peso do paciente e pode chegar até 60mg em doses fracionadas ao dia. Pode ser usada por crianças com mais de 6 anos de idade. Outra opção consiste no uso do metilfenidato de liberação lenta, que diminui o número de doses a serem usadas durante o dia.

- **Modafinila:** primeira escolha para o tratamento de narcolepsia em adultos, ainda não foi liberada para uso em crianças. Disponível no Brasil desde 2009, a dose recomendada varia de 100 a 400mg/dia, sendo usadas normalmente de duas a três tomadas de 100mg.

  Controle de ataques de cataplexia. Os antidepressivos tricíclicos, como amitriptilina, imipramina e clorimipramina, são os fármacos de escolha para o tratamento das crises de cataplexia. Outras opções incluem: fluoxetina, venlafaxina e citalopram.

Apneia do sono

Caracteriza-se por episódios múltiplos de apneia durante o sono, ocasionados por obstrução do fluxo aéreo (síndrome da apneia obstrutiva do sono), lesões no nível do tronco encefálico (tumor e inflamação) ou algumas formas mistas.

A síndrome da apneia obstrutiva do sono, apesar de mais comum após a quarta década de vida, pode ocorrer na infância e está associada com episódios de ronco, estridor inspiratório, tiragem intercostal, hipotonia de musculatura orofacial, hipertrofia de adenoides e amígdalas e obesidade. Os episódios provocam a fragmentação do sono com redução dos estágios 3 e 4 do sono N-REM, levando a sonolência diurna, redução do rendimento escolar e déficit ponderoestatural.

O diagnóstico é sugerido mediante a história clínica e confirmado pela PSG, em que deve ocorrer a interrupção da respiração durante o sono por pelo menos 10 segundos no adulto (Figura 27.2) ou durante dois ou mais ciclos respiratórios consecutivos nas crianças. Na realização do diagnóstico, a apneia obstrutiva deve ser diferenciada da central, e muitas vezes haverá a indicação de ressonância magnética de encéfalo.

Tratamento

Na criança
- Adenoidectomia e amigdalectomia, quando indicado.
- Medidas comportamentais: tratamento dos fatores desencadeantes, como obesidade.
- Prótese dentária: principalmente nas crianças obesas e com hipotonia de orofaringe.
- Prótese ventilatória: CPAP ou BIPAP, principalmente nas miopatias.
- Medicamentos: não estão indicados, pois, além de não diminuírem o número de apneias, seu uso pode mascará-las.

No adulto
- Medidas comportamentais: tratamento dos fatores desencadeantes, como obesidade, abuso de entorpecentes, fumo etc.
- Prótese dentária: principalmente nos indivíduos obesos e com hipotonia de orofaringe.
- Prótese ventilatória: (CPAP ou BIPAP).
- Medicamentos não estão indicados, como citado anteriormente.

Síndrome da hipoventilação central

Ocorre em menor frequência do que a síndrome da apneia do sono e caracteriza-se por incapacidade no controle do ritmo respiratório durante o sono N-REM. Pode ser idiopática, inflamatória ou associada a outras doenças que levam a apneia (p. ex., acondroplasia e distrofias musculares). A incidência na doença de Hirschsprung é 10 a 20 vezes maior do que na população em geral. Na criança obesa pode ser observada hipoventilação com apneia, provavelmente por limitação de movimentos do diafragma, levando à queda de saturação de oxigênio e à hipercapnia.

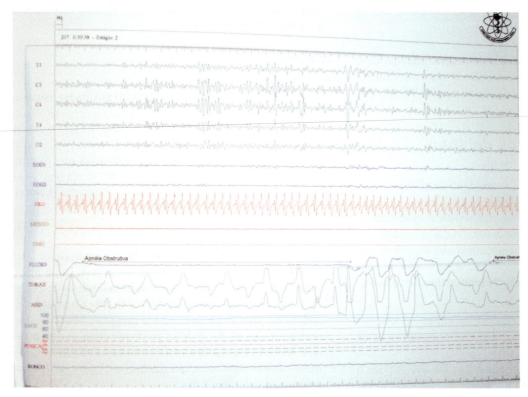

Figura 27.2 ▷ PSG com apneia obstrutiva prolongada.

Insônia psicológica

A insônia é mais frequentemente causada por alterações ambientais, comportamentais ou fatores psicológicos (medo, depressão e ansiedade). Crianças com déficit de atenção e hiperatividade também apresentam chance maior de insônia.

O tratamento inicial é feito com a identificação da causa do estresse e sua abordagem. Normalmente, com a redução das causas de estresse e o uso de tratamentos não farmacológicos, como higiene do sono ou psicoterapia, podem ser obtidos bons resultados. Em casos mais graves, o tratamento farmacológico com benzodiazepínicos está indicado.

Distúrbios extrínsecos do sono

Distúrbios do sono por uso de álcool ou sedativos

O uso de álcool etílico e sedativos diminui a latência para início do sono e, posteriormente, reduz o período de sono REM na primeira metade da noite. O uso crônico de benzodiazepínicos leva ao desaparecimento do estágio IV de sono N-REM. Ambos modificam a arquitetura do sono, com nítidos prejuízos, devendo seu uso ser evitado na infância.

Distúrbios do sono relacionados com o meio ambiente

Indivíduos com alterações no sono em virtude de desordens do ciclo circadiano por estímulos externos apresentam 1 a 2 horas de atraso nas fases do sono. Essa desordem é facilmente observada nos indivíduos cegos, pois não ocorre a entrada de estímulos na via retino-hipotalâmica. Esses estímulos seriam conduzidos ao núcleo supraquiasmático, onde são processados. O diagnóstico é fundamentado em registros de EEG e PSG. Trabalhos publicados sugerem que a administração de uma dose noturna de melatonina (3mg) tem sido eficaz na sincronização do ritmo circadiano, nessas condições.

Distúrbios do sono relacionados ao ritmo circadiano

A regulação do relógio biológico, que controla o ritmo circadiano, é realizada no núcleo supraquiasmático e as informações relativas ao dia e à noite são nele processadas. Consequentemente, alterações externas que possam alterá-lo (p. ex., indivíduos com trabalhos noturnos) resultam em desordens do sono, sendo a melhor opção de tratamento a adequação do horário de trabalho e do ambiente de repouso.

PARASSONIAS

Sonambulismo

O sonambulismo é o distúrbio do sono mais encontrado na infância. A prevalência é de aproximadamente 17%, com um pico entre 4 e 8 anos de idade. Na criança, os episódios ocorrem geralmente até 2 horas após o início do sono, enquanto no adulto pode ocorrer em qualquer momento. A duração é variável, e o paciente pode apresentar uma variedade de sintomas, como mudar a mobília de lugar, ficar andando, sair de casa, cozinhar e outros comportamentos automáticos. Normalmente, durante os episódios, o paciente permanece de olhos abertos, como se estivesse encarando determinado ponto, e podem ocorrer os sonilóquios. Comportamentos agressivos, como manipular facas e armas, e aqueles que colocam o paciente em risco, como descer escadas e sair de casa, às vezes acontecem, e por isso os pais devem manter o ambiente familiar o mais seguro possível, com portas trancadas e sem a chave, colocar portinholas em escadas e fechar as janelas. Após o evento, ocorre amnésia completa.

Na PSG observam-se alterações nas fases 3 e 4 do sono N-REM.

Normalmente não exige tratamento medicamentoso, apenas orientação aos pais e minimização dos fatores de risco (distúrbios psiquiátricos, doenças orgânicas e alterações neurológicas). Em caso de risco para a criança ou de importante alteração da rotina familiar, o tratamento medicamentoso poderá ser indicado, recaindo a escolha em um benzodiazepínico, como o clonazepam, na dose de 0,25 a 1,5mg no horário de dormir. Diazepam, cloridrato de imipramina e cloridrato de paroxetina também podem ser usados.

Terror noturno

Ocorre em até 15% das crianças entre os 4 e os 7 anos de idade, podendo coexistir com outros distúrbios do sono e sendo autolimitado. A criança acorda aterrorizada, gritando, taquicárdica, taquipneica, diaforésica e midriática. Normalmente, assim como o sonambulismo, acontece no início da noite. Nesse episódio também ocorre amnésia completa. A PSG mostra alteração nas fases 3 e 4 do sono N-REM. O tratamento consiste apenas em orientação aos pais e redução dos fatores de risco (tratamento dos distúrbios psiquiátricos, doenças orgânicas e alterações neurológicas).

Enurese noturna

Consiste na micção involuntária durante o sono em crianças com mais de 5 anos de idade. Mais comum nos meninos, tem estreita relação com hereditariedade, embora o tipo de herança ainda não esteja definido. Normalmente desaparece no fim da infância ou no início da adolescência. Pode ser classificada em primária, quando a criança nunca desenvolveu controle vesical, ou secundária, quando ela desenvolveu o controle vesical por pelo menos 6 meses, mas este foi perdido. Deve ser feito diagnóstico diferencial com alterações urológicas, infecções urinárias, doenças neurológicas, principalmente convulsão, e doenças metabólicas e psiquiátricas.

O tratamento inicialmente é comportamental, ou seja, evitar ingestão de líquidos à noite e criar o hábito de usar o banheiro antes de deitar, retornando no horário em que os pais vão se deitar. Não havendo resposta a essas medidas, as alternativas incluem o uso de alarmes tipo Nytone Enuretic Alarm ou tratamento medicamentoso com amitriptilina, 1 a 2mg/kg/dia depois do jantar, ou desmopressina, 0,2mg à noite, porém em ambos há alto índice de recidiva após a suspensão do medicamento.

DISTÚRBIOS DA TRANSIÇÃO VIGÍLIA-SONO

Sonilóquio

O sonilóquio é um distúrbio frequente em crianças, principalmente entre os 3 e os 10 anos de idade. Ocorre fala durante o sono com vocalização de sons, sílabas, palavras e/ou frases, e algumas vezes a criança pode responder perguntas. Acontece em todos os estágios do sono, mas predomina no sono REM.

É autolimitado, esporádico e benigno, não necessitando de tratamento específico.

Câimbra noturna

Crise álgica, principalmente nas regiões das panturrilhas, é desencadeada por contração muscular involuntária durante o sono. Algumas vezes, leva ao despertar e ocorre aproximadamente duas vezes por noite, havendo períodos de exacerbação e remissão. Raramente ocorre em crianças.

Atribui-se principalmente a um distúrbio no metabolismo do cálcio ou a sua deficiência, mas a causa da câimbra noturna ainda permanece obscura.

O tratamento profilático é realizado com adequada ingesta de eletrólitos e líquidos e alongamentos, principalmente antes de dormir. Os alongamentos têm resultado a médio e longo prazo. Durante a crise, o tratamento deve ser feito com calor local, massagem e alongamento.

DISTÚRBIOS DE MOVIMENTOS RÍTMICOS DO SONO

Jactatio capitis nocturna

Consiste em movimentos rítmicos e estereotipados que aparecem no início do sono, com balanceio do corpo e da cabeça. Iniciam-se normalmente entre 5 e 11 meses de vida e desaparecem até os 18 meses de idade, raramente persistindo até a adolescência e a idade adulta. Esses movimentos podem ser desde suaves até violentos, em que a criança bate a cabeça contra o berço, a parede e os travesseiros. Acontecem logo antes do sono e persistem por curtos períodos de tempo, sendo interrompidos quando solicitados. Não existe qualquer relação direta com retardo mental, porém crianças com retardo mental apresentam mais distúrbios de movimentos rítmicos do que a população normal.

O tratamento medicamentoso só deve ser instituído quando os movimentos são violentos e levam ao risco de ferimentos. Devem ser usados benzodiazepínicos ou antidepressivos tricíclicos, mas sua resposta é limitada.

Mioclonias

São abalos musculares que ocorrem geralmente no início do sono, frequentemente acompanhados de sonhos relatados como de queda ou susto. Ocorrem desde a infância até a idade adulta e são benignas e restritas ao período do sono. Deve ser dada atenção especial às mioclonias que se iniciam no período

neonatal, quando são mais frequentes e às vezes confundidas com epilepsia mioclônica e espasmos infantis. O EEG raramente é necessário para o diagnóstico diferencial.

A instituição de tratamento com agentes antiepilépticos é desnecessária.

Síndrome da explosão da cabeça

Caracteriza-se por despertar súbito com cefaleia intensa e sensação álgica rápida, acontecendo principalmente no início do sono. Tem caráter benigno e não necessita tratamento medicamentoso. Devem ser excluídas causas orgânicas de cefaleia, por anamnese, exames clínico e neurológico e, se necessário, neuroimagem ou estudo neurofisiológico.

DISTÚRBIOS ASSOCIADOS AO SONO REM

Pesadelos

São sonhos prolongados, angustiantes, acompanhados de sensação de ansiedade, medo, opressão e/ou humilhação. Ocorrem durante o sono REM e levam ao despertar, na maioria das vezes. São mais comuns no terço médio ou final da noite. Estão relacionados a fatores emocionais e traumas.

Diferenciam-se do terror noturno, pois os indivíduos não apresentam descargas autonômicas e permanecem alertas e conscientes ao despertar, lembrando-se parcialmente ou de todo o episódio.

Não têm consequências quando ocorrem esporadicamente, porém exigem tratamento quando frequentes. O tratamento deve ser feito com psicoterapia.

Paralisia do sono

A paralisia do sono ocorre na transição sono/vigília. Caracteriza-se por episódios rápidos que duram poucos minutos, nos quais a criança não consegue se movimentar ou falar. Tem caráter benigno, apesar de causar certo desconforto ao indivíduo. Se esporádica, não constitui qualquer anormalidade, porém, se persistente, pode fazer parte da síndrome da narcolepsia.

Distúrbio comportamental do sono REM

Esse distúrbio acomete principalmente idosos com história pregressa de alcoolismo. Quando em crianças, ocorre antes do segundo ano de vida e, ao que tudo indica, é decorrente de alteração no *locus ceruleus*.

Caracteriza-se por comportamento violento ou desorganizado durante o sono REM, comprovado pela PSG.

O tratamento é feito com clonazepam. Como medida comportamental devem ser retirados do alcance do paciente objetos que possam provocar acidentes.

Alucinações hipnagógicas

Alucinações visuais e/ou auditivas que ocorrem ao despertar ou ao adormecer, têm caráter benigno quando esporádicas,

CAPÍTULO 27 ▷ Distúrbios do Sono

porém, quando persistentes, podem fazer parte da síndrome da narcolepsia.

OUTRAS PARASSONIAS

Bruxismo

Distúrbio de movimento rítmico, estereotipado, caracteriza-se pelo ranger ou apertar dos dentes durante o sono e é provocado pela atividade dos músculos masseteres, pterigoides e temporais, levando ao atrito das arcadas dentárias e a um barulho característico. Ocorre principalmente no estágio 2 do sono N-REM. Presente em qualquer idade.

Não tem implicação clínica quando leve, porém, quando intenso, leva a cefaleias e desgaste dental.

Nos casos mais graves, o tratamento é feito com placas intraorais, visando proporcionar posição articular estável e proteção dos dentes. Não há indicação para o uso de medicamentos.

Síndrome das pernas inquietas

Caracteriza-se por sensações desagradáveis ou mesmo dolorosas nas pernas, que ocorrem nos períodos de inatividade e, particularmente, na transição da vigília para o sono, porém, nos casos graves, ocorrem inclusive durante o dia. As sensações são aliviadas pelo movimento ou a estimulação dos membros inferiores (caminhar, arrastar os pés, esfregar ou apertar as pernas, tomar banhos quentes e aplicar bolsas de gelo ou pomadas).

Constitui uma das principais causas orgânicas de insônia e afeta até 10% da população mundial, sendo mais comum com o avançar da idade.

O diagnóstico é principalmente clínico e não existem evidências de que seja relacionado com qualquer afecção psiquiátrica.

O tratamento medicamentoso, realizado principalmente no adulto, pode ser tentado com agentes dopaminérgicos (levodopa com carbidopa), agonistas da dopamina (premipexol, mesilato de pergolida), benzodiazepínicos (clonazepam), opiáceos (codeína, cloridrato de oxicodona, propoxifeno), anticonvulsivantes (carbamazepina) e clonidina.

HIGIENE DO SONO

A higiene do sono é importante para organizar os horários e os rituais de sono, diminuindo a incidência de insônia, sonilóquio, sonambulismo, terror noturno etc., além de poder minimizar outros problemas, como a síndrome das pernas inquietas e a síndrome da apneia obstrutiva do sono.

A base desse processo consiste em ensinar toda criança, desde recém-nascida, a dormir sozinha sem necessitar dos pais ou de estímulos exteriores para adormecer. Faz parte da higiene do sono o uso de rotinas diárias que devem ser seguidas mesmo nos fins de semana, e a criança deve ser sempre colocada em seu berço antes de adormecer, evitando a associação do início do sono com rotinas inadequadas, como dormir no colo dos pais, dormir mamando, agitação antes do período de sono noturno etc. (conforme as rotinas mostradas no Quadro 27.3).

Quadro 27.3 ▷ Rotinas para uma boa higiene do sono

1. Estabeleça horários regulares para dormir e despertar.
2. Estabeleça uma rotina diária antes de dormir.
3. A criança deve aprender a dormir em sua própria cama/berço; não deve dormir no colo nem na cama dos pais.
4. Evite o uso de dietas como mamadeira durante os despertares noturnos após os 6 meses de idade.
5. Evite atividades estimulantes próximo ao horário de dormir, barulho e luminosidade intensa.
6. Estabeleça uma rotina de relaxamento na hora de deitar, como um banho morno, música suave, luz leve ou mesmo leitura.
7. Nas crianças mais velhas, exercício físico pode ajudar desde que realizado até 3 horas antes do horário do deitar noturno.
8. O quarto deve ser ventilado, escuro, silencioso e de temperatura confortável, o que significa dizer sem estímulos, como computador, televisão, videogames etc.
9. Nas crianças mais velhas, evitar o uso de cafeína (café, refrigerantes, chá preto e chocolate) após as 17 horas.

DIFICULDADE EM ADORMECER

Consiste na queixa mais frequente de pais de crianças em idade escolar. Sua causa dependerá da idade do paciente. Em lactentes, geralmente é um problema nas rotinas do sono; nas crianças maiores, costuma ser causada por falta de limites; nos adolescentes, as principais causas são problemas no ritmo circadiano criados pela falta de rotina nos horários de dormir e despertar e hábitos ruins, como adormecer diante da televisão, vários cochilos ao dia e a falta de limites pregressos.

DESPERTAR NOTURNO

Durante a noite, os lactentes podem acordar várias vezes, sendo essa, inclusive, uma queixa comum nos consultórios dos neurologistas infantis. Deve ser lembrado que apenas 9% das crianças aos 2 meses e 16% aos 9 meses de idade dormem durante toda a noite sem despertar. Esses são dados numéricos importantes na orientação aos pais e comprovam que raramente há indicação para tratamento medicamentoso nessa situação.

Os despertares patológicos podem ocorrer em todas as idades, sendo no lactente a causa mais comum o refluxo gastroesofágico. Após os 8 meses de vida, os despertares decorrem principalmente do medo da separação. Já nas idades pré-escolar e escolar, os despertares noturnos ocorrem principalmente por transtornos de ansiedade, medo e pesadelos.

Como lidar com despertares noturnos
Técnica do ignorar gradual

Consiste em ignorar o choro da criança por alguns minutos, com aumento progressivo do número de minutos a cada dia (p. ex., 5 minutos, 7 minutos, 10 minutos etc.). Após esse período, um dos pais pode ir até o quarto falar que está tudo bem, mas não deve tirar a criança do berço e deve evitar ao máximo tocá-la.

Técnica do ignorar sistemático

No início do choro, um dos pais deve entrar no quarto e checar se está tudo bem, sem interagir com a criança, saindo do quarto o mais rápido possível.

Técnica do ignorar modificado

Ignora-se o choro por 15 a 20 minutos; checa-se se há algum problema, sem interagir com a criança. Sempre se deve aguardar de 15 a 20 minutos para retornar ao quarto se o choro persistir, e assim sucessivamente, até obter um sono adequado.

Nos pesadelos, a criança deve ser tranquilizada ao despertar; nesse momento, não se deve conversar sobre o pesadelo, pois há o risco de aumentar a ansiedade da criança.

REFERÊNCIAS

1. American Sleep Disorders Association (ASDA). The international classification of sleep disorders, Revised. Rochester (MN): American Sleep Disorders Association, 1997.

2. Arad-Cohen N, Cohen A, Tirosh E. The relationship between gastroesophageal reflux and apnea in infants. J Pediatr 2000; 137:321-6.

3. Archbold KH, Pituch KJ, Panahi P, Chervin RD. Symptoms of sleep disturbances among children at two general pediatric clinics. J Pediatr 2002; 140:97-102.

4. Ariagno RL, Mirmiran M. Sleep disorders. In: Behrman RE, Kliegman RM, Jenson HB (eds.) Nelson textbook of pediatrics. 16 ed. Philadelphia: Saunders, 2000:73-5.

5. Blum NJ, Carey WB. Sleep problems among infants and young children. Pediatr Ver 1996; 17:87-93.

6. Canani SF, Silva FA de A. A evolução do sono do feto ao adulto: aspectos respiratórios e neurológicos. J Pediatr (Rio J.) set.-out. 1998; 74(5):357-64.

7. Chatoor I, Hirsh R, Ganiban J, Persinger M, Hamburger E. Diagnosing infantile anorexia: the observation of mother-infant interactions. J Am Acad Child Adolesc Psychiatr 1998; 37:959-67.

8. Chervin RD, Archbold KH, Panahi P, Pituch KJ. Sleep problems seldom addressed at two general pediatric clinics. Pediatrics 2001; 107:1375-80.

9. Fonseca LF, Pianetti G, Xavier AC. Compêndio de neurologia infantil. Rio de Janeiro: Medsi, 2002.

10. Freire LMS. Diagnóstico diferencial em pediatria. Rio de Janeiro; Guanabara Koogan, 2008.

11. Gaylor EE, Goodlin-Jones BL, Anders TF. Classification of young children's sleep problems: a pilot study. J Am Acad Child Adolesc Psychiatr 2001; 40:61-70.

12. Howard BJ, Wong J. Sleep disorders. Pediatr Ver 2001; 22:1-17.

13. Kirjavainen J, Kirjavainen T, Hubtala V, Lebtonen L, Korvenranta H, Kero P. Infants with colic have a normal sleep structure at 2 and 7 months of age. J Pediatr 2001; 138:218-23.

14. Mendell JA, Owens JA, Carskadon MA. Developmental features of sleep. Child Adolesc Psychiatr Clin N Am 1999; 8:695-725.

15. Mogayzel PJ, Carroll JL, Lougblin GM, Hurko O, Francomano CA, Marcus CL. Sleep-disordered breathing in children with acondroplasia. J Pediatr 1998; 132:667-71.

16. Nunes ML, Cavalcante V. Avaliação clínica e manejo da insônia em pacientes pediátricos. J Pediatr (Rio J). 2005; 81:277-86.

17. Nunes ML. Distúrbios do sono. J Pedriatr (Rio J) 2002;78(Supl 1):63-72.

18. Owens JA, Spirito A, Mc Guinn M, Nobile C. Sleep habits and sleep disturbance in elementary school-aged children. J Dev Behav Pediatr 2000; 21:27-36.

19. Pessoa JHL, Junior JCP, Alves RSC. Distúrbios do sono na criança e no adolescente. Rio de Janeiro: Atheneu, 2008.

20. Reimão R, Diament A. Sono na infância: aspectos normais e principais distúrbios. São Paulo: Sarvier, 1985.

21. Rona RJ, Li L, Gulliford MC, Chinn S. Disturbed sleep: effects of sociocultural factors and illness. Arch Dis Child 1998; 78:20-5.

22. Ross C, Davies P, Whitehouse W. Melatonin treatment for sleep disorder in children with neurodevelopmental disorders: an observational study. Dev Med Child Neurol 2002; 44:339-44.

23. Smedje H, Broman JE, Hetta J. Parent's reports of disturbed sleep in 5-7 year-old Swedish children. Acta Paediatr 1999; 88:858-65.

24. Vignatelli L, D'Alessandro R, Candelise L. Antidepressant drugs for narcolepsy. Cochrane Database Syst Rev (3):CD003724, 2005.

25. Waters KA, Forbes P, Morielli A et al. Sleep-disordered breathing in children with myelomeningocele. J Pediatr 1998; 132:672-81.

Seção VI

Doenças Infecciosas e Parasitárias do SNC

28

Meningites Bacterianas na Infância

Christovão de Castro Xavier • Susana Satuf Rezende Lelis
André Vinícius Soares Barbosa

INTRODUÇÃO

O sistema nervoso central (SNC) está protegido por três membranas conjuntivas: a dura-máter, mais externa e espessa, a aracnoide e a pia-máter, mais aderida ao SNC. A aracnoide e a pia-máter formam a leptomeninge, sede de processos inflamatórios denominados meningites. Caso também haja comprometimento do parênquima cerebral, essas infecções são designadas como meningoencefalites. São diversas as etiologias das meningites e meningoencefalites, sendo os principais agentes os vírus e as bactérias. Outras causas conhecidas são fungos, protozoários, processos autoimunes, intoxicações exógenas e neoplasias (Quadro 28.1).

Apesar de toda a evolução tecnológica relacionada aos meios diagnósticos e da descoberta de novos e potentes agentes antimicrobianos, a meningite bacteriana (MB) continua apresentando altas taxas de morbimortalidade tanto em países desenvolvidos como no Brasil.

ETIOLOGIA

O perfil etiológico das MB é bem definido nas diferentes faixas etárias e seu conhecimento torna-se obrigatório para melhor avaliação da terapêutica a ser instituída. Os principais agentes estão definidos no Quadro 28.2.

Nos últimos anos, com a implementação da vacina anti *Haemophilus influenzae*, tem-se observado um importante declínio das infecções por esse agente, que atualmente é responsável por somente 4% das MB em território nacional, segundo estatística da Fundação Nacional de Saúde. Algumas situações especiais modificam esse perfil, como acontece nos pacientes portadores de fístulas liquóricas, anemia falciforme e esple-

Quadro 28.1 ▷ Etiologia das meningoencefalites

Bactérias	Gram-negativas: meningococos, *Haemophilus*, *E. coli*, *Salmonella* sp., *Proteus*, *Klebsiella*, *Pseudomonas*, *Citrobacter* Gram-positivas: pneumococo, estreptococo, estafilococo, *Listeria* Micobactérias Espiroquetas: *Leptospira*, *Treponema*
Vírus	Enterovírus (echo, coxsáckie e poliovírus), arbovírus, vírus da caxumba, herpes (*simplex*, tipo 6, citomegalovírus, vírus Epstein-Barr, varicela-zoster), sarampo, rubéola, parvovírus, rotavírus, varíola, HIV e outros vírus que acometem o trato respiratório
Fungos	Criptococo, *Candida*, *Histoplasma*
Parasitos Outras	Cisticerco, ameba, toxoplasma, tripanossoma, plasmódio, esquistossomo
	Autoimunes, intoxicação (chumbo), neoplasias

nectomizados, nos quais predominam os pneumococos. Nas crianças usuárias de derivação ventriculoperitoneal (DVP), os agentes etiológicos mais comuns são os estafilococos e as bactérias gram-negativas. Nos surtos epidêmicos predominam os meningococos.

VIAS DE INFECÇÃO

A MB é quase sempre uma infecção secundária a processo infeccioso previamente instalado. As principais vias de invasão

Quadro 28.2 ▷ Perfil etiológico das meningites bacterianas

Do nascimento aos 3 meses de vida	*E. coli* Estreptococos B *Listeria monocytogenes* Outros: estafilococos, *Pseudomonas, Proteus, Salmonella, Klebsiella, Citrobacter, Haemophilus,* pneumococos, meningococos
Dos 3 meses aos 5 anos de idade	*Haemophilus* Pneumococos Meningococos
Maiores de 5 anos de idade	Pneumococos Meningococos

do SNC são a hematogênica, por continuidade e por contiguidade. A via hematogênica é a mais frequente, sendo os agentes que colonizam a nasofaringe os principais responsáveis por infectar secundariamente as meninges e o parênquima cerebral, porém outros focos infecciosos distantes podem ser os responsáveis. A infecção primária ocorre nos casos em que há comunicação direta do SNC com o meio externo, como nas fístulas liquóricas, nos traumas abertos e nas malformações do SNC (meningoceles rotas e seios dermais), principalmente nos casos de MB de repetição. Outra via comum é por contiguidade, observada quando há associação de meningites com otite média aguda, sinusite e mastoidite.

FISIOPATOLOGIA

De modo geral, os diferentes patógenos penetram o hospedeiro a partir da colonização da nasofaringe, configurando o estado de portador assintomático. No entanto, esses patógenos vencem as defesas locais e invadem a corrente sanguínea. No espaço intravascular, esses agentes ultrapassam ainda outros mecanismos de defesa, sendo os mais importantes: via clássica do complemento e atividade fagocitária dos neutrófilos atingindo, assim, o espaço subaracnóideo. A presença da cápsula polissacáride bacteriana, com atividade antifagocitária, possibilita que esses microrganismos resistam às defesas do hospedeiro e possam chegar ao SNC.

Ao atingirem o SNC, por meio de locais vulneráveis da barreira hematoencefálica, os microrganismos encontram um ambiente favorável a sua multiplicação, em virtude da ausência de mecanismos de defesa locais. À medida que ocorre a replicação bacteriana, são liberadas substâncias da membrana ou da parede celular do agressor que estimulam os astrócitos e as células da micróglia a produzirem citocinas (fator de necrose tumoral e interleucina 1). Essas substâncias desencadeiam uma resposta inflamatória, atraindo leucócitos para o espaço subaracnóideo.

O processo inflamatório prossegue e outras substâncias são liberadas, como as demais interleucinas, o fator ativador de plaquetas e produtos do metabolismo do ácido aracdônico. Como consequência desses eventos, ocorrem lesão do endotélio vascular e alteração da permeabilidade da barreira hemato-

encefálica. Surgem edemas vasogênico, citotóxico e intersticial, que causam aumento da pressão intracraniana e diminuição da pressão de perfusão cerebral. Isso leva a uma hipoxemia e ao início do metabolismo anaeróbico, com consequente consumo de glicose e aumento de lactato. A evolução desse processo pode causar perda da autorregulação vascular cerebral e culminar em dano cerebral irreversível.

No período neonatal, a infecção meníngea apresenta-se frequentemente associada a sepse. A imaturidade do sistema imunonológico nessa faixa etária é fator predisponente para instalação de processos infecciosos graves (Figura 28.1).

QUADRO CLÍNICO

A manifestação clínica varia de acordo com a faixa etária, o tempo de doença e o agente etiológico. Nos recém-nascidos (RN) e lactentes jovens, os sinais e sintomas são bastante inespecíficos, como letargia, irritabilidade, instabilidade térmica e olhar vago. Na prática deve-se permanecer atento à "criança que não vai bem". Em crianças mais velhas já se encontram sinais mais específicos de infecção do SNC, como cefaleia, vômitos e rigidez de nuca. Há três síndromes clínicas clássicas nas MB que podem ocorrer com maior ou menor intensidade: síndrome infecciosa (febre, prostração, leucocitose com desvio para esquerda e toxemia), síndrome radicular (sinais meníngeos e rigidez de nuca) e síndrome da hipertensão intracraniana (cefaleia, vômito, sonolência, fotofobia, hipertensão arterial, bradicardia e alteração do padrão respiratório). Quando há o acometimento das meninges e do parênquima cerebral (meningoencefalite), sobrevêm já no início do quadro os sinais neurológicos focais, as crises epilépticas e a alteração do nível de consciência, comprometendo muito o prognóstico.

Alterações de nervos cranianos são mais comuns nas meningoencefalites que acometem a base do crânio, havendo nesses casos predomínio de pneumococo e tuberculose, sendo frequente o achado de paralisia do terceiro nervo craniano (estrabismo divergente, midríase e ptose palpebral homolateral à lesão). As petéquias e sufusões hemorrágicas são achados clássicos nos quadros infecciosos causados por meningococo, embora também possam aparecer nas meningites por *Haemophilus influenzae*.

DIAGNÓSTICO

Diante da suspeita de menigoencefalite, a confirmação deverá ser feita com o exame de líquor. Este pode ser obtido mediante punção lombar, suboccipital ou ventricular. O exame deverá ser realizado tão logo haja a suspeita da doença, visto que o tratamento precoce é fundamental para um bom prognóstico. Antes de realizada a punção lombar, devem ser sempre observadas as principais contraindicações a esse procedimento: plaquetas menores do que 50.000, distúrbio de coagulação, instabilidade hemodinâmica e/ou respiratória, lesões de pele no local de punção, déficit focal e sinais e sintomas de hipertensão intracraniana descompensada. As variações dos parâmetros liquóricos por faixa etária devem ser bem conhecidas (Quadro 28.3). A administração de ATB antes da punção liquórica

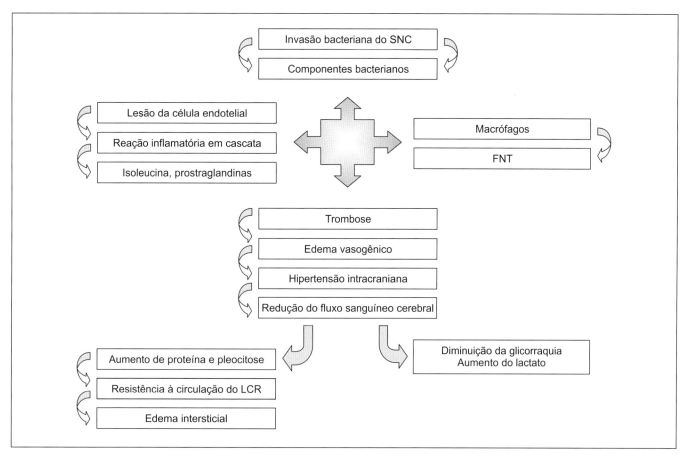

Figura 28.1 ▷ Fisiopatologia da invasão bacteriana do SNC.

Quadro 28.3 ▷ Parâmetros liquóricos por faixa etária

	RN	2º mês	3º mês	Adulto
Aspecto	Límpido a turvo	Límpido	Límpido	Límpido
Cor	Incolor ou xantocrômico	Incolor	Incolor	Incolor
Número de células/mm³	0 a 15	0 a 15	Até 4	Até 4
Eritrócitos/mm³	0 a 625	Ausentes	Ausentes	Ausentes
Proteína total mg/100mL	33 a 119	13 a 35	13 a 35	13 a 35
Glicose mg/100mL	42 a 78	42 a 78	50 a 80	50 a 80

negativa precocemente a cultura do líquido cefalorraquidiano (LCR), com esterilização deste nas infecções por meningococo entre 15 minutos e 2 horas após a primeira dose de antibiótico (ATB) e entre 4 e 10 horas nas infecções por pneumococo (Kanegaye cols., 2001).

A realização de punção lombar na infância é muitas vezes difícil, em função da falta de colaboração do paciente. Com frequência, resulta em uma punção traumática, ou seja, a presença de elementos do sangue periférico no líquor, aumentando a celularidade e as proteínas liquóricas. O aumento destas últimas é pouco relevante. Com relação à celularidade, utiliza-se a seguinte fórmula para fazer a correção:

> Leucócitos LCR (real) = leucócitos LCR − (leucócito circulante × hemácias LCR) / Hemácias circulantes

Recomendações para repetição de punção lombar em 24 a 36 horas de ATB

- Todos os RN com sepse por bactéria gram-negativa e punção inicial normal.
- Meningite por pneumococo resistente.
- Pacientes com evolução clínica não satisfatória: puncionar quando necessário, de acordo com a avaliação clínica.

Quadro 28.4 ▷ Padrão liquórico nas diversas meningites

Tipo de meningite	Aspecto do líquor	Citometria	Citologia	Glicose	Proteínas	Cultura
Meningite bacteriana aguda	Turvo ou purulento	1.000 a 10.000	PMN	Diminuída < 10mg%	Aumentada 100 a 500mg/dL	Positiva
Meningite bacteriana aguda em uso de antibiótico	Claro ou pouco turvo	<500	PMN ou MN	Diminuída ou normal	Normal ou aumentada	Positiva (rara)
Meningite tuberculosa	Claro ou pouco turvo	<500	MN	Normal ou pouco diminuída	Aumentada 100 a 150mg/dL	Positiva (rara)
Meningite fúngica	Claro	100 a 400	MN	Diminuída ou normal	Aumentada 100 a 150mg/dL	Crescimento em cultura específica
Meningite viral	Claro	10 a 1.000	MN	Normal	Aumentada 50 a 100mg/dL	Negativa

MN: mononucleares; PMN: polimorfonucleares.

O hemograma, a hemocultura, a proteína C reativa e os eletrólitos devem ser solicitados de rotina. A hemocultura pode auxiliar a elucidação etiológica do agente. A glicemia capilar deve ser sempre realizada no momento da punção liquórica para comparação do valor com a glicorraquia.

Os exames de imagem não são necessários para o diagnóstico das meningoencefalites e geralmente são solicitados quando há suspeita de complicações como infarto, abscesso cerebral, empiema subdural etc. A realização de tomografia computadorizada (TC) de encéfalo antes da punção lombar será obrigatória somente naquelas crianças com importante alteração do nível de consciência, déficit neurológico focal, crises epilépticas focais recentes e hipertensão intracraniana descompensada (Quadro 28.4).

DIAGNÓSTICO DIFERENCIAL

O diagnóstico diferencial das meningoencefalites bacterianas deverá ser feito com as seguintes patologias: hemorragia subaracnóidea, leucoses, processos autoimunes, intoxicações, neoplasias e outras infecções meníngeas por vírus, micobactérias e fungos.

TRATAMENTO

Tradicionalmente, salienta-se a importância da instituição precoce de terapia antimicrobiana correta para o sucesso do tratamento das MB. A partir dos vários estudos e experiências realizados em animais, o enfoque terapêutico tem apresentado significativas modificações, e são utilizadas novas tentativas na redução dos efeitos deletérios dos moduladores da infecção sobre o SNC.

Tão importantes quanto a antibioticoterapia são as chamadas medidas gerais de suporte básico, que deverão ser prontamente instituídas para tratamento do choque e da hipertensão intracraniana, o correto controle da hidratação e dos distúrbios hidroeletrolíticos e o efetivo controle das crises convulsivas. A restrição hídrica deverá ser feita somente nos pacientes que apresentarem secreção inapropriada de hormônio antidiurético e não como uma medida preventiva de maneira generalizada.

O uso apropriado da fluidoterapia com correção da desidratação é uma medida necessária para as crianças gravemente desidratadas, com má perfusão ou em estado de choque. Em caso de indicação de restrição hídrica, usam-se de 55% a 65% das necessidades totais. Dosagens frequentes da natremia devem ser feitas, interrompendo-se a restrição hídrica depois de alcançados níveis séricos de sódio acima de 135mEq/L.

Nos casos com sinais de hipertensão intracraniana está indicado o uso de soluções hipertônicas para redução do edema cerebral. O manitol a 20% deve ser utilizado em doses de 0,25 a 2g/kg/dose a cada 4 horas, dando-se preferência a doses mais baixas, com redução progressiva, para se evitar o efeito-rebote na retirada. Caso a criança se encontre em ventilação mecânica, a $PaCO_2$ deve ser mantida entre 25 e 30mmHg.

As crises convulsivas deverão ser tratadas com diazepam endovenoso (EV), 0,3mg/kg/dose, ou midazolam, 0,15 a 0,20mg/kg/dose EV, nasal ou bucal. Nas crises recidivantes ou prolongadas usa-se a difenil-hidantoína EV, em dose de ataque de 15 a 20mg/kg, seguindo-se de manutenção de 5 a 7mg/kg/dia, iniciando-se 12 horas após o ataque. Em caso de persistência das crises associa-se o fenobarbital sódico EV, na dose de 10 a 20mg/kg, iniciando-se também a manutenção 12 horas após com a dose de 3 a 5mg/kg/dia. Se necessário, a infusão contínua de midazolam na dose de 1 a 18µg/kg/minuto tem se mostrado bastante eficaz. Rotineiramente, nessas situações, usa-se o midazolam na dose de até 5µg/kg/minuto nas enfermarias e, em caso de necessidade de doses mais elevadas, em UTI.

Nas crises convulsivas que foram rapidamente controladas e ocorreram na fase aguda não é necessário o uso profilático do anticonvulsivante, ficando o uso deste indicado apenas nos casos de crises rebeldes, em suas doses habituais de manutenção.

CAPÍTULO 28 ▷ Meningites Bacterianas na Infância

O tratamento do choque frequentemente exige grande reposição hídrica com soro, plasma ou albumina e o uso de vasopressores, como a dopamina.

Estudos mais recentes enfatizam a melhora no prognóstico de sequelas, especialmente a hipoacusia, em pacientes com MB por *Haemophilus* B e pneumococos, com o uso de dexametasona no esquema de 0,6mg/kg/dia em quatro doses, durante 4 dias, iniciando-se de 15 a 30 minutos antes da primeira dose do antibiótico, com objetivo de reduzir os processos inflamatórios e seus efeitos nocivos ao SNC.

A antibioticoterapia na MB tem apresentado consideráveis modificações na última década. O aparecimento de novos medicamentos, bem como a constatação de resistência bacteriana aos clássicos esquemas terapêuticos, leva, às vezes, à necessidade de mudanças, ocasionando divergências de opiniões entre os autores.

Rotineiramente usamos o esquema apresentado a seguir nas situações de etiologia indeterminada, com modificações após a determinação etiológica e/ou evidências de resistência bacteriana:

- No RN – primeiros 7 dias de vida: ampicilina + cefotaxima.
- Após 7 dias de vida: ampicilina + ceftriaxona.
- De 1 a 3 meses: ampicilina + ceftriaxona.
- De 3 meses a 5 anos: ampicilina + cloranfenicol ou ceftriaxona.
- Maiores de 5 anos: ampicilina.

Em caso de definição do agente etiológico:

- *E. coli:* cefotaxima.
- Estreptococo B: penicilina cristalina.
- *Lysteria:* ampicilina.
- *Haemophilus B:* cloranfenicol ou ceftriaxona.
- Meningococo: penicilina cristalina.
- Pneumococo: penicilina cristalina.
- Estafilococo: vancomicina.

Casos especiais merecem tratamentos especiais que fujam do esquema rotineiro tradicional, devendo ser analisados individualmente. As doses dos antibióticos e seus intervalos utilizados no tratamento das MB nas crianças estão relacionados no Quadro 28.5.

A duração usual do tratamento, obviamente, obedece à resposta individualizada de cada caso, mas como tempo médio de referência existe a proposta do Comitê de Doenças Infecciosas da Academia Americana de Pediatria, com base no agente etiológico:

- Indeterminado: 10 dias.
- Gram-negativos: 14 a 21 dias.
- *Haemophilus* B: 7 a 10 dias.
- Meningococo: 5 a 7 dias.
- Pneumococo: 10 a 14 dias.

Os critérios clássicos para suspensão do tratamento são: paciente afebril por 5 dias, sinais meníngeos ausentes e exame de líquor evidenciando cura. Alguns serviços atualmente dispensam a realização de punção lombar para avaliar a cura, antes da suspensão do antibiótico, de maneira rotineira. Em nosso serviço, não adotamos essa medida, exceto em casos especiais. A punção de controle determina com maiores evidência e segurança a situação de cura e proporciona condições para melhor orientação em caso de alguma ocorrência anor-

Quadro 28.5 ▷ Antibióticos utilizados nas meningites bacterianas

Antibiótico	Nº de doses por dia	Dose total mg/kg/dia < 1 semana	Dose total mg/kg/dia > 1 semana	Dose total mg/kg/dia > 2 meses	Dose intraventricular mg/dia
Amicacina	2/3	15	22,5	15 a 22,5	1 a 5
Ampicilina	4	100 a 200	200 a 300	300 a 400	
Cefepime	3			150	
Cefotaxima	2/4	75	100	100 a 200	
Ceftazidima	3	60	60	150	
Ceftriaxona	½	50 a 100	50 a 100	100	
Cloranfenicol	4	25	50	100	
Gentamicina	2	5	7,5	5	1 a 5
Meropenem	3			120	
Oxacilina	4	50 a 100	100 a 200	200	
Penicilina cristalina	2/4	100.000 a 250.000U/kg/dia	150.000 a 300.000U/kg/dia	300.000 a 400.000U/kg/dia	
Vancomicina	2/4	30	45	40 a 60	20

mal após a alta hospitalar. São considerados critérios de cura os seguintes parâmetros liquóricos: celularidade até 50 células/mm³ com máximo de 20% de polimorfonucleares (PMN), proteína até 60mg/dL e glicorraquia normal (metade a dois terços da glicemia). No entanto, não raramente, ao final do tratamento de uma MB deparamos com aumento persistente da celularidade (> 60 células/mm³). Este dado, quando isolado, não indica falha terapêutica e é descrito especialmente nas MB por *Haemophilus* B, caracterizando o que chamamos de pleocitose persistente.

A manutenção da febre deve ser cuidadosamente avaliada, porque outros fatores intercorrentes, não relacionados ao SNC, como flebite, artrite etc., podem ser os responsáveis.

É de extrema importância a crescente curva de resistência bacteriana, não só do *Haemophilus* à ampicilina e ao cloranfenicol, mas principalmente do pneumococo e, em menor escala, do meningococo à penicilina cristalina, exigindo especial atenção no tratamento das MB. Esses esquemas clássicos deverão sofrer as modificações adequadas e o mais precocemente possível. Nessas situações indicamos o uso de cefalosporina de terceira geração como opção terapêutica de eleição. O pneumococo, muitas vezes, é também resistente, ou parcialmente resistente, à cefalosporina, o que torna necessária a associação de vancomicina.

Diferenciar resistência bacteriana, principalmente nas MB por pneumococo, de virulência bacteriana é indispensável, evitando com isso a troca desnecessária de antibiótico. Vale lembrar que o pneumococo resistente não é mais virulento do que o sensível à penicilina e que as complicações, muito presentes nas MB por pneumococo, não são motivos para indicação de troca de antimicrobiano.

PROFILAXIA DE CONTATOS

A profilaxia dos contatos é recomendada nas seguintes situações:

a. Contatos domiciliares ou contatos íntimos com pacientes portadores de meningite meningocócica:
   - Rifampicina:
   – RN: 5mg/kg/dose a cada 12 horas em quatro tomadas.
   – Um mês a 12 anos: 10mg/kg/dose a cada 12 horas em quatro tomadas; dose máxima de 600mg.
   – Adultos: 600mg a cada 12 horas em quatro tomadas.
b. Contatos domiciliares ou contatos íntimos com pacientes portadores de meningite por *Haemophilus* B que convivam com crianças com idade inferior a 49 meses:
   - Rifampicina: 20mg/kg/dia, 4 dias, dose única diária; dose máxima de 600mg/dia.
   – RN: 10mg/kg/dia, 4 dias, dose única diária.
   Nas gestantes não é recomendada a quimioprofilaxia.

PROFILAXIA VACINAL
Vacina antimeningocócica

A vacinação em grande escala, nos períodos de epidemia, deve ser orientada pelas autoridades de Saúde Pública.

A vacina conjugada antimeningo C está indicada na imunização de rotina, com eficácia já comprovada. Infelizmente, ainda não foi incluída no calendário nacional de vacinação.

Vacina antipneumocócica

De indicação rotineira, deve ser feita em crianças a partir do segundo mês de vida e é indispensável nas crianças que pertencem ao grupo de risco elevado para infecção pneumocócica.

Vacina anti-*haemophilus*

Com o advento das vacinas polissacarídicas conjugadas, que induzem a formação de imunidade em crianças durante o primeiro ano de vida, época de ocorrência das infecções invasivas pelo *Haemophilus* B, há consenso de sua indicação, já fazendo parte do Calendário Vacinal e iniciada no segundo mês de vida, estando indicada até os 5 anos de idade. As crianças com menos de 2 anos de idade que apresentarem doença invasiva por *Haemophilus* também devem receber a vacina, uma vez que não desenvolvem imunidade adequada.

COMPLICAÇÕES

Não existe um estudo ideal sobre as complicações nas MB, pois inúmeros fatores dificultam a abordagem de um seguimento por tempo muito longo, mas mesmo assim sabemos que essa patologia ainda apresenta alta taxa de morbidade e mortalidade.

A faixa etária do paciente, o agente etiológico, o tempo de início da doença e a instituição do tratamento correto são as variáveis mais importantes.

Estima-se que até 50% dos RN com forma precoce de MB apresentam sequelas neurológicas, o mesmo ocorrendo com 15% a 20% das crianças mais velhas.

São inúmeras as complicações neurológicas e sistêmicas das MB, podendo a manifestação ocorrer durante a doença ou mesmo longo tempo depois. Entre elas, as mais frequentes são: crises convulsivas, epilepsias secundárias, edema cerebral, coleção e empiema subdurais, cerebrites, abscesso cerebral, ventriculites, hipoacusia, estrabismo, cegueira cortical, hidrocefalia, distúrbios de aprendizagem, de comportamento e de linguagem, hiperglicemia, obesidade, secreção inapropriada de hormônio antidiurético, necrose de extremidades e tantas outras, que muitas vezes, se precocemente detectadas e bem conduzidas, reduzem os déficits neurológicos futuros.

A neuroimagem é fundamental na avaliação dos casos suspeitos de complicações, detectando muitas daquelas complicações relacionadas anteriormente, como mostram as Figuras 28.2 a 28.14.

As crises convulsivas, o edema cerebral, a coleção subdural e o empiema subdural merecem atenção especial, uma vez que são complicações comuns na fase aguda da MB e, quando adotadas medidas terapêuticas específicas e em tempo adequado, muitas vezes são alcançados resultados eficazes.

As mais variadas formas de crises convulsivas da infância são observadas, exigindo tratamento especial como anteriormente mencionado. Às vezes, deparamos com crises muito rebeldes, o que, inegavelmente, piora o prognóstico final e sempre sugere outras complicações associadas. O mesmo pode ser dito com relação ao edema cerebral.

Deve-se pensar em coleção subdural (CSD) em toda criança com idade inferior a 18 ou 24 meses que evolui com febre prolongada ou que apresente febre recorrente, no curso de sua evolução. Sinais neurológicos focais, piora do estado geral, abaulamento da fontanela, aumento do perímetro craniano, diástase de suturas e convulsões parciais são as manifestações clínicas mais frequentes. A transiluminação do crânio e a medida diária do perímetro cefálico são métodos simples que auxiliam o diagnóstico. A confirmação é feita pela tomografia cerebral computadorizada ou pela punção subdural, sendo

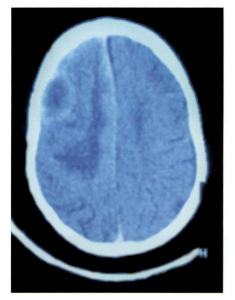

Figura 28.2 ▷ TC contrastada evidenciando imagem de captação anelar na convexidade frontal direita circundada por edema, sugerindo cerebrite com formação de abscesso.

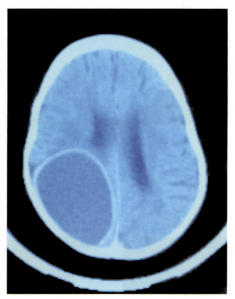

Figura 28.3 ▷ TC contrastada mostrando grande imagem cística capsulada com conteúdo mais denso do que o líquor, localizada na convexidade parietal direita, sugerindo abscesso.

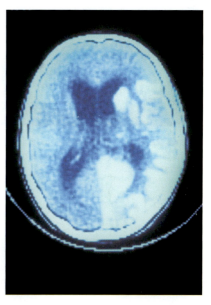

Figura 28.4 ▷ TC contrastada evidenciando extensa área de quebra de barreira hematoencefálica em territórios das artérias cerebrais média e posterior à esquerda, sugerindo infarto subagudo e cerebrite.

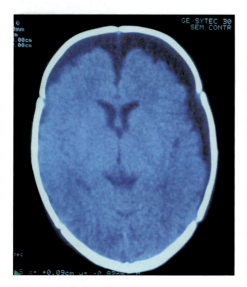

Figura 28.5 ▷ TC sem contraste mostrando coleção subdural bifrontal maior à esquerda, sugerindo efusão.

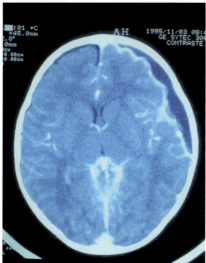

Figura 28.6 ▷ TC contrastada evidenciando coleção extracerebral frontotemporal esquerda com intensificação de sua face visceral com leve efeito de massa, sugerindo empiema subdural.

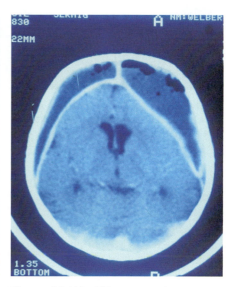

Figura 28.7 ▷ TC contrastada mostrando coleções extracerebrais bifrontais preenchidas por líquido mais denso do que o líquor com espessamento e deslocamento posterior da dura-máter, caracterizando um empiema extradural. Há bolhas de gases em decorrência de punção prévia.

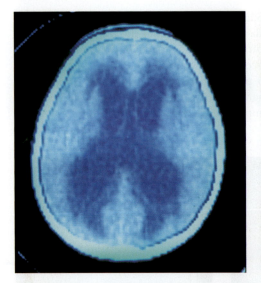

Figura 28.8 ▷ TC simples mostrando acentuada dilatação ventricular, com sinais e infiltrado intersticial.

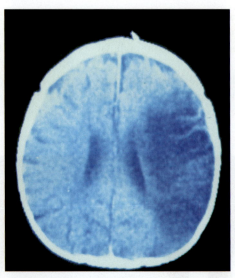

Figura 28.9 ▷ TC simples mostrando grande área de encefalomalacia no território da artéria cerebral média esquerda, compatível com sequela de infarto.

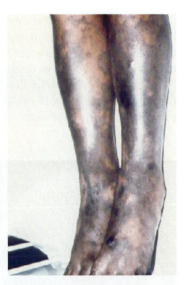

Figura 28.10 ▷ Lesão cutânea equimótica, purpúrica e com necrose de extremidades em criança com meningite menigocócica e meningococemia maciça.

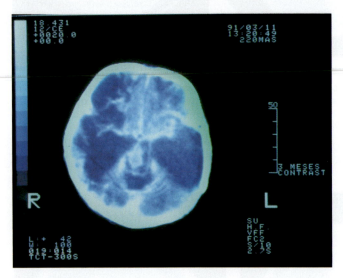

Figura 28.11 ▷ TC contrastada mostrando extensos focos corticais de hipodensidade, sem captação do meio de contraste, revelando extensas áreas de necrose cortical.

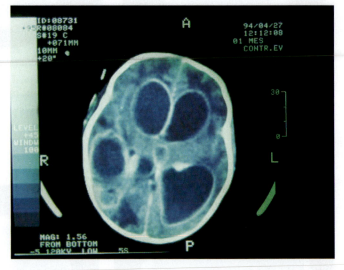

Figura 28.12 ▷ TC contrastada evidenciando acentuada dilatação ventricular com intensificação de linha epididimária, sugerindo ventriculite com edema periventricular.

atualmente a primeira opção a mais indicada. O mecanismo de formação da CSD ainda não está totalmente esclarecido. Entre os agentes etiológicos destaca-se em primeiro plano o *Haemophilus*, chegando alguns autores a relatar a frequência de 30% em seus casos. Nas MB por pneumococo, as coleções subdurais são também frequentes, tornando-se mais raras nas MB por meningococo. Embora de modo pouco comum, as CSD podem ocorrer em crianças maiores de 24 meses, como mostram as Figuras 28.13 e 28.14.

O tratamento conservador da CSD é o mais indicado, ficando as punções de alívio e/ou as drenagens cirúrgicas para casos excepcionais com importante sinal de hipertensão intracraniana.

O empiema subdural, com manifestações clínicas semelhantes às da CSD e com comprometimento importante do estado geral, tem sido tratado clinicamente com cefotaxima na dose de 200mg/kg/ dia, EV, a cada 6 horas, por um período de 4 a 6 semanas, com resolução completa. Em nossa experiência pessoal raramente necessitamos de punção de alívio e/ou drenagem cirúrgica.

Medidas corretivas das complicações são muitas vezes eficazes e, se bem aplicadas, proporcionam uma expressiva melhora nos pacientes ou até mesmo a cura. Portanto, uma investigação criteriosa das complicações e suas possíveis correções são condutas obrigatórias a serem adotadas por aqueles que se propõem a tratar crianças com MB.

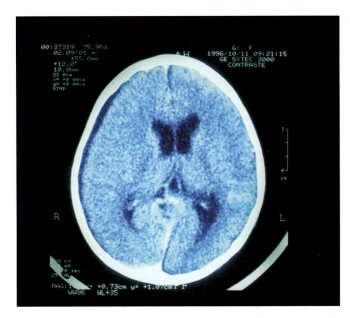

Figura 28.13 ▷ TC com contraste evidenciando pequena coleção extracerebral frontotemporoparietal à direita preenchida por material isodenso ao líquor com leve desvio da linha média, sem captação pelo meio de contraste, sugerindo efusão em criança de 6 anos de idade.

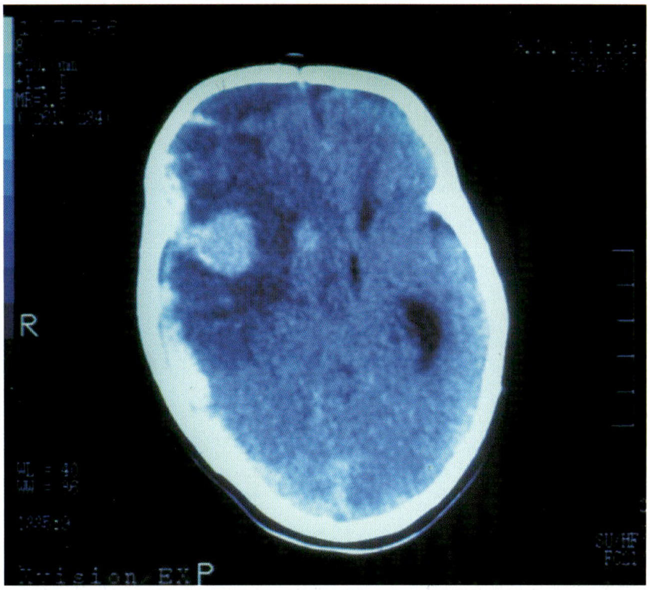

Figura 28.14 ▷ TC com contraste evidenciando lesão hiperdensa com captação pelo meio de contraste frontoparietal direita, circundada por edema e com sangramento subdural à direita, compatível com aneurisma micótico, secundário a meningite pneumocócica.

PROGNÓSTICO

A abordagem terapêutica adequada instituída precocemente resulta em taxa de mortalidade menor do que 10%. Contudo, quando o diagnóstico é tardio ou ocorre atraso no tratamento, há maior probabilidade de lesões cerebrais permanentes ou mesmo de morte, particularmente nos RN e lactentes. Apesar de toda a evolução no diagnóstico e tratamento, aproximadamente 30% dos casos de MB cursam com algumas complicações, que podem evoluir para sequelas neurológicas graves e permanentes ou até mesmo para estados semivegetativos.

REFERÊNCIAS

1. Aicardi J. Infections diseases. In: Aicardi (eds.) Disease of the nervous system in childhood. 2 ed. London: Cambridge University Press, 1998:373-87.
2. Anjos LP et al. Póstico audiológico tardio relacionado à meningite em lactentes. Arq Neuropsiquiatr 2004; 62(3-A):635-40.
3. Berezin EM et al. Meningite pneumocócica na infância: características clínicas, sorotipos mais prevalentes e prognóstico. J Pediatr (Rio J) 2002; 78(1):19-23.
4. Bonadio WA. Adjunctive dexamethasone therapy for pediatric bacterial meningitis. J Emerg Med 1996; 14:165-72.
5. Chartrand SA, Cho JH. Persistent pleicytosis in bacterial meningitis. J Pediatr 1976; 88:424-6.
6. Kanegaye JT et al. lumbar puncture in pediatric bacterial meningitis: defining the time interval for recovery of cerebrospinal fluid pathogens after parenteral antibiotic pretreatment. Pediatrics 2001; 108:1169-74.
7. Krebs VLJ et al. Fatores de risco para meningite bacteriana no RN. Arq Neuropsiquiatr 2004; 62(3-4):630-4.
8. Romanelli RMC et al. Etiologia e evolução das meningites bacterianas em centro de pediatria. J Pediatr (Rio J) 2002; 78(1):24.
9. Volpe JJ. Bacterial and fungal intracranial infections. In: Neurology of the newborn. 5 ed. Philadelphia: Saunders Elsevier 2008:916-56.
10. Xavier CC, Siqueira CM, Giannetti JG. Meningites bacterianas na infância. In: Compêndio de neurologia infantil. 1 ed. Rio de Janeiro: Medsi, 2006:407-15.
11. Xavier CC, Viegas ECC, Ribeiro MGC Meningites bacterianas. In: Manual de neurologia infantil. 1 ed. Rio de Janeiro: Medsi, 2006:227-36.

29

Neurotuberculose na Infância

Hélio Rodrigues Gomes

INTRODUÇÃO

A tuberculose continua a ser uma doença infecciosa grave, sobretudo em regiões mais pobres, a despeito da implantação de programas de controle e prevenção. A meningite tuberculosa é a complicação mais frequente e grave da doença.

Em virtude de os sinais e sintomas clássicos das meningites serem pouco frequentes, o diagnóstico clínico, muitas vezes, ou não é feito ou o é de forma tardia, piorando muito a evolução clínica da doença. Se não for diagnosticada a tempo, os resultados da neurotuberculose serão devastadores.

Três estágios clínicos podem ser reconhecidos:[2]

- **1º estágio:** alteração de personalidade, irritabilidade, anorexia e febre (menos da metade dos pacientes).
- **2º estágio:** rigidez de nuca, neuropatia craniana, vômitos, diminuição de reflexos e convulsão (após 1 a 2 semanas).
- **3º estágio:** coma, alterações cardiovasculares e febre. A cefaleia ocorre em 20% e a rigidez nucal, em 75%.

Se não tratada, a neurotuberculose pode evoluir para morte em 3 semanas. Pode haver hidrocefalia, por bloqueio da circulação liquórica, e atrofia severa em razão dos múltiplos infartos.

Nas crianças, a forma neurológica da tuberculose quase sempre é acompanhada por tuberculose miliar generalizada.[5]

PATOGÊNESE

O *Mycobacterium tuberculosis* é um bacilo aeróbio cujo genoma foi recentemente sequenciado.[4]

O contágio se faz pela via respiratória, sendo suficientes entre 1 e 10 bacilos para causar infecção.[7] Ao chegar aos alvéolos pulmonares, a micobactéria se multiplica tanto no espaço alveolar como no interior de macrófagos. Em 1 a 4 semanas, ocorre disseminação hematogênica, quando o bacilo invade a circulação, através dos vasos pulmonares ou linfáticos, e é capturado pelos órgãos do sistema reticuloendotelial, podendo atingir o sistema nervoso central (SNC). Pensava-se, outrora, que a invasão do SNC ocorresse mais tardiamente, cerca de 6 meses após o contágio, mas estudos de neuroimagem já mostraram a presença de granulomas no cérebro de pacientes neurologicamente assintomáticos.[9]

Na faixa etária pediátrica, o comprometimento do sistema nervoso é mais rápido, podendo coincidir com a presença do complexo primário pulmonar e, frequentemente, com o acometimento de outros órgãos. Nas crianças, com frequência, os sinais de envolvimento neurológico são as primeiras manifestações clínicas da infecção pelo *M. tuberculosis*.[15]

Os principais fatores relacionados com a disseminação das micobactérias são a virulência da cepa infectante e a resposta imunológica do hospedeiro. Algumas cepas têm maior poder de interferir no mecanismo de resposta imune celular, dificultando, por exemplo, a atividade fagocítica dos macrófagos ou impedindo que as micobactérias fagocitadas sofram a ação de enzimas lisossomais.[10]

A formação do granuloma consiste na principal defesa estabelecida pelo hospedeiro contra o patógeno. Esse aglomerado de macrófagos e linfócitos ativados ainda não tem sua origem totalmente conhecida. Sabe-se que os antígenos micobacterianos podem induzir os leucócitos e as células da micróglia a sintetizarem citocinas pró-inflamatórias, como o fator de necrose tumoral e as interleucinas. Essas citocinas, além de estarem ligadas à migração de leucócitos e à gênese da febre, aumentam a permeabilidade da barreira hematoencefálica, levando a edema cerebral.[14] Na meningoencefalite tuberculosa observa-se que, mesmo após a introdução de antibioticoterapia específica, os títulos de citocinas levam alguns meses para diminuir, enquanto nas meningites bacterianas o declínio é mais rápido.[14]

Na meningite tuberculosa, um exsudato gelatinoso, composto de neutrófilos, células mononucleares, eritrócitos, fibrina e bacilos, preenche o espaço subaracnóideo, sobretudo na região da cisterna pré-pontina, provocando inflamação ao longo das paredes dos vasos meníngeos, oclusão desses vasos e, consequentemente, isquemia da região irrigada. Os vasos corticais e perfurantes são envolvidos quando o exsudato atinge o espaço de Virchow-Robin.[10,12]

Em 50% dos casos pode ocorrer vasculite nas artérias perfurantes das regiões talâmica e dos núcleos da base. São frequentes as lesões isquêmicas dos núcleos da base tanto em neuroimagem como em necropsias.[1]

Um dado clínico importante refere-se à síndrome de nervos cranianos, causada por comprometimento do perineuro dos nervos cranianos, principalmente II, VI e VII. O bloqueio da circulação liquórica pelo exsudato pode levar à hidrocefalia.[1,2,5,7]

QUADRO CLÍNICO

O quadro clínico do envolvimento do sistema nervoso pela tuberculose é bastante pleomórfico e apresenta características próprias na infância e na fase adulta (Quadro 29.1). Na faixa etária pediátrica, 50% a 60% dos casos ocorrem em crianças com menos de 3 anos de idade, o que dificulta ainda mais o diagnóstico.[1,2,6]

Tipicamente, existe um período prodrômico de 2 a 4 semanas, tanto em crianças como em adultos, durante o qual o paciente apresenta febre, apatia, irritabilidade, vômitos, distúrbios de sono, dores abdominais e mialgia. Nessa fase já se encontram alterações radiológicas pulmonares discretas e os testes cutâneos são positivos, mostrando a existência de um curto espaço de tempo entre a infecção e o comprometimento do SNC nas crianças.

Após o período prodrômico, a criança passa a apresentar, além de febre, meningismo, náuseas, vômitos e alterações sensoriais, como fotofobia, e de comportamento, como irritabilidade e apatia. Alterações mentais podem ser observadas em 80% das crianças, e aproximadamente 30% delas apresentam sinais neurológicos focais. Em comparação aos adultos, um percentual muito pequeno de crianças apresenta cefaleia, que, por motivos óbvios, não é referida antes dos 2 anos de idade.[6] Febre é um sinal que pode estar ausente em até 20% das crianças.[1] Comprometimento de nervos cranianos ocorre em aproximadamente 25% dos casos, sobretudo do VI, e menos frequentemente dos III, IV, VII e VIII nervos. Hemiplegia, he-

Quadro 29.1 ▷ Principais sinais e sintomas da tuberculose do SNC em crianças

Rigidez de nuca	77%
Apatia	72%
Febre	47%
Vômitos	30%
Letargia	23%
Cefaleia	21%
Coma	14%
Papiledema	9%
Convulsão	9%
Paralisia facial – VII nervo	9%
Paralisia do VI nervo	9%
Paralisia do III nervo	9%
Hemiparesia	5%
Comprometimento do VIII nervo	2%
Diabetes insipidus	2%

miparesia, papiledema e crises convulsivas podem ocorrer em 10% a 15% dos casos.[7]

Em uma terceira fase, a apatia é substituída por estupor e coma. Aparecem sinais claros de hipertensão intracraniana (HIC), com pupilas fixas, respiração irregular, hidrocefalia e sinais de descerebração.[1,6]

Deve ser salientado que convulsão febril pode ocorrer no início das manifestações clínicas, assim como sinais neurológicos focais podem preceder os sinais típicos de meningite.[1]

Formas mais raras devem ser levadas em consideração, como a espondilite tuberculosa, que se caracteriza por febre, diminuição do peso, dor à palpação da coluna vertebral, sinais meníngeos de paraplegia e perda do controle esfincteriano, ou a encefalopatia tuberculosa, que cursa com convulsão e coma e que pode ocorrer em crianças já adequadamente tratadas.

As manifestações clínicas decorrentes de tuberculomas dependem da localização destes. Crises convulsivas e alterações do campo visual ocorrem nos tuberculomas hemisféricos; ataxia e HIC, nos de localização cerebelar, e síndrome de nervos cranianos e comprometimento de tratos longos, nos tuberculomas localizados no tronco cerebral.[1-3]

Na forma serosa da tuberculose, em crianças parcialmente imunizadas, podem ser encontrados cefaleia, febre, vômitos e, mais raramente, convulsão. O líquido cefalorraquidiano (LCR) é normal ou discretamente alterado, e os sintomas desaparecem espontaneamente.[1]

DIAGNÓSTICO LABORATORIAL

Apesar dos avanços na medicina diagnóstica nos últimos anos, o diagnóstico laboratorial das afecções neurológicas causadas pelo *M. tuberculosis* ainda depende bastante de técnicas desenvolvidas algumas décadas atrás. Não raramente, o pediatra introduz a terapia antituberculosa sem a certeza diagnóstica, posto que o tratamento específico se impõe quando a hipótese diagnóstica é formulada, ou seja, dados clínicos sugestivos, contato com um indivíduo infectado e alterações liquóricas.[1,3,5]

O exame do LCR mostra, caracteristicamente, pleocitose de tipo misto (até 200 células/mm^3), mas com predomínio linfocitário, aumento discreto ou moderado dos níveis de proteína (em torno de 200mg/dL) e baixos teores de glicose (<2/3 da glicemia).

Com a introdução da terapêutica antimicobacteriana adequada, os níveis de glicose são os primeiros a se normalizar, seguindo-se a diminuição do número de células e, posteriormente, a proteinorraquia.[16]

Com relação à citologia, um sinal de mau prognóstico é a mudança do perfil tipo misto para um predomínio neutrofílico, quando se introduz a terapêutica antimicobacteriana. Essa reação paradoxal deve-se à liberação maciça de produtos de degradação do bacilo no espaço subaracnóideo e pode levar ao coma e à morte.[16]

O diagnóstico definitivo da neurotuberculose é feito por meio do achado de bacilo álcool-ácido-resistente (BAAR) ou do antígeno tuberculoso no LCR, por meio dos métodos micobacteriológico direto, cultura em meio apropriado ou exames

CAPÍTULO 29 ▷ Neurotuberculose na Infância

de biologia molecular. No Quadro 29.2 encontram-se os percentuais de sensibilidade das diferentes técnicas de diagnóstico da neurotuberculose no LCR.

A dificuldade em se observar a micobactéria pelos métodos diretos reside no fato de o LCR conter poucos bacilos, de 10 a 10^3/mm³, em comparação às meningites bacterianas, nas quais são encontrados de 10^5 a 10^7 micro-organismos/mm³. Além disso, pelo fato de a composição lipídica do *M. tuberculosis* assemelhar-se à do LCR, sua concentração nesse fluido torna-se mais difícil.[15] Alguns autores tentam aumentar a sensibilidade dos métodos de micobacteriologia direta e de cultura coletando maior volume de LCR e aumentando o tempo de centrifugação da amostra. Kennedy e Fallon conseguiram aumentar a sensibilidade da bacterioscopia direta e da cultura em 87% e 91%, respectivamente, efetuando até quatro punções lombares.[12] Na faixa etária pediátrica, em virtude da dificuldade de obtenção de grandes volumes de LCR ou da efetuação de punções repetidas, a sensibilidade dessas duas técnicas mantém-se baixa.

Uma característica importante no diagnóstico da meningoencefalite tuberculosa é o aumento da atividade enzimática da adenosina deaminase (ADA) no LCR. As vantagens dessa determinação são o baixo custo, a simplicidade técnica e o fato de poder estabelecer um diagnóstico diferencial rápido com as meningites assépticas, que apresentam atividade de ADA em níveis normais. Infelizmente, outras patologias podem apresentar níveis elevados de ADA, como as meningites bacterianas, os processos linfoproliferativos, a sarcoidose e os processos hemorrágicos.

Um método rápido e de alta especificidade para o diagnóstico da infecção micobacteriana do SNC é a detecção de antígenos pelo método de ELISA. Ainda pouco empregada no nosso meio, essa técnica apresenta algumas diferenças em suas sensibilidade e especificidade de acordo com o antígeno utilizado (Quadro 29.2).

Outra técnica diagnóstica com excelentes índices de sensibilidade e especificidade consiste na detecção do ácido tuberculoesteárico, um componente da parede do *M. tuberculosis*. O grande inconveniente para a utilização dessa técnica em rotina fica por conta de seu alto custo e da complexidade da metodologia, que utiliza cromatografia e espectrofometria.[6]

Com o desenvolvimento de técnicas de biologia molecular, diversos micro-organismos tiveram seu genoma reconhecido, sequenciado e ampliado, promovendo maior especificidade nas técnicas de detecção desses micro-organismos nos fluidos corpóreos. Atualmente, a técnica PCR é o melhor método para o diagnóstico precoce da meningoencefalite tuberculosa. A sensibilidade varia de 40% a 100%, e a especificidade é de 100%. A PCR apresenta sensibilidade maior que a cultura, mas o resultado negativo não exclui a possibilidade da doença.[4,7,14]

ASPECTOS RADIOLÓGICOS

Uma vez que o quadro clínico da meningoencefalite tuberculosa é bastante inespecífico, os exames complementares são de importância crucial no diagnóstico. A anormalidade mais comum, tanto nos exames de tomografia computadorizada (TC) como na ressonância magnética (RM), é o realce das meninges na região da cisterna basal ou na convexidade.[2,5]

Entre 50% e 70% das crianças acometidas apresentam hidrocefalia,[8,9,17] seja por obstrução ao fluxo liquórico, seja por atrofia cortical. A cisterna basal e o espaço subaracnóideo espinal podem estar ocupados por um exsudato caseoso que pode ser facilmente visualizado, tanto nas sequências T1 e T2 da RM de crânio como na TC de crânio.[2,17]

Na fase subaguda da doença, em função da vasculite, podem ser visualizadas áreas de infarto nas regiões talâmicas e nos núcleos da base. O núcleo caudado, o hipotálamo e a região talâmica medial são as áreas mais frequentemente comprometidas.[2] Infartos corticais raramente são visualizados. Os infartos aparecem como áreas hipodensas na TC de crânio e de baixo sinal em T1 e T2, na RM de crânio.[2,16]

Os tuberculomas podem ser visualizados, múltiplos ou isolados e, preferencialmente, na junção corticocortical. Na TC de crânio, aparecem como lesões hiperdensas, em forma de anel, e que captam contraste na periferia. Essa forma de anel também é visualizada nos exames de RM. Os tuberculomas raramente calcificam-se ou são acompanhados de edema.[16,17] O diagnóstico diferencial deve ser feito com os abscessos tuberculosos que, além de raros, são maiores e associados a edema e sinais de hipertensão intracraniana. Os abscessos podem

Quadro 29.2 ▷ Técnicas utilizadas para o diagnóstico de neurotuberculose no LCR

Método	Sensibilidade (%)	Especificidade (%)	Tempo
Micobacteriológico direto (método de Ziehl-Neelsen)	<25	92 a 100	40 minutos
Cultura em meio de Löwenstein-Jensen	<50	100	até 6 meses
Adenosina deaminase (ADA)	40 a 90	71 a 99	<6h
ELISA antígenos proteicos	24 a 100	94 a 100	<24h
Glicolípides	85	96	<24h
PCR	65 a 90	90 a 100	8h

apresentar nível líquido em seu interior, que se traduz por hiperintensidade de sinal na sequência T2 da RM.

A forma miliar da meningoencefalite tuberculosa apresenta-se, na RM, como pequenas e múltiplas lesões de alta intensidade, realçadas após a injeção de contraste e disseminadas por todo o parênquima cerebral. Localizam-se, primariamente, na junção corticossubcortical e nas áreas ricas em vasos perfurantes (núcleos da base, tálamo e tronco cerebral).

Classicamente, a angiografia apresenta uma tríade clássica, que inclui hidrocefalia, estreitamento das artérias da base do crânio e estreitamento ou oclusão de pequenas e médias artérias.[13]

DIAGNÓSTICO DIFERENCIAL

O diagnóstico diferencial da meningite tuberculosa deve ser feito, principalmente nos estágios iniciais, com as meningites linfomonocitárias. Apesar de o perfil citológico do LCR ser semelhante nas duas entidades, nos casos de meningite tuberculosa as taxas de glicose estão diminuídas e a atividade enzimática da ADA aumentada. Além disso, clinicamente, os quadros de tuberculose têm evolução progressiva, enquanto os virais são autolimitantes.[1,15] Outra entidade que pode mimetizar a meningoencefalite tuberculosa é a meningite carcinomatosa. Nesse caso, o exame do líquor mostrará células com características neoplásicas, o que fechará o diagnóstico.[15] As formas medulares da tuberculose devem ser diferenciadas das meningomielites virais.[10]

COMPLICAÇÕES

O aparecimento de infartos isquêmicos pode ocorrer em até 40% dos pacientes, sendo o sistema carotídeo o mais frequentemente afetado. Infartos isquêmicos do núcleo caudado podem levar a movimentos coreoatetóticos contralaterais.[13] Outra complicação muito frequente em crianças, e que afeta significativamente o prognóstico, consiste no aparecimento de hidrocefalia. O Quadro 29.3 mostra as complicações mais frequentes da meningoencefalite tuberculosa nas crianças.

TRATAMENTO

O esquema terapêutico mais usualmente empregado inclui a isoniazida (INH), a rifampicina e a pirazinamida como

Quadro 29.3 ▷ Complicações mais frequentes da meningoencefalite tuberculosa

Infartos isquêmicos
Hidrocefalia
Hiponatremia
Hemiparesia/Hemiplegia
Alterações visuais
Epilepsia
Atraso de desenvolvimento neuropsicomotor

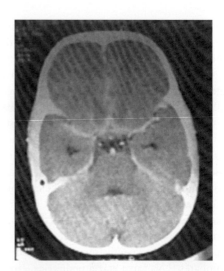

Figura 29.1 ▷ Realce meníngeo observado na meningite tuberculosa. (Gentilmente cedida pela Profª Drª Maria Joaquina Marques-Dias, Icr, HC/FMUSP.)

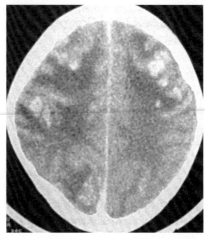

Figura 29.2 ▷ RM pós-contraste evidenciando vasculite, granulomas na junção corticossubcortical e áreas de edema. (Cedida pela Profª Drª Maria Joaquina Marques-Dias, Icr, HC/FMUSP.)

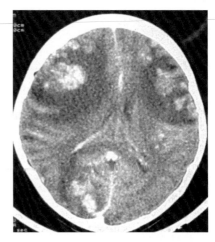

Figura 29.3 ▷ RM pós-contraste evidenciando vasculite, granulomas na junção corticossubcortical, áreas de edema, desvio da linha média e realce do plexo coroide. (Cedida pela Profª Drª Maria Joaquina Marques-Dias, Icr, HC/FMUSP.)

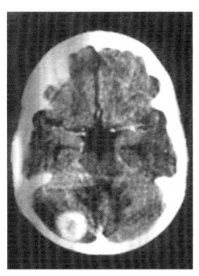

Figura 29.4 ▷ Tuberculoma. (Cedida pela Profª Drª Maria Joaquina Marques-Dias, Icr, HC/FMUSP.)

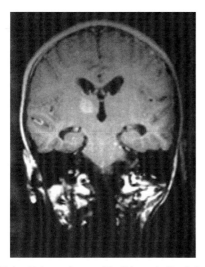

Figura 29.5 ▷ Tuberculoma. (Cedida pela Profª Drª Maria Joaquina Marques-Dias, Icr, HC/FMUSP.)

agentes de primeira escolha. A estreptomicina pode ser uma quarta opção, mas a ototoxicidade e a indução de resistência limitam seu uso às primeiras semanas.[1] No Quadro 29.4 encontra-se uma relação dos principais fármacos utilizados no tratamento da neurotuberculose. A duração do tratamento é objeto de controvérsias, mas a Academia Americana de Pediatria recomenda que se trate por 1 ano. Nos primeiros 2 meses, é preconizada uma combinação de INH, pirazinamida, rifampicina, associada a etambutol ou estreptomicina, mantendo-se nos 4 ou 10 meses subsequentes a combinação de dois fármacos, INH e rifampicina. A associação de medicamentos dificulta o aparecimento de resistência, que nas crianças é maior que nos adultos, e o tratamento deverá ser ajustado se a evolução não for satisfatória.[11,16]

Alguns autores admitem tratar por 6 meses, obtendo os mesmos resultados.[5,11]

Em nosso meio, o Serviço de Pneumologia Sanitária recomenda o tratamento por 1 ano. Nos 2 primeiros meses é preconizada a associação de INH, rifampicina e pirazinamida. Nos 4 meses subsequentes mantêm-se a INH e a pirazinamida, e, nos 6 meses finais, somente a INH.[3]

Em virtude da hepatotoxicidade dos antimicobacterianos, a função hepática deve ser muito bem monitorada, verificando-se os níveis das enzimas hepáticas a cada 3 ou 4 dias. Em caso de aumento das enzimas, a INH e a rifampicina devem ser suspensas e a pirazinamida e a estreptomicina mantidas, associando-se o etambutol. Assim que as enzimas hepáticas voltarem aos níveis normais, pode-se reintroduzir primeiro a rifampicina e, posteriormente, a INH, retirando-se o etambutol.[3]

A utilização de corticoides nos primeiros meses de tratamento está indicada na prevenção de fibrose meníngea e vasculite e no tratamento da hipertensão intracraniana.[8,11] Pode-se usar dexametasona (0,3 a 0,5mg/kg/dia) por 1 semana e, em seguida, prednisolona (2mg/kg/dia) por 3 a 4 semanas.[11]

O tratamento dos tuberculomas obedece ao mesmo esquema das meningites tuberculosas. O tratamento cirúrgico está indicado na correção da hipertensão intracraniana.[1,3]

Quadro 29.4 ▷ Principais fármacos utilizados no tratamento da neurotuberculose

Fármaco	Dose	Concentração no LCR	Toxicidade
Isoniazida (INH)	10 a 20mg/kg/dia VO até 500mg/dia	Ótima	Hepatite, neuropatia periférica, convulsão
Rifampicina	10 a 20mg/kg/dia VO até 600mg/dia	Ruim	Hepatite, *rash* cutâneo
Pirazinamida	25 a 35mg/kg/dia até 2,5g/dia	Ótima	Artralgia, hiperuricemia
Estreptomicina	15 a 40mg/kg/dia até g/dia	Boa	Perda auditiva e alteração vestibular
Etionamida	15 a 20mg/kg/dia	Ótima	Neurite óptica
Etambutol	15 a 25mg/kg/dia até no máximo 2,5g	Boa com a meninge inflamada	Neurite óptica, neuropatia, *rash* cutâneo
Piridoxina	25mg/kg/dia		Prevenção da neuropatia causada pelo INH

Com o tratamento, o exame do LCR tende a se normalizar. A celularidade diminui em até 50% no primeiro mês, mas mantém-se alterada por aproximadamente 1 ano. A glicorraquia tende a se normalizar em 1 a 2 meses, e os níveis proteicos podem permanecer alterados por até 1 ano.

Apesar da disponibilidade de agentes antimicobacterianos e de técnicas diagnósticas mais performáticas, a mortalidade mantém-se em níveis elevados, variando, segundo os autores, de 20% a 50%.[3,10] Na faixa etária pediátrica, o prognóstico da neurotuberculose é ruim e tanto pior quanto mais nova for a criança e mais tardiamente for feito o diagnóstico.[7] Além disso, o tratamento, algumas vezes, não impede o aparecimento de sequelas (Quadro 29.1). A perda visual pode ocorrer em um quarto dos pacientes e surge geralmente 3 a 6 semanas após o início da doença. A presença de tuberculose miliar é fator de pior prognóstico.[1]

REFERÊNCIAS

1. Aicardi J. Diseases of the nervous system in childhood. 2 ed. Londres: MacKeith Press, 1998, 897p.

2. Barkovich AJ. Pediatric neuroimaging. 3 ed. Lippincott: Williiams & Wilkins, 2000:734-39.

3. Bresolin AV. Meningoencefalite tuberculosa. In: Diament A, Cypel S. Neurologia infantil. 3 ed. São Paulo: Atheneu, 1996:844-58.

4. Cole ST, Brosch R, Parkhill J et al. Deciphering the biology of Mycobacterium tuberculosis from the complete genome sequence. Nature 1998; 393(6685):537-44.

5. Davis LE. Tuberculous meningitis. In: Davis LE, Kennedy PGE (eds.) Infectious diseases ofthe nervous system. Butterworth-Heinemann, Oxford, 2000:481-98.

6. French GL, Teoh R, Chan CY, Humphries MJ, Cheung SW, O'Mahony G. Diagnosis of tuberculous meningites by detection of tuberculostearic acid in cerebrospinal fluid. Lancet 1987; 2:117-9.

7. Garcia-Monco JC. CNS tuberculosis. In: Infections in the nervous system. American Academy of Neurology, Syllabus 3FC004, 2000.

8. Girgis NI, Farid Z, Kilpatrick ME. Dexametasone adjunctive treatment for tuberculous meningitis. Pediat Infect Dis J 10:179-83.

9. Gupta RK, Kohli A, Gaur V, Lal JH, Kishore J. MRI of the brain in patients with miliary pulmonary tuberculosis without symptoms or signs of central nervous system involment. Neuroradiology 1997; 39(10):699-704.

10. Haas DW. Mycobacterium tuberculosis. In: Mandell GL, Bennett JE, Dolin R. Principles and practice of infectious diseases. 5 ed. Philadelphia: Churchill Livingstone, 2000:2576-607.

11. Jacobs RF, Sunakom P, Chotpitayasunonah T. Intensive short course chemotherapy for tuberculous meningitis. Pediat Infect Dis J 11:194-8.

12. Kennedy DH, Fallon RJ. Tuberculous meningitis. JAMA 1979; 241:264-8.

13. Leiguarda R, Berthier M, Starkstein S, Nogues M, Lylyk P. Ischemic infarction in 25 children with tuberculous meningitis. Stroke 1988; 19(2):2004.

14. Muniz MR. Meningoencefalite tuberculosa – avanços. In: Machado LR, Livramento JÁ, Spina França A, Nóbrega JPS. Neuroinfeccção 96. Clínica Neurológica HC/FMUSP, 1996:295-300.

15. Smith MH, Starke JR, Marquis JR. Tuberculosis and opportunisstic mycobacterial infections. In: Feigin RD, Cherry JD (eds.) Textbook of pediatric infections diseases. 3 ed. Philadelphia: Saunders, 1992:1321-62.

16. Waecker NJ, Connor JD. Central nervous system tuberculosis in children: a review of 30 cases. Pediatr Infect Dis J 1990; 9(8):539-43.

17. Wallace RC, Burton EM, Barret FF et al. Intracranial tuberculosis in children: CT appearence and clinical outcome. Pediatr Radiol 1991; 21(4):241-6.

30

Neuroviroses

Christovão de Castro Xavier ▪ Susana Satuf Rezende Lelis
André Vinícius Soares Barbosa

INTRODUÇÃO

As encefalites consistem em processo inflamatório que atinge o cérebro, sendo em sua grande maioria de etiologia viral. Denominam-se meningoencefalites, quando as meninges também estão inflamadas, ou encefalomielites, quando ocorre comprometimento medular concomitante ao encéfalo.

De acordo com o curso clínico, a encefalite pode ser classificada como aguda ou crônica, sendo a primeira uma das principais causas de doença neurológica aguda na infância.

Já as encefalites subagudas ou crônicas, apesar de raras, devem ser lembradas, uma vez que podem simular um quadro de doença degenerativa do sistema nervoso central (SNC). Entre essas merecem destaque a panencefalite esclerosante subaguda (PEES), a leucoencefalopatia multifocal progressiva (LMP) e as infecções lentas causadas por príons, felizmente raras no Brasil, como o Kuru, a doença de Creutzfield-Jakob e a síndrome de Gerstmann-Staussler.

ETIOLOGIA

A grande maioria das encefalites agudas é causada por vírus. Na última década houve uma radical modificação no perfil etiológico dessas afecções como resultado dos programas de multivacinação, com redução, principalmente, dos vírus do sarampo, da rubéola e da caxumba. Atualmente destacam-se os grupos: enterovírus, herpes simples 1 e 2, adenovírus, varicelazoster, citomegalovírus (CMV), Epstein-Barr (EBV), influenza A e B, vírus sincicial, hepatites A e B, parvovírus humano, herpes humano 6 e arbovírus. O resumo dos principais vírus que acometem o SNC está citado no Quadro 30.1.

As encefalites causadas por bactérias, apesar de raras, também devem ser lembradas, com destaque para o *Mycoplasma pneumoniae* e outros agentes, como *Legionella* sp., *Campylobacter jejuni* e *Bordetella pertussis*.

ETIOPATOGENIA

O mecanismo por meio do qual vírus e bactérias causam a encefalite está relacionado não apenas com a ação direta desses agentes no sistema nervoso, provocando uma reação inflamatória (encefalites primárias), mas também a uma complexa reação imunoalérgica, até então pouco compreendida, iniciada após a infecção sistêmica por esses microrganismos (encefalites pós-infecciosas).

A invasão viral do SNC não ocorre de maneira direta, necessitando de uma porta de entrada que irá variar conforme o agente infectante. A via mais comum é através do trato respiratório, ocorrendo a transmissão de um hospedeiro ao outro por meio de perdigotos (p. ex., vírus do sarampo, influenza, adenovírus etc.). Os enterovírus normalmente contaminam água e alimentos e atingem o SNC através da via gastrointestinal. O vírus da raiva, transmitido pela mordedura de cães e morcegos, e os arbovírus, transmitidos por picadas de mosquitos e carrapatos, atingem o SNC através das lesões cutâneas. Outras formas de contágio seriam as infecções congênitas transplacentárias, infecções verticais adquiridas no momento do parto pelo contato com secreção genital infectada, infecções venéreas mediante o contato sexual (p. ex., HIV, herpes tipo 2) e transfusões sanguíneas contaminadas.

A via mais comum de penetração no SNC é a hematogênica, sendo os vírus transportados do local de sua replicação periférica inicial até o cérebro durante as viremias. A capacidade do vírus de produzir a doença neurológica dependerá de sua neuroinvasividade, neurotropismo, neurovirulência e de fatores imunológicos inerentes ao hospedeiro, que podem promover ou não o desenvolvimento da doença.

Vírus como o da raiva e os do grupo herpes chegam ao SNC através do fluxo axoplasmático dos axônios nos nervos periféricos.

Outra via de invasão para o SNC é a olfatória (mucosa olfatória-placa cribriforme-bulbo olfatório e lobos temporais). Após a penetração dos vírus no SNC, estes podem sofrer disseminação célula a célula ou através do líquor.

Os locais de maior suscetibilidade de comprometimento do tecido nervoso variam conforme o "tropismo" de determinados vírus para estruturas cerebrais específicas.

A reação inflamatória cerebral frequentemente produz edema e hipertensão intracraniana. O líquido cefalorraquidiano (LCR) poderá estar alterado, cursando com pleocitose liquórica à custa de mononucleares, mas algumas vezes com predomínio de polimorfonucleares na fase inicial. A taxa de proteína está levemente aumentada e a glicorraquia encon-

Quadro 30.1 ▷ Principais vírus de interesse neurológico

Vírus	Infecção
Genoma viral: DNA	
Adenoviridae	Infecções respiratórias e raramente encefalites
Papovaviridae	
Poliomavírus	
Vírus JC	Leucoencefalopatia multifocal progressiva
Herpesviridae:	
Herpes simples tipo 1	Lesões orais, encefalite (crianças e adultos, rara em neonatos)
Herpes simples tipo 2	Lesões genitais, infecções disseminadas, encefalite (neonatos), meningites, mielites
Varicela-zoster	Encefalite (rara), erupção cutânea, neuralgia, mielite transversa, meningoencefalite, ataxia cerebelar, síndrome de Reye (?)
Epstein-Barr	Mononeurites, síndrome de Guillain-Barré
Citomegalovírus	Encefalite (imunodeprimidos, síndrome de Guillain-Barré, infecção congênita do SNC)
Poxviridae	
da vacina, da varíola	Encefalite (rara)
Genoma viral: RNA	
Picomaviridae:	
Grupo enterovírus:	
Poliovírus	Poliomielite, encefalite (rara)
Echovírus	Meningite asséptica, encefalite (rara), mielite
Coxsackievírus A	Miosite difusa, miocardite, pancreatite, encefalite (rara)
Coxsackievírus B	Meningite asséptica, encefalite
Togaviridae:	
da rubéola	Infecção congênita do SNC, panencefalite progressiva da rubéola
Alfavírus:	
da encefalite equina do Oeste	Encefalite
da encefalite equina do Leste	Encefalite
da encefalite equina venezuelana	Encefalite
Flaviviridae:	
da encefalite de St. Louis	Encefalite
da encefalite japonesa B	Encefalite
da febre amarela	Encefalite
da dengue	Encefalite
Bunyaviridae:	
da encefalite da Califórnia	Encefalite
Arenaviridae:	
da coriomeningite linfocitária	Meningite asséptica
Paramixoviridae:	
do sarampo	Encefalite, panencefalite, esclerose subaguda
da caxumba	Meningite asséptica, encefalite (rara), hidrocefalia por estenose do aqueduto
Rhabdoviridae:	
Vírus da raiva	Encefalite rábica

QUADRO CLÍNICO

As principais manifestações clínicas das encefalites estão ligadas ao comprometimento do nível de consciência, como confusão mental, sonolência, distúrbio do comportamento, surtos psicóticos e, nos casos mais graves, o coma, frequentemente associados a convulsões e déficits focais. Esses sintomas geralmente surgem de maneira aguda, acompanhados de manifestações sistêmicas, como febre, cefaleia, vômitos e prostração. Os sinais de envolvimento meníngeo (rigidez de nuca, Kernig, Brudzinski, Lassègue), quase sempre presentes nas meningoencefalites, podem faltar, principalmente nos menores de 2 anos de idade e nos casos em que o envolvimento cerebral ocorre de maneira isolada.

O espectro clínico das encefalites é bem variado, conforme o tropismo de certos vírus para determinados locais do SNC e do grau de hipertensão intracraniana presente. O comprometimento do cerebelo, causando ataxia, é bastante frequente quando o agente etiológico é o vírus varicela-zoster. A presença de rigidez e movimentos involuntários sugere acometimento de gânglios da base, como ocorre nas encefalites pelo vírus influenza.

Formas atípicas de encefalite, como a de tronco cerebral, comprometendo vários nervos cranianos, podem ocorrer, assim como o envolvimento mielítico, simulando quadros de mielite aguda.

PROPEDÊUTICA

O diagnóstico de certeza do tipo específico de encefalite só pode ser feito por detecção do vírus ou de seu genoma no SNC mediante o isolamento do vírus em cultura de células, reação imunológica específica com emprego de anticorpos monoclonais ou de técnicas de biologia molecular, como a reação em cadeia da polimerase (PCR) e a hibridização.

Falhas técnicas na coleta e execução desses exames explicam a ampla variação na sensibilidade relatada por diferentes autores e os raros casos de resultados falso-positivos na PCR. A coleta do líquor para virologia segue os protocolos usuais, porém devem ser evitados os inibidores da PCR, responsáveis pelos resultados falso-negativos, entre os quais: restos de detergentes, compostos iodados, xilocaína e heparina. Recomenda-se a distribuição da amostra em tubo a vácuo sem anticoagulante (tampa vermelha), de primeiro uso, do tipo utilizado na coleta de sangue para sorologia.

O exame do líquor é de extrema importância, não apenas no sentido de excluir outras etiologias (bacteriana, fúngica ou tuberculosa), mas também para possibilitar o diagnóstico virológico. Nas meningoencefalites virais, o líquor em geral é límpido, com exceção da herpética, em que pode ser xan-

Quadro 30.2 ▷ Vírus isolado de líquor em Belo Horizonte – jan/99 a mar/01

Vírus	Número	Percentual
Enterovírus		
Coxsáckie A	6	3,9
Coxsáckie B	21	13,5
Echovírus	4	2,6
Não classificados	7	4,5
Hepesvírus		
HSV-1	11	7,1
HSV-2	7	4,5
CMV	2	1,3
Negativos	97	62,6
Total	155	100,0

tocrômico ou hemorrágico. Apresenta pleocitose não muito acentuada (em geral, < a 200 células) com predomínio de mononucleares. Com frequência, nas primeiras 24 a 48 horas, encontra-se um predomínio de polimorfonucleares, em níveis de até 80%, voltando ao padrão clássico após esse período. A glicorraquia é normal, exceto nas encefalites por caxumba, em que pode cursar com hipoglicorraquia e taxa de proteínas pouco aumentada (em geral, < 150mg/dL).

A sorologia para vírus não distingue os subtipos virais, enquanto o resultado positivo pode refletir infecções em outros locais distintos do SNC.

O Quadro 30.2 mostra a prevalência de vírus em Belo Horizonte em amostra de líquor com rotina sugestiva de etiologia viral, submetidos a PCR e pesquisa monoclonal de acordo com a solicitação médica. Os dois casos de citomegalovirose (CMV) originaram-se de pacientes imunodeprimidos. A pesquisa de outros vírus, embora disponível, raramente tem sido solicitada.

O eletroencefalograma (EEG) revela basicamente sinais de sofrimento cerebral difuso, caracterizado principalmente por lentificação do traçado. Na encefalite herpética, o EEG pode apresentar pontas periódicas em regiões temporais, sendo de grande valor diagnóstico.

Os exames de neuroimagem são de muito auxílio, principalmente para exclusão de outras patologias (abscessos, tumores etc.), sendo frequentemente normais nas fases iniciais ou mostrando apenas edema cerebral difuso. O comprometimento uni ou bilateral dos lobos temporais, denunciando uma possível encefalite herpética, em geral aparece mais tardiamente à tomografia computadorizada (TC) (após o quinto dia de doença), porém a ressonância magnética (RM) de encéfalo é mais sensível, demonstrando o comprometimento temporal nas fases mais iniciais.

O Quadro 30.3 mostra os principais exames complementares a serem realizados nos pacientes com suspeita de encefalite.

Quadro 30.3 ▷ Exames complementares na criança com suspeita de encefalite aguda

---

Sangue
  Hemograma com plaquetas e diferencial de leucócitos
  Eletrólitos, glicemia, ureia, creatinina
  Transaminases
  Coagulograma
  Hemocultura
  Sorologias específicas para vírus conforme a suspeita clínica

Líquor
  Rotina
  Cultura (bactérias, fungos, BAAR)
  PCR para herpes vírus e, especialmente, vírus para os quais se dispõe de terapêutica específica
  Pesquisa monoclonal para os demais vírus, especificados nominalmente conforme a suspeita clínica

EEG

Neuroimagem (TC ou RM de encéfalo)

BAAR: bacilo álcool-acidorresistente.

TRATAMENTO

O tratamento das encefalites virais é basicamente suportivo (exceções feitas aos vírus para os quais se encontram disponíveis antivirais específicos, como a encefalite herpética). Os cuidados gerais incluem a hidratação adequada do paciente, o combate à hipertensão intracraniana, o controle das crises convulsivas, a correção dos distúrbios metabólicos e hidroeletrolíticos, o tratamento da secreção inapropriada do hormônio antidiurético, se presente, e o uso de medicação sintomática para o combate à febre e aos sintomas gerais. Nos pacientes comatosos deve-se providenciar adequado suporte ventilatório e, se possível, monitoração em unidades de terapia intensiva.

A morbidade das encefalites virais costuma ser elevada, quanto maior e mais arrastado for o comprometimento neurológico, principalmente quando o paciente apresenta-se em estado de coma na fase aguda. As sequelas mais frequentemente encontradas consistem em distúrbios de comportamento, déficit motor, dificuldades escolares e desenvolvimento de epilepsia.

ENCEFALITE HERPÉTICA

Epidemiologia

A infecção pelo vírus do herpes simples (HSV) é a causa mais comum de encefalite aguda esporádica (não sazonal) nos EUA e na Europa Ocidental, ocorrendo em uma incidência que varia de 1/200.000 a 1/400.000 pessoas/ano, correspondendo a 10% de todas as infecções virais do SNC de etiologia conhecida. Não existe predominância entre os sexos ou sazonal, como ocorre nas encefalites por enterovírus, em que há aumento do número de casos diagnosticados nos meses mais quentes do ano.

Com relação à idade, há uma distribuição bimodal, ocorrendo em uma frequência de 30% em pacientes com menos de 20 anos de idade e cerca de metade dos casos em pessoas com mais de 50 anos. Essa distribuição bimodal reflete a preponderância de "infecção primária" nos pacientes jovens e da "reativação" de focos latentes nos indivíduos mais idosos.

A encefalite do HSV é do tipo necrosante, geralmente causada pelo HSV-1, ligada às infecções herpéticas orais ou labiais, atingindo mais jovens e adultos. O HSV-2 é a causa mais comum de encefalite herpética no recém-nascido (RN), que adquire a infecção na passagem do canal de parto de mães com herpes genital, sendo a encefalite, nestes casos, parte da infecção disseminada neonatal.

O HSV pode ficar latente por muitos anos nos indivíduos afetados, sendo a maioria dos casos de encefalite relacionada à reativação do vírus; no entanto, casos relacionados à infecção primária também podem ocorrer, principalmente em crianças mais jovens. Apenas esporadicamente registra-se a ocorrência de herpes cutâneo ou labial antes do surgimento da encefalite.

Cerca de 90% dos casos diagnosticados em adultos são causados pelo HSV-1, dois terços dos quais decorrem da reativação de infecção latente, em indivíduos previamente expostos ao vírus. Menos de 10% dos casos de encefalite herpética em adultos deve-se ao HSV-2.

O homem é o depositário do vírus e a transmissão se dá através das secreções infectadas (orais para o HSV-1 e genitais para o HSV-2). Isso ocorre tanto no período sintomático como no assintomático, explicando por que o HSV é endêmico na população humana. Praticamente todos os indivíduos de nível socioeconômico baixo foram infectados pelo HSV-1, porém apenas 10% têm história de herpes labial recorrente. A prevalência de anticorpos nas classes mais altas é de 30% a 50%.

Patogenia

A via de acesso do vírus ao SNC ainda é discutida. A hipótese mais provável é que ele chegue ao SNC via ascendente, através dos tratos olfatórios e trigeminais. Após a primoinfecção, o vírus pode ficar latente nos gânglios dos nervos cranianos, principalmente no gânglio de Gasser (trigêmeo), que mantém íntima relação com o lobo temporal, sendo esta uma explicação para o tropismo do herpes para essa região nos casos secundários à reativação de infecção latente.

A imunidade do hospedeiro parece desempenhar um papel importante, porém é ainda pouco compreendida, uma vez que indivíduos imunodeprimidos não apresentam maior incidência de encefalite herpética do que os imunocompetentes.

As alterações patológicas relacionadas ao HSV incluem inicialmente inflamação aguda, que progride para hemorragia e necrose, com alta incidência de danos irreversíveis onde instaladas. Como o HSV tem tropismo definido para determinadas regiões do encéfalo, os lobos temporais, a região orbitária do lobo frontal e estruturas do sistema límbico são as mais lesadas, e essas localizações do processo inflamatório são marcas clínicas desse tipo de encefalite.

Quadro clínico

Em 60% dos casos há um período prodrômico de sintomas sistêmicos inespecíficos com duração de dias, como cefaleia, febre, mal-estar e vômitos ou, mais caracteristicamente, desordens do comportamento ou da memória. A seguir, surgem sintomas relacionados ao SNC, como alteração do nível da consciência, coma, crises convulsivas e déficits neurológicos focais.

Na maioria dos casos não tratados, o início das anormalidades neurológicas é dramático, aparecendo com frequência delírios, hemiparesia, crises convulsivas de difícil controle e rápida progressão para o coma. Sinais e sintomas relacionados ao córtex orbitofrontal e ao sistema límbico incluem alterações do olfato (anosmia e alucinações olfatórias), perda de memória, comportamento bizarro, alterações da fala e crises focais. *Status epilepticus* unilateral não é raro. Edema cerebral com aumento da pressão intracraniana é frequente, estando o papiledema presente em 15% dos casos.

Inúmeros casos de encefalite herpética com manifestações atípicas são descritos, como formas afebris, casos com evolução mais arrastada, envolvimento importante do tronco cerebral, levando ao comprometimento de nervos cranianos, convulsões subentrantes como primeira manifestação da doença, quadros de mielite aguda pelo HSV, lesões necróticas do cerebelo ou até mesmo formas de evolução favorável com remissão espontânea.

Exames complementares

Diversas patologias podem ser confundidas com a encefalite herpética, principalmente nas fases iniciais. Os dados clínicos e neurorradiológicos são pouco específicos, dificultando o diagnóstico diferencial. Por se tratar de patologia grave, cuja instituição de tratamento precoce influencia diretamente o sucesso terapêutico, a terapia empírica com aciclovir se justifica nos casos suspeitos mesmo antes da confirmação diagnóstica. Os exames complementares descritos a seguir fornecem dados imprescindíveis para a definição.

Líquor

Em geral, apresenta pleocitose de leve a moderada com predomínio de mononucleares. Achado frequente é a presença de hemácias no líquor, o que está relacionado ao componente necro-hemorrágico da encefalite. Das alterações bioquímicas frequentemente ocorre hiperproteinorraquia com glicorraquia normal, podendo, em alguns casos, haver hipoglicorraquia. Em 20% a 25% dos casos, o exame do líquor é normal.

PCR no líquor

A detecção do DNA viral por meio da PCR consiste em método eficaz para identificação do vírus de modo precoce. Os trabalhos mostram variação na sensibilidade da PCR de 48% a 98%, com especificidade de quase 100%. A sensibilidade da PCR na encefalite herpética equipara-se às da cultura para vírus e biópsia cerebral.

Estudo feito por Domingues e cols., em que foram analisados 61 pacientes que tiveram como suspeita clínica inicial a encefalite herpética, necessitando do uso de tratamento antiviral, detectou PCR negativo para HSV em 43 pacientes (cerca de 70%). Destes, em 42% foi possível a identificação de outra etiologia, como infecções virais (11%), não virais (27%), doenças vasculares (22,2%), doenças desmielinizantes (16,7%), distúrbios tóxicos e metabólicos (16,7%) e tumor do SNC (5,6%). Esse estudo mostra o grande número de patologias que podem simular um quadro de encefalite herpética, de modo que a técnica de PCR veio modificar o número de diagnósticos feitos erroneamente.

O tempo que a PCR leva para negativar, mesmo com tratamento específico, ainda é motivo de controvérsia. Há relato de positividade do teste em até 27 dias após o início da sintomatologia.[12]

Pesquisa monoclonal no líquor

A pesquisa de vírus utilizando anticorpos monoclonais apresenta alta especificidade, podendo diferenciar com precisão o HSV-1 do HSV-2, e sensibilidade proporcional ao número de células nucleadas examinadas, o que depende da celularidade da amostra e do volume examinado. Em geral, amostras com mais de 100 células/mm^3 e volumes acima de 1mL mostram resultados concordantes com a PCR. A confiabilidade do método depende ainda da técnica empregada, dos equipamentos disponíveis e, sobretudo, da experiência do laboratorista.

Assim, considerando a importância do resultado, para HSV, EBV e CMV recomenda-se a PCR, e no diagnóstico dos vírus para os quais não se dispõe de terapêutica específica, como os enterovírus, está recomendada a pesquisa monoclonal. É sempre oportuno lembrar que no pedido médico devem constar os nomes dos vírus a serem pesquisados.

EEG

É quase sempre anormal, e o padrão mais típico consiste em uma atividade de ondas lentas arrítmicas, com predominância unilateral ou em determinadas regiões, podendo aparecer complexos ponta-onda em um ou em ambos os lobos temporais.

TC de encéfalo

Mostra, com frequência, hipodensidade envolvendo uni ou bilateralmente os lobos temporais, com extensão para a área insular (Figura 30.1). Áreas necro-hemorrágicas podem ser vistas quando as lesões são mais extensas. Efeito de massa em virtude

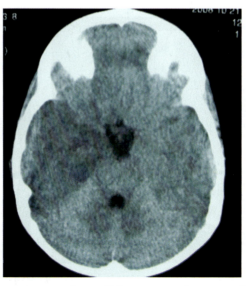

Figura 30.1 ▶ TC de encéfalo, corte axial, mostrando hipodensidade em região temporal direita.

do edema local e áreas de captação de contraste refletem quebra de barreira nesses locais. No entanto, essas alterações em geral não ocorrem nos primeiros 5 dias da doença, o que dificulta o diagnóstico precoce por meio desse método de imagem.

RM de encéfalo

Mostra precocemente (antes de 5 dias) as alterações, apresentando hipossinal nas sequências em T1 e hipersinal nas sequências em T2 e FLAIR, no nível da região medial temporal, córtex insular e giro reto (Figura 30.2). Alterações hemorrágicas podem estar presentes e leucomalacia desenvolve-se dentro de poucos dias.

Tratamento

O fármaco de escolha é o aciclovir, que é um inibidor da DNA polimerase viral, usado na dose de 10mg/kg/dose ou 500mg/m^2 de superfície corporal/dose a cada 8 horas durante 21 dias (infusão EV lenta em 1 hora). Recomenda-se monitoração semanal da função renal. Tratamentos mais curtos e resposta imunológica anormal foram relacionados à recorrência da infecção herpética.

A mortalidade sem o tratamento é de 75%, caindo para 19% quando o aciclovir é usado precocemente. O início do tratamento após 5 dias de doença e a ocorrência de coma são fatores de baixa resposta terapêutica.

Apesar do tratamento, cerca de metade dos casos apresenta sequelas, principalmente relacionadas a déficits motores, crises convulsivas e distúrbios de comportamento.

MANIFESTAÇÕES NEUROLÓGICAS DO VÍRUS VARICELA-ZOSTER

O vírus varicela-zoster leva a dois quadros clínicos distintos. A forma mais comum, a *varicela*, resulta de uma infecção primária em um indivíduo suscetível, sendo altamente contagiosa e de curso clínico na maioria das vezes benigno, levando a exantema cutâneo vesicular, de distribuição centrípeta e polimorfa, acompanhada ou não de sintomas sistêmicos gerais.

O *herpes-zoster*, resultante da reativação do vírus latente, geralmente surge em hospedeiro imunocomprometido, levando à erupção cutânea localizada, acometendo a região compreendida por um dermátomo da inervação do local correspondente.

Tanto a varicela como o herpes-zoster podem cursar com comprometimento neurológico, os quais abordaremos a seguir.

Complicações neurológicas na varicela

A incidência de complicações neurológicas no curso da varicela é difícil de ser estimada, uma vez que muitos casos não chegam a receber tratamento médico em razão da própria evolução relativamente benigna da doença. Estima-se que cerca de 1 a 3 em 10.000 casos cursem com algum tipo de complicação do SNC. Entre essas, as mais frequentes são a cerebelite e a encefalite aguda. Outras complicações mais raras incluem a mielite transversa, a meningite asséptica e a síndrome de Guillain-Barré. A síndrome de Reye (encefalopatia com infiltração gordurosa do fígado) já foi bem documentada como complicação da varicela, porém questiona-se se o uso concomitante de salicilatos para o combate da febre seria o verdadeiro desencadeador.

Cerebelite aguda

A ataxia cerebelar é a anormalidade neurológica mais comumente associada à varicela, ocorrendo em uma frequência de 1 em cada 4.000 casos de varicela. As crianças podem iniciar com ataxia alguns dias antes ou até 2 semanas após a instalação do exantema. Outros sintomas associados são vômitos, cefaleia e letargia. Em cerca de 25% dos pacientes estão presentes febre, rigidez de nuca e nistagmo. Convulsões são raras e geralmente sugerem comprometimento encefálico difuso.

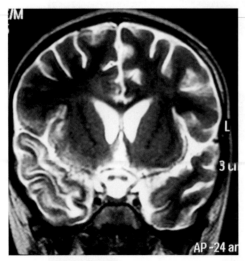
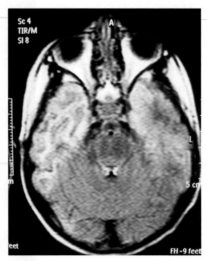
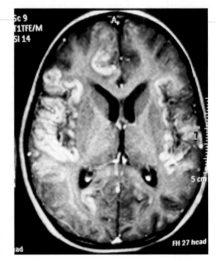

Figura 30.2 ▷ **A** RM de encéfalo, corte coronal em T2, mostrando hipersinal em lobos temporais, mais evidente à direita. **B** RM de encéfalo, corte axial em FLAIR, mostrando hipersinal em lobos temporais, mais evidente à direita. **C** RM de encéfalo, corte axial em T1 com contraste, mostrando intensa captação de contraste em lobos temporais, mais evidente à direita.

Em casos não complicados, a própria apresentação clínica é suficiente para o estabelecimento do diagnóstico. Nos casos em que o comprometimento cerebelar antecede o *rash*, o diagnóstico torna-se mais difícil, necessitando muitas vezes de exames complementares, como a neuroimagem (com o objetivo de afastar lesões expansivas da fossa posterior como causa da ataxia) e o exame do líquor. Este último frequentemente é normal, mas em cerca de 20% a 30% dos casos pode demonstrar moderada pleocitose linfocítica (<100 células), leve aumento de proteínas e glicose normal.

A disfunção cerebelar associada à varicela é autolimitada, ocorrendo resolução dos sintomas dentro de 1 a 3 semanas. A maioria dos pacientes recupera-se sem sequelas aparentes, sendo a mortalidade praticamente zero, relacionada não ao comprometimento neurológico em si, mas às infecções intercorrentes, como a pneumonia. Em virtude da benignidade dessa patologia, não há necessidade de tratamento antiviral específico.

O vírus da varicela-zoster é importante fator de risco para acidente vascular encefálico (AVE), estando associado em até um terço dos casos na infância. O mecanismo envolvido consiste em inflamação na parede dos vasos, que evoluem secundariamente com trombose. O intervalo médio entre a infecção por varicela-zoster e o surgimento do AVE é de 4 meses, mas podem ocorrer casos em 1 semana ou até 1 ano.

Encefalite aguda

A encefalite aguda pelo vírus da varicela ocorre em uma frequência estimada de 1 a 2 em cada 10.000 casos de varicela. A grande maioria dos casos ocorre na infância, porém a incidência é também elevada em adultos com mais de 20 anos e em crianças com menos de 1 ano de idade.

Os sintomas neurológicos podem ocorrer até 2 semanas antes do aparecimento do exantema ou mesmo várias semanas após seu surgimento. Na grande maioria dos pacientes, os sintomas neurológicos se iniciam 1 semana após o clássico quadro de varicela, sendo cefaleia, febre, vômito e alterações do sensório as primeiras manifestações. Crises convulsivas ocorrem em uma frequência de 29% a 52%. Sinais neurológicos focais incluem ataxia, alterações do tônus muscular, hiperreflexia, Babinski e hemiparesia.

O LCR de pacientes com varicela associada à encefalite em geral é alterado, com pressão inicial aumentada, pleocitose linfocítica moderada (ao redor de 100 células), hiperproteinorraquia (50 a 100mg/dL) e glicose normal.

O EEG está consistentemente alterado, com atividade lenta difusa, compatível com sofrimento cerebral. Anormalidades focais de caráter epileptogênico podem ocorrer mesmo na ausência de crises convulsivas. Nos pacientes que apresentam convulsões, as alterações eletroencefalográficas tendem a persistir.

Os exames de neuroimagem mostram, em geral, edema cerebral e áreas compatíveis com desmielinização.

O mecanismo fisiopatológico de como o vírus da varicela leva ao comprometimento cerebral não está definido. Estudos de necropsia mostram alterações histopatológicas inespecíficas, como edema cerebral difuso e áreas necro-hemorrágicas. Apesar da dificuldade de isolamento do vírus no líquor e no tecido cerebral, isso sugere replicação viral ativa. No entanto, a presença de infiltrado inflamatório mononuclear perivascular e áreas de desmielinização torna provável a presença de processo imunoalérgico pós-infeccioso em alguns casos.

Outras formas de complicações neurológicas da varicela que merecem ser lembradas incluem a encefalomielite disseminada aguda (ADEM) e, mais raramente, a mielite transversa e a meningite asséptica. A ADEM será discutida em capítulo separado, em função da importância dessa patologia na neurologia infantil. Na mielite transversa, cuja fisiopatologia está relacionada mais à reação autoimune do que à invasão direta do vírus, o paciente apresenta fraqueza de membros inferiores, disfunção esfincteriana e abolição dos reflexos tendinosos profundos. A recuperação do paciente é variável. A detecção do DNA viral no LCR pela técnica da PCR sugere invasão viral ativa na medula espinal. Já na meningite asséptica, febre e meningismo ocorrem sem sinais de comprometimento cerebelar ou cerebral, sendo de curso benigno e autolimitado.

Tanto a encefalite como a mielite pela varicela merecem tratamento específico com aciclovir na dose de 10mg/kg/dose (ou 500mg/m²/dose) a cada 8 horas por um período mínimo de 10 dias, especialmente nos pacientes imunocomprometidos, como portadores do HIV, pós-transplantados e crianças pós-quimioterapia. Nos casos com mielite transversa em que não se detecta o DNA do vírus pela técnica de PCR, a terapia com corticosteroides pode ser benéfica, estando indicada a metilprednisolona EV.

A mortalidade por encefalite proveniente da varicela reduziu após o surgimento do tratamento específico, tendo os últimos trabalhos apresentado taxas de 5% a 10%. A incidência de sequelas a longo prazo varia de 10% a 20%.

Complicações neurológicas do herpes-zoster

As complicações neurológicas no herpes-zoster podem ocorrer durante ou semanas após a erupção aguda. Estas incluem a encefalite aguda, o zoster oftálmico com hemiparesia contralateral, a mielite e a leucoencefalopatia multifocal. Há relatos na literatura de variável comprometimento de nervos cranianos e periféricos, ocasionando monoparesias, assim como de polirradiculoneurites associadas ao herpes-zoster. As complicações neurológicas são consideravelmente maiores em pacientes imunocomprometidos. A complicação neurológica mais comum do herpes-zoster é a dor crônica ou neuralgia pós-herpética, que ocorre em cerca de 10% a 40% dos casos.

O uso de aciclovir oral nas primeiras 72 horas do início da erupção cutânea, na dose de 800mg/dia, durante 7 dias, leva à cicatrização cutânea mais rápida e à redução na duração da neuralgia pós-herpética. Seu uso é indicado nos pacientes muito sintomáticos e nos imunocomprometidos, uma vez que a morbimortalidade nesses casos é maior em função do risco de disseminação da infecção.

O papel dos agentes antivirais no manejo das complicações neurológicas pelo herpes-zoster é controverso. Nos casos em que a replicação viral desempenha papel importante na fisiopatologia, como nas encefalites e mielites, o uso do aciclovir venoso está indicado. Já nos casos de hemiparesia contralateral e monoparesias, em que o papel da replicação viral é pouco claro, o benefício da terapia antiviral é incerto.

LEUCOENCEFALOPATIA MULTIFOCAL PROGRESSIVA (PML)

A PML é uma infecção virótica do SNC, também classificada como infecção por vírus lento, com frequência mais rara na criança, causada por um poliomavírus, o vírus JC. Acomete pacientes portadores de doenças debilitantes e imunossupressoras, principalmente a AIDS, na qual ocorre com uma frequência de 2% a 5%.

A manifestação clínica inicial mais frequente é uma fraqueza progressiva de membros inferiores, com distúrbio da marcha, seguida de comprometimento da consciência, perda visual, cefaleia, distúrbio de linguagem e convulsões. A doença tem curso evolutivo quase sempre fatal, com duração variando de 3 a 18 meses. Auxilia o diagnóstico o conhecimento de prévia doença debilitante ou imunossupressora que evolui com o quadro clínico previamente descrito.

A TC de encéfalo revela áreas hipodensas na substância branca, não produtoras de efeito de massa, e que não capta contraste, com predomínio no centro semioval, na região occipital e no cerebelo. A RM é mais sensível e mostra com mais evidências as alterações com aumento de sinal nas ponderações em T2 e FLAIR.

A rotina de líquor é inespecífica, variando da normalidade a alterações leves com pleocitose discreta e leve hiperproteinorraquia. A PCR no líquor para o vírus JC nem sempre confirma o diagnóstico, havendo necessidade de biópsia cerebral com PCR *in situ* ou hibridização para sua confirmação. A sensibilidade da PCR no líquor varia de 60% a 100% em decorrência de diferenças na definição de caso, na população estudada e na metodologia utilizada na PCR.

Apesar dos avanços no diagnóstico, ainda não existe um esquema terapêutico eficaz para a PML. São raros os casos descritos na literatura com sobrevida maior do que 18 meses.

PANENCEFALITE ESCLEROSANTE SUBAGUDA (PEES)

Definição

A PEES, ou doença de Van Bogaert, é uma das três formas de encefalite que podem ocorrer secundariamente à infecção pelo vírus do sarampo. As outras duas formas incluem um quadro agudo, na fase exantemática da doença que se manifesta como meningoencefalite e um processo desmielinizante imunomodulado pós-infeccioso (ADEM).

A PEES é uma doença progressiva, usualmente fatal, que acomete várias estruturas do cérebro e que geralmente tem início, em média, 7 anos após a infecção primária ou imunização antissarampo. A grande maioria dos casos atinge crianças de 10 a 12 anos de idade. Algumas formas que se manifestam até 3 meses após a infecção primária têm caráter muito mais agressivo, principalmente as que comprometem crianças com menos de 2 anos de idade.

Etiologia e epidemiologia

A doença não tem origem genética. Algumas hipóteses se fundamentam no fato de que o vírus latente possa sofrer reativação após apresentar mutação de um dos antígenos de superfície (proteína M), impedindo seu reconhecimento pelo sistema imune do hospedeiro. Outras teorias imunológicas sugerem que uma resposta hiperimune mascare a superfície antigênica da célula infectada ou que ocorra uma falha no envolvimento e no transporte do antígeno de superfície, o que impede o reconhecimento desse antígeno pelo sistema imune, levando ao descontrole no processo de defesa contra a infecção, mantendo o vírus latente. Sugere-se que a apoptose possa ser o mecanismo de morte neuronal secundária às alterações celulares causadas pelo vírus.

Em cerca de 50% dos casos, a infecção primária pelo vírus do sarampo ocorre em crianças com menos de 2 anos de idade e em mais de 80% ocorre em menores de 5 anos. Alterações imunológicas e características semelhantes à PEES também foram descritas quanto ao vírus da rubéola.

Mundialmente, a incidência varia proporcionalmente ao número de casos de sarampo ocorridos em determinado período e à cobertura vacinal. A incidência de PEES no Paquistão é de 1:10.000, na Índia é de 2:100.000 e nos EUA é de 1:1.000.000. No Brasil, a incidência de sarampo vem diminuindo, de 335:100.000 casos registrados em 1991 para 5:100.000 em 1994, o que reduz sobremaneira o número de casos de PEES. Recentemente, três novos casos de PEES foram diagnosticados em nosso serviço, dois deles oriundos do último surto de sarampo, ocorrido entre 1997 e 1998.

A PEES, na maioria dos casos, é posterior a um episódio de sarampo, mas pode ocorrer após imunização pela vacina (vírus vivos atenuados) ou mesmo sem relato das duas últimas, possivelmente por uma infecção subclínica, o que é menos frequente. O primeiro caso de nosso serviço tem em sua história clínica apenas a confirmação de três doses da vacina antissarampo. Na maioria dos estudos realizados, há predominância de duas a quatro vezes no sexo masculino.

Quadro clínico

A PEES ocorre geralmente de 3 a 12 anos após a infecção primária. Os sintomas têm início insidioso, variando amplamente entre os pacientes. A progressão dura de 1 a 3 anos na maioria dos casos. A evolução, entretanto, pode ser rápida (3 meses) ou fulminante (semanas), em 10% dos casos, ou chegar a quadros mais prolongados (até 10 anos), em outros 10%.

O quadro geralmente inicia-se com alterações de comportamento, déficit de atenção, queda do rendimento escolar, apatia, terror noturno, alucinações, que sugerem distúrbio psiquiátrico, caracterizando o estágio I da doença e podendo durar de semanas a meses.

Na evolução para o estágio II, a doença evolui com declínio intelectual progressivo, disartria, apraxia, agnosia, alterações visuais com atrofia óptica (secundárias à coriorretinite), movimentos anormais como tremores e mioclonias, que são periódicas, rítmicas, em intervalos regulares de 7 a 10 segundos, mais evidentes na região cervical e no tronco, que cedem com o sono e se exacerbam com a evolução do quadro. Com frequência, nessa fase, ocorrem convulsões parciais que se generalizam e também *dropp attacks*.

O declínio neurológico persiste no estágio III, porém com diminuição no ritmo de progressão da doença. Instabilidade autonômica, distonia, opistótono e posturas em descerebração e decorticação ocorrem nesse estágio, que pode durar de 1 a 2 anos.

No estágio IV, as convulsões e as mioclonias diminuem e há um quadro demencial e de deficiência motora grave, colocando o paciente em estado semivegetativo, de onde advém a morte por complicações sistêmicas.

Anatomia patológica

Macroscopicamente, o cérebro apresenta atrofia com áreas de desmielinização e dilatação ventricular. Ao exame microscópico, encontram-se alterações inflamatórias com aglomerados de linfócitos perivasculares, áreas com evidente perda neuronal, gliose e desmielinização, principalmente no neocórtex, na substância branca, no hipocampo, no tálamo e na porção ventral do tronco cerebral. Corpos de inclusão intranucleares, semelhantes aos encontrados na encefalite pelo herpes simples (Cowdry A), são vistos na oligodendróglia, nos neurônios e nos astrócitos. Nucleocapsídeos tubulares característicos da presença do paramixovírus podem ser vistos à microscopia eletrônica, além de o genoma viral poder ser identificado pela PCR no tecido cerebral.

Diagnóstico

O exame do LCR é normal do ponto de vista de celularidade, glicorraquia e proteinorraquia total. Há aumento acentuado nos valores de gamaglobulina (de 20% a 60% do total de proteínas), e títulos elevados de anticorpos antissarampo, IgG, são encontrados tanto no LCR como no sangue periférico. Não há aumento de IgM.

O EEG demonstra, precocemente, complexos pseudoperiódicos de ondas lentas com surtos de alta amplitude (surto-supressão), o chamado complexo de Radermecker (Figura 30.3). Na fase inicial, o ritmo de base é pouco alterado, porém, com o progredir da doença, evolui para um ritmo de base com lentificação difusa.

A TC apresenta atrofia cortical com lesões hipodensas na substância branca, nos casos mais avançados. A RM mostra aumento da intensidade de sinal em T2 e FLAIR, geralmente envolvendo a substância branca subcortical e periventricular (Figura 30.4). As lesões tendem a se iniciar na região cortical-subcortical e progredir para a substância branca periventricular, com atrofia cortical difusa. Envolvimento do esplênio do corpo caloso, lesões focais no parênquima com efeito de massa e acometimento dos gânglios da base e do tronco cerebral também ocorrem com menor frequência.

O diagnóstico diferencial deve ser feito com doenças desmielinizantes e neurológicas progressivas, descritas em outros segmentos desta obra.

Tratamento

Apesar de vários estudos realizados, não há tratamento específico e definitivo. Existem relatos na literatura sobre o uso de interferon-α intraventricular, combinado com isoprinosi-

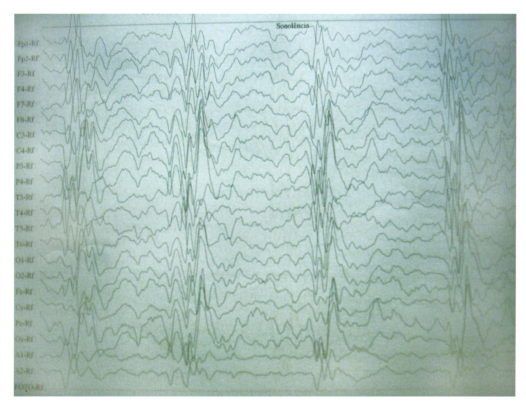

Figura 30.3 ▷ EEG mostrando os complexos pseudoperiódicos da PEES.

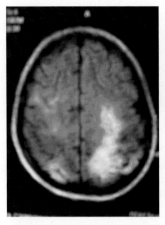 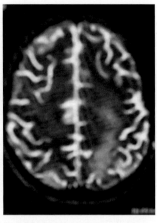

Figura 30.4 ▷ RM de encéfalo, corte axial em FLAIR e T2, mostrando sinal hiperintenso parieto-occipital bilateral, mais evidente à esquerda, em paciente com PEES.

ne oral ou ribavirina, mostrando diminuição na velocidade de progressão da doença. Outros trabalhos indicam o uso do isoprinosine oral isolado na dose de 50mg/kg/dia, no máximo 3g/dia a cada 8 horas, por um período de 6 meses, devendo ser utilizada em estágios mais precoces.[1,19] Um de nossos três casos estabilizou e apresentou pequena melhora com o uso do isoprinosine.

Por mecanismos ainda não conhecidos, a carbamazepina, que é contraindicada no tratamento de epilepsias mioclônicas, é o agente que tem mais efeitos sobre as mioclonias da PEES.

A vacinação é, portanto, a maneira mais eficaz contra a PEES, sendo preconizada, mundialmente, em crianças com menos de 1 ano de idade.

Prognóstico

Apesar de já terem sido descritas remissão espontânea e estabilização da doença, a maioria dos casos evolui para convulsões generalizadas, demência, coma e morte.

SÍNDROME DE REYE (SR)

Definição

A síndrome descrita por R.D.K. Reye na Austrália, em 1963, consiste em uma encefalopatia metabólica adquirida, de evolução grave, com alta taxa de mortalidade, associada à degeneração gordurosa do fígado. Essa alteração pode ser encontrada também nos rins, no miocárdio, nos músculos e no pâncreas. A SR é uma entidade rara que ocorre com maior frequência em crianças após varicela ou doença virótica do trato respiratório superior ou gastrointestinal, com maior incidência quando se utilizam salicilatos durante a virose.

Incidência

A real incidência anual da SR, de 0,2 a 1,1 caso por milhão da população com menos de 18 anos de idade, sofreu modificações durante os últimos 20 anos nos EUA. De 555 casos relatados em 1980, houve uma queda de 100 casos/ano entre 1985 e 1986 para 36 casos por ano de 1986 a 1993, diminuindo ainda para 2 ou menos casos registrados desde 1994.[51]

Esse fato coincide com a intensa redução do uso de salicilatos e derivados nas viroses e, principalmente, com o maior número de casos diagnosticados como erros inatos do metabolismo que mimetizam a doença, sendo definidos como Reye-*like*.

Em nosso meio, a incidência é desconhecida. Mais de 90% dos casos ocorrem em menores de 16 anos, com pico entre 5 e 14 anos. Apesar de ser rara no primeiro ano, há referências de casos em indivíduos de 4 dias de vida até os 59 anos de idade.[5] Na maioria dos estudos, a doença acometeu igualmente ambos os sexos.

Etiologia

Embora a etiologia não esteja claramente definida, a associação com doenças virais (influenza A e B, varicela-zoster, adenovírus, coksáckie A e B, echovírus, Epstein-Barr, rubéola, sarampo, herpes simples, parainfluenza e pólio) ocorre em até 93% dos pacientes até 3 semanas antes do início dos sintomas. A frequência pós-infecção do trato respiratório superior foi de 73%, a de varicela, 21% dos casos, a de gastroenterite, 14%, e finalmente a de outras doenças exantemáticas, 5%, em estudo promovido pelo CDC.

O uso de salicilatos esteve envolvido na grande maioria dos casos (93%), mas há relatos da ocorrência com o uso de antieméticos e diclofenaco sódico, entre outros.

Fisiopatologia

A doença ocorre em razão de dano estrutural e funcional da mitocôndria hepática, com alteração do metabolismo oxidativo e produção de metabólitos tóxicos, sendo o principal deles a amônia, que vai induzir inicialmente os vômitos e as alterações neurológicas com o evoluir da doença.

Existem hipóteses que responsabilizam o vírus pela lesão direta, embora também seja admitida a descompensação de uma anormalidade metabólica preexistente precipitada pela infecção. Outra possibilidade seria a ação do ácido acetilsalicílico como cofator para que a infecção viral possa causar o dano.

Quadro clínico

Normalmente ocorre início abrupto de vômitos persistentes, 12 horas a 3 semanas após a infecção viral (com média de 3 dias), sem relato de febre.

Os sintomas neurológicos iniciam-se de 24 a 48 horas após o início dos vômitos e da letargia, com rápida evolução para coma, crises convulsivas tipo tônico-clônicas generalizadas e, conforme o estágio da doença, sinais de decorticação e descerebração. Comprometimento dos nervos cranianos e sinais focais ou meníngeos não são encontrados.

Em crianças com menos de 2 anos de idade, diarreia e hiperventilação podem ser os primeiros sinais e, nessa faixa etária, convulsões também ocorrem com maior frequência.

CAPÍTULO 30 ▷ Neuroviroses

Quadro 30.4 ▷ Estágios da encefalopatia na síndrome de Reye (classificação de Lovejoy)

Estágios	I	II	III	IV	V
Nível de consciência	Letargia; atende ao comando verbal	Não cooperativo; estupor verbalização inapropriada	Coma	Coma	Coma
Postura	Normal	Normal	Decorticação	Descerebração	Hipotonia
Resposta à dor	Específica	Específica/ inespecífica	Decorticação	Descerebração	Nenhuma
Reação pupilar	Rápida	Lenta	Lenta	Lenta	Nenhuma
Reflexo oculocefálico	Normal	Desvio conjugado	Desvio conjugado	Inconstante/ ausente	Nenhum

A hepatomegalia está presente em 50% dos casos, e a icterícia é muito rara. A encefalopatia pode ser classificada em estágios, como mostra o Quadro 30.4.

O curso clínico, na maioria das vezes, é de evolução rápida e grave, mas a doença pode estabilizar-se em qualquer dos estágios, com melhor prognóstico nos estágios mais superficiais de comprometimento da consciência. O diagnóstico precoce é imprescindível para o sucesso do tratamento e a diminuição da morbidade e da mortalidade.

Anatomia patológica

A biópsia hepática na fase aguda mostra esteatose microvesicular com preservação da arquitetura hepática não associada à necrose. Alterações equivalentes ocorrem nos rins e, ocasionalmente, no miocárdio.

À microscopia eletrônica encontra-se proliferação do retículo endoplasmático liso e dos peroxissomos, com edema e pleomorfismo das mitocôndrias e perda dos grânulos densos. Esses achados não são específicos da SR e podem ser encontrados também na intoxicação salicílica. As alterações anatomopatológicas descritas regridem com a recuperação do paciente nos casos mais benignos.

O cérebro mostra edema e congestão vascular com hemorragia perivascular à microscopia e áreas de necrose sem proliferação microglial.

Diagnóstico

Além dos critérios clínicos já considerados, os exames laboratoriais fornecem dados muito importantes. As principais alterações estão descritas a seguir:

- Bioquímica sanguínea:
  - Transaminases (AST e ALT): têm aumento de três vezes em relação ao limite superior da normalidade.
  - Amônia: aumenta em 24 a 48 horas após o início dos sintomas neurológicos e pode apresentar-se normal com a evolução do quadro.
  - Bilirrubinas: aumento discreto; na maioria dos casos, os valores são menores do que 3mg/dL.
  - Glicemia: a hipoglicemia é achado importante, mas pode não ocorrer, sendo mais comum em menores de 1 ano de idade.
  - Lipase e amilase podem estar aumentadas.
  - Ureia e creatinina podem estar aumentadas.
  - Outros: podem ser encontrados valores aumentados de CPK, LDH, elevação dos níveis de ácidos graxos de cadeia curta, lactato e aminoácidos, como lisina, prolina, glutamina e alanina.
- **Coagulograma:** há, inicialmente, aumento no RNI, TP e PTTA, que normalizam após alguns dias.
- **Leucograma:** normal na maioria das vezes; leucocitose com desvio para esquerda pode ocorrer e dificultar a diferenciação com um quadro séptico.
- **LCR:** a pressão liquórica inicial está geralmente aumentada em função do edema cerebral. A celularidade não ultrapassa 8 células/mm^3, e a glicorraquia deve ser baixa se houver hipoglicorraquia.
- *Screening* **metabólico:** para diagnóstico diferencial com erros inatos do metabolismo.
- **EEG:** revela atividade lentificada difusamente no início e *flattened waves* em estágios avançados.
- **ECG:** pode mostrar alterações similares às isquemias e arritmias.
- **Imagem:** a TC de encéfalo mostra edema cerebral difuso nos casos mais graves, mas geralmente é normal.
- **Biópsia hepática:** não é realizada de rotina, principalmente quando há alteração no coagulograma. Deve ser indicada nos casos em que existam dúvidas diagnósticas.

Diagnóstico diferencial

Os erros inatos do metabolismo se apresentam com quadro muito semelhante ao da SR (Reye-*like*). Alguns fatores aumentam a suspeita: casos que não são típicos, menores de 2 anos, episódio semelhante anterior e uma história familiar de SR ou morte de irmão nos primeiros meses de vida com quadro similar à septicemia.

Os exemplos mais característicos incluem distúrbios do ciclo da ureia, aminoacidúrias, doenças do metabolismo de carboidratos (como defeito no armazenamento do glicogênio, intolerância hereditária à frutose), acidemias orgânicas (como metilmalônica, metilglutárica), deficiência primária de carnitina e defeitos na oxidação dos ácidos graxos, entre outras. A identificação correta e precoce desses distúrbios metabólicos é importante para que, em casos selecionados, o manejo dietético impeça recorrência e sequelas mais graves. Essas patologias são descritas em outros capítulos deste livro.

A intoxicação por substâncias (salicilatos, ácido valproico, diclofenaco sódico, inseticidas, tetraciclina fora do prazo de validade, entre outras) também deve ser considerada.

Outras doenças guardam semelhanças clínicas com a SR em alguma de suas fases evolutivas (cetoacidose diabética, encefalopatia secundária à falência hepática aguda, encefalites virais, choque séptico etc.).

Tratamento

As medidas de suporte devem ser precoces e, idealmente, implementadas em unidade de terapia intensiva. A monitoração da pressão intracraniana é utilizada em casos mais graves.

A correção e a prevenção da hipertermia e dos distúrbios metabólicos, principalmente hipoglicemia, uma hidratação adequada com correção da acidose metabólica e dos distúrbios hidroeletrolíticos, diminuem o dano cerebral, principalmente quando associado com o tratamento da hipertensão intracraniana (HIC). As principais medidas para correção da HIC são: adequada posição do paciente no leito (cabeça na linha média e cabeceira elevada em 30 graus), uso de manitol nas doses habituais e, quando em ventilação mecânica, hiperventilação. Nos casos de extrema gravidade, deve ser avaliado coma barbitúrico ou craniectomia.

As crises convulsivas devem ser prontamente tratadas, sendo a difenil-hidantoína venosa o fármaco de escolha.

A diminuição do nível de amônia é tentada com o uso de lactulose, juntamente com neomicina por sonda nasogástrica, no período crítico da doença. Plasmaférese, exsanguineotransfusão ou diálise peritoneal já foram realizadas, com resultados controversos.

Prognóstico

A taxa de mortalidade tem diminuído nas duas últimas décadas, de cerca de 50% para 20%, o que parece estar relacionada com a identificação precoce da SR e o sucesso alcançado pela terapia intensiva. Pior prognóstico se associa com baixa idade (menores de 5 anos), grau aumentado da amônia sérica e rapidez de aprofundamento do coma. O risco de sequelas neurológicas, como alterações de comportamento, retardo mental, convulsões e disfunção motora, é diretamente influenciado pela idade de acometimento (mais frequente em lactentes) e da hiperamoniemia, chegando a 11% se os níveis ultrapassarem 45µg/dL.[5]

REFERÊNCIAS

1. Aicardi J. Diseases of the nervous system in childhood. 2 ed. Mac Keith Press 1998:373-437.

2. Anlar B. Apoptosis in brain biopsies of subacute sclerosing panencephalitis patients. Neuropediatrics 1999 Oct; 30(5):239-42.

3. Anlar B, Saatci I, Kose G, Yalaz K. MRI findings in subacute sclerosing panencephalitis. Neurology 1996; 47:1278-83.

4. Assaad F. Measles: summary of worldwide impact. Rev Infect Dis 1983; 5:452-9.

5. Belay ED, Bresee JS, Holman RC. Reye's syndrome in the United States from 1981 through 1997. N Engl J Med 1999 May 6; 340(18):1377-82.

6. Cameron PD, Wallace DJ, Munro J. Herpes simplex virus encephalitis, problems in diagnosis, Developmental Medicine and Child Neurology 1992, 34:134-40.

7. Centers for Disease Control. Reye syndrome-United States. MMWR CDC Surveill Summ 1979; 28:97.

8. Centers for Disease Control. Follow-up on Reye syndrome-United States. MMWR CDC Surveill Summ 1980; 29:321.

9. Centers for Disease Control. Reye syndrome surveillance-United States, 1989. JAMA 1991; 265:960.

10. Chang PF, Huang SF, Hwu WL. Metabolic disorders mimicking Reye's syndrome. J Formos Med Assoc 2000 Apr; 99(4):295-9.

11. Chesky M, Scalco R, Failace L, Steven R, Jobim LF. Polymerase chain reation for the laboratory diagnosis of asseptic meningitis and encephalitis. Arq Neuropsiquiatr set 2000; 58(3B):836-42.

12. Cinque P, Cleartor GM, Weber T, Monteyne P. The role of laboratory investigation in the diagnosis and management of pacients with suspected herpes simplex encephalitis: a consensus report, J Neurol Neurosurg Psychiatry 1996, 61:339-45.

13. De Vivo DC. Reye syndrome. Neurol Clin 1985 Feb; 3(1):95-115.

14. Dirik E, Taskin F, Kovanlikaya I. Cranial MRI findings in acute disseminated encephalomyelitis. Indian J Pediatr 1994; 61(5):578-83.

15. Domingues RB, Pannuti CS, Fink MCD, Tsanadis AMC. Diagnósticos alternativos em pacientes com suspeita de encefalite por herpes simplex e negativos à reação em cadeia por polimerase. Arq Neuropsiquiatr 2000; 58(4):1071-80.

16. Dyken PR, Cunningham S, Ward C. The changing pattern of subacute sclerosing panencephalitis, USA, Proceedings of the 3rd International Symposium on SSPE, Oct 30-31, 1989; 39-42. Vellore, India.

17. Dyken PR. Subacute sclerosing panencephalitis: current status. Neurol Clin 1985; 3:179-96.

18. Gascon GG. Subacute sclerosing panencephalitis. Semin Pediatr Neurol 1996; 3:260-9.

19. Gascon G. Treatment of subacute sclerosing panencephalitis. J Child Neurol 1997; 12(8):469.

20. Geller TJ, Vern BA, Sarwar M. Focal MRI findings in early SSPE. Pediatr Neurol 1987; 3:310-2.

21. Gnann JW, Whitley R. Neurologic manifestations of varicella and herpes-zoster. In: Infections of central nervous system. 2 ed. Philadelphia: Lippinicott-Raven Publishers, 1997.

22. Greene CL, Blitzer MG, Shapira E. Inborn errors of metabolism and Reye syndrome: differential diagnosis. J Pediatr 1988 Jul; 113 (1Pt 1):156-9.

23. Grossman M, Asimi PH. An encephalitic syndrome in a seven year old child. The Pediatric Infectious Disease Journal 1995; 14(6):550-55.

24. Henson J, Rosemblun M, Armstrong D, Furneaux H. Amplification of JC virus DNA from brain and cerebrospinal fluid of patients with progressive multifocal leukoencephalopathy. Neurology 1991; 41:1967-71.

25. Hostetter MK. Infectious diseases in internationally adopted children: the past five years. Pediatr Infect Dis 1998; 17:517-8.

26. Hostetter MK. Infectious diseases in internationally adopted children: findings in children from China, Russia, and Eastern Europe. Adv Pediatr Infect Dis 1999; 14:147-61.

27. Ipsen P. CT-verified intracranial calcifications and contrast enhancement in acute disseminates encephalomielitis: a case report. J Radiol 1998; 28:591-3.

28. Ishikawa T, Asaro Y, Morishima T et al. Epidemiology of acute childhood encephalitis. Brain & Development 1993; 15:192-7.

29. Itoyama I, Webster H de F. Immunocytochemical study of myelin associated glycoprotein and basic protein in experimental allergic encephalitis. J Neuroimunology 1982; 3:351-64.

30. Jabbour et al. Epidemiology of subacute sclerosing panencephalitis. JAMA 1972; 220:959-62.

31. Jeffery K, Read S, Peto TEA, Mayon-White RT, Banghan CR. Diagnosis of virus infection of the central nervous system, clinical interpretation of PCR results, The Lancet 1997; 349:313-7.

32. Koelfen W. MRI of encephalitis in children: comparison of CT and MRI in the acute stage of long term follow up. Paediatr Neurol 1996; 38:73-9.

33. Kohls S. Encefalite pelo vírus herpes simples em crianças. Novos tópicos na doença infecciosa pediátrica, 451-469.

34. Lana-Peixoto MA, Lana-Peixoto MI. Encefalites virais. Doenças infecciosas na infância. Cap 60, pág 689-707.

35. Landry ML. False positive polymerase chain reation results in the diagnosis of herpes simplex encephalitis. The Journal of Infectious Disease 1995; 172:1641-3.

36. Lovejoy FH Jr, Smith AL, Bresnan MJ. Clinical staging in Reye syndrome. Am J Dis Child 1974 Jul; 128(1):36-41.

37. Markland C, Panszi J. The electroencephalogram in subacute sclerosing panencephalitis. Archives of Neurology 1975; 32:719.

38. Marton R, Goltieb-stematsky T, Klein C, Lahat E, Arlazoroff A. Mild forms of acute herpes simplex encephalitis in childhood. Brain & Development 1995; 17:360-1.

39. McGuire D, Barhite S, Hollander H, Miles M. JC virus DNA in cerebrospinal fluid human immunodeficiency virus-infected patients: predictive value for progressive multifocal leukoencephalopathy. Ann Neurol 1995; 37:395-9.

40. Nagai K, Mori T. Acute disseminated encephalomyelitis with probable measles vaccine failure. Pediatr Neurol 1999; 20:399-402.

41. Nasr JT, Andriola MR, Coyle PK. ADEM: literature review and case report of acute psychosis presentation. Pediatr Neurol 2000; 22:8-18.

42. Nishikawa M, Ichiyama T, Hayashi T, Ouchi K, Furukawa S. Intravenous immunoglobulin therapy in acute disseminated encephalomyelitis. Paediatr Neurol 1999; 21(2):583-6.

43. Notifiable diseases/deaths in selected cities. MMWR Morb Mortal Wkly Rep 2000; 48:1183-90.

44. Nunes M et al. Subacute sclerosing panencephalitis. Clinical aspects and prognosis. The Brazilian Registry. Arquivos de Neuro-Psiquiatria 1999; 57:176.

45. Orlowski JP. Whatever happened to Reye's syndrome. Critical Care Medicine 1999; 27:1582-7.

46. Park SY. Subacute sclerosing panencephalitis in an identical twin. Pediatrics 1999; 104:1390-4.

47. Randolph C. Early diagnosis and management of herpes simplex encephalitis. The Pediatric Infectious Disease Journal 1996; 15(4):387-490.

48. Reye RDK, Morgan G, Baral J. Encephalopathy and fatty degeneration of the viscera: a disease entity in childhood. Lancet 1963; 2:749-52.

49. Ryan MM, Procopis PG, Ouvrier RA. Influenzae A encephalitis with movement disorder. Paediatr Neurol 1999; 21(3):669-73.

50. Sailly R, Mark E, Mcneely W, McNeely B. Case records of Massachusetts General Hospital. New Engl J Med 1996; 333(22):1485-93.

51. Sullivan KM, Belay ED. Epidemilogy of Reye's syndrome, United States, 1991-1994: comparison of CDC surveillance and hospital admission data. Neuroepidemiology 2000 Nov; 19(6):338-44.

52. Swalman KF, Ashwal S. Pediaric neuroloy, principles & practice. 3 ed. Ed Mosby, 1999:981-1024.

53. Tomoda A. Combined treatment with interferon-alpha and ribavirin for subacute sclerosing panencephalitis. Pediatr Neurol 2001 Jan; 24(1):54-9.

54. Tyler KL, Tedder DG, Yamamoto LJ et al. Recurrent brainstem encephalitis associated with herpes simplex virus tipo I DNA in cerebrospinal fluid. Neurology 1995; 45:2246-50.

55. Scheld WM, Whitley RJ, Durak DT. In: infections of the central nervous system. 2 ed. 1997:7-273.

56. Wei TY, Baumann RJ. Acute disseminated encephalomyelitis after Rocky Mountain spotted fever. Pediatr Neurol 1999; 21:503-5.

57. Whitley RJ. Herpes simplex virus. In: Infectious of the central nervous system. 2 ed. Lippinicott-Raven Publishers, 1997:73-85.

58. Youl BD, Kermode AG, Thompson AJ. Destructive lesions in demyelinating disease. J Neurol Neurosurg Psychiatry 1991; 54:288-92.

59. Zilber N, Rannon L, Alter M, Khana E. Measles, measles vaccination, and the risk of subacute sclerosing panencephalitis, Neurology 1983; 33:1558.

31

Neuroaids

Jorge Andrade Pinto • Flavia Gomes Faleiro Ferreira
Christovão de Castro Xavier • Eisler Cristiane Carvalho Viegas

INTRODUÇÃO

A epidemia de HIV/AIDS constitui a primeira pandemia dos tempos modernos, atingindo virtualmente todos os países do mundo. O Programa das Nações Unidas para HIV/AIDS (UNAIDS) e a Organização Mundial de Saúde (OMS) estimaram que 34 milhões de adultos e crianças viveriam infectados pelo HIV até dezembro de 2008,[1] com mais de 95% dos infectados em países subdesenvolvidos, principalmente na África Subsaariana. É também nesses países que se concentra a maioria das mortes associadas ao HIV/AIDS, atingindo principalmente crianças e adultos jovens. Do início da epidemia (final da década de 1970) até 2008, estima-se que tenham ocorrido cerca de 20 milhões de mortes associadas ao HIV/AIDS; destas, 4,6 milhões em crianças menores de 15 anos. Intervenções para a redução da transmissão vertical estenderam-se de 10% em 2004 para 25% em 2008, com consequente redução de 18% no número de novas infecções entre os indivíduos com menos de 13 anos de idade no ano de 2008, quando comparado ao número de 2001.

Nos países mais duramente atingidos pela epidemia, o padrão de transmissão é predominantemente heterossexual, com alta proporção de mulheres infectadas, segundo as estimativas da UNAIDS.[1] No Brasil, a tendência de feminização da epidemia torna-se evidente a partir da segunda metade da década de 1980, como demonstrado na consistente diminuição da razão de casos entre homens e mulheres notificados ao Ministério da Saúde: média de 6,5 casos entre homens para cada caso entre mulheres no período de 1980 a 1990 para 2,4:1 no período de 1991 a 2001.[2] Determinante dessa mudança no padrão de transmissão do HIV no Brasil, além da maior vulnerabilidade biológica ao HIV, é a vulnerabilidade social das mulheres, o que as impede de negociar adequadamente questões envolvendo direitos sexuais e reprodutivos. É relevante notar também a tendência à interiorização da epidemia no Brasil e a mudança do perfil socioeconômico, com o aumento da incidência de casos na população mais pobre.

Como a exposição perinatal é a principal via de aquisição do HIV em crianças, o curso da epidemia em mulheres em idade reprodutiva influencia decisivamente a epidemia em crianças. No Brasil, cerca de 90% dos casos notificados de AIDS em menores de 13 anos de idade adquiriram a infecção de suas mães.

A alta mortalidade entre adultos jovens infectados pelo HIV representa um risco adicional à população pediátrica: crianças nascidas de mães HIV-infectadas que não se contaminaram inevitavelmente se tornarão órfãs a curto ou médio prazo.[1]

Em países africanos, em que as taxas de prevalência do HIV na população adulta chegam a 20% a 30%, os índices de mortalidade infantil aumentaram substancialmente, neutralizando os benefícios conquistados com as bem-sucedidas iniciativas de terapia de reidratação oral para doenças diarreicas, manejo das infecções respiratórias agudas e programa expandido de imunizações.[1]

ETIOLOGIA E IMUNOPATOGÊNESE

O vírus da imunodeficiência humana tipo 1 (HIV-1) é membro da família Retroviridae, composta por vírus RNA. O ciclo intracelular do HIV-1 envolve a transcrição do genoma RNA viral em DNA e a integração deste DNA pró-viral no DNA da célula hospedeira, característica que representa grande obstáculo à erradicação do vírus em indivíduos infectados.

A velocidade de progressão da doença em crianças infectadas verticalmente pelo HIV difere da que é observada em adultos. Os períodos de latência clínica e sobrevida tendem a ser inferiores em crianças. Entre as crianças infectadas, porém, há diferentes padrões de progressão. Estudos prospectivos têm demonstrado que entre 10% e 25% das crianças desenvolvem imunodeficiência grave, infecções oportunistas (especialmente pneumonia por *Pneumocystis jiroveci* – PPC) e encefalopatia nos primeiros meses de vida.[3,4] Crianças nesse grupo são definidas como progressores rápidos e apresentam alta mortalidade nos primeiros 5 anos de vida.[4,5] A maior proporção das crianças (75% a 90%) segue padrão evolutivo mais lento, em que predominam os sintomas linfoproliferativos (adenomegalia, hepatomegalia, esplenomegalia, hipertrofia de parótidas), presentes a partir do primeiro ou segundo ano de vida.[6,7] Um pequeno grupo de crianças permanece assintomático na primeira década de vida, com níveis relativamente estáveis de linfócitos T CD4+, sendo essas consideradas progressores lentos.

Múltiplos são os fatores que contribuem para os diferentes padrões de progressão da doença em crianças, incluindo época da infecção, fenótipo e carga viral, integridade do sistema imune e constituição genética individual.

Na infecção vertical, a dinâmica de replicação viral é marcadamente diferente. Adultos atingem o estado de equilíbrio entre 6 e 12 meses após a infecção. Em crianças, o declínio na viremia plasmática é mais lento e gradual, atingindo um platô por volta dos 2 anos de idade.[8] A viremia plasmática é baixa ao nascimento (<10.000 cópias/mm³) e atinge valores elevados entre 1 e 2 meses (medianas de 318.000 e 256.000 cópias/mm³, respectivamente), declinando lentamente até os 24 meses (mediana: 34.000 cópias/mm³). A baixa viremia ao nascimento sugere que a maior parte das infecções se dá ao final da gestação ou no momento do parto, ou ainda que fatores maternos e placentários atuariam inibindo a replicação viral até o nascimento. O declínio lento da viremia plasmática indica que o sistema imune imaturo do neonato é apenas parcialmente efetivo em conter a replicação do HIV. Lactentes progressores rápidos tiveram pico de viremia plasmática aos 2 meses mais alto do que aqueles sem progressão rápida (mediana de 724.000 vs. 219.000 cópias/mm³, p = 0,006), assim como médias mais altas durante o primeiro ano de vida (330.000 vs. 158.000 cópias/mm³, p = 0,001).[8]

O padrão da resposta imune primária ao HIV é também prognóstico da evolução clínica. Enquanto a avaliação qualitativa da resposta imune celular apresenta limitações na aplicação prática, a quantificação imunofenotípica de linfócitos CD4+ e CD8+ por meio da citometria de fluxo está amplamente disponível e representa, ao lado da determinação da viremia plasmática, o mais importante marcador prognóstico da evolução de crianças infectadas verticalmente. Níveis de LT CD4+ inferiores a 15%, independentemente da viremia plasmática, têm sido associados a risco aumentado de progressão da doença e de óbito.[9] Esses achados foram confirmados posteriormente em outros estudos,[10,11] indicando o limiar de 100.000 cópias/mm³ como marcador prognóstico de evolução para categoria C (CDC/94) ou morte, em crianças infectadas verticalmente.

MECANISMOS DE TRANSMISSÃO VERTICAL

Na ausência de qualquer intervenção terapêutica, as taxas de transmissão vertical variam consideravelmente entre as regiões do mundo. Taxas de transmissão de 14% são reportadas na Europa Ocidental, enquanto taxas de até 45% ocorrem na África Subsaariana,[12-14] situando-se em torno de 25% na maioria dos estudos. Entre as possíveis causas incluem-se diferenças metodológicas dos vários estudos,[15] fatores biológicos associados ao hospedeiro e ao vírus e a influência de cofatores nutricionais e/ou infecciosos.

Fatores de risco que influenciam a taxa de transmissão vertical são: doença materna avançada, imunossupressão grave e alta viremia plasmática maternas; uso materno de substâncias endovenosas durante a gestação; aleitamento materno; prematuridade e baixo peso ao nascer; gemelaridade, com risco maior para o primeiro gêmeo; ruptura prolongada de membrana amniótica; corioamnionite e infecções genitais durante a gestação; parto vaginal e fluido amniótico contaminado por sangue.[16-21]

Entretanto, taxas de transmissão próximas a 2% são observadas após a introdução de intervenções durante a gravidez ou ao parto.[22,23] Uma das maiores conquistas no combate à epidemia HIV/AIDS foi a demonstração de que o uso de AZT administrado à gestante, a partir da 14ª semana de gestação, e ao recém-nascido, nas primeiras 6 semanas de vida, foi capaz de reduzir a taxa de transmissão em cerca de 70%.[24] A esse estudo fundamental, que ficou conhecido pela sigla ACTG 076 (AIDS Clinical Trials Group 076), seguiram-se outros que confirmaram a extraordinária eficácia do AZT na redução da infecção em crianças expostas verticalmente ao HIV-1.[25-27] Visando à simplificação logística e à redução de custos, outros estudos controlados foram realizados com a intenção de reduzir a taxa de transmissão vertical mediante o uso de antirretrovirais. A demonstração da eficácia de esquemas simplificados de intervenção antirretroviral é fundamental para redução de novas infecções em crianças, principalmente nos países em que a aplicação plena do esquema ACTG 076 não é factível.

DIAGNÓSTICO LABORATORIAL DA INFECÇÃO VERTICAL PELO HIV

A identificação precoce da criança infectada verticalmente é essencial para o início da terapia antirretroviral, a profilaxia das infecções oportunistas e o manejo das intercorrências infecciosas e dos distúrbios nutricionais. A precocidade e a qualidade das intervenções terapêuticas são determinantes para a sobrevida das crianças infectadas.

O diagnóstico da infecção vertical complica-se em virtude da passagem transplacentária de anticorpos maternos do tipo IgG anti-HIV, principalmente no terceiro trimestre de gestação. Esses anticorpos são detectáveis em praticamente todos os filhos de mulheres infectadas logo após o nascimento. Em crianças não infectadas, os anticorpos maternos desaparecem entre 9 e 18 meses de idade. Assim sendo, a presença de anticorpos anti-HIV detectados por meio das técnicas de ELISA e Western blot (WB), na ausência de sintomatologia compatível, não é suficiente para o diagnóstico em crianças menores de 18 meses de idade.

Crianças com 18 meses ou menos expostas verticalmente são definidas como infectadas quando se obtém resultado detectável em duas amostras coletadas em momentos diferentes, testadas pela quantificação do RNA viral plasmático ou detecção do DNA pró-viral, e carga viral entre 1 e 6 meses, sendo um destes após o quarto mês de vida. A sensibilidade aumenta para 90% no primeiro mês e é maior do que 95% a partir do terceiro mês de vida.

Em crianças com mais de 18 meses de idade, o diagnóstico será confirmado por meio da realização de um teste de triagem para detecção de anticorpos anti-HIV-1 e anti-HIV-2 e pelo menos um teste confirmatório (imunofluorescência indireta [IFI], imunoblot [IB], imunoblot rápido [IBR] ou WB). Em caso de resultado positivo, uma nova amostra deverá ser coletada para confirmar a positividade da primeira amostra.[28]

CLASSIFICAÇÃO DAS CRIANÇAS INFECTADAS PELO HIV-1

A classificação de crianças infectadas pelo HIV-1 auxilia a padronização de condutas terapêuticas e torna possível a estimativa do prognóstico evolutivo da doença. A classificação amplamente utilizada é a proposta pelo Centro de Controle de Doenças dos EUA.[29] Essa classificação utiliza sistema alfanumérico, em que categorias clínicas, designadas por letras, são associadas a categorias imunológicas, designadas por números segundo a contagem de linfócitos T CD4+ (Quadros 31.1 a 31.3).

TRATAMENTO ANTIRRETROVIRAL

A abordagem terapêutica da criança infectada pelo HIV exige equipe multidisciplinar para atender às múltiplas demandas do paciente. O tratamento deve incluir intervenção nutricional precoce, estimulação sensorial e suporte psicossocial. O acompanhamento médico rotineiro é mensal no primeiro semestre de vida e trimestral a partir desse período. Infecções intercorrentes devem ser precocemente detectadas e tratadas agressivamente.

A recomendação para início da terapia antirretroviral (TARV) combinada baseia-se na apresentação clínica (critérios clínicos baseados na classificação do CDC: categorias B e C) e nos parâmetros laboratoriais de monitoramento – percentual de linfócitos T CD4+ e carga viral plasmática.[28] Entretanto, dados recentes evidenciam elevado risco de progressão da doença e evidente eficácia do tratamento precoce em crianças menores de 12 anos de idade. Assim, recomenda-se o início do tratamento nessa população independentemente de sintomatologia clínica ou de qualquer parâmetro laboratorial.[30] Considerando as categorias clínicas, recomenda-se inicialmente que pacientes nas categorias N1 e A1 tenham acompanhamento clínico e laboratorial regulares, sem tratamento. Nas categorias N2 e B1, o tratamento é facultativo, a critério médico. Quanto aos parâmetros laboratoriais, os valores de linfócitos CD4+ são considerados melhores preditores de progressão do que os valores de carga viral; assim, a cada faixa etária definem-se valores que indicam o início do tratamento (Quadros 31.4 e 31.5).

Cinco classes de agentes antirretrovirais estão disponíveis, entretanto utilizam-se mais comumente três delas: inibidores da transcriptase reversa análogos de nucleosídeos (IRTN – zidovudina [AZT], didanosina [ddI], lamivudina [3TC], estavudina [d4T], abacavir [ABV] ou tenofovir [TDF]), inibidores da transcriptase reversa não análogos de nucleosídeos (ITRNN – nevirapina [NVP], efavirenz [EFV], etravirina [ETR]) e inibidores de protease (IP – nelfinavir [NFV], ritonavir [RTV], saquinavir [SQV], indinavir [IDV], amprenavir [APV], lopinavir/ritonavir [LPV/rit]). Esses fármacos são empregados em

Quadro 31.1 ▷ Classificação da infecção pelo HIV em crianças menores de 13 anos (CDC,1994)*

Categorias imunológicas	N: ausência de sinais e/ou sintomas	A: sinais e/ou sintomas leves	B: sinais e/ou sintomas moderados	C: sinais e/ou sintomas graves
1: ausência de supressão	N1	A1	B1	C1
2: supressão moderada	N2	A2	B2	C2
3: supressão grave	N3	A3	B3	C3

*Crianças com menos de 18 meses cujo estado da infecção não tenha sido confirmado têm a letra E (expostas) colocada antes da classe apropriada (p. ex., EN2).

Quadro 31.2 ▷ Categorias imunológicas de acordo com o número absoluto e o percentual de linfócitos T CD4+, ajustados para a idade

Categoria imunológica	Idade					
	<12 meses		1 a 5 anos		6 a 12 anos	
	µL	(%)	µL	(%)	µL	(%)
1. Ausência de supressão	≥ 1.500	(≥25)	≥ 1.000	(≥25)	≥ 500	(≥25)
2. Supressão moderada	750 a 1.499	(15 a 24)	500 a 999	(15 a 24)	200 a 499	(15 a 24)
3. Supressão grave	< 750	(<15)	< 500	(<15)	< 200	(<15)

Quadro 31.3 ▷ Categorias clínicas para crianças infectadas pelo HIV

Categoria N: assintomático
Crianças sem sinais/sintomas associados ao HIV ou apenas uma das condições listadas na Categoria A
Categoria A: sinais/sintomas leves
Crianças com duas ou mais das condições listadas a seguir e nenhuma das listadas nas Categorias B e C

- Linfadenopatia (gânglios ≥ 0,5cm em duas ou mais cadeias)
- Hepatomegalia e/ou esplenomegalia
- Parotidite
- Infecções recorrentes ou persistentes de vias aéreas superiores (sinusite ou otite média)

Categoria B: sinais/sintomas moderados

Crianças com sinais/sintomas atribuíveis ao HIV, entre os quais se incluem:

- Anemia (<8g/dL), leucopenia (<1.000/mm³) ou trombocitopenia (<100.000/mm³), por mais de 30 dias
- Meningite bacteriana, pneumonia ou sepse (episódio único)
- Candidíase orofaríngea, persistindo por mais de 2 meses, em crianças >6 meses de idade
- Diarreia crônica ou recorrente
- Pneumonia linfoide intersticial ou complexo de hiperplasia linfoide pulmonar
- Febre persistente, duração >1 mês
- Infecção por citomegalovírus ou *Toxoplasma gondii* iniciada antes de 1 mês de vida
- Miocardiopatia
- Nefropatia
- Hepatite
- Estomatite pelo vírus *Herpes simples* (HSV) recorrente (mais de 2 episódios/ano)
- Pneumonite ou esofagite por HSV, com início antes de 1 mês de vida
- Leiomiossarcoma
- Varicela disseminada
- Herpes-zoster, dois ou mais episódios, envolvendo mais de um dermátomo
- Nocardiose

Categoria C: sinais/sintomas graves

- Infecções bacterianas sérias e recorrentes (pelo menos dois episódios no intervalo de 2 anos, confirmados bacteriologicamente): sepse, pneumonia, meningite, osteoartrites, abscessos de órgãos internos
- Candidíase esofágica ou pulmonar
- Coccidioidomicose disseminada
- Criptococose extrapulmonar
- Criptosporidíase ou isosporíase com diarreia persistindo >1 mês
- Encefalopatia pelo HIV (achados que persistem por mais de 2 meses), em razão de:
  a) déficit de desenvolvimento neuropsicomotor
  b) evidência de déficit do crescimento cerebral ou microcefalia adquirida identificada por medidas de perímetro específico ou atrofia cortical persistente em TC ou RM sucessivas de crânio; e
  c) déficit motor simétrico com dois ou mais dos seguintes achados: paresias, reflexos patológicos, ataxia ou distúrbios de marcha
- Infecção por HSV levando à úlcera mucocutânea de evolução >1 mês ou envolvimento pulmonar ou esofágico
- Histoplasmose disseminada
- Sarcoma de Kaposi
- Linfoma primário do cérebro
- Linfoma de Burkitt, linfoma de células β ou linfoma indiferenciado
- Tuberculose disseminada ou extrapulmonar
- Micobacterioses atípicas disseminadas
- Pneumonia por *Pneumocystis carinii*
- Leucoencefalopatia progressiva multifocal
- Septicemia recorrente por *Salmonella* (não tifoide)
- Toxoplasmose cerebral, início após 1 mês de vida
- Síndrome de emaciação caracterizada por:
  a) perda de peso >10% do peso anterior; ou
  b) queda de duas ou mais faixas de percentil (5, 25, 50, 75, 95) nas tabelas de peso para a idade; ou
  c) peso abaixo do percentil 5 em duas medidas sucessivas; e
  d) diarreia crônica (duração > 30 dias); ou
  e) febre por 30 dias ou mais, documentada

Quadro 31.4 ▷ Indicações para início de TARV em crianças infectadas pelo HIV – recomendações do Programa Nacional de DST/AIDS, Ministério da Saúde

Faixa etária	Critérios clínicos e laboratoriais utilizados	Recomendação de tratamento
< 12 meses	Independentemente dos critérios clínicos ou laboratoriais (contagem de CD4 ou carga viral)	Tratar
≥ 12 a < 36 meses	Critérios clínicos: AIDS ou sintomas significativos relacionados à infecção pelo HIV* Critérios laboratoriais: • CD < 25% ou < 750 células/mm³ • Carga viral > 100.000 cópias/mL	Tratar Tratar Considerar tratamento
≥ 36 a < 60 meses	Critérios clínicos: AIDS ou sintomas significativos relacionados à infecção pelo HIV* Critérios laboratoriais: • CD < 20% ou < 500 células/mm³ • Carga viral > 100.000 cópias/mL	Tratar Tratar Considerar tratamento
≥ 5 anos	Critérios clínicos: AIDS ou sintomas significativos relacionados à infecção pelo HIV* Critérios laboratoriais: • CD < 15% ou < 350 células/mm³ • Carga viral > 100.000 cópias/mL	Tratar Tratar Considerar tratamento

*Categoria CDC C ou B (condições que não indicam o início de tratamento: episódio único de infecção bacteriana grave, tuberculose pulmonar, febre persistente, plaquetopenia ou pneumonia intersticial linfoide/[LIP]).

Quadro 31.5 ▷ Descrição dos esquemas antirretrovirais preferenciais e alternativos para início de tratamento na população pediátrica

Esquema preferencial

2 ITRN + 1 ITRNN

Escolha do ITRN:

- Crianças e adolescentes < 40kg: AZT + 3TC ou ABC[1] + 3TC
- Crianças e adolescentes > 40kg: AZT + 3TC ou ABC[1] + 3TC ou TDF + 3TC
- Alternativos: AZT + ABC, AZT + ddI
- Circunstâncias especiais: d4T + 3TC

Escolha do ITRNN:

- NVP: crianças < 3 anos
- EFV: crianças > 3 anos e adolescentes

Esquema alternativo

2 ITRN + 1 IP/r

Escolha do IP:

- LPV/r
- Alternativos: ATV/r[2], f-APV[2], NFV

Uso em situações especiais

2 ITRN + SQV/r em adolescentes em estágio Tanner 4-5

AZT + 3TC + ABC se coinfecção HIV/tuberculose com indicação de tratamento para ambas

ITRN: inibidor da transcriptase reversa nucleosídeo; ITRNN: inibidor da transcriptase reversa não nucleosídeo; IP: inibidor da protease.
[1] Em caso de toxicidade hematológica, preferir ABC ao AZT.
[2] Indicados para maiores de 6 anos de idade.

diversas combinações, estando absolutamente contraindicado o uso de monoterapia.

Os inibidores de fusão e da integrase são medicamentos mais recentes, sobre os quais a experiência na população pediátrica é restrita a crianças e adolescentes, e não têm apresentação farmacêutica para crianças menores. Antirretrovirais dessas classes têm sido utilizados em escolares e adolescentes após falha terapêutica com experiência prévia a outros esquemas.

Dada a alta frequência de manifestações neurológicas em crianças, o regime antirretroviral deve obrigatoriamente incluir fármacos que apresentem boa penetração no sistema nervoso central (SNC), como AZT, d4T ou ABV.

COMPLICAÇÕES NEUROLÓGICAS DA AIDS

O vírus da imunodeficiência humana (HIV) é um retrovírus linfotrópico e neurotrópico que pertence à subfamília Lentiviridae, causando uma infecção lenta e crônica e afetando múltiplos órgãos e sistemas. As anormalidades neurológicas secundárias à infecção pelo HIV na infância são comuns, levando a quadros clínicos diversificados, frequentemente expondo os pacientes a risco de vida.

A frequência de sua ocorrência varia na literatura, com uma estimativa de que 50% a 90% das crianças infectadas podem desenvolver encefalopatia,[41] que pode ser *primária*, se causada diretamente pelo vírus, ou *secundária* a outras etiologias consequentes à infecção pelo HIV. O envolvimento do SNC na infecção pelo HIV-1 em crianças pode estar evidente desde o início ou demorar muitos anos para se manifestar.

Nesse caso, está associada a piora do estado clinicoimunológico do paciente, o que aumenta a importância do diagnóstico precoce. Microcefalia, rebaixamento cognitivo, sinais piramidais, distúrbios do humor e do comportamento e complicações pelo uso da TARV são as manifestações neurológicas mais comuns do HIV-1.

Entre as infecções primárias pelo HIV encontram-se encefalopatias, mielopatias, miopatias e polineuropatias.

As manifestações secundárias são decorrentes da deficiente imunidade celular provocada pelo HIV. As infecções que com maior frequência acometem o SNC são toxoplasmose, criptococose, citomegalovirose, tuberculose e leucoencefalopatia progressiva multifocal (PML), descrita em outro capítulo deste livro. Entre as causas não infecciosas estão as neoplasias, as complicações metabólicas e as doenças cerebrovasculares.

Encefalopatia é considerada provável quando os seguintes critérios são preenchidos: evidência de infecção sistêmica pelo HIV-1; pelo menos um dos seguintes achados de progressão: atraso ou perda de marcos do desenvolvimento neuropsicomotor, parada de crescimento cerebral, levando à microcefalia adquirida, e déficit motor simétrico adquirido, percebido ao exame neurológico (p. ex., marcha anormal, incoordenação de membros, hiper-reflexia, hipertonia ou fraqueza etc.), ou déficit neuropsicológico.

No lactente jovem, a encefalopatia pelo HIV-1 é provavelmente consequência direta da ação do vírus em um cérebro em desenvolvimento, o que poderia justificar a diferença de evolução clínica entre adultos e crianças. As manifestações sistêmicas da doença nem sempre cursam com comprometimento simultâneo do SNC e a expressão cliniconeurológica é bastante variável. O cérebro é o primeiro alvo na infecção pelo HIV-1, o que comumente leva a uma redução do crescimento cerebral ou a um quadro de regressão global. Crianças com infecção adquirida via materna (infecção vertical) costumam ser mais afetadas dos pontos de vista motor e cognitivo, comparadas com aquelas só expostas ou infectadas no período intraparto, provavelmente em razão da longa exposição aos efeitos do vírus intraútero. Além disso, associam-se fatores como gestação de risco pela própria condição materna da infecção pelo HIV-1, independentemente de essas mães terem feito uso de TARV corretamente.

Quando uma criança infectada pelo HIV-1 desenvolverá doença neurológica e como os sinais de infecção aparecerão dependerão apenas da combinação dos fatores de virulência viral e do hospedeiro. É de interesse ressaltar uma particularidade observada, embora de motivo ainda desconhecido, a de que os escolares e adolescentes com transmissão vertical ou transfusional de HIV apresentam complicações do SNC menos frequentes e menos graves.[11]

Antes da introdução da HAART, encefalopatia era relatada em 35% a 50% das crianças com diagnóstico de AIDS nos EUA. A HAART pode evitar e reverter o grau de encefalopatia existente no momento de sua introdução. A incidência de encefalopatia foi reduzida para 2% nos EUA após HAART.

Na criança, a encefalopatia primária ocorre com muito mais frequência, sendo este um dos principais motivos da nítida diferença das manifestações neurológicas em relação aos adultos, podendo ser a encefalopatia progressiva ou estática.

A encefalopatia estática é encontrada com maior frequência nos pacientes de faixa etária mais elevada, normalmente do pré-escolar ao adolescente, tornando-se mais rara nas crianças menores. As manifestações neurológicas são menos evidentes, necessitando de avaliação mais detalhada para sua constatação. Os pacientes conseguem adquirir novos conhecimentos e são capazes de executar atividades motoras mais finas, escrita, leitura etc., com desenvolvimento da inteligência pouco abaixo do nível da normalidade, podendo alcançar rendimento escolar mediano.

O HIV tem um tropismo por monócitos, macrófagos e linfócitos, o que facilita a disseminação do vírus e a infecção de células do SNC com evidências de invasões precoces.[42,43]

Um dos quadros neurológicos mais comuns associados diretamente à infecção pelo HIV é a demência. A invasão de células mononucleares infectadas pelo vírus no SNC durante a infecção precoce é o principal pivô de sua patogênese. Células infectadas no cérebro desencadeiam ativação glial, perda difusa de mielina, morte neuronal e proliferação astroglial. Esse quadro corresponde radiologicamente a aumento do volume liquórico, diminuição da substância cinzenta estriatal e redução do volume de substância branca.

Felizmente, a HAART promove considerável diminuição da incidência da demência pelo HIV, até mesmo com melhora clínica e radiológica da maioria dos quadros.

Usualmente, as manifestações clínicas decorrentes da encefalopatia progressiva acontecem depois de outros sintomas gerais graves da doença sistêmica, e as crianças com menos de 2 anos de idade mostram atraso importante do desenvolvimento neuropsicomotor com evolução progressiva. Notam-se perda das aquisições neurológicas, perdas de marcos do desenvolvimento, comprometimento do tônus muscular com hipotonia, hiporreflexia tendinosa e, em fase tardia, espasticidade com hiper-reflexia, principalmente de membros inferiores.

Associa-se a esse quadro um comprometimento também progressivo das funções cognitivas, variando de ligeiros déficits até importante retardo, com alterações na linguagem, na socialização e no estado de humor.

Altas taxas de TDAH têm sido descritas em coortes de crianças HIV-positivas, o que tem levantado indagações sobre a patogênese do vírus também nessa doença.

Na fase mais avançada, a irritabilidade de início é substituída por uma hiporreatividade, com nítida apatia, tendo essas crianças um prognóstico de sobrevida curto.[43]

A cronologia de evolução da encefalopatia progressiva é variável, com influências de fatores específicos da doença sistêmica, de fatores ambientais e sociais e da doença materna, nos casos de transmissão vertical. Ela pode acontecer de maneira muito lenta, com início insidioso, muitas vezes de difícil percepção nas avaliações clínicas rotineiras, mas sempre caminhando progressivamente para as formas mais avançadas.

As manifestações convulsivas são raras e, quando ocorrem, necessitam minuciosa análise em virtude do alto grau de outras manifestações intercorrentes (infecção, hemorragia, lesões expansivas).[42,43]

A microcefalia adquirida é sinal encontrado com frequência nesses casos e foi associada, em estudos de necropsias, a baixo peso do cérebro.[44]

Movimentos anormais dos olhos, como nistagmo, desvio conjugado do olhar para cima, movimentos sacádicos lentos e movimentos de busca têm sido relatados.[45.]

Embora outras manifestações neurológicas da AIDS sejam relativamente raras na criança, deve-se permanecer atento à existência dessas outras possibilidades, tornando-se obrigatório o conhecimento desses quadros.

No Quadro 31.6 encontram-se relacionadas as principais causas de disfunção do SNC em pacientes infectados pelo HIV. A seguir, serão descritas as principais manifestações neurológicas da AIDS na infância.

Apesar do grande tropismo do HIV pelo SNC, o sistema nervoso periférico (SNP) está acometido com muita frequência e em todas as fases de evolução da síndrome. Os mecanismos de insulto ao SNP incluem a ação do próprio vírus, as alterações imunológicas, o uso dos agentes antirretrovirais e as infecções oportunistas.

Formas graves de miopatia têm sido reconhecidas em associação com a infecção pelo HIV, sendo a forma mais comum clinicamente indistinguível da polimiosite idiopática. Encontram-se fraqueza muscular proximal, mialgias, perda de peso e grande aumento da CPK.

O comprometimento muscular pode ser dividido em: miopatias ligadas ao HIV-1, miopatias ligadas ao uso do AZT, síndrome consumptiva da AIDS (atrofia muscular), síndromes miastênicas e rabdomiólise.

Quadro 31.6 ▷ Causas de disfunção do SNC na AIDS

1. Síndromes causadas pela ação direta da infecção pelo HIV no SNC:
   Encefalopatia:
       Estática
       Progressiva
   Meningite:
       Aguda
       Crônica
   Mielopatias
   Neuropatia periférica
   Miopatias
2. Outras infecções:
   Meningites bacterianas
   Toxoplasmose
   Meningoencefalites fúngicas:
       Criptococose
       Aspergilose
       Candidíase
   Família herpesvírus
   Leucoencefalopatia progressiva multifocal (PLM)
   Tuberculose
3. Neoplasias
4. Vasculopatias
5. Deficiência nutricional
6. Desordens metabólicas
7. Outras:
   Polineuropatia desmielinizante
   Síndrome de Guillain-Barré
8. Efeitos tóxicos dos antivirais

Doenças da medula espinhal são frequentes na AIDS, com destaque para as mielopatias vacuolares, mielites por diversas etiologias, inclusive tuberculose, mielopatias vasculares, tumores epidural e intramedulares e mielopatia desmielinizante, todas com manifestações clínicas bem específicas.

Para o diagnóstico e as propostas terapêuticas dessas doenças medulares, devem ser seguidos os caminhos específicos para o quadro clínico apresentado, adotando-se as orientações abordadas em outras partes desta obra.

Além das patologias descritas, deve-se estar atento à probabilidade de quadros neurológicos decorrentes de outras linhagens etiológicas listadas no Quadro 31.6, principalmente nas crianças maiores e nos adultos. Deve ser lembrado que as lesões neoplásicas do SNC nas crianças infectadas pelo HIV são raras, sendo o linfoma a forma mais comum, acometendo cerca de 5% desses pacientes e comprometendo com maior frequência os gânglios da base e o tálamo.

O tumor mais frequentemente encontrado nas crianças com AIDS é o linfoma não-Hodgkin, que é considerado doença definidora de AIDS. Os sinais e sintomas de apresentação dessa doença são pleomórficos e não específicos e podem incluir convulsões, sinais neurológicos focais, febre, comprometimento de consciência e sinais e sintomas de aumento da pressão intracraniana. As imagens radiológicas não são patognomônicas, e um linfoma não pode ser diferenciado de neurotoxoplasmose ou tuberculoma ou mesmo abscesso cerebral apenas pela imagem. De especial interesse é a associação encontrada entre o vírus Epstein-Barr (EBV) e o desenvolvimento de linfoma não-Hodgkin. O EBV pode causar ativação policlonal de células β e estar relacionado com a patogênese de doença proliferativa do paciente HIV-positivo. Contudo, a biópsia estereotáxica permanece como boa alternativa para o diagnóstico de lesões focais no SNC.

Linfomas malignos ocorrem em pacientes HIV-positivos e têm características clínicas e patogênicas distintas, incluindo apresentação extranodal, disseminação sistêmica, fenótipo de célula β, presença de marcador do EBV na célula tumoral e lesões genéticas recorrentes.

Complicações cerebrovasculares têm sido relatadas em 4% a 29% dos pacientes adultos com AIDS. A causa-base da doença cerebrovascular é variável. Acometimento direto da parede do vaso pelo HIV, êmbolo cardiogênico, trombocitopenia e vasculite infecciosa estão entre as causas mais comuns. Relatos de casos isolados de doença cerebrovascular em crianças HIV mostram aneurismas, infartos e hemorragias.

Embora infrequentes, acidentes vasculares encefálicos (AVE) podem inaugurar o quadro de AIDS em crianças infectadas pelo HIV-1. O diagnóstico diferencial entre vasculopatia inflamatória e outras causas de AVE é difícil na criança, sendo mais frequentes: quadros secundários à trombocitopenia ou quadros isquêmicos secundários a arteriopatias, aneurismas, herpesvírus ou por lesão direta do HIV-1, levando à vasculopatia específica. Na vasculopatia inflamatória parece ocorrer infecção de células endoteliais vasculares pelo agente etiológico, podendo cursar com ou sem calcificação.

A toxoplasmose é doença grave e frequentemente letal nos pacientes imunocomprometidos. Com frequência, a doença resulta na reativação de infecção crônica latente proveniente de cisto presente no cérebro, nos olhos, no coração e nos músculos. Toxoplasmose cerebral representa a lesão tumoral cerebral mais comum nos pacientes com AIDS e é a terceira condição mais frequente associada à AIDS no Brasil. O diagnóstico definitivo da toxoplasmose cerebral torna necessária a demonstração de taquizoítos em biópsia ou necropsia cerebral. O diagnóstico presuntivo é fundamentado na presença de anticorpo anti-*T. gondii*, nos sinais e sintomas clínicos sugestivos de disfunção do SNC e na presença de lesões cerebrais típicas vistas à tomografia computadorizada (TC) ou à ressonância magnética (RM) de encéfalo. Atualmente, a proteína C reativa (PCR) e outros métodos têm sido usados para detectar *T. gondii* em vários fluidos corporais, como líquido amniótico, humor aquoso, líquor e sangue.

Crises convulsivas são manifestações pouco frequentes em caso de comprometimento do SNC pelo vírus HIV-1, ocorrendo quase sempre nos casos de infecção secundária. As crises mais frequentes são do tipo tônico-clônicas generalizadas. O *status epilepticus* também pode ocorrer, principalmente em virtude de distúrbios hidroeletrolíticos. Os pacientes que apresentarem crises convulsivas deverão ser submetidos a propedêutica extensa com exames de imagem e punção lombar, além de exames bioquímicos e hematológicos, para definição da causa da crise. As causas mais comuns de crise convulsiva no paciente HIV positivo são a toxoplasmose, a própria encefalopatia pelo HIV e a meningite criptocócica. Para o tratamento antiepiléptico adequado devem ser lembradas as diversas interações medicamentosas que podem ocorrer entre os antirretrovirais e os anticonvulsivantes. Por exemplo, o ritonavir tende a aumentar o nível sérico da carbamazepina. Porém, a carbamazepina, quando combinada com o indinavir, tende a reduzir o efeito de supressão viral deste último. O nelfinavir, por sua vez, reduz os níveis plasmáticos da fenitoína. O valproato de sódio associado ao AZT pode induzir quadro de anemia grave. Além disso, há relatos de hepatotoxicidade induzida pela associação do ácido valproico com ritonavir e nevirapine.

DIAGNÓSTICO DAS MANIFESTAÇÕES NEUROLÓGICAS

Para o diagnóstico da encefalopatia progressiva ou estática relacionada ao HIV e também das outras patologias secundárias ao comprometimento neurológico, realiza-se uma anamnese detalhada, seguida de avaliação clínica, exame neurológico e exames complementares.

O exame do líquor mostra alterações inespecíficas na encefalopatia, com aumento discreto das células e das proteínas, podendo contribuir de maneira mais específica na sorologia e na PCR, e especialmente nas infecções secundárias do SNC.[42]

Pleocitose no líquor é comum no indivíduo infectado pelo HIV que não tenha outra infecção no SNC e não é acompanhada de sinais e sintomas neurológicos ou anormalidades neuropsicológicas. A pleocitose do líquor diminui após o início da TARV mesmo se o regime não for efetivo,

e sua interrupção leva a aumento dos leucócitos no líquido cefalorraquidiano.

A TC e a RM têm papel mais relevante e, com frequência, selam o diagnóstico de neuroaids. As grandes marcas são a atrofia cortical, a dilatação dos ventrículos cerebrais e a calcificação dos gânglios da base, podendo também ocorrer calcificações na substância branca subcortical, localizadas preferencialmente nos lobos frontais, nas crianças com transmissão vertical,[41] além da riqueza de achados nas outras patologias intercorrentes (Figuras 31.1 a 31.3).

Exames neurofisiológicos, outras sorologias e biópsias ficam restritos aos casos específicos, devendo ser adequadamente realizados nessas situações.

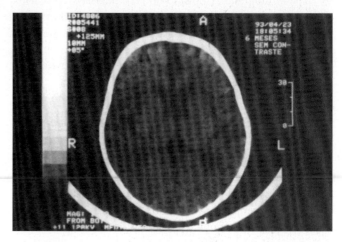

Figura 31.1 ▷ TC mostrando atrofia cortical difusa.

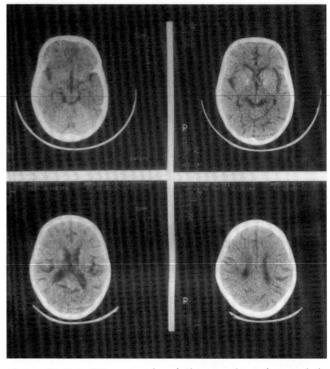

Figura 31.2 ▷ TC mostrando calcificações do núcleo caudado bilateralmente.

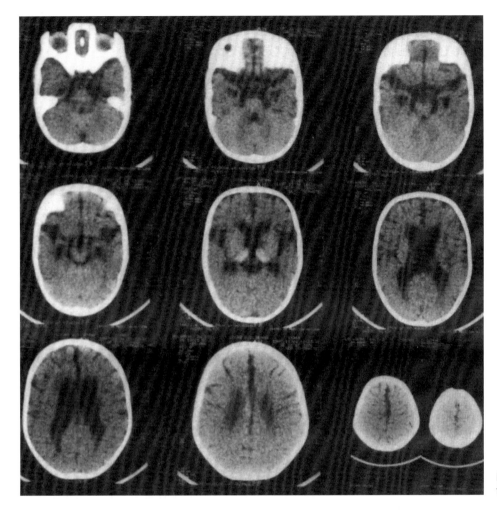

Figura 31.3 ▷ TC mostrando calcificações do tálamo bilateralmente.

REFERÊNCIAS

1. UNAIDS. AIDS epidemic update: December 2009. Disponível em: <http://www.unaids.org>. Acesso em: 25/1/2010.

2. BRASIL. Ministério da Saúde. Secretaria de Vigilância em Saúde. Programa Nacional de DST e Aids. Boletim Epidemiológico AIDS – Ano V nº 1 – julho a dezembro de 2007/janeiro a junho de 2008. Ano V nº 1 – 27ª a 52ª semanas epidemiológicas – julho a dezembro de 2007 – 1ª a 26ª semanas epidemiológicas – janeiro a junho de 2008. Brasília: Ministério da Saúde: 2005. Disponível em: <www.aids.gov.br>. Acesso em: 25/1/2010.

3. The European Collaborative Study. Natural history of vertically acquired human immunodeficiency virus-1 infection. Pediatrics 1994; 94(6):815-9.

4. Mayaux MJ, Burgard M, Teglas JP et al. Neonatal characteristics in rapidly progressive perinatally acquired HIV-1 disease. JAMA 1996; 275:606-10.

5. Scott GB, Hutto C, Makuch RW et al. Survival in children with perinatally acquired human immunodeficiency virus type 1 infection. New Engl J Medicine 1989; 321:1791-6.

6. Italian Register for HIV infection in children. Features of children perinatally infected with HIV-1 surviving longer than 5 years. Lancet 1994; 343:191-5.

7. Diaz C, Hanson IC, Watson J. Disease progression in a cohort of HIV infected infants followed since birth: the Women Infant Transmission Study (WITS). XIth International Conference on AIDS. Vancouver, Canada, 1996.

8. Shearer WT, Quinn TC, LaRussa P et al. Viral load and disease progression in infants infected with human immunodeficiency virus type 1. New Engl J Med 1997; 336(19):1337-42.

9. Mofenson LM, Korelitz J, Meyer WA et al. The relationship between serum human immunodeficiency virus type 1 (HIV-1) RNA level, CD4 lymphocyte percent, and long-term mortality risk in HIV-1 infected children. J Infect Dis 1997; 175(May):1029-38.

10. Valentine ME, Jackson CR, Vavro C et al. Evaluation of surrogate markers and clinical outcomes in two-year follow-up of eighty-six human immunodeficiency virus-infected pediatric patients. Pediatr Infect Dis J 1998; 17(1):18-23.

11. Abrams EJ, Weedon J, Steketee RW et al. Association of human immunodeficiency virus (HIV) load in early life with disease progression among HIV-infected infants. J Infect Dis 1998; 178(July):101-8.

12. The European Collaborative Study. Risk factors for mother-to-child transmission of HIV-1. Lancet 1992; 339:1007-12.

13. Lepage P, Van de Perre P, Mselatti P. Mother-to-child transmission of human immunodeficiency virus type 1 and its determinants: a cohort study in Kigali, Rwanda. Am J Epidemiol 1993; 137:589-99.

14. Ryder RW, Nsa W, Hassig SE et al. Perinatal transmission of the human immunodeficiency virus type 1 to infants of seropositive women in Zaire. New Engl J Med 1989; 320:1637-42.

15. Dabis F, Msellati P, Dunn D et al. Estimating the rate of mother-to-child transmission of HIV. Report of a workshop on methodological issues Ghent (Belgium). AIDS 1993; 7:1139-48.

16. Pitt J, Brambilla D, Reichelderfer P et al. Maternal immunologic and virologic risk factors for infant human immunodeficiency virus type

1 infection: findings from the women and infants transmission study. J Infect Dis 1997; 175(March):567-75.

17. Mock PA, Shaffer N, Bhadrakom C et al. Maternal viral load and timing of mother-to-child HIV transmission, Bankok, Thailand. AIDS 1999; 13:407-14.

18. Duliege AM, Amos CI, Felton S, Biggar RJ, the International Registry of HIV-exposed twins, Goedert J. Birth order, delivery route, and concordance in the transmission of human immunodeficiency virus type 1 from mothers to twins. J Pediatr 1995; 126:625-32.

19. Kreiss J, John GC. Mother-to-child transmission of human immunodeficiency virus type 1. Epidemiologic Reviews 1996; 18:149-57.

20. The International Perinatal HIV Group. The mode of delivery and the risk of vertical transmission of human immunodeficiency virus type 1 – A meta-analysis of 15 prospective cohort studies. New Engl J Med 1999; 340:977-87.

21. Van Dyke RB, Korber BT, Popek E et al. The Ariel Project: a prospective cohort study of maternal-child transmission of human immunodeficiency virus type 1 in the era of maternal antiretroviral therapy. J Infect Dis 1999; 179(February):319-28.

22. Cooper ER, Charurat M, Mofenson L et al. Women and Infants' Transmission Study Group. Combination antiretroviral strategies for the treatment of pregnant HIV-1-infected women and prevention of perinatal HIV-1 transmission. J Acquir Immune Defic Syndr 2002 Apr 15; 29(5):484-94.

23. Kakehasi FM, Pinto JA, Romanelli RM et al. Determinants and trends in perinatal human immunodeficiency virus type 1 (HIV-1) transmission in the metropolitan area of Belo Horizonte, Brazil: 1998-2005. Mem Inst Oswaldo Cruz 2008 Jun; 103(4):351-7.

24. Connor EM, Sperling RS, Gelber R et al. Reduction of maternal-infant transmission of human immunodeficiency virus type 1 with zidovudine treatment. New Engl J Med 1994; 331:1173-80.

25. Matheson PB, Abrams EJ, Thomas PA et al. Efficacy of antenatal zidovudine in reducing perinatal transmission of human immunodeficiency virus type 1. J Infect Dis 1995; 172:353-8.

26. Wiznia AA, Crane M, Lambert G, Sansary J, Harris A, Solomon L. Zidovudine use to reduce perinatal HIV type 1 transmission in an urban medical center. JAMA 1996; 275:1504-15.

27. Wade NA, Birkhead GS, Warren BL et al. Abbreviated regimens of zidovudine prophylaxis and perinatal transmission of the human immunodeficiency virus. New Engl J Med 1998; 339:1409-68.

28. Coordenação Nacional de DST e AIDS (Ministério da Saúde, Coordenação Nacional de DST e AIDS). Infecção pelo HIV em crianças: guia de tratamento clínico. 2009.

29. Centers for Disease Control and Prevention. 1994 Revised Classification System for Human Immunodeficiency Virus Infection in Children less than 13 Years of Age. Morbidity and Mortality Weekly Report 1994; 43(RR-12):1-13.

30. Violari A, Cotton MF, Gibb DM et al. CHER Study Team. Early antiretroviral therapy and mortality among HIV-infected infants. N Engl J Med 2008 Nov 20; 359(21):2233-44.

31. Berger JR, Simpsom DM. Neurological complications of AIDS, In: Scheld WM, Whitley RJ, Durack DT (eds.) Infections of the central nervous system. 2 ed. Lippincott-Raven, 1997:255-71.

32. Brouweers P, Wolters P, Civitello L. Central nervous system manifestations and assessment. In: Pizzo PA, Wilfert CM (eds.) Pediatric AIDS. 3 ed. Williams & Wilkins, 1998:293-308.

33. DellaNegra M, Queiroz W, Lian YC, Soraggi Neto C. AIDS pediátrico. In: Veronesi R, Focaccia R, Lomar AV (eds.). Retroviroses humanas HIV/AIDS. Atheneu, 1999:261-96.

34. Levin M, Wlaters S. Infections of nervous system. In: Brett EM (ed.). Paediatric neurology. 3 ed. Churchill-Livingstone, 1997: 621-89.

35. Burns DK. Neuropathology of pediatric acquired immunodeficiency syndrome. J Child Neurol 1997; 7:332-46.

36. Civitello LA, Brouwers P, Pizzo PA. Neurological and neuropsychological manifestations in 120 children with symptomatic human immunodeficiency infection. Ann Neurol 1983; 34:481.

37. Shaffer N, Chuachoowong R, Mock PA et al. Short-course zidovudine for perinatal HIV-1 transmission in Bangkok, Thailand: a randomised controlled trial. Lancet 1999; 353:773-80.

38. Wiktor SZ, Ekpini E, Karon JM et al. Short-course oral zidovudine for prevention of mother-to-child transmission of HIV-1 in Abidjan, Côte d'Ivoire: a randomised trial. Lancet 1999; 353:781-5.

39. Dabis F, Mselatti P, Meda N et al. Six-month efficacy, tolerance, and acceptability of a short regimen of oral zidovudine to reduce vertical transmission of HIV in breastfed children in Côte d'Ivoire and Burkina-Faso: a double-blind placebo-controlled multicentre trial. Lancet 1999; 353:786-91.

40. Guay LA, Musoke P, Fleming T et al. Intrapartum and neonatal single-dose nevirapine compared with zidovuddine for prevention of mother-to-child transmission of HIV-1 in Kampala, Uganda: HIV-NET 012 randomised trial. Lancet 1999; 354:795-802.

41. Rodrigues C, Burguer M et al. Neurological profile and neurodevelopment of 88 children infected with HIV and 84 seroreverter. Braz J Infect Dis 2006; 10(5):322-6

42. Chiriboga CA et al. Manifestações neurológicas em crianças e adolescentes infectados e expostos ao HIV-1. Arq Neuropsiquiatr 2005; 63(3-B).

43. Wolters PL, Tamula MAT. Cognitive decline with immunologic and virologic stability in four children with human immunodeficiency virus. Pediatrics 2003; 112;679-84.

44. Mantense et al. Leptomeningeal lymphoma in a childwith acquired immune deficiency syndrome. Neuropediatrics 2006; 37:121-5.

45. Rie VA, Mupuala A. Impact of the HIV/AIDS epidemic on the neurodevelopment of preschool-aged. Pediatrics 2008; 122:e123-e128.

46. Vidal JE et al. PCR assay using cerebrospinal fluid for diagnosis of cerebral toxoplasmosis in Brazilian AIDS patients. J Clin Microbiol 2004; 42(10):4765-8.

47. Cettornai D, McArthur JC. Mirtazapine use in human immunodeficiency virus-infected patients with progressive multifocal leukoencephalopathy. Arch Neurol 2009; 66(2):255-8.

48. Resino S et al. Low blood CD8 T-lymphocytes and high circulating monocytes are predictors of HIV-1-associated progressive encephalopathy in children. Pediatrics 2003; 111(2).

49. Mgaya EM et al. Malignant lymphomas (ML) and HIV infection in Tanzania. J Experiment Clin Cancer Res 2008; 27:9.

50. Succi RCM et al. Infarto cerebral em duas crianças infectadas pelo HIV-1. Arq Neuropsiquiatr 2003; 61(4):1015-7.

51. Rabistein AA et al. Mechanisms of ischemic stroke in HIV-infected patients. Neurology 2007; 68:1257-61.

51. Marra CM et al. Interpreting cerebrospinal fluid pleocytosis in HIV in the era of potent antiretroviral therapy. BMC Infectious Diseases 2007; 7:37.

52. Oliveira JF, Greco DB, Oliveira GC et al. Doença neurológica em pacientes infectados pelo HIV na era da terapia anti-retroviral altamente ativa: uma experiência brasileira. Revista da Sociedade Brasileira de Medicina Tropical mar-abr 2006; 39(2):146-51.

32

Infecções Parasitárias do Sistema Nervoso

Parte A — Mielorradiculopatia Esquistossomótica

Maurício Barbosa Horta ▪ Karina Soares Loutfi ▪ Luísa Lucena Barbosa

INTRODUÇÃO

A mielorradiculopatia esquistossomótica (MRE) compreende a forma ectópica mais grave e incapacitante da infecção pelos trematódeos do gênero *Schistosoma*, na qual apresenta três espécies que acometem o SNC: *S. mansoni*, *S. haematobium* e *S. japonicum*.

A síndrome mielorradicular ocorre mais frequentemente nas duas primeiras espécies citadas, sendo o *S. mansoni* o principal agente da mielopatia esquistossomótica em todo o mundo.

O *S. japonicum* é responsável pelo envolvimento cerebral.

EPIDEMIOLOGIA

A prevalência da MRE em área endêmica não é conhecida.

É uma patologia subnotificada de morbidade subestimada. A dificuldade do reconhecimento do quadro clínico e a li-

Quadro 32.1 ▷ Epidemiologia da equistossomose

Espécie	Formas	Área endêmica
S. mansoni	Intestinal Hepatosplênica/ neurológica (mielorradicular e cerebral)	América do Sul, Egito, Caribe, África Equatorial e África do Sul
S. haematobium	Urinária Mielorradicular	África, Oriente Médio
S. japonicum	Intestinal/ Hepatosplênica/ Cerebral	Sudeste da Ásia, Japão, China, Indonésia e Filipinas

mitação de acesso aos métodos complementares diagnósticos contribuem para o subdiagnostico da MRE, levando consequentemente às sequelas graves para os portadores da doença.

Estima-se que no Brasil existam cerca de seis milhões de pessoas infectadas por esse trematódeo. A MRE é endêmica em todos os Estados, com exceção do Rio Grande do Sul e Amazonas.

Os homens são mais acometidos pela MRE (71% a 83% dos casos relatados), o que pode ser explicado, em parte, por maior exposição ocupacional.

As idades dos acometimentos pela MRE variam entre 1 e 68 anos, com média de 26 anos.[29]

Trata-se de uma infecção predominantemente rural, afetando preferencialmente as comunidades agrícolas, com alguma distribuição periurbana.

PATOGENIA

A patogenia da mielopatia esquistossomótica permanece desconhecida, porém admite-se que a resposta inflamatória do hospedeiro aos ovos presentes no tecido nervoso constitua o principal determinante das lesões do sistema nervoso central (SNC), podendo variar de reação intensa do hospedeiro, resultando em granulomas ou massas expansivas, até reação mínima sem expressão clínica. A contribuição de um processo autoimune disparado pela infecção esquistossomótica, provocando vasculite e isquemia, também deve ser admitida, mas faltam dados que confirmem tal hipótese.

A reação do hospedeiro ao ovo depende da intensidade da infestação, da magnitude da resposta alérgica e da intensidade da resposta celular imunitária.

Segundo Bird,[8] quando indivíduos sem imunidade são expostos ao *Schistossoma*, a doença assume sua forma mais séria, podendo até mesmo ser fatal.

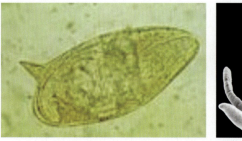
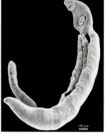

Figura 32.1 ▷ *S. mansoni.*

Várias teorias têm surgido para explicar o acesso dos ovos ao SNC. A hipótese mais aceita é a de que os ovos e vermes deslocam-se através do fluxo venoso retrógrado pelo plexo venoso vertebral epidural de Batson, avalvular, que conecta o sistema venoso portal e a veia cava às veias do canal espinal. Desse modo, os ovos atingem o SNC mediante a oviposição local ou por embolização. A maior incidência de mielopatia na região lombossacra explica-se, provavelmente, por esse mecanismo de migração.

Além disso, estudos de necropsias mostraram que os ovos de *S. haematobium* são mais frequentemente depositados no cérebro do que os ovos de *S. mansoni*. Os ovos desta última espécie são maiores do que os de *S. haematobium* (155 × 66mm em comparação com 143 × 55mm), e foi sugerido que a espícula lateral do ovo do *S. mansoni* pode também impedir sua progressão pelos vasos sanguíneos.

Essas são hipóteses aventadas para justificar a tendência ao alojamento dos ovos de *S. mansoni* nas regiões mais baixas do plexo venoso vertebral.

CICLO DO *S. MANSONI*

No ciclo do *S. mansoni*, o homem adquire infecção através da pele em contato com água contaminada, habitada pelo caramujo, hospedeiro intermediário dos miracídios de *Schistosoma*. Na América do Sul, o molusco intermediário é o *Biomphalaria* sp.

O ciclo é do tipo heterogênico. O ovo do *S. mansoni* é eliminado nas fezes do homem. Alcançando a água, os ovos eclodem, originando miracídios que vão parasitar o hospedeiro intermediário: um caramujo do gênero *Biomphalaria*. No caramujo, o miracídio se desenvolve, dando origem a cercárias. Um miracídio pode dar origem a 100.000 cercárias. Na água, as cercárias parasitam o homem, penetrando-lhe a pele. Depois da penetração, as cercárias passam a se chamar esquistossômulos. Estes ganham a circulação venosa, chegam ao pulmão, ao coração, às artérias mesentéricas e ao sistema porta. Nas veias mesentéricas inferiores, os vermes adultos podem viver por 10 a 20 anos.

A maturação sexual ocorre nesse local cerca de 30 dias após a penetração, originando machos e fêmeas de 1 a 1,5cm de comprimento. Há reprodução e ovipostura. Os ovos, após passarem da submucosa para a luz intestinal, são eliminados pelas fezes. O tempo entre a penetração cutânea e o apareci-

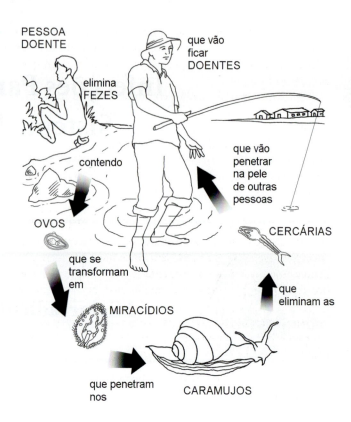

Figura 32.2 ▷ Ciclo evolutivo do *S. mansoni.*

mento dos ovos nas fezes é de 3 a 4 semanas. A maioria dos ovos é eliminada nas fezes. Alguns ovos são depositados em outros tecidos, e a reação imune é a principal causa da maioria dos sintomas.

QUADRO CLÍNICO

A MRE pode se manifestar sem história clínica prévia ou diagnóstico de doença esquistossomótica ou mesmo muitos anos após o desaparecimento de manifestações intestinais da infecção pelo parasito.

O modo de apresentação da doença pode ser agudo (8 dias), subagudo (8 a 30 dias) ou crônico (mais de 30 dias).

A mielopatia esquistossomótica apresenta três formas clínicas: mielorradicular (44%), mielítica (29,4%) e pseudotumoral (24,7%).[18]

A *forma mielítica* determina sinais e sintomas de mielite transversa, em geral de rápida progressão. Não há lesão macroscópica medular e menos frequentemente induz a formação de granulomas. Em geral, a evolução é desfavorável.

A *forma pseudotumoral ou granulomatosa* caracteriza-se por granulomas em regiões circunscritas do SNC, secundários à reação inflamatória em torno do ovo. O quadro é o de uma lesão expansiva intramedular com bloqueio do canal raquidiano. O prognóstico é mais favorável do que na forma mielítica.

Na *forma mielorradicular*, os granulomas são formados na superfície das raízes nervosas e cauda equina. Essa forma manifesta-se como uma síndrome multirradicular associada a alterações sensoriomotoras de distribuição geralmente assimétrica.[21]

É importante salientar que a mielopatia esquistossomótica está frequentemente dissociada do envolvimento hepatosplênico, ao contrário da esquistossomose cerebral, em que a associação é a regra.[6]

A MRE se manifesta mais comumente como uma tríade caracterizada por dor lombar, alterações de sensibilidade de membros inferiores e disfunção urinária.

A área da lesão, definida pelo exame neurológico, localiza-se, com frequência, nas regiões torácicas baixa (42% dos casos) ou lombar (33% dos casos) da medula espinal, na cauda equina ou no cone medular.

Paraplegia com flacidez e arreflexia, retenção urinária e redução da sensibilidade tátil, térmica e dolorosa do tipo radicular dominam o quadro clínico quando o cone e a cauda equina encontram-se acometidos. Espasticidade, alteração da sensibilidade superficial do tipo segmentar e incontinência urinária ocorrem em vigência de acometimento mais alto da medula.

A paraparesia bilateral e os reflexos profundos abolidos ou reduzidos constituem os achados mais frequentes ao exame neurológico, e a assimetria das alterações motoras e/ou sensitivas também contempla a clínica da MRE.

DIAGNÓSTICO

O diagnóstico da mielopatia esquistossomótica deverá ser efetuado pelos seguintes elementos:

- Anamnese, exame físico e antecedentes epidemiológicos positivos.
- Exame parasitológico de fezes ou biópsia retal com ovos viáveis de *S. mansoni*.
- Exames laboratoriais no sangue:
  - Hemograma: a presença de eosinofilia no sangue periférico é encontrada em cerca de 65% dos casos.
  - Imunodiagnóstico: ELISA ou reação de hemaglutinação positiva para esquistossomose.
  - Eletroforese de proteínas com elevação de gamaglobulina.
- Exame de líquor:
  - Rotina: mostra pleocitose discreta a moderada em 91% dos casos (média de 91,9 ± 113,8 células/mm^3), com predomínio linfomononuclear e presença de eosinófilos em 41% dos casos, níveis normais de glicose e taxa de proteína aumentada em 96% dos casos (média de 161,4 ± 191,9mg/dL).[29]
  - Taxa de proteína aumentada com elevação de IgG, bandas oligoclonais.
  - Positividade das reações imunológicas específicas para *S. mansoni*: reação de imunofluorescência, reação de hemaglutinação e ELISA. Anticorpos anti-*Schistosoma* foram identificados em 85% dos líquidos cefalorraquidianos (LCR) testados usando-se as técnicas de ELISA e/ou imunofluorescência indireta.[29] A detecção de anticorpos anti-*Schistosoma* no soro tem valor limitado e pode demonstrar apenas exposição ao parasitismo, uma vez que há quebra da barreira hematoencefálica secundária ao processo inflamatório. No entanto, a quantificação dos anticorpos por meio da sorologia no líquor tem valor maior para o diagnóstico, assim como o acompanhamento da queda dos títulos com o tratamento.
- Eletroneuromiografia (ENMG): pode evidenciar um quadro de multirradiculopatia bilateral, em geral acometendo as raízes L2, L3, L4, L5, S1, S2, de intensidade variável entre elas e de maneira assimétrica em 41,6% dos casos. A ENMG não apresenta especificidade para o diagnóstico da esquistossomose medular. Quadros de multirradiculopatia podem ser encontrados em diversas patologias, como mielorradiculite por HIV, estenose do canal medular lombar, linfomas, metástases infiltrativas, amiotrofia espinal progressiva, aracnoidites, sarcoidose e síndrome da cauda equina de origem traumática, isquêmica ou compressiva.[22]
- Mielografia e mielotomografia (Figura 32.3) revelam alterações em 63% dos casos.[29] Detectam defeito de enchimento

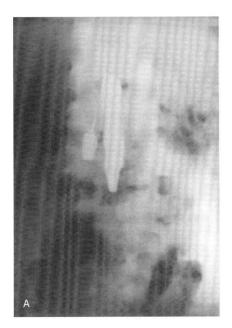
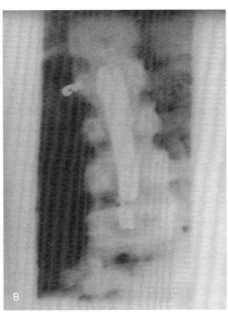

Figura 32.3 ▷ **A e B** Mielografia – defeito de enchimento, bloqueio total do canal medular.

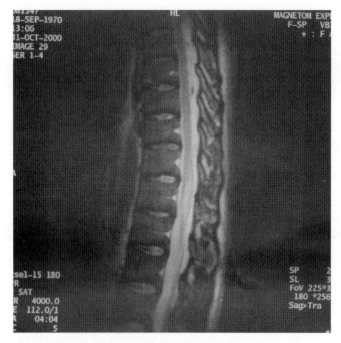 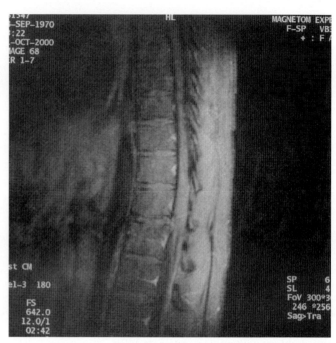

Figura 32.4 ▷ **A e B** RM de coluna lombossacra – corte sagital pós-contraste mostra alargamento do cone medular com alteração de sinal e quebra de barreira hematomiélica.

do canal espinal, acompanhado ou não por bloqueio parcial ou total do canal medular, aumento de diâmetro do cone medular e ocasionalmente atrofia do canal espinal.
- Ressonância nuclear magnética (RM) (Figura 32.4); a RM tem revelado alta sensibilidade na demonstração de lesões medulares, indicando com exatidão sua localização anatômica e nível segmentar. No entanto, trata-se de método pouco específico em determinar se uma lesão é infecciosa, inflamatória, isquêmica, tumoral, edematosa ou gliótica. Em geral, a RM na mielite esquistossomótica detecta aumento de diâmetro do cordão espinal, alterações de intensidade de sinal e espessamento das raízes da cauda equina.[7,16]
- Biópsia de medula e exame histopatológico (Figura 32.5):[1,8,20,21,23,30] até o fim da década de 1970, o diagnóstico da maioria dos casos publicados de esquistossomose medular era feito por meio de necropsia ou laminectomia exploradora. A partir da década de 1980, vem sendo utilizado o diagnóstico presuntivo fundamentado na associação de dados clínicos, imagenológicos e laboratoriais (reações imunológicas no líquor). Com frequência, é possível dispensar a laminectomia para realização de biópsia e comprovação histopatológica que, apesar de continuar sendo o exame padrão-ouro e promover o diagnóstico de certeza, é procedimento invasivo, com todos os riscos de um ato cirúrgico, sendo reservada para os casos de dúvida apesar de toda a investigação.[1,8,20,21,30]

DIAGNÓSTICO PRESUNTIVO

O diagnóstico presuntivo da mielite esquistossomótica baseia-se nas seguintes considerações:

- Evidência de sintomas neurológicos medulares torácicos baixos ou lombares altos.
- Demonstração da infecção pelo *Schistosoma* por técnicas microscópicas ou sorológicas.
- Exclusão de outras causas conhecidas de mielite transversa.

DIAGNÓSTICO DIFERENCIAL

- O diagnóstico diferencial da mielopatia esquistossomótica deve ser feito com as seguintes patologias:[21]
  – Síndrome de Guillain-Barré.
  – Miosites.
  – Mielites viral, bacteriana, fúngica.
  – Abscesso epidural.
  – Cisticercose medular.

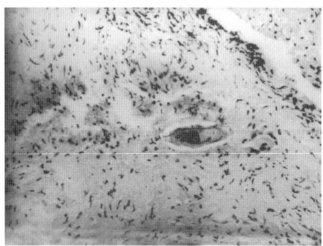

Figura 32.5 ▷ Biópsia de medula revelando ovos de *Shistosoma* – reação granulomatosa.

CAPÍTULO 32 ▷ Infecções Parasitárias do Sistema Nervoso

- Tumores da medula.
- Discopatias.
- Esclerose múltipla.
- Granuloma eosinofílico.
- Colagenoses.
- Tuberculose, sífilis, mononucleose, brucelose, AIDS.

TRATAMENTO

Na mielopatia esquistossomótica, o objetivo primordial é bloquear a reação inflamatória, na qual a imunidade celular desempenha o papel mais importante. Sabe-se que a formação e o crescimento do granuloma são fortemente inibidos pelos corticosteroides, que também vão agir na redução do edema e da reação inflamatória no parênquima medular e nas raízes da cauda equina.

Os corticosteroides devem ser introduzidos rapidamente, precedendo até mesmo qualquer investigação laboratorial, o que reduz a morbidade e o dano neurológico irreversível.

Os casos tratados rapidamente desenvolvem sequelas menos frequentes e menos incapacitantes.

O tratamento anti-inflamatório recomendado consiste em:

- Metilprednisolona na dose de 15mg/kg/dia até o máximo de 1.000mg EV por 5 dias.
- Prednisolona na dose de 40 a 80mg/dia VO ou
- Prednisona na dose de 1 a 2mg/kg/dia VO.

O tempo de manutenção de corticoterapia é variável, dependendo da melhora clínica do paciente e da resposta inflamatória do líquor. É recomendável a manutenção do corticoide até que haja normalização da celularidade do líquor, acompanhada pela remissão dos sintomas, devendo o fármaco ser retirado de modo gradual. No entanto, alguns pacientes apresentam piora clínica na fase de redução da medicação, o que pode exigir o uso do corticoide por alguns meses.[14] Não há consenso sobre doses e duração do tratamento, mas recomenda-se que os corticosteroides devam ser usados por pelo menos 6 meses.[29]

Medicamentos esquistossomicidas têm papel pouco relevante no tratamento das lesões medulares, pois atuam no helminto e não nos ovos. Causando a morte do helminto, diminuem ou cessam a oviposição, reduzindo portanto a resposta inflamatória.

Recomenda-se a administração de:

- Oxamniquine – dose única de 15 a 20mg/kg VO

ou

- Praziquantel: dose de 50 a 70mg/kg/dia em duas tomadas durante 7 dias.[6]

O índice de cura da infestação intestinal com ambos os fármacos usados por via oral é de 80% a 90%.[14]

A cirurgia é reservada para casos específicos de necessidade de descompressão medular, piora clínica apesar do tratamento adequado ou necessidade de confirmação etiológica. A laminectomia promove descompressão medular, liberação de raízes nervosas e biópsia medular.

Noventa e cinco por cento dos pacientes com MRE que não recebem tratamento morrem ou não apresentam melhora clínica.

O estudo de Silva[28] sugere que a instituição da terapêutica, mesmo que tardia, depois de 12 meses do início do quadro neurológico, pode se associar a melhora neurológica.

O tratamento adequado da MRE deve ser multidisciplinar, englobando a participação de fisioterapeutas, enfermeiros, psicólogos, clínicos, neurologistas e terapeutas ocupacionais.

A infecção do trato urinário mostra-se comum e deve ser investigada. Deve-se ter todo o cuidado para evitar a formação de escaras nos pacientes acamados.

PROGNÓSTICO

O prognóstico da mielopatia esquistossomótica depende não apenas do tipo, da extensão e da localização das lesões, mas principalmente da instituição precoce da corticoterapia. Cerca de um terço dos pacientes se recupera totalmente com o tratamento, porém dois terços persistem com algum déficit ou não sofrem modificação.

REFERÊNCIAS

1. Andrade AN, Bastos CL. Esquistossomose mansoni cerebral. Arq Neuropsiquiatr 1989; 47(1):100-4.

2. Andrade Filho AS, Reis MG, Souza AL et al. Neuroesquistossomose mansônica, aspectos clínicos, laboratoriais e terapêuticos. Arq Neuropsiquiatr, 1996; 54(2):232-7.

3. Andrade Filho JS, Lopes MSN, Corgozinho Filho AA, Pena GPM. Ectopic cutaneous schistosomiasis: report of two cases and a review of the literature, Rev Inst Med Trop São Paulo 1998; 40(4):253-7.

4. Andrade Filho AS, Queiroz AC. Meningoradiculite esquistossomótica: estudo clínico laboratorial de três casos tratados. Arq Neuropsiquiatr 1991; 49(1):80-2.

5. Ansari AS, Mandoorah MS, Gonog M, Halim A, Moutaery AI. An unusual cause of spinal paraplegia in intramedullary Schistosomiasis. Acta Neurochirurgica 1999; 141:105-6.

6. Azevedo Filho HRC, Hazin SMV, Melo RV, Carneiro Filho GS, Brito DMM. Mielopatia esquistossomótica. Arq Bras Neurocirurg 1987; 6:123-9.

7. Bennett G, Provenzale JM. Schistosomal myelitis: findings in MR imaging. Eur J Radiol 1998; 27(3):268-70.

8. Bird AV. Acute spinal schistosomiasis. Neurology 1964; 14:647-56.

9. Boyce TG. Acute transverse myelitis in a 6-year-old girl with schistosomiasis. The Pediatric Infectious Disease Journal 1990; 9(4):279-84.

10. Costa RO, Gameleira FT, Tenório RB, Brás LH, Costa VB, Pinto Júnior JM. Neuroesquistossomose em Alagoas. Rev Bras Neurol 1992; 28(3):79-84.

11. Ferrari TCA. Spinal cord schistosomiasis. Medicine 1999; 78(3):176-90.

12. Fowler R, Lee C, Keystone JS. The role of corticosteroids in the treatment of cerebral schistosomiasis caused by *Schistosoma mansoni*: case report and discussion. Am J Trop Med 1999; 61(1):47-50.

13. Galizzi Filho J, Andrade MO, Cota MM et al. Doença de Wilson "forma hepática" em região endêmica para esquistossomose mansoni: apresentação clínica de 25 pacientes. Arq Gastroenterol 1998; 35(1):11-7.

14. Galvão ACR. Como eu trato neuroesquistossomose. Neuroinfecção 1994:264-7.

15. Gellido CL, Onesti S, Lhena J, Suarez M. Spinal schistosomiasis. Neurology 2000; 54(2):527.

16. Goffette S, Dardenne G, Dupuis M, Donnay M, Duprez T, Schistosomal myelopathy: relevance and limits of contrast-enhanced magnetic resonance imaging in spinal cord infections. Acta Neurol Belg 1998; 98:289-91.

17. Habibhai HC, Bhigjee AI, Bill LA, Becker P. Spinal cord Schistosomiasis: a clinical, laboratory and radiological study with a note on therapeutic aspects. Brain 1991; 114:709-26.

18. Leitão F, Figueiredo D, Figueiredo D, Menezes DS, Leitão-Filho F, Mattos JP. Spinal cord schistossomiasis. Arq Bras Neurocir 1999; 18(1):63-7.

19. Murphy KJ, Brumberg JA, Quint DJ, Kazanjian PH. Spinal cord infection: myelitis and abscess formation. Am J Neuroradiol 1998; 19(2):341-8.

20. Noleto PA, Lima DB, Magalhães O, Gomes WV, Espindula OL, Lacerda PRS. Esquistossomose: nossa experiência no Hospital Pedro Ernesto. Arq Bras Med 1985, 59(2):61-8.

21. Peregrino AJP, Oliveira SP, Porto CA et al. Meningomielorradiculite por *Schistosoma mansoni*: protocolo de investigação e registro de 21 casos. Arq Neuropsiquiatr 1988; 46(1):49-60.

22. Peregrino AJP, Puglia PMK, Bacheschi LA et al. Diagnóstico da esquistossomose medular. Contribuição da ressonância magnética e eletroneuromiografia. Arq Neuro-Psiquiatr São Paulo Sept 2002; 60(3A).

23. Pitella JEH. Esquistossomose cerebral: forma tumoral. J Bras Neurocir 1998; 9(3):128-9.

24. Polam S, Jonh D, De Carlo R, Strauss R, Vadde N, A snail tale (letter). The Pediatric Infectious Disease 1999; 18(2):173-4.

25. Rosemberg S, Arita FN. Mielopatia por esquistossomose mansônica em crianças. Rev Bras Neurol 1991; 27(3):103-7.

26. Rupert RF, Saio M. Epidural bilharzioma mansoni compressing the spinal cord: a case report, East African Medical Journal 1999; 76(7):414-6.

27. Salum PNB, Machado LR, Spina-França A. Meningomielorradiculopatia na esquistossomose mansônica: avaliação clínica e do líquido cefalorraquidiano em 16 casos. Arq Neuropsiq São Paulo 1981; 39(3):289-95.

28. Silva AB, Lima JGC. Envolvimento do sistema nervoso central na esquistossomose. An Paul Med Cir 1985; 112(3/4):51-4.

29. Silva LCS e cols. Mielorradiculopatia esquistossomótica. Revista da Sociedade Brasileira de Medicina Tropical 2004; 37(3):261-72.

30. Spina França A, Salum PNB, Limongi JCP, Berger A, Losso ER. Mielopatias: aspectos diagnósticos. Arch Neuropsiquiatr 1980; 38:360-6.

31. Souza ALP, Pinto LF, Alves ON, Eller JL, Carvalho AS. Esquistossomose mansônica: forma tumoral cerebral: relato de caso. Arq Bras Neuropsiquiatr 1996; 15(2):86-9.

32. Sztajnberg MC, Fernandes RCL. Mielite esquistossomótica: relato de um caso tratado com praziquantel. Rev Bras Neurol 1985; 21(2):61-6.

33. Ueki K, Parisi JE, Onófrio BM. *Schistosoma mansoni* infection involving the spinal cord: case report. J Neurosurg 1995; 82(6):1065-7.

34. Urban CA, Piovesan EJ, Almeida SM, Kowacs PA, Minguetti J, Werneck LC. Esquistossomose aguda com comprometimento cerebral: relato de caso. Arq Neuropsiquiatr 1996; 54(4):677-82.

Parte B

Neurocisticercose

Maurício Barbosa Horta ▪ Karina Soares Loutfi ▪ Sheila Cristina Mariano

INTRODUÇÃO

A cisticercose humana, infecção pela forma larvária da *Taenia solium*, consiste em um grave problema de saúde pública em várias regiões da Ásia, África e América Latina, particularmente nos países em desenvolvimento, onde as baixas condições socioeconômicas e instalações sanitárias precárias favorecem sua disseminação.[7]

No Brasil, a doença é considerada endêmica, e sua prevalência varia conforme a região estudada, podendo ser encontrada com elevada frequência nos Estados de São Paulo, Minas Gerais, Paraná e Goiás. No entanto, em razão da pobreza de notificação compulsória e do grande número de casos subdiagnosticados, a real prevalência da doença é difícil de ser estimada.

No homem, a larva cisticercótica, ao atingir a corrente sanguínea, tem predileção por determinados órgãos e tecidos, como musculatura esquelética, cardíaca, tecido subcutâneo, ocular e sistema nervoso.[16] Nessa seção, abordaremos exclusivamente a neurocisticercose (NC).

EPIDEMIOLOGIA

A NC é a infecção parasitária mais frequente do SNC, apresentando uma prevalência estimada de 100 casos para cada 100.000 habitantes na América Latina.[21]

É comum o encontro de lesões compatíveis com a doença em séries tomográficas. Estudo retrospectivo feito em Curitiba, em que foram analisadas todas as tomografias feitas em pacientes neurológicos no período de 1 ano, encontrou prevalência de NC em quase 10% nos exames analisados, com cerca de 80% destes apresentando a forma inativa da doença e em 60% dos casos a presença de crises epilépticas havia motivado a realização do exame.[27]

Estudos populacionais, utilizando métodos sorológicos no sangue (*immunoblotting*), revelaram uma prevalência de 8% no Peru, 10,8% no México e 47,3% na Índia. Em Brasília, a prevalência encontrada foi de 5,2%.[36]

Em Ribeirão Preto (São Paulo), estudo em que foram analisadas 2.522 necropsias detectou NC em 38 casos (1,5%);

CAPÍTULO 32 ▷ Infecções Parasitárias do Sistema Nervoso

destes, 22 (57,9%) tiveram o diagnóstico estabelecido apenas à necropsia, enquanto 16 casos (42,1%) apresentavam previamente exames complementares consistentes com NC. A elevada frequência de indivíduos assintomáticos detectados apenas por meio de necropsia demonstra a importância dessa fonte complementar de dados para a consolidação da notificação compulsória da cisticercose.

FISIOPATOLOGIA

A ingestão de carne suína mal cozida contendo os cisticercos (*Taenia larvae*) dá origem no intestino humano ao verme adulto (*Taenia solium*), que se prende à parede intestinal através do escólex. O verme adulto é composto por segmentos denominados proglotes, que podem apresentar em seu interior até cerca de 50.000 ovos. Os proglotes, junto com os ovos do parasitos, são eliminados nas fezes do hospedeiro infectado e podem permanecer viáveis e infectantes no ambiente por até 120 dias. A ingestão dos ovos pelo homem por meio de alimentos contaminados determina a heteroinfecção. Estes, ao atingirem o intestino, liberam oncosferas que penetram a mucosa intestinal e caem na corrente sanguínea, tendo tropismo pelo sistema nervoso, musculatura esquelética, tecido subcutâneo e olhos. Na autoinfestação, postula-se que ocorra infecção mediante o peristaltismo retrógrado dos ovos.

No sistema nervoso, os cisticercos geralmente se alojam no parênquima cerebral, tendo predileção pela região cortical, mas podem também migrar pelo plexo coroide, atingindo ventrículos e o espaço subaracnóideo. Uma vez implantados no tecido nervoso, os cisticercos podem permanecer quiescentes durante anos ou sofrer degeneração, passando por quatro estágios evolutivos que podem ser reconhecidos nos exames de imagem.

Algumas semanas após a penetração no tecido nervoso, a larva cisticercótica evolui para uma lesão cística, com aspecto translúcido, cercada por uma membrana fina, com pouca ou nenhuma reação inflamatória perilesional, consistindo no estágio vesicular, considerada forma ativa da doença. À medida que os cisticercos iniciam sua degeneração, eles passam por estágios transicionais, em que o conteúdo da vesícula torna-se gelatinoso, apresentando infiltrado inflamatório associado a edema perilesional. A cápsula fica mais definida, podendo ser visto um realce anular do contraste aos exames de imagem, consistindo no estágio coloidal da doença. O processo de degeneração continua, havendo substituição da vesícula por tecido granulomatoso, com diminuição do tamanho da vesícula, que adquire aspecto nodular, dando origem ao estágio nodular-granular. A lesão evolui para um pequeno nódulo calcificado, sem reação inflamatória ao redor, dando origem ao cisticerco calcificado, forma inativa da NC.[29]

SINTOMATOLOGIA

Epilepsia e neurocisticercose

Entre as manifestações clínicas da NC, a mais comum é a síndrome convulsiva, que ocorre em até 92% dos pacientes com a forma parenquimatosa e em até 74% dos casos com a forma intra e extraparenquimatosa da doença.

Trevisol e Blittencourt encontraram uma prevalência de 24% de NC entre pacientes internados por epilepsia; destes, 40% apresentavam a forma ativa.[35]

Os portadores de epilepsia pela NC podem ser classificados como portadores de crises sintomáticas agudas, quando existe um processo inflamatório no parênquima cerebral, secundário à degeneração dos cisticercos, ou como portadores de epilepsia sintomática remota, quando os cisticercos calcificados seriam uma evidência da lesão epileptogênica.[21,22]

Nas crises sintomáticas agudas, isto é, que ocorrem na presença de cistos "viáveis", o prognóstico da epilepsia costuma ser bom, tendo evolução "benigna" em cerca de 50% dos casos. Alguns autores recomendam o uso de agentes antiepilépticos apenas por alguns meses, sendo reintroduzidos apenas se houver recorrência das crises ou se as lesões evoluírem para calcificações.

Embora a epilepsia sintomática remota seja a apresentação mais frequente da epilepsia associada à NC, nem sempre é possível correlacionar a localização do cisticerco com a semiologia ictal. No caso de cisticercos calcificados, a presença de convulsões parece estar relacionada com alterações microestruturais no tecido cerebral circunjacente ao cisticerco, induzidas pelo parasito em degeneração, ou com maturação de um foco epiléptico em áreas distantes do cisticerco, induzida por eventos inflamatórios, assim como pela amplificação de descargas por estruturas mais epileptogênicas do que aquelas onde se encontram os cisticercos.

A classificação da epilepsia associada à NC inativa utilizando uma abordagem sindrômica, em vez de etiológica, é de grande utilidade no sentido de privilegiar seus aspectos de manejo e prognóstico. O encontro de calcificações cerebrais decorrentes da NC pode consistir em achados casuais em pacientes cuja etiologia da epilepsia seja outra. Isso é de relevância principalmente nos casos em que falta uma correlação positiva entre os achados eletroencefalográficos, a semiologia ictal e a topografia das lesões, o que pode ser indicativo de dupla patologia, tornando incerto o papel epileptogênico das calcificações.[21,22,35]

A maior parte dos pacientes tem crises parciais ou parciais com generalização secundária, embora crises de ausência e crises mioclônicas já tenham sido descritas. O encontro de atividade irritativa envolvendo o lobo temporal e a presença de crises parciais complexas são fatores de relevância clínica da gravidade da epilepsia nesses pacientes, uma vez que em sua grande maioria necessitam de politerapia ou são refratários ao tratamento com anticonvulsivantes. Nesses casos, deve ser feita uma investigação complementar para avaliar a presença de esclerose mesial temporal associada, uma vez que nessa condição o tratamento cirúrgico deve ser considerado.

QUADRO CLÍNICO

O espectro clínico da NC é extremamente heterogêneo e inclui desde formas inteiramente assintomáticas até quadros graves e fatais. A explicação de como a mesma doença é capaz de ter expressão clínica tão variada ainda é motivo de controvérsias. Fatores relacionados à resposta imune do hospedeiro parecem estar envolvidos, e algumas evidências servem de suporte a essa teoria. Sabe-se que a reação inflamatória diante da infecção seria a principal produtora de sintomas. Os cistos parenquimatosos na fase vesicular são frequentemente assintomáticos. À medida que inicia sua degeneração e exacerba-se a resposta inflamatória, os sintomas se iniciam. Essa resposta inflamatória no nível do sistema nervoso promove alterações liquóricas, com pleocitose geralmente com aumento de eosinófilos, além de hiperproteinorraquia de leve a moderada. As reações sorológicas no líquor que detectam a presença de anticorpos também são positivas no período de inflamação.

Em pacientes com AIDS, foram observados cistos subaracnóideos gigantes, o que pode estar relacionado a uma ausência de resposta imune, levando a um "descontrole" do crescimento parasitário.[37]

As manifestações da NC são diferentes em adultos e crianças. A resposta imune ao parasito é imprevisível no adulto, enquanto na criança é geralmente rápida e intensa, o que pode consistir em uma barreira natural à infecção, podendo limitar a doença ou mesmo produzir a eliminação espontânea do parasito. Por outro lado, é essa resposta inflamatória intensa a responsável por quadros dramáticos de encefalite aguda na infância, com edema cerebral intenso e quadros de hipertensão intracraniana. Paradoxalmente, as formas "miliares" da NC, com infestação cerebral maciça, geralmente ocorrem em crianças com menos de 3 anos de idade, o que pode estar relacionado com a imaturidade do sistema imune nesses pacientes de menor idade.

Além da localização parenquimatosa, os cisticercos podem se alojar nos ventrículos ou nas cisternas da base, onde geralmente permanecem na forma de cistos, podendo formar grandes vesículas hidrópicas (forma racemosa) e gerar hidrocefalia por bloqueio à circulação liquórica ou por aracnoidite. A forma racemosa no espaço subaracnóideo pode adquirir características de lesão expansiva, simulando tumores da região selar e da cisterna do ângulo pontocerebelar.[29]

Na criança, a maioria dos parasitos tem localização parenquimatosa, sendo as formas ventriculares e meníngeas menos comuns. Já a forma ocular, apesar de rara, é mais frequente nas crianças do que em adultos.[32]

A aracnoidite da NC é uma doença crônica relacionada à manutenção da resposta imune do hospedeiro. Mesmo não sendo encontrado o parasito na forma biologicamente ativa, a presença de antígenos do cisticerco pode produzir uma resposta inflamatória persistente, levando à cronificação dos sintomas e à manutenção de alterações inflamatórias liquóricas, assim como à detecção de anticorpos e citocinas no líquor.[37]

Déficits neurológicos focais em função da vasculite provocada pela NC também podem ocorrer, e se devem geralmente à oclusão inflamatória dos vasos da base nos pacientes com aracnoidite. Em geral, envolvem vasos de pequeno calibre, dando origem a infartos lacunares.

O envolvimento da medula espinal é manifestação rara da NC, sendo relatado em 1% a 5% casos. Em geral, está associado à NC subaracnóidea e da fossa posterior, havendo migração dos cisticercos pelas cisternas da base até a medula. Cistos intramedulares podem levar a quadros de mielite transversa, simulando quadros de mielite esquistossomótica.

Quadro 32.2 ▷ Formas clínicas da neurocisticercose

Síndrome convulsiva
Síndrome da hipertensão intracraniana
Forma pseudotumoral (edema)
Forma tumoral (cistos)
Forma ventricular (hidrocefalia)
Síndrome psíquica (demência, deterioração mental, alucinações, agitação, depressão)
Outras (síndrome cerebelar, piramidal, mielítica, meningítica, AVE etc.)

Vários distúrbios psiquiátricos foram relatados no curso da NC, tendo sido descritas síndromes esquizofreniformes, transtornos do humor e deterioração cognitiva. É frequente o acometimento psiquiátrico e neuropsicológico entre os pacientes ambulatoriais portadores de NC. Transtornos afetivos, como depressão, foram encontrados em 52,6% dos pacientes portadores de NC estudados por Forlenza e cols., e os fatores mais relacionados a esse achado foram a atividade da doença neurológica e a presença de hipertensão intracraniana (Quadro 32.2).[15]

DIAGNÓSTICO

O diagnóstico da NC pode ser presuntivo, considerando a história clínica, a epidemiologia, os exames de imagem e os exames complementeres, como líquor e reações sorológicas. No entanto, a confirmação diagnóstica só pode ser obtida por meio de exames anatomopatológicos de biópsias ou necropsias. O conhecimento da epidemiologia e da evolução natural da doença faz com que muitas vezes o diagnóstico da NC seja estabelecido somente durante ou após o tratamento cisticida, pela positivação das reações sorológicas no líquor ou pela melhora clínica.[2]

Del Bruto e cols., em 2001, propuseram os critérios diagnósticos para a NC:[14]

- **Critérios absolutos:**
  1. Demonstração histológica do parasito por biópsia cerebral ou medular.
  2. Lesões císticas mostrando o escólex à TC ou à RM.
  3. Visualização direta de parasitos sub-retinianos à fundoscopia.
- **Critérios maiores:**
  1. Lesões altamente sugestivas à TC ou à RM, como lesões captantes ou calcificações típicas.
  2. Detecção de anticorpos anticisticercóticos (*enzyme-linked immunoelectrotransfer blot assay* – EITB).
  3. Resolução de cistos intracranianos após terapia com albendazol ou praziquantel.
  4. Resolução espontânea de pequena lesão única com reforço de contraste (*small single enhancing lesions* – SSEL).

- **Critérios menores:**
  1. Sinais indiretos nos exames de imagem (hidrocefalia, captação anormal de contraste pelas leptomeninges).
  2. Manifestações clínicas sugestivas, como crises epilépticas, déficits neurológicos focais, hipertensão intracraniana e demência.
  3. ELISA positivo no líquor para detecção de anticorpos ou antígenos cisticercóticos.
  4. Cisticercose comprovada fora do SNC.
- **Critérios epidemiológicos:**
  1. Evidência de contactante domiciliar com infecção pela *Taenia solium*.
  2. Indivíduos que residem ou são provenientes de áreas endêmicas.
  3. Viagem recente para área endêmica.

Com base nesses critérios, o diagnóstico será definitivo se houver:

1. Um critério absoluto.
2. Dois critérios maiores, um menor e um epidemiológico.

O diagnóstico será provável se houver:

1. Um critério maior e dois menores.
2. Um critério maior, um menor e um epidemiológico.
3. Três critérios menores e um epidemiológico.

EXAMES DE IMAGEM

As radiografias de partes moles podem detectar a presença de lesões calcificadas, geralmente múltiplas e dispostas no mesmo plano das fibras musculares. A radiografia de crânio pode mostrar calcificações cerebrais.

A TC de encéfalo consiste em exame extremamente útil para o diagnóstico da NC.

No estágio vesicular, os cistos aparecem como lesões hipodensas e circunscritas, sem captação de contraste ao redor, com edema perilesional praticamente ausente (Figura 32.6). Pode ser evidenciado o escólex excêntrico dentro do cisto em 44% dos casos. No estágio coloidal observa-se uma captação do contraste ao redor do cisto de modo anular, circundado por edema. No estágio nodular, a captação de contraste na lesão ocorre de maneira homogênea. Na forma inativa, observam-se apenas calcificações, sem captação de contraste ou edema perilesional (Figura 32.7).

Outros achados tomográficos indiretos que podem estar relacionados à NC são: presença de hidrocefalia secundária à oclusão inflamatória dos forames de Luschka e Magendie, captação anormal do contraste no nível do tentório e das cisternas da base secundária à aracnoidite, lesões císticas hipodensas na fissura sylviana, ângulo cerebelopontino e fossa pituitária (algumas relacionadas à forma racemosa), e infartos cerebrais secundários à vasculite neurocisticercótica.[16]

As formas intraventriculares da NC são vistas à TC como lesões de baixa densidade que deformam a arquitetura ventricular e podem bloquear a circulação liquórica, resultando em hidrocefalia.

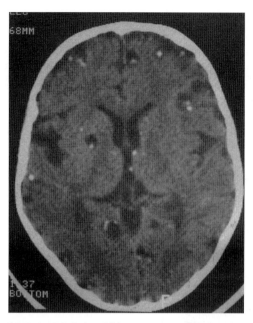

Figura 32.6 ▷ TC de encéfalo – corte axial. Paciente com cisticercose parenquimatosa evidenciando lesões em estágio vesicular e granular-nodular.

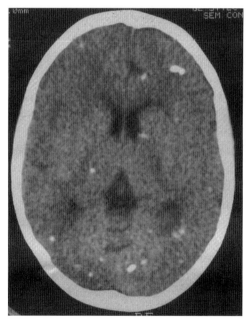

Figura 32.7 ▷ TC de encéfalo – corte axial. Paciente com cisticercose parenquimatosa evidenciando lesões calcificadas difusas.

A RM de encéfalo revela-se quatro vezes superior à TC na detecção dos cistos no tronco cerebral, cerebelo, espaço subaracnóideo e subependimários, medula espinal e no interior dos ventrículos, assim como na visualização dos vários estágios evolutivos, com exceção das calcificações.

Na fase vesicular, o escólex é mais bem visualizado na sequência densidade de prótons, tendo o cisto um aspecto de hipossinal em T1 e hipersinal em T2. Na fase coloidal, nas sequências em T1 nota-se um cisto hiperintenso em relação ao

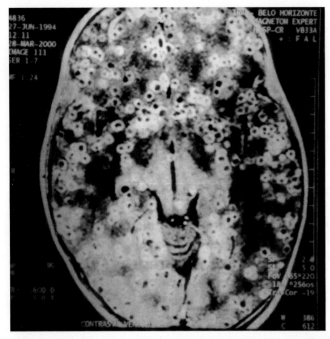 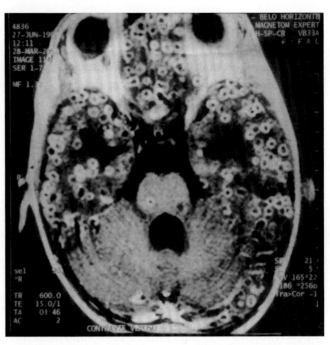

Figura 32.8 ▷ **A e B** IRM de encéfalo. Cortes axiais ponderados em T1 pós-contrastados, evidenciando forma encefalítica de cisticercose com múltiplas lesões císticas, apresentando captação e dimensões variadas, circundadas de edema. Criança com 5 anos de idade.

líquor, em função de seu elevado conteúdo proteico, e em T2 um cisto hiperintenso circundado por hipersinal do parênquima relacionado ao edema. Há captação do gadolínio de forma anular.

Na fase nodular, a lesão adquire aspecto granulomatoso e pode apresentar iso ou hipersinal em T1 e hipersinal em T2, havendo também captação do gadolínio de forma nodular. As lesões calcificadas geralmente não são detectadas à RM.[29]

EXAMES SOROLÓGICOS

Entre os testes sorológicos disponíveis, os mais utilizados são o EITB ou *immunoblotting* no sangue e o ELISA no líquor. O EITB fundamenta-se na detecção de anticorpo específico contra glicoproteínas do parasito, enquanto o ELISA detecta antígenos secretados por parasitos viáveis.

Tsang e cols. foram os primeiros a testar o *immunoblotting* e encontraram sensibilidade de 98% e especificidade de 100%. No entanto, em estudos posteriores foi demonstrado que, na presença de dois ou mais cisticercos, a sensibilidade era de 94%, enquanto esta nas lesões solitárias encontrou variações entre 20% e 70%. Os testes sorológicos no sangue apresentam duas grandes desvantagens: primeiramente, podem demonstrar apenas exposição ao parasito e não infecção estabelecida, principalmente nos pacientes provenientes de zona endêmica. Além disso, os anticorpos podem permanecer no sangue por longos períodos mesmo após a eliminação do parasito pelo sistema imune ou pelos fármacos cisticidas.[16]

Estudos utilizando o ELISA no líquor mostraram sensibilidade de 50% e especificidade de 65%, enquanto outros testes foram insuficientemente sensíveis e específicos, principalmente nas lesões solitárias.[17]

O EITB é mais sensível no soro do que no líquor mesmo na presença de lesões no SNC. Assim, a realização do ELISA no líquor é útil para confirmação das formas inflamatórias da NC diante de um *immunobloting* positivo. Nas formas calcificadas, os testes sorológicos frequentemente são negativos.

TRATAMENTO

O tratamento da NC com fármacos cisticidas tem se mostrado cada vez mais polêmico em virtude das potenciais reações adversas relacionadas à morte do parasito, principalmente nos casos de infestação parasitária maciça. Nesses pacientes, deterioração neurológica aguda pode ocorrer após algumas poucas doses de antiparasitários, havendo inclusive relato de óbitos em crianças. Embora Agapejev e cols. descrevam sucesso com tratamento cisticida para algumas formas graves de NC, tal conduta ainda não é consensual em razão do risco de emergência de sequelas neurológicas graves, como a hidrocefalia.[1]

Nas formas com edema acentuado e lesões disseminadas, consistindo na forma encefalítica aguda, o tratamento deve ser voltado para o uso de agentes anti-inflamatórios (como corticosteroides e anti-histamínicos) com o objetivo de combater a hipertensão intracraniana.

O uso do antiparasitário não interfere nos cistos calcificados, porém seu uso ainda é controverso nas formas ativas e transicionais da NC, de modo que não existe um consenso entre os diversos autores de como o tratamento com fármacos cisticidas influencia o prognóstico do paciente, principalmente em relação às crises convulsivas.[30]

Durante a evolução clínica da NC, a resolução espontânea das lesões pode ocorrer, seja para o desaparecimento total destas, seja para o surgimento de calcificações, com natural remis-

CAPÍTULO 32 ▷ Infecções Parasitárias do Sistema Nervoso

são dos sintomas. Estudos utilizando albendazol mostraram grande eficácia na eliminação dos cisticercos, com apenas 20% das lesões evoluindo para calcificações. No entanto, questiona-se até que ponto o uso de fármacos cisticidas poderia resultar em cicatrizes cerebrais mais profundas do que as decorrentes da evolução natural das lesões.

Alguns autores acreditam que a epilepsia associada às formas "ativas" da NC poderia ter prognóstico melhorado com o tratamento antiparasitário.[1,3,11,33,34]

Vasquez e Sotelo demonstraram que pacientes com lesões vesiculares tratadas com agentes anti-helmínticos apresentaram menos crises convulsivas do que no grupo não tratado, havendo também menor índice de recidiva das crises. A involução dos cistos viáveis induzida pelo tratamento cisticida resultou em granulomas residuais em apenas 20% dos pacientes, ao passo que no grupo não tratado a presença de granulomas residuais foi de 80% quando se aguardou a resolução espontânea.[33]

Baranwal e cols., em estudo duplo-cego, randomizado, utilizando albendazol e placebo, analisaram a evolução clínica de crianças que apresentavam lesão única sugestiva de NC, com realce anular do contraste aos exames de imagens. Como essas lesões granulomatosas já se encontram em fase de degeneração, a maioria dos autores não usa tratamento cisticida e aguarda a resolução espontânea. Esse estudo constatou que a terapia com albendazol resultava em resolução da lesão mais rapidamente do que no grupo de controle e que não houve desenvolvimento de cicatrizes mais profundas aos exames de imagem após o tratamento. Após 3 meses de evolução, houve a resolução completa das lesões em 75% dos pacientes tratados e redução do tamanho acima de 50% nos pacientes restantes. Ao contrário, no grupo não tratado, a resolução total das lesões ocorreu em menos de 50% dos casos e em cerca de um quarto dos pacientes as lesões não sofreram nenhuma modificação.[3]

Esses achados foram contrários aos de Padma e cols., que não encontraram diferenças significativas no padrão de resolução nas lesões únicas em fase de degeneração com o tratamento anti-helmíntico.[30]

Carpio e cols., contrariando os autores que defendem o tratamento cisticida para as formas "ativas" da NC, demonstraram que o uso de agentes anti-helmínticos, além de não modificar a evolução clínica da epilepsia, esteve associado a aumento na incidência de sequelas a longo prazo. Foram analisados 128 pacientes com NC em atividade, 90% dos quais apresentavam crises sintomáticas agudas. Todos os pacientes encontravam-se em uso de anticonvulsivantes e foram randomizados quanto ao uso de prednisolona oral apenas, albendazol associado à prednisolona e praziquantel associado à prednisolona. Durante o período de seguimento de 2 anos não houve diferença estatisticamente significativa entre os três grupos quanto à recorrência das crises convulsivas.[5,6]

Apesar de os dados da literatura ainda não serem convincentes a respeito da validade dos fármacos cisticidas no tratamento das diversas formas da NC, a maioria dos estudos recomenda a utilização do albendazol como agente de escolha para as formas ativas, associado à corticoterapia. Sua eficácia em eliminar os cisticercos nas doses habitualmente recomendadas é de 80% a 85%, enquanto a eficácia do praziquantel é de 60% a 70%. Além disso, o praziquantel é um fármaco que, quando utilizado em associação a alguns anticonvulsivantes como carbamazepina e difenil-hidantoína, pode ter sua biodisponiblidade reduzida.

A associação do praziquantel à dexametasona também faz com que sua biodisponibilidade seja reduzida em até 50%, o que torna inconveniente sua utilização, tendo em vista a necessidade de associação do corticoide para controle da resposta inflamatória. Essas interações medicamentosas não ocorrem com o albendazol; ao contrário, a associação do albendazol com corticoide aumenta sua biodisponibilidade em até 50%. Refeições ricas em gorduras aumentam a absorção do medicamento.

O albendazol é eficaz para as formas parenquimatosas, intraventriculares e oculares, enquanto o praziquantel não atua nas formas oculares. A dose de albendazol utilizada é de 15mg/kg/dia por 8 dias, a cada 12 horas. O tempo de meia-vida parece ser menor em crianças, sendo recomendada por alguns autores a administração a cada 8 horas. Em geral, o albendazol é bem tolerado, embora alguns pacientes apresentem efeitos colaterais durante os primeiros dias de tratamento, como cefaleia e piora dos sinais e sintomas neurológicos relacionados à destruição dos parasitos; efeitos adversos, como hepatotoxicidade e embriotoxicidade, também foram descritos. O praziquantel é recomendado na dose de 50mg/kg/dia, a cada 8h por 3 semanas. Recentemente foi preconizado um esquema curto de tratamento utilizando três doses de 25mg/kg a cada 2 horas, sendo o tratamento feito por somente 1 dia e mostrando-se igualmente eficaz ao tratamento de longa duração.[8]

Em relação ao tratamento anti-inflamatório, as doses e esquemas utilizados variam muito entre os diversos autores. Os corticosteroides e/ou a dexaclorfeniramina devem ser iniciados antes do tratamento cisticida e mantidos pelo menos durante seu curso (Quadro 32.3).

Nos casos com hidrocefalia por bloqueio da circulação liquórica pelos cisticercos, o tratamento cirúrgico deve ser considerado. A cirurgia por via endoscópica pode ser uma opção nos casos em que os cisticercos encontram-se nos ventrículos

Quadro 32.3 ▷ Tratamento da neurocisticercose

Fármaco	Dose	Duração
Albendazol	15mg/kg/dia	8 dias
Praziquantel	50mg/kg/dia	21 dias
Dexametasona		
Crianças	0,1 a 0,6mg/kg/dia	
Adultos	0,75 a 16mg/dia	
Dexaclorfeniramina		
Crianças	0,2 a 0,5mg/kg/dia	
Adultos	0,6 a 18mg/dia	

Kowacs PA. Brazilian Journal of Epilepsy and Clinical Neurophysiology 1999.

laterais, causando obstrução do forame de Monro e do terceiro ventrículo, podendo sua remoção restabelecer a circulação liquórica e resolver a hidrocefalia, sem a necessidade de implantação de próteses para derivação liquórica. A manipulação dos cistos durante a cirurgia deve ser cuidadosa, uma vez que sua ruptura dentro dos ventrículos poderia resultar em quadros graves de aracnoidite e ependimite.[4] Uma vez instalada a aracnoidite, uma reação inflamatória crônica em virtude da presença de antígenos dos cisticercos pode gerar o estabelecimento de infartos cerebrais secundários à vasculite, o desenvolvimento de fibrose no espaço subaracnóideo e o surgimento de hidrocefalia. O tratamento com anti-inflamatórios deve ser instituído, podendo ser necessária a utilização de corticoide por tempo prolongado. Sotello e cols. recomendam, além da derivação liquórica, a administração de prednisona (50mg/dia), três vezes por semana, cujo tempo de tratamento é ditado pela resposta clínica, podendo em alguns casos durar alguns anos.[32]

REFERÊNCIAS

1. Agapejev S, Silva MD, Ueda AK. Severe forms of neurocysticercosis: treatment with albendazole. Arq Neuropsiquiatr 1996; 54(1):82-93.

2. Agapejev S, Yela DA, Gomes AE. Edema cerebral crônico na neurocisticercose. Arq Neuropsiquiatr 1998; 56(3-B):569-76.

3. Baranwal AK, Singhi PD, Singhi SC. Albendazole therapy in children with focal seizures and single small enhancing computerized tomographic lesions: a randomized, placebo-controlled, double blind trial. Pediatr Infect Dis J 1998; 17:696-700.

4. Bergsneider M, Holly LT, Lee JH, King WA, Frazee JG. Endoscopic management for cysticercal cysts within the lateral and the third ventricles. J Neurosurg 2000; 92:14-23.

5. Carpio A. (letters to the editor). Epilepsia 1999; 40(10):1464-6.

6. Carpio A, Escobar A, Hauser WA. Cysticercosis and epilepsy: a critical review. Epilepsia 1998; 39(10):1025-40.

7. Chimelli L, Lovalho AF, Takayanagui OM. Neurocisticercose, contribuição da necropsia na notificação compulsória em Ribeirão Preto-SP. Arq Neuropsiquiatr 1998; 56(3-B):577-84.

8. Corona T, Lugo R, Medina R, Sotelo J. Esquema corto de praziquantel para el tratamiento de la neurocisticercosis parenquimatosa. Gac Med Mex 1999; 135(4):369-72.

9. Del Brutto OH, Campos X, Sánchez J, Mosquera A. Single day praziquantel versus 1-week albendazole for neurocysticercosis. Neurology 1999; 50:1079-81.

10. Del Brutto OH. Is the course of neurocysticercosis modified by the treatment with anthelmintic agents? Arch Intern Med 1997; 157:128-30.

11. Del Brutto OH. Prognostic factors for seizures recurrence after withdrawal of antiepileptic drugs in patients with neurocysticercosis. Neurology 1994; 44:1706-9.

12. Del Brutto OH. Medical treatment of cysticercosis effective. Arch Neurol 1995; 52:102-4.

13. Del Brutto OH, Santibanez R, Noboa CA, Aguirre R, Díaz E, Alarcón TA. Epilepsy due to neurocysticercosis: analysis of 203 patients. Neurology 1992; 42:389-92.

14. Del Bruto OH, Rajshekhar V, White AC et al. Proposed diagnostic criteria for neurocysticercosis. Neurology 2001; 57:177-83.

15. Forlenza OV, Vieira Filho AHG, Machado LR, Nóbrega JP, Barros NG. Transtornos depressivos associados à neurocisticercose. Arq Neuropsiquiatr 1998; 56(1):45-52.

16. Garcia HH, Harrison LJS, Parkhouse RM et al., and the cysticercosis working group in Peru. A specific antigen-detection ELISA for the diagnosis of human neurocysticercosis. Transation of the Royal Society of Tropical Medicine and Hygiene 1998; 92:411-4.

17. Garg RK. Neurocysticercosis. Postgrad Med 1998; 74:321-6.

18. Guerreiro MM, Facure NO, Guerreiro CAM. Aspectos da tomografia computadorizada craniana na cisticercose na infância. Arq Neuropsiquiatr (São Paulo) 1989; 47(2):153-8.

19. Herrera LA, Bordes AB, Sotelo J et al. Possible relationship between neurocysticercosis and hematological malignancies. Archieves of Medical Research 1999; 30:154-8.

20. Ito A, Plancarte A, Kong Y et al. Novel antigens for neurocysticercosis: simple method for preparation and evaluation for serodiagnosis. Am J Trop Med Hyg 1998; 59(2):291-4.

21. Kowacs PA. Neurocisticercos e epilepsia – Aspectos básicos. Brasilian Journal of Epilepsy and Clinical Neurophysiology 1999; 19-24 – Artigos de revisão e testes comentados.

22. Kowacs PA. Qual a relevância da área irritativa na epilepsia associada a calcificações intracerebrais sugestivas de neurocisticercose inativa. Brazilian Journal of Epilepsy and Neurophysiology 1999; 5:167-9.

23. Lino RS, Reis MA, Teixeira VPA. Ocorrência de cisticercose encefálica e cardíaca em necropsia. Revista de Saúde Pública 1999; 33(5):495-8.

24. Maddalena G, Nozzoli C, Passarella B. Neurocysticercosis treated with albendazole long term follow-up of a case. Journal of Neurosurgical Science 1995; 39(3):171-5.

25. Martinez HR, Guerra RR, Estrada JHA, Marfil A, Onofre J. Medical and surgical treatment in neurocysticercosis: a magnetic resonance study of 161 cases. Journal of Neurological Sciences 1995; 130:25-34.

26. Meri T, Jokiranta S, Granat S, Collander F, Valtonen M, Meri S. Diagnosis of atypical neurocysticercosis by polimerase chain reation analysis: case report. Clinical Infectious Deseases 1999; 28:1331-2.

27. Narata AP, Arruda WA, Uemura E et al. Neurocisticercose: diagnóstico tomográfico em pacientes neurológicos. Arq Neuropsiquiatr 1998; 56(2):245-9.

28. Nash TE, Patronas NJ. Edema associated with calcified lesions in neurocysticercosis. Neurology 1999; 53 (1 of 2):777-81.

29. Noujaim SE, Rossi MD, Rao SK et al. CT and MR imaging of neurocysticercosis. AJR AM J Roentgenol 1999; 173(6):1485-90.

30. Salinas R, Councell C, Gelband H, Prasad K, Garner P. Treating neurocysticercosis medically: a systematic review of randomized, controlled trials. Tropical Medicine and International Health 1999; 4(11):713-8.

31. Sheth TN, Lee C, Kucharczyk W, Keystone J. Reativation of neurocysticercosis: a case report. Am J Trop Hyg 1999; 60(4):664-7.

32. Sotelo J. Cerebral cysticercosis. In: Current therapy in neurology disease. 5 ed., 131-5 pp.

33. Sotelo J, Jung H. Pharmacokinetic optimisation of the treatment of neurocysticercosis. Clin Pharmacokinet 1998; 36(6):503-15.

34. Takayanagui OM. Albendazole therapy for neurocysticercosis (letter). Neurology 1998; 50:834-5.

35. Trevisol-Bittencourt PC, Silva NC, Figueiredo R. Neurocisticercose em pacientes internados por epilepsia no hospital regional de Chapecó, região oeste de Santa Catarina. Arq Neuropsiquiatr 1998; 56(1):53-8.

36. Vianna LG, Macedo V, Costa JM, Mello P, Souza D. Estudo soroepidemiológico da cisticercose humana em Brasília – Distrito Federal. Revista Brasileira de Medicina Tropical 1989; 19:149-56.

37. Zeichner LO, Estañol B. Immunopathogenesis of neurocysticercosis: is damage mediated by host immune response? International Journal for Parasithology 1999; 29(4):649-50.

Seção VII

Doenças Desmielinizantes

33

Polirradiculoneurite Aguda (Síndrome de Guillain-Barré)

Luciana Dolabela Velloso Gauzzi ▪ Maurício Barbosa Horta
Luiz Fernando Fonseca

INTRODUÇÃO

A síndrome de Guillain-Barré (SGB) é uma polirradiculopatia inflamatória de início agudo, que se caracteriza por paralisia muscular flácida, simétrica, ascendente, com hipo ou arreflexia, aumento de proteína no líquor e celularidade normal. O tempo médio de progressão é de 4 semanas.

Os estudos epidemiológicos são prejudicados pela falta de um exame que confirme o diagnóstico. Causa comum de paralisia neuromuscular, a incidência anual de SGB varia de 0,6 a 4 por 100.000 habitantes.[10] Há discreto aumento da incidência com a idade e risco 1,5 vez maior em homens.

A SGB consiste em quatro subtipos de neuropatia periférica aguda: polirradiculopatia aguda inflamatória desmielinizante (PAID), neuropatia aguda motora axonal (NAMA), neuropatia aguda motora axonal e sensitiva (NAMAS) e síndrome de Miller Fischer. A forma mais comum na América do Norte e na Europa é a PAID, com apenas 5% dos pacientes apresentando a forma axonal da doença. Na América Latina, a forma axonal motora aguda é responsável por 30% a 47% dos casos.

ETIOPATOLOGIA

A SGB é doença pós-infecciosa, e dois terços dos pacientes, em média, relatam infecção aguda prévia, mais comumente do trato respiratório, ou uma gastroenterite. O intervalo entre o início dos sintomas e a infecção prodrômica é de 1 a 3 semanas, ocasionalmente maior, com média de 11 dias.[4]

Na maioria dos casos, o agente desencadeador sa doença permanece desconhecido. Os patógenos com que se consegue fazer uma associação clara são: *Campylobacter jejuni*, citomegalovírus, Epstein-Barr, *Mycoplasma pneumoniae* e coxsáckie vírus. Outros agentes implicados são: vírus das hepatites A e B, influenza A e B, varicela-zoster, echovírus e vírus herpes simples. A distribuição dos patógenos é heterogênea, sendo maior a incidência de infecções prévias pelo *Campylobacter jejuni* na China, no Japão e na América latina.

Cerca de metade dos pacientes com SGB apresenta anticorpos contra vários gangliosídeos que se localizam no sistema nervoso periférico. A maioria dos anticorpos tem alguma especificidade em relação à forma clínica da doença. Anticorpos contra GM1, GM1b, GD1a e GalNac-GD1a estão associados com acometimento predominantemente axonal.[5] A síndrome de Miller-Fisher e a oftalmoplegia estão mais associadas aos anticorpos contra GD3, GT1a e GQ1b. Entretanto, a resposta imune é mais complexa, e fatores do hospedeiro contribuem para a suscetibilidade e o padrão da doença. Além disso, em grande número de pacientes ainda persiste desconhecida a alteração imunológica específica.

O *C. jejuni*, especialmente o HS-19, contém um tetrassacarídeo que mimetiza o carboidrato dos gangliosídeos.[4] Desse modo, a resposta imune contra o *C. jejuni* é capaz de desencadear anticorpos contra gangliosídeos.

Existem na literatura muitos relatos de casos, a maioria com número insuficiente de pacientes e apenas com uma mera relação temporal, apontando diversas vacinas como possíveis causadoras de SGB. Entretanto, existe uma correlação com a vacina de influenza A e com a vacinação antirrábica que é preparada a partir de cérebro infectado de animais adultos.[5,9]

Os achados patológicos se caracterizam por desmielinização segmentar e, em menor extensão, por interrupção axonal seguida de degeneração walleriana. Na maioria dos casos, a SGB é marcada por um infiltrado mononuclear, predominantemente linfocítico e macrocítico, de todos os níveis do sistema nervoso periférico.

CLÍNICA

Dois terços dos pacientes têm sintomas de infecção prévia 3 semanas antes do início dos sintomas. A progressão ocorre entre 1 e 3 semanas, quando aproximadamente 20% dos pacientes vão necessitar de ventilação mecânica, 40% estarão retidos no leito, 20% vão andar apenas com assistência, 10% poderão andar, mas não correr, e 10% terão apenas sintomas leves.[3] Em seguida, os pacientes passam por uma fase de estabilização e melhoram lentamente.

A paralisia começa nas extremidades inferiores e depois ascende. O exame inicial mostra fraqueza muscular simétrica. Entretanto, diferenças mínimas entre os lados podem ser notadas. Na maioria dos pacientes, a fraqueza tem predomínio distal, e em pequena porcentagem dos pacientes a musculatura proximal é a mais acometida. Os reflexos tendinosos estão habitualmente reduzidos ou ausentes, podendo eventualmente estar presentes no início do quadro.

Paralisia de nervos cranianos pode aparecer em qualquer fase da doença. A paralisia facial (sétimo nervo craniano) é a mais comum, seguida pela do nervo acessório (décimo primeiro). Outra paralisia frequente, e que deve ser atentamente pesquisada, é a do nono e décimo nervos cranianos, em virtude de distúrbios de deglutição e do risco de aspiração pulmonar.

A maioria dos pacientes apresenta dor e/ou parestesia.[8] A dor pode ser muscular ou ter origem nas raízes nervosas inflamadas, atingindo os membros inferiores, os flancos e as costas. A dor é mais intensa no início do quadro e melhora progressivamente durante 2 meses. Sinais sensórios objetivos são restritos a pequeno e leve acometimento distal da sensibilidade vibratória, posicional, dolorosa ou tátil. Entretanto, algumas vezes podem ser marcantes. Sinais de irritação meníngea também podem estar presentes.

Em casos graves, a doença progride, afetando músculos respiratórios, movimentos oculares e função autonômica. A paralisia dos músculos respiratórios pode afetar a capacidade vital, levando à retenção de CO_2. A presença de distúrbios autonômicos pode produzir sudorese profusa, hipertensão, hipotensão, constipação intestinal, náuseas, retenção urinária, hipotensão postural e arritmias cardíacas, que podem ser fatais.

A síndrome de Miller-Fisher caracteriza-se por oftalmoparesia, ataxia, arreflexia e leve fraqueza muscular, que acomete inicialmente os membros superiores.

DIAGNÓSTICO

As dificuldades diagnósticas ocorrem em função da grande variabilidade da apresentação clínica inicial e do extenso diagnóstico diferencial.[11] Em virtude da falta de um exame que confirme o diagnóstico, foram criados critérios diagnósticos (Quadro 33.1). Asbury estabeleceu um critério útil na prática diária que foi criado para fins de pesquisa.

Quadro 33.1 ▷ Critérios diagnósticos para síndrome de Guillain-Barré típica

Características necessárias para o diagnóstico
Fraqueza progressiva em ambas as pernas e em ambos os braços
Arreflexia

Características que sugerem fortemente o diagnóstico
Progressão dos sintomas em dias a 4 semanas
Sintomas relativamente simétricos
Sintomas sensórios leves
Envolvimento de nervos cranianos, especialmente paralisia bilateral periférica do sétimo nervo (facial)
Regressão iniciando de 2 a 4 semanas após cessada a progressão
Disfunção autonômica
Ausência de febre no início do quadro
Alta concentração de proteína liquórica, com menos de dez leucócitos por milímetro cúbico
Características típicas nos estudos eletrofisiológicos

Características que excluem o diagnóstico
Diagnóstico de miastenia, botulismo, poliomielite ou neuropatia tóxica
Metabolismo anormal da porfirina
Difteria recente
Sintomas sensórios puros, sem fraqueza

O exame de líquor demonstra pressão normal, baixa celularidade e concentração proteica acima de 55mg/L (dissociação proteinocitológica), a partir da segunda semana de doença. Nos primeiros dias da doença, o exame de líquor pode ser normal. As alterações liquóricas se devem a uma alteração da permeabilidade da barreira hematoencefálica.

A eletroneuromiografia pode ser útil para confirmar o diagnóstico em casos duvidosos e é importante para a classificação da doença em subtipos. Os achados neurofisiológicos na SGB são variáveis, dependendo do tempo de início e do subtipo da doença. Na PAID, em fase inicial, as alterações mais frequentes são da condução nervosa, em que comumente se encontram bloqueio de condução e prolongamento das latências, os quais evidenciam comprometimento mielínico. Alterações da amplitude do potencial evidenciam comprometimento axonal. O potencial evocado sensitivo diferencia as formas com acometimento axonal associados ou não à alteração sensitiva. Em estágios iniciais, formas axonais podem apresentar sinais transitórios que mimetizam desmielinização. O estudo neurofisiológico pode ser repetido 1 a 2 semanas depois.

A ressonância nuclear magnética (RM) pode apresentar espessamento intratecal das raízes dos nervos espinais e da cauda equina, com vários graus de realce com gadolínio nas imagens em T1 (Figura 33.1).[1] Essa alteração não é específica da SGB e pode ser vista em neoplasias e outros processos inflamatórios, entretanto o realce apenas das raízes anteriores é fortemente sugestivo de SGB. Esse exame é, na maioria das vezes, solicitado com intenção de excluir outras possibilidades diagnósticas, como mielite transversa, doenças que causam compressão medular e poliomielite.

A etiologia da infecção pode ser pesquisada solicitando-se cultura de fezes para *C. jejuni* e sorologia para citomegalovírus, Epstein-Barr, varicela-zoster e micoplasma.

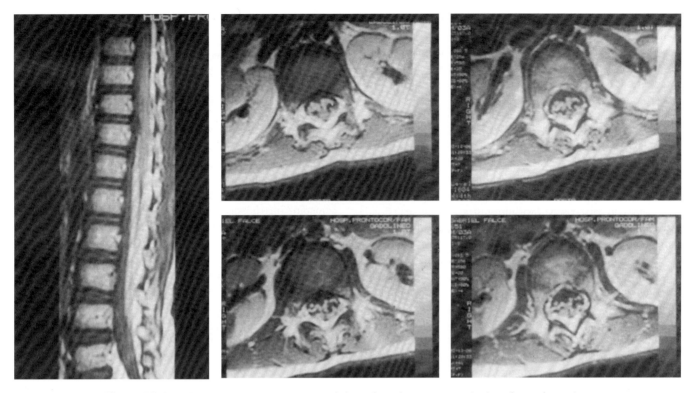

Figura 33.1 ▷ RM – Espessamento intratecal das raízes dos nervos espinais e da cauda equina.

O eletrocardiograma deve ser feito de rotina em razão do risco de arritmias cardíacas. A radiografia de tórax pode demonstrar a presença de atelectasias, aspiração ou pneumonia associada. A urina rotina e a urocultura também devem ser avaliadas em caso de surgimento de febre, pois a infecção urinária é complicação frequente.

A avaliação do grau de disfunção respiratória deve ser feita idealmente pela espirometria, pois as alterações na gasometria podem ocorrer tardiamente.

Diagnóstico diferencial

Além de anamnese completa, deve ser feito exame neurológico em que sejam verificados a força muscular, os reflexos tendinosos e a sensibilidade superficial e a profunda. Os diagnósticos alternativos são sugeridos pela presença de reflexos que permanecem normais, assimetria evidente, febre no estágio inicial, nível sensitivo e disfunção vesical ou intestinal grave ou persistente (Quadro 33.2).

TRATAMENTO

Pacientes com SGB devem ser internados para observação hospitalar. A admissão em centros de terapia intensiva e suporte respiratório (ventilação mecânica) são necessários em aproximadamente 20% dos casos.

A fisioterapia ajuda a evitar atelectasias, escaras de decúbito e retração muscular. A avaliação fonoaudiológica auxilia o diagnóstico dos distúrbios de deglutição. Atenção especial deve ser dada à hidratação adequada e à nutrição. A nutrição enteral, e mais raramente a parenteral, pode ser necessária.

A retenção urinária pode ocorrer, sendo necessário o uso de sonda vesical.

A monitoração respiratória deve ser clínica, laboratorial e espirométrica. A insuficiência respiratória é mais provável em pacientes com fraqueza de membros superiores e principalmente naqueles com acometimento bulbar. A gasometria arterial pode demonstrar a retenção de CO_2 secundária à hipoventilação. Crianças com fraqueza muscular grave podem

Quadro 33.2 ▷ Diagnósticos alternativos

Compressão medular – Tumores medulares ou extramedulares
Mielite transversa
Mielite esquistossomótica
Miastenia grave
Poliomielite
Polimiosite
Intoxicação (organofosforados, álcool, metais pesados)
Botulismo
Discopatias
Miosites
Colagenoses
Tuberculose, monunucleose, AIDS
Conversão

não apresentar os sintomas clássicos de esforço e aumento de frequência respiratória.

Os pacientes gravemente afetados quase sempre apresentam taquicardia sinusal e estão sob risco de desenvolver arritmias cardíacas graves, inclusive assistolia. A monitoração eletrocardiográfica é recomendada.

A dor pode ser controlada com analgésicos comuns, anti-inflamatórios não esteroides, carbamazepina e gabapentina. Entretanto, alguns pacientes podem necessitar do uso de opioides.[8]

A imunoglobulina é terapêutica promissora em várias desordens que apresentam provável causa autoimune; além disso, tem a vantagem do baixo risco e fácil administração.[2,12-14] Sua eficácia assemelha-se à da plasmaférese, e o uso combinado dos dois tratamentos não acrescenta vantagens.[4] Existem várias evidências de que a imunoglobulina pode modular o sistema imune em vários níveis. As imunoglobulinas disponíveis comercialmente contêm mais de 95% de IgG, menos de 2,5% de IgA e quantidade negligenciável de IgM. A meia-vida da imunoglobulina é, em média, de 18 a 32 dias. A imunoglobulina penetra facilmente o líquor. A dose recomendada é de 0,4g/kg/dia durante 5 dias, devendo ser iniciada preferencialmente nas primeiras 2 semanas de doença, quando se nota, à anamenese e ao exame clinico, piora progressiva da força muscular ascendente.

A velocidade de infusão deve ser lenta. Os efeitos colaterais podem incluir mialgia, desconforto torácico, fadiga, febre, dor de cabeça, meningite assséptica, eczema nas mãos, reações anafiláticas, necrose tubular renal, infarto cerebral e encefalopatia aguda. Normalmente, os sinais e sintomas desaparecem após a retirada da medicação. A meningite asséptica é relatada como reação imunoalérgica, causada pelo IgG dentro do compartimento liquórico. A imunoglobulina deve ser evitada ou usada com cautela em pacientes com problemas renais.

O corticoide não deve ser utilizado isoladamente; apesar de benefício ainda controverso, pode ser associado à imunoglobulina.

A plasmaférese[14] promove a retirada seletiva do plasma da circulação; dessa maneira, ela retira ou dilui os fatores relacionados à patogenia da SGB. Eficaz nas primeiras 2 semanas de doença, apresenta como desvantagens o alto custo e a baixa disponibilidade. Os principais efeitos colaterais são depleção de imunoglobulinas, levando à imunossupressão, e instabilidade hemodinâmica.

COMPLICAÇÕES

As principais complicações da SGB são infecciosas. As crianças estão expostas a risco maior de contrair pneumonias, infecção urinária e septicemia. Os distúrbios de deglutição vão predispor à aspiração pulmonar. As alterações respiratórias levam ao surgimento de atelectasias. Em virtude da imobilidade, existe risco aumentado de trombose venosa profunda. O pa-

piledema é raro e sua etiologia não é bem definida, podendo ocorrer mesmo nos casos em que a proteína liquórica se encontra normal. As sequelas em longo prazo incluem fraqueza persistente, retrações e deformidades ortopédicas.

PROGNÓSTICO

O prognóstico é favorável, desde que o paciente seja bem conduzido durante a observação hospitalar.

Cerca de 90% a 95% dos pacientes pediátricos apresentam recuperação completa ou apenas sintomas residuais, sem prejuízo funcional em 1 ano.[6] Alguns fatores estão relacionados com pior prognóstico, como história prévia de infecção pelo *Campylobacter* ou diarreia, evolução para tetraparesia em 4 dias, paralisia dos membros superiores, necessidade de ventilação mecânica, envolvimento de nervos cranianos e degeneração axonal grave. A mortalidade fica em torno de 6% dos casos.

REFERÊNCIAS

1. Byun WM, ParKWK, Park BH et al. Guillain-Barré syndrome MR fidings of the spine in eight patients. Radiology 1998; 208:137-41.

2. Dalakas MC. Intravenous immonoglobulin in the treatment of autoimmune neuromuscular disease: present status and practical therapeutic guidelines. Muscle & Nerve 1999; 22:1479-97.

3. Hadden RDM, Hughes RAC. Guillain-Barré syndrome: recent advances. Hospital Medicine 1998; 58:55-60.

4. Halm AF. Guillain-Barre syndrome. Lancet 1998; 352:635-41.

5. Hughes RA, Cornblath DR. Guilain-Barré syndrome. Lancet 2005; 336:1653-66.

6. Korinthenberg R, Schessl J, Kirschner J. Clinical presentation and course of childhood Guillain-Barré syndrome: a prospective multicentre study. Neuropediatrics 2007; 38:10-7.

7. Lasky T, Terracciano GJ, Magder L et al. The Guillain-Barré syndrome and the 1992-1993 and 1993-1994 influenza vaccines. New Engl J Med 1998; 339:1797-802.

8. Nguyen DK, Agenarioti-Bélanger S, Vanasse M. Pain and Guillain-Barré syndrome in children under 6 years old. J Pediatr 1999; 134:773-6.

9. Pédespan JM, Meyer-Witte S. Du syndrome de Guillain-Barré aux polyradiculonévrites chroniques de l'enfant. Archives de Pédiatrie 2009; 16:782-3.

10. Rabie M, Nevo Y. Childhood acute and chronic immune-mediated polyradiculoneuropathies. Eur J Paediatr Neurol 2009; 13:209-18.

11. Ropper AH. The Guillain-Barré syndrome. New Engl J Med 1992; 326:1130-6.

12. The Dutch Guillain-Barré Study Group. Treatment of Guillain-Barré syndrome with high-dose immune globulins combined with methylprednisolone: a pilot study. Ann Neurol 1994; 35:749-52.

13. van Doorn PA, Rust L, Jacobs BC. Clinical features, pathogenesis, and treatment of Guillain-Barré syndrome. Lancet Neurol 2008; 7:939-50.

14. Visser LH, Schimitz PIM, Meulstee J et al. Prognostic factors of the Guillain-Barré syndrome after intravenous immunoglobulin or plasma exchange. American Academy of Neurology 1999; 53:598-604.

34

Encefalomielite Disseminada Aguda (ADEM)

Christovão de Castro Xavier ▪ André Vinícius Soares Barbosa
Susana Satuf Rezende Lelis

CONCEITO

Encefalomielite disseminada aguda (ADEM) é uma doença desmielinizante do sistema nervoso central (SNC) de características polissintomáticas, usualmente monofásica, com sinais e sintomas neurológicos diversos, refletindo as áreas acometidas, comprometendo preferencialmente a substância branca e mais raramente com envolvimento da substância cinzenta subcortical e cortical, secundário a processo inflamatório imunomodulado, após infecção sistêmica ou vacinação e com imagens típicas na ressonância magnética (RM).

Os sintomas multifocais são consequentes às lesões desmielinizantes e se manifestam na forma de diversos distúrbios motores, sensitivos, de marcha, visuais, de memória e comportamentais.

Estudos recentes mostram um número a cada dia maior de casos da forma recorrente e da forma multifásica, dificultando seu diagnóstico diferencial com esclerose múltipla (EM) e levando a polêmicas sobre o conceito de ADEM, conforme as várias definições sintetizadas no Quadro 34.1.[13]

EPIDEMIOLOGIA E ETIOLOGIA

A real incidência da ADEM não está perfeitamente determinada, mas é seguramente mais elevada do que a relatada, com aumento expressivo no diagnóstico após a introdução da RM. Em Londres, no London Hospital, a ADEM foi responsável por um terço dos casos de encefalites admitidas entre 1963 e 1978. A doença acomete crianças com mais de 2 anos de idade, na maioria dos casos, mas já foi descrita no primeiro ano de vida. É muito mais frequente nas crianças do que nos adultos, com raros casos descritos em idosos.[11]

Existem relatos de distribuição sazonal com franco predomínio no inverno, período em que prevalece maior incidência das infecções viróticas e bacterianas, sem grande diferenciação na distribuição por sexo.

As manifestações clínicas ocorrem com maior frequência entre 3 e 15 dias depois de uma infecção viral, principalmente sarampo, rubéola, caxumba, varicela-zoster, herpes simples, influenza ou após vacinas. A doença é também relatada após outras viroses e algumas infecções bacterianas, como Strepto-

Quadro 34.1 ▷ Definições de ADEM usadas em publicações recentes

Autor	Definição
Dale *et al.*	Focos múltiplos de doença inflamatória dentro do SNC, tanto mono quanto multifásica, caso a recorrência seja parte de um mesmo processo imune monofásico agudo.
Hynson *et al.*	Episódio agudo de distúrbio neurológico e alterações na RM envolvendo a substância branca fazem o conceito de ADEM.
Murthy *et al.*	Sinais e sintomas neurológicos de um episódio agudo junto de evidência de lesões multifocais hiperintensas em T2 e *flair* nas imagens de RM.
Tenembaum *et al.*	Ocorrência de um evento agudo ou subagudo de um processo inflamatório desmielinizante presumido, afetando áreas do SNC com apresentação polissintomática num indivíduo que não tem história anterior de processo neurológico desmielinizante.
Mikaeloff *et al.*	Um primeiro episódio desmielinizante, polissintomático, com alteração do estado mental, e uma RM sugestiva (lesões mal delimitadas de substância branca, podendo, às vezes, comprometer tálamos e gânglios da base). Exclusão de infecção e desordens imunológicas sistêmicas.
Schwartz *et al.*	Sintomas neurológicos agudos sem história neurológica prévia. Lesões desmielinizantes supra ou infratentoriais, única ou múltiplas. Ausência de *Black boles* em T1. Excluídas infecção no SNC, vasculites ou outra doença autoimune.
Aniar *et al.*	Achados neurológicos difusos ou multifocais de episódio agudo ou subagudo, associados a áreas de hipersinal em T2 na RM, múltiplas ou difusas, envolvendo a substância branca ou substância cinzenta central.

coccus β do grupo A, *Clostridium tetani, Mycoplasma* sp., *Rickettsia* sp. e *Leptospira interrogans.*[5]

QUADRO CLÍNICO

Normalmente, a ADEM se manifesta de forma aguda, podendo mais raramente ter apresentação subaguda. Sinais neurológicos multifocais com envolvimento cerebral, de tronco encefálico e medular costumam estar presentes, com largo espectro de variação, indo das formas subclínicas às fulminantes.

Alterações do estado de consciência, sinais neurológicos focais, envolvimento de nervos cranianos, paresias com hiporreflexias, retenção urinária, sinais compatíveis com neurite óptica, distúrbios de conduta e até mesmo arreflexia tendinosa e sinais focais sugestivos de lesão expansiva cerebral têm sido descritos.

A ADEM pode se apresentar com curso clínico monofásico, com boa resposta ao tratamento e resolução rápida. Cerca de 50% dos casos recuperam-se completamente. Nos restantes, as complicações neurológicas e sequelas são variáveis. A taxa de mortalidade global aproxima-se de 30%.[9] São marcas evidentes de pior prognóstico quando se associam início hiperagudo, coma precoce e crises convulsivas complicadas.

Nem sempre a ADEM se manifesta como monofásica, podendo apresentar-se de forma recorrente, caracterizada por surgimento de um novo evento, preenchendo todos os critérios para o diagnóstico de ADEM, ocorrendo pelo menos 3 meses após o surto inicial da doença, 4 semanas após completada a corticoterapia, sem novas lesões na RM e com a mesma sintomatologia clínica.

Nas recidivas que ocorrem 3 meses após o surto inicial da doença e 4 semanas após completada a corticoterapia pode ocorrer comprometimento multifocal em novas áreas do SNC, incluindo encefalopatia e novos déficits neurológicos, confirmados por novas lesões na RM, o que caracteriza a forma multifásica e não a forma recorrente.

As características das manifestações clínicas nos pacientes portadores de ADEM pós-infecciosa e pós-vacinal são semelhantes, exceto para o predomínio das manifestações de radiculopatia evidenciada nas formas pós-vacina antirrábica em uso no Brasil, que é produzida em cérebro de camundongos lactentes.

É importante ressaltar a relativa frequência do envolvimento dos nervos cranianos relacionados à movimentação ocular e à mímica facial, e principalmente o nervo óptico, cujo episódio de neurite ocorre de forma aguda ou subaguda, com comprometimento da visão, diplopia, escotomas e dor à movimentação ocular. A neurite bilateral é mais frequente, e quando unilateral aumenta a dificuldade do diagnóstico diferencial com a EM.

Deve-se dar atenção especial às formas de apresentação atípica, às vezes simulando um tumor cerebral, à panencefalite esclerosante subaguda, à síndrome de Guillain-Barré e a quadros agudos de psicose.

Outra apresentação das encefalites pós-infecciosas é a leucoencefalite hemorrágica aguda, com curso clínico de rápida evolução, quase sempre fatal, e sinais neurológicos focais bem evidentes, acompanhados de febre, confusão mental e coma. O exame do líquido cefalorraquidiano (LCR) revela aspecto xantocrômico em 20% dos casos, havendo pleocitose com predomínio de polimorfonucleares e hiperproteinorraquia com glicorraquia normal.

A tomografia computadorizada (TC) e a RM mostram áreas de alterações desmielinizantes com sinais de processo hemorrágico associado. Vários autores consideram essa entidade uma forma mais grave, com evolução fulminante de ADEM.

ANATOMIA PATOLÓGICA

Os achados anatomopatológicos na ADEM são uniformes e independem do agente desencadeador do processo inflamatório. Macroscopicamente, observa-se edema com estase venosa. Existe predomínio das lesões na substância branca com acometimento perivenular de processo inflamatório e de desmielinização. São característicos o envolvimento das veias por células mononucleares (*cuff* perivascular) e a presença de macrófagos nas áreas de desmielinização. A coloração histológica específica para proteína mielínica básica demonstra a perda dessa proteína com preservação dos axônios.

DIAGNÓSTICO

Com frequência, o quadro clínico é altamente sugestivo de ADEM, mas mesmo assim, para diagnóstico criterioso, utilizam-se estudos eletrofisiológicos, estudos de neuroimagem, exame do líquor e, raramente, a biópsia cerebral, tendo em vista a grande semelhança das manifestações clínicas encontradas nas encefalites viróticas.

O eletroencefalograma (EEG) apresenta alterações inespecíficas, sendo o padrão anormal mais encontrado o de atividade difusa de ondas teta-delta de alta voltagem.

O potencial evocado somatossensitivo mostra resposta anormal nos casos com comprometimento da medula espinal e o potencial evocado visual quando há envolvimento do nervo óptico.

A TC ocasionalmente mostra áreas de hipodensidade na substância branca, mas de característica pouco específica e muitas vezes tardia, podendo muitas vezes ser normal. A RM é muito mais sensível, mostrando aumento de sinal em T2 e FLAIR, acometendo a substância branca preferencialmente, mas podendo evidenciar comprometimento da substância cinzenta subcortical e cortical (Figuras 34.1 e 34.2). As lesões podem ser encontradas em gânglios de base, tálamo, tronco encefálico, cerebelo e medula espinal e mostram captação do contraste paramagnético. As lesões, quando no córtex cerebral, são assimétricas, mas, se acometem gânglios da base e tálamo, tendem a ser simétricas. O corpo caloso é quase sempre preservado, mas a possibilidade de ADEM não pode ser excluída se forem encontradas lesões neles.

Os achados liquóricos são inespecíficos, sendo os mais frequentes pleocitose moderada com predomínio de mononucleares e hiperproteinorraquia também moderada; entretanto, em um terço dos casos a celularidade é normal. Em cerca de 60% dos casos ocorre a elevação da proteína mielínica básica. As pesquisas de bandas oligoclonais costumam ser negativas.

Diagnóstico diferencial

Outras patologias podem apresentar sinais clínicos e neurorradiológicos semelhantes, devendo ser criteriosamente diferenciadas. Entre elas podem ser citadas algumas formas de encefalites virais, colagenoses, neumielite óptica e, principal-

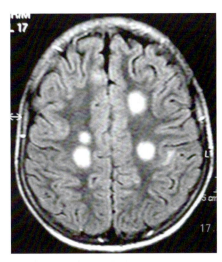

Figura 34.1 ▷ RM de encéfalo, corte axial em FLAIR, mostrando lesões hiperintensas assimétricas acometendo substância branca bilateralmente.

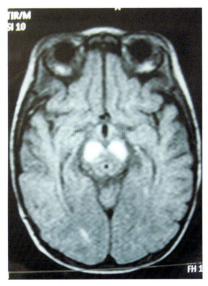

Figura 34.2 ▷ RM de encéfalo, corte axial em FLAIR, mostrando lesões hiperintensas simétricas mesencefálicas.

mente, a esclerose múltipla, discutidas em outros capítulos deste livro.

TRATAMENTO

Até o presente momento não existe um consenso na literatura sobre o tratamento de escolha para os casos de ADEM.

Em nosso serviço, o tratamento de escolha consiste em corticoterapia, variando sua metodologia de acordo com a gravidade do paciente:

a. Prednisona ou prednisolona oral 2mg/kg/dia, nos casos com sintomas mais leves, com redução gradual por um período de 6 semanas.
b. Dexametasona endovenosa 1mg/kg/dia, dividida em quatro doses, nos casos de comprometimento moderado, por 7 dias, seguida de prednisona oral por 6 semanas.
c. Pulsoterapia com metilprednisolona 30mg/kg/dia, dose máxima de 500mg, associada a imunoglobulina humana 400mg/kg/dia, por 5 dias, seguida de prednisona oral por 6 semanas, nos quadros graves, com comprometimento de núcleos da base, tálamo e tronco cerebral.

Em caso de falha da corticoterapia, é possível recorrer a outras modalidades terapêuticas: plasmaférese, azatioprina (1 a 3mg/kg/dia via oral nas formas corticodependentes) ou ciclosporinas.

PROGNÓSTICO

Existe uma relação direta do prognóstico com a gravidade do quadro clínico da fase aguda e, principalmente, da área acometida no SNC. Déficits neurológicos permanentes, distúrbios de aprendizagem e de comportamento e epilepsias são relatados em 10% a 20% dos casos.

A taxa de mortalidade referida na literatura oscila entre 15% e 20% dos casos.[13]

Os pacientes com pior prognóstico foram os que apresentaram lesões nos núcleos da base, no tálamo e no tronco cerebral.

REFERÊNCIAS

1. Dale RC, de Sousa C, Ghong WK et al. Acute disseminated encephalomyelitis, multifasic disseminated encephalomyelitis and multiple sclerosis in children. Brain 2000; 123:2407-22.
2. Dirik E, Taskin F, Kovanlikaya I. Cranial MRI findings in acute disseminated encephalomyelitis. The Indian Journal of Pediatrics 1994; 61(5):578-83.
3. Hynson JL, Kornberg AJ, Coleman LT et al. Clinical and neuroradiologic features of acute disseminated encephalomyelitis in children. Neurology 2001; 56:1308-12.
4. Ipsen P. CT-verified intracranial calcifications and contrast enhancement in acute disseminated encephalomielitis: a case report. J Radiol 1998; 28:591-3.
5. Lelis SSR, Fonseca LF, Xavier CC, Horta MB, Cordeiro SS. Acute disseminated encephalomyelitis after leptospirosis. Pediatr Neurol 2009; 40:471-3.
6. Nagai K, Mori T. Acute disseminated encephalomyelitis with probable measles vaccine failure. Pediatr Neurol 1999; 20:399-402.
7. Nasr JT, Andriola MR, Coyle PK. ADEM. Literature review and case report of acute psychosis presentation. Pediatr Neurol 2000; 22:8-18.
8. Nishikawa M, Ichiyama T, Hayashi T, Ouchi K, Furukawa S. Intravenous immunoglobulin therapy in acute disseminated encephalomyelitis. Pediatr Neurol 1999; 21(2):583-6.
9. Notifiable diseases/deaths in selected cities. MMWR Morb Mortal Wkly Rep 2000; 48:1183-90.
10. Rosemberg S. Neuropediatria. 2. ed. Sarvier, 2010:327-9.
11. Tenembaum S, Chitnis T, Ness J, Hahn JS for the International Pediatric MS Study Group. Acute disseminated encephalomyelitis. Neurology 2007; 68(suppl 2):s23-s33.
12. Wei TY, Baumann RJ. Acute disseminated encephalomyelitis after Rocky Mountain spotted fever. Pediatr Neurol 1999; 21:503-5.
13. Xavier CC, Viegas ECC. Encefalomielite disseminada aguda (ADEM). In: Manual de neurologia infantil. 1. ed. Rio de Janeiro: MEDSI, 2006:591-8.

35

Esclerose Múltipla na População Pediátrica

Rodrigo Santiago Gomez

INTRODUÇÃO

A esclerose múltipla (EM) é tipicamente considerada uma doença de adultos jovens. Os quadros recorrentes de eventos neurológicos em face de múltiplas lesões visibilizadas na ressonância magnética (RM) do encéfalo eram inicialmente considerados de natureza diferente da esclerose múltipla. Como exemplos podem ser citados causa vascular, mitocondrial, desmielinizante, encefalomielite disseminada aguda (ADEM), leucodistrofia, sarcoidose, linfoma e distúrbios metabólicos. Entretanto, os dados epidemiológicos sugerem que a prevalência de EM pediátrica está em torno de 1,35 a 2,5 para cada 100.000 crianças, similar à da leucodistrofia metacromática, que é de 2,5 para 100.000.[1] Estudos epidemiológicos indicam que pelo menos 2% a 5% da população adulta apresentou EM ainda quando crianças ou adolescentes.[2]

Os avanços nos métodos diagnósticos e a terapêutica modificadora do curso clínico na EM tornam importantes a investigação clínica e a consideração diagnóstica de EM nessa faixa populacional. A apresentação clínica, a avaliação diagnóstica, o tratamento e o prognóstico diferem em relação à população adulta e ainda são pouco estudados. Pesquisas futuras poderão indicar subgrupos que caracterizem as diferentes manifestações clínicas da EM pediátrica. Os casos iniciados na faixa pré-púbere são de interesse, principalmente, em virtude da menor influência de hormônios e da possível relação etiológica com agentes infecciosos e vacinações.

EPIDEMIOLOGIA

A EM ocorre antes dos 16 anos de idade em aproximadamente 5% dos pacientes (1% antes dos 10 anos de idade). As meninas são mais afetadas que os meninos, na proporção de 2,8.[4] Existem dados controvertidos de possível proporção de 1:1 entre meninos e meninas antes da puberdade,[5] estabelecendo possíveis mecanismos hormonais como facilitadores da manifestação clínica da EM. Não existem dados geográficos com relação à distribuição da EM pediátrica. Em um estudo alemão, a incidência de EM pediátrica foi de 0,3 para 100.000, enquanto a incidência de ADEM (*acute disseminated encephalomyelitis*) foi de 0,07 para 100.000.[6] Esse trabalho abre importante perspectiva para o estudo das diferenças clínicas dos distúrbios desmielinizantes.

PATOGÊNESE

A EM é causada por um distúrbio do sistema imunológico que acarreta, em última instância, a lesão das fibras mielínicas do sistema nervoso central (SNC). Fatores genéticos e ambientais desempenham importante papel como moduladores.

Os estudos de suscetibilidade genética são realizados em famílias de portadores de EM. Evidências clínicas sugerem que o risco de parente do primeiro grau manifestar EM é de 5%. Nos gêmeos dizigóticos, o risco também é de 5%, ao passo que em gêmeos monozigóticos essa chance é de 25%.[7,8] Alguns haplótipos HLA estão associados à EM, como HLA DRB1*1501, DQA1*0102 e DQB1*0602. O haplótipo HLA-DR15 está fortemente associado com início precoce da doença na população com EM.[9]

O vírus Epstein-Barr (EBV) é frequentemente implicado como possível agente infeccioso envolvido na EM. Estudos epidemiológicos em adultos demonstram aumento da prevalência de pacientes infectados na população com EM (100%) em relação ao grupo-controle (80% a 90%), uma diferença estatisticamente significativa. Em crianças, essa diferença é ainda mais significativa, com 86% dos portadores de EM positivos e 64% no grupo-controle.[10] A exposição ao EBV resulta em infecção crônica do linfócito B, expansão dos clones infectados e produção crônica de anticorpos antiantígenos do EBV. A estrutura antigênica do EBV é similar à da proteína básica da mielina (PBM), componente muito importante da estrutura das bainhas de mielina. Esse fato pode, por semelhanças moleculares, acarretar lesão da mielina pelos anticorpos anti-EBV. Entretanto, em face da alta prevalência das infecções pelo EBV, esses dados devem ser analisados com cuidado.

ASPECTOS ANATOMOPATOLÓGICOS

As lesões são predominantemente periventriculares nos locais onde a veia subependimária limita-se com o corpo e o átrio do ventrículo lateral. Outras estruturas comprometidas são o nervo e quiasma ópticos (é rara a lesão do trato óptico) e a medula espinal. As lesões distribuem-se de maneira randômica pela substância branca do tronco encefálico, pedúnculos cerebelares e medula espinal. De modo geral, o corpo celular e os axônios estão preservados, exceto nas lesões crônicas, quando são nítidas as alterações dessas estruturas. As lesões são macroscopicamente bem delimitadas em relação ao tecido não afetado, o que determinou a caracterização pelos anatomopatologistas franceses pelo termo *sclerosis em plaque*.

Os aspectos histológicos agudos caracterizam-se por perda de mielina e presença de linfócitos periventriculares com alguns macrófagos. Os axônios estão preservados, e notam-se reação astrocítica e destruição dos oligodendrócitos. Subsequentemente, os linfócitos diminuem em proporção progressiva, e são evidentes inúmeros macrófagos com material rosáceo em seu interior. O material dentro dos macrófagos é de origem lipídica e certamente constitui restos de debris celulares neurogliais. Esse material confere ao aspecto macroscópico a impressão de lesão amarelo-esbranquiçada que determinou nos primeiros estudiosos a impressão de *sclerosis*. Nas lesões crônicas identificam-se áreas pálidas centrais com raras células que, em alguns casos, evoluem para pequenas cavidades ocupadas por material liquórico. Quanto maior a lesão axonal secundária ao processo inflamatório desmielinizante, maior a possibilidade de formação dessas cavidades.

ASPECTOS CLÍNICOS

A EM é doença recorrente desmielinizante que compromete, principalmente, a substância branca encefálica, o nervo óptico e a medula espinal. Sua recorrência está separada por intervalos em torno de 1 mês e, caracteristicamente, compromete diferentes áreas do SNC. Esse dado clínico temporal e espacial (distribuição em diferentes áreas do SNC) é necessário para o correto estabelecimento do diagnóstico. Casos de envolvimento clínico isolado (CIS – *clinical isolated syndrome*) devem ser avaliados à luz de propedêutica adequada (ressonância magnética [RM] do encéfalo, potencial evocado visual e exame do líquor para banda oligoclonal e índice de IgG).

A população pediátrica apresenta manifestações clínicas semelhantes à população adulta. As manifestações podem ser divididas, para efeito didático, em polifocais ou polissintomáticas (a literatura neurológica não distingue esses termos de maneira correta) e monofocais. Entre as formas polissintomáticas, algumas podem se apresentar de maneira semelhante à ADEM, na qual predomina o componente clínico encefalopático (diminuição do nível de atenção e alerta, vômitos e cefaleia).[4] Essa manifestação torna ainda mais difícil o diagnóstico diferencial, e o uso de método complementar é essencial para o correto estabelecimento do diagnóstico. Cabe salientar que na população adulta não se observa essa singular manifestação clínica.

A apresentação monossintomática é mais importante do que na população adulta, podendo comprometer de 56% a 87,9% dos casos. Entre as manifestações clínicas iniciais, a neurite óptica (20% a 25%), a disfunção do tronco (10% a 20%) e o comprometimento isolado de trato longo (40% a 50%) são as mais comuns. A neurite óptica apresenta particularidades clínicas com relação a outras neuropatias do nervo óptico que devem ser valorizadas. Com frequência, manifestam-se em um único olho, são dolorosas (principalmente à movimentação ocular), e a perda visual ocorre principalmente no campo visual central. O defeito pupilar aferente pode ser observado e, se presente, é característico de lesão do nervo óptico (aumento da especificidade topográfica). Sua ausência, no entanto, não afasta o acometimento do nervo (baixa sensibilidade para detecção da anormalidade). Os sinais de comprometimento do tronco cerebral são polimorfos, e esse dado é confundido com apresentações polissintomáticas, pois pequenas lesões únicas do tronco podem acarretar diferentes manifestações neurológicas. As apresentações isoladas de diplopia, vertigem, ataxia e disartria são mais frequentes, assim como alterações inespecíficas do equilíbrio estático. Os sinais de comprometimento de trato longo são secundários à lesão do sistema piramidal (paresia, hiper-reflexia, a reflexo cutâneo plantar em extensão e ausência do reflexo cutâneo abdominal), ao comprometimento do sistema espinal talâmico (hemi-hipoestesia) e das vias lemniscais dorsais (ataxia sensitiva, perda da sensibilidade cinestésica e vibratória) ou à disfunção esfincteriana.

Os sintomas polissintomáticos/polifocais ocorrem em 15% a 40% dos casos. As manifestações são variáveis e caracterizam-se pela sobreposição de cada um dos sintomas e sinais das formas monossintomáticas já descritos. Destaca-se nesse grupo a possibilidade de manifestação semelhante à ADEM. O paciente apresenta sintomas de encefalopatia com diminuição do nível de consciência e confusão mental, vômitos, crise epiléptica, febre e cefaleia. A diferenciação com ADEM só é possível com exames complementares, e não raramente somente após longo acompanhamento clínico e neurorradiológico (RM do encéfalo). Em estudo observacional prospectivo de eventos desmielinizantes na população pediátrica[11] foi observado que 29% das crianças e adolescentes (34 de 119) apresentaram ADEM como primeira manifestação clínica. Após avaliação por 2 a 3 anos, 17 das 34 crianças (50%) evoluíram para o diagnóstico definitivo de EM. Todas manifestaram mais de dois surtos após o evento inicial.

A manifestação clínica aqui exposta tem curso em surto-remissão (ou remitente-recorrente) na grande maioria dos casos (90% a 100%). A forma primariamente progressiva é incomum na população pediátrica e não tem representação em alguns estudos de coorte. A conversão da forma surto-remissão para secundariamente progressiva é menor que na população adulta e está em torno 28%, 28 anos após o diagnóstico.[4] As crianças com EM entram na fase secundária progressiva, em média, 10 anos mais tarde que os adultos; no entanto, nesta época, são 10 anos mais jovens que os adultos na fase secundária progressiva. Outra manifestação incomum é a pseudotumoral, cujo diagnóstico diferencial com a doença de Devic é obrigatório.

O tempo médio entre o surto inicial e o segundo evento neurológico varia entre 11 e 71 meses. A média está em torno de 2 a 3 anos, semelhante à população adulta. O índice de recaídas varia entre 0,38 e 0,80 evento/ano. Esse dado também é muito semelhante aos dados observados nos estudos terapêuticos em adultos, em torno de 0,5 episódio/ano.

A fadiga ocorre em até 40% das crianças com EM e pode limitar seriamente o rendimento escolar e as atividades recreativas. A fisiopatologia não está bem definida e não raramente é uma das queixas de maior morbidade na população adulta com EM. As crises epilépticas ocorrem em torno de 5%

CAPÍTULO 35 ▷ Esclerose Múltipla na População Pediátrica

das crianças acometidas, e sua prevalência e incidência estão aumentadas, especialmente, na população com menos de 10 anos de idade. Pode ocorrer na manifestação inicial do quadro clínico juntamente com as outras manifestações da forma similar à ADEM.

As manifestações cognitivas, já bem definidas na população adulta, também estão presentes na população pediátrica. Déficits cognitivos gerais da memória, da função executiva e da integração visuomotora estão presentes em até 30% dos pacientes. As disfunções de integração são facilmente identificadas e caracterizam-se pela dificuldade de mudar o foco de atenção. Muitas das dificuldades cognitivas se tornam aparentes somente nos ensinos médio e superior. O diagnóstico precoce e os anos de doença são fatores determinantes para a gravidade dos sintomas cognitivos.

CRITÉRIOS DIAGNÓSTICOS

Até 2006, os critérios de Poser eram os mais utilizados para o diagnóstico de EM. Esses critérios não utilizavam as vantagens dos recursos propedêuticos modernos, como os avanços da RM. Sua lógica se fundamentava na disseminação espacial dos sinais e sintomas na EM ao longo do tempo (disseminação temporal) com suporte propedêutico dos exames de líquor e potencial evocado visual.

Em 2007, o Pediatric Multiple Sclerosis Study Group propôs novas definições para as doenças desmielinizantes. Os critérios de Mac Donald, de 2001,[11] foram utilizados para definição do diagnóstico de EM na população pediátrica. Esses critérios adotam os achados da RM da medula e do encéfalo e possibilitam que o diagnóstico seja estabelecido mesmo após um surto, com a posterior identificação de novas lesões à RM (Quadros 35.1 e 35.2) para caracterização da disseminação espacial e temporal pela RM de acordo com os critérios de Mac Donald. O surto ou ataque é conceitualmente definido como sintomas ou sinais com duração superior a 24 horas.

Os critérios adotados de Mac Donald são de 2001, nos quais o intervalo entre o evento inicial e a manifestação radiológica é de 3 meses. Nos critérios de disseminação temporal de Mac Donald de 2005, o intervalo para disseminação temporal é de 1 mês. Na população adulta com EM, é utilizado o critério de 2005. É importante salientar que os estudos do valor diagnóstico dos critérios de Mac Donald (2001)

Quadro 35.1 ▷ Disseminação espacial pela RM cerebral

Três dos quatro seguintes
1. Uma lesão contrastada pelo gadolínio ou nove lesões hiperintensas, se não há realce pelo contraste
2. Pelo menos uma lesão infratentorial
3. Pelo menos uma lesão justacortical
4. Pelo menos três lesões periventriculares

Nota: uma lesão da medula pode ser substituída por uma lesão cerebral. As lesões têm ≥ 3mm.[12,13]

Quadro 35.2 ▷ Disseminação temporal pela RM cerebral

1. Primeiro scan ≥ 3 meses após evento clínico
1.1. Scan com gadolínio positivo demonstra disseminação temporal (não pode ser na mesma topografia da lesão original)
1.2. Scan com gadolínio negativo: seguimento com RM a cada 3 meses, novas lesões em T2 ou gadolínio positivo disseminação temporal
2. Primeiro scan antes dos 3 meses do último surto e segundo scan ≥ 3 meses após evento
2.1. Scan com gadolínio positivo demonstra disseminação espacial
2.2. Scan com gadolínio negativo: seguimento com terceira RM ≥ 3 meses após a primeira RM, novas lesões em T2 ou gadolínio positivo disseminação temporal

para avaliação de EM na população pediátrica são limitados. Há evidências de que os critérios tenham baixa sensibilidade, conforme estudo canadense que avaliou diferentes critérios em uma coorte de crianças com EM.[14] Nesse estudo, a sensibilidade dos critérios de Mac Donald foi de 67% quando as crianças já apresentavam diagnóstico definitivo pelos critérios de Poser. Novos estudos procuram avaliar critérios mais adequados para a população pediátrica utilizando como base os princípios de Mac Donald para disseminação espacial e temporal.[15]

A presença de banda oligoclonal ou a elevação dos níveis de IgG no LCR, em um paciente com evento clínico isolado, associada a duas lesões da RM, é suficiente como critério de disseminação espacial, desde que uma das lesões esteja localizada no cérebro.

DIAGNÓSTICO DIFERENCIAL

Na população pediátrica, o diagnóstico de EM ainda é de exclusão, sendo necessários inúmeros testes diagnósticos em virtude das semelhanças com doenças afins. Diferentes etiologias de natureza inflamatória (ADEM, vasculites), desmielinizante (doença de Devic), infecciosa (herpes simples), metabólica (leucodistrofias), vasculares (CADASIL e doença de Fabry) e neoplásica (gliomas e linfomas) devem ser consideradas. O diagnóstico diferencial mais difícil é com ADEM, que muitas vezes é esclarecido após longo acompanhamento clínico e radiológico. Nenhum dado de imagem ou laboratorial é capaz de definir com especificidade a causa do evento desmielinizante inicial.

O diagnóstico diferencial com vasculite do SNC é importante em virtude da semelhança entre os achados radiológicos e as manifestações clínicas. No entanto, quando presente manifestação sistêmica como lúpus eritematoso sistêmico, os exames complementares sorológicos (FAN), eletroforese de proteína, hemograma, função renal e urina rotina estabelecem facilmente a suspeita diagnóstica correta. Quando a vasculite está localizada somente no SNC (vasculite isolada do SNC), há a necessidade de biópsia de vasos da meninge e, por vezes, do córtex cerebral. Nessa situação, não existem sinais e sintomas sistêmicos, e os estudos angiográficos podem não manifestar anormalidade.

As leucodistrofias têm curso insidioso e progressivo e, por essa razão, dificilmente podem ser confundidas com a surto-remissão da esclerose múltipla. No caso da leucodistrofia metacromática, o ensaio enzimático para estabelecer a atividade da aril-sulfatase A estabelece o diagnóstico. Na adrenoleucodistrofia, a dosagem de cadeias longas de ácido graxo no soro está aumentada.

EXAMES COMPLEMENTARES

Líquor

O estudo do líquor normalmente é realizado como instrumento para exclusão de outros diagnósticos ou para pesquisa de alterações sugestivas de EM (banda oligoclonal e índice de IgG). A celularidade está em torno de 30 células/mL, e quando esse valor é maior devem ser consideradas outras hipóteses, como doença de Devic, doenças infecciosas e vasculite. A pesquisa positiva de banda oligoclonal por focalização isoelétrica é muito sugestiva de EM. Deve-se estar atento à possibilidade de os níveis serem detectados somente em alguns momentos do curso clínico da EM. No entanto, sua presença é raramente identificada na doença de Devic e na ADEM. A persistência de banda oligoclonal em diferentes estudos liquóricos é muito sugestiva de EM.

Potencial evocado visual

O teste de potencial evocado visual (PEV) apresenta sensibilidade baixa, mas, se alterado e com padrão desmielinizante, a EM é a hipótese principal. Em estudo para avaliação dos potenciais evocados multimodais, alteração do PEV foi observada em 26% das crianças com um único surto e sem sintomas clínicos de distúrbio visual.[16] Nessa mesma casuística, 54% das crianças apresentaram anormalidades do PEV.

O uso do potencial de tronco encefálico e dos potenciais somatossensitivos tem menos importância para o esclarecimento etiológico.

Ressonância magnética nuclear

As lesões típicas apresentam-se como hipersinal em T2 nas localizações descritas pelos critérios de disseminação espacial (ver critérios diagnósticos). Alguns aspectos são mais comuns em crianças do que na população adulta. Há maior possibilidade de lesão de núcleos cinzentos profundos, assim como descrito na ADEM, e as lesões espinais podem, por vezes, apresentar extensão longitudinal maior do que a observada em adultos (normalmente um segmento medular). Também a lesão de substância branca nas crianças tem a tendência de apresentar maior edema. Esses dados tornam o diagnóstico diferencial com ADEM um tanto mais complexo. Somente o aparecimento de novas lesões segundo os critérios de Mac Donald (2001) ou a presença de dados clínicos sugestivos (mais de dois surtos) poderá estabelecer o diagnóstico corretamente.

Como discutido anteriormente, faltam elementos que possam diferenciar de maneira específica a EM pediátrica. Um estudo observacional prospectivo em crianças com evento agudo desmielinizante concluiu que a presença de lesões longitudinais ao eixo do corpo caloso e lesões isoladas do cérebro é muito específica para o diagnóstico de EM (100% de especificidade), mas a sensibilidade é baixa (21%).[17] A presença de um único desses achados radiológicos aumenta a sensibilidade (79%) à custa de redução da especificidade (63%).

CONDUTA

Manifestação aguda

O tratamento das crises de desmielinização é feito com corticosteroides na forma de metilprednisolona (dose de 10 a 30mg/kg, no máximo 1.000mg/dia) de 3 a 5 dias. O uso subsequente de prednisona oral é empírico e não deve ser feito rotineiramente. O risco de supressão da suprarrenal é menor nesses casos. Surtos que não limitam as atividades do paciente não devem ser tratados. Naqueles casos em que não há melhora clínica, pode-se recorrer a um segundo curso de metilprednisolona com as mesmas doses descritas anteriormente. Se os sintomas não apresentarem melhora, deve ser considerada a possibilidade do uso de imunoglobulina humana (evidência classe IV) na dose de 2g/kg durante 2 a 5 dias.

Nas desmielinizações graves com tetraparesia, depressão respiratória e diminuição do nível de consciência utiliza-se a plasmaférese.[18] Existe evidência classe I para essa indicação, mas não há dados para sua utilização na população pediátrica.

Imunomoduladores

Imunomoduladores são usados na população adulta com EM, após estudos que comprovaram o benefício desses medicamentos (evidência classe I). As doses utilizadas e a posologia variam de acordo com os laboratórios produtores. O Avonex® (30µg interferon β 1) IM uma vez por semana, o Rebif® (interferon β 1a, 22 a 44µg) SC três vezes por semana, o Betaferon® (interferon β 1b 8mIU) SC em dias alternados e o Copaxone® (glatiramer acetate 20mg) SC todos os dias são os fármacos disponíveis. Os estudos na população pediátrica são poucos, e as evidências não estão tão comprovadas como aquelas demonstradas na população adulta portadora de EM.

O uso de imunomoduladores pode beneficiar os pacientes na redução do número de surtos, na diminuição do número de sequelas ao longo dos anos e na diminuição do processo de hipotrofia cerebral observado na RM de encéfalo.[19-21] Dados de estudos abertos não demonstraram efeitos colaterais sérios em crianças os quais, quando presentes, caracterizam-se por elevação das enzimas hepáticas, edema generalizado e depressão. A elevação das enzimas hepáticas é observada com maior frequência em crianças com menos de 12 anos de idade.

Os estudos abertos conduzidos na população pediátrica sugerem o benefício da medicação imunomoduladora, principalmente no que se refere à redução da taxa de surtos por ano.[22-24]

A monitoração laboratorial deve ser realizada com testes anuais da função tireoidiana. A avaliação das enzimas hepáticas e o hemograma são feitos mensalmente nos primeiros 6 meses e, depois, a cada 6 meses. As adolescentes com vida sexual ativa devem fazer uso de anticoncepcionais em virtude do risco potencial de teratogenicidade dos imunomoduladores. O efeito colateral tipo gripal pode ser medicado com ibuprofeno ou paracetamol.

Com relação às doses utilizadas, segue-se a prática de centros com maior casuística de crianças em tratamento de EM. Em Toronto (Canadá) utiliza-se dose inicial de 25% da utilizada nos adultos. Progressivamente a dose é aumentada em conformidade com os resultados dos exames laboratoriais e a aceitação clínica do paciente até atingir as doses de adulto.[5]

REFERÊNCIAS

1. Gadoth N. Multiple sclerosis in children. Brain Dev 2003; 25:229.

2. Krupp LB, Hertz DP. Pediatric multiple sclerosis: Conference Report overview. Neurology. Pediatric Multiple Sclerosis and Related Disorders 2007; 68(16) (Suppl 2):S1-S2.

3. Duquette P, Murray TJ, Pleines J et al. Multiple sclerosis in childhood: clinical profile in 125 patients. J Pediatr 1987; 111:359.

4. Renoux C, Vukusic S, Mikaeloff Y et al. Natural history of multiple sclerosis with childhood onset. N Engl J Med 2007; 356:2603.

5. Peña JA, Montiel-Nava C, Ravelo ME, González S, Mora La-Cruz E. Multiple sclerosis in children: clarifying its place among the demyelinating spectrum. Invest Clin. 2006 Dec; 47(4):413-25.

6. Pohl D, Hennemuth I, Von Kries R, Hanefeld F. Paediatric multiple sclerosis and acute disseminated encephalomyelitis in Germany: results of a nationwide survey. Europ J Pediatr 2007; 166(5):405.

7. Oksenberg JR, Hauser SL. Genetics of multiple sclerosis. Neurol Clin 2005; 23:61.

8. Willer CJ, Dyment DA, Risch NJ, Sadovnick AD, Ebers GC. Twin concordance and sibling recurrence rates in multiple sclerosis. Proc Natl Acad Sci USA 2003; 100(22):12877-82.

9. Banwell BL. Pediatric multiple sclerosis. Curr Neurol Neurosci Rep 2004; 4:245.

10. Bray PF, Luka J, Bray PF et al. Antibodies against Epstein-Barr nuclear antigen (EBNA) in multiple sclerosis CSF, and two pentapeptide sequence identities between EBNA and myelin basic protein. Neurology 1992; 42:1798.

11. Mikaeloff Y, Suissa S, Vallée L et al. and KIDMUS Study Group. Recommended diagnostic criteria for multiple sclerosis: guidelines from the International Panel on the Diagnosis of Multiple Sclerosis. Annals of Neurology 50(1):121-7.

12. Barkhof F, Filippi M, Miller DH et al. Comparison of MR imaging criteria at first presentation to predict conversion to clinically definite multiple sclerosis. Brain 1997; 120:2059-69.

13. Tintoré M, Rovira A, Martínez M et al. Isolated demyelinating syndromes: comparison of different MR imaging criteria to predict conversion to clinically definite multiple sclerosis. Am J Neuroradiol 2000; 21:702-6.

14. Hahn CD, Shroff MM, Blaser SI, Banwell BL. MRI criteria for multiple sclerosis: evaluation in a pediatric cohort. 2004; 62(5), 9:806-8.

15. Chitnis T, Pirko I. Sensitivity vs specificity: progress and pitfalls in defining MRI criteria for pediatric MS. Neurology 2009; 72:961.

16. Pohl D, Rostasy K, Treiber-Held S, Brockmann K, Gartner J, Hanefeld F. Pediatric multiple sclerosis: detection of clinically silent lesions by multimodal evoked potentials. J Pediatr 2006; 149:125-7.

17. Mikaeloff Y, Adamsbaum C, Husson B et al. MRI prognostic factors for relapse after acute CNS inflammatory demyelination in childhood. Brain 2004; 127:1942-7.

18. Weinshenker BG, O'Brien PC, Petterson TM et al. A randomized trial of plasma exchange in acute central nervous system inflammatory demyelinating disease. Ann Neurol 1999; 46:878-86.

19. Comi G, Filippi M, Barkhof F et al. Eff ect of early interferon treatment on conversion to definite multiple sclerosis: a randomised study. Lancet 2001; 357:1576-82.

20. Comi G. Why treat early multiple sclerosis patients? Curr Opin Neurol 2000; 13:235-40.

21. Filippi M, Rovaris M, Inglese M et al. Interferon beta-1a for brain tissue loss in patients at presentation with syndromes suggestive of multiple sclerosis: a randomised, double-blind, placebo-controlled trial. Lancet 2004; 364:1489-96.

22. Kornek B, Bernert G, Balassy C, Geldner J, Prayer D, Feucht M. Glatiramer acetate treatment in patients with childhood and juvenile onset multiple sclerosis. Neuropediatrics 2003; 34:120-6.

23. Ghezzi A, Amato MP, Capobianco M et al. Disease-modifying drugs in childhood-juvenile multiple sclerosis: results of an Italian co-operative study. Mult Scler 2005; 11:420-4.

24. Pohl D, Rostasy K, Gartner J, Hanefeld F. Treatment of early onset multiple sclerosis with subcutaneous interferon beta-1a. Neurology 2005; 64: 888-90.

25. Banwell B, Ghezzi A, Bar-Or A, Mikaeloff Y, Tardieu M. Multiple sclerosis in children: clinical diagnosis, therapeutic strategies, and future directions. Lancet Neurology 2007; 6.

36

Outras Doenças Desmielinizantes

Rodrigo Santiago Gomez

SÍNDROME CLÍNICA ISOLADA (SCI)

A SCI é o primeiro evento neurológico com sintomas e sinais que podem comprometer diferentes sítios do SNC. A etiologia presumida é desmielinizante. Para definição de SCI não pode haver história prévia de doença desmielinizante. As manifestações clínicas mais comuns são: neurite óptica, mielite transversa ou disfunção cerebelar, hemisférica ou do tronco cerebral. Ao contrário da encefalomietite aguda disseminada (EMAD), não existem sinais e sintomas de encefalopatia, exceto nos casos de lesão do tronco. Na maioria dos casos, as crianças com SCI não apresentaram recorrência de eventos desmielinizantes, mas o risco existe (Figura 36.1). Nesse caso, as considerações etiológicas mais prováveis são de neuromielite óptica ou esclerose múltipla.

NEUROMIELITE ÓPTICA (NMO)

Classicamente conhecida como doença de Devic, a NMO compromete o nervo óptico (neurite óptica) e a medula espinal (mielite transversa). As manifestações clínicas podem apresentar-se concomitante ou separadamente por período variável no tempo. As lesões são mais graves, com lesão tissular necrótica (ao contrário das lesões desmielinizantes clássicas), o que torna piores a recuperação e o prognóstico nesses casos.

A descoberta dos anticorpos antiaquaporina 4 e sua relação com NMO tem provocado inúmeras considerações patogênicas e sua distinção da esclerose múltipla (EM). Provavelmente, a presença do anticorpo caracteriza um grupo monofásico ou recorrente de neurite óptica e mielite transversa. Em estudo retrospectivo[4] que avaliou dados clínicos de 58 crianças entre 4 e 18 anos de idade positivas para NMO-IgG (anticorpo antiaquaporina 4), as seguintes observações foram feitas:

- Ataques de neurite óptica (NO) e mielite transversa (MT) ocorreram em 98% das crianças.
- Ataques que envolveram o cérebro e o tronco cerebral ocorreram em 48% dos pacientes, e foram caracterizados por oftalmoparesia, encefalopatia, ataxia, crises epilépticas, vômitos intratáveis e soluços.
- A recorrência foi de 93% com déficit residual em 90% dos casos.
- Em uma coorte de 38 pacientes com suficientes dados clínicos e laboratoriais foi observada doença autoimune em 42% (hepatite autoimune, lúpus eritematoso sistêmico, artrite reumatoide juvenil, doença de Graves e síndrome de Sjogren).

A sensibilidade dos anticorpos antiaquaporina 4 não está bem determinada na população pediátrica em virtude de pequeno número de casos estudado. Para o diagnóstico de NMO em crianças é necessária a presença de neurite óptica, mielite transversa ou um dos dois dados laboratoriais (ressonância magnética de medula espinal com lesão extensa com mais de dois segmentos ou soropositividade para NMO-IgG).

Tratamento da neuromielite óptica

O quadro agudo de mielite ou neurite óptica deve ser tratado com esteroides venosos, na dose de 20 a 30mg/kg/dia até o limite máximo de 1g/dia por 3 a 5 dias. Se não há melhora clínica após esse tratamento, deve ser considerado o uso de imunoglobulina humana, na dose de 2g/kg, divididos em 3 a 5 dias. A substituição da imunoglobulina por plasmaférese pode ser feita. O tratamento profilático da recorrência de NMO deve ser feito com prednisona, na dose de 1 a 2mg/kg/dia, associada à azatioprina, na dose de 2 a 3mg/kg/dia (máximo de 150mg/dia).

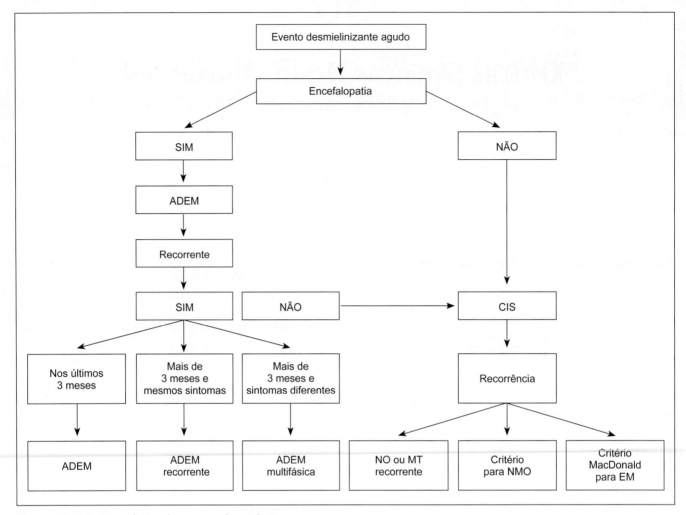

Figura 36.1 ▷ Diagnóstico de eventos desmielinizantes.
(EMAD: encefalomielite aguda disseminada; SCI: síndrome clínica isolada; EM: esclerose múltipla; NMO: neuromielite óptica; NO: neurite óptica; MT: mielite transversa.) (Adaptada da referência 1.)

REFERÊNCIAS

1. Banwell B, Kennedy J, Sadovnick D et al. Incidence of acquired demyelination of the CNS in Canadian children. Neurology 2009; 72:232.

2. Greenberg BM, Thomas KP, Krishnan C et al. Idiopathic transverse myelitis: corticoteroids, plasma exchange, or cyclophosphamide. Neurology 2007; 68:1614.

3. Consensus definitions proposed for pediatric multiple sclerosis and related disorders. Krupp LB, Banwell B, Tenembaum S; for the International Pediatric MS Study Group. Neurology 2007; 68(Suppl 2):S7-S12.

4. McKeon A, Lennon VA, Lotze T et al. CNS aquaporin-4 autoimmunity in children. Neurology 2008; 71:93.

Seção VIII

Emergências em Neuropediatria

37

Estado de Mal Epiléptico

Luiz Fernando Fonseca • Karina Soares Loutfi
Carla Regina de Carvalho Leite

INTRODUÇÃO

O estado de mal epiléptico (EME) representa uma emergência médica, portanto os serviços de urgência e unidades de tratamento intensivo (UTI) devem estar aptos a seu pronto reconhecimento e tratamento, visando ao imediato controle das crises convulsivas.

Apesar dos avanços ocorridos nas UTI e da melhoria no manejo do paciente em EME, a mortalidade permanece elevada, tendo havido um declínio de 11%, em 1960, para 5%, em estudo publicado em 1999.[1]

DEFINIÇÃO

O EME é classicamente definido como a ocorrência de duas ou mais crises epilépticas sem que haja a completa recuperação da consciência entre os episódios críticos ou crise epiléptica que se prolongue por mais de 30 minutos.[2] Essa definição baseia-se no fato de que as crises que ultrapassam 30 minutos podem levar à lesão neuronal, o que já foi demonstrado em modelos animais.[3-5] Por outro lado, apesar de vários estudos demonstrarem a associação de uma taxa de morbidade e de mortalidade maior nas crises prolongadas, a etiologia parece ter papel importante no prognóstico a curto prazo e na resposta à terapia anticonvulsivante, levando a uma variabilidade na definição do tempo em que se instala uma lesão neuronal definitiva.[6,7]

Sabe-se ainda que a mortalidade aguda do EME se deve, muitas vezes, aos desarranjos sistêmicos, que estão relacionados direta ou indiretamente à persistência das convulsões, e não à lesão neuronal em si.[8]

A grande maioria das crises epilépticas cessa espontaneamente nos primeiros 5 minutos, antes mesmo da admissão hospitalar. Já as crises que se prolongam por mais de 10 minutos tendem a persistir por mais tempo,[6,7,9] e metade delas necessita de anticonvulsivantes para sua interrupção.[9]

Desse modo, tem sido questionada a definição clássica de EME, propondo-se um intervalo de tempo mais curto como critério diagnóstico,[4,6,7,10-12] que seria, segundo a XIV Conferência de Consensos em Reanimação e Medicina de Urgência, realizada em 1995, de 10 minutos[13] ou, segundo outros autores, de até 5 minutos, desde que esse tempo ultrapassasse a duração habitual de uma crise já conhecida.[14]

Há ainda autores que sugerem a divisão do EME em dois estágios: precoce ou de iminência (5 a 30 minutos) e estágio estabelecido (a partir de 30 minutos), levando também em conta se a crise é focal, convulsiva ou não convulsiva. Assim, o EME precoce ou iminente fica definido como uma condição epiléptica aguda caracterizada por crise convulsiva generalizada contínua por no mínimo 5 minutos ou por crise não convulsiva ou focal contínuas, ambas com duração mínima de 15 minutos, ou ainda por duas ou mais crises epilépticas sem recuperação completa da consciência entre elas. O EME estabelecido é uma condição epiléptica aguda caracterizada por crise epiléptica, convulsiva ou não, contínua, por no mínimo 30 minutos, ou por crises intermitentes sem recuperação completa da consciência entre elas, pelo mesmo período.[15]

Sabe-se que, com o aumento do tempo de atividade epiléptica, aumenta-se também a refratariedade desta. Isso se deve provavelmente a um decréscimo dos receptores inibitórios e a um aumento dos excitatórios, o que começa a ocorrer após algum tempo de crise.

De qualquer maneira, seja qual for a definição do EME, fica bem estabelecido que os pacientes admitidos no departamento de emergência em crise epiléptica generalizada devem ser prontamente tratados para a interrupção da crise, assim como os pacientes que chegam no período pós-ictal e que apresentam uma segunda crise generalizada.[7]

INCIDÊNCIA

O EME é uma emergência neurológica frequente. Sua incidência exata na infância é difícil de ser estimada, uma vez que a maior parte dos estudos epidemiológicos não inclui a população pediátrica.

Aproximadamente 25.000 a 50.000 crianças nos EUA apresentam EME a cada ano,[16] sendo a incidência maior na população pediátrica de 1 a 12 meses de idade.

Estima-se que aproximadamente 16% a 24% das crianças com epilepsia apresentarão no mínimo um episódio de EME no decorrer de suas vidas,[16,17] sendo maior a ocorrência nas crianças epilépticas com menos de 1 ano de idade. Destas, pelo menos 70% apresentarão um episódio de EME, o que pode estar relacionado a um limiar mais baixo para o desencadeamento de convulsões no cérebro imaturo.[1]

Há estimativas de que as convulsões febris tenham uma incidência de 3% a 5% na população pediátrica e de que cerca de 4% desses casos desenvolvam EME clássico (> 30 minutos).[18]

FISIOPATOLOGIA

O EME produz efeitos dramáticos em nível sistêmico, inicialmente com o objetivo de ajustar as necessidades metabólicas do encéfalo, passando posteriormente por um período de falha desses mecanismos compensatórios à medida que persistem as crises convulsivas.[1]

Ao se iniciarem as convulsões, o sistema nervoso autônomo promove a liberação maciça de adrenalina e noradrenalina na circulação. A mobilização dessas catecolaminas leva a aumento da frequência cardíaca, das pressões arteriais sistêmica e pulmonar e da concentração plasmática de glicose, o que leva a aumento do fluxo sanguíneo cerebral de até 900% e do consumo cerebral de oxigênio de 300%.[19] A cada crise convulsiva há agravamento da hipertensão arterial e da hiperglicemia, e acidose metabólica se desenvolve em função da glicólise anaeróbica.[1]

Durante a contração muscular tônica, podem se instalar alterações respiratórias relacionadas à ventilação deficiente, ao acúmulo de secreção em vias aéreas e à broncoconstrição relacionada a presença excessiva de catecolaminas.

Depois de 30 minutos de atividade convulsiva contínua, os mecanismos compensatórios entram em falência, ocorrendo então hipotensão arterial, hipoglicemia, piora da ventilação e da oxigenação sanguínea e hipertermia. Nessa fase há queda relativa do fluxo sanguíneo cerebral com persistência de consumo cerebral de oxigênio elevado, acúmulo de metabólitos tóxicos, hipoxemia e acidemia láctica, contribuindo para a instalação de lesão neuronal, especialmente em áreas mais vulneráveis, como o neocórtex, o cerebelo e o hipocampo.[1,3,4]

Acredita-se que a lesão neuronal que ocorre durante o EME prolongado se deve, em parte, à ação de neurotransmissores excitatórios (em especial o glutamato), que podem levar à entrada de cálcio nos neurônios. O excesso de cálcio ativa uma série de enzimas intracelulares, como as fosfolipases, as endonucleases, as proteases e a óxido nítrico-sintetase, que determinam o desacoplamento da fosforilação oxidativa, a lesão direta do esqueleto celular e a formação de radicais livres,[19] que levam em última instância à morte celular.[1]

A contração muscular sustentada pode causar rabdomiólise, liberação intracelular de potássio e insuficiência renal aguda. Outros eventos fisiológicos, como leucocitose, arritmias cardíacas e coagulação intravascular disseminada, podem ocorrer.[20] As alterações liquóricas decorrentes do próprio EME podem gerar confusão diagnóstica quanto à presença de infecção do sistema nervoso central (SNC), e consistem em hiperproteinorraquia e pleocitose liquórica de até 20 células/mm^3, porém a hipoglicorraquia não ocorre.[19]

ETIOLOGIA

O EME é causado geralmente por distúrbios agudos que afetam direta ou indiretamente o SNC, ou por descompensação de uma epilepsia sintomática.

É possível a detecção de uma etiologia para o estado de mal epiléptico em cerca de 75% dos pacientes.

Cerca de um terço dos pacientes tem epilepsia idiopática, e o EME pode ser a primeira manifestação da epilepsia em 12% desses casos[21] ou ocorrer após crises subsequentes. Neste último caso, a falta de aderência ao tratamento com anticonvulsivantes e os baixos níveis séricos desses medicamentos podem ser fatores desencadeantes do EME.[22] Em revisão baseada em evidência, de 2006, pelo menos um terço das crianças que usavam agentes antiepilépticos e apresentaram EME tinha níveis séricos subterapêuticos das medicações em uso.[23]

A etiologia, em geral, depende da idade do paciente.[24] Tocotraumatismos e infecções do SNC são causas frequentes em neonatos. Em lactentes com menos de 2 anos de idade predominam as convulsões febris e as crises sintomáticas agudas, enquanto traumatismo cranioencefálico (TCE) e epilepsias criptogênicas e sintomáticas remotas são mais comuns na infância.

Mais da metade dos casos de EME são secundários a condições como TCE, infecções do SNC ou distúrbios hidroeletrolíticos.

Fármacos que podem induzir convulsões compreendem penicilina, metronidazol, lidocaína, opiáceos, fenitoína, carbamazepina e aminofilina, N-acetilcisteína, entre outros.

A determinação da etiologia do EME é de extrema importância, uma vez que, além de ser fator prognóstico, é fundamental para o direcionamento do tratamento. No caso dos distúrbios metabólicos, como na hipoglicemia e nos distúrbios hidroeletrolíticos, a pronta correção é suficiente para a abolição das crises. Em se tratando de quadros infecciosos, o tratamento específico deve ser instituído.

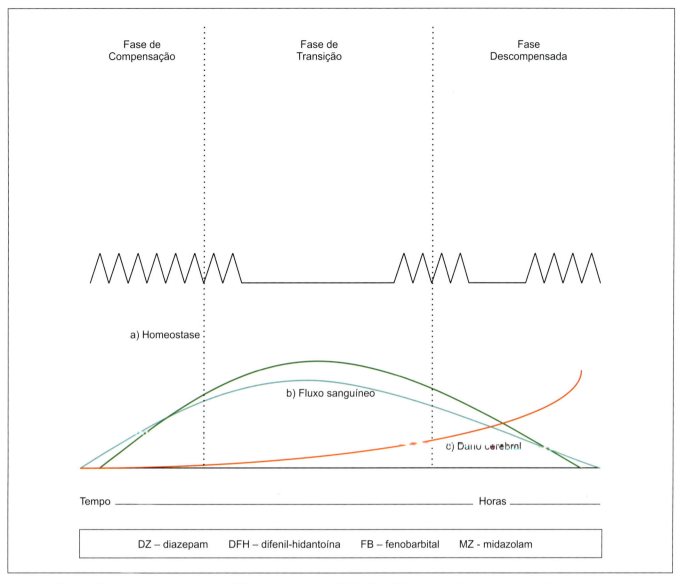

Figura 37.1 ▷ Fisiopatologia do EME. (DZ: diazepam; DFH: difenil-hidantoína; FB: fenobarbital; MZ: midazolam.)

Quadro 37.1 ▷ Causas mais comuns de acordo com a faixa etária

Neonatos	Crianças
Encefalopatia hipóxico-isquêmica	Infecções
Infecções	Convulsões febris
Erros inatos do metabolismo	Distúrbios metabólicos
Acidentes vasculares encefálicos e hemorragias intracranianas	Malformações congênitas
Malformações congênitas	Epilepsia
Deficiência de piridoxina	Encefalopatias crônicas

Vale ressaltar que nos recém-nascidos (RN) e em crianças de menor idade, na presença de crises convulsivas resistentes ao tratamento com anticonvulsivantes, deve ser lembrada a possibilidade de erro inato do metabolismo, como é o caso da deficiência de biotinidase, da dependência de piridoxina e dos distúrbios do metabolismo de aminoácidos, como leucinose, fenilcetonúria, hiperglicinemia não cetótica e hiperamoniemia tipos 1 e 2, além da deficiência da proteína transportadora de glicose (doença de De-Vivo), da doença de Menkes e de algumas organoacidopatias.[19]

Os distúrbios do desenvolvimento cortical, subdiagnosticados no passado, estão cada vez mais sendo encontrados associados a crises convulsivas, uma vez que essas malformações são admiravelmente bem observadas com o advento da ressonância nuclear magnética (RM).[3]

CLASSIFICAÇÃO

Qualquer tipo de crise epiléptica pode evoluir para o EME, de modo que várias classificações são propostas na literatura

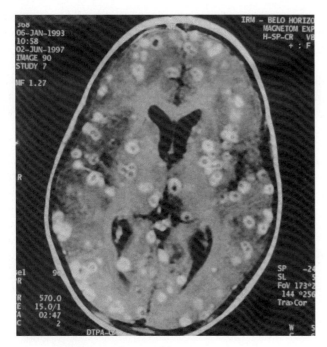

Figura 37.2 ▶ RM da neurocisticercose.

de acordo com o tipo de crise predominante e com os achados eletroencefalográficos. Neste capítulo, é sugerida a classificação proposta por Treiman (1994), pois oferece diretrizes práticas, úteis na emergência (Quadro 37.2).[25]

O EME generalizado convulsivo pode ser do tipo tônico, clônico, tônico-clônico ou mioclônico. O EME convulsivo tônico-clônico generalizado é o mais frequente, correspondendo a mais de 90% dos quadros de EME na infância, sendo de fácil diagnóstico, e o tratamento deve ser imediato, uma vez que apresenta maior potencial de gravidade no sentido de complicações sistêmicas e do SNC. Após 15 a 30 minutos de crise já ocorre isquemia celular e após 90 a 120 minutos de convulsão já existe irreversibilidade.[26] O EME convulsivo mioclônico é visto com menos frequência e pode estar associado às epilepsias generalizadas primárias, mioclônicas progressivas e à síndrome de Lennox-Gastaut.

Quadro 37.2 ▶ Classificação do EME

EME generalizado convulsivo
    Tônico
    Clônico
    Tônico-clônico
    Mioclônico
EME sutil
EME não convulsivo
    Ausência
    Parcial complexo
EME parcial simples
    Motoras
    Somatossensitivas
    Auditivas, gustatórias, olfatórias ou com sintomas visuais
    Psíquicas
    Vegetativas
    Com afasia ou disfasia

O EME sutil, apesar de ser, por definição, um EME não convulsivo, deve ser distinguido dessa condição por apresentar um prognóstico reservado quando comparado ao EME não convulsivo. Essa forma de EME decorre da evolução do EME convulsivo generalizado e é caracterizada pela dissociação entre a atividade elétrica cerebral e a resposta motora esperada do EME generalizado (dissociação eletromecânica), de modo que, apesar de haver descargas ictais contínuas, só são gerados fenômenos motores sutis, constituídos por discretos movimentos de pálpebras, faciais ou de mandíbula, abalos oculares nistagniformes, torções sutis do tronco ou das extremidades ou até chegar a tornar-se imperceptível.

O EME não convulsivo pode ser dividido em duas categorias: EME de ausência e EME parcial complexo.

O EME de ausência, em virtude de seu baixo potencial de lesão neuronal, não necessita de tratamento agressivo e é raro antes dos 10 anos de idade. Ocorre geralmente no contexto das epilepsias generalizadas idiopáticas, particularmente em pacientes com epilepsia ausência ou epilepsia mioclônica juvenil. Pode ser desencadeado pelo uso inapropriado de algumas medicações antiepilépticas, como, por exemplo, a carbamazepina. Aproximadamente 10% dos adultos e 3% das crianças com epilepsia tipo ausência apresentam pelo menos um episódio de EME. Os sintomas podem ser apenas de súbita incoordenação motora e pobreza da fala, com os pacientes geralmente se mostrando sonolentos e confusos. Seu diagnóstico é mais difícil, sendo de fundamental importância um traçado eletroencefalográfico compatível, com a típica atividade epileptiforme generalizada do tipo ponta-onda lenta a 3Hz.[27]

O EME parcial complexo pode ser de difícil diferenciação com o EME de ausência, estados pós-ictais e distúrbios na área psiquiátrica. A consciência está sempre comprometida, impossibilitando a interação do paciente com o meio. As manifestações incluem confusão mental, comportamentos bizarros, automatismos orais ou manuais, além de outros sinais neurológicos localizatórios. O eletroencefalograma (EEG) pode auxiliar a determinação da presença de crises parciais contínuas ou recorrentes e é semelhante ao EEG do EME não convulsivo parcial simples, entretanto as descargas ocorrem de maneira mais difusa e geralmente bilaterais. A maioria dos casos tem origem nos lobos temporal e frontal.

Há controvérsias na literatura sobre se o EME não convulsivo merece tratamento agressivo com anticonvulsivantes, pois a lesão neuronal não é uma constante. Alguns autores relataram alterações neuronais no nível do sistema límbico e também déficit de memória após EME parcial complexo.[3] O tratamento deve ser instituído especialmente em pacientes com EME parcial complexo acompanhado de comorbidades, como lesões cerebrais agudas, pois altas taxas de mortalidade ocorrem nesse grupo (27%), se comparados com pacientes cuja etiologia de base é epilepsia (3%) e com formas criptogenéticas (18%).[28]

No EME parcial simples, o paciente permanece consciente e interagindo com o meio. As manifestações clínicas dependerão da região cerebral de onde partem as descargas epileptiformes. Podem ocorrer manifestações motoras, sensitivas, auditivas, gustatórias, olfatórias, psíquicas, vegetativas, afasia ou sintomas visuais. O EEG de superfície é variável, podendo ser inclusive normal. Em alguns casos, o exame mostra espículas ou complexos espícula-onda lenta focais. O EME parcial simples com manifestação motora é muito frequente na criança, sendo de difícil controle medicamentoso. É também encontrado na encefalite crônica de Rasmussen, configurando um quadro de crises parciais contínuas, com desenvolvimento de hemiatrofia cerebral e déficits motor e cognitivo progressivos relacionados à persistência da atividade convulsiva.

Deve ser sempre considerada a possibilidade de um pseudoestado de mal epiléptico diante de uma criança com crises convulsivas refratárias a tratamento clínico, sendo o EEG a única maneira de fazer o diagnóstico diferencial.[14]

DIAGNÓSTICO E PROPEDÊUTICA

Enquanto se presta a assistência imediata ao paciente com EME, deve-se coletar uma anamnese adequada, com o objetivo de estabelecer o fator causador ou precipitante das crises convulsivas. Em se tratando de pacientes com diagnóstico prévio de epilepsia, o responsável deve ser questionado quanto ao tipo de crises apresentadas, sua frequência, uso de agentes anticonvulsivantes, modificações feitas recentemente no plano de tratamento do paciente e aderência. É muito importante a dosagem sérica dos medicamentos anticonvulsivantes que vinham sendo utilizados, uma vez que a interação de medicamentos não sinérgicos pode resultar em níveis subterapêuticos, principalmente nos casos de politerapia.

O exame físico inicial deve ser voltado para a manutenção dos sinais vitais, seguido de exame físico completo e exame neurológico minucioso. Tendo em vista a frequência de alterações metabólicas relacionadas à repercussão sistêmica do próprio EME, devem ser feitas dosagens laboratoriais em todas as crianças, incluindo: glicemia, eletrólitos, ureia e creatinina, transaminases hepáticas, hemograma completo, coagulograma e gasometria arterial.

O exame de líquido cefalorraquidiano deve ser feito sempre que houver suspeita de infecção do SNC – se houver evidência de otite, mastoidite ou infecção de outras estruturas craniofaciais ou rigidez de nuca – e se as convulsões não foram controladas com anticonvulsivantes de primeira linha,[14] desde que não existam contraindicações específicas para sua realização. A presença de sinais de localização em pacientes com convulsões deve alertar o médico para a possibilidade de tratar-se de lesão expansiva, mesmo no paciente com febre, devendo, nesses casos, a tomografia computadorizada (TC) de encéfalo ser realizada antes da punção lombar, em função do risco de herniação cerebral.

A triagem toxicológica deve ser feita em caso de suspeita de quadros de intoxicação exógena, devendo ser direcionada de acordo com o tipo de fármaco possivelmente ingerido e presente no domicílio.

Os exames de neuroimagem são de grande auxílio na determinação etiológica. No período neonatal, a ultrassonografia transfontanelar promove o diagnóstico de uma série de patologias, em especial de hemorragias intracranianas, calcificações cerebrais, malformações e lesões relacionadas à encefalopatia hipóxico-isquêmica.

A TC de encéfalo, exame bastante difundido em nosso meio, é ideal nos casos de TCE e possibilita melhor análise das fraturas cranianas e de calcificações cerebrais.

A RM de encéfalo, por sua vez, mostra com maior riqueza de detalhes as estruturas cerebrais, podendo revelar alterações parenquimatosas não visualizadas na TC, como desmielinizações, pequenos tumores e distúrbios de proliferação e migração neuronal.

Em relação à neuroimagem funcional, as técnicas de PET (*positron emission tomography*) e SPECT (*single photon emission tomography*) conferem à medicina nuclear reconhecida importância no diagnóstico topográfico não invasivo da epilepsia, principalmente nos casos com crises convulsivas refratárias ao tratamento medicamentoso, quando o paciente se habilita ao tratamento cirúrgico. Por esses métodos podem ser estudados qualitativa e quantitativamente o metabolismo e perfusão cerebrais e alguns sistemas de neurorreceptores (Figura 37.3).[29]

Apesar de o diagnóstico do EME ser essencialmente clínico, o estudo eletroencefalográfico auxilia a determinação, o acompanhamento e o tratamento do EME (Figura 37.4). Estudos feitos em pacientes em coma sem etiologia definida demonstraram a presença de EME eletrográfico não convulsivo em 8% desses pacientes,[30] podendo esta incidência ser ainda maior, como até 44% em estudo mais recente.[31]

Além disso, o traçado eletroencefalográfico pode ser útil para diferenciar um EME parcial complexo de um EME de ausência. A monitoração do EEG confirma o término do *status epilepticus* (atividade elétrica e clínico-motora), determinando assim a duração do tratamento. A presença de EME não convulsivo pode ocorrer em até 14% dos pacientes após o tratamento do EME convulsivo, sendo o diagnóstico feito principalmente durante a monitoração eletroencefalográfica após controle das crises clínicas.[30]

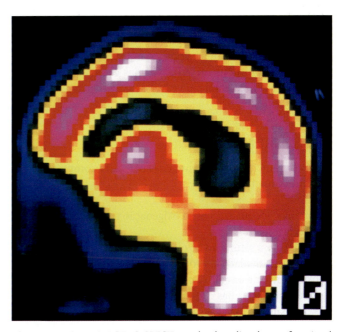

Figura 37.3 ▶ SPECT. O SPECT cerebral realizado em fase ictal demonstrou a presença de múltiplas áreas de hiperfusão compatíveis com múltiplos focos epileptógenos (parietal, frontoparietal, parietotemporal e temporal).

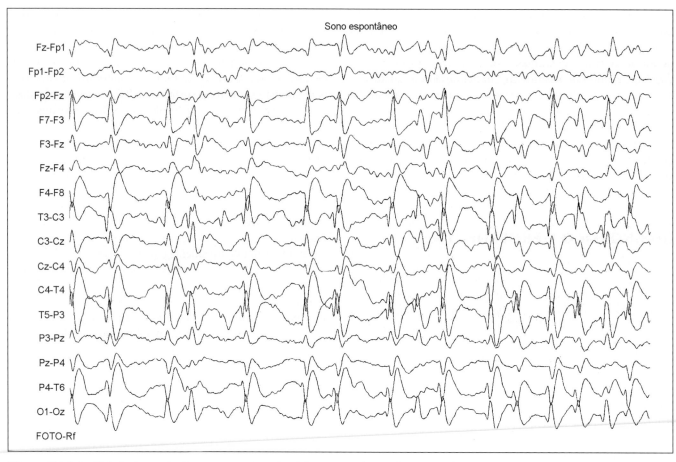

Figura 37.4 ▷ EEG. Paciente de 8 anos apresentando EEG com contínuas descargas de pontas e complexos ponta-onda agudos, difusos, configurando padrão de *status* eletrográfico.

Durante o tratamento com coma barbitúrico, o EEG auxilia a determinação da profundidade do coma induzido, com o objetivo de demonstrar a supressão da atividade eletrográfica.[32] A presença de descargas epilépticas periódicas ao EEG é considerada um fator de mau prognóstico independente da etiologia do EME.[33] É útil também no RN, cujas crises são paucissintomáticas, e no lactente, cujo nível de consciência é de difícil avaliação.[13]

TRATAMENTO

O tratamento do paciente em EME deve compreender os seguintes princípios básicos:

a. Garantir adequadamente a oxigenação cerebral e a atividade cardiocirculatória.
b. Monitorar a saturação de oxigênio, a pressão arterial não invasiva e a atividade eletrocardiográfica.
c. Interromper a atividade convulsiva elétrica e clínica.
d. Evitar a recidiva das convulsões.
e. Acompanhar alterações laboratoriais e atividade eletroencefalográfica.
f. Tratar a etiologia.
g. Evitar a hipertermia, que se correlaciona com pior prognóstico.[42]

Suporte avançado de vida

Os princípios básicos do ABC da reanimação cardiorrespiratória são parte fundamental na abordagem inicial do paciente em EME. A hipoxemia pode ser causa ou consequência das crises convulsivas. Muitas vezes, a bradicardia e a hipotensão podem fazer parte do espectro clínico.[22]

Deve ser garantido o posicionamento do paciente de maneira a evitar aspiração de secreções e/ou do conteúdo gástrico em vias aéreas, assim como dano corporal. Além disso, deve ser fornecido oxigênio por cânula nasal ou máscara facial e garantida a ventilação adequada do paciente. A indicação de entubação endotraqueal deve ser considerada nos pacientes em insuficiência respiratória secundária a apneia ou hipoventilação, nos pacientes comatosos com escala de coma de Glasgow abaixo de 8 e nos pacientes com quadro clínico compatível com hipertensão intracraniana, devendo, nesses casos, ser feita de maneira rápida, com o paciente relaxado, com o objetivo de evitar picos hipertensivos durante o procedimento de entubação. No entanto, para uma assistência respiratória adequada, a administração de anticonvulsivante é fundamental, uma vez que a ventilação é facilitada com o término da crise convulsiva.[34]

O estabelecimento de acesso venoso seguro e o uso de expansores volumétricos e aminas vasoativas para tratamento da hipotensão visam garantir a homeostase cardiocirculatória.

A correção dos distúrbios hidroeletrolíticos, da hipoglicemia e da acidose metabólica deve ser feita para evitar a lesão neuronal secundária. Deve ser lembrado que, se forem os responsáveis pelo quadro, sua correção pode provocar o término das convulsões, tornando desnecessário e até mesmo impróprio o uso de anticonvulsivantes.[19] A função renal, a função hepática e os distúrbios de coagulação devem ser monitorados.

Sonda nasogástrica deve ser passada para esvaziamento do estômago, utilizando cânula orofaríngea, se necessário, e acompanhando o nível de consciência pela escala de coma de Glasgow, assim como a frequência das convulsões.[34]

O edema cerebral deve ser tratado por meio de medidas de posicionamento do paciente, com cabeceira elevada e manutenção da cabeça em posição neutra. Em geral, não é causado pelo EME diretamente, mas pela lesão estrutural de base. Pode ser necessária a administração de manitol (0,25 a 0,5g/kg a cada 4 horas), se não houver resposta aos anticonvulsivantes de primeira e segunda linhas, na impossibilidade de se fazer uma TC, por 1 a 2 dias. Nos casos com edema vasogênico (tumor ou peroperatório), o uso de corticoide (dexametasona 0,5 a 1mg/kg/dia) pode promover benefício.[14]

Pode ser necessária a curarização, se a convulsão interferir com a ventilação; neste caso, como sua expressão clínica está bloqueada, o paciente deve ser monitorado com EEG.[14]

Tratamento farmacológico

O tratamento com anticonvulsivante visa à interrupção imediata da crise epiléptica clínica e eletroencefalográfica.

Sabe-se que há menor índice de recorrência, isto é, menor chance de evolução para o EME quando o tratamento é feito precocemente. Por isso a preocupação de muitos médicos em orientar os pais de crianças portadoras de epilepsia para que iniciem o tratamento até mesmo antes da chegada ao hospital.

Com esse objetivo, o uso de diazepam por via retal, na dose de 0,5mg/kg, em virtude de sua rápida absorção através das veias hemorroidárias, atingindo níveis terapêuticos 5 minutos após sua administração, teve grande impacto no manejo das crises convulsivas em nível pré-hospitalar. No entanto, o diazepam pode ser difícil de ser administrado por essa via, e muitas vezes a criança pode apresentar liberação de esfíncteres, eliminando também a medicação, além de poder gerar constrangimento social, principalmente nas crianças maiores.[12] Mais recentemente, alguns autores têm recomendado a administração de midazolam via nasal ou bucal como alternativa ao diazepam retal. Estudos farmacodinâmicos mostraram que a administração por essa via é tão eficaz quanto por via endovenosa para a interrupção da atividade convulsiva, sem maiores riscos relacionados à depressão respiratória.[35]

Na administração intranasal, utilizam-se as mesmas preparações do medicamento para a via endovenosa, na dose de 0,1mg/kg em cada narina, a qual é rapidamente absorvida pela mucosa nasal, atingindo concentração sanguínea dentro de 1 a 3 minutos da administração.[35]

O uso por via bucal oferece vantagens práticas de administração, pois não há necessidade de forçar a abertura da boca do paciente, podendo ser aplicado entre os dentes e a superfície interna das bochechas. Em função do pequeno volume de medicação usado para interrupção da crise, não há risco de aspiração, sendo tão eficaz quanto o uso intranasal e socialmente mais aceitável do que o diazepam retal.[36]

Contudo, existem riscos na medicação feita fora do ambiente hospitalar, como depressão respiratória, a qual é mais frequente com o diazepam. Assim, não tem sido orientada a medicação em casa.

Manejo de crise convulsiva

No Quadro 37.3 é sugerido um protocolo para condução da crise convulsiva e estado de mal epiléptico. O intervalo de tempo proposto para cada etapa não é rígido, podendo sofrer modificações de acordo com a resposta clínica.

Outras considerações sobre o tratamento

Em nossa prática clínica temos usado, com frequência, a administração intranasal do midazolam, quando a criança chega ao hospital já em crise convulsiva.

Crianças com menos de 2 anos de idade, sem etiologia clara, poderiam se beneficiar do tratamento de prova com a piridoxina, na dose de 100mg endovenosa, administrada como segundo agente, após o benzodiazepínico, o que trataria as crises nos casos de epilepsia piridoxina-dependente. No entanto, essa medicação não está disponível na apresentação venosa no Brasil.

Existem outros protocolos propostos por vários serviços de todo o mundo, grande número deles usando como benzodiazepínico de escolha o lorazepam venoso, apresentação que ate o momento também não se encontra disponível no Brasil.

Em recente publicação, Abend e Dlugos (2008) recomendam o uso de levetiracetam venoso ou, se contraindicado e não havendo disfunção hepática, o uso de ácido valproico venoso, como terceiro medicamento em crianças, antes do fenobarbital. Esses agentes também não são comercializados para uso endovenoso no Brasil.[37]

Há ainda outros medicamentos úteis como alternativa no tratamento do EME, muitos deles direcionados até o momento para o estado de mal epiléptico refratário. É o caso do uso de altas doses de fenobarbital, do ataque de topiramato e da cetamina, entre outros, que serão comentados mais adiante. Na maioria dos casos, ainda são escassos os estudos sobre a aplicação dessas medicações no contexto do EME, embora já existam protocolos sugerindo a utilização de algumas delas.

Em nosso serviço temos usado, em casos selecionados, altas doses de fenobarbital, o ataque de topiramato e a pulsoterapia com metilprednisolona.

PRINCIPAIS FÁRMACOS UTILIZADOS NO TRATAMENTO DO EME

Diazepam

O diazepam é o agente de primeira escolha na maioria dos protocolos médicos para abordagem do EME. Capaz de atravessar rapidamente a barreira hematoencefálica, seu efeito anticonvulsivante é obtido 3 minutos após sua administração, sendo capaz de controlar as crises em 75% a 90% dos casos.[12]

424 — SEÇÃO VIII ▷ Emergências em Neuropediatria

Quadro 37.3 ▷ Protocolo de tratamento proposto

Intervalo aproximado	Condutas		
0 a 5 minutos (em caso de início da crise presenciada)	Garantir vias aéreas pérvias, oxigenação e circulação adequadas • Monitoração dos sinais vitais • Glicemia capilar (em caso de hipoglicemia, tratar imediatamente) • Providenciar acesso venoso e coletar sangue para investigação inicial (eletrólitos, hemograma, gasometria, toxicológico e nível sérico de anticonvulsivantes, se indicado)		
Cerca de 5 minutos (ou de imediato, após garantir ventilação, oxigenação e circulação adequadas, se a criança é admitida já em crise)	1º *bolus* de benzodiazepínico	No RN: midazolam 0,15mg/kg EV (em caso de via venosa não disponível, pode-se usar via intrabucal ou intranasal na dose de 0,2mg/kg, metade em cada narina)	
		Na criança: diazepam 0,3mg/kg EV (via retal como alternativa, na dose de 0,5mg/kg) ou midazolam no mesmo esquema do RN	
Cerca de 10 minutos (em caso de persistência da crise)	2º *bolus* de benzodiazepínico (como usado anteriormente)		
	Iniciar segundo agente anticonvulsivante	No RN: fenobarbital – ataque de 20mg/kg EV com possíveis doses adicionais de 5mg/kg até um total de 40mg/kg (infundir a 1 ou 2 mg/kg/min)	
		Na criança: fenitoína – ataque de 15 a 20mg/kg EV, com possíveis doses adicionais de 5mg/kg até um total de 30mg/kg (infundir a 1 ou 2mg/kg/min na criança e 0,5mg/kg/min no RN). Diluir em SF para 1 a 10mg/mL (não diluir em SG, pois precipita)	
Cerca de 15 minutos (em caso de persistência da crise)	3º *bolus* de benzodiazepínico no mesmo esquema citado		
Após 10 minutos de infusão completa do segundo agente anticonvulsivante (cerca de 20 a 25 minutos) (em caso de persistência da crise)	Iniciar terceiro agente anticonvulsivante	No RN: fenitoína – ataque de 20mg/kg EV (infundir a 0,5mg/kg/min)	
		Na criança: fenobarbital – ataque de 10mg/kg EV com possíveis doses adicionais de 5mg/kg até o total de 30mg/kg	
Após 10 minutos de infusão completa do terceiro agente anticonvulsivante (cerca de 30 a 50 minutos) (em caso de persistência da crise)	Iniciar midazolam contínuo (tanto na criança como no RN). Fazer novo *bolus* de 0,15mg/kg e iniciar infusão contínua de 1 a 3μg/kg/min, podendo-se fazer incrementos a cada 10 minutos, chegando a um máximo de 18μg/kg/min		
Após 60 minutos (sem resposta ao tratamento)	Iniciar tiopental (no CTI) – ataque de 1 a 8mg/kg EV, seguido de infusão contínua de 1 a 14mg/kg/h		

Avaliar necessidade de CTI. Além das complicações decorrentes da crise convulsiva prolongada, a associação das medicações pode levar a depressão respiratória e hipotensão.

Em razão de seu alto poder de distribuição e elevada lipossolubilidade, ele sofre redistribuição da substância cinzenta para a substância branca, o tronco cerebral e o tecido adiposo corporal. Esse fenômeno explica a recorrência das convulsões 20 a 30 minutos depois de sua administração. Sua administração repetida pode resultar em saturação dos depósitos adiposos e aumentar o potencial de depressão respiratória.

Como diazepínico de ação longa, sua meia-vida de eliminação é de 30 a 56 horas,[38] podendo, nesse período, o paciente apresentar efeitos adversos do medicamento, apesar de os efeitos terapêuticos durarem apenas 20 minutos. Os principais efeitos colaterais relacionados ao uso do diazepam incluem se-

dação profunda, hipotensão secundária à redução do trabalho do ventrículo esquerdo e depressão respiratória. Seu uso não é recomendado no período neonatal por predispor a encefalopatia bilirrubínica, uma vez que seu veículo, o benzoato de sódio, compete com a bilirrubina na ligação às proteínas plasmáticas, aumentando assim a fração de bilirrubina livre. Além disso, o fenobarbital é o principal fármaco de manutenção utilizado nessa idade, e a administração sequencial dos dois fármacos potencializa a depressão respiratória.

A via intramuscular não é recomendada em virtude de sua absorção lenta (os níveis séricos são atingidos depois de 60 a 90 minutos) e, consequentemente, pouca eficácia. A dose usada por via endovenosa é de 0,3mg/kg, podendo ser repetida após 5 a 10 minutos até três vezes, na dose máxima de 10mg.[39] Endovenosamente, deve ser administrado sem diluição, por meio de *bolus*, para que não ocorra a precipitação da medicação.

O lorazepam é o principal benzodiazepínico utilizado nos EUA para tratamento do EME, por apresentar efeito anticonvulsivante mais prolongado e menor risco de depressão respiratória,[11] porém, como já salientado, até o momento não se encontra disponível no Brasil.

Midazolam

O midazolam é um benzodiazepínico comumente utilizado para sedação, hipnose, indução e manutenção da anestesia. Seu potencial anticonvulsivante é reconhecido desde 1970, sendo em alguns centros a principal medicação usada para tratamento do EME refratário,[40] apresentando eficácia entre 80% e 100%[41] para todos os tipos de EME.[42]

Apresenta em sua estrutura química um anel imidazólico, que o torna altamente hidrossolúvel. Em pH fisiológico, torna-se lipofílico, o que facilita sua penetração no tecido cerebral e explica seu início de ação rápido. Agente de ação curta, sua meia-vida de eliminação varia de 1,5 a 3,5 horas em função de sua rápida metabolização hepática.[43] É mais rapidamente eliminado do que o tiopental, embora sua meia-vida aumente com o aumento do tempo de uso.[44]

Usado preferencialmente por via endovenosa, na dose de 0,15mg/kg, pode ser repetido 5 minutos após a primeira dose até três vezes, até o máximo de 5 a 10mg.[45]

Na falta de um acesso venoso, o midazolam pode ser administrado por via intramuscular, com o início da ação anticonvulsivante ocorrendo em 2 a 5 minutos, sendo comparável ao diazepam venoso, mesmo sem considerar o tempo necessário para providenciar o acesso venoso.[43]

Diante de um EME refratário ou da persistência das crises convulsivas por mais de 60 minutos ou da ausência de resposta aos medicamentos convencionais de primeira linha (habitualmente a fenitoína e o fenobarbital), pode-se utilizar a administração endovenosa do midazolam em infusão contínua, diluído com SG ou SF. Inicia-se com a dose de 1µg/kg/min, a qual é aumentada a cada 5 a 10 minutos, até cessarem as crises clínicas, podendo-se chegar a doses de até 18 a 24µg/kg/min.[40,43,44] A redução é feita depois de 12 a 48 horas sem convulsão,[40] com velocidades sugeridas de 1µg/kg a cada 15 minutos ou até 2 horas.[41,42] O midazolam em doses elevadas provoca sedação excessiva e pode levar à depressão respiratória, sendo importante a transferência do paciente para UTI. Lal Koul utilizou doses de até 5µg/kg/min, sem necessidade de ventilação mecânica,[42] e Rivera, de até 18µg/kg/min.[46]

O risco de apneia é dose-dependente, sendo mais frequente quando ocorre a administração de doses elevadas em *bolus*, quando é feita a infusão rápida da medicação e quando é utilizada conjuntamente com opioides.[43] Outros efeitos colaterais incluem: hipotensão leve, secundária a vasodilatação, bradicardia e hipoxemia.[42]

O midazolam é recomendado como agente de primeira escolha para o tratamento agudo das crises convulsivas no período neonatal, uma vez que é frequente o uso do fenobarbital como terapia de manutenção, para não ocorrer potencialização da depressão respiratória.

Fenitoína

A fenitoína é um dos fármacos mais utilizados no tratamento do EME, sendo considerada um agente de primeira linha. Seu início de ação ocorre 10 a 30 minutos após a administração, daí a necessidade de um medicamento de ação rápida como o diazepam para a abolição imediata da crise antes de sua utilização.

A combinação de diazepam com fenitoína é capaz de interromper o EME em 60% a 80% dos casos.[47]

Sua formulação parenteral tem um pH de 12 e contém 40% de propilenoglicol, 10% de álcool e hidróxido de sódio. Em virtude da alta alcalinidade da solução e da possibilidade de precipitação, não pode ser administrada por via intramuscular ou retal. O propilenoglicol pode causar hipotensão, arritmias e assistolia, tornando importante a monitoração eletrocardiográfica e da pressão arterial durante sua infusão.

A fenitoína sofre precipitação quando misturada a soluções glicosadas, sendo recomendável sua diluição em solução salina ou água bidestilada, seguida da injeção de SF para diminuir a irritação venosa local.

Seus principais efeitos colaterais estão relacionados à velocidade de infusão, que não deve ultrapassar 50mg/min (ou 1 a 2mg/kg/min na criança e 0,5mg/kg/min no RN),[48] devendo ser lentificada ou interrompida se o paciente apresentar hipotensão, aumento do intervalo QT ou arritmias francas. Nos pacientes com hipoalbuminemia, a fenitoína pode atingir mais facilmente concentrações tóxicas, por aumento da fração livre do medicamento. Outros efeitos adversos incluem: hipocalcemia, hipoglicemia, hemorragia neonatal e lesão cerebelar, além do aumento paradoxal da frequência das convulsões com nível sérico aumentado.[46]

No EME secundário a meningoencefalite ou TCE, a fenitoína é considerada o fármaco de escolha, pois praticamente não deprime o nível de consciência.

A dose de ataque recomendada é de 15 a 20mg/kg, endovenosa, com dose máxima de 1.000mg. Alguns autores utilizam doses adicionais se houver persistência das crises, chegando a 30mg/kg de dose total na criança maior do que 1 ano e 35mg/kg naquela com menos de 1 ano de idade. Sua meia-vida é dose-dependente: de 6 a 24 horas com nível sérico de 10µg/mL e de 20 a 60 horas em concentração terapêutica. A dose de manutenção é de 5 a 7mg/kg/dia, sendo iniciada 12 horas após o ataque, podendo ser dividida em duas doses diárias ou ser usada a cada 24 horas. Em crianças com mais de 3 meses de vida, os níveis terapêuticos variam de 10 a 20µg/mL, e naquelas com menos de 3 meses, de 6 a 14µg/mL. Nistagmo surge com níveis superiores a 20µg/mL, ataxia a partir de 30µg/mL e letargia a partir de 40µg/mL. Em crianças com menos de 1 ano de idade, o metabolismo da fenitoína parece ser mais acentuado, ocorrendo *clearance* mais rápido da medicação. Por isso, está recomendado o uso de doses mais elevadas (7 a 10mg/kg/dia) a fim de atingir níveis terapêuticos. A monitoração dos níveis séricos de fenitoína auxilia o ajuste da dosagem, por ser um fármaco de cinética não linear.[46]

A fosfenitoína, até o momento não disponível no Brasil, apresenta a vantagem do emprego intramuscular e da maior compatibilidade com os diluentes endovenosos mais comumente empregados.

Fenobarbital sódico

O fenobarbital é um barbitúrico, com meia-vida maior do que a do tiopental. Seu mecanismo de ação ocorre por meio dos receptores GABA.

O fenobarbital é usado na prática clínica desde 1912. Em razão de suas propriedades sedativas, é recomendado como agente de segunda linha no tratamento do EME, sendo utilizado quando ocorre persistência das crises após o uso da fenitoína.

Em situações especiais, como nas convulsões neonatais, nas crises febris, nos casos de hipersensibilidade à fenitoína e na presença de anormalidades da condução cardíaca, o fenobarbital passa ser o agente de primeira escolha.

As doses de ataque habitualmente usadas são de 20mg/kg no período neonatal e 10mg/kg em crianças com mais de 1 mês de vida. Pode ser diluído em SF ou SG e então administrado em uma velocidade de 1 a 2mg/kg/min, sendo preferível o SF, no qual a diluição conserva sua estabilidade por 1 mês.[49] Doses adicionais podem ser utilizadas até totalizar 30mg/kg na criança e 40mg/kg no RN,[45] porém, durante a administração, o paciente pode necessitar entubação orotraqueal e ventilação mecânica em função do risco de depressão respiratória.[50] Nos pacientes que fizeram uso de benzodiazepínico previamente à administração do fenobarbital, o risco de hipoventilação e apneia é ainda maior. Assim como os demais barbitúricos, o fenobarbital pode causar hipotensão, devendo a pressão arterial ser monitorada.

A dose de manutenção, de 3 a 5mg/kg/dia, deve ser iniciada de 12 a 24 horas após o ataque, podendo ser administrada duas vezes ao dia ou a cada 24 horas. Apresentação: fenobarbital sódico – 2mL = 200mg.

O tempo que o fenobarbital leva para cessar a convulsão após sua infusão é de 10 a 30 minutos. No entanto, por ter meia-vida longa (70 a 100 horas na criança e 60 a 192 horas no RN),[51] seus efeitos terapêuticos persistem por cerca de 48 horas. Os níveis terapêuticos encontrados nas doses habituais são de 15 a 40µg/mL (a concentração plasmática é geralmente de 5 a 7µg/mL por 1mg/kg da dose administrada). Níveis entre 65 e 100µg/mL provocam coma, mas com persistência dos reflexos osteotendinosos, os quais desaparecem quando se ultrapassam os 100µg/mL.[52]

Quando o fenobarbital sódico não está disponível, pode-se empregar o fenobarbital intramuscular, lembrando que este pode levar de 2 a 4 horas para atingir os níveis terapêuticos. A apresentação atual contém 200mg em 1mL de solução, e não deve ser empregada por via endovenosa.

O fenobarbital está contraindicado nos pacientes que apresentam hipersensibilidade aos barbitúricos e nos casos de porfiria.

Altas doses de fenobarbital

Em casos de EME refratário, em que o uso de doses habituais do fenobarbital não foi eficaz, a administração de altas do-

ses dessa medicação tem demonstrado boa resposta em alguns estudos. Propõe-se a utilização de repetidas doses de 10mg/kg, com intervalos de 30 minutos entre elas, até a supressão da crise.[53] O fenobarbital pode ser empregado no EME refratário antes mesmo do midazolam em infusão contínua.

Crawford e cols., em estudo retrospectivo envolvendo 50 crianças com EME refratário que foram tratadas com altas doses de fenobarbital, relataram doses de até 120mg/kg/24h, atingindo níveis séricos de até 1.481µmol/L e demonstrando 94% de eficácia. As entubações foram frequentes, porém a ocorrência de hipotensão foi um fato leve e incomum.[50]

Lee e cols. relataram três casos de EME secundário a encefalite viral refratários a doses convencionais de fenobarbital, fenitoína e midazolam, demonstrando controle das crises com ataques repetidos de fenobarbital na dose de 5 a 10mg/kg em intervalos de 30 minutos, atingindo-se doses diárias de 70 a 80mg/kg e níveis séricos maiores do que 1.000µmol/L, com menos efeitos colaterais, se comparado ao tiopental.[54]

Mirski e cols. descreveram aumentos graduais nas doses de fenobarbital para obtenção do controle das crises durante o desmame do pentobarbital. Nesse trabalho foram atingidos níveis séricos de até 1.249µmol/L. Os autores comentam, ainda, que os efeitos depressor respiratório e sedativo do fenobarbital estão sujeitos ao desenvolvimento de tolerância, porém a ação antiepiléptica não.[55]

No serviço de neurologia infantil do Hospital Infantil João Paulo II, são usadas altas doses para estado de mal epiléptico refratário com resultados animadores.

Tiopental

O uso de tiopental é recomendado nos casos em que persistem crises convulsivas sem resposta à infusão de midazolam contínuo em dose máxima. O tiopental é um anestésico de ação curta, com meia-vida de eliminação de 8 a 10 horas, utilizado para tratamento do EME refratário, capaz de suprimir a atividade eletroencefalográfica, gerando inicialmente um padrão de surto-supressão até atingir a completa supressão da atividade elétrica. As vantagens da utilização do tiopental incluem rápido início de ação, modificação eletrográfica presumível e diminuição do metabolismo cerebral.[1]

Em virtude dos riscos de hipotensão e distúrbios cardiorrespiratórios, deve ser usado com o paciente sob monitoração em UTI, embora, em relação ao pentobarbital, leve menos frequentemente a comprometimento hemodinâmico,[51] sob entubação endotraqueal e ventilação mecânica.[53]

A dose de ataque comumente utilizada é de 3 a 8mg/kg/dose,[27] endovenosa, seguida da infusão contínua de 1 a 14 mg/kg/h, a qual deve ser tateada de acordo com o controle das crises convulsivas ou o surgimento de efeitos adversos cardiovasculares que não sejam revertidos pelo uso de aminas vasoativas.

A monitoração eletroencefalográfica é de extrema importância durante o uso do tiopental, a fim de se estabelecer a profundidade do coma barbitúrico induzido e para não ser surpreendido pela persistência de atividade elétrica epileptiforme, mesmo na ausência de convulsões clínicas.[32] Nos centros que não dispõem de monitoração eletroencefalográfica contínua, podem ser realizados EEG intermitentes, com o objetivo de

CAPÍTULO 37 ▷ Estado de Mal Epiléptico

manter o paciente livre de descargas epilépticas por um período mínimo de 12 a 24 horas antes de ser iniciada a redução da dose.[12]. Durante sua infusão, deve-se manter o uso de anticonvulsivantes de ação longa, como a fenitoína e/ou o fenobarbital, pois, quando da suspensão, essas medicações devem estar em níveis séricos adequados.[11]

Após sua suspensão, a criança permanece sob efeito anestésico por alguns dias, em função da reentrada na circulação do fármaco depositado em tecido adiposo.[58] Quanto menor a criança, maior o tempo de permanência da medicação na circulação.

Propofol

O propofol (2,6-di-isopropilfenol) é um agente anestésico com propriedades gabaérgicas geralmente utilizado como agente hipnótico e que vem ganhando popularidade nas UTI para o tratamento do EME refratário quando falham os medicamentos convencionais.[56,57] Sua ação pode ser aditiva e mesmo sinérgica em relação a barbitúricos e benzodiazepínicos.

As vantagens do uso do propofol incluem rápido início de ação, curta meia-vida e rápida eliminação. A abolição das crises e o padrão de surto-supressão ocorrem alguns segundos após sua administração e se mantêm durante sua infusão. Instabilidade hemodinâmica pode ocorrer durante a infusão do propofol, embora o risco de hipotensão e bradicardia seja menor, quando comparado aos agentes anestésicos barbitúricos, e a recuperação do nível de consciência seja mais rápida.[58]

Stecker e cols., em estudo comparativo entre propofol e barbitúricos para o tratamento de EME refratário, não encontraram diferença significativa em relação à eficácia do tratamento.[57]

A dose de ataque é de 1 a 3mg/kg em *bolus* endovenoso sob infusão lenta em 5 a 10 minutos, seguida por infusão contínua de 1 a 15mg/kg/h.[56,57] Em função de sua alta solubilidade lipídica e rápido *clearance* plásmático, sua meia-vida de eliminação é de 30 a 60 minutos.[58] A concentração sérica do propofol cai rapidamente após sua suspensão, podendo haver recidiva das crises convulsivas durante sua retirada. Por isso, é necessária a redução gradual na fase de suspensão, sendo recomendada uma velocidade de redução de 5% da dose de manutenção a cada hora.[56]

Seus principais efeitos adversos estão relacionados ao uso prolongado. Em crianças, esteve associado ao desenvolvimento de acidose metabólica grave, hipoxia progressiva e rabdomiólise de etiologia desconhecida, não sendo recomendada sua administração por tempo prolongado ou em menores de 3 anos de idade, de acordo com o Food and Drug Administration (FDA).[59]

Outros efeitos adversos estão relacionados a seu potencial neuroexcitatório, como movimentos coreoatetósicos, rigidez muscular, opistótono, mioclonias e convulsões. Estes parecem ser dose-dependentes, ocorrendo em geral com doses menores do que 3mg/kg, uma vez que nessas doses provoca inibição maior de estruturas subcorticais.[56]

Topiramato

O topiramato é um anticonvulsivante com vários mecanismos de ação, incluindo bloqueio dos canais de sódio e modulação dos canais de cálcio, atuação nos receptores GABAa – potencializando assim a ação do GABA –, antagonismo do glutamato em receptores não NMDA e leve inibição da anidrase carbônica.

Em virtude dos mecanismos de ação independentes do GABA, ele pode ser útil no EME refratário, quando medicações dependentes desse mecanismo não foram eficazes.

O topiramato atinge 90% do pico de concentração plasmática em menos de 2 horas após a administração oral, sendo esse tempo menor em jejum.[60]

Estudos sugerem que o topiramato por via oral ou administrado por sonda nasogástrica é eficaz no controle de crises refratárias, inclusive possibilitando o desmame de agentes indutores de coma. Uma rápida titulação parece segura. Entretanto, os protocolos de administração têm sido bastante diferentes.

Kahriman e cols., em estudo retrospectivo, identificaram três crianças com EME refratário que foram tratadas com topiramato. A dose inicial foi de 2mg/kg/dia em duas crianças e de 3mg/kg/dia em uma criança, com titulações até 5 a 6mg/kg/dia em 48 a 72 horas. O estado de mal epiléptico foi resolvido, em todos os casos, com 24 horas de manutenção da dose de 5 a 6 mg/kg/dia.[62]

Perry e cols. descreveram três casos de EME refratário em crianças que responderam ao topiramato oral ou enteral. Nos três casos foram usadas doses iniciais altas, de 10mg/kg/dia, divididas em duas tomadas. As doses foram mantidas por 2 dias consecutivos, seguidas de manutenção de 5mg/kg/dia, divididos em duas tomadas. Em todos os casos, o EME foi resolvido em até 21 horas após a dose inicial. As altas doses foram bem toleradas.[61]

Em publicação de 2004 são relatados dois casos de EME refratário, nos quais foi usada dose de ataque de topiramato, obtendo-se resultados distintos em cada caso. Os autores atribuem a divergência dos resultados possivelmente ao fato de tratar-se de etiologias distintas. No primeiro caso, em que a dose de ataque de topiramato não foi eficaz, as crises epilépticas eram mioclônicas e faziam parte sindrômica de doença crônica e progressiva da paciente, enquanto no segundo caso, em que o topiramato controlou as crises, o EME com crises focais era secundário a quadro de encefalite aguda.[63]

Valproato

O valproato também apresenta amplo espectro de ação, agindo na modulação dos canais de Na e Ca, potencializando o GABA e ainda inibindo o glutamato.

Estudos indicam que o valproato endovenoso é altamente eficaz no EME refratário, geralmente com mínimos efeitos colaterais e com baixíssimo risco de depressão respiratória. Há, porém, relatos de hipotensão associada ao uso do valproato endovenoso no estado de mal epiléptico. Deve ser lembrado, ainda, que ele pode induzir encefalopatia, com ou sem níveis elevados de amônia. A hepatotoxicidade é mais comum em crianças com menos de 2 anos de idade, especialmente naquelas sem diagnóstico de base. Neste último caso, questiona-se se não haveria um erro inato de metabolismo não diagnosticado.

A dose varia de 20 a 30mg/kg, e na persistência das crises pode ser iniciada infusão contínua de 5mg/kg/h.[37] Como relatado anteriormente, a apresentação endovenosa não se encontra disponível no Brasil.

Levetiracetam

O levetiracetam é um anticonvulsivante que também apresenta vários mecanismos de ação e modulação dos canais de cálcio, agindo no receptor do glutamato e também via GABA.

Ele não apresenta metabolização hepática, tem baixa ligação proteica e sua excreção é renal.

Estudos sugerem que ele é seguro em pacientes críticos e que pode ser eficaz no EME refratário, quando administrado via endovenosa precocemente e em altas doses.

Ainda são necessários mais estudos sobre seu uso por via endovenosa especificamente em crianças. Também não se encontra disponível no Brasil.[37]

Cetamina

Trata-se de um anestésico dissociativo que induz a liberação de catecolaminas, o que poderia ajudar a manter a pressão arterial naqueles pacientes com comprometimento hemodinâmico.

Seu mecanismo de ação no contole das crises epilépticas consiste em antagonismo não competitivo com o receptor N-metil-D-aspartato; assim, sua ação independe do GABA.

Existem poucos estudos, com número muito reduzido de casos, os quais sugerem que a cetamina pode ser útil como adjuvante no tratamento do EME refratário, especialmente em estágios avançados, quando medicações que agem na dependência do GABA foram ineficazes. São necessários mais estudos para a determinação da dose ideal, do tempo de administração e da segurança do tratamento.[37]

Isoflurano

O isoflurano, anestésico geral inalatório, tem como maior fator limitante de seu uso o efeito hipotensor, tornando frequentemente necessário o uso de aminas vasoativas, além da ventilação mecânica.[12]

Corticoides e imunoglobulina

Há relatos de eficácia com o uso de corticoides, na forma de pulsoterapia no EME por espasmos infantis.[37]

A imunoglobulina tem sido utilizada no EME focal associado à encefalite de Rasmussen e nas síndromes de West e Lennox-Gastaut,[27] a partir de alguns estudos-piloto.

A literatura ainda é escassa a respeito da real eficácia do uso desses medicamentos no tratamento do EME, de modo que são necessários maiores estudos para recomendação do uso rotineiro desses fármacos.

Lidocaína

A lidocaína, apesar de ter efeito anticonvulsivante quando usada em baixas doses, pode agravar as convulsões, se administrada em doses elevadas, ou mesmo em doses não tão elevadas, se a barreira hematoencefálica encontra-se alterada, como no EME. Desse modo, não é recomendada se outros medicamentos se encontram disponíveis. As doses habitualmente empregadas são de: ataque – 1 a 3mg/kg; infusão contínua – 1 a 10mg/kg/h.[14,51] Existem poucos ensaios clínicos a respeito do seu uso em crianças.[1]

PROGNÓSTICO

Os principais fatores prognósticos são: a doença de base, a duração e o tipo da crise epiléptica e a idade do paciente.

Na faixa etária pediátrica, as infecções do SNC, a hipoxia, os tumores intracranianos e o TCE grave são fatores etiológicos relacionados a altas taxas de mortalidade.

Estudo feito por Maytal e cols. mostrou que sequela neurológica esteve presente em 29% das crianças com menos de 1 ano de idade, em 11% das crianças com 3 anos e em 6% das crianças com mais de 3 anos de idade. A alta porcentagem de sequela neurológica nas crianças pequenas pode refletir a alta incidência de doença neurológica aguda.[1]

Vários estudos mostraram relação direta entre a persistência das crises e as taxas elevadas de mortalidade. Cerca de um terço dos pacientes cujas crises duram mais de 1 hora evolui para óbito. DeLorenzo e cols. encontraram, nos pacientes cujas

Quadro 37.4 ▷ Anticonvulsivantes empregados no EME (uso endovenoso)

Diazepam	1 amp = 2mL = 10mg	0,3mg/kg (até 3 vezes) Dose máxima – 10mg
Fenitoína	1 amp = 5mL = 250mg	Ataque – 20mg/kg Máximo de 30mg/kg ou 1.000mg
Fenobarbital sódico	1 amp = 2mL = 200mg	Ataque – 20mg/kg Máximo de 30mg/kg
Midazolam	1 amp = 3mL = 15mg ou 1 amp = 5mL = 5mg	*Bolus* – 0,15mg/kg (até 3 vezes) Dose máxima – 5 a 10mg Infusão contínua – 1 a 18µg/kg/min
Tiopental	1 fr = 1.000mg	Ataque – 2 a 8mg/kg Infusão contínua – 1 a 10mg/kg/h
Propofol	1 amp = 20mL = 200g 1 amp = 50mL = 500mg	Ataque – 2mg/kg Infusão contínua – 1 a 10mg/kg/h

crises duram mais de 30 minutos, taxas de mortalidade de 19%, comparadas a 2,5% nos pacientes com crises de 10 a 29 minutos de duração.[9]

REFERÊNCIAS

1. Haafiz A, Kissoon N. Status epilepticus: current concepts. Pediatr Emerg Care 1999; 15(2):119-29.

2. Sagduyu A, Tarlaci S, Sirin H. Generalized tonic-clonic status epilepticus: cause, treatment, complications and predictors of case fatality. J Neurol 1998; 245(10):640-6.

3. Oliveira JA, Hilário LN, Anselmi OE. SPECT cerebral: princípios e aspectos técnicos. In: Costa JC, Palmini A, Yacubian EMT, Cavalheiro EA. Fundamentos neurobiológicos das epilepsias. 1 ed. Edit. Lemos, 1998:659-72.

4. Mizrahi EM. Acute and chronic effects of seizures in the developing brain: lessons from clinical experience. Epilepsia 1999; 40(suppl.1):542-50.

5. Waterhouse EJ et al. Prospective population based study of intermitent and continuous convulsive status epilepticus in Richmond, Virginia. Epilepsia 1999; 40(6):752-8.

6. Lowenstein DH. Status epilepticus: an overview of the clinical problem. Epilepsia 1999; 40(suppl.1):S3-S8.

7. Lowenstein DH, Bleck T, Macdonald RL. It's time to revise the definition of status epilepticus. Epilepsia 1999; 40(1):120-2.

8. Mazarati AM, Baldwin RA, Sankar R, Wasterlain CG. Time dependent decrease in the effectiveness of antiepileptics drugs during the course of self-sustaining status epilepticus. Brain Research 1998; 814(1-):179-85.

9. DeLorenzo RJ et al. Comparison of status epilepticus with prolonged seizure episodes lasting from 10 to 29 minutes. Epilepsia 1999; 40(2):164-9.

10. Altemeier WA. Status epilepticus. Pediatr Ann 1999; 28(4):206-8.

11. Bleck TP. Management approaches to prolonged seizures and status epilepticus. Epilepsia 1999; 40(suppl.1):S59-S63.

12. Scott RC, Neville BGR. Pharmacological management of convulsive status epilepticus in children. Developmental Medicine & Child Neurology 1999; 41(3):207-10.

13. XIV Conférence de Consensus en Réanimation et Médicine Dúrgence. Ann Fr Anesth Réanim 1996; 15:106-9.

14. Ramsay E. Treatment of status epilepticus. Epilepsia 1993; 34(S1):S71-S81.

15. Wasterlain CG, Chen JW. Definition and classification of status epilepticus. In: Abend NS, Dlugos DJ. Treatment of refractory status epilepticus: literature review and a proposed protocol. Pediatr Neurol 2008; 38:377-90.

16. Wolf SM, Ochoa JG, Conway EE. Seizures management in pediatric patients for the nineties. Pediatr Ann 1998; 27(10):653-64.

17. Maytal J, Shinnar S, Moshe SL, Alvarez LA. Low morbidity and mortality of status epilepticus in children. Pediatrics 1989; 83:323.

18. Berg AT, Shinnar S, Hauser WA, Leventhal JM. Predictors of recurrent febrile seizures: a metaanalytic review. J Pediatr 1990; 116:329.

19. Casella EB, Mângia CMF. Abordagem da crise convulsiva aguda e estado de mal epiléptico em crianças. J Pediatr 1999; 75(supl. 2):S197-S206.

20. Felcher A et al. Disseminated intravascular coagulation and status epilepticus. Neurology 1998; 51:629-31.

21. Berg AT, Shinnar S, Levy SR, Testa FM. Status epilepticus in children with newly diagnosed epilepsy. Ann Neurol 1999; 45:618-23.

22. Maytal J et al. Status epilepticus in children with epilepsy: the role of antiepileptic drug levels in prevention. Pediatrics 1996; 98(6):1119-21.

23. Riviello JJ Jr, Ashwal S, Hirtz D et al. Practice parameter: diagnostic assessment of the child with status epilepticus (an evidence-based review): report of the Quality Standards Subcommittee of the American Academy of Neurology and the Practice Committee of Child Neurology Society Neurology 2006; 67:1542.

24. Willmore LJ. Epilepsy emergencies: the first seizure and status epilepticus. Neurology 1998; 51(suppl 4):S34-S38.

25. Treiman DM. Status epilepticus. Baillieres Clin Neurol 1996 Dec; 5(4):821-39.

26. Lacroix J, Deal C, Gauthier M. Admission to a pediatric intensive care unit for status epilepticus: a 10-year experience. Crit Care Med 1994; 22:827-32.

27. Sabo-Graham T, Seay AR. Management of status epilepticus in children. Pediatr Rev 1998; 19(9):306-10.

28. Thomas P. How urgent is the treatment of nonconvulsive status epilepticus? Epilepsia 2007; 48(Suppl. 8):44-5.

29. Oliveira JA, Hilário LN, Anselmi OE. SPECT cerebral: princípios e aspectos técnicos. In: Costa JC, Palmini A, Yacubian EMT, Cavalheiro EA. Fundamentos neurobiológicos das epilepsias. 1 ed. Editora Lemos, 1998:659-72.

30. DeLorenzo RJ et al. Persistent nonconvulsive status epilepticus after control of convulsive status epilepticus. Epilepsia 1998; 39(8):833-40.

31. Jette N, Claassen J, Emerson RG, Hirsch LJ. Frequency and predictors of nonconvulsive seizures during continuous electroencephalographic monitoring in critically ill children. Arch Neurol 2006; 63:1750.

32. Krishnamurthy KB, Drislane FW. Depth of EEG suppression and outcome in barbiturate anesthetic treatment for refractory status epilepticus. Epilepsia 1999; 40(6):759-62.

33. Nei M, Lee JM, Shanker VL, Sperling MR. The EEG and prognosis in status epilepticus. Epilepsia 1999; 40(2):157-63.

34. Tasker RC, Dean JM. Status epilepticus. In: Rogers MC. Textbook of pediatric intensive care. Ed. Williams and Wilkins. 1996:747-77.

35. Jeannet P. Home and hospital treatment of acute seizures in children with nasal midazolam. Europ J Paediatr Neurol 1999; 3:73-7.

36. Schwatz S, Schwab S, Hacke W. Status epilepticus. Anaesthesist 1999; 48(7):455-64.

37. Abend NS, Dlugos DJ. Treatment of refractory status epilepticus: literature review and proposed protocol. Pediatr Neurol 2008; 38:377-90.

38. Hobbs WR. Hipnóticos e sedativos. In: Goodman and Gilman. As bases farmacológicas da terapêutica. 9 ed. Ed. McGraw Hill, 1996:265-273.

39. Walker MC, Brown S, Shorvon SD, Patsalos PN. Comparison of single and repeated dose pharmacokinetics of diazepam. Epilepsia 1998; 39(3):283-9.

40. Igartua J, Silver P, Maytal J, Sagy M. Midazolam coma for refractory status epilepticus in children. Crit Care Med 1999; 27(9):1982-5.

41. Rivera R, Segnini M, Baltodano A, Pérez V. Midazolam in the treatment of status epilepticus in children. Crit Care Med 1993; 21(7):991-4.

42. Koul RL et al. Continuous midazolam infusion as treatment of status epilepticus. Arch Dis Child 1997; 76:445-8.

43. Hanley DF, Kross J. Use of midazolam in the treatment of refractory status epilepticus. Clin Therapeut 1998; 20(6):1093-105.

44. Parent JM, Lowenstein DH. Treatment of refractory generalized status epilepticus with continuous infusion of midazolam. Neurology 1994; 44:1837-40.

45. Trotta EA, Brenes RR, Agüero AB. Crises convulsivas e estado epiléptico. In: Terapia intensiva em pediatria. 4 ed. MEDSI, 267-81.

46. Richard MO. Phenytoin monitoring in status epilepticus in infants and children. Epilepsia 1993; 34(1):144-50.

47. Treiman DM. A comparison of four treatments for generalized convulsive status epilepticus. New Engl J Med 1998; 17:792-8.

48. Taketomo CK, Hodding JH, Kraus DM. Alphabetical listing of drugs. In: Pediatric dosage handbook. 6 ed. Editora Lexi-Comp.

49. Nahata MP, Hipple TH, Strausbaugh SD. Stability of phenobarbital sodium diluted in 0,9% sodium chloride injection. Am J Hosp Pharm 1986; 43:384-5.

50. Crawford TO, Mitchell WG, Fishman LS, Snodgrass SR. Very-high-dose phenobarbital for refractory status epilepticus in children. Neurology 1988; 38:1035-40.

51. Stape A, Katayama D. Estado de mal convulsivo. In: Terapia intensiva pediátrica. 2 ed. Editora Atheneu, 462-8.

52. Mcnamara JO. Fármacos eficazes no tratamento das epilepsias. In: Goodman and Gilman. As bases farmacológicas da terapêutica. 9 ed. Ed. Mc Graw Hill, 335-53.

53. Tasker RC. Emergency treatment of acute seizurea and status epilepticus. Arch Dis Child 1998; 79:78-83.

54. Lee WK, Liu KT, Young BW. Very-high-dose phenobarbital for childhood refractory status epilepticus. Pediatr Neurol 2006; 34:63-5.

55. Mirski MA, Williams MA, Hanley DF. Prolonged pentobarbital and phenobarbital coma for refractory generalized status epilepticus. Crit Care Med 1995; 23:400-4.

56. Brown LA, Levin GA. Role of propofol in refractory status epilepticus. Neurology 1998; 32(10):1053-9.

57. Stecker MM. Treatment of refractory status epilepticus with propofol: clinical and pharmacokinetic findings. Epilepsia 1998; 39(1):18-26.

58. Kuisma M, Roini RO. Propofol in pre-hospital treatment of convulsive status epilepticus. Epilepsia 1995; 36(12):1241-3.

59. Hanna JP, Ramundo ML. Rhabdomyolysis and hipoxia associated with prolonged propofol infusion in children. Neurology 1998; 50:301-3.

60. Doose DR, Walker AS, Gisclon LG et al. Single-dose pharmacokinetics and effect of food on the bioavailability of topiramate, a novel anti-epleptic drug. J Clin Pharmacol 1996; 36:884-91.

61. Perry MS, Holt PJ, Sladky JT. Topiramate loading for refractory status epilepticus in children. Epilepsia 2006; 47(6):1070-1.

62. Kahriman J, Minecan D, Kutluay E, ET AL. Efficacy of topiramate in refractory status epilepticus. Epilepsia 2003; 44:1353-6.

63. Silva-Fillho HF, Martinez JVL, Palmini A, Gutierrez LCV, Veedu HK. Uso do topiramato no status epilepticus. J Epilepsy Clin Neurophysiol 2004; 10(3):159-61.

38

Hipertensão Intracraniana

Eisler Cristiane Carvalho Viegas ▪ Luiz Fernando Fonseca
Claudia Suenia Muniz de Andrade ▪ Marina de Paula Lima Oliveira

INTRODUÇÃO

Dentro do espaço intracraniano normalmente existe um equilíbrio volumétrico entre três compartimentos: o encéfalo ocupa 80% desse espaço, o sangue é responsável por 10% e o líquor, pelos 10% restantes. O aumento em qualquer um desses compartimentos causa um desequilíbrio que aumenta a pressão intracraniana (PIC). O processo de compensação frequentemente ocorre à custa da redução do conteúdo liquórico ou sanguíneo, já que a massa cerebral é menos compressível.

Em recém-nascidos (RN) e lactentes existe uma complacência maior tanto em razão de a fontanela ainda estar aberta como em virtude do aumento dos espaços subdurais e subaracnóideos. Além disso, o parênquima cerebral menos consistente tem maior facilidade de compressão. Desse modo, a clínica de hipertensão intracraniana (HIC) é menos clara em menores de 2 anos de idade e o aumento do perímetro cefálico e a diástase de suturas são sinais importantes de HIC.

O aumento da PIC não é diagnóstico definitivo, mas uma síndrome que pode resultar de doenças neurológicas ou sistêmicas não específicas e é uma emergência médica. Seu manuseio é complexo e envolve tratamento clínico, medicamentoso e, às vezes, intervenção cirúrgica.

Lesão cerebral primária no paciente pós-traumatismo é o resultado do impacto direto contra o tecido cerebral. Lesão cerebral primária também pode ocorrer no paciente após evento hipóxico-isquêmico. Essa lesão pode variar de mínima a irreversível.

O aumento da PIC pode causar diminuição na perfusão encefálica, cursando com processo isquêmico e agravando ainda mais as lesões primárias e aumentando a morbidade e a mortalidade.

Lesão cerebral secundária é o resultado da resposta bioquímica e celular ao insulto inicial. Essa cadeia de eventos ocorre dentro do cérebro, levando ao aparecimento de edema cerebral difuso com lesão e perda celular. Esse dano pode levar à perda da autorregulação do fluxo sanguíneo cerebral, ruptura da barreira hematoencefálica, edema intracelular (citotóxico) e extracelular (vasogênico) e lesão cerebral isquêmica.

O insulto secundário é diferente de lesão cerebral secundária. Insultos secundários são eventos (p. ex., hipotensão e hipoxia) aos quais o paciente pode estar sujeito após a lesão primária e que irão determinar o aumento da gravidade da lesão cerebral secundária e ser responsável por piorar o prognóstico.

CAUSAS DE HIPERTENSÃO INTRACRANIANA

1. Aumento do conteúdo encefálico

Edema cerebral

Acompanha uma larga variedade de processos patológicos. É definido como aumento no volume cerebral em virtude do aumento no conteúdo de sódio e água.

O edema cerebral (EM) é classificado em quatro categorias:

a. **Edema vasogênico:** aumento da permeabilidade das células do endotélio capilar cerebral a macromoléculas, como as proteínas plasmáticas e, então, as proteínas estão aumentadas no líquido cefalorraquidiano (LCR).

É comumente encontrado em tumores do sistema nervoso central (SNC), abscesso cerebral, hemorragias, infartos e contusões, além de na encefalopatia pelo chumbo e na meningite purulenta.

As manifestações mais comuns são HIC severa com déficits neurológicos focais, baixa da consciência e lentificação localizada ao eletroencefalograma (EEG).

b. **Edema citotóxico:** causado pelo aumento de todos os elementos celulares da glia (células endoteliais, gliais e neurônios), é determinado pelo aumento da osmolaridade intracelular, que induz rápida entrada de água na célula.

Causado frequentemente por hipoxia, desequilíbrio hidroeletrolítico.

c. **Edema isquêmico:** consiste na combinação de edemas: primeiro citotóxico e depois vasogênico. A fase citotóxica acontece de minutos a horas depois do insulto e é totalmente reversível, sendo seguida pela fase vasogênica, na evolução do quadro, podendo acontecer em alguns dias e ser um processo irreversível. Uma observação deve ser feita quanto aos quadros de *infarto encefálico isquêmico extenso* (IEIE):

trata-se da perda do suprimento sanguíneo em grande área do encéfalo, acometendo, principalmente, a área irrigada pela artéria cerebral média (ACM). Ocorre em cerca de 10% dos acidentes vasculares encefálicos isquêmicos (AVEI). Os IEIE podem evoluir com edema grave, HIC e óbito em 80% dos casos, apesar do tratamento conservador, justificando a denominação de infarto maligno. Sinais clínicos e radiológicos, como hipodensidade precoce em mais de 50% do território irrigado pela ACM ou volume do infarto à tomografia computadorizada (TC) igual ou superior a 240cm³, são sugestivos de evolução para infarto maligno. Em geral, os pacientes com IEIE evoluem com deterioração do quadro neurológico entre o segundo e terceiro dia após o *ictus*. Clinicamente eles se apresentam com desvio conjugado dos olhos e progressiva deterioração do nível de consciência, podendo evoluir para óbito em virtude da herniação transtentorial ou uncal. Vários trabalhos demonstram preocupação de encontrar uma propedêutica que possa identificar precocemente os casos de IEIE que evoluirão para HIC. A tomografia computadorizada do crânio (TCC) tem sido o exame de imagem recomendado, devendo ser realizada o mais rapidamente possível e repetida em 24 a 48 horas nos casos em que não sejam evidenciadas alterações no exame inicial ou nos casos de evolução insatisfatória. Em razão do alto índice de mortalidade no tratamento conservador, a craniectomia descompressiva tem sido uma opção terapêutica para o infarto maligno. O manejo cirúrgico do IEIE é direcionado a uma redução rápida da PIC. O procedimento consiste em craniectomia frontotemporoparietal homolateral à lesão, seguida de plástica na dura-máter, promovendo, assim, descompressão imediata do cérebro.[11]

d. **Edema intersticial ou da hidrocefalia:** causado pela hidrocefalia obstrutiva, em que a água e o sódio extravasam pelas paredes da cavidade ventricular. Nos exames de imagem é possível visualizar LCR no espaço extracelular periventricular.

2. Aumento do conteúdo sanguíneo

a. **Obstrução ao retorno venoso:** trombose venosa, postura inadequada da cabeça.
b. **Hipercapnia, hipoxemia (vasodilatação).**
c. **Hipertensão arterial.**
d. **Falha na autorregulação do fluxo sanguíneo encefálico (FSE):** TCE grave, hipoxemia, isquemia, hipertensão arterial grave, hipotensão grave.
e. **Anestésicos (halotano).**
f. **Hiperemia (*swelling*).**

3. Aumento do conteúdo liquórico

a. **Hidrocefalia:** o aumento do LCR nos espaços ventriculares pode se dar por hipersecreção dos plexos coroides (papiloma de plexos coroides), defeito na absorção pelas granulações de Pacchioni ou vilosidades aracnóideas e, mais comumen-

te, obstrução das vias de circulação do LCR, por processos tumorais ou inflamatórios. Pode ser:
– Obstrutiva.
– Comunicante.

Efeito de massa

a. **Abscesso cerebral.**
b. **Tumores.**
c. **Hemorragias intracranianas:** TCE, malformação arteriovenosa (MAV), extradurais, subdurais, intraventriculares, intraparenquimatosas.

PSEUDOTUMOR OU HIPERTENSÃO INTRACRANIANA "BENIGNA"

Também chamado hipertensão intracraniana idiopática, é uma condição rara que afeta de 1 a 2 a cada 100.000 pessoas, em sua maioria mulheres, e pode, ocasionalmente, ocorrer em crianças. Seu início é insidioso e sua etiologia não está clara; entretanto, estão presentes: anormalidade na absorção do excesso de LCR, aumento no volume sanguíneo dos vasos cerebrais e edema cerebral. Os sintomas são os de HIC, e é importante no primeiro exame a exclusão de massas cerebrais. O diagnóstico de certeza é estabelecido por exame de imagem mostrando apenas o edema com diminuição dos ventrículos ou monitoração da PIC. A maioria dos pacientes era hígida anteriormente. Em crianças existe uma relação com obesidade, na faixa etária de 3 a 11 anos.

FISIOPATOLOGIA DA HIPERTENSÃO INTRACRANIANA
Circulação sanguínea encefálica
1. Pressão intracraniana (PIC)
Normal

Caracteriza-se como pressão pulsátil, que deve ser medida com o paciente em repouso, no espaço subaracnóideo cerebral. A relação entre o volume e a PIC pode ser definida em termos de complacência (quantidade de espaço que o compartimento craniano pode "ceder") e elastância (resistência oferecida à expansão de um processo qualquer) do espaço intracraniano. No RN a termo, os valores são de 10 a $20mmH_2O$ (0,7 a 1,5mmHg), no lactente, a faixa normal situa-se entre 20 a $80mmH_2O$ (1,5 a 6mmHg), e nas crianças, entre 40 e $100mmH_2O$ (3 a 7,5mmHg). Deve ser lembrado que nos indivíduos adultos PIC > $15mmH_2O$ são consideradas suspeitas (Quadro 38.1).

Quadro 38.1 ▷ Valores considerados normais para as faixas etárias

Faixa etária	PIC (mmHg)	PIC (cmH₂O)
RN a termo	0,7 a 1,5	1,0 a 2,0
Lactentes	1,5 a 6,0	2,0 a 8,0
Crianças	3,0 a 7,5	4,0 a 10,0

Em adultos é aceitável PIC até 15mmHg, sendo considerada alta quando > 20mmHg.

CAPÍTULO 38 ▷ Hipertensão Intracraniana

Elevada

Na prática clínica, a PIC é considerada elevada quando os níveis encontrados são maiores do que 20 a 40mmH$_2$O e existe quadro clínico compatível. A HIC afeta a função cerebral por meio de dois mecanismos, diminuição do FSC e herniação transtentorial, ou por meio do forame magno, levando à isquemia do tronco cerebral.

2. Ondas pressóricas

São denominadas ondas A e B. As ondas tipo A existem quando há elevação abrupta da PIC um pouco acima de 50mmH$_2$O e se mantêm em platô. Ondas tipo B são apiculadas, com aumento e diminuição agudas dos níveis pressóricos.

3. Fluxo sanguíneo cerebral

O FSC é determinado pela pressão de perfusão encefálica (PPE), que é dada pela diferença entre pressão arterial média (PAM) e pressão intracraniana média (PICM) e resistência vascular cerebral, que depende do tônus vasoconstritor das arteríolas cerebrais.

O FSC é regulado pelo CO$_2$, mediante a autorregulação, pelo controle neurogênico e pela viscosidade sanguínea. A autorregulação cerebral, graças à vasorreatividade, mantém constantes o débito sanguíneo cerebral e o consumo de O$_2$ pelo cérebro. O elemento essencial para a vasorreatividade é a pressão do dióxido de carbono (PCO$_2$): hipocapnia, ou diminuição dos índices de CO$_2$, produz vasoconstrição, enquanto hipercapnia causa vasodilatação. Quando se instala PIC elevada, ocorrem isquemia e hipoxia cerebral. O encéfalo que foi agredido pode perder a capacidade de autorregulação e o FSC pode tornar-se diretamente proporcional à PAM.

As alterações do FSC são significativas na fisiopatologia da HIC. O FSC mantém relação com a PPE e responde às variações da PAM, da pressão parcial de CO$_2$ e de O$_2$ no sangue arterial.

A pressão de perfusão encefálica (PPE) corresponde à diferença entre a PAM e a PIC. Na HIC de instalação rápida observa-se também a chamada "reação (ou reflexo) de Cushing", isto é, hipertensão arterial por aumento na resistência vascular sistêmica, associada à bradicardia e respiração tipo Cheyne-Stokes, sendo também conhecida como tríade de Cushing (hipertensão arterial, bradicardia e apneia). Esses sintomas são decorrentes do aumento na descarga adrenérgica do tronco cerebral; assim, a presença desse reflexo implica gravidade, mas não irreversibilidade da lesão.

Alguns conceitos fisiológicos e fisiopatológicos são necessários para a condução do raciocínio clínico e o tratamento das neuropatologias complicadas pela HIC.

É muito importante o entendimento do mecanismo de autorregulação do FSC e de suas variáveis (resistência vascular, pressão de perfusão e PIC) e como se relacionam com o sistema cardiocirculatório humano.

O FSC depende da PPE e da resistência vascular cerebral (RVC), sendo diretamente proporcional à primeira e inversamente proporcional à segunda:

$$FSE = PPE / RVE$$

A PPC, por sua vez, depende da PAM e da PIC:

$$PPE = PAM - PIC$$

O mecanismo de autorregulação do encéfalo ocorre entre a faixa de 50 e 150mmHg da PAM, isto é, o diâmetro do vaso tende a se alterar para que a PPE permaneça constante. A diminuição da PAM causa vasodilatação, enquanto o aumento da PAM causa vasoconstrição para que a perfusão mínima necessária se mantenha. Entretanto, com valores menores que 50 ou maiores que 150mmHg esse mecanismo se perde, provocando danos ao encéfalo e causando isquemia ou hiperemia, respectivamente. Etiologias primárias graves causam perda da autorregulação, deixando o encéfalo vulnerável a pequenas alterações nos valores da PAM. Outro fator que influencia o diâmetro vascular é a PaCO$_2$. A hipocapnia (queda da PaCO$_2$) é responsável por vasoconstrição e a hipercapnia (aumento da PaCO$_2$), por vasodilatação. A PIC também influencia diretamente a PPE. Aumento agudo da PIC causa aumento da PAM na tentativa de manutenção da PPE. No entanto, se o paciente não tem condições de aumentar o valor da PAM (p. ex., hipovolemia e choque graves), a PPE acaba diminuindo a níveis incapazes de alimentar o encéfalo e ocorrem danos irreversíveis. Desse modo, a manutenção de uma PPE mínima de 50mmHg, à custa de uma PAM adequada e uma PIC com valores mais baixos, é um dos objetivos importantes para o sucesso do tratamento da HIC (Quadros 38.2 a 38.3).

Quadro 38.2 ▷ Definição de HIC

• HIC significativa
20 a 24mmHg por 30 minutos
25 a 29mmHg por 10 minutos
• > 30mmHg por 1 minuto
• HIC leve: 15 a 25mmHg
• HIC moderada: 25 a 40mmHg
• HIC grave: > 40mmHg

Quadro 38.3 ▷ Valores de PPE mínima

Faixa etária	PPE mínima (mmHg)
RN a termo e lactentes	30 a 40
Crianças	50 a 60
Adolescentes	60 a 70

Modificado de Barbosa AP, Cabral AS.

4. Relação volume × pressão

Pode haver aumento de 8% a 10% do volume intracraniano sem aumento da PIC mesmo em cérebros não complacentes, como os de crianças maiores e adultos. Isso ocorre à custa de diminuição do espaço subaracnóideo e do tamanho dos ventrículos inicialmente. Se o fator hipertensivo não for tratado, o volume sanguíneo diminuirá e, posteriormente, o parênquima cerebral sofrerá compressão e atrofia.

Se o fator hipertensivo persistir após a tentativa de compensação volumétrica do encéfalo, qualquer aumento mínimo de volume causará grande aumento da PIC com graves consequências, às vezes irreversíveis, como isquemia e herniações.

O aumento da PIC pode ocorrer de maneira lenta e gradual ou aguda e abrupta. No primeiro caso, cefaleia e vômitos matinais e em jato podem ser sintomas periódicos. Nesses casos, a complacência cerebral consegue acomodar o volume excedente e a descompensação ocorre mais tardiamente. O risco de herniação é tanto maior quanto menor o tempo de instalação do processo hipertensivo (Fig. 38.1).

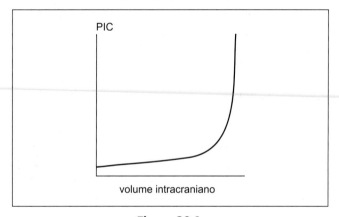

Figura 38.1.

Fisiopatologia das herniações secundárias à HIC

Alterações do nível de consciência, do padrão respiratório e da frequência cardíaca, além de sinais focais, devem levar o médico a atentar para a possibilidade de herniação iminente (Quadro 38.4).

O aumento do volume do encéfalo, difuso ou localizado, causa insinuação de algumas estruturas através das dobras durais (foice do cérebro e tenda do cerebelo) e do forame magno, causando as herniações. As hérnias podem ser classificadas de acordo com a anatomia envolvida e a relação com as estruturas lesadas.

Hérnia transtentorial

Pode ser central (descendente) quando há aumento difuso de ambos os hemisférios com deslocamento para baixo das estruturas diencefálicas e mesencefálicas através da incisura da tenda, comprimindo posteriormente a ponte e o bulbo. Os sinais e sintomas relacionados à evolução estão resumidos no Quadro 38.5.

Hérnia uncal

Em geral, a hérnia uncal ou para-hipocampal é resultado de lesões unilaterais parietais e temporais.

Ocorre a passagem do giro para-hipocampal ou de sua porção anterior, o úncus, através do orifício da tenda do cerebelo, comprimindo o mesencéfalo. Nessa região se localizam o nervo oculomotor (aparecimento de ptose, anisocoria e estrabismo divergente homolaterais) e a artéria cerebral posterior (causando infarto calcarino) e ocorre lesão de outras nobres estruturas do tronco com hemorragias e compressão do pedúnculo cerebral (déficits motores).

A hérnia transtentorial pode também ser ascendente como consequência de lesões de fossa posterior (cerebelares).

Quadro 38.4 ▶ Clínica neurológica dos padrões de herniação

Estágios	Precoce	Tardio
Padrão respiratório	Eupneico	Hiperventilação central ou Cheyne-Stockes
Pupilas	Dilatação homolateral moderada Hiporreativa	Midríase fixa, estrabismo divergente, ptose homolateral
Reflexo oculocefálico	Presente ou desconjugado	Ausente
Reflexo oculovestibular	Conjugado mais lento homolateral ou desconjugado	Ausente
Respostas motoras	Hemiplegia e Babinski contralaterais (hemiplegia dupla nos casos graves)	Descerebração ou decorticação
Outros sinais	Hipertensão Taquicardia	Bradicardia Hipotensão

CAPÍTULO 38 ▷ Hipertensão Intracraniana

Quadro 38.5 ▷ Hérnia transtentorial

Estágios	Diencefálico precoce	Diencefálico tardio	Mesencefálico-pontino	Pontinomedular
Padrão respiratório	Eupneico ou Cheyne-Stockes	Cheyne-Stockes	Hiperventilação central	Atáxico
Pupilas	Mióticas hiporreativas	Mióticas hiporreativas	Médias fixas	Midríase fixa
Reflexos oculocefálico e oculovestibular	Presente ROC com nistagmo	Presentes ROC sem nistagmo	ROC com resposta alterada	Ausentes
Respostas motoras	Presente Babinski bilateral	Hiporreativo ou decorticação	Descerebração	Flacidez
Outros sinais	Taquicardia Hipertensão arterial	Diabetes insípido Hipertermia	Bradicardia	Hipotensão Parada cardiorrespiratória
Reversibilidade	Possível	Possível	Rara	Impossível

Hérnia supracalosa ou subfalcina

Resulta de aumento de volume de um dos hemisférios cerebrais que desloca o giro do cíngulo com insinuação entre a borda livre da foice e o corpo caloso, atravessando a linha média e comprimindo a artéria cerebral anterior e causando infarto, que pode ser hemorrágico, de seu território.

Hérnia de amígdalas

A insinuação das amígdalas cerebelares através do forame magno comprime o bulbo e provoca parada respiratória e morte rápida. Tem como causa lesões com efeito de massa infratentoriais (fossa posterior).

Manifestações clínicas e evolução da HIC

- **Fase I:** assintomática (compensação), taquicardia, queda do nível de consciência, hipertensão, pulso venoso ausente à fundoscopia.
- **Fase II:** início da descompensação: cefaleia, vômitos em jato (não precedidos por náuseas), papiledema.
- **Fase III:** perda da autorregulação: comprometimento do nível de consciência, bradicardia e alterações do padrão respiratório, convulsões, FA abaulada, estrabismo convergente (VI nervo).
- **Fase IV:** hipotensão, ritmos respiratórios e cardíacos irregulares, coma, sinais de herniação, posturas em descerebração e decorticação, midríase fixa, arreflexia de tronco e morte encefálica.

> **Tríade clínica clássica (fase II):**
> cefaleia, vômitos e edema de papila.

> **Tríade de Cushing (fase III):**
> hipertensão arterial, bradicardia, respiração irregular.

Durante o exame físico inicial, o foco está na avaliação do quadro neurológico, incluindo nível de consciência, e no exame das pupilas.

Queixas como cefaleia, vômitos, diplopia e presença de movimentos anormais devem ser valorizadas.

Sintomas clínicos na HIC

1. **Cefaleia:** é sobretudo matinal ou noturna, agrava-se progressivamente; e classicamente não responde a analgésicos habituais. Exacerbada pelos esforços, é pouco característica, contínua ou pulsátil, e não tem topografia definida.
2. **Vômitos:** sobrevêm após o máximo de um acesso de cefaleia importante, não têm associação com alimentação e podem ser desencadeados pela simples movimentação da cabeça.
3. **Obnubilação da consciência:** pode ocorrer um bradipsiquismo com perda da iniciativa e falta de atenção. O paciente começa a ficar lento com tendência à sonolência, até o coma.

Sinais clínicos na HIC

São inespecíficos:

1. **Tríade de Cushing:** hipertensão arterial, apneia e bradicardia.
2. **Diplopia** ou visão dupla ou visão "borrada".
3. **Crises convulsivas:** acometem, principalmente, as crianças e podem ser focais ou generalizadas.
4. **Fontanela tensa:** observada apenas antes do fechamento das fontanelas. Quando elas são ainda muito abertas, pode ser observado abaulamento da fontanela anterior. Pode haver aumento exagerado e súbito do perímetro cefálico.
5. **Acometimento de nervos cranianos:** entre eles:
   - Acometimento do III nervo craniano (nervo oculomotor) com dilatação pupilar e, ocasionalmente, oftalmoplegia.

– Paralisia do VI nervo craniano (nervo abducente), causando diminuição do movimento ocular para o olhar lateral.

6. **Papiledema:** no início pode ser uma simples estase papilar com dilatação venosa, depois pode ser observado o edema verdadeiro como forma de exsudação. Normalmente, o edema é bilateral e simétrico e não está presente nos quadros de HIC de instalação rápida.

ABORDAGEM CLÍNICA E PROPEDÊUTICA

Após a estabilização inicial, deve-se proceder à anamnese detalhada. Se houve história de traumatismo craniano, deve-se avaliar e anotar o mecanismo de trauma, a ocorrência de crise convulsiva, a perda de consciência (tempo) e a ocorrência de cefaleia, tonteira, náuseas ou vômitos. No exame secundário, deve ser observada a existência de hematomas no couro cabeludo, lesões contusas de crânio ou face, edemas e sinais de fratura de base de crânio (equimose periorbitária ou retroauricular, escape de líquor ou sangue pelo nariz ou pela orelha ou coleção de sangue retrotimpânica). A tomografia computadorizada de crânio e encéfalo deverá ser realizada o mais rapidamente possível. Devem ser realizados exames laboratoriais, como hemograma, glicemia, ionograma, gasometria arterial, atividade de protrombina, tempo de trotrombina, tempo parcial de tromboplastina ativada, número de plaquetas e dosagem de fibrinogênio.

- **Avaliação clínica:** pressão arterial, avaliação das vias respiratórias e exames de laboratório, principalmente se a causa da HIC não é evidente.
- **Exame do fundo de olho:** o papiledema está presente apenas na hipertensão subaguda ou crônica.
- **Exame de líquor:** a punção lombar (PL) é indispensável para o diagnóstico de meningite, mas deve ser executada com precaução. Caso não se possa fazer um exame de imagem de imediato, ele deve ser realizado no momento da PL:

  1. Manitol 0,5g/kg – correr em 15 minutos, imediatamente antes.
  2. Decúbito lateral.
  3. Agulha fina.
  4. Manitol 0,5g/kg 3 horas mais tarde; correr em 15 minutos.
  5. Continuar deitado por pelo menos 3 horas. Durante a punção pode se aproveitar para medir a PIC colocando-se uma coluna de medida estéril (usada para medida de pressão venosa central, PVC) por intermédio de um Triway.

- **Raios X de crânio:** pode mostrar impressões digitiformes, indicando HIC com longa evolução.
- **TCC:** mostra lesões expansivas, desvios da linha média, desaparecimento dos ventrículos laterais ou do terceiro ventrículo ou desaparecimento da cisterna perimesencefálica.

Uma tomografia normal não elimina a possibilidade de HIC aguda.

Hipertensão intracraniana é uma das mais comuns causas de lesão cerebral secundária na criança. Com o objetivo de proporcionar o melhor tratamento para a criança com HIC, a monitoração contínua das funções cerebrais se faz necessária por meio de parâmetros clínicos e recursos tecnológicos. O exame clínico nem sempre fornece informação suficiente sobre o grau de HIC, sendo necessária a utilização de outros recursos. A monitoração da pressão intracraniana é o único método aceito indiscriminadamente como uma forma segura de diagnóstico de aumento da pressão cerebral.

Monitoração da pressão intracraniana (PIC)

É apropriada a monitoração da PIC em toda criança com TCE grave com ECG ≤ 8. A ausência de alterações tomográficas em pacientes comatosos não exclui a possibilidade de hipertensão intracraniana, principalmente em pacientes com hipotensão arterial ou posturas motora anormal, unilateral ou bilateral. A presença de suturas ou fontanelas abertas nos lactentes não impede a ocorrência de hipertensão intracraniana e, dessa forma, não dispensa a monitoração da PIC. A monitoração deve ser avaliada, nas crianças com TCE leve ou moderado que apresentem lesões intracranianas com efeito de massa ou naquelas em que o exame neurológico seriado esteja prejudicado em razão da sedação, do bloqueio neuromuscular ou da anestesia.

Métodos de monitoração cerebral
Monitoração do metabolismo cerebral

Oximetria de bulbo jugular ($SvjO_2$ – saturação venosa jugular de O_2) e extração cerebral de O_2 (ECO_2):

- Deve ser iniciada, se possível, nas primeiras 24 – 48h por ter melhor correlação com o metabolismo real
- Objetiva a avaliação da relação do FSE (fluxo sanguíneo encefálico) com o consumo cerebral de O_2 (isquemia ou hiperfluxo)
- Realizar punção jugular da veia dominante (após compressão de ambas as jugulares a que causa maior aumento da PIC) ou do mesmo lado da lesão em lesões unilaterais e, à direita, em lesões difusas.
- RX de coluna cervical lateral deve mostrar a ponta do cateter acima da primeira vértebra cervical
- A $SvjO_2$ normal varia entre 55 – 75% e ECO_2 normal varia entre 24 – 42% ($ECO_2 = SatO_2 – SvjO_2$)
- Padrões de metabolismo:
  - *Isquemia:* ocorre oferta inadequada de oxigênio por queda do fluxo sanguíneo (isquemia absoluta) ou por aumento do metabolismo cerebral (isquemia relativa) – $SvjO_2 < 55\%$ ou $ECO_2 > 42\%$

CAPÍTULO 38 ▷ Hipertensão Intracraniana

– *Hiperemia:* ocorre a chamada "perfusão de luxo" ou hiperfluxo com hipertensão intracraniana – $SvjO_2 > 75\%$ ou $ECO_2 < 24\%$

- Sensibilidade do método é duvidosa e pouco fidedigna.

EEG contínuo

Visa ao diagnóstico de estados epilépticos elétricos sem manifestações convulsivas motoras, que podem ocorrer em 35% dos pacientes que estão sedados e sob efeito de bloqueadores neuromusculares.

Monitoração da PIC

São métodos que visam ao diagnóstico precoce e fidedigno das alterações da pressão intracraniana com o objetivo de dar oportunidade de tratamento com manutenção de fluxo sanguíneo encefálico antes que o tecido seja danificado por isquemia ou herniações.

A monitoração deve ser instalada se o paciente se encontrar abaixo de 8 pontos na escala de coma de Glasgow, pós-operatório neurocirúrgico, meningoencefalite com piora neurológica e traumatizados com múltiplos sistemas lesados e com nível de consciência alterados. Existem controvérsias quanto à indicação da monitoração da pressão intracraniana, que é melhor aceita em crianças com Glasgow abaixo de 8, visto que 60% delas evoluem com hipertensão intracraniana.

Indicações
Escala de coma de Glasgow abaixo de 8
- Pós-operatório neurocirúrgico
- Hematoma subdural agudo
- Contusão cerebral
- Tumor cerebral
- Aneurisma cerebral
- Malformações arteriovenosas
- Hematoma extradural que não melhora a consciência em 6 horas

Escala de coma de Glasgow entre 9 e 13
- Lesão intraparenquimatosa com desvio maior que 5 mm na tomografia do encéfalo
- Apagamento de cisternas basais ou ventrículos laterais
- Pacientes que necessitam de sedação por trauma sistêmico associado a trauma de crânio

Contraindicações
- Coagulopatia não corrigida
- Paciente consciente
- Morte encefálica

Complicações
- Infecções
- Hemorragia
- Obstruções

- Mau funcionamento
- Mau posicionamento

Duração da monitoração

A monitoração deve ser mantida 24 a 48 horas após valores normais. Períodos acima de 5 dias de monitoração estão relacionados com aumento significativo do indíce de infecção e diminui a fidedignidade de alguns métodos.

Tipos de monitorização
Cateter intraparenquimatoso – derivação ventricular externa

Consiste na implantação de cateter no interior do ventrículo lateral preferencialmente do lado direito. Funciona por sistema de coluna de líquido ou transdutor de fibra óptica.

Vantagens
- Permite recalibração.*
- Baixo custo.*
- Opção de drenagem liquórica se PIC elevada.

Desvantagens
- Dificuldade de localização dos ventrículos se desviados ou colabados.
- Risco de obstrução da coluna de líquido.
- Alto índice de problemas no sistema como obstrução do filtro, conexão inadequada e mudança de posição da cabeça.
- Drenagem excessiva.
- Remoção acidental.
- Alto índice de infecção.

Cuidados
- Verificar forma da onda.
- Conferir a patência do sistema baixando-o e observando o gotejamento.
- Observar o volume drenado.
- Remover bolhas do sistema.
- Conferir o fechamento de conexões para o meio externo.
- Fixação adequada.

Cateter de fibra óptica intraparenquimatoso

Este sistema pode ser usado no parênquima e também no ventrículo.

Vantagens
- Fácil instalação.
- Monitor apresenta vários recursos.
- Dispensa recalibração e cuidados com posicionamento da cabeça.
- Menor índice de infecção.
- Fácil substituição.

Desvantagens
- Alto custo.
- Diminui a fidedignidade após o quinto dia de monitoração.

---

*Exceto fibra óptica.

Parafuso subaracnóideo (Richmond)
- Baixo custo.
- Baixo índice de infecção.
- Reutilizável.
- Se a PIC elevar, pode obstruir.
- Complicações semelhantes ao sistema de coluna de líquido.
- Risco de mobilização em crianças devido à espessura da tábua óssea.

Cateter subdural/epidural
- Pode-se utilizar cateter por coluna de líquido ou fibra óptica.
- Vantagens semelhantes ao sistema escolhido.
- Acurácia questionável.

TRATAMENTO DA HIPERTENSÃO INTRACRANIANA

A HIC é considerada uma emergência médica, sendo de fundamental importância a implementação de intervenções terapêuticas em tempo hábil para evitar e/ou diminuir danos secundários ao SNC.

O atendimento imediato, objetivando o correto diagnóstico e a estabilização do paciente, é essencial. O roteiro de tratamento deve incluir medidas que visem à estabilização global do paciente, assim como medidas específicas para a redução da PIC e a maximização da PPC e da oferta de oxigênio ao cérebro (Figura 38.2).

Atendimento inicial

A abordagem inicial da criança na sala de emergência é constituída por procedimentos simples que, se estudados de maneira rápida e ordenada, trarão grande benefício ao paciente. A sequência de atendimento prioriza as lesões que levariam ao óbito mais rapidamente e que, por isso, devem ser tratadas em primeiro lugar.

O atendimento inicial é composto de:

A. Abordagem das vias aéreas com imobilização da coluna cervical.
B. Ventilação adequada, visando à normocapnia.
C. Abordagem da circulação e controle de sangramentos externos.
D. Exame neurológico: ECGl, pupilas, movimento dos quatro membros.
E. Exposição e avaliação de todo o corpo.

As medidas específicas para redução da PIC somente devem ser realizadas no atendimento inicial se o paciente apresentar sinais de HIC, herniação transtentorial ou piora neurológica. Esses sinais são: tríade de Cushing (hipertensão arterial, bradicardia e padrão respiratório irregular), anisocoria ou pupilas fixas e dilatadas bilateralmente, plegia ou postura motora de decorticação ou descerebração, principalmente unilateral, ou ocorrência de parada cardiorrespiratória súbita.

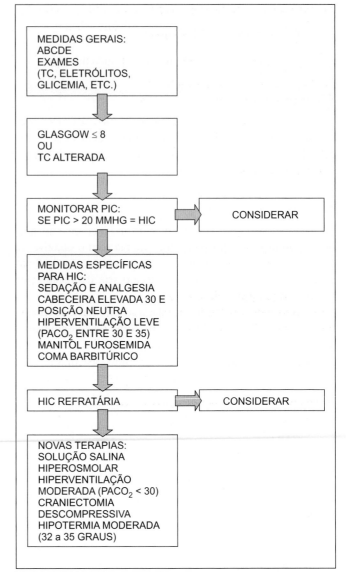

Figura 38.2 ▶ Algoritmo do tratamento de HIC.

Medidas gerais

Medidas gerais para o controle da PIC podem ser utilizadas rotineiramente após a estabilização inicial nos pacientes com suspeita clínica ou radiológica de HIC (Quadro 38.6).

Posicionamento da cabeça

Pacientes com suspeita de HIC devem ser posicionados de modo a maximizar o retorno venoso cerebral, sem causar queda significativa na PPC. Em geral, nos pacientes hemodinamicamente estáveis, uma elevação da cabeceira a 30 graus satisfaz essas duas exigências.[5] No entanto, elevações acima desse valor podem ocasionar a diminuição na PPC.[1] Além disso, a cabeça deve ser mantida em posição neutra, evitando flexão ou rotação excessiva do pescoço para não comprometer o fluxo sanguíneo nas veias jugulares.

Pacientes com hipovolemia devem ser mantidos em posição plana.

CAPÍTULO 38 ▷ Hipertensão Intracraniana

Quadro 38.6 ▷ Medidas gerais para o tratamento da HIC

1. Cabeceira elevada (30 a 45 graus)
2. Respiratório: evitar hipoxemia (PaO$_2$ entre 90 e 120mmHg) Manter PaCO$_2$ entre 35 e 40mmHg Entubação sob sedação (pontuação ECGI ≤ 8)
3. Hemodinâmico: Evitar hipotensão Monitoração da pressão arterial invasiva (PIA)
4. Controle de eletrólitos e glicemia
5. Sedação/analgesia/bloqueadores neuromusculares
6. Manejo das crises convulsivas
7. TCC

A posição prona deve ser evitada, por aumentar as pressões intra-abdominal e intratorácica, com consequente aumento da PIC.[13]

Manejo respiratório

Recomenda-se a entubação naqueles pacientes com HIC que evoluam com ECGI menor ou igual a 8, presença de desconforto respiratório grave, hipercapnia ou hipoxemia refratária.[4,18]

Deve-se realizar a sequência rápida de entubação (preparação, pré-oxigenação, sedação, pressão cricoide, bloqueio neuromuscular e entubação orotraqueal) em todos os pacientes, visto que a laringoscopia e a passagem do tubo endotraqueal podem acarretar taquicardia, elevação da pressão arterial sistêmica, hipoxemia tecidual e aumento da PIC.[13,35]

As aspirações do tubo traqueal podem ser precedidas da administração endovenosa de lidocaína para evitar o aumento da PIC em virtude da supressão do reflexo da tosse, podendo-se optar também pelo uso de um bloqueador neuromuscular não despolarizante.[1,4,35]

A ventilação deve ser realizada com o objetivo de evitar hipoxemia e manter a normocapnia (PaCO$_2$ entre 35 e 40mmHg). A hiperventilação profilática não deve ser usada em virtude do risco de vasoconstrição arterial e consequente isquemia cerebral. A hiperventilação empírica moderada só está indicada no atendimento inicial daqueles pacientes com sinais de herniação incipiente.[1,3,34]

Monitoração hemodinâmica

Recomenda-se a monitoração da PVC, bem como da PAM, mantendo-a entre 60 e 90mmHg. Deve-se manter uma diurese maior que 1mL/kg/h.[3,13,33]

A hipotensão, em qualquer fase do tratamento, tem sido considerada um dos principais fatores que influenciam efetivamente o prognóstico dos pacientes com HIC.

A hipovolemia/hipotensão, se presentes, devem ser tratadas de imediato com reposição volêmica com solução fisiológica a 0,9% ou Ringer lactato. Em caso de persitência dos sinais/sintomas, devem ser instituídos medicamentos vasoativos.[1,13]

A manutenção da pressão arterial sistólica (PAS) em níveis normais é particularmente importante nos pacientes que já apresentam perda da autorregulação cerebral. Nesses casos, qualquer alteração de pressão pode ser diretamente transmitida aos vasos cerebrais, aumentando o risco de edema ou isquemia.

Controle de eletrólitos e glicemia

Não é aconselhável a restrição hídrica nos pacientes com HIC,[5] com exceção dos casos de hiponatremia diluicional.[13] O paciente deve ser mantido com o nível sérico de sódio (Na sérico) entre 140 e 150mEq/L.[2] Deve-se considerar correção do Na sérico quando seus níveis estiverem abaixo de 120mEq/mL. Nesses casos, utilizar solução salina a 3% (NaCl a 3%): diluir 15mL de NaCl a 20% em 85mL de ABD = 100mL de NaCl a 3% (Quadro 38.7).[3,33]

Quadro 38.7 ▷ Correção da hiponatremia

1. Casos graves (convulsões): (10 × peso × 0,6) mEq em 1 hora
2. Hiponatremia aguda: elevar Na sérico para 125 a 130mEq à velocidade de 1 a 3mEq/kg/h
3. Hiponatremia crônica: elevar para 125 a 130mEq à velocidade de 0,5mEq/kg/h

Fonte: Manual de neurologia infantil.

Os níveis glicêmicos devem ser mantidos entre 80 e 120mg/dL. Deve-se promover controle rigoroso da glicemia, evitando a infusão de glicose nas primeiras 48 horas, a menos que haja hipoglicemia (<75mg/dL), considerando-se o risco potencial de incremento da acidose láctica (Quadro 38.8).[13]

Quadro 38.8 ▷ Eletrólitos e glicemia

1. Manter glicemia entre 80 e 120mg/dL
2. Manter Na sérico entre 140 e 150mEq/L
3. Considerar correção de Na sérico em caso de valores < 120mEq/L

Sedação/analgesia/bloqueio neuromuscular

Nos pacientes com HIC devem ser instituídas analgesia e sedação adequadas com o objetivo de reduzir a demanda metabólica, a assincronia com o ventilador, a agitação psicomotora, a congestão venosa e a resposta simpática de hipertensão, com intuito de impedir elevações da PIC.[1,3,33,34]

A preocupação com o mascaramento do quadro neurológico não justifica deixar o paciente sem sedação e analgesia.

Os fármacos utilizados variam com a experiência de cada centro (Quadro 38.9). Em geral, a sedação é realizada com midazolam e a analgesia, com fentanil.[1,3] O propofol pode ser utilizado e titulado rapidamente para promover o nível de sedação desejado. Além disso, torna possível a reavaliação neurológica frequente, em virtude de sua meia-vida curta. No entanto, devem ser considerados os riscos da infusão contínua de propo-

Quadro 38.9 ▷ Medicamentos e doses

Medicamento	Apresentação	Dose
Midazolam	Dormonid® 1mg/mL ou 5mg/mL	0,1 a 0,2mg/kg/dose 1 a 18µg/kg/min
Fentanil	Fentanyl® ou Inoval® 50µcg/mL	3µg/kg/dose (diluir 0,06mL/kg em 3mL de ABD e fazer EV em 1min) 0,5 a 2µg/kg/min
Vecurônio	Norcuron® 4mg/mL ou 10mg/4mL	0,06 a 0,08mg/kg (ataque) 0,02 a 0,03mg/kg/h (manutenção)
Pancurônio	Pavulon® ou Pancuron® 2mg/mL	0,06 a 0,08mg/kg (ataque) 0,02 a 0,03mg/kg/h (manutenção)
Dopamina	Revivan® 5mg/mL ou 40mg/mL e Dopamin® e Revimine® 5mg/mL	5 a 15µg/kg/min
Dobutamina	Dobutrex® e Dobutan® 12,5mg/mL ou Imotan® 50mg/mL	5 a 15µg/kg/min
Labetalol	Trandane® EV 5mg/mL	0,2 a 1mg/kg *bolus* sem diluir 0,25 a 1mg/kg/h (manutenção)
Metoprolol	SeloKen® 1mg/mL EV	0,1 a 0,2mg/kg/dose EV
Fenobarbital	Fenocris® EV 200mg/mL	15 a 20mg/kg/dose (ataque) 3 a 5mg/kg/dia (manutenção)
Fenitoína	Hidantal®, Fenital® 250mg/5mL	15mg/kg/dose (ataque)
Dexametasona	Decadron® e Dexason® 4mg/mL ou Decadronal® 8mg/mL	1,5mg/kg inicial, seguido por 1,5mg/kg/dia em 4 a 6 doses por 5 dias

fol, como a ocorrência de hipotensão e acidose metabólica.[13,35] O uso de quetamina deve ser evitado, pois aumenta a PIC. Entretanto, estudo recente demonstrou efeitos satisfatórios com o uso contínuo da quetamina com midazolam, sem que houvesse comprometimento da PIC ou da PPC.[1,8]

O bloqueio neuromuscular deve ser utilizado, quando necessário, mas pelo menor tempo possível, pois aumenta o risco de infecção, miopatias e escaras.[3,4]

Controle e prevenção de crises convulsivas

Recomenda-se o uso profilático de anticonvulsivantes até a estabilização do quadro em casos de HIC secundária a TCE. Essa profilaxia será realizada de acordo com o quadro e a evolução clínica do paciente.[3,9]

No caso da ocorrência de crises epilépticas, elas devem ser abordadas precocemente, iniciando-se, de preferência, pelo uso de benzodiazepínicos de ação rápida, como midazolam ou diazepam.[3,33]

A monitoração eletroencefalográfica contínua auxilia o diagnóstico precoce de estados epilépticos sem manifestações convulsivas motoras, o que pode ocorrer em até 35% dos pacientes sedados ou sob efeitos de bloqueadores neuromusculares.[3,33]

Corticosteroides

Não há, até o momento, evidências clínicas quanto ao benefício da corticoterapia no tratamento dos pacientes com HIC, inclusive em pacientes vítimas de TCE.[10,13,16] Seu emprego está indicado somente nos casos de tumores do SNC com efeito de massa, neurocisticercose e abscesso cerebral, situações em que se observa redução do edema cerebral após sua introdução.

Tomografia do encéfalo e ressonância magnética

A TCC deve ser solicitada após estabilização clínica do paciente, para diagnóstico e avaliação terapêutica, até mesmo quanto à necessidade de correções cirúrgicas imediatas. A RM não se mostra superior à TC para a indicação de procedimento cirúrgico; no entanto, mostra significativa correlação entre a extensão da lesão e prognóstico cognitivo.[7]

MEDIDAS ESPECÍFICAS PARA O TRATAMENTO DA HIC

São constituídas de etapas progressivas que devem ser instituídas em pacientes que estejam com monitoração da PIC e que apresentem HIC significativa e persistente (PIC > 20 a 24mmHg por 30 minutos: > 25 a 29mmHg por 10 minutos ou > 30mmHg por 1 minuto) após a execução das medidas gerais de reanimação (Quadro 38.10).[1]

Terapia osmótica – Manitol

O diurético osmótico mais usado é o manitol a 20%, sendo considerado agente efetivo para o tratamento da HIC. A indicação de seu uso deve ter como critério os níveis de PIC.

CAPÍTULO 38 ▷ Hipertensão Intracraniana

Quadro 38.10 ▷ Medidas específicas para o tratamento da HIC

Sedação profunda
Bloqueio neuromuscular
Terapia osmótica: manitol
Hiperventilação
Drenagem de LCR se cateter intraventricular presente

Seu mecanismo de ação consiste em:

1. Inicialmente há expansão quase que imediata do volume plasmático, elevando o FSC, diminuindo o hematócrito e a viscosidade sanguínea, com consequente melhora da perfusão e oxigenação cerebrais. Em decorrência da elevação do FSC, ocorre vasoconstrição autorregulatória, diminuindo o volume sanguíneo cerebral e evitando o aumento da PIC.
2. O outro mecanismo de ação do manitol ocorre cerca de 15 a 30 minutos após sua infusão: observa-se efeito osmótico, desidratando o parênquima cerebral e, consequentemente, diminuindo o edema e aumentando a complacência intracraniana. A ação das substâncias hiperosmóticas requer uma barreira hematoliquórica intacta para seu exercício.[5,13]

Prefere-se o uso em *bolus*, pois a infusão contínua está relacionada à perda de seu efeito diurético, com retorno do edema cerebral em razão de sua deposição no interstício.[34] Além disso, seu uso contínuo está associado a aumento da mortalidade em virtude da elevação da osmolaridade sérica e do maior risco de falência renal.

O manitol a 20% deve ser usado na dose de 0,25 a 1g/kg dose, com intervalo de 4 horas entre os *bolus*.[34] Deve-se tentar empregar sempre a menor dose efetiva, pelo menor tempo possível, não ultrapassando a velocidade de infusão de 0,1g/kg/min. Além disso, sua retirada deve ser gradual em função do risco de HIC de rebote.[13]

Durante o uso do manitol, a diurese, o sódio sérico, a osmolaridade sérica e a função renal devem ser monitorados. Complicações frequentes incluem hipernatremia, hipovolemia, osmolaridade sérica elevada (> 320mOsm) e necrose tubular aguda.[5] Seu uso é contraindicado em pacientes hipovolêmicos ou com insuficiência renal.

Furosemida

Pode ser associada ao manitol, na dose de 1mg/kg até a cada 6 horas, pois auxilia a diminuição da produção liquórica, além de potencializar os efeitos do manitol.[1,3]

Hiperventilação

Está indicada nos pacientes com HIC refratária ou com sinal de herniação incipiente. Inicialmente, a $PaCO_2$ deve ser mantida entre 30 e 35mmHg e, de preferência, por períodos curtos. A hiperventilação pode causar isquemia cerebral em virtude da vasoconstrição, diminuindo o FSC nos pacientes com TCE grave.[34]

Em caso de persistência do quadro clínico, pode-se tentar hiperventilação mais agressiva, mantendo-se a $PaCO_2$ entre 25 e 30mmHg, sendo esta uma medida de segunda linha.

Posteriormente, quando houver melhora da HIC, deve-se retornar lentamente à normoventilação em razão do risco de rebote.[5,6]

Drenagem liquórica

A drenagem liquórica pode ser método auxiliar no controle da PIC, sendo relativamente fácil e disponível quando presente uma derivação ventricular externa (DVE). Deve-se remover o líquor lentamente, principalmente nos casos de hidrocefalia sintomática decorrente de hemorragia subaracnóidea, para evitar sangramento recorrente. Recomendam-se retiradas de 1 a 2mL por vez, fazendo com que a PIC diminua gradualmente.[5]

TERAPIAS DE SEGUNDA LINHA PARA O TRATAMENTO DA HIC

Se, apesar do emprego das medidas citadas anteriormente, o paciente estiver evoluindo para HIC refratária, deve-se realizar novo exame de imagem para identificação de possíveis lesões neurocirúrgicas e consideração de outras estratégias terapêuticas (Quadro 38.11).

Quadro 38.11 ▷ Medidas de segunda linha para o tratamento da HIC

Hiperventilação moderada
Coma barbitúrico
Hipotermia leve
Solução salina hiperosmolar (NaCl a 3%)
Craniectomia descompressiva

Coma barbitúrico

A indução do coma com o uso de barbitúricos é empregada para controle da HIC refratária. O barbitúrico utilizado em nosso meio é o tiopental, na dose de ataque de 4 a 6mg/kg/dose, seguida de manutenção em infusão contínua de 1 a 5mg/kg/h.[1,3] O ideal, durante seu uso, é a monitoração por EEG (com constatação do padrão surto-supressão).[3]

Seu mecanismo de ação anti-hipertensivo consiste na alteração do tônus vascular por inibição da peroxidação lipídica mediada por radicais livres de oxigênio, com consequentes vasoconstrição e diminuição do FSC e da HIC. Além disso, apresenta efeito neuroprotetor por diminuição da demanda metabólica neuronal.

O tratamento persiste por, no mínimo, 48 horas após o controle da PIC, com diminuição gradativa. Se a PIC se manstiver elevada mesmo com níveis séricos adequados da medicação ou se ocorrer hipotensão persistente, a infusão deverá ser suspensa.[13]

Hipotermia leve

Seu objetivo é a manutenção do paciente normotérmico, evitando agressivamente a hipertermia, pois esta pode aumentar o metabolismo cerebral.[4]

Pesquisas recentes têm demonstrado que a hipotermia moderada (32º a 34ºC) pode apresentar efeito neuroprotetor em humanos adultos e em animais de experimentação, sendo efetiva no tratamento da HIC, porém os resultados ainda são conflitantes.[5,23,31] Segundo esses estudos, o principal mecanismo de ação seria a diminuição dos níveis de aminoácidos excitatórios na região peritrauma. Além disso, a hipotermia reduz o consumo de antioxidantes endógenos, diminui a peroxidação lipídica e tem atividade anti-inflamatória.[24]

Essa terapia deve ser iniciada precocemente (nas primeiras 6 horas após a admissão) em pacientes que apresentam flacidez ou posturas em decorticação ou descerebração.[1] Nessa situação, o paciente deve estar em ventilação mecânica, sedado e curarizado, e a temperatura mantida entre 32º e 34ºC, devendo ser usada por no máximo 24 a 36 horas, o que diminui o risco de eventos adversos clinicamente importantes.[31,34] Em seguida, deve ser promovido o reaquecimento gradual no ritmo de 1ºC a cada 3 horas até 37ºC.[1]

A indução da hipotermia geralmente é feita por resfriamento externo (colchão térmico e/ou compressas geladas).[25]

Solução salina hiperosmolar

Semelhantes ao manitol, as soluções salinas hipertônicas são consideradas expansores plasmáticos, corrigindo a hipoperfusão cerebral. Seu mecanismo de ação baseia-se na capacidade de gerar um gradiente osmótico na barreira hematoencefálica intacta, reduzindo o edema cerebral.

Em alguns centros, essa terapia tem sido empregada como último recurso, quando a PIC se mantém persistentemente elevada (>25mmHg) em vigência de tratamento máximo instituído, sendo uma alternativa nos pacientes não responsivos ao tratamento com manitol.[12,14,34,36]

Deve-se evitar que o sódio sérico permaneça acima de 160 e a osmolaridade plasmática acima de 330mOsm/L por períodos prolongados.[34]

Os efeitos colaterais mais temidos com a administração dessa terapia são hipernatremia, mielinólise pontina central, hemorragia cerebral e insuficiência renal aguda.[5]

Atenção especial deve ser dada à redução gradativa da osmolaridade após melhora da HIC para não ocorrer edema cerebral de rebote. Na retirada, recomenda-se a diminuição máxima de 10mEq/L/dia na concentração do sódio sérico. Desse modo, o risco de desenvolvimento de eventos adversos é mínimo.[19]

Craniectomia descompressiva

A craniectomia descompressiva (CD) tem sido usada como opção para o tratamento da HIC refratária com efetivos resultados, quando bem indicada.[27,30] Embora exista na literatura a proposta de craniotomia descompressiva nas situações de HIC refratária, não existe uma recomendação padronizada quanto a seu emprego (Figura 38.3).

A CD é um procedimento neurocirúrgico que tem como objetivo a manutenção da dinâmica da PIC. Fundamenta-se no princípio de Monro-Kellie, que se refere ao crânio como um compartimento não expansível e seu volume ocupado por cérebro (80%), líquor (10%) e sangue (10%). À medida que um volume extra (hematoma, edema, tumor) é adicionado a esse compartimento, sangue venoso, inicialmente, e líquor são expulsos até um ponto de compensação. Quando esses mecanismos são esgotados, há aumento exponencial da PIC.

Quando as medidas gerais e específicas são ineficazes para o controle da PIC, o passo seguinte é a craniotomia, uma vez que esta promove o aumento da complacência do compartimento craniano, visando à redução da PIC e à manutenção da pressão de perfusão encefálica.[3]

Indicações da craniectomia descompressiva:

1. PIC elevada por TCE, hematoma, tumor, infarto e meningoencelite.
2. Indivíduos < 50 anos de idade.
3. Edema cerebral à TC, com desvio da linha média > 5 mm.
4. Aumento da PIC com deterioração clínica.
5. PIC alta refratária a medidas gerais e específicas.
6. PPC < 45mmHg por aumento da PIC.
7. Em crianças com TCE grave e HIC refratária, que preencham alguns ou todos os critérios a seguir:
   a. Tomografia com edema e ingurgitamento cerebral difusos.
   b. Primeiras 48 horas de trauma.
   c. Ausência de episódios de PIC > 40mmHg por período prolongado.
   d. Pontuação > 3 na ECGl, em alguma avaliação durante a internação.
   e. Piora clínica secundária.
   f. Síndrome de herniação cerebral.

Contraindicações à CD:
1. ECGl = 3.
2. Lesão irreversível do tronco cerebral.

Complicações da CD:

1. Hidrocefalia.
2. Higroma.
3. Convulsão.
4. Infecçao.

Fatores de mau prognóstico:

1. Glasgow inicial baixo.
2. Idade (pacientes jovens melhoram significativamente).
3. Valor da PIC (quanto mais alto o valor atingido, pior o prognóstico).

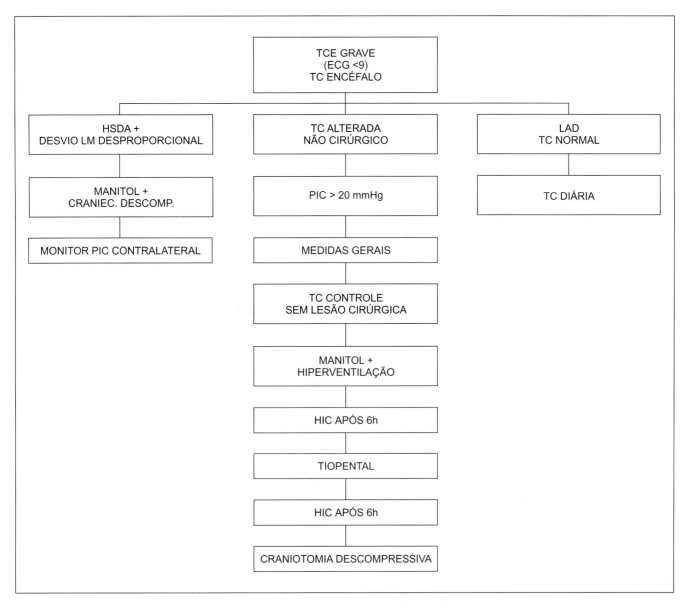

Figura 38.3 ▷ Condutas no TCE com HIC.

Dexanabinol

O dexanabinol é um canabinoide sintético, não psicotrópico, antagonista não competitivo dos receptores NMDA (N-metil-D-aspartato) e um agente promissor no tratamento da HIC. Apresenta efeito antiexcitatório, além de ações antioxidantes (remoção de radicais tóxicos) e anti-inflamatórias (inibe a produção de fator de necrose tumoral).[3,13]

No momento, encontram-se estudos em fase III em pacientes com TCE, indicando sua introdução nas primeiras 6 horas após o evento primário.[1,25]

Redução da pressão na microvasculatura cerebral (terapia de Lund)

O protocolo ou terapia de Lund, desenvolvido na Universidade de Lund (Suécia) na década de 1990, tem sido outra abordagem proposta na literatura para o controle da HIC em casos de traumatismos de crânio. Entretanto, há referências a seu uso até mesmo em causas não traumáticas de HIC (infecções e distúrbios metabólicos), mas maiores estudos são necessários para garantir que outros centros de referência tenham resultados semelhantes.[3] Apresenta uma abordagem diferente da tradicional utilizada nos demais centros, porém com resultados satisfatórios.[26,29]

Baseia-se nas seguintes estratégias:

1. Manter normal a pressão coloidosmótica mediante infusão de albumina e concentrado de hemácias.
2. Reduzir a pressão capilar hidrostática por meio da redução da pressão arterial sistêmica mediante o uso de metoprolol e clonidina.
3. Reduzir o volume sanguíneo cerebral por meio da vasoconstrição dos vasos de resistência pré-capilar, conseguida

mediante o uso de baixas doses de tiopental e di-hidroer-gotamina.

4. Evitar terapêuticas que favoreçam o aumento da filtração transcapilar, como drenagem liquórica, barbitúricos em altas doses, diuréticos osmóticos e otimização da PPC.

5. A CD, que também pode aumentar a formação de edema, é reservada como última instância.

REFERÊNCIAS

1. Peterson B, Khanna S, Marshall L. "Prolonged hypernatremia controls elevated intracranial pressure in headinjured pediatric patients". Crit Care Med 2000; 28:1136-43.

2. Greenberg MS. Handbook of Neurosurgery. 5a ed. Nova Iorque: Thieme; 2001:640-53.

3. Curso de Imersão em Terapia Intensiva Neurológica; 5ª Edição/ 2005 – AMIB (Associação de Medicina Intensiva Brasileira)

4. Luerssen TG, Wolfla CE. "Pathophysiology and management of increased intracranial pressure in children." In: Andrews BT, Hammer GB. Pediatric neurosurgical intensive care. 1ª edição. Ed: Park Ridge: AANS. 1997:37-57.

5. Mazzola CA, Adelson PDC. "Critical care management of head trauma in children." Crit Care Med 2002; 30(Suppl 11):393-401.

6. Bourgoin A, Albanese J, Wereszczynski N, Charbit M, Vialet R, Martin C. "Safety of sedation with ketamine in sever head injury patients: comparison with sufentanil." In: Crit Care Med 2003; 31:711-17.

7. Brain Trauma Foundation; American Association of neurological surgeons; Joint Section on neurotrauma and critical care. "Use of barbiturates in the control of intracranial hypertension." In: J Neurotrauma 2000; 17:527-30.

8. Guerra SD, Carvalho LFA, Affonseca CA, Ferreira AR, Freire HBM. "Fatores associados à hipertensão intracraniana em crianças e adolescentes vítimas de traumatismo crânio-encefálico grave". J Pediatr (Rio J). 2010; 86(1):73-79.

9. Brain Trauma Foundation; American Association of neurological surgeons; Joint Section on neurotrauma and critical care. "Use of mannitol". In: J Neurotrauma 2000; 17:521-5.

10. Strandvik GF. "Hypertonic saline in critical care: a review of the literature and guidelines for use in hypotensive states and raised intracranial pressure". Anaesthesia 2009; Sep; 64(9):990-1003.

11. Giugnol KM, Maia TR, Kunrath CL, Bizzi JJ. "Tratamento da hipertensão intracraniana". J Pediatr (Rio J) 2003; 79(4):287-96.

12. Rockswold GL, Solid CA, Parede-Andrade, Rockswold SB, Jancik JT, Quickel RR. "Hypertonic saline and its effect on intracranial pressure, cerebral perfusion pressure, and brain tissue oxygen." Neurosurgery 2009; Dec; 65(6):1035-41; discussion 1041-2.

13. Valadka AB, Robertson CS. "Should we be using hypertonic saline to treat intracranial hypertension?" Crit Care Med 2000; 28:1245-6.

14. Brain Trauma Foundation; American Association of neurological surgeons; Joint Section on neurotrauma and critical care. "Role of steroids" In: J Neurotrauma 2000; 17:531-35.

15. Brain Trauma Foundation, American Association of Neurological Surgeons, Joint Section on Neurotrauma and critical care. "Role of

antiseizure prophylaxis following head injury". In: J Neurotrauma 2000; 17:549-53.

16. Matsumoto T, Carvalho WB. "Intubação traqueal". J Pediatr (Rio J). 2007; 83(2 Suppl):S83-90.

17. Mascia L, Andrews PJ, Mckeating EG, Souter MJ, Merrick MV, Piper IR. "Cerebral blood flow and metabolism in severe brain injury: the role of pressure autoregulation during cerebral perfusion pressure management." Intensive Care Med 2000; 26:202-5.

18. Adelson PD, Bratton SL, Carney NA et al. "Guidelines for the acute medical management of severe traumatic brain injury in infants, children and adolescents." In: Pediatr Crit Care Med 2003; 4(3):(Suppl).

19. Polin RS, Shaffrey ME, Bogaev CA, Tisdale N, Germanson T, Bocchicchio B et al. "Descompressive bifrontal craniectomy in the treatment of sever refractory posttraumatic cerebral edema." In: Neurosurgery 1997; 41:84-94.

20. Faleiro RM, Faleiro LCM. "Craniectomia descompressiva para tratamento da hipertensão intracraniana traumática em criancas e adolescentes: análise de sete casos." In: Arq. Neuro – Psiquiatr. (sept 2006) Vol 6, n° 3b, São Paulo.doi: 10.1590]S0004-282X2006000500024.

21. "The hypothermia after cardiac arrest study group. Mild therapeutic hypothermia to improve the neurologic outcome after cardiac arrest." In: N Engl J Med 2002; 346:549-56.

22. Aibiki M, Maekawa S, Ogura S, Kinoshita Y, Kawai, N, Yokono, S. "Effect of moderate hypothermia on systemic and internal jugular plasma IL – 6 levels after traumatic brain injury in humans." In: J Neurotrauma 1999; 16:225-32.

23. Bayir H, Clark RS, Kochanek PM. "Promising strategies to minimize secondary brain injury after head trauma." Crit Care Med 2003; 31(Suppl 1):112-7.

24. Eker C, Asgeirsson B, Grande PO, Schalen W, Nordstrom CH. "Improved outcome after sever head injury with a new therapy based on principles for brain volume regulation and preserved microcirculation." In: Crit Care Med 1998; 26:1881-6.

25. Aghakhani N, Durand P, Chevret L, Parker F, Devictor D, Tardieu M, Tadié M. "Descompressive craniectomy in children with nontraumatic refractory high intracranial pressure." In: Neurosurg Pediatrics 2009; 3:66-69.

26. Skau M, Brennum J, Gjerris F, Jensen R. "What is new about idiopathic intracranial hypertension? An updated review of mechanism and treatment." Cephalalgia 2006; 26:384-399.

27. Wahlstr MR, Naredi S. "Severe traumatic brain injury in pediatric patients: treatment and outcome using an intracranial pressure targeted therapy". Intensive Care Med 2005; 31:832-839.

28. Mathai KI, Sahoo PK. "Descompressive craniectomy: an effective but underutilized option for intracranial pressure management." In: Indian J Surg (July – August 2008) 70:181-183.

29. Schreckinger M, Marion DW. "Contemporary management of traumatic intracranial hypertension: Is there a role for therapeutic hypothermia?" Neurocrit Care DOI: 10.1007/ sl 2028-009-9256-2.

30. Feen ES, Suarez JI. "Raised intracranial pressure." In: Current Treatment Options in Neurology 2005; 7:109-117.

31. Ribas GC, Gherpelli JLD, Manreza LA. "Traumatismo Craniencefálico". In: Diament A, Cypel S, Reed UC. "Neurologia Infantil". 5ª Ed. São Paulo: Editora Atheneu, 2010.

32. Amantéa SL, Zanella MI, Piva JP, Garcia PCR. Acesso à via aérea: Sequência rápida de Intubação e técnicas especiais de intubação. In: Piva e Celiny Medicina Intensiva em Pediatria 2005; 2:15-41.

33. Koenig MA, Bryan M, Lewin JL, MirsKi MA, Geocadin RG, Stevens RD. "Reversal of transtentorial herniation with hypertonic saline". In: Neurology 008 Mar 25;70(13):1023-9. Epub 2008 Feb 13

34. Keyrouz SG, Dhar R, Diringer MN. "Variation in osmotic response to sustained mannitol administration." Neurocritical care 2008; 9(2):204-9.

35. Barbosa AP, Cabral SA. "Novas terapias para hipertensão endocraniana". In: J Pediatr (Rio J) 2003; 79 (Supl. 2): S139-S148.

39

Traumatismo Cranioencefálico na Infância

Parte A — Introdução e Epidemiologia

Kelia Réjane Santiago Dias

INTRODUÇÃO

O traumatismo cranioencefálico (TCE) é muito frequente na população pediátrica. Apesar de a maioria das crianças se apresentar desperta e sem sinais focais à admissão, há a possibilidade de desenvolvimento de complicações intracranianas, podendo haver evolução grave e desfavorável.[1]

Os acidentes ou agressões envolvendo os pacientes com menos de 15 anos de idade são, em sua maioria, de baixa complexidade.[2] Em São Paulo, 95,7% das crianças vítimas de acidentes foram atendidas em pronto-socorro, e apenas 4% necessitaram de internação hospitalar.[3] Todavia, parte desses atendimentos poderia ser evitada por meio de uma série de medidas preventivas e efetivas, o que proporcionaria redução dos gastos hospitalares com esses eventos e das situações de estresse vividas pela criança e por sua família.[4,5]

Estima-se que, em média, os acidentes infantis causem de 10% a 30% de ocupação de leitos hospitalares.[6] Desse modo, torna-se urgente a participação dos profissionais que lidam direta ou indiretamente com crianças ou adolescentes na elaboração de programas de prevenção, envolvendo também a família e a sociedade em geral (Martins e Andrade, 2005).

O TCE é o segmento mais perigoso do trauma na infância, por ser a principal causa de óbito nessa população e ter o potencial de produzir sofrimento considerável, com a probabilidade de surgimento de sequelas e diminuição da capacidade funcional e da qualidade de vida, interferindo não só na vida da criança, mas de toda a família.[7]

Esforço considerável tem sido feito para o estabelecimento de protocolos de atendimento, na tentativa de minimizar o surgimento de complicações e o número de óbitos nesses pacientes. Sabe-se que uma adequada atenção primária ao paciente com suspeita de TCE pode prevenir o surgimento da lesão cerebral secundária e melhorar a evolução desses pacientes. Isso se dá especialmente pela oferta de oxigenação adequada e de manutenção de pressão arterial que garanta a perfusão do cérebro.

EPIDEMIOLOGIA

As causas mais frequentes de traumatismo craniano na infância são os acidentes automobilísticos e com bicicletas e as quedas de altura.[8,9] As lesões traumáticas representam a mais importante causa de morte em crianças com mais de 1 ano de idade em todo o mundo e a segunda principal causa de hospitalização nos indivíduos com menos de 15 anos de idade.[10] O traumatismo contuso nas crianças mais novas, muitas vezes, é consequência dos maus-tratos e do espancamento. Os acidentes no trânsito e as quedas de altura são, em geral, responsáveis pelos comprometimentos mais sérios.[11]

A taxa de mortalidade em crianças e adolescentes vítimas de algum tipo de trauma foi de 2,74%, sendo o TCE responsável por 80% da mortalidade e os maus-tratos presentes em 40% dos óbitos.[1] Do total de pessoas internadas por traumatismo craniano pelo sistema público de saúde no Brasil, cerca de 20% são crianças com menos de 10 anos de idade.[12]

Destacam-se em menores de 15 anos os acidentes de trânsito, sobretudo nos ocupantes de veículos motorizados, como principal causa de morte nessa faixa etária.[9] Os meninos são duas vezes mais afetados do que as meninas.[1] Chapman e cols.[13] evidenciaram que eles brincam fora de casa mais frequentemente do que meninas e, segundo Salvatore e cols.,[14] pedestres do sexo masculino fazem julgamentos menos rigorosos quanto à velocidade do carro em aproximação.

Interessante observar que crianças vítimas de algum tipo de trauma têm 3,25 vezes mais chance de apresentar transtorno do déficit de atenção e hiperatividade (TDAH) do que outras crianças vítimas de moléstias não traumáticas, como a apendicite.[15] A pesquisa diagnóstica e o tratamento de TDAH entre crianças vítimas de traumatismo podem ser efetivos na prevenção de novos episódios.[15] Ainda há maior risco entre as crianças que se apresentam inseridas dentro de um contexto familiar conflitante ou com falta de apoio ou da presença dos pais.[16]

No Brasil, em 2004, 34,8% dos óbitos foram decorrentes de acidentes de trânsito e, destes, 6,9% se deram em menores de 15 anos de idade (estatísticas vitais, http://tabnet, datasus.gov.br, acessado em 18/11/2009). Características biológicas da criança a tornam predisposta a esses acidentes, pois fatores relevantes para o discernimento da situação do trânsito e o comportamento diante delas ainda estão em desenvolvimento,[13,17,18] e a menor estatura da criança dificulta a percepção de sua presença pelos condutores de veículos automotivos.[17]

Dados epidemiológicos sobre esses acidentes são fundamentais para a implementação de programas de prevenção com a atuação de profissionais da saúde e da educação em relação à instrução de pais e cuidadores.[19]

Atenção especial deve ser dada àqueles pacientes vítimas de politraumatismo por atropelamento, que se tornam vítimas frágeis e desprovidas de proteção, correspondendo a percentual significativo dos acidentados no trânsito que necessitam internação em unidade de tratamento intensivo (UTI) ou que têm evolução fatal.[20]

Outro fato importante é o de que crianças acidentadas, quando passageiras de veículos motorizados (carros ou motos), comumente não usam dispositivos de segurança (apenas 42,4% dos menores de 15 anos, passageiros de moto, usavam capacete).[21] A ocorrência e a gravidade de TCE são determinantes na evolução desses pacientes: cerca de 10% permanecem internados por mais de 2 semanas e o óbito é mais constante entre pedestres.[21]

Interessante observar que não basta o uso de dispositivos de segurança, os quais precisam estar de acordo com o peso e a altura da criança. Há risco maior de lesões, em caso de traumatismo, em crianças que estavam usando o cinto de segurança tradicional, em vez da cadeira com cinto, próprias para crianças com peso em torno de 20kg.[22]

No Brasil, estudos revelam que as crianças e os adolescentes são mais vulneráveis aos atropelamentos, além dos acidentes com bicicleta (Andrades e cols., 2000; Deslandes e cols., 2000).

Interessante observar ainda a ocorrência de casos de TCE por projétil de arma de fogo, denunciando o aumento da violência nos últimos anos no Brasil (Lima e cols., 2002). Isso mostra a necessidade de legislação mais rigorosa e de medidas preventivas mais eficazes, que diminuam o envolvimento de crianças e adolescentes no tráfico de drogas, assim como o porte ilegal de armas.

Nos menores de 1 ano de idade, destacam-se as quedas, por vezes apresentando evolução mais grave. Isso se explica pelo fato de que nessas crianças ainda não está desenvolvi-do o reflexo de proteção do segmento cefálico em situações de queda ou impacto contra objetos, mobílias etc. (Baracat e cols., 2000).

A maioria (96%) das crianças vítimas de TCE fechado recebe alta dentro de 24 horas, sem complicações sérias. A conduta conservadora é suficiente para manejo efetivo desses pacientes na maioria das vezes (Rolsti e cols., 2005).

Conclui-se então que a criança, por sua imaturidade, curiosidade e intensos crescimento e desenvolvimento, encontra-se muitas vezes propensa a acidentes, sendo ainda indefesa e vulnerável a atos de violências. A alta incidência de causas externas em crianças e adolescentes tem despertado em todo o mundo a necessidade de estudos desses eventos na população infanto-juvenil.[9]

Quanto ao diagnóstico, é muito frequente o emprego da tomografia computadorizada (TC) na avaliação de doentes vítimas de TCE. Por isso, torna-se importante o estabelecimento de protocolos de atendimento, para que não haja uso excessivo desse exame, havendo riscos palpáveis relacionados à exposição radioativa (Chwals e cols., 2008; Frush e cols., 2003).

Conhecer o perfil epidemiológico do traumatismo infantil possibilita aos planejadores e gestores de políticas públicas definir as ações efetivas de saúde, no intuito de prevenir e melhorar a atenção às vítimas de trauma (Baccarat e cols., 2005). É válido ainda ressaltar que conhecer as causas e as consequências desse agravo é essencial para melhor assistência a esses pacientes, o que leva à melhora na evolução e no prognóstico.

REFERÊNCIAS

1. Franciozi CES, Tamaoki MJS, Araujo EFA et al. Trauma na infância e na adolescência: epidemiologia, tratamento e aspectos econômicos em um hospital público. Acta Ortop Bras 2008; 16(5):261-5.

2. Martins CBG, Andrade SM. Causas externas entre menores que 15 anos em cidade do sul do Brasil: atendimento em pronto-socorro, internações e óbitos. Rev Bras Epidemiol 2005; 8(2):194-204.

3. Filócomo FRF, Harada MJS, Silva CV, Pedreira MLG. Estudo dos acidentes na infância em um pronto-socorro pediátrico. Rev Latino-Am Enf 2002; 10(1):41-7.

4. Towner E, Dowswell T, Jarvis S. Updating the evidence. A systematic review of what works in preventing childhood unintentional injuries: Part I. Inj Prev 2001; 7:161-4.

5. Schwartz L, Taylor HG, Drotar D, Yeates KO, Wade SL, Stancin T. Long-term behavior problems following pediatric traumatic brain injury: prevalence, predictors, and correlates. J Pediatr Psychol 2003 Jun; 28(4):251-63.

6. Blank D. Prevenção e controle de injúrias físicas: saímos ou não do século 20? J Pediatr 2002; 78:84 6.

7. Tepas 3rd JJ, DiScala C, Ramenofsky ML, Barlow B. Mortality and head injury: the pediatric perspective. J Pediatr Surg 1990; 25:92-5.

8. Harada MJCS, Botta MLG, Kobata CM, Szauter IH, Dutra G, Dias EC. Epidemiologia em crianças hospitalizadas por acidentes. Folha Med 2000; 119:43-7.

9. Ballesteros MF, Schieber RA, Gilchrist J, Holmgreen P, Annest JL. Differential ranking of causes of fatal versus non-fatal injuries among US children. Inj Prev 2003; 9:173-6.

CAPÍTULO 39 ▷ Traumatismo Cranioencefálico na Infância

10. Irwin CE Jr, Cataldo MF, Matheny AP Jr, Peterson L. Health consequences of behaviors: injury as a model. Pediatrics 1992; 90:798-807.

11. Buckley SL, Gotschall C, Robertson W Jr et al. The relationships of skeletal injuries with trauma score, injury severity score, length of hospital stay, hospital charges, and mortality in children admitted to a regional pediatric trauma center. J Pediatr Orthop 1994; 14:449-53.

12. Koizumi MS, Mello Jorge MHP, Nóbrega LRB, Waters C. Crianças internadas por traumatismo cranioencefálico no Brasil, 1998: causas e prevenção. Inf Epidemiol SUS 2001; 10:93-101.

13. Chapman AJ, Foot HC, Wade FM. Children at play. In: Oborne DJ, Levis JA (eds.) Human factors in transport research. User factors: comfort, the environment and behaviour. v. 2. London: Academic Press 1980:380-7.

14. Salvatore S. The ability of elementary and secondary school children to sense oncoming car velocity. J Safety Res 1974; 6:118-25.

15. Maxson RT, Lawson KA, Pop R, Yuma-Guerrero P, Johnson KM. Screening for attention-deficit/hyperactivity disorder in a select sample of injured and uninjured pediatric patients. 5. J Pediatr Surg 2009 Apr; 44(4):743-8.

16. Rhodes KV, Iwashyna TJ. Child injury risks are close to home: parent psychosocial factors associated with child safety. Matern Child Health J 2007 May; 11(3):269-75. Epub 2007 Jan 10.

17. World Health Organization. World Report on Road Traffic Injury Prevention. Road safety is no accident: a brochure for world health day 7 April 2004. Geneva: World Health Organization, 2004.

18. Rivara FP. Child pedestrian injuries in the United States. Am J Dis Child 1990; 144:692-6.

19. Waksman RD. Redução de lesões por causas externas: o pediatra pode intervir? J Pediatr (Rio J) 2004.

20. Aharonson-Daniel L, Boyko V, Ziv A, Avitzour M, Peleg K. A new approach to the analysis of multiple injuries using data from a national trauma registry. Inj Prev 2003; 9:156-62.

21. Freitas JPP, Ribeiro LA, Jorge MT. Vítimas de acidentes de trânsito na faixa etária pediátrica atendidas em um hospital universitário: aspectos epidemiológicos e clínicos. Cad Saúde Pública, Rio de Janeiro, dez 2007; 23(12):3055-60.

22. Edgerton EA, Orzechowski KM, Eichelberger MR. Not all child safety seats are created equal: the potential dangers of shield booster seats. 51. Pediatrics 2004 Mar; 113(3 Pt 1):e153-8.

Parte B — Abordagem Neurocirúrgica

Rodrigo Moreira Faleiro

INTRODUÇÃO

Várias são as lesões eminente ou potencialmente fatais que podem ocorrer após um politraumatismo grave. Essas lesões devem ser diagnosticadas e tratadas precocemente, e para isso um protocolo eficaz deve ser implantado no serviço de urgência. No Hospital João XXIII utilizamos o ATLS,[1] que visa tratar primeiro as lesões de maior ameaça à vida.

Existem peculiaridades próprias à população pediátrica em relação ao atendimento inicial:

a. Sua via aérea curta e afunilada dificulta a entubação orotraqueal e favorece o deslocamento do tubo durante o transporte. Há desproporção craniocervical, favorecendo uma flexão indesejada da coluna cervical durante o transporte em prancha rígida, e por isso deve-se colocar um coxim sob o dorso da criança.

b. Em relação à respiração, são mais suscetíveis à hipoxia, ao contrário dos adultos, em que o choque hemorrágico é a principal causa de morte nas primeiras horas após traumatismo grave. É comum a contusão pulmonar sem fraturas de costelas associadas.

c. Em razão de sua reserva hemodinâmica, frequentemente não demonstram traumento da frequência cardíaca, que é o primeiro sinal do choque hemorrágico nos adultos. A via intraóssea é uma opção para a reposição volêmica.

d. Em relação ao exame neurológico, tema principal deste capítulo, ressalte-se a necessidade de aplicação da escala de Glasgow em relação à resposta verbal para crianças com menos de 3 anos de idade. Há o predomínio de lesões difusas, como a lesão axonal difusa e a tumefação encefálica.

e. Em virtude de sua maior área corpórea em relação aos adultos, as crianças são particularmente propensas à hipotermia.

Essas características próprias da criança precisam ser observadas, bem como as particularidades de acesso venoso, calibre dos tubos, drenos e sondas e as dosagens medicamentosas específicas para cada faixa etária e de peso.

O exame neurológico inicial fundamenta-se em três itens, que são a escala de coma de Glasgow (ECGl), a avaliação do diâmetro e da reação pupilar e a observação de sinais de lateralização.

A ECGl foi desenvolvida para uniformizar e quantificar o exame neurológico, eliminando assim a subjetividade inter pessoal. Calculada pela soma dos pontos referentes à avaliação da abertura ocular, da melhor resposta motora e da resposta verbal, varia de 3 a 15, como se segue:

Abertura ocular (1 a 4):
4 – Espontânea
3 – Ao chamado
2 – À dor
1 – Não abre

Melhor resposta motora (1- 6):

6 – Obedece a comandos
5 – Localiza estímulo doloroso
4 – Flexão inespecífica
3 – Flexão anormal ("decorticação")
2 – Extensão anormal ("descerebração")
1 – Sem resposta

< 3 anos:

Resposta verbal (1 a 5):

5 – Orientado	(sorrindo, brincando)
4 – Confuso	(choro consolável)
3 – Palavras desconexas	(choro inconsolável)
2 – Sons incompreensíveis	(geme)
1 – Sem resposta verbal	(sem resposta)

Ainda em relação a essa pontuação, pode-se classificar o TCE como leve (13 a 15), moderado (9 a 12) ou grave (< 8). Os trabalhos atuais desenvolvem protocolos de propedêutica e tratamento ou necessidade de internação hospitalar ou em UTI com base nessa classificação, como será abordado adiante.[2-7] Também como critério, todo paciente com ECG < 8 (TCE grave) deve ser entubado para proteção de vias aéreas.

AVALIAÇÃO PUPILAR[8]

A importância da avaliação pupilar reside no fato de se detectar uma possível síndrome de herniação transtentorial. A tenda do cerebelo divide o compartimento intracraniano em supra e infratentorial. Ela apresenta uma abertura central que contém o tronco encefálico, mais precisamente o mesencéfalo. Nesse ponto também se encontra a emergência do terceiro par craniano (nervo oculomotor). Sempre que houver diferença de pressão entre esses dois compartimentos, como em caso de hematoma extradural supratentorial, haverá a tendência de herniação das estruturas de um compartimento para o outro, comprimindo o mesencéfalo e o nervo oculomotor. Como consequência da compressão do nervo oculomotor, ocorrerá a midríase homolateral à lesão.

A base do mesencéfalo (por onde passam fibras corticoespinais que vão decussar para o lado contralateral ao nível do bulbo) comprimida causará hemiparesia contralateral à lesão. Esta é a síndrome de herniação transtentorial. Algumas vezes ocorre uma midríase do mesmo lado da hemiparesia, decorrente da compressão da base do mesencéfalo contralateral pela incisura da tenda do cerebelo (sinal de Kernoham).

As pupilas são avaliadas por sua simetria e resposta à luz. Uma diferença no diâmetro pupilar de mais de 1mm é considerada anormal. Devem ser excluídos trauma ocular direto, próteses, o uso de colírios oftalmológicos e amaurose prévia, que podem alterar a avaliação.

DETECÇÃO DE DÉFICIT NEUROLÓGICO MOTOR

Deve ser observada a movimentação espontânea do paciente, se há alguma assimetria ou limitação. A detecção dessa assimetria pode ser realizada já ao exame da ECGl em relação à melhor resposta motora. O fato de o paciente localizar o estímulo doloroso de um lado e descerebrar contralateralmente é de extrema importância para o exame e deve ser anotado. Se o paciente está alerta e orientado, o déficit pode ser quantificado: não move (0), contrações musculares (1), move na horizontal, mas não vence a gravidade (2), vence a gravidade (3), vence a gravidade e oferece alguma resistência (4), normal (5).

Realizado esse exame neurológico objetivo, é possível classificar o paciente com TCE leve, moderado ou grave, anotando possíveis assimetrias pupilares e motoras e determinando a propedêutica adequada a ser realizada (p. ex., TC do encéfalo, radiografia ou observação apenas).

Pacientes classificados como TCE leve (ECGl 13 a 15) devem ser admitidos para observação. Aqueles com ECGl menor do que 15 devem, obrigatoriamente, ser submetidos à TC do encéfalo.[9]

Todos aqueles classificados como TCE moderado (ECGl 9 a 12) devem ser internados em ambiente hospitalar com TC e neurocirurgião disponíveis, pois nesse grupo de pacientes a necessidade de procedimento cirúrgico aumenta consideravelmente em relação ao grupo anterior.[6]

Qualquer paciente com ECGl menor do que 9 (TCE grave) deve ter uma via aérea definitiva assegurada, bem como exame de TC do encéfalo. Na ausência de lesões que necessitem procedimento neurocirúrgico imediato, devem ser encaminhados à UTI com dispositivo para monitoração da pressão intracraniana (PIC) instalado. Esse dispositivo pode ser instalado por meio de cateter de derivação ventricular externa, parafuso subdural de Richmond, fibras de leitura óptica ou eletrônica no parênquima cerebral (ver cuidados intensivos).

CLASSIFICAÇÃO E TRATAMENTO

As lesões decorrentes do TCE podem ser didaticamente separadas em lesões primárias (que ocorrem imediatamente após o impacto craniano) ou secundárias (ocorrendo horas ou dias após o trauma). Cabe ao médico da emergência diagnosticar e tratar precocemente as lesões primárias e evitar ou minimizar as lesões secundárias.

Lesões primárias

Fratura craniana[10]

As fraturas cranianas podem ocorrer na abóbada ou na base do crânio. As fraturas da abóbada podem ser lineares (Figura 39.1) ou, se houver deslocamento dos fragmentos, afundamentos cranianos.

A fratura linear da convexidade craniana geralmente não exige tratamento cirúrgico (exceto as fraturas em crescimento), mas exige a realização de uma TC do encéfalo, com o objetivo de diagnosticar possíveis lesões subjacentes (contusão cerebral ou hematomas).

O afundamento craniano maior do que a espessura da calota craniana geralmente exige tratamento cirúrgico, devendo ser precoce (<24 horas), se houver lesão de continuidade da pele (afundamento aberto), ou programado, no caso de pele

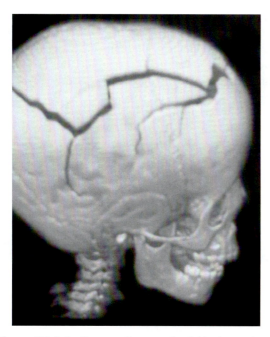

Figura 39.1 ▷ Fraturas lineares da abóbada craniana.

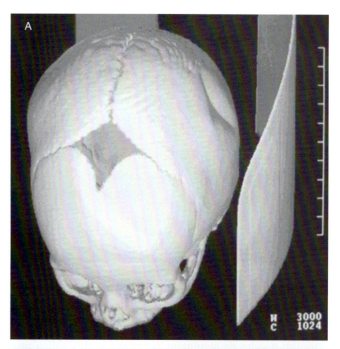

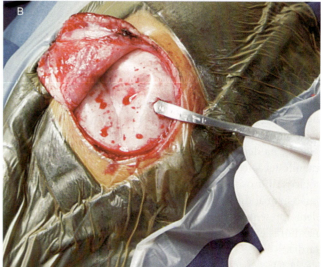

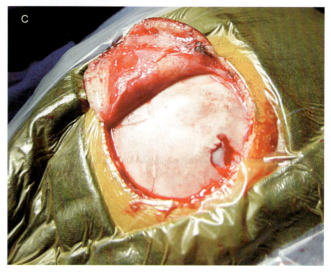

Figura 39.2 ▷ **A.** Afundamento fechado parietal esquerdo. **B.** Inserção de um assector através do orifício de trépano. **C.** Correção do afundamento craniano.

íntegra (afundamento fechado). Está bem definido na literatura que a correção do afundamento craniano não previne o aparecimento de crises convulsivas tardias, as quais estão relacionadas ao impacto inicial.

Existe uma particularidade de afundamento em crianças pequenas, principalmente nas com menos de 6 meses de idade, que é a fratura em "bola de pingue-pongue". O crânio nessa faixa etária é capaz de sofrer deformações sem que ocorra a fratura propriamente dita, permanecendo afundado. Quando nos primeiros meses de vida, a própria pulsação cerebral promove o retorno gradual do osso à normalidade. O tratamento cirúrgico também é simples, utilizando-se um dissector para deslocar o osso para sua posição normal (Figura 39.2A a C).

A fratura em crescimento também é uma particularidade de crianças pequenas, principalmente naquelas com menos de 1 ano de idade. Deve sempre ser suspeitada em caso de hematoma subgaleal que apresente aumento progressivo nas semanas seguintes ou que se torne pulsátil. Como a dura-máter é bastante aderida ao osso nessa faixa etária, ela é frequentemente lacerada em fraturas cranianas, principalmente naquelas que atravessam uma sutura craniana. O cérebro pulsátil subjacente (cisto leptomeníngeo) se insinua pela laceração dural, atingindo o espaço subgaleal, e torna-se necrótico por hipoperfusão sanguínea. Por esse motivo, a fratura em crescimento deve ser diagnosticada e tratada precocemente (Figura 39.3A e B).

As fraturas da base do crânio são mais comuns nas fossas anterior e média. São sinais comuns: o hematoma retroauricular, periorbitário bilateral (sinal do Panda), déficits de pares cranianos (nervo facial) e fístula liquórica (rino ou otoliquorreia). A maioria das fístulas liquóricas cessa espontaneamente em torno do sétimo ao décimo dia. Caso persistam além dessa data, a conduta consiste na realização de punções lombares, e se ainda persistir, tratamento neurocirúrgico no caso das fís-

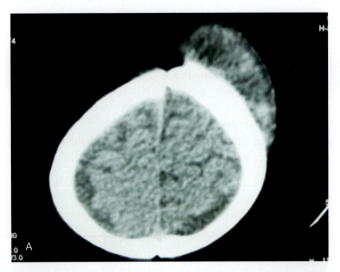 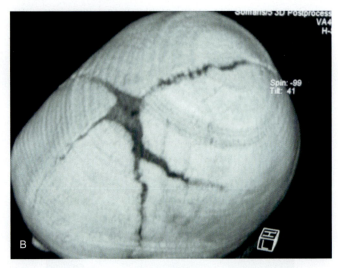

Figura 39.3 ▷ **A.** Massa pulsátil fronto-parietal esquerda. **B.** Fratura linear que se encontra com a sutura coronal.

tulas da base anterior. Embora a fístula liquórica possa evoluir para um quadro de meningite bacteriana, o antibiótico profilático não se justifica em função do risco de seleção da flora bacteriana.

Contusão cerebral[10]

A contusão cerebral (CC) é classicamente definida como uma lesão focal, pós-traumática primária, ou seja, que ocorre no momento do trauma. Manifesta-se clinicamente por sinais focais, déficits motor e sensitivo, distúrbios da linguagem ou visuais, na dependência direta da área acometida. Quando a manifestação clínica inicial for acompanhada de sinais neurológicos difusos, como o estado de coma, provavelmente uma lesão axonal difusa ou multifocal estará associada. A CC poderá apresentar evolução dinâmica, expansível e imprevisível nas horas e dias subsequentes, acarretando piora neurológica tardia.[11]

A CC depende inicialmente de um golpe, impacto, pontual, com alta energia cinética sobre a superfície do crânio. Essa energia, por deformação óssea ou por transmissão de uma onda de choque, geralmente causa lesão na superfície do giro cerebral subjacente, ou seja, contusão por golpe.[11] Quando o movimento de aceleração-desaceleração do tecido encefálico, decorrente do impacto, causa lesão tecidual principalmente no ponto diametralmente oposto, ocorre a chamada contusão por contragolpe[12] ou por deslocamento. Isso explica, portanto, o fato de essas lesões serem frequentemente múltiplas.

Quanto maior a velocidade e menor a área de contato do objeto agressor, maior será a energia transmitida, assim como a lesão cerebral.

Fraturas-afundamentos cranianos estão frequentemente associados (60% a 80%) às CC.[13,14]

O choque do encéfalo sobre a base irregular do crânio, como o teto orbitário, a crista *galli*, as asas menor e maior do esfenoide e o complexo mastóideo,[15,16] faz com que as CC sejam mais frequentes nas superfícies basais dos lobos frontais e temporais (Figura 39.10). Gusmão e Pittella, em estudo de autópsia de 120 vítimas fatais de acidente automobilístico, encontraram essa lesão em 55,8% dos casos (40,8% no lobo frontal e 38,3% no lobo temporal).[17]

Classifica-se a CC em dois ambientes microscópicos: o centro, ou *core* contusional, e a área pericontusional. A área central da CC é caracterizada pela morte neuronal, que é expressa por necrose hemorrágica. Estudos de fluxo sanguíneo cerebral (FSC) evidenciam um limiar de isquemia irreversível – FSC < 18mL/100g/min – em seu interior, e seu microambiente é representado por íons orgânicos e macromoléculas resultantes da destruição celular. Como consequência, a osmolaridade tecidual é alta. Há lesão endotelial, formação de microtrombos, ruptura vascular e micro-hemorragias.

Perifericamente ao centro da contusão existe uma área de tamanho variável, chamada área pericontusional (APC). Essa área é representada por FSC limítrofe (entre 20 e 50mL/100g/min), e os neurônios estão extremamente vulneráveis às lesões secundárias, decorrentes, particularmente, da hipotensão arterial (PA sistólica < 90mmHg), da hipoxia e da hiperglicemia.

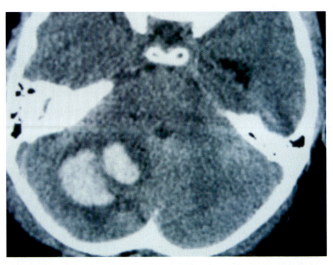

Figura 39.4 ▷ Contusão cerebelar D.

O melhor método complementar para diagnóstico e programação terapêutica das CC é a tomografia computadorizada (TC) do crânio sem contraste, em razão de sua acurácia e rapidez. Caracteriza-se por uma área hipodensa (necrose e edema),[14] permeada por áreas hiperdensas (hemorragia) (Figura 39.10). Um efeito local de massa pode estar presente, com herniações compartimentais resultantes. Essas áreas hiperdensas começam a se tornar isodensas ao final da primeira semana, evoluindo para hipodensas, com sinais de encefalomalacia e atrofia local, tardiamente.

A ressonância nuclear magnética (RM) não é utilizada como exame de primeira linha nos pacientes traumatizados, por ser exame demorado e que necessita de um suporte mais especializado para ser realizada em pacientes críticos, especialmente com assistência ventilatória mecânica. No entanto, é um exame mais sensível na identificação dessas lesões, do tipo de edema ou das lesões axonais, quando associadas. O sangue agudo aparece hipointenso em T2 e isointenso em T1. Tardiamente, a RM evidencia os produtos de degradação da hemoglobina (hemossiderina) por meses ou anos após o trauma.[18]

O tratamento cirúrgico ideal e o melhor *timing* para a intervenção nas contusões cerebrais permanecem controversos.

Em virtude do risco de piora súbita do quadro clínico em decorrência de uma herniação transtentorial, hidrocefalia aguda ou aumento da hipertensão intracraniana (HIC), as CC localizadas no terço anteromedial do lobo temporal, na fossa média ou na fossa posterior que cursem com apagamento das cisternas peritronculares ou de mais de 40% do quarto ventrículo devem ser operadas o mais rapidamente possível por craniotomia, mesmo quando assintomáticas.

Em outras localizações, pacientes com mais de 9 pontos na ECGl com hematomas contusionais e desvio das estruturas da linha mediana inferior a 5mm, volume inferior a 25cm^3 (quando supratentoriais) ou 15cm^3 (quando infratentoriais) e cisternas basais patentes podem ser abordados de maneira conservadora, inicialmente, desde que observados em UTI e com neurocirurgiões rapidamente alcançáveis.

Lesão axonal difusa (LAD)

A LAD é uma lesão cerebral difusa causada por mecanismo de aceleração rotatória do tecido cerebral, levando à lesão axonal (funcional ou estrutural) e perda imediata da consciência. Pode se apresentar como breve perda da consciência (concussão cerebral) ou estado vegetativo persistente, em sua forma mais grave.[2,4]

O mecanismo fisiopatológico ocorrerá basicamente na estrutura do axônio, podendo haver ruptura imediata deste (lesão estrutural) ou parada no fluxo do axoplasma (lesão funcional). Essa alteração no fluxo axoplasmático causa uma varicosidade que pode regredir com o retorno do fluxo axonal ou crescer e lesar o axônio, causando a chamada lesão em "bola de retração". Posteriormente há o acúmulo de micróglia onde houve a lesão axonal e sinais de desmielinização tardiamente.

O quadro clínico geralmente é de uma TC do encéfalo normal em um paciente comatoso. Nos casos mais graves encontram-se pequenas hemorragias subcorticais (máximo de 10mm), periventriculares, no corpo caloso ou no dorso mesencefálico. A RM do encéfalo pode evidenciar alteração de sinal no esplênio do corpo caloso.

A LAD pode ser classificada de acordo com o tempo que o paciente permanece em coma: concussão cerebral (até 6 horas), LAD leve (6 a 12 horas), LAD moderada e grave (mais de 24 horas). O que difere a LAD moderada da grave é que nesta ocorrem movimentos de postura anormal patológica, ou seja, decorticação ou descerebração. A mortalidade na LAD grave está em torno de 51%.[3]

Lesões secundárias

Hematomas intracranianos

De acordo com sua localização dentro do crânio, os hematomas pós-traumáticos podem ser classificados como hematoma extradural (HED), hematoma subdural agudo (HSDA), hematoma subdural crônico (HSDC), hematoma intracerebral (HIC) e hemorragia subaracnóidea traumática (HSAT).

A fisiopatologia e a fonte de hemorragia são diferentes em cada uma das entidades, bem como o prognóstico. No entanto, o principal fator de prognóstico em um hematoma pós-traumático que necessite de tratamento cirúrgico é o tempo. Todos os esforços atuais para conduzir o paciente rapidamente ao hospital e para a realização de métodos de imagem confiáveis e rápidos (TC do encéfalo) convergem para diagnóstico e tratamento precoce dessas lesões cirúrgicas. Quanto melhor o Glasgow pré-operatório do paciente, melhor seu prognóstico cirúrgico. Observa-se também que o quadro clínico de uma criança com TCE é pouco específico para informar o tipo de hematoma a ser encontrado. A TC do encéfalo determina a localização precisa do hematoma intracraniano.

Hematoma extradural[10]

Esse tipo de hematoma situa-se entre a dura-máter e a tábua óssea interna do crânio. Apresenta bom resultado cirúrgico, se tratado precocemente, mas pode levar ao óbito rapidamente, se não detectado ou tratado tardiamente. Não é tão comum, sendo relatadas incidências de 1,5% a 9% por centros especializados.[3]

Dois eventos são necessários para a formação do HED: (1) um impacto com energia suficiente para causar descolamento da dura-máter sob a tábua óssea interna do crânio, de modo a formar uma cavidade; (2) uma lesão vascular, seja ela arterial (p. ex., artéria meníngea média) ou venosa (seio venoso, díploe) com preenchimento e eventual expansão dessa cavidade. A lesão vascular geralmente decorre de fratura craniana, embora ela não seja fator necessário para a formação do hematoma. A avaliação desses dois fatores torna possível entender por que esse tipo de hematoma é menos frequente em crianças muito pequenas (dura-máter mais aderida ao osso) e mais comum na região temporal (osso mais fino, dura-máter menos aderida e presença da artéria meníngea média).

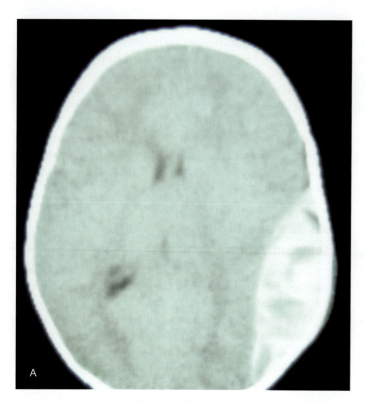 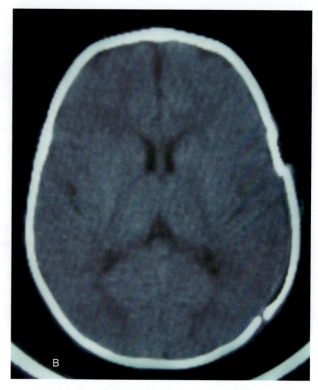

Figura 39.5 ▷ Hematoma extradural agudo. **A**. Pré-operatório. **B**. Pós-operatório.

A evolução clínica pode ser a mais variada possível, desde um paciente alerta até a clássica apresentação do intervalo lúcido, evoluindo para o coma.

À radiografia do crânio, uma linha de fratura que atravessa um sulco vascular ou a região de um seio venoso deve levantar a suspeita de HED. À TC do encéfalo, observa-se uma imagem em forma de lente biconvexa, que pode ser hiperdensa (agudo) ou hipodensa (crônico), a depender do tempo de formação do hematoma (Figura 39.5).

O tratamento é cirúrgico na maioria dos casos, exceto em caso de hematomas laminares. É preferível tratar o hematoma precocemente, com mínima morbidade ao paciente, a esperar o aparecimento de sinais neurológicos para indicar a cirurgia. Indica-se uma craniotomia com drenagem de todo o hematoma e coagulação ou tamponamento do ponto sangrante (geralmente uma artéria meníngea sangrante que necessita coagulação com pinça bipolar). A hemostasia deve ser cuidadosa, bem como cuidadoso o ancoramento dural antes da recolocação do flape ósseo, para se evitar a recoleção do hematoma. Na ausência de lesões associadas, a evolução geralmente é boa.

Hematoma subdural[10]

Esse hematoma situa-se entre o folheto externo da aracnoide e a dura-máter (espaço subdural). Pode ser classificado como agudo, subagudo ou crônico, a depender da "idade" da coleção.

Os HSDA e subagudos (HSDSA) são aqueles encontrados após traumatismo craniano com mecanismo de aceleração-desaceleração. São mais frequentes do que o HED, com incidência variando de 5% a 22% dos traumatismos cranianos.[3]

Existem dois mecanismos fisiopatológicos. Quando o crânio se choca contra um obstáculo fixo, ocorre um deslizamento do encéfalo em seu interior, causando tensão e ruptura de veias-pontes (veias corticais que drenam para o seio sagital superior). Dessa maneira, o hematoma se localiza sobre a convexidade dos hemisférios ou no espaço entre eles (fissura inter-hemisférica). A outra fonte de sangramento geralmente associa-se a contusões cerebrais em que veias ou artérias corticais podem ser lesadas na superfície do parênquima contuso (laceração cerebral).

Os pacientes geralmente se encontram em estado mais grave do que aqueles com HED, principalmente em função de condições associadas, como a contusão cerebral ou a hiperemia cerebral (*brain swelling*). O aspecto à TC é de uma imagem hiperdensa (agudo) ou heterogênea (subagudo) com formato de lente côncavo-convexa ("em crescente") (Figura 39.6).

O tratamento também é cirúrgico na maioria das vezes, com craniotomia ampla e incisão dural para drenagem completa do hematoma e coagulação do vaso sangrante. Com frequência, esses hematomas se associam a hiperemia e edema hemisférico do mesmo lado e se somam ao efeito de massa do hematoma. Depois da retirada do hematoma, se houver hiperemia e edema subjacentes, é comum notar inchaço cerebral e dificuldade no fechamento da dura-máter e na recolocação do osso. Nesses casos, no Hospital João XXIII, realiza-se uma plástica dural com pericrânio para acomodar o cérebro congesto e é ampliada a área de craniotomia. O osso é colocado no tecido subcutâneo abdominal para que seja reposicionado posteriormente, quando o inchaço cerebral tiver diminuído.

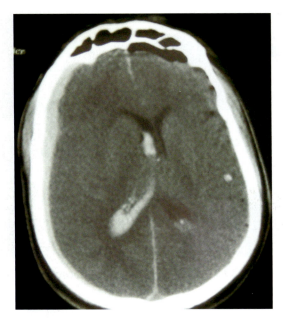

Figura 39.6 ▷ Hematoma subdural agudo à direita. Hemorragia intraventricular direita. Ponto hemorrágico parietal esquerdo. Fratura de seio frontal esquerdo com pneumoencéfalo subjacente.

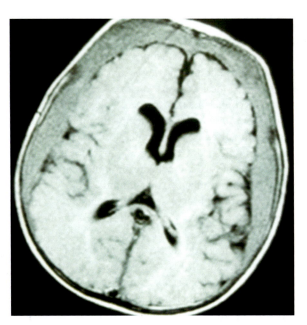

Figura 39.8 ▷ Hematoma subdural bilateral.

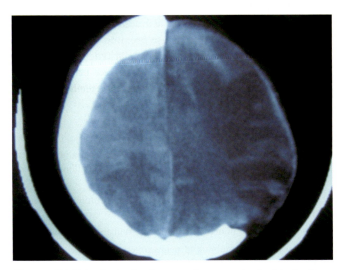

Figura 39.7 ▷ Retirada do osso à esquerda devido inchaço cerebral.

Se o hematoma é laminar, sem indicação cirúrgica, a criança é encaminhada à UTI para monitoração da PIC e da pressão de perfusão encefálica (PPE).

Traumatismo não acidental

Tópico específico é o hematoma subdural que ocorre em crianças vítimas de abuso intencional por parte de seus cuidadores. O mecanismo de trauma consiste na sacudida forte e repetitiva da criança, promovendo movimento de flexão-extensão da cabeça do lactente e consequente ruptura de veias-pontes. É muito importante o reconhecimento dessa síndrome (*shaking baby syndrome*) por parte dos profissionais da emergência, devendo-se obrigatoriamente comunicar a suspeita ao conselho tutelar local. Fatores adicionais que reforçam a suspeita diagnóstica são o achado de hemorragias retinianas, fraturas em ossos longos em fases diversas de formação de calo ósseo e história discrepante por parte dos cuidadores. O achado de HSDA bilateral em crianças pequenas, sem história de trauma, é praticamente patognomônico (Figura 39.8).

Hematoma intracerebral

Esse hematoma se forma dentro do parênquima em função da ruptura de veias ou artérias cerebrais que ocorre no momento do trauma. Assemelha-se às CC com relação à clínica e ao tratamento. À TC, apresenta-se como massa hiperdensa no parênquima, não apresentando a heterogeneidade característica das contusões cerebrais.

Hemorragia subaracnóidea traumática

A hemorragia preenche o espaço subaracnóideo, semelhante àquelas espontâneas (p. ex., aneurisma cerebral). Decorre da ruptura de pequenos vasos subaracnóideos no momento do trauma, sendo frequente, à TC, sua associação com diversas lesões pós-traumáticas (LAD, hematomas, contusões etc.). Não apresenta efeito de massa nem precisa de tratamento específico. Pode cursar com vasoespasmo e isquemia cerebral. O quadro clínico e o prognóstico dependem das lesões associadas. É causa comum de febre alta e sinais meníngeos pós-trauma, o que exige a diferenciação de meningite para instituição de tratamento apenas sintomático ou de antibioticoterapia.

Hiperemia encefálica (*brain swelling*)

Os vasos intracranianos têm uma capacidade fisiológica de se adequar à demanda metabólica, isto é, se uma área tem metabolismo aumentado, ocorre vasodilatação localizada com o objetivo de aumentar a taxa local de oxigênio. Isso é denominado autorregulação. Os vasos cerebrais têm a capacidade de se vasodilatar na presença de aumento de CO_2, lactato e radicais livres (presentes em uma área isquêmica).[19] Resolvido o processo isquêmico, e com a diminuição dessas substâncias e o consequente aumento do pH local, os vasos voltam a seu calibre normal. Utilizando esses conhecimentos, também é possível alterar o calibre dos vasos com uma intervenção terapêutica muito utilizada no paciente traumatizado, a hiperventilação. Com a hiperventilação ocorre a diminuição do CO_2 cerebral, causando então vasoconstrição cerebral difusa e consequente diminuição do conteúdo total de sangue intracraniano, o que diminui a PIC.

No TCE grave observa-se com frequência o chamado inchaço cerebral ou hiperemia encefálica (HE) (*brain swelling*). Várias teorias tentam explicar o processo, mas o que ocorre na verdade é um estado de perda da autorregulação cerebral (vasoplegia encefálica). Os vasos ficam dilatados, perdendo capacidade de autorregulação, e com isso ocorre um estado de hiperemia encefálica, inicialmente, e depois edema vasogênico por quebra da barreira hematoencefálica. Na HE ocorre aumento do volume total de sangue intracraniano, o que causa aumento da PIC.[20]

A hiperemia pode ocorrer depois da retirada de um hematoma extra-axial (p. ex., HSDA) ou ocorrer de modo isolado, acometendo um hemisfério ou todo o encéfalo (Figura 39.9). No primeiro caso, parece que a presença do hematoma, geralmente o subdural agudo, causa isquemia hemisférica e perda dessa autorregulação apenas subjacente ao hematoma. Já na hiperemia difusa, que geralmente ocorre em crianças, parece haver uma fisiopatologia diferente, envolvendo neurotransmissores do tronco encefálico.[19]

O tratamento geralmente se fará dentro de uma unidade de cuidados intensivos, com monitoração da pressão intracaniana (PIC) e da pressão da perfusão encefálica (PPE), para detecção e tratamento da hipertensão intracraniana (HIC). Tomando-se como exemplo uma hiperemia hemisférica com desvio de linha média e HIC, pode-se tentar primeiro medidas não cirúrgicas

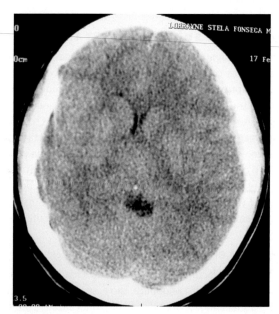

Figura 39.9 ▷ Tumefação hemisférica difusa (14 anos).

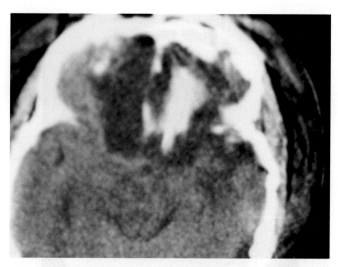

Figura 39.10 ▷ Contusão frontobasal com edema.

para baixar a PIC. Em caso de falha dessas medidas, o paciente deve ser submetido a craniectomia descompressiva e retirada do flape ósseo, como medida de urgência para reduzir a PIC.

Edema cerebral

Edema cerebral refere-se ao acúmulo de líquido no espaço intersticial. Em geral, localiza-se próximo a hematomas ou contusões cerebrais, refletindo dano celular (edema citotóxico). Muito comum em torno de contusões, aparece principalmente ao final da primeira semana e pode aumentar o efeito de massa.

REFERÊNCIAS

1. Comitê de Trauma do Colégio Americano de Cirurgiões. Suporte Avançado de Vida no Trauma (SAVT – ATLS®). 8 ed. Illinois: American College of Surgeons, 2008.
2. Narayan RK, Wilberger JE, Povlishock JT. Neurotrauma. McGraw-Hill, 1995.
3. Cooper PR. Head injury. 3 ed. Baltimore: Williams & Wilkins, 1993.
4. Greenberg MS. Handbook of neurosurgery. 3 ed. Lakeland: Greenberg Graphics, 1994.
5. Brain Trauma Foundation. Guidelines for the management of severe head injury. 3 ed. Brain Trauma Foundation, 2007.
6. Stein SC, Ross SE. Moderate head injury: a guide to initial management. J Neurosurg 1992; 77:562-4.
7. Andrade AF, Marino Jr R, Miura FK et al. Projeto Diretrizes da Associação Médica Brasileira e Conselho Federal de Medicina. Diagnóstico e conduta no paciente com traumatismo craniencefálico moderado, grave e situações especiais. 2002:371-418.
8. Merrit HH. A textbook of neurology. Philadelphia: Lea and Febiger, 1973:841.
9. Faleiro RM, Morais JV. Protocolo de atendimento ao paciente vítima de traumatismo cranioencefálico leve. Protocolos Clínicos FHEMIG, 2007.
10. Surgical Management of Traumatic Brain Injury – TBI Author Group. J Neurosurg march 2006; 58 (suppl.).
11. Courville CB. Coup contre-coup mechanism of craniocerebral injuries. Arch Surg 1942; 45:19-43.
12. Holburn AHS. Mechanics of head injuries. Lancet 1943; 2:438-41.

CAPÍTULO 39 ▷ Traumatismo Cranioencefálico na Infância

13. McLaurin RL, Helmer F. The syndrome of temporal-lobe contusion. J Neurosurg 1965; 23:296-304.

14. Zimmerman RA, Bilaniuk LT, Dolinskas C et al. Computed tomography of acute intracerebral hemorrhagic contusions. Comp Axial Tomogr 1977; 1:271-80.

15. Gurdjian ES, Gurdjian ES. Cerebral contusions: re-evaluation of the mechanism of their development. J Trauma 1976; 16:35-51.

16. Schonauer M, Schisano G, Cimino R et al. Space occupying contusions of cerebral lobes after closed brain injury. Considerations about 51 cases. J Neurosurg Sci 1979; 23:279-88.

17. Gusmão SNS, Pittella JEH. Patologia do trauma cranioencefálico. Rio de Janeiro: Revinter, 1995.

18. Soloniuk D, Pitts LH, Lovely M, Bartowski H. Traumatic intracerebral hematomas: timing of appearance and indications for operative removal. J Trauma 1986; 26:787-94.

19. Stávale MA. Bases da terapia intensiva neurológica. 1 ed. São Paulo: Santos, 1996.

20. Aldrich EF, Eisenberg HM, Sayadjari C et al. Diffuse brain swellingin severely head-injured children. A report from the NIH Traumatic Coma Data Bank. J Neurosurg 1992; 76:450-4.

Parte C — Cuidados Intensivos

Sergio Diniz Guerra

INTRODUÇÃO

O objetivo dos cuidados intensivos no TCE é evitar ou corrigir causas de dano secundário ao encéfalo, como hipoxemia, hipoventilação (ou hiperventilação inadvertida), hipotensão arterial sistêmica, crises convulsivas, hipertensão intracraniana, hipertermia e distúrbios de sódio e de glicose.

Carvalho estudou fatores relacionados com a mortalidade de crianças e adolescentes com traumatismo cranioencefálico internados na Unidade de Terapia Intensiva Pediátrica do Hospital João XXIII, em Belo Horizonte, no período de 1998 a 2003. Após análise multivariada de 315 pacientes, o autor correlacionou com maior risco de óbito: idade inferior a 1 ano, presença de edema cerebral difuso na TC, ocorrência de instabilidade hemodinâmica na UTI, hipertensão intracraniana refratária, síndrome do desconforto respiratório agudo e distúrbios do sódio, ou seja, exceto a idade, fatores relacionados à ocorrência de dano secundário ao encéfalo.[1]

INDICAÇÕES DE UTI

A UTI é destinada a pacientes graves com possibilidade de recuperação ou pacientes com risco de se tornarem graves e que possam beneficiar-se de monitoração. Esta possibilita intervenções terapêuticas em tempo hábil. Assim, todos os pacientes com TCE grave devem ser internados na UTI e, sempre que possível, também aqueles com TCE moderado (pontuação abaixo de 13 na ECGl) e com lesões com risco para complicações, como hematomas intracranianos e *swelling*, ou pacientes em pós-operatório.

MONITORAÇÃO BÁSICA

A monitoração clínica, apesar de limitada em indivíduos em coma, não deve ser negligenciada. Sinais vitais (frequência respiratória, pulso, frequência cardíaca, pressão arterial e temperatura), estado de consciência e diâmetro e reatividade pupilar devem ser observados e anotados de hora em hora, inicialmente. Essas informações devem ser analisadas e interpretadas em conjunto com as demais monitorações e os exames laboratoriais e de imagem. Os médicos devem ter em mente que para a adoção de condutas importa mais a evolução ou a tendência dos dados do que o retrato isolado.

Oximetria de pulso, traçado eletrocardiográfico e capnografia são ferramentas úteis na prevenção de dano secundário e devem ser instalados rotineiramente.

Exames laboratoriais devem ser seriados; inicialmente, pelo menos, a cada 8 horas, em especial eritrograma, tempo e atividade de protrombina, tempo de tromboplastina parcial, plaquetas e, principalmente, sódio, glicemia e gases arteriais.

A monitoração invasiva da pressão arterial (pressão intra-arterial) está indicada em pacientes graves, em uso de agentes vasoativos ou naqueles com medida da pressão intracraniana para acompanhamento da pressão de perfusão encefálica. Mesmo pacientes estáveis podem beneficiar-se da cateterização arterial se têm necessidade de coleta de sangue para exames três ou mais vezes em 24 horas.

A instalação de cateter venoso profundo deve ser reservada para aqueles casos instáveis, em uso de agentes vasoativos ou que possam beneficiar-se da medida da pressão venosa central e da saturação de cava superior (hemodinamicamente instáveis).

MEDIDAS ESPECÍFICAS PARA PACIENTES COM TCE

Os autores das *Diretrizes para o tratamento do TCE grave em lactentes, crianças e adolescentes* publicadas em 2003 classificam as intervenções em três níveis:[2]

- **Padrão:** aceito como princípio para o tratamento com alto grau de certeza clínica, fundamentado em evidência classe I; estudos aleatorizados, controlados, com bom desenho.
- **Recomendação:** estratégia aceita com grau moderado de certeza, com base em evidência classe II; estudos clínicos com coleta prospectiva ou retrospectiva, desde que de dados altamente confiáveis.
- **Opção:** estratégia cuja certeza clínica não está clara, fundamentada em evidência classe III; estudos com coletas retrospectivas, séries clínicas, bases de dados, relatos de casos e opinião de especialistas.

Algumas delas serão discutidas a seguir.[3]

Indicações para monitoração da PIC

Há dois motivos para monitoração da PIC no TCE grave: (1) fortes evidências sugerem a associação de hipertensão intracraniana com maus resultados neurológicos e (2) a monitoração da PIC associada ao tratamento agressivo da HIC estão associados aos melhores resultados relatados no TCE pediátrico.[4]

Salim e cols., no entanto, não evidenciaram diferença na mortalidade ao comparar grupo pediátrico monitorado com outro não monitorado após TCE. Entretanto, o grupo monitorado era composto de pacientes mais graves, o que torna questionável a conclusão dos autores de que o tratamento conduzido com a monitoração não influenciou o resultado final.[5]

Segundo as Diretrizes Pediátricas de 2003, a monitoração é uma opção para crianças com pontuação menor ou igual a oito na ECGl, independentemente do achado tomográfico. A presença de suturas e fontanelas abertas não impede o desenvolvimento de hipertensão intracraniana ou dispensa o uso da monitoração.[4]

Coorte realizada com 132 pacientes pediátricos com TCE grave na UTI Pediátrica do Hospital João XXIII em Belo Horizonte, entre 1998 e 2003, evidenciou que mais de 70% apresentaram HIC que necessitasse de algum tratamento e mais de 40%, hipertensão refratária – em que foi necessário coma barbitúrico ou craniectomia descompressiva. Além disso, após análise multivariada, constatou-se que a presença de posturas anormais à admissão foi fator de risco independente para ocorrência de HIC refratária.[6]

A monitoração, em geral, não está indicada para pacientes com TCE leve ou moderado, mas pode ser considerada naqueles com efeito de massa ou nos quais o exame neurológico seriado será prejudicado por analgesia, sedação ou anestesia, como na associação do TCE com traumatismo torácico grave.[4]

Tipo de monitoração preferencial para a PIC

Recomenda-se cateter intraventricular ou cateter com transdutor na ponta ("opção").[7] A ventriculostomia tem a vantagem de tornar possível a mensuração e o tratamento da PIC por meio de drenagem de líquor. No entanto, seu uso está associado a maior incidência de infecções, principalmente quando há sangue nos ventrículos.[7] Além disso, a cateterização dos ventrículos é frequentemente difícil no trauma, em razão de compressão ou de desvio dos ventrículos laterais.

Os cateteres com sensor na ponta ou fibras ópticas podem ser instalados nos ventrículos e têm mecanismo para monitoração e drenagem simultânea – o que é uma vantagem sobre o cateter intraventricular em coluna de líquido. Sua desvantagem é o preço, dezenas de vezes mais alto do que o do último.

Os sistemas epidurais ou cateteres/parafusos subdurais ou subaracnóideos acoplados a coluna líquida são menos confiáveis do que os anteriores, mas são uma opção para locais com menos recursos.[8,9]

Limites para o tratamento da HIC e da PPE

O tratamento da PIC deve ser iniciado com valores a partir de 20mmHg, mas essa recomendação tem baixo nível de evidência (grau III). Assim, recomenda-se que a interpretação dos valores da PIC e a indicação de intervenção sejam feitas em conjunto com o exame clínico, com outras variáveis, como oxigenação, $PaCO_2$, pressão arterial sistêmica, pressão de perfusão encefálica, e com a evolução tomográfica.[10]

Vale lembrar que o encéfalo tem mecanismos de autorregulação que visam à preservação da oferta adequada de oxigênio e glicose. Em outras palavras, diante de hipoxemia, hipercapnia e hipotensão arterial, as arteríolas cerebrais se dilatam para aumentar ou, pelo menos, manter o fluxo sanguíneo encefálico. No entanto, no TCE grave com aumento do conteúdo por inchaço e redução da complacência intracraniana, a vasodilatação reflexa pode elevar a PIC por aumento do conteúdo sanguíneo intracraniano e prejudicar ainda mais o fluxo sanguíneo encefálico.

Por esse motivo, a primeira medida para o tratamento da PIC deve ser a correção da oxigenação, da ventilação e da pressão arterial, possíveis causadoras de HIC.

A pressão de perfusão encefálica – calculada com base na pressão arterial média menos a PIC – deve ser mantida acima de 40mmHg em crianças com TCE (nível II de evidência). Valores entre 45 e 65mmHg representam uma boa referência em um crescente relacionado à idade. Mesmo adultos não devem ter a pressão de perfusão mantida acima de 70mmHg à custa de volume ou vasopressores em excesso. Essa medida não se mostrou benéfica e levou à maior ocorrência de síndrome do desconforto respiratório agudo nesse grupo.[10,11]

Uso de sedativos, analgésicos e bloqueadores neuromusculares para controle da PIC

A recomendação é de que a escolha das medicações fique a cargo do médico assistente, uma vez que não há estudos que demonstrem melhores resultados finais com nenhum deles.[12] No entanto, deve-se ter em mente que os efeitos das medicações na PIC podem ser variáveis ou imprevisíveis. Por exemplo, a associação de fentanil e midazolam pode reduzir a PIC por causar analgesia, sedação e relaxamento e facilitar a adaptação à ventilação mecânica. Por outro lado, pode causar aumento da PIC por depressão respiratória em pacientes não adequadamente ventilados ou por hipotensão arterial sistêmica com vasodilatação reflexa. Assim, o uso das medicações deve ser seguido de observação cuidadosa e conduta individualizada.

O propofol está contraindicado para uso prolongado em pediatria. Sua segurança não foi demonstrada e há relatos de acidose metabólica fatal associada a ele.[13]

Bloqueadores neuromusculares são reservados para episódios de hipertensão intracraniana que não respondem às medidas anteriores, para transporte ou adaptação temporária à ventilação mecânica. A preferência é pelo pancurônio ou vecurônio, mas seu uso prolongado em adultos com TCE está associado a maior incidência de pneumonias, sepse e aumento do tempo de permanência na terapia intensiva.[14]

Drenagem de líquor para controle da PIC

A drenagem de líquor ventricular é uma opção terapêutica para crianças com HIC e ventriculostomia.[15]

A associação de drenagem lombar à drenagem ventricular pode ser considerada como terapêutica de segunda linha somente em casos de hipertensão refratária com ventriculostomia funcionante, cisternas basais abertas e nenhuma evidência de significativa lesão com efeito de massa ou de desvio na TC. Do contrário, a drenagem pode levar o paciente à morte por herniação.[15]

Uso de terapia hiperosmolar para controle da PIC

A solução salina a 3% (SS3%) é efetiva no controle da HIC pós-TCE (nível III de evidência). A dose recomendada é entre 0,1 e 1mL/kg/h, que deve ser iniciada e ajustada em escala crescente (ou decrescente). Níveis de sódio até 160mEq/L e de osmolaridade de até 360mmOsm/L são bem tolerados porque a SS3% favorece a manutenção da volemia. No entanto, recomenda-se a menor dose capaz de manter a PIC abaixo de 20mmHg.[16]

O manitol também é eficaz para controle da PIC, porém com menos evidências disponíveis, apesar de seu amplo uso. Deve ser aplicado em *bolus* na dose de 0,25g a 1g/kg, com atenção especial para manutenção da volemia. Recomenda-se ainda a instalação de sonda vesical de demora para evitar ruptura de bexiga.[16]

O manitol reduz a PIC por dois mecanismos distintos. Ele age rapidamente por reduzir a viscosidade sanguínea. Isso leva a vasoconstrição reflexa com redução do conteúdo de sangue intracraniano e da PIC. Esse efeito depende da preservação dos mecanismos de autorregulação cerebral e dura em torno de 75 minutos.[16] Caso os mecanismos de autorregulação estejam comprometidos, o manitol pode não causar a vasoconstrição reflexa e aumentar a PIC. Isso também explica por que ele age melhor em pacientes com lesões focais, ou seja, naqueles que têm mais parênquima e mecanismo de autorregulação preservados.

O manitol também reduz a PIC pelo efeito osmótico que promove gradual deslocamento de água do parênquima encefálico para a circulação sanguínea. Isso se inicia em 15 a 30 minutos após sua aplicação, dura em torno de 6 horas e requer barreira hematoencefálica intacta. Do contrário, o medicamento pode deixar o vaso sanguíneo e promover movimento de água em sentido contrário, agravando o edema.[16]

Como se vê, o uso do manitol também deve ser seguido de avaliação da resposta e de conduta individualizada. A osmolaridade deve ser mantida em 320mmOsm/L, no máximo.

O uso de soluções hiperosmolares pode levar a hemorragias intracranianas e insuficiência renal aguda por hipertonicidade exagerada e a edema cerebral quando de sua redução excessivamente rápida.

Na prática, o manitol tem sido reservado para o atendimento inicial ou para aumentos isolados da PIC. Diante de episódios repetidos ou HIC sustentada, a SS3% tem sido preferida, com bons resultados.

Uso de hiperventilação no controle da PIC

Hiperventilação profilática leve ($PaCO_2 < 35mmHg$) não deve ser feita. Estudo prospectivo aleatorizado em adultos demonstrou que a hiperventilação profilática e prolongada piora o resultado final.[17]

A manutenção de $PaCO_2$ entre 35 e 30mmHg deve ser considerada para casos de HIC não responsiva a analgesia, sedação, bloqueio neuromuscular, drenagem de líquor ventricular e terapia hiperosmolar (nível III).[18]

Hiperventilação agressiva, com $PaCO_2$ abaixo de 30mmHg, pode ser considerada a terapia de segunda linha em casos de HIC refratária – especialmente se há evidência de hiperemia encefálica. A monitoração da saturação de oxigênio jugular, do fluxo sanguíneo ou da oxigenação tecidual encefálica deve ser considerada nessas situações para auxiliar a identificação de potencial isquemia. A hiperventilação deve ser mantida pelo menor tempo possível.[18]

Uso de barbitúricos

Altas doses de barbitúricos podem ser consideradas em pacientes com lesões intracranianas viáveis, HIC refratária e estáveis hemodinamicamente. O uso da medicação exige monitoração hemodinâmica e suporte cardiovascular adequados (nível III de evidência).[19]

Os barbitúricos podem reduzir a PIC por dois mecanismos: supressão do metabolismo e alteração do tônus vascular. Eles podem reduzir o consumo basal de oxigênio do encéfalo em até 50% e, quando o fluxo e o conteúdo sanguíneo mantêm seu acoplamento ao metabolismo, isso causa vasoconstrição com queda de ambos e da PIC.[19]

Os barbitúricos também podem conferir efeito neuroprotetor independentemente de sua ação na PIC, como por inibição da peroxidação lipídica mediada por radicais livres e estabilização de membranas.[19]

Apesar dos efeitos descritos de redução da PIC e neuroproteção, os efeitos adversos dos barbitúricos de depressão cardiovascular e imunológica restringem seu uso. Além disso, eles têm sido associados à ocorrência de isquemia encefálica e à piora dos resultados.[19]

Estudo prospectivo realizado na UTI Pediátrica do Hospital João XXIII, em Belo Horizonte, demonstrou melhor sobrevida de pacientes pediátricos submetidos a craniectomia, quando comparados àqueles que receberam barbitúricos. O risco relativo de morte com barbitúrico é igual a 3,9 (IC 95%: 1,1 a 14,1; p = 0,02).[20]

Controle da temperatura

A hipertermia, considerada quando a temperatura interna após o trauma ultrapassa 38,5°C, deve ser evitada em crianças com TCE grave (nível III de evidência).[21] Vale lembrar que a medida axilar, ainda muito utilizada, pode subestimá-la em 0,8 a 1°C.

A hipertermia acentua a resposta fisiopatológica que se segue ao trauma, agravando o dano encefálico. Em contrapartida, a hipotermia atenua a lesão secundária por redução do metabolismo, da inflamação, da peroxidação lipídica, da excitotoxicidade, da ocorrência de convulsões e da morte neuronal.[21]

As Diretrizes Pediátricas de 2003 consideram que hipotermia (temperatura entre 32°C e 35°C) pode ser considerada em casos de HIC refratária, especialmente quando há evidência de isquemia (nível III de evidência).[22]

Estudos controlados, multicêntricos, em adultos pós-parada cardíaca reforçam essa recomendação. Eles evidenciaram melhora nos resultados neurológicos dos pacientes submetidos a resfriamento, quando comparados com controles mantidos normotérmicos.[22,23]

Entretanto, Hutchison e cols., em estudo pediátrico, controlado e multicêntrico de 2008, concluíram que, em crianças com TCE grave, a hipotermia (temperatura 33,1 ± 1,2°C) iniciada até 8 horas após o trauma e mantida por 24 horas não melhora o resultado final e pode aumentar a mortalidade.[24]

Os autores observaram que o grupo submetido a hipotermia apresentou mais episódios de hipotensão e necessidade de agentes vasoativos, em especial durante o processo de reaquecimento. Outros efeitos adversos, como arritmias e distúrbios de coagulação, não foram observados.[24]

Craniectomia descompressiva

A craniectomia descompressiva deve ser considerada para o tratamento de pacientes pediátricos com inchaço difuso e HIC refratária ao tratamento clínico. Também deve ser considerada para lactentes e crianças pequenas vítimas de maus-tratos nessa situação (nível III).[25]

Os resultados mais favoráveis da craniectomia descompressiva possivelmente ocorrem em pacientes que evoluem com piora nas primeiras 48 horas do trauma. A cirurgia deve ser considerada frente a HIC refratária, mas levando-se em conta as seguintes situações:[25]

- Inchaço difuso.
- Primeiras 48 horas do trauma.
- Ausência de episódios de HIC sustentadamente acima de 40mmHg antes da cirurgia.

- Pontuação acima de 3 na ECGl em algum momento após o trauma.
- Piora neurológica.
- Sinais de herniação encefálica em evolução.

Eventualmente, o neurocirurgião pode indicar a craniectomia na chegada, principalmente em pacientes graves com hematoma subdural e inchaço hemisférico.

A retirada de parte dos ossos do crânio com alargamento da dura-máter leva a uma redução na PIC de até 85%. O fragmento ósseo pode ser armazenado no gordura da parede abdominal para posterior reimplante ou pode ser conservado externamente para ser usado como molde para cranioplastia com prótese de acrílico. Ainda não há consenso quanto à melhor técnica para a craniectomia nem para recolocação do fragmento ósseo. Taylor, entretanto, em estudo controlado e aleatorizado, evidenciou que pacientes submetidos à craniectomia apresentaram melhor resultado do que aqueles submetidos somente ao tratamento clínico padrão.[26]

Uso de corticosteroides

O uso de corticosteroides reduz a produção endógena de cortisol e pode estar associado ao aumento de complicações infecciosas em crianças (nível II de evidência).[27]

Essas medicações não estão indicadas para melhora de resultados ou controle da HIC em pacientes pediátricos com TCE grave (nível III).[27]

Roberts e cols. realizaram estudo controlado, multicêntrico, comparando adultos com TCE e pontuação abaixo de 14 que receberam metilprednisolona ou placebo. O grupo que recebeu corticosteroides apresentou maior mortalidade, avaliada 14 dias após o trauma (21,1%) contra 17,9% no grupo de controle (RR: 1,18, intervalo de confiança 95%: 1,09 a 1.27, p = 0,0001). O trabalho foi interrompido com esse resultado porque o monitoramento do Comitê de Ética demonstrou que o grupo "tratamento" apresentava efeitos deletérios graves em virtude do uso da medicação.[28]

O uso de corticosteroides está contraindicado em adultos com TCE moderado ou grave com elevado grau de evidência (nível I).[11] Crianças também não devem recebê-los.

Anticonvulsivantes profiláticos

Convulsões pós-traumáticas são relativamente comuns em crianças. Elas ocorrem em 3% a 6% dos TCE leves e, em geral, não necessitam de tratamento. No entanto, a maioria das crianças com convulsões recebe atendimento hospitalar. As convulsões são definidas como: (1) de impacto – no momento do evento; (2) imediatas – nas primeiras 24 horas; (3) precoces – entre 24 horas e 7 dias após o evento; e (4) tardias – após 7 dias.[29,30]

As Diretrizes Pediátricas consideram o uso de anticonvulsivantes profiláticos uma opção terapêutica nos primeiros 7 dias após o trauma (nível III).[31] No entanto, estudo controlado comparou fenitoína com placebo na prevenção de convulsões precoces em pacientes pediátricos com TCE e pontuação de 9 ou 10 na ECGl. Os autores não encontraram diferença significativa na ocorrência de convulsões entre os dois grupos.[13]

Os autores das Diretrizes não recomendam o uso de anticonvulsivantes profiláticos após o sétimo dia de trauma – com nível de evidência mais elevado (grau II).[31]

A manutenção da medicação para crianças que apresentaram convulsão nos primeiros dias do trauma é ainda mais controversa. Na ausência de estudos, alguns centros adotam a seguinte conduta: nenhum tratamento é mantido se há convulsão isolada, particularmente se ela ocorre nas primeiras 24 horas do trauma. No entanto, quando ocorrem convulsões repetidas ou sustentadas, a fenitoína é mantida por 6 meses. Após esse período, é suspensa e reiniciada se houver convulsão clínica ou documentada por EEG. A retirada é tentada novamente após 1 ano.[13]

SUPORTE NUTRICIONAL, HIDRATAÇÃO E PREVENÇÃO DE ÚLCERAS GASTRODUODENAIS DE ESTRESSE

O estado nutricional de pacientes pediátricos com TCE grave pode influenciar muito o processo de recuperação. Entretanto, apesar do conhecimento de que a desnutrição pode levar a depressão imunológica, retardo na cicatrização de feri-

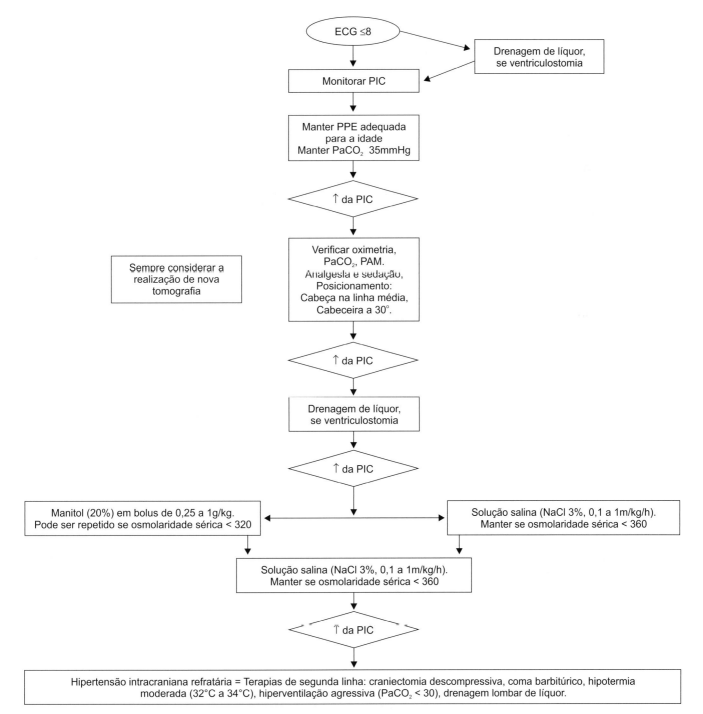

Figura 39.11 ▷ Fluxograma de tratamento da HIC. (Adaptada de Adelson e cols., 2003.)[34]

das, prolongamento do tempo de ventilação mecânica, entre outras complicações, não há estudos consistentes que avaliem o impacto da nutrição na morbidade e na mortalidade de crianças com TCE.

Os autores das Diretrizes Pediátricas recomendam que a dieta enteral para essas crianças seja iniciada dentro de 72 horas após o trauma e que o objetivo calórico seja atingido até o sétimo dia. Este deve ser de 130% a 160% do aporte basal para a idade (nível III de evidência).[32]

No entanto, pacientes sem contraindicações sistêmicas (principalmente abdominais) podem receber dieta enteral a partir de 12 horas do trauma. A hidratação venosa mantida até que se atinja aporte calórico e hídrico desejado não deve ser feita com soluções hipotônicas – como o tradicional esquema glicofisiológico ("4:1") pediátrico. Essa conduta favorece hiponatremia e agrava o edema e a HIC. A opção é por solução salina a 0,9% pura e controle rigoroso da glicemia. Quando esta se aproxima do normal, acrescenta-se solução glicosada a 50% para manutenção de valores glicêmicos seguros. Hipoglicemia e hiperglicemia devem ser evitadas, e insulina só deve ser considerada para valores acima de 180mg/dL.

O uso de ranitidina para proteção gástrica tem sido iniciado rotineiramente após o trauma. No entanto, sua manutenção por tempo prolongado está associada ao aumento da colonização gástrica por germes hospitalares e à ocorrência de pneumonia associada à ventilação mecânica.

Estudo prospectivo realizado na UTI Pediátrica do Hospital João XXIII (UTI Ped HJXXIII) avaliou a segurança da suspensão da ranitidina quando da tolerância à dieta gástrica de, pelo menos, 50% do objetivo calórico programado. Não houve sangramento nos pacientes acompanhados, exceto em um, o qual apresentou hemorragia digestiva mesmo em uso de ranitidina. Ele tinha distúrbio de coagulação e insuficiência renal aguda, usava corticosteroides e tinha a síndrome do desconforto respiratório agudo, conhecidos fatores de risco para o evento. Os autores concluíram que a suspensão da ranitidina foi segura quando da tolerância à dieta gástrica, exceto na presença de outros fatores de risco para hemorragia digestiva.[33]

REFERÊNCIAS

1. Carvalho LFA. Estudo dos fatores relacionados com a mortalidade de crianças e adolescentes com traumatismo cranioencefálico internados em unidade de terapia intensiva terciária. Dissertação de mestrado, Universidade Federal de Minas Gerais, 2005:1-97.

2. Adelson PD, Bratton SL, Carney NA et al. Guidelines for the acute medical management of severe traumatic brain injury in infants, children, and adolescents. Pediatr Crit Care Med 2003; 4(Suppl).

3. Guerra SD. Traumatismo cranioencefálico. In: Lopes FA, Campos Jr DC. Tratado de pediatria: Sociedade Brasileira de Pediatria. 2. ed. Barueri, SP: Manole, 2010:2403-21.

4. Adelson PD, Bratton SL, Carney NA et al. Guidelines for the acute medical management of severe traumatic brain injury in infants, children, and adolescents: indications for intracranial pressure monitoring in pediatric patients with severe traumatic brain injury. *Pediatr Crit Care Med* 2003; 4:S19-24.

5. Salim S, Hannon M, Brown C et al. Intracranial pressure monitoring in severe isolated pediatric blunt head trauma. Am Surg 2008; 74:1088-93.

6. Guerra SD, Carvalho LFA, Affonseca CA et al. Factors associated with intracranial hypertension in children and teenagers who suffered severe head injuries. J Pediatr (Rio J.) 2010; 86(1):73-9.

7. Adelson PD, Bratton SL, Carney NA et al. Guidelines for the acute medical management of severe traumatic brain injury in infants, children, and adolescents: intracranial pressure monitoring technology. *Pediatr Crit Care Med* 2003; 4:S28-30.

8. Guerra SD. Análise de fatores relacionados à ocorrência de hipertensão intracraniana em crianças e adolescentes vítimas de traumatismo cranioencefálico. Dissertação de mestrado, Universidade Federal de Minas Gerais, 2005:1-152.

9. Dantas Filho VP, Falcão ALE, Sardinha LA et al. Aspectos técnicos da monitorização da pressão intracraniana pelo método subaracnóideo no traumatismo cranioencefálico grave. Arq Neuropsiquiatr 2001; 59:895-900.

10. Adelson PD, Bratton SL, Carney NA et al. Guidelines for the acute medical management of severe traumatic brain injury in infants, children, and adolescents: threshold for treatment of intracranial hypertension. *Pediatr Crit Care Med* 2003; 4:S25-7.

11. Brain Trauma Foundation. Guidelines for the management of severe head injury. 3 ed. Brain Trauma Foundation, 2007.

12. Adelson PD, Bratton SL, Carney NA et al. Guidelines for the acute medical management of severe traumatic brain injury in infants, children, and adolescents: use of sedation and neuromuscular blockade in the treatment of severe pediatric traumatic brain injury. *Pediatr Crit Care Med* 2003; 4:S34-7.

13. Tasker RC. Head and spinal cord injury. In: Nichols DV (ed.) Rogers' textbook of pediatric intensive care. Philadelphia: Lippincott Williams & Wilkins, 2008:887-911.

14. Brain Trauma Foundation. Guidelines for the management of severe head injury. 2 ed., 2000.

15. Adelson PD, Bratton SL, Carney NA et al. Guidelines for the acute medical management of severe traumatic brain injury in infants, children, and adolescents: the role of cerebrospinal fluid drainage in the treatment of severe pediatric traumatic brain injury. *Pediatr Crit Care Med* 2003; 4:S38-9.

16. Adelson PD, Bratton SL, Carney NA et al. Guidelines for the acute medical management of severe traumatic brain injury in infants, children, and adolescents: use of hyperosmolar therapy in the management of severe pediatric traumatic brain injury. *Pediatr Crit Care Med* 2003; 4:S40-4.

17. Muizelaar JP, Marmarou A, Ward JD et al. Adverse effects of prolonged hyperventilation in patients with severe head injury: a randomized clinical trial. J Neurosurg 1991; 75:731-9.

18. Adelson PD, Bratton SL, Carney NA et al. Guidelines for the acute medical management of severe traumatic brain injury in infants, children, and adolescents: use of hyperventilation in the acute management of severe pediatric traumatic brain injury. *Pediatr Crit Care Med* 2003; 4:S45-8.

19. Adelson PD, Bratton SL, Carney NA et al. Guidelines for the acute medical management of severe traumatic brain injury in infants, children, and adolescents: the use of barbiturates in the control of intracranial hypertension in of severe pediatric traumatic brain injury. *Pediatr Crit Care Med* 2003; 4:S49-52.

20. Guerra SD, Quintão VC, Bernardes ML. Análise da ocorrência de hipertensão intracraniana refratária e da resposta ao tratamento de pacientes pediátricos com traumatismo cranioencefálico grave. Rev Méd Minas Gerais 2010 (no prelo).

21. Adelson PD, Bratton SL, Carney NA et al. Guidelines for the acute medical management of severe traumatic brain injury in infants, children, and adolescents: the role of temperature control following severe pediatric traumatic brain injury. *Pediatr Crit Care Med* 2003; 4:S53-5.

22. The Hypothermia After Cardiac Arrest Study Group. Mild therapeutic hypothermia to improve the neurologic outcome after cardiac arrest. N Engl J Med 2002; 346:549-56.

23. Bernard SA, Gray TW, Buist MD et al. Treatment of comatose survivors of out-of-hospital cardiac arrest with induced hypothermia. N Engl J Med 2002; 346:557-63.

24. Hutchison JF, Ward RE, Lacroix J et al. Hypothermia therapy after traumatic brain injury in children. N Engl J Med 2008; 358;2447-56.

25. Adelson PD, Bratton SL, Carney NA et al. Guidelines for the acute medical management of severe traumatic brain injury in infants, children, and adolescents: surgical treatment of pediatric intracranial hypertension. *Pediatr Crit Care Med* 2003; 4:S56-9.

26. Taylor A, Warwick B, Rosenfeld J et al. A randomized trial of very early decompressive craniectomy in children with traumatic brain injury and sustained intracranial hypertension. Childs Nerv Syst 2001; 17:154-62.

27. Adelson PD, Bratton SL, Carney NA et al. Guidelines for the acute medical management of severe traumatic brain injury in infants, children, and adolescents: the use of corticosteroids in the treatment of severe pediatric traumatic brain injury. *Pediatr Crit Care Med* 2003; 4:S60-4.

28. Roberts I, Yartes D, Sandercock P et al. Effects of intravenous corticosteroids on death within 14 days in 10.008 adults with clinically significant head injury (MRC CRASH trial): randomized placebo controlled trial. Lancet 2004; 364:1321-8.

29. Thiessen ML, Woolridge DP. Pediatric minor closed head injury. Pediatr Clin N Am 2006; 53:1-26.

30. American College of Surgeons. Committee on Trauma. Advanced Trauma Life Support. 7 ed. 2008.

31. Adelson PD, Bratton SL, Carney NA et al. Guidelines for the acute medical management of severe traumatic brain injury in infants, children, and adolescents: the role of anti-seizures prophylaxis following severe pediatric brain injury. *Pediatr Crit Care Med* 2003; 4:S72-6.

32. Adelson PD, Bratton SL, Carney NA et al. Guidelines for the acute medical management of severe traumatic brain injury in infants, children, and adolescents: nutritional support. *Pediatr Crit Care Med* 2003; 4:S68-71.

33. Guerra SD, Quintão VC, Watanabe GA et al. Efeito protetor da dieta enteral em pacientes pediátricos com traumatismo cranioencefálico grave. No prelo.

34. Adelson PD, Bratton SL, Carney NA et al. Guidelines for the acute medical management of severe traumatic brain injury in infants, children, and adolescents: critical pathway for the treatment for the established intracranial hypertension in pediatric traumatic brain injury. *Pediatr Crit Care Med* 2003; 4:S65-7.

40

Traumatismo Raquimedular em Crianças

Márcia Cristina da Silva ▪ Viviane Evilyn dos Santos de Mendonça

INTRODUÇÃO

Os traumas na infância representam importante causa de morbimortalidade na atualidade, constituindo um grave problema de saúde pública.[1] Segundo a Organização Mundial de Saúde (OMS), em 1998, 16% das doenças em escala mundial eram secundárias a lesões traumáticas.[1] No Brasil, as causas externas respondem por 19,5% da taxa de mortalidade, sendo na faixa etária dos 5 a 19 anos a principal causa de óbito.[1]

O sexo masculino está mais relacionado a traumas em qualquer grupo etário (sete homens para cada mulher).[2] As principais causas de lesões traumáticas na criança são os acidentes de trânsito e as quedas em geral.[3] Cinquenta por cento dos acidentes com adolescentes estão associados à ingestão de bebidas alcoólicas.[3]

O traumatismo raquimedular (TRM) compreende as lesões dos componentes da coluna vertebral em quaisquer porções: óssea, ligamentar, medular, discal, vascular ou radicular. Consiste em um processo agudo com repercussões negativas sobre o indivíduo afetado, sua família e a sociedade de modo geral. Nos países desenvolvidos, sua incidência anual varia de 11,5 a 53,4 por milhão de habitantes.[4] No Brasil, dados e estudos sobre a incidência do TRM são escassos. Estima-se que ocorram a cada ano 10.000 casos novos de trauma medular.[3] Estudo retrospectivo realizado na Zona Sul de São Paulo analisou 100 pacientes com TRM. Oitenta e seis por cento deles eram do sexo masculino. Pouco mais de 40% dos acidentes ocorreram em pessoas com menos de 30 anos de idade. As principais causas de lesão medular no grupo etário de 0 a 20 anos foram as quedas de laje (35%) e os acidentes automobilísticos (25%).[3]

ANATOMIA

Para melhor entendimento do TRM são necessários conhecimentos básicos de anatomia. A coluna vertebral é composta de 33 vértebras, sendo sete cervicais, 12 torácicas, cinco lombares, cinco sacrais e quatro coccígeas. Conectados às vértebras estão os ligamentos espinais e as cápsulas articulares. Esses elementos são responsáveis pela conexão e estabilidade das vértebras e por sua mobilidade. São eles: os ligamentos longitudinal anterior, longitudinal posterior e amarelo (costotransversal e flava), os ligamentos capsulares, os ligamentos interespinal e supraespinhoso e os ligamentos da região atlanto-occipital (ligamentos apical, alar, transverso e cruciforme do atlas).

No início da vida fetal, a medula ocupa todo o canal vertebral. Durante o desenvolvimento ocorre maior crescimento da coluna em relação à medula. Ao nascimento, a porção final da medula mantém uma relação topográfica com a segunda vértebra lombar. No adulto, a relação topográfica é com a primeira vértebra lombar. Abaixo desse nível são encontradas apenas raízes nervosas, seus envoltórios e líquor. Existe uma regra prática, embora não muito exata, para relacionar a vértebra ao segmento medular correspondente. Entre as vértebras C2 e T10, adiciona-se 2 ao número do processo espinhoso da vértebra e tem-se o número do segmento medular subjacente. Aos processos espinhosos das vértebras T11 e T12 correspondem os cinco segmentos lombares, enquanto ao processo espinhoso de L1 correspondem os cinco segmentos sacrais.[4]

A região cervical é a parte mais móvel da coluna, tornando-se, dessa maneira, o segmento mais suscetível a lesão. A junção toracolombar constitui a transição entre a região torácica pouco flexível em virtude da fixação com as costelas e a coluna lombar (robusta), o que a torna também vulnerável a lesões.

A coluna vertebral imatura da criança apresenta algumas características especiais: desproporção do tamanho e peso da cabeça em relação ao corpo, maior mobilidade, frouxidão ligamentar, pouco desenvolvimento da musculatura paravertebral, orientação horizontalizada das facetas articulares, forma em cunha do corpo vertebral e desenvolvimento incompleto do processo uncinado. Com a maturação, a geometria das vértebras e facetas modifica-se e a força dos ligamentos e da musculatura da coluna cervical aumenta, atingindo aos cerca de 10 anos de idade padrão semelhante ao adulto (Figura 40.1). Além desses fatores, na criança, a flexão do pescoço ocorre principalmente entre C2-C3 e no adulto, entre C5-C6. Desse modo, as lesões em crianças ocorrem preferencialmente entre C1-C2 e no adulto, de C5 a C7. Todos esses fatores ajudam a explicar a menor frequência de fraturas da coluna imatura, assim como a ocorrência de lesões medulares sem que haja alterações radiológicas ósseas.[5,6]

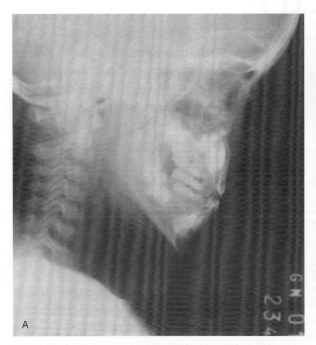 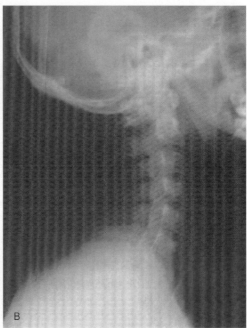

Figura 40.1 ▷ Radiografias da coluna cervical em perfil – criança (**A**) adulto (**B**). Notam-se a orientação horizontalizada das facetas articulares e o formato em cunha dos corpos vertebrais da criança comparados com o adulto.

MECANISMOS DE TRAUMA

A divisão da coluna vertebral em três colunas[7] auxilia o melhor entendimento do mecanismo do trauma e da estabilidade da coluna. A coluna anterior corresponde ao ligamento longitudinal anterior e aos dois terços anteriores do corpo vertebral e disco intervertebral. A coluna média corresponde ao terço posterior do corpo vertebral e disco intervertebral, ânulo fibroso e ligamento longitudinal posterior. A coluna posterior é formada pelo arco vertebral posterior, processo espinhoso, processos articulares e seus ligamentos.

Vários são os mecanismos de TRM: hiperflexão anterior e lateral, hiperextensão, rotação, compressão axial, tração e a combinação dos fatores anteriores. A flexão anterior é comum em acidentes automobilísticos, principalmente quando a vítima não está usando cinto de segurança ou o faz de maneira inadequada. Um exemplo é o uso de cinto de segurança abdominal e a fratura de Chance (hiperflexão com distração dos elementos espinais posteriores). As regiões cervical e lombar são localizações frequentes desse tipo de lesão. Na coluna cervical, a lesão é causada pela flexão forçada da cabeça para frente. Há forças de distensão na coluna posterior e compressão na coluna anterior. A hiperextensão pode ser observada em casos em que o lactente é sacudido para frente e para trás (*head shaking*) e também na desaceleração súbita, quando ocorre flexão seguida de hiperextensão (lesão em chicote). Nesse tipo de trauma é aplicada uma força na face ou na fronte e a cabeça é hiperestendida posteriormente. Há distração da coluna anterior e compressão dos elementos posteriores. A fratura do enforcado (espondilolistese traumática de C2) é um exemplo de fratura em hiperextensão (Figura 40.2*A* a *C*). A compressão axial é comum em mergulho (de cabeça) em águas rasas e quedas (Figura 40.3*A*. Na compressão axial, a força é aplicada no alto da cabeça com a coluna cervical em posição neutra. A fratura de Jefferson (fratura do arco de C1) é um exemplo clássico desse mecanismo (Figura 40.4). A extração forçada durante o parto, principalmente em apresentação pélvica, pode ser responsável por lesões cervicais altas por tração sem anormalidades radiológicas associadas.

Uma lesão na coluna pode ser classificada como estável ou instável. É considerada estável a lesão que preenche os seguintes critérios:[8]

- Não há deslocamento ou deformidade excessiva em condições fisiológicas.
- Não ocorrerão deformidades ou deslocamentos durante o processo de cura.
- Não haverá compressão ou lesão do tecido nervoso se aplicadas cargas fisiológicas à coluna vertebral.

Além dos critérios clínicos de estabilidade, são também importantes os critérios radiológicos (ver diagnóstico).

Algumas doenças de base podem predispor a lesão medular pela presença de alterações ósseas ou ligamentares, entre elas síndrome de Down, síndrome de Klippel-Feil, malformações do tipo Chiari, artrite reumatoide, alterações ósseas congênitas, espondilite anquilosante e tumores.

ALTERAÇÕES ANATOMOPATOLÓGICAS

As principais alterações anatomopatológicas que podem ser encontradas consistem em: concussão, contusão, isquemia, compressão e laceração. A concussão é definida como uma alteração funcional, e o quadro clínico por ela causado é habitualmente transitório. Acredita-se que a alteração seja cau-

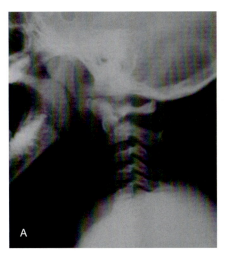 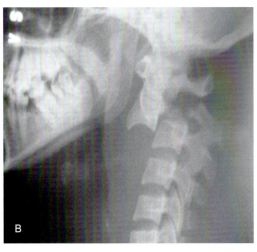 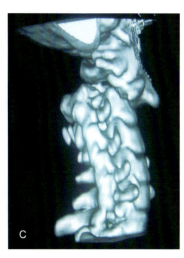

Figura 40.2 ▷ Radiografias da coluna cervical em perfil: fratura do enforcado (espondilolistese traumática de C2). **A** Tipo 1 com fratura do istmo do pedículo de C2 com subluxação C2-C3 < 3mm. Esta é uma lesão estável. **B** Tipo 2 com fratura do istmo do pedículo de C2 e lesão do ligamento longitudinal posterior associado, resultando em subluxação C2-C3 > 4mm. Nestes casos pode haver instabilidade precoce. **C** TC – reconstrução óssea da coluna cervical com fratura do istmo do pedículo de C2 e luxação C2-C3 > 4mm.

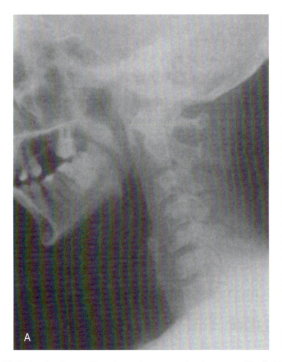 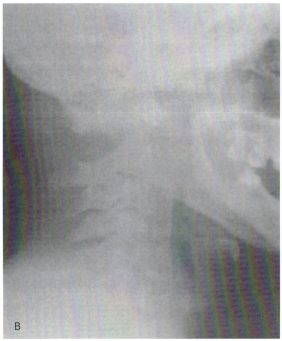

Figura 40.3 ▷ Radiografias da coluna cervical em perfil. **A** Fratura/compressão do corpo vertebral com protrusão posterior do fragmento ósseo para dentro do canal medular. Nota-se aumento do espaço retrotraqueal correspondente à fratura. **B** Fratura "em gota" do corpo vertebral de C5. Também há aumento do espaço retrotraqueal correspondente.

sada por uma saída de potássio dos neurônios para o espaço extravascular. A contusão resulta de lesão fechada da medula sem secção anatômica. A recuperação, na maioria das vezes, é incompleta. A isquemia da medula espinal pode ocorrer em razão da oclusão da artéria espinal anterior ou outra compressão vascular, entretanto pode se dever a outros fatores não diretamente relacionados a traumatismo medular. Hipotensão arterial, choque e lesão vascular da aorta ou da artéria vertebral são causas comuns desse tipo de lesão. A medula espinal pode ser comprimida por hematomas, fragmentos ósseos e de disco intervertebral, e por angulação da coluna vertebral. A laceração ocorre quando há secção do tecido nervoso medular por fragmentos ósseos, instrumentos perfurocortantes, projéteis de armas de fogo ou estiramento grave.

SCIWORA

A ocorrência de lesões medulares sem a presença de alterações radiológicas evidentes é conhecida na literatura inglesa como SCIWORA (*spinal cord injury without radiographic ab-*

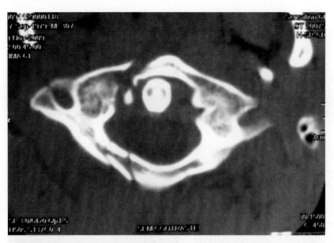

Figura 40.4 ▷ TC – corte axial, sem contraste: fratura dos arcos anterior e posterior de C1 a D. Esta é uma fratura instável com alta taxa de mortalidade no local do acidente. Os sobreviventes geralmente não apresentam déficit neurológico associado.

normality – lesão medular sem alteração radiológica). Deve ser salientado que esse termo foi cunhado antes da difusão da ressonância magnética (RM), exame que costuma encontrar alterações na medula espinal. A incidência de SCIWORA varia de 5% a 70%, com média de 25% de todos os casos de TRM em criança. SCIWORA é comum em crianças, incomum em adolescentes e rara em adultos. Os pacientes mais jovens apresentam incidência maior de lesões completas. SCIWORA se deve à maior flexibilidade de ligamentos e à elasticidade da coluna imatura. A maioria das lesões é cervical, mas podem ocorrer lesões na coluna torácica ou na junção toracolombar. A coluna de uma jovem criança pode deformar-se significativamente sem que haja fraturas ou lesões ligamentares enquanto a medula é lesada.[9] A coluna da criança pode se alongar até 5cm, e a medula espinal pode alongar sem danos apenas 0,6cm, antes que ocorra lesão. Isso explica a maior incidência de SCIWORA em crianças.

QUADRO CLÍNICO

História

A história detalhada das circunstâncias do acidente, do mecanismo de lesão, do uso de equipamentos de segurança e das condições em que a criança foi encontrada no local do acidente pode ajudar o diagnóstico. No paciente politraumatizado, o médico deve estar sempre atento para a possibilidade de lesão raquimedular, principalmente se há alteração do nível de consciência. No traumatismo cranioencefálico (TCE) grave, 5% dos pacientes irão apresentar TRM associado.[10]

Exame clínico

Nos doentes que se encontram conscientes, sóbrios, sem alterações neurológicas ou outras lesões dolorosas que possam retirar sua atenção e que não se queixam de dor no pescoço (à palpação e movimentação ativa), o TRM se torna improvável.[10]

A coluna deve ser inspecionada em toda a sua extensão. Devem ser testadas a sensibilidade (tátil, térmica, dolorosa, proprioceptiva), a força muscular de todos os segmentos corpóreos, os reflexos osteotendinosos, o reflexo anal e o bulbocavernoso nos pacientes do sexo masculino. Os sinais de TRM incluem: fraqueza muscular, alterações sensitivas, distúrbios autonômicos, dor local, hiporreflexia, rigidez de nuca e respiração diafragmática. Alguns pacientes podem apresentar lesões ósseas da coluna vertebral, apenas com dor local, sem que haja déficit neurológico. O nível neurológico da lesão se refere ao segmento mais caudal da medula com funções motora e sensitiva preservadas bilateralmente. O nível esquelético é aquele em que, por meios de imagem, se encontra o maior dano vertebral.

Na fase aguda do TRM instala-se o choque medular, que se caracteriza por arreflexia tendinosa e hipotonia muscular, a qual pode ter duração de 1 a 12 semanas. Após esse período ocorre hiper-reflexia com hipertonia. Os reflexos anal e bulbocavernoso estão ausentes. A perda da inervação simpática levará à disfunção autonômica, a qual pode causar hipotensão arterial, bradicardia e alteração no controle da temperatura. O íleo paralítico e a retenção urinária vão ocorrer em lesões cervicais e torácicas.

Em comparação, o choque neurogênico se refere a alteração hemodinâmica decorrente da perda do tônus vasomotor e resposta inadequada da frequência cardíaca causadas pela lesão medular completa. Uma lesão medular deve ser suspeitada em caso de choque associado à bradicardia. Na lesão completa de medula ocorre a perda total da função motora e sensitiva abaixo do nível lesado, incluindo o segmento sacral. Isso inclui as funções motoras, sensitivas e reflexas e os tônus vesical e retal.

Nos pacientes com lesão incompleta pode haver uma zona de preservação parcial. Este termo se refere àqueles dermátomos e miótomos caudais em nível neurológico que permanecem parcialmente inervados. Nas lesões parciais há preservação de função sensitiva ou motora abaixo do nível lesado. Uma lesão parcial extensa pode ser confundida com lesão completa e ser identificada somente após um exame clínico detalhado. Grande parte pode ser descrita por síndromes medulares ou combinações destas. As síndromes medulares mais frequentes são: síndrome central da medula, hemissecção da medula (Brown-Sequard) e lesão da artéria anterior (Figura 40.5). Na lesão central da medula, os membros superiores são mais atingidos, principalmente as mãos, sendo os membros inferiores pouco ou não acometidos.

Vários graus de lesão podem ocorrer abaixo do nível da lesão. É a lesão parcial que apresenta melhor prognóstico. A lesão se deve a uma isquemia, visto que a parte central da medula é perfundida por ramos terminais, tornando-se mais suscetível a esse tipo de lesão.

Na síndrome de Brown-Sequard, a alteração motora é homolateral à lesão, e as alterações sensoriais de temperatura e de dor, por outro lado, encontram-se localizadas um a dois níveis abaixo da lesão e contralateral. Na maioria das vezes é causada por traumatismo penetrante, mas também pode ser causada por traumatismo contuso.[11]

Na síndrome da artéria espinal anterior há lesão do principal suprimento sanguíneo da medula. Apenas as colunas dor-

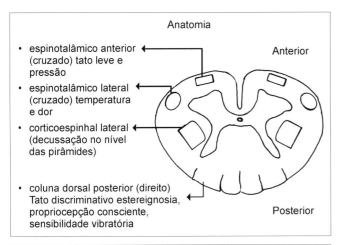
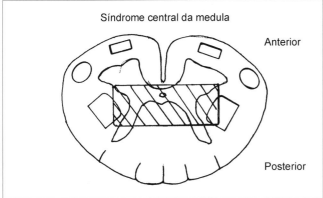
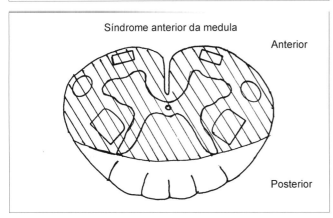
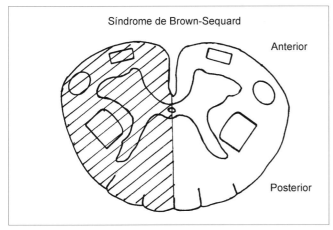

Figura 40.5 ▷ Diagrama das lesões parciais mais comuns da coluna cervical associadas ao TRM.

sais são supridas pelas artérias medulares posteriores. Dessa maneira, os pacientes têm paralisia completa, uma dissociação sensorial com perda da a sensibilidade dolorosa e de temperatura, mas a propriocepção, sensibilidade vibratória e o tato discriminativo (funções da coluna posterior) ficam preservados. A síndrome do cone medular ocorre em 25% dos casos de TRM e produz paralisia dos membros inferiores e perda do controle dos esfíncteres anal e vesical. Lesões em T12 e L1 podem causar esse tipo de alteração.

Na síndrome da cauda equina ocorre lesão das raízes nervosas lombossacras dentro do canal neural, resultando em arreflexia de membros inferiores e alterações esfincterianas.

Crianças que apresentam SCIWORA podem apresentar quadro clínico variado, desde parestesias leves, transitórias e com rápida melhora até a lesão medular completa. A apresentação clínica pode ser aguda (< 48 horas), tardia, ou pode haver recuperação do déficit, seguida de recorrência da lesão.[12,13] A apresentação tardia ou a recorrência dos sintomas podem se dever à lesão progressiva do tecido nervoso por instabilidade incipiente da coluna vertebral.[14] Aproximadamente metade dos pacientes com SCIWORA apresentará manifestação tardia dos sintomas.[15]

Um grupo especial é formado pelos recém-nascidos que sofrem lesão durante o parto. Habitualmente, a coluna cervical alta ou a junção cervicotorácica é lesada e não se encontram alterações radiológicas. A apresentação pélvica ocorre na maioria dos casos. A mortalidade é alta e o prognóstico, ruim.[16]

DIAGNÓSTICO

Pacientes conscientes, assintomáticos, sóbrios, sem alterações neurológicas, sem dor à palpação ou à movimentação da coluna e sem outras lesões que causem dor e possam retirar sua atenção durante o exame não necessitam de exames de imagem para a exclusão de um TRM.[17,18] Critérios semelhantes podem ser aplicados até mesmo em crianças pequenas. Um estudo realizado com crianças de até 3 anos de idade vítimas de traumatismo contuso mostrou que quatro fatores, usados em conjunto com a história clínica, podem evitar a realização de exames de imagem nessas crianças, sem prejuízo no diagnóstico do TRM.[18] Os fatores preditivos de TRM nesses pacientes foram escore na escala de coma de Glasgow (ECGl) menor do que 14, escore de resposta ocular da ECGl igual a 1, trauma por acidente automobilístico e idade maior do que 2 anos.

Em caso de suspeita de traumatismo medular deve ser realizado estudo radiológico com radiografias das colunas cervical, torácica e lombar. No caso de pacientes com traumatismo acima das clavículas devem ser solicitadas radiografias em pelo menos duas incidências (anteroposterior e perfil). Quando possível, as radiografias da coluna cervical devem incluir a incidência transoral, pois com as três incidências há sensibilidade de 94% para lesões ósseas da coluna cervical.[19] Em caso de suspeita de lesão cervical, a radiografia deve incluir a base do crânio, todas as sete vértebras cervicais e a primeira vértebra torácica.[10] A radiografia lateral pode mostrar a presença de subluxações, fraturas e deslocamentos (Figuras 40.6 a 40.8), além de alterações de partes moles, o que auxilia

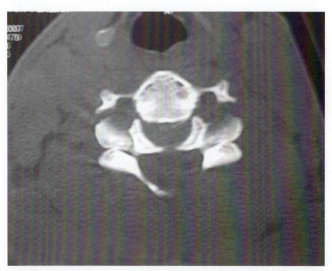

Figura 40.6 ▷ TC – corte axial, sem contraste: observa-se a presença de dois arcos vertebrais visíveis no mesmo corte axial.

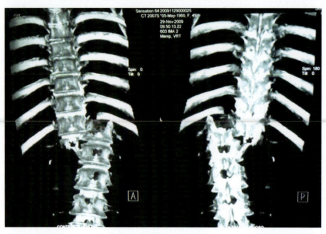

Figura 40.7 ▷ TC – reconstrução óssea da coluna toracolombar: fratura de L1, com grave luxação L1-T12 e avulsão da última costela à esquerda.

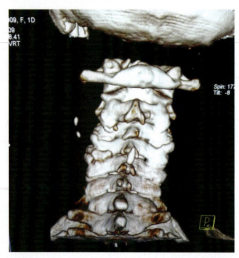

Figura 40.8 ▷ TC – reconstrução óssea da coluna cervical: disjunção atlanto-occipital. Se o óbito não ocorre imediatamente após o acidente, o paciente geralmente tem pouco ou nenhum déficit neurológico.

a identificação de lesões ósseas e ligamentares. O aumento do espaço retrofaríngeo e/ou retrotraqueal pode indicar a presença de hematoma pré-vertebral. O espaço retrofaríngeo não deve exceder 6mm, enquanto o espaço retrotraqueal não deve passar de 14mm nas crianças. Entretanto, o espaço retrofaríngeo pode estar aumentado em criança que está chorando.[19,20] Quando não for possível a visibilização das vértebras cervicais baixas, deve ser feita radiografia na incidência *do nadador* ou tomografia computadorizada (TC) da região.

A radiografia transoral é indicada em caso de suspeita de lesão cervical alta, com intuito de verificar o processo odontoide e as articulações de C1 e C2. A distância entre a parte anterior do processo odontoide e o arco de C1 na população adulta mede até 3mm, ao passo que na criança essa distância pode chegar a 5mm.[21] A ruptura do ligamento transverso do atlas pode estar associada a aumento desse espaço. Se o paciente não colabora com o exame, o processo odontoide pode ser observado por meio de incidências oblíquas através do forame magno ou na TC.

Na criança, o espaço entre C2 e C3 pode ser maior do que nos adultos, e em alguns casos pode simular luxação verdadeira. Em estudo feito com menores de 8 anos de idade sem história de trauma, 46% deles apresentaram tendência ao deslocamento anterior da segunda vértebra em relação à primeira nas radiografia de perfil, em extensão e flexão, sugerindo luxação.[22]

Uma lesão é definida como instável por critérios radiológicos quando ocorre luxação maior do que 3,5mm entre duas vértebras ou se a angulação entre os dois corpos vertebrais for maior do que 11 graus. As radiografias de coluna cervical em extensão e flexão podem ser usadas para investigação de instabilidade oculta. As contraindicações para sua realização incluem: presença de déficit neurológico, evidência de instabilidade em exames prévios ou alteração da consciência. As radiografias devem ser realizadas sob supervisão médica, com o paciente lúcido, cooperativo e não alcoolizado.

Alguns tipos de fratura são sabidamente instáveis: disjunção atlanto-occipital (Figura 40.7), fratura de Jefferson (fratura do arco de C1) (Figura 40.4), fratura do odontoide tipo II (fratura da base do dente do odontoide), algumas fraturas do enforcado (do arco de C2) (Figura 40.2) e a fratura em gota (fratura com avulsão de parte do corpo vertebral anteriormente) (Figura 40.3*B*). A radiografia anteroposterior pode ser útil na identificação de luxações unilaterais das facetas articulares. Todo paciente com lesão cervical deve ser investigado para averiguação da possibilidade da existência de outra fratura nas colunas torácica, lombar ou sacral, visto que 10% desses pacientes terão uma segunda lesão não contígua.[10]

As incidências anteroposteriores são realizadas como rotina. Se houver lesão, torna-se obrigatória a realização da radiografia em perfil.

A TC está indicada quando é necessário estudo mais detalhado de uma lesão conhecida ou suspeita ou quando o estudo radiológico não é suficiente para o estudo, com clareza, da junção cervicotorácica ou C1-C2. O exame é bom para mostrar os detalhes ósseos e o grau de comprometimento do canal medular (Figura 40.9).

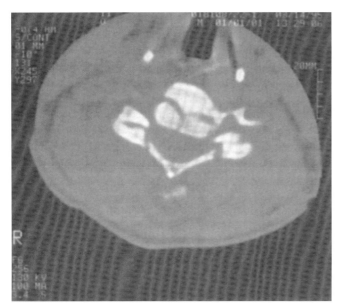

Figura 40.9 ▷ TC de corpo vertebral cervical. Este exame torna possível a visualização detalhada das fraturas e de possíveis deslocamentos dos fragmentos ósseos.

Nos casos em que há déficit neurológico, a RM está indicada para melhor avaliação dos ligamentos e da medula. Entretanto, em nosso meio, esse exame é de alto custo e baixa disponibilidade. Além disso, a estabilidade clínica do paciente é necessária para a realização do exame. A RM pode demonstrar a extensão da lesão e o tipo, que pode variar de um edema e hemorragia leve até a transecção medular. As imagens obtidas pela RM também têm valor prognóstico. Um exame normal sugere bom prognóstico, enquanto lesões mais graves (hemorragia importante ou transecção da medula) inferem mau prognóstico. A RM também é usada para avaliação de lesões passíveis de tratamento cirúrgico, como hematoma epidural e herniação de disco, que levam à compressão medular[15,23] (Figura 40.10).

É importante lembrar que o estudo radiológico, principalmente a TC (maior dose de radiação do que as radiografias), deve ser bem indicado. Nos EUA foi observado que um terço das TC é solicitado sem necessidade. Isso significa que 20 milhões de adultos e mais de um milhão de crianças foram irradiados desnecessariamente. Estudos recentes afirmam que as TC estão relacionadas ao aumento do risco para neoplasias, ao longo da vida, em adultos e crianças.[24]

TRATAMENTO

Até o presente momento não existe um tratamento preconizado para o traumatismo medular que reverta comprovadamente as lesões medulares e seus déficits.

O tratamento atualmente empregado para crianças e adultos visa identificar instabilidade, reduzir e imobilizar a fratura e fundir os elementos lesados. O tratamento inicial do traumatismo medular inclui imobilização precoce e estabilização clínica do paciente. Pacientes com alteração do nível de consciência devem ser considerados portadores de lesão cervical, até que se prove o contrário. O pescoço deve ser alinhado na posição neutra sem tração ou compressão longitudinal. Caso existam deformidades evidentes, não se deve tentar corrigi-las. A coluna cervical deve ser imobilizada com colar semirrígido, já no local do acidente. O colar isolado não é adequado para a imobilização, sendo necessário o uso de prancha de apoio, esparadrapo, ataduras e suporte lateral cervical antes e durante o transporte para uma unidade com os recursos necessários para o atendimento. Deve ser lembrado que o paciente deve ser manipulado em bloco para maior proteção da medula.

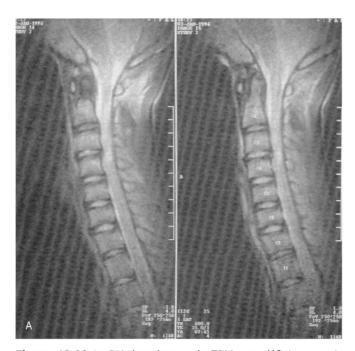
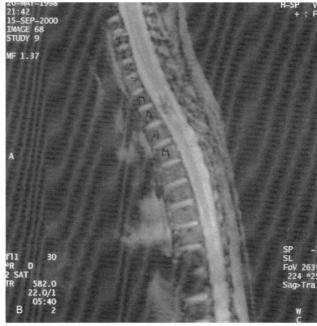

Figura 40.10 ▷ RM da coluna após TRM com déficit motor incompleto. Radiografia de coluna cervical não mostrou alterações ósseas. Neste exame nota-se protrusão discal no espaço C3-C4 com discreta compressão do canal medular.

A possibilidade de lesão torácica e lombar deve ser considerada. A imobilização inicial das colunas torácica e lombar pode ser atingida com o posicionamento adequado do doente. No paciente inconsciente, a via aérea deve ser mantida desobstruída com a manobra de elevação da mandíbula e introdução de cânula orofaríngea (Guedell), impedindo que a língua obstrua a via aérea. Pacientes com ECGl e menor ou igual a 8 necessitarão de entubação endotraqueal, que deverá ser realizada sem a hiperextensão do pescoço.[25] A sonda orogástrica ou nasogástrica está indicada para o esvaziamento do estômago, reduzindo os riscos de vômitos e aspiração pulmonar de conteúdo gástrico.[26] A sonda nasogástrica é contraindicada quando se suspeita de fratura de base de crânio.

Pacientes com lesão cervical ou torácica alta podem apresentar tônus simpático diminuído, o que leva a um quadro de bradicardia e instabilidade hemodinâmica que deve ser prontamente abordado, pois a perfusão inadequada agrava as lesões medulares. O ritmo cardíaco, a oximetria de pulso e a pressão venosa central devem ser monitorados. No choque neurogênico, a hipotensão geralmente não responde bem à infusão de líquidos. A sobrecarga hídrica pode resultar em sobrecarga cardíaca com edema pulmonar. Com frequência, a hipotensão pode ser controlada mediante o uso criterioso de aminas vasoativas.

O volume urinário deve ser monitorado, sendo necessário o uso de sonda vesical de demora. O uso de sonda vesical está contraindicado em caso de suspeita de lesão uretral.

O tratamento medicamentoso em caso de TRM movimentou e movimenta vários trabalhos, destacando-se o NASCIS (ensaio nacional controlado e randomizado de lesão aguda da medula espinal), desenvolvido entre 1990 e 1997 nos EUA,[26] fundamentado em três estudos duplo-cegos, randomizados e multicêntricos: os NASCIS 1, 2 e 3. Eles excluíram pacientes menores de 13 anos de idade, portadores de lesões por arma de fogo, grávidas e pacientes com a síndrome da cauda equina.

O NASCIS 1 comparou sem sucesso dois regimes de metilprednisolona (100mg em *bolus*, seguidos por 25mg a cada 6 horas por 10 dias *versus* 1.000mg em *bolus*, seguidos por 250mg a cada 6 horas por 10 dias). Apesar de não demonstrar nenhuma melhora neurológica nos pacientes, ele serviu de base para os próximos NASCIS.

No NASCIS 2, o uso de metilprednisolona (*bolus* de 30mg/kg, seguidos de 5,4mg/kg/hora durante 23 horas), iniciado nas primeiras 8 horas após a lesão, resultou em melhor recuperação neurológica.

No NASCIS 3, os pacientes que receberam a metilprednisolona nas primeiras 3 horas após o trauma seguiram pelo esquema do segundo estudo, enquanto aqueles em que corticoide foi iniciado entre 3 e 8 horas foram mantidos no esquema do NASCIS 2 por 48 horas. O mecanismo provável para a ação da metilprednisolona é a inibição da peroxidação lipídica e da hidrólise, que causa lesão da microvasculatura e das membranas neuronais. O NASCIS mostrou melhora neurológica no grupo que recebeu metilprednisolona em relação ao grupo placebo, porém esse progresso foi modesto, sem melhora funcional nesses pacientes. Além disso, o uso de altas doses da metilprednisolona foi associado a maior risco de pneumonia e

sepse. A miopatia aguda do corticoide também pode ocorrer, complicando ainda mais o quadro clínico do paciente.

Esses resultados levaram a um questionamento de seu uso como *standard* de tratamento no TRM. Atualmente, ele é uma opção terapêutica, muitas vezes utilizada apenas em virtude da ausência total de outras terapias.

Vários estudos recentes têm avaliado terapias medicamentosas que sejam eficazes na reversão dos danos primários e na prevenção dos danos secundários em caso de TRM. Substâncias como gangliosídeo GM1, minociclina, anticorpos monoclonais e outros foram avaliadas, algumas com resultados promissores.[28] Em modelos animais, terapias experimentais na pesquisa da reparação das vias lesadas no TRM mediante o transplante de células-tronco e a diminuição da resposta inflamatória local com o uso de extratos do chá verde[29] e do corante alimentar BBG (*Brilliant blue G*)[30] têm demonstrado progressos na reparação do dano neurológico após lesão medular em ratos.

O tratamento cirúrgico do TRM visa descomprimir a medula espinal e estabilizar a coluna vertebral. Todavia, o papel da cirurgia de urgência na melhora das sequelas neurológicas causadas pelo TRM e o melhor tempo para o procedimento ainda são controversos. Deve ser lembrado que o paciente na fase aguda do TRM é um paciente potencialmente instável. Não apenas pode haver outras lesões traumáticas concomitantes, mas o choque medular causado pelo TRM tem o potencial de prejudicar sua resposta aos traumas associados.

O tempo ideal para o tratamento cirúrgico foi revisto por Fehlings e Perrin.[28] Os autores concluíram que a descompressão pode ser realizada com segurança nas primeiras 24 horas após o trauma. Entretanto, em sua opinião, a descompressão cirúrgica de urgência deve ser realizada nas primeiras 24 horas após o trauma somente se há estabilidade hemodinâmica. Em 1992 foi criado o STASCIS (*Surgical Treatment for Acute Spinal Cord Injury Study* – estudo do tratamento cirúrgico para o traumatismo raquimedular agudo) para avaliar o papel da cirurgia descompressiva (e seu *timing*) no tratamento do TRM. Esse é um estudo randomizado e prospectivo que avalia a eficácia da cirurgia para descompressão e estabilização na redução de danos secundários após a compressão medular aguda e está em andamento na América do Norte.

Na fase tardia, o tratamento cirúrgico visa promover a estabilidade da coluna, possibilitando a mobilização ativa do segmento sem o risco de movimentação inapropriada e deformidades futuras (Figuras 40.11 e 40.12).

A abordagem do paciente com TRM é multidisciplinar, sendo necessário o acompanhamento de diversos profissionais, como neurologista, neurocirurgião, ortopedista, nefrologista, psiquiatra, psicólogo, fisioterapeuta, terapeuta ocupacional, fonoaudiólogo e assistente social. O objetivo da reabilitação é possibilitar que o paciente atinja seu potencial máximo remanescente após o trauma. A sequela da lesão vai depender de sua localização, se houve ou não lesão da medula espinal e se o déficit foi completo ou parcial. A espasticidade pode ser um problema grave, levando a retrações musculares e deformidades. Entre os tratamentos disponíveis atualmente para a espasticidade merecem destaque os benzodiazepínicos, a toxina botulínica, o baclofeno intratecal e a rizotomia seletiva.

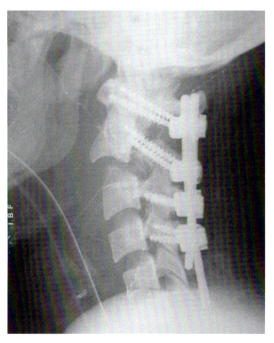

Figura 40.11 ▷ Radiografia de coluna cervical em perfil: controle pós-operatório de fixação fratura instável em C2 e C3.

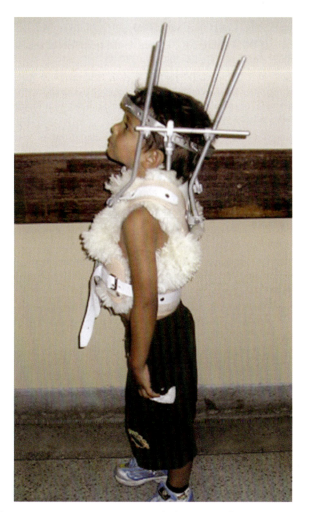

Figura 40.12 ▷ Criança com halo-colete, fixação externa, para tratamento de fratura-luxação estável de C2 e C3.

Os distúrbios de micção podem causar dilatação pielocalicial, infecções urinárias de repetição, cicatrizes renais e insuficiência renal crônica. O cateterismo intermitente é necessário para evitar que a diurese ocorra por extravasamento.

O quadro respiratório depende da topografia da lesão. Traumatismos acima de C4, com déficit neurológico, geralmente levam à insuficiência respiratória em virtude do comprometimento do nervo frênico, podendo ocorrer dependência da ventilação mecânica. Abaixo desse nível, quando há apenas paralisia da musculatura intercostal, pode haver ou não insuficiência respiratória. São importantes as lesões pulmonares associadas, o biótipo do paciente e a instituição de fisioterapia respiratória precoce.

Cuidados com posicionamento, mudança de decúbito frequente e colchões de água são necessários para evitar úlceras de decúbito.

É importante a abordagem psicológica da vítima do trauma e de seus familiares. A aceitação do trauma e das limitações impostas por ele é fundamental para a adaptação à nova realidade. Deve ser enfatizado que a noção de qualidade de vida é subjetiva e pessoal, e a opinião do paciente tem de ser considerada.

PREVENÇÃO

O acidente é uma lesão não intencional causada pela transmissão repentina e rápida de energia dinâmica, térmica ou química de um corpo a outro, ocasionando danos ou até mesmo a morte, mas que pode ser evitado e controlado. Assim, para proteger as crianças dos acidentes faz-se necessária a orientação adequada dos pais, professores e demais profissionais envolvidos no cuidado da criança.

Deve fazer parte da consulta do pediatra a prevenção de acidentes: uso de cadeiras de segurança em automóveis para crianças até os 4 anos de idade ou 20kg; como usar corretamente o cinto de segurança; idade/peso mínimo necessário para trafegar no banco dianteiro (crianças com menos de 10 anos de idade devem sempre trafegar no banco traseiro); uso da faixa de pedestre para travessia de ruas e avenidas; proteção em sacadas, lajes, terraços; uso de equipamentos de segurança, como capacete na prática de esportes de risco; não mergulhar em águas desconhecidas; evitar uso abusivo de álcool e outras substâncias ilícitas.

No EUA, estatísticas nacionais mostraram que cerca de 80% a 90% dos dispositivos para proteção das crianças em automóveis são usados de maneira incorreta.[31] Em outro estudo foi observado que 11,8% das crianças não usavam qualquer tipo de equipamento de segurança nos carros.[32]

A criação de programas de prevenção por instituições governamentais ou não governamentais mostrou-se eficaz na redução dos acidentes com crianças e adolescentes. Apesar de ser óbvio que prevenir o trauma é melhor do que tratá-lo, no Brasil ainda são incipientes as campanhas de prevenção de acidentes voltadas para crianças e adolescentes.

O pediatra, por sua vez, tem papel importante na prevenção de acidentes, funcionando como reforço positivo nas campanhas de segurança no trânsito. É imprescindível que o profissional esteja sempre atualizado a respeito dos equipamentos de segurança, sejam eles usados nos veículos motorizados ou na prática de esportes, e como usá-los. Essas questões devem fazer parte da rotina de trabalho e ser discutidas dentro dos consultórios médicos.

REFERÊNCIAS

1. Filocomo FRF, Harada MJCS, Silva CV, Pedreira MLG. Estudo de acidentes na infância. Rev Latino-Am de Enfermagem 2002; 10:41-7.

2. Santos EASS, Santos WJ, Possatti LL, Bittencourt LRA, Botelho RV. Epidemiology of severe cervical spinal trauma in the nort area of São Paulo city: a 10-years prospective study. J Neurosurg: Spine 2009; 11:7.

3. Campos MF, Ribeiro AT, Listik S, Pereira CAB, Sobrinho JA, Rapoport A. Epidemiologia do traumatismo da coluna vertebral. Rev Col Bras Cir 2008; 35(2):88-93.

4. Machado A. Neuroanatomia funcional. 2. ed. Editora Ateneu. 151-62.

5. Barros Filho TEP, Oliveira RP, Silva JLTP et al. Traumatismo raquimedular em crianças. Revista do Hospital das Clínicas da Faculdade de Medicina de São Paulo 1997; 52:119-21.

6. Swaiman KF, Ashwal S. Pediatric neurology – principles e practice. 3 ed. Mosby, 1999:954-68.

7. Dennis F. The three column spine and its significance in the classification of acute thoracolumbar spine. Spine 1983; 8:817.

8. Youmans JR (ed.) Neurological surgery. Part VIII – Trauma. W.B. Saunders Company, 1996.

9. Hadley M. Pediatric spinal trauma: review of 122 cases of spinal cord and vertebral injury. J Neurosurg 1988; 68:18-24.

10. Colégio Americano de Cirurgiões. Comitê de Trauma. ATLS (Advanced Trauma Life Support). Manual do curso para alunos, 1997.

11. Oller WD, Boone S. Blunt cervical spine Brown-Séquard injury. Am Surg 1991; 57:361-5.

12. Pollack IF, Pang D, Sclabassi R. Recurrent spinal cord injury without radiographic abnormalities in children. J Neurosurg 1988; 69:177-82.

13. Ruge JR, Sinson GP, McLone DG, Cerullo J. Pediatric spinal injury: the very young. J Neurosurg 1988; 68:25-30.

14. Pang D, Wilberger JE. Spinal cord injury without radiographic abnormalities in children. J Neurosurg 1982; 57:114-29.

15. Kriss VM, Kriss TC. SCIWORA (Spinal Cord Injury Without Radiographic Abnormality) in infants and children. Clin Pediatr 1996 march; 119-24.

16. Rossitch JE, Oakes JW. Perinatal spinal cord injury: clinical, radiographic and pathologic features. Pediatr Neurosurg 1992; 18:149-52.

17. Radiographic Assessment of the Cervical Spine in Symptomatic Trauma Patients. 2002; 50(supl 3):S30-5.

18. Pieretti-Vanmarcke R. Clinical clearance of the cervical spine in blunt trauma patients younger than 3 years: a multi-center study of the American Association for the Surgery of Trauma. J Trauma 2009; 67(3):543-9.

19. Baker C, Kadish H, Schunk JE. Evaluation of pediatric cervical spine injuries. Am J Emerg Med 1999; 17:230-4.

20. Swain A, Dove J, Baket H. Trauma of the spine and spinal cord I. BJM 1990; 301:34-8.

21. Lustrin ES, Karakas SP, Ortis OA et al. Pediatric cervical spine: normal anatomy variants, and trauma. Radiographics 2003; 23(3)539-60.

22. Cattell HS, Filtzer DL. Pseudosubluxation and other normal variations in the cervical spine in children. J Bone Joint Surg 47A(7):1295-309.

23. Davis PC, Reisner A, Hudgins PA et al. Spinal injuries in children: the role of MR. Am J Neuroradiol 1993; 14(3):607-17.

24. Brenner DJ, Hall EJ, Phil D. Computed tomography: an increasing source of radiation exposure. New Engl J Med 2007; 357(22): 2277-84.

25. Todres D. Pediatric airway control and ventilation. Ann Emerg Med 1993; 22:174-8.

26. Eichelberger MR, Randolph JG. Pediatric trauma: an algorithm for diagnosis and therapy. J Trauma 1983; 23:91-7.

27. Bracken MB, Shepard MJ, Holford TR et al. Administration of methylprednisolone for 24 or 48 hours or tirilazad mesylate for 48 hours in the treatment of acute cord injury. Results of the Third National Acute Spinal Cord Injury Randomized Controlled Trial. National Acute Spinal Cord Injury Study. JAMA 1997; 28:1597-604.

28. Baptiste DC, Felhings MG. Update on the treatment of spinal cord injury. Progress Brain Res 2007; 161:217-33.

29. Paternity I, Genovese T, Crisafulli C et al. Treatment with green tea extract attenuates secondary inflammatory response in experimental model of spinal cord trauma. Naunyn-Schmied Arch Pharmacol 2009; 380:179-92.

30. Peng W, Cotrina ML, Han X et al. Systemic administration of an antagonist of the ATP-sensitive receptor P2X7 improve recovery after spinal cord injury. Proc Natl Acad Sci USA 2009; 106(30):12489-93.

31. Bull MJ, Sheese J. Uptade for the pediatrician on child passenger safety: five principles for safer travel. Pediatrics 2000; 106(5):1112- 7.

32. Decina LE, Lococo KH, Block AW. Misuse of children restraints: results of a workshop to review field data results. Office of Research and Technology. March 2005.

33. Qian T, Campagnolo D, Kirshblum S. High dose methylprednisolone may do more harm for spinal cord injury. Medical Hypotheses 2000; 55(5):452-53.

34. Lim PCA, Tow AM. Recovery and regeneration after spinal cord injury: a review and summary of recent literature. Annals Academy of Medicine 2007; 36(1):49-57.

41

Coma Infantil

Eisler Cristiane Carvalho Viegas ▪ Luiz Fernando Fonseca
Thelma Ribeiro Noce ▪ Antônio Pereira Gomes Neto

INTRODUÇÃO

No paciente em coma, o bom prognóstico depende principalmente da definição da etiologia, assim como do tratamento eficaz, que procura preservar a função neurológica e maximizar o potencial para a cura, revertendo a causa primária do dano cerebral e prevenindo danos cerebrais secundários a anóxia, isquemia, hipoglicemia, edema cerebral, convulsões, infecção e distúrbios eletrolíticos.

CONCEITOS BÁSICOS

Do ponto de vista neurológico, a consciência apresenta-se como a capacidade de percepção do meio externo e de si próprio. Tradicionalmente, consciência tem dois componentes: um lado vigil e desperto, mantido pela formação reticular ativadora e estruturas subcorticais do cérebro; e outro lado, pela cognição, compreendendo a capacidade de atenção, percepção, memória, linguagem, praxia e intelecto, que dependem do córtex cerebral. Desse modo, o comportamento consciente depende da interação dos sistemas de despertar e alerta do tronco cerebral normal e da extensa população neuronal dos hemisférios cerebrais intactos. A formação reticular do tronco encefálico difunde-se ao longo da porção central do tronco cerebral, colocando-se ventralmente ao sistema ventricular, indo desde a junção bulbomedular até o hipotálamo posterior (diencéfalo), onde se liga ao sistema límbico. Aí se localiza o sistema reticular ativador essencial ao despertar. O comprometimento da consciência pode resultar de alterações tanto da atenção como da percepção ou da perda de ambas.

Perdas focais específicas do conteúdo mental incluem demências, afasias, amnésias e outros defeitos psicológicos mais ou menos circunscritos. Essas anormalidades são decorrentes de lesões restritas aos hemisférios cerebrais. Não são consideradas estados de alteração do nível da consciência, a menos que provoquem algum grau de redução da vigília associadamente.

O coma representa um estado de perda de consciência em que o paciente permanece não responsivo aos estímulos verbais ou dolorosos, com os olhos fechados, em razão de grave disfunção do córtex cerebral em ambos os hemisférios ou por disfunção do sistema reticular ativador ascendente do tronco encefálico e diencéfalo. Há ausência total de resposta à própria pessoa e ao ambiente. O paciente em coma não tem nenhuma percepção de si próprio, não faz nenhum movimento voluntário e não tem ciclos de sono-vigília.

Entre a vigília e o coma há uma série de estados intermediários distribuídos em um gradiente de acometimento do nível de consciência (desde leve sonolência até a morte encefálica), representando distúrbios maiores ou menores nas estruturas responsáveis pela consciência.[6] A principal distinção entre esses vários estados é se a atenção está aumentada ou reduzida.

Um estado mental excitado, ocasionalmente com hipervigilância, é visto em pacientes com *delirium*, ilusões e alucinações. Alucinação caracteriza a percepção de algo que não está presente. Ilusão é a interpretação errônea de um estímulo sensorial. O *delirium* inclui agitação, irritabilidade, desorientação e alucinações, com o paciente se comportando como se estivesse sonhando acordado.

Em estado confusional, os pacientes podem estar conscientes, mas se encontram perturbados e desorientados. Pacientes em *delirium* estão confusos, desorientados e frequentemente agitados. As causas mais comuns na infância são intoxicação, infecção, febre, distúrbios metabólicos e epilepsia.

O estado mental com redução da atenção sofre variações desde a letargia, na qual o paciente dormirá se não for estimulado, a obnublação, na qual o paciente permanece sonolento mesmo quando estimulado, até o estupor ou torpor, no qual o paciente fica responsivo somente quando recebe estímulo vigoroso e contínuo. Esse estado caracteriza perda parcial ou relativa da resposta ao meio ambiente, em que a consciência do paciente pode estar comprometida em vários graus. É difícil ativar o paciente e, embora uma estimulação breve seja possível, as respostas são lentas e inadequadas. O paciente mostra-se sob os demais aspectos alheio ao que está acontecendo no ambiente e recai prontamente no estado torporoso.

Estados crônicos de comprometimento grave da consciência são bem distintos do coma, sendo eles: estado vegetativo, estado de consciência mínima e mutismo acinético (Quadro 41.1).

Coma é definido como estado patológico de inconsciência profunda e sustentada com os olhos fechados, sendo diferente do sono normal em razão da incapacidade de ser acordado.

Quadro 41.1 ▷ Caracterização dos níveis de consciência

Condição	Consciência	Reação à dor	Ciclo sono-vigília	Função motora	Função respiratória
Coma	Ausente	Não	Ausente	Não há movimento voluntário	Comprometida
Estado vegetativo	Ausente	Não	Intacto	Não há movimento voluntário	Normal
Estado de consciência mínima	Muito limitada	Sim	Intacto	Limitação grave de movimentos	Comprometida
Mutismo acinético	Limitada	Sim	Intacto	Limitação moderada de movimentos	Normal ou comprometida
Síndrome *locked-in*	Presente	Sim	Intacto	Quadriplegia; paralisia pseudobulbar; movimentação ocular preservada	Comprometida
Morte encefálica	Ausente	Não	Ausente	Nenhuma ou apenas movimento medular reflexo	Ausente

Estado vegetativo é caracterizado pela completa ausência de reconhecimento de si próprio e do ambiente. Está preservada a capacidade de despertar espontaneamente ou por estímulo externo, e evidenciam-se ciclos de sono-vigília.

No *estado vegetativo*, a consciência do ambiente está ausente, embora as funções de tronco e hipotálamo estejam presentes e sejam suficientes para promover uma sobrevida prolongada com cuidado de suporte. Esses pacientes têm alguma função respiratória preservada e ciclos de sono-vigília, nos quais os períodos de sono aparente alternam-se com períodos de abertura ocular espontânea. Movimentos em resposta a estímulos externos podem ocorrer, mas são apenas reflexos, insustentados e não reproduzíveis. O estado vegetativo é considerado permanente se se prolonga por mais de 12 meses após traumatismo craniano ou por mais de 3 meses após dano cerebral não traumático.

Em contraste, no *estado de consciência mínima*, o paciente pode apresentar movimentos não reflexivos simples ou comportamento afetivo, como choro ou sorriso em resposta, verbalizações inteligíveis, procura visual etc. Nele, os pacientes demonstram sinais débeis de estarem conscientes de si e do meio em que vivem.

Na *síndrome locked-in*, o paciente tem consciência preservada, mas sua habilidade de comunicar-se com o meio está gravemente comprometida em virtude da paralisia dos músculos voluntários.

A síndrome *locked-in* é um quadro neurológico raro definido por: (1) presença de abertura ocular sustentada, (2) preservação da consciência, (3) afonia ou hipofonia, (4) tetraplegia ou tetraparesia e (5) um meio primitivo de comunicação que usa a movimentação ocular ou o piscamento. De acordo com a literatura, a causa mais comum dessa síndrome é a isquemia ventral pontina, causada por oclusão ou trombo-se da artéria vertebrobasilar. Quanto ao prognóstico, 35% dos pacientes pediátricos com a síndrome *locked-in* apresentam alguma recuperação motora, 26% têm boa recuperação, 23% morrem e 16% permanecem com o quadro inicial.

Mutismo acinético consiste no estado de profunda apatia com preservação da consciência, revelada pela procura visual atenta, mas com poucos e lentos movimentos voluntários, não compatíveis com paralisia. É também chamado de coma vigil. Consiste na dissociação entre o estado de consciência (vigília preservada) e o conteúdo da consciência (perda de funções psicológicas dos hemisférios cerebrais). Esse quadro é muito frequente nos pós-operatórios de tumores de fossa posterior.

Morte encefálica descreve a ausência permanente de todas as funções cerebrais, incluindo aquelas do tronco cerebral. Os pacientes em morte encefálica estão em coma irreversível, apneia e com ausência de reflexos de tronco, incluindo perda de todas as funções dos nervos cranianos. Esses pacientes diferem daqueles em coma por estes últimos apresentarem resposta de tronco encefálico e pelo menos alguma função respiratória preservada.

Morte encefálica é reconhecida em todo o mundo como o equivalente à morte do paciente. O padrão de racionalidade para essa equivalência é a definição de morte como perda irreversível da unidade integrativa do organismo como um todo. Tanto a morte encefálica como a falência circulatória são termos definidores de morte. Testes à beira do leito para a determinação de morte encefálica servem para documentar a perda irreversível das funções críticas de todo o cérebro. Uma vez que esses testes sejam positivos, o paciente cumpre os critérios de perda irreversível da unidade integradora e é declarado morto. A morte ocorre quando há perda irreversível da integração do organismo como um todo, e a morte encefálica é dita como sendo um critério para a morte.

FISIOPATOLOGIA

A consciência tem duas dimensões: ativação e cognição. A ativação é uma função primitiva mantida pelo tronco cerebral profundo e por estruturas talâmicas mediais. As funções cognitivas exigem um córtex cerebral e núcleos subcorticais importantes intactos.

O sistema reticular ativador (SRA) ascendente é um sistema de fibras que se originam da formação reticular do tronco cerebral, principalmente do tegumento paramediano da parte superior da ponte e do mesencéfalo, e fazem projeção para os núcleos paramediano, parafascicular, centromediano e intralaminar do tálamo. Os neurônios da formação reticular também recebem colaterais das vias espinotalâmicas ascendentes e enviam projeções difusamente para todo o córtex cerebral, de modo que estímulos sensoriais estão envolvidos na percepção sensorial e também – por suas conexões com o SRA – na manutenção da consciência.

Os processos que produzem coma podem ser caracterizados como estruturais ou metabólicos. Mesmo quando restritas, lesões focais do SRA podem produzir alterações profundas na consciência. Lesões hemisféricas causam coma unicamente quando são extensas e bilaterais. Os processos metabólicos produzem coma por afetar difusamente os hemisférios cerebrais e/ou deprimir a atividade do SRA.

CAUSAS DE COMA

Os estados mórbidos que levam ao coma podem dividir-se em causas estruturais, podendo a lesão localizar-se nas regiões supra ou infratentoriais do cérebro, e causas funcionais, mais comumente denominadas metabólicas. Neste segundo grupo, processos metabólicos, infecciosos e/ou vasculares rompem o equilíbrio do funcionamento cerebral, seja pela privação de substrato para as demandas energéticas encefálicas, seja pela ação direta de substâncias tóxicas (Quadro 41.2).

DIAGNÓSTICO DIFERENCIAL ENTRE COMA ESTRUTURAL E METABÓLICO

Enquanto nas lesões estruturais as manifestações apresentam-se de maneira mais focal e evoluem em um plano de transecção funcional, nos distúrbios metabólicos ocorrem déficits difusos, incompletos e tipicamente simétricos. Perda de memória, falta de percepção visual e auditiva, afetividade embotada e diminuição da atenção são sinais precoces e importantes de distúrbios metabólicos, muitas vezes precedendo alteração franca do nível de consciência por questão de horas ou dias (Quadro 41.3).

O coma pode resultar da progressão de doença preexistente ou mesmo sem um precedente óbvio. Uma perda abrupta de resposta sugere hemorragia intracraniana, convulsão, arritmia car-

díaca ou intoxicação aguda. Um quadro com progressão lenta, por sua vez, exige diagnóstico diferencial amplo, com anamnese, exame físico, sinais vitais e testes propedêuticos detalhados. Uma história de infecção aumenta a possibilidade de comprometimento intracraniano e falência respiratória. Entretanto, febre, ativação do sistema imune ou consumo associado a infecção podem precipitar um comprometimento da consciência secundário, resultante de convulsões, doenças desmielinizantes agudas (encefalomielite disseminada aguda – ADEM), cetoacidose diabética, síndrome de Reye ou erro inato do metabolismo.

A encefalopatia hipóxico-isquêmica neonatal é caracterizada por quadro de alteração do nível de consciência, alteração de reflexos e de tônus e possível disfunção autonômica de tronco.

As desordens relatadas a seguir podem produzir coma na criança:

Lesões cerebrais estruturais

São aquelas que destroem ou comprimem diretamente o parênquima cerebral. Logo, causam a destruição de estruturas do sistema ativador reticular ascendente (SARA) ou disfunção cortical cerebral difusa. Lesões destrutivas únicas (acidente vascular encefálico [AVC], hemorragia, lesões inflamatória ou tumores), que envolvem a porção rostral do SARA, diencéfalo e córtex cerebral, ou suas conexões, produzirão quadro agudo de coma. Lesões de massa supratentoriais poderão produzir herniação cerebral, causando então o quadro de coma. Essas lesões produzirão coma pelo deslocamento e compressão do diencéfalo (herniação central) ou de estruturas temporomesiais (herniação uncal) através da abertura do tentorium.

Síndromes de herniação

Lesões de massa localizadas no sistema nervoso central (SNC) ou aumento da pressão intracraniana podem causar várias síndromes clínicas de herniação.

Herniação uncal

Está frequentemente associada com lesão de massa focal ou *swelling*, o qual empurra o úncus através do tentorium e comprime progressivamente o terceiro nervo homolateral, inicialmente afetando as fibras motoras pupilares parassimpáticas que passam nessa superfície e resultando em dilatação fixa pupilar. Com a evolução da compressão do terceiro nervo, ocorre oftalmoplegia homolateral.

Herniação central

Cursa frequentemente com edema cerebral difuso ou hidrocefalia obstrutiva, que causa aumento da pressão intracraniana, com movimento dos tálamos e do hipotálamo através do tentorium e das tonsilas cerebelares pelo forame magno. Compressão e isquemia do diencéfalo e do tronco encefálico podem ocorrer em lenta progressão rostrocaudal ou abruptamente, produzindo sinais de lesão baixa de tronco. Com lesão diencefálica, pacientes em coma apresentarão postura de descorticação, respiração tipo Cheyene-Stocks e pupilas mióticas, mas com reflexos de tronco preservados. Com o comprometi-

Quadro 41.2 ▷ Etiologia das alterações do estado mental e do coma na infância

Lesões cerebrais supratentoriais	Lesões cerebrais infratentoriais
Extracerebrais	Infarto
Traumatismo cranioencefálico	Hemorragia – tronco cerebral ou cerebelo
Neoplasias	Angiomas do tronco encefálico
Hematoma epidural ou subdural	Aneurisma de artéria vertebrobasilar
Empiema subdural	Hemicrania basilar
Intracerebrais	Lesões destrutivas não vasculares do tronco – abscesso, granuloma, neoplasias
Hemorragia intraparenquimatosa, intraventricular, subaracnóidea	Lesões compressivas não vasculares do tronco – neoplasias extramedulares e cerebelares com hidrocefalia
Infarto cerebral	
Massas expansivas	
Neoplasias, abscessos, granulomas	Lesões desmielinizantes – mielinose pontina central, esclerose múltipla
Edema	
Deprivação de oxigênio, substrato ou cofatores metabólicos	
Hipoxia/isquemia	Síndromes de hiperviscosidade
Hipoglicemia	Circulação extracorpórea
Convulsões e estados pós-ictais	Déficit de cofatores – niacina, piridoxina, tiamina
Insuficiência respiratória	Encefalopatia hipertensiva
Anemia	Intoxicação por monóxido de carbono
Síndromes de baixa perfusão: choque, hipoxia	
Distúrbios do equilíbrio hidroeletrolítico e ácido-básico	
Desidratação	Hiper/hiponatremia
Insuficiência adrenal aguda	Hiper/hipomagnesemia
Intoxicação hídrica	Hiper/hipocalcemia
Acidose/alcalose metabólica	Acidose/alcalose respiratória
Infecções	
Encefalites	Vasculites cerebrais
Meningites	Sepse
Botulismo	Encefalomielite disseminada aguda
Doenças sistêmicas com envolvimento neurológico	
Insuficiência hepática (coma hepático, hiperamonemia)	Endocrinopatias: coma mixedematoso, tireotóxico – se, disfunção adrenal, tumor de paratireoide
Insuficiência renal (uremia)	
Sepse	Encefalopatia por quimioterápicos e radionecrose
Intoxicações exógenas	
Medicamentos (sedativos, penicilina, anticonvulsivantes, esteroides, glicosídeos cardíacos, cimetidina, salicilatos)	
Agentes psicotrópicos	
Metais pesados, organofosforados, cianeto, álcool	
Transtornos psiquiátricos	
Esquizofrenia – estupor catatônico	
Reações conversivas	

Quadro 41.3 ▷ Características de lesões estruturais e metabólicas causadoras de coma infantil

Lesões estruturais causadoras de coma infantil
Lesões supratentoriais
Inicialmente sinais focais Progressão rostrocaudal Distúrbios neurológicos no plano de secção transeccional
Lesões infratentoriais
Disfunção prévia do tronco cerebral Comprometimento precoce de funções vegetativas dos centros vasomotor e respiratório Instalação abrupta do coma Paralisia de nervos cranianos Distúrbios respiratórios precoces
Lesões metabólicas causadoras de coma infantil
Doenças infecciosas, tóxicas ou metabólicas
Confusão ou estupor precedem os sinais motores Reações pupilares à luz geralmente preservadas Mioclonias, tremores, convulsões Padrão respiratório de hiper ou hipoventilação Sinais motores são, em geral, simétricos e deprimidos

mento dos dois terços superiores do tronco, a postura começa a ser de descerebração, e as pupilas ficam de tamanho médio e pouco reativas. Há perda dos reflexos oculocefálico e oculovestibular. O padrão respiratório torna-se rápido e irregular. Com o comprometimento da porção final da ponte e da medula, há perda de todos os reflexos de tronco, a postura fica paralítica e flácida, e a respiração se torna atáxica, irregular e lenta até a eventual parada.

Desordens metabólicas e nutricionais

Inúmeras encefalopatias cursam com falência de órgãos (hepático, pulmonar, renal, cardiovascular ou adrenal), distúr-

bios eletrolíticos (hiponatremia, hipernatremia, hipocalcemia, hipercalcemia, hipomagnesemia, hipermagnesemia ou hipofosfatemia), hipoglicemia, hiperglicemia, alteração na função tireoidiana ou erros inatos do metabolismo. A maioria causa disfunção momentânea do SARA e gera clínica neurológica não localizatória como, por exemplo, a não reatividade pupilar.

INTOXICAÇÕES

O Quadro 41.4 lista as principais classes de medicamentos que causam quadro de coma na criança e suas características clínicas e diagnósticas.

INFECÇÕES

Infecções sistêmicas podem causar encefalopatias, geralmente reversíveis, e lembram as encefalopatias metabólicas em geral. Os mecanismos de comprometimento cerebral se dão por alteração na microcirculação, alteração dos neurotransmissores cerebrais, efeitos das citocinas, geração de radicais livres e falência de órgãos.

CRISES CONVULSIVAS

Inconsciência decorrente de crises convulsivas febris é comum, mas suas características clínicas ainda não são bem compreendidas. Quando a criança apresenta quadro de alteração do nível de consciência após crises febris, deve ser considerada a possibilidade de encefalite ou encefalopatia aguda. Estudos mostram que a duração média de alteração do nível de consciência após uma crise febril é de 10 minutos. Logo, é válido estender propedêutica neurológica nos casos de crise febril em que o coma se prolongue por mais de 30 minutos.

Status epilepticus não convulsivo denota crises eletrográficas quase contínuas, manifestando-se como estado mental alterado ou coma. Como não há manifestação motora, o diagnóstico e o tratamento exigem a realização do eletroencefalograma. Esse diagnóstico pode ocorrer tardiamente. Estudos mostram que

Quadro 41.4 ▷ Principais agentes causadores de coma infantil

Classe	Agente	Clínica
Simpaticomiméticos	Cocaína, anfetamina, efedrina, pseudoefedrina	Aumento da frequência cardíaca e da pressão arterial Pupilas midriáticas e fotorreativas Sudorese Agitação, alucinação Convulsões
Simpatolíticos	Opiáceos, beta-agonistas, sedativos, álcool	Pupilas mióticas e reativas Hipotensão e bradicardia Depressão respiratória
Colinérgicos	Organofosforados, carbamato e inseticidas	Miose Sudorese, aumento de secreção pulmonar e sialorreia Convulsões Falência respiratória
Anticolinérgicos	Antidepressivos tricíclicos Anti-histamínicos	Pupilas midriáticas e pouco responsivas Taquicardia Febre e retenção urinária

um estado de mal não convulsivo pode ocorrer tanto em crianças sabidamente epilépticas como em crianças previamente hígidas. Embora a causa mais comum seja epilepsia refratária, o *status epilepticus* não convulsivo também pode ocorrer em condições em que haja lesão estrutural, metabólica ou infecciosa.[23]

TRAUMA

Veja detalhes no Capítulo 39.

DANO CEREBRAL SECUNDÁRIO

São eventos que podem ocorrer após o quadro de coma instituído e que levam à lesão cerebral grave.

São de suma importância a detecção, a prevenção e o tratamento imediato de possíveis danos cerebrais secundários ao quadro de base do coma. As causas principais de dano cerebral secundário são:

- hemorragia intracraniana
- edema cerebral
- hipertensão intracraniana
- crises convulsivas
- sepse
- distúrbios hidroeletrolíticos

ABORDAGEM DIAGNÓSTICA E TERAPÊUTICA DO PACIENTE EM COMA

Embora a avaliação inicial deva ser rápida e a história e o exame físico abreviados, a identificação da causa de base do coma é imprescindível para o manejo adequado do paciente.

O exame neurológico é apenas um dos vários métodos diagnósticos que podem ser usados no coma, e a aquisição de imagens, o exame de líquor e as investigações laboratoriais têm papel fundamental. No entanto, os achados revelados pelo exame neurológico determinam frequentemente o tratamento inicial e a urgência com que é obtida a propedêutica complementar.

A abordagem do paciente pediátrico comatoso exige atenção rápida e intensiva, o que não impede que, mesmo diante da urgência da situação, alguns passos possam ser seguidos da maneira semiológica clássica. As fases do atendimento ao paciente comatoso compreendem:

Suporte avançado de vida – medidas iniciais de estabilização do paciente

Depois da determinação dos sinais vitais, a atenção deve ser dirigida primeiro para assegurar via aérea e oxigenação, pressão arterial e acesso endovenoso adequados. Devem ser feitas preparações para entubação, suporte respiratório e uso de fármacos pressores, se necessário. A presença de lesão da coluna cervical deve ser sempre cogitada e o pescoço imobilizado até que a possibilidade de fratura óssea seja afastada.

Mesmo antes de qualquer decisão direcionada ao quadro comatoso, o cérebro deve ser protegido de outros possíveis danos irreversíveis. Nessa fase do atendimento procede-se ao suporte avançado de vida quando, seguindo os passos A (vias aéreas), B (respiração) e C (circulação), é garantido ao paciente o fornecimento adequado de oxigênio ao cérebro, por meio de permeabilidade de vias aéreas e suportes ventilatório e circulatório.

Anamnese dirigida e exame clínico geral

Embora frequentemente difíceis e por vezes impossíveis de serem obtidas, as informações da história são extremamente importantes.

Uma anamnese rápida e dirigida junto ao acompanhante que esteve presente durante a instalação do coma ou à pessoa que transportou o doente ao hospital é importante no sentido de auxiliar o diagnóstico. Quando possível, essas informações podem influenciar a decisão terapêutica.

Nessa fase do atendimento, procede-se ao exame físico geral mais completo, desde que as medidas de suporte avançado de vida já tenham sido efetuadas. O paciente deve ser examinado cuidadosamente em busca de contusões e hematomas, lacerações, fraturas e outros sinais de lesão, especificamente em torno da cabeça. Sinais vitais simples podem fornecer indicações importantes. Temperatura elevada sugere infecção ou doença intracraniana grave. Pressão arterial muito elevada sugere encefalopatia hipertensiva ou hemorragia subaracnóidea. Hipotensão sugere comprometimento de perfusão do SNC por um processo sistêmico. A combinação de hipertensão arterial, falência respiratória e bradicardia sugere disfunção do tronco cerebral por aumento da pressão intracraniana (tríade de Cushing).

Inicia-se com a análise dos sinais vitais, entre os quais se destaca o padrão respiratório, que apresenta certo valor na localização dos comas de etiologia estrutural. Padrões respiratórios anormais resultantes de doenças neurológicas incluem respirações de Cheyne-Stokes, hiperventilação neurogênica central, respiração atáxica e respiração apnêustica. Deve ser lembrada a avaliação do tamanho pupilar. Na anisocoria, o lado da midríase é o mesmo da lesão.

O restante do exame deverá atentar especialmente para a presença de sinais que orientem a etiologia do coma (Quadro 41.4).

Exame neurológico

O exame neurológico do paciente em coma fundamenta-se na análise da profundidade da alteração da consciência e de diversas respostas reflexas, tornando possível, muitas vezes, hierarquizar estudos complementares e decidir sobre medidas terapêuticas imediatas. As etapas do exame neurológico consistem em:

1. Avaliação do nível de consciência.
2. Avaliação do padrão respiratório.
3. Tamanho e reatividade das pupilas.
4. Movimentos oculares.
5. Respostas motoras.

CAPÍTULO 41 ▷ Coma Infantil

Avaliação do nível de consciência

O nível de consciência da criança deve ser determinado, uma vez que existem graduações diferentes entre o estado de vigília pleno e a ausência total de reações. A avaliação sequencial e o registro exato da extensão da alteração da consciência exigem decisões médicas em relação a intervenções propedêuticas e terapêuticas.

Escalas de graduação do coma, fundamentadas em perfis neurológicos clínicos, foram desenvolvidas na tentativa de reduzir a diferença entre os vários observadores. Atualmente, a escala mais utilizada é a escala de coma de Glasgow (ECGl), originalmente desenvolvida para avaliar vítimas de traumatismo cranioencefálico. Algumas limitações dessa escala incluem a dificuldade de aplicar o componente de resposta verbal a crianças menores e pacientes entubados e a não valorização da importância dos reflexos do tronco cerebral e da presença de déficits focais, como, por exemplo, hemiparesias. Algumas adaptações são utilizadas para a faixa etária pediátrica (Quadro 41.5).

A ECGl se fundamenta em três parâmetros de fácil verificação: as melhores respostas ocular, verbal e motora. Sua limitação nas crianças não verbais, pacientes entubados e afásicos é de fácil contorno, excluindo-se da apreciação a nota da resposta verbal.

Ressalte-se que para avaliação da resposta ao estímulo doloroso devem ser aplicados estímulo central, por meio de pressão na região supraorbitária, e estímulo periférico, também por meio de pressão sobre o leito ungueal. Compressão esternal em crianças menores é útil para a avaliação da resposta dos membros superiores. A resposta motora deve ser pesquisada nos quatro membros individualmente, sendo considerada a pontuação da melhor resposta obtida. Na presença de assimetria ao exame, avaliações posteriores devem ser repetidas.

É preferível a descrição do estado de capacidade de resposta do paciente ou o uso de um esquema objetivo e bem definido, como a ECGl na avaliação do paciente em coma, do que apenas a descrição do exame neurológico subjetivo.

Avaliação do padrão respiratório

A análise do padrão respiratório do paciente em coma, junto a outros parâmetros clínicos, auxilia a localização topográfica da lesão (Figura 41.1). Embora possam ser sinônimos de lesão estrutural específica, essa correlação anatômico-semiológica não pode ser considerada quando se está diante de um coma de origem metabólica. Nesse tipo de coma pode-se observar qualquer tipo de padrão respiratório, embora a hiperventilação e a respiração de Cheyne-Stockes sejam as mais frequentes.

Tamanho e reatividade das pupilas (Quadro 41.7)

O sistema simpático é dilatador para a musculatura da íris, e a ausência de sua influencia resulta em constrição pupilar. Esse sistema está representado centralmente no diencéfalo, no mesencéfalo, na ponte, no bulbo e na medula cervical. O componente parassimpático atinge o gânglio ciliar e, pelos seus ramos curtos, a íris, através do terceiro nervo, desde o núcleo de Edinger-Westphal, no mesencéfalo, e sua função é constritora. Sua falta resulta de dilatação pupilar.

Em busca de objetividade, aconselha-se que os diâmetros pupilares sejam sempre referidos em milímetros.

A reatividade pupilar ao estímulo luminoso (reflexo fotomotor) e o tamanho das pupilas também são elementos de importância na localização das lesões estruturais (Quadro 41.6) e na diferenciação do coma metabólico. Nas encefalo-

---

Quadro 41.5 ▷ Anamnese e exame clínico do paciente pediátrico em coma

História
1. Circunstâncias/eventos que precederam o coma: sem causa aparente, pós-traumatismo etc.
2. Forma de início do coma: abrupta, gradual
3. Sinais ou sintomas associados: febre, convulsões, cefaleias etc.
4. Antecedentes patológicos prévios e tratamentos realizados
5. Antecedentes e queixas recentes: perdas de consciência, déficits focais, cefaleias, uso de medicamentos, hábitos alimentares não usuais, uso de substâncias ilícitas
6. Antecedentes de maus-tratos
Exame físico geral
1. Sinais vitais
2. Evidências de trauma (hematomas, queimaduras, lacerações, liquorreia etc.)
3. Evidências de doenças agudas ou crônicas (icterícia, cianose, circulação colateral, erupções cutâneas, petéquias, hepatomegalia, hiper ou hipotermia etc.)
4. Evidências de intoxicações (hálito alcoólico ou cetônico, outros)
5. Rigidez de nuca (exame realizado se excluída possibilidade de lesão cervical)

Tipo de respiração	Característica	Nível da lesão
Respiração periódica de Cheyne-Stockes	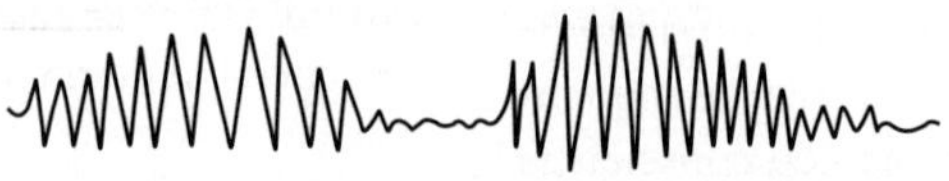	Encéfalo anterior diencéfalo
Hiperventilação central	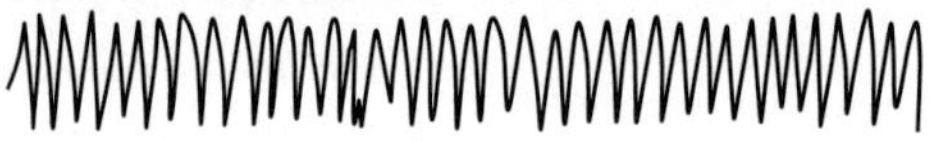	Mesencéfalo ponte
Apneica Em salvas Atáxica	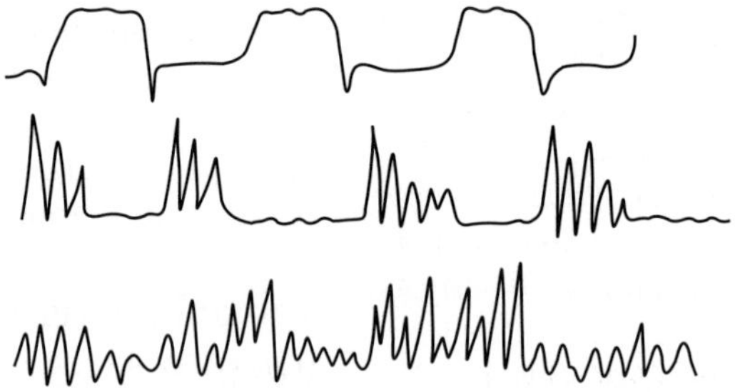	Ponte (inferior) Bulbo

Figura 41.1 ▷ Padrões respiratórios nos comas de ordem estrutural. (Adaptada de Fejerman e Alvarez, 1997.)

Quadro 41.6 ▷ Escala de coma de Glasgow adaptada

	Pontuação	Lactentes < 1 ano	Crianças 1 – 8 anos	Adultos > 8 anos
Abertura ocular	4	Espontânea	Espontânea	Espontânea
	3	Ao som, voz, grito	Ao comando verbal	Ao comando verbal
	2	Ao estímulo doloroso	Ao estímulo doloroso	Ao estímulo doloroso
	1	Sem resposta	Sem resposta	Sem resposta
Resposta verbal	5	Balbucios	Orientado (palavras ou frases de acordo com a habilidade)	Orientado
	4	Irritabilidade/choro consolável	Confuso (habilidade verbal menor do que a esperada/irritado)	Confuso
	3	Choro inconsolável	Palavras inapropriadas Choro à dor	Palavras inapropriadas
	2	Gemidos/grunhidos	Sons incompreensíveis. Gemidos à dor	Sons incompreensíveis
	1	Sem resposta	Sem resposta	Sem resposta
Resposta motora	6	Movimentos espontâneos	Obedece ao comando	Obedece ao comando
	5	Localiza estímulo doloroso	Localiza estímulo doloroso	Localiza estímulo doloroso
	4	Reação inespecífica à dor/flexão em retirada	Reação inespecífica à dor/flexão em retirada	Reação inespecífica à dor
	3	Flexão anormal à dor	Flexão anormal à dor	Flexão anormal à dor
	2	Extensão anormal à dor	Extensão anormal à dor	Extensão anormal à dor
	1	Sem resposta	Sem resposta	Sem resposta
Total	15			

CAPÍTULO 41 ▷ Coma Infantil

Quadro 41.7 ▷ Tamanho e reatividade pupilar

Tamanho	Reatividade à luz	Outros achados	Nível lesional
Miose unilateral	+	Anidrose e ptose (síndrome de Horner de origem central)	Hipotálamo homolateral
Miose bilateral	+		Diencéfalo
Miose puntiforme bilateral	+/−		Ponte
Médias	−	Flutuação espontânea no tamanho	Mesencéfalo
Midríase unilateral	−	Ptose	III nervo periférico
Midríase bilateral	−	Paralisia VI nervo	III nervo central

Adaptado de Plum e Posner, 1982.

patias metabólicas, a reatividade pupilar pode estar preservada e não se correlaciona com qualquer região anatômica específica. Lesões localizadas nos hemisférios cerebrais e nas regiões inferiores da medula não influenciam as reações pupilares.

Agentes farmacológicos, como atropina, escopolamina, anfetaminas e vegetais beladonados, provocam midríase bilateral. Os opioides produzem pupilas puntiformes com preservação do reflexo pupilar que é de difícil obtenção, exceto com auxílio de uma luz brilhante. Anóxia e isquemia podem evoluir com pupilas amplas e fixas que, se persistentes, implicam um prognóstico sombrio.

Nas lesões pontinas, por interrupção da via descendente simpática, ocorre miose bilateral, podendo o reflexo pupilar à luz ser observado com auxílio de lupa, embora o grau de constrição possa ser tão intenso nas fases precoces da lesão que o reflexo permanece ausente.

Movimentos oculares

Os movimentos oculares reflexos são avaliados pelas respostas oculocefálicas (manobra dos olhos de boneca) e oculovestibulares (provas calóricas). A ausência desses reflexos no paciente em coma é indicativa de lesão no tronco cerebral, mais especificamente ponte e região bulbar alta. Sua persistência é encontrada nas lesões hemisféricas, diencefálicas e mesencefálicas (Figura 41.2).

Nas encefalopatias de origem metabólica pode ocorrer comprometimento desses reflexos sem que exista lesão estrutural específica. Entretanto, se o acometimento da oculomotricidade é assimétrico, a etiologia estrutural torna-se mais provável.

O reflexo corneano, muito utilizado na avaliação do paciente em coma, quando ausente indica lesão no tronco encefálico, mais precisamente entre a ponte e o pedúnculo cerebral.

Oculocefálico	Oculovestibular	Resposta esperada	Nível anatômico afetado
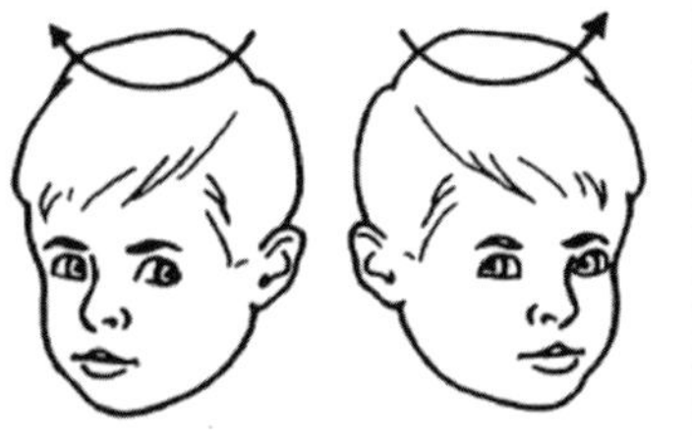	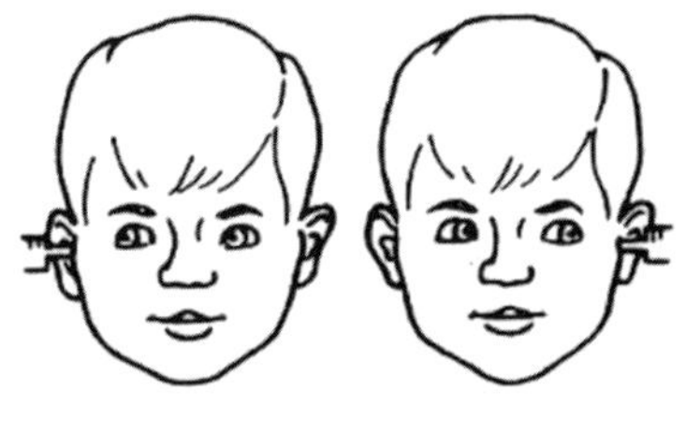	PRESENTE	Hemisférios cerebrais Diencéfalo Mesencéfalo
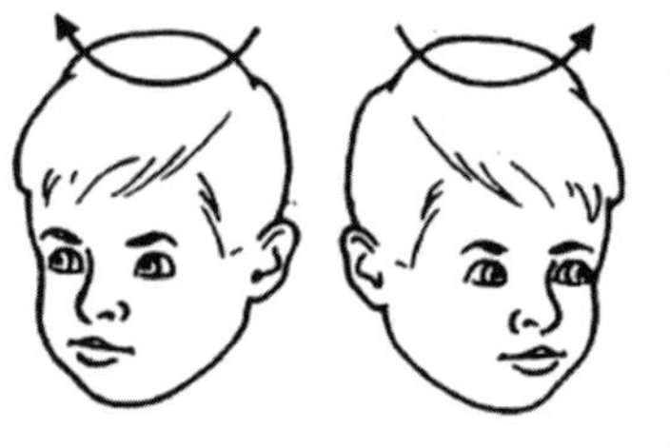	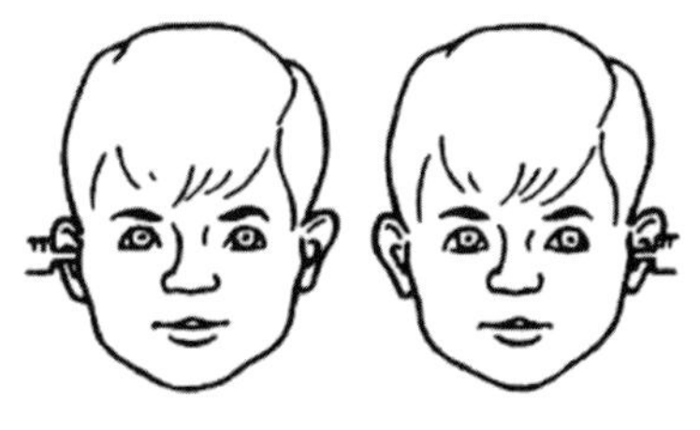	AUSENTE	Ponte Porção alta do bulbo

Figura 41.2 ▷ Reflexos oculocefálico e oculovestibular e correlação anatômica da lesão. (Adaptada de Fejerman e Alvarez, 1997.)

Respostas motoras

As respostas motoras são pesquisadas por estímulo doloroso. As respostas podem ser apropriadas, inapropriadas ou ausentes, dependendo da lesão e da profundidade do coma. As respostas inapropriadas clássicas representam a deterioração do quadro neurológico em direção às regiões mais inferiores do cérebro.

A rigidez de decorticação (flexão dos braços com ou sem extensão das pernas) indica distúrbio predominante na região supratentorial diencefálica, menos grave, com preservação do tronco cerebral. O estágio de rigidez de descerebração (extensão de braços e pernas) é indicativo de lesões supratentoriais diencefálicas graves, disfunção mesencefálica e tronco cerebral superior. Essa resposta pode também ser observada em distúrbios metabólicos graves, como coma hepático, hipoglicemia, anóxia ou intoxicação por medicamentos que, seletivamente, deprimem a função do diencéfalo e da porção cefálica do cérebro. A resposta extensora anormal dos braços com flacidez ou fraqueza na flexão das pernas ocorre em lesões nas regiões média e inferior do tronco encefálico, sobretudo lesões pontinas. A flacidez difusa consiste na ausência de resposta motora com perda do tônus muscular, podendo refletir disfunção bulbopontina (Figura 41.3). Essa resposta flácida é encontrada nas lesões da medula espinal. Nesse nível lesional, a realização de estímulos álgicos nos membros inferiores pode produzir movimentos de retirada em virtude da atividade espinal residual não inibida.

Investigação etiológica – propedêutica complementar

Exames complementares iniciais e monitoração básica devem ser realizados em todos os pacientes em coma sem etiologia definida. Exames laboratoriais de rotina no paciente comatoso sem causa definida incluem glicemia, hemograma completo e *screening* metabólico, que inclui cálcio, amônia e lactato. O hemograma poderá identificar infecção, anemia ou leucemia. Ao menor indício de infecção, a coleta de cultura de fluidos corporais deverá ser realizada e aventada a execução de punção lombar. O *screening* metabólico poderá identificar a presença de distúrbio hidroeletrolítico, desordem renal ou hepática, osmolaridade plasmática alterada ou presença de erros inatos do metabolismo. *Screening* toxicológico sérico e urinário poderá ser realizado em caso de suspeita de intoxicação exógena.

A TC de crânio é o exame de imagem inicial de escolha em razão de sua rápida aquisição e sensibilidade adequada na detecção de patologias estruturais que necessitam de intervenção imediata, como edema cerebral, tumor, herniação ou hemorragia.

A RM poderá ser realizada após a estabilização clínica da criança, o que fornecerá maiores detalhes anatômicos de possíveis lesões do SNC.

O eletroencefalograma (EEG) é importante na avaliação de crises convulsivas e, principalmente, do *status epilepticus* não convulsivo, especialmente no paciente paralisado ou muito sedado.

O EEG tem importância prognóstica em caso de coma traumático, pois a identificação de *spindle coma* ou *sleep like*

e a presença de reatividade do EEG aos estímulos dolorosos, na fase aguda do coma, estão correlacionadas a melhor prognóstico em 87% dos casos, enquanto a ausência desse achados, com atividade delta difusa e sem reatividade no EEG à estimulação dolorosa, está associada à má evolução em 86% dos pacientes comatosos.

A presença da atividade alfa em paciente comatoso leva ao diagnóstico do "coma alfa". Esse achado no EEG ocorre geralmente em pacientes com lesão de tronco cerebral, sobretudo na região pontina, e as etiologias mais comuns são AVE e trauma.

Alguns pacientes comatosos que não melhoram, apesar de todos os exames neurorradiológicos e clínicos gerais sugerirem que o paciente apresenta boa evolução, podem estar em *status epilepticus* não convulsivo. O EEG é fundamental nesses casos, pois, ao demonstrar o *status* eletrográfico, apesar de clinicamente não ser visível, está indicado o tratamento de emergência com agentes antiepilépticos, o que leva o paciente a uma melhor e rápida recuperação.

Com relação à morte cerebral, para o EEG que seja considerado com silêncio elétrico cerebral, deve-se observar se há presença de hipotermia, uso de medicamentos (benzodiazepínicos, barbitúricos) e alterações metabólicas. Até os 2 anos de idade são recomendáveis dois exames clínicos e dois exames de EEG, com intervalo variando de 24 a 48 horas.

Tratamento

O manejo do paciente em coma inicia-se na sala de emergência e continua na unidade de terapia intensiva.

As intervenções de emergência no paciente com depressão do nível de consciência consistem em corrigir e manter as funções vitais básicas de oxigenação e circulação, antes mesmo do tratamento etiológico de cada caso.

O ABC neurológico da ressuscitação serve de guia ao atendimento dos pacientes com alterações do estado mental (Quadro 41.9).

Como em qualquer emergência neurológica, o manejo do paciente em coma inicia-se com estabilização da via aérea, respiração e circulação. Pacientes com nível de consciência alterado geralmente necessitam manejo de via aérea para evitar síndromes aspirativas. A menos que o coma seja de origem não traumática, cuidados com a coluna cervical deverão ser tomados, com o uso do colar cervical até a exclusão de lesões de medula. O controle da oxigenação sanguínea poderá ser feito pela monitoração dos gases arteriais. Deverá ser instituído imediatamente acesso venoso para manutenção circulatória adequada.

A manutenção da pressão de perfusão cerebral é de suma importância no tratamento do paciente em coma e é estudada em outro capítulo desta obra. Deve ser considerado o risco de aumento de pressão intracraniana em todas as crianças em coma. Desse modo, a realização de TC de crânio de urgência e a avaliação de equipe de neurocirurgia poderão ser solicitadas em alguns casos. Dosagem de glicemia capilar à beira do leito deverá ser feita assim que possível para evitar e excluir quadro de hipoglicemia sintomática. No entanto, a administração

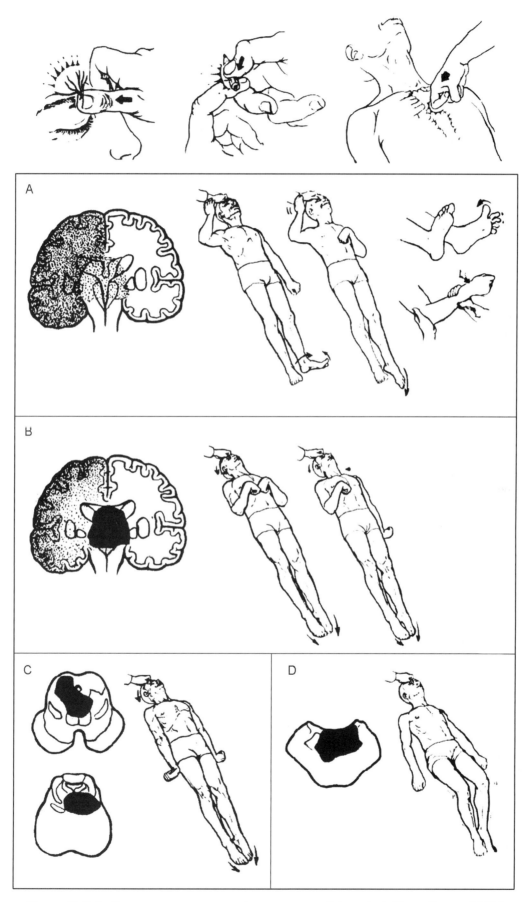

Figura 41.3 ▷ Respostas motoras no paciente em coma. (Adaptada de Plum e Posner, 1982.)

SEÇÃO VIII ▷ Emergências em Neuropediatria

Quadro 41.8 ▷ Propedêutica complementar

Investigação e monitoração imediatas
Gasometria arterial, glicemia, eletrólitos, funções renal e hepática, hemograma completo, coagulograma, ECG, monitoração eletrocardiográfica, oximetria
Investigação e monitoração programadas
Rastreamento toxicológico, sangue ou urina, dependendo da disponibilidade e da suspeita
Líquor, se há suspeita clínica compatível com a realização desse exame, avaliando a necessidade de TC de encéfalo previamente à punção
Culturas (sangue, urina, líquor)
Pesquisa de anticorpos, vírus, bactérias, fungos, parasitos
Hormônios tireoidianos
Suspeita metabólica (erros inatos do metabolismo): seguir *screening* para investigação dessas doenças
Neuroimagem: a TC de encéfalo, em função de suas rapidez e disponibilidade, torna-se muitas vezes exame de primeira linha, pois auxilia o diagnóstico e a definição de condutas terapêuticas; RM de encéfalo
EEG, angiografia cerebral, potenciais evocados de tronco cerebral
Monitoração da pressão intracraniana e da pressão de perfusão encefálica

Quadro 41.9 ▷ ABC do paciente com alteração do nível de consciência

N – coluna cervical (*neck*)	Considerar a possibilidade de traumatismo cervical, afastando esta possibilidade antes de manipular o pescoço. Manter a cabeça na linha média e a 30 graus
A – vias aéreas (*airway*)	Proteção e manutenção de vias aéreas, avaliando entubação sempre que Glasgow ≤ 8
B – respiração (*breathing*)	Proporcionar normocapnia, evitando fatores que promovam hipoxemia
C – circulação (*circulation*)	Assegurar via venosa, manutenção de estado hemodinâmico, tratar agressivamente hipotensão
D – diabetes	Determinar glicemia rapidamente Na impossibilidade, avaliar a necessidade de infusão de glicose a 50% (precedida de tiamina em casos selecionados, especialmente em adultos)
D – drogas	Considerar intoxicação exógena Naloxona em casos de evidência de intoxicação isolada por opiáceos Flumazenil em caso de evidência de sedação isolada por benzodiazepínicos
E – epilepsia	História pregressa e fatores de risco para crises (neurocirurgia, TCE, AVE) Sinais tipo mordedura de língua ou escoriações, mais comuns em adultos, e que podem sugerir a etiologia
F – febre	Procurar sinais de infecção do SNC, meningismo, petéquias, equimoses
G – Glasgow	Definir, pela escala de coma, o Glasgow do paciente
H – herniação	Na presença de sinais iminentes de herniação encefálica ou de hipertensão intracraniana grave: hiperventilar, manter $PaCO_2$ entre 25 e 30mmHg; manitol 1g/kg; dexametasona endovenosa se a etiologia for tumoral; medidas cirúrgicas, quando indicadas, como drenagem de hematomas, craniectomia descompressiva e derivação ventricular
H – hiper/hipotermia	Ajustar a temperatura corporal, evitando extremos de temperatura que possam agravar o quadro
I – investigação	Elaborar o diagnóstico diferencial e tentar estabelecer a etiologia

Adaptado de Knobel E e cols., 2003.

CAPÍTULO 41 ▷ Coma Infantil

de fluidos com glicose, exceto no tratamento de hipoglicemia, deverá ser cuidadosa para evitar quadro de hiperosmolaridade sérica, o que poderia causar edema cerebral. Em caso de suspeita de intoxicação medicamentosa por opiáceos, anticolinérgicos ou benzodiazepínicos, o uso de seus respectivos antagonistas – naloxona, fisiostigmina e flumazenil – poderá ser útil. *Status epilepticus* deverá ser abortado imediatamente. Em caso de suspeita de infecção, o uso de antibioticoterapia é feito de maneira empírica, e deverá ser avaliada a necessidade de realização de punção lombar. Distúrbios hidroeletrolíticos e ácido-básicos deverão ser corrigidos. Devem ser evitadas alterações da temperatura corporal.

PROGNÓSTICO

No coma, o prognóstico para crianças com lesões traumáticas é muito melhor do que no adulto. Os fatores associados a prognóstico pobre incluem: número de lesões, Glasgow da admissão e de 72 horas após, aumento de pressão intracraniana, lesão axonal difusa e hiperglicemia.

Para crianças com quadro de encefalopatia hipóxico-isquêmica, duração maior do que 10 minutos das manobras de reanimação cardiopulmonar, necessidade de mais de um *bolus* de adrenalina e não reatividade pupilar na sala de emergência ou ECGl menor do que 5 nas primeiras 24 horas são fatores preditivos de mau prognóstico.

Deve ser lembrado que a depressão do nível de consciência é uma situação relativamente frequente na prática neuropediátrica, sendo fundamental o conhecimento de como abordar essa situação, procurando diagnosticar a doença subjacente e proteger o cérebro de eventuais lesões irreversíveis, o que melhora o prognóstico dos pacientes.

REFERÊNCIAS

1. Abend NS, Dlugos DJ. Nonconvulsive status epilepticus in a pediatric intensive care unit. Pediatr Neurol 2007; 37:165-70.

2. Antunes NL. Mental status changes in children with systemic cancer. Pediatr Neurol 2002; 27:39-42.

3. Aoki T, Sato T, Hasegawa K, Ishizaki R, Saiki M. Reversible hyperintensity lesion on diffusion-weighted MRI in hypoglycemic coma. Neurology 2004; 63:392-3.

4. Bauer G, Trinka E. Nonconvulsive status epilepticus and coma. Epilepsia 2010; 51(2):177-90.

5. Bruno M-A, Schnakers C, Damas F et al. Locked-in syndrome in children: report of five cases and review of the literature. Pediatr Eurol 2009; 41:237-46.

6. Campistol J, Di Blassi AM, Tobeña L, Ruggieri V. Coma y edema cerebral. In: Fejerman N, Álvarez EF. Neurología pediátrica. 2 ed. Editorial Medica Panamericana, España, 1997:740-53.

7. Disorders of consciousness. Ann NY Acad Sci 2009, 1157.32-47.

8. Eicher DJ, Wagner CL, Katikaneni LP et al. Moderate hypothermia in neonatal encephalopathy: safety outcomes. Pediatr Neurol 2005; 32:18-24.

9. Fischer C, Luauté J, Adeleine P, Morlet D. Predictive value of sensory and cognitive evoked potentials for awakening from coma. Neurology 2004; 63:669-73

10. Giacino JT, Ashwal, Childs N et al. The minimally conscious state. Definition and diagnostic criteria. Neurology 2002; 58:349-53.

11. Haarman EG, Vermeulen RJ, van Furth AM, Verbeke JIML, Plötz FB. Cushing's triad in pneumococcal meningitis due to brainstem ischemia: early detection by diffusion-weighted MRI. Pediatr Neurol 2008; 38:276-8.

12. Hosain SA, Solomon GE, Kobylarz EJ. Electroencephalographic patterns in unresponsive pediatric patients. Pediatr Neurol 2005; 32:162-5.

13. Joffe AR, Anton NR. Some questions about brain death: a case report. Pediatr Neurol 2007; 37:289-91.

14. Johnsen S, Bird C. The thalamus and midbrain in Reye syndrome. Pediatr Neurol 2006; 34:405-7.

15. Kirton A, Tan M, Mikulis D et al. Recurrent reversible coma in an adolescent. Lancet Neurol 2008; 7:110-2.

16. Knobel E, Neto AC, Ferraz AN, Machado FS. Terapia intensiva neurológica. São Paulo: Atheneu, 2003:3-15.

17. Liesienė R, Kėvalas R, Ulozienė I, Gradauskienė E. Search for clinical and neurophysiological prognostic patterns of brain coma outcomes. Medicina (Kaunas) 2008; 44(4):273.

18. Mahoney CP, Vlcek BW, DelAguila M. Risk factors for developing brain herniation during diabetic ketoacidosis. Pediatr Neurol 1999; 21:721-7.

19. Mângia CM. Comas. In: Carvalho WB, Lee JH, Mângia CM. Temas em terapia intensiva neurológica – Cuidados Neurológicos em Terapia Intensiva Pediátrica. São Paulo: Editora Lovise, 1998:1-56.

20. Mayer SA, Dennis LJ, Peery S et al. Quantification of lethargy in the neuro-ICU The 60-Second Test. Neurology 2003; 61:543-5

21. Mewasingh LD, Christophe C, Fonteyne C et al. Predictive value of electrophysiology in children with hypoxic coma. Pediatr Neurol 2003; 28:178-83.

22. Michelson DJ, Ashwal S. Evaluation of coma and brain death. Seminars in Pediatric Neurology 2004; 11(2):105-18.

23. Neto APG. Coma na infância. In: Fonseca LF, Pianetti G, Xavier CC. Compêndio de neurologia infantil. Belo Horizonte: Editora Medsi, 2002:509-14.

24. Okumura A, Uemura N, Suzuki M, Itomi K, Watanabe K. Unconsciousness and delirious behavior in children with febrile seizures. Pediatr Neurol 2004; 30:316-9.

25. Plum F, Posner JB. The diagnosis of stupor and coma. 3 ed. Philadelphia, PA: F.A. Davis, 1980.

26. RamachandranNair R, Sharma R, Weiss S, Cortez MA. Reactive EEG patterns in pediatric coma. Pediatr Neurol 2005; 33:345-9.

27. RamachandranNair R, Weiss S. Incomplete alpha coma pattern in a child. Pediatr Neurol 2005; 33:127-30.

28. Smith LH, DeMyer WE. Anatomy of the brainstem understanding. Seminars in Pediatric Neurology. 2003; 10(4):235-40.

29. Strauss DJ, Shavelle RM, Ashwal S. Life expectancy and median survival time in the permanent vegetative state. Pediatr Neurol 1999; 21:626-31.

30. Teasdale G, Bryan J. Assessment of coma and impaired consciousness. Lancet 1974; 13·81-4

31. Vannucci RC, Young RSK. Diagnóstico e conduta no coma infantil. In: Pellock JM, Myer EC. Emergências neurológicas em pediatria. Editora Revinter, 1989:125-46.

32. Zandbergen EGJ, Hijdra A, Koelman JHTM et al. for the PROPAC Study Group. Prediction of poor outcome within the first 3 days of postanoxic coma. Neurology 2006; 66:62-8.

42

Morte Encefálica
Aspectos Médicos e Jurídicos

Elton Augsten

INTRODUÇÃO

Durante muito tempo, a morte foi considerada a parada irreversível das funções cardiorrespiratórias. Muitos, fundamentados nas conclusões de BW Richardson (Londres, 1888), valorizavam, além da falência das funções cardiorrespiratórias, a redução da temperatura corporal, a presença do *vigor mortis*, o colapso muscular, bem como a presença de sangue coagulado nas veias.

Obviamente, na presença desses elementos, estamos inquestionavelmente diante de um indivíduo morto.

Contudo, o conceito de morte vem evoluindo muito em virtude da necessidade de precisarmos, o mais rápido possível, o momento da morte, seja por motivos médicos, como a necessidade de transplante de órgãos perfundidos (coração, rins, fígado etc.), seja por motivos econômicos, como gastos hospitalares para a família e/ou para o poder público (Estado), seja por motivos jurídicos, como na situação prevista da comoriência para efeito de sucessão (Direito de Sucessão).

Dispõe o artigo 11 do Código Civil Pátrio: "Se dois ou mais indivíduos falecerem na mesma ocasião, não se podendo averiguar se algum dos comorientes precedeu aos outros, presumir-se-ão simultaneamente mortos."

Assim, a lei prevê situação em que, caso duas ou mais pessoas, ligadas ou não por Direito de Sucessão, venham a falecer na mesma ocasião, por motivo de desastre, por exemplo, se não conseguirmos precisar o momento da morte, teremos de presumir que morreram simultaneamente.

Entretanto, imaginemos o fato de duas pessoas, casadas em regime de separação de bens, com um único menor herdeiro, vítimas de acidente automobilístico, serem conduzidas a um hospital ainda com vida. Chegando ao hospital, constata-se que o pai, apesar de ainda apresentar batimentos cardíacos, aparentemente encontrava-se em morte encefálica, sendo colocado sob ventilação assistida.

Pouco tempo depois, a criança herdeira falece e as funções cardiorrespiratórias do pai só cessam aproximadamente 48 horas depois. Quem faleceu primeiro?

Se foi o pai, de acordo com o dispositivo do artigo 1603 do Código Civil Brasileiro, que trata da Ordem da Vocação Hereditária, os bens do pai seriam herdados por seu filho e, com a posterior morte deste, passariam para a mãe, que sobreviveu ao acidente. Se admitirmos que foi a criança quem morreu, os bens do pai que faleceu em seguida seriam herdados pelos avós paternos da criança, ou seja, os bens seriam destinados para pessoas diferentes, dependendo simplesmente da definição do "momento de morte".

Portanto, foi diante de situações como essas que se iniciaram os seguintes questionamentos: "pode um indivíduo em morte encefálica ser considerado morto clinicamente?"; "o que é morte encefálica?"; "morte encefálica é o mesmo que morte cerebral?".

CONCEITO DE MORTE ENCEFÁLICA

Com base na premissa de que o encéfalo é o órgão-chave no controle das funções do organismo, se ele deixa de funcionar de maneira irreversível, isso se torna incompatível com a vida; do contrário, teríamos de admitir a possibilidade de ainda estar vivo um indivíduo decapitado que ainda mantenha por algum tempo os batimentos cardíacos.

Por isso, atualmente, é consenso na comunidade científica mundial que morte encefálica é considerada morte clínica.

No entanto, faz-se necessário ressaltar que um indivíduo com morte cerebral não se encontra em morte clínica, uma vez que aquela se caracteriza pela perda irreversível das funções do cérebro, mas com funcionamento preservado do tronco encefálico. Essa situação caracterizará o estado vegetativo crônico.

Diante dessa situação, o Conselho Federal de Medicina, no uso das atribuições que lhe confere a Lei 3268/57, publicou a Resolução 1346/91, que trata dos critérios de morte encefálica.

Devemos, contudo, ter em mente que, a rigor, inexistem critérios legais para a determinação da morte, ou melhor, da cessação da vida. O que comprova a morte é o atestado de óbito.

Essa resolução nos dava uma orientação geral, mínima, necessária para estabelecermos o diagnóstico de morte encefálica, o que, naturalmente, tem relevância jurídica e certamente seria tomado como base em processos médicos dessa natureza.

Iniciava-se com a seguinte consideração: "Considerando que a parada total e irreversível das funções encefálicas equivale à morte, conforme já estabelecido pela comunidade científica mundial." Como vimos, morte encefálica equivale à morte clínica, o que foi ratificado pelo Decreto 879/93, que regulamenta a Lei 8489/92, dispondo sobre a retirada e o transplante de tecidos, órgãos e partes do corpo humano com fins terapêuticos, científicos e humanitários, em seu artigo terceiro, inciso V: "A morte encefálica, a morte definida como tal pelo Conselho Federal de Medicina e atestada por médico...".

Uma limitação trazida por essa resolução consistia na impossibilidade de aplicação dos critérios de morte encefálica a crianças com menos de 2 anos de idade, com base em dois fatores: primeiro, pelo fato de sabermos que o encéfalo de lactentes é mais resistente à privação de oxigênio, sendo relatados, na literatura, casos de lactentes que tiveram suas funções encefálicas paradas por período de tempo superior a 24 horas, inclusive com o traçado eletroencefalográfico isoelétrico tendo suas funções encefálicas recuperadas em seguida; segundo, porque não havia consenso na comunidade científica mundial quanto a esses menores.

Outra limitação importante trazida por essa resolução era a indefinição quanto ao protocolo para o teste de apneia, bem como para a prova calórica.

Esses problemas foram sanados com a publicação de uma nova resolução em agosto de 1997 (Resolução 1480/97 CFM) que, em seu anexo, definiu um protocolo para o teste de apneia, bem como para a prova calórica.

Assim, definiu-se morte encefálica como coma aperceptivo com arreatividade inespecífica, dolorosa e vegetativa, de causa definida.

Deve-se ter em mente que casos de intoxicação metabólica, intoxicação por drogas ou hipotermia devem ser afastados, com alguns autores preconizando também o afastamento de casos de choques elétricos, uma vez que nessas situações pode ocorrer a reversibilidade do quadro.

Um princípio mencionado nessa resolução é a ausência de reflexos de tronco encefálico, sendo preconizado o estudo dos reflexos fotomotor, corneopalpebral, oculoencefálico, oculovestibular e da tosse. Merece consideração o reflexo oculovestibular (prova calórica), em que, após verificada a desobstrução do canal auditivo, injetam-se 50mL de líquido (soro fisiológico, água etc.), próximo de 0°C, em cada orelha, mantendo-se a cabeça elevada em mais ou menos 30 graus e verificando-se a ausência dos movimentos oculares.

O indivíduo não deve apresentar reatividade supraespinal. Consequentemente, não afasta o diagnóstico de morte encefálica a presença de sinais de reatividade infraespinal, como reflexos osteotendinosos, cutaneoabdominais, cutaneoplantar em flexão ou extensão, cremastérico superficial ou profundo, ereção peniana reflexa, arrepio, reflexos flexores de retirada dos membros inferiores ou superiores e reflexo tonicocervical.

Outro princípio preconizado refere-se à apneia, a qual é testada ventilando-se o paciente com oxigênio a 100% por 10 minutos e, em seguida, desconectando-se o ventilador e instalando-se cateter traqueal de oxigênio com fluxo de 6L/min. Em seguida, observa-se o aparecimento ou não de movimentos respiratórios por período de 10 minutos ou até quando o pCO_2 atingir 55mmHg. Esse procedimento visa verificar se a região pontinobulbar ainda se encontra íntegra.

EXAMES COMPLEMENTARES

Outro critério citado consiste nos exames complementares. Durante os debates sobre morte encefálica, ocorridos no CFM, que precederam a resolução de 1991, observou-se a nítida preocupação de alguns debatedores em terem uma "prova gráfica", com o objetivo de dar maior segurança ao diagnóstico, face à dificuldade inerente à cultura brasileira no que tange ao conceito de morte.

Sabe-se, entretanto, que há uma tendência em diversos países de se estabelecer o diagnóstico de morte encefálica com base apenas nos achados clínicos. Imaginemos, pois, se sempre houvesse a necessidade de realizarmos exames complementares para detectarmos uma morte. Se assim fosse, para verificarmos se há ou não batimentos cardíacos, não bastaria auscultarmos e apalparmos seus pulsos, teríamos de, no mínimo, realizar um eletrocardiograma. Assim, vemos nesse critério um excesso de zelo.

Mantendo esse princípio, a atual resolução preconiza a realização de exames complementares ou a detecção de ausência de atividade bioelétrica cerebral ou a ausência de atividade metabólica ou a ausência da perfusão encefálica (eletroencefalograma, angiografia dos quatro vasos, cintilografia radioisotópica, Doppler transcraniano, monitoração da pressão intracraniana, tomografia computadorizada com xenônio, SPECT) (Figura 42.1).

Outro critério importante refere-se ao período de observação clínica. O artigo V da Resolução 1480/97 define: "Os intervalos mínimos entre as duas avaliações clínicas necessárias para a caracterização da morte encefálica serão definidos por faixa etária, conforme especificado a seguir: (a) de 7 dias a 2 meses incompletos – 48 horas; (b) de 2 meses a 1 ano incompleto – 24 horas; (c) de 1 ano a 2 anos incompletos – 12 horas; (d) acima de 2 anos – 6 horas." Deve ser lembrado que não há consenso sobre a aplicabilidade desses critérios em crianças menores de 7 dias e prematuras.

Uma vez constatada a morte encefálica, os dados clínicos e complementares deverão ser registrados no "termo de declaração de morte encefálica", assinado por dois médicos, pre-

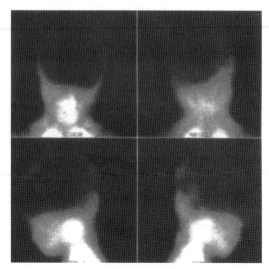

Figura 42.1 ▶ Imagem de fluxo cerebral, injetando-se 99mTc-ECD e demonstrando ausência de fluxo cerebral.

CAPÍTULO 42 ▷ Morte Encefálica – Aspectos Médicos e Jurídicos

ferencialmente neurologistas, e arquivados no prontuário do paciente. Cabe ao diretor clínico da instituição hospitalar, ou a quem for delegado, comunicar o óbito aos responsáveis legais do paciente e à Central de Notificação, Captação e Distribuição de Órgãos a que estiver vinculada a unidade hospitalar em que o paciente se encontrava internado.

O fato de essa resolução preconizar a necessidade da assinatura de dois profissionais médicos fundamenta-se no princípio jurídico registrado no artigo 159, parágrafo 1 Q, do Código de Processo Penal, que trata de perícias em geral: "Não havendo peritos oficiais, o exame será feito por duas pessoas idôneas, escolhidas de preferência por habilitação técnica."

Equivocaram-se os autores dessa resolução ao exigirem esse procedimento, pois, nos casos usuais, o diagnóstico de morte encefálica não constitui uma perícia, e sim um ato médico, que nada mais é do que o diagnóstico de morte. É lógico que esse documento, uma vez assinado, servirá de base para o atestado de óbito, que é uma prova documental e não pericial.

CONSIDERAÇÕES FINAIS

Diante do diagnóstico de morte encefálica, alguns questionamentos devem ser respondidos:

- Pode-se parar de medicar e/ou desligar os equipamentos que mantêm suporte ao paciente?
- Comete eutanásia ou homicídio o médico que realiza esses atos?

Primeiramente, estando o indivíduo com morte encefálica e, consequentemente, morte clínica, para que medicarmos ou ventilarmos mecanicamente um paciente morto que nada mais é do que um cadáver perfundido?

Quanto à eutanásia, quer dizer, literalmente, "boa morte".

Segundo Ricardo Royo Vilanora y Morales ("O direito de morrer sem dor" – Madri, 1929), a eutanásia "é a morte doce e tranquila, sem dores físicas nem torturas morais... para abreviarmos uma inevitável, larga e dolorosa agonia, mas sempre com prévio consentimento do paciente ou prévia regulamentação legal".

É óbvio que um médico que interrompe esses procedimentos não comete eutanásia, uma vez que o direito brasileiro não regulamentou a "boa morte". Não se enquadrará também no crime de homicídio (artigo 121 do Código Penal Brasileiro), uma vez que falta o objetivo jurídico da lei, que é a preservação da vida, ou seja, falta a tipicidade do crime. Sendo assim, torna-se imperativa a interrupção dos procedimentos de suporte, visando reduzir os ônus psicológicos e financeiros que tal situação impõe.

Assim sendo, fica evidente que as ciências médicas e jurídicas caminham a passos largos para definição e legitimação precoce do momento de morte, o que muito facilitará a continuação de outras vidas.

BIBLIOGRAFIA

1. Código Penal Brasileiro. São Paulo: Saraiva, 1987.
2. Código Civil Brasileiro. São Paulo: Saraiva, 1987.
3. Código de Processo Penal. São Paulo: Saraiva, 1990.
4. Resolução 1346/91 C.F.M., Brasília, 1991.
5. Resolução 1480/97 C.F.M., Brasília, 1997.

Seção IX

Doenças Neuromusculares

43

Síndrome da Criança Hipotônica

Umbertina Conti Reed

INTRODUÇÃO

A síndrome da criança hipotônica envolve múltiplas etiologias cujo diagnóstico diferencial depende fundamentalmente do tipo de hipotonia: intrínseca, por acometimento primário da unidade motora desde o motoneurônio medular até o músculo, ou secundária dentro do quadro clínico de doenças sistêmicas, síndromes genéticas ou afecções neurológicas com comprometimento supranuclear.

Na avaliação do recém-nascido (RN) hipotônico, deve ser levada em conta a idade gestacional, visto que o prematuro mantém hipotonia muscular desde a 26ª-28ª semana, quando se torna viável, até a 36ª-37ª semana, quando fisiologicamente se instala a hipertonia em semiflexão, própria do RN de termo. Essa característica peculiar de hipertonia em semiflexão do tônus do RN saudável faz com que nessa faixa etária, por contraste com a atitude normal, a existência de hipotonia seja particularmente valorizada por transmitir a impressão de um bebê gravemente comprometido. Já no lactente, a partir do segundo trimestre, a hipotonia é menos valorizada porque nessa fase instala-se a hipotonia fisiológica, e o dado semiológico mais importante da síndrome da criança hipotônica passa a ser o retardo do desenvolvimento, causa comum de consulta a pediatras e neurologistas infantis. O retardo pode ser apenas motor ou ser global, isto é, retardo do desenvolvimento neuropsicomotor (RDNPM), afetando também a linguagem e os setores adaptativo e pessoal/social, dependendo da causa de hipotonia em questão, se neuromuscular ou decorrente de comprometimento do sistema nervoso central (SNC).

A hipotonia intrínseca ou primária, por acometimento direto da unidade motora desde o motoneurônio medular até

o músculo, é integrante do quadro clínico das doenças neuromusculares, ao passo que a hipotonia secundária decorre de doenças sistêmicas não neurológicas ou de afecções neurológicas supranucleares, que constituem as causas cerebrais ou centrais de hipotonia, estas últimas podendo ser não progressivas ou, mais raramente, progressivas.

Os Quadros 43.1 a 43.4 ilustram as principais causas neuromusculares e centrais de hipotonia muscular.

Princípios gerais do diagnóstico diferencial entre as causas neuromusculares e cerebrais de hipotonia

Anamnese

No RN, a anamnese relativa aos eventos pré e perinatais pode facilmente sugerir encefalopatias não progressivas, principalmente a encefalopatia hipóxico-isquêmica, infecções congênitas ou perinatais, ou ainda causas não neurológicas de hipotonia, como quadros septicêmicos, doenças sistêmicas evidentes, sedação inadequada ou alterações de tireoide na parturiente, entre outras. Antecedentes de consanguinidade ou história familiar não comprovada não têm valor discriminatório, podendo ocorrer tanto na grande maioria dos casos de hipotonia de causa neuromuscular como nos casos, raros, de encefalopatias progressivas, ou seja, hipotonia de causa central.

Quadro clínico

No RN e no lactente, o dado semiológico mais importante para diferenciação das causas neuromusculares ou periféricas das causas cerebrais ou centrais de hipotonia é a ocorrência ou não de fraqueza muscular e paralisia acompanhando o quadro de hipotonia, mesmo quando este é acentuado. Essa ocorrência pode ser investigada mediante o exame do bebê

Quadro 43.1 ▷ Síndrome da criança hipotônica: principais doenças neuromusculares no RN e lactente

Neurônio motor periférico:
Amiotrofia espinal infantil (tipos I, II, III), *locus* 5q11-q13
Amiotrofia espinal infantil com comprometimento respiratório (diafragmático) – SMARD (11q13.2)
Polineuropatias hereditárias sensitivo-motoras:
Neuropatia congênita hipomielinizante
Tipo III ou Dejerine-Sottas: formas congênita grave e infantil
Junção mioneural:
Miastenia neonatal transitória
Síndrome miastênica congênita
Botulismo
Hipermagnesemia
Miopatias:
DMC (merosina-negativa, Ullrich e α-distroglicanopatias)
Distrofia facioescapuloumeral (forma infantil)
Distrofia miotônica congênita
Miopatia *minicore* clássica (selenoproteína)
Nemalínica congênita grave e forma intermediária (sete genes)
Miopatia *surplus* (acúmulo de proteínas): desminopatias e outras
Miotubular ligada ao X e miopatia centronuclear (dinamina e cofilina)
Desproporção congênita de fibras (α-actina, α-tropomiosina e selenoproteína)
Miopatias metabólicas: mitocondriopatias (deficiência do complexo IV-citocromo C oxidase-[COX], forma infantil fatal e benigna), distúrbios da β-oxidação, glicogenoses (tipo II-Pompe, excepcionalmente V e VII)

Quadro 43.2 ▷ Síndrome da criança hipotônica: principais causas cerebrais não progressivas no RN e lactente

Malformações do SNC
Infecções congênitas e neonatais
Encefalopatia hipóxico-isquêmica pré e perinatal
Hemorragia intraventricular e infarto periventricular do prematuro e RN de termo
Medicamentos sedativos administrados à gestante ou à parturiente ou injeção inadvertida de anestésicos locais destinados à mãe no couro cabeludo fetal
Hiperbilirrubinemia
Paralisia cerebral e deficiência mental
Cromossomopatias: Down, Prader-Willi, outras

Quadro 43.3 ▷ Síndrome da criança hipotônica: principais causas cerebrais progressivas no RN e lactente

Encefalopatias metabólicas: amino/organoacidopatias, ciclo da ureia
Peroxissomoses: Zellweger e Refsum infantil
Hipoglicosilação congênita de proteínas
Lisossomopatia: gangliosidose GM1, infantil
Deficiência de sulfito-oxidase e do cofator de molibdênio
Galactosemia
Síndrome oculocerebrorrenal (Lowe)
Síndrome de Smith-Lemli-Opitz
Distrofia neuroaxonal
Disautonomia familiar ou síndrome de Riley-Day
Hipotireoidismo congênito
GM2 tardia
Degeneração espongiosa do neuroeixo (Canavan)
Erro inato do metabolismo da leucina
Ataxia-telangiectasia (síndrome de Louis-Bar)
Ataxia cerebelar de Bassen-Kornzweig
Neuropatia gigantoaxonal

Quadro 43.4 Encefalopatias metabólicas que podem manifestar hipotonia muscular no RN

Distúrbios do ciclo da ureia
Maple syrup ou doença do xarope de bordo
Encefalopatia por glicina ou hiperglicinemia não cetótica
Organoacidemias:
Acidúria beta-hidroxi-isovalérica/beta-metil-crotonil-gliciníca (hipotonia de causa central e neuromuscular, com afecção do neurônio motor periférico)
Acidemia propiônica e metilmalônica
Acidemia isovalérica
Desordens da β-oxidação dos ácidos graxos:
Deficiência da acil-CoA-desidrogenase de cadeia muito longa, de cadeia curta e múltipla
Acidemia glutárica tipo II
Ciclo da carnitina – deficiência da palmitil-transferase II, deficiência de carnitina
Acidose láctica primária
Diversas encefalomiopatias mitocondriais, como diferentes tipos de síndrome de Leigh

em posição supina e a verificação de se ele é capaz de mover ativamente os membros contra a gravidade, espontaneamente ou sob estimulação, e de manter a postura de um membro que tenha sido passivamente elevado. Dubowitz,[29] professor inglês que repetidamente abordou o tema da síndrome da criança hipotônica, estabelece assim as duas grandes divisões de doenças que provocam hipotonia muscular: o grupo paralítico, que corresponde às doenças genericamente rotuladas como neuromusculares, isto é, as doenças que acometem desde o neurônio motor periférico até o músculo, passando pelos nervos periféricos e a junção mioneural, e o grupo não paralítico. Na prática diária, as causas neuromusculares de hipotonia são mais raras do que as causas sistêmicas e centrais, porém a hipotonia é mais evidente, intensa e valorizada, por se tratar de hipotonia primária, intrínseca, essencial no contexto clínico.

Nos bebês com doença neuromuscular, nos casos mais graves a suspensão ventral evidencia a ausência de sustento da cabeça e os membros pendentes em deflexão, e a tração pelas mãos na posição supina denota a impossibilidade de flexionar a cabeça e de mantê-la no prolongamento do tronco, ficando a cabeça pendente; nos membros inferiores observa-se a atitude em batráquio, com hiperabdução das coxas; nos membros superiores, a manobra da "écharpe" denota a acentuada falta de resistência à movimentação passiva, sem que se formem ângulos articulares, com os cotovelos cruzando-se bem além da linha média (Figura 43.1A a E). Nas crianças com quadro mais grave é frequente o encontro de dificuldade alimentar e respiratória (Figura 43.2) e não são superadas as etapas do DNPM, ou superadas com muito atraso (Figura 43.1A e B). Nos casos com comprometimento moderado ou leve, essas etapas são superadas com maior ou menor atraso e o aspecto semiológico predominante é a falta de resistência à movimentação passiva e ao balanço passivo, acompanhada de hipotonia à palpação muscular. Embora nem todas as doenças neuromusculares manifestem abolição dos reflexos profundos ou hiporreflexia, é evidente que tal achado, acompanhando a hipotonia e o déficit de força, é altamente sugestivo de doença neuromuscular. Em particular nas doenças do neurônio motor periférico, o encontro de fasciculações, em geral mais facilmente evidenciáveis na musculatura da língua, é praticamente patognomônico desse tipo de afecção neuromuscular.

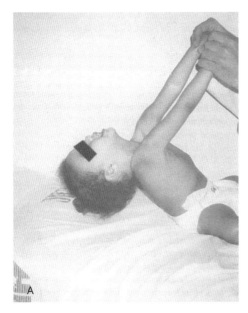
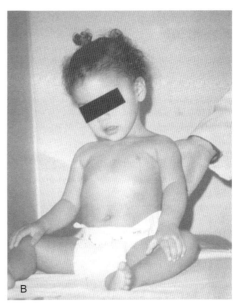
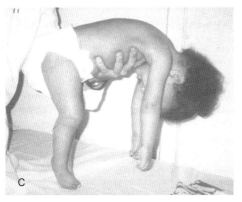
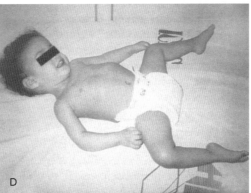
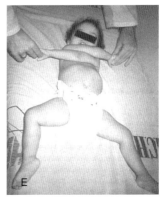

Figura 43.1 ▶ Aspectos semiológicos da hipotonia de causa neuromuscular em criança com 1 ano de idade. Retardo acentuado do desenvolvimento motor: falta de sustento completo da cabeça (**A**), não senta sem apoio (**B**). Em **C**, suspensão ventral com os membros pendentes em deflexão. Em **D**, atitude em batráquio. Em **E**, falta de resistência à movimentação passiva na manobra do cachecol.

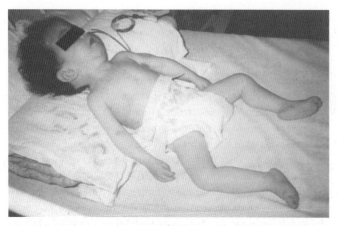

Figura 43.2 ▷ Aspectos semiológicos de grave hipotonia de causa neuromuscular em criança com 9 meses de idade: dificuldade alimentar e respiratória.

Os Quadros 43.5 a 43.7 ilustram os diferentes graus de gravidade e evolução das doenças neuromusculares e alguns dados semiológicos importantes para o diagnóstico diferencial entre as causas periféricas e centrais de hipotonia: dismorfismo facial e palato em ogiva, comprometimento das musculaturas facial e ocular, sobretudo ptose palpebral, e a rara ocorrência ao nas-

Quadro 43.5 ▷ Causas neuromusculares de hipotonia: aspectos clínicos sugestivos

Acometimento facial: DMC, principalmente merosina-negativa; distrofia miotônica congênita; miopatias congênitas (nemalínica, miotubular, desproporção de fibras); miastenia grave
Ptose palpebral: miastenia grave; distrofia miotônica congênita; miopatias congênitas (miotubular, desproporção de fibras); miopatias mitocondriais
Dificuldade de sucção e respiratória: AEI-I; neuropatia hipomielinizante congênita; PHSM tipo III congênita grave; miastenia grave neonatal; síndrome miastênica congênita; distrofia miotônica congênita; distrofia facioescapuloumeral (forma infantil); DMC, principalmente merosina-negativa e α-distroglicanopatias; miopatias congênitas (nemalínica neonatal, miotubular ligada ao X); mitocondriopatias; glicogenose tipo II (Pompe)
Artrogripose ou retrações: AEI-I; neuropatia hipomielinizante congênita, PHSM tipo III (congênita grave e infantil); DMC; distrofia miotônica congênita; miopatia congênita (desproporção de fibras)
Acometimento do SNC: DMC (α-distroglicanopatias e forma merosina-negativa); Distrofia miotônica congênita; mitocondriopatias; distúrbios da β-oxidação, glicogenose tipo II (Pompe); Miopatias congênitas (miotubular, desproporção de fibras)
Curso flutuante ou evolução em surtos desencadeados por infecções, atividade física, tipo de alimentação, estresse, medicamentos: miastenia grave; miopatias metabólicas (mitocondriopatias, distúrbios da β-oxidação, glicogenoses, paralisias periódicas/canalopatias)

Quadro 43.6 ▷ Causas neuromusculares de hipotonia: graus de acometimento do RN e lactente hipotônico

Grave: AEI-I; neuropatia hipomielinizante congênita e PHSM tipo III (congênita grave); miastenia grave; DMC (principalmente merosina-negativa e α-distroglicanopatias); distrofia miotônica congênita; distrofia facioescapuloumeral (forma infantil); miopatias congênitas (miotubular ligada ao X, nemalínica neonatal); mitocondriopatias; distúrbios da β-oxidação; glicogenose tipo II (Pompe)
Moderado: AEI-II; PHSM tipo III (infantil); DMC tipo espinha rígida, Ullrich, merosina-positiva em geral; miopatias congênitas (miotubular, nemalínica, desproporção de fibras); mitocondriopatias
Leve: AEI-III; miastenia grave; miopatias congênitas (*central core*, miotubular, desproporção de fibras, miopatia com alterações mínimas); miopatias metabólicas (mitocondriopatias, distúrbios da β-oxidação, glicogenoses, paralisias periódicas/canalopatias)
Variável: miastenia grave; DMC, exceto merosina-positiva; miopatias congênitas (nemalínica, miotubular, desproporção congênita); miopatias metabólicas (mitocondriopatias, distúrbios da β-oxidação, glicogenoses, paralisias periódicas/canalopatias)

Quadro 43.7 ▷ Diagnóstico das doenças neuromusculares: análise do DNA

Amiotrofia espinal infantil: deleção dos éxons 7 e 8 (gene SMN) no *locus* 5q11-q13
Polineuropatias hereditárias sensitivo-motoras (Dejerine-Sottas congênita grave, hipomielinizante e infantil): pontos de mutação nos genes da proteína 22 da mielina periférica (PMP22) no *locus* 17p11.2-12 e da proteína zero da mielina (P0) no *locus* 1q22-23
Distrofia miotônica congênita: expansão da repetição do trinucleotídeo CTG em 19q13.3
Distrofia facioescapuloumeral: deleção de repetições de 3,3kb em sequência no *locus* 4q35
Análise de pontos de mutação específicos em encefalomiopatias mitocondriais

cimento de artrogripose multiplex congênita (Figura 43.3A a D). Esta, embora possa ocorrer também em doenças cerebrais e não neurológicas, é muito mais comum, ou melhor, menos rara, nas doenças neuromusculares e traduz imobilidade intraútero, que ocasionalmente é relatada retrospectivamente pela mãe sob forma de diminuição dos movimentos fetais. Outro aspecto que traduz diminuição da mobilidade intrauterina e pode ser visto principalmente nas miopatias congênitas é a luxação da articulação coxofemoral, já que a cavidade do acetábulo depende, ao se formar, de forças decorrentes da contração muscular intraútero. Nos casos mais graves também é possível o achado de poli-hidrâmnio, tendo em vista a dificuldade do feto em deglutir o líquido amniótico.

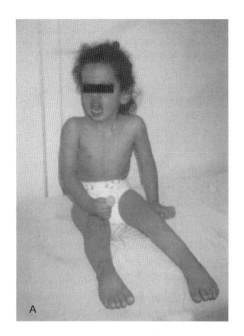
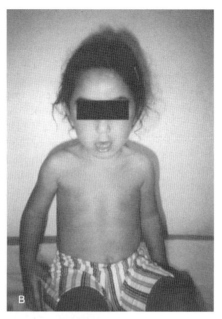
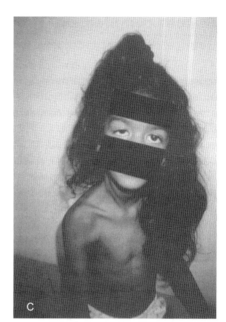
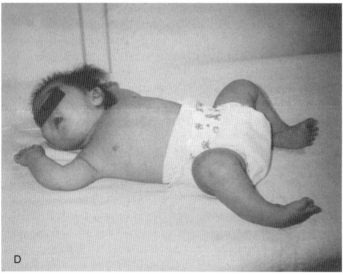

Figura 43.3 ▷ Aspectos sugestivos da hipotonia de causa neuromuscular: dismorfismo facial (**A**); comprometimento facial (**B**); ptose palpebral (**C**); artrogripose congênita (**D**).

Nos bebês com causas centrais de hipotonia são comuns: nível de alerta precário, falta de resposta a estímulos visuais e auditivos, dificuldade para coordenar sucção/deglutição, ou ainda co-ocorrência de convulsões neonatais ou crises epilépticas. O exame físico pode revelar microcefalia ou aspectos dismórficos, sobretudo nas cromossomopatias e em alguns casos de malformações cerebrais. A associação com distúrbios metabólicos, mais bem caracterizados por meio de exames complementares, fala a favor de encefalomiopatia de causa metabólica, como mitocondrial, distúrbio da β-oxidação, ou de variados erros inatos do metabolismo, como aminoácido/organoacidopatias.

Como mencionado anteriormente, o contexto clínico, ou seja, os sinais e sintomas que sugerem determinado tipo de diagnóstico dentro da síndrome da criança hipotônica, deve ser analisado em relação à idade da criança, sendo sempre enfatizado na literatura que aborda o diagnóstico diferencial entre as diferentes causas de hipotonia muscular que incidem no RN, no lactente ou na criança maior.[5,6,25,39,52,67,69,75,76,85,98] Além disso, diante de um lactente hipotônico que apresenta força muscular normal e bom nível cognitivo, deve ser lembrada a possibilidade de se tratar de um quadro de hipotonia congênita benigna.[12] Nesses casos, a criança terá todos os exames normais, e a evolução para a normalidade do tônus ocorre ao longo do crescimento. Alguns acompanham-se de flacidez ou lassidão ligamentar, que em algumas famílias é de caráter constitucional, configurando uma alteração do tecido conjuntivo e não propriamente uma afecção decorrente de acometimento muscular primário. Nesses casos, o quadro de hiperextensibilidade articular costuma permanecer ao longo da vida. Outra situação a ser lembrada diante de um lactente hipotônico com o restante do exame normal é a possibilidade de falta de estímulos ambientais adequados ou hiperproteção por parte dos cuidadores que restringem a exploração do ambiente físico.

Exames complementares

Doenças neuromusculares

As causas neuromusculares de hipotonia são classicamente avaliadas mediante a determinação das enzimas musculares, principalmente creatinofosfocinase (CPK), da eletroneuromiografia (ENMG) e da biópsia muscular, ou ainda por meio de marcadores moleculares.

Na investigação das doenças neuromusculares, os valores dos níveis de CPK podem ajudar a diferenciar o comprometimento muscular primário ou miopático do secundário ou neurogênico por acometimento do neurônio motor periférico ou dos nervos periféricos. Aumento importante do nível sérico de CPK no RN é muito sugestivo da distrofia muscular congênita (DMC) em suas diferentes formas, puramente musculares ou associadas a comprometimento do SNC e ocular, e particularmente na forma merosina-negativa. Mais raramente, pode ser observado nas miopatias metabólicas, na distrofia miotônica congênita e em algumas formas de miopatias congênitas, particularmente na desproporção congênita de fibras.

A biópsia muscular por microscopia óptica, complementada pela microscopia eletrônica, será analisada em outro capítulo: é particularmente importante para o diagnóstico das diferentes formas de miopatias congênitas com anormalidades estruturais, bem como das glicogenoses. Boa parte das mitocondriopatias não apresenta achados específicos à biópsia muscular: algumas mitocondriopatias, caracteristicamente aquelas dependentes de mutações do DNA mitocondrial, mostram, já na microscopia óptica (coloração Gomori modificado), as peculiares *ragged red fibers*, raras nos defeitos do DNA nuclear, ou ainda, na microscopia eletrônica, proliferação anormal e alteração morfológica das mitocôndrias. Em parte das mitocondriopatias por defeitos do transporte do substrato (ciclo da carnitina) e da utilização do substrato (β-oxidação dos ácidos graxos) pode ser evidenciado acúmulo de lípides. Em mitocondriopatias com deficiência dos complexos da cadeia respiratória é possível a análise do defeito bioquímico enzimático por técnicas histoquímicas, sendo particularmente chamativa a ausência de marcação histoquímica da citocromo-C-oxidase (COX) em crianças que apresentam deficiência do complexo IV-COX, forma fatal ou reversível.

Nas crianças com DMC ou, mais raramente, na distrofia miotônica congênita, a biópsia muscular mostra aspectos distróficos que, apesar de inespecíficos, pois denotam apenas afecção muscular primária, sugerem o diagnóstico; por imuno-histoquímica avalia-se a merosina (laminina α2), o colágeno VI e o epítopo glicosilado da α-distroglicana, de acordo com a suspeita clínica de um subtipo particular de DMC.

A EMG é indispensável para o diagnóstico imediato da amiotrofia espinhal infantil (AEI), somente quando não é possível o acesso a um centro que realize o teste molecular para identificação da mutação do gene SMN; está indicada nos raros casos de polineuropatia hereditária sensitivo-motora (PHSM) a fim de analisar a velocidade de condução motora e sensitiva, e nas síndromes miastênicas, em que detecta o decremento da amplitude do potencial de ação, típico desse grupo de afecções. Outro exame utilizado em alguns centros na avaliação de crianças com doenças neuromusculares é a ultrassonografia (US) das massas musculares. Tanto a EMG como a US dependem de profissionais especialmente preparados para a interpretação dos achados correspondentes na faixa etária do RN e do lactente.[3]

Quando há dados indicativos de miopatia metabólica, particularmente mitocondriopatia, com defeitos do metabolismo do piruvato, do ciclo de Krebs ou da cadeia respiratória, e distúrbios da β-oxidação dos ácidos graxos, exames laboratoriais para dosagem de lactato, piruvato, alanina e corpos cetônicos no sangue, no líquido cefalorraquidiano (LCR) e na urina, bem como determinação de eletrólitos, gasometria e do perfil de β-oxidação dos ácidos graxos (acil-carnitina), devem ser solicitados para auxiliar o diagnóstico diferencial.

Nas miopatias em que existem diferentes tipos de comprometimento associados do SNC, particularmente em algumas mitocondriopatias, em algumas formas de DMC e na distrofia miotônica congênita, a ressonância nuclear magnética (RM) do crânio pode mostrar alterações da substância branca cerebral ou malformações corticais sugestivas dessas diferentes afecções.

O diagnóstico diferencial das doenças musculares inclui ainda a avaliação cardiológica, visto que alguns casos de mitocondriopatias, glicogenoses, miopatias congênitas com anormalidades estruturais e distrofia miotônica podem apresentar miocardiopatia.

Finalmente, estudos de genética molecular, executáveis em centros especializados, são essenciais para a confirmação diagnóstica da maioria dos casos de AEI, da distrofia miotônica de Steinert e da forma infantil da distrofia facioescapuloumeral e auxiliam a classificação das diferentes formas de DMC, miopatia nemalínica, miopatias mitocondriais e PHSM (Quadro 43.7). Nas diferentes formas de DMC, apesar de possível, a identificação de deleções nos respectivos genes específicos é trabalhosa, efetuada em nível de pesquisa e, embora útil, não é imprescindível para a confirmação do diagnóstico, que pode ser efetuado com base em achados clínicos, de neuroimagem e imuno-histoquímicos; entretanto, as diferentes formas de α-distroglicanopatias apresentam ampla heterogeneidade genética e pelo menos as mutações do gene FKRP, que são de avaliação mais fácil, deveriam ser pesquisadas. No caso das DMC por deficiência do colágeno VI, por mais que o quadro clínico e, eventualmente, imunomarcação negativa para o colágeno VI possam ser sugestivos, o diagnóstico de certeza só pode ser efetuado mediante o estudo molecular e a análise da microestrutura do colágeno VI em cultura de fibroblastos, pesquisa esta que até o momento não é efetuada no Brasil.

Hipotonia muscular de causa central

Os exames complementares que avaliam as causas cerebrais progressivas de hipotonia muscular se iniciam a partir de uma triagem preliminar: glicemia, gasometria, eletrólitos, níveis séricos de lactato, piruvato, amônia, dosagem de aminoácidos séricos e organoácidos urinários e função hepática e da tireoide. Nos casos em que o exame físico evidencia alterações somatoscópicas e aspectos dismórficos, exames complementares, de US ou outros para investigação de lesões malformativas em múltiplos órgãos e/ou sistemas tornam possível estabelecer a suspeita diagnóstica com relativa facilidade e indicar o estudo genético para confirmação. Este deve incluir não somente o cariótipo (citogenética convencional), como também a análise de metilação e provas de hibridização fluorescente *in situ* (FISH), que possibilitam o diagnóstico de uma das causas mais frequentes de hipotonia central, a síndrome de Prader-Willi. O valor dos exames de neuroimagem para o diagnóstico de encefalopatias não progressivas, malformativas ou não, bem como para sugerir boa parte das encefalopatias progressivas degenerativas ou metabólicas, é indiscutível e faz parte da avaliação rotineira do RN e do lactente com patologia neurológica. Após a triagem preliminar, marcadores específicos, bioquímicos ou moleculares, complementam o diagnóstico de boa parte das causas centrais progressivas de hipotonia e se encontram discriminados nos capítulos referentes a essas diferentes entidades. Apenas a título de ilustração, podem ser citados: dosagem de ácidos graxos de cadeia muito longa em casos suspeitos de peroxissomopatias; perfil de acilcarnitina nos defeitos da β-oxidação, que causam hipotonia tanto de causa central como periférica; dosagem de ácido úrico, que é normal na deficiência de sulfito-oxidase e mostra nível baixo na deficiência do cofator de molibdênio; eletroforese para transferrina, quando há suspeita de distúrbios congênitos da glicosilação; análise do 7-de-hidrocolesterol, na síndrome de Smith-Lemli-Opitz, e muitos outros.

SÍNDROME DA CRIANÇA HIPOTÔNICA: PRINCIPAIS DOENÇAS NEUROMUSCULARES NO RN E LACTENTE (QUADRO 43.1)

Nesse campo, nos últimos anos, os contínuos avanços da genética molecular abriram perspectivas inteiramente novas para o entendimento da classificação[45] e da patogenia das doenças neuromusculares, bem como relativamente à implantação, ainda nos primórdios, de eventuais tratamentos efetivos.

Amiotrofia espinal infantil (AEI)[38,55,93,94]

A AEI é uma doença degenerativa dos motoneurônios do corno anterior da medula espinal e dos núcleos motores de alguns nervos cranianos, de herança autossômica recessiva, embora possa ocorrer, mais raramente, herança autossômica dominante e recessiva ligada ao sexo[38,55,93,94]. Após a distrofia muscular de Duchenne ligada ao sexo, é a segunda forma mais frequente de doença neuromuscular da infância. A incidência da AEI é de 1/6.000 a 1:10.000 nascidos vivos, e é alta a frequência de portadores, da ordem de 1:40 a 1:50.

A grande maioria das formas recessivas depende da mutação no gene SMN (*survival motor neuron*), que possui uma cópia telomérica, SMN1, e uma cópia centromérica, SMN2. O gene SMN2 possui diversas cópias que, pelo mecanismo de dosagem gênica, originam diferentes fenótipos:[38,55,93,94] na AEI tipo I, ou doença de Werdnig-Hoffmann, gravíssima, há uma a duas cópias do gene; na forma intermediária, tipo II, ocorrem três cópias, e na forma juvenil, tipo III, de gravidade variável, existem três a quatro cópias. Os portadores da mutação em heterozigose têm pelo menos cinco cópias. Apesar da aceitação

do mecanismo de dosagem gênica para explicar a variabilidade fenotípica da AEI, podem existir outros fatores envolvidos, o que permite explicar a variabilidade intrafamilial às vezes encontrada em irmãos com o mesmo número de cópias. A mutação SMN1 em homozigose causa falta da proteína completa e, embora seja retida pelo menos uma cópia do gene SMN2, durante sua transcrição o exon 7 é comumente excluído, o que origina proteína truncada e pouquíssima da completa, não suficientes para manter a função do motoneurônio em razão do menor número de cópias.

Os avanços no conhecimento do mecanismo molecular tornaram possível não somente obter a confirmação diagnóstica, antes fundamentada nos achados eletromiográficos, como também possibilitar o estabelecimento de diagnóstico prénatal, o que é de extrema importância em uma doença com tamanho grau de gravidade.

Com base em extensas casuísticas clínicas, Zerres e cols.[99,100] consideram que a classificação da AEI depende fundamentalmente da idade de início e do grau de desenvolvimento motor. Em crianças admitem-se fundamentalmente três formas clínicas:

- **AEI tipo I (grave):** início até os 6 meses de vida. Os pacientes não sentam sem apoio, geralmente ocorrendo óbito antes dos 2 anos de idade por intercorrências respiratórias.
- **AEI tipo II (intermediária):** início antes dos 18 meses de vida. Os pacientes conseguem sentar sem apoio, porém não adquirem a posição ortostática e não deambulam, apresentando grave quadro amiotrófico e deformidades esqueléticas.
- **AEI tipo III (benigna):** início após os 18 meses de idade. Os pacientes adquirem a posição ortostática e deambulam, com limitação motora variável. Alguns admitem uma subdivisão dessa forma, de acordo com idade de início antes ou depois dos 3 anos de idade.

Existe ainda um controvertido tipo IV, de início na idade adulta, após os 30 anos, sobre o qual não se tem certeza se o *locus* genético seria o mesmo 5q.

Na AEI tipo I, classicamente conhecida como doença de Werdnig-Hoffman, todos os músculos são acometidos pelo processo de atrofia neurogênica ou secundária, ficando poupados praticamente apenas o diafragma, os músculos das extremidades e os músculos oculares (Figura 43.4). Os músculos faciais e bulbares apresentam-se comprometidos em extensão e frequência variáveis. Em 30% dos casos encontram-se fasciculações. Observa-se que os membros inferiores estão sempre mais afetados do que os membros superiores, e os músculos proximais mais do que os distais. Contraturas musculares instalam-se rapidamente, em especial nos músculos adutores das coxas e rotadores internos dos ombros, o que confere ao lactente atitude característica e leva a deformidades torácicas.[29] Em geral, o óbito ocorre nos primeiros 18 meses por infecção respiratória em função da paralisia dos músculos intercostais ou bulbares. Dubowitz[29] enfatiza que, embora raros, existem casos de maior sobrevida, nos quais a paralisia instala-se em sua plenitude nas fases iniciais, não progredindo a partir de

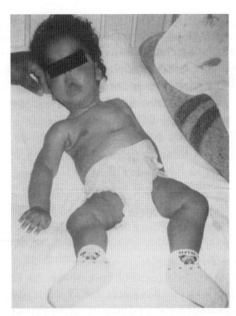

Figura 43.4 ▷ Amiotrofia espinal infantil tipo I (doença de Werdnig-Hoffmann): fenótipo gravíssimo; a criança não chega a sentar.

então, e permitindo ao lactente manter uma débil movimentação dos membros superiores. Nos últimos anos, com a melhora dos recursos de terapia intensiva em domicílio, algumas crianças atingem a adolescência.

Já no tipo II, com início da hipotonia e da debilidade muscular nos membros inferiores entre 6 e 12 meses de idade, a criança conserva a habilidade para sentar-se, embora não chegue a andar. A progressão é lenta, e contraturas musculares e deformidades esqueléticas aparecem tardiamente, perto da adolescência (Figura 43.5). O comprometimento dos membros superiores e dos músculos intercostais, que geralmente é moderado, agrava-se ao longo dos anos. Podem ocorrer atrofia e fasciculações da língua. Nessa forma, assim como na forma III, é comum a observação de tremor irregular (minipolimioclonias), que é mais facilmente evidenciado na hiperextensão das mãos e dos dedos. Na segunda década de vida, a progressão se acelera e o quadro torna-se altamente limitante, com risco letal.

A forma clínica tipo III, mais benigna, é de caráter nitidamente proximal, com acometimento lento da musculatura proximal da cintura pélvica e posteriormente da cintura escapular, confundindo-se com algumas formas de distrofia muscular progressiva, embora com menor gravidade, de polimiosite ou de glicogenoses. A frequente ausência de fasciculações (que ocorrem em 30% a 50% dos casos) e de comprometimento dos nervos cranianos, embora em 33% dos casos possam estar acometidos, associada à presença eventual de pseudo-hipertrofia muscular e CPK levemente aumentada, contribui para agravar a confusão diagnóstica (Figura 43.6). Outros pacientes não apresentam esse caráter pseudomiopático, evoluindo com atrofia generalizada. A doença pode progredir rapidamente durante a adolescência, levando à invalidez na segunda década, enquanto outras vezes se limita a discreto comprometimento da musculatura proximal dos membros, compatível com vida praticamente normal.

Além dessas principais variantes clínicas definidas, existem outras formas com diferentes graus de gravidade, supondo-se que, quanto mais tardio o início do quadro, tanto menor a extensão das paralisias. Portanto, de modo geral, o prognóstico é ditado pela idade de início e pelo comprometimento das musculaturas respiratória e bulbar, sendo bem definido para cada forma clínica. As formas mais raras de AEI, de herança autossômica dominante, recessiva ou recessiva ligada ao sexo, comprometem o motoneurônio medular de maneira isolada ou associada ao comprometimento de outras áreas do SNC, como vias sensitivas, pontocerebelares, piramidais e auditivas, e não se encontram associadas ao *locus* genético 5q. Em algumas

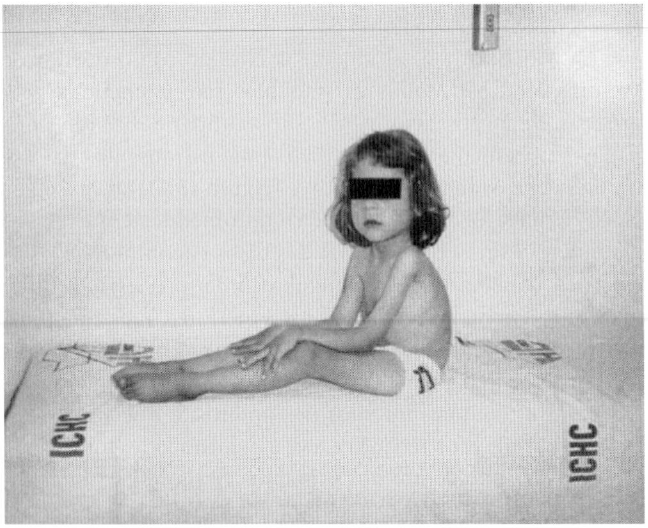

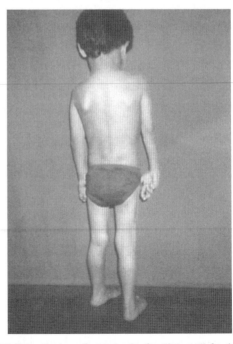

Figura 43.5 ▷ Amiotrofia espinal infantil tipo II (forma intermediária): fenótipo grave; a criança consegue sentar, mas não desenvolve a marcha.

Figura 43.6 ▷ Amiotrofia espinal infantil tipo III: fenótipo variável, em geral leve ou moderado; a criança desenvolve a marcha e pode apresentar padrão miopático.

dessas formas ocorrem cardiopatia congênita, artrogripose ou fraturas ósseas ao nascimento. Parte dessas AEI é de predomínio distal e mostra fenótipo clínico semelhante ao das polineuropatias hereditárias sensitivo-motoras.[75]

O fenótipo mais semelhante à doença de Werdnig-Hoffmann é encontrado na AEI com comprometimento diafragmático ou disfunção respiratória tipo 1 (sigla em inglês SMARD1), que decorre de mutações no gene da imunoglobulina microligante (*binding*) proteína 2 (IGHMBP2) com *locus* em 11q13-q21.[37] Essa forma mostra comprometimento diafragmático precoce, ou seja, entre 1 e 6 meses de idade, retardo do crescimento intrauterino, choro fraco, deformidades de pés, fraqueza muscular progressiva de predomínio distal, eventuais alterações de sensibilidade e disfunção autonômica. O diagnóstico deve ser lembrado em pacientes gravemente comprometidos na ausência de mutações em 5q ou quando houve casos anteriores de morte súbita de RN na família, em virtude da insuficiência respiratória. A análise das mutações é possível, mas não há diagnóstico pré-natal disponível.[37]

Desde que se conhece com maior profundidade o mecanismo molecular da AEP ligada às mutações do gene SMN em 5q, diferentes opções de tratamento têm sido pesquisadas somente para essa forma, e algumas já ultrapassaram o estágio pré-clínico. As estratégias dessas perspectivas terapêuticas são variáveis:[55,93,94]

1. Aumentar o nível da proteína SMN:
   a. Ativar o gene SMN2
   b. Evitar a exclusão do éxon 7 no gene SMN2
   c. Estabilizar a proteína SMN
2. Estratégias de neuroproteção antiapoptose.
3. Terapia gênica para introduzir SMN1.
4. Uso de células-tronco embrionárias para substituir motoneurônios ou células musculares.

O mecanismo de ativação do gene SMN2 tem sido o mais concretamente demonstrado em humanos, mediante o emprego de agentes do tipo inibidores das histonas-deacetilases, como o valproato de sódio, que favorece indiretamente a acetilação, aumentando assim a expressão gênica. Evitar a exclusão do éxon 7 no gene SMN2 também é uma estratégia em desenvolvimento *in vivo*, mediante o uso de hidroxiureia, que modifica o padrão de *splicing* do gene SMN2, promovendo a inclusão do éxon 7 e produzindo transcriptos completos no lugar de truncados.

Enquanto não se definem quais tratamentos são realmente efetivos na abordagem dessa grave doença, o tratamento paliativo que visa dar o máximo de suporte à prevenção da escoliose e da insuficiência respiratória vem recebendo cada vez mais atenção por parte das equipes multidisciplinares que atuam em casos de crianças com doenças neuromusculares.[38,42]

Polineuropatias hereditárias sensitivo-motoras (PHSM)

Apesar de serem doenças raras, algumas PHSM podem cursar com hipotonia muscular acentuada e precoce.[4,57,63,79] A hipotonia é proeminente e evidenciada já ao nascimento, acompanhada de dificuldade alimentar, respiratória e, frequentemente,

de artrogripose nos raríssimos casos de neuropatia hipomielínica congênita de herança autossômica tanto dominante como recessiva.[88] Quadro clínico igualmente alarmante, porém com menor incidência de artrogripose, é observado nos RN com a rara forma congênita grave da PHSM tipo III, doença de Dejerine-Sottas. Nesses pacientes existe hipomielinização e não falta de mielina, e, quando a criança sobrevive, a invalidez é acentuada. Não deve ser confundida com a forma infantil clássica, que se inicia sempre antes dos 2 anos de idade, de modo que, ocasionalmente, é possível encontrar hipotonia já no RN ou RDNPM precoce, porém leve ou moderada, nunca configurando o padrão de comprometimento da forma congênita grave. Excepcionalmente, as diferentes formas de PHSM I e II – doença de Charcot-Marie-Tooth – podem ser evidenciadas já ao nascimento, por meio de manifestações discretas. Os contínuos avanços no estudo da genética molecular dessas polineuropatias, que podem cursar com diferentes tipos de herança, evidenciaram a existência de alterações na função de duas proteínas implicadas no metabolismo da mielina, a proteína 22 da mielina periférica (PMP22), ligada ao *locus* 17p11.2-12, e a proteína zero da mielina (P0), ligada ao *locus* 1q22-23. Diferentes tipos de mutações nesses dois *loci* associam-se, por mecanismo de dosagem gênica, a diferentes efeitos quanto à gravidade fenotípica, de modo que a variabilidade fenotípica da forma Dejerine-Sottas pode ser dependente de mutações em ambos os genes, o que a torna, em algumas famílias em que é ligada ao gene PMP22, um subtipo mais grave de Charcot-Marie-Tooth; por outro lado, quando a forma de Dejerine-Sottas é ligada a mutações do gene P0, a forma amielínica congênita representa seu subtipo mais grave. Outros genes envolvidos no metabolismo da mielina também podem apresentar mutações que originam formas congênitas de polineuropatias, porém com frequência bem menor. A forma clássica de Dejerine-Sottas, ou PHSM tipo III, é a infantil, mais frequentemente de herança autossômica recessiva, com início nos 2 primeiros anos de vida, mostrando maior intensidade dos sintomas em relação ao tipo I e frequente incapacidade de marcha. Com o progredir da doença ocorre hipertrofia de nervos periféricos na maioria dos casos. Cursa com alterações distais de sensibilidade, hiperproteinorraquia e velocidade de condução motora muito baixa, menor do que 10 m/s.

Muito recentemente foi descrita uma forma de PHSM tipo II, ou forma axonal, de herança autossômica dominante, com início precoce e comprometimento grave, decorrente das mutações da mitofucsina 2, uma grande GTPase da membrana mitocondrial envolvida na manutenção da morfologia das mitocôndrias axonais.[64]

As polineuropatias adquiridas, particularmente a síndrome de Guillain-Barré, de natureza autoimune, serão abordadas em outro capítulo e não se encaixam propriamente no diagnóstico diferencial da síndrome da criança hipotônica, pois cursam com hipotonia muscular de início agudo ou subagudo, em geral na criança maior.

Miastenia grave

A miastenia grave no RN pode se manifestar sob a forma neonatal transitória ou sob a síndrome miastênica congênita não autoimune com diferentes subtipos.[25,29]

A forma neonatal transitória torna-se progressivamente mais rara em virtude dos avanços na assistência à gestante. Acomete em torno de 10% dos RN filhos de mães miastênicas, não havendo relação com a duração e a gravidade da doença da gestante, bem como com o tipo de tratamento materno empregado. Inicia sempre nas primeiras horas de vida, excepcionalmente até o terceiro dia, e o RN pode apresentar choro fraco e comprometimento facial ou debilidade generalizada com dificuldade respiratória. Ptose palpebral é rara. Essa forma, que decorre da passagem dos anticorpos antirreceptor colinérgico da gestante para o feto, pode ser suspeitada quando já houve irmão mais velho com problema semelhante ou quando a mãe tem taxa elevada de anticorpos circulantes. O reconhecimento imediato dessa situação é obrigatório porque, se não for instituído imediatamente o tratamento com agentes anticolinesterásicos, pode ocorrer óbito por insuficiência respiratória. O diagnóstico é geralmente estabelecido com o uso de 0,1mL de Tensilon® (bromento de edrofônio), por via IM ou subcutânea e, se não houver resposta convincente, pode ser empregada prostigmina por via IM (0,05mg) ou piridostigmina (0,3mg);[8] o tratamento consiste na administração de Mestinon® (bromento de piridostigmina) na dose total diária que varia de 5 a 25mg por via oral, dependendo da resposta individual, dividida em quatro a cinco tomadas, 1 hora e meia antes da alimentação. Também pode ser usada a Prostigmina® (bromento de neostigmina), na dose total de 5 a 10mg diários por via oral. O tratamento deve ser mantido por precaução até a oitava semana, a não ser que surjam efeitos colaterais indesejáveis, próprios dos anticolinesterásicos.

A síndrome miastênica congênita não autoimune compreende diferentes subtipos que podem se manifestar desde o nascimento ou identificados no decorrer da infância.

Há numerosos genes implicados que codificam proteínas envolvidas tanto em alterações estruturais como funcionais da junção neuromuscular, em nível pré-sináptico, sináptico ou pós-sináptico, o que resulta em diferentes tipos de deficiências, dos receptores colinérgicos, da acetilcolinesterase ou dos níveis de resposta e afinidade à acetilcolina. Esporadicamente encontra-se recorrência familiar, herança autossômica dominante ou herança autossômica recessiva. Recentemente, esse campo está se tornando cada vez mais complexo, com a identificação em todos os subtipos de mutações em diversos genes que codificam tanto alterações estruturais como funcionais da junção neuromuscular. A maioria dos subtipos da síndrome miastênica congênita geralmente não responde aos anticolinesterásicos habituais e caracteriza-se por combinação variável de hipotonia muscular, bem como sinais focais, como ptose palpebral ou choro fraco por comprometimento das musculaturas cervical, facial e bulbar. A enfermidade pode permanecer localizada ou generalizar-se no decorrer da infância; na síndrome do canal lento, que é associada a aumento da resposta à acetilcolina com episódios de abertura prolongada do canal do receptor de acetilcolina, o curso é mais nitidamente flutuante, com exacerbações e remissões como na forma juvenil. Existem referências recentes de tentativas de tratamento da síndrome do canal lento com sulfato de quinidina, promovendo melhora tanto clínica como eletrofisiológica em número considerável de pacientes.[81]

De maneira resumida, podem ser considerados os principais tipos de síndromes miastênicas congênitas:[25]

- Forma infantil familiar com apneia episódica (pré-sináptica – gene CHAT da colina-acetiltransferase): grave no início, tratável, vai melhorando.
- Deficiência de acetilcolinesterase (AchE) na placa terminal (gene COLQ: subunidade colagênica da AchE): grave; a ptose pode ser assimétrica; ocorre oftalmoparesia com resposta pupilar lenta, não tratável.
- Deficiência do receptor de Ach (AchR): seis genes envolvidos; gravidade variável; pode ter somente ptose; pode ou não responder ao tratamento.
- Deficiência de rapsina na placa terminal (gene RAPSN): grave, pode ter atrogripose; tratável.

Deve ainda ser lembrado que em raras situações, não referidas no Brasil, o lactente pode desenvolver a síndrome miastênica em decorrência de intoxicação pela toxina botulínica (botulismo) em função da contaminação dos ingredientes da mamadeira.[1]

Miopatias

As doenças musculares da infância que cursam com hipotonia muscular evidente e precoce são a DMC, as miopatias congênitas, algumas das miopatias metabólicas (glicogenoses, mitocondriopatias e, ainda mais raramente, canalopatias), a forma congênita da distrofia miotônica de Steinert e a forma infantil da distrofia facioescapuloumeral. As formas clássicas de distrofia muscular progressiva, das quais a mais frequente na infância é a forma ligada ao sexo de Duchenne, não costumam manifestar hipotonia precoce e acentuada, a não ser em condições excepcionais. As miosites de natureza autoimune, particularmente a dermatomiosite, que pode causar hipotonia muscular de início agudo ou subagudo, serão abordadas em outro capítulo e não costumam incidir na faixa etária da síndrome da criança hipotônica.

Distrofia muscular congênita (DMC)[73,74]

A DMC corresponde a um subgrupo clínica e geneticamente heterogêneo de miopatias hereditárias, caracterizadas por hipotonia e fraqueza muscular de início ao nascimento ou no primeiro ano de vida e por padrão histopatológico distrófico na biópsia muscular. Há formas com comprometimento muscular puro e outras em associação a comprometimento cerebral e ocular. A herança é autossômica recessiva, e a incidência está por volta de 1.25.000.

A partir de 1994, vários fenótipos caracterizando subtipos de DMC foram identificados com base molecular, tendo sido definidos o gene responsável e a proteína deficitária. A classificação da DMC foi particularmente enriquecida a partir de 2002, quando se verificou que as DMC associadas a comprometimento ocular e cerebral dependiam do déficit de enzimas glicosiladoras da α-distroglicana, que é uma proteína justaposta ao sarcolema da fibra muscular, a qual se liga de um lado à β-distroglicana de localização transarcolemal e do outro à laminina α2 (merosina), principal componente da matriz extracelular, assim contribuindo para o reforço mecânico e a estabilidade da membrana da fibra muscular. Entretanto, os avanços no campo da etiopatogenia ainda não se acompanham de perspectivas terpêuticas concretas, como é o caso da distrofia muscular de Duchenne e da AEI.[56]

Distrofia muscular congênita merosina-negativa (DMC1A)[72-74]

O subtipo de DMC mais frequente é a DMC1A ou DMC merosina-negativa, causada pela mutação do gene da laminina α2 (6q2, proteína que se situa na matriz extracelular ao redor do sarcolema).[72-74]

A DMC1A caracteriza-se por grave fraqueza muscular desde o nascimento, podendo existir dificuldade alimentar e respiratória. A habilidade máxima alcançada é sentar. Nota-se dismorfismo facial evidente. O curso é de progressão inexorável com contraturas difusas, intensa atrofia muscular, escoliose e insuficiência respiratória que leva ao óbito na segunda década de vida, a não ser que sejam adotadas medidas eficazes de suporte respiratório e nutricional. A CPK está em geral elevada e o aspecto peculiar é de alteração difusa da substância branca cerebral, visível à RM. Essa alteração não influencia as funções nervosas superiores, e a criança tem inteligência normal ou limítrofe. O diagnóstico é facilmente efetuado mediante a associação de fenótipo grave com alteração da neuroimagem e pela análise imuno-histoquímica da merosina na biópsia muscular, que demonstra a ausência total (muito raramente, parcial) dessa proteína. Nos casos de déficit parcial, o quadro clínico pode ser igualmente grave ou mais brando, ocorrendo a marcha por tempo variável O diagnóstico molecular é difícil e trabalhoso e, em razão das peculiaridades clínicas e imuno-histoquímicas, torna-se geralmente dispensável.

Distrofia muscular congênita tipo espinha rígida[73,74,80]

A DMC com espinha rígida, bem mais rara, é causada pelas mutações no gene da selenoproteína N (*locus* 1p35-36), que é uma glicoproteína do retículo endoplasmático. Mutações no mesmo gene também estão associadas a outros tipos de miopatias, inclusive a miopatia congênita *minicore*.[31] A DMC com espinha rígida caracteriza-se pelo acometimento axial com escoliose progressiva, intensa atrofia muscular, acometimento facial leve ou moderado, biópsia com padrão distrófico moderado e focos de desorganização miofibrilar com atividade enzimática oxidativa alterada (*minicores*), nível de CPK normal ou aumentado, existindo ampla variabilidade fenotípica quanto à gravidade e ao desenvolvimento e à manutenção da marcha independente, embora sempre ocorra progressão para insuficiência respiratória.

Distrofia muscular congênita por alteração do colágeno VI[71,73,74]

A DMC por alterações do colágeno VI, componente da matriz extracelular, decorre de diferentes tipos de mutações nos genes que codificam as subunidades α1, α2 e α3 do colágeno VI (21q22 e 2q37). Essas mutações podem ser de efeito dominante ou recessivo e, dependendo de o quanto o tipo de mutação afeta a macroestrutura fibrilar do colágeno VI, originam dois fenótipos de maior ou menor gravidade, respectivamente o fenótipo Ullrich e o fenótipo Bethlem.

A DMC tipo Ullrich, de herança autossômica recessiva ou dominante, é uma miopatia grave que inicialmente se caracteriza por hiperextensibilidade distal e predomínio proximal das retrações fibrotendíneas, o que é inusitado em outras formas de miopatias. Outras particularidades fenotípicas são calcanhar saliente e alterações cutâneas caracterizadas por hiperceratose folicular e tendência à formação de queloides. O curso é progressivo com cifoescoliose e insuficiência respiratória. Na biópsia muscular de padrão distrófico, a análise imuno-histoquímica do colágeno VI pode demonstrar a imunomarcação negativa do colágeno VI.

A miopatia de Bethlem, associada a outros tipos de mutações nos mesmos genes, é de herança autossômica dominante e, em geral, tem quadro clínico benigno com início na primeira década de vida e contraturas precoces dos dedos, de modo que, ao juntar as palmas, os dedos não ficam perfeitamente justapostos, o que é considerado um aspecto semiológico peculiar. Mais raramente, ocorre hipotonia congênita associada a hiperextensibilidade articular, luxação congênita do quadril e torcicolo. A evolução é variável, podendo, eventualmente, culminar em insuficiência respiratória e restrição à cadeira de rodas. A análise imuno-histoquímica do colágeno VI não é adequada para sugerir o diagnóstico, sendo comumente normal. Em ambos os tipos, o estudo das mutações em cada um dos três genes que codificam as subunidades do colágeno VI é difícil, sendo realizado apenas em centros de pesquisa; é, porém, a única possibilidade de confirmação diagnóstica que torna possível inclusive o diagnóstico pré-natal. Além do estudo molecular, os pesquisadores costumam analisar em cultura de fibroblastos o tipo de alteração estrutural do colágeno VI a fim de melhor avaliar a relação entre Ullrich e Bethlem.

Distrofia muscular congênita em função de distúrbios de glicosilação da α-distroglicana[20,61,73,74]

As diferentes formas de DMC conhecidas como distúrbios da glicosilação da α-distroglicana decorrem de mutações nos genes de diferentes glicosiltransferases, entre as quais seis já foram identificadas, sendo uma, a glicosiltransferase fukutina, particularmente estudada por ser a proteína deficitária na DMC mais comum do Japão, a doença de Fukuyama. As glicosiltransferases são enzimas necessárias para adicionar açúcares (glicanas) à α-distroglicana, proteína da membrana da fibra muscular que para se ligar aos componentes da matriz extracelular, em especial à merosina, precisa ser glicosilada. As DMC desse grupo, genericamente denominadas α-distroglicanopatias, apresentam quadro clínico altamente heterogêneo, que vai desde um quadro muscular puro de diferentes intensidades até um gravíssimo comprometimento associado do SNC constituído por malformações corticais extensas, deficiência mental profunda e epilepsia. Adicionalmente pode ou não estar presente uma série de anormalidades oculares, de câmara anterior, como catarata, glaucoma, microftalmia e outras, bem como alterações retinianas. Além da DMC Fukuyama, própria da população japonesa, que cursa com deficiência mental, polimicrogíria e alterações retinianas, são classificadas entre as α-distroglicanopatias a doença músculo-óculo-cerebral (*muscle-eye-brain*), semelhante à DMC Fukuyama, porém com diversas alterações da câmara anterior dos olhos, a gravíssima síndrome de Walker-Warburg, caracterizada por lisencefalia e ausência de desenvolvimento motor e cognitivo, a gravíssima DMC tipo 1C, que pode apresentar deficiência mental e áreas de hipertrofia muscular, além de outras formas essencialmente raras. Esse subgrupo de distrofia muscular admite também início mais tardio, originando uma série de distrofias musculares tipo cinturas, entre as quais a mais comum é a LGMD2I, causada por mutações na glicosiltransferase FKRP (proteína fukutina-relacionada). Embora a análise imuno-histoquímica da biópsia muscular possa mostrar em alguns casos diminuição ou ausência de marcação da porção glicosilada da α-distroglicana, o diagnóstico de certeza só pode ser efetuado mediante análise molecular dos genes das seis glicosiltransferases envolvidas, que são fukutina, FKRP, POMT1, POMT2, POMGnT1 e LARGE. Acredita-se que mutações em outras glicosiltransferases ainda não identificadas seriam responsáveis pela gênese de formas de DMC que associam alterações mentais, de neuroimagem (malformativas e cerebelares) e oculares, de modo que a correlação genótipo-fenótipo, bastante extensa, permanece em aberto para esse tipo de DMC.[33]

Distrofia muscular congênita laminina-relacionada (DMC-LMNA-relacionada)[70]

Recentemente foi descrita uma nova forma de DMC, decorrente de mutações no gene da laminina A/C.[70] O fenótipo é peculiar, sendo caracterizado por fraqueza axial seletiva nos músculos extensores cervicais (*dropped head*). Com início no primeiro ano da vida, compreende um subgrupo cuja fraqueza cervical e também generalizada é grave, impedindo o desenvolvimento motor, bem como outro subgrupo no qual a *dropped head* se manifesta depois de um período normal de desenvolvimento. Mesmo que inicialmente o comprometimento rápido e progressivo da musculatura cervicoaxial seja alarmante, após um período a progressão torna-se lenta ou não ocorre, embora a insuficiência respiratória restritiva se instale no final da primeira década de vida. É possível o encontro de arritmia cardíaca, sendo necessário acompanhamento cardiológico periódico.

Também foi descrita recentemente uma forma de DMC grave causada por mutações do gene da disferlina, que é outra proteína pertencente ao complexo distrofina-glicoproteínas associadas da membrana da fibra muscular, e cuja disfunção, até o momento, era associada somente ao tipo 2B da distrofia muscular de cinturas de jovens e adultos.[66]

Miopatias congênitas

O subgrupo miopatias congênitas[8,21,35,51,62,86] refere-se a afecções musculares primárias, geralmente hereditárias, que se caracterizam clinicamente pelo início precoce, bem como pelo curso benigno, não progressivo ou lentamente progres-

sivo e, anatomopatologicamente, pelo encontro, na maioria dos casos, de anormalidades estruturais específicas da fibra muscular. Portanto, o diagnóstico dessas miopatias é fundamentalmente estabelecido pela biópsia muscular e, frequentemente, a microscopia óptica é suficiente para reconhecer o tipo, embora a microscopia eletrônica possa oferecer dados complementares. A classificação é complexa e pode ser resumida da seguinte maneira:

- Formas estruturais (hereditárias, histopatologia específica) com anormalidades de sarcômero:
  - Central core e afins.
  - Disco Z: nemalínica e desmina-relacionadas (miopatias surplus).
  - Núcleo: miotubular/centronuclear.
- Formas não estruturais (casos familiares ou esporádicos):
  - Desproporção congênita de fibras, predomínio e atrofia de fibras tipo I e outras.
- Formas mistas (casos familiares, esporádicos ou isolados): vários tipos.

Miopatias central core e minicore

Ambas apresentam aspecto histológico semelhante, que consiste em pequenas áreas focais de miofibrilas anômalas que perderam a atividade enzimática oxidativa, formando os *cores*, que são visíveis à microscopia óptica em colorações específicas. A miopatia *central core* é na maioria das vezes, porém não exclusivamente, de caráter muito benigno e não costuma estar evidente ao nascimento; entretanto, mostra o agravante de estar associada frequentemente a risco de hipertermia maligna, já que algumas mutações do gene receptor da rianodina (RYR1) no *locus* 19q 13.1 levam à associação de ambas as situações, a miopatia e a hipertermia maligna. A miopatia *minicore* tem maior heterogeneidade genética e clínica, e também pode derivar de mutações nesse mesmo gene, associando-se então à hipertermia maligna. O quadro clínico pode ou não ser benigno, ocasionalmente progredindo para insuficiência respiratória e escoliose, pelo menos na forma clássica, que é causada por mutações no gene da selenoproteína N.[31] O acometimento pode ser predominantemente axial ou da cintura pélvica, porém atrofia de mãos, hiperextensibilidade articular, formas com oftalmoplegia e formas com artrogripose também podem ser registradas.

Miopatia nemalínica

A miopatia nemalínica mostra enorme heterogeneidade genética e clínica.[45] Continuamente são identificados novos genes e novas proteínas implicadas nessa miopatia, cujo aspecto estrutural específico na biópsia muscular se caracteriza pela presença em posição subsarcolemal, intermiofibrilar ou intranuclear de estruturas em forma de bastonetes, relacionadas com a banda Z, em continuidade com os filamentos de actina (*rods*). Até o momento há sete diferentes genes identificados e seis proteínas envolvidas: tropomiosina, nebulina, actina, β-tropomiosina, troponina e ecofilina-2. O quadro clínico abrange diferentes formas clínicas: congênita (gravíssima), típica com dismorfismo facial e curso moderado; congênita

CAPÍTULO 43 ▷ Síndrome da Criança Hipotônica

intermediária, que é grave inicialmente, porém tende a melhorar e se estabilizar; infantil ou juvenil leve; e do adulto.

Miopatias congênitas tipo surplus

Entre as miopatias congênitas estruturais com anormalidade da banda Z, são incluídas formas mais raras, que podem se manifestar precocemente com hipotonia congênita: são as miopatias desmina-relacionadas, também conhecidas como miopatias miofibrilares ou miopatias dos filamentos intermediários.[34] Correspondem a defeitos de catabolismo das proteínas que originam ruptura do mecanismo de adesão dos filamentos de desmina, prejudicando assim o alinhamento dos sarcômeros e a transmissão da força de contração. A denominação *surplus* indica que na maioria das vezes existem acúmulos anormais de determinadas proteínas ligadas ao mecanismo contrátil da fibra muscular. Trata-se de entidades esporádicas ou familiares que podem acometer adultos e crianças e exibem curso de gravidade variável, frequentemente com acometimento distal e cardíaco; a imuno-histoquímica é caracterizada por acúmulo anormal de desmina ou de outras proteínas, formando inclusões focais (corpos esferoides ou citoplasmáticos) ou de forma disseminada (material granulofilamentoso). Além do gene da desmina, codificado no cromossomo 2q35, há outros genes cujas mutações também estão implicadas no acúmulo dessas inclusões intracitoplasmáticas: gene da α-B cristalina, 11q22, herança autossômica dominante (o quadro clínico inclui catarata); gene da miotilina, 5q31, herança autossômica dominante; gene da miosina lenta de cadeia pesada/β, 14q12, cuja miopatia correspondente, de herança autossômica dominante, apresenta quadro variável tipo miopatia congênita ou tipo cinturas, e a biópsia muscular mostra corpos hialinos; gene da selenoproteína N, 1p36, cujas mutações também podem originar a DMC tipo espinha rígida e uma forma de miopatia *minicore*.[73]

Miopatia centronuclear/miotubular

Na miopatia miotubular/centronuclear,[44] o aspecto específico é a ocorrência de miotúbulos fetais, estruturas sugestivas de atraso do amadurecimento do sistema sarcotubular, sem diferenciação histoquímica e com atividade enzimática oxidativa distribuída perto dos núcleos que são dispostos centralmente. O termo miopatia miotubular é empregado quase exclusivamente para a forma de herança recessiva ligada ao sexo, extremamente grave na grandíssima maioria dos casos, manifestando dificuldade alimentar e respiratória desde o nascimento, comprometimento facial e da musculatura extraocular, podendo inclusive ser detectada já intraútero por meio de US. O *locus* genético em Xq28 codifica a proteína miotubularina, sendo possível a identificação das portadoras.

Nos casos não ligados ao sexo, a herança pode ser autossômica dominante ou recessiva na forma congênita, de ampla variabilidade clínica, e dominante na forma do adulto, mais benigna. Já foram identificados três genes e proteínas implicados: dinamina 2, proteína miotubularina-relacionada 14 e MYF6.

Nas crianças, o quadro clínico ora é grave, de início precoce com importante retardo do desenvolvimento motor, ora é insidioso e apresenta início mais tardio e pouca limitação.

A fraqueza costuma ser proximal e axial, porém é possível observar fraqueza distal ou difusa. O acometimento da musculatura ocular, principalmente semiptose palpebral, e a eventual associação com comprometimento do SNC, denotado por meio de crises epilépticas e deficiência mental, quando ocorrem, são dados importantes para o diagnóstico.

Desproporção congênita de fibras

Entre as miopatias não estruturais, a desproporção congênita das fibras musculares é a mais encontrada. A atrofia das fibras tipo I e a predominância dessas últimas em relação aos demais tipos de fibras são aspectos inespecíficos comuns à maioria das miopatias congênitas; entretanto, mais recentemente, foram encontradas mutações em genes associados a esta caracterização histopatológica: gene da actina,[16] selenoproteína N[17] e tropomiosina 3 (lenta),[18] além de herança ligada ao sexo, ainda sem identificação do gene.[19] O critério diagnóstico consiste na existência de diferença de diâmetro das fibras tipo I de pelo menos 12% em relação às fibras tipo II. Supõe-se, então, que essa miopatia, que pode ou não ter história familiar e diferentes tipos de herança,[89] representa um campo ainda em aberto que admite enorme heterogeneidade clínica e, provavelmente, também heterogeneidade genética. Comprometimento facial e oftalmoplegia são achados relativamente frequentes.

Síndromes miotônicas

A distrofia miotônica (doença de Steinert) é a única doença desse grupo que pode ser incluída no diagnóstico diferencial da síndrome da criança hipotônica, já que, embora o fenômeno miotônico também se manifeste em uma série de síndromes miotônicas benignas e na síndrome de Schwartz-Jampel, essas situações não se acompanham de hipotonia muscular, a não ser sob forma episódica e, portanto, amplamente reconhecível, nas canalopatias ligadas às paralisias periódicas hiper e hipocaliêmicas.

Distrofia miotônica

A distrofia miotônica ou doença de Steinert,[82] de herança autossômica dominante, é causada por mutações no *locus* 19q13.3, sendo a mutação originada pelo aumento do número de repetições do tripleto (CTG) que, no indivíduo normal, mostra até 50 repetições e, no afetado, de 50 a 8.000 repetições. O produto gênico é uma cinase, porém a etiopatogenia é complexa, já que a expansão do DNA interfere com outros genes do mesmo *locus*, via alteração da cromatina adjacente. É característico, porém, o fenômeno da antecipação pelo qual em gerações sucessivas a idade de início é mais precoce e o quadro clínico, mais grave. No adolescente ou adulto, a doença apresenta manifestações multissistêmicas: cardíacas, endócrinas, respiratórias, digestórias, quadro comportamental ou demencial, além de catarata e calvície precoce. A miopatia predomina distalmente, há intenso dismorfismo facial, com ou sem ptose palpebral, e fenômeno miotônico evidenciável no aperto de mãos.

A distrofia miotônica congênita[77] é, em sua quase totalidade, de transmissão materna, existindo risco maior de transmissão em um segundo concepto, quando já existe um primeiro.

O risco é de até 80% no caso de gestante com quadro multissistêmico. Entretanto, a transmissão existe até mesmo a partir de gestantes assintomáticas. Por esse motivo, quando se suspeita de distrofia miotônica congênita, é muito ilustrativo observar se a mãe apresenta dismorfismo facial e inquirir quanto a eventuais sinais de fraqueza e fenômeno miotônico.

A forma congênita caracteriza-se pela alta incidência de complicações gestacionais e obstétricas, sendo frequentes prematuridade, poli-hidrâmnio, natimortos, hemorragia da matriz germinativa, placenta prévia, parto prolongado etc. O quadro clínico caracteriza-se por intensa hipotonia muscular com comprometimento predominantemente proximal e da musculatura de face, língua, faringe e diafragma. Consequentemente, são comuns dificuldades alimentares, seja por sucção fraca, seja por disfagia, e complicações respiratórias, com elevada porcentagem de óbitos no primeiro mês. Quando a criança nasce com pé torto congênito, o diagnóstico é facilmente suspeitado, porém há casos em que não é observado. Quando superadas as dificuldades do primeiro ano de vida, o quadro clínico é estável na infância, mostrando predomínio de acometimento facial, oral, da fala, atraso da linguagem e, comumente, deficiência mental leve e distúrbios de comportamento. A disparesia facial, com importante protrusão dos lábios e consequente dificuldade de fala, é um aspecto fenotípico muito sugestivo. No período neonatal, o fenômeno miotônico não é aparente, nem mesmo eletromiograficamente, assim como o comprometimento cardíaco; porém, é recomendável avaliar periodicamente a função cardíaca e as eventuais alterações sistêmicas da doença a partir da adolescência.

Forma infantil da distrofia facioescapuloumeral

A distrofia facioescapuloumeral mostra incidência de 1:30.000 em jovens e adultos.[65] É decorrente de uma mutação no *locus* 4q35 que leva à deleção de um número de repetições de 3,3kb em sequência e, quanto maior a deleção, mais grave é o quadro clínico, existindo também o fenômeno de antecipação em gerações sucessivas. A fisiopatogenia não está totalmente esclarecida, já que o gene não se situa na porção deletada, que é uma região heterocromática do genoma, mas cerca de 100kb em direção ao centrômero, e o produto gênico se expressa em músculo, placenta, linfócitos e cérebro, sem ter sido ainda completamente identificado. O quadro clínico clássico de escápula *alata* associada a acometimento facial costuma se manifestar na adolescência e admite muita heterogeneidade.

A forma infantil[47] é rara (4% do total de casos) e manifesta-se precocemente, no primeiro ano de vida; em algumas crianças, a plegia facial é tão evidente que o primeiro diagnóstico é de síndrome de Moebius. Embora na criança pequena o comprometimento facial chame mais a atenção do que o comprometimento dos membros, o quadro costuma ser progressivo já na primeira década da vida, levando à invalidez na adolescência. Tanto em casos familiares como esporádicos podem ocorrer em diferentes graus alterações vasculares retinianas (síndrome de Coat), surdez neurossensorial, deficiência mental e epilepsia, sendo as duas últimas mais comuns na forma infantil grave.

O diagnóstico é facilmente efetuado pelo teste molecular disponível nos centros especializados e deve ser solicitado diante de um lactente hipotônico que tenha comprometimento facial particularmente marcante.

Miopatias metabólicas[23,24,96]

As miopatias metabólicas consistem em um grupo de miopatias resultantes de falência da produção energética, por defeito primário do metabolismo de: mitocôndrias, originando as mitocondriopatias ou doenças da fosforilação oxidativa; ácidos graxos, originando os distúrbios da β-oxidação, e glicogênio, levando às glicogenoses.

Em lactentes e crianças pequenas, a síndrome da criança hipotônica, com ou sem comprometimento sistêmico, é a principal forma de manifestação clínica. Na criança maior, caracterizam-se por sintomas flutuantes ou evolução em surtos desencadeados por infecções, atividade física, tipo de alimentação, estresse, intolerância aos exercícios, câimbras, mialgias e mioglobinúria ou sintomas fixos ou mantidos de fraqueza muscular. Deve ser sempre lembrado o possível e frequente acometimento sistêmico, e particularmente do SNC, o que faz com que esse grupo de miopatias possa participar tanto do diagnóstico diferencial da síndrome da criança hipotônica de causa neuromuscular como central. Seus aspectos semiológicos já foram apresentados de modo geral na primeira parte deste capítulo; por exemplo, a síndrome da criança hipotônica, forma grave, caracterizando a glicogenose tipo II (doença de Pompe), e a ptose palpebral, caracterizando boa parte das mitocondriopatias.

A doença de Pompe, forma II de glicogenose,[97] de herança autossômica recessiva, ocorre por deficiência da α-glucosidase (maltase) ácida, e o subtipo que pode estar evidente ao nascimento, embora na maioria dos casos leve algumas semanas para se manifestar, causa intensa hipotonia e comprometimento multissistêmico (muscular, cardíaco e visceral), existindo também acometimento associado do SNC (deficiência mental) e do sistema nervoso periférico (motoneurônio medular). O óbito ocorre precocemente em razão da insuficiência cardíaca e/ou respiratória. Entretanto, nos últimos anos, a terapia de reposição enzimática, no caso empregando alglucosidase alfa, tem sido empregada com sucesso na prevenção da falência cardíaca, embora seja discutível sua eficácia no controle da miopatia, provavelmente porque ainda não é bem conhecida a fisiopatologia da lesão da fibra muscular estriada. Os estudos nesse sentido ainda prosseguem.[83]

A maior parte dos distúrbios da β-oxidação dos ácidos graxos[11,49,54] evolui já nos primeiros dias de vida com intensa hipotonia e letargia, sendo a associação com acidose metabólica, hipoglicemia hipocetótica, cardiopatia, hepatopatia e, eventualmente, aspectos dismórficos, rabdomiólise e morte súbita variável e dependente do tipo de distúrbio em questão, cuja primeira triagem pode ser efetuada mediante a solicitação do perfil de acil-carnitina. Entretanto, os diversos defeitos do metabolismo de ácidos graxos, de cadeia curta, média, longa ou muito longa, formam uma categoria complexa e podem manifestar-se também no lactente, na infância ou em adultos, sob forma de miopatia, às vezes com polineuropatia e retinopatia associadas. Os distúrbios da β-oxidação representam, portanto, uma categoria de doenças que tanto pode causar hipotonia de causa central como de causa neuromuscular. A desidrogenase da acil-CoA dos ácidos graxos de cadeia curta é o defeito enzimático mais frequentemente associado a miopatia franca; é tecido-específica, detectada por biópsia muscular, que mostra acúmulo de lípides e deficiência de carnitina no músculo. Na infância há hipotonia muscular, retardo do desenvolvimento motor e fraqueza nos membros; também existe uma forma do adulto com fraqueza progressiva.

As mitocondriopatias ou doenças mitocondriais são afecções clínica e geneticamente heterogêneas, multissistêmicas e altamente complexas, cujas principais características em crianças se encontram resumidas em diferentes trabalhos.[7,13,26,28,46,48,59,60,68,87,101] Sua incidência e prevalência são de difícil caracterização, ficando em crianças entre 5 e 10/100.000. O comprometimento muscular é encontrado em praticamente todas as mitocondriopatias, porém apresenta gravidade e curso clínico variáveis, além de distribuição heterogênea, que pode ser generalizada, em musculatura ocular, tipo síndrome de cinturas, ou de predomínio facioescapoulumeral. A idade de início, também absolutamente variável, determina a valorização ou não da hipotonia muscular no contexto clínico.

A deficiência do complexo IV da cadeia respiratória ou déficit da citocromo-oxidase cursa com diferentes fenótipos, de herança nuclear ou mitocondrial, inclusive síndrome de Leigh. O protótipo da hipotonia muscular dependente de mitocondriopatia em RN e lactentes é um dos subtipos da deficiência de citocromo C oxidase, de herança autossômica recessiva por herança nuclear, que pode ser fatal ou reversível, embora ao nascimento ambas as formas se manifestem com gravíssima fraqueza muscular e hipotonia que afeta a musculatura respiratória.[41] Na forma fatal ocorrem acidose láctica e síndrome de Fanconi com proteinúria, glicosúria e aminoacidúria, ao passo que na forma benigna, reversível, as crianças afetadas começam a melhorar no segundo semestre de vida e gradualmente chegam à normalidade por volta de 3 a 4 anos de idade. A biópsia muscular mostra a ausência da COX na reação histoquímica e abundância de *ragged red fibers*. A forma benigna foi recentemente associada a uma mutação específica (mutação homoplámica m.14674T>C mt-tRNA[Glu]), que pode ser evidenciada por meio de um teste molecular simples.[41]

Visto que as mitocondriopatias resultam do comprometimento da função da cadeia respiratória, afetam preferencialmente tecidos metabolicamente mais ativos; não somente o músculo esquelético e cardíaco, como também cérebro, fígado, rins, sistema endócrino, hematopoético, digestório, olhos, orelhas e pele podem ser acometidos. Trata-se, portanto, de uma enorme gama de possibilidades, entre as quais o comprometimento associado do SNC caracteriza as encefalomiopatias,[22,27,32,40] cujo principal fenótipo em crianças é a síndrome de Leigh, que foge do escopo deste capítulo. No RN, a forma infantil da deficiência do complexo piruvato-desidrogenase (subunidade E1-α), de herança ligada ao sexo (Xp22.1–p22.2), pode ser lembrada em casos de hipotonia e letargia gravíssima, acidose láctica e, eventualmente, malformações cerebrais. A deficiência

enzimática pode ser detectada por meio do teste da atividade enzimática em cultura de fibroblastos.

SÍNDROME DA CRIANÇA HIPOTÔNICA: PRINCIPAIS CAUSAS CEREBRAIS NÃO PROGRESSIVAS E PROGRESSIVAS NO RN E NO LACTENTE (QUADROS 43.2 E 43.3)

Alterações do desenvolvimento/amadurecimento cerebral, causadas por diferentes fatores pré e perinatais, que podem ou não levar a uma encefalopatia não progressiva, manifestam-se no RN, ou mais raramente na fase sequelar da encefalopatia por meio de hipotonia muscular.

Embora seja discutível e amplamente polêmico se as cromossomopatias devem ser consideradas causas não progressivas de hipotonia central, entre estas são classicamente citadas a hipotonia da síndrome de Down, de outras cromossomopatias mais raras, como a síndrome de Edwards (trissomia do 18), a síndrome *du cri du chat* (deleção 5p) e a síndrome da microdeleção 3p e, particularmente, da síndrome de Prader-Willi.

A síndrome de Prader-Willi[14,15] é sempre considerada um modelo de hipotonia central e cursa com hipotonia neonatal gravíssima, mais evidente até do que nas doenças neuromusculares, sendo inclusive relatada em boa parte dos casos a diminuição dos movimentos fetais, acompanhada de hipomotilidade e hiporreflexia no RN e lactente, o que sugere fortemente uma causa neuromuscular de hipotonia, às vezes levando à indicação errônea de EMG e biópsia muscular, principalmente quando não são valorizados os aspectos dismórficos peculiares: olhos amendoados, fácies em querubim, pele e fâneros claros, testa larga, mãos e pés pequenos, além do hipogonadismo e de frequente hipertermia de causa não esclarecida. A intensidade da dificuldade alimentar e do distúrbio da deglutição obriga frequentemente a colocação de sonda nasogástrica. A hipotonia persiste nos primeiros 2 anos de vida, e a partir daí, apesar da melhora gradual da hipotonia, desenvolvem-se hiperfagia e obesidade de dificílimo controle, a qual passa a ser a manifestação clínica proeminente, associada com deficiência mental de diferentes graus. A síndrome de Prader-Willi foi o primeiro exemplo humano de doença dependente de alteração do *imprinting* genômico, estando associada em 70% dos casos à deleção em 15q11-13 de origem paterna, sendo uma menor parte associada à dissomia uniparental materna. Pode ser detectada por meio de testes genéticos, como FISH, análise de metilação e técnicas citogenéticas.

O diagnóstico diferencial da síndrome de Prader-Willi inclui a síndrome de Cohen, de herança autossômica recessiva, com *locus* em 8q22, clinicamente muito semelhante.[14,15] Nesta, os aspectos dismórficos são ainda mais intensos. O dismorfismo facial, combinado com retardo do DNPM, microcefalia, hipotonia precoce e hiperextensibilidade articular, parece inespecífico até que se desenvolvam gradativamente distrofia coriorretiniana, miopia, atrofia óptica, anormalidades dentárias e obesidade. Mostra nítido predomínio em finlandeses. Também é sugestiva da síndrome a ocorrência de granulocitopenia.

Relativamente às encefalopatias progressivas que podem cursar com hipotonia precoce (Quadro 43.3), salientam-se al-

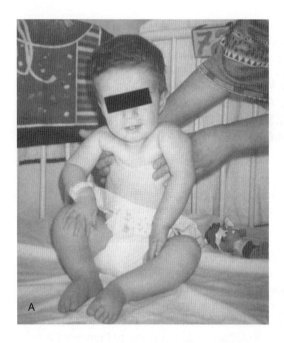 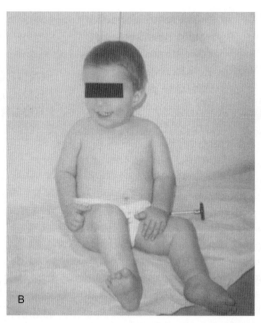

Figura 43.7 ▷ Síndrome de Prader-Willi: paciente aos 12 meses de idade com aspectos dismórficos e hipotonia (**A**); mesmo paciente aos 24 meses de idade, já desenvolvendo obesidade (**B**).

gumas encefalopatias metabólicas (Quadro 43.4), que devem ser evocadas quando sintomas neurológicos tipo convulsões, letargia, hipotonia muscular e coma, ao nascimento ou no decorrer dos primeiros dias de vida, surgem fora do contexto de um evento pré ou intraparto ou de um processo infeccioso peri ou neonatal valorizável. Atualmente há mais de 100 encefalopatias metabólicas conhecidas, que incidem em 1:1.000 RN, aproximadamente.[75] Muitas manifestam hipotonia no período neonatal e sua identificação precoce, distinguindo-as de um processo septicêmico ou de uma encefalopatia hipóxico-isquêmica, é fundamental por dois motivos: adoção precoce de medidas terapêuticas que evitem ou minorem a mortalidade e a morbidade e aconselhamento genético adequado imediato para prevenção de casos familiares com quadro catastrófico semelhante.

Além de diferentes amino/organoacidopatias, citadas no Quadro 43.4, diversas encefalopatias ligadas a alterações mitocondriais apresentam precocemente hipotonia grave, letargia e distúrbios metabólicos, sendo o diagnóstico diferencial complexo dada a heterogeneidade clínica e genética dessas encefalopatias.

Igualmente complexa é a análise dos distúrbios da β-oxidação dos ácidos graxos. Algumas formas evoluem já nos primeiros dias de vida com intensa hipotonia e letargia, sendo a associação com acidose metabólica, cardiopatia, hepatopatia e, eventualmente, aspectos dismórficos variável e dependente do tipo de distúrbio em questão, cuja primeira triagem pode ser efetuada mediante a solicitação do perfil de acil-carnitina. Entretanto, os diversos defeitos do metabolismo de ácidos graxos, de cadeia curta, média, longa ou muito longa, podem se manifestar também no lactente, na infância ou em adultos, sob forma de miopatia, às vezes com polineuropatia e retinopatia associadas.

A maioria das encefalopatias progressivas no RN encontram-se referidas em outros capítulos deste livro e aqui serão resumidas as principais.

As peroxissomopatias podem ser causadas por deficiência de uma única ou de múltiplas enzimas peroxissomiais.[90] A síndrome de Zellweger é o exemplo mais marcante de hipotonia neonatal de causa central em decorrência de uma encefalopatia progressiva, no caso uma peroxissomopatia, associada a mutações em um dos muitos genes envolvidos na biogênese dos peroxissomas (diversas peroxinas). Representa o extremo mais grave de um *continuum* de manifestações que incluem Zellweger, adrenoleucodistrofia neonatal e forma infantil da doença de Refsum. A hipotonia é intensa ao nascimento, com dificuldade alimentar, além de dismorfismo facial (fronte alta, ponte nasal plana, epicanto, deformidade auricular, micrognatia, fontanela e suturas patentes), alterações oculares (catarata, atrofia óptica e glaucoma) e esqueléticas (condrodisplasia e calcificação patelar), convulsões, hepatomegalia, cardiopatia e rins multicísticos. Em geral, a criança afetada não supera nenhuma etapa do DNPM; o diagnóstico é fortemente sugerido pelo fenótipo e confirmado pelo aumento de ácidos graxos de cadeia muito longa, de ácido fitânico e de ácido pipecólico no sangue. Nas demais formas, em geral lentamente progressivas, também pode ocorrer hipotonia, porém não tão marcante, sendo surdez neurossensorial, retinopatia e disfunção hepática os aspectos mais chamativos desses quadros. A dosagem plasmática dos ácidos graxos de cadeia muito longa é o exame fundamental para a triagem dessas formas, devendo-se, então, orientar sua identificação.

Os defeitos da N-glicosilação das proteínas[53] compõem um grupo heterogêneo de doenças de herança autossômica recessiva, causadas por comprometimento da síntese e processamento de glicanas e oligossacarídeos componentes de algumas glicoproteínas cuja glicosilação é necessária a fim de que exerçam funções celulares complexas em diferentes fases do desenvolvimento. A síndrome de hipoglicosilação das proteínas (síndrome das glicoproteínas carboidrato-deficientes – sigla internacional CDG) é uma doença geralmente de herança autossômica recessiva, caracterizada por diferentes tipos de

CAPÍTULO 43 ▷ Síndrome da Criança Hipotônica

alteração de glicosilação das sialoproteínas, das quais a mais facilmente identificada, sendo usada como marcador bioquímico, é a transferrina. A apresentação clínica é muito variável, sendo dominada por distúrbios neurológicos e digestórios. No tipo I, mais frequente, a hipotonia é preponderante nos subtipos Ia e Ic. Além da acentuada hipotonia neonatal, com atraso global do desenvolvimento e do crescimento, observam-se crises epilépticas e hipotonia axial. Também ocorrem comprometimento multivisceral, movimentos oculares anormais e estrabismo, distúrbios digestórios e, posteriormente, ataxia cerebelar, retinite pigmentar e neuropatia periférica. Na segunda infância são possíveis episódios vasculares recorrentes e epilepsia. Existem aspectos dismórficos faciais, mas um dos aspectos mais sugestivos é a distribuição anormal de gordura, sobretudo no nível das coxas, nádegas e dedos, que pode estar presente desde o nascimento ou se manifestar no decorrer do primeiro ano de vida e desaparecer depois. Uma sintomatologia aguda por pericardite constritiva ou insuficiência hepática pode desencadear a investigação para se chegar ao diagnóstico da doença. A neuroimagem é peculiar, pois mostra hipoplasia olivopontocerebelar, muito rara em crianças pequenas. Em algumas famílias com o tipo I, estudos de *linkage* detectaram anormalidades no *locus* 16p13.3, que codifica a enzima fosfomanomutase, cujo déficit pode ser revelado em cultura de amniócitos, possibilitando um diagnóstico pré-natal. O diagnóstico é habitualmente sugerido pela diminuição acentuada de tetrassialotransferrina com alterações de todas as demais glicoproteínas séricas.

A gangliosidose GM1, forma infantil,[10] é uma rara lisossomopatia causada pela deficiência da enzima β-galactosidase, levando ao acúmulo de gangliosídeos e glicoconjugados nos lisossomas, o que origina gravíssima disfunção celular. A deficiência da enzima pode ser completa o bastante para provocar doença neurológica grave com cegueira e reflexo *startle* já no RN. Hipotonia, déficit de crescimento, crises epilépticas, dismorfismo facial com fácies grotesca, disostose generalizada, hipertrofia gengival, hepatosplenomegalia, opacidade corneana e mancha vermelho-cereja (em metade dos casos) podem estar presentes ao nascimento ou se desenvolver nos primeiros meses de vida. No decorrer do primeiro ano de vida, a hipotonia vai cedendo, ocorrendo espasticidade, porém persistindo a hipotonia axial. O diagnóstico é facilmente efetuado pela análise da atividade enzimática em cultura de fibroblastos.

A síndrome de Lowe,[78,84,92] de herança recessiva ligada ao sexo, é caracterizada por aminoacidúria maciça, acidose tubular renal, raquitismo, catarata e glaucoma. Os meninos afetados apresentam-se hipotônicos já ao nascimento, desenvolvendo posteriormente deficiência mental grave e RDNPM. O gene responsável codifica uma fosfatase lipídica localizada no aparelho de Golgi, cujo defeito altera a polimerização da actina, que tem papel fundamental na formação, manutenção e funcionamento das junções celulares. Foi demonstrado que essa alteração é crítica para a função dos túbulos proximais renais e para a diferenciação do cristalino. A biópsia renal evidencia rarefação e vacuolização celular na camada molecular cortical. A biópsia muscular pode mostrar atrofia e predomínio das fibras tipo I, como em algumas das miopatias congênitas.

A deficiência isolada de sulfito-oxidase e/ou a do cofator do molibdênio[43,95] são condições muito graves com crises epilépticas ao nascimento e, comumente, óbito precoce, que tanto cursam com hipotonia intensa como com espasticidade, sendo a luxação do cristalino um marcador frequente. Há redução ou falta de detecção da homocisteína plasmática total e aumento de sulfitos, tiossulfatos e S-sulfocisteína na urina. Na deficiência do cofator do molibdênio, o ácido úrico encontra-se diminuído no plasma e na urina, ao passo que a xantina e a hipoxantina urinária estão elevadas em função da deficiência secundária da xantina-oxidase. Ambas as condições são passíveis de diagnóstico pré-natal, e uma dieta com restrição de metionina e suplementação de cisteína pode ser tentada.[95] Em ambas é possível o diagnóstico pré-natal.

A galactosemia é um distúrbio do metabolismo dos carboidratos, de herança autossômica recessiva, no qual ocorre deficiência da enzima galactase-1-fosfato-uridiltransferase.[9] O RN desenvolve na primeira semana hipotonia, letargia e dificuldade alimentar e, rapidamente, hepatosplenomegalia, icterícia e catarata. Também podem ocorrer proteinúria e aminoacidúria. Em algumas crianças, a doença manifesta-se mais tardiamente e com menor gravidade, por volta de 3 a 6 meses de vida, mediante retardo do DNPM, porém já sendo detectável a catarata. O diagnóstico é feito por cromatografia e pela determinação da atividade enzimática nos eritrócitos. O tratamento consiste na administração de dieta livre em lactose o mais precocemente possível, porém uma pequena parcela de crianças desenvolve deficiência mental, mesmo sob dieta.

A síndrome de Smith-Lemli-Opitz,[58] de herança autossômica recessiva, é uma síndrome malformativa múltipla decorrente da deficiência da redutase de 7-de-hidrocolesterol. Além da hipotonia e do retardo do crescimento pré e pós-natal, mostra microcefalia, deficiência mental com características autistas, fácies dismórfica, possível fenda e lábio palatino, polissindactilia e malformações cerebrais e cardíacas, sendo o diagnóstico investigado pela dosagem plasmática de 7-de-hidrocolesterol.

A disautonomia familiar, ou síndrome de Riley-Day,[2] pode ser esporádica ou de herança autossômica recessiva em determinadas etnias judaicas. É causada pelas mutações do gene IKBKAP, cujo produto gênico está envolvido em funções celulares complexas que afetam a motilidade e a migração celulares e atuam no controle de outros genes. Ao nascimento, a criança apresenta hipotonia e dificuldade para coordenar sucção e deglutição, além de instabilidade vasomotora, térmica e pressórica e ausência de papilas linguais. Ao longo da vida, os distúrbios autonômicos, como ausência de lacrimação, hiperidrose, episódios de hipertensão ou hipotensão postural, indiferença à dor, vômitos e outros, podem ser desencadeados por estresse ou intercorrências infecciosas. Notam-se atraso do crescimento e escoliose, além de diminuição da expectativa de vida. Um teste diagnóstico clássico, mas que pode ser negativo nos casos menos graves, consiste na injeção intradérmica de 0,1mL de histamina, a fim de observar a falta do aparecimento do amplo halo vermelho vivo que ocorre em minutos no indivíduo normal em virtude da vasodilatação capilar. O diagnóstico pré-natal dessa grave afecção já se encontra disponível.

Na distrofia neuroaxonal infantil[36] é possível, embora raro, que a doença se manifeste já no RN, mediante grave hipotonia/hiporreflexia e sucção pobre, que simulam a doença de Werdnig-Hoffmann. O mais comum, entretanto, é a doença se manifestar ao longo do primeiro ano de vida, mediante involução do DNPM, sendo a hipotonia muito evidente, persistindo ao longo da evolução. Observa-se inclusive despopulação dos motoneurônios da medula espinal, e, embora o quadro manifeste sinais compatíveis com neuropatia periférica, a velocidade de condução motora costuma ser normal. Em parte dos casos, ocorrem mutações no gene PLA2G6 em 22q13.1, sendo a enzima fosfolipase A2 envolvida no metabolismo dos glicerofosfolípides, inclusive durante o ciclo celular. A neuroimagem é peculiar, mostrando atrofia cerebelar difusa, deposição anormal de ferro nas porções mediais e laterais do globo pálido e comprometimento progressivo da substância branca cerebral, cuja espectroscopia mostra redução da proporção N-acetil-aspartato × crômio. A biópsia do nervo sural pode mostrar corpos esferoides e axônios em balão.

Embora seja na atualidade muito raro, em razão da eficiência do acompanhamento pré-natal e do teste de triagem neonatal, o hipotireoidismo congênito ainda deve ser lembrado como causa de manifestações neurológicas variadas, entre as quais a hipotonia muscular, ao nascimento e no lactente, sendo suspeitado no RN somente quando intenso e grave.

No lactente e na criança maior, as principais causas cerebrais de hipotonia muscular são fundamentalmente encefalopatias não progressivas da infância e, mais raramente, as formas mais tardias das encefalopatias progressivas já mencionadas, como lisossomopatias, peroxissomoses e encefalomiopatias mitocondriais, além de algumas formas de ataxias cerebelares progressivas.

São raros os casos de paralisia cerebral que evoluem com hipotonia persistente. Quando isso ocorre, acompanha-se em geral de deficiência mental profunda e mau prognóstico. A forma atáxica da paralisia cerebral pode se manifestar em casos de disgenesia cerebelar, secundária a eventuais fatores pré-natais adversos, e cursa predominantemente hipotônica com atraso do amadurecimento e da diferenciação histoquímica das fibras musculares, sugerindo que o cerebelo tenha importante papel não só sobre o controle do tônus em geral, como também sobre o desenvolvimento da unidade motora.

O RDNPM e a hipotonia muscular durante o primeiro ano de vida podem ser ainda manifestações precoces de deficiência mental de diferentes etiologias, com ou sem microcefalia, e não obrigatoriamente acompanhada de manifestações motoras evidentes. Podem ainda ser precursoras de quadros em que, apesar de não ser possível diagnosticar paralisia cerebral ou deficiência mental obedecendo aos respectivos critérios clássicos, a criança apresenta ao longo da infância e adolescência distúrbios do desenvolvimento variados na esfera da linguagem e da aprendizagem, ou distúrbios da aprendizagem não verbais (coordenação, organização visuomotora etc.).[91]

Entre as encefalopatias progressivas do SNC, algumas podem apresentar hipotonia muscular em determinadas fases da evolução, geralmente no início do quadro. A hipotonia pode ser secundária ao comprometimento cerebral ou depender do acometimento associado do neurônio motor periférico, dos nervos periféricos e dos músculos pelo processo patológico em questão. As encefalopatias mitocondriais são particularmente ilustrativas desse aspecto de hipotonia mista, de origem central e periférica.

A degeneração espongiosa do neuroeixo (doença de Canavan),[50] de herança autossômica recessiva e predomínio em etnias judaicas, manifesta-se no lactente com hipotonia marcante, acompanhada de macrocefalia com megalencefalia. Trata-se de uma leucodistrofia de evolução fatal e grave comprometimento motor, mental e visual, cujo defeito genético altera a função da enzima aspartoacilase envolvida na síntese de lípides que são incorporados na mielina; ocorre aumento do substrato N-acetil-aspartato, o que pode ser evidenciado por meio da espectroscopia acoplada à neuroimagem.

Entre as peroxissomoses,[90] a forma infantil da doença de Refsum pode evoluir desde o segundo semestre de vida com hipotonia muscular, associada a ataxia cerebelar, surdez neurossensorial e coriorretinopatia; a criança consegue deambular e, apesar do grave comprometimento multissistêmico, pode haver sobrevida até a segunda década.

Finalmente, a hipotonia é também um componente da síndrome cerebelar e, portanto, nos casos de ataxias progressivas, como ataxia-telangiectasia (doença de Louis-Bar), doença de Bassen-Kornzweig por deficiência de apolipoproteína β e na raríssima neuropatia gigantoaxonal, pode manifestar-se precocemente já no lactente.

REFERÊNCIAS

1. Arnon SS, Schechter R, Maslanka SE. Human botulism immune globulin for the treatment of infant botulism. N Engl J Med 2006; 354:462-71.

2. Axelrod FB, Gold-von Simson G. Hereditary sensory and autonomic neuropathies: types II, III, and IV. Orphanet J Rare Dis 2007; 2:39-50.

3. Aydinli N, Baslo B, Caliskan M et al. Muscle ultrasonography and electromyography correlation for evaluation of floppy infants. *Brain Dev* 2003; **25**:22-4.

4. Bennett CL, Chance PF. Molecular pathogenesis of hereditary motor, sensory and autonomic neuropathies. Curr Opin Neurol 2001; 14:621-7.

5. Birdi K, Prasad AN, Prasad C et al. The floppy infant: retrospective analysis of clinical experience (1990-2000) in a tertiary care facility. J Child Neurol 2005; 20:803-8.

6. Bodensteiner JB. The evaluation of the hypotonic infant. Semin Pediatr Neurol 2008; 15:10-20.

7. Borchert A, Wolf NI, Wilichowski E. Current concepts of mitochondrial disorders in childhood. Semin Pediatr Neurol 2002; 9:151-9.

8. Bornemann A, Goebel HH. Congenital myopathies. Brain Pathol 2001; 11:206-17.

9. Bosch AM. Classical galactosaemia revisited. J Inherit Metab Dis 2006; 29:516-25.

10. Brunetti-Pierri N, Scaglia F. GM1 gangliosidosis: review of clinical, molecular, and therapeutic aspects. Mol Genet Metab 2008; 94:391-6.

11. Bruno C, Dimauro S. Lipid storage myopathies. Curr Opin Neurol 2008; 21:601-6.

12. Carboni P, Pisani F, Crescenzi A, Villani C. Congenital hypotonia with favorable outcome. Pediatr Neurol 2002; 26:383-6.

13. Carrozzo R, Piemonte F, Tessa A. Infantile mitochondrial disorders. Biosci Rep 2007; 27:105-12.

14. Cassidy SB, Driscoll DJ. Prader-Willi syndrome. Eur J Hum Genet 2009; 17:3-13.

15. Chen C, Visootsak J, Dills S, Graham JM Jr. Prader-Willi syndrome: an update and review for the primary pediatrician. Clin Pediatr (Phila) 2007; 46:580-91.

16. Clarke NF, Ilkovski B, Cooper S et al. The pathogenesis of ACTA1-related congenital fiber type disproportion. Ann Neurol 2007; 61:552-61.

17. Clarke NF, Kidson W, Quijano-Roy S et al. SEPN1: associated with congenital fiber-type disproportion and insulin resistance. *Ann Neurol 2006;* 59:546-52.

18. Clarke NF, Kolski H, Dye DE et al. Mutations in TPM3 are a common cause of congenital fiber type disproportion. Ann Neurol 2008; 63:329-37.

19. Clarke NF, Smith RLL, Bahlo M, North KN. A novel X-linked form of congenital fiber-type disproportion. *Ann Neurol 2005;* 58:767-72.

20. Cohn RD. Dystroglycan: important player in skeletal muscle and beyond. Neuromuscul Disord 2005; 15:207-17.

21. D'Amico A, Bertini E. Congenital myopathies. Curr Neurol Neurosci Rep 2008; 8:73-9.

22. Darin N, Oldfors A, Moslemi AR et al. The incidence of mitochondrial encephalomyopathies in childhood: clinical features and morphological, biochemical, and DNA abnormalities. Ann Neurol 2001; 49:377-83.

23. Darras BT, Friedman NR. Metabolic myopathies: a clinical approach; part I. Pediatr Neurol 2000; 22:87-97.

24. Darras BT, Friedman NR. Metabolic myopathies: a clinical approach; part II. Pediatr Neurol 2000; 22:171-81.

25. Darras BT. Hypotonia and neuromuscular disorders. 60th Annual Meeting of the American Academy of Neurology. Chicago, April 12-19, 2008. Course 7FC.002 Child Neurology, p. 1-21.

26. Debray FG, Lambert M, Mitchell GA. Disorders of mitochondrial function. Curr Opin Pediatr 2008; 20:471-82.

27. DiMauro S, Tay S, Mancuso M. Mitochondrial encephalomyopathies: diagnostic approach. Ann NY Acad Sci 2004; 1011:217-31.

28. DiMauro S. Mitochondrial DNA medicine. Biosci Rep 2007; 27:5-9.

29. Dubowitz V. *The floppy infant.* 2 ed. Clinics in developmental medicine No. 76. London: Spastics International Medical Publications (Mac Keith Press), 1980.

30. Engel AG, Shen XM, Selcen D, Sine SM. Further observations in congenital myasthenic syndromes. Ann NY Acad Sci 2008; 1132:104-13.

31. Ferreiro A, Quijano-Roy S, Pichereau C et al. Mutations of the selenoprotein N gene, which is implicated in rigid spine muscular dystrophy, cause the classical phenotype of multiminicore disease: reassessing the nosology of early-onset myopathies. Am J Hum Genet 2002; 71:739-49.

32. Finisterer J. Central nervous system manifestations of mitochondrial disorders. Acta Neurol Scand 2006; 114:217-38.

33. Godfrey C, Clement E, Mein R et al. Refining genotype phenotype correlations in muscular dystrophies with defective glycosylation of dystroglycan. Brain 2007; 130:2725-35.

34. Goebel HH, Müller HD. Protein aggregate myopathies. Semin Pediatr Neurol 2006; 13:96-103.

35. Goebel HH. Congenital myopathies at their molecular dawning. Muscle Nerve 2003; 27:527-48.

36. Gregory A, Polster BJ, Hayflick SJ. Clinical and genetic delineation of neurodegeneration with brain iron accumulation. J Med Genet 2009; 46:73-80.

37. Grohmann K, Varon R, Stolz P et al. Infantile spinal muscular atrophy with respiratory distress type 1 (SMARD1). Ann Neurol 2003; 54:719-24.

38. Han JJ, McDonald CM. Diagnosis and clinical management of spinal muscular atrophy. Phys Med Rehabil Clin N Am 2008; 19:661-80. xii.

39. Harris SR. Congenital hypotonia: clinical and developmental assessment. Dev Med Child Neurol 2008; 50:889-92.

40. Horvath R, Gorman G, Chinnery PF. How can we treat mitochondrial encephalomyopathies? Approaches to therapy. Neurotherapeutics 2008; 5:558-68.

41. Horvath R, Kemp JP, Tuppen HA et al. Molecular basis of infantile reversible cytochrome c oxidase deficiency myopathy. Brain 2009; 132(Pt 11):3165-74.

42. Iannaccone ST. Modern management of spinal muscular atrophy. J Child Neurol 2007; 22:974-78.

43. Johnson JL. Prenatal diagnosis of molybdenum cofactor deficiency and isolated sulfite oxidase deficiency. Prenat Diagn 2003; 23:6-8.

44. Jungbluth H, Wallgren-Pettersson C, Laporte J. Centronuclear (myotubular) myopathy. Orphanet J Rare Dis 2008; 3:26-38.

45. Kaplan J-C. The 2009 version of the gene table of neuromuscular disorders. Neuromuscul Disord 2009; 19:77-98.

46. Kisler JE, Whittaker RG, McFarland R. Mitochondrial diseases in childhood: a clinical approach to investigation and management. Dev Med Child Neurol 2010 Feb 12. [Epub ahead of print].

47. Klinge L, Eagle M, Haggerty ID et al. Severe phenotype in infantile facioscapulohumeral muscular dystrophy. Neuromuscul Disord 2006; 16:553-8.

48. Koenig MK. Presentation and diagnosis of mitochondrial disorders in children. Pediatr Neurol 2008; 38:305-13.

49. Kompare M, Rizzo WB. Mitochondrial fatty-acid oxidation disorders. Semin Pediatr Neurol 2008; 15:140-9.

50. Kumar S, Mattan NS, de Vellis J. Canavan disease: a white matter disorder. Ment Retard Dev Disabil Res Rev 2006; 12:157-65.

51. Laing NG. Congenital myopathies. Curr Opin Neurol 2007; 20:583-9.

52. Laugel V, Cossée M, Matis J et al. Diagnostic approach to neonatal hypotonia: retrospective study on 144 neonates. Eur J Pediatr 2008; 167:517-23.

53. Leroy JG. Congenital disorders of N-glycosylation including diseases associated with O- as well as N-glycosylation defects. Pediatr Res 2006; 60:643-56.

54. Longo N, Amat di San Filippo C, Pasquali M. Disorders of carnitine transport and the carnitine cycle. Am J Med Genet C Semin Med Genet 2006; 142C:77-85.

55. Lunn MR, Wang CH. Spinal muscular atrophy. Lancet 2008; 371: 2120-33.

56. Manzur AY, Muntoni F. Diagnosis and new treatments in muscular dystrophies. J Neurol Neurosurg Psychiatry 2009; 80:706-14.

57. McDonald CM. Peripheral neuropathies of childhood. Phys Med Rehabil Clin N Am 2001; 12:473-90.

58. Merkens LS, Wassif C, Healy K et al. Smith-Lemli-Opitz syndrome and inborn errors of cholesterol synthesis: summary of the 2007 SLO/RSH Foundation scientific conference sponsored by the National Institutes of Health. Genet Med 2009; 11:359-64.

59. Morava E, van den Heuvel L, Hol F, et al. Mitochondrial disease criteria: diagnostic applications in children. Neurology 2006; 67:1823-6.

60. Moslemi AR, Darin N. Molecular genetic and clinical aspects of mitochondrial disorders in childhood. Mitochondrion 2007; 7:241-52.

61. Muntoni F, Brockington M, Godfrey C et al. Muscular dystrophies due to defective glycosylation of dystroglycan. Acta Myol 2007; 26:129-35.

62. North K. What's new in congenital myopathies? Neuromuscul Disord 2008; 18:433-42.

63. Ouvrier R, Geevasingha N, Ryan MM. Autosomal-recessive and X-linked forms of hereditary motor and sensory neuropathy in childhood. Muscle Nerve 2007; 36:131-43.

64. Ouvrier R, Grew S. Mechanisms of disease and clinical features of mutations of the gene for mitofusin 2: an important cause of hereditary peripheral neuropathy with striking clinical variability in children and adults. Dev Med Child Neurol 2010 Feb 12. [Epub ahead of print].

65. Padberg GW, van Engelen BG. Facioscapulohumeral muscular dystrophy. Curr Opin Neurol 2009; 22:539-42.

66. Paradas C, González-Quereda L, De Luna N et al. A new phenotype of dysferlinopathy with congenital onset. Neuromuscul Disord 2009; 19:21-5.

67. Paro-Panjan D, Neubauer D. Congenital hypotonia: is there an algorithm? *J Child Neurol* 2004; **19**:439-42.

68. Patterson K. Mitochondrial muscle pathology. Pediatr Dev Pathol 2004; 7:629-32.

69. Prasad AN, Prasad C. The floppy infant: contribution of genetic and metabolic disorders. *Brain Dev* 2003; **25**:457-476.

70. Quijano-Roy S, Mbieleu B, Bönnemann CG et al. De novo LMNA mutations cause a new form of congenital muscular dystrophy. Ann Neurol 2008; 64:177-86.

71. Reed UC, Ferreira LG, Liu EC et al. Ullrich congenital muscular dystrophy and Bethlem myopathy: clinical and genetic heterogeneity. Arq Neuropsiquiatr 2005; 63(3B):785-90.

72. Reed UC, Marie SK, Vainzof M et al. A. Congenital muscular dystrophy with cerebral white matter hypodensity. Correlation of clinical features and merosin deficiency. Brain Dev 1996; 18:53-8.

73. Reed UC. Congenital muscular dystrophy. Part I: a review of phenotypical and diagnostic aspects. Arq Neuropsiquiatr 2009; 67:144-68.

74. Reed UC. Congenital muscular dystrophy. Part II: a review of pathogenesis and therapeutic perspectives. Arq Neuropsiquiatr 2009; 67(2A):343-62.

75. Reed UC. Síndrome da criança hipotônica. In: Diament A, Cypel S, Reed UC. Neurologia infantil, 5 ed. São Paulo: Atheneu, 2010:1473-507.

76. Richer LP, Shevell MI, Miller SP. Diagnostic profile of neonatal hypotonia: an 11-year study. Pediatr Neurol 2001; 25:32-7.

77. Roig M, Balliu PR, Navarro C et al. Presentation, clinical course, and outcome of the congenital form of myotonic dystrophy. Pediatr Neurol 1994; 11:208-13.

78. Ruellas AC, Pithon MM, Oliveira DD, Oliveira AM. Lowe syndrome: literature review and case report. J Orthod 2008; 35:156-60.

79. Ryan MM, Ouvrier R. Hereditary peripheral neuropathies of childhood. Curr Opin Neurol 2005; 18:105-10.

80. Salviati L, Sacconi S, Murer L et al. Phenotype and long-term follow-up in 11 patients with juvenile selenoprotein N1-related myopathy. Eur J Paediatr Neurol 2008; 12:224-30.

81. Schara U, Lochmüller H. Therapeutic strategies in congenital myasthenic syndromes. Neurotherapeutics 2008; 5:542-7.

82. Schara U, Schoser BG. Myotonic dystrophies type 1 and 2: a summary on current aspects. Semin Pediatr Neurol 2006; 13:71-9.

83. Schoser B, Hill V, Raben N. Therapeutic approaches in glycogen storage disease type II/Pompe Disease. Neurotherapeutics 2008; 5:569-78.

84. Schurman SJ, Scheinman SJ. Inherited cerebrorenal syndromes. Nat Rev Nephrol 2009; 5:529-38.

85. Sender P, Jayawant S. Evaluation of the floppy infant. *Curr Pediatr* 2003; **13**:345-9.

86. Sewry CA, Jimenez-Mallebrera C, Muntoni F. Congenital myopathies. Curr Opin Neurol 2008; 21:569-75.

87. Skladal D, Halliday J, Thorburn DR. Minimum birth prevalence of mitochondrial respiratory chain disorders in children. Brain 2003; 126 (Pt 8):1905-12.

88. Smit LS, Roofthooft D, van Ruissen F et al. Congenital hypomyelinating neuropathy, a long term follow-up study in an affected family. Neuromuscul Disord 2008; 18:59-62.

89. Sobrido MJ, Fernandez JM, Fontoira E et al. Autosomal dominant congenital fibre type disproportion: a clinicopathological and imaging study of a large family. *Brain 2005;* 128:1716-27.

90. Steinberg SJ, Raymond GV, Braverman NE et al. In: Pagon RA, Bird TC, Dolan CR, Stephens K (ed.). Peroxisome biogenesis disorders, Zellweger Syndrome spectrum. GeneReviews [Internet]. Seattle (WA): University of Washington, Seattle, 1993 [updated 2004].

91. Strubhar AJ, Meranda K, Morgan A. Outcomes of infants with idiopathic hypotonia. *Pediatr Phys Ther* 2007; 19:227-35.

92. Suchy SF, Nussbaum RL. The deficiency of PIP2 5-phosphatase in Lowe syndrome affects actin polymerization. Am J Hum Genet 2002; 71:1420-7.

93. Sumner CJ. Molecular mechanisms of spinal muscular atrophy. J Child Neurol 2007; 22:979-89.

94. Sumner CJ. Therapeutics development for spinal muscular atrophy. NeuroRx 2006; 3:235-45.

95. Tan WH, Eichler FS, Hoda S et al. Isolated sulfite oxidase deficiency: a case report with a novel mutation and review of the literature. Pediatrics 2005; 116:757-66.

96. van Adel BA, Tarnopolsky MA. Metabolic myopathies: update 2009. J Clin Neuromuscul Dis 2009; 10:97-121.

97. van der Ploeg AT, Reuser AJ. Pompe's disease. Lancet 2008; 372 (9646):1342-53.

98. Vasta I, Kinali M, Messina S et al. Can clinical signs identify infants with neuromuscular disorders? *J Pediatr* 2005; **146**:73-9.

99. Zerres K, Rudnik-Schöneborn S, Forrest E et al. A collaborative study on the natural history of childhood and juvenile onset proximal spinal muscular atrophy (type II and III SMA) patients. J Neurol Sci 1997; 146:67-72.

100. Zerres K, Wirth B, Rudnik-Schöneborn S. Spinal muscular atrophy – clinical and genetic correlations. Neuromusc Disord 1997; 7:202-7.

101. Zeviani M, Carelli V. Mitochondrial disorders. Curr Opin Neurol 2007; 20:564-71.

44

Miopatias Congênitas

Anamarli Nucci • Luciano de Souza Queiroz

INTRODUÇÃO

As miopatias congênitas incluem grupos heterogêneos de doenças musculares, sejam elas consideradas em conceituação ampla ou restrita.[1] Em sentido amplo, estão incluídas as distrofias musculares congênitas, miopatias metabólicas (mitocondriopatias, glicogenoses), síndromes miotônicas e as miopatias com anormalidades estruturais nas fibras musculares. As últimas constituem as miopatias congênitas em sentido estrito (MC) e serão estudadas neste capítulo.

As MC são doenças musculares primárias, heterogêneas sob os pontos de vista clínico, anatomopatológico e genético. Têm como denominador comum a hipotonia com fraqueza, de início precoce, em associação com defeitos morfológicos peculiares na biópsia muscular.[2-4]

Os critérios operacionais para o diagnóstico das MC incluem:

1. Manifestações clínicas antenatais, ao nascimento ou nos primeiros anos de vida, quais sejam, hipotonia, fraqueza e atraso no desenvolvimento motor.
2. Anormalidades estruturais nas fibras musculares esqueléticas, reveladas por meio de histopatologia, histoquímica e/ou microscopia eletrônica, características suficientes para definir um dos diversos subtipos de MC.
3. Evolução geralmente benigna, não progressiva ou lentamente progressiva.
4. Afecção muscular hereditária.

A hipotonia com fraqueza sugere fortemente o diagnóstico de MC,[2] mas a hipotonia na criança deve ser encarada como síndrome, sendo expressão de afecção do sistema nervoso central (encefalopatia), doenças da unidade motora em seus vários componentes (amiotrofias espinais, neuropatias periféricas, miastenias congênitas, miopatias), ou combinações (mioencefalopatia). Por meio de conhecidos algoritmos de raciocínio clínico é possível priorizar o diagnóstico topográfico de miopatia (para revisão, ver Bodensteiner [5]). Reforçam a hipótese de MC uma história de diminuição de movimentos fetais, poli-hidrâmnio, apresentação pélvica, assim como dismorfismos corpóreos (palato ogival, face alongada, aracnodactilia, calcanhar proeminente) ou certas complicações orto-

pédicas (pés tortos congênitos, luxação congênita de quadril, contraturas, artrogripose). Todos são sinais inespecíficos para o diagnóstico do tipo de MC, mas de interesse na prática clínica neuromuscular, exigindo, portanto, a busca ativa dos próprios durante o ato médico.

As anormalidades estruturais da fibra muscular que se apresentam como predominantes no espécime da biópsia definem o subtipo entre as MC.[6-8] As alterações mais frequentes são os focos centrais, os multifocos e minifocos, respectivamente, na miopatia dos focos centrais e na miopatia dos multiminifocos (MMM); corpos nemalínicos, na miopatia de idêntico nome; núcleos centrais, nas miopatias centronuclear (MCN) e miotubular (MMT); e hipotrofia de fibra tipo 1, na miopatia com desproporção congênita de tipos de fibras (DCTF). Outras alterações morfológicas menos frequentes incluem: agregados tubulares; corpos zebroides; lesões em crescente subsarcolemal (*cap disease*) e acúmulos proteicos, nas actinopatias ou formando os corpos hialinos, na miopatia a corpos hialinos.

O Quadro 44.1 fornece uma visão global das MC mais comuns, os achados histopatológicos característicos e os dados genéticos moleculares a elas relacionados.

Mais de uma anormalidade "característica" de MC pode ocorrer em concomitância no músculo, fato que impõe dificuldades ao diagnóstico morfológico (p. ex., focos centrais e multiminifocos em única biópsia [miopatia com focos],[9] corpos nemalínicos e focos [miopatia com focos e corpos nemalínicos][10]). Também é possível a descoberta de alteração histopatológica peculiar a uma das MC, associada a miopatias do adulto, a doenças sistêmicas ou até mesmo a diversas afecções neurológicas. Corpos nemalínicos foram encontrados, por exemplo, na miopatia pelo HIV, sendo esta retrovirose uma das múltiplas causas de *miopatia nemalínica secundária* que foram revisadas por North.[4] A desproporção no tamanho das fibras musculares também foi observada em significativa série de doenças listadas por Clark e North.[11]

Desde as primeiras publicações sobre as MC, a recorrência familiar de várias delas estava evidenciada. Ao longo do tempo, herança autossômica recessiva (AR), autossômica dominante (AD) e, mais raramente, herança ligada ao cromossomo X, além de inúmeros defeitos genéticos, foram descobertas.[12] À medida que o conhecimento avança, sobreposições clinico-

Quadro 44.1 ▷ Miopatias congênitas: histopatologia e defeitos genéticos conhecidos

Gene	*Locus* gênico	Herança	Proteína
Miopatia dos focos centrais			
RYR1	19q13	AD e AR	receptor rianodina 1
Miopatia dos multiminifocos			
RYR1	19q13	AD e AR	receptor rianodina 1
SEPN1	1p36	AR	selenoproteína N1
Miopatia nemalínica			
ACTA1	1q42	AD e AR	α-actina esquelética
NEB	2q2	AR	nebulina
TPM3	1q2	AR e AD	α-tropomiosina
TPM2	9p13	AD	β-tropomiosina
TNNT1	19q13	AR	troponina T
CFL2	14q12	AR	cofilina-2
Miopatia com focos e corpos nemalínicos			
RYR1	19q13	AD	receptor rianodina 1
NEB	2q2	AR	nebulina
Miopatias com núcleos centrais			
Miopatia miotubular			
MTM1	Xq28	X R	miotubularina
Miopatia centronuclear			
DNM2	19p13	AD	dinamina-2
BIN1	2q14	AR	anfifisina
RYR1	19q13	AD	receptor rianodina 1
Desproporção congênita de tipos de fibras			
ACTA1	1q42	AD	α-actina esquelética
SEPN1	1p36	AR	selenoproteína N1
TPM3	1q2	AD	α-tropomiosina
Miopatias congênitas com acúmulo proteico			
Actinopatia			
ACTA1	1q42	AD	α-actina esquelética
Miopatia a corpos hialinos			
MYH7	14q11	AD	miosina lenta/beta cardíaca
Miopatia com crescentes subsarcolemais			
TPM2	9q13	AD	β-tropomiosina

patológicas e genéticas são detectadas nas MC. A mesma alteração morfológica pode ser associada a diferentes defeitos gênicos, e mutação em um mesmo gene pode se expressar por meio de várias alterações histopatológicas e fenotípicas.[8]

Na condução diagnóstica de miopatias é clássica a indicação do exame de creatinocinase. Na MC encontra-se nível sérico enzimático normal ou levemente aumentado, como regra geral; raramente está elevada acima de oito vezes o limite da normalidade. A eletroneurografia diagnostica integridade funcional dos nervos periféricos, inferida por meio de medidas das velocidades de condução nervosa sensitiva e motora normais. A eletromiografia pode mostrar o padrão clássico de miopatia, ou seja, potenciais de ação muscular polifásicos, breves, de baixa amplitude, e interferência paradoxal, à máxima contração muscular possível. Também pode mostrar graus diversos, menos intensos, de alterações sugestivas de miopatia. Um exame normal não exclui a hipótese de MC, e esse resultado deve ser contextualizado (para revisão, ver Amato e Dumitru).[13]

A biópsia muscular, mesmo na era da genética molecular, pode estreitar os diagnósticos diferenciais, principalmente quando o fenótipo clínico não é suficientemente informativo, e também o exame pode guiar a investigação molecular subsequente.[14]

A ressonância magnética de músculos (RMm) é outro meio diagnóstico cada vez mais utilizado para o conhecimento das MC. Pesquisadores buscam possíveis padrões topográficos de comprometimento muscular que possam ser correlacionados a genótipos definidos.[15] A aplicação da RMm na rotina diagnóstica será especialmente interessante naqueles casos em que o fenótipo clínico se superpõe a várias MC.

O tratamento específico e curativo das MCs inexiste, até o momento atual, ficando o manuseio do paciente por conta de saberes multiprofissionais, em função das deficiências e complicações de cada caso. Saliente-se que o desenvolvimento de terapias eficazes está na dependência direta do conhecimento fisiopatogênico das MC.

Epidemiologia das miopatias congênitas

A epidemiologia das doenças neuromusculares, e das MC em particular, tem sido pouco estudada. Emery[16] estimou em 1 para cada 3.000 habitantes a frequência populacional das doenças neuromusculares herdadas e mais comuns. A estimativa de prevalência seria de para 1 para 3.500, quando consideradas as doenças graves e raras da infância e adolescência, nelas incluídas a amiotrofia espinal progressiva tipo 1, as distrofias musculares congênitas, outras distrofias e miopatias raras, como são as MC.

MIOPATIA DOS FOCOS CENTRAIS

A miopatia dos focos centrais, de herança AD, foi a primeira a integrar o grupo das MC e, possivelmente, é a mais frequente entre elas.[17] A partir da descrição clínica de Shy e Magee,[18] em 1956, e de sua caracterização morfológica,[19] 2 anos depois, a miopatia ganhou ainda maior importância quando Denborough e cols.,[20] em 1973, mostraram a associação entre focos centrais no músculo e episódios de hipertermia maligna (HM). Nos anos 1990 foi identificada a ligação da miopatia com o *locus* 19q12-q13.2 do gene RYR1, codificador da proteína receptora de rianodina 1.[4,17] Por outro lado, mutações no gene RYR1 foram identificadas em pacientes com HM, inferindo-se que ambas as condições seriam alélicas. A miopatia dos focos centrais mostra herança AD na grande maioria dos casos e, mais raramente, AR.[17]

Clínica

Os aspectos clínicos relevantes e mais típicos da miopatia dos focos centrais referem-se à hipotonia difusa e ao déficit motor geralmente proximal e de predomínio em cintura pélvica, em lactentes ou infantes. Com frequência, os reflexos de estiramento musculares estão diminuídos ou abolidos, e há redução difusa do volume muscular.[18] Alterações esqueléticas, como luxação congênita do quadril, pés tortos, instabilidade patelar, deformidades torácicas, contraturas, frouxidão ligamentar e cifoescoliose, foram descritas.[21] Músculos de inervação craniana são geralmente poupados, embora algum déficit facial possa fazer parte do fenótipo. As deficiências apontadas são de leve a moderada intensidade, em geral, possibilitando a deambulação com independência e a evolução clínica não progressiva, como salientado na descrição original da doença.[18] Casos de progressão lenta foram observados.[17]

Miopatia dos focos centrais de início intraútero, muito menos frequente, resulta em distocia de posição fetal, parto pélvico, e também em expressões clínicas mais graves, como artrogripose múltipla e síndrome de acinesia fetal. A última foi associada tanto à herança AD como AR.[22]

Fenótipos com mínimas evidências de possível miopatia, como escoliose isolada ou musculatura pouco desenvolvida, podem fazer parte do espectro clínico da miopatia dos focos centrais. Indivíduos assintomáticos, quando avaliados por exames mais específicos, porque suscetíveis à HM, apresentaram músculos com achados morfológicos peculiares à miopatia dos focos centrais.[23-25]

Histopatologia[6-8]

A característica morfológica fundamental da miopatia em estudo é a desestruturação dos elementos contráteis da fibra muscular, em área ("foco") central ou excêntrica a esta. O foco é geralmente único, presente na maioria das fibras tipo 1, e é observado como imagem negativa às enzimas oxidativas nicotinamida-adenina-dinucleotídeo-tetrazólio-redutase (NADH-TR) e succinato-desidrogenase (SDH). Em cortes musculares longitudinais, o foco se estende por toda a fibra. O espécime muscular geralmente mostra predominância de fibras tipo 1, variabilidade do diâmetro celular e núcleos internos. Fibrose do endomísio é rara. À microscopia eletrônica, o foco é constituído de miofibrilas desorganizadas e densamente agrupadas, não demarcado por membrana, e não tem mitocôndrias. Nomeado foco não estruturado, faz nítido contraste com as miofibrilas em arranjo regular nas áreas normais da fibra muscular. Áreas de bandeamento mio-

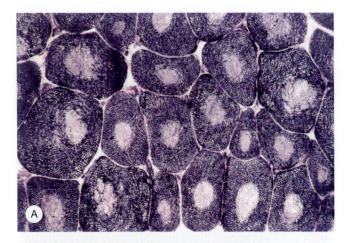

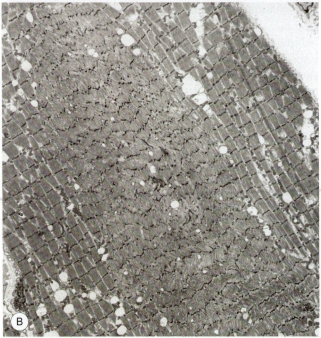

Figura 44.1A ▷ Miopatia dos focos centrais. Nota-se área central hiporreativa para NADH-TR em todas as fibras da amostra. **B** Miopatia dos focos centrais, microscopia eletrônica. Desorganização sarcomérica na região central da fibra, com desalinhamento das linhas Z, e virtual ausência de sarcoplasma intermiofibrilar.

fibrilar menos desorganizado, nas quais os sarcômeros podem ainda ser reconhecidos, mas de tamanho menor e em desalinhamento aos homólogos normais, linhas Z onduladas ou descontínuas e poucas mitocôndrias compõem os focos estruturados. Ambos os tipos de focos podem estar presentes na biópsia muscular (Figura 44.1).

Genética

A miopatia dos focos centrais mostra-se heterogênea quanto ao aspecto genético. Em estudo de 86 famílias com a miopatia, 46 mostraram mutações no gene RYR1. A herança AD foi observada em 16 e herança AR, em oito. Havia 17 casos esporádicos e cinco com mutações *de novo*.[23]

O gene RYR1 é um dos maiores descritos no genoma humano (106 éxons), e as regiões N-terminal, central e C-terminal codificam uma proteína de 563kD, o receptor de rianodina 1 (músculo esquelético). O estudo de mutações deveria abranger, idealmente, todo o gene RYR1. Contudo, o tamanho do gene dificulta um rastreamento eficiente de mutações e, portanto, a maioria dos laboratórios as procura nos *hot spots* do gene, em especial na região C-terminal.[24] Embora seja uma conduta prática, resulta em subestimativa da frequência de mutações e torna menos precisa a correlação fenótipo-genótipo. Wu e cols.[25] encontraram mutações em 90% de seus pacientes com miopatia dos focos centrais, mediante o sequenciamento de todo o gene codificador da RYR1.

A correlação entre fenótipo e genótipo tem sido tarefa complexa,[17,26] considerando-se que, clinicamente, pode ocorrer miopatia dos focos centrais isolada, essa miopatia com HM e HM sem focos centrais à biópsia.[26]

Cerca de 90 mutações foram identificadas no gene RYR1, das quais 25 associadas à HM.[26] As repercussões desse conhecimento na prática médica são evidentes. Em princípio, pacientes com miopatia dos focos centrais devem ser considerados de alto risco para anestesia e assim manuseados, enquanto seus familiares, suscetíveis a HM, também devem receber atenção específica.[26,27]

Manejo

Os casos-índices e seus familiares devem passar por cuidadosa avaliação de especialistas em doenças neuromusculares, geneticistas e anestesistas para evitar mortes e prevenir morbidade. O aconselhamento genético, baseado no rastreamento de anormalidades no gene RYR1, é fundamental.

O monitoramento clínico e abordagens sintomáticas de pacientes com a miopatia dos focos centrais devem ser multidisciplinares, com ênfase em medicina física e reabilitação, suporte psíquico e social, uma vez que, até o presente, não há tratamento específico para a miopatia.

MIOPATIA DOS MULTIMINIFOCOS

A miopatia dos multiminifocos (MMM) é diagnosticada quando múltiplos e pequenos focos de desorganização sarcomérica estão presentes nas fibras musculares[28,29] de lactentes ou crianças com hipotonia e fraqueza. Na literatura encontram-se relatos de casos isolados e pequenas séries de casos de MMM,[30] porque muito rara e de herança AR.

Clínica

As manifestações clínicas vão desde MC de leve expressão, portanto benigna, até casos fatais.[31-33] Estes são resultantes da associação com cardiomiopatia e/ou insuficiência respiratória. A última ocorre em consequência de escoliose, déficit do diafragma e/ou de músculos acessórios da respiração.

Ferrero e cols.,[34] em 2000, puderam identificar quatro fenótipos na MMM: (1) clássico: predomínio axial e proximal da fraqueza e alta frequência de escoliose e insuficiência respiratória; (2) com envolvimento faríngo-laríngeo e déficit de controle cervical; (3) de início antes do nascimento; miopatia e artrogripose múltipla; (4) fraqueza de progressão lenta associada à amiotrofia das mãos. MMM com oftalmoplegia externa tem sido documentada[35,36] e ampliou o espectro fenotípico da doença.

Histopatologia[6-8]

À semelhança dos focos centrais, ocorre desorganização sarcomérica, porém as áreas ou focos anormais são menores, afetam poucos sarcômeros e, com frequência, são múltiplos na mesma fibra muscular. Contemplando as diversas possibilidades de achados morfológicos, a miopatia foi descrita como "dos multifocos", "minifocos" ou "multiminifocos". Os multiminifocos não reagem às enzimas oxidativas, estão presentes em fibras musculares tipos 1 e 2 e podem ser mais bem observados em cortes semifinos ou em microscopia eletrônica. Nela, os minifocos são desprovidos de mitocôndrias ou as mostram em reduzido número; podem se apresentar incipientes, como ondulações da banda Z e relativa preservação da estrutura miofibrilar, até completa desorganização minifocal da estrutura sarcomérica (Figura 44.2A e B).

Um subgrupo de pacientes tidos como MMM tiveram biópsias mostrando características morfológicas que preenchiam critérios também para distrofia, ou seja, fibrose do endomísio e variabilidade do tamanho de fibras, em geral de leve intensidade, impondo o diagnóstico diferencial com a distrofia muscular congênita, especialmente aquelas com fenótipo de espinha rígida. Casos com esse perfil histológico foram associados a mutações no gene da selenoproteína N (SEPN1).

Em pacientes com o diagnóstico de MMM na infância e submetidos a nova biópsia quando adultos, no segundo exame foram encontrados focos centrais em suas fibras musculares. No contexto, seriam mais bem classificados como "MC com focos",[9] e representariam, na primeira avaliação, uma forma transitória para a miopatia dos focos centrais.[37]

Genética

A MMM é heterogênea sob o aspecto genético. Casos esporádicos têm sido descritos e de herança AR. Mutações no gene RYR1 têm sido detectadas e documentadas em toda a extensão do citado gene, diferentemente do que ocorre na miopatia dos focos centrais, condição na qual há regiões preferenciais para mutações (*hot spots*).[37]

Outro defeito genético conhecido refere-se ao gene SEPN1, encontrado em cerca de 50% dos casos de MMM. Esse genótipo está particularmente associado ao fenótipo clássico, porém de maior gravidade clínica, em virtude de comprometimento respiratório restritivo, escoliose e rigidez espinal.[38]

Manejo

Além das intervenções paliativas, mas obrigatórias de medicina física e reabilitação, suporte psíquico e social, o diagnóstico de genética molecular tem implicações práticas relevantes. Naqueles pacientes com mutações SEPN1, cujo fenótipo está mais relacionado a complicações decorrentes da miopatia axial, impõe-se o monitoramento periódico da coluna vertebral e da função pulmonar. A restrição ventilatória deve implicar o uso precoce de ventilação mecânica não invasiva. Nos pacientes com mutações RYR1, portanto suscetíveis a HM, o manuseio deve considerar essa possibilidade.

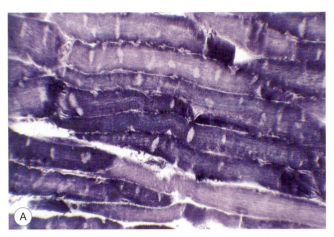

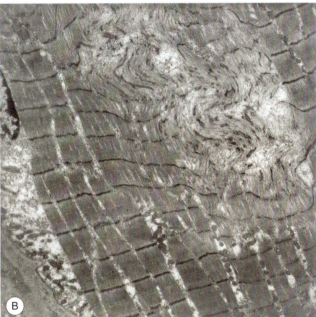

Figura 44.2A ▶ Miopatia dos multiminifocos. Pequenas áreas hiporreativas para NADH-TR, a maioria disposta transversalmente em relação ao maior eixo das fibras musculares. **B** Miopatia dos multiminifocos, microscopia eletrônica. Área focal de desorganização estrutural e perda da identidade das miofibrilas e fragmentação das linhas Z. Sarcômeros em volta e em continuidade mostrando, na parte inferior da foto, estrutura normal.

MIOPATIA NEMALÍNICA

Descrita em 1963, a miopatia nemalínica (MN) caracteriza-se por corpos nemalínicos ou bastonetes[39] (miogrânulos[40]) na fibra muscular, associada a MC de evolução benigna, segundo os primeiros relatos. Grande variedade de expressões clínicas foi acrescentada, com transmissão por meio de herança AD e AR.[4] Após décadas, em 1995, um defeito no gene que codifica a proteína α-tropomiosina (TPM3) foi descoberto em relação à MN de herança AD.[41]

Clínica

Um consórcio de pesquisadores de centros europeus de doenças neuromusculares classificou a MN em seis quadros clínicos, tendo como critérios a idade de início e a gravidade da miopatia:[42-43]

1. **MN congênita grave:** pode ter início antenatal, com poli-hidrâmnio, diminuição de movimentos fetais ou, mais raramente, síndrome de acinesia fetal. Quando de início ao nascimento, o paciente apresenta grave hipotonia, fraqueza apendicular, dificuldade de sucção e deglutição e insuficiência respiratória. A sobrevida decorre de adequados cuidados paliativos ou a morte precoce sobrevém por complicações respiratórias.
2. **MN congênita de gravidade moderada:** criança hipotônica, com significativo atraso no desenvolvimento motor, evolui com contraturas e, a partir da segunda década de vida, geralmente está restrita à cadeira de rodas e/ou necessitando suporte ventilatório.
3. **MN congênita típica (mais benigna):** início neonatal ou nos primeiros meses de vida, com hipotonia e fraqueza difusa, de predomínio proximal. Inclui déficit em face, língua e músculos faríngeos e laríngeos, resultando em disartria, disfonia, salivação e disfagia. A face é alongada, a boca triangulada e, não raro, o palato é ogival. Diminuição da capacidade vital e hipoxemia noturna podem ocorrer ao longo da evolução e, mais raramente, cardiomiopatia. Em geral, a evolução não é progressiva, ou há lenta piora do déficit motor, de maneira que as atividades da vida diária são realizadas com independência. Para a classificação no grupo, a deambulação deve ser possível até os 18 meses de vida.
4. **MN juvenil:** início no final da primeira década de vida ou na segunda década, com fraqueza simétrica à dorsoflexão dos pés e posterior envolvimento proximal. Evolução progressiva, com restrição motora para andar por volta dos 40 anos de idade.
5. **MN de início tardio ou do adulto:** grupo heterogêneo quanto à apresentação clínica e à evolução.
6. **MN tipo Amish:** de herança AR, encontrada em membros da comunidade religiosa que a tipifica, tem início neonatal com grave e progressiva deficiência motora, contraturas, tremor e insuficiência ventilatória. Ocorre morte precoce.

Histopatologia[6-8]

Na MN observam-se corpos nemalínicos ou bastões em posição subsarcolemal, ou perinuclear, em quantidade variável de fibra muscular para fibra. A coloração do músculo por hematoxilina e eosina é insuficiente para sua visualização, enquanto o tricrômico de Gomori modificado os salienta. A quantidade de corpos nemalínicos não parece estar associada à maior gravidade da doença, enquanto aquele observado em posição intranuclear (geralmente único e de maior tamanho que os de localização no sarcoplasma) tem sido documentado nas formas clínicas mais graves ou de evolução mais rápida. Outro achado frequente na MN é a predominância de fibras tipo 1, observada na reação histoquímica da ATPase miosínica em diferentes pH.

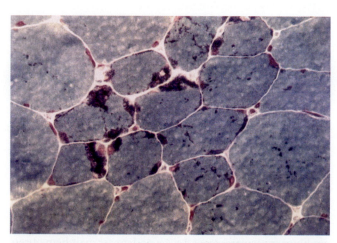

Figura 44.3 ▶ Miopatia nemalínica. Acúmulos subsarcolemais de corpúsculos bastonetiformes corados em vermelho-escuro pelo tricrômico de Gomori modificado. Alguns são visíveis no interior das fibras entre as miofibrilas.

Os corpos nemalínicos podem ser encontrados em ambos os tipos de fibras musculares. Em casos mais raros há uniformidade de fibras tipo 1 ou pode haver nítida desproporção de tipos de fibras. À microscopia eletrônica, nos cortes longitudinais da fibra muscular, os corpos nemalínicos são eletrodensos, com densidade semelhante à da linha Z, em continuidade com esta ou em situação paralela aos sarcômeros. Formação em ziguezague da linha Z é frequente (Figura 44.3).

Genética

A MN tem herança AD e AR, embora muitos casos tenham sido descritos como esporádicos. Há heterogeneidade genética, considerando-se a ligação da miopatia com seis cromossomos diferentes,[12] e mutações em diversas proteínas sarcoméricas relativas aos filamentos finos.

A MN1 tem herança AD e AR, com mutações no gene da TPM3 (α-tropomiosina lenta); a MN2 é AR, com mutação no gene da NEB (nebulina). Mutações no gene da α-actina (ACTA1) podem ser transmitidas em herança AD e AR e documentadas em vários casos esporádicos. A MN AD pode ocorrer por mutação no gene da TPM2 (β-tropomiosina). Casos de MN AR foram descritos como tendo mutação no gene da TNNT1 (troponina T) e da CFL (cofilina 2).[8,12]

Manejo

Nas formas clínicas graves de MN, o suporte vital exigirá abordagem multiprofissional, garantindo ventilação mecânica, nutrição adequada via gastrostomia, fisioterapia regular, uso de órteses e outras medidas de reabilitação. O monitoramento clínico da MN clássica e de moderada gravidade deve incluir avaliações periódicas das funções respiratória e cardíaca, promovendo intervenções eficazes quando houver necessidade de suporte ventilatório ou evidência de cardiomiopatia. O aconselhamento genético faz-se obrigatório nas famílias com MN AD e AR, sendo mais complexo nos casos esporádicos.

MIOPATIA COM FOCOS E CORPOS NEMALÍNICOS

Em 1965, Afifi e cols.[44] relataram os casos de gerações sucessivas com miopatia congênita benigna, tendo sido observados focos centrais e corpos nemalínicos na biópsia da mãe e apenas focos centrais no espécime muscular da filha. Em publicações posteriores, autores descreveram focos e bastonetes coexistindo em única biópsia. Em 2000, o estudo genético de uma grande família afetada por miopatia congênita AD e as mencionadas alterações histopatológicas simultâneas nos pacientes mostraram mutação no gene RYR1,[10] como acontece na maioria dos casos de miopatia dos focos centrais. A imunofluorescência do músculo mostrou excesso de proteína do receptor rianodina 1 nos focos.

Na mesma época, quatro gerações de uma família francesa foram avaliadas em razão da miopatia congênita. Foram documentadas coexistência de focos e bastões na biópsia muscular de três de seus membros, suscetibilidade à HM pelo teste de contratura induzida por cafeína-halotano em um deles e mutação no RYR1. Os autores excluíram a cossegregação da MN1, por análise de ligação e sequenciamento dos genes TPM3 e ACTA 1.[45-47]

Em recente reunião da ENMC,[46] Romero relatou caso de miopatia congênita com focos e corpúsculos nemalínicos, tendo como causa mutação no gene NEB.

MIOPATIAS COM NÚCLEOS CENTRAIS

A centralização dos núcleos na fibra muscular é a característica histopatológica proeminente pela qual é conhecida a miopatia centronuclear (MCN) ou miotubular (MMT), termos usados como sinônimos em algumas publicações. Outros autores restringem o termo miopatia miotubular àqueles casos com herança recessiva ligada ao X e miopatia centronuclear à MC transmitida por herança AD e AR.[48]

Clínica

Há grande variabilidade clínica na MCN. A mais grave apresentação ocorre com o tipo recessivo ligado ao X. História de redução dos movimentos fetais e/ou poli-hidrâmnio em neonato do sexo masculino, macrossômico, com perímetro craniano aumentado e algum grau de hipoxemia são dados frequentes. Hipotonia com intenso déficit motor difuso, incluindo músculos da respiração e deglutição, ptose e oftalmoparesia externa completam os dados clínicos mais sugestivos da MMT. Essas crianças sobrevivem em decorrência de intervenções médicas intensivas e cuidados multiprofissionais constantes.

As MCN AD ou AR diferem da anterior por início mais tardio, menor gravidade e melhor prognóstico. As características clínicas mais comuns referem-se a hipotonia e déficit motor difuso, déficit facial e oftalmoparesia com ptose. A genética molecular aplicada à MCN tem possibilitado a identificação das características clínicas mais comuns e o refinamento da correlação genótipo-fenótipo, embora um mesmo gene defeituoso possa se associar a fenótipos mais graves ou benignos, dependendo da proteína e de sua parte anômala. Recentemente, Jungbluth e cols.[49] relataram que a catarata pode fazer parte do fenótipo de casos de MCN. Detalhes do fenótipo clínico em função dos defeitos gênicos foram revisados por Jungbluth e cols.[48,49] e Romero.[50]

Histopatologia[6-8]

A biópsia muscular em corte transversal mostra núcleos centrais em porcentagem variável das fibras, de poucas a até 90%, núcleos estes que, em corte longitudinal, formam fileira única e regular. Sarcoplasma intermiofibrilar mais abundante, composto de mitocôndrias e glicogênio, circunda a fileira central de núcleos e distribui-se radialmente em traves, lembrando roda de carroça. Essa descrição sugere mais as formas AD de MCN. A ATPase miosínica pode revelar hipotrofia e predominância de fibras tipo 1 (Figura 44.4A e B).

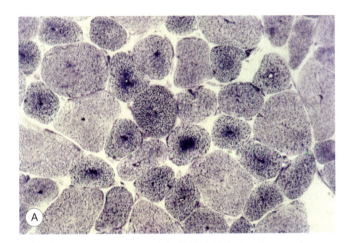

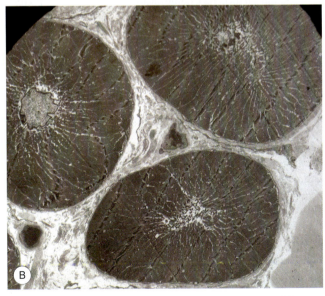

Figura 44.4A ▷ Miopatia centronuclear. Variação de diâmetro de fibras musculares, com as menores fibras do tipo 1. Nestas, observa-se acúmulo central de material hiper-reativo no NADH-TR, correspondendo a mitocôndrias. **B** Miopatia centronuclear, microscopia eletrônica. Notar núcleo central na fibra à esquerda; áreas centrais internucleares, ricas em mitocôndrias nas outras duas fibras. Há disposição radiada do sarcoplasma intermiofibrilar.

Genética

A MMT recessiva ligada ao X está relacionada à mutação no gene da miotubularina, *locus* Xq28. As MCN AD e AR têm sido associadas a defeitos no gene da dinamina 2, *locus* 19p13.2, e no gene da anfifisina 2, *locus* 2q14, respectivamente.[48-50] Raros casos cujos fenótipos evidenciavam MCN foram atribuídos a mutações no gene RYR1.[48-50] Para aconselhamento genético, obrigatório nas doenças hereditárias, a identificação da mutação causal torna-se importante, e no momento encontra-se disponível apenas o teste para defeitos no gene da miotubularina. As demais mutações são avaliadas em poucos centros de pesquisa.

DESPROPORÇÃO CONGÊNITA DE TIPOS DE FIBRAS

Desde os primeiros estudos de histoenzimologia muscular aplicada à hipotonia congênita, vários autores perceberam a correlação entre esse dado clínico e fibras musculares tipo 1 hipotróficas, em casos de miopatias e em várias outras doenças neurológicas. Uma extensa lista de causas secundárias de desproporção no tamanho das fibras musculares foi publicada por Clarke e North.[11]

Nos anos 1970, Brooke[51] revisou uma série de biópsias musculares nas quais havia hipotrofia e predominância das fibras musculares tipo 1 como única expressão morfológica. O autor pôde correlacionar o aspecto morfológico a dados clínicos bastante homogêneos, observados em uma série de 12 casos. Não havia preferência por sexo; a hipotonia congênita se associava a fraqueza difusa de leve a moderada intensidade, atraso no desenvolvimento motor, palato ogival e baixa estatura. Metade dos pacientes teve contraturas, pés tortos, luxação de quadris e escoliose. A evolução da doença foi considerada benigna em virtude da estabilização clínica. O contexto clinicomorfológico sugeriu ao autor a individualização da miopatia por desproporção congênita de tipos de fibras (DCTF).

Clínica

A DCTF apresenta-se como doença congênita ou de início na infância, de variável gravidade.[11] A maioria dos casos mostra leve déficit motor difuso, predomínio proximal, com deambulação e vida independentes, curso não progressivo ou lentamente progressivo. Porcentagem menor de casos mostra fraqueza mais acentuada, contraturas, deformidades da coluna vertebral e algum grau de insuficiência ventilatória ao longo da evolução. Raramente o neonato mostra grave déficit motor, hipotonia difusa, pés tortos, luxação de quadris e necessita gastrostomia e/ou ventilação assistida, evoluindo para óbito.

Histopatologia[6-8]

O critério maior refere-se a que o tamanho das fibras tipo 1 seja no mínimo 12% menor que o das fibras tipo 2 e não haja outro defeito morfológico na biópsia. Com freqüência, ocorre aumento do número das fibras tipo 1 (Figura 44.5).

Genética

A DCTF pode ser herdada como AD e AR; entretanto, casos esporádicos têm sido descritos.[11] Até o momento, mutações

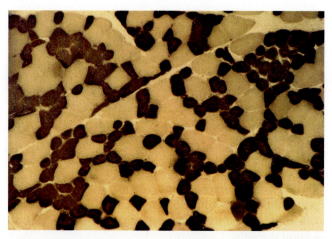

Figura 44.5 ▶ Miopatia por desproporção congênita de tipos de fibras. As fibras do tipo 1 (escuras) são mais numerosas e menores que as do tipo 2 (claras). ATPase miosínica, pH 4,6.

em três genes foram ligadas à DCTF. Mutação no gene ACTA1 foi a causa em cerca de 6% dos casos de DCTF em uma coorte da miopatia.[51] Mutações no gene SEPN1 foram relatadas na DCTF-AR e em casos esporádicos.[52] Entretanto, as mutações no gene TPM3 foram mais frequentes, em aproximadamente 25% dos casos, na DCTF-AD.[53-54]

MIOPATIAS CONGÊNITAS COM ACÚMULO PROTEICO

São conhecidas várias miopatias nas quais é possível correlacionar o defeito em um gene com a falta de uma proteína na fibra muscular. Entre elas estão as distrofinopatias e as sarcoglicanopatias. Em contraponto a essas *minus*-proteinopatias, outras miopatias podem ser agrupadas pelo fato comum de terem excesso de uma proteína acumulada na fibra muscular (*plus*-proteinopatias). A proteína em excesso pode ser diagnosticada por meio de técnicas imuno-histoquímicas. Proteínas mutantes foram documentadas em várias miopatias congênitas com acúmulo proteico, entre elas a actinopatia, a miopatia a corpos hialinos e a miopatia a crescentes subsarcolemais.[55,56] As actinopatias e as miosinopatias são consideradas miopatias por agregados proteicos do tipo anabólico.[57]

Actinopatia

Refere-se à MC com agregados de filamentos finos constituídos de proteína filamentosa, α-actina sarcomérica, mutante. O excesso proteico em geral está localizado abaixo do sarcolema e não reage à ATPase miosínica ou às enzimas oxidativas. Pode ser o único dado anômalo na biópsia ou estar associado a corpos nemalínicos sarcoplasmáticos ou intranucleares. A variabilidade morfológica na actinopatia tem sido explicada pela aleatoriedade da amostragem, fator limitante intrínseco a uma biópsia muscular. A actinopatia seria, portanto, um subtipo de miopatia nemalínica, aquela causada por mutação do gene ACTA1.[56,57]

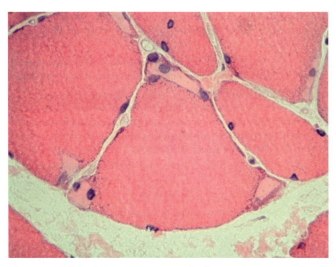

Figura 44.6 ▷ Miopatia a corpos hialinos. Notam-se proeminentes áreas homogêneas e eosinófilas subsarcolemais, por vezes associadas a mionúcleos, com manutenção da arquitetura do restante das fibras musculares. Hematoxilina e eosina.

MIOPATIA A CORPOS HIALINOS

Miopatia AD rara, na qual ocorre acúmulo de miosina lenta/beta cardíaca causada por mutação no gene MYH7, locus 14q11.[58] O aspecto morfológico é característico: nas colorações por hematoxilina e eosina (Figura 44.6), tricrômico de Gomori modificado e ácido periódico/reagente de Schiff (PAS) aparecem áreas poucos coradas (corpos hialinos), de situação subsarcolemal, positivas à ATPase miosínica e negativas às enzimas oxidativas. Pelas técnicas de imuno-histoquímica essas áreas são marcadas pelos anticorpos antimiosina lenta/beta cardíaca. Ao microscópio eletrônico, o acúmulo de filamentos não está separado por membrana, mas sobressai pela vizinhança com os sarcômeros normalmente arranjados.[58]

A clínica da miopatia a corpos hialinos é heterogênea, e cerca de um terço dos casos descritos é congênito ou tem início na infância. Fenótipos similares aos das miopatias de cinturas ou escapuloperoneais são os mais frequentemente observados. Um dado clínico relevante é a fraqueza do músculo extensor longo do hálux bilateralmente.[59]

Casos familiares da miopatia a corpos hialinos, com herança AR, foram relatados segregando com o locus 3p22.2-p21.32, porém não sendo conhecida a proteína mutante.[60]

MIOPATIA A CRESCENTES SUBSARCOLEMAIS

MC muito rara, com acúmulo proteico em regiões subsarcolemais, formando estruturas tipo crescente, em geral uma em cada fibra, com atividade ATPase diminuída e atividade oxidativa positiva pela NADH-TR.[4]

Casos esporádicos e de recorrência familiar foram descritos. A clínica assemelha-se à da MN infantil, com fraqueza difusa e predomínio proximal, além de comprometimento facial e de flexores cervicais. Recentemente foi descoberto um defeito genético ligado à miopatia, qual seja mutação no gene TPM2.[61,62]

REFERÊNCIAS

1. Bethlem J, Knobbout CE. Neuromuscular disease. Oxford: Oxford University Press, 1987.
2. Dubowitz V. El niño hipotónico. Barcelona: Editorial Pediátrica, 1973.
3. Fardeau M, Tomé FMS. Congenital myopathies. In: Engel AG, Franzini-Armstrong C (eds.) Myology. 2 ed. vol 2, cap 57:1487-32.
4. North K. Congenital myopathies. In: Engel AG, Franzini-Armstrong C (eds.) Myology. 3 ed., vol 2, cap 54:1473-533.
5. Bodensteiner JB. The evaluation of the hypotonic infant. Sem Pediatr Neurol 2008; 15:10-20.
6. Dubowitz V, Sewry CA (eds.) Muscle biopsy: a practical approach. 3 ed., Saunders Elsevier, 2007.
7. Carpenter S, Karpati G (eds.) Pathology of skeletal muscle. 2 ed., Oxford: University Press.
8. Sewry CA. Pathological defects in congenital myopathies. J Muscle Res Cell Motil 2008; 29:231-8.
9. Jungbluth H, Müller CR, Halliger-Keller B et al. Autosomal recessive inheritance of RYR1 mutations in a congenital myopathy with cores. Neurology 2002; 59:284-7.
10. Scacheri PC, Hoffman EP, Fratkin JD et al. A novel ryanodine receptor gene mutation causing both cores and rods in congenital myopathy. Neurology 2000; 55:1689-96.
11. Clarke NF, North KN. Congenital fiber type disproportion – 30 years on. J Neuropathol Exp Neurol 2003; 62:977-89.
12. Laing NG. Congenital myopathies. Curr Opin Neurol 2007; 20:583-9.
13. Amato AA, Dumitru D. Hereditary myopathies. In: Dumitru D, Amato AA, Zwarts MJ (eds.) Electrodiagnostic medicine. 2 ed., Philadelphia: Hanley & Belfus, 1265-370.
14. O'Ferrall EK, Sinnreich M. The role of muscle biopsy in the age of genetic testing. Curr Opin Neurol 2009; 22:543-53.
15. Mercuri E, Jungbluth H, Muntoni F. Muscle imaging in clinical practice: diagnostic value of muscle magnetic resonance imaging in inherited neuromuscular disorders. Curr Opin Neurol 2005; 18:526-37.
16. Emery AEH. Population frequencies of inherited neuromuscular diseases – a world survey. Neuromuscul Disord 1991; 1:19-29.
17. Jungbluth H. Central core disease. OJRD 2: 25, 2007 doi:10.1186/1750-1172-2-25.
18. Shy GM, Magee KR. A new congenital non-progressive myopathy. Brain 1956; 79:610-621.
19. Greenfield JG, Cornman T, Shy GM. The prognostic value of the muscle biopsy in the floppy infant. Brain 1958; 81:461-84.
20. Denborough MA, Dennett X, Anderson RMcD. Central core disease and malignant hyperthermia. Br Med J 1973; 1:272-3.
21. Gamble JG, Rinsky LA, Lee JH. Orthopaedic aspects of central core disease. J Bone Joint Surg Am 1988; 70:1.061-6.
22. Romero NB, Monnier N, Viollet L et al. Dominant and recessive central core disease associated with RYR1 mutations and fetal akinesia. Brain 2003; 126:2341-9.
23. Romero NB, Herasse M, Monnier N et al. Clinical and histopathological aspects of central core disease associated and non-associated with RYR1 locus. Acta Myol 2005; 24:70-3.
24. Robinson R, Carpenter D, Shaw MA, Halsall J, Hopkins P. Mutations in RYR1 in malignant hyperthermia and central core disease. Hum Mutat 2006; 27:977-89.
25. Wu S, Ibarra CAM, Malicdan MCV et al. Central core disease is due to RYR1 mutations in more than 90% of patients. Brain 2006; 129:1470-80.

26. Rosenberg H, Davis M, James D, Pollock N, Stowell K. Malignant hyperthermia. OJRD 2007; 2:21. doi:10.1186/1750-1172-2-21.

27. Veyckemans F. Can inhalation agents be used in the presence of a child with myopathy? Curr Opin Anaesthesiol 2010; 23:348-55.

28. Engel AG, Gomez MR, Groover RV. A recently recognized congenital myopathy associated with multifocal degeneration of muscle fibers. Mayo Clin Proc 1971; 46:666-81.

29. Ricoy J R, Cabello A, Goizueta G. Myopathy with multiple minicore. Report of two siblings. J Neurol Sci 1980; 48:81-92.

30. Nucci A, Queiroz LS, Zambelli HJL, Martins Filho J. Multi-minicore revisited. Arq Neuropsiquiatr 2004; 62:935-9.

31. Shuaib A, Martin JME, Mitchell LB, Brownell AKW. Multicore myopathy: not always a benign entity. Can J Neurol Sci 1988; 15:10-4.

32. Ferreiro A, Fardeau M. 80th ENMC international workshop on multi-minicore disease; 1st international MmD workshop. Workshop report. Neuromuscul Disord 2002; 12:60-8.

33. Jungbluth H, Sewry C, Brown SC et al. Minicore myopathy in children: a clinical and histopathological study of 19 cases. Neuromuscul Disord 2000; 10:264-73.

34. Ferreiro A, Estournet B, Chateau D et al. Multi-minicore disease – Searching for boundaries: phenotype analysis of 38 cases. Ann Neurol 2000; 48:745-57.

35. Monnier N, Ferreiro A, Marty I, Labarre-Vila A, Mezin P, Lunardi J. A homozygous splicing mutation causing a depletion of skeletal muscle RYR1 is associated with multi-minicore disease congenital myopathy with ophthalmoplegia. Hum Mol Genet 2003; 12:1171-8.

36. Jungbluth H, Zhou H, Hartley L et al. Minicore myopathy with ophthalmoplegia caused by mutations in the ryanodine receptor type 1 gene. Neurology 2005; 65:1930-5.

37. Ferreiro A, Monnier N, Viollet L et al. A recessive form of central core disease, transiently presenting as multi-minicore disease, is associated with homozygous mutation in the ryanodine receptor type 1 gene. Ann Neurol 2002; 51:750-9.

38. Jungbluth H. Multi-minicore disease. OJRD 2007; 2:31. doi:10.1186/1750-1172-2-31.

39. Ferreiro A, Quijano-Roy S, Pichereau C et al. Mutations of the selenoprotein N gene, which is implicated in rigid spine muscular dystrophy, cause the classical phenotype of multiminicore disease: reassessing the nosology of early-onset myopathies. Am J Hum Genet 2002; 71:739-49.

40. Shy GM, Engel WK, Somers J et al. Nemaline myopathy. A new congenital myopathy. Brain 1963; 86:793-810.

41. Conen PE, Murphy EG, Donohue WL. Light and electron microscopic studies of "myogranules" in a child with hypotonia and muscle weakness. Can Med Assoc J 1963; 89:983-6.

42. Laing NG, Wilton SD, Akkari PA et al. A mutation in the alpha tropomyosin gene TPM3 associated with autosomal dominant nemaline myopathy NEM1. Nat Genet 1995; 9:75-9.

43. Wallgren-Pettersson C, Pelin K, Hilpela P et al. Clinical and genetic heterogeneity in autosomal recessive nemaline myopathy. Neuromuscul Disord 1999; 9:564-72.

44. Wallgren-Pettersson C, Laing NG. Report of the 70th ENMC International Workshop: nemaline myopathy. Neuromuscul Disord 2000; 10:299-306.

45. Afifi AK, Smith JW, Zellweger H. Congenital non-progressive myopathy. Central core disease and nemaline myopathy in one family. Neurology 1965; 15:375-81.

46. Monnier N, Romero NB, Lerale J et al. An autosomal-dominant congenital myopathy with core and rods is associated with a neomutation in the RYR1 gene encoding the skeletal muscle ryanodine receptor. Hum Mol Genet 2000; 18:2599-608.

47. Laing NG, Wallgren-Pettersson C. 161st ENMC international workshop on nemaline myopathy and related disorders, Newcastle upon Tyne, 2008. Neuromuscul Disord 2009; 19:300-5.

48. Jungbluth H, Wallgren-Pettersson C, Laporte J. Centronuclear (myotubular) myopathy. OJRD 2008; 3:26. doi 10.1 186/1750-1172-3-26.

49. Jungbluth H, Cullup T, Lillis S et al. Centronuclear myopathy with cataracts due to a novel dynamin 2 (DNM2) mutation. Neuromuscul Disord 2010; 20:49-52.

50. Romero NB. Centronuclear myopathies. A widening concept. Neuromuscul Disord 2010; 20:223-8.

51. Brooke M H. Congenital (more or less) muscle diseases. In: Brooke (ed.) A clinician's view of neuromuscular disease. 2 ed., Baltimore: Williams & Wilkins, 340-80.

52. Laing NG, Clarke NF, Dye DE et al. Actin mutations are one cause of congenital fibre type disproportion. Ann Neurol 2004; 56:689-94.

53. Clarke NF, Kidson W, Quijano-Roy S et al. SEPN1: associated congenital fiber-type disproportion and insulin resistance. Ann Neurol 2006; 59:546-52.

54. Clarke NF, Kolski H, Dye DE et al. Mutations in TPM3 are a common cause of congenital fiber type disproportion. Ann Neurol 2008; 63:329-37.

55. Goebel HH, Warlo I. Gene-related protein surplus myopathies. Mol Gen Metab 2000; 71:267-75.

56. Bornemann A, Goebel HH. Congenital myopathies. Brain Pathol 2001; 11:206-17.

57. Goebel HH, Laing NG. Actinopathies and myosinopathies. Brain Pathol 2009; 19:516-22.

58. Tajsharghi H, Thornell LR, Lindberg C, Lindvall B, Henriksson KG, Oldfors A. Myosin storage myopathy associated with a heterozygous missense mutation in MYH7. Ann Neurol 2003; 54:494-500.

59. Nucci A. Miopatia a corpos hialinos. Estudo clínico-laboratorial e de ressonância magnética. Tese Livre-Docência, 2006, Universidade Estadual de Campinas.

60. Önengüt S, Ugur AS, Karasoy H, Yüceyar N, Tolun A. Identification of a locus for an autosomal recessive hyaline body myopathy at chromosome 3p22.2-21.32. Neuromuscul Disord 2004; 14:4-9.

61. Lehtokari VL, Ceuterik-de Groote C, Jonghe P et al. Cap disease caused by heterozygous deletion of the β-tropomyosin gene TPM2. Neuromuscul Disord 2007; 17:433-42.

62. Tajsharghi H, Ohlsson M, Lindberg C, Oldfors A. Congenital myopathy with nemaline rods and cap structures caused by a mutation in the β-tropomyosin gene (TPM2). Ann Neurol 2007; 64:1334-8.

45

Neuropatias Hereditárias

Paulo Roberto Rocha Moreira

INTRODUÇÃO

As neuropatias hereditárias compreendem um grupo de neuropatias com envolvimento predominantemente motor, denominadas neuropatias hereditárias sensitivo-motoras (NHSM) ou doença de Charcot-Marie-Tooth (DCMT), neuropatias com predomínio de envolvimento sensitivo e autonômico, conhecidas como neuropatias hereditárias sensitivo-autonômicas (NHSA), e aquelas com distúrbio metabólico conhecido.

As NHSM foram descritas inicialmente em 1886 por Charcot e Marie como uma forma pouco usual de atrofia muscular progressiva com envolvimento distal. No mesmo ano, Tooth descreveu, independentemente, a atrofia muscular progressiva do tipo peroneal com quadro clínico idêntico. Ambos identificaram a natureza hereditária da doença, cabendo à Tooth a caracterização desta como uma neuropatia e não como uma mielopatia, segundo a descrição de Charcot e Marie. Subsequentemente, Déjérine e Sottas registraram um caso denominado neuropatia intersticial progressiva da infância c, posteriormente, associações clínicas foram descritas, incluindo tremor e ataxia (síndrome de Roussy-Levy), surdez, atrofia óptica e retinite pigmentar, entre outras.

A DCMT consiste na desordem hereditária mais comum envolvendo o nervo periférico, com frequência estimada de 1 caso em 2.500 indivíduos. Com base em estudos eletrofisiológicos e patológicos, a doença de DCMT pode ser dividida em dois grupos distintos. A DCMT tipo 1 (DCMT1 ou NHSMI) constitui a forma mielínica, com moderada a intensa redução na velocidade de condução nervosa, ausência de reflexos osteotendinosos e formação em casca de cebola na biópsia de nervo. A DCMT tipo 2 (DCMT2 ou NHSMII) representa a forma axonal, mostrando velocidade de condução nervosa normal ou levemente reduzida, com diminuição da amplitude do potencial motor, menor alteração nos reflexos osteotendinosos e sem achados hipertróficos na biópsia de nervo.

A doença de Déjérine-Sottas, conhecida como doença de Charcot-Marie-Tooth 3 (DCMT3), descrita inicialmente como forma esporádica ou recessiva, é classificada hoje entre as formas dominantes. Os genes e as proteínas alteradas são os mesmos da DCMT1, sendo uma variante mais grave. Caracteriza-se por início precoce com atraso do desenvolvimento motor,

acometimento mais intenso dos membros superiores e inferiores e intensas alterações patológicas e eletromiográficas.

As NHSA foram historicamente nomeadas por sintomas e complicações específicas, como mal perfurante dos pés, insensibilidade congênita à dor ou acropatia mutilante. Apresentam como características a hereditariedade e a degeneração sensorial e autonômica.

Serão citadas outras condições hereditárias, nas quais o envolvimento do nervo periférico ocorre em associação ao acometimento do SNC ou como parte de desordens multissistêmicas.

NEUROPATIAS HEREDITÁRIAS SENSITIVO-MOTORAS (NHSM OU DCMT)

Manifestações clínicas

Apenas uma modesta porcentagem de pacientes com DCMT procura assistência médica em decorrência da neuropatia ou sintomas musculoesqueléticos, significando que muitos apresentam sintomas leves ou são assintomáticos.

A fraqueza muscular é usualmente detectada como anormalidade durante a marcha ou a corrida. Tipicamente, apresenta instabilidade no tornozelo com tendência à deformidade dos pés e marcha polineurítica. Fraqueza e atrofia musculares iniciam em músculos dos pés e pernas, afetando especialmente os músculos intrínsecos dos pés e o grupo peroneal. Posteriormente, pode haver envolvimento dos músculos da panturrilha e da coxa e dos músculos intrínsecos da mão. A aparência dos membros inferiores em garrafa de champanha invertida não é observada em todos os pacientes. Câimbras, especialmente após exercícios, e fasciculações são comuns. Os reflexos osteotendinosos desaparecem inicialmente nos membros inferiores e mais tardiamente em membros superiores.

Sintomas sensoriais, como parestesias, disestesias e dores, não estão presentes, apesar da consciência do paciente de apresentar distúrbio sensorial. Déficit sensitivo nos pés e, em menor intensidade, nas mãos está presente, com envolvimento de todas as modalidades.

Alterações autonômicas são incomuns. Podem ser observadas diminuição de 5° a 10°C da temperatura da pele e dos músculos, diminuição da sudorese, disfunção adrenérgica, miose e pobre resposta pupilar à luz.

Alterações ósseas, com pés *cavus* e dedos em martelo, são observadas em aproximadamente um quarto dos pacientes na primeira década de vida e em três quartos em fase avançada. Ocorrem em virtude da atrofia dos músculos intrínsecos dos pés, com ação desproporcional entre músculos extensores e flexores dos dedos. Envolvimento dos pés, desvio interno dos dedos, calosidade excessiva e aparecimento de úlceras nos pontos de pressão são observados.

A presença de espessamento dos nervos é observada na DCMT1, na DCMT3 (Déjérine-Sottas) e na sensibilidade hereditária à compressão nervosa. Os nervos entre os ombros e os cotovelos são os melhores para palpação, devendo ser evitados os pontos de compressões habituais.

Ocasionalmente, a hipertrofia do nervo auricular maior pode ser visível. Em gêmeos idênticos com DCMT1, aquele com hipertrofia mais palpável apresenta sintomas menos graves, sugerindo que a hipertrofia tenha papel compensatório, maior efeito de proteção sobre axônios, ou refletindo apenas maior capacidade reparadora individual.

Tremor essencial, especialmente nas mãos, algumas vezes intenso, pode acompanhar a DCMT. Foi descrito inicialmente por Roussy-Levy em alguns pacientes com neuropatia hipertrófica familiar e tremor essencial. Essa síndrome não é uma entidade distinta, uma vez que tremor é observado em 25% a 40% dos pacientes com DCMT, indicando que este seja apenas parte do fenótipo da DCMT ou uma doença co-herdada.

Na forma axonal da DCMT, a distribuição dos sintomas e achados é similar, mas pequenas diferenças são observadas: (1) início mais tardio dos sintomas; (2) ausência de alargamento dos nervos; (3) menor intensidade da fraqueza em músculos intrínsecos das mãos com maiores fraqueza e atrofia em músculos flexores plantares (Quadro 45.1).

Quadro 45.1 ▷ Diferenças clínicas entre DCMT1 e DCMT2

	CMTI	CMT2
Início na primeira década de vida	62%	24%
Fraqueza nos membros inferiores	87%	94%
Fraqueza nos membros superiores	67%	51%
Fraqueza intensa nos membros inferiores	34%	33%
Tremor nos membros superiores	39%	16%
Arreflexia nos membros inferiores	58%	09%
Arreflexia patelar	70%	18%
Arreflexia aquileu	89%	80%
Hipoestesia tátil	53%	36%
Hipoestesia dolorosa	53%	31%
Hipoestesia vibratória	69%	56%
Pés cavos	72%	51%
Escoliose	14%	3,6%
Espessamento de nervo	28%	0,0%

Na sensibilidade hereditária à compressão nervosa (SHCN), os sintomas tipicamente começam na segunda ou terceira década de vida. Inicialmente, os pacientes referem ter dormido sobre um membro, mas a paralisia persiste por dias ou semanas. Nos casos típicos, o fator desencadeante é um traumatismo menor ou a compressão de um membro. Os troncos nervosos mais acometidos são aqueles habitualmente relacionados com a compressão: nervo radial no sulco espiral, nervo ulnar no cotovelo, nervo mediano no punho e nervo peroneal na cabeça da fíbula. O exame neurológico evidencia fraqueza e perda sensitiva na distribuição do nervo acometido e, muito frequentemente, sinais de neuropatia generalizada.

Classificação genética

A DCMT consiste em um grupo heterogêneo de doenças. O padrão de herança pode ser autossômico dominante, ligado ao cromossomo X, ou autossômica recessiva (Quadro 45.2). Na CMT1, a mutação mais frequentemente observada, em 70% a 90% dos casos, é a duplicação de um segmento do cromossomo 17 (17p11.2-p12), que contém o gene da proteína da mielina periférica de 22kDa (PMP22), que constitui uma proteína integral da mielina. Esse gene parece ser importante não somente para o desenvolvimento e a manutenção da mielina, como também para a manutenção do axônio. Essa forma autossômica dominante da DCMT1 ligada ao cromossomo 17 foi designada de NSMH1A ou DCMT1A. Outro grupo de DCMT1 com mutação pontual no cromossomo 1q21-23, que contém o gene da proteína zero da mielina (PO ou PZ), é responsável por quadro clínico e eletromiográfico muito semelhante, designado de NSMHlB ou (DCMT1B).

Trata-se de uma proteína de 28kDa, localizada na mielina compacta do nervo periférico, agindo como uma proteína de adesão. Existe, ainda, pelo menos outra forma de NSMH desmielinizante AD que ainda não foi mapeada, sendo conhecida como NSMH1C ou DCMT1C.

As NSMH ligadas ao cromossomo X são decorrentes de mutações pontuais no gene da conexina 32 (Cx32). Trata-se de uma proteína do intervalo juncional de 32kDa localizada nos nódulos de Ranvier e nas incisuras de Schmidt-Lanterman. Mais de 30 mutações no gene da conexina 32 associados ao DCMTX já foram registradas.

A NSMH do tipo axonal (DCMT2) consiste em um grupo heterogêneo autossômico dominante com formas com padrão típico (DCMT2A), formas com envolvimento sensitivo intenso (DCMT2B), formas com envolvimento do diafragma e cordas vocais (DCMT2C) e formas com envolvimento predominantemente dos membros superiores (DCMT2D). A DCMT2A encontra-se mapeada no cromossomo 1p35-36, a DCMT2B no cromossomo 3q13-22 e a DCMT2D no cromossomo 7p14, sendo desconhecido o cromossomo da DCMT2C. Em nenhuma das formas axonais foi detectado o gene responsável.

A NSMH3 (DCMT3), caracterizada por quadro clínico severo, precocidade de início e acentuada diminuição na velocidade de condução nervosa, tem sido mapeada no cromossomo 17 e no cromossomo 1 nos mesmos *loci* da DCMT1A e da DCMT1B, sendo questionada sua existência como entidade específica.

CAPÍTULO 45 ▷ Neuropatias Hereditárias

Quadro 45.2 ▷ Classificação genética da DCMT

Tipo	Herança	*Locus*	Gene	Mecanismo
DCMT1A	**AD**	**17p11-12**	**PMP22**	**Duplicação Mutação pontual**
DCMT1B	AD	lq21-23	PO	Mutação pontual
DCMT1C	AD	D	D	D
DCMT1X	X	Xq13-1	Conexina 32	Mutação pontual
DCMT2A	**AD**	**1p35-36**	**D**	**D**
DCMT2B	AD	3q13-22	D	D
DCMT2C	AD	D	D	D
DCMT2D	AD	7p14	D	D
DCMT3A	**AD**	**17p11-12**	**PMP22**	**Duplicação**
DCMT3B	AD	lq21-23	PO	Mutação pontual
DCMT4A	**AR**	**8p13-21**	**D**	**D**
DCMT4B	AR	D	D	D
SHCN A	AD	17p11-12	PMP22	Deleção
SHCN B	AD	D	D	D

As NSMH autossômicas recessivas são conhecidas como DCMT4, tendo sido identificados quatro subtipos com envolvimento mielínico e um com envolvimento axonal. As formas mielínicas foram mapeadas nos cromossomos 8q13-21 (DCMT4A), 11q23-1 (DCMT4B), 5q23-33 (DCMT?) e 8q24 (HMSNL) e a axonal, de localização desconhecida.

A outra entidade classificada com a DCMT é a SHCN. O cromossomo envolvido é o mesmo da DCMT1A. No cromossomo 7p11-12, no entanto, ocorre em 84% dos casos.

Condução nervosa e achados eletromiográficos

Pacientes com DCMT1 mostram moderado a intenso alentecimento na velocidade de condução motora e sensitiva. A velocidade de condução nervosa (VCN) motora no nervo mediano dos pacientes com DCMT1 costuma ser menor do que 42m/s. A VCN motora em nervo mediano de 38m/s é usualmente utilizada para separar DCMT1 de DCMT2. Em estudo com 83 pacientes portadores de DCMT1, cujo genótipo foi confirmado por análise molecular, a VCN motora em nervo mediano foi inferior a 43m/s em todos os pacientes. As anormalidades eletrofisiológicas na DCMT1 são, em geral, evidentes 2 anos antes do início dos sintomas clínicos.

Como, após 5 anos de idade, a VCN não muda significativamente, esses achados sugerem que o estudo da VCN pode ser um indicador da intensidade da doença mesmo antes do início dos sintomas. A gravidade da doença não se correlaciona com o grau de alentecimento da VCN, mas com a amplitude do potencial motor implicado na degeneração axonal secundária. O grau de alentecimento da VCN no início da doença se correlaciona com a gravidade dos defeitos neurológicos em idade avançada.

Ao contrário da DCMT1, a DCMT2 mostra VCN normal ou discretamente abaixo dos valores normais, com diminuição da amplitude do potencial motor e com evidências de desnervação crônica em virtude da presença de potenciais gigantes e polifásicos.

Na DCMTX, os homens acometidos apresentam VCN significativamente reduzida (< 40m/s), enquanto as mulheres exibem VCN intermediária (> 40m/s). Alguns casos de DCMTX em mulheres tornam-se de difícil distinção da DCMT2 em bases eletrofisiológicas.

Na doença de Déjérine-Sottas (DCMT3), a VCN motora encontra-se intensamente diminuída (< 10m/s), com os mesmos padrões de simetria e uniformidade.

Na SHCN, evidencia-se mononeuropatia, frequentemente, com presença de bloqueio de condução e alentecimento segmentar na VCN e, algumas vezes, achados de degeneração axonal. Alguns pacientes com SHCN apresentam achados eletrofisiológicos de neuropatia difusa.

Achados patológicos

Na DCMT1, as alterações patológicas estão confinadas à medula espinal e ao nervo periférico. Na medula espinal observam-se desmielinização do funículo posterior e gliose, com diminuição de fibras mielínicas. Essas alterações ocorrem mais intensamente no fascículo grácil em regiões medulares altas, sendo menos intensas nas regiões caudais. O nervo periférico contém menos fibras mielínicas, e a porção intramuscular dos nervos está envolvida por tecido conjuntivo e com hiperplasia do neurilema. Em estudo morfométrico notam-se aumento da área fascicular transversa, diminuição do número de fibras mielínicas e formação em casca de cebola. Na avaliação de fibra única, a maioria das fibras mielínicas mostra alterações. Nota-se diminuição do comprimento da mielínica internodal e de seu diâmetro. Desmielinização e remielinização paranodal e segmentar são observadas.

Na DCMT2, observa-se diminuição do número e do diâmetro das fibras mielínicas e ocasionais formações em casca de cebola. A distribuição das fibras não mielínicas é normal em relação ao número e ao tamanho das fibras. A grande diferença ocorre no estudo de fibra isolada, cujos achados refletem atrofia neuronal e degeneração de fibras motoras e sensitivas.

NEUROPATIAS HEREDITÁRIAS SENSITIVOAUTONÔMICAS (NHSA)

Historicamente, as várias entidades são nomeadas por sintomas, complicações específicas ou pelo mecanismo patológico presuntivo. Foram denominadas mal perfurante dos pés, acropatia mutilante e úlceras perfurantes hereditárias, entre outras. Posteriormente, com a descoberta de alterações autonômicas, Ohta e Dyck as denominaram neuropatias hereditárias sensitivoautonômicas.

Apresentam características comuns, como fator genético, alterações sensitivas e autonômicas, sem evoluir para degeneração multissistêmica e sem alterações motoras significativas. São classificadas em cinco grupos: pela herança, história natural, alterações patológicas, características neurofisiológicas e anormalidades bioquímicas. Na história natural, ênfase particular é dada ao tipo de herança, à idade de início, à progressão, aos sinais e sintomas, ao tipo de fibra muscular envolvida e ao prognóstico. Trata-se de um grupo heterogêneo, e com os estudos genéticos a classificação atual deve ser modificada.

Recentemente, a NHSA tipo 1 foi localizada no cromossomo 9q22 sem que fosse determinado o gene responsável.

Características clínicas, herança, idade de início, achados eletrofisiológicos e patológicos dos cinco tipos foram agrupados no Quadro 45.3.

NEUROPATIAS HEREDITÁRIAS COM DISTÚRBIO METABÓLICO CONHECIDO

Doença de Refsum

Descrita inicialmente como *heredopathia atáctica polyneuritiformis,* apresenta transmissão autossômica recessiva. Manifesta-se em várias idades, com a maioria dos pacientes apresentando sintomas antes dos 20 anos de idade. Caracteriza-se por neuropatia periférica, retinite pigmentar, ataxia cerebelar e outros sintomas menos frequentes, como anosmia, surdez, alterações cutâneas, anormalidades cardíacas e malformações esqueléticas.

Em geral, a polineuropatia não está presente clinicamente no início dos sintomas. Embora todos os pacientes venham a desenvolver polineuropatia, esta geralmente é precedida por sintomas visuais e auditivos por vários anos. A polineuropatia é crônica e progressiva, podendo, no início, ser episódica. Geralmente simétrica, com fraqueza e atrofia muscular distal, pode envolver o tronco e ser incapacitante. Distúrbios sensoriais estão presentes em praticamente todos os pacientes, e o espessamento neural não é raro.

O defeito bioquímico na doença de Refsum encontra-se na deficiência da oxidação do ácido fitânico, que ocorre nos peroxissomas. Assim, observam-se elevação do ácido fitânico no soro e acúmulo de ácidos graxos G20 com os ULCFA em níveis normais.

A terapia consiste em limitar a ingestão do ácido fitânico e fitol na dieta (alimentação que contenha clorofila). A plasmaférese pode ajudar nos períodos de exacerbação.

Porfiria

Distúrbios no metabolismo das porfirias são uma causa rara de neuropatia periférica. Porfirinas são metabólitos intermediários na síntese do heme, podendo ser classificadas em hepáticas ou eritrocitárias, dependendo do órgão principal de expressão da atividade enzimática deficiente. Neuropatia está associada apenas a anormalidade no metabolismo do heme hepático na forma de porfiria aguda intermitente, coproporfiria hereditária e porfiria variegada, decorrentes do defeito enzimático da porfobilinogênio-deaminase, da coproporfirinogênio-oxidase e da protoporfirinogênio-oxidase, respectivamente.

A sintomatologia predominante é neurovisceral, com dores abdominais, vômitos, constipação, neuropatia e manifestações psiquiátricas.

A neuropatia costuma se desenvolver dentro de 2 a 3 dias após o início dos sintomas abdominais e psiquiátricos. Apresenta muitos achados semelhantes à síndrome de Guillain-Barré. O primeiro sintoma pode ser dor lombar ou nos membros. Tipicamente, os sintomas motores são mais precoces e proeminentes. A fraqueza pode, ocasionalmente, ser assimétrica e iniciar-se em membros superiores ou nervos cranianos.

Doença de Fabry

Consiste em uma doença recessiva ligada ao cromossomo X, com deficiência da α-galactosidase A decorrente de mutação no *locus* Xq 21-22.

As queixas mais frequentes em adolescentes ou adultos jovens são sensações intensas de queimação e dor nas mãos, pés e pernas. Os pacientes apresentam *rash* maculopapular concentrado em região umbilical, escrotal, inguinal e região glútea, além de telangiectasias em leito ungueal, mucosa oral e conjuntiva. A principal causa da incapacidade e morte nesses pacientes é a insuficiência renal progressiva. Outras manifestações incluem anidrose, opacificação corneana, cardiomegalia e edema periférico persistente.

OUTRAS NEUROPATIAS HEREDITÁRIAS

Doenças hereditárias nas quais a neuropatia periférica representa a manifestação clínica mais intensa foram previa-

Quadro 45.3 ▷ Características das neuropatias hereditárias sensitivoautonômicas

	NHSA 1	NHSA2	NHSA3	NHSA4	NHSA5
Sinônimos	Mal perfurante plantar Acropatia ulceromutilante Neuropatia radicular hered. sensorial	Doença de Morvan Siringomielia da infância Neuropatia sensorial congênita	Disautonomia familiar Síndrome de Riley-Day	Neuropatia sensorial familiar com anidrose	Insensibilidade congênita à dor
Herança	AD, AR, Lig.X	Esporádica, AR	AR	AR	AR, Esporádica
Início	2ª à 4ª década	Infância	Infância	Infância	Congênita
Sintomas	Alterações sensoriais mais intensas que alterações autonômicas e motoras Membros inferiores mais afetados que os superiores Grande simetria Pouco ou nenhum acometimento proximal ou de tronco	Perda sensorial afetando todas as modalidades Acomete membros superiores, inferiores e, às vezes, tronco Anidrose Úlceras plantares e de dedos Fraturas não reconhecidas Ausência ou diminuição de reflexos	Morte prematura Ausência de papilas fungilares Vômitos e infecção pulmonar recorrente Lesões cutâneas Hipotensão postural Hiperidrose Dist. lacrimejamento Dist. regulação da temperatura Diarreia, constipação Insensibilidade à dor	Insensibilidade à dor Retardo mental Anidrose Descontrole térmico	Anestesia dolorosa em extremidades Sem alterações nas outras modalidades sensitivas Reflexos preservados Força muscular normal
Achados eletrofisiológicos	Desnervação crônica	Ausência de potenciais sensitivos	Diminuição da velocidade de condução nervosa Diminuição da amplitude do potencial motor	Não descrito	Normais
Achados patológicos	Degeneração e atrofia axonal crônica Remodelação da mielina	Ausência de fibras mielínicas Diminuição de fibras não mielínicas	Lesões do tronco encefálico Atrofia da ponte e bulbo Diminuição de células do núcleo do X e XI nervos cranianos Agenesia ou diminuição das células de Purkinje	Ausência de fibras não mielínicas Retardo mental	Intensa diminuição de fibras mielínicas Pequena diminuição de fibras não mielínicas
SNC	Não afetado	Não afetado	Retardo mental Atrofia óptica		Não afetado

Quadro 45.4 ▷ Outras neuropatias hereditárias

Leucodistrofias	Degenerações multissistêmicas
Leucodistrofia metacromática • Forma infantil tardia • Forma juvenil e do adulto • Deficiência múltipla de sulfatase • Deficiência de proteína ativadora Leucodistrofia de Krabbe Adrenoleucodistrofia Adrenomieloneuropatia Adrenoleucodistrofia neonatal Síndrome de Cockayne	Degeneração cerebelar e espinocerebelar Ataxia-telangiectasia Xeroderma pigmentoso Paraparesia espástica familiar Neuroacantocitose Doença de Parkinson familiar com neuropatia
Distúrbios do metabolismo dos lípides Xantomatose cerebrotendinosa Doença de Farber Gangliosidose Deficiência de hesoxaminidase (GM2) Gangliosidose GM 1 Doença de Gaucher Doença de Madelung Doença de Niemann-Pick Doença de Wolman	**Miscelânea** Doença de Chédiak-Higashi Doença de Pompe Síndrome de Leigh Desordens mitocondriais Encefalomiopatia mitocondrial Mucopolissacaridose Distrofia miotônica Neurofibromatose Lipofuscinose ceroide Hiperoxalúria primária

mente discutidas. No Quadro 45.4 são apresentadas patologias nas quais a neuropatia periférica encontra se associada a envolvimento significativo do SNC ou a outras manifestações sistêmicas. Apesar de a neuropatia não ser o sintoma mais significativo, seu reconhecimento pode facilitar o diagnóstico dessas entidades.

REFERÊNCIAS

1. Bird TD, Kraft GH, Lipe HP, Kennedy KL, Sumi SM. Clinical and pathological phenotype of the original family with Charcot-Marie-Tooth type IB: a 20 year study. Ann Neurol 1997; 41:463-73.

2. Chance PF. Inherited demyelinating neuropathy: Charcot-Marie-Tooth disease and related disorders. In: Rosenberg RN, Pesiner SD, DiMauro S. The molecular and genetic bases of neurological disease. 2 ed. Boston: Butterworth-Heinemann, 1997:807-16.

3. Dyck PI. Hereditary motor and sensory neuropathies. In: Dyck PJ, Thomas PK et al. Peripheral neuropathy. Philadelphia: W.B. Saunders Company, 1993:1094-136.

4. Harding AE. From the syndrome of Charcot-Marie and Tooth to disorders of peripheral myelin proteins. Brain 1995; 118:809-18.

5. Murakami T, Garcia CA, Reiler LT, Lupoki IR. Reviews in molecular medicine: Charcot-Marie-Tooth disease and related inherited neuropathies. Medicine 1996; 75:233-50.

6. Patel PI, Lupski JR. Charcot-Marie-Tooth disease: a new paradigm for the mechanism of inherited disease. TIG 1994; 10:128-33.

7. Raeymackers P, Timmermann V, Nelis E et al. Duplication in the chromosome 17p 11-2 in Charcot-Marie-Tooth neuropathy type Ia (CMT Ia). Neurom Dis 1991; 1:93-7.

8. Thomas PK, Harding AE. The clinical features of hereditary motor and sensory neuropathy types I and II. Brain 1980; 103:259-80.

9. Vance JM, Nicholson GA et al. Linkage of Charcot-Marie-Tooth neuropathy type Ia to chromossome 17. Exp Neurol 1989; 104:186-9.

Seção X

Neurogenética

46

Erros Inatos do Metabolismo

Eugênia Ribeiro Valadares

INTRODUÇÃO

Nas últimas décadas, mais de 500 erros inatos do metabolismo foram registrados a partir da identificação das enzimas envolvidas nos processos bioquímicos subjacentes. As doenças metabólicas podem afetar as funções catabólica, anabólica, de transporte ou estrutural de qualquer tecido do corpo e podem se manifestar em qualquer idade, desde a infância até a idade adulta. A heterogeneidade clínica, bioquímica e genética é ampla, assim como ocorre com a maioria das doenças genéticas.

A importância médico-social do diagnóstico dessas doenças causadas por deficiências enzimáticas, que isoladamente são raras mas expressivas em conjunto, é que grande parte delas está relacionada com o retardo mental. Se o diagnóstico for precoce, existe a possibilidade de tratamento dietético para muitas delas, especialmente para as aminoacidopatias, acidemias orgânicas e para os erros inatos do metabolismo de carboidratos, prevenindo ou atenuando assim o retardo mental. Atualmente, as pesquisas científicas nessa área são intensas tanto em relação ao desenvolvimento de técnicas laboratoriais para diagnóstico como no que se refere às possibilidades terapêuticas, com resultados promissores.

A espectrometria de massa em *tandem* (MS/MS), com aplicação para o diagnóstico de pacientes sintomáticos e também em triagem neonatal ampla, possibilita a detecção de mais de 40 doenças metabólicas por meio da análise de aminoácidos e acilcarnitinas em uma única gota de sangue coletado em papel-filtro. A análise de aminoácidos possibilita o diagnóstico das aminoacidopatias e dos defeitos do metabolismo do ciclo da ureia. O perfil de acilcarnitinas torna possível o diagnóstico de mais de 20 doenças, dos grupos das acidemias orgânicas e dos defeitos de oxidação de ácidos graxos.

Pacientes com fenilcetonúria diagnosticados mediante triagem neonatal ("exame do pezinho") recebem prontamente o tratamento dietético adequado e se desenvolvem normalmente. A eficácia do tratamento da doença de Gaucher tipo adulto com reposição enzimática abriu um novo horizonte para as doenças lisossomais. Em sua grande maioria, as deficiências enzimáticas são herdadas de maneira autossômica recessiva. A terapia gênica é o grande alvo do tratamento definitivo de todas essas doenças, mas ainda se limita a pesquisas laboratoriais. O diagnóstico exato propicia também o aconselhamento genético, o diagnóstico pré-natal e a identificação de heterozigotos.

Duas perguntas são fundamentais no estudo dos erros inatos do metabolismo: quando suspeitar e quais exames complementares devem ser solicitados. A época de início dos sintomas é variável conforme a doença, mas a evolução das doenças, se não for fatal, sem a possibilidade de tratamento é crônica e progressiva. Os exames laboratoriais iniciais podem falhar, mas se houver uma forte suspeita clínica deve-se avançar na propedêutica mais específica.

MANIFESTAÇÕES CLÍNICAS GERAIS

Uma anamnese detalhada e um exame físico minucioso são fundamentais. Na anamnese, deve ser observada a época de início dos sintomas e identificado se há caráter crônico e progressivo ou se o quadro clínico é de doença aguda fulminante, forma mais frequente em recém-nascidos. É importante a história familiar de consanguinidade entre os pais, de irmãos falecidos no período neonatal ou de morte súbita, ou ainda de casos semelhantes na família.

Nos erros inatos do metabolismo, de modo geral, os pacientes não apresentam malformações. Entretanto, alterações dismórficas congênitas podem ser observadas em algumas doenças peroxissomais (síndrome de Zellweger), na acidemia glutárica tipo II, na síndrome de Smith-Lemli-Opitz e em algumas mitocondriopatias. Alterações físicas surgindo após alguns meses de vida e progredindo com a evolução da doença, como fácies grosseira e alterações esqueléticas do tipo *disostosis multiplex*, são a chave para a suspeita clínica específica das mucopolissacaridoses e de algumas oligossacaridoses.

No período neonatal

Nessa fase predominam os defeitos no metabolismo dos aminoácidos, ácidos orgânicos, carboidratos ou do ciclo da ureia. Assim sendo, a deficiência enzimática pode se manifestar clinicamente como quadro de "intoxicação" ou "déficit" energético, ou ainda como disfunção hepática.

Além dessas três formas clássicas de manifestação, acrescentam-se os quadros de convulsões em recém-nascido (RN) aparentemente bem e as doenças que causam dismorfismos, como algumas lisossomais, peroxissomais e a síndrome de Smith-Lemli-Opitz.

Intoxicação

O acúmulo dos metabólitos que estão antes do bloqueio enzimático leva à intoxicação aguda ou gradualmente progressiva. Os sintomas surgem depois de um intervalo assintomático de horas ou semanas após o nascimento e se assemelham aos da sepse: sucção débil, vômitos, letargia/coma, hipertonia, convulsões e icterícia. Não há melhora do quadro com a terapêutica habitual para sepse. O quadro piora com a alimentação e melhora com exsanguineotransfusão ou diálise peritoneal. Achados laboratoriais inespecíficos frequentes incluem acidose, cetose e hiperamonemia. Fazem parte desse grupo as aminoacidopatias (doença do xarope de bordo [leucinose] e tirosinemia), as acidúrias orgânicas, os defeitos do ciclo da ureia e as intolerâncias a açúcares (galactosemia e frutosemia). Nesses casos, o tratamento a longo prazo, se possível, consiste na restrição dietética dos metabólitos excessivos.

Déficit energético

A sintomatologia advém do déficit dos metabólitos envolvidos na transferência de energia, frequentemente sem intervalo assintomático. O quadro clínico é marcado por hipotonia muscular grave, piora rápida do quadro neurológico, cardiomiopatia hipertrófica e colapso circulatório, além de possíveis dismorfismos. Morte súbita do lactente pode ser uma manifestação tardia. Acidose láctica é achado laboratorial frequente. Deficiência de piruvato-desidrogenase, deficiência de piruvato-carboxilase, mitocondriopatias, doenças dos peroxissomos e distúrbios de oxidação de ácidos graxos fazem parte desse grupo. O tratamento, se possível, consiste na reposição dos metabólitos deficientes.

Disfunção hepática

O RN evolui com hepatomegalia, hipoglicemia, provas de função hepática alteradas e coagulação sanguínea alterada (p. ex., distúrbios da gliconeogênese, glicogenose tipo I ou III, galactosemia, frutosemia [se a dieta contém frutose], tirosinemia tipo I e deficiência de α-1-antitripsina).

Convulsões em recém-nascido aparentemente bem

Afastadas as causas frequentes de convulsão metabólica no RN (hipoglicemia, hipomagnesemia e hipocalcemia), está indicado o tratamento de prova com 100mg de piridoxina (vitamina B_6) venosa. Se as convulsões cessarem, o diagnóstico provável é de dependência de piridoxina, doença autossômica recessiva rara, e o paciente necessitará de doses diárias de piridoxina oral. A piridoxina é cofator para a produção de ácido gama-aminobutírico (GABA), neurotransmissor inibidor essencial no córtex cerebral.

Outra doença que se manifesta com convulsões no RN é a deficiência de cofator de molibdênio, suspeitada pelo baixo nível plasmático de ácido úrico, mesmo na ausência de dismorfismos e luxação do cristalino.

Recém-nascido dismórfico

Alguns erros inatos do metabolismo causam dismorfismos congênitos. Fácies grosseira, hipertrofia gengival, hepatosplenomegalia e hidropisia fetal podem ser manifestações de doenças lisossomais, como a mucolipidose I (sialidose), a mucolipidose II (*I-cell disease*) e a mucopolissacaridose VII. Hipotonia de nuca, fontanelas amplas, prega simiesca e cistos renais estão associados com doenças dos peroxissomos, como a síndrome de Zellweger e a adrenoleucodistrofia neonatal. A síndrome de Smith-Lemli-Opitz, caracterizada por dismorfismos faciais (ptose palpebral, microcefalia, epicanto interno, narinas antevertidas, fenda palatina e micrognatia), hipospádia, cardiopatia e sindactilia de segundo e terceiro artelhos, é um erro inato da biossíntese de colesterol, com níveis baixos de colesterol plasmático e acúmulo do precursor do colesterol, o 7-deidrocolesterol. Pacientes com acidúria glutárica tipo II têm um fenótipo característico, com fronte alta, hipertelorismo, implantação baixa de orelhas, defeitos da parede abdominal, rins volumosos, hipospádias e pés tortos. Algumas acidúrias orgânicas estão associadas com dismorfismos; na deficiência de piruvato-desidrogenase (PDH), os dismorfismos são semelhantes aos da síndrome fetal alcoólica. Pacientes com hiperglicinemia não cetótica frequentemente apresentam agenesia do corpo caloso e defeitos da migração neuronal. Agenesia do corpo caloso é também vista na deficiência de PDH. A doença de Menkes, erro inato do metabolismo de cobre de herança ligada ao X, é caracterizada por dismorfismos, hipopigmentação e cabelos com *pili torti*.

No lactente e na criança maior

A sintomatologia pode ser a descrita no período neonatal, associada a erros inatos do metabolismo intermediário e ao déficit energético, manifestando-se como ataques recorrentes de coma metabólico, neurológico e/ou hepático, letargia, ataxia e sintomas psiquiátricos (alucinações, delírio, agressividade e agitação, quadro semelhante ao da esquizofrenia). Convulsões no lactente jovem devem ser tratadas como já descrito anteriormente, incluindo aqui a possibilidade de doença de De Vivo e a deficiência de biotinidase, principalmente por serem doenças tratáveis. O quadro clínico da deficiência de biotinidase é variável; classicamente se manifesta por volta de 6 semanas de vida, com letargia, ataxia, convulsões, surdez, alopecia, lesões de pele eczematoides, acidose metabólica e acidose láctica.

Entretanto, na criança maior são mais frequentes os erros inatos que se manifestam clinicamente com curso crônico e progressivo, com sintomatologia multissistêmica, frequentemente envolvendo o sistema nervoso no avançar da doença, por distúrbio na síntese ou no catabolismo de moléculas complexas (doenças lisossomais e peroxissomais; distúbios do trânsito intracelular e processamento de proteína secretora). Nesse grupo, os sintomas clínicos são permanentes e não se relacionam com fases catabólicas agudas ou alimentação. Avaliações clínica, neurológica, oftalmológica e auditiva dos pacientes são necessárias. A história clínica, os achados no exame físico completo e o padrão de envolvimento neurológico são fundamentais para se restringir o espectro de possíveis diagnósticos, possibilitando a solicitação de exames laboratoriais mais direcionados.

A fim de facilitar o estudo clínico dos erros inatos do metabolismo, serão transcritos os fenótipos clínicos associados à deterioração neurológica ou mental progressiva, surdez e sintomas oculares (Scriver, 1994).

Deterioração neurológica ou mental progressiva

No primeiro ano de vida

Presença de sintomas extraneurológicos

- **Viscerais (hepatosplenomegalia):** gangliosidose GM1, mucolipidose II, sialidose tipo II, Niemann-Pick tipo A e Gaucher tipo II.
- **Alterações cutâneas e de cabelo:** Menkes, Sjögren-Larsson, deficiência de biotinidase e glicoproteína deficiente de carboidrato.
- **Anemia megaloblástica:** erro inato do metabolismo de folato, erro inato do metabolismo de cobalamina e acidúria orótica hereditária.

Sinais neurológicos específicos

- **Extrapiramidais (discinesia, distonia, coreoatetose, parkinsonismo):** erro inato do metabolismo de biopterina, Lesch-Nyhan, Pelizaeus-Merzbacher (ligada ao X) e acidúria glutárica tipo I.
- **Macrocefalia, susto intenso com som, sintomas oculares:** Tay-Sachs, Sandhoff, Krabbe e acidúria glutárica tipo I.
- **Ataques recorrentes de deterioração neurológica:** Leigh.

Sem sintomas específicos (deficiência mental não específica)

- Fenilcetonúria não tratada, erro inato do metabolismo de biopterina, acidúrias orgânicas, homocistinúria e doença de Salla.

De 1 a 5 anos de idade

Presença de sintomas extraneurológicos

- **Viscerais:** mucopolissacaridoses tipos I, II e III, mucolipidose III, oligossacaridoses (manosidose, fucosidose, aspartilglicosaminúria), doença de Austin, Niemann-Pick tipo C, Gaucher tipo III e mucolipidose tipo IV.

Sinais neurológicos específicos

- **Envolvimento do trato corticoespinal ou neuropatia periférica:** leucodistrofia metacromática, distrofia neuroaxonal e deficiência de arginase.
- **Ataxia, distúrbios de movimento, sinais extrapiramidais:** ataxia-telangiectasia, gangliosidose GM1, gangliosidoses GM2 (Tay-Sachs e Sandhoff), forma infantil tardia de Krabbe, glicoproteína deficiente de carboidrato (CDG), Alpers, acidúria L-2-hidroxiglutárica, deficiência de PDH, doenças da cadeia respiratória, MERRF, deficiência de 3-hidroxi-acil-CoA-desidrogenase e acidúria glutárica tipo I.
- **Convulsões, mioclonias, ataxia, quedas frequentes:** lipofucsinose neuronal, doença de Schindler, MERRF, Niemann-Pick tipo C, Gaucher tipo III, Alpers, síndrome de Rett e Sanfilippo (mucopolissacaridose III).

De 5 a 15 anos de idade

Sinais neurológicos específicos

- **Extrapiramidais (discinesia, distonia, coreoatetose, parkinsonismo):**
  - Sem deficiência mental: distonia *musculorum deformans* e Segawa (distonia com variação diurna, responsiva ao Dopa).
  - Com deficiência mental: homocistinúria clássica, Hallervorden-Spatz, doença de Wilson, coreia de Huntington e deficiência familiar de glicocorticoide.
- **Deteriorações neurológica e mental graves, envolvimento difuso do sistema nervoso central, paralisia bipiramidal, incoordenação, convulsões, deficiência visual, demência:** Niemann-Pick tipo C, Gaucher tipo III, forma juvenil de leucodistrofia metacromática, adrenoleucodistrofia ligada ao X, Leigh, formas juvenis de Krabbe, gangliosidoses GM1 e GM2 e doenças das cadeias respiratórias.
- **Polimioclonia:** doença de Lafora, forma juvenil de lipofucsinose neuronal, Niemann-Pick tipo C, Gaucher tipo III, formas tardias de gangliosidoses GM2 e doenças da cadeia respiratória (MERRF etc.).
- **Predomínio de ataxia cerebelar:**
  - Sem deterioração mental significativa: ataxia de Friedreich, outras ataxias hereditárias, abetalipoproteinemia, ataxia-telangiectasia e doença de Refsum.
  - Com deterioração mental e demência: doença de lafora, xantomatose cerebrotendinosa, GM1, GM2, Gaucher, Niemann-Pick tipo C, forma tardia de Krabbe, leucodistrofia metacromática e doenças da cadeia respiratória.
- **Predomínio de polineuropatia:**
  - Ataques agudos: porfirias e tirosinemia tipo I.

– Progressiva: leucodistrofia metacromática, Krabbe, Refsum, Leigh, doenças da cadeia respiratória, deficiência de PDH, acidúria 3-hidroxidicarboxílica e glicoproteína deficiente de carboidrato.
- **Sintomas psiquiátricos como manifestação isolada:** Sanfilippo (mucopolissacaridose III), leucodistrofia metacromática, Krabbe, Niemann-Pick tipo C, adrenoleucodistrofia ligada ao X, Leigh, lipofucsinose neuronal, Hallervorden-Spatz, doença de Wilson, xantomatose cerebrotendinosa, forma juvenil de coreia de Huntington, hiperamonemias (deficiência de OTC e outras), deficiência de metileno-tetra-hidrofolatorredutase.

Surdez

Início no primeiro ano de vida

Associada a dismorfismos: doenças dos peroxissomos (Zellweger e variantes, condrodisplasia *punctata*, deficiência de acil-CoA-oxidase) e síndrome de Cockayne.

De 1 a 5 anos de idade

Forma infantil de Refsum, superatividade de fosforribosil-pirofosfato-sintetase, mucopolissacaridoses, mucolipidose II, manosidose, deficiência de biotinidase não tratada, anemia megaloblástica responsiva à tiamina, doença de depósito de lípides neutros e encefalomiopatias mitocondriais.

De 5 a 15 anos de idade

Refsum, encefalomiopatias mitocondriais, manosidose.

Sintomas oculares

Cataratas

- **Congênitas:** síndrome de Lowe, doenças peroxissomais, síndrome de Cockayne e deficiência de sorbitol-desidrogenase.
- **No RN:** galactosemias, hiperglicinemia não cetótica e leucodistrofia metacromática (raramente).
- **Primeiro ano, após o período neonatal:** galactosemias, sialidose, manosidose, hipoglicemia (de causas diversas) e doenças da cadeia respiratória.
- **De 1 a 15 anos de idade:** hipoparatireoidismo, pseudo-hipoparatireoidismo, diabetes melito, doença de Wilson, síndrome de Sjögren-Larsson, intolerância à proteína lisinúrica e doença de depósito de lípides neutros.

Opacificação corneana

Tirosinose tipo II, cistinose, mucolipidose tipos II e IV, mucopolissacaridoses I, IV, VI e VII, manosidose, doença de Tangier, doença de Fabry, galactossialidose (deficiência de neuraminidase) e doença de Wilson.

Mancha vermelho-cereja na mácula

Gangliosidose GM1, galactossialidose (deficiência de neuraminidase), Niemann-Pick tipo A, gangliosidoses GM2 e sialidose tipo I.

Retinite pigmentosa

Doenças peroxissomais, lipofucsinose neuronal, doenças da cadeia respiratória, glicoproteína deficiente de carboidrato, defeito no metabolismo de cobalamina, doença de Hallervorden-Spatz, síndrome de Cockayne, abetalipoproteinemia, má absorção de vitamina E e síndrome de Sjögren-Larsson.

EXAMES LABORATORIAIS

Os testes iniciais são usados para identificar metabólitos anormais. É fundamental informar ao laboratório a idade e o quadro clínico do paciente, assim como a medicação em uso.

No período neonatal

Os exames laboratoriais devem ser solicitados em etapas.

Exames gerais

- Sangue: pH e gases arteriais, HCO_3^-, glicose, ionograma, amônia e lactato.
- Urina: testes de triagem metabólica simples (açúcares, aminoácidos e cetonas).
- Testes de função renal.
- Testes de função hepática.
- Propedêutica completa para afastar sepse e hemorragia intracraniana no recém-nascido: hemograma, hemocultura, exames do líquor (rotina e cultura), exames de urina (rotina e cultura), radiografia do tórax e US transfontanelar.

Alterações sugestivas de erro inato do metabolismo nesses exames incluem acidose metabólica, *anion-gap* elevado – $(Na^+ + K^+) - (Cl^- + HCO_3^-)$ (normal = 15 a 20mmol/L) –, hipoglicemia, hiperamonemia e lactato elevado. Cetonúria no recém-nascido é sempre sugestiva de erro inato do metabolismo. Alterações na triagem metabólica simples na urina devem ser investigadas. Pancitopenia, neutropenia e plaquetopenia podem ser decorrentes de acidemias orgânicas, o que pode ser confundido com sepse. Baixo nível plasmático de ácido úrico pode estar relacionado à deficiência de cofator de molibdênio.

A coleta de sangue para dosagens de amônia e lactato deve ser realizada sem garroteamento, com o cuidado de transportar o sangue em gelo e realizar o exame imediatamente.

Hiperamonemia pode ocorrer em caso de defeitos do ciclo da ureia, nas acidúrias orgânicas, na insuficiência hepática grave, na hiperamonemia transitória e na atividade muscular aumentada (p. ex., pós-convulsão). São suspeitos de erros inatos do metabolismo níveis acima de 200μmol/L no recém-nascido e de 100μmol/L após o período neonatal. Falsas elevações de amônia são frequentes e devem ser sempre confirmadas em nova amostra.

Acidose láctica pode ocorrer nas acidúrias orgânicas, nos defeitos do ciclo da ureia (especialmente citrulinemia), nos defeitos de oxidação dos ácidos graxos, nas doenças de metabolismo de glicogênio hepático, nos defeitos da gliconeogênese hepática, nos defeitos da oxidação de lactato-piruvato, do complexo piruvato-desidrogenase ou do ciclo de Krebs, e ainda nas deficiências de atividade de um dos componentes da cadeia respiratória.

CAPÍTULO 46 ▷ Erros Inatos do Metabolismo

Exames específicos
- Sangue: análise quantitativa de aminoácidos e perfil de acil-carnitinas.
- Urina: análise quantitativa de ácidos orgânicos na urina por cromatografia gasosa/espectrometria de massa e cromatografia de carboidratos.

Esses exames são solicitados de acordo com alterações específicas encontradas nos exames de segunda linha. A espectrometria de massa *tandem* para perfis de aminoácidos e acilcarnitinas, ainda pouco disponível no Brasil, é o método mais amplo de detecção de doenças metabólicas em triagem neonatal. Os Quadros 46.1 a 46.3 mostram as aminoacidopatias, as acidemias orgânicas e os defeitos da β-oxidação mitocondrial de ácidos graxos detectáveis por essa técnica. A cromatografia de carboidratos é indicada nos pacientes com disfunção hepá-

tica e se há galactosúria. Enzimas envolvidas com galactosemia, especialmente a galactotransferase, devem ser investigadas para diagnóstico definitivo.

Alguns serviços recomendam que assim que houver suspeita clínica, ou seja, na fase crítica da sintomatologia, deve-se coletar sangue em papel-filtro, congelar urina do paciente suspeito e aguardar a evolução do caso. Caso não haja melhora efetiva do quadro clínico, realizam-se análises específicas desses materiais, que refletem o estado metabólico agudo do paciente. Em caso de êxito letal agudo pode-se coletar urina por punção suprapúbica.

No lactente e na criança maior
No lactente e na criança maior, além dos exames citados para investigação laboratorial do RN, solicita-se uma

Quadro 46.1 ▷ Principais erros inatos do metabolismo associados com alteração dos níveis de aminoácidos no sangue e/ou na urina

Doença	Sangue	Urina
Fenilcetonúria e hiperfenilalaninemia	Fenilalanina ↑ Relação fenilalanina/tirosina ↑	Fenilalanina ↑
Tirosinemia	Tirosina ↑	Tirosina, outros aminoácidos neutros ↑
Doença do xarope do bordo	Leucina, isoleucina e valina ↑	Leucina, isoleucina e valina ↑
Acidemia propiônica	Glicina ↑	
Doenças do ciclo da ureia a) Deficiência de acetilglutamina-sintetase b) Deficiência de carbamil-fosfato-sintetase (CPS1) c) Deficiência de ornitina-transcarbamilase (OTC) d) Citrulinemina e) Acidúria argininossuccínica	Citrulina ↓ Citrulina ↓ Citrulina ↓ Citrulina ↑ Ácido argininossuccínico ↑, citrulina ↑	Citrulina ↑ Ácido argininossuccínico ↑
Hiperargininemia	Arginina ↑	Arginina ↑
Hiperglicinemia não cetótica	Glicina ↑	Glicina ↑
Homocistinúria	Metionina ↑	Homocistina ↑
Deficiência de cistationina-sintetase	Metionina ↑, Homocistina ↑	Metionina ↑
Intolerância lisinúrica à proteína	Lisina ↑, Glutamina ↑, Citrulina ↑	Lisina ↑, Arginina ↑
Hiperlisinemia	Lisina ↑	Lisina ↑
Histidinemia	Histidina ↑	Histidina ↑
Aspartilglicosaminúria	Aspartilglicosamina ↑	Aspartilglicosamina ↑
Deficiência de creatina	Arginina ↓	
Atrofia *girata*	Ornitina ↑	
Distúrbios da cobalamina (CblB, CblD)	Cistationina ↑	Cistationina ↑
Deficiência de cistationase	Cistationina ↑	Cistationina ↑
Defeitos do transporte de aminoácidos a) Doença de Hartnup		Alanina ↑, serina ↑, treonina ↑, glutamina ↑, valina ↑, leucina ↑, isoleucina ↑, fenilalanina ↑, tirosina ↑, triptofânio ↑, histidina ↑ e citrulina ↑

Quadro 46.2 ▷ Principais acidemias orgânicas diagnosticadas pelo aumento dos níveis urinários de ácidos orgânicos ou perfil de carnitina e acilcarnitinas no sangue

Doença	Ácidos orgânicos na urina	Acilcarnitinas no sangue
Acidemia propiônica	Ácido 3-hidroxipropiônico, ácido metilcítrico, ácido 3-hidroxivalérico, propionilglicina	propionilcarnitina (C3) ↑↑, C3/C0 ↑, C3/C2 ↑
Acidemia metilmalônica	Ácido metilmalônico e metabólitos da acidemia propiônica	C3 ↑ ou ↓ se houver má nutrição, C3/C0 ↑, C3/C2 ↑
Acidemia láctica	Ácido láctico, ácido pirúvico, ácido 2-hidroxibutírico, ácido 4-hidroxifenillático	
Acidemia isovalérica	Isovalerilglicina, ácido 3-hidroxi-isovalérico, ácido 4-hidroxi-isovalérico	C5 ↑, C5/C2 ↑
Deficiência múltipla de carboxilases, deficiência da holocarboxilase-sintetase e deficiência de biotinidase	Ácido 3-hidroxi-isovalérico, 3-metilcrotonilglicina, ácido metilcítrico, ácido 3-hidroxoipropiônico, ácido láctico	
Deficiência de 3-metilcrotonil-CoA-carboxilase	Ácido 3-hidroxi-isovalérico, 3-metilcrotonilglicina	C5-OH ↑
Acidúria 3-metilglutacônica	Àcido 3-metilglutacônico, ácido 3-metilglutárico, ácido 3-hidroxi-isovalérico	
Acidúria 3-hidroxi-3-metilglutárica	Ácido 3-hidroxi-3-metilglutárico, ácido 3-metilglutacônico, ácido 3-metilglutárico, ácido 3-hidroxi-isovalérico, 3-metilcrotonilglicina	C5-OH ↑
Acidúria glutárica tipo I	Ácido glutárico, ácido 3-hidroxiglutárico, ácido glutacônico	C5DC
Acidúria glutárica tipo II (deficiência de desidrogenase múltipla de acil-CoA)	Ácido glutárico, ácido etilmalônico, ácido adípico, ácido subérico, ácido 2-hidroxiglutárico, isovalerilglicina, isobutirilglicina	Todos os metabólitos de acilcarnitinas ↑ (de C4-C18)
Acidúria L-2-hidroxiglutárica	Ácido L-2-hidroxiglutárico	
Acidúria D-2-hidroxiglutárica	Ácido D-2-hidroxiglutárico	
Acidúria fumárica	Ácido fumárico	
Acidúria mevalônica	Mevalonolactona, ácido mevalônico	
Doença de Canavan	Ácido N-acetil aspártico	
Acidúria D-glicérica	Ácido D-glicérico	
Hiperoxalúria tipo I	Ácido oxálico, ácido glicólico, ácido glioxílico	
Hiperoxalúria tipo II	Ácido oxálico, ácido L-glicérico	
Acidúria 4-hidroxibutírica	Acido 4-hidroxibutírico, ácido 3-4-di-hidroxibutírico	

triagem mais abrangente ou mais específica, conforme a avaliação clínica:

1. Testes simples de triagem metabólica urinária.
2. Análise de aminoácidos no sangue (plasma ou soro) e/ou urina (Quadro 46.1).
3. Cromatografia de glícideos.
4. Análise quantitativa de ácidos orgânicos na urina (Quadro 46.2).
5. Carnitina total e perfil de acilcarnitinas no soro ou sangue em papel-filtro, em caso de suspeita de defeitos da

β-oxidação mitocondrial de ácidos graxos (espectrometria de massa *tandem*) (Quadro 46.3).
6. Ácidos graxos de cadeia muito longa no plasma para doenças peroxissomais (Quadro 46.4).
7. Cromatografia ou eletroforese de mucopolissacarideos na urina.
8. Atividades enzimáticas específicas para doenças lisossomais em leucócitos ou sangue em papel-filtro (Quadro 46.5).
9. Isoeletrofocalização de transferrinas séricas em caso de suspeita de CDG (defeitos congênitos da glicolização).

CAPÍTULO 46 ▷ Erros Inatos do Metabolismo

535

Quadro 46.3 ▷ Principais defeitos da β-oxidação de ácidos graxos diagnosticados pelo perfil de acilcarnitinas no sangue e ácidos orgânicos urinários

Doença	Carnitina total e acilcarnitinas no sangue	Ácidos orgânicos na urina
Deficiência do transportador de carnitina	Carnitina total ↓↓↓ Metabólitos de acilcarnitinas ↓↓	
Deficiência de carnitina-palmitoil-transferase (CPT I)	CO ↑	
Deficiência de carnitina-translocase	Carnitina total ↓↓, Acilcarnitinas 80% a 100% do total	Ácidos dicarboxílicos
Deficiência de carnitina-palmitoil-transferase II (CPT II)	↑ C14, C16, C16:1, C18, C18:1	
Deficiência de desidrogenase de acil-CoA de cadeia muito longa (VLCAD)	↑ C12, C14, C14:1, C16, C16:1	Ácidos dicarboxílicos C12-C14
Deficiência de desidrogenase de hidroxiacil-CoA de cadeia longa (LCHAD)	↑OH-C16:1, OH-C18:1, OH-C18:2	Ácidos dicarboxílicos C6-C14-OH e C6-C10
Deficiência de desidrogenase de acil-CoA de cadeia média (MCAD)	↑ C6, C8, C10	Ácidos dicarboxílicos C6-C10, suberilglicina
Deficiência de desidrogenase de acil-CoA de cadeia curta (SCAD)	↑ C3, C4, C6	Ácido etilmalônico, butirilglicina

Quadro 46.4 ▷ Doenças dos peroxissomos: determinação de ácidos graxos de cadeia muito longa no plasma (C26:0), THCA no plasma (ácido tri-hidroxicoprostânico), ácido fitânico no plasma e plasmalógenos em eritrócitos

Doença peroxissomal	C26:0 (μmol/L)	THCA (μmol/L)	Fitânico (μmol/L)	Pristânico (μmol/L)	Plasmalógenos (μmol/L)
Desordens da biogênese do peroxissomo	↑	↑	↑	↑	↓
Condrodisplasia rizomélica clássica e não clássica	Normal	normal		normal	↓
Síndrome de Zellweger	↑	?	?	?	↓
Adrenoleucodistrofia ligada ao X, forma infantil e variantes	↑	normal	normal	normal	normal
Deficiência da acil-CoA-oxidase	↑	normal	normal	normal	normal
Proteína bifuncional e deficiência de tiolase	↑	↑	↑	↑	normal
Desordens de síntese de ésteres de fosfolipídios	Normal	normal	normal	normal	↓

10. Atividade da biotinidase no sangue em caso de suspeita de deficiência de biotinidase. O quadro clínico da deficiência de biotinidase é variável; classicamente se manifesta por volta de 6 semanas de vida, com letargia, ataxia, convulsões, surdez, alopecia, lesões de pele eczematoides, acidose metabólica e acidose láctica. A doença é tratável.
11. Cobre sérico e urinário e ceruloplasmina sérica, em caso de suspeita de doença de Wilson ou doença de Menkes.
12. Ácido úrico plasmático, em caso suspeito de doença de Lesch-Nyhan.

13. Creatininocinase (CK), em caso suspeito de miopatia.
14. Atividade de galactosetransferase e epimerase no sangue, se houver suspeita de galactosemia.
15. Pesquisa de porfirinas na urina, em caso de suspeita de porfiria.
16. Pesquisa de pico de creatina em espectroscopia cerebral/RM, se houver suspeita de deficiência de creatina. O quadro clínico consiste em atraso do desenvolvimento neuropsicomotor, problemas de linguagem e epilepsia secundária à deficiência de creatina cerebral. A doença é tratável.

Quadro 46.5 ▷ Doenças lisossomais

		Defeito enzimático	Eliminação urinária
a) Mucopolissacaridoses			
MPS I	S. Hurler S. Hurler/Scheie S. Scheie	α-Iduronidase (L,F,LA,VC)	DS/HS
MPS II	S. Hunter (grave) S. Hunter (leve)	Iduronato-S-sulfatase (S,F,LA,VC)	DS/HS
MPS III A	S. Sanfilippo A	Heparan-N-sulfamidase (L,F,LA,VC)	HS/CS
MPS III B	S. Sanfilippo B	N-acetil-glicosaminidase (S,F,LA,VC)	HS/CS
MPS III C	S. Sanfilippo C	N-acetil-transferase (F,LA,VC)	HS/CS
MPS III D	S. Sanfilippo D	N-acetilglicosamino-6-sulfatase (F,LA)	HS/CS
MPS IV A	S. Morquio A (grave) S. Morquio A (leve)	N-acetilgalactosamino-sulfatase (L,F,LA)	KS/CS
MPS IV B	S. Morquio B	β-Galactosidase (L,F,LA,VC)	KS/CS
MPS VI	S. Maroteaux-Lamy	Arilsulfatase B (L,F,LA)	DS
MPS VII	S. Sly (grave) S. Sly (leve)	β-Glicuronidase (L,F,LA,VC)	CS ou DS/HS/CS
b) Mucolipidoses			
Tipo I (Sialidose)	Infantil Juvenil Adulto	α-Neuraminidase (F,LA,VC)	positiva
Tipo II (*I-celidisease*)		Fosfotransferase (S,F,LA,VC)	negativa
Tipo III (pseudo-Hurler)		Fosfotransferase (S,F,LA,VC)	negativa
c) Oligossacaridoses			
α-Manosidose		α-Manosidase (S,L,F,LA,VC)	positiva
β-Manosidose		β-Manosidase (S,L,F,LA,VC)	positiva
Fucosidose		Fucosidase (S,L,F,LA)	positiva
Aspartiglicosaminúria		N-aspartilglicosaminidase (L,F,LA)	positiva
d) Outras			
Leucodistrofia metacromática		Arilsulfatase A (L,F,LA)	negativa
Doença de Krabbe		Galactocerebrosidase	negativa
Glicogenose tipo II (doença de Pompe)		α-Glicosidase (L,F, LA, VC)	negativa
Gangliosidose GM-1	infantil juvenil adulto	β-Galactosidase (L,F,LA,VC)	positiva
Gangliosidose GM-2	Sandhof Tay-Sachs	Hexosaminidase A e B (S,L,F,LA,VC) Hexosaminidase A	positiva negativa
Doença de Wolman		Esterase ácida (L,F)	negativa
Doença de Gaucher		β-Glucosidase (L,F,LA,VC)	negativa
Doença de Niemann-Pick	A, B e C* D E	Esfingomielinase ? ?	negativa negativa negativa
Doença de Fabry		α-Galactosidase (L,F,LA)	Negativa
Doença de Farber		Ceramidase (F. LA)	negativa
Mucossulfatidose		Sulfatases múltiplas (L,F)	positiva
Salla-Disease		Ácido neuramínico elevado (F)	positiva
Defeito imune combinado		Adenosina-deaminase (E)	negativa

DS: Dermatan-sulfato; HS: heparan-sulfato; CS: condroitin-sulfato; KS: queratan-sulfato; L: leucócitos; S: soro; F: fibroblastos; LA: líquido amniótico; VC: vilos coriônicos; E: eritrócitos.

* Na doença de Niemann-Pick tipo C, bioquimicamente distinta dos tipos A e B, a deficiência de esfingomielinase é secundária ao acúmulo lisossomal de colesterol não esterificado.

APÊNDICE

LABORATÓRIO DE ERROS INATOS DO METABOLISMO

Testes simples de triagem metabólica urinária

Alguns metabólitos urinários reagem com soluções específicas, alterando a cor da urina. Esses testes simples na urina são úteis para pequenos laboratórios e para países nos quais as técnicas mais sofisticadas não estão disponíveis. Alguns são inespecíficos, porém um teste positivo fornecerá subsídios para a realização de exames mais específicos.

A análise inicia-se pela cor e pelo cheiro da urina. A presença de eritrócitos, hemoglobina, porfirinas e algumas medicações na urina deixa sua cor avermelhada, enquanto o ácido homogentísico, eliminado em grandes quantidades em caso de alcaptonúria, a deixa azul/marrom. O cheiro de urina de rato sugere fenilcetonúria, o cheiro de xarope de bordo ou de açúcar queimado é notado na leucinose, e o cheiro de pé suado, na acidemia isovalérica ou acidemia glutárica tipo II.

As reações qualitativas na urina são:

- **Teste do cloreto férrico:** adicionam-se algumas gotas de FeCl$_3$ 5% a 10% em pequeno volume de urina. Se a reação resultar em cor azul-verde, deve-se suspeitar de fenilcetonúria, histidinemia, tirosinemia tipos I e II e alcaptonúria, além de feocromocitoma. A cor cinza-esverdeada aparece na leucinose. Outros compostos também reagem, como as fenotiazinas, resultando em cor púrpura ou verde, os salicilatos e corpos cetônicos, em cor vermelho-púrpura, e melanina, na cor cinza-escura.
- **Reação da dinitrofenil-hidrazina (DNPH):** a reação positiva ocorre com 2-oxoácidos, formando hidrazonas que precipitam. É positiva em caso de fenilcetonúria, leucinose, tirosinemia tipos I e II e acidose láctica, e também quando há cetonúria.
- **Teste do nitrosonaftol:** detecta metabólitos da tirosina na urina. Deve ser lembrado que RN frequentemente apresentam tirosinemia transitória.
- **Teste do cianeto-nitroprussiato:** esse teste reage com ácidos sulfurados, formando complexos de cor vermelha ou púrpura. É indicado para pacientes que apresentem luxação de cristalino (homocistinúria) ou com litíase renal recorrente (cistinúria).
- **Teste da p-nitroanilina:** detecta a acidemia metilmalônica.
- **Pesquisa de substâncias redutoras na urina (clinitest):** o reagente de Benedict ou Clinitest reage com várias substâncias redutoras na urina, formando complexos de cor verde a laranja. A presença de glicose, galactose, frutose, xilose, ácido úrico, ácido homogentísico ou ácido ascórbico na urina resulta em exame positivo.
- **Teste do azul de toluidina (Berry-Teste):** a reação ocorre com mucopolissacarídeos (glicosaminoglicanos, [GAG]) na urina. Reações falso-negativas são frequentes, especialmente na mucopolissacaridose III (síndrome de Sanfilipo) e na mucopolissacaridose IV (síndrome de Morquio), ou quando a urina está muito diluída. Em RN, esse teste é sempre positivo, mesmo que signifique doença.
- **Teste do brometo de CTMA:** também reage semiquantitativamente com mucopolissacarídeos na urina.
- **Comburtest® ou similar:** pesquisa de pH, proteínas, glicose, corpos cetônicos, urobilinogênio, bilirrubina e sangue na urina. Cetonúria pode estar presente nas acidúrias propiônica e metilmalônica, na deficiência de 3-oxotiolase e na acidose láctica.

Análise de metabólitos

Metabólitos específicos são detectados por meio de técnicas de cromatografia, eletroforese ou espectrometria de massa:

- **Análise de aminoácidos:** é feita em plasma e/ou urina. O método mais básico, semiquantitativo, é a cromatografia em camada delgada (TLC) para aminoácidos. A análise quantitativa de aminoácidos é feita por cromatografia líquida de alta *performance* (HPLC), cromatografia iônica ou por espectrometria de massa *tandem*.
- **Análise quantitativa de ácidos orgânicos:** feita na urina por meio de GC/GC, cromatografia gasosa/espectrometria de massa (GC/MS) ou cromatografia iônica.
- **Pesquisa de oligossacarídeos e sialiloligossacarídeos urinários:** feita por TLC, apresenta padrão alterado típico em caso de gangliosidose GM1, doença de Sandhoff, mucolipidose I (sialidose), aspartilglicosaminúria e em algumas glicogenoses. Na mucolipidose II e na mucolipidose III (polidistrofia pseudo-Hurler) não há excreção urinária aumentada nem de oligossacarídeos, nem de mucopolissacarídeos.
- **Análise de acilcarnitinas no sangue:** feita por espectrometria de massa *tandem*, possibilita o diagnóstico dos defeitos da β-oxidação de ácidos graxos e de algumas acidemias orgânicas. Os defeitos da β-oxidação são as deficiências de acil-CoA-desidrogenase de cadeia curta (SCAD), de acil-CoA-desidrogenase de cadeia média (MCAD), de acil-CoA-desidrogenase de cadeia longa/muito longa, de múltiplas acil-CoA-desidrogenases (MAD, acidemia glutárica tipo II), de carnitina-palmitoil-transferase II e de 3-OH-acil-CoA-desidrogenase de cadeia longa. As acidemias orgânicas detectáveis pelo método incluem acidemia propiônica, acidemia isovalérica, acidemia glutárica tipo I, acidemias metilmalônicas, deficiência de metil-crotonil-CoA-carboxilase e deficiência de 3-OH-3-metil-glutaril-CoA-liasa.
- **Pesquisa de GAG urinários:** pode ser feita por cromatografia de camada delgada (TLC) ou por eletroforese. Ambas as técnicas separam qualitativamente os GAG na urina, que são heparan-sulfato, dermatan-sulfato, condroitin-sulfato e queratan-sulfato, auxiliando fortemente o diagnóstico das mucopolissacaridoses (Quadro 46.5). Devem ser realizadas quando o teste do azul de toluidina ou do brometo de CTMA forem positivos ou, ainda, se houver forte suspeita clínica, mesmo com os outros exames normais.
- **Pesquisa de glicídios urinários:** feita na urina por TLC. A presença de galactose ou frutose na urina fornece subsídios para o diagnóstico de galactosemia ou galactosúria secundária e frutosemia, respectivamente. É realizada quando o Clinitest é positivo.

- **Pesquisas de metabólitos nas doenças dos peroxissomos:** determinação de ácidos graxos de cadeia muito longa no plasma (C26:0), ácido tri-hidroxicoprostânico (THCA) no plasma, ácido fitânico no plasma e plasmalógenos em eritrócitos (Quadro 46.4).

Atividades enzimáticas específicas

Usadas especialmente nas mucopolissacaridoses, oligossacaridoses e outras doenças lisossomais, a fim de se obter o diagnóstico definitivo (Quadro 46.5).

REFERÊNCIAS

1. Blau N, Duran M, Blaskovics ME. Physician's guide to the laboratory diagnosis of metabolic diseases. 1. ed. Chapman and Hall Medical, 508p., 1996.

2. Blom W, Huijmans JGM, van der Berg G. A clinical biochemist's view of the investigation of inherited metabolic disease. J Inher Metab Dis 1989; 12(Supp 1):64-88.

3. Burton BK. Inborn errors of metabolism in infancy: a guide to diagnosis. Pediatrics Dez 1998; 102 (6).

4. Deodato F, Boenzi S, Rizzo C et al. Inborn errors of metabolism: an update on epidemiology and on neonatal-onset hyperammonemia. Acta Paediatr 2004; (Suppl 445):18-21.

5. *Fernandes J, Saudubray JM, van den Berghe G, Walter JH.* Inborn metabolic diseases: diagnosis and treatment. *4 ed. Springer, 2006:561*

6. Han LS, Ye J, Qiu WJ, Gao XL, Wang Y, Gu XF. Selective screening for inborn errors of metabolism on clinical patients using tandem mass spectrometry in China: a four-year report. J Inherit Metab Dis 2007 (online).

7. *Raghuveer T, Garg U, Graf W. Inborn errors of metabolism in infancy and early childhood: an update. Am Fam Physician 2006; 73(11):1981-90.*

8. Scriver C, Beaudet AL, Valle D et al. The online metabolic and molecular bases of inherited disease. New York: McGraw-Hill, 2010 (online).

9. Wajner M, Vargas C, Burin M, Giugliani R, Coelho JC. Investigação de erros inatos do metabolismo. Revista HCPA 2001;3:343-60.

47

Aminoacidopatias e Acidemias Orgânicas

Moacir Wajner • Carmen R. Vargas

INTRODUÇÃO

As aminoacidopatias (AAC) e as acidemias ou acidúrias orgânicas (AO) são, com raras exceções, doenças hereditárias autossômicas recessivas em que ocorre acúmulo tecidual, respectivamente, de um ou mais aminoácidos, e algumas vezes de seus derivados (AAC), ou de um ou mais ácidos orgânicos (AO), refletindo-se no aumento das concentrações dessas substâncias nos líquidos biológicos (sangue, urina, líquor, humor vítreo etc.),[1-7] Esses distúrbios são causados, na quase totalidade dos casos, por deficiência grave da atividade de uma enzima, usualmente do metabolismo dos aminoácidos (AAC e AO), podendo também comprometer o metabolismo dos lipídios ou dos carboidratos (AO) para o caso das acidemias orgânicas. Nas AAC, o bloqueio da rota metabólica resulta no aumento de um aminoácido no sangue e/ou na urina dos afetados e mais raramente no líquor. As aminoacidopatias também podem ocorrer secundariamente a defeitos no transporte de aminoácidos, principalmente no nível dos túbulos renais. Nesses casos, um ou mais aminoácidos, carreados pelo mesmo sistema de transporte, têm suas concentrações elevadas na urina, podendo sofrer diminuição de suas concentrações no sangue. Nas AO, o bloqueio da rota metabólica resulta em aumento na concentração de vários ácidos orgânicos que são detectados principalmente na urina dos doentes, tendo em vista a alta depuração renal. Atualmente, são conhecidos mais de uma centena desses distúrbios cujo defeito molecular está bem definido. A Figura 47.1 mostra a rota de degradação dos aminoácidos ramificados, ilustrando alguns defeitos conhecidos dessa via metabólica.

Estima-se que a prevalência global das acidúrias orgânicas seja de 1 para cada 2.200 recém-nascidos (RN), enquanto na Arábia Saudita, onde a taxa de consanguinidade é elevada, corresponda a pelo menos 1:740 nascimentos,[8-10] sendo a prevalência das aminoacidopatias ainda mais alta.[6] Por outro lado, a prevalência individual das AAC e AO na população geral é conhecida apenas para aquelas enfermidades incorporadas na triagem neonatal em massa para erros inatos do metabolismo (EIM). Nesse particular, as de mais alta frequência são a fenilcetonúria (1:10.000 RN) (AAC), a deficiência da desidrogenase de acilas de cadeia média (MCAD) e as acidemias metilmalônica, propiônica e glutárica tipo I (1:40.000 a 1:50.000 RN) (AO).

Relativamente a outros grupos de EIM, as aminoacidopatias e as acidemias orgânicas são consideradas as mais frequentes doenças metabólicas herdadas em crianças de alto risco (suspeitas com EIM) (Quadro 47.1).[7,11]

Embora o diagnóstico clínico dessas doenças seja difícil em virtude da heterogeneidade das manifestações clínicas, os sinais mais evidentes para a maioria delas são neurológicos, o que atesta a suscetibilidade do sistema nervoso central (SNC) à toxicidade dos aminoácidos e/ou seus derivados (AAC) e dos ácidos orgânicos (AO) acumulados. Em várias patologias, os compostos que se acumulam, como a fenilalanina (fenilcetonúria) e a leucina, isoleucina e valina (doença do xarope do bordo), são nutrientes essenciais, sendo agentes tóxicos quando em concentrações elevadas. Por outro lado, na hiperglicinemia não cetótica ocorre dano grave ao SNC porque a glicina é um coagonista de receptores glutamatérgicos NMDA, estimulando a neurotransmissão e causando perturbações graves no funcionamento do SNC, quando em excesso. Inibição do metabolismo cerebral, levando a déficit de produção energética e dano oxidativo por excesso de radicais livres usualmente causados por compostos acumulados no cérebro, pode também levar a dano neurológico, como ocorre em várias aminoacidopatias e acidemias orgânicas.

Neste capítulo serão enfatizados inicialmente aspectos gerais relativos aos achados clínicos e bioquímicos, com ênfase no diagnóstico e no tratamento dessas doenças. Serão abordados também o diagnóstico e as medidas terapêuticas específicas para algumas das patologias mais frequentes, bem como estudos de DNA (análise mutacional) que são importantes para o diagnóstico pré-natal. Portanto, o objetivo principal desta revisão não é fazer uma análise profunda das aminoacidopatias e acidemias orgânicas, mas conscientizar os neurologistas e neuropediatras não especializados na investigação de EIM de aminoácidos e ácidos orgânicos, bem como os aspectos clínicos, diagnósticos e terapêuticos comuns a essas enfermidades. Não serão abordados os defeitos de oxidação de ácidos graxos nem as mitocondriopatias, que também podem ser incluídas no grupo amplo das acidemias orgânicas, visto que esses distúrbios são discutidos separadamente em outros capítulos deste livro.

De modo geral, o paciente sem diagnóstico definido, com uma variedade de sintomas, muito deles neurológicos, apresenta-se ao médico à procura de um diagnóstico. Fundamen-

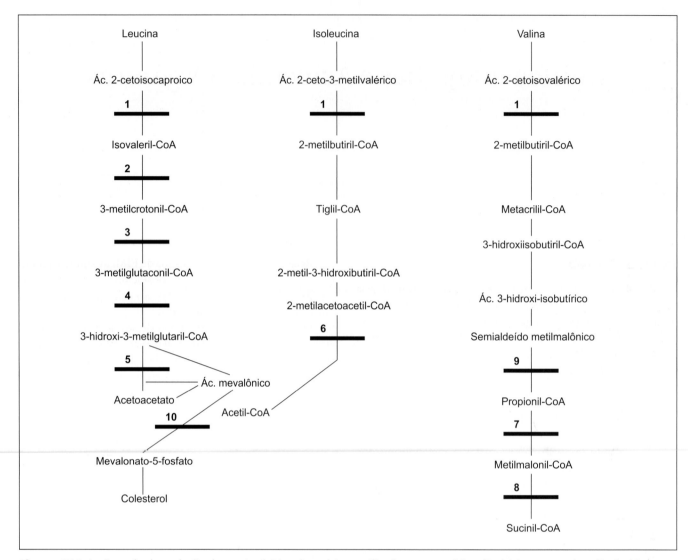

Figura 47.1 ▷ Rota de degradação dos aminoácidos de cadeia ramificada com os vários distúrbios apontados. (1: desidrogenase dos aminoácidos de cadeia ramificada [doença do xarope do bordo]; 2: isovaleril-CoA-desidrogenase [acidemia isovalérica]; 3: 3-metilcrotonil-CoA-carboxilase [3-metilcrotonilglicinúria]; 4: 3-metilglutaconil-CoA-hidratase [acidúria 3-metilglutacônica]; 5: 3-hidroxi-3-metilglutaril-CoA-liase [acidúria 3-hidroxi-3-metilglutárica]; 6: acetoacetil-CoA-tiolase [deficiência de cetotiolase]; 7: propionil-CoA-carboxilase [acidemia propiônica]; 8: L-metilmalonil-CoA-mutase [acidemia metilmalônica]; 9: desidrogenase do semialdeído metilmalônico [acidúria 3-hidroxi-isobutírica]; 10: mevalonato cinase [acidúria mevalônica].)

tado nos achados clínicos descritos adiante, o médico deverá decidir quando iniciar a investigação das aminoacidopatias e acidemias orgânicas e quais exames laboratoriais solicitar para o paciente agudamente enfermo e/ou para aqueles com manifestações clínicas mais brandas e insidiosas.

MANIFESTAÇÕES CLÍNICAS E ACHADOS LABORATORIAIS

Embora as manifestações clínicas das AAC e AO sejam bastante variáveis, podendo refletir disfunção em praticamente todos os sistemas do organismo, alguns achados clínicos comuns a muitas dessas doenças devem chamar a atenção do médico. Os Quadros 47.2 e 47.3 mostram, respectivamente, os principais achados clínicos e laboratoriais que levam à suspeita de uma aminoacidopatia ou de uma acidemia ogânica. Enfatize-se que a maioria dos afetados com essas enfermidades apresenta disfunção neurológica em suas variadas manifestações (Quadro 47.4). A história familiar é muito importante, sendo comum irmãos com quadro clínico similar, morte neonatal ou na infância sem diagnóstico definido e consanguinidade.

Os pacientes afetados por uma parcela substancial dessas doenças têm início súbito de apresentação dos sintomas no período neonatal. Os afetados apresentam sintomas graves (convulsões, coma, dispneia, taquipneia e parada respiratória), que muitas vezes os levam ao óbito e que são frequentemente confundidos com septicemia, visto que ambas as situações se caracterizam por encefalopatia aguda e são acompanhadas por acidose. Nesses casos, podem ser encontrados nos pacientes afetados com essas doenças: alteração nas concentrações

CAPÍTULO 47 ▷ Aminoacidopatias e Acidemias Orgânicas

Quadro 47.1 ▷ Frequência relativa dos vários grupos de erros inatos do metabolismo em populações de alto risco

Origem do estudo	Holanda	Áustria	Dinamarca	Alemanha	França
Pacientes diagnosticados (%)	9,2[a]	1,7	2,6	1,4	4,9
Aminoacidopatias (%)	3,1	0,3	0,4	0,6	1,7
Acidemias orgânicas (%)	2,8	0,6	1,0	0,6	1,3
Doenças peroxissomais (%)	1,5	0,3	0,2	Nd	Nd
Doenças do metabolismo dos carboidratos (%)	0,7	0,1	0,2	0,05	Nd
Doenças lisossomais (%)	0,4	Nd	0,7	Nd	1,8
Outros (%)	0,7	0,4	0,2	0,2	0,2

Adaptado de Hoffmann, 1994. [a]Corresponde à porcentagem dos pacientes encaminhados com suspeita de EIM e que tiveram um diagnóstico definido.

Quadro 47.2 ▷ Aminoacidopatias e acidemias orgânicas: principais manifestações clínicas

Neonato

Vômitos incoercíveis

Recusa alimentar

Hipotonia/hipertonia

Letargia, coma intermitente

Convulsões de causa desconhecida

Mioclonias

Miopatia/cardiomiopatia

Taquipneia/apneia

Dismorfismo

Odor peculiar na urina ou no paciente

Macrocefalia

Criança até os 10 anos de idade

Intolerância alimentar

Atraso no desenvolvimento físico e psicomotor

Ataxia, hipotonia, distonia, coreoatetose, paraparesia espástica, marcha anormal, microcefalia/macrocefalia, distúrbio de comportamento

Hepatomegalia/hepatopatia, pancreatite, urolitíase, disfunção tubular renal

Deslocamento de cristalino, atrofia óptica

Alterações esqueléticas

Alopecia, alterações pigmentares na pele e nos cabelos

Odor peculiar na urina ou no paciente

Doença aguda precipitada por estresse (infecção, jejum, cirurgia ou indiscrição alimentar)

Adolescente até a fase juvenil

Retardo mental, estupor ou ataxia episódica, sintomas neuropsiquiátricos, letargia, coma

Oclusão vascular prematura

Hepatomegalia, urolitíase

Deslocamento do cristalino, retinite pigmentar

Alterações esqueléticas

Odor peculiar

Doença aguda precipitada por estresse (infecção, jejum, cirurgia ou indiscrição alimentar)

Quadro 47.3 ▷ Aminoacidopatias e acidemias orgânicas: principais alterações laboratoriais

Acidose metabólica/alcalose respiratória
Hiperamonemia
Hipo/hiperglicemia
Cetonúria/cetose
Aumento do *anion gap*
Neutropenia/trombocitopenia
Alterações megaloblásticas
Diminuição nos níveis séricos de vitamina B_{12}, ácido fólico, ácido úrico e creatinina
Cristais na urina

Modificado de Shih, 2003.

Quadro 47.4 ▷ Aminoacidopatias e acidúrias orgânicas: principais sinais e sintomas neurológicos

Retardo psicomotor progressivo
Hipotonia/hipertonia
Convulsões
Crises encefalopáticas (episódios de coma e convulsões generalizadas)
Ataxia
Sinais extrapiramidais (distonia, atetose, discinesia etc.)
Sinais piramidais (paralisia cerebral)
Mioclônus
Macrocefalia/microcefalia
Paresia e hemiplegia
Alterações nos exames de neuroimagem

séricas de aminoácidos (AAC), *anion gap* aumentado, hipoglicemia, hiperamonemia, acidemia láctica ou cetose/cetonúria (AO). Enfatize-se que a cetonúria é achado importante nas AO e a hiperamonemia, nas AAC, pois usualmente não ocorrem em RN gravemente enfermos de causa não metabólica. A hiperamonemia ocorre em um grupo de aminoacidopatias chamado de doenças do ciclo da ureia e em algumas acidemias orgânicas (acidemias propiônica, metilmalônica, isovalérica e 3-hidroxi-3-metilglutárica) com grave sintomatologia clínica e fatais em uma porcentagem alta dos casos.

Em crianças de mais idade, a apresentação do quadro clínico é mais variável, porém as manifestações neurológicas também são bastante frequentes, quando não as únicas. Esses pacientes podem apresentar a forma crônica progressiva, caracterizada por atraso no desenvolvimento físico e ou psicomotor/retardo mental, recusa alimentar, vômitos, infecções de repetição, hipotonia e outros sinais neurológicos, ou a forma crônica intermitente, com episódios recorrentes de cetoacidose, dispneia, taquipneia, convulsões, letargia, coma e outros sinais neurológicos, que podem ser acompanhados de sintomas em outros órgãos, principalmente o fígado (síndrome de Reye). O início da sintomatologia é geralmente precipitado por indiscrição alimentar (alta ingesta proteica) ou, mais comumente, por infecções recorrentes, desidratação, procedimento cirúrgico ou jejum, que caracterizam situações de catabolismo. Durante a descompensação metabólica, ocorrem proteólise acelerada e aumento nas concentrações dos aminoácidos ou ácidos orgânicos acumulados em virtude do bloqueio hereditário da rota metabólica comprometida.

DIAGNÓSTICO

O diagnóstico das aminoacidopatias e das acidemias orgânicas é fundamentalmente laboratorial e costuma ser feito por aumento significativo (duas a 50 vezes os valores de referência) na concentração sérica de um ou mais aminoácidos para as AAC e na concentração urinária de vários ácidos orgânicos nas AO. No caso das AAC, a investigação é feita rotineiramente em sangue e urina, visto que pequenas elevações ou diminuições de aminoácidos só podem ser observadas no sangue, enquanto nos defeitos de transporte tubular renal as anormalidades serão mais evidentes na urina e caracterizadas por aumento na excreção de vários aminoácidos. Com exceção da hiperglicinemia não cetótica (aumento dos níveis de glicina) e dos defeitos do metabolismo da serina (diminuição dos níveis de serina), o líquido cefalorraquidiano (LCR) é raramente útil no diagnóstico das AAC. Já o diagnóstico das AO é feito fundamentalmente em urina, pois os ácidos orgânicos apresentam depuração renal elevada, provavelmente em razão de sua alta toxicidade.

Tendo em vista que as concentrações de aminoácidos e de ácidos orgânicos nos líquidos biológicos se alteram com a idade, o estado nutricional e o quadro clínico, e que várias medicações interferem nos exames, é mister que essas informações estejam disponíveis para que o bioquímico possa interpretar de maneira correta as alterações verificadas. A temperatura e o tempo de estocagem e de transporte das amostras após a coleta até o laboratório de referência também são importantes, uma vez que podem ocorrer transformações químicas nesses compostos, alterando sua concentração e tornando duvidosa a interpretação dos achados. Usualmente aconselha-se que as amostras de urina e líquor sejam imediatamente congeladas, enquanto as de sangue devem ser centrifugadas sem demora e os plasmas separados e congelados a no mínimo $-20^{\circ}C$.

O Quadro 47.5 mostra as principais indicações para análise de aminoácidos e ácidos orgânicos. Por sua vez, a Figura 47.2 mostra um protocolo para o diagnóstico das AAC e das AO.

A investigação inicial dessas enfermidades começa pelos exames de rotina, que podem ser feitos em qualquer hospital e que consistem na verificação de pH e bicarbonato séricos (gasometria arterial), eletrólitos, glicose, amônia, lactato e ácido úrico. Além desses, podem ser realizados outros testes

Quadro 47.5 ▷ Principais indicações para a determinação de aminoácidos e ácidos orgânicos nos líquidos biológicos

Crise metabólica de causa desconhecida (hiperamonemia, acidose metabólica, acidemia láctica, hipoglicemia, cetonemia, cetonúria neonatal, citopenia)
Manifestações clínicas de intoxicação sistêmica com vômitos incoercíveis
Doença neurológica de causa desconhecida
Encefalopatia com ou sem convulsões
Acidose metabólica persistente
Hepatopatia de causa desconhecida
Doença multissistêmica com sintomas progressivos
Distúrbio de metabolismo energético
História prévia de morte neonatal ou parente com quadro semelhante na família
Consanguinidade entre os pais
Intolerância à proteína

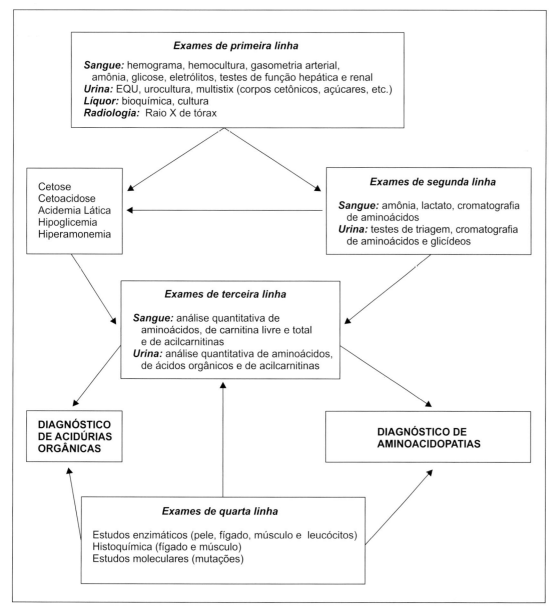

Figura 47.2 ▷ Protocolo para o diagnóstico das aminoacidopatias e das acidemias orgânicas.

simples de triagem para doenças metabólicas em urina, como os testes de Benedict para açúcares redutores, da dinitrofenil-hidralazina para cetoácidos, do cianeto nitroprussiato para os aminoácidos com grupo SH, do nitrosonaftol para os metabólitos da tirosina e a detecção de sulfito, bem como uma análise semiquantitativa de aminoácidos (cromatografia em papel ou em camada delgada) em sangue e urina, os quais podem ser suscetíveis a falso-positivos e falso-negativos. Por outro lado, as dosagens quantitativas de aminoácidos ou de ácidos orgânicos devem ser sempre realizadas. Recentemente, o desenvolvimento da metodologia de espectrometria em massa em *tandem* (MS/MS) para identificação e quantificação de vários aminoácidos e ácidos orgânicos possibilitou a detecção de dezenas dessas patologias em curto tempo de análise. Enfatize-se que as principais vantagens do uso do MS/MS são a rapidez (2 a 20 minutos para análise total de até 41 analitos) e o baixo custo de análise, bem como a coleta e o transporte da amos-

tra biológica, uma vez que é coletado sangue total impregnado em papel-filtro, o qual pode ser transportado à temperatura ambiente. Cabe salientar, entretanto, que essa metodologia ainda é utilizada fundamentalmente para triagem, especialmente neonatal, necessitando, para a maioria das AAC e AO, para um diagnóstico final e confirmativo, a quantificação dos metabólitos por cromatografia líquida de alta *performance* ou cromatografia líquida de troca iônica (aminoácidos) e por cromatografia gasosa acoplada à espectrometria de massa (ácidos orgânicos). Os Quadros 47.6 e 47.7 mostram, respectivamente, as AAC e AO identificáveis por MS/MS no período neonatal.

Aminoacidopatias

A análise quantitativa de aminoácidos costuma ser feita por autoanalisador de aminoácidos (cromatografia de troca iônica) ou por cromatografia líquida de alta *performance*

Quadro 47.6 ▷ Aminoacidopatias diagnosticadas por triagem neonatal por espectrometria de massas em *tandem*

Aminoácido anormal	Possíveis causas	Sinais clínicos	Tratamento
Arginina	Deficiência de arginase Doença hepática	Retardo mental, espasticidade, microcefalia	Dieta hipoproteica, benzoato, fenilbutirato
Citrulina	Citrulinemia tipo 1 Citrulinemia tipo 2 Acidúria argininossuccínica Intolerância a proteína com lisinúria Doença hepática	Recusa alimentar, letargia, coma, hiperamonemia	Dieta hipoproteica, benzoato, fenilbutirato, arginina
Leucina	Doença da urina do xarope do bordo	Recusa alimentar, letargia, coma, edema cerebral	Dieta restrita em aminoácidos de cadeia ramificada, tiamina
Metionina	Homocistinúria Deficiência de metionina-adenosil-transferase Deficiência de glicina-N-metil-transferase Deficiência de S-adenosil-homocisteína-hidrolase Tirosinemia tipo I Doença hepática Prematuridade	Usualmente assintomática no período neonatal, retardo mental, trombose, catarata	Dieta pobre em metionina, piridoxina, ácido fólico, betaína
Fenilalanina	Fenilcetonúria Defeitos na síntese de biopterina Di-hidrobiopterina-redutase Doença hepática Prematuridade	Retardo mental, microcefalia	Dieta pobre em fenilalanina
Prolina	Hiperprolinemia tipo 1 Hiperprolinemia tipo 2 Acidose láctica Doença hepática	Convulsões, retardo de desenvolvimento	Piridoxina (para tipo 2)
Tirosina	Tirosinemia tipo 1 Tirosinemia tipo 2 Tirosinemia tipo 3 Tirosinemia transitória do neonato Doença hepática Prematuridade	Insuficiência hepática (tipo 1) fotofobia (tipo 2), queratose (tipo 2), atraso (tipos 2 e 3)	Dieta pobre em fenilalanina e tirosina (tipos 1, 2 e 3), NTBC (tipo 1)

Adaptado de Pasquali e cols., 2006.

CAPÍTULO 47 ▷ Aminoacidopatias e Acidemias Orgânicas

Quadro 47.7 ▷ Acidemias orgânicas diagnosticadas por triagem neonatal por espectrometria de massa em *tandem*

Acilcarnitina anormal	Causas	Sinais clínicos	Tratamento
Aumento C3	Acidemia propiônica Acidemia metilmalônica Prematuridade Dieta pobre em vitamina B_{12}	Acidose metabólica, hiperamonemia, coma, hipotonia/hipertonia	Dieta especial, carnitina, vitamina B_{12}, biotina, outras vitaminas
Aumento C5	Acidemia isovalérica Deficiência da 2-metil-butiril-CoA-desidrogenase Antibióticos	Acidose metabólica, hiperamonemia, coma	Dieta especial, carnitina, glicina
Aumento C4	Deficiência da isobutiril-CoA-desidrogenase Deficiência SCAD	Falha de crescimento, deficiência de carnitina, cardiomiopatia	Carnitina
Aumento C5-DC	Acidemia glutárica tipo1 Doença renal	Macrocefalia, atrofia cerebral, hipotonia, distonia, degeneração de gânglios da base	Dieta especial, carnitina, tratamento rigoroso na vigência de febre e infecções
Aumento C5-OH	Deficiência de 3-metilcrotonil-CoA-carboxilase Deficiência de biotinidase Prematuridade	Retardo de desenvolvimento, acidose metabólica, hipoglicemia	Carnitina, dieta pobre em proteína
Aumento C5-OH e C5:1	Deficiência de 3-cetotiolase Deficiência de 2-metil-3-hidroxibutiril-CoA-desidrogenase	Acidose metabólica, vômito, dor de cabeça, hiperamonemia ocasional	Dieta pobre em proteína, carnitina, evitar jejum
Aumento C6-DC e C5-OH	Deficiência de 3- hidroxi-3-metil-glutaril-CoA-liase Prematuridade Cetose	Hipoglicemia, retardo mental, epilepsia	Evitar jejum, carnitina, glicose EV, tratamento rigoroso na vigência de infecção
Aumento C5:1, C3 e C5-OH	Deficiência de holocarboxilase-sintetase Deficiência de biotina	Vômito, cetoacidose, desidratação, coma, *rash* cutâneo, alopecia	Biotina
Aumento C6, C8 e C10:1	Deficiência da desidrogenase de acil-CoA de cadeia média (MCAD) Medicações Dieta	Hipoglicemia, morte súbita	Alimentação frequente, dieta pobre em gorduras, carnitina
Aumento C16-OH, C16:1-OH, C18-OH, C18:1-OH	Deficiência da desidrogenase de 3-hidroxi-acil-CoA de cadeia longa (LCHAD) Sepse	Hipoglicemia, cardiomiopatia, morte súbita	Alimentação frequente, dieta pobre em triglicerídeos de cadeia média, baixas doses de carnitina
Aumento C4	Deficiência da desidrogenase de acil-CoA de cadeia curta (SCAD) Deficiência de isobutiril-CoA-desidrogenase	Hipotonia (?)	Alimentação frequente, dieta pobre em gorduras, carnitina
Diminuição C0 e C2	Deficiência primária de carnitina Prematuridade Filho de mãe vegetariana Medicação	Hipoglicemia, cardiomiopatia, hipotonia, morte súbita	Carnitina
Aumento C0 e C0/C16+C18	Deficiência de carnitinapalmitoil-transferase I (CPT I) Sepse	Hipoglicemia	Alimentação frequente, dieta pobre em triglicerídeos de cadeia média
Aumento C16, C16:1, C18, C18:1 e diminuição C0	Deficiência de carnitina palmitoil transferase II (CPT II) Deficiência da translocase carnitina acilcarnitina (CACT)	Hipoglicemia, cardiomiopatia, dismorfismo	Alimentação frequente, dieta pobre em triglicerídeos de cadeia média, carnitina
Aumento C4, C5, C5DC, C6, C8, C10, C16	Deficiência de múltiplas acil-CoA-desidrogenases (MADD)	Hipoglicemia, acidose metabólica, vômito recorrente, hepatomegalia	Alimentação frequente, dieta pobre em triglicerídeos de cadeia média, carnitina, riboflavina

Adaptado de Pasquali e cols., 2006.

C0: carnitina livre; C2: acetilcarnitina; C3: propionilcarnitina; C4: butirilcarnitina; C5: isovalerilcarnitina; C5DC: glutarilcarnitina; C5:1: tiglilcarnitina; C5-OH: 3-hidroxi-isovalerilcarnitina; C6: hexanoilcarnitina; C8: octanoilcarnitina; C10: decanoilcarnitina; C10:1: decenoilcarnitina; C14: tetradecanoilcarnitina; C14:1: tetradecenoilcarnitina; C16: hexadecanoilcarnitina; C16:1: hexadecenoilcarnitina; C16-OH: 3-hidroxi-hexadecanoilcarnitina; C16:1OH: 3-hidroxi-hexadecenoil-carnitina; C18: octanoilcarnitina; C18:1: octadecenoilcarnitina; C18-OH: 3-hidroxi-decanoilcarnitina; C18:1-OH: 3-hidroxi-octadecenoilcarnitina

(HPLC) em coluna de fase reversa.[12-14] Nos últimos anos, a técnica por HPLC tem sido cada vez mais utilizada, provavelmente por seu custo menor e maior rapidez no processamento das amostras. No entanto, no caso de suspeita de doenças do ciclo da ureia, o autoanalisador de aminoácidos ainda é a metodologia de escolha, pois identifica com maior precisão os aminoácidos dessa rota metabólica (arginina, ácido argininossuccínico, citrulina e ornitina). Para o diagnóstico da maioria das AAC, amostras de sangue em jejum ou logo antes de alimentação são mais adequadas. Para o caso de suspeita de doenças do ciclo da ureia, as amostras de sangue pós-prandial são mais efetivas, pois a hiperamonemia e elevações substanciais dos aminoácidos envolvidos nesse ciclo são identificadas com maior precisão no estado alimentado. Para a análise de aminoácidos na urina, a primeira amostra de urina da manhã (5mL) é a opção de escolha, embora amostras casuais possam ser analisadas com segurança. Apesar de as técnicas quantitativas de análise de aminoácidos serem bem mais acuradas do que as semiquantitativas (cromatografia em papel ou em camada delgada e eletroforese), estas últimas ainda são vantajosas, principalmente em estudos de triagem para EIM, por seu custo muito menor de análise, o que poderia justificar seu uso em países em desenvolvimento. No entanto, a quantificação de aminoácidos pelas técnicas mais sofisticadas torna-se imperativa nos defeitos do ciclo da ureia, na monitoração do tratamento e quando é muito forte a suspeita de aminoacidopatia. Nesses casos, 1mL de plasma constitui um volume adequado para realização das análises pertinentes.

O Quadro 47.8 mostra os principais EIM dos aminoácidos identificados pelo aumento (ou diminuição) dos níveis plasmáticos e/ou urinários de aminoácidos.

Acidemias orgânicas

O desenvolvimento da cromatografia gasosa aplicada para a detecção de ácidos orgânicos em líquidos biológicos possibilitou, a partir da segunda metade da década de 1960, o diagnóstico acurado das AO e a detecção de um número crescente de novos distúrbios.[15] A análise de ácidos orgânicos é feita por cromatografia gasosa (CG) ou, de preferência, por cromatografia gasosa acoplada à espectrometria de massa (CG/MS) em colunas capilares, usualmente em amostra ocasional de urina, devendo-se dar preferência, quando possível, à primeira amostra matinal, após o jejum noturno, ou a amostras coletadas durante crises de descompensação.[4,16,17] Outros líquidos biológicos (soro, líquor ou humor vítreo) têm pouco valor para o diagnóstico das AO, mas tornam-se necessários quando do advento de morte súbita sem diagnóstico definido ou nas AO com sintomas exclusivamente neurológicos, sem qualquer manifestação sistêmica.

As amostras de urina devem ser coletadas em volume de 10mL ou mais e imediatamente congeladas a −20°C ou mesmo em temperaturas mais baixas, quando estocadas por longos períodos, visto que alguns ácidos orgânicos são termoinstáveis, sendo degradados à temperatura ambiente. Quando não for possível o envio de amostras de urina congeladas para a análise, deverão ser colocadas duas ou três gotas de clorofórmio para cada 10mL de urina. As outras amostras (soro ou líquor) não devem conter conservantes, devendo ser enviadas para o laboratório congeladas em volumes de 1 a 2mL ou maiores.

O diagnóstico de acidúria orgânica depende da identificação na urina de vários ácidos orgânicos específicos. A verificação de apenas um ácido orgânico elevado geralmente não é muito elucidativa no diagnóstico desses distúrbios, uma vez que indica a possibilidade de vários distúrbios. Em outras ocasiões, o diagnóstico é conseguido somente mediante análise repetitiva de amostras coletadas em períodos distintos, especialmente durante crises com descompensação metabólica, quando as concentrações dos metabólitos anormais aumentam dramaticamente. Em algumas situações, testes de sobrecarga com substratos proximais ao bloqueio metabólito são necessários para detecção dos compostos anormais. Por outro lado, em alguns casos não ocorre a excreção urinária elevada dos metabólitos característicos (acidúria glutárica I tipo baixo excretores) e o diagnóstico só é feito pela determinação da atividade enzimática ou por análise mutacional em células cultivadas (fibroblastos). Deve ser enfatizado ainda que, em crianças gravemente enfermas não afetadas por AO, pode ocorrer aumento na excreção de vários ácidos orgânicos relacionados com mitocondriopatia secundária ou funcional (ácidos láctico, glutárico, glutacônico, ácidos dicarboxílicos e intermediários do ciclo de Krebs). Todas essas situações devem ser analisadas com cuidado para o sucesso do diagnóstico final.

O Quadro 47.9 mostra as principais AO diagnosticadas pelo aumento dos níveis urinários de vários ácidos orgânicos.

Os estudos enzimáticos das AAC e AO raramente são feitos, mas em alguns casos revestem-se de importância para a distinção entre enfermidades com padrões semelhantes de excreção anormal de metabólitos. É o caso, por exemplo, das acidemias lácticas, cujos defeitos bioquímicos variam e cuja descoberta destes pode significar uma terapia adequada para alterar o prognóstico dos pacientes. A medida das carboxilases também é útil na diferenciação da acidemia propiônica (deficiência de propionil-CoA-carboxilase) da deficiência de carboxilases múltiplas. A deficiência de biotinidase, por sua vez, somente é diagnosticada pela análise de atividade enzimática. Neste particular, a biópsia de pele com cultivo de fibroblastos e as biópsias de fígado e de músculo esquelético por punção são importantes para a determinação dessas atividades enzimáticas. Assim, para alguns desses distúrbios, o diagnóstico definitivo só é alcançado pela análise enzimática.

Os estudos moleculares (análise mutacional) estão também disponíveis para muitas AAC e AO e são feitos mediante a detecção de mutações específicas. São particularmente úteis para confirmar o diagnóstico de algumas dessas entidades cujo diagnóstico bioquímico ou enzimático não pode ser feito (p. ex., defeitos de receptores ou proteínas de membrana, ocasional em acidúria glutárica tipo I), ou em doenças que se caracterizam por mutações preponderantes, para o diagnóstico das doenças mitocondriais com acidemia láctica associada, para estudos familiares e para o diagnóstico pré-natal.

Em algumas ocasiões, a criança afetada morre sem definição do diagnóstico da doença neurometabólica suspeita. Nesses casos é essencial a coleta de amostras *post-mortem* para

Quadro 47.8 ▷ Principais distúrbios hereditários do metabolismo associados com alteração dos níveis de aminoácidos no sangue e/ou na urina

Doença	Aminoácido(s)	
	Sangue	Urina
Fenilcetonúria	Fenilalanina ↑	Fenilalanina ↑
Tirosinemia	Tirosina ↑	Tirosina, outros aminoácidos neutros ↑
Doença do xarope do bordo	Valina, leucina, isoleucina e aloisoleucina ↑	Valina ↑, leucina ↑, isoleucina ↑, aloisoleucina ↑
Doenças do ciclo da ureia[a]		
a) Deficiência de acetilglutamina sintetase	Citrulina ↓	
b) Deficiência de carbamilfosfato sintetase	Citrulina ↓	
c) Deficiência de ornitina-transcarbamilase	Citrulina ↓	
d) Citrulinemina	Citrulina ↑	Citrulina ↑
e) Acidúria argininossuccínica	Ácido argininossuccínico ↑, citrulina ↑	Ácido argininossuccínico ↑
Hiperargininemia	Arginina ↑	Arginina ↑
Síndrome HHH	Homocitrulina ↑, ornitina ↑	
Hiperglicinemia não cetótica	Glicina[b] ↑	Glicina ↑
Homocistinúria	Metionina ↑	Homocistina ↑
Deficiência de cistationina β-Sintase	Metionina ↑, homocistina ↑, Homocisteína ↑	Metionina ↑, homocisteína ↑
Intolerância lisinúrica à proteína	Lisina ↑, glutamina ↑, citrulina ↓	Lisina ↑, arginina ↑
Hiperlisinemia	Lisina ↑	Lisina ↑
Histidinemia	Histidina ↑	Histidina ↑
Aspartilglicosaminúria	Aspartilglicosamina ↑	Aspartilglicosamina ↑
Deficiência de creatina	Arginina ↓	
Atrofia *girata*	Ornitina ↑	
Distúrbios da cobalamina (CblB, CblD)	Cistationina ↑	Cistationina ↑
Deficiência de cistationase	Cistationina ↑	Cistationina ↑
Defeitos do transporte de aminoácidos		
a) Doença de Hartnup		Alanina ↑, serina ↑, treonina ↑, glutamina ↑, valina ↑, leucina ↑, isoleucina ↑, fenilalanina ↑, tirosina ↑, triptofano ↑, histidina ↑, citrulina ↑
b) Cistinúria		Cistina ↑, arginina ↑ lisina ↑, ornitina ↑
c) Dicarboxilúria		Ácido aspártico ↑, ácido glutâmico ↑
Iminoglicinúria		Glicina ↑, prolina ↑, hidroxiprolina ↑,
Deficiência de prolidase		glicilprolina ↑
Hiperprolinemia 1 e 2	Prolina ↑	Prolina ↑, hidroxiprolina ↑, glicina ↑
Deficiência da transaminase do GABA	GABA ↑	GABA[c] ↑
B-alaninemia	B-alanina ↑	B-alanina ↑
Deficiência de ornitina-aminotransferase	Arginina ↓	
Hipermetioninemias	Metionina ↑	
Desordens da deficiência de serina	Serina ↓	
Triptofanúria		Triptofano ↑
Hipervalinemia	Valina ↑	Valina ↑

Adaptado de Shih, 2003.
[a] Acompanhada de níveis plasmáticos elevados de amônia, alanina e glutamina.
[b] A concentração de glicina plasmática está aumentada e a razão glicina líquor/plasma > 0,09.
[c] Aumento importante de GABA no líquor.

Quadro 47.9 ▷ Principais acidemias orgânicas diagnosticadas pelo aumento dos níveis urinários de ácidos orgânicos

Doença	Ácidos orgânicos na urina
Acidemia propiônica	Ácido 3-hidroxipropiônico, ácido metilcítrico, ácido 3-hidroxivalérico, propionilglicina
Acidemia metilmalônica	Ácido metilmalônico e metabólitos da acidemia propiônica
Acidemia láctica	Ácido láctico, ácido pirúvico, ácido 2-hidroxibutírico, ácido 4-hidroxifenil-láctico
Acidemia isovalérica	Isovalerilglicina, ácido 3-hidroxi-isovalérico, ácido 4-hidroxi-isovalérico
Deficiência múltipla de carboxilases, deficiência da holocarboxilase sintetase e deficiência de biotinidase	Ácido 3-hidroxi-isovalérico, 3-metilcrotonilglicina, ácido metilcítrico, ácido 3-hidroxoipropiônico, ácido láctico
Deficiência de 3-metilcrotonil-CoA-carboxilase	Ácido 3-hidroxi-isovalérico, 3-metilcrotonilglicina
Acidúria 3-metilglutacônica	Ácido 3-metilglutacônico, ácido 3-metilglutárico, ácido 3-hidroxi-isovalérico
Acidúria 3-hidroxi-3-metilglutárica	Ácido 3-hidroxi-3-metilglutárico, ácido 3-metilglutacônico, ácido 3-metilglutárico, ácido 3-hidroxi-isovalérico, 3-metilcrotonilglicina
Acidúria glutárica tipo I	Ácido glutárico, ácido 3-hidroxiglutárico, ácido glutacônico
Acidúria glutárica tipo II (deficiência múltipla de desidrogenases)	Ácido glutárico, ácido etilmalônico, ácido adípico, ácido subérico, ácido 2-hidroxiglutárico, isovalerilglicina, isobutirilglicina
Acidúria L-2-hidroxiglutárica	Ácido L-2-hidroxiglutárico
Acidúria D-2-hidroxiglutárica	Ácido D-2-hidroxiglutárico
Acidúria fumárica	Ácido fumárico
Acidúria mevalônica	Mevalonolactona, ácido mevalônico
Doença de Canavan	Ácido N-acetil aspártico
Acidúria D-glicérica	Ácido D-glicérico
Hiperoxalúria tipo I	Ácido oxálico, ácido glicólico, ácido glioxílico
Hiperoxalúria tipo II	Ácido oxálico, ácido L-glicérico
Acidúria 4-hidroxibutírica	Acido 4-hidroxibutírico, ácido 3-4-di-hidroxibutírico

esclarecimento diagnóstico e posterior aconselhamento genético e diagnóstico pré-natal. Os estudos mais importantes nessas situações são a determinação quantitativa de aminoácidos no plasma e LCR, a determinação de ácidos orgânicos na urina e de acilcarnitinas em plasma, urina, bile ou papel de filtro impregnado com sangue ou plasma, bem como estudos enzimáticos e moleculares em sangue e biópsias de pele e/ou fígado.

DIAGNÓSTICO PRÉ-NATAL

O diagnóstico pré-natal de doenças metabólicas hereditárias é indicado para casais de risco cujo caso-índice foi diagnosticado com precisão por análise de metabólitos característicos, mediante a ausência ou grave deficiência de uma atividade enzimática e/ou pela detecção da mutação causadora do distúrbio. De modo geral, o risco de recorrência das AAC e AO é da ordem de 25%, visto que a quase totalidade desses defeitos é de transmissão autossômica recessiva.[18]

Os avanços registrados nas últimas décadas no estudo dos EIM promoveram a elucidação dos defeitos enzimáticos e das mutações em muitas AAC e AO, tornando possível o diagnóstico pré-natal seguro para muitas delas. Esse diagnóstico é fundamentalmente realizado: (1) pela análise quantitativa de metabólitos (a maioria das AO e algumas AAC) e atividade enzimática (deficiência de biotinidase) no líquido amniótico obtido por amniocentese transabdominal; (2) pela determinação da atividade enzimática nas células fetais (amniócitos) (diretamente ou cultivadas) imersas nesse líquido (10 a 20mL) ou em vilosidades coriônicas obtidas por biópsia transcervical ou transabdominal (10 a 40mg); e (3) por estudos de análise

CAPÍTULO 47 ▷ Aminoacidopatias e Acidemias Orgânicas

molecular mutacional realizados em amniócitos ou em vilosidades coriônicas.

A amniocentese é geralmente feita entre a 15ª e a 16ª semana de gestação e o risco de aborto é inferior a 0,5%, enquanto a biópsia de vilosidades coriônicas é feita entre a 12ª e a 13ª semana de gestação, sendo o risco de perda fetal de 1%. Os dois procedimentos são realizados com controle ecográfico contínuo.

A coleta de sangue fetal por punção do cordão umbilical com controle ecográfico (a partir da 18ª semana de gestação) é pouco usada para o diagnóstico pré-natal das AAC e AO e está mais indicada na deficiência de arginase (doença do ciclo da ureia) e/ou quando a mulher grávida recorre ao diagnóstico pré-natal tardiamente. O risco de perda fetal é de cerca de 3% a 5%.

Os defeitos mais comuns do metabolismo de aminoácidos e ácidos orgânicos em que o diagnóstico pré-natal é possível, bem como o método utilizado para tal fim, estão apresentados no Quadro 47.10. Convém salientar que a análise do líquido amniótico para determinação quantitativa dos metabólitos

Quadro 47.10 ▷ Diagnóstico pré-natal de algumas aminoacidopatias e acidemias orgânicas

Doença	Produto analisado	Determinação efetuada
Deficiência da redutase da diidropteridina (fenilcetonúria atípica)	VC, amniócitos	Atividade enzimática
Tirosinemia tipo I	LA	Sucinilacetona
	VC	Análise mutacional
Doença do xarope do bordo	VC, amniócitos	Atividade enzimática
		Análise mutacional?
Hiperglicinemia não cetótica	VC	Atividade enzimática
		Análise mutacional
Desidrogenase de 3-fosfoglicerato	VC	Atividade enzimática
		Análise mutacional
Acidúria argininossuccínica	LA	Ácido argininossuccínico
Citrulinemia	VC	Atividade enzimática
Deficiência de OTC	VC, amniócitos	Análise mutacional
Acidemia metilmalônica	LA	Metilmalonato, metilcitrato
	Amniócitos	Atividade enzimática
Acidúria metilmalônica + homocistinúria	LA, VC	Metilmalonato e homocisteína
Amniócitos	Incorporação de [14C]	
		Propionato e síntese
		Cobalamina
Acidemia propiônica	LA	Metilcitrato
	VC, amniócitos	Incorporação de [14C] propionato
		Atividade enzimática
Acidemia 3-metil-3-hidroxiglutárica	LA	3-metil-3-hidroxiglutarato
Acidemia glutárica I	LA	Ácido glutárico
	VC, amniócitos	Atividade enzimática
		Análise mutacional
Acidemia glutárica II	VC, amniócitos	β-oxidação de ácidos graxos marcados
Deficiência de biotinidase	LA, amniócitos	Atividade enzimática
Acidemia isovalérica	LA	Isovalerilglicina
	Amniócitos	Análise enzimática
Acidúria malônica	LA	Ácido malônico
	VC	Atividade enzimática
		Estudo mutacional
Acidúria 4-hidroxibutírica	LA	Ácido 4-hidroxibutírico
	VC, amniócitos	Atividade enzimática
		Estudo mutacional

VC: vilosidades coriônicas; LA: líquido amniótico; OTC: ornitina transcarbamilase.

acumulados deve ser sempre usada em conjunto com os estudos enzimáticos e a análise molecular de DNA, quando as mutações são conhecidas.

TRATAMENTO

O tratamento das AAC e AO deve ser fundamentado: (1) na prevenção do acúmulo de substâncias tóxicas mediante restrição de proteínas ou de outros substratos e inibição do catabolismo, prevenindo infecções, jejum prolongado ou abuso alimentar; (2) na suplementação de vitaminas (precursores de coenzimas) específicas para algumas AAC e AO cujo defeito se dá no nível da coenzima; (3) na eliminação dos metabólitos tóxicos por exsanguineotransfusão, hemodiálise ou diálise peritoneal em períodos de agudização, ou pela administração de produtos que aceleram a excreção de amônia ou de metabólitos acumulados ou que estão depletados; e (4) por medidas de suporte geral, como correção do pH sérico, ventilação mecânica assistida e hidratação adequada.

Nas doenças metabólicas com apresentação aguda neonatal, o tratamento deve iniciar o mais precocemente possível durante as crises metabólicas agudas, mesmo que a etiologia da doença ainda seja desconhecida (Quadro 47.11). Nesse caso, a terapia é mais ampla, sendo dirigida para vários grupos de doenças: acidúrias orgânicas, doenças do ciclo da ureia e defeitos no catabolismo de glicídios e lipídios. Tendo em vista que as AAC e a grande maioria das AO são decorrentes de falta de atividade enzimática em um passo do metabolismo dos aminoácidos, é necessária a retirada de toda proteína da dieta durante as crises. Outro elemento indispensável consiste em manter o anabolismo mediante a administração isocalórica ou hipercalórica (mais de 150kcal/kg/dia), bem como a infusão endovenosa de grandes quantidades de líquidos, para evitar a desidratação. O uso de sonda nasogástrica com alto aporte de alimentação lipídica é muito útil, exceto quando há suspeita de defeito de oxidação de ácidos graxos. À medida que o paciente melhora, deve-se adicionar gradualmente proteína até atingir a quantidade tolerável, que é individual para cada afetado (1 a 2g de proteína/kg/dia). A administração de megadoses de vitaminas específicas ou de coquetel vitamínico durante os episódios agudos também está indicada, visto que o defeito metabólico em algumas AO e AAC se dá no nível da formação das coenzimas, derivadas das vitaminas e essenciais para as reações enzimáticas.

Por outro lado, a terapia dietética de longo prazo é essencial para reduzir as concentrações dos aminoácidos e/ou ácidos orgânicos tóxicos e promover o desenvolvimento normal. Portanto, após a melhora clínica do paciente, é necessário colocá-lo em dieta adequada com restrição de um ou mais substratos que originarão os compostos tóxicos. O Quadro 47.12 mostra os principais produtos comerciais disponíveis para o tratamento de algumas AAC e AO. Essa terapia dietética também é crucial para os pacientes com início tardio do quadro clínico. Para estes, é fundamental reconhecer o quanto antes os sinais indicadores dessas doenças para que seja possível planejar rapidamente seu tratamento.

O fundamental no controle dietético é prover a quantidade necessária de aminoácidos para as necessidades ana-

Quadro 47.11 ▷ Estratégias de tratamento para as aminoacidopatias e acidemias orgânicas

Durante as crises de descompensação sem diagnóstico definido
Ventilação assistida
Correção do pH se necessário
Retirada da proteína da dieta
Administração parenteral de soro fisiológico com glicose
Administração parenteral de alta quantidade de calorias (glicose: 30g/kg/dia; insulina: 0,05 a 0,2U/kg/h, e lipídios: 2 a 4g/kg/dia, em caso de defeito de oxidação de ácidos graxos ser afastado)
Hemodiálise, diálise peritoneal ou exsanguineotransfusão
Coquetel vitamínico parenteral (biotina: 10 a 20mg/dia; riboflavina: 100 a 200mg/dia; tiamina: 300mg/dia; vitamina B_{12}: 1mg/dia)
L-carnitina: 100mg/kg/dia
L-arginina: 2mmol/kg nas primeiras 2 horas e depois 2mmol/kg/dia
Durante a crise de descompensação, após a definição diagnóstica
Medidas gerais de suporte (ventilação etc.)
Administração parenteral de alta quantidade de calorias na forma de carboidratos e lipídios
Administração parenteral de soro fisiológico com glicose
Administração parenteral ou por sonda nasogástrica de proteínas (0,5 a 0,7g/kg/dia)
Correção da acidose metabólica (bicarbonato de sódio)
L-carnitina (100mg/kg/dia)
Uso de vitaminas específicas
Terapia a longo prazo
Restrição proteica ou de outros substratos
Suplementação de aminoácidos não pertencentes à rota metabólica, vitaminas, sais minerais e L-carnitina

bólicas de uma criança em crescimento (síntese proteica ou de outros derivados de aminoácidos), evitando-se o excesso de ingestão, que levará ao acúmulo dos metabólitos tóxicos. Assim, a determinação da excreção urinária dos ácidos orgânicos (AO), bem como dos níveis séricos de aminoácidos (AAC), e o estado de desenvolvimento físico da criança (peso e altura), incluindo a quantificação dos níveis plasmáticos de albumina e alguns minerais, são essenciais para o monitoramento do tratamento e do estado nutricional do afetado. Tem sido observada uma variabilidade na tolerância à dieta em pacientes com a mesma anormalidade, devendo, portanto, ser considerada caso a caso.

CAPÍTULO 47 ▷ Aminoacidopatias e Acidemias Orgânicas

Quadro 47.12 ▷ Tratamento dietético disponível comercialmente para algumas aminoacidopatias e acidemias orgânicas

Doença	Fórmula especial	Marca
Fenilcetonúria	XP Analog LCP, XP Maxamaid, XP Maxamum AnalogLCD PKU 1 e1Mix, PKU 2, PKU 3	SHS Mead Johnson Milupa
Doença do xarope do bordo	MSUD Maxamaid MSUD Diet Powder MSUD1 e 2	SHS Mead Johnson Milupa
Tirosinemia	XPT Analog, XPT Maxamaid Low PHE/TYR Diet Powder, Tyromex	SHS Mead Johnson Abbott
Homocistinúria	Xmet Maxamaid Low Methionine Diet Powder Hominex-1	SHS Mead Johnson Abbott
Hiperlisinemia	XLys Analog e XLys Maxamaid	SHS
Doenças do ciclo da ureia	UCD1 e 2 Cyclinex	Milupa Abbott
Acidemias metilmalônica e propiônica	XMTVI Analog, XMTVI Maxamaid Protein-Free Diet Powder, Propimex	SHS Mead Johnson Abbott
Acidemia glutárica tipo I	XLys LowTry Analog, XLys LowTry Maxamaid	SHS
Acidemia isovalérica	XLeu Analog e XLeu Maxamaid	SHS

O uso da L-carnitina (50 a 300mg/kg/dia) para os pacientes afetados por várias AO tem sido muito útil em seu tratamento, visto que os ácidos orgânicos tóxicos se unem a essa substância para serem excretados, provocando déficit endógeno de carnitina, que é essencial para o transporte de ácidos graxos para o interior da mitocôndria. Assim, a suplementação por L-carnitina, por um lado, restituiria os níveis normais desse composto, indispensável para o metabolismo energético mitocondrial, e, por outro, auxiliaria a excreção dos compostos tóxicos.

Convém enfatizar que a abordagem terapêutica correta durante as crises de descompensação metabólica potencialmente fatais é igualmente importante. Para isso, deve-se inicialmente reconhecer aquelas situações que predispõem o catabolismo, como infecções, imunização, jejum e cirurgias. Nessas situações, deve-se reduzir ainda mais a ingestão proteica e aumentar a ingestão de carboidratos e lipídios de modo a evitar o catabolismo e promover o anabolismo. O uso de solução endovenosa de glicose ou de sonda nasogástrica noturna é importante nessas situações. A quantidade de proteína adequada deve ser reposta gradualmente 24 ou 48 horas após a melhora clínica, adicionando-se 0,5g/kg a cada 1 ou 2 dias até completar 1,5 a 2g/kg/dia de proteína. O uso de altas doses de L-carnitina (200 a 400mg/kg/dia) também é útil. Se o enfermo deteriorar rapidamente, pode ser necessária a remoção dos produtos tóxicos por hemodiálise, diálise peritoneal ou exsanguineotransfusão.

A seguir, serão abordados alguns aspectos relativos ao diagnóstico e ao tratamento das AAC e AO mais frequentes.

Aminoacidopatias

Fenilcetonúria

A fenilcetonúria (PKU) clássica é a mais frequente AAC, com prevalência estimada em aproximadamente 1:10.000 RN vivos. Há outros variantes, tais como a hiperfenilalaninemia leve e a deficiência do cofator tetrabiopterina. Foi o primeiro EIM a ser tratado eficazmente e ter triagem neonatal.

- **Etiologia:** deficiência da fenilalanina-hidroxilase, que converte a fenilalanina (Phe) em tirosina.
- **Clínica:** os pacientes afetados apresentam dano cerebral grave, com retardo mental severo, paralisia cerebral, convulsões e espasticidade.
- **Diagnóstico:** níveis séricos e urinários elevados de fenilalanina.
- **Tratamento:** restrição de Phe na dieta de modo a se atingirem níveis de Phe inferiores a 360µmol/L na faixa etária de 0 a 10 anos e até 600µmol/L para idades superiores a 10 anos.

Suplementação da dieta com uma mistura de aminoácidos neutros de cadeia longa também é feita comumente com o intuito de impedir a entrada de grandes quantidades de Phe no cérebro dos pacientes.

- **Prognóstico:** com tratamento eficiente e de início precoce, os afetados apresentam desenvolvimento físico e neuromotor normal.

Doença do xarope do bordo

AAC grave, quando não tratada, apresenta sintomatologia semelhante à das AO. Sua prevalência varia de 1:80.000 a 1:200.000 RN vivos. A triagem neonatal para essa doença também é feita em muitos centros especializados.

- **Etiologia:** deficiência do complexo desidrogenase dos α-cetoácidos de cadeia ramificada.
- **Clínica:** a variante grave (clássica) caracteriza-se por encefalopatia progressiva após os primeiros dias de vida, com letargia, coma, convulsões e edema cerebral, enquanto nas formas mais brandas ocorrem atraso no desenvolvimento psicomotor, acidose metabólica, vômitos e piora do quadro neurológico progressivamente ou de maneira intermitente.
- **Diagnóstico:** níveis séricos e urinários elevados de leucina, isoleucina e valina.
- **Tratamento:** o tratamento agudo visa à desintoxicação de um doente em estado grave e é feito por diálise peritoneal ou exsanguineotransfusão. O tratamento a longo prazo é feito por restrição dietética proteica e dos aminoácidos ramificados de modo a manter os níveis séricos de leucina em até 400μmol/L. A suplementação com tiamina (5mg/kg/dia) também deve ser tentada no início da terapia, tendo em vista que uma das variantes da doença responde a este tratamento.
- **Prognóstico:** bom, desde que o tratamento seja precoce e bastante restritivo. Pode haver algum atraso no desenvolvimento psicomotor.

Doenças do ciclo da ureia

Esse grupo é constituído de várias doenças metabólicas hereditárias (p. ex., citrulinemia, deficiência de ornitina transcarbamilase [OTC]), acidúria argininossuccínica e hiperargininemia), tendo em comum uma deficiência na transformação de amônia em ureia, e por isso se caracterizam por hiperamonemia acentuada com seus efeitos neurotóxicos. A mais frequente é a deficiência de OTC, que ocorre em 1:70.000 nascimentos.

- **Etiologia:** deficiência de N-acetilglutamato-sintase (NAGS); deficiência de carbamilafosfato-sintase I (CPS); deficiência de ornitina-transcarbamilase (OTC); deficiência de argininossuccinato-sintase (citrulinemia); deficiência de argininossuccinato-liase (acidemia argininossuccínica); deficiência de arginase (argininemia); síndrome HHH (hiperamonemia, hiper-homocitrulinemia, hiperornitinemia).
- **Clínica:** sintomas neurológicos graves (letargia, coma, convulsões, perda dos reflexos, com vômitos incoercíveis

e hiperventilação) nos primeiros dias de vida. Os pacientes que sobrevivem ou apresentam variantes mais brandas caracterizam-se por encefalopatia progressiva com atraso no desenvolvimento físico e psicomotor, letargia, ataxia e convulsões, sintomatologia intermitente, caracterizada por sintomas psiquiátricos com alterações comportamentais, encefalopatia com desorientação, letargia e psicose, associados com alta ingesta proteica ou catabolismo acelerado (infecções, cirurgia etc.).

- **Diagnóstico:** hiperamonemia com alcalose respiratória, elevação nas concentrações séricas de glutamina e alanina (secundária à hiperamonemia) e específicas dos aminoácidos citrulina (citrulinemia), ácido argininossuccínico (acidúria argininossuccínica), arginina (argininemia) ou ornitina e homocitrulina (síndrome HHH). Diminuição sérica dos aminoácidos citrulina e arginina (NAGS, CPS e OTC).
- **Tratamento:**
  - Agudo: suspensão de dieta proteica, instituição de alta ingesta calórica (promover anabolismo), remoção de amônia (detoxificação por diálise peritoneal ou hemodiálise) e administração de benzoato de sódio (350mg/kg/dia), fenilbutirato (350mg/kg/dia) e lactulose (20g/dia), suplementação de arginina (350mg/kg/dia) para alguns desses defeitos metabólicos.
  - Crônico: restrição proteica e suplementação dos aminoácidos deficientes citrulina e/ou arginina para alguns desses distúrbios.
- **Prognóstico:** reservado.

Hiperglicinemia não cetótica

Nesse distúrbio raro do metabolismo de aminoácidos, a glicina não se converte em serina, acumulando-se nos tecidos, em especial no cérebro. Como a glicina é um neurotransmissor excitatório, ocorre encefalopatia grave. A prevalência varia entre 1:55.000 e 1:100.000 nascimentos.

- **Etiologia:** deficiência no sistema enzimático de conversão da glicina em serina.
- **Clínica:** encefalopatia convulsiva grave no período neonatal ou mais tarde (variante com sintomatologia mais branda) com doença neurodegenerativa progressiva.
- **Diagnóstico:** aumento nos níveis liquóricos e séricos de glicina, com relação líquor/soro > 0,09 (valor de referência – até 0,04).
- **Tratamento:** experimental com dextrometorfan (5 a 10mg/kg/dia), ketamina (5 a 10mg/kg/dia), benzoato e ácido folínico.
- **Prognóstico:** pobre.

Acidemias orgânicas

O Quadro 47.13 mostra a frequência relativa das muitas AO em várias populações.

Acidemia metilmalônica

Uma das mais frequentes AO, sua prevalência é estimada em torno de 1: 48.000 RN vivos.

Quadro 47.13 ▷ Frequência relativa das acidemias orgânicas em várias populações

	Ryiadh (3 anos)	Paris (20 anos)	San Diego (2 anos)	Freiburg (18 anos)	Ásia (8 anos)	Singapura (14 anos)	Tailândia (4 anos)	Brasil (15 anos)
Número de acidemias orgânicas detectadas	307	196	115	242	151	42	12	240
Acidemias lácticas	125 (41%)	66 (34%)	41(36%)	53(22%)		ND	ND	63 (26,3%)
Acidemia metilmalônica	31 (10%)	31 (16%)	20(17%)	34(14%)	74(49,0%)	7 (17%)	3 (25%)	36 (15%)
Acidemia propiônica	30 (10%)	21(10%)	21(18%)	33(13%)	23(15,2%)	8 (20%)	2 (17%)	20 (8,33 %)
Acidemia glutárica tipo I	10 (3%)	11 (6%)	ND	7(3%)	6(4,0%)	5 (12%)	1 (8%)	36 (15%)
Acidemia isovalérica	5 (2%)	14 (6%)	ND	16(6%)	1(0,7%)	ND	3 (25%)	7 (2,92 %)
Deficiência de biotinidase	8 (2%)	ND	ND	18(7%)	ND	ND	ND	5 (2,08 %)
Deficiência de carboxilase múltipla	18 (6%)	11(6%)	15(13%)	2(1%)	15 (9,9%)	ND	1 (8%)	4 (1,67%)
Acidemia 3-hidroxi-3-metilglutárica	ND	ND	ND	9(4%)	4 (2,6%)	ND	ND	17 (7,08%)
Defeitos de oxidação de ácidos graxos	18 (6%)	27(14%)	ND	34(14%)	9 (6,0%)	10 (24%)	1 (8%)	20 (8,33%)
Outros	74 (24%)	25(17%)	18	51(21%)	19 (12,6%)	12 (28,6%)	1 (8%)	33 (13,7%)

Os resultados foram obtidos de vários estudos da Arábia Saudita, França, EUA, Ásia, Cingapura, Tailândia e ncssos presentes resultados (Brasil); ND, não detectado.

Acidemia metilmalônica (continuação)

- **Etiologia:** deficiência da L-metilmalonil-CoA-mutase, que converte a L-metilmalonil-CoA em succinil-CoA.
- **Clínica:** encefalopatia grave caracterizada por letargia, coma, convulsões, acidose metabólica, hipotonia/hipertonia no período neonatal. Outras variantes podem ser mais brandas, com uma forma de degeneração progressiva do SNC ou intermitente com episódios de coma cetoacidótico, letargia, ataxia e síndrome de Reye.
- **Diagnóstico:** concentrações urinárias elevadas de ácido metilmalônico e dos metabólitos do ácido propiônico (propionilglicina, ácidos 3-hidroxipropiônico e metilcítrico), bem como aumento sérico de glicina e, às vezes, de alanina . Aumento de propionilcarnitina no sangue.
- **Tratamento:** o tratamento agudo visa à desintoxicação do paciente durante as crises de descompensação. A longo prazo utilizam-se fórmula especial com restrição dos aminoácidos isoleucina, valina, metionina e treonina, restrição proteica (1,5 a 2g/kg/dia) e suplementação de carnitina (100mg/kg/dia). Administração de vitamina B_{12} também é indicada nos casos em que o defeito se encontra na síntese ou ativação dessa vitamina (variantes CblA, CblB, CblC e CblD).
- **Prognóstico:** bom com desenvolvimento físico e psicomotor normal.

Acidemia propiônica

AO relativamente frequente (1:50.000 RN vivos), muito similar, dos pontos de vista clínico e terapêutico, à acidemia metilmalônica.

- **Etiologia:** deficiência da propionil-CoA-carboxilase, que converte a propionil-CoA em D-metilmalonil-CoA.
- **Clínica:** similar à da acidemia metilmalônica, porém mais grave de modo geral.
- **Diagnóstico:** elevação dos níveis urinários do ácido propiônico e metabólitos derivados, bem como de propionilcarnitina no sangue.
- **Tratamento:** semelhante ao da acidemia metilmalônica. A administração de vitamina B_1 também é indicada nos casos em que o defeito se localiza nesse cofator da enzima.
- **Prognóstico:** regular, depende da restrição dietética rígida.

Acidemia isovalérica

A prevalência dessa AO é estimada em 1:200.000 nascimentos.

- **Etiologia:** deficiência da desidrogenase da isovaleril-CoA, que converte a isovaleril-CoA em 3-metilcrotonil-CoA.
- **Clínica:** similar à da acidemia metilmalônica, porém mais grave de modo geral.
- **Diagnóstico:** excreção urinária elevada de isovalerilglicina e ácido 3-hidroxi-isovalérico. Aumento das concentrações sanguíneas de isovalerilcarnitina.
- **Tratamento:** restrição proteica (1,5 a 2g/kg/dia) e principalmente de leucina; suplementação com L-carnitina (100mg/kg/dia) e glicina (250mg/kg/dia).
- **Prognóstico:** bom a regular com terapia restritiva.

Acidúria glutárica tipo I

Doença neurometabólica relativamente frequente (1:40.000-100.000 RN vivos).

- **Etiologia:** deficiência da glutaril-CoA-desidrogenase, que converte a glutaril-CoA em crotonil-CoA.
- **Clínica:** macrocefalia, atrofia frontotemporal, crises encefalopáticas agudas do tipo encefalite, com destruição do estriato, distonia/discinesia.
- **Diagnóstico:** excreção urinária aumentada dos ácidos glutárico, 3-hidroxiglutárico e, às vezes, glutacônico. As concentrações urinárias de ácido glutárico podem ser normais. Aumento dos níveis sanguíneos de glutarilcarnitina.
- **Tratamento:** restrição dietética de lisina; suplementação com L-carnitina.
- **Prognóstico:** bom a ótimo na grande maioria dos pacientes, se o controle for adequado para evitar as crises encefalopáticas.

Deficiência de biotinidase

AO relativamente frequente (1:48.000 nascimentos), faz parte dos testes de triagem neonatal em muitos laboratórios.

- **Etiologia:** deficiência de biotinidase, uma enzima que recicla a biotina, possibilitando seu reaproveitamento.
- **Clínica:** acidose metabólica, hipotonia, convulsões, atraso no desenvolvimento psicomotor, alopecia e dermatite.
- **Diagnóstico:** excreção urinária aumentada dos ácidos láctico, 3-hidroxi-isovalérico, metilcítrico e 3-metilcrotonilglicina. Aumento das concentrações de hidroxi-isovalerilcarnitina no sangue.
- **Tratamento:** biotina (5 a 20mg/dia).
- **Prognóstico:** excelente com o uso de biotina.

Doença de Canavan

Consiste em uma acidúria orgânica essencialmente neurometabólica.

- **Etiologia:** deficiência de aspartoacilase.
- **Clínica:** macrocefalia, retardo mental, convulsões, atrofia cerebelar, alterações nos gânglios da base, leucodistrofia e atrofia óptica.
- **Diagnóstico:** concentrações urinárias elevadas de ácido N-acetilaspártico.
- **Tratamento:** não existe.
- **Prognóstico:** pobre.

Acidúria 3-metilglutacônica

Corresponde a um grupo heterogêneo de doenças caracterizadas bioquimicamente pelo acúmulo tecidual dos ácidos 3-metilglutacônico e 3-metilglutárico, podendo vir acompanhado do ácido 3-hidroxi-isovalérico.

- **Etiologia:** deficiência de 3-metilglutaconil-CoA-hidratase, que converte a 3-metilglutaconil-CoA em 3-hidroxi-

3-metilglutaril-CoA. No entanto, na maioria dos casos, a atividade da enzima é normal e a etiologia desconhecida, provavelmente secundária à mitocondriopatia funcional.

- **Clínica:** sintomatologia neurológica, espasticidade, sinais extrapiramidais, dismorfias, atrofia óptica, miopatia e retardo de crescimento.
- **Diagnóstico:** excreção urinária elevada dos metabólitos ácidos típicos.
- **Tratamento:** restrição proteica e suplementação com L-carnitina na deficiência de 3-metilglutaconil-CoA-hidratase.

REFERÊNCIAS

1. Benson PF, Fenson AH. Genetic biochemical disorders. 1 ed. Oxford: Oxford University Press, 1985.

2. Borden M. Screening for metabolic disorders. In: Nyhan WI (ed.) Amino acid metabolism in clinical medicine, Norwalk: Appleton-Century-Crofts, 1984:401.

3. Chalmers RA, Lawson AM. Organic acids in man. Analytical chemistry, biochemistry and diagnosis of the organic acidurias. 1 ed. London: Chapman and Hall, 1982.

4. Chalmers RA, Purkiss P, Watts RWE, Lawson AM. Screening for organic acidurias and amino acidopathies in newborns and children. J Inher Metab Dis 1980; 3:27-43.

5. Chaves-Carvallo E. Detection of inherited metabolic disorders. Pediatr Clin N Am 1992; 39:801-19.

6. Dionisi-Vici C, Deodato F, Röschinger W, Rhead W, Wilcken B. "Classical" organic acidurias, propionic aciduria, methylmalonic aciduria and isovaleric aciduria: long-term outcome and effects of expanded newborn screening using mass spectrometry. J Inherit Metab Dis 2006; 29(2-3):383-9.

7. Fernandes J, Saudubray J-M, Van Den Berghe G, Walter JH. Inborn metabolic diseases – Diagnosis and treatment. 4 ed. New York: Springer-Verlag, 2006.

8. Hoffmann GF. Selective screening for inborn errors of metabolism – past, present and future. Eur J Pediatr 1994; 153 (Suppl. 1):S2-S8.

9. Hori D, Hasegawa Y, Kimura M, Yang Y, Verma IC, Yamaguchi S. Clinical onset and prognosis of Asian children with organic acidemias, as detected by analysis of urinary organic acids using GC/MS, instead of mass screening. Brain Dev 2005; 27(1):39-45.

10. Lehnert W. Long-term results of selective screening for inborn errors of metabolism. Eur J Pediatr 1994; (Suppl 1):S9-S13.

11. Pasquali M, Monsen G, Richardson L, Alston M, Longo N. Biochemical findings in common inborn errors of metabolism. Am J Med Genet 2006; 142:64-76.

12. Rashed M, Ozand PT, Aqeel A, Gascon GG. Experience of King Faisal Specialist Hospital and Research Center with organic acid disorders. Brain Develop 1994; 16 (Suppl):1-6.

13. Ribeiro E, Cardoso ML, Lima MR, Fortuna AM, Mota MC, Martins E. Prenatal diagnosis of 21 cases of metabolic disorders. Prog Diag Prenat 2000; 12(1):7-13.

14. Scriver CR, Beaudet AL, Sly WS, Valle D. The metabolic and molecular bases of inherited disease. 8 ed. New York: McGraw-Hill, Inc., 2001.

15. Shih VE. Amino acid analysis. In: Blau N, Duran M, Blaskovics ME (eds.) Physician's guide to the laboratory diagnosis of metabolic diseases. 2 ed. London: Chapman & Hall, 2003:11-26.

16. Sweetmann L. Organic acid analysis. In: Hommes FA (ed.) Techniques in diagnostic human biochemical genetics. A laboratory manual. 1 ed. New York: Wiley-Liss, 1991:143-76.

17. Tanaka K, Budd MA, Efron ML. Isselbacher. Isovalericacidemia: a new genetic defect of leucine metabolism. Proc Natl Acad Sci 1966; 56:236-42.

18. Wajner M, Coelho DM, Ingrassia R et al. Selective screening for organic acidemias by urine organic acid CG-MS analysis in Brazil: fifteen-year experience. Clin Chim Acta 2009; 400:77-81.

48

Erros Inatos do Metabolismo de Carboidratos

Roberto Giugliani ▪ Carolina F. Moura de Souza
Ida Vanessa D. Schwartz

INTRODUÇÃO

Os erros inatos do metabolismo dos carboidratos podem ser divididos em quatro grupos principais, formados pelas doenças de acúmulo de glicogênio (glicogenoses), distúrbios do metabolismo da galactose (galactosemias), defeitos do metabolismo da frutose e hipoglicemia por hiperinsulinemia persistente. A seguir, será apresentado um resumo dos aspectos genéticos, bioquímicos, clínicos, diagnósticos e terapêuticos dessas situações.

GLICOGENOSES

As glicogenoses são causadas por defeitos enzimáticos nas rotas de degradação e síntese de glicogênio. A glicólise (quebra direta da glicose) é a principal via de suprimento energético para o organismo logo após o período prandial, e a manutenção dos níveis plasmáticos de glicose durante o jejum depende diretamente da regulação hormonal e da atividade enzimática nas rotas da gliconeogênese (síntese de glicose a partir de outros substratos) e da glicogenólise (síntese de glicose a partir do glicogênio) (Figura 48.1). Essas enzimas estão envolvidas na homeostase da glicose plasmática, localizando-se predominantemente no fígado e no músculo. Quando há um defeito enzimático envolvendo a gliconeogênese e/ou a glicogenólise, o glicogênio acumulado poderá ser anormal tanto em quantidade como em qualidade, ou ambos. O defeito metabólico leva a um quadro clínico marcado por hepatomegalia e hipoglice-

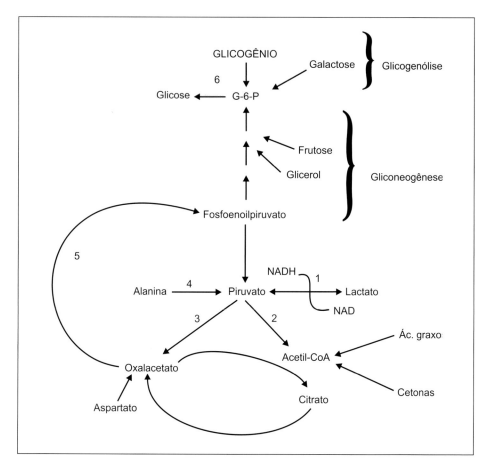

Figura 48.1 ▷ Rota metabólica da gliconeogênese:* (1) lactato-desidrogenase; (2) complexo piruvato-desidrogenase; (3) piruvato-carboxilase; (4) alanina-aminotransferase; (5) fosfoenoilpiruvato-carboxicinase; (6) glicose-6-fosfatase. (*O funcionamento é reverso no caso da glicólise.)

Quadro 48.1 ▷ Classificação das principais glicogenoses

Tipo	Defeito enzimático	Localização	Herança	Tecido envolvido	Principais sintomas
Ia	Glicose-6-fosfatase	17q21	AR	Fígado e rins	Hipoglicemia, acidose láctica, hiperlipidemia, ausência de resposta ao glucagon
Ib	Glicose-6-fosfato-translocases	11q23	AR	Fígado, leucócitos	Hipoglicemia, acidose láctica, infecções de repetição, neutropenia
II	α-glicosidase ácida	17q25.2	AR	Coração, músculo	Cardiomiopatia, insuficiência respiratória, miopatia
III	Enzimas desramificadoras	1p21	AR	Fígado, músculo	Hipoglicemia com resposta ao glucagon, miopatia
IV	Enzimas ramificadoras	3p12	AR	Fígado	Hepatosplenomegalia, cirrose
V	Miofosforilase	11q13	AR	Músculo	Intolerância ao exercício, câimbras, mioglobinúria
VI	Fosforilase hepática	Variável (11, 14, 20)	AR	Fígado	Hepatomegalia e leves hipoglicemia e hiperlipidemia
VII	Fosfofrutoquinase muscular	Variável (12, 21, 10)	AR	Músculo	Fadiga, dor muscular, mioglobinúria
IX	Fosforilase-b-quinase	Xp22	Lig. ao X (IXa)	Fígado	Hipoglicemia, hepatomegalia, hiperlipidemia, melhoram com a idade
		Variável	AR	Músculo	Miopatia, intolerância aos esforços, anemia hemolítica

AR: autossômica recessiva.

mia, se o defeito for relacionado ao glicogênio hepático, ou por fraqueza muscular, câimbras e sinais miopáticos progressivos, se o acúmulo for do glicogênio muscular.[34] Os diferentes tipos de glicogenose vêm sendo enumerados de acordo com a ordem cronológica de descoberta do defeito enzimático, cujas principais características serão apresentadas a seguir (Quadro 48.1). A glicogenose tipo II (doença de Pompe), por apresentar características distintas, será abordada ao final desta seção.

Glicogenose tipo Ia (doença de von Gierke)

Aspectos genéticos

A herança é autossômica recessiva e o gene que codifica para a unidade catalítica da glicose-6-fosfatase humana está mapeado no cromossomo 17q21. Muitas mutações já foram identificadas, algumas restritas a grupos étnicos específicos. Em um estudo brasileiro, as mutações mais encontradas (57% dos alelos) foram a R83C e a Q347X.[26] O diagnóstico pré-natal é possível por análise molecular em líquido amniótico ou vilosidades coriônicas.[13]

Aspectos bioquímicos

A doença é causada pela deficiência da enzima glicose-6-fosfatase, presente no fígado, nos rins e na mucosa intestinal.

Esse defeito impede a transformação do glicogênio hepático em glicose a partir da glicose-6-fosfato (Figura 48.2). Em consequência, existe acúmulo de glicogênio no fígado, levando a hepatomegalia, hipoglicemia, acidose láctica e hiperlipidemias.

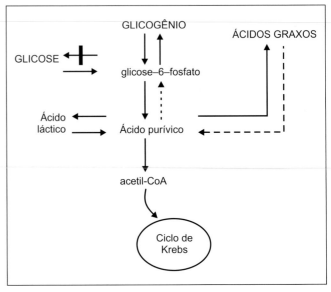

Figura 48.2 ▷ Consequência metabólica relacionada ao defeito da glicose-6-fosfatase.

Aspectos clínicos

Os pacientes com glicogenose tipo Ia podem manifestar os sintomas de hipoglicemia e acidose láctica logo após o nascimento, mas, na maioria dos casos, a suspeita surge após os primeiros meses de vida, a partir de uma criança com abdome protruso em razão de hepatomegalia, obesidade truncal, face arredondada (semelhante à de boneca), extremidades afinadas e baixa estatura. Inicialmente, o fígado é aumentado e mole à palpação, porém, com o tempo, torna-se mais firme e sem demonstrar alterações significativas nas provas de função hepática ou esplenomegalia. Não há risco de desenvolvimento de cirrose hepática. Com a progressão da doença, evidencia-se também o aumento do tamanho dos rins. A hipoglicemia pode manifestar-se com sinais de hiperventilação em virtude de acidose láctica e surge após o jejum de poucas horas ou na vigência de uma infecção aguda na criança. Com relação aos achados laboratoriais, as alterações típicas incluem hipoglicemia, hiperlactacidemia, hiperuricemia e hiperlipidemia com aumento de triglicerídeos, colesterol e da concentração de VLDL, LDL e HDL. Além da baixa estatura e do risco da hipoglicemia, que pode levar a um estado comatoso e dano ao sistema nervoso central, muitas complicações a longo prazo têm sido descritas nos pacientes com glicogenose tipo Ia. Há risco aumentado para o desenvolvimento de adenomas hepáticos na segunda década da vida, os quais são inicialmente benignos, mas devem ser acompanhados, pois apresentam risco de malignidade.[19,23] Alguns pacientes adultos desenvolvem glomerulosclerose, proteinúria, deterioração progressiva da função renal e litíase em virtude de hipercalciúria.[3] Secundariamente à hiperlipidemia, há o risco de aterosclerose, pancreatite, xantomas e anormalidades vasculares. Há também descrição de ovário policístico em meninas adolescentes, osteoporose e gota. Com o diagnóstico precoce e o tratamento eficaz, as complicações a longo prazo podem ser prevenidas e evitadas.

Diagnóstico

A suspeita diagnóstica surge a partir dos achados clínicos e laboratoriais, entrando sempre no diagnóstico diferencial das doenças que causam hipoglicemia e acidose láctica. O diagnóstico definitivo é obtido mediante dosagem enzimática da glicose-6-fosfatase no tecido hepático fresco. A biópsia poderá demonstrar, também, acúmulo de glicogênio, gordura e vacúolos sugestivos de glicogenose. A identificação de mutações específicas em DNA obtido de amostra de sangue pode ser tentada como método não invasivo de diagnóstico, visto que as mutações R83C e Q347X têm sido descritas como prevalentes em caucasianos.[6,26] O fato de as mutações frequentes não serem encontradas não exclui o diagnóstico, que deve ser buscado pela medida da atividade da enzima no fígado.

Tratamento

A principal medida terapêutica consiste em manter os níveis de glicose plasmáticos dentro da normalidade (> 80mg/dL), reduzindo, dessa maneira, a morbidade da doença. As necessidades energéticas e a tolerância aos períodos de jejum variam de acordo com a idade do paciente. Imediatamente após o diagnóstico, institui-se a alimentação noturna, por meio de uma sonda nasogástrica, com o fornecimento de fórmulas lácteas específicas ou água com glicose ou polímeros de glicose por gavagem (8 a 10mg/kg/min de glicose para crianças menores e 7mg/kg/min para crianças maiores). Durante o dia, no primeiro ano de vida, caso não seja possível a amamentação, orienta-se o uso de fórmula com baixa quantidade de lactose e contendo maltodextrina, podendo o açúcar ser substituído lentamente pelo amido pré-cozido (milho ou arroz). Nessa fase, o intervalo de alimentação não deve ultrapassar 2 horas. A partir de 1 ano de idade, o uso do amido de milho não cozido (1,6g/kg a cada 4 horas) pode ser introduzido, pois age como liberador lento de glicose. É fundamental manter alimentações frequentes contendo carboidratos de alta complexidade. As calorias devem ser fornecidas na forma de carboidratos (65% a 70%), proteínas (10% a 15%) e gorduras (20% a 25%). Na maioria dos pacientes jovens, o uso de amido de milho não cozido mantém a normoglicemia por até 7 horas. Independente da idade, deve-se evitar dieta que contenha galactose e frutose (vegetais e frutas), as quais não podem ser convertidas em glicose. Há também indicação de suplementação com multivitamínicos e cálcio. Em alguns casos, quando há aumento exacerbado de ácido úrico, está indicado o uso do alopurinol. O transplante hepático está indicado somente para pacientes adultos que desenvolveram adenomas que estão sob risco de malignidade.[4,22] Outras complicações associadas devem ser tratadas conforme indicado para cada caso.

Glicogenose tipo Ib

Aspectos genéticos e bioquímicos

Diferentemente de outras enzimas da rota do metabolismo do glicogênio, a glicose-6-fosfatase está localizada dentro do retículo endoplasmático e necessita de proteínas de transporte transmembrana para poder agir no citoplasma da célula. Quando há a deficiência dessas enzimas, denominadas translocases, ocorre a deficiência secundária da glicose-6-fosfatase. A herança é autossômica recessiva, e o produto gênico é codificado na região 11q23.

Aspectos clínicos

Os pacientes com glicogenose tipo Ib não são clínica ou bioquimicamente distinguíveis daqueles com glicogenose tipo Ia, exceto por uma suscetibilidade adicional a contrair infecções e anormalidades imunológicas. Os principais achados, além dos sinais clássicos, são a neutropenia e o prejuízo da função neutrofílica, resultando em infecções bacterianas cutâneas de repetição e do trato respiratório inferior. Alguns pacientes podem manifestar esplenomegalia, e a biópsia de medula óssea demonstra, na maioria dos casos, a hipercelularidade. Há relatos de pacientes que desenvolveram a doença de Crohn.[1,27]

Diagnóstico

O diagnóstico é realizado pela medida da atividade da glicose-6-fosfatase em tecido hepático obtido por biópsia.

A deficiência observada no tecido fresco é corrigida quando a análise se faz em tecido que foi congelado, pois a ruptura das membranas que ocorre com o congelamento-descongelamento libera a glicose-6-fosfatase presente no tecido. Análises moleculares específicas podem contribuir para o diagnóstico.

Tratamento

Além do tratamento indicado para prevenir episódios de hipoglicemia e as complicações associadas, está indicado o uso de antibióticos, no tratamento de infecções bacterianas agudas, e profilaxia, para os casos de infecções recorrentes. Nos casos em que ocorre neutropenia severa com deterioração do quadro clínico, está indicado o uso de GCSF (*granulocyte-colony-stimulating factor*) na dose de 3 a 10μg/kg por via subcutânea, duas a quatro vezes por semana. O uso de GCSF induz a proliferação e a diferenciação dos precursores da medula óssea em neutrófilos maduros, reduzindo, desse modo, o risco de infecções de repetição.[13]

Glicogenose tipo III
Aspectos genéticos e bioquímicos

A glicogenose tipo III é causada pela deficiência da enzima desramificadora do glicogênio, sendo herdada de modo autossômico recessivo. O gene responsável pela enzima desramificadora está localizado no cromossomo 1p22, e o diagnóstico pré-natal e a detecção de portadores são tecnicamente difíceis, quando realizados por meio da análise enzimática, mas possíveis pela análise de mutação ou por estudos de ligação.

Aspectos clínicos

O fenótipo clínico, durante a infância, é semelhante ao das pacientes com glicogenose tipo I, porém com maior protrusão do abdome e envolvimento muscular, levando à miopatia. Têm sido descritas duas entidades clínicas distintas: forma hepática-miogênica (glicogenose IIIa) e forma puramente hepática (glicogenose IIIb), mais rara e encontrada somente em 15% dos casos. Classicamente, a deficiência genética das enzimas desramificadoras do glicogênio leva a severa hepatomegalia, hipoglicemia, hiperlipidemia, baixa estatura, miopatia de musculatura esquelética e cardiomiopatia. Alguns pacientes podem evoluir para cirrose e falência hepática. Não há descrição de aumento dos rins. Com o passar do tempo, há melhora do quadro hepático, porém piora do quadro neuromuscular, levando à fadiga, fraqueza e alterações de enzimas musculares. A eletroneuromiografia demonstra distúrbios da condução nervosa e padrão miopático. Usualmente, o eletrocardiograma e o ecocardiograma revelam sobrecarga e hipertrofia ventricular. O desenvolvimento mental é normal quando não há sequelas neurológicas após repetidas hipoglicemias.[8] Em contraste, com relação à glicogenose tipo I, a elevação das transaminases hepáticas e da cetose durante o jejum são mais proeminentes, sendo o lactato sérico e o ácido úrico geralmente normais.[27]

Diagnóstico

A medida da atividade enzimática deficiente da enzima desramificadora indica deficiência marcada nos casos de glicogenose IIIa, defeito que pode ser demonstrado no fígado, no músculo e em outros tecidos, como coração e fibroblastos. Uma forma mais simples de triagem consiste na dosagem de glicogênio eritrocitário, que está elevado nesses pacientes. A análise molecular, apesar de ser mais informativa em grupos étnicos específicos, também pode ser utilizada para o diagnóstico. Com relação ao diagnóstico diferencial com glicogenose tipo I, além dos aspectos clínicos relacionados ao envolvimento muscular, o teste de ingestão de glicose mostra aumento moderado do lactato na glicogenose tipo III, em contraste com a queda abrupta nos pacientes com glicogenose tipo I.[5,13]

Tratamento

O tratamento tem como principal objetivo evitar a hipoglicemia, sendo este mais ameno e tolerável que o tratamento empregado para pacientes com glicogenose tipo I. Em crianças pequenas, emprega-se uma sonda nosogástrica (SNG) durante a noite e a ingesta de amido de milho não cozido durante o dia, o que induz a melhora do crescimento ponderoestatural, diminui o tamanho do fígado e normaliza as transaminases hepáticas. Para pacientes jovens, orienta-se alimentação frequente contendo carboidratos. Alimentos derivados do leite e frutas não são contraindicados, já que são convertidos normalmente em glicose. O prognóstico dos pacientes com miopatia e cardiomiopatia é reservado, pois não há, até o momento, terapia preventiva ou curativa para esses sintomas.

Glicogenose tipo IV
Aspectos genéticos e bioquímicos

Provocada pela deficiência da enzima ramificadora do glicogênio, sendo esta responsável pela formação estrutural da molécula do glicogênio, levando a dificuldades de mobilização, acúmulo e destruição progressiva dos hepatócitos. A herança é autossômica recessiva, e o gene responsável está localizado no cromossomo 3p12. A detecção de portadores é possível mediante dosagem enzimática ou análise molecular.

Aspectos clínicos

O aparecimento da sintomatologia clínica ocorre logo nos primeiros meses de vida, com hepatosplenomegalia e déficit de crescimento. A hipoglicemia é raramente identificada, porém poderá ocorrer com a progressão da doença, quando há cirrose e falência hepática. Uma grande variabilidade clínica tem sido descrita e, além do envolvimento hepático, alguns pacientes manifestam hipotonia grave, atrofia muscular, envolvimento neuronal, cardiomiopatia e morte no período neonatal. Por outro lado, há variantes de aparecimento somente na juventude e casos mistos com manifestações hepáticas e neuromusculares. Achados histológicos de tecidos envolvidos (fígado, músculo, coração) demonstram depósito de material semelhante ao polissacarídeo amilopectina.

Diagnóstico

Os achados clínicos e bioquímicos não são distinguíveis de outras patologias que causam cirrose hepática na infância. A principal pista surge com os achados da biópsia hepática demonstrando o depósito de cadeias longas e polissacarídeos semelhantes à amilopectina. O diagnóstico de glicogenose tipo IV é confirmado com ensaio enzimático para a atividade da enzima ramificadora por biópsia de fígado ou em fibroblastos cultivados e/ou pela análise molecular.[28]

Tratamento

Não há tratamento específico disponível para a glicogenose tipo IV. Orienta-se a manutenção da glicemia em valores normais e bom aporte nutricional. Em alguns casos, quando ocorre rápida progressão para falência hepática, discute-se com cautela a necessidade de transplante hepático como forma de reverter o quadro clínico.

Glicogenose tipo V (doença de McArdle) e glicogenose VII

Aspectos genéticos e bioquímicos

As glicogenoses tipos V e VII, de herança autossômica recessiva, são causadas pela deficiência da atividade da fosforilase (miofosforilase) e da fosfofrutocinase muscular, respectivamente.

Aspectos clínicos

A sintomatologia manifesta-se, geralmente, durante a juventude, com intolerância ao exercício, dor muscular associada a esforço físico vigoroso, câimbras e mioglobinúria. Os ataques de mioglobinúria podem levar à insuficiência renal aguda. Após o exercício, observam-se redução do lactato (o glicogênio não é convertido em ácido láctico) e aumento de creatinoquinase (CK), ácido úrico e amônia.[27]

Diagnóstico

O teste diagnóstico com elevada sensibilidade pode ser feito submetendo-se o paciente a exercício físico vigoroso, seguido da dosagem sérica de lactato, amônia, CK e ácido úrico. A confirmação diagnóstica pode ser obtida com dosagem enzimática e análise molecular, esta última com limitações, já que as mutações são, em sua maioria, restritas a famílias.

Tratamento

O exercício físico vigoroso deve ser evitado para prevenir os ataques de mioglobinúria e câimbras musculares.

Glicogenose tipo VI e glicogenose tipo IX

Aspectos genéticos e bioquímicos

A glicogenose tipo VI refere-se a um defeito da fosforilase hepática e a do tipo IX, a um defeito de uma das quatro subunidades da fosforilase cinase. Em contraste com outras glicogenoses, a do tipo IX apresenta padrão de herança ligado ao X.

Aspectos clínicos

Os pacientes com esse defeito metabólico apresentam-se na infância com hepatomegalia e retardo de crescimento. A hipoglicemia e a hiperlipidemia são variáveis e, se presentes, são geralmente leves. Não há acidemia láctica ou hiperuricemia. No início da puberdade, há regressão do tamanho do fígado, tolerância glicêmica nos períodos de jejum, e a estatura final tende à normalidade.[16]

Diagnóstico

É importante o diagnóstico diferencial com os casos de glicogenose tipo I, o que é possível mediante a história clínica, achados laboratoriais e heredograma. O diagnóstico definitivo é obtido com ensaio enzimático específico no tecido hepático, eritrócitos ou leucócitos.

Tratamento

O tratamento é sintomático. Uma dieta rica em carboidratos e alimentações frequentes previnem os episódios de hipoglicemia.

Glicogenose tipo II (doença de Pompe)

Aspectos bioquímicos

A glicogenose tipo II é uma doença lisossômica de depósito, causada pela deficiência da α-glicosidase A (maltase ácida), enzima responsável pela hidrólise das ligações α-1,4 e α-1,6 da molécula de glicogênio. Em consequência disso, existe acúmulo de glicogênio em vários tecidos, principalmente nos músculos cardíaco e esquelético. Parece existir associação entre a atividade enzimática residual (fenótipo bioquímico) e a idade de início da doença (fenótipo clínico).

Aspectos genéticos

A glicogenose tipo II é uma doença autossômica recessiva. O gene que codifica a α-glicosidase A está localizado no cromossomo 17q25.2-q25.3 e é composto por 20 éxons. A maioria das mutações descritas (aproximadamente de 40 até 2.000) são privadas, sendo 50% mutações de ponto do tipo com sentido trocado. A mutação IVSnt13T→G está presente em aproximadamente um terço dos alelos de pacientes caucasoides adultos com a doença, e a C1941G parece ser comum entre franceses e portugueses.[17,31,32]

Aspectos clínicos

A manifestação clínica principal da glicogenose tipo II é o envolvimento muscular (miopatia). Apesar de ser uma glicogenose, não costuma causar hipoglicemia. Como acontece com todas as doenças lisossômicas de depósito, também apresenta amplo espectro de gravidade das manifestações clínicas associadas, e costuma ser dividida nas formas descritas a seguir (Quadro 48.2).

Forma infantil (generalizada)

É a forma mais grave. Os pacientes apresentam, classicamente, miopatia e cardiomiopatia graves, macroglossia e óbito

Quadro 48.2 ▷ Manifestações clínicas da glicogenose tipo II (com base em Hirschhorn e Reuser, 2000)

Manifestações clínicas	Forma infantil (%*)	Forma juvenil (%*)	Forma adulta (%*)
Idade de início:			
<2 anos	99	58	0
2 a 15 anos	1	42	0
> 15 anos	0	0	100
Fraqueza muscular	96	100	100
Cardiomegalia	95	4	0
Hepatomegalia	82	29	4
Macroglossia	62	8	4

*Porcentagem dos pacientes nos quais a manifestação clínica é encontrada.

durante o primeiro/segundo ano de vida. A hepatomegalia parece ser secundária à insuficiência cardíaca.

Forma juvenil

Afeta, predominantemente, a musculatura esquelética. O paciente tipicamente apresenta retardo do desenvolvimento motor e fraqueza muscular proximal/truncal progressiva; o óbito ocorre, geralmente, na segunda/terceira década de vida.

Forma adulta

Também afeta, predominantemente, a musculatura esquelética. A fraqueza muscular é progressiva e inicia-se entre a terceira e quarta décadas de vida, acometendo precocemente a musculatura respiratória e o diafragma. É descrita a ocorrência de ruptura de aneurismas das artérias cerebrais secundária ao acúmulo de glicogênio na musculatura lisa vascular.

A cognição é preservada em todas as formas da glicogenose tipo II. A causa da morte costuma ser pneumonia de aspiração ou insuficiência respiratória.

Diagnóstico

Diversos testes podem sugerir o diagnóstico, incluindo a pesquisa de linfócitos vacuolados no sangue periférico, a elevação sérica de CK (principalmente na forma infantil) e de enzimas hepáticas (principalmente na forma adulta) e o padrão característico encontrado na cromatografia de oligossacarídeos na urina. Na eletroneuromiografia verificam-se achados miopáticos em todas as formas (pode ser normal na forma adulta), evidência de irritabilidade das fibras musculares (descargas repetidas, ondas agudas positivas, potenciais de fibrilação), sendo comum a ocorrência de pseudomiotonia.

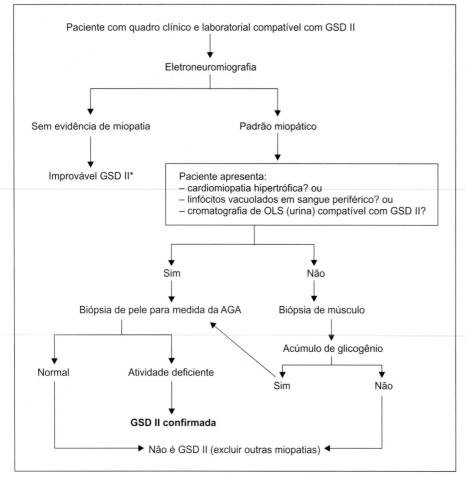

Figura 48.3 ▷ Algoritmo para o diagnóstico de GSD II. (*A eletroneuromiografia pode ser normal em alguns pacientes com a forma adulta.) (GSD II: glicogenose tipo II; OLS: oligossacarídeos; AGA: α-galactosidase A.)

O ecocardiograma e o eletrocardiograma são compatíveis com cardiomiopatia hipertrófica. A biópsia de músculo evidencia grandes vacúolos contendo glicogênio (PAS +). A medida da atividade de α-glicosidase A em fibroblastos cultivados ou músculo é teste definitivo para o diagnóstico dos pacientes com glicogenose II, os quais apresentam marcada deficiência da enzima. Na Figura 48.3 é apresentado um algoritmo para o diagnóstico dos pacientes com suspeita de glicogenose tipo II.

Tratamento

As medidas de manejo incluem fisioterapia motora e respiratória, suporte ventilatório, monitoração da função cardíaca e terapia dietética (dieta hiperproteica com suplementação de alanina e leucina). Um novo tratamento, fundamentado em reposição enzimática, está sendo lançado, apresentando resultados muito animadores.

GALACTOSEMIAS

As galactosemias podem ser causadas pela deficiência da galactose-1-fosfato uridil transferase (GALT), da galactocinase (GALK) ou da galactose 4-epimerase uridina-difosfato (GALE), enzimas envolvidas no metabolismo da galactose (Figura 48.4). Em consequência, existe aumento da concentração sérica/tecidual de galactose e de seus metabólitos. A galactosemia clássica, causada pela deficiência da GALT, é a forma mais frequente de galactosemia e, por isso, será utilizada como modelo neste capítulo.

Aspectos genéticos e bioquímicos

Todas as formas de galactosemia apresentam herança autossômica recessiva. O gene que codifica a GALT está localizado no cromossomo 9p13, tem 4kb e consiste em 11 éxons e 10 íntrons.[20,23,30] Até o momento foram descritas, aproximadamente, 170 mutações. A mutação Q188R está presente em 70% dos alelos de pacientes caucasoides com galactosemia clássica (alelos G) e em 12,5% dos alelos de negroides. A mutação N314D é responsável pela variante Duarte e tem uma frequência de 5,9% na população geral.[10,11] Pacientes N314D/N314D apresentam 50% da atividade da GALT encontrada em indivíduos normais, e os heterozigotos compostos N314D/alelo G, 25% dessa atividade. As estimativas de incidência da galactosemia clássica, de acordo com dados de triagem neonatal, variam entre 1/30.000 e 50.000 recém-nascidos (RN).[35] A deficiência parcial da GALT pode ser até 10 vezes mais frequente. A atividade da GALT nos pacientes com galactosemia clássica é inferior a 5% da média encontrada em indivíduos normais. Pacientes com deficiência parcial da GALT (atividade entre 10% e 50% da atividade média encontrada em indivíduos normais) costumam ser assintomáticos.[25,29]

Aspectos clínicos

A apresentação clínica típica ocorre nas 2 primeiras semanas de vida, após o início de dieta com leite (baixo ganho ponderal, vômitos, diarreia, icterícia, alteração de provas de função hepática, catarata, síndrome de Fanconi renal, anemia hemolítica e sepse por *Escherichia coli*, óbito neonatal). Os sintomas agudos (do tipo "intoxicação") são revertidos após a restrição da ingesta de galactose, tratamento que deve ser mantido durante toda a vida do paciente. Entretanto, nem o diagnóstico precoce nem a dietoterapia adequada parecem prevenir o surgimento de problemas neurológicos, de distúrbios de linguagem ("apraxia verbal") e de insuficiência ovariana.[12,14]

Diagnóstico

Na Figura 48.5 é apresentado um roteiro para o diagnóstico de galactosemia. Deve ser observado que o paciente com galactosemia apresenta níveis elevados de galactose no sangue ou na urina apenas se estiver recebendo galactose na dieta, o que frequentemente não ocorre em crianças agudamente enfermas, tornando a medida direta da galactose pouco informativa nesses casos. Além disso, como a medida da GALT é feita em eritrócitos, ela só será fidedigna se for realizada em pacientes que não foram transfundidos com concentrado de hemácias ou sangue total. Entretanto, pacientes galactosêmicos transfundidos e que estão recebendo galactose costumam permanecer com galactosúria – uma cromatografia de glicídios na urina positiva para galactose fornece, nesses casos, o diagnóstico presuntivo de galactosemia. Esse diagnóstico deve ser confirmado com o ensaio enzimático 3 meses após a realização da última transfusão.[33]

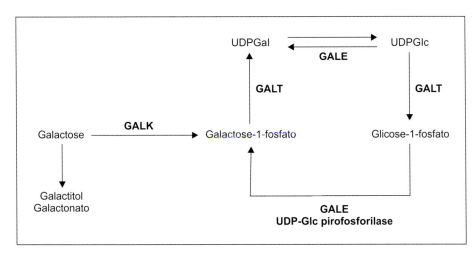

Figura 48.4 ▶ Rota simplificada do metabolismo da galactose. (GALK: galactocinase; GALT: galactose-l-fosfato-uridiltransferase; GALE: galactose-4'-epimerase uridina difosfato.)

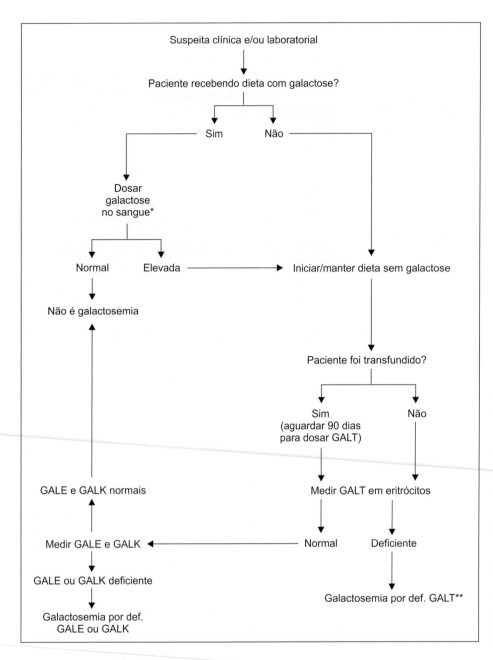

Figura 48.5 ▷ Protocolo proposto para o diagnóstico das galactosemias. (GALT: galactose-l-fosfato-uridiltransferase; GALE: galactose-4-epimerase; GALK: galactoquinase.) (*Não sendo possível a dosagem de galactose no sangue pode-se, alternativamente, pesquisar esse metabólito na urina. Entretanto, pequenas quantidades de galactose são comumente encontradas na urina de qualquer paciente com doença hepática. **Os casos identificados pela triagem neonatal podem apresentar tanto a forma clássica [sintomática] como as formas variantes [assintomáticas] da galactosemia por deficiência de GALT, as quais usualmente não exigem tratamento.)

Tratamento

O tratamento baseia-se em uma dieta sem galactose, por prazo indeterminado.[18]

DISTÚRBIOS DO METABOLISMO DA FRUTOSE

Serão abordados dois distúrbios, a intolerância hereditária à frutose e a deficiência de frutose-1,6-difosfatase.

Intolerância hereditária à frutose

Aspectos genéticos e bioquímicos

A intolerância hereditária à frutose é uma doença autossômica recessiva causada pela deficiência da enzima aldolase B, responsável pela conversão da frutose-1-fosfato em di-hidroacetona fosfato e glicerol-aldeído. Desse modo, a frutose não é convertida em glicose e lactato e o acúmulo de frutose-1-fosfato provoca a inibição da produção de glicose, levando à hipoglicemia. O gene está mapeado no cromossomo 9q13-q32, e a mutação responsável por 67% dos alelos em pacientes europeus e americanos é a A149P.[9]

Aspectos clínicos

A sintomatologia surge, inicialmente, no período de desmame, concomitantemente à introdução de alimentos contendo frutose e/ou fórmulas lácteas. Após a ingesta de frutose, a criança inicia com desconforto gastrointestinal, seguido de vômitos, hipoglicemia, sudorese, letargia e, eventualmente, crise convulsiva. A persistência alimentar leva a déficit de crescimento, hepatomegalia e tendência a evitar alimentos que contenham frutose e sacarose (frutas, sucos, açúcar, balas etc.).[15,24]

Diagnóstico

Deve ser solicitado o teste de tolerância à frutose, o qual deve ser realizado em ambiente hospitalar com acesso a cuidados intensivos. A confirmação se dá por análise enzimática por biópsia hepática e/ou análise de mutação.

Tratamento

Após a confirmação diagnóstica, recomenda-se a eliminação de produtos da dieta que contenham frutose ou sacarose, com especial atenção para fórmulas medicamentosas que contenham esses produtos.

Deficiência de frutose-1,6-difosfatase

Aspectos genéticos e bioquímicos

A deficiência da enzima frutose-1,6-difosfatase é herdada de modo autossômico recessivo, e o gene está localizado no cromossomo 9. Até o momento, foram descritas várias mutações diferentes, algumas restritas a famílias. A deficiência dessa enzima prejudica a formação de glicose a partir de precursores gliconeogênicos (lactato, glicerol, alanina), incluindo a frutose da dieta usual. Com isso, a manutenção da glicemia normal nesses pacientes depende exclusivamente da ingesta de glicose ou galactose e da degradação do glicogênio hepático.

Aspectos clínicos

De acordo com o defeito enzimático envolvido, o sintoma de hipoglicemia aparece logo nos primeiros dias de vida, já que o RN não possui glicogênio hepático suficiente para manter a glicemia normal. Além disso, ocorre o acúmulo dos substratos gliconeogênicos, como lactato/piruvato, glicerol e alanina. A maioria dos pacientes manifesta sintomas até a primeira semana de vida, com sinais de hiperventilação, apneia, irritabilidade, hipoglicemia, cetonúria e grave acidose metabólica decorrente do aumento do ácido láctico. A hipoglicemia não responde ao uso do glucagon e, nos casos em que há hepatomegalia, esta é leve, podendo até mesmo estar ausente. A não detecção do quadro ou a infusão inadvertida de frutose EV pode levar a episódios de crise convulsiva e coma. Com o crescimento da criança, os sintomas tendem a melhorar e os quadros de descompensação metabólica são, geralmente, concomitantes a infecções acompanhadas de febre. O desenvolvimento psicomotor, intelectual e somático tende a ser normal.[2,15]

Diagnóstico

A análise bioquímica durante o episódio de crise revela o acúmulo de lactato, piruvato, alanina, hipoglicemia e acidose metabólica. O diagnóstico definitivo pode ser obtido pela medida da atividade da frutose-1,6-difosfatase, preferencialmente em fígado, córtex renal ou jejuno. Em outros tecidos, como vilosidades coriônicas, não é possível dosar essa enzima.

Tratamento

RN com essa suspeita diagnóstica devem receber infusão contínua de glicose e bicarbonato para controle da hipoglicemia e da acidose metabólica. Em crianças maiores, indica-se a ingesta frequente de carboidratos, especialmente nos períodos em que há infecção associada à febre. Embora não seja totalmente contraindicado, o uso de alimentos que contenham frutose ou sacarose deve ser evitado.

HIPOGLICEMIA HIPERINSULINÊMICA PERSISTENTE (HIPERINSULINISMO CONGÊNITO)

Epidemiologia e aspectos genéticos

A hipoglicemia hiperinsulinêmica persistente (HHP), antigamente denominada "nesidioblastose", é a causa mais comum de hipoglicemia persistente na infância.

Sua incidência é estimada em 1/50.000 RN vivos. A HHP costuma ser classificada em duas formas, conforme as alterações histopatológicas associadas:

HHP difusa

Caracterizada pela presença de células β com núcleo anormal em todo o pâncreas, pode apresentar herança autossômica recessiva (genes envolvidos: SUR 1 ou Kir6.2) ou dominante (genes envolvidos: glicocinase e outros).

HHP focal

Caracteriza-se por hiperplasia adenomatosa focal. Os pacientes podem ser homozigotos para uma mutação paterna no gene SUR 1, localizado no cromossomo 11p15 (dissomia uniparental), ou suas células hiperplásticas podem apresentar perda de heterozigosidade (perda do cromossomo 11p15 materno).

A síndrome de hiperinsulinismo-hiperamonemia tem herança autossômica dominante e é causada por mutações do gene que codifica a glutamato-desidrogenase.

Aspectos bioquímicos

Essa situação ocorre em virtude da hipersecreção de insulina pelas células β do pâncreas. Em consequência, o paciente apresenta hipoglicemia, que tipicamente é não cetótica, difícil de ser controlada com baixas doses de glicose EV (10mg/kg/min), é responsiva à administração de glucagon e não está associada à acidose metabólica ou à elevação do lactato sérico. Os pacientes com a síndrome de hiperinsulinismo-hiperamonemia apresentam também hiperamonemia.

Aspectos clínicos

A HHP difusa e a HHP focal são indistinguíveis do ponto de vista clínico. A manifestação clínica principal é a hipoglicemia grave e persistente, que ocorre tanto em jejum como no período pós-prandial. Muitos pacientes são diagnosticados durante a investigação de crises convulsivas de "difícil controle". Pode ocorrer hepatomegalia leve, e é comum o relato de macrossomia ao nascimento. A idade de início dos sintomas é variável (neonatal, infantil, juvenil); os pacientes com a forma neonatal costumam ser mais graves e menos responsivos à terapia conservadora. Tanto a HHP difusa como a focal podem apresentar remissão espontânea. Esse achado justifica a interrupção anual de tratamento nos pacientes bem controlados, por tempo limitado e sob supervisão médica, para avaliação da necessidade de continuação do tratamento. Não é possível a diferenciação das formas da HHP por exames de imagem do pâncreas.[27]

Diagnóstico

Para confirmação do diagnóstico de HHP é necessária a demonstração de mais um episódio de hiperinsulinemia associado à ocorrência de hipoglicemia não cetótica e responsiva à administração de glucagon. Crianças com HHP podem apresentar concentrações plasmáticas normais de insulina e de peptídeo C durante a hipoglicemia; a confirmação do diagnóstico, nesses casos, é mais difícil, e envolve a realização de investigações adicionais. A medida da amônia plasmática deve ser feita em todo paciente com HHP, para exclusão da síndrome de hiperinsulinismo-hiperamonemia.

Tratamento

A terapia conservadora consiste na administração de glicose EV (10 a 25mg/kg/min), glucagon EV, somatostatina EV e dióxido VO. Deve ser considerado o uso de hidroclorotiazida, nifedipina e octreotide. Se a terapia conservadora for inefetiva, deve ser considerada a realização de pancreatectomia subtotal. Antes da realização da pancreatectomia, devem ser realizadas cateterização venosa pancreática e arteriografia pancreática, únicos exames que, na HHP focal, tornam possível a localização do sítio de hipersecreção de insulina. Os pacientes com a síndrome de hiperinsulinismo-hiperamonemia costumam responder favoravelmente ao diazóxido e à dieta pobre em leucina.[27]

CONSIDERAÇÕES FINAIS

De maneira geral, os quatro grupos de distúrbios do metabolismo dos carboidratos abordados neste capítulo (glicogenoses, galactosemias e defeitos do metabolismo da frutose e hipoglicemia hiperinsulinêmica persistente) incluem doenças agudas e graves, cujo reconhecimento é fundamental para possibilitar a adoção das medidas de manejo disponíveis para a maioria dessas situações.[7] O médico não deve esquecer que, ao lidar com doenças genéticas, deve abordar a família como um todo e levar em consideração, também, as medidas de prevenção de novos casos, como o aconselhamento genético, a detecção de portadores e o diagnóstico pré-natal.

REFERÊNCIAS

1. Ambruso D, McCabe E, Anderson D et al. Infectious and bleeding complication in patient with glycogenosis Ib. AmJ Dis Child 1985; 139:691.

2. Bürhdel P, Böhme H-J, Didt L. Biochemical and clinical observation in four patients with fructose-1,6-diphosphatase deficiency. Eur J Pediatr 1990; 149:574-6.

3. Chen Y-T, Coleman R, Scheiman J, Kolbeck P, Sidbury J. Renal disease in type I glycogen storage disease. N Engl J Med 1988; 318:7.

4. Chen Y-T, Bazzare Ch, Lee MM, Sidbury JB, Coleman RA. Type I glycogen storage disease: nine years of management with cornstrarch. Eur J Pediatr 1993; 152:56-9.

5. Chen YT. A. Glycogen storage diseases. In: Scriver CR, Beaudet AL, Sly WS et al. (eds.) The metabolic and molecular basis of inherited diseases. 8 ed., New York: McGraw-Hill 2000; 1521-51.

6. Chou J, Mansfield B. Molecular genetics of type I glycogen storage disease. Trend Endocrinol Metab 1999; 10:104.

7. Coelho JC, Wajner M, Burin MG et al. Selective screening of 10.000 high-risk Brazilian patients for the detection of inbrn errors of metabolism. Eur J Pediatr 1997; 156:650-4.

8. Coleman RA, Winter HS, Wolf B, Gilschrist JM, Chen Y-T. Glycogen storage disease type III (glycogen debranching enzyme deficiency): correlation of biochemical defects with myopathy and cardiomyopathy. Ann Intern Med 1992; 116:896-900.

9. Cross NCP, De Franchis R, Sebastio G. Molecular analysis of aldolase B genes in hereditary fructose intolerance. Lancet 1990; I:306-9.

10. Elsas LJ, Fridovich-Keil JL, Leslie N.O. Galactosemia: a molecular approach to the enigma. Int Pediatr 1993; 8:101.

11. Elsas LJ, Langley S, Paulk EM, Hjelm LN, Oembure PP. A molecular approach to galactosemia. Eur J Pediatr 1995; 154:21.

12. Donnel GN, Koch R, Bergren WR. Observations on results of management of galactosemic patients. In: Hsia OY-Y (ed.) Galactosemia. Springfield, IL: CC Thoomas, 247-75.

13. Femandes J, Smit GPA. The glycogen-storage diseases. In: Fernandes J, Saudubray J-M, van den Berghe G (eds.) Inborn metabolic disease. Germany: Springer-Verlag, 2000; 87-101.

14. Gibson JB. Gonadal function in galactosemics patients and galactose-intoxicated animals. Eur J Pediatr 1995; 154(suppl 2):14-20.

15. Gitzelmann R, van den Berghe G. Disorders of fructose metabolism. In: Scriver CR, Beaudet AL, Sly WS et al. (eds.) The metabolic and molecular basis of inherited diseases. 8 ed., New York: McGraw-Hill, Steinmenn B, 2000:1489-20.

16. Hendrickx J, Bosshard NU, Willems P, Gitzelmann R. Clinical, biochemical and molecular findings in a patient with X-linked liver glycogenosis followed for 40 years. Eur J Pediatr 1998; 157:919-23.

17. Hoefsloot LH, Hoogeveen-Westerveld M, Oostra BA et al. An Xbal restriction site polymorphism in the acid alpha glucosidase gene (GAA). Nucleic Acids Res 1991; 19:682.

18. Holton JB. Galactosaemia: pathogenesis and treatment. J Inher Metab Dis 1996; 19:3-7.

19. Howell R, Stevenson R, bem-Menachem Y, Phyliky R, Berry O. Hepatic adenomata with type I glycogen storage disease. JAMA 1996; 236:1481.

20. Leslie NO, Immerman EB, Flach JE et al. The human galactose-1 phosphate uridyltransferase gene. Genomics 1992; 14:474.

21. Limmer J, Fleig W, Leupold O et al. Hepatocelular carcinoma in type I glycogen storage disease. Hepatology 1988; 8:531.

22. Matem O, Starzl TE, Amaount W et al. Liver transplantation for glycogen storage disease type I, III and IV. Eur J Pediatr 1999; 158:43-8.

23. Mohandas T, Sparkes RS, Sparkes MC et al. Regional localization of human gene loci on chromosome 9: studies of somatic cell hybrids containing human translocations. Am J Hum Genet 1979; 31:586.

24. Odièvre M, Gentil C, Gautier M, Alagille O. Hereditary fructose intolerance in childhood. Diagnosis, management and course in 55 patients. Am J Dis Child 1978; 132:605-8.

CAPÍTULO 48 ▷ Erros Inatos do Metabolismo de Carboidratos

25. Reichardt JKY, Packman S, Woo SLC. Molecular characterization of two galactosemia mutations: correlation of mutations with highly conserved domains in galactose-1-phosphate uridyltransferase. Am J Hum Genet 1991; 49:860.

26. Reis FC, Caldas HC, Norato OY et al. Glycogen storage disease type Ia: molecular study in Brazilian patients. J Hum Genet 2001; 46, in press.

27. Saudubray JM, Femandes J, van den Berghe G. Inborn metabolic diseases diagnosis and treatment. 3 ed. Springer, 2000.

28. Shin YS. Diagnosis of glycogen storage diseases. J Inher Metab Dis 1990; 13:419-34.

29. Sommer M. Estudos moleculares e relação genótipo-fenótipo na deficiência de galactose 1-fosfato uridil transferase. Tese de Doutorado do Curso de Pós-Graduação em Ciências Biológicas – Bioquímica da Universidade Federal do Rio Grande do Sul. Porto Alegre, 1996.

30. Sparkes RS, Sparkes MC, Funderburk SJ et al. Expression of GALT in 9p chromosome alterations: assignment of GALT locus to 9cen e 9p22. Ann Hum Genet 1980; 43:343.

31. Tzall S, Martiniuk F, Adler A et al. Identification of an Rsal RFLP at the acid alpha glucosidase (GAA) locus. Nucleic Acids Res 1990; 18:1661.

32. Tzall S, Martiniuk F, Ozelius L et al. Further characterization of Pst I RFLPs at the acid alpha glucosidase (GAA) locus. Nucleic Acids Res 1991; 19:1727.

33. Walter JH, Collins JE, Leonard JV Recommendations for the management of galactosaemia. Arch Dis Child 1999; 80:93-6.

34. Wolfsdorf JI, Holm IA, Weinstein DA. Glycogen storage diseases – Phenotypic, genetic, and biochemical characteristics, and therapy. Pediatr Endocrinol 1999; 28(4):801-23.

35. http://www.ncbi.nlm.nih.gov/htbin-post/Omimj. McKusick On Line. 2001.

49

Lisossomopatias

Fernando Norio Arita

INTRODUÇÃO

O grupo das lisossomopatias compreende um crescente, grande e heterogêneo grupo com cerca de 50 doenças diferentes, decorrentes de mutações genéticas, geralmente autossômicas recessivas, que causam defeito funcional no metabolismo lisossomial, que envolve o catabolismo de macromoléculas como glicolipídios, glicoproteínas e glicosaminoglicanos. Consideradas individualmente, são doenças raras, mas, quando analisadas globalmente, sua incidência é da ordem de 1/5.000 nascimentos.

Os lisossomos, descobertos por Christian René de Duve em 1954, representam organelas citoplasmáticas universais, presentes em praticamente todas as células do organismo, exceto nos eritrócitos, que se apresentam como vacúolos delimitados por uma membrana contendo várias hidrolases ácidas, enzimas capazes de degradar diversos tipos de ligações químicas encontradas em macromoléculas, exercendo, assim, a função de digerir esses substratos. As doenças lisossomiais são provocadas por alteração funcional dos lisossomos, a qual pode ser consequência da falta quantitativa de uma enzima específica ou da deficiência qualitativa da atividade enzimática por defeitos em receptores, ativadores ou transportadores. A disfunção lisossomial leva a acúmulo anormal do substrato a ser digerido e a carência dos derivados dessa digestão, seguindo-se uma cascata de anormalidades metabólicas que contribuem para o mau funcionamento celular, com posterior morte neuronal. A expressão clínica e as alterações laboratoriais encontradas nessas doenças são muito variáveis e dependem do tipo de substrato acumulado pela deficiente digestão enzimática, assim como da intensidade e do tipo da deficiência enzimática.

FISIOPATOLOGIA DAS DOENÇAS LISOSSOMIAIS

As enzimas lisossomiais são sintetizadas a partir do RNA mensageiro no retículo endoplasmático rugoso, no qual são glicosiladas. Na maioria das lisossomopatias, a causa da doença é uma redução quantitativa de uma dessas enzimas. No entanto, em algumas delas, as enzimas são produzidas normalmente pelo retículo endoplasmático e estão presentes em quantidades normais nas células, mas são funcionalmente inativas e não conseguem degradar o substrato. Para que as enzimas se tornem biologicamente funcionais são necessárias ativações enzimáticas.

Uma das etapas de ativação enzimática é a da fosforilação da molécula pela manose-6-fosfato, que é um marcador necessário para o reconhecimento das enzimas lisossomiais pelos receptores específicos de manose-6-fosfato e para que a ação enzimática se complete. Sem essa ativação enzimática, a produção quantitativa da enzima está preservada, mas a ação enzimática é nula. Os receptores de manose-6-fosfato também estão presentes na superfície das células e medeiam a endocitose de enzimas lisossomiais secretadas nos espaços extracelulares. Cerca de 10% das enzimas lisossomiais produzidas são excretadas, com possibilidade de absorção pelas células vizinhas ou a distância, com a participação de receptores de membrana específicos.

Outro mecanismo de ativação enzimática ocorre pelas moléculas de glicolipídios não enzimáticos, chamadas proteínas ativadoras de esfingolipídios, que são as saposinas e as proteínas ativadoras de GM2. A degradação lisossomial de esfingolipídios ocorre por ação de hidrolases ácidas específicas. Várias dessas enzimas necessitam de cofatores glicoproteicos não enzimáticos para ativar seus substratos lipídicos. A importância fisiopatológica das proteínas ativadoras de esfingolipídios ficou clara quando a variante AB da gangliosidose GM2 pôde ser atribuída a uma deficiência de uma proteína ativadora específica da hexosaminidase A necessária para a degradação do gangliosídeo GM2, do glicolipídio GA2 e, em menor extensão, do globosídeo. A saposina-B é ativadora de sulfatídeos, e sua deficiência provoca um quadro clínico similar ao da leucodistrofia metacromática nas suas três formas de apresentação. A deficiência de saposina-C leva a um quadro similar ao da doença de Gaucher tipo 3, que é uma doença visceral e neuronopática juvenil, mas a atividade da glicosil-ceramidase é praticamente normal. O diagnóstico desses distúrbios só é possível mediante estudos neuroquímicos de tecidos, cultura de fibroblastos ou biologia molecular.

Esses defeitos do funcionamento celular básico geralmente comprometem múltiplos tecidos e órgãos, provocando distúrbios em vários sistemas do organismo, tanto neurológicos como extraneurológicos, mas existe uma certa especificidade tecidual para o acúmulo de substratos não degradados, dependendo da enzima envolvida. Quando o distúrbio envolve o sistema nervoso central, prejudica o desenvolvimento psicomotor de um modo bastante amplo, com retardo nas aquisições e aparecimento de sinais e sintomas neurológicos progressivos. O comprometimento metabólico extraneurológico leva ao aparecimento de visceromegalias e alterações esqueléticas e oculares, como opacidades corneanas, catarata e mancha vermelho-cereja.

A grande maioria das doenças lisossomiais aparece precocemente, e o comprometimento progressivo e universal do funcionamento do organismo leva rapidamente à incapacitação geral, evoluindo frequentemente para o êxito letal precoce. Entretanto, ao lado dessas mais graves e precoces encontram-se também formas mais leves e mais tardias, de evolução lenta e benigna, inclusive algumas que surgem somente na idade adulta.

Uma das classificações dessas doenças baseia-se no mecanismo fisiopatogênico da doença e do substrato envolvido na digestão lisossomial. Essa classificação pode ser vista no Quadro 49.1, no qual estão listadas as principais doenças lisossomiais conhecidas.

QUANDO SUSPEITAR DE UMA LISOSSOMOPATIA?

Uma vez que representa um dos grupos de doenças neurometabólicas evolutivas, deve ser lembrada uma lisossomopatia sempre que se estiver diante de um quadro de regressão neurológica. A regressão neurológica não é difícil de ser identificada quando há um intervalo livre, ou seja, um período de desenvolvimento neurológico normal precedendo o início da doença. Contudo, nem sempre isso é tão evidente. O reconhecimento de uma doença neurológica progressiva pode ser prejudicado quando o início é precoce ou quando sua evolução é muito lenta, simulando uma encefalopatia fixa. Nessas circunstâncias, em geral se percebe inicialmente lentificação no ritmo de aquisições, seguida de estagnação do desenvolvimento e, depois, regressão com perda de etapas já adquiridas, com aparecimento de sinais neurológicos anormais progressivamente. As crises convulsivas, embora não sejam comuns nas fases iniciais da maioria das lisossomopatias, quando presentes e frequentes, também dificultam a identificação de uma doença neurometabólica evolutiva.

Quanto mais precoce o início da doença, mais difuso e inespecífico é o comprometimento neurológico, o que dificulta a individualização clínica de uma doença entre as várias que podem estar envolvidas. Quanto mais tardio é o início da doença, o comprometimento neurológico instala-se de modo mais seletivo e a evolução costuma ser mais lenta, o que facilita um pouco mais o diagnóstico diferencial.

Embora não exista um quadro neurológico típico, para levantar a suspeita clínica de uma lisossomopatia dentro do contexto geral das doenças metabólicas devem ser lembradas algumas de suas principais características.

As principais manifestações clínicas das lisossomopatias geralmente associam um comprometimento neurológico progressivo difuso, tanto mental como motor, e crises convulsi-

---

Quadro 49.1 ▷ Classificação fisiopatogência das principais lisossomopatias

A. Esfingolipidoses
  I. Gangliosidoses
    1. Gangliosidose GM2 – Doenças de Tay-Sachs e de Sandhoff
    2. Gangliosidose GM1 – Doença de Landing
  II. Esfingomielinoses
    1. Doença de Niemann-Pick
  III. Glicosilceramidoses
    1. Doença de Gaucher
  IV. Galactosilceramidoses
    1. Doença de Krabbe (leucodistrofia de células globoides)
  V. Sulfatidoses
    1. Leucodistrofia metacromática
    2. Doença de Austin (deficiência de múltiplas sulfatases)
  VIII. Doença de Fabry
  IX. Distúrbio no trânsito celular do colesterol Niemann-Pick tipo C

B. Mucopolissacaridoses
MPS I – Doença de Hurler
MPS Is – Doença de Scheie
Hurler-Scheie
Hunter (MPS II)
Doença de Sanfilippo
Doença de Morquio
Doença de Maroteaux-Lamy
Doença de Sly

C. Oligossacaridoses
1. Sialidoses
Sialidoses tipo II
  Forma congênita
  Forma infantil precoce
Sialidose tipo I (juvenil) (síndrome de mioclonias e mancha vermelho-cereja)
Nefrossialidose e galactossialidose
  2. *I-cell disease* (mucolipidose II – Doença de Leroy)
  3. Polidistrofia pseudo-Hurler (Mucolipidose III)
  4. Mucolipidose IV

D. Distúrbios da degradação de glicoproteínas
1. α-Manosidose
2. β-Manosidose
3. Fucosidoses
4. Aspartilglicosaminúria
Doença de Schindler

E. Lipofuscinoses ceroides neuronais

F. Glicogenose II (doença de Pompe)

---

vas, com um comprometimento extraneurológico também significativo, que inclui visceromegalias, alterações oculares e dismorfias faciais e esqueléticas. Podem comprometer todas as idades, porém são mais frequentes nos 2 primeiros anos de vida. A idade de ocorrência das principais lisossomopatias pode ser vista na Figura 49.1.

A apresentação neonatal das lisossomopatias é rara. Poucas lisossomopatias podem apresentar-se já nesse período, e entre elas se encontram a gangliosidose GM1, ou doença de Landing, as mucolipidoses II e III e a doença de Sly neona-

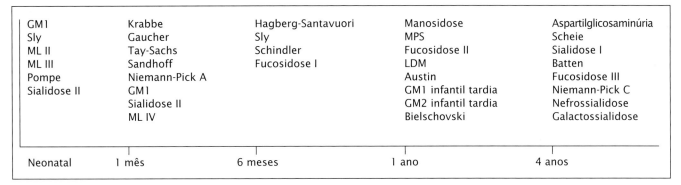

Figura 49.1 ▷ Distribuição das doenças lisossomiais conforme a idade de aparecimento.
(GM1: gangliosidose GM1; GM2: gangliosidose GM2ML II: mucolipidose II; ML III: mucolipidose III; MPS: mucopolissacaridose; LDM: leucodistrofia metacromática.)

tal. Como não há um intervalo livre, não é fácil suspeitar de uma doença metabólica evolutiva nessa fase. As lisossomopatias manifestam-se por comprometimento neurológico difuso, com atraso global do desenvolvimento psicomotor e hipotonia generalizada, apatia, indiferença, com ou sem visceromegalias e dismorfias faciais, mas as alterações esqueléticas podem ser muito discretas e pouco perceptíveis. Com frequência, são confundidas com encefalopatias fixas, e o diagnóstico correto geralmente é estabelecido em idades mais avançadas.

As lisossomopatias de aparecimento mais tardio são mais facilmente identificáveis porque, geralmente, já têm um intervalo livre, tornando mais evidente a natureza evolutiva da doença. No entanto, no primeiro ano de vida, os sinais e sintomas neurológicos não são muito específicos, há um comprometimento neurológico global tanto de contato e interação como motor, e a evolução clínica costuma ser rápida, dando poucas pistas clínicas que permitam a identificação de um quadro mais típico entre as várias doenças que podem surgir nesse período. Assim, nessa faixa etária, é de fundamental importância procurar sinais peculiares orientadores dentro do quadro clínico apresentado pelo paciente que possam auxiliar o diagnóstico diferencial. Esses elementos de orientação diagnóstica podem ser muito úteis, tanto isolados como em combinação, os quais se encontram no Quadro 49.2.

Quadro 49.2 ▷ Sinais clínicos neurológicos e extraneurológicos úteis para o diagnóstico diferencial das lisossomopatias

Extraneurológicos		
Hepatosplenomegalia Niemann-Pick A Gaucher Gangliosidose GM1 Mucolipidoses II Sialidose II Niemann-Pick C MPS IH, I H/S, II, III Fucosidose	**Cardiomegalia** Pompe Fucosidose Mucolipidose II	**Alterações esqueléticas** Gangliosidose GM1 Mucolipidoses II, III Sly neonatal MPS, IH, IH/S, II, III, IV, VI, VII α-Manosidose Fucosidose Sialidose II
Mancha vermelho-cereja Tay-Sachs Sandhoff Niemann-Pick A Gangliosidose GM1 Sialidoses I, II	**Opacificação corneana** MPS I, IS, IH/S, IV-A, VI, VII Fabry Mucolipidoses II, III, IV	**Angioqueratomas** Fabry Aspartilglicosaminúria Fucosidose
Neurológicos		
Clonias audiogênicas Tay-Sachs Sandhoff Krabbe	**Crises convulsivas** Lipofuscinoses ceroides Schindler	**Paralisia ocular** Gaucher
Neuropatia periférica		
Krabbe LDM Austin Sialidose II		

MPS: mucopolissacaridose; LDM: leucodistrofia metacromática.

DIAGNÓSTICO LABORATORIAL

A pesquisa de linfócitos vacuolizados e inclusões citoplasmáticas em leucócitos do sangue periférico e a procura de células de acúmulo na medula óssea são procedimentos úteis nas lisossomopatias.

O exame oftalmológico, por meio do exame de fundo de olho e exame de lâmpada de fenda, também contribui na identificação de algumas lisossomopatias.

Naquelas lisossomopatias em que ocorre acúmulo anormal no tecido ósseo, radiografia de esqueleto mostra alterações características que são fundamentais para a orientação diagnóstica. Os achados radiológicos mais típicos nesse grupo de lisossomopatias são as alterações nos corpos vertebrais da transição toracolombar da coluna, com hipoplasia do núcleo anterossuperior dos corpos vertebrais, conferindo um aspecto em degrau. Outras anormalidades esqueléticas que podem ser encontradas são a configuração cônica das extremidades proximais dos metacarpianos (aspecto em pão de açúcar), alargamento das costelas, assumindo um aspecto em espátula ou em remo, aspecto grosseiro das metáfises, alargamento diafisário de ossos longos, como úmero e fêmur, e hipoplasia de ilíacos. Essas alterações esqueléticas, presentes em algumas lisossomopatias, podem ser vistas na Figura 49.2.

Os exames de neuroimagem podem ser úteis quando mostram leucodistrofias, mas são inespecíficos em outras ocasiões. O líquor, o eletroencefalograma (EEG) e a eletroneuromiografia (ENMG) podem ser úteis em lisossomopatias específicas. A utilidade dos exames complementares no auxílio diagnóstico das lisossomopatias pode ser observada no Quadro 49.3.

O estudo anatomopatológico de amostras de biópsia adequadamente obtidas de vários tecidos, como pele, conjuntiva, nervo, músculo ou fígado, ainda constitui recurso diagnóstico muito importante nas lisossomopatias. Essa análise histológica, incluindo principalmente o estudo em microscopia eletrônica, ainda ocupa papel de importância diagnóstica em nosso

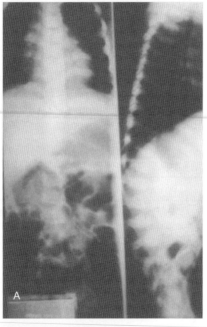
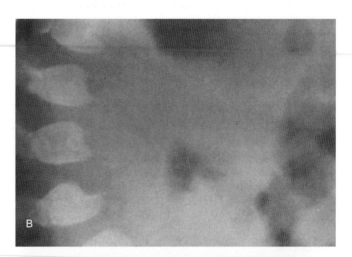
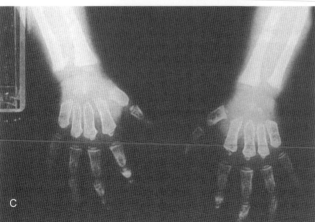
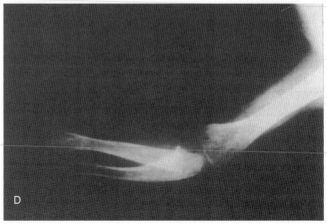

Figura 49.2 ▷ Alterações radiológicas de esqueleto nas lisossomopatias. **A** e **B** Hipoplasia do núcleo anterossuperior dos corpos vertebrais na transição toracolombar (aspecto em degrau), com contornos superior e inferior arredondados. **C** Arredondamento e afilamento da extremidade proximal dos metacarpianos – aspecto em pão de açúcar. **D** Alargamentos metafisário e diafisário de ossos longos.

Quadro 49.3 ▷ Exames complementares de importância no diagnóstico das lisossomopatias

Hemograma			
Linfócitos vacuolizados GM1 GM2 Niemann-Pick A α-Manosidose Sialidose II Mucolipidose II Fucosidose Aspartilglicosaminúria	**Inclusões leucocitárias** Austin MPS α-Manosidose Fucosidose Aspartilglicosaminúria	**Medula óssea** GM1 MPS Niemann-Pick A Gaucher Niemann-Pick C Sialidose II Mucolipidose II Mucolipidose III α-Manosidose Fucosidose Aspartilglicosaminúria	**Líquor** Krabbe LDM Austin
Neuroimagem (TC, RM) LDM Austin Krabbe Lipofuscinose ceroide Mucopolissacaridoses	**Eletroneuromiografia** Krabbe LDM Austin Sialidose II	**Radiografia de esqueleto** MPS Mucolipidoses II, III α-Manosidose Fucosidose GM1	

meio, quando os estudos bioquímicos, enzimáticos e de biologia molecular, embora possíveis, não sejam acessíveis, mas, sobretudo, quando a deficiência enzimática não é conhecida, quando apresenta aspectos morfológicos peculiares ou, ainda, como triagem nos casos duvidosos de uma doença de acúmulo lisossomial. A escolha do local de biópsia varia de acordo com a suspeita diagnóstica e, para a maioria delas, a biópsia de conjuntiva tem se mostrado prática, pouco invasiva e suficiente, porém, para uma minoria de casos, há necessidade de escolha de tecidos específicos (Figura 49.3).

Atualmente, o diagnóstico definitivo da maioria das doenças lisossomiais é feito por meio das dosagens enzimáticas específicas no plasma, na urina ou nas lágrimas, ou em leucócitos e fibroblastos em cultura. Naqueles casos em que mesmo com as dosagens enzimáticas o diagnóstico ainda não é definitivo, pode-se lançar mão de estudos de biologia molecular para reconhecimento da mutação gênica. Isso permitiu não somente a identificação precisa das várias lisossomopatias e de suas variantes, como facilitou a identificação de portadores e tornou mais prático o diagnóstico pré-natal. O tipo de herança, a deficiência enzimática e os genes conhecidos responsáveis pelas lisossomopatias podem ser vistos no Quadro 49.4. Infelizmente, esses métodos de diagnóstico ainda são sofisticados, caros, limitados, praticamente indisponíveis na rede pública, de difícil acesso para a maior parte da população, necessitando, muitas vezes, de envio de amostras para o exterior.

SÍNTESE DAS LISOSSOMOPATIAS

Esfingolipidoses

Gangliosidoses

Gangliosidose GM2 – Doenças de Tay-Sachs e de Sandhoff

Deficiência enzimática

- Tay-Sachs: hexosaminidase A (variante B): alteração na subunidade α da hexosaminidase A.
- Sandhoff: hexosaminidases A e B (variante 0): alteração da subunidade β, que leva à falta de atividade das hexosaminidases A e B.
- Deficiência de proteína ativadora (variante AB).
- Ocorre acúmulo intraneuronal de gangliosídeos GM2, com pouco depósito em outros tecidos.
- Herança autossômica recessiva.

Quadro clínico. Em geral, há um intervalo livre de 3 a 4 meses, quando, então, nota-se regressão psicomotora progressiva, com perda também progressiva do interesse, da atenção, do balbucio e do contato, com diminuição rápida da acuidade visual, evoluindo para amaurose. Um elemento clínico marcante da doença, e que pode ser o sinal mais precoce, é representado pelas clonias audiogênicas, que se caracterizam por sobressaltos aos estímulos sonoros, semelhantes ao reflexo

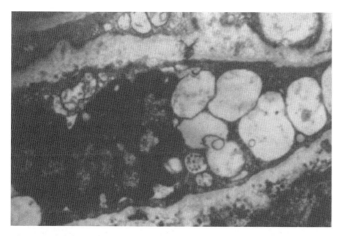

Figura 49.3 ▷ Aspecto ultraestrutural de biópsia de conjuntiva de doença de acúmulo lisossomial mostrando grandes vacúolos citoplasmáticos em fibroblasto com conteúdo finamente granular.

Quadro 49.4 ▷ Tipo de herança, deficiência enzimática e mapeamento genético das lisossomopatias

Lisossomopatia	Herança	Deficiência enzimática	Local do gene
Tay-Sachs	AR	Hexosaminidase A	C15q23-24
Sandhoff	AR	Hexosaminidases A e B	C5q13
GM2 variante AB	AR	Proteína ativadora GM2	C5q32-33
Gangliosidose GM1	AR	β-galactosidase	C3p21-2pter
Niemann-Pick A	AR	Esfingomielinase	C11p15.1-15.4
Niemann-Pick C	AR	Def. transporte colesterol	C18q11-q12
Gaucher tipo II	AR	Glicocerebrosidase	C1
Krabbe	AR	Galactosilceramidase	C14q211-31
LDM	AR	Aril-sulfatase A	C22q13.31
Fabry	Lig. X	α-D-galactosidase	Xq22.1
Hurler	AR	α-1-iduronidase	C4p15.3
Scheie	AR	α-1-iduronidase	C4p15.3
Hurler/Scheie	AR	α-1-iduronidase	C4p15.3
Hunter	Lig-X	Iduronato-sulfatase	Xq227-28
Sanfilippo A	AR	Heparan-N-sulfatase	C17q25.3
B	AR	N-acetil-α-D-glicosaminidase	C17q21
C	AR	AcoA:α-glicosaminida-N-acetiltransferase	Desconhecido
D	AR	N-acetil-α-D-glicosaminida-6-sulfatase	C12q14
Morquio A	AR	N-acetilgalactosamina-6-sulfatase	C16q24.3
B	AR	β-galactosidase	C3p21-33
Maroteaux-Lamy	AR	Aril-sulfatase B	C5q13-q14
Sly	AR	β-glicuronidase	C4q22-25
Sialidoses I, II	AR	N-acetilneuraminidase	C6p21
Galactossialidose	AR	β-galactosidase/neuraminidase	C20q13.1
I-cell disease (ML II)	AR	GlcNAc-fosfotransferase	C4q21-q23
Pseudo-Hurler (ML III)	AR	GlcNAc-fosfotransferase	C12p
α-Manosidose	AR	α-Manosidase	C19p13.2-q12
β-Manosidose	AR	β-Manosidase	C4q21-25
Fucosidose	AR	Fucosidase	C1p34.1-p36.1
Aspartilglicosaminúria	AR	Aspartilglicosaminidase	C4q34-35
Schindler	AR	α-N-acetilgalactosaminidase	C22q13.1-13.2
Pompe	AR	Maltase ácida	C17q25

de Moro, inesgotáveis e que persistem por toda a evolução do quadro. Em geral, há extensão dos membros superiores e inferiores, às vezes também da cabeça, que pode ser acompanhada de piscamentos palpebrais e contração facial. Não é um sinal patognomônico da doença porque pode ser eventualmente encontrado em outros quadros, como na doença de Krabbe, na gangliosidose GM2 juvenil e na dependência de piridoxina; mas, sem dúvida, sua presença associada ao restante do quadro clínico facilita bastante o diagnóstico. As clonias audiogênicas são facilmente diferenciadas da reação tipo *startle*, comum em recém-nascidos e lactentes, porque aparecem após alguns meses de vida, são persistentes, e sobretudo porque não se esgotam com a repetição dos estímulos. Outro sinal característico da doença, presente em praticamente todos os casos, é a mancha vermelho-cereja, uma alteração fundoscópica resultante do acúmulo patológico de gangliosídeos na camada ganglionar da retina perimacular, dando origem ao halo esbranquiçado, que contrasta fortemente com a mácula normal, onde não há esse acúmulo patológico pela ausência de camada ganglionar nessa região, mas é ela que dá nome a esse sinal oftalmológico importante (Figura 49.4).

Concomitantemente a essas alterações, vai aparecendo, de modo progressivo, a espasticidade, com sinais nítidos de comprometimento piramidal, prejudicando a evolução motora com perda das atividades adquiridas e diminuição da motilidade espontânea, evoluindo para a imobilidade. Em geral, a criança não chega a sentar sem apoio e, aos poucos, vai perdendo a capacidade de rolar, apanhar objetos e de sustentar a cabeça. Crises convulsivas surgem geralmente no final do primeiro ano, quando o quadro neurológico já está definitivamente instalado. A partir do segundo ano de vida nota-se uma macrocefalia evolutiva por megalencefalia. Não há alterações esqueléticas ou dismorfias faciais. A doença de Tay-Sachs

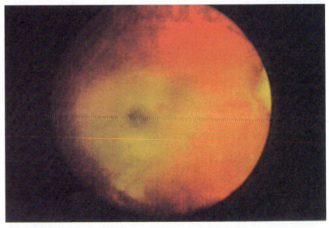

Figura 49.4 ▷ Clássica mancha vermelho-cereja encontrada na doença de Tay-Sachs e em algumas outras lisossomopatias.

tem nítida predominância em judeus askenazim. A doença de Sandhoff tem fenótipo praticamente idêntico ao da doença de Tay-Sachs, mas às vezes pode apresentar visceromegalia, alterações esqueléticas discretas e ocorre mais na população geral que na etnia judia.

Diagnóstico laboratorial. No sangue periférico, podem ser encontrados linfócitos vacuolizados de modo inconstante. Não há alterações características na medula óssea.

O estudo ultraestrutural da biópsia de conjuntiva ou pele mostra característicos corpúsculos membranocitoplasmáticos. O diagnóstico é confirmado pelas dosagens enzimáticas.

Gangliosidose GM1 – Doença de Landing

Deficiência enzimática. Há deficiência de β-galactosidase, com acúmulo de gangliosídeo GM1 nas células nervosas e de oligossacarídeos e produtos de degradação de queratan-sulfato em outros tecidos.

Encontram-se três formas da doença: (1) infantil precoce (tipo 1); (2) infantil tardia (tipo 2); (3) adulto (tipo 3).

Forma infantil precoce

Quadro clínico. A forma mais frequente da doença apresenta-se como atraso global do desenvolvimento, que pode ser muito precoce ou estar presente desde as primeiras semanas ou entre o terceiro e o sexto mês de vida, simulando uma encefalopatia fixa. Atividade espontânea pobre, pouca reatividade aos estímulos ambientais, hipotonia e dificuldades para alimentar-se podem ser os elementos clínicos iniciais mais evidentes. Com o passar dos meses, a hipotonia é substituída por uma espasticidade progressiva, evoluindo rapidamente para rigidez de descerebração entre o primeiro e o segundo ano de vida. Crises convulsivas podem surgir nas fases mais avançadas da doença. Além da adinamia inicial, chama a atenção, desde os primeiros meses, a falta de um contato visual adequado. Pode apresentar movimentos oculares nistagniformes, e a mancha vermelho-cereja no fundo de olho pode ser encontrada em mais de 50% dos casos a partir do sexto mês de vida, o que auxilia muito o reconhecimento da doença. Como também compromete outros tecidos, os sinais extraneurológicos da doença também são muito importantes e, associados ao quadro neurológico, estreitam significativamente o leque do diagnóstico diferencial. Os sinais dismóficos faciais e esqueléticos, que podem estar presentes desde os primeiros meses de vida, lembram aqueles presentes nas mucopolissacaridoses. Os pacientes apresentam base do nariz achatada, epicanto, fronte proeminente, espessamento de sombrancelhas que se fundem na linha mediana (*sinofris*), cílios longos e encurvados, maxilar superior proeminente, aumento da distância nasolabial, lábio superior fino com apagamento do *philtrum*, arcada gengival espessa, macroglossia moderada, limitação da extensibilidade articular nos cotovelos, joelhos e falanges e cifoescoliose com proeminência no nível da transição toracolombar. Há hepatomegalia importante, com esplenomegalia mais discreta, e também pode haver hérnia umbilical (Figura 49.5).

Diagnóstico complementar. As alterações esqueléticas podem ser confirmadas pela radiografia de esqueleto e são fundamentais para a certeza diagnóstica. Alterações hematológicas de acúmulo também são comuns e sugestivas, como linfócitos vacuolizados no sangue periférico e histiócitos espumosos na medula óssea.

Forma infantil tardia. Essa forma de gangliosidose GM1 tem início mais tardio, geralmente entre 12 e 18 meses de vida, por distúrbios da marcha ou retardo em sua aquisição, com instabilidade e quedas frequentes. Aparecem uma dupla hemiparesia espástica progressiva, incoordenação de movimentos com os membros superiores, paralisia pseudobulbar, com prejuízos de deglutição e alimentação e sialorreia, a fala vai sendo comprometida gradativamente e a regressão intelectual instala-se rapidamente. Crises convulsivas podem ser proeminentes. Não há comprometimento periférico nem

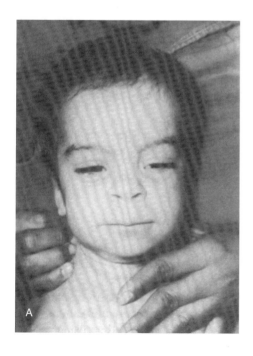
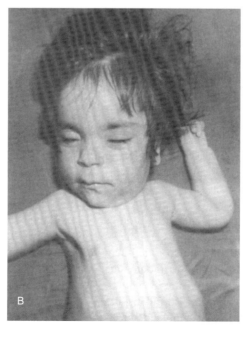

Figura 49.5 ▷ **A** e **B** Aspecto facial característico de duas crianças com forma infantil precoce de gangliosidose GM1.

visceromegalia. Em geral, não apresenta dismorfias faciais ou esqueléticas evidentes. O quadro neurológico é relativamente inespecífico.

Diagnóstico complementar. Nos exames complementares podem ser observadas alterações discretas, mas indiscutíveis, na radiografia do esqueleto, principalmente hipoplasia do núcleo anterossuperior do corpo vertebral na transição toracolombar e modificação do segmento proximal dos metacarpianos. No sangue periférico podem ser vistos linfócitos vacuolizados e, na medula óssea, histiócitos mostram, algumas vezes, vacúolos citoplasmáticos semelhantes aos das células de Gaucher.

O diagnóstico diferencial deve ser feito com leucodistrofia metacromática, doença de Austin, distrofia neuroaxonal infantil e forma infantil tardia de Niemann-Pick tipo C.

Esfingomielinoses
Doença de Niemann-Pick

Deficiência enzimática. Doença de Niemann-Pick tipo I formas A e B: deficiência em esfingomielinase. Há acúmulo de esfingomielina em todos os tecidos, inclusive no cérebro. Herança autossômica recessiva.

Niemann-Pick tipo A (agudo)

Quadro clínico. Essa é a forma mais precoce e frequente da doença.

No primeiro semestre de vida, as manifestações clínicas predominantes e habituais da doença são de natureza não neurológica, como deficiência no ganho ponderoestatural, dificuldades alimentares, intercorrências clínicas respiratórias e gastrointestinais e hepatosplenomegalia. A hepatomegalia geralmente é maior que a esplenomegalia e costuma precedê-la. Em função desses distúrbios gastrointestinais e respiratórios e do comprometimento do estado geral do paciente, a existência de um quadro neurológico concomitante pode passar despercebida nas fases iniciais. No entanto, a partir dos 6 meses de vida, o comprometimento neurológico passa a ser mais evidente. Notam-se retardo nas aquisições psicomotoras, hipotonia, com sustento cefálico e motilidade espontânea pobres, dificuldade para apanhar e manipular objetos, incapacidade para rolar e sentar, associada a interesse pobre pelo ambiente, com apatia e indiferença. Essas anormalidades inicialmente não se apresentam de modo claramente progressivo e frequentemente dão a impressão de ser algo fixo ou secundário às intercorrências clínicas, mais do que a uma doença metabólica evolutiva. Entretanto, com o passar dos meses, há piora do quadro neurológico existente, com aparecimento de novos elementos no quadro clínico, ficando mais evidente a natureza progressiva da doença. Amaurose e nistagmo pendular podem aparecer desde as fases mais iniciais da doença. Crises convulsivas geralmente aparecem em fases mais tardias da doença e não constituem manifestações relevantes. Surgem distúrbios neurológicos da deglutição, piorando os problemas de alimentação e nutrição dos pacientes. A partir de uma hipotonia inicial, instala-se progressivamente rigidez generalizada com tendência a opistótono, com sinais piramidais evidentes. Não há sinais de comprometimento periférico, clonias audiogênicas nem dismorfias faciais ou esqueléticas significativas. A pele pode mostrar manchas acastanhadas, principalmente nas faces e superfícies extensoras dos membros. A mancha vermelho-cereja pode ser vista em cerca de 50% dos casos. A evolução é rápida com aparecimento de caquexia, infecções respiratórias de repetição, diarreia, surtos febris, visceromegalia, insuficiência hepática e deterioração neurológica difusa, com óbito, geralmente, até o terceiro ano de vida.

Diagnóstico complementar. O líquido cefalorraquidiano (LCR) é normal, assim com a radiografia de esqueleto. Os exames hematológicos são úteis para o diagnóstico ao mostrarem linfócitos vacuolizados na sangue periférico e células histiocitárias espumosas na medula óssea.

O diagnóstico preciso da doença de Niemann-Pick tipo A é feito pela medida da atividade enzimática da esfingomielinase, que está bastante reduzida nos leucócitos, nos fibroblastos e em outras culturas de tecidos que possam ser usadas para as determinações enzimáticas. A deficiência dessa enzima provoca acúmulo intralisossomial maciço de lipídios, representados principalmente pela esfingomielina, nas células do SNC, e gânglios autonômicos, no fígado e no baço.

Heterozigotos podem ser detectados pela medida da atividade de esfingomielinase. Diagnóstico pré-natal é possível pela medida da atividade enzimática em células amnióticas ou vilo corial.

Diagnóstico diferencial. O diagnóstico diferencial dessa forma de doença de Niemann-Pick deve ser feito com a gangliosidose GM1, a doença de Gaucher, as sialidoses e as doenças que causam hepatomegalia no lactente com icterícia e insuficiência hepática.

Niemann-Pick tipo B (subagudo). Essa é a forma visceral praticamente pura em que ocorre acúmulo intenso e precoce de esfingomielina em tecidos extraneurológicos, com hepatosplenomegalia e infiltração pulmonar, com pouco acúmulo no SNC. O desenvolvimento neurológico é normal, e manifestações neurológicas podem aparecer somente em fases mais avançadas da doença, na adolescência ou na idade adulta.

Glicosilceramidoses
Doença de Gaucher – glicosilceramidose

Deficiência enzimática. Ocorre deficiência enzimática de glicosilceramidose, com acúmulo lisossomial de glicosilceramídeos, em células do sistema reticuloendotelial.

- Formas clínicas:
  - Tipo I (forma visceral).
  - Tipo II (forma neuropática aguda).
  - Tipo III (forma crônica).
- Herança autossômica recessiva.

Doença de Gaucher tipo I

Quadro clínico. A doença de Gaucher tipo I é a forma visceral crônica, com pouca repercussão clínica durante a infância, caracterizada pelo aparecimento de esplenomegalia,

CAPÍTULO 49 ▷ Lisossomopatias

pancitopenia e degeneração esquelética, sem envolvimento neurológico primário, e somente em raras ocasiões e tardiamente pode provocar lesões secundárias de nervos periféricos por hemorrafia ou compressão medular por desabamento vertebral.

Doença de Gaucher tipo II. Essa é a forma neuropática infantil precoce aguda, em que há acúmulo de glicosilceramídeo no fígado, no baço e em outros tecidos e comprometimento do SNC com destruição de neurônios cerebrais, mas não por acúmulo intraneuronal de lipídios, mas provavelmente por efeito tóxico da glicosilesfingosina. É a forma da doença que interessa diretamente ao neurologista infantil.

Quadro clínico. Apresenta-se como um quadro neurológico precoce e progressivo, que geralmente inicia ao redor do terceiro mês de vida. A deterioração neurológica é marcante com perda rápida e dramática das aquisições. Há uma mudança nítida do comportamento do lactente, com irritabilidade intensa, dificuldades de deglutição e alimentação e riscos de pneumonias aspirativas. Progressivamente surge hipertonia muscular importante com sinais de liberação piramidal, hiperextensão do tronco, característica retroflexão da cabeça e tendência a crises de opistótono. Podem ocorrer paralisias oculomotoras, estridor laríngeo, trismo e perda rápida do interesse pelo ambiente. Não ocorrem clonias audiogênicas e o fundo de olho é normal. O perímetro cefálico é normal nos primeiros meses, mas rapidamente sofre uma desaceleração no crescimento. Nas fases avançadas da doença, o contato visual e a reatividade aos estímulos ambientais são nulos, e a criança permanece praticamente imóvel, quase sem motilidade espontânea, com hipertonia generalizada, hiperextensão de cabeça e pescoço e atitude de decorticação. Crises convulsivas não são proeminentes mas, quando presentes, ocorrem nessa fase. A evolução é rápida, e a maioria das crianças afetadas evolui para óbito dentro dos primeiros 2 anos de vida. A esplenomegalia é constante, podendo estar presente antes do aparecimento dos sintomas e sinais neurológicos e ser o único sinal de alerta por algum tempo. Em algumas ocasiões, pode surgir somente meses após o início do quadro neurológico, quando este já é bem sugestivo da doença.

Diagnóstico laboratorial. Um elemento laboratorial muito importante para o diagnóstico da doença de Gaucher é a detecção das características células histiocitárias de Gaucher na medula óssea.

O exame do LCR é normal.

A confirmação diagnóstica é obtida por dosagem enzimática de glicocerebrosidase em leucócitos ou cultura de fibroblastos.

O diagnóstico pré-natal é possível por dosagens enzimáticas em amniócitos ou células do vilo corial.

Diagnóstico diferencial. Deve ser diferenciada da gangliosidose GM1, da doença de Niemann-Pick tipo A e da doença de Krabbe.

Doença de Gaucher tipo III. Forma crônica que pode não afetar o sistema nervoso até a infância tardia ou adolescência.

Galactosilceramidoses
Doença de Krabbe – Galactosilceramidose (Leucodistrofia de Células Globoides)

Deficiência enzimática. Há uma deficiência da enzima galactoceramidose, que leva à formação de depósitos de galactocerebrosídeo e de seu derivado, a psicosina, que provoca destruição de oligodendrócitos, as células produtoras da mielina, com consequente desmielinização cerebral extensa, e também comprometimento de nervos periféricos.

Existem as formas infantil precoce, infantil tardia e juvenil.

Forma infantil precoce

Quadro clínico. Em geral, o quadro clínico aparece a partir dos 3 meses de vida, embora em alguns casos possa iniciar já nas primeiras semanas de vida. Como na doença de Gaucher, o quadro pode começar com grande irritabilidade e crises de choro inexplicáveis. Chama a atenção o aparecimento progressivo de uma hipertonia comprometendo membros e tronco, com espasmos tônicos espontâneos ou induzidos por estímulos diversos, com tendência ao opistótono. Clonias audiogênicas, como as da doença de Tay-Sachs, podem estar presentes em alguns casos. A criança vai perdendo a vivacidade e ficando gradativamente mais desinteressada e indiferente ao meio. Vômitos recorrentes, dificuldades para alimentação e episódios febris sem causa aparente podem acompanhar o quadro. O exame neurológico característico mostra sinais de liberação piramidal, mas com diminuição ou abolição dos reflexos miotáticos, indicando comprometimento periférico. Essa associação de comprometimento central progressivo com sinais de neuropatia deve chamar a atenção do pediatra e do neuropediatra para a possibilidade de doença de Krabbe. Em fases mais avançadas da doença fica evidente a perda da acuidade visual, com nistagmo pendular e atrofia óptica. Crises convulsivas não são frequentes, mas podem aparecer em fases mais avançadas da doença. Não há visceromegalias. A evolução é muito grave e dramática, com sobrevida restrita aos 2 primeiros anos de vida na maioria dos casos.

Diagnóstico laboratorial. Os exames hematológicos não mostram anormalidades.

O exame do LCR é fundamental porque mostra uma hiperproteinorraquia que, aliada ao quadro clínico, sugere fortemente a doença.

A ENMG também é necessária porque demonstra a existência da neuropatia periférica associada ao quadro central, com redução das velocidades de condução sensitiva e motora. Essas alterações estão presentes mesmo em fases precoces da doença, quando os reflexos profundos ainda podem estar relativamente preservados ou até exaltados pelo comprometimento piramidal.

O exame ultraestrutural da biópsia de conjuntiva, pele ou nervo periférico mostra inclusões citoplasmáticas lamelares de aparência cristaliforme em macrófagos e nas células de Schwann.

Os exames de neuroimagem, por tomografia cerebral e RM, mostram comprometimento difuso da substância branca dos hemisférios cerebrais de tipo leucodistrófico.

O diagnóstico é confirmado pela dosagem enzimática da galactocerebrosídeo-β-galactosidase em leucócitos ou fibroblastos. O diagnóstico pré-natal também é possível.

Diagnóstico diferencial. Deve ser feito com doença de Gaucher, aminoacidopatias, doença de Leigh, gangliosidose GM2 e neuropatias congênitas.

Sulfatidoses

Leucodistrofia metacromática (LDM)

Deficiência enzimática. Há deficiência da enzima aril-sulfatase A (ASA), com consequente acúmulo de galactosil-sulfatídeo na substância branca, em neurônios subcorticais e células de Schwann. Existem a forma infantil tardia e a forma juvenil. A herança é autossômica recessiva.

Forma infantil tardia

Quadro clínico . A forma infantil tardia é a mais frequente da doença e, em geral, começa entre o primeiro e o segundo ano de vida.

Na maioria dos casos, seu início é insidioso, lentamente progressivo, mas às vezes pode ser percebida de modo abrupto após um processo infeccioso. Os primeiros sinais costumam ser motores, manifestando-se por distúrbios da marcha. Em cerca de 85% dos casos, a criança chega a adquirir a marcha independente, às vezes com atraso, e a partir daí começa a andar mal e cair. Há fraqueza nos membros inferiores, *genu recurvatum* e quedas frequentes. O exame neurológico nessa fase pode mostrar um dos seguintes padrões: paraparesia espástica, mas com abolição de reflexos miotáticos (comprometimentos central e periférico), paraparesia espástica com reflexos exaltados (comprometimento central) ou paraparesia flácida, com hipotonia e diminuição ou ausência de reflexos profundos (comprometimento periférico). Com a piora motora progressiva, a criança não mais consegue ficar em pé, depois na posição sentada, até perder o controle cefálico. Surgem tremores intencionais em membros superiores, disartria, sialorreia e disfagia por paralisia pseudobulbar. Gradativamente vai ocorrendo deterioração intelectual que, após alguns meses, já é evidente, com perdas da linguagem e da acuidade visual. Crises convulsivas generalizadas ou parciais podem surgir, mas não são manifestações precoces da doença. Após 1 ano de doença, a criança está tetraplégica espástica, restrita ao leito, e em estágios mais avançados adota posturas de decorticação ou descerebração, amaurótica, com frequentes espasmos tônicos induzidos por choro ou estímulos externos e atrofia muscular generalizada O curso da doença varia de 2 a 6 anos.

Diagnóstico laboratorial. Os exames complementares mais importantes para o diagnóstico são:

- LCR, que mostra hiperproteinorraquia.
- ENMG, que mostra alterações neurogênicas no exame muscular e nítida redução na velocidade de condução nervosa.
- Biópsia de nervo periférico, que mostra granulações metacromáticas (acúmulos de sulfatídeos) nas células de Schwann, que no exame ultraestrutural apresentam aspecto característico de moedas empilhadas.

- Tomografia cerebral computadorizada e RM, que mostram leucodistrofia desde as fases iniciais da doença.

A confirmação diagnóstica é conseguida por detecção de uma atividade enzimática reduzida da enzima aril-sulfatase A em leucócitos ou fibroblastos. Em casos excepcionais, sobretudo em formas juvenis, a atividade enzimática da ASA pode estar normal, apesar do quadro neurológico sugestivo, por provável deficiência da proteína ativadora saposina B. Nesses casos é importante a complementação com estudos morfológicos de biópsias de nervo e de conjuntiva, além do estudo de biologia molecular. Deve também ser lembrada a pseudodeficiência de ASA, com redução de 10% a 15% dos valores normais, e que pode estar presente em 10% dos indivíduos normais. Essa pseudodeficiência provocada pelo gene *Pd*, que é alélico com o gene da LDM, pode conduzir a sérios erros no diagnóstico pré-sintomático em irmãos normais de pacientes com LDM, na detecção de heterozigotos, no diagnóstico pré-natal e também em pacientes com outras encefalopatias.

Diagnóstico diferencial. Polineuropatia sensitivomotora hereditária de início precoce nos casos com apresentação polineuropática, distrofia neuroaxonal, doença de Wolfhart-Kugelberger-Wellander, deficiência de múltiplas sulfatases, formas precoces de paraplegia espástica familiar de Strumpell-Lorrain e formas leves de paralisia cerebral diplégica espástica.

Mapeamento genético: gene para ASA no C22 q13.31. Gene para proteína ativadora (SAP1) mapeado no C10.

Doença de Austin (Deficiência de Múltiplas Sulfatases)

Deficiência enzimática. Nessa doença ocorre deficiência das aril-sulfatases A, B e C e mais quatro sulfatases ligadas à degradação de mucopolissacarídeos. Em consequência dessa deficiência enzimática múltipla ocorre acúmulo neurovisceral de sulfatídeos, mucopolissacarídeos e colesterilsulfato.

Quadro clínico

Em consequência do comprometimento de enzimas envolvidas na degradação de sulfatídeos e mucopolissacarídeos, o quadro sintomático da doença de Austin é uma associação de manifestações da LDM e das mucopolissacaridoses. O quadro neurológico é semelhante ao da LDM, com comprometimento do SNC e periférico, hiperproteinorraquia e diminuição da velocidade de condução nervosa. O início das manifestações pode ser mais precoce, mesmo antes da aquisição da marcha, e a evolução também pode ser mais grave com regressão intelectual mais rápida. Concomitantemente a essas manifestações neurológicas, encontram-se dismorfias somáticas, como traços faciais grosseiros, com fronte proeminente, base do nariz achatada, cílios longos, sobrancelhas espessas e muitas vezes unidas na linha mediana (*sinofris*), alterações do esterno e mãos e dedos curtos. Um sinal muito característico é a ictiose congênita, consequente à deficiência de aril-sulfatase C. A surdez é frequente, mas opacidades corneanas não são habituais. Em geral, há hepatomegalia e, ocasionalmente, esplenomegalia.

Diagnóstico complementar

Nos linfócitos e polimorfonucleares do sangue periférico e em células da medula óssea são encontradas inclusões intracelulares (grânulos de Alder-Reilly) idênticas àquelas vistas na doença de Hurler.

O LCR mostra hiperproteinorraquia.

A radiografia de esqueleto mostra alterações semelhantes às das mucopolissacaridoses no nível dos corpos vertebrais, ossos metacarpianos, ossos longos, costelas e bacia. Há mucopolissacaridúria com excreção urinária aumentada de dermatan e heparan-sulfato. A evolução do quadro pode variar de 3 a 12 anos.

O exame bioquímico enzimático realizado em cultura de fibroblastos mostra a deficiência de múltiplas sulfatases.

Doença de Fabry

Deficiência enzimática

Há atividade deficiente da enzima lisossomial α-galactosidase A, com acúmulo de glicoesfingolipídios neutros, predominantemente tri-hexosil e di-hexosil-ceramídeos no plasma e em vários tecidos, como vasos sanguíneos, rins, miocárdio, córneas, sistema nervoso autônomo e periférico. Herança ligada ao X.

Quadro clínico

As manifestações clínicas são decorrentes primariamente de uma doença progressiva de pequenos vasos sanguíneos e podem ser inicialmente de natureza neurológica ou dermatológica. Embora a sintomatologia possa aparecer nos primeiros anos de vida, a doença torna-se mais evidente na infância tardia ou adolescência.

As manifestações neurológicas mais marcantes da doença são episódios recorrentes de queimação ou dores lancinantes de extremidades, principalmente em dedos e artelhos, que podem causar extremo desconforto. Esses episódios podem ser desencadeados por mudanças de temperatura corporal, como em exercícios físicos, infecções ou exposições solares. Persistem por dias ou semanas e podem ser acompanhados de edema de mãos e pés, febre e elevação da velocidade de hemossedimentação. Dores abdominais e diarreia podem acompanhar o quadro. Nos intervalos das crises, o exame neurológico é normal.

As anormalidades dermatológicas são importantes nessa doença, embora possam não estar presentes em todos os casos. Telangiectasias puntiformes, de coloração vermelho-escura, planas ou discretamente sobrelevadas aparecem entre o umbigo e os joelhos, simétricas, ou menos frequentemente concentradas em áreas cutâneas submetidas a estiramentos ou traumas. Telangiectasias também podem ser vistas na mucosa oral.

Opacidades corneanas são frequentes, podendo estar presentes desde os 6 meses de idade, localizadas nas camadas mais profundas, inicialmente como uma névoa e posteriormente como linhas radiadas da periferia para o centro da córnea, conferindo um padrão particular. Vasos retinianos e conjuntivais podem estar tortuosos. Alterações na parede vascular arterial podem ser responsáveis por acidentes vasculares encefálicos trombóticos na adolescência e, mais frequentemente, na idade adulta. O comprometimento renal geralmente ocorre na idade adulta. Esses dois últimos comprometimentos da doença costumam ser os responsáveis pela limitação da sobrevida dos pacientes, que geralmente atinge os 40 a 50 anos de idade.

Diagnóstico complementar

A demonstração da deficiência de α-galactosidase A em leucócitos ou plasma é o método definitivo para o diagnóstico de hemizigotos afetados. A maioria das mulheres portadoras é clinicamente sintomática, podendo apresentar acroparestesias isoladas, sintomas cardíacos ou uma distrofia corneana benigna. Em virtude da variabilidade da inativação do cromossomo X, a detecção enzimática de portadoras é geralmente inconclusiva e ainda não se encontra disponível um teste molecular de confiança para a detecção de heterozigotos para fins de aconselhamento genético preciso. O gene está mapeado no cromossomo Xq22 e apresenta heterogeneidade molecular.

Na Figura 49.6 estão colocadas as principais etapas do metabolismo dos esfingolipídios e as doenças lisossomiais decorrentes das deficiências enzimáticas.

Distúrbio no trânsito celular do colesterol Niemann-pick tipo C

Embora tradicionalmente agrupada com os tipos A e B, na doença de Niemann-Pick tipo C não há deficiência de esfingomielinase. É distinta tanto bioquimicamente, por ser decorrente de um erro na passagem de colesterol exógeno na célula com acúmulo lisossomial de colesterol não esterificado, como do ponto de vista molecular, uma vez que, na maioria dos casos, a mutação está em gene localizado no cromossomo 18 (NPC1). A doença de Niemann-Pick tipo D é alélica com o tipo C e deve ser considerada uma variante fenotípica, mais do que uma entidade distinta. Um grupo menor de pacientes pertence a outro agrupamento genético que não está no cromossomo 18, provisoriamente chamado de NPC2. Herança autossômica recessiva.

Quadro clínico

As manifestações clínicas da doença de Niemann-Pick tipo C são heterogêneas. Na maioria dos casos, manifesta-se como doença neurológica progressiva, embora em alguns casos a sintomatologia visceral hepática possa ser proeminente e mais grave, inclusive com risco de letalidade. O fenótipo clássico inclui hepatoesplenomegalia variável, metade com histórico de icterícia neonatal positivo, oftalmoplegia vertical supranuclear, às vezes com impulsão da cabeça nas tentativas de fixação visual, piscamentos palpebrais, quedas frequentes durante a marcha antes da detecção de uma ataxia evidente, distonia inicial de mãos e pés durante a marcha ou na corrida, que depois vai se generalizando, e demência progressiva. Também podem surgir cataplexia gelástica, disartria, disfagia e sialorreia, além de crises convulsivas parciais ou generalizadas. O quadro geralmente inicia entre 3 e 5 anos de idade, e os pacientes sobrevivem até a segunda ou terceira década de vida.

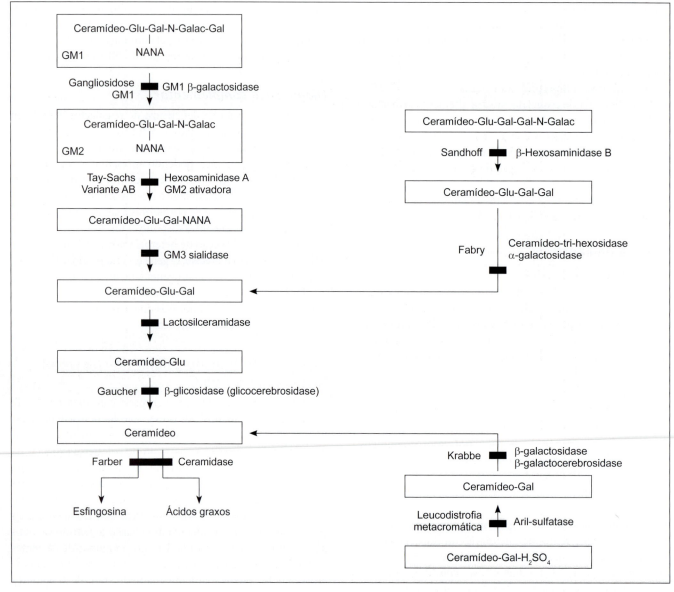

Figura 49.6 ▷ Metabolismo dos esfingolipídios e doenças lisossomiais correlatas.

Diagnóstico complementar

Células espumosas e histiócitos azul-marinho são encontrados em vários tecidos, particularmente na medula óssea (Figura 49.7) e não são específicos para Niemann-Pick C, podendo estar ausentes, principalmente nos casos sem visceromegalia. Inclusões ultraestruturais citoplasmáticas polimorfas características podem ser identificadas em biópsias de pele e conjuntiva. Na maioria dos casos, o defeito molecular primário está no gene NPC1, acumulando-se colesterol não esterificado, esfingomielina, fosfolipídios e glicolipídios no fígado e no baço. O diagnóstico pode ser feito pela medida da esterificação do colesterol celular ou captação de LDL-colesterol em cultura de fibroblastos.

Mucopolissacaridoses

Representam um grupo de doenças em que há deficiência enzimática lisossomial para a degradação de mucopolis-

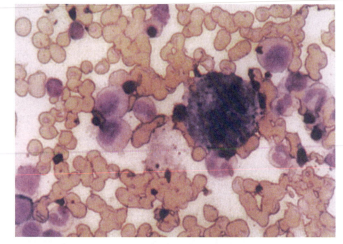

Figura 49.7 ▷ Histiócito azul-marinho encontrado em medula óssea de pacientes com doença de Niemann-Pick tipo C.

Quadro 49.5 ▷ Classificação das mucopolissacaridoses, características de herança, bioquímicas e clínicas

Doença	Herança	Déficit enzimático	Excr. Urin.	DM	OpC	Alt. Esq.	HE	Outras
Hurler MPS I H	AR	α-L-iduronidase	DS HS	+++	+	+++	+	Surdez, hidrocefalia Cardiopatia
Scheie MPS I S	AR	α-L-iduronidase	DS HS	–	+ +	+	–	S. Túnel do Carpo Longa sobrevida
Hurler/Scheie MPS I H/S	AR	α-L-iduronidase	DS HS	+	+	++	+	Surdez
Hunter MPS II Grave(G), moderada(M)	Ligada ao X	Iduronato sulfatase	DS HS	+++ –	– –	+++ ++	+ +	Surdez, Hidrocefalia (G) obrevida longa (M)
Sanfilippo MPS III A B C D	 AR AR AR AR	 Heparan-N-sulfamidase α-N-acetilglicosaminidase Acetil-CoA :α-glicosaminide N-acetiltransferase N-acetil-α-D-galactosamine- 6-sulfatase	 HS HS HS HS	 +++ +++ +++ +++	 – – – –	 + + + +	 + + + +	 Dist. comportamento Crises convulsivas
Morquio MPS IV A	AR	Galactosamine-6 sulfato- sulfatase	KS C-6-S	 –	 +	 +++	 –	Compressão mielorradicular Hipoplasia de odontóide
Morquio MPS IV B	AR	β-galactosidase	KS	–	–	+	–	
Maroteaux-Lamy MPS VI	AR	Aril-sulfatase B	DS	–	+	++		Hidrocefalia S. Tunel do carpo,
SLY MPS VII	AR	β-glicuronidase	DS HS	+/–	+	+		Forma neonatal grave

EXCR.URIN.= Excreção urinária de mucopolissacárides; DM = Deficiência mental; OpC = Opacificação corneana; HE = Hepatoesplenomegalia; ALT. ESQ. = Alterações esqueléticas; MPS = mucopolissacaridose ; AR = autossômica recessiva; DS = Dematan sulfato; HS = Heparan sulfato; KS = Keratan sulfato ; C-6-S = condroitin 6-sulfato sacarídeos (glicosaminoglicanos), ou por defeito na degradação do hidrato de carbono ou de seu resíduo sulfatado. Os mucopolissacarídeos acumulados e excretados na urina são dermatan-sulfato, heparan-sulfato, keratan-sulfato e condroitin-sulfato. Dependendo do distúrbio bioquímico, teremos comprometimentos de diferentes tecidos, podendo envolver o SNC, o sistema osteoarticular, vísceras, córneas etc. A classificação das diferentes mucopolissacaridoses com suas características genéticas, clínicas e alterações bioquímicas encontra-se no Quadro 49.5.

Nas mucopolissacaridoses, as alterações extraneurológicas, como dismorfias faciais e esqueléticas, rigidez articular, visceromegalias e alterações oculares características, já podem estar presentes e ocupar um primeiro plano, o que facilita muito a orientação diagnóstica. O envolvimento do SNC manifesta-se inicialmente por insuficiência ou regressão do desenvolvimento intelectual, atraso da linguagem e da fala e distúrbios do comportamento observados a partir do segundo ano de vida. A associação desses distúrbios neurológicos com anomalias esqueléticas e viscerais sugere fortemente o diagnóstico.

MPS I – Doença de Hurler

Deficiência enzimática

Há deficiência de α-1-iduronidase, com acúmulo em vários tecidos e excreção aumentada de dermatan e heparan-sulfato e depósitos de gangliosídeos nos neurônios. Herança autossômica recessiva.

Quadro clínico

A doença de Hurler é o protótipo das mucopolissacaridoses, sendo a forma que apresenta as alterações mais características desse grupo de doenças.

As crianças com a doença são normais ao nascimento e durante a maior parte do primeiro ano de vida, quando, a partir de então, as alterações características da doença vão aparecendo gradativamente. No segundo ano de vida, o aspecto físico desses pacientes já é sugestivo. Apresentam alterações faciais típicas com traços grosseiros, base do nariz achatada, lábios grossos, macroglossia e espessamento de sombrancelhas (Figura 49.5). Apresentam hirsutismo, cabelos espessos e secos e crânio geralmente escafocefálico, com sinostose da sutura sagital. O pescoço é curto, há cifose dorsal, limitação articular no nível dos cotovelos e joelhos, e o bloqueio das articulações interfalângicas confere às mãos um aspecto em garra. Apresentam hepatomegalia, geralmente acompanhada de esplenomegalia, cardiomegalia e hérnias umbilical e inguinal. São muito suscetíveis a infecções respiratórias altas, como rinite crônica e infecções pulmonares recorrentes. O desenvolvimento estatural inicialmente é normal, mas quando as manifestações esqueléticas começam a ficar mais evidentes há nítida lentificação do crescimento. O exame ocular mostra opacificação da córnea, que pode ser visível a olho nu ou somente com lâmpada de fenda.

O desenvolvimento psicomotor geralmente é normal no primeiro ano de vida. No segundo ano de vida observa-se estagnação do desenvolvimento intelectual e, depois, sua regres-

são. Em fases avançadas da doença aparecem sinais de comprometimento piramidal. A surdez é frequente. A infiltração de mucopolissacarídeos nas células meníngeas pode levar a hidrocefalia por dificuldade de circulação e absorção do LCR, o que exige derivação ventriculoperitoneal e, mais raramente, esse espessamento meníngeo em nível raquiano pode levar a compressão medular.

Diagnóstico laboratorial

No sangue periférico encontram-se inclusões intraleucocitárias (grânulos de Alder-Reilly) e na medula óssea, em células reticulares (células de Buhot), além das características células de Gasser.

As alterações encontradas na radiografia de esqueleto são marcantes e típicas. Na coluna vertebral, no nível da transição toracolombar, os corpos vertebrais mostram hipoplasia do núcleo anterossuperior, promovendo uma configuração cuneiforme ou em degrau em sua parte anterior. As costelas apresentam-se alargadas com aspecto em espátula ou em remo. A extremidade proximal dos metacarpianos adquire um contorno arredondado (aspecto em pão de açúcar) ou pontiagudo. Há hipoplasia dos ossos ilíacos (aspecto em orelha de elefante), cabeça femoral pequena e coxa valga. Os ossos longos ficam mais grosseiros com alargamento diafisário.

Nos exames de neurimagem encontram-se graus variáveis de dilatação ventricular e a RM pode mostrar aspecto peculiar de inúmeras imagens arredondadas de hipossinal na sequência pesada T1 na substância branca hemisférica, consequentes a depósitos perivasculares de mucopolissacarídeos. Óbito geralmente ocorre na primeira década de vida.

MPS IS – Doença de Scheie

Deficiência enzimática

O defeito enzimático é o mesmo da doença de Hurler, e os glicosaminoglicanos acumulados e excretados também são os mesmos. Herança autossômica recessiva.

Quadro clínico

Embora seja bioquimicamente idêntica à doença de Hurler, o fenótipo da doença de Scheie é completamente diferente. Não há comprometimento neurológico primário. O nível mental é normal. As principais alterações da doença são opacificação de córnea, pescoço curto, rigidez articular e doença valvular aórtica, que geralmente começam a aparecer em torno dos 5 anos de idade, mas o diagnóstico costuma ser feito mais tarde.

As anormalidades neurológicas encontradas na doença de Scheie são secundárias, como síndrome do túnel do carpo com compressão nervosa ou, mais raramente, mielopatia compressiva por espessamento meníngeo. A síndrome do túnel do carpo, que também ocorre nas outras mucopolissacaridoses, pode levar a grande incapacidade funcional das mãos, principalmente por compressão do nervo mediano e perda da movimentação dos polegares, muitas vezes já prejudicada pela rigidez articular. Deve-se manter atento e suspeitar precoce-

CAPÍTULO 49 ▷ Lisossomopatias

mente dessa complicação, realizando exame eletroneuromiográfico quando necessário e, confirmado o diagnóstico, indicar imediatamente a descompressão nervosa. A evolução da doença de Scheie é lenta e a sobrevida, normal, limitada apenas pelo grau de comprometimento cardiovascular.

Hurler-Scheie

Apresenta as características clínicas da doença de Hurler, mas sem comprometimento intelectual. De aparecimento mais tardio, em geral entre 3 e 8 anos de idade, sua evolução é mais lenta e a sobrevida é mais longa.

Hunter (MPS II)
Deficiência enzimática

Há deficiência da enzima iduronato-sulfatase, com consequentes acúmulo e excreção aumentada de dermatan e heparan-sulfato e aumento de gangliosídeos nos neurônios. É a única mucopolissacaridose com herança ligada ao sexo. Encontram-se duas formas clínicas diferentes com alterações bioquímicas idênticas:

- **Forma grave de MPS II:** fenotipicamente, é praticamente idêntica à MPS I, com a exceção de que preserva as córneas, embora a retina possa sofrer degeneração, provocando ambliopia. A evolução é grave, com óbito na segunda década por complicações respiratórias ou cardíacas.
- **Forma moderada de MPS II:** as alterações somáticas são semelhantes, porém sua instalação e progressão são mais lentas, com preservação da inteligência. A surdez é frequente, e a degeneração de retina também pode ocorrer. A síndrome do tunel do carpo é frequente.

Doença de Sanfilippo
Deficiência enzimática

Existem quatro tipos de doença de Sanfilippo, com deficiências enzimáticas diferentes:

- A: heparan-N-sulfatase.
- B: N-acetil-α-D-glicosaminidase.
- C: Acetil-CoA: α-glicosaminida-N-acetiltransferase.
- D: N-acetil-α-D-glicosaminida-6-sulfatase.

Ocorrem acúmulo e excreção aumentadas de heparan-sulfato. Herança autossômica recessiva.

Quadro clínico

Os quatro tipos de MPS III, embora enzimaticamente diferentes, não são distinguíveis clinicamente porque há significativa heterogeneidade fenotípica em cada um deles. A doença de Sanfilippo difere das outras mucopolissacaridoses porque é uma doença essencialmente do SNC, com manifestações neurológicas precoces e marcantes, enquanto o comprometimento somático geralmente é mais discreto e, muitas vezes, não chama a atenção nas fases iniciais. Entre 2 e 6 anos de idade, observam-se estagnação intelectual, atraso na aqui-

sição da linguagem e dificuldades na interação e adaptação social em razão de hiperatividade extrema, comportamento destrutivo e crises de agressividade. Entre 6 e 10 anos de idade, é evidente a deterioração intelectual e do comportamento, e os pacientes são vistos como deficientes mentais graves, hiperativos extremos, psicóticos, e nem sempre é percebida a existência de uma mucopolissacaridose. Essa desproporcionalidade entre o comprometimento neurológico e o somático é característica da doença de Sanfilippo. Em geral, a linguagem está seriamente comprometida, e alguns pacientes não chegam a falar. A surdez está presente em muitos casos, principalmente naqueles mais graves. Crises convulsivas geralmente aparecem quando a doença já está bem definida e, na maioria dos casos, são controladas com os procedimentos habituais. Em geral, não apresentam opacidades corneanas, mesmo quando procuradas com lâmpada de fenda. As dismorfias faciais e esqueléticas, assim como a visceromegalia, são discretas no início e aumentam gradativamente com o tempo, mas permanecem moderadas. Incoordenação motora e sinais de liberação piramidal instalam-se progressivamente com prejuízo da marcha e de outras habilidades motoras, e, em fases mais avançadas, surge uma amiotrofia, com diminuição de reflexos profundos, por provável comprometimento de células do corno anterior da medula. Em geral, no final da primeira década, os pacientes não deambulam mais e ficam restritos ao leito.

Diante da similaridade fenotípica das quatro formas da doença de Sanfilippo, a distinção precisa de cada uma delas somente é possível por meio das dosagens enzimáticas. Estatisticamente, a doença de Sanfilippo A é a mais frequente e geralmente a mais grave delas.

Doença de Morquio
Deficiência enzimática

Há duas formas enzimaticamente diferentes:

- A: N-acetilgalactosamina-6-sulfatase.
- B: β-galactosidase.

Ocorrem acúmulo anormal de keratan-sulfato e também aumento em sua excreção urinária. Herança autossômica recessiva.

Quadro clínico

A doença de Morquio é uma doença essencialmente esquelética. As duas formas da doença, A e B, são provocadas pela deficiência de duas enzimas diferentes, mas fenotipicamente são similares. O envolvimento neurológico nessa doença é consequência de complicações das anormalidades esqueléticas. A inteligência está totalmente preservada. Os pacientes com doença de Morquio têm aspecto normal ao nascimento. Os primeiros sinais aparecem entre 1 e 3 anos de idade. As alterações esqueléticas típicas da doença são nanismo com tronco e pescoço curtos, cifoescoliose, hiperlordose, platispondilia, hipoplasia de processo odontoide, corpos vertebrais ovoides, desvio ulnar dos punhos, alterações nos metacarpos, falanges curtas, epífises de ossos longos deformadas, metáfises alargadas e genu valgo. Há também hiperlaxidão ligamentar, e a marcha é instável com quedas. Apesar do aparecimento dessas numerosas anormalidades esqueléticas, o reconhecimento da doença de Morquio nem sempre é precoce. A hipoplasia de processo odontoide, frequente na doença, associada à frouxidão ligamentar, constitui uma situação de grande risco para uma mielopatia cervical compressiva por subluxação atlantoaxial e pode ser precoce em pacientes mais graves. Cirurgia corretiva preventiva está indicada. A sequela de mielopatia compressiva, a restrição torácica e as anormalidades cardiovasculares são as causas de limitação da sobrevida desses pacientes. Lesões da medula espinal e de raízes nervosas podem ocorrer por redução do diâmetro anteroposterior do canal vertebral. O encurtamento do canal vertebral rebaixa o limite inferior da medula espinal até níveis lombares baixos, o que deve ser lembrado em caso de punção liquórica.

Doença de Maroteaux-Lamy
Deficiência enzimática

Há deficiência enzimática de aril-sulfatase B, com acúmulo de dermatan-sulfato. Herança autossômica recessiva.

Quadro clínico

Apresenta características clínicas semelhantes às da doença de Hurler, mas sem comprometimento intelectual. A limitação dessas crianças é consequência das importantes alterações somáticas e da opacificação de córnea. Rigidez articular progressiva, compressão medular, síndrome do túnel do carpo, hidrocefalia, escoliose, doença cardiovascular e doença respiratória obstrutiva são as complicações mais comumente vistas na doença.

Doença de Sly
Deficiência enzimática

Ocorre deficiência enzimática de β-glicuronidase. Herança autossômica recessiva.

Quadro clínico

O espectro de variabilidade clínica é amplo, desde a forma neonatal grave, com óbito fetal, até formas leves em adultos. A apresentação neonatal pode ser a forma mais frequente da doença e se caracteriza por hidropisia neonatal, disostose múltipla, alterações dismórficas e características anatomopatológicas de doença de acúmulo lisossomial. Casos de doença de Sly que se apresentam após o período neonatal mostram também variabilidade no início e na intensidade das manifestações clínicas, com excreção urinária aumentada de mucopolissacarídeos e também granulócitos no sangue periférico, mostrando características granulações metacromáticas. As formas mais graves iniciam no primeiro ano de vida e têm características fenotípicas semelhantes às da doença de Hurler, com retardo mental e, ocasionalmente, opacificação de córnea. Formas mais leves têm início mais tardio, após os 4 anos de vida, e mostram mais alterações esqueléticas, com

inteligência normal, sem opacificação de córnea. O caso descrito por Sly e cols., em 1973, era uma forma intermediária da doença.

Manuseio e seguimento dos pacientes com MPS

Os pacientes portadores de mucopolissacaridoses podem apresentar diversas complicações clínicas em sua evolução, algumas das quais necessitam de intervenção ativa e específica para alívio sintomático, como hidrocefalia, distúrbios na acuidade visual, deficiência auditiva, rigidez articular com prejuízos motores, complicações cardiovasculares, doença respiratória obstrutiva crônica, síndrome do túnel do carpo e compressão medular por espessamento meníngeo.

Oligossacaridoses

Constituem um grupo de doenças lisossomiais em que existe distúrbio na degradação de glicoproteínas, com acúmulo dessas substâncias e excreção urinária aumentada de oligossacarídeos. Tanto o comprometimento somático como o neurológico são variáveis. Quando as dismorfias são proeminentes, o aspecto hurleriano dos pacientes facilmente conduz à suspeita ou de mucopolissacaridose ou oligossacaridose. Quando esses sinais são discretos, o reconhecimento dessas doenças é mais difícil porque se apresentam como deficiência mental ou retardo do desenvolvimento psicomotor inespecíficos. Nessa situação é necessária a atenção para elementos de orientação clínica que permitam suspeitar de uma oligossacaridose, como fácies grosseira, alterações esqueléticas, hepatomegalia, opacificação de córnea, infecções respiratórias de repetição, surdez, anormalidades na radiografia de esqueleto e vacúolos citoplasmáticos em linfócitos do sangue periférico.

Sialidoses
Deficiência enzimática

Há deficiência da enzima lisossomial N-acetil-neuraminidase, que leva a acúmulo de oligossacarídeos ligados ao ácido siálico no SNC, nos olhos, nas vísceras e no esqueleto, com aumento da excreção urinária dessas substâncias.

Podem apresentar-se sob duas formas:

- Infantil: sialidose tipo II.
- Juvenil: sialidose tipo I.

A herança é autossômica recessiva.

Sialidoses tipo II
Quadro clínico

Forma congênita. Muito grave, está presente desde o nascimento e é uma das doenças metabólicas que podem estar associadas à hidropisia fetal, ao lado de outras, como mucolipidose II, doença de Farber, doença de Sly, galactossialidose, doença de Gaucher, doença de acúmulo de ácido siálico, α-manosidose. Além da hidropisia fetal, apresenta hepatosplenomegalia, alterações oculares e esqueléticas e erupção cutâ-

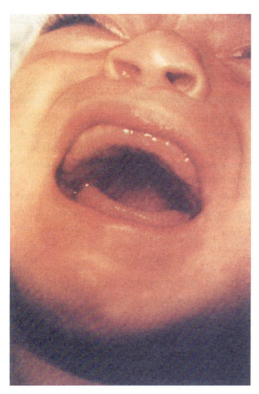

Figura 49.8 ▷ Hiperplasia gengival encontrada em crianças com mucolipidoses.

nea telangiectásica. Apresenta-se como natimorto ou sobrevive somente poucas semanas.

Forma infantil precoce. Desde o período neonatal podem ser observadas hepatosplenomegalia e alterações faciais dismórficas, com base do nariz achatada, hiperplasia gengival (Figura 49.8) e aspecto edemaciado do rosto. O comprometimento neurológico é grave, com desenvolvimento psicomotor muito pobre. Crises convulsivas e mioclonias intencionais surgem na evolução da doença. A presença de mancha vermelho-cereja no fundo de olho é sinal diagnóstico muito importante, e ainda podem ocorrer catarata puntiforme e surdez associadas.

O exame do sangue periférico pode mostrar vacuolização de linfócitos, e as radiografias do esqueleto revelam alterações nos ossos longos e corpos vertebrais, lembrando muito o quadro de uma gangliosidose GM1. A evolução é grave, e a sobrevida geralmente não ultrapassa o segundo ano de vida.

Sialidose tipo I (juvenil)

Síndrome de mioclonias e mancha vermelho-cereja. Inicia-se entre 8 e 15 anos de idade com quadro de perda visual progressiva, polimioclonias, crises convulsivas, ataxia e mancha vermelho-cereja no fundo de olho. Os elementos clínicos mais típicos desse quadro são as polimioclonias, que podem ser desencadeadas por movimentos, estímulos sensoriais ou emocionais e a mancha vermelho-cereja. A inteligência é preservada nas fases iniciais da doença, mas com a evolução da doença vai sendo comprometida lentamente, e surgem dificuldades motoras com prejuízo da independência motora, da fala e da alimentação. A evolução do quadro é lenta e prolongada. Não há dismorfias faciais ou esqueléticas nem visceromegalias.

A investigação complementar mostra vacuolização de linfócitos no sangue periférico e histiócitos espumosos na medula óssea. A neuroimagem mostra atrofia cerebelar. Há excreção aumentada de oligossacarídeos ricos em ácido siálico. O diagnóstico da deficiência enzimática pode ser feito em fibroblastos da pele, leucócitos, amniócitos e em células do vilo corial, sendo possíveis, portanto, o diagnóstico pré-natal e a detecção de portadores.

Nefrossialidose e galactossialidose. São formas mais raras desse grupo de doenças. Na nefrossialidose, o quadro clínico é semelhante ao da sialidose tipo II, mas geralmente mais leve, associado à disfunção renal com proteinúria, com sobrevida mais longa. Na galactossialidose há associação de deficiência de α-neuraminidase e de β-galactosidase, e também se apresenta como forma mais atenuada da sialidose tipo II, sendo de aparecimento infantil tardio, juvenil ou na adolescência, com ataxia, mioclonias e perda visual.

I-cell disease (mucolipidose II – Doença de Leroy)

Deficiência enzimática. Há distúrbio enzimático diferente das outras lisossomopatias. Não há deficiência enzimática propriamente dita, mas um defeito na fosforilação e no reconhecimento de enzimas lisossomiais em células de origem mesenquimal. Na verdade, existe aumento significativo nos níveis de hidrolases ácidas no sangue e na urina, enquanto os níveis intracelulares são baixos. Neufeld e Hickman observaram que células de um paciente com I-cell disease eram capazes de captar enzimas lisossomiais do meio extracelular por endocitose, mas células normais não captavam enzimas de células de I-cell disease. Este fato levou à concepção de que, embora a síntese de enzimas lisossomiais fosse normal, havia necessidade de um marcador de reconhecimento das enzimas pelos lisossomos. Sem esse reconhecimento, as enzimas sintetizadas não são captadas pelos lisossomos e são secretadas para o meio extracelular. Esse marcador foi reconhecido como sendo a manose-6-fosfato, e a enzima que catalisa sua síntese é a UDP-N-acetilglicosamina: N-acetilglicosaminil-1-fosfotransferase lisossomial. O conhecimento desse mecanismo fisiopatológico é importante para compreensão das bases do diagnóstico bioquímico da doença. Herança autossômica recessiva.

Quadro clínico. Os pacientes apresentam o fenótipo da doença de Hurler, mas o início do quadro é muito mais precoce. As dismorfias faciais podem estar presentes desde as primeiras semanas de vida, com evidente hipertrofia gengival, associadas a alterações esqueléticas, limitação articular, hirsutismo, cílios longos, pele espessa e um atraso motor que já pode ser percebido nos primeiros meses de vida e que evolui muito pouco, impedindo a aquisição da marcha na maioria das crianças. Não há aquisição da linguagem. O formato do crânio é braquicefálico, com perímetro cefálico normal, diferente do crânio escafocefálico da doença de Hurler. A deficiência mental torna-se clara no segundo ano de vida. O comprometimento neurológico da doença é grave e a evolução da demenciação é progressiva e rápida, com curso desfavorável a curto prazo. Infecções respiratórias recorrentes e miocardiopatia são comuns. A hepatomegalia é discreta, e opacidade corneana, abdome proeminente e hérnias são comuns. Surdez pode estar presente. O óbito geralmente ocorre entre 5 e 8 anos de idade. As alterações ósseas são semelhantes às das mucopolissacaridoses. Vacúolos citoplasmáticos podem ser vistos em células do sangue periférico e na medula óssea, porém sem as inclusões encontradas nas mucopolissacaridoses. Não há excreção de mucopolissacarídeos na urina.

O diagnóstico da doença é feito pela dosagem de enzimas lisossomiais no sangue e nos fibroblastos. Pode haver aumento de 10 a 20 vezes dos níveis séricos de atividade enzimática da β-hexosaminidase, da aril-sulfatase A e da iduronato-sulfatase. A atividade enzimática muito baixa ou indetectável da N-acetilglicosaminil-1-fosfotransferase em fibroblastos confirma o diagnóstico. A detecção pré-natal e de portadores é possível.

Polidistrofia Pseudo-Hurler (mucolipidose III)

Deficiência enzimática. Também não há deficiência quantitativa das enzimas lisossomiais, mas um defeito no transporte e na localização dessas enzimas, com deficiência da mesma enzima da mucolipidose II. Herança autossômica recessiva.

Quadro clínico. Embora bioquimicamente apresente a mesma patogenia, o fenótipo é bem mais discreto e o curso da doença mais lento, podendo atingir até a idade adulta. Apresenta-se com alterações esqueléticas semelhantes às da doença de Morquio, porém mais discretas, com nanismo e envolvimento dos ossos da pelve, escápula e mãos. A limitação articular é importante, com anquilose em flexão de múltiplas articulações. As dismorfias faciais são moderadas. Deficiência intelectual pode não estar presente nas fases iniciais, mas em aproximadamente metade dos casos pode ocorrer comprometimento de leve a moderado. Degeneração retiniana, opacidades corneanas e insuficiência aórtica podem ser vistas.

Diagnóstico complementar. Células com vacúolos podem ser vistas na medula óssea, mas não há excreção de mucopolissacarídeos na urina, e os níveis de hidrolases ácidas séricas estão elevados.

Mucolipidose IV

Deficiência enzimática. Ignorada.

Quadro clínico. Nessa doença observa-se estagnação psicomotora importante, geralmente entre os 3 e os 8 meses de idade, com limitação grave tanto das aquisições motoras como intelectuais. A criança pode chegar a sentar, mas não consegue adquirir a marcha. Ocorre frequentemente perda do contato visual por degeneração retiniana com evolução para ambliopia, além de opacificação de córnea, que vai aparecendo progressivamente e que acaba sendo a característica mais típica da doença, embora não esteja presente até o segundo ano de vida ou até mais tarde. A linguagem evolui muito pouco, e algumas vezes o paciente consegue emitir poucas palavras. A evolução clínica mostra mais um ritmo de aquisições muito pobre do que uma regressão psicomotora evidente, simulando uma encefalopatia fixa. Há hipodesenvolvimento ponderoestatural, que também compromete o crescimento do perímetro cefáli-

co, mas não apresenta dismorfias faciais ou esqueléticas nem visceromegalias.

Diagnóstico complementar

Não há mucopolissacaridúria nem oligossacaridúria. O defeito enzimático é desconhecido, com suspeitas não confirmadas de deficiência de neuraminidase. O diagnóstico é fundamentado nos aspectos ultraestruturais de inclusão lisossomial em fibroblastos de pele e conjuntiva obtidos por meio de biópsias. Esses depósitos lisossomiais apresentam-se como corpos membranosos concêntricos, semelhantes aos vistos nas gangliosidoses, além de material granulofibrilar em seu interior. Essas alterações ultraestruturais podem ser detectadas em células amnióticas e do vilo corial e servem como meio de diagnóstico pré-natal.

Distúrbios da degradação de glicoproteínas

As glicoproteínas são moléculas constituídas por cadeias de oligossacarídeos ligadas a um núcleo proteico. As proteínas são sintetizadas no retículo endoplasmático rugoso e os oligossacarídeos são agregados quando elas passam pelo retículo endoplasmático liso do aparelho de Golgi. Os olissacarídeos são degradados nos lisossomos. O oligossacarídeo envolvido nesse grupo de doenças é do tipo N-asparaginaglicosídico. As doenças desse grupo são α-manosidose, β-manosidose, fucosidose, aspartilglicosaminúria e as sialidoses. Outro doença do metabolismo das glicoproteínas é a síndrome da glicoproteína deficiente de carboidrato.

α-Manosidose

Deficiência enzimática

A enzima deficiente é a α-manosidase, que leva ao acúmulo de oligossacarídeos contendo manose no organismo. Herança autossômica recessiva.

Quadro clínico

A expressão fenotípica é variável tanto na intensidade das alterações clínicas como também na idade de início das manifestações, com uma forma mais precoce e mais grave (forma infantil) e outra mais tardia e mais moderada (tipo juvenil), que aparentemente representam os extremos de um *continuum* de expressão clínica da doença, mais do que tipos diferentes. As dismorfias faciais e esqueléticas, presentes em intensidades variáveis, são semelhantes às das mucopolissacaridoses e constituem elementos importantes para o diagnóstico. Quando essas alterações são evidentes, a suspeita de uma doença como uma mucopolissacaridose, mucolipidose ou oligossacaridose é quase imediata. O comprometimento intelectual é variável e, dependendo de sua intensidade, o reconhecimento é mais ou menos precoce. O desenvolvimento motor é mais lento, mostrando um paciente desajeitado e inábil. Em geral, estão presentes hepatomegalia, infecções respiratórias de repetição, surdez e discretas dismorfias, que auxiliam a suspeita diagnóstica. A evolução clínica é geralmente lenta, atingindo a idade adulta.

Diagnóstico complementar

Linfócitos vacuolizados, granulações em polimorfonucleares e histiócitos espumosos são frequentemente encontrados.

As alterações radiológicas do esqueleto são similares às das mucopolissacaridoses. Há excreção urinária excessiva de oligossacarídeos contendo manose, que é característica da doença.

β-Manosidose

Deficiência enzimática

Há deficiência de β-manosidose. Herança autossômica recessiva.

Quadro clínico

Descrita recentemente, em 1986, com poucos casos relatados na literatura, heterogêneos fenotipicamente, não tem um quadro clínico bem definido e típico que facilite seu reconhecimento. Em geral, apresenta-se com quadro inespecífico de deficiência intelectual, surdez em alguns casos históricos de infecções respiratórias recorrentes, mas sem dismorfias faciais ou esqueléticas, visceromegalias ou opacificação de córnea, o que a torna uma condição provavelmente subdiagnosticada. Distúrbios do comportamento, epilepsia grave, tetraparesia espástica e neuropatia periférica são relatados. Pode apresentar angioqueratomas e vasos retinianos tortuosos.

Diagnóstico complementar

Não mostra linfócitos vacuolizados no sangue periférico. Há acúmulo e excreção urinária excessiva de oligossacarídeos, principalmente manosil-β-1,4-glicosamina.

Fucosidose

Deficiência enzimática

Há deficiência de β-fucosidose, com acúmulo de oligossacarídeos contendo fucose, glicopeptídeos e glicolipídios nos tecidos e na urina. No cérebro acumulam-se somente os oligossacarídeos. Herança autossômica recessiva.

Quadro clínico

A variabilidade fenotípica entre os pacientes é muito grande, tanto em relação às alterações dismórficas faciais e esqueléticas, à visceromegalia e ao comprometimento neurológico progressivo, como também em relação às idades de início, o que dificulta seu reconhecimento precoce. Três padrões fenotípicos podem ser reconhecidos, mas os limites entre eles não são bem definidos, e provavelmente representam um espectro de manifestações clínicas de um único distúrbio metabólico:

- **Tipo I:** infantil precoce, com aparecimento dos sinais de comprometimento neurológico entre 6 e 18 meses de vida, com deterioração psicomotora rápida e grave, espasticidade e convulsões.
- **Tipo II:** infantil tardia, com aparecimento mais lento e gradativo dos sinais neurológicos, notados entre o segundo e o terceiro ano de vida.
- **Tipo III:** juvenil, com aparecimento dos sinais neurológicos nos primeiros anos de vida e progressão mais lenta, atingindo um estado de deterioração psicomotora grave na adolescência ou na idade adulta.

Em geral, as dismorfias faciais são marcantes nessa doença, mas em lactentes podem ainda ser muito discretas e pouco perceptíveis. Já as alterações esqueléticas são mais discretas e podem estar restritas às alterações dos corpos vertebrais da coluna toracolombar. No lactente, os ossos longos podem mostrar padrão tipo raquitismo. Outras características clínicas, como cardiomegalia, hepatomegalia, pele espessa com angioqueratomas, telangiectasias na boca e na conjuntiva e infecções respiratórias recorrentes, frequentemente também podem estar presentes. Opacidades corneanas não são proeminentes, mas degeneração retiniana é encontrada em alguns casos.

Diagnóstico complementar

Os exames hematológicos podem mostrar vacuolização e inclusões citoplasmáticas em linfócitos do sangue periférico, assim como em histiócitos da medula óssea.

Há excreção urinária aumentada de glicolipídios e oligossacarídeos contendo fucose. O suor pode conter concentração aumentada de sódio e cloro.

O diagnóstico é estabelecido mediante a redução da atividade enzimática da α-L-fucosidase no soro, nos leucócitos ou nos fibroblastos. A detecção de portadores e o diagnóstico pré-natal são possíveis.

Aspartilglicosaminúria

Deficiência enzimática

Há deficiência de aspartilglicosaminidase, com acúmulo tissular de aspartilglicosamina e excreção urinária aumentada. Herança autossômica recessiva.

Quadro clínico

A maioria dos casos foi descrita na Finlândia. As manifestações clínicas mais importantes dessa doença são retardo moderado do desenvolvimento intelectual, associado a distúrbios hiperativos do comportamento, até mesmo psicóticos, e importante atraso na aquisição da linguagem. A deterioração mais nítida desse quadro ocorre, geralmente, entre 6 e 15 anos de idade. O comprometimento motor é discreto, com falta de destreza, desajeito e inabilidade, às vezes também com discretos sinais piramidais. Não há dismorfias faciais relevantes nos primeiros anos de vida, mas há baixa estatura, braquicefalia, hiperlaxidão ligamentar, alterações cutâneas, como angioqueratomas e dermatite fotossensível, hérnias e hepatomegalia. Crises convulsivas podem ocorrer em alguns pacientes. A evolução é lenta, possibilitando atingir a idade adulta.

Diagnóstico complementar

As alterações hematológicas desse grupo de doenças podem estar presentes, assim como alterações ósseas discretas, mais típicas e quase restritas aos corpos vertebrais da coluna toracolombar, semelhantes às das mucopolissacaridoses.

O quadro da aspartilglicosaminúria não mostra um padrão clínico característico, mas deve ser suspeitado nos casos de deficiência mental com distúrbios do comportamento de causa ignorada, apesar de sua raridade e maior ocorrência em finlandeses.

O diagnóstico é bioquímico. Há excreção urinária aumentada de aspartilglicosamina detectável por cromatografia. O diagnóstico definitivo é estabelecido pela detecção de deficiência enzimática da aspartilglicosaminidase no plasma, nos leucócitos e nos fibroblastos.

Detecção pré-natal e de portadores é possível.

Doença de Schindler
Deficiência enzimática

Há deficiência de α-N-acetilgalactosaminidase, com acúmulo de glicoesfingolipídios e oligossacarídeos com resíduos N-acetilgalactosaminil. Herança autossômica recessiva.

Quadro clínico

Três fenótipos são conhecidos:

- **Tipo I – Distrofia neuroaxonal de início infantil:** desenvolvimento psicomotor até 8 a 15 meses de idade, quando, a partir de então, começa uma regressão psicomotora rápida e grave no segundo ano de vida, com cegueira cortical, mioclonias e convulsões, terminando em estado de decorticação entre 3 e 4 anos de vida, com os pacientes imóveis no leito, espásticos, com contraturas articulares. Não apresentam dismorfias ou visceromegalias nem opacificação de córnea ou alterações retinianas, apenas atrofia óptica inespecífica.
  Os exames de neurimagem mostram atrofia cerebral difusa e atrofia intensa de cerebelo, tronco cerebral e medula espinal cervical.
- **Tipo II:** forma adulta, manifesta-se por angioqueratoma difuso, com discreto comprometimento intelectual.

- **Tipo III:** forma intermediária, variando desde discreto comprometimento intelectual e crises convulsivas generalizadas tônico-clônicas ou quadro de atraso de linguagem e importantes distúrbios do comportamento, com irritabilidade, inquietude, crises de ira, comportamentos estereotipados e ritualísticos, configurando um padrão autístico.

Lipofuscinoses

As lipofuscinoses ceroides neuronais (LCN) estão entre as doenças neurodegenerativas mais comuns da infância. Constituem um grupo de doenças metabólicas hereditárias autossômicas recessivas caracterizadas pelo acúmulo de lipopigmentos autofluorescentes em neurônios e outras células do organismo e perda de células nervosas, particularmente do córtex cerebral. Embora sempre colocadas no grupo das lisossomopatias, diferem das demais doenças de acúmulo lisossomial pelo fato de a natureza heterogênea do material acumulado não fornecer pistas para o tipo de distúrbio metabólico que estaria envolvido, e só mais recentemente alguns dos defeitos enzimáticos foram elucidados. As LCN são subdivididas em diversos subtipos de acordo com seu quadro clínico, características ultraestruturais do material acumulado e, mais recentemente, biologia molecular. São oito os subtipos conhecidos até o momento: quatro são as formas clássicas desse grupo, ou seja, infantil precoce (Haltia-Santavuori), infantil tardia (Jansky-Bielschowski), juvenil (Batten) e adulta, e as outras são as variantes finlandesa, portuguesa, turca e aquela com deficiência mental e epilepsia progressiva. Nas formas infantil precoce e infantil tardia encontram-se alterações em enzimas lisossomiais, enquanto, nas LCN 3, LCN 5 e LCN 8 existem alterações em proteínas transmembranosas de função desconhecida. A classificação das lipofuscinoses atualmente conhecidas de acordo com os conhecimentos de sua biologia molecular está no Quadro 49.6. As lipofuscinoses ceroides são doenças de expressão clínica exclusivamente neurológica, sem visceromegalias ou dismorfias somáticas, e sem alterações hematológicas indicativas de doença de acúmulo. Na análise ultraestrutural de biópsia de pele ou conjuntiva, biópsia retal e linfócitos do sangue periférico, são encontradas inclusões celulares intra-

Quadro 49.6 ▷ Classificação das lipofuscinoses de acordo com o distúrbio enzimático e estudos de biologia molecular

LFC Subtipo	Doença	*Locus* gênico	Produto gênico
LCN 1	Halta-Santavuori	1p32	Palmitoil proteína tioesterase
LCN 2	Jansky-Bielschowski	11p15	Pepinase
LCN 3	Batten	16p12	Proteína de membrana lisossômial
LCN 4	Kufs	Desconhecido	Desconhecido
LCN 5	Variante finlandesa	13q22	Proteína de membrana
LCN 6	Variante portuguesa	15q21-23	Desconhecido
LCN 7	Variante turca	Desconhecido	Desconhecido
LCN 8	Epilepsia-retardo mental	8p22-Ter	Proteína de membrana

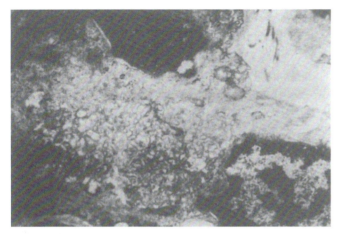

Figura 49.9 ▷ Corpos curvilíneos encontrados em biópsia de conjuntiva de paciente com forma infantil tardia de lipofuscinose ceroide. Estudo ultraestrutural.

citoplasmáticas características tipo corpos GRODS (*granular osmiophilic deposits*) na forma infantil precoce e corpos curvilíneos na forma infantil tardia (Figura 49.9). O diagnóstico pré-natal é possível por meio de métodos enzimáticos e com DNA em amniócitos.

Quadro clínico

Forma infantil precoce (Haltia-Santavuori)

Essa forma de lipofuscinose tem maior prevalência na população finlandesa e é aparentemente muito rara entre nós. Tem transmissão autossômica recessiva. É decorrente de mutação pontual no gene 1p32, que inativa completamente a enzima palmitoil proteína tioesterase (PPT). A doença geralmente inicia entre 6 e 12 meses de idade, quando algumas crianças já podem estar emitindo algumas palavras e até deambulando independentemente. As primeiras manifestações são observadas nas esferas mental e psíquica, parecendo apresentar retardo mental ou indiferença em relação ao ambiente, lembrando um quadro autístico. Após os 12 meses de vida, surgem as dificuldades motoras com hipotonia e ataxia. O contato visual vai deteriorando e, ao redor dos 2 anos de idade, a criança já não enxerga. Há lentificação do crescimento do perímetro cefálico, com microcefalia progressiva. No segundo ano de vida, surgem mioclonias importantes, que acabam desaparecendo em alguns meses. Crises convulsivas podem surgir no segundo ano da doença, as quais se confundem com as frequentes mioclonias. Os pacientes podem apresentar estereotipias manuais, como tricotar, lembrando a síndrome de Rett. Após o segundo ano de vida, a atividade geral da criança vai empobrecendo e ela entra em um período quase vegetativo, com hipotonia, amaurose, opistótono, contraturas articulares e abalos mioclônicos a estímulos. A atividade elétrica cerebral registrada no EEG vai diminuindo de amplitude, desaparecem os elementos do sono e, ao redor dos 3 anos de idade, o traçado está isoelétrico. A TC cerebral e a RM de crânio mostram alterações que podem estar presentes desde o período pré-sintomático. Além da atrofia cerebral difusa, que vai se instalando progressivamente, perda de sinal no tálamo é encontrada em todos os pacientes com mais de 12 meses de vida, e em fases tardias há inversão de sinal do córtex em relação à substância branca na sequência T2. A sobrevida é ao redor de 6 a 7 anos.

Forma infantil tardia (Jansky-Bielschowski)

A forma mais frequentemente descrita em nosso meio, suas manifestações clínicas iniciam entre 2 e 4 anos de idade. As primeiras manifestações são crises convulsivas generalizadas tônico-clônicas e mioclonias, seguidas de ataxia progressiva, demenciação e perda da acuidade visual. O fundo de olho mostra degeneração pigmentar da retina (Figura 49.10). O eletrorretinograma pode ser normal no início da doença, mas vai se alterando com a evolução da doença, mesmo em fases em que o fundo de olho ainda é normal, até a extinção do traçado. O EEG tem grande importância diagnóstica nesses casos porque mostra um padrão muito característico de espículas occipitais durante fotoestimulação lenta com frequência entre 1 e 3 estímulos/s (Figura 49.11). A TC cerebral e a RM de crânio mostram atrofia progressiva, mais nítida no cerebelo inicialmente, mas que progride para atrofia cerebral difusa.

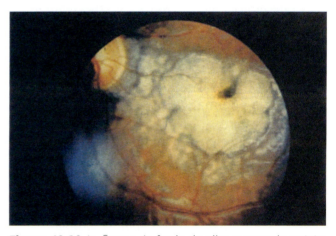

Figura 49.10 ▷ Exame de fundo de olho mostrando retinite pigmentar que pode ser encontrada na lipofuscinose ceroide.

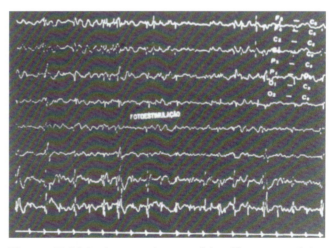

Figura 49.11 ▷ Aspecto eletroencefalográfico característico da lipofuscinose ceroide infantil tardia, mostrando espículas occipitais provocadas por fotoestimulação lenta.

Forma juvenil (Batten)

O elemento clínico mais marcante da forma juvenil é a perda visual progressiva, que pode permanecer como único sintoma por longo período. Associam-se lentamente quadro motor extrapiramidal, atáxico e piramidal, crises convulsivas generalizadas tônico-clônicas e deterioração intelectual. Apresenta alterações retinianas. O EEG é alterado, mas não específico. Evolui em ritmo variável, geralmente com incapacitação para marcha entre a segunda e terceira décadas, com sobrevida não ultrapassando a quarta década.

Variantes das LFC infantis precoces e tardias

Aproximadamente 5% a 10% de todas as LCN que iniciam após os 2 anos de idade apresentam GRODS e são clinicamente indistinguíveis das formas infantis tardias e juvenis. Diversos casos de LCN infantis precoces associados à osteopetrose têm sido descritos. Raros casos congênitos também têm sido relatados.

Variantes das LCN apresentam quadros intermediários entre as formas infantis tardias e as juvenis. Em geral, iniciam com distúrbios motores, seguidos de perda visual gradual, deteriorações mental e motora progressivas, crises convulsivas e mioclonias em fases mais avançadas, com sobrevida maior que as formas clássicas.

Glicogenose II (Doença de Pompe)
Deficiência enzimática

Há deficiência de maltase ácida (α-glicosidase ácida), que causa acúmulo de glicogênio em vários tecidos, sendo mais importante nos músculos esqueléticos e cardíaco e no fígado, em crianças com a forma generalizada. Tipos clínicos: infantil precoce, juvenil e adulta. Herança autossômica recessiva.

Forma infantil precoce (Doença de Pompe)

Pode se apresentar sob a forma clássica ou sob a forma de variante muscular.

A forma clássica, ou doença de Pompe, é a forma mais comum da doença e pode ser notada desde os primeiros meses de vida em virtude da hipotonia importante associada a fraqueza muscular e progressiva diminuição de movimentos espontâneos. Ao contrário de outras hipotonias periféricas em que há importante atrofia muscular, na doença de Pompe chama a atenção a manutenção de um bom trofismo muscular, palpando-se facilmente as massas musculares, que contêm o glicogênio acumulado. Pelo mesmo motivo, macroglossia e hepatomegalia podem estar presentes. Nas fases iniciais, o comprometimento miocárdico progressivo pode chamar mais a atenção que o quadro neurológico.

A ENMG mostra padrão miopático com descargas pseudomiotônicas. A cardiomegalia é intensa, e o ECG mostra intervalo PR curto e complexos QRS aumentados. Não há hipoglicemia nem cetose.

Variantes infantil tardia, juvenil e uma forma adulta podem ocorrer.

O diagnóstico definitivo baseia-se na determinação da atividade enzimática da maltase ácida no músculo, no fígado ou nos linfócitos.

Tratamento das doenças lisossomiais

Apesar dos grandes progressos nas áreas bioquímicas e da genética no campo das lisossomopatias, ainda não dispomos de tratamentos específicos para a grande maioria delas, que têm curso progressivo com deterioração inexorável. Entretanto, nas últimas décadas, avanços significativos foram conseguidos na área do tratamento das doenças lisossomiais.

Várias frentes de pesquisa foram abertas para tentativas terapêuticas nas lisossomopatias:

1. Terapia de reposição enzimática.
2. Transplante de medula óssea.
3. Terapia de redução de substrato.
4. Terapia gênica.

Terapia de reposição enzimática

Essa modalidade terapêutica ganhou impulso fundamentada no fato de que enzimas lisossomiais podem ser secretadas e captadas por células a distância e transferidas a células vizinhas por contato direto, e baixas atividades enzimáticas são suficientes para manter boa atividade funcional. Foi facilitada pelo conhecimento dos genes codificadores de enzimas e o desenvolvimento de sistemas capazes de produzir grandes quantidades de enzimas recombinantes e de modelos animais *knockout* para ensaios pré-clínicos. As enzimas não atravessam a barreira hematoencefálica em razão de seu tamanho e, portanto, não revertem as manifestações neurológicas.

Produtos disponíveis para doenças de:

1. **Gaucher tipo I:** alglucerase, imiglucerase. Bons resultados na doença de Gaucher tipo I; nos tipos II e III, a eficácia do tratamento não é satisfatória.
2. **Fabry:** agalsidase. A infusão endovenosa de α-galactosidase A parece ser segura, eficaz e significativamente benéfica no alívio dos desconfortáveis sintomas dolorosos, na função renal, na condução cardíaca e no ganho de peso.
3. **Pompe:** α-glicosidase ácida recombinante.
4. **Mucopolissacaridoses:**
   - I: laronidase.
   - VI: aril-sulfatase recombinante.
5. Gangliosidose GM1.
6. Leucodistrofia metacromática.

Transplante de medula óssea alogênico ou de sangue de cordão

Outro recurso utilizado nas doenças lisossomiais é o transplante de medula óssea, que, reconstituindo o sistema hematopoético do paciente com células de um doador saudável e imunocompatível, possibilita a obtenção de uma fonte contínua de enzimas que, absorvidas por células a distância por mecanismo de endocitose ou por transferência enzimática direta célula-célula, poderiam corrigir os distúrbios metabólicos. Esse tipo de tratamento já foi aplicado em pacientes portadores de diversas lisossomopatias, principalmente em mucopolissacaridoses, mucolipidoses, oligossacaridoses, aspartilglicosaminúria, doença de Gaucher, doença de Krabbe e leucodistrofia metacromática, com resultados muito variáveis, havendo melhora sobretudo naqueles em que predominam alterações extraneurológicas, como nas doenças de Gaucher e nas mucopolissacaridoses, e respostas muito precárias naqueles com manifestações predominantemente neurológicas, como doença de Krabbe, leucodistrofia metacromátca, gangliosidoses, GM1 e GM2.

Para ser efetivo, o transplante deve ser realizado precocemente em indivíduos pré-sintomáticos ou no início da doença, para portadores de MPS I, MPS VI, doença de Krabbe, leucodistrofia metacromática e α-manosidose. Transplantes bem-sucedidos têm bons resultados e efeitos sobre manifestações neurológicas. Seu custo ainda é muito elevado.

Terapia para redução do substrato

Atuar no nível do substrato é muito difícil porque os mecanismos metabólicos que controlam sua síntese e degradação são muito complexos e não há como reduzi-lo por dieta. A terapia procura diminuir o acúmulo de substrato na célula de modo a restaurar e equilíbrio funcional fisiológico entre substrato e produto. Para ser eficaz necessita de alguma atividade enzimática residual nas células dos pacientes. Atravessam a barreira hematoencefálica e podem ser úteis para melhorar os distúrbios neurológicos. Esses inibidores podem tornar-se importantes coadjuvantes de outros tratamentos, como a terapia de reposição enzimática.

Miglustat: Tay-Sachs, Sandhoff, Fabry, Niemann-Pick C.

Terapia gênica

Visa proporcionar aos pacientes uma fonte endógena de enzimas lisossomiais, fornecendo às células uma cópia normal do gene da proteína alterada e utilizando vetores para isso e curar a doença mediante essa substituição gênica. Entretanto, os ensaios experimentais e clínicos ainda não proporcionaram resultados consistentemente significativos.

Tratamento sintomático

Diante da situação atual, em que o tratamento curativo das doenças lisossomiais ainda não está satisfatoriamente ao nosso alcance, o manuseio dos sintomas e das amplas e diversificadas manifestações clínicas das doenças lisossomiais engloba muitas especialidades médicas, e o atendimento multiprofissional integrado é fundamental para melhorar a qualidade de vida desses pacientes.

O aconselhamento genético familiar é essencial.

REFERÊNCIAS

1. Altarescu G, Hill S, Wiggs E et al. The efficacy of enzyme replacement therapy in patients with chronic neuronopathic Gaucher's disease. J Pediatr 2001; 137(4):539-47.

2. Altarescu G, Schiffmann R, Parker CC et al. Comparative efficacy of dose regimens in enzyme replacement therapy of type I Gaucher disease. Blood Cells Mol Dis 2000; 26 (4):303-6.

3. Amir N, Zlotogora J, Bach G. Mucolipidosis type IV. Clinical spectrum and clinical history. Pediatrics 1987; 79:953-9.

4. Aula P, Jalanko A, Peltonen L. Aspartyl-glicosaminuria. In: Schriver CR, Beauder AL, Valle D, Sly WS. The metabolic & molecular basis of inherited disease. 8 ed. McGraw-Hill Medical Publishing Division, 2001:3535-50.

5. Berry-Kravis E, Sleat DE, Sohar I, Meyer P, Donnelly R, Lobel P. Prenatal testing for late infantile neuronal ceroid lipofuscinosis. Ann Neurol 2000; 47(2):254-7.

6. Beutler E, Grabowski B. Gaucher disease. In: Schriver CR, Beuader AL, Valle D, Sly WS. The metabolic & molecular basis of inherited disease. 8 ed. McGraw-Hill Medical Publishing Division, 2001:3635-68.

7. Bou-Gharios G, Adams G, Pace P, Warden P, Olsen I. Correction of a lysosomal deficiency by contact-mediated enzyme transfer after bone marrow transplantation. Transplantation 1993; 56(4):991-6.

8. Cailaud C, Poenaru L. Gene therapy in lysosomal diseases. Biomed Pharmacother 2000; 54(10):505-12.

9. Cantz M, Ulrich-Bott B. Disorders of glycoprotein degradation. J Inherit Metab Dis 1990; 13(4):523-37.

10. Ceuterick-De Groote C, Martin JJ. Extracerebral biopsy in lysosomal and peroxisomal disorders. Ultraestructural findings. Brain Pathol 1998; 8(1):121-32.

11. D'azzo A, Andria G, Strisciuglio P, Galjaard H. Galactosialidosis. In: Schriver CR, Beuader AL, Valle D, Sly WS. The metabolic & molecular basis of inherited disease. 8 ed. McGraw-Hill Medical Publishing Division, 2001:3811-26.

12. Delisle MB, Uro-Coste E, Salvayre R, Levade T. Lysosomal disorders. Diagnostic role of extra-cerebral biopsy. Ann Pathol 2000; 20(5):527-32.

13. Desnick RJ, Ioannou YA, Eng CM. α-galactosidase deficiency: Fabry disease. In: Schriver CR, Beuader AL, Valle D, Sly WS. The metabolic & molecular basis of inherited disease. 8 ed. McGraw-Hill Medical Publishing Division, 2001:3733-74.

14. Desnick RJ, Schindler D. α-N-acetylgalactosaminidase deficiency: Schindler disease. In: Schriver CR, Beuader AL, Valle D, Sly WS. The metabolic & molecular basis of inherited disease. 8 ed. McGraw-Hill Medical Publishing Division, 2001:3483-506.

15. Desnick RJ, Wang AM. Schindler disease: an inherited neuroaxonal dystrophy due to alpha-n-acetylgalactosaminidase deficiency. J Inherit Metab Dis 1990; 13(4):549-59.

16. Dunder U, Monomen I. Human leukocyte glycosylasparaginase: cell-to-cell transfer and properties in correction of aspartylglycosaminuria. FEBS Lett 2001; 499(1-2):77-81.

17. Folkerth RD, Alroy J, Lomakina I et al. Mucolipidosis IV: morphology and histochemistry of an autopsy case. J Neuropathol Exp Neurol 1995; 54(2):154-64.

18. Futerman AH, van Meer G. The cell biology of lysosomal storage disorders. Nat Rev Mol Cell Biol 2004; 5(7):554-65.

19. Goebel HH. The neuronal ceroid lipofuscinosis. J Child Neurol 1995; 10:424-37.

20. Gourrier E, Thomas MP, Munnich A et al. Beta mannosidosis: a new case. Arch Pediatr 1997; 4(2)147-51.

21. Gravel RA, Kaback MM, Proia RL et al. The GM2 gangliosidosis. In: Schriver CR, Beuader AL, Valle D, Sly WS. The metabolic & molecular basis of inherited disease. 8 ed. McGraw-Hill Medical Publishing Division, 2001:3827-76.

22. Gutiérrez-Solana LG. Advances in the treatment of lysosomal diseases in infancy. Rev Neurol 2006; 43 (Suppl 1):S137-44.

23. Hansoul S, Derkenne B, Daron B, Keutgen H, Senterre J. Pompe disease or type 2 glycogenosis. Rev Med Liege 1999; 54(3);149-53.

24. Hirschorn R, Reuser AJJ. Glycogen storage disease type II: acid-α-glicosidase (acid maltase) deficiency. In: Schriver CR, Beuader AL, Valle D, Sly WS. The metabolic & molecular basis of inherited disease. 8 ed. McGraw-Hill Medical Publishing Division, 2001:3389-420.

25. Hoffmann B. Fabry disease: recent advances in pathology, diagnosis, treatment and monitoring. Orphanet J Rare Dis 2009; 4:21.

26. Hoffmann SL, Peltonen I. The neuronal ceroid lipofuscinosis. In: Schriver CR, Beuader AL, Valle D, Sly WS. The metabolic & molecular basis of inherited disease. 8 ed. McGraw-Hill Medical Publishing Division, 2001:3877-94.

27. Hopwood JJ, Ballabio A. Multiple sulfatase deficiency and the nature of the sulfatase family. In: Schriver CR, Beuader AL, Valle D, Sly WS. The metabolic & molecular basis of inherited disease. 8 ed. McGraw-Hill Medical Publishing Division, 2001:3725-32.

28. Iannou YA. The structure and function of the Niemann-Pick C1 protein. Mol Genet Metab 2000; 71(1-2):175-81.

29. Kakkis ED, Muenzer J, Tiller GE et al. Enzyme-replacement therapy in mucopolysaccharidosis I. N Eng J Med 2001; 344(3):182-8.

30. Kaye EM. Lysosomal storage diseases. Curr Treat Options Neurol 2001; 3(3):249-56.

31. Kayser MA. Inherited metabolic diseases in neurodevelopmental and neurobehavioral disorders. Semin Pediatr Neurol 2008; 15(3):127-31.

32. Kolodny EH. Mucolipidosis: clinical and genetic aspects. Rev Neurol 1998; 27(156):337-41.

33. Kolodny EH. Niemann-Pick disease. Curr Opin Hematol 2000; 7(1):48-52.

34. Kornfeld S, Sly WS. I-cell disease and pseudo-Hurler polydystrophy: disorders of lysosomal enzyme phosphorilation and localization. In: Schriver CR, Beuader AL, Valle D, Sly WS. The metabolic & molecular basis of inherited disease. 8 ed. McGraw-Hill Medical Publishing Division, 2001:3469-82.

35. Krivit W, Peters C, Shapiro EG. Bone marrow transplantion as effective treatment of central nervous system disease in globoid cell leukodystrophy, adrenoleukodystrophy, mannosidosis, fucosidosis, aspartylglicosaminuria, Hurler, Maroteaux-Lamy and Sly syndromes and Gaucher disease type III. Curr Opin Neurol 1999; 12(2):167-76.

36. Kyttälä A, Lahtinen U, Braulke T, Hofmann SL. Functional biology of the neuronal ceroid lipofuscinoses (NCL) proteins. Biochim Biophys Acta 2006; 1762(10):920-33.

37. Lachmann RH, Platt FM. Substrate reduction. Therapy for glycosphingolipid storage disorders. Expert Opin Investig Drugs 2001; 10(3):455-66.

38. Levade T, Moser HW, Fensom AH, Harzer K, Moser AB, Salvayre R. Neurodegenerative course in ceramidase deficiency (Farber disease) correlates with the residual lysosomal ceramide turnover in cultured living patients cells. J Neurol Sci 1995; 134(1-2):108-14.

39. Llerena JC, Horovitz DM, Marie SKN et al. The Brazilian consensus on the management of Pompe disease. 2009; 1155(4)Suppl.2:S47-S56.

40. Martins AM. Introduction to Brazilian guidelines to diagnosis, treatment, and monitoring for Gaucher disease, Fabry disease, Mucopolysaccharidosis I, and Pompe disease. J Pediatr 2009; 155(4)Suppl.2:S9.

41. Martins AM, Dualibi AP, Norato D et al. Guidelines for the management of Mucopolysaccharidosis type I. J Pediatr 2009; 155(4) Suppl.2:S32-S46.

42. Martins AM, Valadares ER, Porta G et al. Recommendations on diagnosis, treatment, and monitoring for Gaucher disease. J Pediatr 2009; 155(4)Suppl.2:S10-S18.

43. Meikle PJ, Hopwood JJ, Clague AE, Carey WF. Prevalence of lysosomal storage disorders. JAMA 1999; 281(3):249-54.

44. Meikle PJ, Hopwood JJ, Clague AE, Carey WF. Prevalence of lysosomal storage disorders. JAMA 1999; 281(3):249-54.

45. Mole S, Gardiner M. Molecular genetics of the neuronal ceroid lipofuscinosis. Epilepsia 1999; 40 (Suppl) 3:29-32.

46. Moser HW, Link ET, Fenson AH et al. Acid ceramidase deficiency: Farber lipogranulomatosis. In: Schriver CR, Beuader AL, Valle D, Sly WS. The metabolic & molecular basis of inherited disease. 8 ed. McGraw-Hill Medical Publishing Division, 2001:3573-88.

47. Myerowitz R. Tay-Sachs disease – causing mutations and neutral polymorphisms in the hex A gene. Hum Mutat 1997; 9(3):195-208.

48. Neufeld EF, Muenzer J. The mucopolysaccharidosis. In: Schriver CR, Beuader AL, Valle D, Sly WS. The metabolic & molecular basis of inherited disease. 8 ed. McGraw-Hill Medical Publishing Division, 2001:3421-53.

49. Ono H, Fujiwara M, Ito K et al. Neurological features in Gaucher's disease during enzyme replacement therapy. Acta Paediatr 2001; 90(2):229-31.

50. Patterson MC, Vanier MT, Suzuki K et al. Niemann-Pick disease type C: lipid trafficking disorder. In: Schriver CR, Beuader AL, Valle D, Sly WS. The metabolic & molecular basis of inherited disease. 8 ed. McGraw-Hill Medical Publishing Division, 2001:3611-34.

51. Peters C, Steward CG; National Marrow Donor Program; International Bone Marrow Transplant Registry; Working Party on Inborn Errors, European Bone Marrow Transplant Group. Hematopoietic cell transplantation for inherited metabolic diseases: an overview of outcomes and practice guidelines. Bone Marrow Transplant 2003; 31(4):229-39.

52. Poenaru L. Approach to gene therapy of glycogenosis type II (Pompe disease). Mol Genet Metab 2000; 70(3):163-9.

53. Poenaru L. Terapia pelos genes das doenças lisossômicas. Anais Nestlé 1997; 54:39-48.

54. Prasad VV, Pullarkat RK. Brain lysosomal hydrolasis in neuronal ceroid-lipofuscinosis. Mol Chem Neuropathol 1996; 29(2-3):169-79.

55. Rosemberg S. Doenças lisossomiais. In: Neuropediatria. 2 ed. São Paulo: Editora Sarvier, 2010:289-313.

56. Sandhoff K, Kolter T, Harzer K. Sphingolipid activator proteins. In: Schriver CR, Beuader AL, Valle D, Sly WS. The metabolic & molecular basis of inherited disease. 8 ed. McGraw-Hill Medical Publishing Division, 2001:3371-88.

57. Sands MS, Davidson BL. Gene therapy for lysosomal storage diseases. Mol Ther 2006; 13(5):839-49.

58. Schiffmann R, Kopp JB, Austin HA et al. Enzyme replacement therapy in Fabry disease: a randomized controlled trial. JAMA 2001; 285(21):2743-9.

59. Schuchman EH, Desnick RJ. Niemann-Pick disease types A and B: acid sphingomyelinase deficiencies. In: Schriver CR, Beuader AL, Valle D, Sly WS. The metabolic & molecular basis of inherited disease. 8 ed. McGraw-Hill Medical Publishing Division, 2001:3589-610.

60. Stibler H, Blennow G, Kristiansson B et al. Carbohydrate-deficient glycoprotein syndrome: clinical expression in adults with a new metabolic disease. J Neurol Neurosurg Psychiatry 1994; 57:552-6.

61. Suzuki Y, Oshima A, Nanba E. β-galactosidase deficiency (b-galactosidosis): GM1 gangliosidosis and Morquio B disease. In: Schriver CR, Beuader AL, Valle D, Sly WS. The metabolic & molecular basis of inherited disease. 8 ed. McGraw-Hill Medical Publishing Division, 2001:3775-810.

62. Thomas GH. Disorders of glycoprotein degradation: α-mannosidosis, β-mannosidosis, fucosidosis and sialidosis. In: Schriver CR, Beuader AL, Valle D, Sly WS. The metabolic & molecular basis of inherited disease. 8 ed. McGraw-Hill Medical Publishing Division, 2001:3507-34.

63. Tyynela J, Suopanki J, Santavouri P et al. Variant late infantile neuronal ceroid-lipofuscinosis: pathology and biochemistry. J Neuropathol Exp Neurol 1997; 56(4):369-75.

64. Vanhanen S-L, Raininko R, Autti T, Santavouri P. MRI evaluation of the brain in infantile neuronal ceroid-lipofuscinosis. Part 2: MRI findings in 21 patients. J Child Neurol 1995; 10:444-50.

65. Vanier MT. Lipid changes in Niemann-Pick disease type C brain: personal experience and review of the literature. Neurochem Res 1999; 24(4):481-9.

66. Vanier MT. Phenotypic and genetic heterogeneity in Niemann-Pick type C: current knowledge and practical implications. Wien Klin Wochenschr 1997; 109(3):68-73.

67. Von Figura K, Gieselmann V, Jaeken J. Metahromatic leukodystrophy. In: Schriver CR, Beuader AL, Valle D, Sly WS. The metabolic & molecular basis of inherited disease. 8 ed. McGraw-Hill Medical Publishing Division, 2001:3695-724.

68. Wenger DA, Rafi MA, Luzi P, Datto J, Costantino-Ceccarini E. Krabbe disease: genetic aspects and progress toward therapy. Mol Genet Metab 2000; 70:1-9.

69. Wenger DA, Suzuki K, Suzuki Y, Suzuki K. The gaactosylceramidase lipidosis: globoid cell leukodystrophy (Krabbe disease). In: Schriver CR, Beuader AL, Valle D, Sly WS. The metabolic & molecular basis of inherited disease. 8 ed. McGraw-Hill Medical Publishing Division, 2001:3669-94.

70. Wennekes T, van den Berg RJ, Boot RG, van der Marel GA, Overkleeft HS, Aerts JM. Glycosphingolipids--nature, function, and pharmacological modulation. Angew Chem Int Ed Engl 2009; 48(47):8848-69.

71. Zhong N. Neuronal ceroid lipofuscinosis and possible pathogenic mechanisms. Mol Genet Metab 2000; 71(1-2):195-206.

50

Doenças Peroxissomais

Fernando Kok

INTRODUÇÃO

Os peroxissomos são organelas presentes em todas as células nucleadas. Sua abundância muda de acordo com a espécie e o tipo de tecido analisados, podendo variar de um pequeno número até centenas ou milhares de organelas por célula, com diâmetro que vai de 0,1 a 11µm e com morfologia tridimensional também variável. Os peroxissomos contêm uma membrana simples e uma matriz proteinácea densa e amorfa que tem mais de 50 diferentes proteínas. Eles abrangem diversas funções metabólicas, a maioria das quais envolve lipídios. Entre as funções conhecidas estão a degradação de ácidos graxos de cadeia muito longa (ou seja, possuem mais de 22 carbonos) e de ácidos graxos de cadeia ramificada, a síntese de sais biliares e plasmalogênio e a degradação do oxalato. Uma das enzimas mais abundantes em seu interior é a catalase, envolvida com a degradação de radicais peróxido e que acabou dando o nome à organela. A membrana do peroxissomo é impermeável a prótons e proteínas, o que cria um microambiente químico e enzimático único na célula.

À microscopia eletrônica, os peroxissomos são visualizados como organelas que têm conteúdo eletrodenso. O fígado é o órgão que conta com maior quantidade de peroxissomos, e o uso de medicamentos hipolipemiantes como clofibrato aumenta muito seu número.

As doenças peroxissomais são divididas em dois grupos:

1. Doenças que comprometem a função de uma única proteína peroxissomal.
2. Defeitos da biogênese peroxissomal.

DOENÇAS QUE COMPROMETEM FUNÇÃO DE UMA ÚNICA PROTEÍNA PEROXISSOMAL

Defeitos da β-oxidação peroxissomal

Em mamíferos, a mitocôndria é a principal responsável pela degradação de ácidos graxos, cabendo ao peroxissomo a responsabilidade por catabolizar os ácidos graxos de cadeia muito longa e os ácidos graxos de cadeia ramificada. Quatro diferentes enzimas estão envolvidas com essa via: acil-CoA-oxidase, proteína D-bifuncional, tiolase peroxissomal e metilacil-CoA racemase. A clínica da deficiência das três primeiras enzimas é muito semelhante à observada no espectro da doença de Zellweger (ver adiante), com presença de hipotonia, dismorfismo craniofacial, convulsões, hepatomegalia e retardo do desenvolvimento. A deficiência de metilalcil-CoA racemase, por sua vez, acarreta neuropatia periférica sensitiva, semelhante à observada em duas outras doenças peroxissomais, a doença de Refsum e a adrenomieloneuropatia ligada ao X. Do ponto de vista ultraestrutural, os peroxissomos estão intactos nesse grupo de pacientes. O diagnóstico é sugerido pela elevação dos ácidos graxos de cadeia muito longa e dos ácidos pristânico e fitânico. A confirmação do defeito bioquímico está, muitas vezes, na dependência do estudo de fibroblastos.

Defeitos da síntese de éteres de fosfolípides (plasmalogênio)

Os éteres de fosfolípides são importantes constituintes da membrana citoplasmática e atuam na sinalização intracelular. Duas enzimas estão envolvidas com a síntese dos éteres de fosfolípides: a di-hidroxiacetona fosfato aciltransferase (DHAPAT) e a alquil-di-hidroxiacetona fosfato acil-transferase (alquil-DHAPAT). A deficiência dessas enzimas ocasiona manifestações muito semelhantes às observadas na condrodisplasia rizomélica *punctata* (ver adiante), caracterizada por grave retardo mental, catarata e displasia esquelética.

Defeitos na síntese de isoprenoides: acidemia mevalônica

Os isoprenoides são moléculas precursoras dos esteroides e do colesterol. A acidemia mevalônica é o principal defeito dessa via metabólica e ocasiona dismorfismo facial, retardo grave do desenvolvimento, catarata, hepatosplenomegalia, linfadenopatia e episódios inexplicados de febre, sendo decorrente de deficiência da mevalonato-cinase. Curiosamente, uma síndrome de hipergamaglobulinemia O e febre periódica foram observadas em indivíduos com deficiência parcial de mevalonato-cinase.

Defeitos da α-oxidação de ácidos graxos: doença de Refsum

A doença de Refsum decorre de defeito na α-oxidação do ácido fitânico (ácido tetrametil hexadecanoico), que é o principal ácido graxo de cadeia ramificada presente na dieta. O ácido fitânico é originário da clorofila e está presente sobretudo em produtos de origem animal, como laticínios e carne bovina. A doença de Refsum caracteriza-se, clinicamente, por polineuropatia sensitivo-motora, retinite pigmentar e ataxia com características cerebelares. Podem estar presentes perda auditiva e miocardiopatia, e em muitos pacientes o diagnóstico é confundido com ataxia de Friedreich. Ela pode ter início já na primeira década de vida, e em 70% dos pacientes os sintomas se iniciam antes dos 20 anos de idade. O tratamento dietético, com restrição de laticínios e carne, especialmente a bovina, é bastante eficiente no tratamento da doença de Refsum.

Defeito em proteína transportadora de substrato para a matriz mitocondrial: adrenoleucodistrofia ligada ao X

A adrenoleucodistrofia ligada ao X (ALD) é a doença peroxissomal mais comum, ocorrendo em aproximadamente 1 em cada 20.000 indivíduos do sexo masculino; uma mesma proporção de mulheres é heterozigota para essa condição, mas apenas 20% delas terão sintomas clínicos. O comprometimento se dá, principalmente, na substância branca do sistema nervoso, córtex adrenal e testículos. O gene responsável por essa condição localiza-se no cromossomo X e codifica a proteína ALD (ALDP), proteína localizada na membrana peroxissomal. A função exata dessa proteína permanece desconhecida, mas tudo indica que ela está de algum modo envolvida com o transporte de ácidos graxos de cadeia muito longa para o peroxissomo. O comprometimento neurológico varia muito mesmo entre indivíduos de uma mesma família, indo de um comprometimento cerebral rapidamente progressivo, observado na infância, até um quadro lentamente evolutivo de comprometimento mieloneural, característico da adreno-mieloneuropatia (AMN) vista nos adultos. Não é possível prever qual será o fenótipo de um feto ou de um menino afetado pela ALD. Setenta por cento dos pacientes terão algum grau de insuficiência adrenal, e esse pode ser, por muitos anos, o único sintoma da doença. Em estudos populacionais, 35% dos pacientes terão a forma cerebral da infância e cerca de 40%, AMN. Os demais terão somente síndrome de Addison, serão assintomáticos ou terão variantes mais raras, como síndrome demencial progressiva. Cerca de 20% das mulheres heterozigotas para ALD apresentarão sintomas tipo AMN, e menos de 1% terá doença de Addison.

Na forma cerebral da infância, os sintomas começam após os 4 anos de idade, com média de início aos 7 anos. Caracterizam-se inicialmente por alterações comportamentais, déficit de atenção e declínio do rendimento escolar, seguidos por progressiva perda visual, agnosia auditiva e aparecimento de déficits motores com características piramidais. Meses ou anos após o início do sintoma, a doença evolui para um estado vegetativo persistente, com total dependência para todas as atividades da vida diária e incapacidade de se alimentar sem o auxílio de sonda nasogástrica. A ocorrência de convulsões em algum momento da doença é muito frequente. Cerca de 85% desses indivíduos terão doença de Addison. O estudo de imagem por ressonância magnética (RM) mostra a presença de desmielinização, comprometendo especialmente regiões posteriores, com presença de áreas de realce após injeção de contraste paramagnético (Figura 50.1).

A AMN tem início mais tardio, na segunda ou terceira década de vida, e caracteriza-se por paraparesia crural progressiva. Em cerca de 45% dos homens com sintomas de AMN, a RM mostra evidências de comprometimento da substância branca cerebral.

Do ponto de vista neuropatológico, a forma cerebral da ALD caracteriza-se pela presença de grandes áreas confluentes de desmielinização, especialmente nas regiões parieto-occipitais. Nas bordas das áreas de desmielinização, encontra-se infiltrado inflamatório mononuclear.

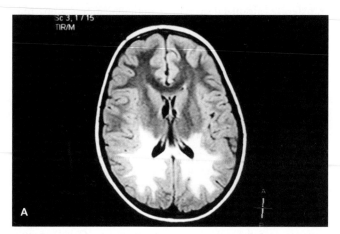 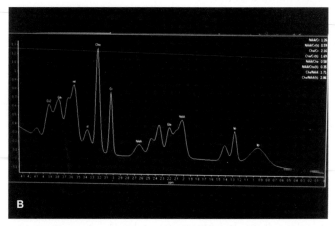

Figura 50.1 A-B ▷ Áreas de presumível desmielinização, acometendo simetricamente as regiões parieto-occipitais com envolvimento do esplênio do corpo caloso, às imagens convencionais da RM, desmonstrando: redução da relação metabólica NAA/CR – marcador de densidade/viabilidade neuronal, aumento das relações Co/CR e ml/CR e a presença de pico de lipídios – marcadores metabólicos relacionados à quebra de mielina, pela espectroscopia (PRESS), compatíveis com o diagnóstico de adrenoleucodistrofia.

O diagnóstico de ALD é estabelecido por meio da dosagem de ácidos graxos de cadeia muito longa (AGCML) no plasma, que se mostra sempre elevada em indivíduos do sexo masculino afetados pela ALD. Outras doenças peroxissomais podem cursar com elevação dos AGCML, mas apresentam quadro clínico distinto. Cerca de 15% das mulheres heterozigotas terão níveis normais de AGCML, e o diagnóstico nesses casos estará na dependência de estudos de DNA.

O gene da ALD já foi identificado, e mais de 300 mutações são conhecidas, o que dificulta a análise molecular. Não há correlação entre o tipo de mutação e o fenótipo da ALD.

A reposição de esteroides deve sempre ser feita nos indivíduos com deficiência suprarrenal. As tentativas de restrição de ingestão de AGCML por meio de dieta e do bloqueio da síntese endógena de AGCML com o uso do óleo de Lorenzo mostraram-se ineficazes no tratamento da ALD e não têm sido recomendadas. O único tratamento que se mostrou efetivo no controle da progressão da forma cerebral da ALD é o transplante de medula óssea. Esse procedimento não está indicado na AMN nem em indivíduos assintomáticos; no entanto, ele deve ser considerado em indivíduos em fases iniciais da doença, com pouco comprometimento motor e cognitivo.

DEFEITOS DA BIOGÊNESE PEROXISSOMAL

Sob o nome de defeitos da biogênese peroxissomal (DBP) estão agrupadas diferentes entidades clínicas que, algumas vezes, apresentam um fenótipo que se sobrepõe:

- Espectro clínico compreendido pela doença de Zellweger (SZ), adrenoleucodistrofia neonatal (ALDN) e doença de Refsum infantil (DRI).
- Condrodisplasia rizomélica *punctata* (CDRP).

A incidência desse grupo de doenças é da ordem de 1/50.000 nascimentos.

A SZ é caracterizada por um conjunto de alterações cerebrais, hepáticas e renais (que a tornaram conhecida também pelo nome de síndrome cérebro-hepatorrenal). Ao nascimento, essas crianças apresentam hipotonia, dificuldade de sucção, dismorfismo facial, caracterizado por fronte proeminente, narinas antevertidas, obliquidade dos olhos e pregas epicânticas. A fontanela anterior costuma ser ampla e as suturas disjuntas. É frequente a ocorrência de convulsões, cistos renais e hepatomegalia. A expectativa de vida da 5Z é baixa, com a maior parte das crianças falecendo no primeiro ano de vida.

A ALDN (que não deve ser confundida com a adrenoleucodistrofia ligada ao X – ALD-X) tem fenótipo mais brando e é compatível com uma sobrevivência mais prolongada, que pode chegar a uma década. A DRI, por sua vez, tem fenótipo ainda mais atenuado, e há relato de indivíduos com mais de 30 anos de idade afetados por essa condição. Além do retardo mental, perda auditiva e retinite pigmen-

tar fazem parte do quadro clínico dos DBP de curso mais prolongado.

A CDRP tem um fenótipo distinto dos demais defeitos da biogênese peroxissomal, caracterizado por retardo mental grave, dismorfismo que se assemelha ao visto na SZ, catarata, ictiose e encurtamento do úmero, associado a calcificações proximais epifisárias.

O diagnóstico é fundamentado em dados clínicos e reforçado pela elevação do teor de ácidos graxos de cadeia muito longa e de ácido fitânico no soro (observado no espectro SZ-ALDN-DRI) e pela redução de plasmalogênio em eritrócitos e elevação do ácido fitânico no soro (visto na CDRP). Alterações das funções visual e auditiva, sinais de comprometimento da função hepática e presença de cistos renais ao estudo por ultrassom contribuem para o diagnóstico clínico do espectro SZ-ALDN-DRI. Calcificações proximais das epífises podem ser vistas tanto na SZ como na CDRP, mas são mais abundantes nesta última condição. Estudo de imagem por RM do encéfalo pode mostrar a existência de distúrbios da migração neuronal associado à leucopatia.

Do ponto de vista genético, todos os DBP possuem herança autossômica recessiva e apresentam comprometimento da importação para a matriz peroxissomal de proteínas sintetizadas no citoplasma. Essas proteínas são codificadas por genes nucleares e sintetizadas por ribossomos livres. Para serem incorporadas à matriz do peroxissomo, elas têm de possuir uma sequência de endereçamento *(targeting sequence)*. Essa sequência pode ser do tipo PT51, localizada na porção carbóxi-terminal da proteína e composta pelo tripeptídeo serina-lisina-leucina, ou PT52, localizada na porção amino-terminal da proteína. Cerca de 90% das proteínas que são incorporadas à matriz do peroxissomo possuem em sua sequência PTS1, enquanto os 10% restantes têm PTS2.

A CDRP é geneticamente homogênea (ou seja, um único gene é responsável por esse fenótipo) e é decorrente de mutação no gene PEX7, que codifica o receptor das proteínas que têm em sua sequência endereçamento tipo PTS2.

SZ, ALDN e DRI são, por sua vez, geneticamente bastante heterogêneas, e até o momento 11 diferentes genes já foram responsabilizados por essas condições. Todos eles estão, de algum modo, envolvidos com a importação de proteínas que possuem sequência de endereçamento PTSl. Não existe uma boa correlação entre o gene afetado e o fenótipo. Entre os 11 diferentes genes responsáveis por esse espectro de doenças, um deles, PEX1, é responsável por mais da metade dos pacientes com essas três condições. Acredita-se que as mutações que acarretam maior comprometimento funcional da proteína são as que determinam quadro clínico mais grave. Estudos ultraestruturais demonstraram que mutações em alguns genes que acarretam DBP são responsáveis pela ausência completa de peroxissomo, enquanto outras são responsáveis pela presença de peroxissomos fantasmas *(ghost peroxisomes),* constituídos por membranas sem conteúdo proteico. Isso mostra que alguns dos genes defeituosos estão envolvidos com a formação da organela, e não apenas com a importação de proteínas.

REFERÊNCIAS

1. Bezman L, Moser AB, Raymond GV et al. Adrenoleukodystrophy: incidence, new mutation rate and results of extended family screening. Ann Neurol 2001; 49:512-7.

2. Gould SJ, Valle D. Peroxisome biogenesis disorders. Genetics and cell biology. TIG 2000; 16:340-4.

3. Gould SJ, Raymond GV, Valle D. The peroxisome biogenesis disorders. In: Scriver CR, Beaudet AL, Sly WS et al. The metabolic and malecular basis of inherited diseases. 8 ed., New York: McGraw-Hill, 2001:3181.

4. Kok F, Neumann S, Sarde GO et al. Mutational analysis of patients with X-linked adrenoleukodystrophy. Hum Mutat 1995; 6:104.

5. Moser HW, Smith KD, Watkins PA, Powers J, Moser AB. X-linked adrenoleukodystrophy. In: Scriver CR, Beaudet AL, Sly WS et al. The metabolic and molecular basis of inherited diseases. 8 ed., New York: McGraw-Hill, 2001:3257.

6. Shapiro E, Krivit W, Lockman L. Long term beneficial effect of bone marrow transplantation for childhood onset cerebral X-linked adrenoleukodystrophy. Lancet 2000; 356:713-8.

7. Wanders RJA, Barth PG, Heymans HSA. Single peroxisomal enzyme deficiencies. In: Scriver CR, Beaudet AL, Sly WS et al. The metabolic and molecular basis of inherited diseases. 8 ed., New York: McGraw-Hill, 2001:3219.

8. Wanders RJA, Jakobs C, Skjeldal OH. Refsum disease. In: Scriver CR, Beaudet AL, Sly WS et al. The metabolic and molecular basis of inherited diseases. 8 ed., New York: McGraw-Hill, 2001:3303.

51

Mitocondriopatias

Suely Kazue Nagahachi

INTRODUÇÃO

As mitocondriopatias consistem em um grupo essencialmente heterogêneo de doenças, cujo denominador comum é a existência de um déficit enzimático no processo de fornecimento de energia pela cadeia respiratória mitocondrial e que, portanto, afeta múltiplos órgãos e sistemas. A classificação dessas entidades complexas está se tornando mais lógica nos últimos anos, porque a patogenia dos diferentes fenótipos vem, pouco a pouco, sendo elucidada pelos avanços nas áreas de histopatologia, bioquímica e genética molecular.

FISIOLOGIA DAS MITOCÔNDRIAS

As mitocôndrias são organelas intracelulares que realizam funções vitais na produção aeróbica de energia (ATP). Cada mitocôndria é mais ou menos do tamanho de uma bactéria, sendo a única organela que tem seu próprio DNA, o DNA mitocondrial (DNAmt).

Substratos como ácidos graxos, piruvato e aminoácidos são transportados pela membrana para dentro da matriz, onde são processados para formar acetil-CoA. Esta molécula entra no ciclo do ácido cítrico (ciclo de Krebs) e é oxidada para CO_2, enquanto a nicotinamida-adenina-dinucleotídeo (NAD) e a flavina-adenina-dinucleotídeo (FAD) são reduzidas para NADH e FADH2, respectivamente. Esses dois últimos compostos carregam elétrons, pelo mecanismo de transferência de elétrons, para a cadeia respiratória, localizada na membrana mitocondrial interna, onde ocorre a fosforilação oxidativa. Esse processo envolve aproximadamente 91 polipeptídeos, a maioria codificada por genes nucleares e 13 codificados pelo DNAmt. Esses polipeptídeos estão distribuídos em cinco complexos enzimáticos proteicos, denominados: complexo I (NADH:ubiquinon a oxirredutase), complexo II (succinato:ubiquinona oxirredutase), complexo III (ubiquinol:citocromo-C-oxidase), complexo N (citocromo-C-oxidase) e complexo V (ATP-sintase). O número de subunidades de cada complexo codificadas pelo DNA nuclear (DNAn) e DNAmt obedece à seguinte distribuição:

Complexo	I	II	III	IV	V
DNAn	– 40	4	10	10	14
DNAmt	7	0	1	3	2

DNAm: DNA nuclear; DNAmt: DNA mitocondrial.

GENÉTICA MITOCONDRIAL

As mitocôndrias têm propriedades genéticas distintas porque são o produto de duas fontes de DNA: DNAn e DNAmt.

O DNAmt codifica, além dos 13 polipeptídeos, 22 RNA transportadores e 2 RNA ribossômicos. Ao todo, são 37 genes compactados distribuídos em duas cadeias circulares, a cadeia externa (pesada) e a cadeia interna (leve).

As doenças causadas por mutações em genes nucleares obedecem às leis de herança mendeliana e as causadas por mutações em DNAmt seguem os seguintes quatro conceitos, de importância vital para o entendimento da expressão clínica dessas mutações:

HERANÇA MATERNA

O DNAmt é transmitido *exclusivamente* pela mãe, através do óvulo. Somente as mulheres podem transmitir as mutações aos descendentes; entretanto, os filhos de ambos os sexos herdarão o DNAmt anormal. Ao contrário do que ocorre com o genoma nuclear, a segregação das mitocôndrias durante a meiose ou a mitose não obedece a nenhuma sistematização definida. A repartição do capital mitocondrial ao longo das divisões celulares se faz ao acaso. Se a célula progenitora materna contiver duas populações diferentes de mitocôndrias, a normal e a mutante, as células-filhas poderão receber somente um tipo de população (homoplasmia normal ou mutante) ou os dois tipos misturados nas mais variadas proporções (heteroplasmia). Portanto, heteroplasmia caracteriza-se pela coexistência de diferentes populações de DNAmt, normal e mutante, dentro da mesma célula.

Heteroplasmia

Cada mitocôndria contém de *duas a 10 cópias* de DNAmt e cada célula contém cerca de 200.000 mitocôndrias; portanto, a proporção entre DNAmt normal e mutante pode variar amplamente, correspondendo a defeitos bioquímicos também variáveis. Além disso, a distribuição do DNAmt mutante varia para cada tecido, de modo que a expressão clínica ocorrerá, preferencialmente, nos tecidos que têm maior proporção de DNAmt anormal. Considerando-se que cada célula no início da divisão embrionária dará origem a um tecido diferente, compreende-se por que, nas doenças mitocondriais, há comprometimento multissistêmico, porém com diversidade fenotípica.

Efeito limiar

Para que uma mutação do DNAmt possa se exprimir, ela precisa estar presente acima de determinado número limiar ou porcentagem relativa ao DNAmt normal. Esse nível limiar provavelmente varia de acordo com a necessidade de metabolismo oxidativo de cada tecido. Tecidos com maior demanda oxidativa, como cardíaco, neural, muscular não esquelético, são mais suscetíveis, explicando a maior frequência de manifestações clínicas nesses órgãos nas alterações da fosforilação oxidativa. Por outro lado, tecidos com alta capacidade proliferativa, como o tecido hematopoético, têm a possibilidade de selecionar as células, eliminando aquelas com acúmulo de DNAmt mutante. Isso talvez possa, em parte, explicar por que, em algumas mitocondriopatias, determinados sintomas inaugurais, como diarreia, pancitopenia ou insuficiência hepática, podem regredir, enquanto o comprometimento neurológico vai progredindo. O fenótipo celular mantém-se normal dentro de uma ampla variação de concentração do DNAmt mutante, mas, uma vez atingido o limiar crítico, o fenótipo celular muda rapidamente do normal para o patológico.

Fatores nucleares

Podem influenciar a expressão das mutações de DNAmt. A neuropatia óptica hereditária de Leber causa perda de visão, principalmente em homens jovens. A predominância no sexo masculino tem sido atribuída a um fator ligado ao X, ainda não identificado.

MORFOLOGIA

Até a década de 1990, as mitocondriopatias eram diagnosticadas com base em seus aspectos anatomopatológicos e bioquímicos. A biópsia muscular é um método de investigação diagnóstica muito utilizado em virtude da alta frequência do comprometimento muscular esquelético nas mitocondriopatias e da facilidade de acesso a esse tecido. A alteração anatomopatológica mais importante à biópsia muscular, porém não universal, é a presença do tipo de fibra denominada *ragged red fiber* (RRF), que pode ser traduzido como "fibras vermelhas rajadas", que representa a proliferação mitocondrial e o acúmulo de mitocôndrias anormais na periferia das fibras musculares. Além dessa coloração, a reação pela succinato-desidrogenase (SDH), uma enzima específica da mitocôndria, e a reação pela citocromo-C-oxidase (COX), enzima integrante do complexo IV da cadeia respiratória, auxiliam o diagnóstico de mitocondriopatia (Figura 51.1). A coloração pelo Gomori e as reações histoquímicas específicas são importantes, pois a RRF não aparece de maneira distinta na coloração habitual de hematoxilina-eosina.

À microscopia eletrônica, além das alterações de forma e número das mitocôndrias, observam-se inclusões paracristalinas denominadas *parking lots*. Este achado isolado é inespecífico; no entanto, dentro do contexto clínico e morfológico, corrobora a hipótese diagnóstica.

O contexto clínico e a intensidade das alterações morfológicas vão sempre pesar muito, porque RRF esparsas podem ser encontradas em doenças musculares não primariamente mitocondriais, como miopatias inflamatórias, distrofias musculares progressivas, glicogenose tipo II e nos indivíduos idosos. Além disso, algumas condições ligadas a alterações das enzimas mitocondriais não exibem RRF, como defeitos da piruvato-descarboxilase, piruvato-desidrogenase, ciclo de Krebs e ciclo da ureia.

Mesmo em alguns defeitos envolvendo o metabolismo dos ácidos graxos, como, por exemplo, a forma adulta da deficiência de carnitina-palmitil-transferase II, que é um quadro de sintomatologia predominantemente muscular, e em defeitos da cadeia respiratória (p. ex., deficiência sistêmica de citocromo-oxidase associada à síndrome de Leigh), o tecido muscular pode

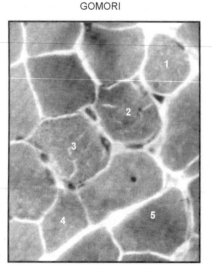
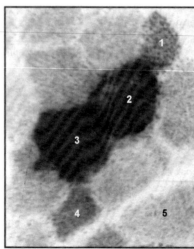
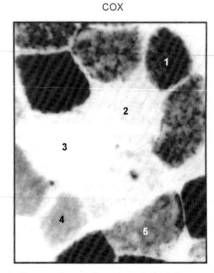

Figura 51.1 ▶ Achados de biópsia muscular em mitocondriopatia. Caso de síndrome de Kearns-Sayre. Cortes seriados de congelação de 6mm de espessura, preparados pelos métodos de Gomori modificado, succinato-desidrogenase (SDH) e citocromo-C-oxidase (COX). A fibra 1 é do tipo I; as fibras 2 e 3 são RRF, com aumento da granulação violácea no SDH, e com deficiência de COX; a fibra 4 apresenta leve proliferação mitocondrial detectada no SDH, e a fibra 5 é do tipo II.

CAPÍTULO 51 ▷ Mitocondriopatias

parecer normal. Essa última doença pode mostrar fibras COX negativas, sem RRF, o que é um aspecto eventual na biópsia muscular das mitocondriopatias, principalmente nas miopatias infantis puras, que podem ser benignas ou letais e se associam a defeitos dos complexos I, III e IV da cadeira respiratória.

Outro eventual aspecto da biópsia muscular nas mitocondriopatias é o acúmulo de lípides, podendo gotículas gordurosas ser evidenciadas nos métodos *Oil red O* ou *Sudan black*. O acúmulo de lípides é comum: nos defeitos da β-oxidação, incluindo a acidemia glutárica tipo II; na forma infantil multissistêmica da deficiência de carnitina-palmitil-transferase II; e o acúmulo de lípides pode ser particularmente evidente nos pacientes com a forma tecido-específica da deficiência da desidrogenase da acil-CoA dos ácidos graxos de cadeia curta.

CLASSIFICAÇÃO

Antes da identificação das mutações do DNA, em 1988, a classificação das mitocondriopatias baseava-se em critérios bioquímicos que frequentemente originavam confusões porque algumas vezes determinado defeito enzimático associava-se a fenótipos clínicos diferentes, enquanto em outras ocasiões diferentes defeitos enzimáticos, sobretudo da fosforilação oxidativa, associavam-se a um mesmo fenótipo clínico.

Atualmente, tenta-se classificar as mitocondriopatias de acordo com o local da alteração genética molecular, e o resultado final acaba sendo um amálgama bioquímico/molecular.

Classificação biomolecular das mitocondriopatias

Condições hereditárias

1. Defeitos do DNA nuclear:
   a. Defeitos do transporte do substrato.
   b. Defeitos da utilização do substrato.
   c. Defeitos do ciclo de Krebs.
   d. Defeitos da fosforilação oxidativa.
   e. Defeitos da cadeia respiratória.
   f. Defeitos da importação de proteínas.
   g. Defeitos da sinalização intergenômica.
2. Defeitos do DNA mitocondrial:
   a. Rearranjos tipo inserção-deleção.
   b. Pontos de mutação afetando genes estruturais, ou seja, genes que codificam subunidades das enzimas da fosforilação oxidativa e da cadeia respiratória.
   c. Pontos de mutação afetando genes de síntese, ou seja, genes envolvidos com a codificação do RNA transportador que vai ordenar a síntese de múltiplos polipeptídeos (proteínas mitocondriais).

Condições adquiridas

1. Infecciosas? (Reye)
2. Tóxicas
3. Medicamentos (AZT)
4. Envelhecimento

CARACTERÍSTICAS CLÍNICAS COMUNS

As manifestações clínicas das mitocondriopatias derivam da disfunção de órgãos e tecidos que são altamente dependentes do metabolismo aeróbico. Esses sistemas incluem o cérebro, o músculo esquelético, o coração, o fígado, os rins, os sistemas endócrino, hematopoético e digestório, os olhos, as orelhas e a pele.

Portanto, as crianças afetadas apresentarão combinações quantitativa e qualitativamente variáveis dos aspectos apresentados nos Quadros 51.1 e 51.2.

Quadro 51.1 ▷ Manifestações neurológicas

Miopatia (fraqueza muscular, hipotonia, atrofia)	Microcefalia
Intolerância ao exercício	RDNPM
Mioglobinúria recorrente	Retardo mental
Neuropatia (axonal desmielinizante)	Cefaleia vascular
Oftalmoplegia/ptose palpebral	Hipoventilação central
Neuropatia óptica	Distonia
Retinopatia pigmentar	Ataxia
Convulsões	Déficit auditivo neurossensorial
Episódios tipo acidente vascular encefálico	Mielopatia
Mioclonias	

RDNPM: retardo do desenvolvimento neuropsicomotor.

Quadro 51.2 ▷ Manifestações sistêmicas

Acidose láctica	Cardiomiopatia hipertrófica
Diabetes melito	Defeitos de condução cardíaca
Hipotireoidismo	Disfunção pancreática exócrina
Hipoparatireoidismo	Hepatopatia
Hipogonadismo	Pseudo-obstrução intestinal
Hiperaldosteronismo	Tubulopatias renais (Fanconi)
Insuficiência ovariana primária	Pancitopenia
Deficiência adrenocorticotrófica	Anemia sideroblástica
Baixa estatura	Opacidades corneanas e catarata
Pigmentação anormal da pele	

DIAGNÓSTICO POR IMAGEM

O cérebro é um órgão particularmente vulnerável em muitas das doenças mitocondriais. Existem cinco padrões mais comuns de comprometimento, que são facilmente evidenciados pelos exames de neuroimagem:

1. Lesão difusa que resulta em microcefalia e dilatação ventricular. Essa neuropatologia está associada aos defeitos do ciclo da ureia, a vários defeitos associados à acidose láctica congênita e a alguns defeitos associados ao metabolismo dos ácidos graxos. Podem ser evidenciadas malformações cerebrais, como agenesia do corpo caloso, ectopia dos núcleos olivares e destruição cística dos gânglios da base. Esse padrão é particularmente evidente em crianças com deficiência da *subunidade E1-α da piruvato-desidrogenase*.
2. Lesão cerebral subcortical simétrica, com preferência particular pelos gânglios da base, tálamo, tronco cerebral e núcleos do tecto cerebelar, que se apresenta como hipersinal nas imagens pesadas em T2. Microscopicamente, há perda neuronal e, proporcionalmente, de mielina, reação astroglial e proliferação de microvasculatura cerebral. Este último aspecto é particularmente marcante. Esse padrão pode ser exemplificado pela síndrome de Leigh (Figura 51-2).
3. Lesão vascular com alteração da camada endotelial e muscular lisa de pequenas arteríolas, artérias e capilares, levando à encefalomalacia cística multifocal, como, por exemplo, em MELAS. As lesões vasculares de necrose isquêmica se apresentam como áreas de hipersinal em imagens pesadas em T2, que nem sempre obedecem à distribuição de um território vascular. Há predomínio de lesões em quadrantes posteriores. Evidenciam-se também calcificações intracranianas, principalmente em gânglios da base (Figura 51.3).

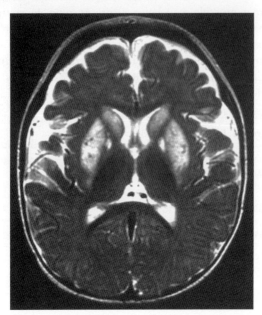

Figura 51.2 ▷ Síndrome de Leigh: imagem pesada em T2 de RM de cabeça, em corte transversal, mostrando hipersinal em cabeça do núcleo caudado, putâmen e globo pálido, bilateralmente. Notam-se alargamento dos sulcos corticais e fissuras de Sylvius e discreto hipersinal em substância branca de ambos os hemisférios cerebrais. (Paciente com mutação de ponto 8993 do DNAmt.)

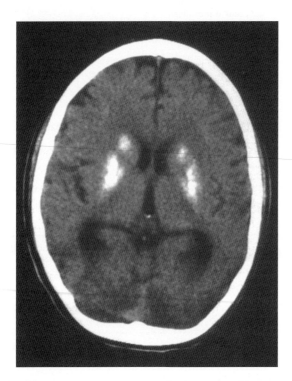
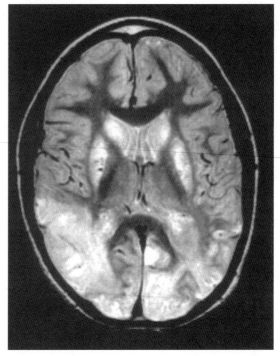

Figura 51.3 ▷ MELAS: imagem esquerda de tomografia computadorizada (TC), em corte transversal, mostra calcificações simétricas em cabeça dos núcleos caudados, putâmen e globos pálidos, que demonstram tênue hipersinal na imagem direita de RM, aquisição em densidade de prótons. Notam-se lesões hipodensas (TC) em quadrantes posteriores, cuja extensão fica mais evidente à RM. A distribuição dessas lesões nem sempre obedece ao território vascular. (Paciente com mutação de ponto 3243 do DNAmt.)

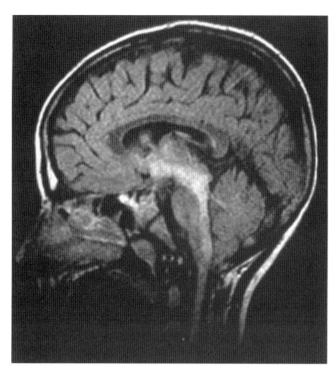
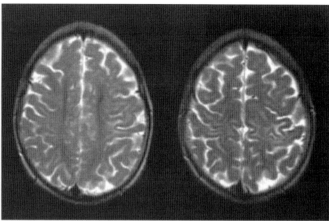

Figura 51.4 ▶ Síndrome de Kearns-Sayre. Imagem de RM, em corte sagital, em aquisição FLAIR, mostra hipersinal em todo o tegmento do tronco cerebral, do mesencéfalo ao bulbo, e as imagens transversais em aquisição T2 mostram, além do alargamento dos sulcos cerebrais, tênue hipersinal em substância branca na convexidade. (Paciente com deleção do DNAmt.)

4. Encefalopatia espongiforme com perda e rarefação de todo o neurópilo. É a tradução histopatológica de um defeito no metabolismo energético cerebral e pode ser vista na síndrome de Kearns-Sayre. Observa-se hipersinal nas imagens pesadas em T2 difuso na substância branca central e no tegmento do tronco cerebral, estendendo-se do mesencéfalo ao bulbo. Calcificações dos gânglios da base também podem estar presentes nos casos com ou sem hipoparatireoidismo (Figura 51.4).
5. Poliodistrofia esclerosante progressiva com acentuado acometimento preferencial da substância cinzenta cortical traduzida por atrofia cortical muitíssimo intensa, observada na síndrome de Alpers.

Algumas das encefalopatias mitocondriais catastróficas ao nascimento podem ser evidenciadas por ultrassonografia; já no período pré-natal e em virtude da combinação de microcefalia, dilatação ventricular e calcificações intracerebrais difusas podem confundir-se com quadros graves de infecções congênitas (p. ex., déficit de fumarase).

QUADRO LABORATORIAL

Aspectos laboratoriais distintos sugerem uma ou outra via metabólica alterada nas mitocondriopatias.

Aumentos de lactato, piruvato e alanina no sangue, no líquido cefalorraquidiano (LCR) e na urina ocorrem nos defeitos do metabolismo do piruvato, do ciclo de Krebs ou da cadeia respiratória. Nos defeitos do metabolismo do piruvato, o aumento dos corpos cetônicos sugere a deficiência da piruvato-carboxilase, porque vai deixar mais acetil-CoA disponível para a cetogênese; já acidose com hipocetose sugere deficiência de piruvato-desidrogenase, por diminuir a produção de acetil-CoA disponível para a cetogênese.

Nas mitocondriopatias mais bem caracterizadas, que são as decorrentes dos defeitos da fosforilação oxidativa e da cadeia respiratória, além da determinação das taxas de lactato, piruvato e corpos cetônicos, devem ser analisadas as relações molares lactato/piruvato e dos corpos cetônicos, como marcadores do estado de oxirredução na mitocôndria e no citoplasma. A relação lactato/piruvato e os níveis de corpos cetônicos estão elevados no período pós-prandial. Normalmente, a taxa lactato/piruvato é menor que 20.

Às vezes, a hiperlactacidemia pode estar latente em condições básicas e ser revelada apenas por uma carga de glicose VO (2g/kg) ou pela determinação da relação lactato/piruvato no LCR. Naquelas condições clínicas em que ocorre associadamente tubulopatia proximal renal, o aumento do lactato pode ser evidenciado apenas na urina. Além disso, diabetes associado pode impedir a entrada de piruvato no ciclo de Krebs e não haverá, então, alteração dos marcadores plasmáticos do estado de oxirredução.

Nos defeitos da β-oxidação dos ácidos graxos, pode-se encontrar aumento dos ácidos graxos livres, hipoglicemia com hipocetonemia, deficiência primária ou secundária de carnitina e acidúria dicarboxílica (porque os ésteres dos ácidos graxos de cadeia longa, se não entrarem na β-oxidação, formarão ácidos dicarboxílicos).

Defeitos bioquímicos específicos do ciclo de Krebs podem ser sugeridos pelo aumento, na urina, dos intermediários do ciclo do ácido cítrico, como ácido fumárico e α-cetoglutarato.

Os defeitos associados ao ciclo da ureia cursam com hiperamonemia.

Em centros especializados, também podem ser utilizados, para diagnóstico, métodos de identificação do tipo de déficit enzimático da cadeia respiratória, seja por análise polarográfica, seja por espectrofotometria.

A análise polarográfica baseia-se na medida do consumo de O_2 através de eletrodo de Clark, em fragmentos de tecidos ricos em mitocôndrias, na presença de diferentes substratos. Os tecidos utilizados podem ser músculo (100 a 200mg), linfócitos circulantes ou cultura de linfoblastos e fibroblastos, esbarrando, porém, na dificuldade de se analisar imediatamente tecido fresco, pois esses estudos são impossíveis em material congelado.

A análise espectrofotométrica possibilita medir a atividade enzimática dos complexos da cadeia respiratória, empregando doadores ou receptores específicos de elétrons. Não é necessário o isolamento das mitocôndrias; portanto, o material disponível pode ser bem mais escasso e imediatamente congelado, e permanentemente mantido em nitrogênio líquido.

TRATAMENTO

O tratamento é empírico:

a. Biotina: na deficiência de biotinidase, que pode afetar a piruvato-carboxilase, e na deficiência da sintetase da holocarboxilase, que provoca deficiências em múltiplas carboxilases.
b. Tiamina, 200mg/dia, e ácido lipoico: em deficiências do complexo piruvato-desidrogenase, juntamente com dieta cetogênica.
c. Tratamento da acidose láctica: bicarbonato é contraindicado porque pode exacerbar os sintomas cerebrais. O dicloroacetato tem sido experimentado nos defeitos do complexo piruvato-desidrogenase, pois mantém essa enzima em atividade máxima, abaixando a concentração de lactato sérico. Entretanto, pode desencadear neuropatia periférica reversível.
d. Ácido fólico para os pacientes com Kearns-Sayre, porque está baixo no LCR.
e. CoQ1O em pacientes com RRF, porque protege a membrana mitocondrial da peroxidação: 100 a 150mg/dia.
f. Idem para ácido lipoico, vitamina E, na dose de 400 a 1.000UI/dia, e vitamina C, em altas doses (> 1g/dia), que também previnem os danos celulares provocados pelos radicais livres. A L-carnitina também pode ser administrada, completando a fórmula, porque pode diminuir secundariamente em muitas mitocondriopatias.
g. L-carnitina 100mg/kg/dia, obrigatória e salvadora em caso de déficit de transporte da carnitina. Também na acidúria glutárica tipo II, junto à riboflavina e dieta pobre em proteína e pobre em gordura.
h. Riboflavina: deficiência múltipla da desidrogenase da acil-CoA e deficiência do complexo I: 100 a 300mg/dia.
i. Nos defeitos da fosforilação oxidativa e da cadeia respiratória, deve ser evitada uma dieta rica em carboidratos, pois a metabolização hepática da glicose é essencialmente aeróbica. Valproato de sódio e barbitúricos também devem ser evitados porque inibem a cadeia respiratória e podem desencadear uma insuficiência hepática. Também devem ser evitados tetraciclina e cloranfenicol, porque inibem a síntese proteica mitocondrial.

QUADRO CLÍNICO ESPECÍFICO

O achado de vários tipos de mutações do DNAmt tornou possível uma classificação mais detalhada das mitocondriopatias:

Mutações do DNAmt e fenótipos associados

Mutações primárias do DNAmt

1. Rearranjos do DNAmt (deleções e duplicações):
   - Oftalmoplegia externa crônica progressiva (OECP).
   - Síndrome de Kearns-Sayre.
   - Diabetes melito e surdez.
   - Miopatia mitocondrial.
2. Mutações do DNAmt em genes codificadores de proteínas:
   - Neuropatia óptica hereditária de Leber.
   - Síndrome de Leigh com herança materna.
   - Síndrome NARP (fraqueza neurogênica, ataxia e retinite pigmentosa).
3. Mutações em genes codificadores de tRNA mitocondrial:
   - MELAS (encefalomiopatia, acidose láctica e episódios tipo acidente vascular encefálico).
   - MERRF (epilepsia mioclônica com RRF).
   - Cardiomiopatia de herança materna.
   - Diabetes melito e surdez.
   - Surdez de herança materna.
   - Miopatia mitocondrial.
   - Rabdomiólise aguda.
4. Mutações em gene codificador de rRNA mitocondrial:
   - Surdez por aminoglicosídeo de herança materna.

Mutações do DNA nuclear

1. Deleções múltiplas do DNAmt:
   - OECP autossômica dominante ou recessiva.
   - Síndrome encefalopática mioneurogastrointestinal.
   - Síndrome oftalmoplegia, disartria, neuropatia sensitiva atáxica (SANDO).
   - Rabdomiólise aguda.
2. Mutação no complexo II (succinato-desidrogenase):
   - Síndrome de Leigh.

Entre os fenótipos apresentados, serão discutidos os mais prevalentes.

Síndrome de Kearns-Sayre (SKS)

Caracteriza-se pela presença de oftalmoplegia de início antes dos 20 anos de idade, associada a retinopatia pigmentosa atípica, hiperproteinorraquia (> 100mg/dL), defeito na condução cardíaca e ataxia cerebelar. Algumas crianças apresentam uma variante, a síndrome de Pearson, um distúrbio sistêmico da fosforilação oxidativa que afeta, predominantemente, a medula óssea. A manifestação hematopoética é severa, dependente de transfusões, incluindo anemia macrocística com variados graus de neutropenia e trombocitopenia. Pode haver evolução para o fenótipo de SKS. Deleções do DNAmt ocorrem em 80%

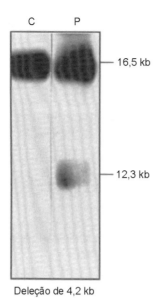

Figura 51.5 ▷ Detecção de deleção do DNAmt por *Southern blot*. Caso de síndrome de Kearns-Sayre. Nota-se no controle (C) uma banda de 16,5kb, correspondendo ao tamanho normal do DNAmt, e no paciente (P) uma banda adicional, mais baixa, de 12,3kb. Esta banda migra mais rápido por conter uma deleção de cerca de 4,2kb. Pesquisa deve ser realizada em DNA extraído de músculo congelado.

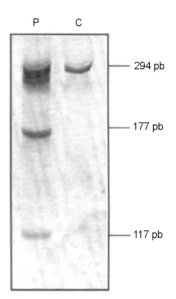

Figura 51.6 ▷ Detecção de mutação de ponto. Caso de MELAS. Corrida em gel de acrilamida a 12%, corado com nitrato de prata, com corrida eletroforética dos produtos de PCR amplificados com o par de *primers* para o ponto de mutação 3243 do DNAmt e digeridos com endonuclease Apa I. Paciente (P) apresenta duas bandas, de 177 e 117pb, pois a mutação 3243 cria o sítio de restrição para a enzima Apa I, enquanto o fragmento amplificado do controle (C) não é digerido e observa-se, portanto, apenas uma banda de 294pb. Nota-se que o paciente também apresenta o fragmento não digerido, o que denota a condição heteroplásmica (presença concomitante de DNAmt normal e mutante).

a 90% dos casos de SKS. O teste genético deve ser feito em tecido muscular, pois essas deleções segregam em baixos níveis em leucócitos, não sendo possível o diagnóstico em amostras de sangue periférico (Figura 51.5).

MELAS

Caracteriza-se por episódios agudos e recorrentes de déficits neurológicos focais, que se assemelham a acidentes vasculares encefálicos. As lesões predominam em quadrantes posteriores e causam cegueira cortical ou hemianopsia. Pode haver recuperação completa do quadro ou observam-se sintomas residuais e, por vezes, progressivos. Entre os outros sintomas comuns, incluem-se convulsões focais ou generalizadas, retardo no crescimento, demência, cefaleias recorrentes e vômitos. Em 80% dos casos detecta-se a mutação de ponto na posição 3243 no tRNA$^{leu(UUR)}$ do DNAmt, e em 10% na posição 3271 no mesmo tRNA. Essa mutação pode ser pesquisada em DNA extraído de sangue periférico (Figura 51.6).

A mutação 3243 do DNAmt é a mais pleiotrópica de todas as mutações patogênicas do DNAmt, estando associada a amplo espectro de síndromes clínicas, incluindo oftalmoplegia externa crônica progressiva, distonia, cardiomiopatia, diabetes melito e surdez.

MERRF

Caracteriza-se por epilepsia mioclônica progressiva, podendo incluir outros tipos de crises associados a mioclonia de ação, crises parciais, crises tônico-clônicas e *drop attacks*. Adicionalmente, podem ser observados ataxia cerebelar de gravidade variável, demência, geralmente leve, miopatia, referida como intolerância a exercícios, acidose láctica, que pode estar ausente, hipoacusia neurossensorial, atrofia óptica, retinite pigmentosa, oftalmoplegia, neuropatia, baixa estatura e lipomas cervicais.

Dois pontos de mutação no gene que codifica o tRNA^{lis} do DNAmt foram descritos até o momento: a mutação 8344, que é encontrada em 80% a 90% dos casos em condição heteroplásmica, e a mutação 8356, que ocorre em condição essencialmente homoplásmica no músculo e heteroplásmica no sangue, e pode estar associada a hipertireoidismo. Ambas as mutações são detectáveis no DNA de sangue periférico.

Síndrome de Leigh (SL)

Desordem neurodegenerativa progressiva com início geralmente na infância, caracteriza-se clinicamente por retardo motor e/ou mental, associados a sinais de comprometimento de tronco cerebral. O diagnóstico de SL tem sido fundamentado nos achados neuropatológicos e de neuroimagem característicos dessa síndrome. Em 1990, Holt e cols. relataram um caso de SL com mutação de ponto T8993G na subunidade 6 da ATP sintetase do DNAmt. Essa mutação ocorre em condição heteroplásmica com proporções maiores que 90% a 95% e parece segregar rapidamente com alto risco de recorrência em mães com criança gravemente afetada.

A mesma mutação, em proporções menores, causa NARP, síndrome de herança materna, caracterizada por retardo no desenvolvimento, retinite pigmentosa, retardo mental, convulsões, ataxia, fraqueza neurogênica proximal e neuropatia sensitiva.

Outras cinco mutações associadas à SL/NARP foram descritas: T8993C, T8851C, T9176C, G1644T, T3308C, indicando haver heterogeneidade genética.

REFERÊNCIAS

1. Adams PL, Lightowlers RN, Turnbull DM. Molecular analysis of cytochrome c oxidase deficiency in Leigh's syndrome. Ann Neurol 1997; 41:268-70.

2. Anderson S, Bankier AT, Barrell BG et al. Sequence and organization of the human mitochondrial genome. Nature 1981; 290:457-65.

3. Cavanagh JB, Harding BN. Pathogenic factors underlying the lesions in Leigh's disease. Tissue responses to cellular energy deprivation and their clinico-pathological consequences. Brain 1994; 117:1357-76.

4. Chomyn A. The myoclonus epilepsy and ragged-red fiber mutation provides new insights into human mitochondrial function and genetics. Am J Hum Genet 1998; 62:745-51.

5. Ciafaloni E, Santorelli F, Shanske S et al. Maternaly inherited Leigh syndrome. J Pediatr 1993; 122:419-22.

6. DiMauro S, De Vivo DC. Genetic heterogeneity in Leigh syndrome. Ann Neurol 1996; 40:5-7.

7. Fryer A, Appleton R, Sweeney MG, Rosenbloom L, Harding AE. Mitochondrial DNA 8993 (NARP) mutation presenting with a heterogeneous phenotype including "cerebral palsy". Arch Dis Childhood 1994; 71:419-22.

8. Giles RE, Blanch H, Cann HM, Wallace DC. Maternal inheritance of human mitochondrial DNA. Proc Natl Acad Sci USA 1980; 77:6715-9.

9. Goto Y, Nonaka I, Horai S. A mutation in the RNA$^{leu(UUR)}$ gene associated with the MELAS subgroup of mitochondrial encephalomyopathies. Nature 1990; 348:651-3.

10. Holt IJ, Harding AE, Morgan-Hughres JA. Deletions of muscle mitochondrial DNA in patients with mitochondrial myopathies. Nature 1988; 331:717-9.

11. Huang CC, Wai YY, Chu NS et al. Mitochondrial encephalomyopathies: CT and MRI findings and correlations with clinical features. Eur Neurol 1995; 35:199-205.

12. Johns DR. Mitochondrial DNA and disease. N Eng J Med 1995; 333:638.

13. Marie SKN, Carvalho AAS, Fonseca LF et al. Kerans-Sayre syndrome "plus" classical clinical findings and dystonia. Arq Neuropsiquiatr 1999; 57:1017-23.

14. Marie SKN, Goto Y, Passos-Bueno MR et al. A Caucasian family with the 3271 mutation in mitochondrial DNA. Bioch Med Met Biol 1994; 52: 136-9.

15. Marie SKN. Avanços no campo da biologia molecular nas citopatias mitocondriais. Rev Bras Neurol 1994; 30(3):77-80.

16. Marie SKN. Mitocondriopatias: contribuições para estudo de mutações do DNA mitocondrial. Tese de doutorado. Faculdade de Medicina da USP, São Paulo, 1997.

17. Matsuoka T, Goto YI, Yoneda M, Nonaka I. Muscle histopathology in myoclonus epilepsy with ragged-red fibers (MERRF). J Neurol Sci 1991; 106:193-8.

18. Moraes CT, DiMauro S, Zeviani M et al. Mitochondrial DNA deletions in progressive external ophthalmoplegia and Kerans-Sayre syndrome. New Eng J Med 1989; 320:1293-9.

19. Nakagawa E, Hirano S, Yamanouchi H et al. Progressive brainstem and white matter lesions in Kearns-Sayre syndrome: a case report. Brain Dev 1994; 16:416-8.

20. Shoffner JM, Fernhoff PM, Krawiecki NS et al. Subacute necrotizing encephalopathy: oxidative phosphorylation defects and the ATPase 6 point mutation. Neurology 1992; 42:2168-74.

21. Simon DK, Johns DR. Mitochondrial disorders: clinical and genetic features. Annu Rev Med 1999; 50:111-27.

22. Wallace DC, Singh G, Lott MT et al. Mitochondrial DNA mutation associated with Leber's hereditary optic neuropathy. Science 1988; 242:1427-30.

23. Wallace DC. Mitotic segregation of mitochondrial DNAs in human cell hybrids and expression of chloramphenicol resistance. Somat Cell Mol Genet 1986; 12:41-9.

52

Síndromes Neurocutâneas

Rogério de Castro • Ana Flávia Mageste Pimentel

INTRODUÇÃO

As síndromes neurocutâneas constituem um grupo de doenças hereditárias distintas, podendo também aparecer combinadas, transmitidas por gene autossômico dominante de expressividade variada e com grande número de formas abortivas, atípicas ou intermediárias.

A grande maioria das síndromes neurocutâneas origina-se de alterações displásicas dos folhetos embrionários ectodérmico e mesodérmico e raramente do folheto endodérmico.[3,5]

Lembrete: pele e sistema nervoso originam-se do folheto embrionário ectodérmico, daí a denominação de síndromes neurocutâneas.

CARACTERÍSTICAS

As características comuns à grande maioria das síndromes neurocutâneas são:

1. Manchas na pele ou mucosa, que aparecem em qualquer parte do corpo.
2. Formações hiperplásicas de tipo tumoral ou displásicas, em geral localizadas.
3. Tumores verdadeiros (blastomatose) originados de células embrionárias não diferenciadas.
4. Outras malformações congênitas, como displasias viscerais de variados graus, alterações ósseas e outras.

O termo *facomatose* – do grego *lente* – e o termo *neuroectodermose* foram abandonados,[3,5,6,12] em virtude do conhecimento atual de que a grande maioria dessas doenças se origina dos folhetos ectodérmico e mesodérmico. A quase totalidade destas doenças é englobada nas expressões *síndromes neurocutâneas* ou *neuromesoectodermoses*.[3,5,6]

As quatro síndromes neurológicas mais frequentes são: neurofibromatose, esclerose tuberosa, Sturge-Weber e ataxia-telangiectasia, as quais serão descritas a seguir.

NEUROFIBROMATOSE

Neurofibromatose (NF) é o termo utilizado para designar duas doenças diferentes, porém com alguns dados em comum.[8,12]

- NF1 ou tipo periférico: doença de von Recklinghausen.
- NF2 ou tipo central: neuroma acústico bilateral.

Ambas são transmitidas por herança autossômica dominante e mostram considerável variação em sua expressão.

Neurofibromatose 1 (NF1)/Doença de Von Recklinghausen

Doença genética, a NF1 é considerada a desordem de gene único mais comum do sistema nervoso, afetando 1 em cada 3.000 indivíduos.[5,6,8] Os casos brandos são caracterizados por *manchas café-com-leite (MCCL), neurofibromas subcutâneos e sardas axilares*. Os pacientes com quadro mais grave apresentam desordem do desenvolvimento e neoplasias do sistema nervoso.

Aproximadamente 10% dos pacientes com NF1 apresentam retardo mental, nos quais a crise convulsiva geralmente é a primeira manifestação.[8-10] Ainda assim, a neurofibromatose deve ser suspeitada em qualquer recém-nascido ou lactente com retardo psicomotor e MCCL.

Epidemiologia e genética

A NF1 é uma das doenças genéticas mais frequentes, acometendo aproximadamente 1 em cada 3.000 nascimentos. O defeito cromossômico localiza-se no braço longo do cromossomo 17. Trata-se de um gene grande, passível de diferentes tipos de mutação que podem explicar as formas monossintomáticas e a segmentar.[5]

Atinge ambos os sexos e todas as raças. A transmissão é autossômica dominante, com 100% de penetrância aos 5 anos de idade. Os casos esporádicos resultam de elevada frequência de mutações (ao redor de 45%).

Clínica e diagnóstico

São necessários dois ou mais dos seguintes achados para a garantia do diagnóstico:[3]

1. Seis ou mais MCCL com diâmetro maior do que 5mm em criança com menos de 6 anos de idade e maior do que 15mm em criança com mais de 6 anos de idade.

2. Dois ou mais neurofibromas de qualquer tipo ou plexiforme.
3. Sardas nas regiões axilares ou inguinais.
4. Glioma em nervo óptico.
5. Dois ou mais nódulos de Lisch.
6. Displasia do osso esfenoide ou afinamento do córtex de ossos longos, com ou sem pseudoartroses.
7. Parente de primeiro grau com a doença.

Manifestações dermatológicas

As manifestações dermatológicas da neurofibromatose são classicamente caracterizadas pela presença clínica de neurofibromas e MCCL (Figura 52.1) distribuídos de maneira variável pelo tegumento cutâneo. As MCCL são máculas acastanhadas que ocorrem em quase todos os pacientes com neurofibromatose, frequentemente precedem os tumores cutâneos e podem estar presentes ao nascimento ou aparecer mais tardiamente, aumentando em número e tamanho durante a primeira década de vida, especialmente nos primeiros 2 anos de idade.

Embora poucas MCCL estejam presentes em pessoas sem neurofibromatose, a presença de mais de seis manchas com mais de 1,5cm de diâmetro é indicadora dessa doença, como também sua presença nas regiões axilares, constituindo as chamadas sardas axilares, consideradas patognomônicas da doença.

Os neurofibromas, solitários ou múltiplos, são tumores de consistência macia, semiglobosos ou pediculados, da cor da pele ou violáceos, que variam tanto em número, podendo ser escassos e únicos, ou cobrir o corpo por completo, de tamanho variável desde puntiformes até massas de 5cm ou mais de diâmetro. Em geral, são assintomáticos, entretanto podem ser pruriginosos, dolorosos e sensíveis ao tato. À palpação, frequentemente, ao serem deprimidos, causam a sensação de conter um anel herniário na base.

Os neurofibromas derivados das células de Schwann podem, também, localizar-se ao longo dos nervos, principalmente nos tecidos subcutâneos (Figura 52.2). Apesar de serem tumores benignos, podem comprometer funções vitais, como a visão e a audição. Em certos casos, os neurofibromas acompanham todo o trajeto de um nervo, atingindo grandes extensões e sendo denominados neurofibromas plexiformes.

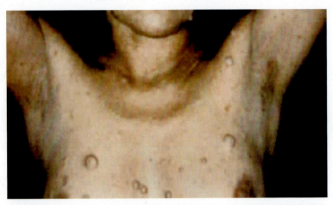

Figura 52.2 ▷ Neurofibromatose tipo1. Numerosos neurofibromas cutâneos e subcutâneos.

Manifestações tumorais

- Neurofibromas são tumores benignos que surgem geralmente a partir do final da infância, de localização dérmica, os mais comuns, ou subcutâneos, sendo mais frequentes no tronco. São tumores de consistência amolecida, de superfície lisa e arredondada e com cores variadas. Variam em número, de poucos a centenas, e de tamanho, de alguns milímetros a vários centímetros.[3,8] Os tumores subcutâneos se apresentam como tumores aderidos ao longo dos nervos ou como neuroma plexiforme, o qual é mais frequente nas regiões orbitária e periorbitária. Quando o neuroma plexiforme atinge determinada região, provoca grande aumento de volume dessa região à custa de tecido conjuntivo, causando grande desfiguramento.
- Tumor em nervo periférico pode causar dor, atrofia ou fraqueza muscular.
- Glioma do nervo óptico é o tumor solitário mais frequente; astrocitomas e schwannomas podem ser encontrados.
- Nódulos de Lisch são hamartomas da íris e ocorrem em 10% dos pacientes de até 6 anos de idade e em quase 100% daqueles com 60 anos.
- Áreas de hiperintensidade em T2 na ressonância nuclear magnética (RM) do encéfalo, denominadas UBO (*undentified bright objects*), ocorrem principalmente entre os 4 e os 10 anos de idade, sendo de natureza benigna e desaparecendo com a idade.

Manifestações neurológicas

- Glioma do nervo óptico ocorre em até 50% dos casos, sendo frequentemente bilateral. Os sintomas mais comuns são: diminuição da acuidade visual, alteração do campo visual e hipertensão intracraniana.
- Outras manifestações neurológicas consistem em: deficiência mental, crises convulsivas e megalencefalia.

Outras manifestações

- Escoliose de início precoce é a mais frequente anormalidade esquelética, podendo ter progressão rápida e levando a alterações cardiopulmonares.[5,8]

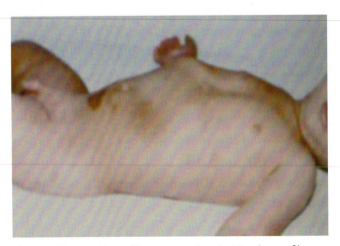

Figura 52.1 ▷ Neurofibromatose tipo 1. Manchas café-com-leite.

CAPÍTULO 52 ▷ Síndromes Neurocutâneas

- Displasia ou agenesia da asa maior do esfenoide pode levar a exoftalmo pulsátil.
- Glaucoma congênito em virtude do envolvimento da pálpebra pelo neurofibroma, podendo ocorrer também bufoftalmia.
- Papilomas orais e hipertensão renovascular.

Patologia e diagnóstico diferencial

Os neurofibromas são constituídos por nervo periférico e seu suporte, ou seja, células de Schwann.

As MCCL são constituídas por melanócitos que contêm melanossomas gigantes, não são específicas e são também vistas na doença de Albright, no xerodema pigmentoso e na síndrome de Leopard.[3,5]

No diagnóstico diferencial devem ser considerados a doença de Albright, a síndrome de Leopard, o nevo de Becker e as pessoas normais.

Conduta e tratamento

Todos os pacientes devem ser investigados por meio de tomografia de crânio (TC) ou RM e raadiografia de ossos anualmente. Dependendo da localização dos neurofibromas, poderá ser indicada cirurgia. Aconselhamento genético.

Neurofibromatose 2 (NF2)

Neurofibromatose acústica bilateral, a NF2 é transmitida por herança autossômica dominante, estando o defeito cromossômico localizado no par 22 e sendo pobre em termos de sinais periféricos.[5,6]

Caracteriza-se por neuroma acústico bilateral e pelo desenvolvimento posterior de outros tumores da meninge e gliais.

As MCCL podem estar presentes na pele, porém em número menor do que cinco.

Clínica

O comprometimento auditivo está presente em quase todos os pacientes, sendo surdez ou zumbido a primeira queixa habitual.[8,11]

Tumores grandes podem produzir hidrocefalia obstrutiva com sintomas de hipertensão intracraniana. Se houver glioma hipotalâmico, pode ocorrer puberdade precoce. As alterações fibromusculares da artéria renal podem provocar hipertensão arterial.

Outras manifestações: baixa estatura, escoliose, deficiência mental e crises convulsivas, que ocorrem em aproximadamente 10% dos casos.

Diagnóstico

Toda criança com queixa auditiva constante, com ou sem MCCL, deve ser pesquisada para NF2.

A audiometria evidencia, em quase todos os pacientes, alterações neurossensoriais.

A RM do encéfalo é o principal exame para detecção de lesões com ou sem efeito de massa.

Tratamento

- **Clínico:** nos casos em que as crises convulsivas estão presentes.
- **Cirúrgico:** para os neuromas do acústico ou outros tumores do sistema nervoso central. A cirurgia pode levar a sequelas auditivas ou paralisia facial.

ESCLEROSE TUBEROSA (ET)/ DOENÇA DE BOURNEVILLE

A ET é uma síndrome neurocutânea complexa, caracterizada por malformações tumorais localizadas em órgãos cujas células tenham origem nos tecidos embrionários ectoderma e mesoderma (pele, sistema nervoso, coração, olhos e rins). Os aspectos mais frequentes e clássicos da ET são: *retardo mental, epilepsia* e *adenoma sebáceo.*[3,8,12]

Genética e prevalência

ET é doença hereditária com transmissão autossômica dominante e expressividade bastante variável, com alta taxa de mutação.[5,6,12]

O defeito genético foi localizado na posição distal do cromossomo 9, no *locus* 34. Recentemente, foi também demonstrada alteração no braço curto do cromossomo 16 no *locus* 13. Essa heterogeneidade genética explica, em parte, a variabilidade das manifestações clínicas na ET. O aconselhamento genético deve ser proposto aos pais e irmãos aparentemente assintomáticos.[5,6]

A prevalência da doença está estimada em aproximadamente 3 em cada 100.000 e acomete ambos os sexos e raças.

Patogênese e patologia

O defeito na organogênese pode afetar quase todos os tecidos, sendo a maioria das lesões hamartomas, e em muitos órgãos as células lembram células embrionárias, sugerindo que o defeito ocorra na fase inicial da vida.[6] As lesões apresentam crescimento lento e tendem a produzir sintomas por compressão.

As alterações microscópicas de vários tipos de lesões são constituídas, na quase totalidade, por excesso de colágeno com numerosos vasos sanguíneos. Em razão desses achados histopatológicos, o que antes era denominado adenoma sebáceo hoje é designado como angiofibroma.

No cérebro, encontra-se uma anomalia patognomônica, que consiste no alargamento e endurecimento de algumas circunvoluções: são os chamados nódulos tuberoescleróticos (lembram batatas) e servem como epônimo da ET.[6]

No coração, o rabdomioma congênito é muito característico da doença. No rim, o tumor mais frequente é o angiomiolipoma, sendo comum a presença de cistos renais.

Clínica

A doença pode estar presente já ao nascimento, porém o RN aparenta normalidade. O início das manifestações ocorre, em geral, antes dos 5 anos de idade, podendo surgir na adolescência ou na idade adulta. A tríade característica – *retardo mental, epilepsia* e *adenoma sebáceo* –, nem sempre ocorrerá.[5,6]

Manifestações dermatológicas

Ocorrem lesões na pele em cerca de 60% a 70% dos casos.

As lesões cutâneas são de vários tipos: máculas hipocrômicas, MCCL, angiofibromas faciais, placas espessadas, tumores periungueais, molusco pêndulo e fibromas gengivais. As máculas hipocrômicas estão geralmente presentes ao nascimento e podem ter várias formas. As mais comuns são máculas hipocrômicas, pequenas e poligonais ou em forma de impressão digital, encontradas em cerca de 80% dos doentes. Outra forma de mancha hipocrômica é a mácula em forma de folha, menos comum, mas extremamente característica da afecção.

Os angiofibromas faciais (Figura 52.3) apresentam-se como pápulas com menos de 0,5cm de diâmetro, de cor amarelo-avermelhada, frequentemente com finas telangiectasias na superfície e localizadas na porção central da face. Surgem, em geral, nos primeiros 2 anos de vida e aumentam progressivamente com a idade.

Além disso, placas espessadas irregulares que ocorrem no tronco, predominantemente na região lombossacra, fazem parte das manifestações cutâneas da síndrome. Essas lesões representam nevos conjuntivos e são denominadas *Shagreen-patchs* (Figura 52.4).

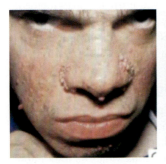 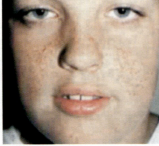

Figura 52.3 ▷ Esclerose tuberosa. Angiofibromas faciais localizados nas regiões malares e perioral.[1,2]

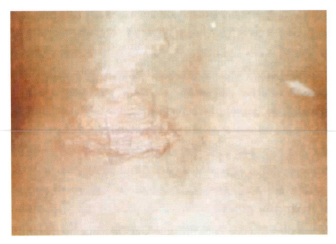

Figura 52.4 ▷ Esclerose tuberosa. Placas de Shagreen localizadas na região lombossacra.

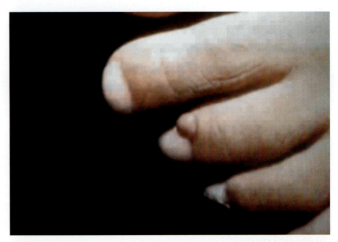

Figura 52.5 ▷ Esclerose tuberosa. Fibromas periungueais (tumor de Koëner).

A presença de lesões de molusco pêndulo, localizadas especialmente nas axilas, nas dobras do pescoço e nas dobras inguinocrurais, pode ocorrer como parte da síndrome. Podem ainda ocorrer fibromas múltiplos periungueais, predominantemente nos pés, os chamados tumores de Köenen (Figura 52.5).

Manifestações neurológicas

1. **Deficiência mental:** ocorre em 70% dos casos e pode ser progressiva. Alguns pacientes podem desenvolver o quadro de deficiência mental somente após os 8 anos de idade. Sintomas psicóticos, atitude de autismo e alterações neurológicas focais (paraplegias ou hemiplegias) surgem em consequência das lesões vasculares.
2. **Epilepsia:** ocorre em mais de 90% dos casos, sendo um dos principais fatores pela deterioração do estado mental. No lactente, apresenta-se na forma de espasmos infantis com ou sem hipsarritimia[6,12] no eletroencefalograma (EEG). Outras formas de epilepsia também podem ocorrer, como as crises mioclônicas do lactente e as crises focais. Quanto mais cedo se iniciam as crises convulsivas, pior o prognóstico. A localização do foco ictal ou interictal no EEG tem correlação com as lesões corticais (tubérculos) à neuroimagem (TC ou RM).

Outras manifestações

- **Oculares:** facoma da retina é a mais característica, sendo observada em até 50% dos casos.
- **Renais:** ocorrem em até 80% dos pacientes com ET, sendo os hamartomas renais ou os cistos renais as mais frequentes, podendo levar a insuficiência renal ou hipertensão arterial.[5,6,12]
- **Cardíaca:** a presença de rabdomioma levaria a alterações do ritmo e à insuficiência cardíaca. Considera-se que 50% de todos os rabdomiomas do coração estariam relacionados com ET.[5,6,12]
- **Intestino:** pólipos, angiomas e fibrolipomas.
- **Pulmões:** cistos, assim como fibrose intersticial.
- **Dentes:** depressões puntiformes múltiplas na dentina.

CAPÍTULO 52 ▷ Síndromes Neurocutâneas

Exames complementares
- EEG.
- A RM cerebral é superior à TC na detecção de tuberosidades corticais, lesões císticas e focos heterotópicos do córtex cerebral.[3,6,12]
- Fundoscopia para investigação de facomas da retina.
- Ultrassonografias cardíaca, abdominal e renal.

Diagnóstico e diagnóstico diferencial

Na presença da tríade clássica – angiofibromas múltiplos, retardo mental e epilepsia – o diagnóstico torna-se fácil, porém a ocorrência dessa tríade é excepcional na primeira infância. Na presença de duas manifestações cutâneas associadas a uma manifestação não cutânea ou na presença de uma manifestação cutânea associada a duas manifestações não cutâneas, deve-se pensar em ET.

Em neuroimagem, a presença de múltiplos nódulos subependimários calcificados bilaterais é característica da ET.

A presença de angiofibromas tem como diagnóstico diferencial acne, verruga plana e síndrome do nevo basocelular.

Aconselhamento genético

A prioridade do estudo genético deve ser dada aos pacientes portadores de formas frustras, em virtude do fato de que seus filhos poderão apresentar a doença. Os genitores aparentemente sadios que tiveram uma criança com ET devem ser investigados minuciosamente dos pontos de vista dermatológico, cardiológico, nefrológico e neurológico.

Tratamento
- Usam-se agentes anticonvulsivantes para tratamento da epilepsia – no caso da *síndrome de West*. A opção inicial é a *vigabatrina*.
- Cirurgia e neurocirurgia são usadas nos casos de tumores com sintomatologia.
- Eletrocoagulação ou cirurgia a laser nas lesões faciais.

SÍNDROME DE STURGE-WEBER

Também conhecida como angiomatose encefalotrigeminal, é uma afecção *não genética*[3,5,6,12] caracterizada por malformação vascular na face (na região de inervação do trigêmeo) e de coloração vinhosa, associada a angioma da leptomeninge e coroide.

Patologia

A malformação vascular da face deve-se a alterações dos vasos da derme, que são mais proeminentes próximo à epiderme. Na leptomeninge e coroide, ocorrem verdadeiros angiomas em virtude da proliferação de vasos com paredes espessadas. Nas artérias meníngeas, podem ocorrer calcificações com aspecto característico de trilho de trem (imagem de duplo contorno).

Clínica

Manifestações dermatológicas

A mancha em *vinho do Porto*, impropriamente denominada hemangioma plano, é uma malformação vascular presente ao nascimento e que não apresenta tendência a involução.

Aumenta proporcionalmente ao crescimento da criança e pode estar presente em qualquer área do corpo, sendo a face e a região cervical os locais mais comuns. As lesões podem ser róseas na infância, mas tendem a tornar-se vinhosas com a idade. De início totalmente maculares, com a idade, sobretudo após a primeira década de vida, podem apresentar superfície irregular, espessada e nodular. Em poucas crianças, a lesão pode tornar-se mais clara com a idade, porém a regressão total é excepcional.

A síndrome de Sturge-Weber caracteriza-se pela presença de mancha em vinho do Porto na região do primeiro ramo do nervo trigêmeo (Figuras 52.6 e 52.7), mas podem estar

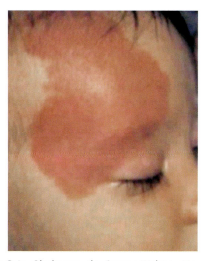

Figura 52.6 ▷ Síndrome de Sturge-Weber. Mancha de cor avermelhada na região do nervo trigêmeo.

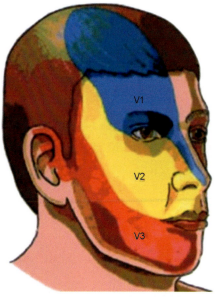

Figura 52.7 ▷ Síndrome de Sturge-Weber. Distribuição dos ramos do nervo trigêmeo na face (V1: oftálmico; V2: maxilar; V3: mandibular).

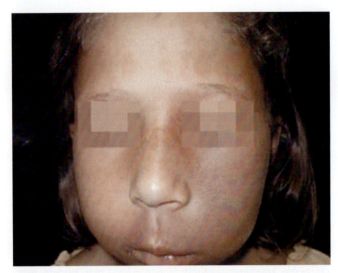

Figura 52.8 ▷ Síndrome de Sturge-Weber. Criança aos nove anos com lesões cutâneas bilaterais.

envolvidos vários dermátomos ou lesões cutâneas mais extensas. Cumpre ressaltar que apenas 10% dos portadores de mancha em vinho do Porto localizada na área inervada pelo ramo oftálmico apresentam a síndrome. Em cerca de 50% dos casos, as manchas em vinho do Porto podem ser bilaterais, embora não necessariamente simétricas (Figura 52.8). Podem acometer as mucosas oral e nasal, lábios e gengivas. As manchas em vinho do Porto em outras áreas não se associam com a síndrome de Sturge-Weber.

Manifestações neurológicas

Epilepsia é a principal manifestação, ocorrendo em mais de 80% das crianças. Em geral, inicia no primeiro ano de vida, sendo o tipo motor focal o mais frequente. Hemiplegia contralateral ao angioma pode ocorrer e vai se acentuando com a progressão das crises convulsivas.

Retardo mental é progressivo, sendo mais frequente nas crianças que apresentam crises convulsivas.

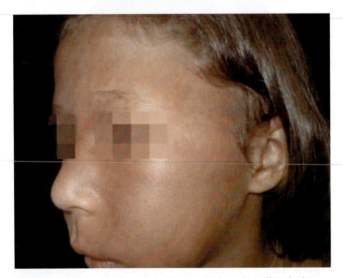

Figura 52.9 ▷ Síndrome de Sturge-Weber. Detalhe da hipertrofia da face à esquerda.

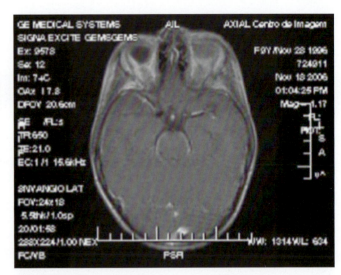

Figura 52.10 ▷ Síndrome de Sturge-Weber. RM mostra alterações oculares, mais evidentes à esquerda, com globo ocular de dimensões levemente aumentadas e difusa alteração de sinal, sugerindo hemorragia em diferentes estágios de evolução.

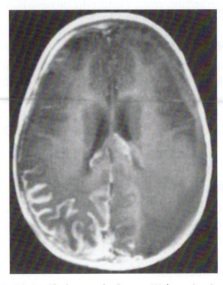

Figura 52.11 ▷ Síndrome de Sturge-Weber. Angioma pial na região parieto-occipital.

Manifestações oculares

O angioma coroide é a principal manifestação ocular.[5,6,12] Glaucoma e/ou buftalmia ocorrem em 30% dos casos e podem levar à perda da acuidade visual e à atrofia do nervo óptico (Figura 52.10).

Exames complementares

Exames de neuroimagem (TC e RM do encéfalo) podem detectar calcificações cerebrais, atrofia do parênquima e aumento do plexo coroide (Figura 52.11).

O EEG identifica o tipo de crise convulsiva.

Tratamento

- Cirurgia em alguns tipos de crise convulsiva.
- Terapia com uso de *laser* de argônio com finalidade estética.

- Correção clínica ou cirúrgica do glaucoma adquirido (trabeculotomia). O glaucoma congênito é sempre cirúrgico.
- Anticonvulsivantes.

ATAXIA-TELANGIECTASIA OU SÍNDROME DE LOUIS-BAR

Essa doença autossômica recessiva caracteriza-se por alterações cutâneas (telangiectasia), alterações neurológicas (ataxia cerebelar) e alterações do sistema imunitário (imunodeficiência). O defeito genético encontra-se no braço longo do cromossomo 14.[3,5,6]

Clínica

A tríade característica é constituída por telangiectasia ocular e cutânea, ataxia cerebelar e imunodeficiência, caracterizada por infecções sinopulmonares recidivantes.

Ataxia cerebelar

Surge entre o primeiro e o segundo ano de vida, caracterizando-se por dificuldade de coordenação motora, particularmente na marcha e no uso dos membros superiores.[3,5,6] Mais tarde, surgem as alterações tipo coreoatetósicas, que acentuam o quadro de incoordenação motora da criança. Ocorrem também alterações da motricidade ocular extrínseca, levando à praxia oculomotora e ao surgimento de nistagmo de fixação.

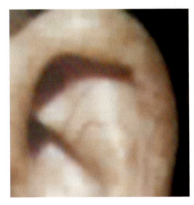

Figura 52.12 ▷ Ataxia-telangiectasia. Telangiectasia na parte interna da hélice.

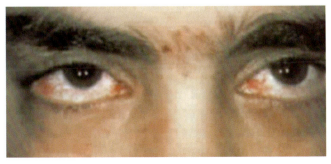

Figura 52.13 ▷ Ataxia-telangiectasia. Telangiectasia na conjuntiva.

Telangiectasia

As telangiectasias estão sempre presentes e aparecem na infância. Em geral, surgem aos 3 anos de idade, acometendo a face, o pescoço, os membros (dorso das mãos e dos pés) e a conjuntiva (principalmente a conjuntiva bulbar, próxima ao canto do olho). Observam-se também envelhecimento precoce, efélides e perda do tecido subcutâneo. O defeito genético está localizado no cromossomo 11q22-23.

Imunodeficiência

Todos os pacientes com ataxia-telangiectasia têm graves defeitos, tanto na imunidade humoral como na celular. Setenta e cinco por cento apresentam ausência de IgA, e 80%, uma grande deficiência de IgE. Defeito do desenvolvimento do timo é considerado parte integrante do quadro clínico. Essa imunodeficiência leva a infecções sinopulmonares recidivantes (otites, sinusites, bronquites e pneumonias). Durante o curso da doença, observam-se, muitas vezes, neoplasias do sistema reticuloendotelial (linfomas e leucemias); a morte por infecção respiratória crônica ou por neoplasia do sistema reticular é comum na segunda ou terceira década de vida.

Outras alterações

Deficiência mental de leve a moderada, diabetes em quase metade dos casos (hiperglicemia com rara glicosúria) e baixo desenvolvimento ponderal.

Diagnóstico

- Ataxia cerebelar: lentamente progressiva.
- Telangiectasia oculocutânea.
- Infecções sinopulmonares recidivantes.
- Laboratório: baixa acentuada de IgA e IgE e aumento de α-fetoproteína.
- Neuroimagem: atrofia cerebelar.

Patologia

No sistema nervoso central ocorrem rarefação e disfunção das células de Purkinje no cerebelo, com posterior surgimento do tecido cicatricial glial.[5,6] Na pele ocorre dilatação dos plexos venosos nas papilas e nos pelos.

Tratamento

O tratamento é de suporte e compreende o uso de antibióticos, fisioterapia e quimioterapia.

REFERÊNCIAS

1. Aicardi J. Tuberous sclerosis. *Int Pediatr* 1993; 171.
2. Barkovich AJ. *Pediatr Neuroimag* 1995; 307-8.
3. Diament A, Cypel S. *Neurologia Infantil* 1996; 572, 574, 580.
4. Atlas de dermatologia pediátrica 1995; 5:14.
5. Azulay e Azulay. *Dermatologia* 1997; 394, 399.
6. Fitzpatrick's. *Dermatoly in General Medicine* 1999; vol. 2, 2150, 2152, 2154, 2160.

7. Lowy G, Alonso FJF, Cestari SCP, Cestari TP, Oliveira ZNP. *Atlas de dermatologia pediátrica topográfico e morfológico* 200; 34, 217.

8. Fenichel GM. Clinical pediatric neurologic: a signs and symptons aproach 2000; 146:286, 386.

9. Gutmann DH, Colins FS. Neurofibromatosis Type 1. 1993; 1185.

10. Holman KJ, Harris EL, Brian N *et al.* Neurofibromatosis type 1. *J Pediatric* 1994; 124.

11. Maturza FL, Eldrigde R. Neurofibromatosis type 2. *New Engl J Med* 1998; 684.

12. Rosemberg S. *Neuropediatria* 1995; 291, 294.

13. Sampaio SAP. *Dermatologia.* 2007

14. Anais Brasileiros de Dermatologia. 2008; 83(2): 167-9

15. Anais Brasileiros de Dermatologia. 2004; 79: 7-25

16. Cohen BA. *Atlas colorido de dermatologia pediátrica.* 1995.

53

Síndromes Dismórficas com Alterações do Sistema Nervoso Central

Letícia Lima Leão ▪ Marcos José Burle de Aguiar

INTRODUÇÃO

O sistema nervoso central (SNC) apresenta uma organogênese complexa e demorada, que se inicia durante a vida embrionária e continua nos primeiros anos de vida. Fatores genéticos e ambientais podem interferir nesse processo com resultados variáveis, dependendo da época de sua ocorrência.

Por esse motivo, é compreensível que alterações neurológicas sejam descritas em grande número de doenças genéticas, podendo ser determinantes na definição do diagnóstico dessas doenças e em seu prognóstico.

O neurologista clínico deve ter em mente essa possibilidade e saber identificar os fatores que levam à suspeita das diversas síndromes genéticas, mesmo que para o diagnóstico definitivo seja necessário o auxílio de um geneticista.

O conhecimento da natureza das anomalias congênitas e sua etiologia é importante para a detecção desses fatores, a compreensão dos métodos propedêuticos e a interpretação dos resultados.

DISMORFOLOGIA E MECANISMOS PATOGENÉTICOS

Dismorfologia é um termo estabelecido em 1966 para descrever o estudo do desenvolvimento físico anormal em seres humanos e é hoje um dos campos da genética clínica.

Anomalias congênitas são desvios anormais de um tipo esperado de estrutura, forma ou função, que estão presentes ao nascimento, mesmo que suas manifestações somente sejam detectadas posteriormente. Podem ser isoladas ou múltiplas e, em geral, interferem com a viabilidade ou com o bem-estar do indivíduo. Aproximadamente 3% dos recém-nascidos (RN) apresentam essas anomalias e igual proporção não é detectada no período neonatal, mas descoberta durante o primeiro ano de vida. Do ponto de vista prático, é útil classificar as anomalias congênitas em maiores e menores.

Anomalias maiores são definidas como aquelas que prejudicam significativamente a vida do indivíduo se não forem corrigidas ou se não forem passíveis de correção, como, por exemplo, os defeitos de fechamento do tubo neural.

As *anomalias menores* são características morfológicas não usuais, mas que não determinam consequências clínicas ou estéticas graves para o paciente. São observadas isoladamente em cerca de 13% dos RN. Menos de 1% dos RN normais apresentam duas delas associadas, e acredita-se que a ocorrência de três ou mais está na maior parte dessas crianças, relacionada a uma síndrome dismórfica.

De acordo com o mecanismo patogenético, as anomalias congênitas podem ser divididas em malformações, deformações, rupturas e displasias.

As *malformações* são defeitos morfológicos, definitivos, de um órgão, parte de um órgão ou região maior do corpo, que resultam de um processo de desenvolvimento intrinsecamente anormal. Processos malformativos produzem grande variedade de defeitos e podem ser herdados. Exemplos de malformações são as polidactilias e fendas labiais.

As *deformações* são alterações na forma ou posição de parte do corpo e são causadas pela ação de forças mecânicas não habituais sobre o feto em desenvolvimento (geralmente não ocorrem durante a embriogênese). Em geral, estão associadas com anomalias uterinas, gemelaridade, apresentação pélvica, insuficiência de líquido amniótico ou com fatores intrínsecos ao feto, como doenças neurológicas que limitam o funcionamento de músculos e movimentos das articulações. Quando a causa cessa, o órgão, ou parte do corpo, tende a adquirir sua forma normal. São exemplos a luxação congênita do quadril, o pé torto congênito e a plagiocefalia.

As *rupturas* são defeitos de um órgão, parte de um órgão ou região maior do corpo resultantes de quebra, ou interferência externa, em um processo de desenvolvimento originariamente normal. Não são herdadas e podem ocorrer a qualquer momento da gestação, porém a idade gestacional tende a modificar as manifestações. Exemplos são as bridas amnióticas, a maioria das porencefalias, a hidranencefalia e as alterações decorrentes de infecções viróticas intrauterinas (rubéola, citomegalovírus, herpes).

As *displasias* são defeitos estruturais que resultam da organização ou funcionamento anormal das células que constituem determinado tecido e afetam todas as regiões do corpo constituídas por esse tecido. Com frequência, não são evidentes ao nascimento e, após se manifestarem, tendem a persistir ou mesmo piorar com a idade. Exemplos clássicos são a acondroplasia, as demais displasias ósseas e displasia ectodérmica anidrótica.

Padrões de anomalias

São observados em indivíduos que apresentam dois ou mais defeitos congênitos ou anomalias múltiplas. A combinação pode ser ao acaso, mas algumas vezes um padrão específico de anomalias pode ser reconhecido. A importância dessa diferenciação está em tornar possível a definição da causa, do risco de recorrência e do prognóstico. A identificação dessas situações e a determinação do diagnóstico correto são os maiores objetivos da dismorfologia.

Existem quatro tipos de padrões de anomalias: sequências, síndromes, associações e defeitos de campos de desenvolvimento.

Sequências são padrões de anomalias múltiplas que derivam de um único defeito estrutural conhecido ou presumido ou de fatores mecânicos, levando a uma cascata de problemas na morfogênese. Exemplo da primeira situação é uma malformação do tubo neural, a meningomielocele, que leva a paralisia dos membros inferiores, pé torto congênito, perda de controle dos esfíncteres e hidrocefalia.

Síndromes são padrões reprodutíveis de anomalias primárias múltiplas relacionadas do ponto de vista patogenético e determinadas por uma causa única. Exemplos são a síndrome de Down e a síndrome de Marfan.

Associações consistem em agrupamentos de anomalias congênitas, que acometem vários indivíduos, em frequência acima da esperada para ser ao acaso, mas sem relação patogenética ou etiológica estabelecida. O valor prático do termo está no fato de que a detecção de uma anomalia alerta para a possibilidade da existência de outras que estejam ocultas. Exemplo é a associação VATERL (defeitos *v*ertebrais, *a*nais, fístula *t*raqueoesofágica, atresia do *e*sôfago, displasia *r*enal e defeito do *r*ádio).

Defeitos de campos de desenvolvimento são padrões de anomalias que resultam do distúrbio de um único campo morfogenético (regiões do embrião que se desenvolvem de modo relacionado, mesmo que as estruturas derivadas não fiquem próximas espacialmente após a embriogênese). Defeitos similares podem ter causas diferentes. Um exemplo é o defeito da linha média que se manifesta com holoprosencefalia, hipotelorismo/ciclopia, hipoplasia do nariz e fendas labial e palatina medianas.

Etiologia das doenças genéticas

De acordo com os padrões de herança, as doenças genéticas podem ser classificadas em monogênicas, cromossômicas e multifatoriais.

Doenças monogênicas são causadas por genes mutantes, que podem estar presentes em um ou ambos os membros do par de cromossomos e caracterizam-se por seus padrões de transmissão nas famílias. Podem ser autossômicas dominantes, autossômicas recessivas ou ligadas ao cromossomo X.

As *doenças autossômicas dominantes* podem acometer os dois sexos na mesma proporção, têm padrão de transmissão vertical entre as gerações (são herdadas de genitores para filhos), e as pessoas afetadas têm risco de 50% de transmitirem o defeito para sua prole. Quando um paciente é diagnosticado com uma doença autossômica dominante e não há outros casos na família, é preciso identificar se ocorreu uma mutação nova (no espermatozoide ou no óvulo) ou se outros casos na família não foram diagnosticados, até então, em função de expressividade variável.

As *doenças autossômicas recessivas* também ocorrem igualmente nos dois sexos e acometem filhos de um mesmo casal, sem que a doença se manifeste nos genitores. A consanguinidade entre os pais é tanto mais comum quanto mais rara é a doença na população. O risco de recorrência para outros filhos do mesmo casal é de 25%.

A grande maioria das doenças ligadas ao cromossomo X é recessiva. As *doenças recessivas ligadas ao cromossomo X*, geralmente, se manifestam no sexo masculino, já que os homens têm apenas uma cópia desse cromossomo, enquanto as mulheres têm duas. As mulheres são portadoras da alteração gênica que pode se manifestar nos filhos do sexo masculino, em uma proporção de 50%. As filhas podem ser portadoras na mesma proporção. Não há transmissão da doença do pai para os filhos, mas 100% das filhas de um afetado são portadoras.

Doenças cromossômicas são causadas por alterações no número ou na estrutura dos cromossomos e podem ser visíveis ao microscópio.

A análise dos cromossomos, ou cariótipo, é realizada em células somáticas em metáfase, quando os cromossomos estão no máximo de condensação e mais fáceis de ver. Essas células são coradas com corantes específicos, que são absorvidos diferencialmente por partes dos cromossomos, produzindo o que é chamado de bandeamento. São então fotografados e recortados, e os 22 pares de autossomos são dispostos de acordo com o tamanho (do maior para o menor) e numerados. O par sexual fica disposto à direita. Esse padrão segue critérios internacionais determinados em 1985.

As duas partes do cromossomo, ou cromátides, são unidas por uma constrição denominada centrômero. De acordo com a posição do centrômero, os cromossomos são divididos em três grupos: metacêntricos, em que o centrômero fica próximo ao meio; acrocêntricos, em que o centrômero fica próximo à ponta; e submetacêntricos, que têm o centrômero entre a metade e a ponta. Com base nessa divisão transversal, as duas partes do cromossomo são chamadas de braços, sendo o braço mais curto denominado *p* e o braço longo, *q*.

Na descrição de um resultado de cariótipo, colocam-se em primeiro lugar o número de cromossomos encontrado e, a seguir, a constituição sexual. As notações normais feminina e masculina são, respectivamente, 46, XX e 46, XY.

As anomalias cromossômicas podem ser numéricas ou estruturais.

Como o nome indica, nas *anomalias cromossômicas numéricas* há uma alteração no número de cromossomos. Anomalias cromossômicas numéricas podem ser poliploidias, em que há cópias a mais de todos os cromossomos e o número final é sempre múltiplo de 23. As mais comuns são a triploidia (são encontrados 69 cromossomos no núcleo de cada célula, por haver três cópias de cada cromossomo) e a tetraploidia (92 cromossomos em cada núcleo). Na maioria das vezes, essas gestações evoluem como aborto, e nos raros casos que chegam a termo, o RN sobrevive por curto período de tempo.

CAPÍTULO 53 ▷ Síndromes Dismórficas com Alterações do Sistema Nervoso Central

As anomalias numéricas em que, na maior parte das vezes, apenas um dos cromossomos é afetado são chamadas de aneuploidias e as mais frequentes são as trissomias (três cópias de um só cromossomo) e as monossomias (apenas uma cópia de determinado cromossomo). As aneuploidias dos autossomos determinam diversas síndromes de importância clínica, principalmente as trissomias. Já as monossomias dos autossomos em geral determinam perda gestacional e são pouco comuns em nativivos. A principal causa de aneuploidia é a não disjunção ou falha na separação dos cromossomos durante a meiose para formação de gamentas. O exemplo mais frequente de aneuploidia na espécie humana é a trissomia do cromossomo 21, ou síndrome de Down, e a notação cromossômica na trissomia livre é 47,XX,+21 ou 47,XY,+21, dependendo do sexo.

As aneuploidias dos cromossomos sexuais tendem a ser menos graves e compatíveis com a vida, embora possam determinar diversas anomalias e retardo no desenvolvimento neuropsicomotor. As mais frequentes são a monossomia X, ou síndrome de Turner (45, X), e o aumento do número de cromossomos X, como a síndrome de Klinefelter (47, XXY). O excesso de um cromossomo Y (47, XYY) foi relacionado, em alguns estudos no passado, a comportamento violento, mas evidências posteriores mostraram que essa alteração determina apenas hiperatividade e distúrbios de aprendizado, não se podendo fazer associação com aumento do índice de criminalidade entre as pessoas que a apresentam.

Nas *anomalias cromossômicas estruturais* há uma alteração na estrutura de um ou mais cromossomos. As anomalias estruturais mais comuns são deleções (perdas), duplicações (ganho) ou mudanças na localização de partes de cromossomos, chamadas rearranjos ou translocações.

As deleções são causadas por quebras cromossômicas com perda de material genético. Se há uma só quebra envolvendo a ponta do cromossomo, a deleção é denominada terminal. Se ocorrerem duas quebras e o material entre elas for perdido, a deleção é intersticial. As deleções microscopicamente visíveis envolvem vários genes, e as consequências podem ser graves. Um exemplo de deleção cromossômica é a síndrome do "choro em miado (de gato)", causada por uma deleção terminal no braço curto do cromossomo 5, cuja notação é 46,XX del(5p) ou 46,XY del(5p).

As duplicações, ou trissomias parciais, podem ocorrer em filhos de pessoas portadoras de translocações ou podem ser causadas por defeitos ocorridos na meiose. Podem ocorrer de formas incontáveis, determinando grande variedade de fenótipos. Um exemplo de notação cromossômica poderia ser 46,XX,dup(2)(p13-p22) ou 46,XY,dup(2)(p13-p22), ou seja, uma duplicação da região 13-22, do braço curto, do cromossomo 2.

Translocação é uma troca de segmentos entre cromossomos não homólogos (diferentes). Quando há quebras em dois cromossomos diferentes e os segmentos são mutuamente trocados, a translocação é dita recíproca. Se não houver perda de material genético, trata-se de uma translocação balanceada e o indivíduo é normal. Um exemplo de notação cromossômica possível seria 46,XX,t(3p;6p) ou 46,XY,t(3p;6p), em que há troca de posição entre os braços curtos dos cromossomos

3 e 6. O problema desses indivíduos é que durante a meiose podem produzir gametas não balanceados e sua prole tem risco aumentado de ter translocações com duplicações ou deleções das regiões envolvidas. Também podem ocorrer translocações complexas, envolvendo três ou mais cromossomos.

Existe um tipo especial de translocação, denominada robertsoniana, envolvendo dois cromossomos acrocêntricos que se fundem próximo à região dos centrômeros, perdendo os dois braços curtos e dando origem a um único cromossomo, constituído pelos braços longos dos cromossomos de origem. Como os braços curtos desses cromossomos não contêm material genético essencial, essa translocação é considerada balanceada e os portadores não apresentam anomalias. No entanto, também têm risco reprodutivo aumentado, porque podem formar gametas não balanceados. O cariótipo poderia ser 45,XX,-14,-21,rob(14q21q) ou 46,XY,-14,-21,rob(14q21q).

Embora existam inúmeras síndromes genéticas causadas por anomalias cromossômicas e com fenótipos muito diferentes, algumas alterações são comuns a muitas delas e podem ajudar na decisão de solicitar ou não o cariótipo na abordagem de casos suspeitos. Em termos gerais, a maioria delas apresenta: atraso no desenvolvimento ou retardo mental; dismorfismos variados, principalmente faciais, que podem ser característicos; baixa estatura; anomalias maiores, como, por exemplo, defeitos cardíacos estruturais, ou malformações múltiplas.

Doenças multifatoriais resultam da combinação da atuação de múltiplos genes e de fatores ambientais. Algumas dessas doenças que podem ser medidas em escala contínua, como a hipertensão arterial, seguem uma distribuição normal na população. Outras doenças desse grupo não seguem uma curva normal, mas também não se enquadram nos padrões das doenças monogênicas. A explicação mais aceita é que haja uma distribuição de suscetibilidade, com algumas pessoas tendo mais genes envolvidos na gênese da doença e fatores ambientais do que outras, determinando um limiar de suscetibilidade. Quando o limiar é ultrapassado, ocorre a manifestação dessa doença. Podem ser enquadrados nesse modelo os defeitos de fechamento do tubo neural, o autismo infantil, a esquizofrenia, algumas formas de cânceres e de cardiopatias congênitas, entre outros.

O aconselhamento genético nesses casos é fundamentado em tabelas de riscos empíricos que são calculados a partir de estudos de grandes séries de famílias e são específicos para cada doença. Podem ser observados alguns princípios na distribuição dessas doenças: o risco de recorrência é maior se mais de um membro da família for afetado, se a expressão da doença no probando for mais grave do que costuma ser e se o probando for do sexo menos frequentemente afetado; o risco diminui de maneira mais acentuada em graus mais remotos de parentesco e, finalmente, o risco pode ser calculado como a raiz quadrada da prevalência da doença na população se não houver tabela de risco empírico determinado.

Com o desenvolvimento do Projeto Genoma Humano, desenvolve-se um intenso trabalho na busca de genes candidatos envolvidos em diversas doenças multifatoriais, o que permitiria aos portadores desses genes, sabendo de sua predisposição, desenvolver esforços preventivos ou de diagnóstico precoce.

AVALIAÇÃO CLÍNICA DO PACIENTE DISMÓRFICO

O objetivo principal da avaliação clínica do paciente dismórfico é estabelecer um diagnóstico preciso. Essa é a chave para identificar o tratamento possível, a busca de anomalias que possam estar associadas, o prognóstico, o aconselhamento genético e a possibilidade de diagnóstico pré-natal em gravidezes futuras de seus pais e parentes próximos.

De modo simplificado, é possível afirmar que o diagnóstico compreende três etapas distintas: a coleta de dados, a avaliação morfológica do paciente e, finalmente, o estabelecimento de um diagnóstico provisório ou definitivo.

Coleta de dados

A coleta de dados compreende a anamnese, o exame físico e os exames complementares. Na anamnese e no exame físico deve-se tentar identificar a época do surgimento dos problemas, se pré-natal ou pós-natal, o que ajudará na determinação da etiologia e na solicitação dos exames complementares.

Anamnese

Apesar de semelhante à das demais crianças, a anamnese da criança com síndrome dismórfica apresenta algumas particularidades.

- **História da moléstia atual:** devem ser caracterizados os problemas apresentados, seu início e evolução. Buscam-se identificar todas as anomalias percebidas e a época de sua detecção, indagando se com o tempo ocorreram mudanças (atenuaram, pioraram ou permaneceram estáveis).
- **História da gravidez:** devem ser pesquisados aspectos emocionais sobre a aceitação da gravidez, pois frequentemente os casais fazem associação causal dos problemas apresentados a acontecimentos sem relação com estes e se sentem culpados erroneamente.

Deve-se tentar identificar doenças maternas que possam ter interferido no desenvolvimento fetal e interrogar sobre exposição a substâncias teratogênicas, especificando a época de ocorrência, a dose e a duração dessa exposição, para comparação com doses e períodos críticos estabelecidos na literatura. Os teratógenos mais comuns são: diabetes e fenilcetonúria maternas, álcool, infecções do grupo TORCHS, varicela, parvovírus B19, ácido valproico, difenil-hidantoína, talidomida, warfarina e outros anticoagulantes, aminopterina, ácido retinoico, metilmercúrio, lítio, cocaína e radiação terapêutica.

Deve-se interrogar sobre o crescimento uterino e do feto, além da movimentação fetal. As síndromes genéticas determinam, geralmente, atraso do crescimento e diminuição da atividade fetal.

O volume do líquido amniótico também é uma informação importante. O oligoidrâmnio associa-se à agenesia renal bilateral e o polidrâmnio, a obstruções altas do tubo digestório, defeitos de fechamento do tubo neural (anencefalia, meningomielocele e encefalocele) e outras anomalias do SNC.

- **História do parto:** as síndromes genéticas associam-se à ocorrência de maior número de complicações perinatais. São comuns prematuridade, apresentação pélvica, notas de Apgar baixas, baixo peso, baixa estatura e microcefalia. Poucas síndromes associam-se a peso elevado, alta estatura ou macrocrania.
- **Avaliação do crescimento e desenvolvimento:** a maioria das síndromes genéticas cursa com atraso do crescimento. No entanto, algumas podem apresentar crescimento acelerado. Na avaliação do crescimento é importante não apenas obter as medidas atuais, mas, quando possível, devem ser verificados e analisados os registros de peso, altura e perímetro cefálico pregressos, comparando-os com as curvas normais de crescimento.

Na avaliação do desenvolvimento, a informação mais fácil, e geralmente adequada, consiste no histórico da época de aquisição dos principais marcos do desenvolvimento. São particularmente úteis as informações sobre as habilidades adquiridas no primeiro ano de vida, uma vez que as deficiências mentais graves já podem ser identificadas nessa idade. Alterações do comportamento também devem ser investigadas, pois o retardo mental grave frequentemente se acompanha de distúrbios de comportamento.

- **História familiar:** devem ser pesquisadas as idades materna e paterna. A idade materna elevada associa-se ao risco de doenças cromossômicas numéricas, especialmente a síndrome de Down. A idade paterna elevada associa-se ao risco de mutações dominantes novas.

História de abortos, natimortos ou neomortos prévios alerta para a possibilidade de os pais serem portadores de anomalias cromossômicas estruturais ou doenças genéticas que incluam em seu espectro clínico o óbito fetal ou neonatal.

A consanguinidade entre os pais associa-se a risco aumentado para doenças autossômicas recessivas.

A busca de casos semelhantes na família e a construção do heredograma podem contribuir para estabelecer o padrão de herança.

Exame físico

O exame físico deve ser o mais completo possível, em busca de todas as anomalias existentes. Embora palpação, percussão e ausculta sejam também importantes, a inspeção ocupa papel preponderante.

A definição de diversas anomalias depende de mensuração e comparação com tabelas. As medidas mais úteis são: peso, altura, envergadura, perímetro cefálico, distâncias intercantais interna e externa, comprimento das orelhas, perímetro torácico, distância intermamilar e tamanho das mãos e dos dedos médios.

Deve ser observada a *gestalt* (impressão geral) que o paciente transmite. É a *gestalt* que nos faz estabelecer a associação imediata com o diagnóstico de algumas síndromes ao observá-lo. Devem também ser observadas as proporções entre os segmentos corpóreos e assimetrias, especialmente em pacientes com estaturas anormais e em caso de suspeita de hamartoses.

CAPÍTULO 53 ▷ Síndromes Dismórficas com Alterações do Sistema Nervoso Central

No exame dos diversos segmentos e sistemas corporais, deve ser dada muita importância a: forma, posição relativa, pigmentação, textura, apêndices e órgãos ou segmentos extranumerários, ausentes, pouco ou muito desenvolvidos. A cabeça, principalmente a face, e os membros, em particular as mãos e os pés, merecem atenção especial, pois aí se localizam muitas anomalias.

Toda anomalia deve ser descrita cuidadosamente, seja com a denominação científica correta ou, caso não se saiba nomeá-la, com palavras próprias do examinador, mas que possibilitem a compreensão posterior.

A documentação fotográfica registra as anomalias com fidelidade e é uma grande aliada para o estabelecimento diagnóstico posterior e para consultas a geneticistas mais experientes.

Exames complementares

Baterias de exames oneram a família e nem sempre auxiliam o diagnóstico. Os exames devem ser solicitados de maneira criteriosa e levando em conta os achados da anamnese e do exame físico.

O estudo cromossômico deve ser solicitado em todo paciente com anomalias múltiplas e/ou retardo mental. Ele é indispensável na avaliação da criança com síndrome genética, a não ser que exista outro diagnóstico, de doença não cromossômica, já estabelecido. Diante de suspeitas de algumas síndromes específicas, as técnicas de FISH (hibridização *in situ* fluorescente) ou outras técnicas de citogenética molecular podem promover um diagnóstico de certeza.

A síndrome do X frágil é a principal causa de retardo mental de natureza familiar. Embora tenha um fenótipo reconhecível, este pode não ser evidente. Deve ser realizado exame molecular para essa síndrome ou, em sua falta, o estudo cromossômico com pesquisa de regiões frágeis no cromossomo X, em todo paciente com retardo mental, principalmente quando for familiar.

Atualmente se encontram disponíveis testes de biologia molecular (DNA) para o diagnóstico de diversas doenças e síndromes genéticas. Esses exames são úteis porque promovem o diagnóstico de certeza de muitas doenças e, muitas vezes, a identificação de pessoas com risco reprodutivo. No entanto, quando disponíveis, é necessário saber a técnica utilizada, pois existem diferenças na sensibilidade e na especificidade entre as metodologias.

Entre as doenças para as quais, no Brasil, já se pode solicitar estudo molecular com certa facilidade encontram-se as síndromes do X frágil, de Angelman, Prader-Willi, Williams, velocardiofacial, acondroplasia, hipocondroplasia e fibrose cística. Doenças mais específicas na área da neurologia são: Werdnig-Hoffmann, Alzheimer, Kennedy, Machado Joseph, Canavan, Tay-Sachs, distrofias musculares de Duchenne e Becker, Charcot-Marie-Tooth, distrofia miotônica e diversas ataxias hereditárias, entre outras.

Quando se suspeita de displasias ósseas, o estudo radiológico possibilita determinar o diagnóstico de acordo com os tipos e as localizações das alterações encontradas.

A ressonância nuclear magnética (RM) possibilita melhor definição anatômica, particularmente da base do crânio e da fossa posterior. Ela deve ser considerada, principalmente, em pacientes com microcefalia, macrocefalia, convulsões, perda de habilidades psicomotoras e na presença de sinais neurológicos, como espasticidade, distonia, ataxia, hipo ou hiper-reflexia.

A tomografia computadorizada de crânio é o exame de escolha para avaliação de craniossinostoses e condições associadas com calcificações cerebrais.

Os exames metabólicos devem ser dirigidos aos pacientes com sinais e sintomas sugestivos de doenças metabólicas, como convulsões, ataxia, perda de habilidades motoras, hipotonia, face grosseira, catarata, oftalmoplegia, opacificação de córnea, anormalidades da retina, coma recorrente, anomalias da diferenciação sexual, aracnodactilia, hepatosplenomegalia, acidose metabólica, hiperuricemia, hiperamonemia, colesterol baixo, surdez, anomalias de pigmentação e textura do cabelo.

Avaliação morfológica

Uma vez documentadas as anomalias, elas devem ser analisadas para orientação do diagnóstico.

Em primeiro lugar, deve-se definir se há uma anomalia isolada ou se existem anomalias múltiplas. As anomalias únicas são mais frequentes do que as múltiplas; no entanto, quando detectadas, é necessário investigar a ocorrência de outras anomalias.

A seguir, tenta-se classificá-las do ponto de vista morfológico, ou seja, se são malformações, deformações, rupturas ou displasias.

Estabelecimento do diagnóstico

Quando o paciente apresenta anomalia única, o diagnóstico é simples e direto. Quando ele apresenta anomalias múltiplas, é preciso distinguir entre sequência, síndrome ou associação.

Nos casos de anomalias múltiplas, para a busca do diagnóstico, devem ser selecionadas as mais marcantes no paciente para compará-las com descrições de síndromes genéticas existentes na literatura e em programas de computador.

SÍNDROMES DISMÓRFICAS COM ACOMETIMENTO NEUROLÓGICO

Síndrome do X frágil

A síndrome do X frágil é a principal causa de retardo mental de natureza familiar. Embora afete homens e mulheres, estas são menos afetadas, pois têm dois cromossomos X. Quando ocorre alguma mutação, o outro cromossomo X pode compensá-la. Sua prevalência é estimada em 1:4.000 a 1:6.000 homens.

Utilizando técnicas de citogenética, ao se cultivar o sangue de afetados em meio deficiente em ácido fólico, aparece uma constrição no braço longo do cromossomo X, como se estivesse "quebrado", portanto, frágil. Daí surgiu o nome pelo qual a síndrome ficou conhecida.

Seu gene, denominado FMR1 (do inglês *fragile X mental retardation 1*), localiza-se no braço longo do cromossomo X, na região 27.3 (Xq27.3). A proteína por ele codificada denomina-se FMRP.

A mutação mais frequentemente envolvida (cerca de 95% dos casos) nesse gene é a ampliação do número de repetições CGG, localizadas na extremidade 5' (por onde o RNA começa a leitura) do gene. O número dessas repetições varia, na população em geral, entre 6 e 54, com média de 29-30 repetições. Quando esse número se amplia e são encontradas entre 50 e 200 mutações, o indivíduo é portador do que se denomina pre-mutação. Quando o número de repetições CGG ultrapassa 200, surge a mutação completa, que geralmente é metilada, o que inibe o gene e impede a síntese da proteína (FMRP). A mutação completa associa-se ao retardo mental, ao sítio frágil no cromossomo X e às demais características clínicas da síndrome.

Uma porcentagem de indivíduos com a premutação pode desenvolver fenótipos que são atualmente bem descritos na literatura. Estima-se que cerca de 20% das mulheres portadoras desenvolvam *falência ovariana prematura* (FOP). Portadores da premutação de ambos os sexos podem apresentar também a *síndrome de tremor/ataxia associada ao X frágil*, que geralmente se inicia depois dos 50 anos de idade. As mulheres com premutação costumam ter filhos com o número ampliado de repetições CGG. Quanto maior o número de repetições, maior o risco de ocorrência da mutação completa nos filhos.

Mutações de ponto e deleções no gene FMR1 também podem levar à síndrome do X frágil, mas são bem mais raras.

Além do retardo mental, de intensidade variável, as principais características clínicas da síndrome do X frágil são face alongada e estreita, orelhas grandes e protrusas e macro-orquidismo. Também são descritas: fendas palpebrais amplas, crânio grande em relação ao tronco, pregas epicantais, estrabismo, hipotonia muscular, graus variáveis de alterações do tecido conjuntivo (hiperextensibilidade das articulações, especialmente da articulação metacarpofalangiana; miopia; prolapso de válvula mitral e dilatação da aorta), palato alto e arqueado, calos de sucção em mãos e dedos, pés planos, prega palmar única, prega simiesca e alterações dos dermatóglifos. Com frequência menor também são descritas alterações neurológicas, como hiper-reflexia, nistagmo e epilepsia (Figura 53.1).

Os pacientes com síndrome do X frágil apresentam frequentemente um padrão de distúrbio de comportamento bastante peculiar, que muitas vezes é mais útil para o diagnóstico do que as características físicas, especialmente no período pré-puberal, quando o macro-orquidismo e a face peculiar muitas vezes não são evidentes.

Em geral, os pacientes começam a falar frases apenas depois dos 2 aos 3 anos de idade, e já nessa época apresentam alterações no comportamento. São comuns episódios de raiva ou mau humor, hiperatividade e irritabilidade. Outros distúrbios descritos são: hábito de agitar e morder as mãos, hiperatividade, comportamento e fala perseverativos, timidez, ansiedade, ataques de pânico, fuga do contato ocular, ataques de agressividade, defensividade tátil ou fuga do contato tátil.

O estudo molecular para a síndrome do X frágil deve ser solicitado para todos os pacientes com retardo mental de etiologia desconhecida, especialmente se existirem outros casos na família. O exame utilizado com maior frequência é a análise de mutação por PCR (reação em cadeia de polimerase). Esse exame pode ser falso-negativo se o número de repetições for muito alto ou se o indivíduo apresentar mosaicismo para o tamanho das repetições. Outros exames que podem ser solicitados para maior esclarecimento são a análise por *Southern blot* e o sequenciamento. Ambos apresentam custos mais elevados e devem ser indicados em situações específicas.

Diante da impossibilidade do estudo molecular, por fatores econômicos ou técnicos, pode ser solicitado o estudo cromossômico, com pesquisa de sítio frágil no cromossomo X. Este exame exige meio de cultura específico, pobre em ácido fólico, e devem ser examinadas pelo menos 100 células. Embora o valor de referência seja controverso, na maioria dos trabalhos é necessário encontrar, no sexo masculino, a porcentagem mínima de 5% das células com quebras no braço longo do cromossomo X para que o exame seja considerado positivo.

O estudo citogenético pode apresentar falso-positivos e, principalmente no sexo feminino, falso-negativos. Além disso, não é possível o diagnóstico de portador ou portadora da premutação por meio de estudo citogenético. Sendo assim, o exame molecular é necessário para o aconselhamento genético.

Síndrome de Prader-Willi

A síndrome de Prader-Willi desempenha papel importante na história da medicina contemporânea por ter sido a primeira síndrome de microdeleção cromossômica descrita, por sua frequência na clínica genética, por ser a causa genética mais frequente de obesidade e por ter sido a primeira doença humana reconhecida como causada por mecanismo de impressão genômica e também a primeira a ser reconhecida como resultante de dissomia uniparental. Além disso, ela pode ser ocasionada por diversas alterações na porção proximal do braço longo do cromossomo 15 (heterogeneidade genética) e apresenta um fenótipo comportamental característico.

Suas primeiras manifestações começam já no período pré-natal, com diminuição dos movimentos fetais. A apresentação pélvica é comum, e o peso ao nascer costuma ser menor do que a média.

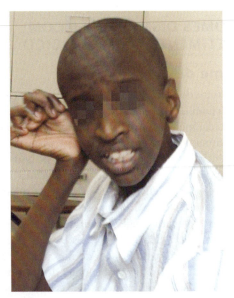

Figura 53.1 ▷ Paciente com síndrome do X frágil.

Alguns autores costumam dividir a história natural pós-natal em duas fases: a primeira caracteriza-se por hipotonia muscular grave no período neonatal, choro fraco, face achatada, boca em forma de tenda com os cantos voltados para baixo e diminuição do diâmetro bifrontal. Os reflexos, especialmente o de Moro, estão diminuídos ou mesmo abolidos. A sucção e a deglutição são muito débeis, e muitas vezes há necessidade de alimentação por gavagem. No sexo masculino, o pênis e os testículos são pouco desenvolvidos e a criptorquia é frequente. No sexo feminino, pode haver hipoplasia de lábios maiores e clitóris. A principal característica nessa fase da vida é a hipotonia muscular, e deve-se pensar nesse diagnóstico em todo RN com hipotonia.

Após alguns meses, ocorre melhora do tônus muscular e surge hiperfagia intensa, o que os leva a ingerir até mesmo lixo e comidas próprias para animais. A hiperfagia tem como consequência obesidade exagerada, concentrada principalmente em tronco e raiz de membros. A obesidade passa a ser a característica mais marcante após os 6 anos de idade. A pele frequentemente apresenta cicatrizes resultantes do hábito de se coçar e de arrancar crostas de ferimentos. Mãos e, principalmente, pés permanecem desproporcionalmente curtos. As mãos costumam ser finas e os dedos, afilados. O crescimento é diminuído e o estirão puberal não costuma ocorrer. Assim, a estatura final da maioria dos pacientes é baixa. São ainda descritos olhos amendoados, diâmetro bifrontal diminuído, estrabismo, cabelo e olhos claros, pele clara e fotossensível, hipogonadismo hipogonadotrófico com pênis pequeno e criptorquia no sexo masculino. Com frequência menor são descritos microcefalia, crises convulsivas, hipoplasia da cartilagem auricular, canal auditivo externo estreito, microdontia, cáries dentárias, defeitos do esmalte dentário, palato alto e arqueado, diabetes melito, escoliose, prega simiesca, clinodactilia e sindactilia.

O hipogonadismo manifesta-se também pelo atraso no desenvolvimento puberal. Embora os pelos pubianos e axilares possam surgir na idade normal, ou mesmo precocemente, os demais aspectos do desenvolvimento puberal geralmente são tardios e incompletos. Raramente os homens apresentam timbre de voz, pelos corporais e barba bem desenvolvidos. As mulheres, embora desenvolvam mamas na idade adequada, frequentemente apresentam amenorreia ou oligomenorreia. A menarca pode ocorrer até após os 30 anos de idade. O hipogonadismo é hipotalâmico, e gonadotrofinas, estrogênio e testosterona geralmente são deficientes.

O desenvolvimento é lento, principalmente na área motora. Em geral, os pacientes sentam aos 12 meses e andam aos 24 meses de idade. O retardo mental ocorre na maioria dos afetados, e só 10% apresentam QI normal. Além da hiperfagia, são descritas diversas outras alterações do comportamento, como sonolência, hábito de arrancar a própria pele nas feridas e locais de picadas de insetos, ataques de raiva, labilidade emocional, ansiedade, obsessividade e compulsividade.

Alguns autores sugerem um perfil cognitivo característico nos pacientes com síndrome de Prader-Willi, sendo o vocabulário expressivo, a memória de longo prazo, a integração espacial e a memória visual seus pontos fortes. Chama a atenção o interesse em quebra-cabeças com peças de encaixe. Processamento sequencial e memória visual e motora de curto prazo são seus pontos fracos.

A síndrome de Prader-Willi é determinada pela ausência da expressão de genes paternos localizados no braço longo do cromossomo 15, na região q11-q13. Os dois mecanismos mais frequentemente envolvidos são a deleção desse segmento cromossômico paterno ou a ausência de todo o cromossomo 15 paterno, com os dois cromossomos de origem materna, o que é denominado dissomia materna.

Cerca de 70% a 75% dos pacientes com síndrome de Prader-Willi apresentam uma deleção cromossômica, sendo, na maioria das vezes, a mesma deleção de 4 Mb. Entre 20% e 25% apresentam dissomia materna e menos de 5% apresentam uma translocação ou outra alteração cromossômica estrutural que determina a deleção ou dissomia do segmento envolvido. Um por cento dos pacientes apresenta uma microdeleção no centro controlador de impressão, situado no interior da região 15q11-q13.

Diversos genes já foram mapeados no braço longo do cromossomo 15, na região envolvida na síndrome de Prader-Willi (e também na síndrome de Angelman). Entre os que só são expressos quando de origem paterna, um dos mais importantes é o SNRPN (*small nuclear ribonucleoprotein N*). Este gene é expresso abundantemente no cérebro. Foram identificados também: SNURF, SNURF-SNRPN, MKRN, MAGEL2 e IPW, entre outros.

O exame mais indicado atualmente para confirmação do diagnóstico clínico é a análise de metilação do DNA, para a identificação de anormalidades na impressão genômica, com *primers* de PCR específicos para a origem parental da chamada *Prader-Willi critical region* (PWCR), no cromossomo 15. O teste determina se essa região foi herdada somente da mãe, não tendo a contribuição dos genes de origem paterna. Por esse método é possível detectar cerca de 99% dos afetados, ou seja, aqueles causados por deleção, dissomia uniparental ou defeitos no centro de impressão.

Síndrome de Angelman

Juntamente com a síndrome de Prader-Willi, foi uma das primeiras síndromes reconhecidas como ocasionadas por pequena deleção intersticial cromossômica e resultante de mecanismo de impressão genômica e de dissomia uniparental. Embora a deleção cromossômica encontrada nas duas síndromes seja a mesma, o quadro clínico e a história natural da síndrome de Angelman são, no entanto, completamente distintos daqueles exibidos na síndrome de Prader-Willi.

Suas principais características são: retardo mental grave; atraso significativo na fala, com a maioria dos pacientes falando apenas poucas palavras isoladas; crises convulsivas de difícil controle; episódios de sorriso imotivados; movimentos estereotipados de braços e mãos que lembram marionetes; marcha atáxica e de base alargada; hipotonia muscular; hiperatividade; microcefalia; braquicefalia; sulco occipital; macrostomia; protrusão da língua; boca grande e alargada; arqueamento da primeira dentição; dentes espaçados; prognatismo; queixo pontiagudo; pele, cabelos e olhos claros, quando comparados com o padrão familiar; escoliose e contraturas consequentes à espasticidade progressiva.

Os períodos pré-natal e perinatal não costumam apresentar anormalidades. O peso, o comprimento e o perímetro cefálico geralmente são normais, embora, habitualmente, nasçam com peso menor do que seus irmãos. Algumas vezes pode ser observada hipotonia muscular leve. Podem ocorrer dificuldades alimentares, embora menos marcantes do que na síndrome de Prader-Willi. Precocemente percebe-se atraso significativo no desenvolvimento, sendo observado atraso para sentar (12 a 20 meses), para engatinhar (18 a 24 meses), para andar (3 a 5 anos) e controlar esfíncteres (3 a 4 anos). O desenvolvimento da fala é a principal dificuldade, e a maioria dos afetados não fala ou fala muito tardiamente e apenas poucas palavras, comunicando-se na maioria das vezes por sinais.

A alteração do comportamento mais marcante, durante os primeiros anos de vida, são episódios de sorriso e aparência de felicidade, na ausência de estímulos. Essa característica persiste por toda a vida. O retardo mental é grave.

As anormalidades neurológicas mais frequentes são: hipotonia muscular do tronco e hipertonia muscular das extremidades; marcha característica com base alargada, mantendo as pernas rígidas e os braços fletidos. Também são frequentes os distúrbios do equilíbrio, ataxia e tremores de extremidades. Essa postura, associada a comportamento alegre e sorrisos imotivados, levou à denominação inicial de "marionete alegre". Hiperatividade, excitabilidade e movimentos de abano com as mãos são característicos. O estrabismo também é comum. As convulsões, inicialmente de difícil controle, costumam ocorrer nos primeiros anos de vida e sua intensidade diminui no fim da infância. O eletroencefalograma exibe um traçado típico com ondas lentas de grande amplitude, com dois a três ciclos por segundo.

Microcefalia desenvolve-se paulatinamente. São comuns os distúrbios do sono, e os afetados costumam dormir menos do que as demais crianças, especialmente entre 2 e 6 anos de idade. Protrusão da língua, salivação, mastigação e caretas são muito comuns. É também descrito fascínio por piscina, plástico e música. Comportamento aparentemente agressivo, com hábito de beliscar, puxar cabelos, bater, morder e destruir móveis do quarto durante a noite, parece não ser intencional.

O fenótipo facial também evolui com o tempo, não sendo comuns as alterações faciais antes dos 12 meses de vida. Posteriormente, macrostomia, dentes espaçados, prognatismo, queixo pontiagudo e hipoplasia da face média se tornam mais evidentes. Escoliose e contraturas articulares, consequentes à espasticidade, também podem se desenvolver.

Diversos pacientes exibem hipopigmentação ocular, da pele e dos cabelos.

Os primeiros pacientes com deleção intersticial no braço longo do cromossomo 15, na região 15 q11-q13, foram descritos em 1987, por Magenis e cols. Chamaram a atenção pelo fato de não apresentarem o fenótipo da síndrome de Prader-Willi, e sim o da síndrome de Angelman. Sugeriu-se, então, que a mesma deleção poderia dar origem a ambas as síndromes. Posteriormente, foram feitos diversos outros relatos de deleção nessa região do braço longo do cromossomo 15.

Estudos de RFLP (polimorfismos de tamanho de fragmentos de restrição) estabeleceram pela primeira vez que, embora a deleção cromossômica em ambas as síndromes fosse a mesma, a origem era diferente, sendo paterna na síndrome de Prader-Willi e materna na de Angelman. Foi sugerido, então, o mecanismo de impressão genômica para explicar esse fenômeno.

Hoje está bem estabelecido que a síndrome de Angelman é determinada pela ausência de contribuição materna na região cromossômica 15q11-15q13. Trabalhos mais recentes sugerem que a não expressão ou mutações de apenas um gene materno, o UBE3A, também denominado E6AP, determinam a síndrome de Angelman.

Aproximadamente 70% dos casos dessa síndrome apresentam uma deleção na região 15q11-15q13. Cinco a 7% apresentam dissomia uniparental, com ambos os cromossomos de origem paterna, em torno de 10% apresentam mutações no gene UBE3A e, aproximadamente, 3% apresentam mutações no centro de impressão (*imprinting*) que controla a expressão do gene UBE3A. Uma porcentagem muito pequena de pacientes apresenta translocações cromossômicas que podem favorecer deleções, dissomias uniparentais ou mutações no centro de impressão. Entre os 10% restantes têm sido descritos casos com mutações no gene UBE3A e casos nos quais não foram encontradas alterações moleculares até o momento.

O diagnóstico é determinado pelo quadro clínico, complementado pelos estudos genéticos moleculares e de citogenética. O exame mais indicado atualmente para confirmação do diagnóstico clínico é a análise de metilação do DNA, para a região 15q11.2-q13, com *primers* de PCR específicos para a origem parental. O teste determina se essa região foi herdada somente do pai, não tendo a contribuição dos genes de origem materna. Por esse método é possível detectar cerca de 78% dos afetados, ou seja, aqueles causados por deleção, dissomia uniparental ou defeitos no centro de impressão genômica. O sequenciamento do gene UBE3A pode ser realizado nos casos em que o estudo de metilação é normal. Quando o estudo molecular não for disponível, poderá ser realizada a pesquisa de deleção por FISH (hibridização *in situ* com fluorescência), que é positiva em cerca de 68% dos casos.

Síndromes de deleção do braço longo do cromossomo 22

Também são conhecidas como síndromes de deleção 22q11.2 (do inglês *22q11.2 deletions syndromes*). Este termo engloba um espectro de anomalias que podem incluir: cardiopatias congênitas (notadamente malformações conotruncais), fenda palatina ou incompetência velofaríngea, dificuldades na aprendizagem e características faciais peculiares. Outras alterações associadas são deficiência imunológica, hipocalcemia, dificuldades alimentares, anomalias renais e perda auditiva. Três síndromes conhecidas representam variações desse espectro: velocardiofacial (Shprintzen), anomalias conotruncais-face peculiar e DiGeorge.

A síndrome de DiGeorge, relatada em 1965, apresenta aplasia do timo, defeitos imunes mediados pelas células T, hipoparatireoidismo, defeitos cardíacos e face peculiar, com tendência a hipertelorismo, fendas palpebrais inclinadas para baixo e anomalias auriculares. A síndrome de anormalidades conotruncais-face peculiar associa defeitos cardíacos conotruncais a dismorfismos faciais. A síndrome velocardiofacial associa fenda palatina, ou incompetência palatofaríngea, a defeitos cardíacos, problemas de aprendizagem ou atraso psicomotor e características faciais. Embora as três entidades tenham sido descritas isoladamente, a superposição clínica entre elas foi percebida em pacientes com síndrome de DiGeorge que sobreviveram e apresentaram semelhanças com a síndrome velocardiofacial.

Em 1981 foi descrita, pela primeira vez, a deleção cromossômica no braço curto do cromossomo 22, na banda q11, em estudos citogenéticos de pacientes com síndrome de DiGeorge. Em 1991 foi descrita a microdeleção 22q11, por meio de estudos moleculares, em pacientes com as três síndromes, sem deleção visível por meio de técnicas convencionais de citogenética. Somente 20% dos pacientes apresentam a deleção visível no estudo cromossômico de alta resolução. Assim, a grande maioria dos pacientes só pode ser diagnosticada por meio de técnicas de FISH ou de biologia molecular.

A prevalência dessas três síndromes é de cerca de 1:4.000 a 1:3.000 na população em geral. Estima-se que 8% dos pacientes com fenda palatina e 5% dos RN com cardiopatia congênita tenham a síndrome velocardiofacial.

As principais anomalias encontradas em pacientes com síndrome velocardiofacial são: nariz em forma de pera (dorso e ponta bulbosos e aletas hipoplásicas); fendas palpebrais estreitas e muitas vezes desviadas para baixo; hipertelorismo; retrognatia; orelhas pequenas, às vezes proeminentes e com hélices espessas; fenda palatina ou incompetência palatofaríngea; voz anasalada; úvula bífida; defeitos cardíacos; microcefalia; anomalias genitourinárias e dedos afilados. As principais anormalidades neurológicas são: distúrbios de aprendizagem, hipotonia, déficit de atenção e hiperatividade, retardo mental, psicose e convulsões. Os pacientes podem ainda apresentar: hipocalcemia, timo ausente ou hipoplásico e deficiência de hormônio do crescimento.

Trata-se, portanto, de amplo espectro de manifestações, e só recentemente descobriu-se que são causadas pela mesma deleção. Os genes envolvidos nessa doença começam a ser delineados. Ela se constitui em um modelo médico/molecular interessante para o estudo dos distúrbios de atenção e hiperatividade, além de distúrbios bipolares.

O diagnóstico das síndromes de deleção da região 22q11.2 é confirmado por FISH em 95% dos casos. O cariótipo convencional também deve ser realizado, já que uma pequena porcentagem dos indivíduos afetados pode apresentar rearranjo cromossômico envolvendo essa região.

Síndrome de Williams

As principais características clínicas dessa síndrome, em sua forma clássica, são alterações cardiovasculares (estenose aórtica supravalvar, múltiplas estenoses arteriais pulmonares periféricas e hipertensão arterial sistêmica), face peculiar, retar-

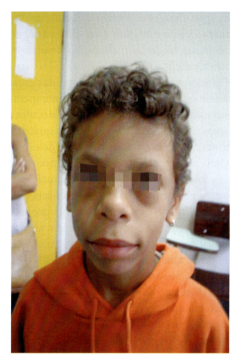

Figura 53.2 ▷ Paciente com síndrome de Williams.

do mental, baixa estatura, anomalias dentárias, hipercalcemia na infância e hipotireoidismo. A face, na infância, é delicada, com alargamento medial das sobrancelhas, pregas epicantais, plenitude de tecido subcutâneo periorbitário, padrão em estrela da íris, nariz pequeno, dorso do nariz deprimido, narinas antevertidas, filtro longo, lábios proeminentes e cheios, além da tendência de manter a boca entreaberta (Figura 53.2).

Além do retardo mental, os pacientes apresentam uma personalidade característica: são amáveis, loquazes e excessivamente sociáveis. Costumam apresentar déficit de atenção e ansiedade. Apresentam também voz rouca e hipersensibilidade a sons altos. A linguagem é relativamente preservada e alguns elementos da fala, como quantidade e qualidade de vocabulário, memória auditiva e uso da linguagem social, são surpreendentes.

Trata-se de uma síndrome de genes contíguos, localizados no braço longo do cromossomo 7, banda 11.2 (7q11.2). Diversos genes foram identificados nessa região, sendo o mais importante deles o ELN (da elastina). O envolvimento de outros genes pode ocorrer (LIMK1, GTF2I, STX1A, entre outros), dependendo do tamanho da deleção, e determinar variações no fenótipo.

Estudos cromossômicos de alta resolução tornaram possível a identificação de pequenas deleções nessa região. No entanto, para o diagnóstico da maioria dos pacientes são necessárias técnicas de FISH ou estudos moleculares para pesquisa de mutações, como PCR em tempo real.

Síndrome de Bardet-Biedl

Caracteriza-se por obesidade que se desenvolve entre 2 e 3 anos de idade, distrofia de retina, que pode ser observada ao final da primeira década de vida, polidactilia pós-axial, dificuldades na aprendizagem e hipogonadismo. São também observadas alterações de estrutura e função renais, hipertensão arterial, anomalias cardíacas e alterações genitais estruturais, além de diabetes melito.

Existe grande variedade na expressão das características entre os pacientes acometidos, principalmente quanto ao grau de deficiência mental, à obesidade e à polidactilia, que pode ocorrer apenas nas mãos ou até mesmo nos quatro membros.

A distrofia da retina é mais constante e determina dificuldades na visão noturna, diminuição do campo visual e anormalidades na visão de cores. A acuidade visual deteriora com a idade. Outros problemas oftalmológicos observados são defeitos de refração (miopia, astigmatismo), glaucoma e catarata. Retinose pigmentar típica pode acontecer em alguns casos.

A etiologia é autossômica recessiva, e atualmente são conhecidos 14 genes que já foram associados à síndrome de Bardet-Biedl (BBS1 a BBS14). Ainda assim, em cerca de 20% das pessoas com o fenótipo da síndrome não é possível identificar uma mutação em qualquer dos genes relacionados, sugerindo que outros genes causadores ainda não foram identificados.

O diagnóstico é estabelecido pelos achados clínicos.

Síndrome de Cohen

Embora o diagnóstico da síndrome de Cohen seja fundamentado em achados clínicos, não existe consenso sobre os critérios mais adequados para defini-lo. As características consideradas mais importantes são: distrofia retiniana a partir do final da primeira década de vida, miopia progressiva, obesidade centrípeta, microcefalia pós-natal, hipotonia e retardo mental. Outras características encontradas são: baixa estatura, pés e mãos pequenos e estreitos e dismorfismos faciais (sobrancelhas espessas, cílios longos, estrabismo, nariz bulboso, ponte nasal alta, filtro nasolabial curto e incisivos proeminentes). Granulocitopenia foi detectada em diversos pacientes. Os exames de RM mostraram aumento do corpo caloso em grande porcentagem de casos.

A etiologia é autossômica recessiva, e o único gene associado à síndrome, até o momento, é o COH1 (também conhecido como VPS13B), localizado no braço longo do cromossomo 8. A taxa de detecção de mutações é variável e pouco definida entre as etnias.

Síndrome de Rubinstein-Taybi

Os sinais mais importantes são: deficiência mental grave com atraso mais acentuado na fala, alargamento do polegar e do hálux, hipoplasia do maxilar, fendas palpebrais inclinadas para baixo, nariz proeminente e em formato de "bico de pássaro" e baixa estatura.

Outras anomalias encontradas com menor frequência são hirsutismo, criptorquia, cardiopatias congênitas, tendência à formação de queloide, forame magno aumentado e espinha bífida oculta (Figuras 53.3 e 53.4).

Na infância, os pacientes costumam apresentar dificuldades na alimentação e infecções respiratórias recorrentes.

É uma doença de etiologia provável autossômica dominante, sendo a maior parte dos casos de ocorrência esporádi-

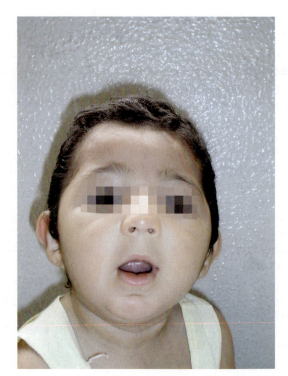

Figura 53.3 ▷ Paciente com síndrome de Rubinstein-Taybi.

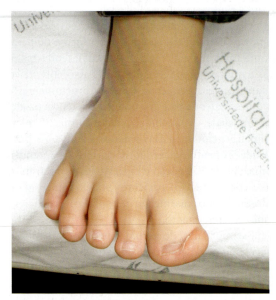

Figura 53.4 ▷ Alteração no hálux – Síndrome de Rubinstein-Taybi.

ca, ou seja, determinados por mutações novas. Os genes até o momento associados à síndrome de Rubinstein-Taybi são o CREBBP e o EP300.

O diagnóstico baseia-se, principalmente, no fenótipo. Nos casos muito graves ou atípicos, pode ser considerada a possibilidade da análise por FISH para identificação de microdeleções na região do gene CREBBP (braço curto do cromossomo 16). Outra possibilidade existente consiste no sequenciamento desse gene que, entretanto, é atualmente um exame de custo elevado, cuja chance de detecção de uma mutação é de 30% a

50%. Anormalidades cromossômicas são observadas, ocasionalmente, em cariótipos convencionais.

Síndrome de Sotos

A síndrome de Sotos é caracterizada por alta estatura, principalmente nos primeiros anos de vida, macrocrania, dificuldades na aprendizagem, que variam de leve a grave, e aparência facial característica, observada mais facilmente entre 1 e 6 anos de idade. Os indivíduos afetados apresentam face alongada, bossa frontal, cabelos esparsos na região frontotemporal, fendas palpebrais inclinadas para baixo e mandíbula estreita e proeminente (Figura 53.5). Outras alterações encontradas são: convulsões, escoliose, cardiopatias congênitas e anomalias renais. Em exames de RM têm sido observadas diversas anomalias do corpo caloso, hipoplasia do verme cerebelar e aumento da cisterna magna.

A macrocrania se mantém na vida adulta, porém a altura e o peso tendem a se aproximar dos valores médios esperados após a infância. O desenvolvimento também tende a melhorar com a idade, e alguns pacientes que tiveram atraso motor e de linguagem em etapas mais precoces podem apresentar inteligência normal posteriormente.

O único gene associado à síndrome de Sotos, até o momento, é o NSD1, localizado no braço longo do cromossomo 5. O diagnóstico é feito pela associação dos achados clínicos e pelo estudo molecular, embora o sequenciamento do gene tenha uma taxa de detecção de mutações variável entre os estudos, possivelmente relacionada a diferentes critérios de seleção dos pacientes.

A etiologia mais aceita hoje é autossômica dominante. Os casos, em sua maior parte, são esporádicos, e cerca de 95% dos indivíduos afetados apresentam uma mutação nova (não herdada).

Síndrome de Noonan

As principais características são baixa estatura, cardiopatia congênita (principalmente estenose da valva pulmonar), atraso no desenvolvimento neuropsicomotor, fácies característica, pescoço curto e alargado, dismorfismos torácicos (*pectus carinatum* na porção superior e *pectus excavatum* na porção inferior), distúrbios de coagulação, displasia linfática e criptorquia (Figura 53.6).

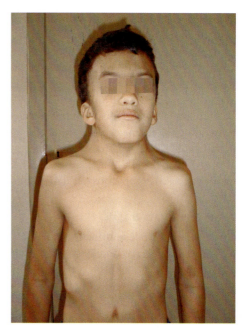

Figura 53.6 ▷ Paciente com síndrome de Noonan.

O retardo mental, em geral, é leve ou moderado, e os indivíduos acometidos apresentam boa capacidade de sociabilização.

A etiologia é autossômica dominante, porém a maior parte dos casos é esporádica, por tratar-se de mutações novas. Até o momento, quatro genes foram associados à síndrome. O mais importante deles é o PTPN11, cuja mutação pode ser encontrada em cerca de 50% dos afetados. Outros genes, responsáveis em menor proporção pelo fenótipo, são: KRAS, SOS1 e RAF1.

O diagnóstico é fundamentado, essencialmente, no quadro clínico. Em função da heterogeneidade genética, a estratégia para diagnóstico molecular é complexa e dispendiosa. O sequenciamento do gene PTPN11 pode evidenciar uma mutação em cerca de 50% dos afetados. O estudo molecular para os demais genes pode aumentar em 20% a 30% a taxa de detecção de uma mutação causal.

Síndrome de Cornelia de Lange (Brachman-de Lange)

As alterações que caracterizam essa síndrome são: atraso acentuado no crescimento de início pré-natal; retardo mental grave a profundo; microbraquicefalia; sobrancelhas arqueadas e confluentes na base do nariz (sinófris); cílios longos; comissuras da boca voltadas para baixo; filtro nasolabial longo; hirsutismo e defeito de redução dos membros superiores.

Os indivíduos afetados apresentam atraso, principalmente, na linguagem e têm tendência a hiperatividade, autoagressões e distúrbios de sono. Alguns pacientes têm dificuldades acentuadas de sociabilização e rejeição o contato físico. Podem ocorrer convulsões.

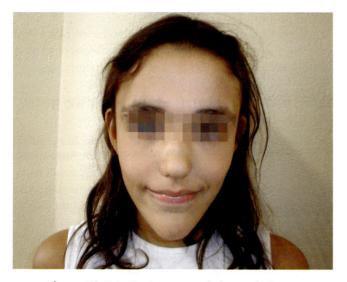

Figura 53.5 ▷ Paciente com síndrome de Sotos.

Foi observada a existência de um fenótipo mais leve em que se observa menor comprometimento cognitivo e as mãos, embora pequenas, não apresentam malformações. Os dismorfismos faciais, entretanto, são semelhantes à forma clássica. Considera-se que esse tipo (conhecido como tipo 2) seja determinado por mutações no gene SMC1A.

Os genes atualmente associados à síndrome são o NIPBL e o SMC1A. A etiologia é, na maior parte dos casos, autossômica dominante (gene NIPBL), mas também pode ser ligada ao X (gene SMC1A). A maioria dos afetados tem uma mutação nova e consiste em casos esporádicos nas famílias.

Síndrome de Down

A síndrome de Down é a principal causa de deficiência mental, com incidência variando na literatura de 1:600 a 1:1.000 nascidos vivos. Causada pela trissomia total ou de grande parte do cromossomo 21, é também a aneuploidia mais comum.

Em cerca de 95% dos casos ocorre a trissomia livre, por mecanismo de não disjunção, e a notação cromossômica é 47,XX,+21 ou 47,XY,+21. Em 3% dos casos encontra-se uma translocação não balanceada, envolvendo o cromossomo 21 e outro cromossomo (os mais comuns são 13, 14, 15, 21 e 22), e em 2% dos pacientes encontra-se o mosaicismo em que certa porcentagem de células é normal e a outra tem trissomia do 21. Neste último caso, a notação cromossômica para um indivíduo do sexo masculino seria 46, XY/47, XY, +21. A porcentagem de cada uma é variável.

O diagnóstico clínico é possível, na maior parte dos casos, pela observação das características mais comuns, que são: hipotonia, atraso no desenvolvimento neuropsicomotor, braquicefalia, fendas palpebrais oblíquas para cima, pregas epicantais, base do nariz alargada, orelhas pequenas, tendência a manter a boca entreaberta com protrusão da língua, prega simiesca nas palmas das mãos, encurvamento (clinodactilia) dos quintos dedos das mãos, separação entre o hálux e o segundo dedo nos pés e outras menos frequentes.

Existem malformações que podem complicar a evolução dos pacientes e limitar sua sobrevida. As mais frequentes são as cardiopatias, que ocorrem em 40% a 50% dos acometidos e são a principal causa de óbito no primeiro ano de vida. Anomalias obstrutivas do sistema digestório também podem ser responsáveis por condutas de emergência no período neonatal. Outras alterações, como hipotireoidismo, convulsões, leucemias, diabetes e instabilidade da articulação atlantoaxial, podem surgir ao longo da vida, e o acompanhamento com orientações antecipatórias pode diminuir a morbidade e a mortalidade dos pacientes. Grande parte das pessoas com síndrome de Down desenvolve demência do tipo Alzheimer por volta da quarta ou quinta década de vida.

Trissomia do cromossomo 18

Também conhecida como síndrome de Edwards, é a segunda mais frequente síndrome de anomalias múltiplas, com prevalência de 1/3.000 nascidos vivos, porém é muito encontrada em natimortos com malformações.

Cerca de 95% dos casos têm a trissomia completa do cromossomo 18 e a notação cromossômica é 47, XX ou XY, +18. Trissomias parciais podem ocorrer e, se for apenas do braço curto, o fenótipo não é muito específico e a deficiência mental pode ser leve ou não ocorrer. A trissomia do braço longo é clinicamente igual à trissomia completa. Os casos de mosaicismo podem levar a fenótipos que variam desde o padrão característico da síndrome até formas bem leves e apresentam maior sobrevida.

O diagnóstico clínico, ou sua forte suspeita, também é possível. Os pacientes apresentam: baixa estatura de início pré-natal; tendência a hipertonia; choro fraco; hipoatividade; orelhas malformadas; boca pequena e difícil de abrir; micrognatismo; esterno curto; hipoplasia de unhas e um aspecto das mãos que é bem característico, com flexão e superposição do segundo com o terceiro dedos e do quinto com o quarto dedos. Malformações cardíacas, principalmente defeitos do septo atrioventricular, e anomalias renais também são frequentes.

Cerca de 50% dos pacientes evoluem para óbito no primeiro mês de vida e apenas 5% a 10% chegam a 1 ano de idade, porém apresentando deficiência mental muito grave. A mortalidade ocorre em consequência das cardiopatias, das infecções recorrentes, pneumonias de aspiração e apneia.

Trissomia do cromossomo 13

Também conhecida como síndrome de Patau, é encontrada em 1/5.000 nascidos vivos e representa causa importante de perdas gestacionais.

Em cerca de 80% dos casos encontra-se a trissomia total do 13. As trissomias parciais podem ocorrer em consequência de translocações, e as que envolvem o braço longo são as que apresentam anomalias mais graves. Os casos de mosaicismo podem variar de formas leves até o padrão completo de malformações da trissomia completa, mas tendem a ter sobrevida mais longa.

As alterações mais comuns são: fendas orofaciais, microftalmia, microcefalia, holoprosencefalia, apneia, convulsões, falhas no couro cabeludo, anomalias de orelhas, polidactilia, defeitos do septo atrioventricular, em 80% dos casos, e malformações geniturinárias.

A mortalidade até 1 mês de vida é maior do que 40% e até 1 ano é de cerca de 85%. Nos que sobrevivem, observa-se atraso grave no desenvolvimento neuropsicomotor.

Síndrome do choro em miado (de gato) ou síndrome 5p-

Trata-se de uma síndrome resultante da deleção parcial do braço curto do cromossomo 5, (5p-) ou del(5p). Suas principais características são: retardo mental, atraso do crescimento, geralmente de início pré-natal, choro semelhante ao miado do gato; e microcefalia. Outras características frequentes são: hipotonia muscular, hipertelorismo, face arredondada, sobrancelhas arqueadas, fendas palpebrais inclinadas para baixo, pregas epicantais, estrabismo, orelhas anômalas e prega simiesca. A deleção do braço curto do cromossomo 5 pode ocorrer *de novo* (acidente genético) ou pode resultar de uma translocação

CAPÍTULO 53 ▷ Síndromes Dismórficas com Alterações do Sistema Nervoso Central **627**

equilibrada em um dos genitores, envolvendo o cromossomo 5. Assim, sempre que se firmar esse diagnóstico, é indispensável a solicitação de estudos cromossômicos dos pais para aconselhamento genético.

Síndrome de deleção do braço curto do cromossomo 4 – del(4p), síndrome 4p-

Resulta da deleção parcial do braço curto do cromossomo 4. Suas principais características são: hipertelorismo ocular; nariz em formato de "bico de pássaro"; microcefalia e/ou assimetria craniana (plagiocefalia); orelhas de implantação baixa e simplificadas; fossetas pré-auriculares. Outras características encontradas são: atraso do crescimento de início pré-natal, hipotonia muscular, retardo mental grave, convulsões, prega epicantal, fenda labial e palatina, cantos da boca voltados para baixo, filtro e lábio superior curtos, micrognatia, defeitos na

linha média do couro cabeludo, hipospádia, criptorquia, prega simiesca, pé torto, unhas hiperconvexas e cardiopatia congênita. De maneira semelhante à síndrome do choro em miado, pode ocorrer *de novo* ou resultar de uma translocação equilibrada em um dos genitores, envolvendo o cromossomo 4. Assim, também se impõe o estudo cromossômico dos pais para aconselhamento genético.

Teratógenos

Diversos medicamentos e doenças maternas podem, durante a gravidez, lesar o embrião ou o feto, levando a anomalias estruturais (nesse caso denominadas rupturas ou disrupções), que podem se acompanhar por lesões neurológicas, especialmente retardo mental. Os Quadros 53.1 e 53.2 listam as principais medicações e infecções maternas com efeito teratogênico, com seus efeitos e períodos críticos habituais.

Quadro 53.1 ▷ Agentes com efeitos teratogênicos frequentemente usados

Teratógenos humanos que causam alterações no SNC e no crânio		
Agentes	**Defeitos**	**Período de risco**
Ácido valproico	Espinha bífida, dismorfismos craniofaciais	30 dias
Álcool	Deficiência mental, microcefalia, baixa estatura, cardiopatia, dismorfismos faciais	<12 semanas
Aminopterina	Microcefalia, craniostenose, hipoplasia de ossos do crânio, defeitos de tubo neural, dismorfismos	Primeiro trimestre
Carbamazepina	Espinha bífida	30 dias
Difenil-hidantoína	Deficiência mental leve, baixa estatura, unhas hipoplásicas, dismorfismos craniofaciais	Primeiro trimestre
Isotretinoína	Hidrocefalia, microcefalia, malformações de estruturas da fossa posterior, cardiopatia, dismorfismos, microtia/anotia	> 15 dias
Metotrexato	Craniostenose, defeitos de ossificação do crânio, dismorfismos craniofaciais e de membros	6 a 9 semanas
Trimetadiona	Deficiência mental, dismorfismos craniofaciais, cardiopatia, genitália ambígua	Primeiro trimestre
Warfarina	Dismorfismos faciais, deficiência mental, alterações epifisárias	>12 semanas

Quadro 53.2 ▷ Infecções maternas teratogênicas

Infecções maternas que causam anomalias fetais		
Infecção	**Defeitos**	**Período de risco**
Rubéola	Deficiência mental, microcefalia, surdez, catarata, cardiopatia, baixa estatura	Primeiro trimestre (>) Segundo trimestre (<)
Toxoplasmose	Calcificações intracranianas difusas, hidrocefalia, retinocoroidite, deficiência mental	Qualquer período Terceiro trimestre (>)
Citomegalovírus	Calcificações periventriculares, microcefalia	
Herpes simples	Calcificações cerebrais grosseiras, deficiência mental, microcefalia, microftalmia, convulsões	
Varicela	Deficiência mental, convulsões, atrofia cortical, retinocoroidite, defeitos de membros, cicatrizes	8 a 19 semanas

REFERÊNCIAS

1. Aase JM. Dysmorphologic diagnosis for the pediatric practitioner. Pediatr Clin North Am 1992; 39:135-56.

2. Baraitser M, Winter RM. Color atlas of congenital malformation syndromes. London: Mosby-Wolfe, 1996.

3. Briggs GG, Freeman RK, Yaffe SJ. Drugs in pregnancy and lactation. 5 ed. Baltimore: Williams & Wilkins Awaverly Co., 1997.

4. Cohen MM. The child with multiple birth defects. 2 ed. New York: Oxford University Press, 1997.

5. Gene Tests: Medical Genetics Information Resource (database online). Copyright, University of Washington, Seattle. 1993-2010. Available at: http://www.genetests.org. (último acesso em 12/02/2010).

6. Gorlin RJ, Cohen MM, Hennekam RC. Syndromes of the head and neck. 4 ed. New York: Oxford University Press, 2001.

7. Hagerman RJ. Neurodevelopmental disorders: diagnosis and treatment. New York: Oxford University Press, 1999.

8. Jones KL. Smith's recognizable patterns of human malformation. 6 ed. Philadelphia: WB Saunders, 2006.

9. Nussbaum RL, McInnes RR, Willard HF. Thompson & Thompson genetic in medicine. 7 ed. Philadelphia: Saunders-Elsevier, 2007.

10. ONLINE MENDELIAN INHERITANCE IN MAN, OMIM (TM). McKusick-Nathans Institute of Genetic Medicine, Johns Hopkins University (Baltimore, MD) and National Center for Biotechnology Information, National Library of Medicine (Bethesda, MD), 1996. World wide web URL: http://www.ncbi.nlm.nih.gov/omim/ (último acesso em 12/02/2010).

11. Spranger J, Benirschke K, Hall JG et al. Errors of morphogenesis: concepts and terms. J Pediatr 1982; 100:160-5.

54

Biologia Molecular em Neuropediatria

Luciana A. Haddad ▪ Sérgio D. J. Pena

INTRODUÇÃO

O projeto genoma humano catalisou o avanço do conhecimento sobre a sequência do ácido desoxirribonucleico (DNA) do genoma humano e tem criado novas perspectivas para diagnóstico e tratamento molecular em diversas áreas da Medicina, como a Neurologia. Já se dispõe, atualmente, da sequência completa dos 24 cromossomos humanos. Além disso, foram anunciados recentemente a primeira análise minuciosa da transcrição e o mapeamento de elementos reguladores em 1% do genoma humano. Em virtude do sucesso dessa análise preliminar, pós-sequenciamento, busca-se decifrar os elementos crípticos embutidos em sua sequência, visando entender o genoma e os processos biológicos por ele coordenados que, quando deficientes, podem causar doenças.

BASES MOLECULARES DA INFORMAÇÃO GENÉTICA

O genoma humano, com cerca de três bilhões de bases, está, em sua maioria, localizado no núcleo celular, e uma pequena porção é encontrada nas mitocôndrias. O DNA nuclear é linear e apresenta-se como duas fitas antiparalelas, ligadas entre si por pontes de hidrogênio. Cada fita consiste em uma série de nucleotídeos, que são compostos de um açúcar de cinco carbonos – desoxirribose – que tem um grupo fosfato ligado a seu carbono número 5' e uma base nitrogenada em seu carbono 1'. Há quatro tipos de bases nitrogenadas no DNA: adenina (A), timidina (T), citosina (C) e guanina (G). As pontes de hidrogênio entre as duas cadeias de DNA formam-se de maneira específica, de modo que A só emparelha com T, e vice-versa, e C só emparelha com G, e vice-versa. As duplas A-T têm duas pontes de hidrogênio e as duplas C-G têm três pontes de hidrogênio, sendo, por isso, mais fortes e estáveis do que as duplas A-T (Figura 54.1).

Os nucleotídeos de uma fita de DNA estão ligados entre si através da hidroxila (–OH) do carbono 3' da desoxirribose e o grupo fosfato do carbono 5' da desoxirribose do nucleotídeo seguinte. Assim, o primeiro nucleotídeo de uma molécula linear de DNA tem o carbono 5' livre, e o último nucleotídeo

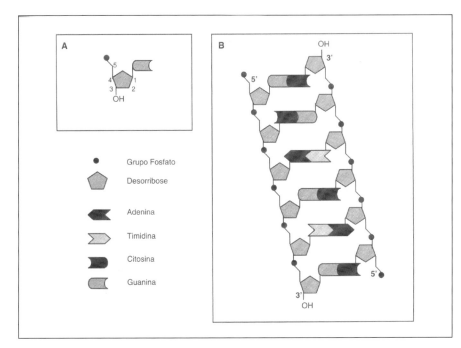

Figura 54.1 ▷ Diagrama mostrando a estrutura básica de um nucleotídeo (A) e de uma fita dupla de DNA.

da mesma cadeia tem o carbono 3' livre. A leitura de uma sequência de DNA é feita sempre da extremidade 5' para a extremidade 3'. Na união de duas cadeias de DNA de maneira antiparalela, o primeiro nucleotídeo de uma cadeia (extremidade 5') emparelha com o último nucleotídeo da outra cadeia (extremidade 3'), fazendo com que as duas cadeias de uma fita dupla de DNA tenham orientações opostas. A unidade de medida do tamanho de uma sequência de DNA de fita simples é feita em bases, e a de fita dupla, em pares de bases (pb). Mil bases compreendem 1 quilobase (kb), a unidade de medida do tamanho dos genes, e 1.000kb compreendem 1 megabase (Mb), a unidade de medida do tamanho dos cromossomos humanos.

O genoma humano, haploide (n), presente nos gametas, é composto de 22 cromossomos autossômicos, numerados de 1 a 22, e um cromossomo sexual, denominado X ou Y. As células somáticas, diploides (2n), são compostas do conjunto de cromossomos de um óvulo e um espermatozoide, possuindo 46 cromossomos, sendo 44 autossomos e dois cromossomos sexuais. Assim, cada gene dos cromossomos autossômicos e, na mulher, do cromossomo X tem duas cópias nas células somáticas.

Os genes são sequências de DNA que contêm informação suficiente para sinalizar sua transcrição em RNA. Somente cerca de 3% do genoma humano são transcritos em RNA codificador para proteínas. Uma parte bem menor do que essa é composta de genes para RNA ribossômico (RNAr) ou transportador (RNAt), que participam na maquinaria celular para a tradução de RNA mensageiro (RNAm) em proteínas (Figura 54.2). O restante do genoma humano contém genes de RNA reguladores da expressão gênica e muitas sequências repetitivas, cujas funções ainda não são bem conhecidas, embora se saiba que muitas delas desempenham papéis estruturais importantes para o cromossomo.

CLASSIFICAÇÃO DAS DESORDENS GENÉTICAS DE ACORDO COM A HERANÇA

A maioria das doenças neurológicas, com exceção dos traumas, tem uma base genética. Muitas dessas doenças são hereditárias, ocorrendo com maior frequência em famílias do que aleatoriamente na população geral. Outras podem ocorrer esporadicamente em decorrência do aparecimento de uma nova mutação no DNA de um indivíduo, causando-lhe uma doença ainda não observada em sua família. Se essa mutação também está presente em seus gametas, ela poderá ser transmitida às gerações seguintes, e a doença passará a ser familiar. Quando a mutação em somente um gene é suficiente para causar uma doença, diz-se que esta é uma desordem monogênica. Se mutações em mais de um gene são necessárias para que se desenvolva a doença, trata-se de uma desordem poligênica. Por outro lado, a doença é frequentemente o produto da interação entre o indivíduo, sua predisposição genética e o ambiente, fazendo com que se tenha uma etiologia multifatorial.

Loci são regiões do genoma humano que compreendem um gene ou qualquer segmento do DNA. *Loci* alelos referem-se a variações que podem existir entre as duas cópias do mesmo *locus*. Um indivíduo é homozigoto para determinado *locus* se os dois alelos são idênticos. Ele será heterozigoto se um alelo apresentar uma variação, diferindo-o do outro alelo. A classificação das doenças genéticas de acordo com a herança baseia-se nessa variação, ou seja, na presença da mutação em um ou dois alelos. Doenças com herança autossômica dominante são aquelas que, para se manifestarem, necessitam apenas uma mutação em um dos genes de um par de alelos. As doenças com herança autossômica recessiva têm os dois alelos mutados.

A grande maioria dos genes dos cromossomos sexuais está presente no cromossomo X; o cromossomo Y contém poucos

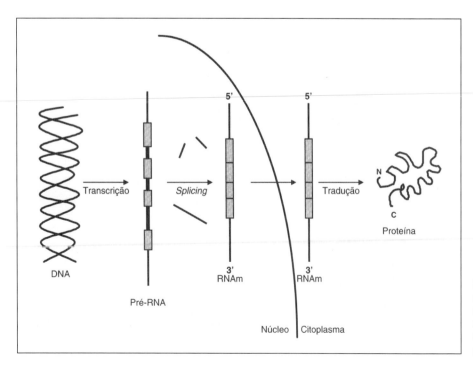

Figura 54.2 ▶ Ilustração indicando a transcrição do DNA em pré-RNAm e o *splicing* deste, formando o RNAm no núcleo celular. O RNAm é levado ao citoplasma para ser traduzido em proteína no retículo endoplasmático rugoso.

genes. Para compensar a falta de um cromossomo X nos homens, um dos alelos da maioria dos genes do cromossomo X está sempre inativado em cada célula somática da mulher. Essa inativação é feita pela metilação de citosinas no promotor, um segmento que controla a expressão do gene. Poucos genes escapam a esse processo de inativação, tendo os dois alelos expressos na mulher. Esses genes participam do controle desse processo de compensação da dosagem da expressão de genes do cromossomo X. A escolha do alelo a ser metilado é aleatória em cada célula, fazendo com que determinado alelo possa estar ativo em algumas células e inativo em outras. A grande maioria das doenças ligadas ao cromossomo X é recessiva, necessitando dois alelos mutados para que a doença se manifeste. Assim, doenças ligadas ao cromossomo X são mais comuns em homens, uma vez que a compensação da dosagem permite que a mulher apresente alelos normais que permanecem ativos, e os homens são hemizigotos para *loci* do cromossomo X. O Quadro 54.1 apresenta a classificação de algumas doenças neurológicas de acordo com a herança autossômica ou ligada ao cromossomo X.

Como citado anteriormente, uma pequena parte do genoma humano está presente fora do núcleo celular, nas mitocôndrias, o DNA mitocondrial. Como todo o citoplasma do zigoto é proveniente do óvulo, o DNA mitocondrial é exclusivamente uma herança matrilinear, sendo transmitido sempre da mãe para filhos e filhas. O DNA mitocondrial é circular e apresenta uma organização econômica, tendo 16,6kb, 37 genes e quase nenhuma sequência intergênica. Cada mitocôndria tem algumas cópias de DNA, e as células têm um número alto e variável de mitocôndrias. Desse modo, o DNA mitocondrial tem maior número de cópias do que o DNA nuclear. Apesar de a taxa de mutação do DNA mitocondrial ser consideravelmente maior do que a do DNA nuclear, uma nova mutação no DNA mitocondrial está presente em um pequeno número de moléculas e, por isso, pode não acarretar nenhuma disfunção celular por várias gerações.

CLASSIFICAÇÃO DAS DESORDENS GENÉTICAS DE ACORDO COM A ANOMALIA CROMOSSÔMICA OU MUTAÇÃO

As doenças genéticas podem ser causadas por mutações em genes específicos ou por alterações cromossômicas que causam desequilíbrio da dosagem da expressão de vários genes (Figura 54.3 e Quadro 54.1).

Anomalias cromossômicas numéricas

As anomalias cromossômicas numéricas incluem aneuploidias e poliploidias. As aneuploidias consistem na perda ou ganho de cromossomos individuais do total de 46 cromossomos das células somáticas. São mais frequentemente causadas por não disjunção cromossômica na meiose ou mitose. Ganho de um cromossomo ou triploidia decorrente de não disjunção meiótica envolve mais comumente os cromossomos X, 21, 13 ou 18, resultando nas síndromes de Klinefelter, Down, Patau ou Edward, respectivamente. Poliploidia constitui o ganho de um ou mais conjuntos de cromossomos, fazendo com que células somáticas tenham múltiplos de 46 cromossomos. As poliploidias podem estar presentes em células neoplásicas.

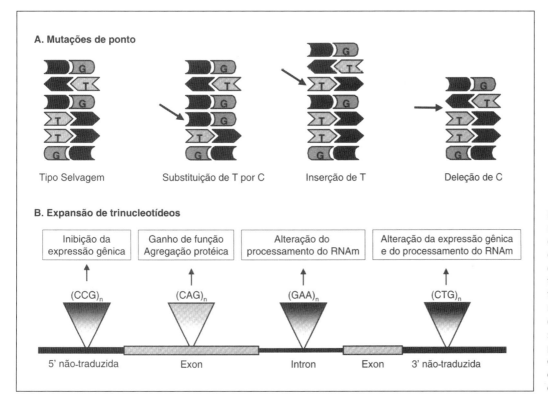

Figura 54.3A ▷ Esquema ilustrativo das mutações de ponto (substituição, inserção e deleção de bases) comparadas ao tipo selvagem (não mutado). **B** Localização das repetições de trinucleotídeos no RNAm das diversas sequências cuja expansão pode causar doenças neurológicas. Os mecanismos patogenéticos estão indicados.

632 — SEÇÃO X ▷ Neurogenética

Quadro 54.1 ▷ Mutações que causam algumas neuropatias de interesse ao neuropediatra/genes envolvidos em algumas neuropatias da criança e do adolescente

I. Retardo mental causado por impressão genômica

Doença	Herança*	Gene/mapeamento (proteína)	Observações
Síndrome de Prader-Willi	IG	Gene não identificado/ 15q11-q13	Deleção paterna (70%) Dissomia materna (28%) Defeito no centro de impressão (2%)
Síndrome de Angelman	IG	UBE3A/*15q11-q13*	Deleção materna (70%) Dissomia paterna (2%) Defeito no centro de impressão (2% a 5%) Mutação no gene *UBE3A* (11%) Genes não identificados (12%)

II. Retardo mental causado pela expansão de trinucleotídeos repetitivos

Doença	Herança*	Gene/mapeamento (proteína)	Observações
Síndrome do cromossomo X frágil (FRAXA)	LX	*FMR1*/Xq27.3 (FMRP)	Expansão de trinucleotídeos CGG na região 5' não traduzida
Retardo mental FRAXE	LX	*FMR2*/Xq28 (FMR2P)	Expansão de trinucleotídeos CGG na região 5' não traduzida
Síndrome de Partington	LX	*ARX*/Xq22.3 (proteína homeótica relacionada a aristaless)	Expansão de trinucleotídeos GCG traduzidos em polialanina

III. Desordens do movimento causadas pela expansão de trinucleotídeos repetitivos**

Doença	Herança*	Gene/mapeamento (proteína)	Observações
Doença de Huntington	AD	*HD*/4p16.3 (huntingtina)	Expansão de trinucleotídeos CAG traduzidos em poliglutaminas
Ataxia espinocerebelar tipo 1 (SCA1)	AD	*SCA1*/6p23 (ataxina 1)	Expansão de trinucleotídeos CAG traduzidos em poliglutaminas
Ataxia espinocerebelar tipo 2 (SCA2)	AD	*SCA2*/12q24 (ataxina 2)	Expansão de trinucleotídeos CAG traduzidos em poliglutaminas
Ataxia espinocerebelar tipo 3 (SCA3) (Machado-Joseph)	AD	*SCA3*/14q24.3-q31 (MJD1, ataxina 3)	Expansão de trinucleotídeos CAG traduzidos em poliglutaminas
Ataxia espinocerebelar tipo 4 (SCA4) (tipo japonês, puro)	AD	*PLEKHG4*/16q22 (membro 4 da família G com domínio com homologia a plecstrina)	Expansão de trinucleotídeos CAG traduzidos em poliglutaminas
Ataxia espinocerebelar tipo 6 (SCA6)	AD	*CACNL1A4*/19p13 (Subunidade α-1A do canal de cálcio voltagem-dependente tipo Q)	Expansão de trinucleotídeos CAG traduzidos em poliglutaminas
Ataxia espinocerebelar tipo 7 (SCA7)	AD	*SCA7*/3p21.2-p12 (ataxina 7)	Expansão de trinucleotídeos CAG traduzidos em poliglutaminas
Ataxia espinocerebelar tipo 8 (SCA8)	AD	*SCA8*/13q21 (antissenso ao KLHL1)	Expansão de trinucleotídeos CTG em gene não codificador para proteína
Ataxia espinocerebelar tipo 12 (SCA12)	AD	*PP2R2B*/5q31-q33 (Subunidade reguladora β da proteína fosfatase 2)	Expansão de trinucleotídeos CAG traduzidos em poliglutaminas
Ataxia espinocerebelar tipo 17 (SCA17) (Huntington-*like* 4)	AD	*TBP/6q27* (*Proteína que se liga à caixa TATA de promotores*)	Expansão de trinucleotídeos CAG traduzidos em poliglutaminas
DRPLA (síndrome de Haw-River)	AD	*DRPLA*/12p13.31 (atrofina 1)	Expansão de trinucleotídeos CAG traduzidos em poliglutaminas
Ataxia de Friedreich	AR	*FDA*/9q13 (frataxina)	Expansão de trinucleotídeos GAA intrônicos
Síndrome de ataxia e tremor associada ao X frágil (FXTAS)	LX	*FMR1*/Xq27.3 (FMRP)	Expansão de trinucleotídeos CGG na região 5' não traduzida

(continua)

CAPÍTULO 54 ▷ Biologia Molecular em Neuropediatria

633

Quadro 54.1 ▷ Mutações que causam algumas neuropatias de interesse ao neuropediatra/genes envolvidos em algumas neuropatias da criança e do adolescente (*continuação*)

IV. Desordens neuromusculares causadas pela expansão de trinucleotídeos repetitivos

Doença	Herança*	Gene/mapeamento (proteína)	Observações
Distrofia miotônica	AD	*DM1*/19q13.2-q13.3 (DMPK, cinase da distrofia miotônica)	Expansão de trinucleotídeos CTG na região 3' não traduzida
Atrofia muscular espinobulbar	LX	*AR*/Xq11-q12 (receptor de andrógenos)	Expansão de trinucleotídeos CAG traduzidos em poliglutaminas
Distrofia muscular oculofaríngea	AD	*PABP2*/14q11.2-q13 (proteína 2 que se liga ao trato poli-A de RNAm)	Curta expansão de trinucleotídeos GCG traduzidos em polialaninas

V. Facomatoses

Doença	Herança*	Gene/mapeamento (proteína)	Observações
Neurofibromatose tipo 1	AD	*NF1*/17q11.2 (neurofibromina)	Gene supressor de tumor
Neurofibromatose tipo 2	AD	*NF2*/22q (Merlin, schwanomina)	Gene supressor de tumor
Complexo da esclerose tuberosa	AD	*TSC1*/9q34.1 (hamartina) *TSC2*/16p13.3 (tuberina)	Gene supressor de tumor Pode ser causada por mutações no gene *TSC1* ou *TSC2*
Síndrome de von Hippel-Lindau	AD	*VHL*/3p26-p25 (VHLP)	Gene supressor de tumor

VI. Distrofias musculares

Doença	Herança*	Gene/mapeamento (proteína)	Observações
Distrofia muscular de Duchenne/ Becker	LX	*DMD*/Xp21.2 (distrofina)	
Distrofia muscular de Emery-Dreifuss	LX	*XEMD*/Xq28 (emerina)	
Distrofia muscular de Emery-Dreifuss	AD	*ADEMD*/1q21 (lamina A/C)	
Distrofia muscular fascioescapuloumeral	AD	*FSHD*/4q35	Causada por um rearranjo na região subtelomérica de 4q35
Miopatia distal (Miyoshi)	AR	*MM*/2p12-14 (disferlina)	
Miopatia distal	AD	*MPD1*/14q (gene não dentificado)	
Miopatia distal	AD	*MPD2*/5q (gene não identificado)	
Miopatia de Bethlem	AD	*COL6A1*/21q22 (colágeno VI α1)	
Miopatia de Bethlem	AD	*COL6A2*/21q22 (colágeno VI α2)	
Miopatia de Bethlem	AD	*COL6A3*/2q37 (colágeno VI α3)	
Epidermólise bolhosa e distrofia muscular	AR	*MD-EBS*/8q24-qter (plectina)	
Distrofia de cinturas 1A (LGMD1A)	AD	*LGMD1A*/5q22-q34 (gene não identificado)	
Distrofia de cinturas 1B (LGMD1B)	AD	*LGMD1B*/1q11-q21 (gene não identificado)	
Distrofia de cinturas 1C (LGMD1C)	AD	*LGMD1C*/3p25 (calveolina 3)	
Distrofia de cinturas 2A (LGMD2A)	AR	*LGMD2A*/15q15-q21 (calpaína 3)	
Distrofia de cinturas 2B (LGMD2B)	AR	*LGMD2B*/2p13 (Disferlina)	
Distrofia de cinturas 2C (LGMD2C)	AR	*LGMD2C*/13q12 (γ-sarcoglicano)	
Distrofia de cinturas 2D (LGMD2D)	AR	*LGMD2D*/17q11-q21 (α-sarcoglicano)	
Distrofia de cinturas 2E (LGMD2E)	AR	*LGMD2E*/4q12 (β-sarcoglicano)	
Distrofia de cinturas 2F (LGMD2F)	AR	*LGMD2F*/5q33-q34 (δ-sarcoglicano)	
Distrofia de cinturas 2G (LGMD2G)	AR	*LGMD2G*/17q11-q12 (teletonina)	
Distrofia de cinturas 2H (LGMD2H)	AR	*LGMD2H*/9q31-q34 (gene não identificado)	
Distrofia muscular congênita tipo Fukuyama	AR	*FCMD*/9q31-q33 (fukutina)	
Distrofia muscular congênita por deficiência de merosina	AR	*LAMA2*/6q22-q23 (laminina α2)	
Distrofia muscular congênita por deficiência de integrina α7	AR	*ITGA7*/12q13 (integrina α7)	

*AD: autossômica dominante; AR: autossômica recessiva; LX: ligada ao cromossomo X
**Mutações de ponto sem expansão de trinucleotídeos foram atribuídas a genes específicos causando SCA11, SCA13, SCA14 e SCA27.

Anomalias cromossômicas estruturais

As anomalias cromossômicas estruturais resultam de quebra e rearranjo de um, dois ou mais cromossomos, e podem ocorrer em virtude de erros espontâneos meióticos durante o *crossing over*, por mutações em genes de reparo, vírus, ou por danos ambientais, como radiações ultravioletas ou compostos químicos. As anomalias cromossômicas estruturais compreendem deleções, inversões, duplicações ou translocações. As deleções são perdas de segmentos cromossômicos, resultantes de duas quebras seguidas de ligação (deleções subteloméricas) ou de uma só quebra (deleções teloméricas) no cromossomo. Se o segmento deletado se une novamente ao sítio de quebra, mas de maneira invertida, tem-se uma inversão. As duplicações são inserções de um segmento igual à região adjacente ao sítio da inserção. Nas translocações, é necessária a quebra de segmentos em dois cromossomos diferentes que são subsequentemente ligados aos sítios de quebras do outro cromossomo, fazendo com que cada cromossomo que sofreu translocação contenha um segmento do outro.

Mutações de ponto

Para que uma proteína seja traduzida apropriadamente é necessário que sua sequência gênica esteja correta. A enzima responsável pela replicação do DNA, a polimerase do DNA, é capaz de identificar erros cometidos por ela própria, como introdução de bases trocadas, e corrigi-los eficientemente. Isso permite que a replicação do DNA seja um processo de alta fidelidade ao molde original. Contudo, ocasionalmente, alguns erros não são corrigidos e modificam a leitura da sequência gênica. As mutações são erros na sequência do DNA que causam alteração na produção da proteína, seja pela modificação dos aminoácidos da sequência proteica, se esses erros estão na sequência codificadora do gene, os códons, seja pela inativação da expressão do gene, se esses erros estão fora da região codificadora, como, por exemplo, no promotor.

As mutações de ponto compreendem substituições e pequenas deleções ou inserções (Figura 54.3). As substituições são trocas de nucleotídeos, mantendo-se corretamente o número de bases. As deleções e inserções representam, respectivamente, o ganho ou a perda de nucleotídeos. Se as mutações estão na sequência codificadora, diferentes consequências podem ocorrer à sequência proteica. Substituições são frequentemente mutações de sentido trocado, substituindo-se um aminoácido por outro. Inserções e deleções podem simplesmente inserir ou deletar novos aminoácidos, se a sequência inserida ou deletada for um múltiplo de três. Mais frequentemente, entretanto, inserções e deleções deslocam a moldura de leitura. Nesse caso, a partir da mutação, a sequência será lida como uma série diferente de códons, que poderá criar um segmento de aminoácidos diferentes na proteína e/ou um sinal de parada prematura, fazendo uma proteína menor, truncada. Em ambos os casos, as proteínas serão provavelmente degradadas.

Outro cenário, não somente para deleções e inserções, mas também para substituições, consiste na criação ou eliminação de sítios de *splicing*. *Splicing* é um mecanismo de "corte e costura", que ocorre no RNAm, ainda no núcleo, após sua transcrição, para eliminação de sequências intragênicas que normalmente interrompem a sequência codificadora. As porções da sequência que são retiradas do RNA denominam-se íntrons, e os segmentos da sequência codificadora que permanecem no RNAm chamam-se éxons. Este é um processo normal que acontece na maioria dos genes de eucariotos e faz com que os éxons fiquem lado a lado e a sequência codificadora seja contínua no RNAm (Figura 54.2). As mutações que levam a alterações de *splicing* criam comumente deslocamento da leitura e sinal de parada prematura.

Polimorfismos de aminoácidos

Alguns erros da polimerase, durante a replicação do DNA, embora incorram na sequência codificadora, não criam uma disfunção celular, pois a proteína mantém-se aparentemente íntegra e ativa. Esses erros são, em sua maioria, substituições de bases, trocando-se códons e aminoácidos, e compreendendo, frequentemente, a substituição de aminoácidos de composição química semelhante. Como não há modificação da função da proteína, não se considera que houve uma mutação, mas um polimorfismo. Contudo, eventualmente, esses polimorfismos poderão causar, a longo prazo, algum dano funcional à célula, como é o caso dos polimorfismos da apolipoproteína E associados à forma tardia esporádica da doença de Alzheimer.

Desordens de impressão genômica

Impressão genômica é um processo que difere cromossomos herdados da mãe daqueles herdados do pai. Nesse processo, alguns genes do genoma humano são inativados, durante a gametogênese, pela metilação de citosinas específicas. Há genes que só serão metilados na oogênese, enquanto outros serão metilados somente na espermatogênese, fazendo com que genes específicos herdados da mãe devam estar sempre inativos, assim como outros herdados do pai tenham de estar inativos. Esse padrão de impressão genômica permanece sempre o mesmo nas células somáticas do indivíduo, enquanto para seus filhos ou filhas, durante a gametogênese, esse padrão é apagado e uma nova impressão específica ao sexo é realizada. A impressão genômica desempenha papel importante na expressão gênica durante o desenvolvimento. Infere-se que a impressão genômica, ao regular a expressão gênica de modo condicional à origem parental, constitua uma via que dificulta a partenogênese em mamíferos.

Mutações que modifiquem o padrão de impressão genômica podem causar aumento ou redução da expressão de genes impressos, desequilibrando a quantidade de proteína sintetizada. Em alguns casos, esse desequilíbrio leva ao desenvolvimento de doenças, como a síndrome de Prader-Willi e a síndrome de Angelman. Tanto a síndrome de Prader-Willi como a síndrome de Angelman podem ser causadas por uma deleção no braço longo do cromossomo 15, envolvendo a região 15q11-q13. Deleções paternas causam a síndrome de Prader-Willi e deleções maternas causam a síndrome de Angelman. Da mesma maneira, observa-se que dissomias uniparentais do cromossomo 15 podem causar essas síndromes. Dissomias uniparentais indicam que o par de cromossomos foi herdado somente da mãe (dissomias maternas) ou do pai (dissomias paternas). Dissomias maternas do cromossomo 15 levam à síndrome de Prader-Willi e dissomias paternas desse cromossomo causam a síndrome de Angelman. Infere-se, então, que a síndrome de Prader-Willi seja causada por aberrações cromossômicas ou mutações envolvendo a cópia paterna de um ou mais genes com impressão materna, e que a síndrome de Angelman se desenvolva se há alterações compreendendo a cópia materna de gene(s) com impressão paterna.

Análises moleculares indicam que essas síndromes, além de serem causadas por deleções ou dissomia uniparental, podem se manifestar em razão de mutações no centro que controla a impressão genômica, herdadas de maneira autossômica dominante. Mutações na cópia ativa de genes impressos podem também causar as síndromes de Prader-Willi e Angelman. Contudo, apesar da identificação de vários genes com impressão materna no cromossomo 15, nenhum gene especificamente responsável pelo desenvolvimento da síndrome de Prader-Willi foi ainda identificado. Por outro lado, mutações no gene *UBE3A*, com herança autossômica dominante, causam entre 5% e 8% dos casos da síndrome de Angelman. Mutações em genes ainda não identificados devem ser responsáveis pela síndrome de Angelman em pacientes que não apresentam nenhuma das alterações descritas anteriormente. Um percentual muito pequeno de pacientes com Prader-Willi deve ter mutações em algum gene com impressão materna. As diferentes aberrações e mutações responsáveis por essas duas síndromes encontram-se compiladas no Quadro 54.1.

Expansão de trinucleotídeos repetitivos

Antecipação é um fenômeno descrito, desde o início do século XX, para explicar a manifestação mais precoce e grave de algumas doenças a cada geração. Ela foi descrita classicamente em famílias afetadas pela doença de Huntington e distrofia miotônica. Mais tarde, verificou-se que a antecipação também se relaciona ao grupo das ataxias espinocerebelares. Há quase 20 anos, a base molecular do fenômeno da antecipação foi descoberta como um mecanismo mutacional, jamais observado até então, denominado expansão de trinucleotídeos.

Atualmente, são conhecidas 19 doenças neurológicas e algumas displasias do tecido conjuntivo causadas pela expansão de trinucleotídeos (Figura 54.3 e Quadro 54.1). Esses *loci* contêm uma série de trinucleotídeos repetitivos, que são normalmente polimórficos na população geral, isto é, indivíduos não relacionados têm diferentes números de repetições de trinucleotídeos nos diversos *loci* associados a essas doenças. Os trinucleotídeos são transcritos e estão presentes no RNAm, com exceção do *locus* da ataxia de Friedreich, em que os trinucleotídeos são intrônicos e, por isso, retirados do RNA pelo mecanismo de *splicing*. Há, para cada *locus*, um limite até o qual o gene suporta acréscimos de trinucleotídeos. Expansões de trinucleotídeos acima desse limite causam doença por meio de diferentes mecanismos que dependem da sequência do trinucleotídeo e de sua localização no RNAm.

Expansões de trinucleotídeos CGG na região 5' não traduzida do RNAm causam sítios frágeis, alguns dos quais estão associados a manifestações clínicas mediadas pela inibição da expressão gênica, como a síndrome do X frágil (FRAXA), o retardo mental ligado ao FRAXE e a síndrome de Jacobsen (FRA11B). Longos tratos de trinucleotídeos CAG são traduzidos em segmentos de poliglutaminas. A expansão de segmentos de poliglutaminas está associada ao ganho de função da proteína e causa patologias como doença de Huntington, atrofia muscular espinobulbar, DRPLA e as ataxias espinocerebelares dos tipos 1, 2, 3, 4, 6, 7 ou 17. O mecanismo fisiopatológico da expansão de poliglutaminas será discutido mais adiante. A expansão de trinucleotídeos GAA intrônicos, na ataxia de Friedreich, interfere no processamento do RNAm e em sua estabilidade. Expansão de tripletos CTG ou CAG presentes na região 3' não traduzida do RNAm causa distrofia miotônica e ataxias espinocerebelares do tipo 12, mediante a perda de função do produto gênico, alterações da expressão de genes adjacentes e do processamento do RNA. Na síndrome de ataxia e tremor associada ao X frágil (FXTAS), a proteína é expressa sem ganho ou perda de função, mas parece haver um ganho de função no RNAm, que se acumula em inclusões, de maneira mediada pelas expansões de trinucleotídeos CGG em sua região 5' não traduzida. Um mecanismo mediado pelo RNA também foi proposto para expansões de CTG em um gene não codificador para proteína, causando ataxia espinocerebelar do tipo 8. Modestas expansões de polialaninas causam duas doenças neurológicas, uma síndrome de retardo mental e uma forma de distrofia muscular de manifestação tardia, apresentando expansões em um fator transcricional e uma proteína de ligação à cauda poli-A do RNAm, respectivamente. As doenças causadas pela expansão de trinucleotídeos estão exemplificadas no Quadro 54.1.

Número variável de cópias de segmentos genômicos

Demonstrou-se, nos últimos anos, que segmentos contendo alguns milhares de pares de bases do genoma humano podem ter variabilidade numérica entre indivíduos. Essa variação no número de cópia de segmentos genômicos (CNV, do inglês, *copy number variation*) compreende ganho ou perda de um segmento genômico em virtude, respectivamente, da duplicação ou deleção por rearranjo cromossômico. CNV constituem uma fonte de variablidade genética entre indivíduos, constituindo polimorfismos benignos. Por outro lado, podem estar associados à etiologia de doenças genéticas, seja por interromper a sequência gênica, causar fusão entre genes ou influenciar a dosagem da expressão de genes adjacentes em transtornos genômicos.

Variações do efeito da mutação na doença

Certas mutações exercem efeito muito deletério à célula, porque possivelmente abolirão interações essenciais entre a proteína, o produto desse gene e outras proteínas. Por outro lado, outras mutações no mesmo gene terão somente um efeito secundário sobre a função proteica. Em algumas doenças, pode-se relacionar o efeito de diferentes mutações em um gene com os dados clínicos ou fenótipo do paciente. Se determinada mutação se associa a algum fenótipo de maneira estatisticamente significativa, diz-se que há uma correlação genótipo-fenótipo.

Por outro lado, alguns mecanismos exercem certa modulação no efeito da mutação na proteína. Dois indivíduos com a mesma mutação podem diferir na apresentação clínica da doença quanto à forma e à gravidade, um fenômeno denominado expressão variável. O mosaicismo explica alguns casos de expressão variável, principalmente a forma esporádica, não familiar, de algumas doenças genéticas, em que ocorre uma mutação nova. No mosaicismo, algumas células do paciente têm a mutação, enquanto outras não.

Penetrância é a probabilidade de a doença ou fenótipo se manifestar na presença da mutação. Se sempre que houver a mutação houver doença, a penetrância é de 100%. Do mesmo modo, se somente 70% dos indivíduos com a mutação manifestarem a doença, a penetrância é de 70%. A base molecular da penetrância não é completamente conhecida, mas se infere a necessidade de um gene modificador da expressão do gene mutado.

TESTES DIAGNÓSTICOS EM BIOLOGIA MOLECULAR

Os testes diagnósticos em biologia molecular baseiam-se em fatos conhecidos sobre a estrutura e replicação do DNA. O primeiro fato é a união de duas cadeias por pontes de hidrogênio, de maneira antiparalela, formando uma fita dupla de DNA, como descrito anteriormente. O segundo fato é a replicação semiconservativa do DNA que gera duas moléculas filhas, cada uma contendo uma cadeia da molécula original e uma cadeia nova.

Southern e Northern blots

A formação *in vitro* de fitas duplas de ácidos nucleicos complementares, provenientes de fontes diferentes, é denominada hibridização. *Southern* e *Northern blots* referem-se à hibridização de sondas de DNA, respectivamente, ao DNA ou RNA imobilizados em uma membrana (Figura 54.4). O DNA, digerido por enzimas de restrição, ou o RNA total, não digerido, são submetidos à eletroforese em gel, desnaturados no gel e, subsequentemente, transferidos do gel para uma membrana, onde permanecem imobilizados. A identificação do RNA ou DNA na membrana é feita pela hibridização destes com uma sonda. A sonda é um segmento de DNA marcado com radioatividade ou quimioluminescência, que é detectada em um filme de raio-X. Desse modo, a sonda "ilumina", na membrana, o RNA ou fragmento de DNA de interesse.

Southern blots são usados frequentemente na identificação de grandes deleções ou inserções na sequência de DNA. Eles podem ser usados também para a identificação de polimorfismos de tamanho de fragmentos de restrição (RFLP, do inglês, *restriction fragment length polymorphism*). Como explicado anteriormente, enzimas de restrição são usadas para fragmentar o DNA. Enzimas de restrição são enzimas purificadas de micro-organismos e têm a capacidade de reconhecer no DNA sequências palindrômicas, específicas, geralmente de cerca de quatro a oito pares de bases, e clivar o DNA nesse sítio de restrição. Se há uma mutação ou polimorfismo no sítio de restrição, a enzima não é mais capaz de digerir o DNA naquele sítio. Isso muda o tamanho daquele fragmento de restrição do indivíduo portador da mutação, fazendo-o migrar no gel de maneira diferente. Usando-se uma sonda que reconheça esse fragmento, essa alteração é identificada, inferindo-se a presença da mutação. O *Northern blot* pode ser usado, para fins diagnósticos, na identificação de mensagens (RNAm) expressas por genes virais ou, raramente, auxiliando o diagnóstico de algumas doenças genéticas, mediante a avaliação da estabilidade do RNAm.

Reação em cadeia da polimerase

A reação em cadeia da polimerase (PCR) é uma forma de amplificar *in vitro* sequências relativamente curtas de DNA, abrangendo centenas ou poucos milhares de pares de bases.

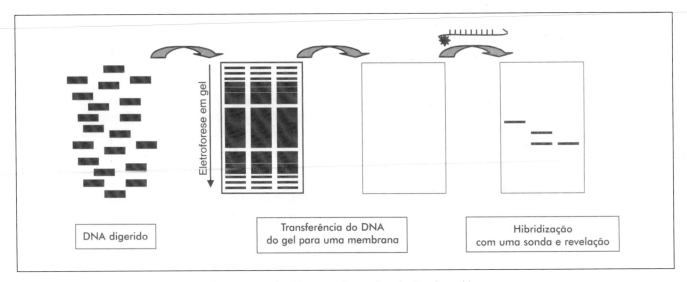

Figura 54.4 ▷ Diagrama ilustrativo do *Southern blot*.

A amplificação de segmentos específicos de DNA do genoma humano é alcançada a partir de pequenas quantidades de DNA, extraídas de qualquer célula nucleada do indivíduo e adicionadas a uma solução contendo nucleotídeos, polimerase do DNA e um par de iniciadores, que será submetida à PCR. Iniciadores são sequências de DNA de fita simples, contendo cerca de 15 a 30 bases, capazes de identificar, em todo o genoma, especificamente a sequência que se quer amplificar. Cada iniciador definirá uma extremidade do fragmento de PCR.

A máquina de PCR é programada para ciclar repetidas vezes entre três passos básicos, consecutivos (Figura 54.5). O primeiro passo consiste na desnaturação do DNA, feita a temperaturas entre 92°C e 98°C. O segundo passo é o anelamento ou hibridização dos iniciadores ao molde de DNA. Nesse passo, a temperatura é específica para cada par de iniciadores e determinada de acordo com seu conteúdo de bases C ou G e A ou T. O terceiro e último passo da PCR consiste na incorporação de nucleotídeos pela polimerase do DNA, a partir de cada iniciador, fazendo-se a extensão da nova cadeia de DNA. Essa extensão é feita entre 68°C e 72°C, temperatura ótima para a atividade da polimerase de DNA, termorresistente, usada na PCR. Os produtos da PCR são submetidos a eletroforese em gel e aí identificados por métodos de coloração específicos.

A PCR é um método diagnóstico de altas sensibilidade e especificidade, o que o torna o método mais adequado quando quantidades limitadas de DNA estão disponíveis. Contudo, sua alta sensibilidade, amplificando-se exponencialmente fragmentos de DNA, exige grande rigor no controle de contaminação dentro do laboratório e cria a possibilidade de resultados falso-positivos. Desse modo, resultados obtidos pela PCR necessitam frequentemente ser confirmados por outros métodos moleculares.

Sequenciamento do DNA

O sequenciamento consiste na leitura da sequência do DNA, sendo a palavra final em biologia molecular. Para o sequenciamento necessita-se de um único iniciador, que irá sinalizar o início da leitura da sequência. Normalmente, o molde de DNA para o sequenciamento é um produto de PCR ou clone. Após a hibridização do iniciador à sequência-alvo de DNA, uma polimerase do DNA inicia a incorporação de nucleotídeos, criando uma nova cadeia de DNA. Para cada reação de sequenciamento utilizam-se quatro tubos, um para a identificação de cada base, A, C, G ou T, da sequência do DNA. Cada tubo contém todos os quatro nucleotídeos e uma pequena quantidade de 2',3'-didesoxinucleotídeos, que são nucleotídeos sem a hidroxila da posição 3', essencial à extensão da cadeia de DNA. Cada vez que um didesoxinucleotídeo for incorporado à cadeia nascente, a reação parará ali. Como a incorporação do didesoxinucleotídeo é aleatória, haverá fragmentos de vários tamanhos para cada reação, correspondendo às diversas vezes que determinado nucleotídeo estiver presente na sequência.

As quatro reações de sequenciamento são submetidas a uma eletroforese em gel. A detecção dos fragmentos do sequenciamento no gel é possível porque foi adicionada em cada tubo pequena quantidade de nucleotídeos radioativos ou fluorescentes. Outra alternativa é o uso de iniciador fluorescente. A leitura do sequenciamento inicia-se na porção inferior do gel, onde estão os fragmentos menores, que tiveram a incorporação do didesoxinucleotídeo mais próxima ao iniciador (Figura 54.6). Toda vez que se identifica um fragmento, sabe-se que naquela posição da sequência há uma base correspondente ao didesoxinucleotídeo da reação. Cada sequenciamento lê, ao todo, algumas centenas de bases de DNA.

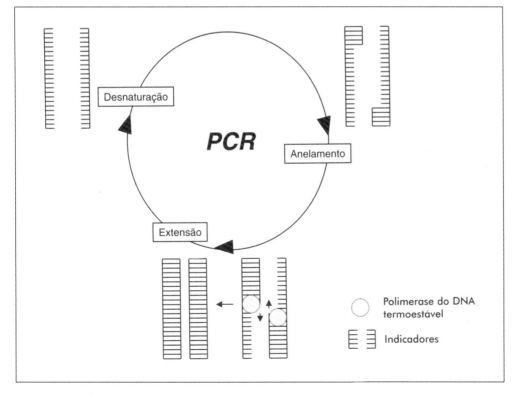

Figura 54.5 ▷ Diagrama ilustrativo da reação em cadeia da polimerase (PCR).

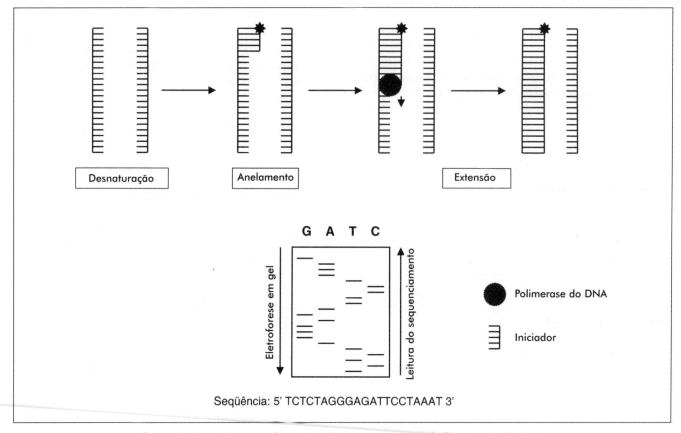

Figura 54.6 ▷ Diagrama ilustrativo do sequenciamento de fita simples de DNA.

Outras aplicações da hibridização de DNA

A técnica de hibridização de DNA, como aplicada ao *Southern blot*, pode também ser utilizada para outros fins. Por exemplo, se associada ao cariótipo – estudo morfológico de cromossomos metafásicos – com uma sonda fluorescente de cópia única (hibridização *in situ* fluorescente – FISH), podem ser observadas alterações numéricas ou estruturais cromossômicas.

Análises de microarranjos (do inglês, *microarrays*) baseiam-se na técnica de hibridização do DNA, embora, nesse caso, com o DNA ligado a uma matriz sólida (lâmina ou *chip*) e a sonda fluorescente em solução sobre esta. O DNA que se encontra na matriz sólida pode ser composto por coleções totais ou parciais do genoma ou pode ser complementar a porções transcritas do genoma, isto é, DNA complementar ao RNA mensageiro de um conjunto de genes previamente selecionado. O estudo por microarranjos pode envolver, dessa maneira, a análise da expressão gênica ou de polimorfismos de base única (SNP, do inglês, *single nucleotide polymorphism*) do genoma humano.

Se o microarranjo é composto por DNA genômico total, pode-se utilizá-lo para realizar hibridização comparativa entre dois genomas humanos (p. ex., entre o de um indivíduo saudável e o de um afetado por determinada doença genética). Nesse caso, *array-CGH* (do inglês, *array-based comparative genomic hybridization*), busca-se por variações no número de cópias segmentares genômicas que possam estar associadas de maneira causativa à doença. O DNA genômico de cada indivíduo é fragmentado e marcado com fluorocromos diferentes, gerando dois conjuntos de sondas que são usados para hibridização com o DNA do microarranjo. Espera-se que a maioria das sondas apresente um padrão de sobreposição entre si nos *spots* do microarranjo e que um ou mais *spots* tenham uma diferença de hibridização entre os dois conjuntos de sondas, discriminando um segmento genômico potencialmente duplicado ou deletado, dependendo do referencial. Nesse caso, identifica-se uma variação de número de cópias (CNV) do segmento genômico.

Aplicações do diagnóstico molecular

Os testes de DNA são usados no diagnóstico molecular de doenças genéticas, complementando exames bioquímicos, anatomopatológicos e de imagem. A identificação ou confirmação da mutação pelo sequenciamento sela o diagnóstico direto da doença genética. O exame pré-natal de doenças cujos genes não são ainda conhecidos, mas para os quais se dispõe de mapeamento físico, pode ser feito a partir do diagnóstico molecular indireto, em que se analisa a herança de marcadores polimórficos entre o feto e os pais, portadores da mutação.

O diagnóstico preditivo consiste no exame direto ou indireto da mutação antes que a doença se manifeste. Aplica-se a doenças familiares, geralmente de apresentação na vida adulta, incluindo câncer e doenças de expansão de trinucleotídeos. Dadas as questões éticas do diagnóstico preditivo, este é mais utilizado se se dispõe de alguma forma de intervenção terapêutica precoce. Nas facomatoses e no câncer, o exame molecular preditivo, seguido de acompanhamento sistemático por exames de imagem, auxilia a identificação precoce de tumores, indicando-se tratamento antes de se iniciarem os sintomas ou as complicações.

CLASSIFICAÇÃO FUNCIONAL DAS DESORDENS GENÉTICAS

Com o sequenciamento do genoma humano, uma área que se desenvolveu muito e continuará avançando a passos largos é a da bioinformática, gerando programas de computador para análise da informação produzida. Assim, muito do que se conhece hoje a respeito das sequências dos genes vem das análises de bioinformática. Acredita-se que regiões homólogas entre diferentes proteínas possam ser análogas, isto é, proteínas da mesma família exerceriam funções semelhantes. Essa hipótese necessita ser confirmada por métodos bioquímicos, levando os cientistas à bancada do laboratório. Muitas das funções das diversas proteínas têm sido pesquisadas mediante sua localização dentro da célula e da descoberta de outras proteínas com as quais elas interagem em nível molecular. Esses estudos funcionais são fundamentais ao conhecimento da fisiopatologia molecular das doenças, desvendando-se vias metabólicas, nas quais será possível intervir visando à cura da doença. A manipulação da expressão gênica pela transgenia ou *in vitro* pela interferência do RNA tem contribuído significativamente para o entendimento da função gênica.

Síndromes de genes supressores de tumor

O crescimento e as divisões celulares estão sob o controle de fatores de crescimento que, em contato com seus receptores na superfície celular, desencadeiam uma cascata de reações e interações moleculares no citoplasma celular, conhecidas como transdução do sinal. As interações entre proteínas citoplasmáticas culminam finalmente na entrada de algumas delas no núcleo celular, ativando ou inativando a transcrição de genes específicos. As células tumorais têm um crescimento desordenado, decorrente de mutações em três classes de genes: os proto-oncogenes, os genes supressores de tumor e os genes de reparo de DNA. Os produtos dos proto-oncogenes e dos genes supressores de tumor convergem para a regulação do ciclo celular.

Proto-oncogenes são uma classe de genes que estimulam o crescimento e a proliferação celular. Os genes supressores de tumor, por outro lado, exercem controle negativo sobre a proliferação celular. Mutações em proto-oncogenes, ativando oncogenes, ou mutações em genes supressores de tumor, inativando-os, levam a um crescimento desordenado e à falta de controle da proliferação celular. A terceira classe de genes envolvidos no desenvolvimento tumoral é constituída pelos genes de reparo do DNA. Esses genes codificam proteínas que

participam no reparo de mutações ocorridas em virtude de erros durante a replicação ou recombinação do DNA ou por fatores genotóxicos. Mutações que inativam genes de reparo do DNA causam aumento na frequência geral de outras mutações, incluindo mutações em genes cujos produtos desempenham funções importantes no controle do ciclo celular.

Algumas síndromes neoplásicas são causadas por mutações em genes supressores de tumor específicos. É o caso, por exemplo, da síndrome de Li-Fraumeni, causada por mutações no gene supressor de tumor, p53, predispondo os portadores dessas mutações a várias neoplasias. Em Neurologia, as síndromes neurocutâneas ou facomatoses tornaram-se também exemplos clássicos de desordens monogênicas causadas por mutações em genes supressores de tumor (Quadro 54.1).

As síndromes de genes supressores de tumor seguem a hipótese de Knudson, considerada hoje o paradigma dos dois eventos mutacionais. O paradigma prediz que, para o tumor se desenvolver, é necessário que os dois alelos estejam mutados. Uma mutação, ou primeiro evento, é herdada nos casos familiares ou surge como uma mutação nova nos casos esporádicos. O segundo evento mutacional ocorrerá em uma célula somática, inativando-se completamente o gene supressor de tumor e desenvolvendo-se, a partir desta, um clone celular tumoral.

Se o segundo evento ou mutação for gerado por uma grande deleção no gene, esta pode ser demonstrada pela perda de heterozigosidade (Figura 54.7). Para tal, amplificam-se por PCR *loci* polimórficos intragênicos e comparam-se os produtos da PCR do DNA de células normais e tumorais. Se o segundo evento mutacional foi uma deleção que compreende o marcador que está sendo testado e o paciente for heterozigoto para esse marcador, o DNA tumoral apresentará somente um produto de PCR, enquanto o DNA normal terá dois produtos de PCR. A falta de um produto de PCR, proveniente do DNA de células tumorais, indica deleção no gene supressor de tumor e constata-se a existência da segunda mutação, inativando-se completamente o gene. Assim, síndromes familiares de genes supressores de tumor são normalmente de herança dominante, mas para o tumor se desenvolver são necessárias duas mutações na célula somática, tendo, por isso, um caráter recessivo.

Observou-se que, no grupo das facomatoses, grande parte dos tumores de pacientes com esclerose tuberosa, neurofibromatose tipos 1 e 2 ou doença de von Hippel-Lindau segue a hipótese de Knudson. Assim, perda de heterozigosidade tem sido demonstrada nos genes causadores dessas doenças. As análises mais recentes, contudo, sugerem que para alguns tipos de tumores somente um evento mutacional é suficiente para deixar de suprimir o desenvolvimento tumoral. Isso pode ser explicado pela haploinsuficiência do gene, que hipoteticamente poderia ocorrer por: (1) níveis haploides de expressão da proteína insuficientes para o exercício de sua função; (2) mutação em um alelo do gene supressor de tumor, bloqueando a atividade da proteína expressa pelo alelo normal; ou (3) redução ou abolição da expressão do alelo normal em decorrência da mutação no outro alelo ou em genes modificadores ainda não identificados. A hipótese da haploinsuficiência tem mo-

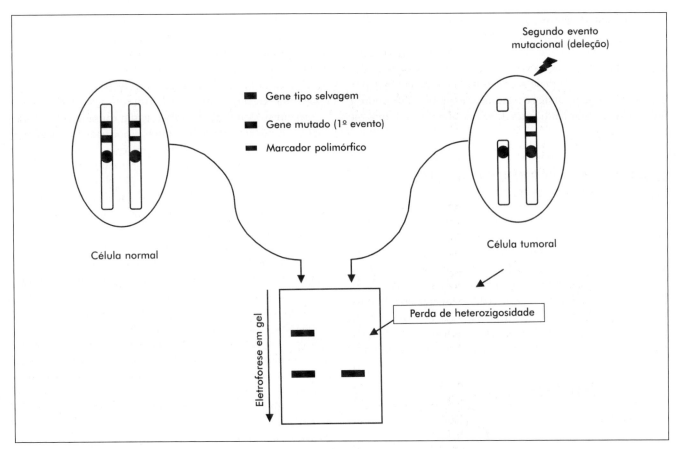

Figura 54.7 ▷ Evidência de deleção como segundo evento mutacional da hipótese de Knudson, demonstrada pela perda de heterozigosidade entre a célula normal e a tumoral de um mesmo indivíduo.

dificado a concepção clássica de um gene supressor de tumor, mas ainda precisa ser mais amplamente demonstrada.

Expansões de poliglutaminas

Entre as doenças causadas pela expansão de trinucleotídeos repetitivos destacam-se aquelas causadas pela expansão de poliglutaminas, uma vez que seus aspectos fisiopatológicos moleculares têm sido relativamente bem caracterizados. Aquelas com expansão de polialanina têm sido investigadas de modo semelhante. Observa-se que as proteínas com tratos de poliglutaminas ou polialaninas expandidos podem ser mal dobradas e, com isso, direcionadas ao sistema de proteólise via poliubiquitinação. Há evidências que sugerem que uma sobrecarga nesse sistema levaria ao acúmulo e à agregação dessas proteínas a outros componentes moleculares da célula, criando inclusões, em sua maioria, nucleares. Essas inclusões estão associadas à neurotoxicidade, a qual, nas doenças neurodegenerativas, parece relacionar-se ao estresse oxidativo. Contudo, esse processo não explica a vulnerabilidade neuronal seletiva dessas doenças, que pode estar ligada ao padrão celular de expressão específica do gene envolvido.

Distrofias musculares

O grande e heterogêneo grupo das distrofias musculares ilustra muito bem a progressão de nosso entendimento sobre as doenças genéticas, iniciado com a identificação da sequência dos genes envolvidos, passando à localização de seus produtos no músculo e ao estabelecimento de suas relações bioquímicas e, finalmente, procurando-se atualmente novas possibilidades de intervenções terapêuticas. A quase totalidade dos genes causadores das distrofias musculares já foi identificada e muitos de seus produtos caracterizados. As distrofias musculares podem ser agrupadas em dois grandes grupos: o das desordens mitocondriais com alterações na geração de energia para a contração muscular e o grupo relacionado à perda da integridade da membrana muscular e do citoesqueleto. Poucas distrofias musculares não se enquadram nessa classificação, permanecendo ainda isoladas, incluindo-se as distrofias de cinturas dos tipos 2A e 2B e a miopatia de Miyoshi. Outras só recentemente tiveram o gene identificado (Quadro 54.1).

As proteínas codificadas pelos genes do segundo grupo formam um complexo multimolecular, denominado complexo distrofina-glicoproteínas, que se insere na membrana plasmática do músculo estriado, o sarcolema, e liga o citoesqueleto muscular à lâmina basal. O componente mais bem caracterizado nesse complexo é a distrofina, cujas mutações levam ao aparecimento das distrofias musculares de Duchenne, Becker, ou cardiomiopatia ligada ao X. A distrofina liga os filamentos de actina do citoesqueleto aos neustroglicanos do sarcolema, que por sua vez interagem com os sarcoglicanos do próprio. A distrofina também se liga às proteínas

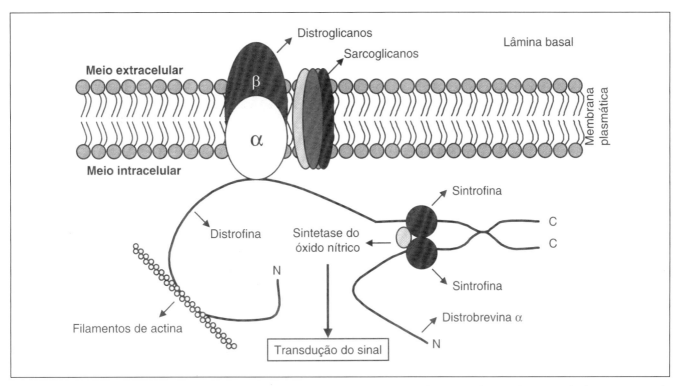

Figura 54.8 ▷ Esquema ilustrativo das proteínas do sarcolema, que estão envolvidas no desenvolvimento de diversos tipos de distrofias musculares, mediante a transdução do sinal do óxido nítrico e da mudança conformacional dos microfilamentos de actina do citoesqueleto.

citoplasmáticas distrobrevinas e sintrofinas (Figura 54.8). Mutações nos genes que codificam essas proteínas associam-se a diversas formas de distrofias musculares, ilustradas no Quadro 54.1.

Os genes mutados nas formas ligadas ao cromossomo X e autossômica dominante da distrofia muscular de Emery-Dreifuss foram identificados e seus produtos localizados no esqueleto do envelope nuclear, a membrana que envolve o núcleo celular, sugerindo que sua integridade também seja necessária à função muscular normal. Outros estudos mostraram que a distrobrevina-α e a sintrofina-α1, componentes do complexo distrofina-glicoproteínas, interagem com a sintetase do óxido nítrico, sendo intermediárias na transdução do sinal mediado pelo óxido nítrico, o qual foi implicado como modulador da contratilidade muscular, da cadeia respiratória mitocondrial, do metabolismo de carboidratos e da transmissão neuromuscular.

Camundongos transgênicos foram estabelecidos como modelos de algumas distrofias musculares, e terapias genéticas, incluindo-se a transferência do gene normal às células desses animais, foram iniciadas com sucesso, restaurando-se o fenótipo. Outras abordagens terapêuticas experimentais para as distrofias musculares incluem terapias farmacológicas e transferência de células, como mioblastos e células-tronco. Espera-se que, em alguns anos, essas terapias estejam disponíveis na prática clínica, e que o projeto genoma humano tenha modificado as bases moleculares de várias doenças genéticas, como tem feito para o grupo das distrofias musculares.

PERSPECTIVAS: FARMACOGENÔMICA

As frequências alélicas de diversos *loci* podem variar entre populações. Em genes cujos produtos regulam as vias metabólicas, variações genômicas entre indivíduos, seja de base única (SNP), seja de número de cópias segmentares (CNV), podem originar respostas diferentes ao metabolismo de fármacos. Nesse contexto, a ciência da farmacogenômica procura entender como as variações genômicas, populacionais e individuais, influenciam os aspectos farmacocinéticos e farmacodinâmicos de determinados medicamentos. Assim, torna-se fundamental relacionar variações genômicas às respostas ao tratamento e à toxicidade de fármacos, procurando entender as razões pelas quais alguns pacientes apresentam evolução mais favorável do que outros sob o mesmo regime terapêutico. Nos estudos farmacogenômicos, busca-se por variações genômicas que influenciam essas respostas individuais ou de segmentos populacionais, visando à melhor adequação da terapia ao se observar a interação entre o genoma e o medicamento, representando o ambiente. Estudos farmacogenômicos deverão, em futuro não muito distante, aliar-se à clínica na orientação para a escolha terapêutica.

REFERÊNCIAS

1. Becquemont L. Pharmacogenomics of adverse drug reactions: practical applications and perspectives. Pharmacogenom 2009; 10(6):961-9.
2. Guerrini R, Dobyns WB, Barkovich AJ. Abnormal development of the human cerebral cortex: genetics, functional consequences and treatment options. Trends Neurosci 2008; 31(3):154-62.

3. International Human Genome Sequencing Consortium. Initial sequencing and analysis of the human genome. Nature 2001; 409:860-921.

4. International Human Genome Sequencing Consortium. Finishing the euchromatic sequence of the human genome. Nature 2004; 431:931-45.

5. Krebs JE, Goldstein ES, Kilpatrick ST. Lewin's genes X. New York: Oxford University Press Inc, 2009.

6. Muir LA, Chamberlain JS. Emerging strategies for cell and gene therapy of the muscular dystrophies. Expert Rev Mol Med 2009; 11:e18.

7. OMIM: Online Mendelian inheritance in man. www.ncbi.nlm.nih.gov/omim/

8. Oostra BA, Willemsen R. FMR1: a gene with three faces. Biochim Biophys Acta 2009; 1790(6):467-77.

9. The ENCODE Project Consortium. Identification and analysis of functional elements in 1% of the human genome by the ENCODE pilot project. Nature 2007; 447(7146):799-816.

10. Venter JC, Adams MD, Myers EW et al. The sequence of the human genome. Science 2001; 291:1304-51.

11. Zhang F, Carvalho CM, Lupski JR. Complex human chromosomal and genomic rearrangements. Trends Genet 2009; 25(7):298-307.

12. Zoghbi HY, Orr HT. Pathogenetic mechanisms of a polyglutamine-mediated neurodegenerative disease, spinocerebellar ataxia type 1. J Biol Chem 2009; 284(12):7425-9.

Seção XI

Afecções Vasculares do Sistema Nervoso Central

55

Doenças Vasculares Cerebrais em Neonatos e Crianças

Rogério Zenóbio Darwich

INTRODUÇÃO À NEURORRADIOLOGIA INTERVENCIONISTA

Histórico

A neurorradiologia intervencionista teve grande impulso a partir de trabalhos pioneiros de F. A. Serbinenko, na década de 1970, com a utilização de pequenos balões plásticos para a oclusão de fístulas carotidocavernosas.

Desde então, foi surgindo um grande número de alternativas terapêuticas para as patologias vasculares, tornando a abordagem minimamente invasiva uma alternativa segura e eficaz.

A partir da década de 1980, com estudos anatômicos/angiográficos, os franceses lançaram a base do que seria a neurorradiologia atual.

Materiais e técnicas

Atualmente, com o desenvolvimento tecnológico dos materiais, são possíveis o acesso vascular até ramos arteriais corticais distais, implante de *stent* intracraniano, a oclusão de aneurismas cerebrais de praticamente todas as formas, tamanhos e localizações com micromolas de platina destacáveis eletricamente e a embolização de malformações arteriovenosas com cola biológica e de tumores cerebrais com micropartículas plásticas, com sucesso terapêutico muito satisfatório.

Grande atenção tem sido voltada para o desenvolvimento de materiais para serem utilizados em crianças e recém-nascidos (RN), promovendo o acesso vascular precoce, quando necessário.

Indicações

Como método padrão para diagnóstico de patologias vasculares, a angiografia cerebral ainda não foi substituída por nenhuma outra modalidade diagnóstica.

Atualmente, a angiografia 3D rotacional por subtração digital é a que apresenta a melhor resolução.

O estudo angiográfico por subtração digital poderá ser realizado em crianças de qualquer idade, salientando-se que, naquelas com menos de 4 a 5kg, o acesso vascular é mais complexo, sendo reservado para os casos absolutamente necessários. Está indicado no estudo e na avaliação de patologias isquêmicas, como dissecções arteriais, doença de moyamoya ou acidentes vasculares encefálicos isquêmicos de causa indeterminada.

A angiografia por subtração digital é sempre necessária para o diagnóstico nas doenças hemorrágicas, para a programação terapêutica cirúrgica ou endovascular.

Sempre que houver suspeita do diagnóstico de malformação arteriovenosa, dural ou pial, da coluna ou do crânio, aneurisma da veia de Galeno ou aneurisma cerebral, deve-se proceder ao estudo angiográfico.

Por via endovascular podem ser abordados os aneurismas cerebrais, as malformações arteriovenosas piais cerebrais ou medulares, tumores intracranianos, com o objetivo de redução de sangramento, assim como as malformações durais e da veia de Galeno, que serão descritas a seguir.

SHUNTS ARTERIOVENOSOS DURAIS

Shunts arteriovenosos durais (SAD) são comunicações entre as artérias meníngeas (ramos das carótidas externas, ramos meníngeos das carótidas internas e vertebrais) com os seios durais. Poucos relatos são dirigidos às fístulas durais em crianças,[1,2] e os conhecimentos e a prática adquiridos no tratamento de pacientes adultos não consideram os aspectos particulares da população infantil.[3]

Classificação

Os SAD consistem em lesões arteriovenosas que envolvem a dura e o espaço peridural, com manifestações clínicas específicas, e são denominadas fístulas arteriovenosas durais.

O que ocorre é uma passagem direta de sangue das artérias meníngeas para os seios durais, através de comunicações diretas (*shunts* AV) no interior da dura e no espaço peridural.

A transferência das classificações baseadas em modelos adultos não colabora para a compreensão dos SAD em crianças, que apresentam clínica distinta com angioarquitetura semelhante e clínica diversa com achados angiográficos muito próximos.[5]

Castaigne foi o primeiro a perceber a importância clínica do refluxo venoso cortical na fisiopatologia neurológica e nos sintomas dos pacientes com SAD.[4]

Esse refluxo significa a drenagem de sangue retrogradamente dos seios durais, que estão hipertensos ou com estenoses, para as veias corticais cerebrais, com risco iminente de ruptura e hemorragia cerebral.

Lasjaunias classifica essas lesões como:

- Malformação dos seios durais – *shunt* AV secundário.
- SAD infantil – multifocal, com alargamento dos seios.
- SAD seio cavernoso tipo adulto.

SHUNT ARTERIOVENOSO DURAL TIPO INFANTIL

Discutiremos apenas esse tipo por ser a forma mais frequente e com maior número de relatos na literatura. Ocorre em várias idades, podendo ser uni, ou mais frequentemente, multifocal. Representa o tipo de fístula arteriovenosa dural de alto fluxo.

No período neonatal, a manifestação mais comum é a insuficiência cardíaca congestiva (ICC), na maioria das vezes moderada.[2]

Existe alto fluxo nos seios durais, porém com baixa pressão em seu interior, tornando a macrocrania menos frequente, com menor interferência na maturação cerebral.[5]

A persistência do alto fluxo leva ao aparecimento de *shunts* arteriovenosos corticopiais (fístula arteriovenosa cortical – entre ramos corticais arteriais distais e veias corticais superficiais) e ao desenvolvimento multifocal da doença.

Na criança com idade variável entre 1-2 meses e 4-6 meses de vida ocorre a forma mais típica de evolução, progredindo com estenose nos bulbos jugulares, com oclusão posterior em fase já tardia da doença, levando ao aumento da pressão relativa no interior dos seios e a desordens hidrodinâmicas (diminuição da absorção liquórica, com consequente hidrocefalia) e refluxo pial (para as veias cerebrais) com hiperpressão venosa (isquemia venosa progressiva e crônica).

Com a progressão da doença, ocorrerão macrocrania moderada e retardo mental/atraso no desenvolvimento neuropsicomotor (DNPM).[1,3,5] Os déficits em nervos cranianos podem ser a primeira apresentação, independentemente do envolvimento dos seios cavernosos.

As crises convulsivas e os déficits neurológicos progressivos ou transitórios relacionam-se a efeitos deletérios crônicos da hiperpressão venosa sobre o parênquima cerebral. A siringomielia e o prolapso tonsilar também são encontrados, principalmente em fase avançada da doença.

Exames complementares

A tomografia computadorizada (TC) poderá mostrar alargamento dos seios durais, estruturas vasculares anômalas no interior ou perifericamente ao parênquima encefálico, não fornecendo informações adicionais, principalmente nos casos em que é necessário avaliar o processo de maturação cerebral.

A ressonância magnética (RM) pode estimar o padrão de maturação cerebral, avaliar topograficamente as estruturas vasculares anormais e pressupor com maior certeza a possibilidade de tratar-se de fístula arteriovenosa dural.

A angiografia por RM é redundante e não fornece informações mais detalhadas do que as sequências em T1 e T2.

Exame fundamental na avaliação de lesões vasculares, a angiografia digital cerebral mostrará aumento das artérias meníngeas drenando nos seios durais, associado a alargamento destes. Avalia-se o fluxo da circulação arteriovenosa cerebral, assim como a drenagem venosa cortical normal, aspecto fundamental para o planejamento terapêutico (Figura 55.1).

Tratamento e resultados

O tratamento das fístulas durais em crianças é sempre desafiador e complexo para os neurorradiologistas intervencionistas. Estes devem ter experiência em abordagem de crianças, o que exige habilidade no acesso vascular, manipulação dos materiais especiais, tempo reduzido de procedimento (quanto menor o tempo de procedimento, menor o risco para os pacientes) e restrição ao volume infundido, tanto de eletrólitos como de contraste.

O prognóstico pode ser reservado nos casos em que não seja possível a preservação da drenagem venosa cortical cerebral normal, isto é, quando há envolvimento da tórcula pelas fístulas durais, e se os danos ao parênquima cerebral já forem significativos à época do diagnóstico.[4-6]

A abordagem cirúrgica é complexa e de alto risco em virtude da idade dos pacientes, da hipertensão venosa presente nos sistemas venosos profundo e superficial, da hiperplasia vascular venosa e arterial, assim como das anomalias dos seios durais associadas.

Em um de nossos casos, julgando haver efeito de massa por uma ectasia venosa, foi realizada a terceiroventriculostomia, com resultado satisfatório.[7]

O tratamento de escolha é por via endovascular, após minucioso estudo da angioarquitetura da lesão, ocluindo-se o maior número possível de *shunts* arteriovenosos, quando a via transarterial é desejada, preservando-se a drenagem venosa cerebral normal.

CAPÍTULO 55 ▷ Doenças Vasculares Cerebrais em Neonatos e Crianças

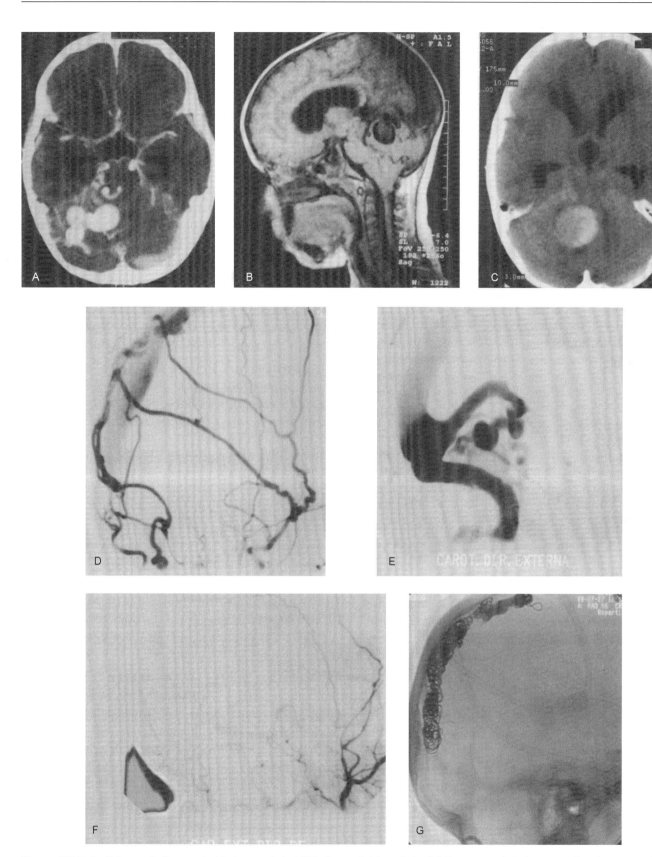

Figura 55.1 ▷ Criança de 3 anos de idade com irritabilidade e cefaleia crônica há 2 anos, evoluindo com epilepsia temporal, piora da cefaleia e vômitos há 10 dias, com hemiplegia esquerda, ataxia progressiva e coma. **A** TC pós-contraste – ectasia vascular da fossa posterior sem aumento de artérias cerebrais ou *nidus* vascular. **B** RM T1 Sag – Ectasia vascular da fossa posterior (FP) – dilatação SSS. **C** TC após piora do paciente, com hidrocefalia e trombose espontânea da lesão. **D** Angiografia de carótida externa direita (CED) – múltiplos *shunts* arteriovenosos em porção póstero lateral do seio sagital superior – SSS (meníngea média/meníngea da fossa posterior). **E** Angio-CED, fase tardia – drenagem para SSS e retrógrada para seio reto e sistema venoso profundo. **F** Raio X de perfil – molas no interior do SSS pós-embolização. **G** Angiografia – CED com controle de 1 ano – oclusão total das fístulas.

Lasjaunias preconiza a via transarterial, por permitir maior viabilidade do sistema venoso.[4,5]

Quando possível, a oclusão do seio dural no qual se situam as fístulas pode ser o melhor método, utilizando-se a via transvenosa. Essa oclusão é realizada com micromolas implantáveis por via endovascular, que levam à trombose das vias de drenagem das fístulas, com oclusão destas.

A despeito das múltiplas abordagens endovasculares atualmente existentes, o prognóstico ainda se encontra reservado em muitos pacientes, com evolução fatal até os 10 primeiros anos de vida.[5]

MALFORMAÇÃO ANEURISMÁTICA DA VEIA DE GALENO

A primeira descrição de uma malformação aneurismática da veia de Galeno (MAVG) ocorreu em 1895, por Steinhel, citado por Dandy em 1928.[6]

Somente em 1978 foi reconhecida a existência da falsa (malformação arteriovenosa profunda drenando para e dilatando a veia de Galeno) e da verdadeira MAVG (*shunts* diretos na parede da dilatação venosa), o que significa que trabalhos realizados até aquela época incluíam patologias distintas sob a mesma denominação.[5]

Os relatos cirúrgicos sempre revelavam alta morbimortalidade, sem angiografia de controle e com curto segmento após a abordagem, não contribuindo de maneira significativa para o conhecimento da doença.[8] Somente a compreensão dos aspectos fundamentais da anatomia vascular e da fisiologia da circulação liquórica em RN e crianças, originada na neurorradiologia endovascular, possibilitou que se chegasse à noção atual e ao tratamento apropriado dessa patologia.[5,9,10]

Aspectos clínicos

Podendo apresentar sintomas neurológicos ou cardiorrespiratórios, os pacientes com MAVG sempre se apresentaram como um desafio diagnóstico.

A ligação entre ICC e a MAVG já havia sido estabelecida desde a década de 1960,[11] orientando o diagnóstico para uma causa extracardíaca de ICC, se esta não pudesse ser claramente imputada a um distúrbio cardíaco primário.

A MAVG é considerada a primeira malformação vascular embrionária, mantendo o padrão de vascularização arterial e venosa fetal.

Charles Raybaud foi o primeiro a reconhecer, em 1989, que a ectasia venosa, de fato, se tratava da veia mediana do prosencéfalo, precursora da veia de Galeno.[9]

Lasjaunias e cols. identificaram, em 1987, a persistência da via embrionária alternativa para a drenagem venosa do encéfalo normal, que não poderia se utilizar da veia de Galeno e do seio reto.[12]

Gold, em 1964,[13] revendo 34 pacientes, já reconhecia três estágios clínicos:

1. RN com ICC.
2. Crianças com hidrocefalia e convulsões.
3. Adultos com cefaleia e hemorragia subaracnóidea.

Em outro grande estudo de revisão, Johnston[8] analisou as apresentações clínicas neurológicas em 82 casos de MAVG e encontrou nessas crianças:

- Hidrocefalia/hipertensão intracraniana: 70%.
- Déficit neurológico: 31%.
- Retardo mental: 12%.

Na série de Lasjaunias,[5] 157 casos de MAVG, mais de 50% do total, apresentaram retardo mental, o que, em parte, é justificado pelo método mais sistemático de avaliação dos pacientes, em conjunto com a neuropediatria.

Lasjaunias cunhou o termo *melting brain syndrome* para exprimir a progressiva atrofia cortical secundária à isquemia venosa causada pela hipertensão venosa, levando, no estágio final, à calcificação do córtex cerebral.

Tipos

Atualmente, a MAVG é dividida em dois tipos: o tipo mural, em que ocorre a drenagem de uma única grande fístula arteriovenosa diretamente na porção anterolateral da dilatação venosa, e o tipo coróideo, no qual ocorrem múltiplas fístulas arteriovenosas drenando diretamente na dilatação venosa (veia mediana do prosencéfalo).

Reconhece-se, hoje, que a apresentação clínica do paciente está diretamente relacionada com a angioarquitetura da lesão, ou seja, o tipo coróideo cursa mais precoce e frequentemente com ICC do que o tipo mural; quanto maior a drenagem venosa da MAVG, menor será a repercussão sobre o sistema nervoso central (SNC) e maior será a ICC.

Caso ocorra estenose dos bulbos jugulares, menor será a ICC, porém haverá significativa hipertensão venosa no nível do sistema venoso cerebral (SVC), com hidrocefalia, macrocrania e progressiva atrofia cortical, sendo os sintomas neurológicos mais evidentes.

História natural

Com o avanço tecnológico, o diagnóstico antenatal da MAVG tornou-se possível por meio da ultrassonografia (US) e, mais recentemente, da ressonância magnética transuterina (RMT), interferindo positivamente na decisão de quando tratar os pacientes.[5]

Cerca de 20% dos pacientes já apresentam, ao nascimento, uma irreversível lesão do parênquima encefálico, evoluindo rapidamente para o óbito e não sendo candidatos a terapêuticas mais agressivas.

A ICC ocorre em 20% das crianças com patologia vascular cerebral, com 73% dos casos estando relacionados à MAVG.[10] Na maioria das vezes, é passível de controle medicamentoso, estabilizando-se após o terceiro dia de vida. Podem associar-se insuficiências hepática e renal secundárias à ICC,[5] que colaboram para a insuficiência múltipla de órgãos (FMO), com prognóstico reservado.

A macrocrania pode manifestar-se nos fetos, neonatos e nas crianças, sendo igualmente produzida pelos dois tipos de lesão, mural e coróideo.[5] Se o diagnóstico não foi estabelecido antes, a macrocrania é o sinal primário que revela a doença.

Intimamente relacionada às desordens hidrodinâmicas (retenção de água no parênquima encefálico e aumento do volume de líquor), apresenta-se com dilatação ventricular não proeminente e cisternas basais livres.[10]

Em quase todos os casos, o aqueduto cerebral é patente. Não haverá lesão cerebral significativa enquanto não houver fechamento das suturas ósseas.

Qualquer fator que altere esse delicado equilíbrio levará a hidrocefalia e hipertensão intracraniana (HIC), com irritabilidade, alteração da consciência e déficit neurológico.[5,12,14]

A derivação ventriculoperitoneal (DVP) não modifica a causa básica da macrocrania e HIC, havendo risco muito aumentado para a execução do procedimento nessa patologia, levando a déficits adicionais e atraso em estabelecer a terapêutica adequada e sendo responsável por grande parte das alterações apresentadas pelos pacientes.[5,6,10]

Nos casos de descompensação da pressão intracraniana (PIC), deve-se proceder ao tratamento endovascular de emergência.

Tivemos experiência com terceiroventriculostomia em uma paciente com trombose espontânea da lesão, com resultado satisfatório.[15]

Sem tratamento, haverá evolução progressiva para trombose das vias da drenagem (seios durais), com atrofia subependimal, calcificações e atrofia *ex-vácuo*, com retardo mental grave, crises convulsivas e lesões motoras.[5,12,16]

Objetivo do tratamento

O objetivo principal do tratamento é o desenvolvimento normal do cérebro sem sequelas neurológicas, o que nem sempre implica a cura anatômica dos *shunts* arteriovenosos.[5]

Torna-se fundamental a avaliação dos pacientes o mais precocemente possível, com acompanhamento próximo por equipe multidisciplinar, para que não sejam realizadas abordagens agressivas em pacientes com comprometimento intenso do SNC ou FMO, e não seja perdida a oportunidade de tratamento de emergência nos pacientes com descompensação da PIC ou ICC.

Em RN, o fundamental é restabelecer a fisiologia circulatória e ganhar tempo.[11,12]

Nos casos de ICC refratária, o paciente deverá ser abordado a qualquer momento, sob o risco de vir a falecer. Nesses casos, não se procura a cura da lesão, mas a estabilização da ICC, com oclusão de *shunts* de alto fluxo, em cerca de um terço do volume inicial.[5]

A falta de estabilização hemodinâmica deve levantar a suspeita de lesão cardíaca associada, principalmente a persistência de canal arterial, colaborando com o agravamento da ICC.

Os fármacos mais utilizados são a digoxina, os diuréticos, a dobutamina e a dopamina, sob supervisão estrita, assim como os inibidores de enzima de conversão da angiotensina.

Em crianças, os objetivos imediatos incluem a preservação do equilíbrio hidrodinâmico, o desenvolvimento normal e a exclusão da lesão.[5,12,14]

A janela terapêutica ideal situa-se entre 5 e 13 meses, quando a criança já atingiu peso seguro para submeter-se a procedimentos endovasculares.

Nos casos de piora na PIC, deverá se proceder à embolização para redução do fluxo arterial com redução da pressão venosa cerebral e consequente melhora da PIC.

Não se deve deixar de tratar uma criança mais velha, mesmo com retardo mental significativo, conseguindo-se ou não a exclusão da lesão, pois sempre ocorre melhora acentuada em seu estado mental, com repercussões em sua qualidade de vida.[5]

A abordagem técnica escolhida deve ser a transarterial, com utilização de cola biológica, não se usando *coils* (molas), balões ou partículas, que são inapropriados para esse procedimento.[5]

A via transtorcular ou transjugular com oclusão venosa não acarretou nenhum benefício além do da via transarterial, resultando, porém, em excessiva morbimortalidade.[16] Em geral, a mortalidade dos pacientes embolizados situa-se em 9%, com morbidade permanente de 4%.

Dos 157 casos relatados por Lasjaunias e cols.,[5] 17% apresentavam lesões irreversíveis do encéfalo ou FMO, sem nenhum benefício com o tratamento endovascular, formando o grupo de "alta mortalidade espontânea", com a evolução para o óbito de todos os casos acompanhados.

CASOS ILUSTRATIVOS

1. Criança com 10 meses de vida com macrocrania, sem déficit neurológico.

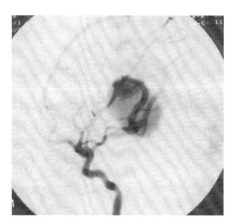

Figura 55.2 ▷ Angiografia de carótida interna esquerda – perfil. Fístulas drenando na dilatação aneurismática da veia de Galeno. Pré-embolização (Eo).

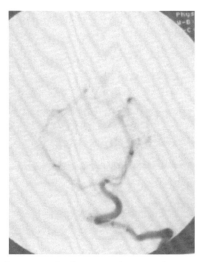

Figura 55.3 ▷ Vertebral esquerda AP pós-Eo. Oclusão dos *shunts* arteriovenosos. Cura completa da lesão.

2. Criança de 1,5 ano de idade com macrocefalia, retardo no DNPM e piora progressiva do nível de consciência, submetida a DVP e posterior embolização, com cura praticamente total da lesão e voltando ao escore neurológico para a idade.
3. Gestante de 37 semanas de gravidez com polidrâmnio. US/Doppler mostrando hidrocefalia fetal, "cisto vascular intracraniano", com ICC fetal grave.

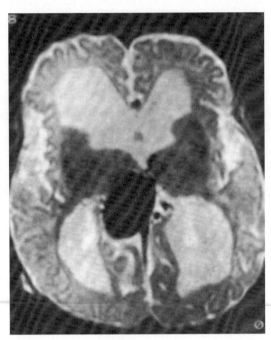

Figura 55.4 ▷ RM axial pré-Eo. Ectasia vascular venosa e dilatação ventricular significativa.

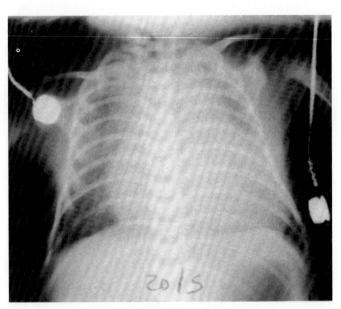

Figura 55.6 ▷ Raio X da criança no segundo dia de vida. Edema pulmonar e aumento da área cardíaca.

Dos pacientes com tratamento completo (65%), 70% encontram-se normais, 14% com déficit transitório, 11% com déficit permanente e os demais com déficit irreversível.

Em nossa experiência inicial de seis casos, tivemos um óbito por atraso no encaminhamento, com ICC grave e HIC grave; um paciente com trombose parcial foi submetido a embolização, com melhora clínica e cura da lesão; outro obteve a cura após embolização, com regressão do déficit neurológico; três pacientes em tratamento com melhora parcial dos sintomas.[15]

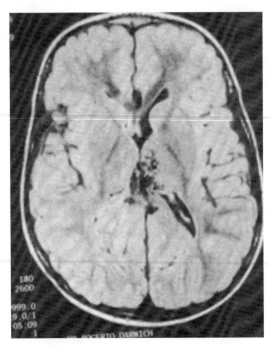

Figura 55.5 ▷ Controle por RM 1 ano após Eo. *Shunts* residuais pequenos. Ausência de hidrocefalia. Parênquima cerebral normal.

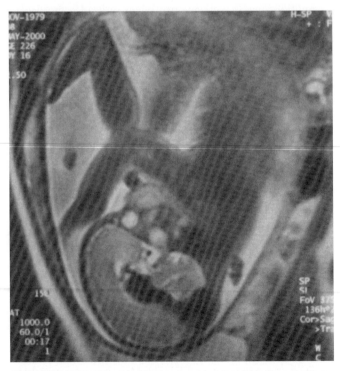

Figura 55.7 ▷ Diagnóstico transuterino por RM. Grande dilatação venosa, desde o terceiro ventrículo até a tórcula. Aneurisma da veia de Galeno.

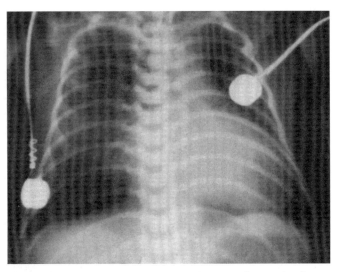

Figura 55.8 ▷ Raio X 24 horas após segunda sessão de Eo, com redução dos *shunts* para controle da ICC.

REFERÊNCIAS

1. Albright AL, Latchaw RE, Price RA. Posterior dural arteriovenous malformations in infancy. Neurosurgery 13:129-35.

2. Garcia-Monaco R, De Victor D, Alvarez H, Lasjaunias P. Conngestive cardiac manifestations from cerebrocranial arteriovenous shunts. Neuroradiology 1991; 33:659-60.

3. Morita A, Meyer FB, Patterson MC. Pediatric posterior dural arteriovenous fistulas. In: Hakuba (ed.) Surgery of the intracranial venous system. Springer, 1996.

4. Castaigne P, Bories J, Brunet P, Merland JJ, Meininger V. Les fistule artérioveineuses méningées pures à drainage veineux cortical. Rev Neurol 1976; 132(3):169-81.

5. Lasjaunias P et al. Vascular diseases in neonates, infants and children. Springer, 1997:29-389.

6. Dandy WE. Cerebrospinal fluid absorption. Chicago: American Medical Associaton, 1929:2012.

7. Darwich RZ, de Lucca F, Costa Val JA (caso pessoal).

8. Johnston IH, Whittle I, Besser M, Morgan MK. Vein of Galen malformation: diagnosis and management. Neurosurgery 1987; 20.747-57.

9. Raybaud CA, Strother CM, Hald JK. Aneurysms of the vein of Galen: embryonic considerations and anatomical features relating to the pathogenesis of the malformation. Neuroradiology 1989; 31:109-28.

10. Zerah NT, Rodesch G, Ter Brugge K. Hydrodynamics in vein of Galen malformation in 43 cases. Child Nerv Syst 1992; 8:111-7.

11. Pollock A, Laslett PA. Cerebral arteriovenous fistula producing cardiac failure in the newborn infant. J Pediatric 1958; 53:731-6.

12. Rodesch G, Hui F, Alvarez H, Tanaka A, Lasjaunias P. Prognosis of antenatally diagnosed vein of Galen aneurysmal malformation. Child Nerv Syst 1994; 10:79-83.

13. Gold AP, Ransohoff J, Carter S. Vein of Galen malformation. Acta Neurol Scand 1964; 11(40):5-31.

14. Mickle JP, Peters KR. Dural arteriovenous malformation in infancy and vein of Galen malformation. Park Ridge: American Association of Neurological Surgeons, 1993:161-74.

15. Darwich RZ, de Lucca F, Costa Val JA, Clarindo E, Fonseca LF, Raso JL. Malformação aneurismática da veia de Galeno – Relato de 6 casos. Congresso Brasileiro de Radiologia Intervencionista – Salvador 2000.

16. Mickle JP, Qisling RG. Transtorcular embolization of vein of Galen aneurysms. Neurosurgery 1986; 64:731-5.

56

Doença Cerebrovascular Abordagem Inicial

Maria Valeriana Leme de Moura Ribeiro

Apesar de a doença cerebrovascular (DCV) ser conhecida há muito tempo em adultos, os estudos e as constatações de sua ocorrência na infância e na adolescência têm progredido em compasso lento, com restrita divulgação entre profissionais médicos e da área da saúde.

Os motivos serão aqui discutidos, valorizando os aspectos clínicos, neurológicos e neuropsicológicos nas diferentes idades, em função das características do neurodesenvolvimento no momento do impacto vascular, além do questionamento acerca da assertiva referente ao bom prognóstico.

Em indivíduos adultos, a prevenção primária está dirigida para o controle da hipertensão arterial sistêmica, as anormalidades cardíacas, o diabetes, o tabagismo, os hábitos alimentares e o estilo de vida.

Por definição, a DCV compromete vasos do sistema nervoso central (SNC) por extravasamento ou falta de fluxo sanguíneo, com persistência dos déficits por 24 horas ou mais.[1,2]

Em crianças, os avanços técnicos, laboratoriais e de imagens, associados à avaliação clínica e neurológica, têm possibilitado a caracterização precisa do acidente vascular encefálico isquêmico (AVEI) e hemorrágico (AVEH). O AVEI pode ser causado por êmbolo que se movimenta ou trombo aderente à parede do vaso.

O National Institute of Neurological Disorders and Stroke (2002) reconhece e enfatiza que o evento cerebrovascular pode ocorrer a partir da 14ª semana de gestação, quando já ocorreram as remodelações vasculogênicas e angiogênicas. Portanto, pode-se identificar AVE pré-natal, neonatal, no lactente, na criança e no adolescente.[2-4]

A **incidência** de DCV na população infantil é variável, entre 2,5 e 13/100.000 habitantes/ano, com predomínio em crianças de idade inferior a 2 anos. Os valores assinalados decorrem da inclusão de indivíduos com menos de 15 ou 18 anos de idade, da exclusão ou não de neonatos até o 29º dia de vida e da inclusão ou não de determinadas infecções associadas à DCV.[5,6]

Apesar de as afecções vasculares cerebrais em crianças e adolescentes apresentarem prevalência inferior à da população adulta (200/100.000 habitantes/ano), elas continuam sendo atendidas em serviços de pronto-socorro ou de pronto-atendimento e encaminhadas a hospitais de atendimento terciário, internadas em unidades de terapia intensiva (infantil e neonatal), com comprometimento de vasos do sistema carotídeo ou vertebrobasilar (Figura 56.1).

Nessas oportunidades é pouco reconhecida como anormalidade associada à DCV e, por conseguinte, a solicitação de exames subsidiários, envolvendo imagens e estudos em líquidos orgânicos, é subestimada pelos profissionais.[7-9]

Com relação ao quadro clínico inaugural, são de fundamental importância a valorização da idade da criança na instalação do insulto e o reconhecimento da gravidade dos sintomas gerais e sinais focais, exigindo a imediata realização de imagem para confirmação do diagnóstico.

De maneira geral, constatam-se manifestações epilépticas típicas ou atípicas e hemiparesia, precedidas ou não de perturbações comportamentais (apatia, irritabilidade, alteração da vigilância), particularmente em crianças com idade inferior a 2 anos.[1,8,10-12]

As manifestações epilépticas podem ser breves ou prolongadas, lateralizadas ou generalizadas, sendo constatadas, no período pós-crise, alterações motoras (hemiplegia, hemiparesia, modificações posturais). Os lactentes que já iniciaram as primeiras palavras podem, após o fenômeno agudo, apresen-

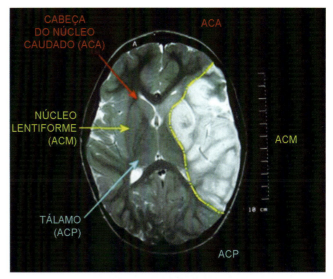

Figura 56.1 ▷ RM de crânio: ACA (artéria cerebral anterior), ACM (artéria cerebral média), ACP (artéria cerebral posterior) www.fcm.unicamp.br/deptos/anatomia/

tar ausência da emissão de sons, mas permanecem o choro, a irritabilidade e a cefaleia, com eventual possibilidade de alteração no sistema visual.

Em neonato, apesar de o diagnóstico ser difícil (18 a 48 horas de vida), devem ser valorizadas as súbitas modificações clínicas (motoras, alteração de tônus unilateral, dos reflexos próprios do RN, apneias, hiperexcitabilidade, alteração da vigilância, além das crises convulsivas), tornando-se prioritária a imediata realização de ultrassonografia transfontanelar (USTF) ou tomografia de crânio (TC). O Doppler constitui, também, exame sensível para avaliação do fluxo sanguíneo regional. Em neonatos, é relevante a avaliação das condições gestacionais e da saúde materna.[13,14]

De maneira geral, os achados cliniconeurológicos associados ao aumento da ecogenicidade, obtidos por US, indicam comprometimento do parênquima, predominantemente no território da artéria cerebral média, envolvendo ou não os ramos lentículos estriados, dados estes confirmados pela TC ou ressonância magnética (RM) de crânio.

Em crianças com mais de 2 anos de idade, a suspeita diagnóstica é mais proeminente em função de cefaleia, manifestações epilépticas, comprometimento motor e alterações da consciência e da vigilância.[9,11,12]

As crianças com esses achados devem ser internadas imediatamente, procurando-se identificar os fatores de risco mediante cuidadoso acompanhamento laboratorial e de imagens, envolvendo discussão com profissionais experientes das diferentes áreas (pediatra intensivista, radiologista, hematologista, neurologista infantil), todos atentos às condições de piora clínica progressiva, óbito ou, mesmo, recidiva do AVE. Essas possibilidades podem ser documentadas por TC de crânio, RM, angio-RM e angiografia, identificando o território comprometido.[9]

É importante enfatizar que os avanços no conhecimento da fisiopatologia de inúmeras doenças, bem como o tratamento de anormalidades sistêmicas, têm prolongado a sobrevivência de crianças e adolescentes, possibilitando, a médio e longo prazo, a instalação de insultos vasculares silentes, AVEI e AVEH (p. ex., anormalidades cardíacas congênitas, dissecção da parede arterial, miocardiopatias, doença falciforme, vasculopatia, doença renal crônica, doenças metabólicas, vasculites, coagulopatias, displasia fibromuscular e leucemia, entre outras).

Diante da hipótese diagnóstica de insulto vascular cerebral arterial ou venoso, a criança deve ser submetida a exames para identificação da etiologia, dos fatores de risco e da possibilidade de recorrência de eventos clínicos, bem caracterizados ou mesmo silentes; assim, são importantes, no transcorrer da internação hospitalar, os exames hematológico, cardiológico, imunológico, metabólico (homocistinúria, acidúria MELAS [*mitochondrial myopathy encephalopathy lactic acidosis and stroke like episodes*]), coagulopatia, toxicológico, havendo possibilidade de não detecção da etiologia (30%), ou ainda, da identificação de múltiplos fatores de risco para AVE.[15-20]

De modo geral, a etiologia pode ser identificada em 60% dos AVEI e em 80% dos AVEH, sendo possível ainda a constatação de recorrência em 30% dos pacientes.

No que se refere às coagulopatias, estão envolvidas crianças com hemofilia A (deficiência de fator VIII) e hemofilia B (deficiência de fator IX). Em neonatos e lactentes são importantes os exames laboratoriais voltados para os mecanismos de coagulação, observando mutações no DNA genômico, com comprometimento do fator V de Leiden, do fator II (o primeiro gerando aumento de protrombina e o segundo, dos níveis de trombinas plasmáticas) e da enzima metileno-tetra-hidrofolato-redutase (MTHR).

As anormalidades trombofílicas apresentam risco hereditário para AVEI, com detecção de deficiência de proteínas C e S, constituindo causa de trombose familiar, dado esse impositivo para o rastreamento por meio da anamnese e dos antecedentes familiares.[9]

Com relação ao AVEH, na ausência de fator traumático craniano, o exame de imagem pode confirmar a hemorragia cerebral ou subaracnóidea. Para essa condição, os exames são direcionados para constatação de malformações arteriovenosas, aneurismas, cavernomas, malformação da veia de Galeno, por meio de angiografia, de preferência digital tridimensional, ou angiorressonância[9,19-21] (Figuras 56.2 e 56.3).

A orientação final do tratamento (paciente internado em centros de referência) será indicada pelo neurocirurgião e pelos profissionais intervencionistas, estabelecendo a dinâmica de trabalho com o objetivo principal não somente de preservação da vida do paciente, mas também de evitar sequelas neurológicas de maior gravidade.

A partir da confirmação do diagnóstico (AVEI, AVEH), a caracterização dos subtipos – trombótico, embólico, hemorragia parenquimatosa, subaracnóidea – deverá direcionar as condutas, obedecendo ao protocolo de tratamento e prevenção de novos episódios ictais, observando: (1) cuidados gerais (monitoração cardiorrespiratória, balanceamento hidroeletrolítico e nutricional e controle geral de infecções); (2) cuidados específicos (tratamento clínico, cirúrgico ou intervencionista, indicação de fisioterapia intra-hospitalar e ambulatorial).

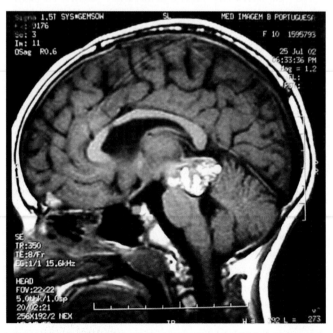

Figura 56.2 ▷ RM de crânio: corte sagital com anormalidade vascular (cavernoma).

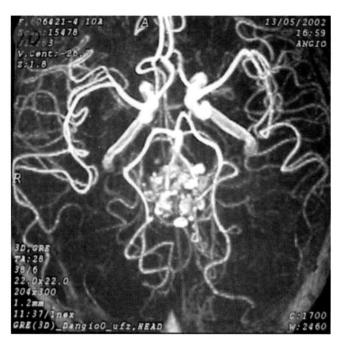

Figura 56.3 ▷ Angiorressonância de crânio com cavernoma no mesencéfalo.

Para cada criança hospitalizada devem ser discutidas diariamente as medidas a serem tomadas, na dependência da idade, do tipo de lesão, de sua extensão e das condições de saúde crítica, durante a internação (analgésicos, antieméticos, antiedematosos, tranquilizantes, anticonvulsivantes, correção metabólica e repouso, manutenção das condições vitais com cuidadoso assessoramento da enfermagem).

Os tratamentos específicos, na fase aguda do AVE, ainda são reduzidos, todavia é importante a prevenção das recorrências, observando a etiologia (anemia falciforme, moya-moya, dissecção arterial, doença protrombótica, homozigose do gene [MTHFR]).

De modo geral, na DCV isquêmica, pode ser usado o ácido acetilsalicílico, VO, em doses de 1 a 3mg/kg/dia, com ação antiagregante plaquetária.

Na trombose venosa central (neonatal e não neonatal) devem ser identificados os fatores de riscos e monitorado o tratamento com anticoagulantes, durante 6 meses após o evento agudo.

Na síndrome do anticorpo antifosfolípide, deve ser pesquisado anticoagulante circulante e estudada laboratorialmente a mãe do RN com diagnóstico comprovado de trombose venosa. A indicação de heparina não fracionada (dose inicial 75u/kg/EV em 10 minutos), com manutenção de 20u/kg/h, mantendo o tempo de tromboplastina parcial ativada (TTPa) entre 1,5 e 2,0, com reavaliações a cada 6 horas.

A heparina fracionada – enoxaparina (Clexone®) – tem efeitos adversos cuidadosos (sangramento, trombocitopenia e osteoporose).

Em todos os tratamentos, a orientação competente deve ocorrer em parceria com o hematologista.

É importante enfatizar que o tratamento tem por finalidade a interrupção de eventos metabólicos, visando à proteção neuronal, à atuação no edema cerebral e ao controle das manifestações epilépticas.

Qual o impacto do insulto vascular (AVCI, AVCH), referente ao desempenho evolutivo de crianças e adolescentes, observando as funções intelectuais e neuropsicológicas, o processamento auditivo, o comportamento e o rendimento acadêmico?

Esses aspectos podem ser apreciados mediante a avaliação de profissionais – psicólogos, neuropsicólogos, fonoaudiólogos, psicopedagogos – por meio de testes (WISC, Raven, Bender, bateria Luria-Nebrasca, avaliação da linguagem e do desempenho acadêmico).

Nesses aspectos, interessantes constatações evolutivas têm sido publicadas por nossa equipe de pesquisa na FCM-UNICAMP, com considerações envolvendo redes neurais do córtex motor, sensorial, do lobo pré-frontal, parietotemporo-occipital e sistema límbico.

Assim, no aprendizado da escrita, leitura, raciocínio matemático e memória a curto prazo, a DCV foi relacionada à localização da lesão, à extensão do comprometimento parenquimatoso, à idade por ocasião do insulto e à constatação de manifestações epilépticas. Foi constatada pior evolução em crianças e adolescentes que tiveram AVE em idade precoce, com lesões extensas, envolvimento de estruturas corticossubcorticais e naqueles que apresentaram manifestações epilépticas (Figura 56.4).[22-24]

Com relação ao processamento auditivo, observando os aspectos evolutivos em ambulatório, durante vários anos, foi possível identificar comprometimento da atenção seletiva, da discriminação e ordenação temporal, bem como comprometimento de habilidades de memória.[25,26]

A partir dessas constatações, além das orientações em fisioterapia, são necessários acompanhamento e apoio psicopedagógico extraclasse, amparando, também, situações emocionais da criança, dos pais e dos cuidadores.

Concluindo, é necessária a divulgação entre profissionais da saúde, médicos e não médicos, das repercussões da DCV no transcorrer do desenvolvimento da criança. As agressões ao cérebro em desenvolvimento determinam sequelas motoras com repercussão acadêmica e elevado custo para a sociedade.

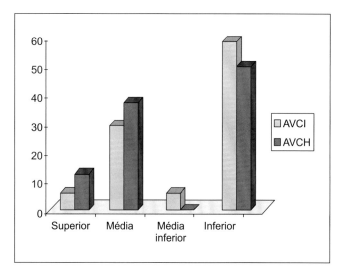

Figura 56.4 ▷ Desempenho escolar – evolução de crianças com AVCI e AVCH. (Guimarães 2009 IE e col 2009 FC)

REFERÊNCIAS

1. deVeber G. Arterial ischemic strokes in infants and children: an overview of current approaches. Semin Thromb Hemost 2003; 29:567-73.

2. Lynch JK, Hirtz DG, deVeber G et al. Report of the National Institute of Neurological Disorders and Stroke workshop on perinatal and childhood stroke. Pediatrics 2002; 109;116-23.

3. Ozduman K, Pober BR, Bames P et al. Fetal stroke. Pediatr Neurol 2004; 30:151-62.

4. Kim MS, Elyaderani MK. Sonographic diagnosis of cerebroventricular hemorrhage in utero. Radiology 1982; 142:479-80.

5. deVeber G. Stroke and child's brain: an overview of epidemiology, syndromes and risk factors. Curr Opin Neurol 2002; 15:133-8.

6. Golomb MR, Dick PT, MacGregor DL et al. Neonatal arterial ischemic stroke and cerebral sinovenous thrombosis are more commonly diagnosed in boys. J Child Neurol 2004; 19:493-7.

7. Roach ES. Etiology of stroke in children. Semin Pediatr Neurol 2000; 7:244-60.

8. Kirkham F, Sebire G, Steinlin M et al. Arterial ischemic stroke in children. Review of the literatures and strategies for futures stroke studies. Thromb Haemost 2004; 92:697-706.

9. Moura-Ribeiro MVL, Ciasca SM. Afecções vasculares na infância: condutas. In: Moura-Ribeiro MVL, Ferreira LS. Condutas em neurologia infantil. 2 ed. Rio de Janeiro: Revinter, 2010:149-64.

10. Rotta NT, da Silva AR, da Silva FLF et al. Cerebrovascular disease in pediatric patients. Arq Neuropsiquiatr 2002; 60:959-63.

11. Ranzan J, Rotta NT. Ischemic stroke in children: a study of the associated alterations. Arq Neuropsiquiatr 2004; 62(3-A):618-25.

12. Moura-Ribeiro MVL, Ferreira LS, Montenegro MA et al. Doença cerebrovascular na infância: aspectos clínicos em 42 crianças. Arq Neuropsiquiatr 1999; 57:594-8.

13. Moura-Ribeiro MVL, Pessoto MA, Marba STM. Cerebrovascular disease in neonates: evaluation of four cases. Arq Neuropsiquiatr 1999; 57:84-7.

14. Moura-Ribeiro MVL, Ciasca SM, Vale-Cavalcante M, Etechebehere ECSC, Camargo EE. Cerebrovascular disease in newborn infants: report of three cases with clinical follow-up and brain SPECT imaging. Arq Neuropsiquiatr 1999; 57:1005-910.

15. Junqueira PA, Moura-Ribeiro MVL. Arteriopatia do tipo moyamoya na síndrome de Down. Arq Neuropsiquiatr 2002; 60:274-80.

16. Miller ST, Macklin EA, Pegelow CH et al. Silent infarction as a risk factor for overt stroke in children with sickle cell anemia: a report from the Cooperative Study of Sickle Cell Disease. J Pediatr 2001; 139:385-90

17. Goto Y, Horai S, Matsuoka T et al. Mitochondrial myopathy, encephalopathy, lactic acidosis, and stroke-like episodes (MELAS): a correlative study of the clinical features and mitochondrial DNA mutation. Neurology 1992; 42:545-50.

18. Ganesan V, Prengler M, McShane MA et al. Investigation of risk factors in children with arterial ischemic stroke. Ann Neurol 2003; 57:167-73.

19. Yonemura K, Hasegawa Y, Kimura K et al. Diffusion-weighted M imaging in a case of mitochondrial myopathy, encephalopathy, lactic acidosis, and strokelike episodes. AJNR Am J Neuroradiol 2001; 22:269-72.

20. Kolb SJ, Costello F, Lee AG et al. Distinguishing ischemic stroke from the stroke-like lesions of MELAS using apparent diffusion coefficient mapping. J Neurol Sci 2003; 216:11-5.

21. Fullerton HJ, Jonston SC, Smith WS. Arterial dissection and stroke in children. Neurology 2001; 57:1155-60.

22. Rodrigues SD, Ciasca SM, Moura-Ribeiro MVL. Ischemic cerebrovascular disease in childhood: cognitive assessment of 15 patients. Arq Neuropsiquiatr 2004; 62:802-7.

23. Oliveira CC, Ciasca SM, Moura-Ribeiro MVL. Stroke in patients with sickle cell disease: clinical and neurological aspects. Arq Neuropsiquiatr 2008; 66(1):30-3.

24. Oliveira TK, Moura-Ribeiro MVL, Ciasca SM. Doença cerebrovascular: aquisição de linguagem em pré-escolares. Arq Neuropsiquiatr 2005; 63(3-B):807-13.

25. Ronchi CMSG, Oliveira LS, Capellini AS, Ciasca SM, Moura-Ribeiro MVL. Caracterização dos achados do processamento auditivo e fonológico em crianças com doença cerebrovascular isquêmica. Revista Neurociências 2005; 13(2):61-6.

26. Elias KMIF, Santos MFC, Ciasca SM, Moura-Ribeiro MVL. Processamento auditivo em criança com doença cerebrovascular. Pré-fono. Revista de Atualização Científica 2007; 19(4):393-400.

57

Doença Cerebrovascular na Infância e Adolescência

Marli Marra de Andrade ▪ Daniel Dias Ribeiro

EPIDEMIOLOGIA

A doença cerebrovascular (DCV) na infância, ao contrário da observada no adulto, é relativamente rara e geralmente associada a condições severas e, algumas vezes, de origem genética. A incidência anual é de 2,52 casos por 100.000 em Rochester, Minnesota (Shoenberg e cols., 1978).

FISIOPATOLOGIA

Os achados fisiopatológicos mais comuns da DCV são a interrupção do fluxo sanguíneo cerebral (FSC) para parte do cérebro e a ruptura de vasos sanguíneos com sangramento para o parênquima cerebral.

Os sistemas carotídeo e vertebrobasilar são responsáveis pela maior parte da circulação cerebral, e podem ocorrer anastomoses desses sistemas no nível do círculo de Willis e de vasos menores nas leptomeninges. O FSC é inversamente proporcional à resistência cerebrovascular (RCV) e diretamente proporcional à pressão arterial. Outros fatores do mecanismo da autorregulação incluem a perfusão cerebral e a pressão intracraniana (PIC). O aumento na concentração do dióxido de carbono produz dilatação dos vasos intracranianos e aumento do FSC, enquanto o aumento da concentração do oxigênio resulta em sua redução por vasoconstrição. No neonato e no pré-termo, esse mecanismo não está muito claro.

A lesão neuronal e a morte na hipoxia resultam de alterações nos canais com entrada de sódio e cálcio para o interior da célula em virtude do aumento da quantidade dos neurotransmissores excitatórios L-glutamato e L-aspartato.

A maioria dos casos de acidente vascular encefálico (AVE) na infância ocorre por alteração do FSC em razão de trombose ou embolia, ocorrendo acidose metabólica e produzindo dilatação ao redor dos vasos. Esse fato denomina-se "perfusão luxuriosa". As lesões neuronal e glial e a destruição da barreira do FSC produzem edema localizado, compressão capilar e piora da lesão.

A oclusão de estruturas venosas resulta, inicialmente, em sintomas similares aos descritos. O aumento da pressão venosa pode ocasionar sua ruptura e provocar hemorragia com aumento da PIC. A hemorragia pode ser intraparenquimatosa ou extracerebral, aumentando a PIC e promovendo edema cerebral. A presença do sangue e dos produtos de degradação dos eritrócitos produz espasmo vascular com piora da lesão e irritação meníngea, podendo evoluir para hidrocefalia por alteração na circulação liquórica.

CAUSAS DAS DOENÇAS CEREBROVASCULARES NA INFÂNCIA

Doença vascular primária

- Doenças cardíacas:
  - Endocardite bacteriana
  - Hemiplegia aguda infantil.
  - Cardiopatia congênita cianótica.
  - Doença de moyamoya.
  - Mixoma atrial esquerda.
  - Doença de Takayasu.
  - Prótese valvar.
  - Displasia fibromuscular.
  - Doença cardíaca reumática.
  - Migrânia hemiplégica.
- Doença vascular do colágeno.

Secundárias a condições médicas

- Vasculite cerebral imunomediada.
- Arterioesclerose.
- Vasculite cerebral generalizada imunomediada com acometimento do SNC.
- Desordens lipídicas.
- Poliarterite nodosa.
- Progeria.
- Lúpus eritematoso sistêmico.
- Discrasias sanguíneas
- Doenças infecciosas:
  - Desordens de coagulação.
  - Meningites.
  - Coagulação intravascular disseminada.
- Doenças metabólicas:
  - Hemoglobinopatias.
  - Homocistinúria.
  - Síndrome hemolítico-urêmica.

- Trauma:
  - Púrpura trombocitopênica idiopática.
  - Embolia.
  - Leucemia
  - Dissecção carotídea.
  - Policitemia.
  - Embolia gordurosa.
  - Trombocitose.
  - Oclusão vertebral.
  - Púrpura trombocitopênica trombótica.
- Malformações vasculares:
  - Aneurismas.
  - Malformações arteriovenosas.
  - Malformação da veia de Galeno.
- Síndromes neurocutâneas:
  - Síndrome de Sturge-Weber.
  - Síndrome Klippel-Trenaunay.
  - Doença de Von Hippel-Lindau.
  - Síndrome de Rendu-Osler-Weber.
  - Sequência do nevo sebáceo linear.

DOENÇAS VASCULARES PRIMÁRIAS

Achados clínicos

Clinicamente, na maioria dos casos, não há diferença no infarto secundário à embolia ou à trombose, mas a história clínica pode orientar e sugerir a etiologia. A oclusão vascular em geral se manifesta subitamente; entretanto, 23% dos acidentes isquêmicos idiopáticos podem se instalar a cada semana, com episódios de hemiplegia aguda transitória de 1 a várias horas de duração (Abram e cols., 1996).

A localização do infarto varia de acordo com sua etiologia. A topografia e a extensão dependem do vaso afetado, assim como da circulação colateral e sistêmica ou das variações individuais.

As lesões da circulação posterior são menos frequentes do que as lesões das artérias carótidas e seus ramos. A oclusão vertebrobasilar tem sido associada a trauma responsável pela dissecção, mas pode ocorrer espontaneamente, com anormalidades cervicais ou com malformações vasculares. O quadro clínico da oclusão vertebrobasilar inclui vômitos, ataxia, vertigem, tremor, hemiplegia, quadriplegia, paralisias oculomotoras, disartria, nistagmo e lesão de nervos cranianos baixos (Lewis & Berman, 1986; Mehler, 1988). Infartos talâmicos podem ocorrer por obstrução proximal da artéria vertebral em nível cervical.

Hemiplegia aguda infantil

O termo hemiplegia aguda infantil (HAI) tem sido utilizado para os casos de lesão aguda na infância, especialmente para os casos sem etiologia definida. Entretanto, esse diagnóstico não deve ser usado até que as outras causas do acidente vascular sejam pesquisadas.

As oclusões trombóticas da artéria carótida ou de ramos da artéria cerebral média são as causas mais frequentes de acidente vascular na infância. Novas técnicas de angiorressonância cerebral demonstraram alterações em 75% das crianças com AVE (Wizniter & Masaryk, 1991).

Doença de moyamoya

A doença de moyamoya é uma doença vascular primária caracterizada por estenose secundária a oclusões da porção intracraniana da artéria carótida interna (segmento supraclinóideo) e de outros vasos do círculo de Willis (Carlson e cols., 1973). Telangiectasias múltiplas podem desenvolver-se no nível dos gânglios da base com extensa circulação colateral produzindo um aspecto nebuloso, semelhante à fumaça de cigarro, ao qual os japoneses deram o nome de moyamoya. Mais comum no Japão, a doença pode ocorrer em qualquer local do mundo, sendo mais frequente nos meninos do que nas meninas, na proporção de 3:2 (Gordon & Isler, 1989).

A doença tem sido associada aos cromossomos 3p24.2-p26,6q25,8q23,12p12 e 17q25 (Ikeda, 1999). Entretanto, o modelo de herança não está estabelecido. Um estudo sugere ser autossômica dominante com penetrância incompleta.

Altos níveis de antígenos de fibroblastos humanos (AFH) têm sido associados à doença de moyamoya. Níveis elevados de fator de crescimento de fibroblastos, que podem estimular o crescimento arterial, têm sido encontrados na íntima vascular, média e na musculatura da boca, assim como no líquido cefalorraquidiano (LCR) de pacientes com moyamoya. A transformação do fator de crescimento $\beta 1$, que estimula a neovascularização, pode contribuir para essa desordem.

Pacientes com angiografia com aparência de moyamoya e sem fatores de risco associados são considerados portadores da doença de moyamoya, enquanto aqueles que possuem pelo menos uma das condições (neurofibromatose, síndrome de Down, irradiação craniana e outras) associadas são classificados como tendo a síndrome de moyamoya.

Algumas condições associadas com moyamoya incluem:

- Aterosclerose
- Doenças infecciosas:
  - Meningites.
  - Outras infecções viróticas ou bacterianas (p. ex., *Propioniobacterium acnes*, leptospirose, HIV).
- Condições hematológicas:
  - Anemia falciforme.
  - Betatalassemia.
  - Anemia de Fanconi.
  - Esferocitose hereditária.
  - Homocistinúria e hiper-homocisteinemia.
  - Deficiência do fator XII.
  - Trombocitemia essencial.
- Vasculites e doenças autoimunes:
  - Lúpus eritematoso sistêmico.
  - Poliarterite nodosa.
  - Doença de Graves.
  - Síndrome de Sneddon e síndrome de anticorpo antifosfolípide.
  - Anticorpo anti-Ro e anti-La.

CAPÍTULO 57 ▷ Doença Cerebrovascular na Infância e Adolescência

- Desordens do tecido conjuntivo e síndromes neurocutâneas:
  - Neurofibromatose tipo 1.
  - Esclerose tuberosa.
  - Síndrome de Sturge-Weber.
  - Facomatose pigmentovascular tipo IIIb.
  - Hipomelanose de Ito.
  - Pseudoxantoma elástico.
  - Síndrome de Marfan.
  - Malformação cavernosa.
- Desordens cromossômicas:
  - Síndrome de Down.
  - Síndrome de Turner.
- Outras vasculopatias:
  - Vasoespasmo após hemorragia subaracnóidea.
  - Terapia com radiação na base do crânio.
  - Displasia fibromuscular.
- Outras doenças cardiovasculares extracranianas:
  - Cardiopatia congênita.
  - Síndrome de Williams.
  - Coarctação da aorta.
  - Estenose da artéria renal.
- Doenças metabólicas:
  - Glicogenose tipo I.
  - Hiperfosfatasia.
  - Oxalose primária.
- Outras condições:
  - Traumatismo craniano.
  - Tumores cerebrais.
  - Sarcoidose pulmonar.
  - Síndrome de Agille.

Clinicamente, a doença caracteriza-se por ataques isquêmicos transitórios (AIT) com hemiplegias ou monoparesias e crises convulsivas, podendo evoluir para deterioração mental progressiva. Os AIT podem ser precipitados por hiperpneia e a hiperventilação não deve ser requisitada nesses pacientes durante o eletroencefalograma (EEG) (Allen e cols., 1976).

Nas crianças, os episódios sintomáticos podem ser desencadeados por tosse, exercício, choro, febre ou hiperventilação.

A doença de moya-moya é um dos diagnósticos diferenciais nos acidentes vasculares isquêmicos em crianças e adultos.

O diagnóstico definitivo é estabelecido mediante angiografia cerebral (Fukuyama & Umezu, 1985) e a ressonância nuclear magnética cerebral pode mostrar a alteração da circulação dos gânglios de base (Watanabe e cols., 1990).

Neuroimagem

A tomografia computadorizada (TC) cerebral e a ressonância magnética (RM) cerebral são importantes estudos para detecção do infarto e da hemorragia em pacientes com moyamoya. O estudo angiográfico convencional e não invasivo pode demonstrar oclusão ou estenose nos vasos do círculo de Willis. A ultrassonografia com Doppler transcraniano é exame não invasivo que pode avaliar a hemodinâmica intracraniana e a extensão da estenose da artéria. Alguns métodos têm sido avaliados para estimativa da perfusão cerebral e da reserva do fluxo sanguíneo.

TC cerebral

Detecta infartos cerebrais nas regiões corticais e subcorticais. Redução cortical é sugerida pela dilatação dos sulcos corticais e pelo aumento dos ventrículos em virtude da perda de volume nos casos mais crônicos. Nos casos de hemorragia parenquimatosa, a tomografia mostra aumento da densidade da área, indicando sangramento nos gânglios de base, tálamo e/ou sistema ventricular. Os sangramentos corticais e subcorticais são menos frequentes.

RM cerebral

As técnicas de difusão e perfusão são particularmente superiores à TC para detectar lesões isquêmicas cerebrais pequenas e agudas. Em muitos casos, a dilatação de vasos colaterais em gânglios de base e tálamo pode ser demonstrada como fluxos puntiformes múltiplos vazios, achado este que é considerado virtualmente diagnóstico da síndrome de moya-moya.

Na imagem por recuperação da inversão do fluxo atenuado (FLAIR) e o contraste T1 podem mostrar padrão linear de aumento de sinal nas leptomeninges e nos espaços perivasculares.

A angiorressonância pode demonstrar estenose ou lesão oclusiva na porção distal da artéria carótida interna e nas artérias ao redor do polígono de Willis. Além disso, possibilita a visualização dos vasos na região basal, porém é menos sensível para as oclusões de vasos menores do que a angiografia convencional. No entanto, como esta última é mais invasiva e em razão de seus possíveis riscos, a realização da angiorressonância supera a da angiografia nos grandes centros como modalidade de imagem primária na avaliação da síndrome de moyamoya. Pode mostrar os vasos anormais, incluindo a circulação colateral nos gânglios de base.

Apesar de menos frequentemente utilizada nos dias atuais do que a angiorressonância, a TC com angiografia cerebral apresenta um bom padrão. Seus achados característicos são estenose ou oclusão da parte distal da carótida interna e da origem das artérias cerebrais anterior e média nos dois lados, além da vascularização anormal nos gânglios de base.

De acordo com a progressão da angiografia, a doença de moya-moya pode ser classificada em seis estágios (estágios de Suzuki):

- **Estágio 1:** estreitamento somente da carótida.
- **Estágio 2:** iniciação da moyamoya basal com dilatação de todas as principais artérias cerebrais.
- **Estágio 3:** intensificação da moyamoya com redução do fluxo nas artérias cerebrais anterior e média.
- **Estágio 4:** minimização dos vasos da moya-moya; envolvimento da porção proximal da artéria cerebral posterior.
- **Estágio 5:** redução da moyamoya e ausência de todas as principais artérias.
- **Estágio 6:** desaparecimento de todos os vasos da moya-moya; a circulação cerebral é suprida somente pelo sistema da carótida externa.

Estudo hemodinâmico

O Doppler transcraniano (DTC) é um método não invasivo que mede a velocidade do fluxo sanguíneo nos grandes vasos do círculo de Willis. Quando a velocidade de fluxo está invertida em relação ao diâmetro arterial, o DTC pode detectar doença oclusiva. Aumento focal da velocidade sugere grande estenose arterial (Lee e cols., 2004).

Nos pacientes com suspeita de moyamoya, o DTC tem sido usado na fase inicial, seguido por DTC seriados para acompanhamento da mudança do fluxo em qualquer fase. Uma das principais utilizações desse método é nos pacientes com anemia falciforme.

Outros métodos de avaliação incluem:

- RM perfusão de peso.
- Tomografia por emissão de pósitron (PET).
- TC com emissão de fóton (SPECT) com acetazolamida.

O tratamento tem eficácia limitada. Cirurgias para prevenir futuras extensões das lesões podem ser realizadas com anastomose arterial (Takeuchi e cols., 1982).

Doença de Takayasu

A doença de Takayasu ocorre em mulheres entre os 15 e os 20 anos de idade, mas existem casos relatados na infância (Kohrman & Huttenlocher, 1986; Morales e cols., 1991). Primariamente, a arterite envolve a aorta e seus ramos, produzindo dilatação da aorta visível ao raio X de tórax, e se caracteriza por hipertensão arterial e ausência de pulso. A angiografia e a biópsia são necessárias para confirmação diagnóstica. O envolvimento cerebral ocorre em 5% a 10% dos pacientes, ocasionando hemiplegia aguda. O tratamento é feito com imunossupressores e corticosteroides, para impedir a progressão.

Displasia fibromuscular

Displasia fibromuscular é rara na infância. Atinge a artéria carótida interna, produzindo ataques isquêmicos transitórios e lesão cerebral (Chiu e cols., 1996). A angiografia mostra vasos irregulares com aspecto de "fileira de contas". A doença pode ser multifocal, envolvendo artérias renais e resultando em hipertensão arterial.

Migrânea

A migrânea hemiplégica é uma variante da migrânea complicada e se caracteriza por hemiparesia associada a intensa cefaleia. Ocorre de maneira esporádica e familiar. O risco de déficit neurológico é maior quando não há história familiar semelhante.

Oclusão vertebrobasilar

As oclusões vertebrobasilares não são comuns na infância. A localização cerebral é sugerida mediante os sinais corticoespinais e cerebelares associados a alterações oculomotoras. Quando a lesão ocorre na base da ponte, pode levar ao quadro da síndrome *locked-in*, na qual a criança está alerta, com quadriplegia, diplegia facial e ausência dos movimentos horizontais dos olhos. A criança não pode falar, os movimentos verticais dos olhos estão preservados, e a resposta só pode ser dada por piscamento ocular.

Outra causa de insuficiência vertebrobasilar é a síndrome do *steal* (desvio), que se caracteriza por vertigens, distúrbios do equilíbrio, zumbidos, cefaleia e, eventualmente, distúrbios da consciência ou crises de queda.

DOENÇAS CEREBROVASCULARES SECUNDÁRIAS

Doenças hematológicas
Avaliação de hipercoagulabilidade

A abordagem hematológica do AVE isquêmico em pediatria passa pela avaliação dos estados pró-trombóticos. Alterações endoteliais, excesso de pró-coagulantes, deficiência de anticoagulantes, deficiência de pró-fibrinolíticos e disfunções plaquetárias adquiridas ou congênitas são os possíveis desequilíbrios da hemostasia que levam ao estado pró-trombótico (trombofilias) (Chan & Veber, 2000). O conhecimento do equilíbrio hemostático nas crianças com AVE isquêmico é de extrema importância para a avaliação do uso de agentes anticoagulantes, para a indicação de profilaxia no futuro e para o aconselhamento familiar.

Trombofilias

- Fator V de Leiden (resistência à proteína C ativada congênita).
- Resistência à proteína C ativada adquirida.
- Gene mutante de protrombina.
- Hiper-homocisteinemia (congênita ou adquirida).
- Deficiência de antitrombina (congênita ou adquirida).
- Deficiência de proteína C (congênita ou adquirida).
- Deficiência de proteína S (congênita ou adquirida).
- Síndrome do anticorpo antifosfolípide.
- Deficiência do plasminogênio (controverso).
- Disfibrinogenemia (controverso).
- Aumento da lipoproteína A.
- Aumento da agregação plaquetária (controverso).
- Doença falciforme.
- Elevação persistente do fator VIII não associado a resposta de fase aguda.

As trombofilias devem ser pesquisadas mesmo quando há uma causa bem identificada para o AVE isquêmico, já que a trombose é uma doença multifatorial (Roach, 2000). Apesar de controversa, esta ainda é a orientação atual. Em crianças com AVE isquêmico de repetição, esse estudo se torna ainda mais importante, pois torna possível a avaliação do risco-benefício do uso de medicamentos que inibem a coagulação por tempo prolongado. Entretanto, estudos que avaliam a associação das recidivas de AVE isquêmico com as trombofilias ainda devem ser realizados. As trombofilias são encontradas em até 50% das crianças com AVE isquêmico, porém seu significado ainda não está claro. Quando se abordam os pacientes com trombose de seios venosos, a indicação do estudo das trombofilias torna-se bem mais precisa.

Quais trombofilias estudar (Nestoridi e cols., 2002)

Todas as trombofilias conhecidas devem ser estudadas. As trombofilias cuja associação com trombose não é bem estabelecida não devem fazer parte do *screening* inicial, exceto em alguns pacientes nos quais a história familiar é muito sugestiva e nenhuma outra causa foi identificada.

Quando estudar

As deficiências de proteínas C, S e antitrombina não devem ser estudadas próximo ao fenômeno tromboembólico, sendo recomendado um intervalo de 3 a 6 meses. As proteínas C e S, por serem vitamina K-dependentes, vão estar diminuídas durante o uso de anticoagulantes orais, sendo recomendado um intervalo de 14 dias entre a retirada do anticoagulante oral e a coleta do exame. A antitrombina encontra-se diminuída durante o uso da heparina é deve ser dosada pelo menos 3 dias após a retirada do fármaco. A pesquisa do anticoagulante lúpico sofre interferência da heparina, falso-positivo, e deve ser dosada pelo menos 3 dias após sua retirada. Os anticorpos anticardiolipinas e o fator VIII podem sofrer influência das proteínas de fase aguda; logo, devem ser estudadas quando não houver mais a resposta inflamatória. É preciso saber sobre a presença de proteinúria, que leva à deficiência de antitrombina adquirida, e sobre o uso de estrogênio, que leva à diminuição, principalmente, da proteína C. A insuficiência hepática também interfere nos resultados das dosagens das proteínas C, S e antitrombina. A hiper-homocisteinemia pode ser mascarada pelo uso das vitaminas B_{12}, B_6 e ácido fólico. As demais avaliações das trombofilias não têm restrições quanto ao momento de realização do teste.

Doenças cardíacas

As doenças cardíacas representam a maior causa de hemiplegias vasculares adquiridas, sendo a cardiopatia congênita cianogênica a causa mais comum. O mecanismo pode ser por trombose arterial ou venosa, trombose do seio venoso ou embolia. Os infartos podem ocorrer espontaneamente nas crianças com menos de 2 anos de idade (Terplan, 1976). A maioria ocorre antes de 1 ano de idade e, com frequência, todas antes dos 4 anos. As lesões mais comuns ocorrem na tetralogia de Fallot e na dextrotransposição dos grandes vasos, ocorrendo geralmente durante um processo febril e associado à desidratação. Os achados incluem hemiplegia, que persiste na criança maior, e não raramente crises convulsivas generalizadas ou focais.

O evento mais frequente é a trombose venosa. A criança, geralmente com menos de 1 ano de idade, apresenta hemiparesia, aumento da PIC, convulsões e depressão da consciência. Esses pacientes apresentam deficiência de ferro, mas, como o seu hematócrito está elevado, têm concentração de hemoglobina normal.

A DCV deve ser considerada o principal diagnóstico em toda criança com menos de 2 anos de idade com doença cardíaca congênita e sinais neurológicos focais. No entanto, naquelas com mais de 2 anos de idade, o abscesso cerebral é a causa mais comum de hemiplegia.

As lesões embólicas podem ocorrer nas crianças com cardiopatia congênita cianogênica em virtude do *shunt* direita-esquerda pulmonar. As endocardites bacterianas que podem ocorrer nas cardiopatias congênitas e nas doenças reumáticas constituem outro foco de êmbolos, assim como as próteses de válvulas cardíacas.

Doenças infecciosas

Meningites agudas sépticas ou assépticas podem produzir arterites infecciosas com múltiplas áreas de oclusões ou nas assépticas, como na doença de Kawasaki (Laxer e cols., 1984). Oclusões venosas e dos seios durais podem ocorrer como complicação de meningite purulenta ou após otite média, mastoidites, sinusites e infecções de couro cabeludo e da face. O quadro clínico caracteriza-se por crises convulsivas, coma e alterações dos sinais neurológicos. Podem ocorrer, também, rigidez de nuca e sinais de infecção.

Otite média e mastoidite podem causar trombose de seio venoso lateral associada à paralisia do abducente e ao aumento da PIC. As infecções faciais e dos seios paranasais podem levar à trombose do seio cavernoso com proptose, conjuntiva avermelhada, hemorragia retiniana e paralisia extraocular. O abscesso retrofaríngeo ocasionalmente produz compressão ou trombose da artéria carótida.

Algumas infecções viróticas ocasionalmente produzem hemiplegia aguda de origem arterial, como o vírus varicela-zoster, sendo contralateral ao lado do herpes-zoster oftálmico.

Foram relatados casos de AVE como a forma de apresentação inicial da AIDS na infância, sendo indicada sua investigação na criança com AVE e risco para esta infecção (Visuchtibhan e cols., 1999).

Doenças vasculares do colágeno e vasculites

Alterações neurológicas podem ocorrer em mais de 40% dos pacientes com lúpus eritematoso sistêmico e podem ser o primeiro sinal de manifestação da doença. A púrpura de Henoch-Schönlein pode se associar a cefaleia e alterações mentais. Convulsões, déficits neurológicos focais e alterações de nervos periféricos foram relatados (Belman e cols., 1985).

Desordens metabólicas

As tromboses venosas e dos seios podem ocorrer nos pacientes com febre e desidratação levando a crises convulsivas, alterações de sinais neurológicos, coma e aumento da PIC.

A desidratação hipernatrêmica muitas vezes causa convulsões e depressão do estado de consciência.

O diabetes melito pode levar a complicações vasculares, mas é raro na infância porque são necessários muitos anos para se desenvolver. No entanto, têm sido relatados alguns casos de hemiplegia aguda em crianças com a forma do diabetes juvenil insulino-dependente (tipo 1) (MacDonald & Brown, 1979) de causa não conhecida.

A síndrome de MELAS é uma encefalomiopatia mitocondrial associada a acidose láctica e episódios de acidentes vasculares por isquemias. Os sintomas iniciam-se entre as idades de 3 e 35 anos. Quadros de hemiparesias isoladas ou associadas a hemianopsia e cegueira cortical são achados frequentes. Os episódios iniciam com vômitos espontâneos, cefaleia, dor abdominal e convulsões focais ou generalizadas. Epilepsia parcial contínua ou crises mioclônicas são relativamente comuns, com deterioração mental progressiva. A miopatia é clinicamente assintomática ou se expressa como perda da força muscular e amiotrofia moderada.

Prognóstico

A mortalidade de crianças com lesão isquêmica arterial é de 0,09 por 100.000 pessoas ao ano. Um estudo norte-americano registrou que a mortalidade em pacientes de 1 a 17 anos de idade hospitalizados com lesão isquêmica foi de 3,4%.

Sequelas

Apesar da existência da plasticidade neuronal em crianças, a maioria daquelas com lesão isquêmica apresenta sequela.

Em estudo com 90 crianças com lesão isquêmica acompanhadas por 3 anos, 60% delas apresentaram sequelas que interfeririam na vida diária e 40% tiveram boa evolução.

Em outro estudo com 123 crianças, acompanhadas por 2 anos, 37% foram normais, 20% tiveram déficit leve, 26%, moderado, e 13% evoluíram com epilepsia.

Entre os fatores preditivos de evolução desfavorável estão lesão no território da artéria cerebral média com volume acima de 10% do volume intracraniano e apresentação inicial com alteração da consciência.

MALFORMAÇÕES VASCULARES

Malformações arteriovenosas (MAV)

As MAV consistem em uma mistura de vasos sanguíneos normais e anormais e incluem quatro subtipos: MAV verdadeiras, angiomas cavernosos, angiomas venosos e telangiectasias capilares. Sua incidência é difícil de precisar. Cerca de 10% a 20% dos casos aparecem até os 20 anos de idade e mais de 45%, na terceira década de vida. Na infância, as convulsões são mais comuns do que a hemorragia, sendo geralmente parciais. A epilepsia é o primeiro achado em 20% dos casos (Murphy, 1985). Se ocorre sangramento, este pode ser intraparenquimatoso (IP), subaracnóideo (SA), intraventricular ou em mais de um local. O hematoma intracerebral está associado a sinais neurológicos focais, como hemiplegia, hemidistonia, afasia, hemianopsia ou paralisia oculomotora e aumento da PIC, podendo ser fatal. A hemorragia SA ocorre em 51% a 89% dos casos de MAV, de acordo com vários autores (Humphreys, 1982; Kelly, 1973; Mikihiko e cols., 1986) e manifesta-se por cefaleia súbita, sinais meníngeos e, algumas vezes, aumento da PIC.

As MAV são diagnosticadas por TC cerebral, RM do encéfalo ou angiografia cerebral. Na TC costuma ser encontrada alteração na densidade, e não são raras calcificações ao redor da malformação. Após o uso do contraste, a MAV é mais facilmente detectável. Os hematomas intraparenquimatosos correspondem a áreas bem delimitadas de densidade sanguínea espontânea. A hemorragia SA é detectada no espaço subaracnóideo e por meio da punção lombar. O diagnóstico pela tomografia é de 60%, comparado a 75% com as angiografias (Chuang, 1989; Norman, 1984). A RM é mais específica do que a TC e, em algumas ocasiões, demonstra a multiplicidade das lesões (Gomori e cols., 1986; Lemme-Plaghos, 1986).

A angiorressonância é útil no diagnóstico das MAV (Koelfen e cols., 1995), mas a angiografia convencional é o exame essencial para todos os pacientes com MAV provável ou suspeita, pois localiza com maior exatidão o tamanho e a área da lesão. Por outro lado, a TC e a RM mostram lesões sugestivas de hipoxia e hidrocefalia. Malformações ocultas podem causar sangramentos repetidos mesmo que a angiografia não demonstre enchimento (Ogiluy e cols., 1988).

O risco de ressangramento é de, aproximadamente, 2% a 3 % ao ano, com possível declínio da incidência após o quarto ano (Graf e cols., 1983; Wilkins, 1985). Na série de Crawford e cols. (1986), o risco 20 anos após foi de 42% para hemorragia, 29% para óbito, 18% para epilepsia e 27% para sequelas neurológicas maiores ou menores. Nos estudos em crianças, os riscos foram maiores, com 10 a 36 crianças evoluindo para o óbito 6 anos após o acidente, e a taxa de ressangramento foi de 25% em 5 anos (So, 1978). Em 132 crianças, a taxa de mortalidade foi de 25%, a qual diminuiu de 39% para 15% após a introdução da TC e a melhora do tratamento (Kondziolka e cols., 1992).

O tratamento pode ser feito por embolização, excisão e métodos estereotáxicos.

MAV da DURA

MAV da dura são raras na infância, representando 11% das MAV (Garcia-Monaco e cols., 1991b). A maioria localiza-se na região occipital-suboccipital. Os vasos mais envolvidos são o ramo da artéria tentorial da artéria carótida interna e as artérias meníngea e occipital do sistema carotídeo externo (Albright e cols., 1983; Humphreys, 1989a).

As crianças podem desenvolver hidrocefalia, macrocefalia, distensão das veias do escalpo e falência cardíaca como resultado do aumento do fluxo sanguíneo através da malformação, principalmente na criança com múltiplas fístulas (Garcia-Monaco e cols., 1991b). As MAV localizadas no tentório ou ao redor do forame magno geralmente drenam para as veias subaracnóideas, e 50% a 60% sangram (Pierot e cols., 1992). O diagnóstico é feito por meio da RM ou pela angiografia cerebral. A TC pode não mostrar a malformação dural. O tratamento é feito com a embolização ou a associação da embolização e cirurgia.

Aneurisma da veia de Galeno (VG)

A malformação (MAV) da veia de Galeno corresponde à comunicação anômala entre ramos da circulação da carótida ou vertebral e a VG. Ocorre dilatação aneurismática em virtude do aumento de pressão e da formação de fístula arteriovenosa. A manifestação clínica depende da idade da criança e da forma anatômica do aneurisma. Existem três tipos (Lasjaunias e cols., 1989b): a forma mural, na qual os ramos se abrem diretamente na VG; a forma coroidal, caracterizada por fístulas arteriovenosas múltiplas localizadas na fissura coroidal e drenando para a VG ou uma veia embrionária anômala que se dilata em razão do fluxo aumentado; e a forma parenquimatosa, caracterizada por *shunts* arteriovenosos múltiplos localizados no parênquima. No período neonatal, os sinais e sintomas são de insuficiência cardíaca congestiva. O diagnóstico é feito por USTF, que mostra dilatação da VG na área posterior do terceiro ventrículo (Gubberley e cols., 1982). Muitos pacientes têm sopro cardíaco sistólico, sopro craniano, cardiomegalia, hepatomegalia, taquicardia, desconforto respiratório e edema pulmonar. As crianças entre 1 e 15 meses de vida geralmente têm a forma mural ou parenquimatosa. O achado mais comum consiste em hidrocefalia e macrocrania com dilatação das veias do crânio. Nesses casos, a falência cardíaca não se desenvolve. O prognóstico nesse grupo é pobre, e o óbito resulta de hemorragia e aumento da PIC ou, nos estágios finais, da falência cardíaca.

Alguns pacientes apresentam sintomas apenas na fase mais tardia da vida, os quais incluem cefaleia e sinais de hemorragia intracraniana que podem estar associados a convulsões e sinais neurológicos focais. Calcificação na malformação é frequentemente observada na TC, e a arteriografia é diagnóstica. A mortalidade é de aproximadamente 50%.

Aneurismas

Os aneurismas são raros em crianças com menos de 10 anos de idade, sendo os meninos mais afetados do que as meninas. Os aneurismas podem localizar-se tanto na circulação anterior como na posteiror. A manifestação clínica inicial consiste em hemorragia subaracnóidea súbita e depressão da consciência. Alguns pacientes apresentam sinais neurológicos focais, causados por aneurismas grandes, agindo como massa intracraniana. Os nervos cranianos mais acometidos são o segundo e o terceiro nervos.

A ocorrência de aneurismas em crianças com menos de 2 anos de idade tem achados típicos (Crisostomo e cols., 1986). Em geral, eles ocorrem na artéria cerebral anterior ou na carótida interna. São usualmente maiores do que 1cm e manifestam-se por hemorragia intracraniana. Convulsões são comuns.

A cirurgia representa o tratamento definitivo dos aneurismas, e as técnicas microcirúrgicas têm reduzido muito a mortalidade e a morbidade. O tempo cirúrgico é controverso. Se o aneurisma não for removido, aproximadamente 50% dos pacientes apresentarão novo sangramento, e esse grupo tem alta incidência de déficits neurológicos graves.

SÍNDROMES NEUROCUTÂNEAS

Síndrome de Sturge-Weber

A síndrome de Sturge-Weber (SSW) caracteriza-se por mancha "vinho-do-porto" na face (*nevus* angiomatoso) e no couro cabeludo, angioma venocapilar nas meninges e angioma coroidal. É comum a ocorrência de casos de angiomas faciais sem o acometimento do SNC e sem glaucoma. O risco de envolvimento do SNC é maior nas crianças nas quais a mancha "vinho-do-porto" é bilateral, naquelas em que a mancha é unilateral, mas acomete as três divisões do nervo trigêmeo e/ou quando há acometimento ocular (Talman e cols., 1991). A região cerebral com angiomatose apresenta mudanças com gliose, calcificação e perda neuronal.

Clinicamente, manifesta-se por convulsões, hemiparesia e retardo mental. O envolvimento ocular está presente em alguns casos, com glaucoma em 30% a 48% dos pacientes e angiomas na retina e na coroide. As crises convulsivas são as principais manifestações da SSW, ocorrendo em 75% a 90% dos casos (Gilly e cols., 1977). As crises são geralmente parciais motoras, podendo evoluir para *status epilepticus*. Crises generalizadas, mioclônicas e atônicas ou espasmos infantis podem ocorrer (Arzimanoglou & Aicardi, 1992; Chevrie e cols., 1988).

A hemiplegia ocorre em um terço dos casos e se localiza no lado contralateral ao lado do nevo facial, exceto em alguns poucos pacientes nos quais a doença é bilateral (Terdjman e cols., 1990). Em geral, aparece após as primeiras convulsões e se torna mais severa com a recorrência destas.

O retardo mental está presente em 40% dos pacientes e em 70% daqueles com convulsões, sendo mais severo nas formas bilaterais.

O diagnóstico é estabelecido mediante achados característicos na TC, caracterizados por atrofia cortical, alargamento do plexo coroide do lado do angioma da pia e drenagem venosa anormal para a circulação venosa profunda (Terdjman e cols., 1990). A RM não mostra muito bem a calcificação, mas com o gadolínio o angioma da pia pode ser visto claramente (Benedikt e cols., 1993; Volg e cols., 1993), o que torna possível o diagnóstico pré-clínico nos pacientes portadores de nevos faciais aparentemente isolados e indica a extensão do angioma e a presença ou ausência de envolvimento contralateral. O raio X do crânio mostra sinal de calcificação na região parieto-occipital do tipo "em trilho", o qual, entretanto, é um sinal de aparecimento tardio, podendo estar ausente até a adolescência.

O EEG mostra redução da amplitude ou alterações paroxísticas ou ambas, envolvendo o lado acometido. Descargas bissincrônicas generalizadas podem estar presentes nos pacientes com lesão unilateral na pia (Chevrie e cols., 1988).

Existem crianças com a forma incompleta da SSW, caracterizada por epilepsia e calcificação occipital bilateral, algumas vezes associada a retardo mental progressivo e deterioração epiléptica progressiva (Gobbi e cols., 1988).

Síndrome de Rendu-Osler-Weber

Telangiectasia hemorrágica hereditária (síndrome de Rendu-Osler-Weber) é desordem familiar transmitida como autossômica dominante, caracterizada por telangiectasias múltiplas na derme, mas mucosas e visceral associadas a sangra-

TROMBOSES DOS SEIOS VENOSOS DA DURA

Trombose do seio sagital

O seio sagital drena a maioria das veias corticais da convexidade do córtex cerebral. A trombose do seio sagital ocorre frequentemente em crianças com menos de 3 anos de idade, em geral durante o primeiro ano de vida. Clinicamente, caracteriza-se por aumento da PIC, alteração do nível de consciência, irritabilidade extrema, convulsões focais ou generalizadas e déficit motor focal. Essas complicações costumam ser secundárias à trombose séptica do seio venoso sagital e ocorrem com muita frequência em neonatos. A hidrocefalia é decorrente de alteração da absorção do líquido espinal através das granulações aracnoidais e do sangue no seio. A estase venosa promove congestão vascular e do parênquima cerebral e aumento da PIC. Nas crianças maiores ocorre, clinicamente, a síndrome do pseudotumor cerebral com cefaleia e paralisia do quarto nervo craniano, com papiledema sendo muito frequente.

O diagnóstico é feito por meio da TC, que revela aumento da densidade no nível do seio, ou pela angiorressonância, que pode demonstrar mais rapidamente alteração do fluxo.

No tratamento, as medidas para diminuir a PIC são benéficas, assim como a terapia anticoagulante.

Trombose do seio lateral

A trombose do seio lateral caracteriza-se por aumento da PIC, convulsões e alteração da consciência. Em geral, ocorre mais à direita, porque o seio lateral direito é maior do que o esquerdo. Os fatores predisponentes incluem otites médias e mastoidites. O tratamento é igual ao da trombose do seio sagital, e medidas cirúrgicas podem ser necessárias, associadas às terapias da otite e da mastoidite.

Trombose do seio cavernoso

Essa trombose costuma ser secundária a meningites bacterianas e infecções da órbita, do seio paranasal e da pele das áreas malar ou periorbitária. Clinicamente, caracteriza-se por hiperemia, edema conjuntival e ptose, resultado do acometimento do terceiro nervo craniano. A proptose é secundária a congestão vascular ao redor da órbita. Oftalmoplegia segue-se ao acometimento dos nervos III, IV e VI. A trombose do seio cavernoso é uma emergência médica e exige tratamento antibiótico vigoroso e emergente, associado à corticoterapia. As terapias anticoagulantes e cirúrgicas não têm sido muito benéficas.

ABORDAGEM DAS DCV

Exames de neuroimagem

É importante a realização de exame de neuroimagem de urgência para confirmação da isquemia cerebral em virtude de inúmeras condições que podem se manifestar clinicamente como lesão isquêmica.

---

mento. As alterações neurológicas ocorrem por complicações de fístulas arteriovenosas pulmonares, como abscesso cerebral e trombose, associados a policitemia, e malformações vasculares cerebrais, como angiomas, telangiectasias, aneurismas e fístulas arteriovenosas.

Síndrome de Klipplel-Trenaunay

Essa síndrome se caracteriza por nevos hemangiomatosos na pele, que podem ser capilares ou cavernosos, hipertrofia em um membro ou no hemicorpo, incluindo tronco e face, mas frequentemente acometendo ambos os lados, e linfangiomas ou varicosidades. O retardo mental pode ocorrer em alguns pacientes com envolvimento da cabeça e da face. Macrocrania e alterações oculares são comuns. Alterações vasculares cerebrais podem estar presentes (Oyesikw e cols., 1988).

Doença de Von Hippel-Lindau

Essa síndrome consiste na associação de hemangioma cerebelar e espinal com angioblastoma retiniano, cistos pancreáticos e carcinoma renal, sendo transmitida por traço dominante com penetração de 80% a 90%. O gene tem sido mapeado no cromossomo 3p25-p26 (Latif e cols., 1993).

O diagnóstico é feito no paciente com mais de um hemangioblastoma do SNC ou como lesão isolada associada a manifestação visceral ou no paciente com manifestação da doença, se existe história familiar (Huson e cols., 1986).

Aproximadamente 20% dos pacientes com angioma retiniano desenvolvem complicações neurológicas e 40% daqueles com hemangioblastoma cerebelar têm a doença Von Hippel-Lindau (Huson e cols., 1986).

A doença se manifesta usualmente após os 10 anos de idade como complicação ocular aguda ou por síndrome da fossa posterior. Os cistos pancreáticos e renais são assintomáticos e detectados por meio de exame de imagem abdominal em três quartos dos casos (Levine e cols., 1982).

Sequência do nevo sebáceo linear

A sequência do nevo sebáceo linear, ou nevo sebáceo de Jadassohn, consiste em lesões com hiperpigmentação e hiperceratose, localizadas, de preferência, na região mediana da face, estendendo-se desde a fronte até a região do nariz, podendo afetar tronco e membros. O acometimento do SNC inclui convulsões e oligofrenia e, menos frequentemente, hidrocefalia e atrofia cortical.

Outras síndromes neurocutâneas mais raras podem estar associadas a anormalidades vasculares, e muitas delas são geneticamente determinadas. Na síndrome de Shapiro-Shulman, o nevo facial é bilateral e ocorre drenagem venosa anormal no cérebro. Sua ocorrência é provavelmente esporádica. Na síndrome de Gass (cavernoma familiar do SNC e retinianos) ocorrem angiomas cavernosos cerebrais, múltiplos em 50% dos casos, angiomas retinianos e, ocasionalmente, cutâneos.

CAPÍTULO 57 ▷ Doença Cerebrovascular na Infância e Adolescência

Existem muitas causas para o AVE nas crianças e múltiplos fatores de risco que aumentam o risco de recorrência. Portanto, os médicos devem investigar a possibilidade de fatores cardíacos, vasculares e hematológicos em todos os pacientes.

Por ser uma doença multifatorial, a investigação completa deve ser realizada mesmo que tenha sido identificado um fator de risco (Lanthier e cols., 2000). Em estudo de caso-controle em 38 crianças com doença cardíaca e lesão isquêmica foi encontrada anormalidade hemostática consistente em 10,5% dos casos e nenhuma em 100 do grupo-controle.

Na infância, a TC do encéfalo é considerada inadequada para o diagnóstico de isquemia porque a RM cerebral pode detectar isquemias muito pequenas e é mais sensível nas fases hiperagudas, particularmente com o uso da imagem por difusão no período hiperagudo (Shellhaas e cols., 2006). Além disso, a RM cerebral promove melhor visualização da fossa posterior.

As diretrizes do Royal College of Physicians (RCP) sugere que a RM deva ser realizada assim que possível após a admissão. A TC é considerada uma alternativa aceitável na fase inicial somente quando a RM não pode ser feita nas primeiras 48 horas da admissão. Nos adultos jovens, a TC ou a RM cerebral podem ser usadas na fase inicial. A RM com contraste com gadolínio pode ajudar no diagnóstico diferencial das lesões isquêmicas, mas a princípio não é necessária.

Em adição aos exames de imagem incluem-se:

- Angiorressonância (RMA) cerebral para avaliação das grandes artérias. Em alguns locais pode ser substituída pela arteriografia cerebral.
- RMA cervical para avaliação de grandes artérias extracranianas. A angiotomografia pode substituí-la, dependendo do local e da experiência do radiologista.
- RM axial T1 cervical com alta saturação para avaliação de dissecção.

Exames laboratoriais

A avaliação inicial das crianças deve incluir os seguintes exames laboratoriais:

- Eletrocardiograma.
- Hemograma completo com plaquetas.
- Eletrólitos.
- Creatinina.
- Glicose sérica.
- Tempo de protrombina e razão normalizada internacional (RNI).
- Saturação de oxigênio.
- Ecocardiograma transtorácico (ETT) para avaliação pela possibilidade de embolia inclusive *shunt* esquerdo.

Em pacientes selecionados, estudos adicionais devem ser feitos:

- Dosagem de enzimas cardíacas e troponina, em caso de suspeita de isquemia miocárdica.
- ECG, em caso de suspeita de convulsões.

- Ecocardiograma transesofágico (ETE), se o ETT não for conclusivo e houver alta possibilidade de cardioembolia.
- Monitoração com Holter nos casos de arritmia cardíaca e, particularmente, fibrilação atrial.
- Eletroforese de hemoglobina, nos casos de doença falciforme.
- Provas de função hepática.
- *Screening* toxicológico.
- Nível de álcool no sangue.
- Teste de gravidez em pacientes com possibilidade de engravidar.
- Punção lombar, em caso de suspeita de hemorragia subaracnóidea e se TC for negativa para sangue, ou na suspeita de infecção como etiologia da lesão isquêmica.
- Avaliação de hipercoagulabilidade.
- Avaliação de vasculites.

Avaliação de hipercoagulabilidade
Trombólise

Ao nascimento, as concentrações de plasminogênio plasmáticas representam aproximadamente 50% das encontradas nos adultos. Essa diminuição leva a uma lentidão da geração de plasmina e reduz os efeitos trombolíticos da estreptocinase, da urocinase e do ativador tecidual do plasminogênio recombinante (rtPA). A suplementação de plasma fresco congelado (que contém plasminogênio) aumenta a ação desses.

Nenhum estudo comparou a eficácia, a segurança e os custos desses trombolíticos em crianças. Embora a estreptocinase seja o mais barato dos três agentes, ela tem o potencial de provocar reações alérgicas e pode ser menos eficaz em crianças. O rtPA é o agente de escolha nas crianças em razão de sua baixa imunogenicidade, especificidade pela fibrina e por apresentar evidência de lise do coágulo *in vitro* mais eficaz do que a estreptocinase e a urocinase. Por esses motivos, a experiência clínica em crianças com os últimos é quase inexistente. A taxa de sucesso com a trombólise varia nas crianças, sendo relatado recentemente, em estudo prospectivo, que a infusão de rtPA por 6 horas a 0,5mg/kg/h, associada a heparina não fracionada a 10UI/kg/h, com a administração prévia de plasma fresco congelado, leva à resolução do trombo arterial em 81% das vezes.

As contraindicações são derivadas de estudos em adultos. Não existe faixa terapêutica, sendo a correlação entre as variáveis hemostáticas e a eficácia/segurança da terapia trombolítica tão fraca que não apresenta valor preditivo. Entretanto, em pacientes apresentando sangramento após o início da trombólise, a dosagem do fibrinogênio plasmático torna possível o direcionamento do tratamento. A dosagem dos produtos de degradação da fibrina e do dímero D possibilita evidenciar a presença de fibrinólise após o início do tratamento (Monagle e cols., 2008).

A base para o uso dos trombolíticos no acidente vascular encefálico isquêmico (AVE_{isq}) é que a maioria desses é causada por oclusão trombótica ou tromboembólica arterial. Estudos angiográficos ou anatomopatológicos demonstram lesões oclusivas em 80% dos pacientes com AVE_{isq}; dos 20% restantes, muitos também apresentam oclusões não detectáveis por já terem se resolvido ou por ocorrerem em vasos pequenos indetectáveis aos métodos utilizados. O grande desafio da trombólise no AVE$_{isq}$ é a pequena janela terapêutica entre o início do quadro e a infusão do medicamento. A "morte" neuronal e o infarto cerebral evoluem progressivamente de maneira tempo-dependente. A perfusão cerebral deve ser restaurada sem que tenham ocorrido lesões irreversíveis no tecido cerebral. O consenso é de que o rtPA deva ser administrado nas primeiras 3 horas após o início dos sintomas. Os estudos mais relevantes sobre o uso do rtPA em AVE$_{isq}$ adotaram como critérios de inclusão a ausência de sangramento intracraniano à TC, o início dos sintomas em menos de 180 minutos e idade maior do que 18 anos; portanto, não se devem transportar os resultados para outras faixas etárias (Albers e cols., 2008).

Avaliação de vasculite

Em caso de suspeita de vasculites, inflamações ou infecções como causa da lesão isquêmica são sugeridos os seguintes exames:

- Angiografia cerebral por subtração digital.
- Taxa de sedimentação de eritrócito e nível da proteína C reativa (PCR).
- Anticorpo antinuclear.
- Testes para imunodeficiência humana virótica (HIV).
- Testes séricos para não treponema (p. ex., VDRL ou reação rápida de plasma [RPR]). Em caso de suspeita da forma tardia da neurossífilis, realiza-se o teste de treponema sérico (p. ex., anticorpo fluorescente de absorção do treponema [FTA-ABS] ou taxa de aglutinação do *Treponema pallidum* [TPPA]).
- Punção lombar e LCR com exame de celularidade, diferencial, concentração de proteínas e teste do bacilo, podendo ser incluído o título VDRL-LCR.

Avaliação de MELAS

Quando ocorre suspeita clínica de MELAS, a avaliação inclui:

- Nível do lactato no sangue e no LRC.
- Testes genéticos moleculares (leucócitos no sangue, cultura de fibroblastos em pele, músculo esquelético, urina e/ou mucosa bucal).
- Biópsia muscular, particularmente se a avaliação genética for negativa.

Tratamento inicial

Não existe estudo randomizado controlado sobre AVE agudo em criança. Em geral, o tratamento diverge daqueles realizados em adultos em relação ao uso de anticoagulação e ao uso do ativador de plasminogênio.

Tratamento de suporte

- Manutenção das vias aéreas, respiração e circulação (ABC).
- Manutenção da normoglicemia e normotermia.
- Promover hipertensão moderada.
- Realizar frequentes avaliações neurológicas.

- Monitoração respiratória e de saturação de oxigênio; manter saturação de oxigênio acima de 95%.
- Monitoração cardíaca nas primeiras 24 horas depois da lesão, para avaliar fibrilação atrial e outras arritmias.
- Iniciar profilaxia de tromboembolia venosa com compressão pneumática para os pacientes restritos ao leito com paralisia ou diminuição da consciência.

A maioria dos pacientes com AVE$_{isq}$ deve ser posicionada no leito nas primeiras 24 horas com a cabeceira entre 0 e 15 graus. Os pacientes com AVE$_{isq}$ extensos podem ser mantidos com cabeceira a 30 graus, sempre evitando hipovolemia.

Para crianças com lesão cerebral isquêmica por vasculopatia (exceto dissecção), aterosclerose, doença lacunar ou de etiologia criptogenética, sugere-se o uso de Aspirina (3 a 5mg/kg por dia) mais do que anticoagulação.

Imunossupressão poderá ser indicada quando for confirmada vasculite inflamatória.

Para as crianças com extensa lesão em território da artéria cerebral média associada a efeito de massa, aumento da PIC, desvio de linha média e deterioração do estado de consciência, sugere-se hemicraniectomia descompressiva para salvar a vida.

PROGNÓSTICO

A mortalidade de crianças com lesão isquêmica arterial é de 0,09 por 100.000 pessoas por ano (Fullerton e cols., 2002). Um estudo realizado nos EUA registrou que a mortalidade em pacientes de 1 a 17 anos de idade hospitalizados com lesão isquêmica foi de 3,4% (Janjua e cols., 2007).

SEQUELAS

Apesar da existência da plasticidade neuronal em crianças, a maioria com lesão isquêmica apresenta sequelas.

Em estudo de 90 crianças com lesão isquêmica acompanhadas por 3 anos, 60% delas apresentaram sequelas que interferiam na vida diária e 40% tiveram boa evolução (Ganesan e cols., 2000).

Entre os fatores preditivos de evolução desfavorável estão lesão no território da artéria cerebral média com volume acima de 10% do volume intracraniano e apresentação inicial com alteração da consciência (Ganesan e cols., 1999).

REFERÊNCIAS

1. Abram, HS, Knepper LE, Warty VS, Painter MJ. Natural history, prognosis and lipid anormalidaties of idiopathic ischemic childhood stroke. J Child Neurol 1996; 11:276-82.

2. Adams HP Jr, del Zoppo G, Alberts MJ et al. Guidelines for the early management of adults with ischemic stroke: a guideline from the American Heart Association/American Stroke Association Stroke Council, Clinical Cardiology Council, Cardiovascular Radiology and Intervention Council, and the Atherosclerotic Peripheral Vascular Disease and Quality of Care Outcomes in Research Interdisciplinary Working Groups: the American Academy of Neurology affirms the value of this guideline as an educational tool for neurologists. Stroke 2007; 38:1655.

CAPÍTULO 57 ▷ Doença Cerebrovascular na Infância e Adolescência

3. Albers GW, Amarenco P, Easton JD et al. Antithrombotic and thrombolytic therapy for ischemic stroke. Chest 2008; 133:630S-669S.

4. Albright AL, Latchow RE, Price RA. Posterior dural arteriovenous malformations in infancy. Neurosurgery 1983; 13:129-35.

5. Allaart CF, Poort SR, Rosendaal FR et al. Hereditary protein C deficiency: carriers of the genetic defect have an increased risk for venous thrombotic events in symptomatic families. Lancet 1993; 341:134-8.

6. Allen JP, Imbus CE, Powars DR, Haywood LJ. Neurologic impairment induced by hyperventilation in children with sikcle cell anemia. Pediatrics 1976; 58:124-6.

7. Arruda VR, Annichino-Bizzacchi JM, Costa FF et al. Factor V Leiden (FVQ 506) is common in a Brazilian population. Am J Hematol 1993; 49:242-3.

8. Arzimanoglou A, Aicardi J. The epilepsy of Sturge-Weber syndrome: clinical features and treatment in 23 patients. Acta Neurol Scand 1992; 86 (Suppl. 140):18-22.

9. Asheson RA, Mercay D, Phillips G et al. Recurrent stroke, multiinfarct dementia in systemic lupus erythematousus associated with antiphospholipid antibodies. Ann Rheum Dis 1987; 44:605-11.

10. Balkaram B, Char G, Morris JS, Thomas PW, Serjeant GR. Stroke in a cohort study of patients with homozygous sickle cell disease. J Pediatr 1992; 120:360-6.

11. Baltimore Willians & Wilkins, 69-93.

12. Beaman KD, Gilman-Sachs A, Cifuentes D et al. Presence of multiple anti-phospholipid antibody specificities in a pediatric population. Autoimmunit 1995; 21:99-106.

13. Belman AL, Leichter CR, Moshe SL et al. Neurologic manifestations of Schoenlein-Henoch purpura: report of three cases and review of literature. Pediatrics 1985; 75:687.

14. Benedikt RA, Brown DC, Walker R et al. Sturge-Weber syndrome: cranial MR imaging with Gd-DTPA. Am J Neuroradiol 1993; 14:409-15

15. Brey RL, Hart RG, Sherman DG, Tegeler CH. Antiphospholipid antibodies and cereal ischemia in young people. Neurology 1990; 40:1190-6.

16. Carlson CB, Harvey FM, Loop J. progressive alternating hemiplegia in early childhood with basilar arterial stenosis and telangiectasia (moyamoya syndrome). Neurology 1973; 23:734.

17. Chan ACK, Veber G. Protrombotic disorders and ischemic stroke in children. Semin Pediatr Neurol 2000;7:301-8.

18. Chevrie JJ, Specola N, Arcardi J (1988).

19. Chin NC, Delong GR, Heing. Intracranial fibromuscular dysplasia in a 5-year-old child. Pediatr Neurol 1996; 14:262-4.

20. Chuang S. Vascular diseases of the brain in children. In: Edwards MSB, 1989.

21. Coll BM, Bourdette DN, Goodnight SH et al. Multiple cerebral infarctions and dementia associated with anticardiolipin antibodies. Stroke 1987; 18:1107-12.

22. Coll BM, Goodnight SH. Antiphospholipid antibodies, prethombotic states, and stroke. Current Concepts Cerebrovas Dis Stroke 1990; 25:13-8.

23. Coll BM, Goodnight SH. Hematological abnormalities in stroke. In: Adams Jr HP (eds.). Handbook of cerebrovascular diseases. New York: Marcel Dekker, Inc., 1993:191-220.

24. Cottril CM, Kaplan S. Cerebral vascular accidents in cyanotics congenital heart disease. Am J Dis Child 1973; 125:484-7.

25. Crawford PM, West CR, Chadwick DW, Shaw MDM. Arteriovenous malformations of the brain: natural history in unoperated patients.

In: Ford LM. Results of N-methyl-D-aspartate antagonists in perinatal cerebral asfhyxia therapy. Pediatr Neurol 1990; 6:363.

26. Crisostomo EA, Leaton E, Rosenblum EL. Features of intracranial aneurysms in infarto and report of a case. Dev Med Child Neurol 1986; 26:68.

27. Derksen RHWM, de Groot PG, Katerr L et al. Patients with antiphospholid antibodies and treatmant. Ann Rheum Dis 1993; 52:689-92.

28. DeVeber GA, MacGregor D, Curtis R, Mayank S. Neurologic outcome in survivors of childhood arterial ischemic stroke and sinovenous thrombosis. J Child Neurol 2000; 15:316.

29. Digre KB, Durcan FJ, Branch DW et al. Amaurosis fugax associated with antiphospholipie antibodies. Ann Neurol 1989; 25:228-32.

30. Esmon CT, Schwartz HP. An update on clinical and basic aspects of the protein C anticoagulant pathway. Trends Cardiovasc Med 1995; 5:141-8.

31. Falcon CR, Cattaneo M, Panzeri D et al. High prevalence of hyperhomocysteinemia in patients with juvenile venous thrombosis. Arterioscler Thromb 1994; 14:1080-3.

32. Fukuyama Y, Umezu R. Clinical and cerebral angiographyc evolutions of idiopatic progressiva occlusive disease of the circle of Willis ("Moyamoya"), 1985.

33. Fullerton HJ, Chetkovich DM, Wu YW et al. Deaths from stroke in US children, 1979 to 1998. Neurology 2002; 59:34.

34. Ganesan V, Hogan A, Shack N et al. Outcome after ischaemic stroke in childhood. Dev Med Child Neurol 2000; 42:455.

35. Ganesan V, Ng V, Chong WK et al. Lesion volume, lesion location, and outcome after middle cerebral artery territory stroke. Arch Dis Child 1999; 81:295.

36. Garcia-Monaco R, De Victor D, Mann C et al. Congestive cardiac manifestations from cerebracranial arterionenous shunts. Endovascular management in 30 children. Child's Nervous System 1992; 7:48-52.

37. Gilly R, Lapras C, Tominas M. Maladie de Sturge-Weber-Krabbe. Reflexions a partir de 21 cas. Pédiatrie, 32:45-64.

38. Ginsburg KS, Liang MH, Newcomer L et al. Anticardiolipin antibodies and venous thrombosis. Ann Intern Med 1992; 117:997-1002.

39. Gobbi E, Sorrenti G, Santucci M et al. Epilepsy with bilateral occipital calcifications: a benign auset progressive severity. Neurology 1988; 38:913-20.

40. Gomori JM, Grossman RI, Bilaniuk LT et al. High-field MR imaging of superficial siderosis of the central nervous system. Journal of Computer Assisted Tomography, 1995; 9:972-5.

41. Gonçalves MS, Nechtman JF, Saad SO, Costa FF, Stoming TA. Sickle cell disease in a Brazilian populations from São Paulo: a study of the beta s haplotypes. Human Heredity 1994; 44:322-7.

42. Gordon N, Isler W. Childhood moyamoya disease. Developmental Medicine and Child Neurology 1988; 31:103-7.

43. Griffin JH, Evatt B, Zimmerman TS et al. Deficiency of protein C in congenital thrombotic disease. J Clin Invest 1981; 68:1370-3.

44. Handbook of clinical neurology – Vascular disease. Amsterdam: Elsevier, 1988: 27.

45. Hess DC, Adamis RJ, Nichols FT. Valvular heart disease, antiphosplilipid antibodies and stroke. Neurology 1990; 40 (suppl):354.

46. Hoffman HJ (eds.). Cerebral vascular disease in children and adolescents. Baltimore: Willians & Wilkins, 69-93.

47. Hoffman HJ, Griebel RW. Moyamoya syndrome in children. In: Edward MSB, Hoffman HJ (eds.). Cerebral vascular disease in children and adolescents. Baltimore: Williams & Wilkins. 1989:229-247-309.

48. Humphreys RP. Infratentorial arteriovenous malfomations. In: Edwards MSD, Hoffman HJ (eds.). Cerebral vascular dise-

ase in children and adolescents. Baltimore: William & Wilkins, 1989a:309-20.

49. Humphreys RP. Surgery of the development of nervous system. Pediatrics Neurosurgery 1982:625-35.

50. Huson SM, Harper PS, Hourihan MD et al. Cerebellar haemangioblastoma and Von Hippel-Lindau disease. Brain 1986; 109:1297-310.

51. Ikeda H, Sasaki T, Yoshimoto T et al. Mapping of a familial moyamoya disease gene to chromosome 3p24.2-p26. Am J Hum Genet 1999; 64:533.

52. Ingram S, Goodnight SH, Bennett RM et al. An unusual syndrome of a devastating noninflammatory vasculopaty associated with anticardiolipin antibodies: report of two cases. Arthritis Rheum 1987; 30:1167-72.

53. Irving RM, Jones NS, et al. CT and MR imaging in lateral sinus thrombosis. J Laryngol Otol 1992; 105:693.

54. Janjua N, Nasar A, Lynch JK, Qureshi AI. Thrombolysis for ischemic stroke in children: data from the nationwide inpatient sample. Stroke 2007; 38:1850.

55. Joy JL, Carlo JL, Vélez-Borrás JR. Cerebral infarction following herpes zoster: the enlarging clinical spectrum. Neurology 1989; 39:1640-3.

56. Kelly JJ. Intracranial arteriovenous malformation in childnood. Ann Neurol 1978; 3:338-43.

57. Kirsch JR, Thaystman RT, Rogers MC. Cerebral blood flow measurement techniques in infants and children. Pediatrics 1985; 75:887.

58. Koelfen W, Wentz U, Freund M, Schultze C. Magnetic resonance angiography in 140 neuropediatric patients. Pediatr Neurol 1995; 12:31-8.

59. Kohrman MH, Huttenlocher PR. Takayasu arteritis: a treatable cause of stroke in infant. Pediatr Neurol 1986; 2:154.

60. Kondziolka D, Humphreys RP, Hoffman HJ et al. Arteriovenous malformations of the brain in children: a forty-years experience. Canadian Journal of Neurological Sciences 1992; 19:40-5.

61. Lanthier S, Carmant L, David M et al. Stroke in children: the coexistence of multiple risk factors predicts poor outcome. Neurology 2000; 54:371.

62. Lasjannias P, Lopez-Ibor L, Abanou A, Halini P. Radiological anatomy of the vascularization of cranial dural arterionenous malformations. Anatomia Clínica 1984; 6:87-99.

63. Latif F, Tory K, Gnana J et al. Identification of the Von Hippel-Lindau disease tumor suppressor gene. Science 1993; 260:1317-20.

64. Laxer RM, Dunn HH, Flodmark O. Acute hemiplegia in Kawasaki disease and infantile polyarteritis nodosa. Dev Child Neurol 1984; 26:814.

65. Lee YS, Jung KH, Roh JK. Diagnosis of moyamoya disease with transcranial Doppler sonography: correlation study with magnetic resonance angiography. J Neuroimaging 2004; 14:319.

66. Lemme-Plaghos L, Kuchearczyk W, Brant-Zawadzki M et al. MRI of angiographically occult vascular malformations. Am J Roentgenol 1986; 146:1223-8.

67. Lenine E, Collins DL, Horton WA, Schinike RN. CT screening of the abdomen in Von Hippel-Lindau disease. Am J Roentgenol 1982; 139:505-10.

68. Levine SR, Welch KMA. Antiphospholipid antibodies. Ann Neurol 1989; 26:386-9.

69. Levine SR, Welch KMA. Cerebrovascular ischemia associated with lupus anticoagulant. Stroke 1987; 18:257-63.

70. Lewis DW, Berman PH. Vertebral artery dissection and alternating hemiparesis in na adolescent. Pediatrics 1986; 78:610-13.

71. Mac Donald JT, Broun DR. Acute hemiparesis in juvenile insulin-dependent diabetes mellitus (JIDDM). Neurology 1979; 29:893-6.

72. Marciniac E, Romond EH. Impaired catalyc function of activated protein C: a new in vitro manifestation of lupus anticoagulant. Blood 1989; 74:2426-35.

73. Matthews PM, Tampieri D. Magnetic ressonance imaging shows specifice abnormalities in the Mellas syndrome. Neurology 1991; 41:1043.

74. Mehler MF. The neuro-ophthalmologic spectrum of the rostral basilar artery syndrome. Arch Neurol 1988; 45:966-71.

75. Mikihiko T et al. Surg Neurol 1986; 26:496-500.

76. Mineharu Y, Liu W, Inoue K et al. Autosomal dominant moyamoya disease maps to chromosome 17q25.3. Neurology 2008; 70:2357.

77. Mineharu Y, Takenaka K, Yamakawa H et al. Inheritance pattern of familial moyamoya disease: autosomal dominant mode and genomic imprinting. J Neurol Neurosurg Psychiatry 2006; 77:1025.

78. Monagle P, Chalmers E, Chan A et al. Antithrombotic Therapy in Neonates and Children CHEST 2008; 133:887S-968S.

79. Morales E, Pimeda C, Martrez-Lavin M. Takayasu arteritis in children. J Rheumatol 1991; 18:1081-4.

80. Murply MJ. Long-term follow-up of seizures associated with cerebral arteriovenous malformations. Results of therapy. Arch Neurol 1985; 42:477-9.

81. Nestoridi E, Buonanno FS, Jones RM. Arterial ischemic stroke in childhood: the role of plasma-phase risk factors. Curr Opin Neurol 2002; 15:139-44.

82. Norman D. Computerized tomography of cerebrovascular malformations. In: Wilson CB, Stein BM (eds.). Intracranial arterionenous malformations. Baltimore: Williams & Wilkins, 1984:105-20.

83. Ogiluy CS, Heros RC, Ojemann RE, New PF. Angiographically occult arteriovenous malformations. J Neurosurg 1988; 69:350-5.

84. Oyesi KW, NM, Gahn NH, Goldman RL. Cerebral arteriovenous fistula in the Klippel-Trenaunay-Weber syndrome. Develop Med Child Neurol 1988; 30:245-51.

85. Packer RJ, Rorke LB, Lange BJ et al. Cerebrovascular accidents in children with cancer. Pediatrics 1985; 76:194-201.

86. Paediatric Stroke Working Group. Stroke in childhood: clinical guidelines for diagnosis, management and rehabilitation. 2004. www.rcplondon.ac.uk/pubs/books/childstroke/ (Accessed on September 29, 2008).

87. Park YD, Belman AL, Kim I. Stroke in the pediatric adquired imonunodeficiency syndrome. Ann Neurol 1990; 28:303.

88. Parkinsond, Bachers G. Arteriovenous malformations. Summary of 100 consecutive supratentorial cases. J Neurosurg 1980; 53:285.

89. Pavlekrs SG, Gould RJ, Zito JL. Stroke in children. Adv Pediatr 1991; 38:151.

90. Roach ES. Etiology of stroke in children. Sem Pediatr Neurol 2000; 7:244-60.

91. Rodes CH, G, Terbrugge K et al. Multifocal dural arterionebous shunts in children. Child's Nervous System 1991 b; 7:425-31.

92. Russel DS, Rubinstein CT. Pathology of tumors of the nervous system, sth ed. Baltimore: Williams & Wilkins, 1985.

93. Schoenberg BS, Melliger JF, Shoenberg MG. Cerebrovascular disease in infantis and children. a study of incidence, clinical features, and survival. Neurology 1978; 28:763.

94. Shellhaas RA, Smith SE, O'Tool E et al. Mimics of childhood stroke: characteristics of a prospective cohort. Pediatrics 2006; 118:704.

95. Shuman RM. The molecular biology of occlusive stroke in childhood. Neurol Clin 1990; 8:553.

96. So SC. Cerebral arteriovenous malformations in children. Child's Brain 1978; 4:242-50.

97. Takenchi S, Kobayashi K, Tsuchida T. Computed tomography in moyamoya disease. J Comp Assist Tomogr 1982; 6:24-32.

98. Talmann B, Tan OT, Morelli JE et al. Location of portwine stains and the likehood of ophtalmic and/or central nervous system complications. Pediatrics 1991; 87:323-7.

99. Terdjman P, Aicardi J, Saintre-Rose C, Brunelle F. Neuroradiological findings in Sturge-Weber syndrome (SWS) and isolated pial angiomatosis. Neuropediatrics 1990; 22:115-20.

100. Terplan KL. Brain changes in newborns, infants and children with congenital heart disease in association with cardiac surgery. Addtional observations. J Neurol 1976; 212:225-36.

101. Vaarala O, Palosuo T, Kleemola M et al. Anticardiolipin response to acute infections. Clin Immunol Immunopathol 1986; 41:8-15.

102. Visudtibhan A, Visudhiphan P, Chiandranya S. Stroke and seizures as the presenting signs of pediatrics HIV infection. Pediatr Neurol 1999; 20(1):53-6.

103. Volg TJ, Stemmeler J, Bergman C et al. MR and MR angiography of Sturge-Weber syndrome. Am J Neuroradiol 1993; 14:417-25.

104. Watamable K, Megoto T, Maehara M et al. Moyamoya disease presenting with chorea. Pediatr Neurol 1990; 6:40-2.

105. Wilkins RH. Natural history of intracranial vascular malformations: a review. Neurosurgery 1985; 16:421-30.

106. Wizniter M, Masayk TJ. Cerebrovascular abnormalities in pediatric stroke: assessement using parenchymal and angiografic magnetic resonance imaging. Ann Neurol 1991; 29:585-9.

107. Yamashita Y, Abet, ohere N et al. Successful treatment of neonatal aneurysmal dilatation of vein galen: the role of prenatal diagnosis and transarterial embolization. Neuroradiology 1992; 34:457.

108. Yamauchi T, Tada M, Houkin K et al. Linkage of familial moyamoya disease (spontaneous occlusion of the circle of Willis) to chromosome 17q25. Stroke 2000; 31:930.

Seção XII

Encefalopatias Infantis Não Progressivas

58

Encefalopatia Crônica (Paralisia Cerebral)

Parte A
Paralisia Cerebral
Etiologia, Classificação e Apresentação Clínica

Luiz Fernando Fonseca ▪ Renato Pacheco de Melo ▪ Sílvia Santiago Cordeiro ▪ Maria Letícia Gambogi Teixeira

INTRODUÇÃO

A paralisia cerebral (PC) é uma encefalopatia crônica infantil que se caracteriza por distúrbios motores de caráter não progressivo, os quais se manifestam em um cérebro em desenvolvimento (antes dos 3 anos de idade), levando a distúrbios de motricidade, tônus e postura, podendo ou não se associar a déficits cognitivos e sensoriais.

Essa condição clínica foi descrita em 1843, por um ortopedista inglês, William John Little, que observou 47 crianças portadoras de rigidez espástica. Esse autor associava a etiologia dos casos descritos a fatores adversos relacionados ao nascimento. O termo PC foi introduzido, no século XIX, por Freud enquanto estudava a "síndrome de Little".[1]

INCIDÊNCIA

A incidência da PC tem se apresentado estável nos últimos anos. Com o progresso dos cuidados intensivos perinatais, a expectativa era de redução do número de casos. Contudo, com a crescente sobrevivência de recém-nascidos (RN) com muito baixo peso (< 1.500g), nos quais a incidência de PC é 25 a 30 vezes maior que nos RN a termo, as taxas de PC têm se mantido elevadas.

Em países subdesenvolvidos, considerando todos os níveis de PC, a incidência estimada é de 7:1.000 nascidos vivos.[2-6]

ETIOLOGIA

A PC é uma condição clínica de caráter não evolutivo e com múltiplas etiologias, que variam de acordo com seus subtipos.

São considerados *fatores de risco* determinantes da PC:

- **Maternos:** abortos anteriores, história familiar de malformação neurológica, principalmente se não for utilizado o ácido fólico no período da concepção, diabetes melito materno e disfunção tireoidiana.
- **Gestacionais:** DHEG, gestação múltipla, morte do outro gemelar, diabetes gestacional, classe social desfavorecida,

tentativa/ameaça de aborto, hemorragia uterina, principalmente terceiro trimestre, desnutrição fetal, apresentação fetal anômala, descolamento prematuro de placenta, baixo peso ao nascer e prematuridade.

Causas pré-natais

- Malformações cerebrais: são descritas em 10% a 20% dos casos de PC e podem estar associadas a síndromes genéticas. Citam-se, como exemplos, os distúrbios do desenvolvimento cortical (esquizencefalia [Figura 58.1], lisencefalia, hemimegalencefalia e microcefalia).[7,8]
- Infecções intrauterinas (corioamnionite).
- Infecções congênitas do sistema nervoso central (TORCHS): são responsáveis por 50% das malformações de etiologia não esclarecida.[9] Agentes infecciosos podem atravessar a barreira hematoencefálica, atingir o sistema nervoso central (SNC) e causar lesões malformativas e/ou destrutivas. Os mais comuns são: toxoplasmose, rubéola, citomegalovírus (CMV), herpes simples, sífilis e HIV (Figura 58.2).

Causas perinatais

- Encefalopatia hipóxico-isquêmica: é a causa mais frequentemente envolvida na etiopatogenia da PC, geralmente associada a sofrimento fetal agudo/asfixia neonatal.
- O padrão de distribuição das lesões no SNC é determinado, essencialmente, pela idade gestacional ao nascer. No RN pré-termo, as lesões predominam na substância branca periventricular (leucomalacia periventricular). Nos nascidos a termo, a região corticossubcortical é mais suscetível à isquemia, podendo ocorrer necrose neuronal seletiva, necrose cerebral isquêmica focal e multifocal (encefalomalacia multicística), lesão cerebral parassagital e lesões dos núcleos da base (*status marmoratus*).
- Infecções do SNC: meningoencefalite, encefalite.
- Hemorragias do SNC: no RN pré-termo, a hipoxia é responsável pela perda da autorregulação do fluxo sanguíneo cerebral. Assim, o SNC torna-se passivo às variações de pressão que desencadeiam hemorragias nos pequenos vasos da matriz germinativa subependimária (Figura 58.3).

Causas pós-natais

- Traumatismo cranioencefálico, infecções, acidentes vasculares encefálicos e lesão por afogamento.

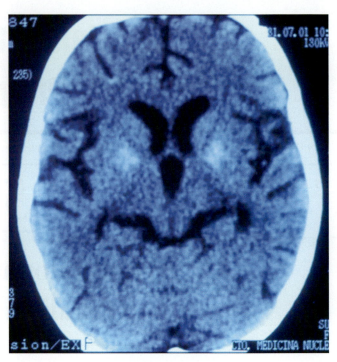

Figura 58.2 ▷ TC de encéfalo, corte axial, mostrando atrofia cerebral difusa e hiperdensidade em região de núcleos da base, em paciente com diagnóstico clínico de HIV.

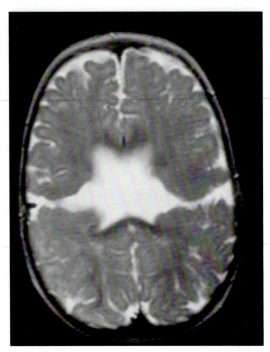

Figura 58.1 ▷ RM de encéfalo, corte axial, mostrando fenda temporal bilateral, da região subpial até os ventrículos – esquizencefalia bilateral de lábios abertos.

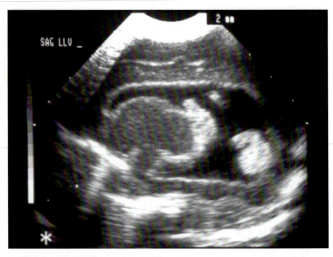

Figura 58.3 ▷ US transfontanelar, corte sagital, mostrando hemorragia intraperiventricular grau III, destacando coágulo intraventricular, assim como ventrículos dilatados.

CAPÍTULO 58 ▷ Encefalopatia Crônica (Paralisia Cerebral)

O curso natural das lesões cerebrais causadoras do quadro clínico é de duração prolongada, e elas podem evoluir, no período pós-natal, para cicatrização, atrofia, gliose e cavitação, com aspectos diferentes da lesão inicial.[10] Desse modo, alterações detectáveis no período perinatal podem evoluir para "normalização" na tomografia computadorizada (TC) de encéfalo, embora exames por ressonância magnética (RM) apresentem maior sensibilidade para detecção de tais lesões.

CLASSIFICAÇÃO

A classificação da PC deve ser determinada por meio da história clínica, avaliação física/neurológica, de acordo com o tipo e a localização da alteração motora, e se subdivide em:[4,5,10,11]

1. PC espástica: quadriplégica, hemiplégica, diplégica.
2. Discinética: coreoatetósica e distônica.
3. Atáxica.
4. Hipotônica.
5. Mista.

Essa classificação, às vezes, é complexa. Encontram-se movimentos involuntários sobrepondo formas espásticas e sinais de liberação piramidal em síndromes atáxicas. A variabilidade do quadro clínico nos primeiros anos de vida é outro fator que dificulta a classificação. Contudo, é relevante observar a importância de uma classificação com o objetivo de projetar um tratamento específico e o prognóstico.

São comuns achados de atraso do desenvolvimento neuropsicomotor, persistência dos reflexos primitivos, alterações tônico-posturais, hiper-reflexia e sinais patológicos, como Babinski.

As manifestações clínicas da PC podem mudar com a evolução da criança. Assim, o transtorno funcional vai se remodelando com o tempo, o que é determinado pelo momento em que o fator lesivo agiu no SNC e pelo processo de plasticidade neuronal. Na tentativa de adaptação à falta de controle sobre os movimentos, as fibras musculares sofrem encurtamento, com consequentes deformidades ósseas.

PC espástica

A mais frequente forma de PC é a espástica, que pode ser quadriplégica, hemiplégica ou diplégica.

Trata-se de lesão do SNC que compromete o neurônio motor superior, ou primeiro neurônio, ao longo do trato córtico-retículo-bulbo-espinal, ou trato piramidal ou voluntário, cuja lesão leva a quadros bem característicos, como espasticidade, reflexos profundos hiperativos, clônus, reflexo cutâneo plantar em extensão (sinal de Babinski), sinergismos, lentificação dos movimentos, fraqueza e atrofia muscular, contraturas e dor. A espasticidade é definida pelo aumento da resistência ao alongamento passivo, dependente da velocidade desse alongamento.[12,13]

A avaliação da espasticidade é feita pela escala de Ashworth, a mais aceita e confiável, sendo aplicada mediante a movimentação passiva das extremidades. Apesar de apresentar di-

Quadro 58.1 ▷ Escala de Ashworth

Descrição	Pontuação
Ausência de aumento do tônus	0
Leve aumento do tônus – mínima resistência à extensão máxima em movimento passivo	–1
Leve aumento do tônus – discreta resistência persiste em menos da metade em movimento passivo	+1
Aumento mais nítido do tônus, mas membro movido facilmente	2
Aumento considerável do tônus – dificuldade na movimentação passiva	3
Membro rígido na extensão e flexão	4

vergências entre níveis intermediários de PC, essa escala pode ser usada para documentar variações ao longo do tempo e determinar a resposta ao tratamento (Quadro 58.1).

Outro método adequado para avaliação da espasticidade é a goniometria, por meio da qual a espasticidade pode ser mensurada pela medida em graus de uma articulação ao se realizar um movimento de estiramento. Acredita-se, entretanto, que, independentemente desses métodos, são de suma importância a experiência, a intuição, a iniciativa e o raciocínio clínico do profissional para diagnóstico e conduta precisos.

PC espástica quadriplégica

Forma mais grave de PC espástica, caracteriza-se por acometimento significativo dos quatro membros, com aumento de tônus da musculatura flexora dos membros superiores e extensora/adutora dos membros inferiores.

- **Incidência:** 9% a 43% dos casos.[14]
- **Etiologia:** fatores pré, peri e pós-natais que causam acometimento bilateral, simétrico ou assimétrico, e extenso do encéfalo.
- **Clínica:** o grau de espasticidade é flutuante e, na grande maioria dos casos, exacerba-se durante o choro.
  - O tônus axial cervical está habitualmente diminuído.
  - Em casos extremos, a criança assume a postura em descerebração e tendência a opistótono.
  - Podem-se empregar indistintamente os termos plegia e paresia, apesar de critérios mais rígidos que sugerem plegia como ausência de movimentação ativa e paresia como diminuição.
  - Ao exame, observam-se sinais de liberação piramidal precocemente (hiper-reflexia, clônus aquileu, reflexo cutâneo plantar em extensão) e a persistência dos reflexos primitivos (Moro, marcha reflexa, *grasping* palmar e plantar), nas crianças pequenas.
  - O perímetro cefálico encontra-se diminuído e com velocidade de crescimento inferior à normal.
  - A marcha é muito dificultada pelo comprometimento muscular global.

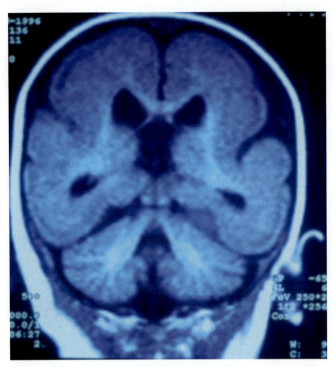

Figura 58.4 ▷ RM de encéfalo, córtex coronal, mostrando ausência das camadas superficiais do encéfalo, córtex espesso e liso (lisencefalia).

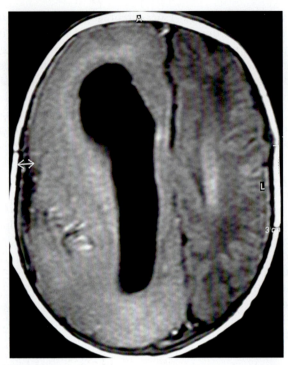

Figura 58.5 ▷ RM de encéfalo, corte axial, mostrando assimetria hemisférica, com hemisfério direito maior do que o esquerdo. Ventrículo lateral direito bem maior do que o esquerdo, associado com ausência de camadas superficiais do córtex à direita (hemimegalencefalia).

- As alterações motoras podem ser assimétricas, denotando um quadro de dupla hemiparesia, ou de quadriplegia assimétrica.
- As alterações de deglutição são secundárias ao comprometimento bilateral do trato corticobulbar (paralisia pseudobulbar) – incoordenação dos músculos orofaríngeos – e podem desencadear pneumonias aspirativas de repetição.
- A incidência de epilepsia é elevada, em torno de 66%.[15]
- Com frequência, associam-se paralisias de nervos cranianos, déficits auditivos e visuais, distúrbios do sono e irritabilidade (Figura 58.4).

PC espástica hemiplégica

Caracteriza-se por déficit motor e espasticidade unilaterais.

- **Incidência:** 25% a 40% dos casos de PC.[14]
- **Etiologia:** insultos pré-natais em 70% a 90%.[16]
- **Clínica:** em algumas crianças existe dificuldade na detecção precoce de déficit motor e na classificação.
    - As primeiras manifestações iniciam-se por volta do quarto mês de vida – preferência unilateral para alcance de objetos (maior nitidez de déficit nos membros superiores), mão mais fechada no lado comprometido (dedo cortical).
    - O envolvimento do membro inferior pode se tornar bem evidente apenas com a deambulação.
    - Existe hipertonia em flexão do membro superior comprometido e em extensão do membro inferior do mesmo lado; o pé pode estar na posição equinovara, que corresponde a uma compensação da alteração motora.
    - As sincinesias (movimento não intencional que acompanha movimento voluntário) são frequentes e tendem a persistir.
    - Alterações sensitivas são comuns e de difícil interpretação, como os déficits visuais (hemianopsias).
    - A incidência de epilepsia, geralmente crise convulsiva parcial ou focal, é elevada e se associa a déficits cognitivos.
    - O retardo mental e a dificuldade de aprendizagem podem atingir 60% dos pacientes[17] (Figura 58.5).

PC espástica diplégica

Caracteriza-se por comprometimento bilateral, frequentemente dos quatro membros, com predomínio nos membros inferiores.

- **Incidência:** 10% a 45% dos casos.[14]
- **Etiologia:** a prematuridade é considerada o fator etiológico mais comum. Existe relação direta entre o grau de prematuridade e o risco de diplegia. As lesões mais frequentes são leucomalacia periventricular (LPV) e infartos venosos hemorrágicos.
- **Clínica:** na LPV ocorre lesão nas vias piramidais (tratos dorsais e laterais) que se dirigem aos membros inferiores e se localizam mais medialmente, segundo o homúnculo de Penfield. Nos casos mais graves, o acometimento pode ser mais extenso, envolvendo, inclusive, as fibras occipitais:

- As alterações clínicas são mais evidentes no final do segundo semestre de vida, principalmente naqueles prematuros que nasceram com menos de 1.000g, com internação prolongada, complicações neonatais e em ventilação mecânica.
- Na criança prematura pode ocorrer que, aos 10 meses, ela ainda não se sente sozinha nem fique de pé com apoio, como o esperado, em razão da hipertonia de membros inferiores.
- No segundo ano de vida, a dificuldade de marcha é o principal sinal.
- Durante a marcha, há tendência a andar na ponta dos pés (em posição equina).
- Nos casos mais graves, ocorre também espasticidade dos músculos adutores, levando à "postura em tesoura".
- Os reflexos osteotendíneos são hiperativos e estão associados a clônus aquileu e a sinal de Babinski. São comuns sinais de ataxia e distonia.
- As alterações motoras podem ser assimétricas, principalmente quando associadas a infartos venosos unilaterais se sobrepondo a uma LPV.
- Em diversos prematuros existe também comprometimento dos membros superiores, o qual é de grau variável.
- A associação com estrabismo convergente é comum. Defeitos no campo visual são raros e guardam relação com a extensão da lesão peritrigonal occipital → comprometimento das radiações ópticas → déficit visual.[16]
- A incidência de epilepsia é significativamente menor que nas outras formas clínicas de PC, com boa resposta à terapêutica anticonvulsivante.[18]
- O desempenho intelectual é preservado na maioria das crianças (Figura 58.6).

Consideramos, muitas vezes na época pré-escolar (6 anos), uma avaliação psicopedagógica nos casos de crianças prematuras com menos de 1.000g que tiveram LPV, para detecção precoce de dificuldades de aprendizagem.

PC discinética

Caracteriza-se por movimentos involuntários e posturas anormais secundários a déficit da coordenação motora e alterações na regulação do tônus muscular.

- **Incidência:** 8% a 15% dos casos de PC.[19]
- **Etiologia:** lesão em núcleos da base. A incidência de fatores perinatais é maior que nas outras formas de PC, sendo os mais prevalentes a encefalopatia bilirrubínica (kernicterus) e a encefalopatia hipóxico-isquêmica (*status marmoratus*). Exames de imagem podem ser normais nesses casos, como a TC de encéfalo (67%) e a RM de encéfalo (50%).[20]
- **Clínica:** o portador dessa forma de PC apresenta dificuldade na programação e execução de movimentos voluntários, na coordenação de movimentos automáticos e na manutenção da postura advindos da ativação involuntária e simultânea da musculatura agonista e antagonista secundária à lesão dos núcleos da base. Os reflexos tendinosos são normais ou hipoativos, e o reflexo cutaneoplantar com resposta em flexão.

Existem duas formas de PC discinética: coreoatetósica e distônica.

Forma coreoatetósica

- É típica dos casos de etiologia relacionada ao kernicterus (hiperbilirrubinemia neonatal).
- Caracteriza-se por movimentos atetósicos (lentos, suaves e distais) e coreicos (rápidos, de maior amplitude e proximais), que desaparecem durante o sono e se intensificam com a irritabilidade e o choro.

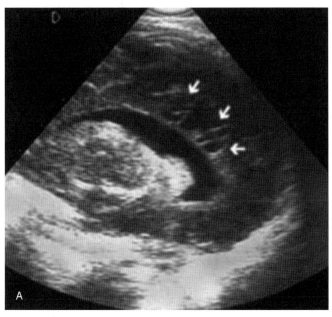
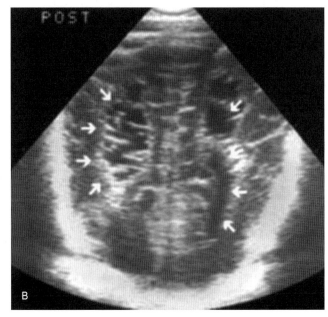

Figura 58.6 ▷ US transfontanelar, nas incidências parassagital direita e coronal posterior, mostrando formações císticas em substância branca periventricular (leucomalacia periventricular).

- A distribuição dos movimentos é simétrica, acometendo membros e, principalmente, a face, o que resulta em caretas.
- Os pacientes com kernicterus apresentam déficit auditivo neurossensorial bilateral de origem central (núcleo do nervo vestibulococlear no tronco encefálico) ou periférica (nervo vestibulococlear).[8]
- Ocorre dificuldade de articulação das cordas vocais, que se manifesta por variação no ritmo e no volume da voz.
- A inteligência é pouco acometida, sendo mais afetada nos pacientes distônicos, mas a avaliação cognitiva é dificultada em razão das limitações motoras e da fala.

Forma distônica

- Menos frequente, sua principal etiologia é a encefalopatia hipóxico-isquêmica.
- A criança assume posturas bizarras em virtude da contração sustentada que envolve o tronco e o membro.
- O diagnóstico diferencial com PC espática pode ser difícil.
- A apresentação clínica das formas discinéticas é tardia, iniciando-se por volta do sexto mês de idade, e pode não estar definida até os 2 anos.
- Os lactentes afetados são inicialmente hipotônicos (Figura 58.7).

PC atáxica

É uma forma pouco comum de PC.

- **Incidência:** 4% dos casos.[14]
- **Etiologia:** são frequentes as etiologias genéticas e pré-natais, como a encefalocele de fossa posterior contendo parte do cerebelo, que corresponde a um distúrbio da neurulação primária e ocorre em torno da quarta semana de gestação.

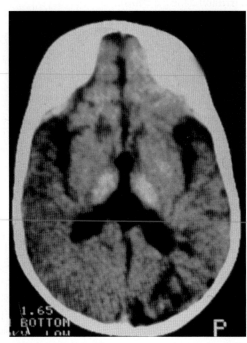

Figura 58.7 ▷ TC encefálica, corte axial, mostrando hiperdensidade talâmica bilateral, compatível com *status marmuratus*.

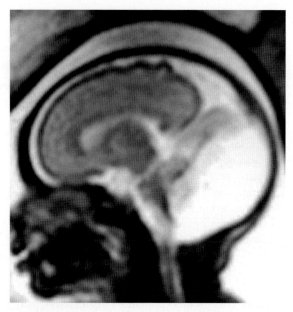

Figura 58.8 ▷ RM de encéfalo, corte sagital, mostrando diminuição acentuada de cerebelo, elevação da foice do tentório e dilatação do quarto ventrículo (malformação de Dandy-Walker).

A síndrome de Dandy-Walker também pode ser responsável pelo quadro.
- **Clínica:**
  - As manifestações precoces incluem ataxia de tronco quando sentado, dismetria, incoordenação motora, porém o quadro pode não se tornar evidente até os 2 anos de idade.
  - A marcha é dita atáxica, com base alargada. Pode não ocorrer até os 4 anos de idade, e as quedas são frequentes.
  - A fala é chamada escandida, inicialmente explosiva e, posteriormente, lenta e dividida.
  - A escrita, que exige boa coordenação motora, fica muito prejudicada.
  - Ao exame, observam-se hipotonia, tremor intencional e nistagmo, sendo os reflexos tendinosos diminuídos e, às vezes, pendulares.
  - As alterações intelectuais são frequentes, mas leves (Figura 58.8).

PC hipotônica

A PC hipotônica caracteriza-se por hipotonia que persiste além dos 2 anos de idade e não resulta de lesão primária muscular nem do neurônio motor inferior.

- **Incidência:** 1% dos portadores de PC.[19]
- **Etiologia:** heterogênea, como síndrome hipóxico-isquêmica, e fisiopatologia pouco compreendida.
- **Clínica:**
  - Diagnóstico diferencial com outras formas de PC que inicialmente apresentam hipotonia ou com doenças progressivas (leucodistrofias).
  - Ocorre sempre um atraso significativo do desenvolvimento, e a maioria dos pacientes não fica de pé nem deambula, sendo de péssimo prognóstico.[21]

PC mista

Caracteriza-se pela associação das apresentações citadas de PC, sem predomínio evidente de nenhuma delas.

• **Incidência:** 10% a 15% dos casos, podendo variar de acordo com o critério de classificação utilizado.[19]

TRATAMENTO CLÍNICO DA PARALISIA CEREBRAL

A PC é uma patologia complexa que envolve frequentemente diversas funções orgânicas. Seu tratamento é amplo, envolvendo a participação e dedicação dos profissionais de saúde, dos familiares e cuidadores. O objetivo consiste em melhorar a qualidade de vida, proporcionar maior independência à criança e iniciar a reabilitação motora e cognitiva.

O médico deve sempre ser bastante claro ao descrever as possíveis limitações, as possibilidades de melhora e reabilitação e o papel fundamental que os pais e/ou cuidadores têm no tratamento das crianças.

Ao neurologista infantil cabe a função de "coordenador" do tratamento. É o profissional responsável pelo encaminhamento, em tempo adequado, para as diversas modalidades de reabilitação, com a função de detectar as comorbidades associadas à PC, como epilepsia, disfunções gastrointestinais, déficits visuais e deformidades ortopédicas, além de gerenciar os déficits auditivos, da fala, da função intelectual e do desenvolvimento social e emocional.

A reabilitação motora e cognitiva deve ser iniciada tão logo seja possível, mesmo que o diagnóstico de PC não esteja definido. Segundo Annunciato e cols., "a reabilitação deve começar precocemente, evitando maiores falhas, procurando resgatar padrões de comportamento mais próximos da normalidade, e, para este fim, recomenda-se também a intensificação da terapia na fase inicial, em que a plasticidade cerebral é efetivamente mais intensa, embora se saiba que ela pode perdurar por anos".[22] A reabilitação será abordada em outros capítulos.

EPILEPSIA

O reconhecimento e tratamento adequados da epilepsia são de extrema importância em virtude da probabilidade de piora do quadro de base (déficits motores, cognitivos e sensoriais) e de seu impacto negativo na qualidade de vida da criança e de sua família.

A epilepsia está presente em 25% a 45% das crianças com PC, havendo grande variação de sua frequência de acordo com a classificação da PC.[5,23] É sabidamente mais comum nas formas espásticas, sobretudo entre os quadriplégicos, seguidos pelos hemiplégicos. Crianças com PC quadriplégica tendem a ter a primeira crise epiléptica mais precocemente (primeiro ano de vida). Epilepsia está presente em 79,5% das crianças gravemente comprometidas.[15] Diversos estudos mencionam uma relação significativa entre retardo mental, déficit motor e epilepsia.[15,24,25] Vargha-Khadem e cols.[24,25] relataram que, em pacientes hemiplégicos, a presença de epilepsia foi claramente associada à gravidade do déficit cognitivo. Bruck e cols.[15] encontraram alta porcentagem de retardo mental grave em pacientes quadriplégicos com epilepsia.

A epilepsia é considerada sintomática, e é provável que seja desencadeada pelo mesmo fator etiológico causador do déficit motor. O risco de desenvolvê-la está diretamente relacionado com a localização e a extensão da lesão ou desenvolvimento cortical anormal. Lesões que acometem a substância cinzenta cortical, especialmente o neocórtex (regiões frontais, centrais e temporais) e o sistema límbico, têm maior potencial epileptogênico.[26]

Todos os tipos de crises epilépticas ocorrem, mas crises parciais e generalizadas são mais comuns na maioria dos estudos. Nos hemiplégicos predominam crises parciais e nos diplégicos e discinéticos, crises generalizadas. Também podem ser encontradas síndromes epilépticas, principalmente as de West e de Lennox-Gastaut, que são mais frequentes nos quadriplégicos, assim como crises mioclônicas e atônicas, confirmando pior prognóstico da epilepsia nesse grupo.[14,24]

Estudo realizado por Kulak e cols. com 198 crianças com PC não evidenciou diferença estatisticamente significativa nas histórias gestacional e do nascimento entre crianças com e sem epilepsia. Somente a associação com baixo peso ao nascimento foi relevante nos estudos de Kulak e cols. e Curatolo e cols. Anormalidades eletroencefalográficas foram encontradas em aproximadamente 93% das crianças com PC e epilepsia e em torno de 75% daquelas sem epilepsia. Convulsões neonatais foram relacionadas a maior risco de desenvolvimento dessa doença.[24] *Status epilepticus* foi encontrado em aproximadamente 15% dos casos em diferentes estudos, na maior parte das vezes ocorrendo em quadriplégicos.[23,24]

As taxas de remissão da epilepsia na PC ainda não são bem conhecidas, entretanto é consenso que a epilepsia nesse grupo tem pior prognóstico, quando comparado às crianças sem PC. Em geral, o controle das crises é conseguido com monoterapia, mas frequentemente as crianças com PC quadriplégica necessitarão de politerapia e agentes de segunda linha para controle adequado, não se esquecendo do princípio de "nunca brincar de tratar". Alguns autores recomendam a retirada da terapia anticonvulsivante após 3 anos sem crises.[24,27]

Em casos de epilepsia refratária recomenda-se verificar a possibilidade de introdução da dieta cetogênica ou encaminhamento para serviço de cirurgia de epilepsia.

ESPASTICIDADE

A espasticidade é encontrada em até 75% das crianças com PC,[21] sendo caracterizada por aumento anormal do tônus muscular com as seguintes características: é eletiva, predominando em certos grupos musculares (flexores dos membros superiores e extensores nos membros inferiores), é elástica (grande resistência muscular à movimentação passiva no início do movimento que, depois de algum esforço, cede rápida e totalmente; posteriormente, o segmento retorna à posição original) e acompanha-se, na maioria das vezes, de hiper-reflexia profunda, reflexo cutâneo plantar em extensão, sincinesias e clônus.[28] A espasticidade diminui os movimentos e os torna ineficientes, contribuindo para a formação de contraturas e deformidades ósseas e articulares, além de causar desconforto.

O objetivo do tratamento da espasticidade consiste em propiciar maior qualidade de vida e independência nas atividades da vida diária. São metas gerais do tratamento: prevenir contraturas e deformidades, prevenir ou corrigir padrões patológicos de movimentos, melhorar o posicionamento ou a postura, melhorar as condições de marcha, facilitar a higiene, prevenir o aparecimento de dor e possibilitar o uso de órteses e confecção de gessos seriados.[26] Antes de ser iniciado o tratamento, é sempre necessário avaliar se o paciente não se beneficia de algum modo da espasticidade (p. ex., para fazer transferências da cama para cadeira de rodas, ficar de pé e até mesmo andar).[22,26]

O tratamento da espasticidade inclui fisioterapia, medicamentos orais e procedimentos invasivos (toxina botulínica, fenol, rizotomia dorsal seletiva, baclofeno intratecal).

Os medicamentos orais, que serão abordados a seguir, estão indicados somente nos casos de espasticidade generalizada e apresentam eficácia limitada. A grande maioria dos estudos envolvendo esses medicamentos foi realizada em adultos, e muitas vezes esses resultados são extrapolados para as crianças.

Medicações orais

Benzodiazepínicos

- **Ação:** efeito inibitório tanto da medula espinal como em níveis supraespinais. Efeito γ-aminobutírico mediado (aumenta a afinidade do GABA pelos receptores $GABA_A$). Ligam-se à formação reticular e em diferentes vias polissinápticas medulares. O diazepam é o mais estudado, sendo o principal e mais antigo agente usado para tratamento da espasticidade. Tem longo período de ação, com meia-vida de 20 a 80 horas; é rapidamente absorvido, atingindo o pico 1 hora após sua ingestão. Metabolização hepática.[29]
- **Efeitos colaterais:** sedação é o efeito colateral mais comum e, geralmente, é o que limita o aumento das doses para que sejam atingidos os efeitos desejados. Ataxia, fraqueza e déficit da atenção e da memória são comumente relatados. Retenção urinária e constipação intestinal têm sido relatadas. Aumento da sialorreia é queixa constante e deve-se, possivelmente, à fraqueza, afetando a postura e os movimentos antigravitários. Os benzodiazepínicos podem causar adição. Há desenvolvimento rápido de tolerância, o que pode levar à necessidade de aumentos frequentes da dose para efetividade terapêutica. Suspensão abrupta pode causar síndrome de abstinência. Quando a via enteral estiver impossibilitada, poderá ser usado diazepam intrarretal ou endovenoso para prevenir esse quadro. Sintomas de abstinência podem incluir agitação, irritabilidade, tremor, náusea, convulsões, insônia e hiperpirexia.[29,30]
- **Posologia:** a dose do diazepam em crianças é de 0,12 a 0,8mg/kg/dia (divididos em três a quatro tomadas). Com frequência, é iniciada com uma dose noturna que melhora o sono e diminui os espasmos. Fármacos alternativos mais bem tolerados pelas crianças são o clonazepam (dose inicial

de 0,01 a 0,03mg/kg/dia, divididos em duas a três tomadas, com dose máxima de 0,05mg/kg/dia) e o nitrazepam (0,2 a 1mg/kg/dose duas vezes ao dia). Efeitos colaterais indesejáveis e quase sempre limitadores incluem sedação e hipersecreção brônquica.[29,30] Após uso prolongado da medicação, a retirada deve ser feita de maneira gradual.

Baclofeno

- **Ação:** agente GABA agonista, se liga a receptores $GABA_2$ localizados na medula espinal, exercendo efeito inibitório. Rapidamente absorvido por via oral, difunde-se com dificuldade pela barreira hematoencefálica. Sua meia-vida é de 3 a 5 horas, sendo parcialmente metabolizado no fígado e grandes quantidades sendo excretadas inalteradas pelos rins. Pode ser associado com benzodiazepínicos, com bons resultados.
- **Efeitos colaterais:** quando usado por via oral, pode causar sedação, que é minimizada com o cuidado de se iniciar o tratamento com doses baixas, com aumentos lentos e graduais de acordo com a necessidade. Estudos comparando baclofeno e diazepam mostram efeito menos sedativo do baclofeno. Efeitos indesejáveis relacionados com a sedação incluem piora da função cognitiva, confusão mental e déficit de memória e atenção. Outros efeitos colaterais são hipotensão ortostática, vertigem, fraqueza e ataxia. Descontinuação aguda da medicação (oral ou intratecal) pode causar sinais e sintomas de abstinência, como aumento-rebote da espasticidade, sempre acompanhado de espasmos, alucinações, confusão, convulsões (inclusive *status epilepticus*) e elevação da temperatura. Parece não haver desenvolvimento de tolerância. Alguns autores têm relatado melhora da função vesical por reduzir a contração hiper-reflexa do esfíncter urinário.[29]
- **Posologia:** deve ser iniciada com doses baixas, em torno de 0,3mg/kg/dia. Dose-alvo: 0,5 a 2mg/kg/dia. Crianças de 2 a 7 anos: iniciar com 10 a 15mg/dia, divididos em três doses. Fazer incrementos a cada 3 dias de 5 a 15mg, não ultrapassando a dose de 40mg/dia. Maiores de 8 anos têm as mesmas orientações, porém com dose máxima de 60mg/dia.[26]

Dantrolene sódico

- **Ação:** única medicação oral que não tem ação via SNC, age como miorrelaxante, interferindo na liberação de cálcio do retículo sarcoplasmático, inibindo, desse modo, a contração muscular. Rapidamente absorvido, atinge pico de ação 3 a 6 horas após sua ingestão, com meia-vida de 7,3 horas. Tem metabolismo hepático e é excretado na urina, nas fezes e na bile.
- **Efeitos colaterais:** fraqueza muscular, crises epilépticas e hepatotoxicidade (até 0,3% de hepatite fatal em uma série). Aumento reversível das enzimas hepáticas tem sido observado. Avaliação periódica da função hepática é recomendada. Sugere-se não usá-lo associado a ácido valproico em virtude da potencialização da hepatotoxicidade.[29,30]
- **Posologia:** dose inicial de 0,5mg/kg/dose, duas vezes ao dia. Aumentar a frequência para três a quatro vezes ao dia em

CAPÍTULO 58 ▷ Encefalopatia Crônica (Paralisia Cerebral)

um intervalo de 4 a 7 dias. A dose pode chegar até 3mg/kg/dose duas a quatro vezes ao dia, com o máximo de 400mg/dia. A apresentação oral não está disponível no Brasil no momento.

A combinação de diazepam com dantrolene pode ser usada. Em estudo clínico, o dantrolene mostrou-se mais eficaz que o baclofeno na redução da espasticidade. Esse fármaco também tem sido usado em crianças com PC discinética com relatos de melhora dos espasmos e dos movimentos anormais.[30]

Alfa-2-agonistas adrenérgicos

Os agentes usados são a clonidina e a tizanidina. Não há estudos clínicos que demonstrem claramente que a tizanidina possa ser usada em crianças.[30] A apresentação transdérmica da clonidina (não disponível no Brasil) tem menos efeitos colaterais, e o uso de clonidina intratecal tem sido relatado em adultos com espasticidade secundária a lesão medular. Tizanidina é similar ao diazepam e ao baclofeno na redução do tônus muscular.[29] Em nosso serviço de Neuropediatria, não temos experiência clínica com a utilização desses medicamentos.

- **Ação:** diminuem o tônus mediante a hiperpolarização dos motoneurônios, além de estar associados com diminuição da liberação de aminoácidos excitatórios. É também reportado efeito antinociceptivo desses agentes, o que atuaria indiretamente na redução da espasticidade.
- **Efeitos colaterais:** hipotensão, náusea, vômito, sedação, depressão, hepatotoxicidade e elevação reversível das enzimas hepáticas. Em geral, inicia-se com uma dose noturna.
- **Posologia:** clonidina 0,03 a 0,05mg/kg/dia.

Toxina botulínica

O bloqueio neuromuscular químico com toxina botulínica e fenol é muito utilizado para tratamento da espasticidade.

A toxina botulínica é um método seguro e com boa tolerância. Sua administração intramuscular é um procedimento rápido e apresenta resultados evidentes após as primeiras 24 horas de aplicação. Seus efeitos são transitórios, com duração de 4 a 6 meses. O mecanismo de ação envolve a transmissão nervosa e a contração muscular, mediante a inibição da liberação de acetilcolina na placa motora.

Após aplicação da toxina botulínica, recomendam-se intensificação da reabilitação motora e uso do tutor.

MOVIMENTOS INVOLUNTÁRIOS

Os movimentos involuntários, presentes na PC discinética e descritos anteriormente, comprometem muito a qualidade de vida das crianças, sobretudo aquelas que têm cognição preservada. Podem ser tão intensos a ponto de impedir a movimentação voluntária. O tratamento medicamentoso não apresenta boa resposta clínica, e não há consenso na literatura sobre quais seriam os medicamentos de primeira es-

colha. No tratamento da distonia, os seguintes fármacos têm sido usados:

- Levodopa.
- Anticolinérgicos: biperideno, triexifenidil (dose de 5 a 20mg/dia).
- Baclofeno.
- Carbamazepina.
- Pimozide (dose de 2 a 6mg/dia).

Nos casos de distonia focal, a toxina botulínica pode ser usada e apresenta melhores resultados.[26]

DÉFICIT COGNITIVO E DE APRENDIZAGEM

Aproximadamente metade das crianças com PC apresenta déficit cognitivo.[31] A prevalência varia com o tipo de PC e aumenta consideravelmente quando epilepsia está presente. Em crianças gravemente comprometidas, quase todas apresentam retardo mental.[31] Além disso, boa parte das crianças com função cognitiva preservada apresentará déficits específicos de aprendizagem e da atenção.[32] Dificuldades comumente encontradas no processo de educação das crianças com PC consistem no comprometimento da linguagem e da coordenação motora, o que, com muita frequência, é confundido com déficit cognitivo.

O acesso a instituições de ensino, seguindo o princípio de inclusão escolar, é necessário para que as crianças com PC tenham oportunidades de socialização, aprendizado e treinamento profissionalizante. A escola deve ser sempre um ambiente que propicie à criança evolução cognitiva e emocional. Independentemente do tipo de instituição educativa, ela deve estar preparada a dar à criança condições de desenvolver ao máximo todas as suas habilidades mentais, sejam elas limitadas ou não.

São estratégias usadas para apoio das crianças com PC e dificuldades de aprendizagem e/ou adaptação ao ambiente escolar: orientação psicopedagógica, tratamento farmacológico e terapia comportamental nos casos de associação com transtorno de déficit de atenção e hiperatividade e utilização de recursos da informática (p. ex., teclados especiais, *mouses* adaptados) nas crianças com limitações gráficas.

Em nossa prática clínica, temos reavaliado com os pais de adolescentes com comprometimento motor e limitação cognitiva de discreta a moderada o momento adequado de interromper o estudo para priorizar sua independência profissional. Os cursos profissionalizantes são boa alternativa para esses pacientes.

DESORDENS NUTRICIONAIS

Mais da metade das crianças com PC tem problemas com seu peso (baixo peso ou sobrepeso) e até 25% têm comprometimento na altura final.[31] Fatores relacionados a esses déficits nutricionais são: dependência de outros para se alimentar, baixo nível socioeconômico, fatores emocionais, dificuldades de deglutição, doença do refluxo gastroesofágico (DRGE), comorbidades respiratórias e uso de medicações como anti-convulsivantes, que podem levar a sintomas gastrointestinais, comprometendo a aceitação de alimentos.[22]

O tratamento inclui adequada avaliação nutricional, adaptação da dieta às necessidades da criança e às condições da família, identificação de fatores que possam estar interferindo no apetite (dor, depressão, pirose), tratamento da DRGE e adaptação de utensílios (talheres, pratos) para que a criança consiga a máxima independência para se alimentar.[22]

Os distúrbios da deglutição são muito frequentes, e seu estudo (videodeglutograma) se faz necessário em várias situações para decisão da melhor abordagem terapêutica. Devem ser avaliados nas seguintes situações: engasgos e tosse frequentes durante a alimentação, sintomas respiratórios, como voz ruidosa e apneias, sialorreia e dificuldade de deglutição da saliva, infecções recorrentes de vias aéreas superiores e inferiores, hiper-reatividade brônquica, desnutrição, tempo de alimentação prolongado, instabilidade ou piora do tônus durante a alimentação e dificuldade na administração de alimentos.[22] A gastrostomia deve ser considerada naquelas crianças com ingestão oral insuficiente, tempo de alimentação muito prolongado (> 30 minutos) e risco de aspiração.[32] Deve ser lembrado que a gastrostomia e a cirurgia antirrefluxo são procedimentos invasivos e só devem ser realizados após falha do tratamento clínico multidisciplinar. A família quase sempre tem resistência à gastrostomia, que é vista como uma marca da deficiência da criança. Os pais devem ser orientados quanto a sua necessidade e benefícios e quanto aos riscos aos quais a criança está exposta com a alimentação via oral.

DISTÚRBIOS GASTROINTESTINAIS

Na PC, o controle da musculatura do trato gastrointestinal pode estar acometido da mesma maneira que no tronco e nos membros. Pessoas com PC têm alta incidência de DRGE e constipação intestinal consequentes à dismotilidade do trato gastrointestinal e a outros fatores de menor peso. Essas patologias frequentemente causam déficits nutricionais, desconforto e dor crônica. A DRGE está associada a problemas pulmonares agudos e crônicos, erosões dentárias e perda sanguínea, que pode causar anemia.[32] O tratamento da DRGE na PC segue as mesmas orientações da população geral. Deve-se dar realce ao posicionamento da criança durante e após as dietas. A cirurgia antirrefluxo deve ser avaliada nos casos refratários ao tratamento clínico.

A constipação intestinal, presente em até 80% dos casos, é também consequente a imobilidade da criança, dieta pobre em fibras, baixa oferta hídrica, incoordenação do esfíncter anal e da musculatura pélvica e dificuldades da criança em se posicionar no vaso sanitário.[32] O tratamento é feito com ajuste dietético (dieta laxante), massagens abdominais e adaptação do banheiro para que a criança possa ficar sozinha e à vontade. Medicações laxantes muitas vezes são necessárias. O óleo mineral deve ser evitado em virtude do risco de aspiração.[22,32]

DESORDENS GENITURINÁRIAS

Aproximadamente 25% das crianças e adolescentes com PC têm incontinência urinária primária.[32] Quadriplegia e baixa capacidade intelectual são os determinantes mais importantes. Até a idade de 6 anos, 54% dos quadriplégicos e 80% dos hemiplégicos e diplégicos alcançam a continência urinária espontaneamente. O achado de alterações no estudo urodinâmico é muito comum naqueles que mantêm a incontinência diurna aos 10 anos de idade.[31] Distúrbios geniturinários devem ser investigados sempre que houver irritabilidade inexplicada, infecções urinárias de repetição e incontinência urinária incompatível com o déficit intelectual e motor daquela criança.[32] Inicialmente, deve-se pesquisar infecção urinária e tratá-la, caso esteja presente. Estudo urodinâmico deve ser realizado após descartada infecção. A opção pelo tratamento clínico da incontinência urinária se baseia na capacidade intelectual da criança, uma vez que será necessária sua participação ativa. O tratamento inclui a prevenção de infecções, o uso de medicamentos anticolinérgicos e antiespasmódicos e cateterismo intermitente ou de demora. A oxibutinina é o anticolinérgico mais usado (dose: 0,2mg/kg/dose, duas a quatro vezes ao dia em menores de 5 anos, e 5mg/dose em duas a três tomadas diárias para maiores de 5 anos).[25]

ALTERAÇÕES VISUAIS

Anormalidades oftalmológicas estão presentes em 60% a 90% das crianças com PC e baixa acuidade visual em até 70% delas.[22,31] O exame oftalmológico nem sempre pode explicar a baixa acuidade visual, pois em grande parte dos casos há um déficit visual de origem cerebral. Crianças com insulto cerebral grave, acometimento extenso da região occipital e prematuros menores de 32 semanas têm maior risco de déficits visuais.[32] Evidências sugerem que o grau de acometimento ocular é proporcional às dificuldades cognitivas. As alterações oftalmológicas mais comuns são erros de refração, ambliopia, estrabismo e defeitos de campo visual. Uma avaliação oftalmológica completa, de preferência realizada por oftalmologista pediátrico, deve fazer parte da rotina de avaliação da criança com PC.[22]

O tratamento clínico das alterações visuais inclui o uso de auxílios ópticos (lupas, óculos), não ópticos (filtros de controle de fotofobia, bonés, viseiras) e auxílios eletrônicos (circuito fechado de TV), além da estimulação visual. Esta última deve ser realizada por equipe multidisciplinar e com a ajuda constante da família. Trata-se de um processo simples que utiliza objetos de tamanhos e formas variados, coloridos e com contraste, iluminados ou não. O programa de reabilitação visual deve ser personalizado e respeitar as potencialidades de cada criança.[22] Com a melhora visual gradativa fica evidente a evolução global do paciente; por isso, a estimulação visual deve ser orientada precocemente em toda criança com PC e baixa visão.

SEXUALIDADE

Na adolescência, as meninas devem ser encaminhadas ao ginecologista. A interrupção da menstruação com métodos hormonais deve ser avaliada nas pacientes com dificuldades motoras e/ou cognitivas para sua higiene íntima. Naquelas com vida sexual ativa, a anticoncepção é recomendada.

A sexualidade dos adolescentes com PC, muitas vezes, está exacerbada. Nos pacientes com grande limitação cognitiva e alteração de comportamento recomenda-se a utilização de medicamentos para redução da libido. Nos casos com menor comprometimento, a despeito do déficit motor, é apoiada a iniciativa de uma vida sexual ativa, após consentimento dos pais.

ALTERAÇÕES PSIQUIÁTRICAS

A depressão é muito frequente nos pacientes com PC, principalmente durante a adolescência. Deve ser avaliada a indicação de medicação antidepressiva específica. O aumento de peso pode fazer parte do quadro de depressão nessa faixa etária.

A abordagem terapêutica dos pacientes com PC será sempre individualizada, multidisciplinar, com priorização das medidas menos invasivas.

"Cada paciente deve ser tratado como único, independente de sua classe social."
Luiz Fernando Fonseca

REFERÊNCIAS

1. Freud S (1897). Infantile cerebral paralysis. Coral Gables, Fla University of Miami Press 1968, 142 (Apud Paneth, 1986).

2. Hagberg B, Hagberg G, Olow I. The changing panorama of cerebral palsy in Sweden 1954-1970. II Analysis of the various syndromes. Acta Paediatr Scand 1975; 64:193-200.

3. Hagberg B, Hagberg G, Olow I. The changing panorama of cerebral palsy in Sweden IV. Epidemiological trends 1959-78. Acta Paediatr Scand 1984; 73:433-40.

4. Hagberg B, Hagberg G, Olow I, Von Wendt L. The changing panorama of cerebral palsy in Sweden V. The birth year period 1979-82. Acta Paediatr Scand 1989; 78:283-90.

5. Hagberg B, Hagberg G, Olow I, Von Wendt L. The changing panorama of cerebral palsy in Sweden VII. Prevalence and origin in the birth year period 1987-90. Acta Paediatr Scand 1996; 85:954-60.

6. Stanley FJ. An epidemiological study of cerebral palsy in Westerns Australia, 1956-75. In: Changes in total incidence of cerebral palsy and associated factors. Dev Med Child Neurol 1979; 21:701-13.

7. Barkovich AJ. Congenital malformations of the brain. In: Barkovich AJ. Pediatric neuroimaging. 2 ed. New York: Raven Press, 1995:176-275.

8. Volpe JJ. Neuronal proliferation, migration, organization and myelinization. In: Volpe JJ. Neurology of the newborn. 3 ed. WB. Saunders Company, 1995:43-92.

9. Ingall D, Sánchez PJ, Musher DM. Syphilis. In: Remington JS, Klein JO. Infectious diseases of the fetus and newborn infant. 4 ed. New York: W.B. Saunders Company, 1995:529-64.

10. Aicardi JJ, Bax M. Cerebral Palsy. In: Aicardi et al. Diseases of the nervous system in childhood. Clinics in Developmental Medicine, 115-118, London-England: Mac Keith Press, 1992.

11. Nelson KB, Swaiman KF, Russman BS. Cerebral palsy. In: Swaiman KF (ed.) Pediatric Neurology – Principles and practice. Vol 1. St Louis: CV Mosby Company, 1994:471-88.

12. Guyton AC, Hall JE. Tratado de fisiologia médica. Rio de Janeiro: Guanabara Koogan, 1997.

13. Lance JW. What is spasticity? Lancet 1990; 335:606.

14. Piovesana AMSG. Encefalopatia crônica, paralisia cerebral. In: Fonseca LF, Pianetti G, Xavier CC. Compêndio de neurologia infantil. Rio de Janeiro: MEDSI, 2002:825-38.

15. Bruck I, Antoniuk AS, Spessatto A, Bem RS, Hausberger R, Pacheco CG. Epilepsy in children with cerebral palsy. Arq Neuropsiquiatr 2001; 59(1):35-9.

16. Aicardi J. Diseases of the nervous system in childhood. Cambridge, 1998:210-40.

17. Panteliadis C, Urânia K, Tzitiridou M, Farmaki E, Covanis T, Jacobi G. Disability in patients with congenital hemiplegia: clinical and morfological findings. Dev Med Child Neurol Suppl 2000; 42:32-3.

18. Menkes J. Child neurology. Williams & Wilkins, 2000.

19. Bishop DVM. Plasticity and specificity of language localization in the developing brain. Dev Med Child Neurol 1981; 22:251-5.

20. Piovesana AMSG, Azevedo GSA. Paralisia cerebral atetósica: etiologia, aspectos clínicos e neuroimagem. Arq Neuropsiquitr, 2000; 58(suppl II):170.

21. Miller G, Clark GD. The cerebral palsies: causes, consequences and management. Butterworth-Heinemann, 1998.

22. Fonseca L, Lima CLA. Paralisia cerebral. Rio de Janeiro: MEDSI, 2008.

23. Kwong KL, Wong SK, So KT. Epilepsy in children with cerebral palsy. Pediatr Neurol 1998; 19:31-6.

24. Kulak W, Wojciech S. Risk factors and prognosis of epilepsy in children with cerebral palsy in north-eastern Poland. Brain & Development 2003; 27:499-506.

25. Vargha-Khadem F, Issac E, Van der Werf S, Robb S, Wilson J. Development of intelligence and memory in children with hemiplegic cerebral palsy: the deleterious consequences of early seizures. Brain 1992; 115:315-29.

26. Fonseca LF, Flho JMC, Pianetti G, Filho JACV. Manual de neurologia infantil. Rio de Janeiro: Guanabara Koogan, 2006.

27. Zafeiriou DI, Kontopoulos EE, Tsikoulas I. Characteristics and prognosis of epilepsy in children with cerebral palsy. J Child Neurol 1999; 14:289-94. 23.

28. Sanvito WL. Propedêutica neurológica básica. São Paulo: Atheneu, 2005.

29. Linda EK. Pharmacotherapy of spasticity: oral medications and intrathecal baclofen. J Child Neurol 2001; 16:31.

30. Verotti A, Greco R, Spalice A, Chiarelli F, Iannetti P. Pharmacotherapy of spasticityin children with cerebral palsy. Pediatr Neurol 2006; 34:1-6.

31. Else O, Marij E, Roebrock, Hendrik JS. The epidemiology of cerebral palsy: incidence, impairments and risk factors. Disability and Rehabilitation 2006; 28(4):183-91.

32. Dodge NN. Cerebral palsy: medical aspects. Pediatr Clin North 2008 Oct 55(5).

33. Gorter WJ, Rosembaum P, Hanna SE et al. Limb distribuition, motor impairment, and functional classification of cerebral palsy. Dev Med Child Neurol 2004; 46:461-7.

34. Rosenbaum P, Paneth N et al. Proposed definition and classification of cerebral palsy. Dev Med Child Neurol 2005; 47:571-6.

35. Surveillance of cerebral palsy. Prevalence and characteristics of children with cerebral palsy in Europe. Dev Med Child Neurol 2002; 44:633-40.

Parte B — Tratamento Neurocirúrgico

José Aloysio Costa Val Filho

MANEJO DA ESPASTICIDADE NA PARALISIA CEREBRAL

A espasticidade é um sintoma comum em crianças com PC. Em algumas condições, ela pode trazer benefício e, em outras, pode ser extremamente prejudicial, necessitando tratamento agressivo. O tratamento da espasticidade é fundamentado em terapia física, medicamentos e técnicas neurocirúrgicas. O tratamento cirúrgico é reservado para aquelas formas mais severas de espasticidade, com sintomas muito intensos ou generalizados que, infelizmente, são muito comuns na PC.

O tratamento neurocirúrgico da espasticidade complementa e auxilia as diversas modalidades terapêuticas existentes para esse fim. Até 1987, quando foi difundida a rizotomia dorsal seletiva (RDS),[1] o neurocirurgião pediátrico tinha pouco contato com essas crianças. Com o advento dessa técnica, a atenção dos profissionais foi atraída para o problema e mais técnicas foram imaginadas e realizadas. A aplicação da toxina botulínica intramuscular, a própria RDS e o uso de baclofeno tecal são técnicas muito úteis no manejo da espasticidade.

ESPASTICIDADE

Segundo Albrigth: "A espasticidade pode ser mais fácil de diagnosticar do que de definir e mais fácil definir do que tratar."[2] Como definição, a espasticidade seria a resistência encontrada ao se estirar o músculo, resistência diretamente proporcional à velocidade desse movimento. É um movimento isocinético, não autossustentado, mas que pode ser alterado por fatores externos, como o estado de consciência e ansiedade.

Um diagnóstico diferencial a ser realizado é com a distonia, um movimento hipercinético, involuntário, que causa movimentos repetitivos e posturas anormais. Em 30% das crianças com PC, a espasticidade vem acompanhada por distonia. A distinção entre os dois movimentos é essencial para o tratamento correto.

A espasticidade é classificada de acordo com a região do corpo afetada: tetra ou quadriparética, di ou paraparética, hemiparética ou monoparética. Pode também ser focal, afetando o tronco, o pescoço e a musculatura orofaríngea.

A progressão natural da espasticidade leva a deformidades múltiplas, com custo extremamente alto em decorrência dos tratamentos efetuados.

FISIOPATOLOGIA

Cerca de 60% das crianças com PC desenvolvem espasticidade. A melhoria da assistência neonatal vem aumentando a incidência da PC, já que um prematuro com menos de 1.500g tem 25 vezes mais chances de desenvolvê-la.[3]

A espasticidade não costuma estar presente durante o primeiro ano de vida, tornando-se mais severa no segundo e terceiro anos, podendo haver estabilização ou até mesmo melhora a partir daí. Após essa idade, a piora dos sintomas se deve ao aparecimento da distonia e de deformidades, contraturas e rigidez.

A espasticidade é a representação clínica do aumento do tônus muscular, ou seja, a hipertonicidade. O tônus muscular é regulado pelos neurônios motores alfa e influenciado por estímulos antagônicos. Os impulsos excitatórios chegam à medula pelos neurônios Ia aferentes e liberam os neurotransmissores glutamato e aspartato. Os impulsos inibitórios são descendentes e têm origem nos gânglios da base e no cerebelo, causando liberação do neurotransmissor ácido γ-aminobutírico (GABA). O desequilíbrio entre esses impulsos inibitórios e excitatórios causaria a espasticidade, sobretudo por deficiência de GABA. É importante notar que a espasticidade de crianças difere da de adultos, tendo em vista que a lesão ocorre no encéfalo em desenvolvimento, podendo ocorrer reorganização corticoespinal e melhor distribuição entre agonistas e antagonistas. A lesão medular também difere da cerebral, uma vez que a deficiência de GABA tende a ser maior e os níveis de espasticidade, mais elevados.

Sintomas

A hipertonicidade muscular torna o músculo tenso e dolorido. Em decorrência, a criança fica fatigada e desenvolve dor, sobretudo à noite, em razão de câimbras nos membros inferiores. Esses episódios podem ser repetitivos, e o despertar, o choro e a irritabilidade são os sinais mais frequentes.

Em consequência da ação muscular constante, há grande dispêndio energético. Como, geralmente, há dificuldade de alimentação, as crianças tendem a ser magras, até mesmo subnutridas, o que aumenta as chances de ocorrência de processos infecciosos.

Com a progressão da espasticidade, ocorre deslocamento de áreas do esqueleto, sobretudo do quadril, causando sua subluxação. Posteriormente, o acetábulo pode luxar, levando à rotação interna do fêmur. A escoliose quase sempre ocorre. As contraturas musculotendíneas decorrem da imobilidade e

CAPÍTULO 58 ▷ Encefalopatia Crônica (Paralisia Cerebral)

posição viciosa de áreas específicas por alguns meses. Quando atingem um padrão fixo, não regridem com a melhora da espasticidade, necessitando de abordagem ortopédica.

A postura dessas crianças segue o padrão de acometimento dos grupos musculares: os membros inferiores, os mais afetados, adutores, flexores e rotadores internos. Assim, a postura do tetraespástico consiste na flexão dos cotovelos e punhos, postura na ponta dos pés, joelhos e quadris fletidos e rotação interna das pernas.

A progressão desses sintomas causa dificuldade de deambulação, alimentação, verbalização, cuidados e higiene. Em crianças mentalmente incapazes, podem dificultar ou mesmo impedir o cuidado pelas pessoas que as assistem.

Diagnóstico

A avaliação da espasticidade é sobretudo clínica. Não existem exames ou métodos diagnósticos capazes de quantificá-la com significado clínico. A escala de tônus muscular de Ashworth é o melhor parâmetro para sua quantificação. Fundamenta-se em achados do exame convencional, classifica o tônus de 1 a 5, sendo um excelente método para unificação da linguagem e estabelecimento de comparações entre os grupos musculares e sobre os resultados de tratamento (Quadro 58.2).

A técnica de exame deve ser sistematizada, com a criança inicialmente deitada. É necessário mover as extremidades a serem examinadas com velocidade, comparando os dois lados.

Como existe a espasticidade dinâmica, é importante o exame em movimento. O estudo da força residual é útil para a análise da necessidade de movimento.

O estudo da marcha em laboratório fornece subsídios importantes quanto ao acometimento dos diversos grupos musculares e sua interação com seus antagonistas e agonistas. É usado como base para indicar o tratamento em muitos casos.

Os exames de imagem são usados para auxiliar o diagnóstico etiológico e têm algum valor prognóstico.

O estudo radiológico do esqueleto mostra os deslocamentos do quadril e do acetábulo e a escoliose.

Tratamento

Algumas premissas são básicas e devem ser mantidas em mente sempre que se pensar em tratamento.

A primeira questão refere-se à necessidade do tratamento. A espasticidade pode auxiliar a função. Ela pode ser útil para compensar a falta de força e ajudar a deambulação de crianças paraparéticas, por exemplo. A manutenção do equilíbrio do eixo do corpo ou a postura ereta do pescoço podem ser úteis para crianças tetraparéticas verem o quadro-negro, na escola, ou assistirem à televisão. A abolição da espasticidade seria muito maléfica nessas situações.

Casos leves que não interfiram na função e que não causem posturas viciosas, contraturas ou dor podem ser deixados como estão.

A decisão de tratar deve atingir objetivos precisos, anteriormente definidos. O principal objetivo é a melhora da função, quando ela estiver sendo prejudicada pela espasticidade. O melhor exemplo é o de crianças paraparéticas com interferência na marcha.

O segundo objetivo visa ao retardo e ao aparecimento das contraturas. Evidentemente, quanto mais precoce o tratamento, maiores as chances de sua ocorrência.

Crianças com PC podem necessitar de cuidados de terceiros ou cuidar de si próprias. A espasticidade prejudica a higiene (região perineal, axilas), a locomoção e o transporte. Seu tratamento pode promover o bem-estar da criança e de seu cuidador.

O quarto objetivo a ser considerado consiste em tratar e prevenir a dor, especialmente cruel naqueles pacientes que não podem se queixar. As crianças mentalmente incapazes merecem a mesma consideração e devem ser beneficiadas pelo tratamento. Deve-se manter em mente que elas têm vida própria e, sobretudo, que sentem dor.

Esses objetivos, quando determinados, devem ser expostos e definidos com a família. Uma boa conduta consiste em questionar os familiares quanto às suas esperanças. Em geral, as expectativas são superestimadas, acreditando-se em soluções quase mágicas para os problemas da criança. A exposição dos objetivos possíveis é de responsabilidade da equipe assistente, e a decisão deve ser conjunta.

Por fim, a avaliação da criança espástica deve ser realizada por equipe multidisciplinar (Quadro 58.3). Cada profissional envolvido tem uma visão parcial do problema e tende a considerar uma solução. A análise conjunta torna possível uma ampla visão.

Tratamento médico

O tratamento médico da espasticidade deve ser sempre realizado junto ao tratamento físico. Ele é fundamentado em

Quadro 58.2 ▷ Escala de tônus musculares de Ashworth

1	Sem aumento
2	Discreto aumento, havendo resistência quando em flexão ou extensão
3	Maior aumento do tônus, dificultando movimentos ativos
4	Aumento considerável do tônus, movimentos ativos muitos difíceis
5	Parte afetada rígida em flexão ou extensão

Quadro 58.3 ▷ Equipe muldisciplinar

Neuropediatria
Ortopedista infantil
Fisiatra
Terapeutas físicos
Enfermagem
Assistente social
Neurocirurgião infantil

medicação oral, toxina botulínica intramuscular, agentes intratecais, sobretudo o baclofeno, e as rizotomias.

A terapia oral apresenta muita limitação ao uso em crianças e é indicada nas formas leves de espasticidade ou como terapia auxiliar. Os principais agentes são o baclofeno e os diazepínicos (diazepam, clonazepam). Os principais efeitos adversos são sonolência e intolerabilidade, o que dificulta a adesão ao tratamento. Como já citado, os medicamentos são usados como auxiliares a outros métodos terapêuticos. Podem ser usados, também, em casos de espasticidade inicial em crianças pequenas.

A toxina botulínica, discutida em seção à parte, é extremamente útil em caso de espasticidade segmentada em grupos musculares específicos. Sua principal limitação é a duração do efeito, de 3 a 6 meses, necessitando reaplicações. A toxina botulínica pode controlar quadros segmentares, promovendo a colocação e o uso correto de órteses, e ser o único tratamento indicado. Também é usada como ponte em crianças menores, até que atinjam idade para submeter-se a intervenções maiores, como o baclofeno tecal ou a rizotomia.

Tratamento neurocirúrgico

O tratamento neurocirúrgico da espasticidade é baseado na fisiopatologia da espasticidade. Como visto anteriormente, existe um desequilíbrio entre os impulsos excitatórios eferentes e os inibitórios aferentes, com carência relativa de GABA. Com base nessa situação, os estímulos inibitórios podem ser aumentados com a introdução de seu agonista, o baclofeno, ou com a diminuição dos impulsos exitatórios, com as rizotomias sensoriais.

Agentes intratecais

Diversos fármacos podem ser injetados no espaço intratecal para diminuição da espasticidade. A morfina apresenta boa indicação em plegias após traumatismo medular, porém é muito difícil de ser utilizada em crianças com PC.

O blaclofeno é o agente mais efetivo para essas crianças. Quando administrado no espaço intratecal, apresenta concentração muito superior à oral (quase 10 vezes maior).[10,12] Sua ação inicia-se em 2 horas, seu pico ocorre em 4 horas e desaparece 10 horas depois. Por isso, sua administração deve ser contínua. Por outro lado, em caso de efeitos adversos, o medicamento é rapidamente eliminado após cessada sua administração.

O baclofeno intratecal (BIT) foi inicialmente utilizado para espasticidade medular e posteriormente adaptado para a espasticidade de origem cerebral em adultos. Seu uso em crianças com PC é mais recente.[4-6] Atualmente, é utilizado para espasticidade tanto de origem cerebral como medular.

Segundo Albrigth, nas crianças com PC há potencial de melhora tanto nos membros superiores como nos inferiores, sendo geralmente maior nas pernas. O BIT também é útil em caso de distonia.

A melhora nos padrões espástico e distônico leva a ganho na qualidade de vida. De maneira geral, ocorre melhora nas atividades diárias, como higiene, transporte e locomoção, vestir-se, no posicionamento e mesmo na alimentação.[7]

O BIT pode ser usado em crianças mentalmente capazes e incapazes, com objetivos comuns e diferenciados. Evidentemente, em uma criança cognitivamente muito comprometida, não se espera melhora da marcha ou melhor posicionamento da mão para escrever. Entretanto, o auxílio na terapia física, na alimentação, no posicionamento, na prevenção de contraturas e luxações e na prevenção da dor é comum às duas populações.

O investimento em crianças mentalmente incapazes é uma visão mais ampla quando se estuda a espasticidade. Essas crianças sentem dor e merecem uma qualidade de vida melhor, incluindo a higiene e o transporte. Outro grupo beneficiado com o tratamento é o dos cuidadores e a família, que ganham melhor condição de trabalho e conforto.

Bomba de baclofeno

Após discussão com a equipe, definição dos objetivos com a família e decisão terapêutica pelo BIT, é necessária a realização de teste terapêutico. Por meio de punção lombar (PL), são injetados de 25 a 50 nanogramas de baclofeno. É esperada diminuição de 1 ponto na escala de Ashworth nos músculos afetados. Esse teste é apenas qualitativo, predizendo somente se o fármaco vai funcionar ou não.

A administração definitiva do BIT é feita por meio de bomba implantada no subcutâneo e ligada a um cateter na raque. O posicionamento desse cateter varia conforme o objetivo: em caso das pernas, em nível torácico; em caso dos quatro membros e distonia, mais alto.

A bomba é um mecanismo envolto em uma caixa de aço, associada a um reservatório para o medicamento, que promove sua infusão programada. Após a instalação, ela é regulada por telemetria. Sua programação torna possível a infusão de volumes muito baixos, se necessário. Possibilita, ainda, a liberação de *bolus* para momentos específicos do dia, quando a espasticidade é mais intensa. Essa programação pode ser mudada a qualquer momento pelo médico assistente. Existem dois modelos básicos, o infantil, com o reservatório de 10mL, e o adulto, com o reservatório de 18mL.

A reposição do medicamento depende da dose utilizada e geralmente ocorre a cada 3 meses. É feita percutaneamente em nível ambulatorial. A bomba funciona a bateria, e tem de ser totalmente trocada quando esta termina. Seu funcionamento é de até 7 anos, mas pode durar menos, se a bomba for muito regulada.

Um grande problema relacionado com a bomba é seu efeito estético. Causa volume acentuado no abdome, o que pode ser difícil de ser aceito, sobretudo em adolescentes.

No entanto, o maior problema dessa técnica é seu custo. A bomba é fabricada nos EUA, onde seu custo já é alto. No mercado brasileiro, o custo quase triplica, estando por volta de R$ 30.000,00 (10/2000). Além disso, soma-se o custo do BIT, também importado na forma intratecal. Cada manutenção custa cerca de R$ 1.000,00, a ser realizada trimestralmente. Desse modo, é quase impossível seu uso pela maioria absoluta da população.

A alternativa é o uso de outra bomba, em que a liberação do medicamento segue a liberação constante de gás existente em seu interior. Esse mecanismo não possibilita ajustes, necessitando a alteração do volume a ser liberado e a retirada de toda a droga, sua diluição e readministração na bomba. Seu custo representa cerca de um terço à metade do da opção anterior. Apesar de muito útil na espasticidade de origem medular e em adultos, seu uso é mais difícil em crianças com PC.

As bombas são instaladas em ambiente cirúrgico, sob controle fluoroscópico do nível do cateter raquidiano. Por ser tratar de prótese, os cuidados com a prevenção da infecção devem ser redobrados. Na vigência de processo infeccioso, é necessária a retirada de todo o mecanismo, com sua perda total.

Os efeitos para a espasticidade são imediatos e dependentes da dose a ser administrada. Como padrão, é utilizado inicialmente o dobro da dose do teste, com reajustes posteriores. O efeito na distonia pode demorar algumas semanas.

A retirada do medicamento não pode ser súbita, pois ocorre abstinência. Espasmos, febre e convulsões podem ocorrer.[7]

Efeitos adversos do BIT incluem hipotonia e retenção urinária e geralmente são manejados com diminuição da dose. Superdosagens causam hipotonia profunda e letargia e são tratadas com a suspensão do medicamento, punção lombar e suporte respiratório, se necessário. Há regressão completa dos sintomas após a suspensão do BIT em até 2 dias.

Por suas características de reversibilidade, por ser titulável e ser útil na distonia, o BIT é o padrão para o tratamento da espasticidade em PC. Entretanto, os ajustes e a manutenção constantes são fatores limitantes, a nosso ver mais importantes do que considerado por outros autores. De qualquer maneira, seu custo o torna um sonho inatingível para a maioria das nossas crianças (Quadro 58.4).

A abolição do reflexo eferente por interrupção das vias sensitivas, inibindo a liberação dos neutransmissores excitatórios, é o modelo teórico do funcionamento das rizotomias dorsais.

Ainda no século XIX, Sherington descreveu experiências em gatos em que tratava a espasticidade com rizotomias dorsais cervicais.[8] Em 1913, Foester descreveu técnica de rizotomia de L2 a SI, com preservação de L4. Apesar de eficácia clínica, a lesão total das raízes sensitivas levava a efeitos adversos importantes.[9] Em 1978, Fasano definiu as bases eletrofisiológicas para a rizotomia dita seletiva. Pelo que considerava respostas eletrofisiológicas anormais, descreveu a técnica de lesões parciais das raízes.[10] Em 1987, Peacock estabeleceu mais critérios

Quadro 58.4 ▷ Baclofeno intratecal

Vantagens	Desvantagens
Muito efetivo	Custo
Titulável	Bomba
Ação nos MMII, MMSS, tronco e pescoço	Medicamento
	Refil
Não ablativo	Reoperações
Útil na distonia	Estética

MMII: membros inferiores; MMSS: membros superiores.

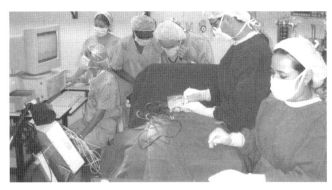

Figura 58.9 ▷ Ato cirúrgico – Neurofisiologista – Neurocirurgião – Anestesista – Enfermagem.

para essas "respostas anormais" e popularizou a técnica, que passou a ser realizada como rotina em diversos serviços da América do Norte.[11]

A rizotomia dorsal seletiva (RDS) tem grande valor em nosso meio em virtude da dificuldade de recursos para a BIT.

A RDS é uma cirurgia convencional. Após laminotomia extensa, é exposta a região da cauda equina. As raízes de L2 a SI são identificadas em seus forames de saída, bilateralmente, sendo separadas as porções sensitivas das motoras. Sob monitoração eletrofisiológica e microscopia, cada raiz sensitiva é testada e lesada conforme a resposta obtida. Atualmente, é grande a discussão com relação à validade da monitoração eletrofisiológica peroperatória como indicativo de quais raízes serão lesadas e o percentual em cada uma[12,13] (Figura 58.9).

Por ser uma técnica que não implica o uso de próteses, as complicações são semelhantes às da maioria dos procedimentos neurocirúrgicos. O uso de laminotomias, repondo as lâminas retiradas, parece diminuir a incidência de deformidades lombares. O risco maior é o de infecção de ferida cirúrgica em função da proximidade das fezes, já que a incisão chega próximo ao sulco interglúteo.

O custo da cirurgia é muito inferior, em nosso meio, ao do BIT. Após um período de convalescença de 15 a 30 dias, a criança pode reiniciar o trabalho de reabilitação. Não são necessários ajustes, troca de sistema e manutenção. Por outro lado, é um procedimento ablativo e definitivo.

A RDS está indicada tanto em crianças cognitivamente intactas como naquelas comprometidas. Por ser um método ablativo e definitivo, a espasticidade deve estar estabilizada. Dessa maneira, não está indicada antes dos 5 anos de idade. Por outro lado, o procedimento deve ser precoce o suficiente para que sejam evitadas as contraturas e deformidades esqueléticas. Como norma, a espasticidade deve superar o escore de 3 na escala de Ashworth.

A indicação mais precisa e formal é naquela criança paraparética, com força muscular preservada, e na qual a marcha é impedida pela espasticidade. Como a RDS preserva a força muscular, há ganho funcional importante.

Entretanto, uma ótima indicação é para propiciar cuidados, o que pode ser mais bem compreendido e difundido, sobretudo em nosso meio. Não é incomum depararmos com crianças tetraparéticas espásticas, cognitivamente incapazes, cuja família encontra extrema dificuldade para manejo, higie-

Quadro 58.5 ▷ Rizotomia dorsal seletiva – objetivos e critérios

	↑ Função	Cuidados
Idade	5 a 8	Não importa
Força	Boa	Não importa
Distonia	Sem	Ineficaz
Espasticidade	MMII	MMII > MMSS
Contraturas	Não intensa	Não intensa
Ashworth	3	3

MMII: membros inferiores; MMSS: membros superiores.

Quadro 58.6 ▷ Rizotomia dorsal seletiva

Custo	Ablativa
Realizável com poucos recursos tecnológicos	Irreversível
Não possibilita ajustes	Não atua em distonia
Sem efeitos colaterais	Pouca ação em MMS
Não utiliza prótese	
Baixo índice de complicações	

MMSS: membros superiores.

ne e transporte. Muitas vezes, são crianças agitadas, sobretudo à noite, por sentirem dor. A despeito de ganho funcional quase inexistente, a RDS pode levar à melhora na condição de vida da criança e de sua família. Por ter custo menor que o BIT, a indicação para esse procedimento deveria ser alargada de modo a beneficiar um número maior de crianças e suas famílias (Quadro 58.5).

A RDS é muito mais efetiva nos membros inferiores, mas também é observada ação nos superiores, tronco e marcha. É citada diminuição importante na espasticidade nas pernas, o que implica a melhoria da marcha e do equilíbrio.[1,3] Alguns trabalhos mostram a manutenção desse ganho com o passar do tempo. Como consequência, há diminuição na necessidade de procedimentos ortopédicos.[9,14]

A RDS não é efetiva no tratamento da distonia, o que representa uma desvantagem em relação ao BIT (Quadro 58.6).

CONSIDERAÇÕES FINAIS

Em virtude da melhoria dos cuidados neonatais, a incidência da PC vem aumentando em todo o mundo, pois há maior sobrevida de crianças prematuras de baixo peso e que têm seu cérebro lesado. A espasticidade é um sintoma comum em crianças com PC. Em algumas condições, ela pode trazer benefício e, em outras, pode ser extremamente prejudicial, necessitando tratamento agresssivo.

A espasticidade decorre do aumento da resistência de determinado músculo ao estiramento passivo, sendo diretamen-

te proporcional à velocidade empregada para esse estímulo. É comum afirmar que se trata de "um sintoma mais fácil de diagnosticar do que de definir e mais fácil de definir do que tratar". Pode acometer os quatro membros, os superiores ou os inferiores, ou um segmento. Em 30% dos casos, está associada à distonia.

A espasticidade na PC leva a acometimento de grupos musculares específicos, o que causa postura típica. Há predominância nos membros inferiores, flexores, adutores e rotadores internos. O não tratamento dessas posturas leva a deslocamentos do esqueleto. Como consequência, há perda de função e aumento da incapacidade em uma criança já lesada.

A escala de tônus muscular de Ashworth é um parâmetro para avaliação clínica da espasticidade.

O tônus muscular é decorrente de estímulos excitatórios aferentes, de origem muscular, mediados pelos neurotransmissores e glutamato e aspartato e estímulos inibitórios eferentes, de origem central, mediados pelo GABA. Na espasticidade, a hipertonicidade é decorrente de desequilíbrio entre esses dois sistemas, com carência de GABA por lesão central.

O tratamento da espasticidade visa prevenir o aparecimento das contraturas (devendo ser precoce), melhorar a função, promover o cuidado, a locomoção e a higiene e causar bem-estar. Pode, e deve, ser realizado nas crianças mentalmente capazes e nas incapazes. Uma visão atual consiste em oferecer o tratamento a crianças cognitivamente incapazes, melhorando sua condição de vida. Esse tratamento é realizado por meio de diversas técnicas e sempre por equipe multidisciplinar. A distonia, muitas vezes presente, confunde-se com a espasticidade e necessita de diagnóstico diferencial para seu tratamento específico.

O tratamento médico varia com a idade e o acometimento da criança. É fundamentado no uso de medicação oral, sobretudo o baclofeno. Entretanto, os efeitos terapêuticos são pequenos e os adversos, consideráveis. O uso da toxina botulínica auxilia em muito o tratamento de lesões segmentares. Por seu caráter transitório, é de grande auxílio à fisioterapia. A RDS e o uso de baclofen intratecal (BIT) são armas terapêuticas de grande valia naquelas crianças com sintoma já definido, com acometimento importante dos membros inferiores ou generalizado. Promovem a diminuição na intensidade da espasticidade, minimizando as complicações ortopédicas. O grande empecilho ao uso do BIT intratecal é seu custo. A rizotomia é uma técnica ablativa e definitiva, porém com efeito terapêutico bem definido e de custo acessível em nosso meio. A RDS pode ser realizada em número maior de crianças, e sua indicação deveria ser mais difundida.

REFERÊNCIAS

1. Abbott R, Johann-Murphy M, Shiminsky-Maher T et al. Selective dorsal rhisotomy: outcome and complications in treating spastic cerebral palsy. Neurosurgery 1993; 33:851-7.

2. Albrigth AL. Spasticity and movement disorders. In: Albrigth AI, Pollack I, Adelson D (eds.) Principles and practice of pediatric neurosurgery. New York: Thieme Medical Publishers, 1999.

3. Cahan LD, Adams JM, Perry J, Beeler LM. Instrumented gait analysis after selective dorsal rhisotomy. Dev Med Child Neurol 1990; 32:1037-43.

CAPÍTULO 58 ▷ Encefalopatia Crônica (Paralisia Cerebral)

4. Albrigth AL, Barron WB, Faick MP et al. Continuos intrathecal baclofen infusion for spasticity of cerebral origin. JAMA 1993; 270:2475-7.

5. Dralle D, Muller H, Ziersk J, Klug N. Intrathecal baclofen for spasticity. Lancet 1985; 2:1003.

6. Muller H. Treatment of severe spasticity: results of a multicenter trial conducted in Germany involving the intrathecal infusion of baclofen by an implantable drug de1ivery system. Dev Med Child Neurol l992; 34:739-45.

7. Amstrong RW, Stenibok P, Cochrane DD et al. Intratecally administered baclofen for treatment of children with spasticity of cerebral origin. J Neurosurg 1997; 87:409-14.

8. Sherrington C. Decerebrate rigidity and reflex coordination of movements. J Physiol (London) 1898; 22:319-27.

9. Chicoine MR, Park TS, Kaufmann BA. Selective dorsal rhisotomy and rates of orthopedic surgery in children with ceerebral palsy. J Neurosurg 1997; 86:34-9.

10. Fasano VA, Broggi G, Barolat-Romana GB, Sguazzi A. Surgical treatment of spasticity in cerebral palsy. Childs Brain 1978; 4:289-305.

11. Peacock WJ, Arens LJ, Bermam B. Cerebral palsy spasticity. Selective posterior rhisotomy. Pediatr Neurosci 1987; 13:61-6.

12. Stenibok P, Langill L, Cochrane DD, Keyes R. Observations on electrical stimulation of lumbrosacral nerve roots in children with and without lower limb spasticity. Childs Nervous System 1992; 8:376-82.

13. Weiss I, Schiff S. Reflex variability in selective dorsal rhisotomy. Neurosurgery 1993; 79:346-53.

14. Park TS, Vogler GP, Philips LH et al. Effects of selective dorsal rhisotomy for spastic diplegia on hip migration in cerebral palsy. Pediatr Neurosurg 1994; 20:43-9.

15. Siegfried RN, Jacobson L, Chabal C. Development of an acute withdrawal syndrome following the cessation of intrathecal baclofen in a patient with spasticity. Anesthesiology 1992; 77:1048-50.

16. Stanley FJ. Survival and cerebral palsy in low birth weight infants: implications for perinatal care. Paediatr Perinat Epidemiol 1992; 6:298-310.

Parte C — Visão do Odontólogo

Alexandre Picón Mürer ▪ Mário Sérgio Fonseca

INTRODUÇÃO

Segundo Ferrara, a análise da concepção de saúde na área física realça o aspecto de que bem-estar seria a adaptação do homem ao meio ambiente, resultando disso a saúde. O oposto, a doença, seria, por sua vez, a desadaptação e o mal-estar.[2]

Em vista disso, pode-se dizer que o paciente especial, diante do meio ambiente, necessita de cuidados apropriados para que possa sentir-se adaptado. No entanto, é curioso que esses cuidados, muitas vezes, não sejam oferecidos de maneira satisfatória, nem pelas autoridades governamentais, nem pelos profissionais de saúde e educadores.

É necessário ter consciência de que o trabalho de (re)integrar as pessoas deficientes é responsabilidade social de toda a população, não podendo os profissionais de saúde se omitir, pois é imprescindível a contribuição deles para que o deficiente conquiste seu espaço dentro da sociedade e participe ativamente de sua construção.

As pessoas portadoras de deficiência constituem parcela representativa da população brasileira (cerca de 10%) e, dentre essa parcela, destaca-se o portador de paralisia cerebral (PC), sobre o qual será dirigida a atenção odontológica nesta parte.

A odontologia para pacientes especiais, em particular para o paciente com alteração neuromotora, ainda é desafiadora, pois essa manifestação, apesar de conhecida, é bastante complexa. O cirurgião-dentista, amparado pela integração multidisciplinar e ajudado pelos familiares, pode oferecer, dentro de certas limitações, uma assistência odontológica ambulatorial.

Deve ter consciência da situação complexa e saber respeitar as limitações de ambas as partes, cirurgião-dentista e paciente, para que assim possa oferecer um tratamento satisfatório e humano.

A procura pela assistência odontológica vem acontecendo precocemente, sendo o odontopediatra o primeiro profissional a lidar com essa deficiência. Mais uma vez, salienta-se a integração com médicos, fisioterapeutas, fonoaudiólogos e psicólogos que, sem dúvida, proporcionará maior segurança ao tratamento.

CARACTERÍSTICAS BUCAIS

Dentro de um quadro clínico, segundo Correa, não existem alterações bucais específicas em portadores de PC.[1] Entretanto, alguns problemas são mais comuns ou mais graves do que em pacientes normais, como:

- maior risco de lesões cariosas;
- maior atividade cariosa;
- maior possibilidade de dentes hipoplásicos;
- alterações gengivais (gengivites/periodontites);
- má oclusão;
- respiração bucal;
- retardo na erupção dos dentes;
- deglutição atípica;
- alteração de articulação temporomandibular (ATM);

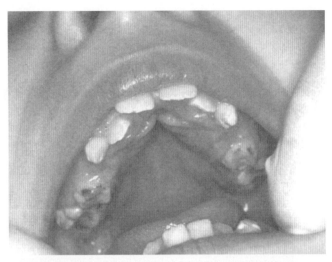

Figura 58.10 ▷ Lesões cariosas cronificadas. Criança com 8 anos, tipo espástico.

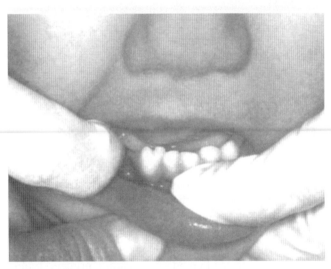

Figura 58.11 ▷ Malformação dentária – fusão do incisivo lateral inferior decíduo (hipoplasias).

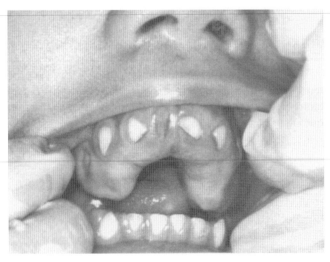

Figura 58.12 ▷ Hiperplasia gengival, paralisia cerebral – criança com 9 anos de idade.

- bruxismo;
- sialorreia;
- queilite;
- traumatismos dentários (Figuras 58.10 e 58.11).

Outros problemas característicos detectados incluem:

- protrusão lingual;
- retrusão lingual;
- palato atrésico;
- agenesias.

Com relação à incidência, tem sido encontrada em consultórios odontológicos uma incidência média de:

- espásticos: 61%;
- atetoides: 28%;
- atáxicos: 11%.

De acordo com Fourniol, no que se refere à ortodontia, notam-se particularidades em alguns tipos de deficientes neuromotores.[3] O deficiente espástico pode apresentar mordida cruzada (uni ou bilateral), definida por Classe II, divisão 2, em 65% dos casos.

Já nos atáxicos, a má oclusão pode ser variada (musculatura facial flácida).

Os atetoides apresentam mordida cruzada Classe II, divisão 1, em razão de uma hipotonia muscular facial combinada com força intraoral da língua sobre os dentes.

Hábitos bucais deletérios, como sucção dos dedos, autofagia e dieta, estão diretamente relacionados com a posição dental na arcada e a má oclusão.

DIETA

A alimentação de uma criança começa normalmente com o aleitamento materno; consequentemente, ocorrerão o desenvolvimento da sucção e o crescimento craniofacial. Porém, nos portadores de PC, essa capacidade é alterada, levando à introdução precoce de mamadeira. De acordo com Toledo, por motivos de afeto e superproteção, tem-se notado uma frequência maior de alimentação por mamadeira e uso de alimentos açucarados, acarretando uma dieta altamente cariogênica que, associada à má higiene oral, certamente levará a criança a uma alta atividade de cárie e problemas periodontais.[9]

Outro fator que deve ser considerado é que, mesmo com o desenvolvimento da criança, ela pode não ser capaz de ter uma mastigação eficiente e sua dieta continua sendo pastosa e semilíquida. Assim, a musculatura orofacial pode ficar comprometida e o resultado é a insuficiência na autolimpeza, já que não há muita participação da língua, do lábio e da bochecha, colaborando, então, para o aumento da placa bacteriana. A estimulação para mastigação de alimentos mais sólidos deve ser feita pelo profissional e orientada aos pais.

Suplementos extras de proteínas, balanceamento hídrico e reposição vitamínica podem ser necessários, visto que observações sobre a dieta dos deficientes revelam balanço negativo de água, proteínas, vitaminas A, B, C e D e cálcio.

HIGIENIZAÇÃO ORAL

Os problemas bucais, como cárie dentária e alterações periodontais, podem ser atenuados com procedimentos de higiene oral que, de certo modo, não diferem daqueles direcionados para as crianças normais. Assim, os profissionais devem orientar os pais, informando-lhes que, antes da irrupção dos dentes, o uso de gaze ou ponta de fralda embebida em água filtrada ou soro fisiológico pode, além de remover resíduos da alimentação, estimular toda a musculatura orofacial. Esses movimentos são indicados, inicialmente, antes do nascimento dos dentes decíduos. Logo após o nascimento dos primeiros dentes, os pais podem utilizar as seguintes escovas e acessórios para promover a higienização oral:

- escovas adaptadas;
- escovas elétricas;
- escovas interdentais;
- escova dental de cabo longo e cabeça pequena e macia;
- pasta dental sem fluoretos (até que a criança possa ser ensinada a expelir ou cuspir);
- fio dental auxiliado pelos passadores de fio;
- abridores de boca (canos plásticos, palito de sorvete enrolado em gaze etc.), orientados pelo cirurgião dentista para melhores visualização e higienização oral doméstica;
- posicionamento da criança, respeitando as limitações físicas presentes (de acordo com orientação do profissional) (Figura 58.13).

Em geral, os pais ou responsáveis encontram dificuldades inerentes à não colaboração da criança deficiente, incapacidade técnica e falta de conhecimento. Desse modo, é de suma importância a orientação do cirurgião-dentista, que, algumas vezes, conta com o auxílio do terapeuta ocupacional na manipulação dos artefatos de higienização ou elaboração de adaptadores para que possa conseguir uma limpeza satisfatória (Figura 58.14).

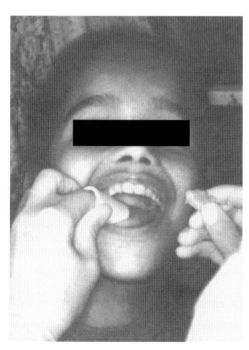

Figura 58.13 ▷ Uso de artefato tipo PVC para auxiliar a abertura da boca e a higienização.

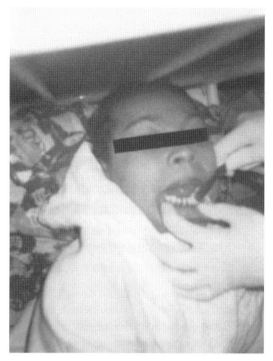

Figura 58.14 ▷ Higienização feita com escova infantil no próprio leito da criança.

MANEJO DA CRIANÇA DEFICIENTE NO CONSULTÓRIO

De maneira geral, a assistência odontológica para a criança portadora de PC não difere, em termos técnicos e filosóficos, do tratamento convencional. Entretanto, o cirurgião-dentista deve ter mais habilidade e critério com relação à abordagem do paciente e da família, na anamnese e no plano de tratamento.

Uma grande dificuldade observada para o atendimento a esses portadores está na inadequada arquitetura da maioria dos consultórios e clínicas odontológicas. De acordo com Hale e Stiefel, para que o tratamento odontológico possa ser realizado em nível ambulatorial, o cirurgião-dentista deve estar atento às barreiras arquitetônicas, procurando eliminá-las, visto que elas dificultam ou mesmo impedem o tratamento. Setenta e cinco por cento dos consultórios são inacessíveis aos excepcionais; contudo, essa porcentagem tem diminuído conforme novos consultórios vêm sendo construídos.[4]

Devem ser reservadas vagas de estacionamento perto da entrada, acessíveis ao paciente e nitidamente demarcadas.

Seria interessante que houvesse uma passagem direta e desobstruída do estacionamento até a entrada do consultório, para que as cadeiras de rodas ou macas pudessem ser levadas.

McGhay propõe que os corredores sejam feitos de material que ofereça firmeza e tração antiderrapante para as cadeiras de rodas, andadores e muletas.[7]

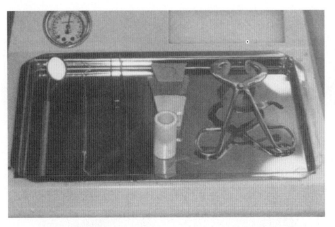

Figura 58.15 ▷ Instrumentos odontológicos utilizados no consultório: espelho, sonda, abridores de boca de borracha, PVC e tesoura (Molt).

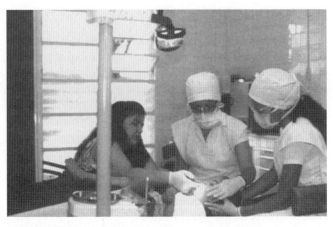

Figura 58.16 ▷ Integração multidisciplinar-fisioterapeuta posicionando a criança na cadeira odontológica.

A escadaria que leva ao consultório deve ser iluminada e ter 1,5m de largura, para possibilitar a passagem de uma cadeira de rodas. Além disso, é preciso que haja rampas com corrimão estendendo-se 30cm após a rampa, elevadores com medidas mínimas de 1,5 × 1,5m, para melhor locomoção, e porta da sala de espera com 80cm de largura. Devem ser evitadas as portas rotatórias.

No consultório, é necessário contar com materiais como sugadores de alta potência, abridores de boca, materiais clínicos e odontológicos, além de materiais de primeiros socorros para o pronto atendimento de emergências médicas. Assim, o profissional poderá evitar surpresas desagradáveis e, consequentemente, tornará o atendimento mais eficiente.

Após a definição da estrutura arquitetônica, a abordagem da família é de extrema importância, pois é com os pais que o profissional pode obter dados e informações valiosas para a conduta do tratamento. É bom lembrar que estamos tratando com um ser humano e não com uma coleção de dentes. A anamnese deve ser minuciosa, principalmente com relação à história médica do paciente. Os aspectos psicossociais são importantes para a melhor conduta odontológica. O profissional deve relacionar a saúde geral com a saúde bucal do paciente. Tem-se notado que alguns pais, não bem integrados com a deficiência do filho, ou com sentimento de culpa ou vergonha, omitem alguns dados sobre a saúde dos filhos no intuito de tornar a consulta mais simples. No entanto, graças às condições científicas, às pesquisas e aos conhecimentos médicos e de áreas afins, o cirurgião-dentista tem condições de perceber aquelas informações que não são verdadeiras.

O horário das consultas para a criança deficiente deve ser mais apropriado, pois, em alguns casos, as pessoas podem ficar constrangidas e as crianças com medo, o que pode causar expectativa ou conflito. Sugere-se que o cirurgião-dentista marque dias específicos para o atendimento e que haja intervalos maiores entre uma consulta e outra. O tempo da consulta deve ser maior, porém a atuação no deficiente deve ser a mais rápida e segura possível, exigindo habilidade do profissional.

Todas as equipes odontológicas devem contar com cirurgiões-dentistas e auxiliares capacitados não só tecnicamente, mas também em termos psicológicos, no sentido de tornar o tratamento mais eficiente.

A integração multidisciplinar com médico, psicólogo, fonoaudiólogo, fisioterapeuta e terapeuta ocupacional pode auxiliar o tratamento odontológico, pois cada área traz benefícios ao cirurgião-dentista no manejo da criança.

Em sentido mais prático, é necessário contatar formalmente as outras áreas, solicitando avaliação de cada caso, para obtenção do sucesso no tratamento odontológico.

PLANO DE TRATAMENTO

Ao definir um plano de tratamento, o cirurgião-dentista deverá seguir critérios em relação aos meios de contenção e ao tipo de deficiência neuromotora.

MÉTODOS DE CONTENÇÃO

O atendimento ao paciente portador de PC em consultório odontológico causa controvérsias para alguns profissionais no que se refere à tentativa de se efetivar um protocolo de atendimento. Os métodos de contenção, de modo geral, são largamente utilizados, podendo ocorrer em conjunto ou isolados, de acordo com cada profissional e situação. Assim, temos o descrito a seguir:

Uso da psicologia

Por ser menos "traumática", é um método que os familiares aceitam e dele participam. Em muitos casos, segundo Weddell, a PC pode afetar as funções cognitivas da criança – fala, audição, compreensão, atitudes[11] – e, desse modo, o diálogo; os atos de mostrar e fazer não têm eficácia, acarretando insucesso. Esse trabalho demanda tempo e paciência de ambos os lados: família e profissional. O uso da hipnose tem sido discutido para esse tipo de paciente, mas ainda não há conclusões precisas.

Uso da contenção física

A contenção física é um método conhecido vulgarmente por "amarrar". Atualmente, esse conceito vem sofrendo modificação graças a uma melhor explicação do profissional aos pais, que, por sua vez, acabam compreendendo o objetivo da

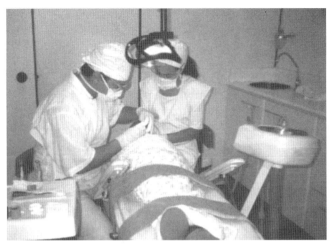

Figura 58.17 ▷ Tratamento odontológico ambulatorial utilizando pacotamento e tiras com velcro.

contenção. Em geral, esse método é mais usado em pacientes espásticos em razão de seus movimentos intempestivos e da hiperatividade, porém seu uso em outros tipos de deficiência neuromotora tem mostrado resultados satisfatórios, principalmente quanto à segurança do próprio paciente.

Antes de o profissional lançar mão da contenção física, deve pedir o consentimento formalizado dos pais, sendo, para isso, essencial a explicação do método.

Os tipos de contenção física podem ser:

- uso de lençol;
- uso de pacotamento;
- tiras com velcro;
- cintos;
- segurar o paciente manualmente (auxiliares);
- posicionadores de cabeça;
- tábua de Papoose;
- macri.

Uso de contenção química

A contenção é realizada com o auxílio de agentes farmacológicos que produzem efeitos sedativos, analgésicos ou anestésicos, dependendo de seu emprego. Nesse caso, é muito importante o cirurgião-dentista interar-se com o médico responsável, questionando-o sobre as interações medicamentosas, visto que alguns pacientes já tomam medicamentos controlados.

Na contenção química, incluem-se a sedação consciente ou não e a anestesia geral. Destacaremos a sedação. Em odontologia ambulatorial, têm sido usados fármacos como:

- midazolam;
- diazepam;
- hidrato de cloral;
- prometazina.

Os efeitos desejáveis para o atendimento odontológico incluem:

- sonolência, diminuição dos movimentos intempestivos;
- diminuição do tônus muscular (força);
- maior relaxamento mandibular;
- interação medicamentosa com anestésicos locais;
- manutenção dos reflexos de tosse e enjoo.

A administração deve ser feita pelo menos 45 minutos antes da consulta, devendo os pais ser orientados quanto aos efeitos e à duração do medicamento, preferencialmente por escrito. Quando a criança não adormece, nem sempre o procedimento é considerado malsucedido, pois pode haver saldo positivo nos efeitos desejáveis.

Além disso, a monitoração (oxímetro de pulso, medidas da pressão, batimentos cardíacos, respiração) deve ser acompanhada criteriosamente, segundo a Academia Americana de Odontopediatria, de 5 em 5 minutos. A posição na cadeira e o uso de sugadores de alta potência são essenciais para melhorar a ventilação e evitar que o paciente engasgue ou degluta qualquer tipo de material.

POSICIONAMENTO NA CADEIRA DA CRIANÇA PORTADORA DE PARALISIA CEREBRAL

O paciente espástico, segundo Fourniol, é sensível a toques, principalmente metálicos, jatos de ar e água.[3] O posicionamento na cadeira é na posição de Buda, ou seja, os pacientes devem ficar sentados com os braços fletidos na altura do cotovelo e as mãos voltadas para dentro, podendo qualquer modificação dessa posição desencadear um reflexo com movimentos desordenados. Ao movimentar a cabeça, deve-se ter o cuidado de ser o mais vagaroso possível, a fim de evitar uma resposta reflexa exacerbada. A cabeça deve estar fletida para a frente.

As contenções física e química podem ser usadas isoladamente ou em associação.

O uso de abridores de boca como artefatos de PVC ou borracha, abridores tipo tesoura (Mout), palitos envolvidos em gaze e fita crepe é de extrema importância, pois protege o profissional e o paciente de traumatismos e expõe o campo a ser trabalhado, mantendo a boca aberta. Evidentemente, os auxiliares ajudarão nesse procedimento, assim como na aspiração por meio de sugadores.

Quanto aos atáxicos, o posicionamento na cadeira é mais cômodo, principalmente na posição horizontal. Alguns ruídos, como o de uma caneta de alta rotação, queda de instrumental ou ultrassom, podem causar nervosismo e tontura. O condicionamento psicológico é de primeira escolha, e medicamentos podem ser usados para atenuar a ansiedade.

Em se tratando dos atetoides, a cadeira não poderá estar posicionada na horizontal, e o encosto deverá ter uma inclinação de cerca de 45 graus, em virtude do comprometimento da faringe, da laringe e da musculatura diafragmática, o que prejudica a respiração e a deglutição. Reflexos de tosse, por exemplo, são fracos, podendo ocorrer facilmente acidentes com aspiração. Quanto à contenção física, não foram observados problemas; entretanto, deve-se tomar cuidado para não "apertar" em demasia a região do tórax e do abdome, o que dificulta a respiração. A sedação geralmente está contraindicada, pois pode diminuir ainda mais os reflexos, aumentando o risco cirúrgico.

CONTROLE QUÍMICO DA PLACA

O controle mecânico da placa bacteriana pode proporcionar, na maioria dos casos, excelentes resultados, visto que sua desorganização acarreta o equilíbrio agente-hospedeiro. Sabe-se, porém, que o deficiente neuromotor às vezes não é capaz de efetuar esse procedimento em virtude das situações já abordadas. Nesse momento, o controle químico deve ser considerado pelo cirurgião-dentista como coadjuvante para o controle da placa.[6] Segundo Manoel e Vander Ouderaa, várias são as formas dos agentes antiplacas para uso doméstico: enxaguatórios, dentifrícios, géis fluoretados, irrigadores, fio, goma de mascar, pastilhas e cápsulas.[10]

Em paralisados cerebrais têm sido usados, principalmente, géis e irrigadores, em razão da facilidade de manuseio pelos pais.

O agente antiplaca mais estudado e usado é a clorexidina, um antisséptico orgânico carregado positivamente, capaz de reduzir os índices de placa e gengival. Porém, não é descartada a possibilidade de uso de antisséptico fenólico sem carga (Listerine®) ou de cloreto de cetilpiridíneo (Cepacol®), os quais também reduzem significativamente a placa. A conscientização e a frequência de uso deverão ser seguidas de acordo com as orientações do cirurgião-dentista. Estudos realizados por Lang e cols. constataram que houve maior redução de gengivites em crianças que usaram a clorexidina diariamente por um período de tempo mais extenso.[5] A clorexidina pode apresentar efeitos não desejáveis, como descoloramento dentário (ou manchas) e alteração do paladar (temporária).

Os responsáveis devem tomar cuidado durante a aplicação do produto em crianças portadoras de deficiência neuromotora, pois a concentração alcoólica dessas substâncias pode variar em até 25% e, se não for removido o excesso durante a aplicação, a criança poderá engolir, podendo ocorrer intoxicação ou interações medicamentosas com os medicamentos utilizados por ela, como os anticonvulsivantes.[8]

O cirurgião-dentista pode lançar mão desses produtos em nível ambulatorial em concentrações maiores, podendo utilizar géis ou vernizes, com ou sem moldeira, dependendo da gravidade do caso, e intercalar a frequência da dosagem para um tratamento terapêutico mais eficaz.

Outro meio usado para limpeza dos dentes e gengivas consiste na utilização do peróxido de hidrogênio a 3% (água oxigenada 10 vol.) diluído com água filtrada na proporção de 1:3. Essa limpeza poderá ser feita com gaze, pano ou fralda embebida nessa solução recém-preparada. Sua atuação é decorrente da liberação de oxigênio, que atua principalmente sob bactérias anaeróbicas, promovendo efeitos bactericida, antisséptico e antimicrobiano.

FLUORETO TÓPICO

Levando em consideração que o deficiente neuromotor apresenta alto risco de cárie por sua história de dieta mais pastosa e má higienização bucal, além de outros fatores já citados, o emprego de fluoretos deve ser instituído pelo profissional o mais precocemente possível dentro de cada situação.

Não há dúvidas sobre a eficácia do fluoreto em reendurecer e remineralizar o esmalte dental. Deve ser lembrado, porém, que o flúor é um medicamento, e deve-se ter consciência de sua aplicação e frequência. Solução de fluoreto de sódio a 0,2% pode ser recomendada aos pais para utilização em casa todos os dias. Está indicado o uso de cotonetes ou gaze embebidos em pequenas quantidades da solução, passando sobre a superfície dentária, podendo o excesso ser removido com pano ou gaze seca e tomando-se o cuidado de não deixar a criança engolir o fluoreto. Esse procedimento deve ser feito uma vez por dia, à noite, antes de o paciente dormir. No consultório odontológico, o profissional pode usar gel ou solução fluoretada, além de vernizes fluoretados.

O tratamento odontológico dos pacientes portadores de PC é possível em nível ambulatorial, não descartando, de maneira alguma, as indicações do atendimento sob anestesia geral.

Independentemente do tipo de atendimento a ser realizado, o importante é a integração multidisciplinar e familiar. O melhor tratamento instituído será feito com a finalidade de promover a saúde e resguardar a vida do paciente. Todos os procedimentos odontológicos realizados devem contar com o acompanhamento constante do cirurgião-dentista, a fim de manter uma boa saúde bucal desses pacientes.

REFERÊNCIAS

1. Corrêa MS, Nahas P. Odontopediatria na primeira infância. São Paulo: Santos, 1998:652.

2. Ferrara FA et al. Medicina de la comunidad. 2 ed. Buenos Aires: Intermédica, 1976:3-6.

3. Fourniol AF. Pacientes especiais e a odontologia. São Paulo: Santos, 1998:380-8.

4. Hale J, Snow M, Stiefel DJ. Providing office accessibility to the disabled patient. J Dent Hand 1977; 3.

5. Lang NP, Brecx Me. Chlorexidine digluconate – an agent for chemical plaque control and prevention of gengival inflamation. J Periodont R e S 1986; 16(Suppl):74-89.

6. McDonald RE, Avery DR. Odontopediatria. 6 ed. Rio de Janeiro: Guanabara Koogan, 1995:187-9.

7. McGhay RM. A simple headrest for patients confined to wheel chairs. J Prosthet Dent 1980; 44.

8. Selbst AM, Demaio JG, Boenning, D. Mouthwash poisoning. Clin Pediatr 1985; 24:162-3.

9. Toledo OA. Odontopediatria – Fundamentos para a prática clínica. São Paulo: Panamericana, 1986.

10. Van der Ouderaa FJG. Anti-plaque agents: rationale and prospects for prevention of gengivites and periodontal disease. J Clin Periodontol 1991; 18:447-54.

11. Weddel JA et al. Problemas odontológicos da criança deficiente. In: McDonald RE, Avery DP. Odontopediatria. 6 ed. Rio de Janeiro: Guanabara Koogan, 1991:399-401.

59

Tratamento Ortopédico
Toxina Botulínica

César Luís Andrade Lima

INTRODUÇÃO

O objetivo principal do tratamento ortopédico e da reabilitação da criança com paralisia cerebral (PC) é proporcionar maior nível funcional com melhora da qualidade de vida.

O tratamento é multidisciplinar, e é papel da equipe avaliar, descobrir e conseguir proporcionar à criança o máximo de função e adaptação. Sabe-se que nenhuma criança com PC chega a ser perfeitamente normal, mas o descaso no tratamento pode prejudicá-la gravemente. O tratamento é demorado, penoso para a família e dispendioso para as instituições, mas ensina aos pais o significado das palavras paciência e persistência. Não é incomum, na primeira entrevista, encontrar pais com dificuldade de entender o diagnóstico, com dificuldade de aceitação do diagnóstico, e da própria criança, tentando estabelecer graus diferentes de culpa sobre a causa da doença. A revolta e a projeção da culpa sobre terceiros, especialmente sobre médicos, são uma constante. Por último, a família está sempre à espera e à procura de respostas mágicas para a reabilitação da criança. Essas situações podem ser de difícil resolução e orientação, mas, nesses casos, a família tem de ser tratada com a criança porque, sem sua participação, o tratamento está fadado ao insucesso. A doença é familiar, e as forças negativas têm de ser transformadas em positivas para o bem da criança. Consequentemente, fazem parte da orientação médica minimizar a ansiedade e abordar o problema com realidade, mas nunca ocultar detalhes ou mentir sobre a gravidade e as dificuldades da situação.

O tratamento ortopédico da criança portadora de PC inicia-se com a determinação de sua capacidade restante.

Entende-se por capacidade restante tudo aquilo que a doença não afetou e que permitirá, portanto, a reabilitação em termos de independência física, educação, participação na comunidade e profissão. A observação que se segue à determinação da capacidade restante avalia de maneira sumária o desenvolvimento motor e a capacidade que a criança tem de usar as mãos, controlar o pescoço, o tórax, a bacia, os membros inferiores, a visão, a audição, a fala e o intelecto, estabelecendo o potencial de reabilitação. Estabelecido o potencial de reabilitação, o passo seguinte consiste na avaliação ortopédica propriamente dita, que consta de um exame dinâmico do aparelho locomotor e de um exame passivo. Esse exame deve ser feito com a criança tranquila, em ambiente calmo, amplo e com a presença dos pais, para que ela se sinta segura. Ele deve ser delicado e repetido porque, muitas vezes, em um primeiro contato, não se consegue uma observação detalhada.

No exame dinâmico, observam-se a postura de pé, a marcha, se presente, os movimentos que a criança faz e as limitações e adaptações secundárias às deformidades.

No exame passivo, observam-se a amplitude dos movimentos, os encurtamentos tendinosos e a limitação que a espasticidade oferece aos movimentos. No exame passivo, consegue-se uma determinação clara das deformidades e de sua interferência sobre as demais articulações. A repercussão de uma deformidade sobre a função de outras articulações fere o conceito da unidade motora, segundo o qual as articulações funcionam de maneira harmônica e sincrônica. A perda da função de uma articulação leva à criação de movimentos compensatórios nas demais articulações. Esse déficit funcional será total ou parcial, dependendo da gravidade da deformidade primária e do aparecimento de alterações secundárias. Sabe-se que as deformidades se instalam, na maioria das vezes, em uma sequência predeterminada de eventos, que se inicia com desequilíbrio muscular, que vai levar a articulação a uma permanência prolongada em uma mesma posição. Seguem-se alterações degenerativas das fibras musculares, encurtamentos tendinosos, diminuição da amplitude de movimentos, alterações capsuloligamentares e, finalmente, deformidade óssea. A deformidade que se instalou, associada à contração simultânea de músculos agonistas e antagonistas, determinada por mau funcionamento do controle motor, vem agravar ainda mais a situação. Do ponto de vista fisiológico, passa a haver um gasto de energia e de consumo de oxigênio muito grande para pouca execução do movimento, com correspondente prejuízo da função.

O tratamento tem de contemplar todos esses fatores de uma só vez e levar à melhora da função com menor consumo de oxigênio e gasto de energia.

O tratamento precoce da criança com PC está sempre indicado, porque previne o aparecimento de deformidades e evita os movimentos compensatórios indesejáveis. O trabalho da equipe multidisciplinar, principalmente da fisioterapia, assume papel de maior importância. A execução do movimento na posição correta e os alongamentos estimulam o crescimento muscular, e o uso de órteses previne o desenvolvimento de deformidades. Saliente-se aqui que as órteses não corrigem deformidades instaladas, mas previnem seu aparecimento, mantêm a correção conseguida e/ou melhoram o padrão do movimento, principalmente durante as fases da marcha.

No tratamento da espasticidade, o ortopedista, como membro da equipe multidisciplinar, exerce importante função em dois segmentos. São eles:

a. Bloqueio neuromuscular com a toxina botulínica tipo A.
b. Correção cirúrgica de deformidades.

Bloqueio neuromuscular com a toxina botulínica tipo A

Deformidades secundárias à espasticidade em crianças com PC podem aparecer, apesar do tratamento fisioterápico e do uso de órtese. Essas deformidades podem se tornar fixas, se seu tratamento for negligenciado. Bloqueios neuromusculares têm sido usados por mais de 30 anos na tentativa de melhorar a função, promover o tratamento de fisioterapia e o uso de órtese e atrasar ou evitar um procedimento cirúrgico.

Inicialmente, bloqueios neuromusculares eram feitos com álcool a 45° e fenol. Essas aplicações mostraram-se inadequadas por apresentarem complicações, como dor intensa, fibrose muscular e lesão nervosa permanente, além dos inconvenientes da anestesia geral ou sedação que o procedimento exige.

A toxina botulínica, usada pela primeira vez no tratamento do estrabismo, tem se mostrado um bloqueador neuromuscular prático, seguro e potente.

A toxina botulínica tipo A é uma proteína produzida pela bactéria anaeróbica *Clostridium botulinum*. A ingestão dessa toxina, mesmo em pequenas quantidades, produz uma doença paralisante rara e, algumas vezes, fatal, que é conhecida desde o final do século XVIII. Atualmente, sabe-se que a bactéria produz sete toxinas sorologicamente distintas, catalogadas por ordem alfabética de A a G.[5]

A injeção intramuscular de toxina botulínica, sem anestesia, produz na criança com PC graus variáveis de denervação muscular química, o que promove a redução da espasticidade e melhora da função. O uso dessa substância parece mudar a história natural dos pacientes com PC e da instalação de deformidades. Ela tende a controlar a atividade anormal dos músculos, sem destruir as terminações nervosas e as funções neuromusculares. A toxina age ligando-se à terminação nervosa, interferindo no mecanismo da acetilcolina e produzindo uma denervação funcional do músculo (Hambleton & Moon). Os efeitos produzidos pela aplicação da toxina têm duração variável. O tempo médio de duração é de 4 a 6 meses, mas, segundo Eames e cols., os efeitos podem permanecer por até 12 meses em casos de injeção em gastrocnêmios de pacientes hemiplégicos.

Uma vez que os efeitos tenham desaparecido, a aplicação pode ser repetida. Embora a presença de anticorpos não tenha sido documentada,[4] observa-se que em alguns casos, depois da segunda ou terceira aplicação, os efeitos são de menor intensidade ou simplesmente não aparecem. Recomenda-se que o intervalo entre as aplicações da toxina seja de, no mínimo, 3 meses, exatamente para impedir a formação dos anticorpos.

A injeção da toxina botulínica é bem tolerada, os efeitos colaterais são mínimos, e a resposta da musculatura é dose-dependente. Aconselha-se uma dosagem de 8 a 10UI/kg por grupo muscular. Os efeitos da aplicação começam a ser observados após 72 horas, e o resultado é mais bem observado depois de 2 a 3 semanas. Os procedimentos fisioterápicos de suporte devem ser reiniciados o mais breve possível e intensificados de acordo com cada caso, assim como a indicação de órteses.

Correção cirúrgica de deformidades

A indicação primária para o tratamento cirúrgico é a correção de deformidades estabelecidas ou em fase de instalação que não estejam sendo contidas pela fisioterapia ou pelo bloqueio neuromuscular. As deformidades, mesmo que pequenas, na criança com PC devem ser corrigidas porque têm grande repercussão funcional, e o tratamento pode impedir e prevenir o aparecimento de deformidades graves. O exame pré-operatório da criança com PC deve ser repetido mais de uma vez, para que se tenha um diagnóstico preciso da deformidade e de suas causas, que podem ser múltiplas. O acometimento articular também pode ser múltiplo, e o reconhecimento dessa situação é de extrema importância para o planejamento cirúrgico. Todas as deformidades presentes, sejam elas monoarticulares, poliarticulares, primárias ou secundárias, devem ser corrigidas em somente um tempo cirúrgico. As correções cirúrgicas múltiplas e simultâneas têm menor morbidade e um único período de imobilização pós-operatório, favorecendo a reabilitação, mas, por outro lado, elevam a possibilidade de erro, na medida em que aumentam o número de procedimentos cirúrgicos realizados.

O estudo da marcha realizado pelo laboratório de marcha veio ajudar no planejamento cirúrgico e diminuir a possibilidade de erros. Ele está indicado em todas as situações em que não se conseguiu determinar com clareza, no exame clínico, a causa de movimentos patológicos. Esse método identifica alterações motoras em diversos níveis e promove o estudo da interação das áreas comprometidas, ao mesmo tempo que diferencia movimentos patológicos primários de movimentos compensatórios.

As cirurgias devem ser realizadas em crianças com mais de 4 anos de idade. É sabido que a criança cresce e dobra de tamanho de 0 a 4 anos e vai novamente dobrar de tamanho dos 4 aos 16 anos de idade. As deformidades, se corrigidas antes dos 4 anos, tendem a recidivar porque o crescimento do músculo comprometido não acompanha o crescimento ósseo, que é normal. A recidiva da deformidade vai exigir nova correção cirúrgica no futuro. Nas deformidades instaladas e com repercussão funcional importante, a correção cirúrgica deve ser realizada em qualquer idade. Nas crianças mais novas ou naquelas nas quais a deformidade está em fase inicial, os alongamentos cirúrgicos devem ser feitos nas fáscias musculares. Esse tipo de alongamento, chamado intramural, tem a grande vantagem de não levar a uma diminuição importante da força muscular.

Os alongamentos tendinosos convencionais comprometem a força muscular e são reservados para crianças mais velhas e com deformidades mais graves.

As cirurgias ósseas são realizadas nas crianças com mais de 6 anos de idade e têm como objetivo alinhar o membro acometido e permitir que a ação da musculatura seja feita de maneira mais fisiológica.

Nas fases iniciais de instalação das deformidades, as correções cirúrgicas são mais simples e exigem menor tempo de imobilização, o que facilita a reabilitação pós-operatória. A imagem cortical da deformidade, nessa condição, pode ser apagada mais facilmente.

A família da criança com PC deve estar bem orientada quanto aos objetivos específicos do tratamento cirúrgico, porque são cirurgias não curativas e com alvos modestos. A reabilitação pós-operatória pode, às vezes, não evoluir como o planejado e demorar mais do que o previsto porque a espasticidade sempre esconde certa fraqueza da musculatura antagonista. A correção põe em evidência essa fraqueza e pode exigir cuidados e técnicas específicos de reabilitação.

REFERÊNCIAS

1. Bleck EE. Locomotor prognosis in cerebral palsy. Developmental Medicine and Child Neurology 1975; 17:18-25.

2. Eames NW, Baker R, Graham K, Taylor T, Cosgrove A. The effect of botulinum toxin A on gastrocnemius length: magnitude and duration of response. Developmental Medicine and Child Neurology 1999; 41(4):226-32.

3. Hambleton P. Botulinum neurotoxins: origin, structure, molecular actions and antibodies. In: Moore P. Botulinum Toxin Treatment. 1 ed. Oxford Blackwell: Science, 1995:16-27.

4. Koman Andren L, Mooney M, James F et al. Botulinum toxin type A neuromuscular blockade in the treatment of lower extremity spasticity in cerebral palsy: a randomized double-blind, placebo-controlled trial. JBO 2000; 20(1):108-15.

5. Silva JR, Teixeira JA. Tratamento das deformidades em equino de pacientes portadores de paralisia cerebral do tipo diplégico espástico, mediante injeção de toxina butolínica tipo A em gastrocnêmios. Tese Apresentada à Universidade Federal de São Paulo para Obtenção do Título de Mestre na Área de Ortopedia e Traumatologia.

60

Prognóstico da Função Motora em Indivíduos com Paralisia Cerebral

Valéria Cristina Rodrigues Cury

Quando o diagnóstico de paralisia cerebral (PC) é comunicado aos pais, o que ocorre geralmente nos primeiros 18 meses de vida da criança, surgem questões relacionadas à gravidade dessa condição e à insegurança sobre o futuro de seus filhos. A notícia de que a criança com PC provavelmente terá atraso na aquisição dos marcos motores e presença de movimentos e posturas anormais provoca dúvidas e ansiedade nos pais.[1] Perguntas aos diferentes profissionais que lidam com essa clientela são frequentes e, geralmente, os subsídios para respondê-las são fundamentados na experiência clínica, nos sinais neurológicos e na aquisição de marcos motores, comparados a referências normativas.[2] Informações objetivas sobre o desenvolvimento da função motora grossa ao longo do tempo são escassas e ainda menos precisas quando são consideradas crianças de diferentes níveis de comprometimento motor. Desse modo, perguntas típicas de pais desejosos em saber se seus filhos serão capazes de caminhar ou ansiosos com informações sobre o que o futuro os reserva têm respostas respaldadas em evidências científicas limitadas.[2,3]

O desenvolvimento de estudos que informam sobre grupos de indivíduos com características semelhantes e oferecem dados objetivos acerca da evolução da função motora esclarece o prognóstico da criança e fornece parâmetros normativos, que podem ser utilizados por profissionais de reabilitação. Essas informações ainda são pouco exploradas na literatura, entretanto são de extrema importância para nortear condutas terapêuticas e auxiliar o planejamento da reabilitação ao longo da vida da criança.[2]

Nos últimos anos, um grupo de pesquisadores em Ontário, Canadá, investiu seus esforços no desenvolvimento de instrumentos de avaliação e classificação, criados especificamente para indivíduos com PC.[4] Entre os trabalhos desenvolvidos por esse grupo destacam-se a escala classificatória *Gross Motor Function Classification System* (GMFCS) e o teste padronizado *Gross Motor Function Measure* (GMFM).[4-6] Esses instrumentos foram adotados universalmente na reabilitação e inseridos em protocolos de avaliação de diversos centros de tratamento e pesquisa em todo o mundo.[7] Sua utilização sistemática promoveu o desenvolvimento de estudo para a obtenção de informação prognóstica de indivíduos com PC.[2,8,9]

O GMFCS foi desenvolvido para descrever, classificar e predizer a função motora de indivíduos com PC.[4,10] Os indivíduos são classificados em cinco níveis, com base no movimento autoiniciado e na ênfase nos atos de sentar (controle de tronco) e andar. O maior foco do GMFCS se dirige para o desempenho da função motora realizada em condições usuais, e não para a capacidade ou o potencial esperado da criança. A escala é ordinal, sem intenção de que a distância entre os níveis seja considerada igual ou de que os indivíduos com PC sejam distribuídos igualmente entre os cinco níveis. Em cada nível são fornecidas descrições separadas para as diferentes faixas etárias[4] (Quadros 60.1 a 60.5).

Os esforços para o desenvolvimento do GMFCS tornaram possível a criação de um instrumento válido e confiável para categorização da função motora grossa. O sistema é capaz

Quadro 60.1 ▷ Antes do aniversário de 2 anos

GMFCS Nível I:
Bebês são capazes de sentar-se no chão e manter-se sentados com as mãos livres para manipular objetos. Engatinham, puxam-se para ficar de pé, dão passos segurando-se nos móveis. Marcha independente entre 18 meses e 2 anos de idade

GMFCS Nível II:
Bebês mantêm-se sentados no chão, mas podem necessitar de ambas as mãos como apoio para manter o equilíbrio. Rastejam em prono ou engatinham sobre mãos e joelhos. Podem puxar-se para ficar em pé e dar passos segurando-se nos móveis

GMFCS Nível III:
Bebês mantêm-se sentados no chão quando há apoio na parte inferior do tronco. Rolam e rastejam para a frente em prono

GMFCS Nível IV:
Bebês apresentam controle de cabeça, mas necessitam de apoio de tronco para se sentarem no chão. Conseguem rolar

GMFCS Nível V:
Deficiências físicas restringem o controle voluntário do movimento. Bebês são incapazes de manter posturas antigravitacionais de cabeça e tronco em prono

Fonte: Palisano R, Rosembaum P, Walter S, Russell D, Wood E, Galuppi B. CanChild Centre for Childhood Disability Research, Institute for Applied Health Sciences, McMaster University. Website:www.canchild.ca

Quadro 60.2 ▷ Entre o segundo e o quarto aniversário

GMFCS Nível I:
Crianças sentam-se no chão com ambas as mãos livres para manipular objetos. Movimentos de sentar e levantar-se do chão são realizados sem assistência do adulto. Andam como forma preferida de locomoção, sem a necessidade de dispositivos de suporte

GMFCS Nível II:
Crianças sentam-se no chão, mas podem ter dificuldades de equilíbrio quando ambas as mãos estão livres para manipular objetos. Movimentos de sentar e deixar a posição sentada realizados sem assistência do adulto. Puxam-se para ficar de pé em superfície estável. Engatinham, andam de lado segurando-se nos móveis e andam utilizando dispositivos de suporte

GMFCS Nível III:
Crianças mantêm-se sentadas no chão frequentemente na posição de W. Podem necessitar assistência de adulto para assumir a posição sentada. Rastejam em prono ou engatinham como principal método de locomoção. Podem puxar-se para ficar de pé em superfície estável e andar de lado segurando nos móveis por distâncias curtas. As crianças podem andar curtas distâncias em ambiente interno com dispositivos de suporte

GMFCS Nível IV:
Crianças sentam-se no chão quando colocadas, mas são incapazes de manter alinhamento e equilíbrio sem o uso de suas mãos para apoio. Frequentemente necessitam de equipamentos adaptativos para sentar-se e ficar em pé. Locomoção em curtas distâncias é alcançada por meio do rolar, rastejar em prono ou engatinhar sem movimento alternado das pernas

GMFCS Nível V:
Deficiências físicas restringem o controle voluntário do movimento e a capacidade de manter posturas antigravitacionais de cabeça e tronco. Todas as áreas da função motora estão limitadas. As limitações funcionais do sentar e ficar em pé não são completamente compensadas por meio de adaptações e tecnologia assistiva. Crianças não mostram sinais de locomoção independente e necessitam ser transportadas. Podem se locomover utilizando cadeira de rodas motorizada com extensas adaptações

Fonte: Palisano R, Rosembaum P, Walter S, Russell D, Wood E, Galuppi B. CanChild Centre for Childhood Disability Research, Institute for Applied Health Sciences, McMaster University. Website:www.canchild.ca

Quadro 60.3 ▷ Entre o quarto e o sexto aniversário

GMFCS Nível I:
Crianças sentam-se e levantam-se de cadeiras sem necessidade de apoio das mãos. Saem do chão e de cadeiras para a posição de pé sem a necessidade de apoio. Marcha em ambiente interno e externo. São capazes de subir escadas; iniciam habilidades de correr e pular

GMFCS Nível II:
Crianças sentam-se em cadeiras com ambas as mãos livres para manipular objetos. Saem do chão e da cadeira para a posição em pé, mas frequentemente necessitam de superfície estável para empurrar-se e impulsionar-se para cima com os membros superiores. Locomovem-se em ambiente interno e externo sem necessidade de dispositivos de suporte, em distâncias curtas e superfícies planas. Sobem escadas segurando no corrimão, mas são incapazes de correr ou pular

GMFCS Nível III:
Crianças sentam-se em cadeira comum, mas podem necessitar de apoio na pelve e tronco para maximizar a função manual. Sentam-se e levantam-se de cadeiras usando uma superfície estável para empurrar-se e impulsionar-se para cima com os membros superiores. Andam utilizando dispositivos de suporte em superfícies planas e sobem escadas com assistência de adulto. Frequentemente são transportadas em longas distâncias, ambiente externo e terrenos irregulares

GMFCS Nível IV:
Crianças sentam-se em cadeira, mas necessitam assento adaptado para controle de tronco e para maximizar a função manual. Sentam-se e levantam-se de cadeiras com ajuda de adulto ou de superfície estável para empurrar-se ou impulsionar-se com os membros superiores. Podem andar por curtas distâncias com o andador e a supervisão de adulto, mas têm dificuldades em virar e manter o equilíbrio em superfícies irregulares.
São transportadas na comunidade. Podem se locomover utilizando cadeira de rodas motorizada

GMFCS Nível V:
Deficiências físicas restringem o controle voluntário de movimento e a capacidade de manter posturas antigravitacionais de cabeça e tronco. Todas as áreas da função motora estão limitadas. Limitações funcionais no sentar e ficar em pé não são completamente compensadas por meio de adaptações e tecnologia assistiva. Crianças não mostram sinais de locomoção independente e são transportadas. Podem se locomover utilizando cadeira de rodas motorizada com extensas adaptações

Fonte: Palisano R, Rosembaum P, Walter S, Russell D, Wood E, Galuppi B. CanChild Centre for Childhood Disability Research, Institute for Applied Health Sciences, McMaster University. Website:www.canchild.ca

de realizar distinções significativas sobre a funcionalidade e pode ser usado de maneira consistente, tanto por profissionais como por pais e indivíduos com PC, sem a necessidade de treinamento específico.[11,12]

O GMFCS também oferece um sistema de classificação capaz de documentar mudanças longitudinais na função motora, podendo ser utilizado como fonte de informação prognóstica. Verifica-se consistência acerca das diferentes faixas etárias em cada nível do GMFCS.[12] Desse modo, uma criança classificada em determinado nível com a idade de 1 ou 2 anos tende a permanecer na mesma classificação durante a adolescência e a idade adulta.[13,14] O amplo espectro funcional oferecido por cada nível do GMFCS incorpora variações nas estratégias de mobilidade funcional a partir do crescimento da criança, como a utilização de dispositivo de suporte anteriormente não adotado. Sabe-se que, durante a adolescência, indivíduos com PC utilizam dispositivos de suporte e cadeiras de rodas com maior frequência, o que não reflete necessariamente piora no desempenho motor e mudança para nível classificatório mais baixo do GMFCS.[13] A utilização da escala torna possível a análise das causas dessas mudanças, diferenciando fatores

CAPÍTULO 60 ▷ Prognóstico da Função Motora em Indivíduos com Paralisia Cerebral

Quadro 60.4 ▷ Entre o sexto e o 12º aniversário

GMFCS Nível I:
Crianças andam em ambientes interno e externo e sobem escadas sem limitações. Realizam habilidades motoras grossas, incluindo correr e pular, mas a velocidade, o equilíbrio e a coordenação são reduzidos

GMFCS Nível II:
Crianças andam em ambientes interno e externo e sobem escadas segurando no corrimão. Apresentam limitações ao andar em superfícies irregulares e inclinadas e em espaços lotados ou restritos. Podem ser capazes de correr e pular

GMFCS Nível III:
Crianças andam em ambientes interno e externo sobre superfícies regulares utilizando dispositivos de suporte. Podem subir escadas segurando em corrimões. Dependendo da função dos membros superiores, podem ser capazes de manejar cadeira de rodas manual. Necessitam ser transportadas em longas distâncias e ambiente externo com terrenos irregulares

GMFCS Nível IV:
Crianças podem manter os níveis funcionais alcançados antes dos 6 anos de idade ou depender de cadeira de rodas em casa, na escola e na comunidade. Podem se locomover utilizando cadeira de rodas motorizada

GMFCS Nível V:
Deficiências físicas restringem o controle voluntário de movimento e a capacidade de manter posturas antigravitacionais de cabeça e tronco. Todas as áreas da função motora estão limitadas. Limitações funcionais no sentar e ficar em pé não são completamente compensadas por meio de adaptações e tecnologia assistiva. Crianças não mostram sinais de locomoção independente e são transportadas. Podem se locomover utilizando cadeira de rodas motorizada com extensas adaptações

Fonte: Palisano R, Rosembaum P, Walter S, Russell D, Wood E, Galuppi B. CanChild Centre for Childhood Disability Research, Institute for Applied Health Sciences, McMaster University. Website:www.canchild.ca

ambientais, como a necessidade de acompanhar os parceiros em situações sociais no ambiente de trabalho ou escolar, desejo de maior eficiência na mobilidade e perda na capacidade motora, de problemas no nível de estrutura e função do corpo.[12]

Questionamentos sobre a utilização do GMFCS para avaliação de resultados de tratamentos também surgiram com a utilização do sistema na prática, e perguntas sobre a possibilidade de intervenções específicas levarem a mudanças de nível classificatório são frequentes. Os autores esclarecem que a categorização de um indivíduo em determinado nível tende a se manter estável ao longo do tempo, sendo as melhoras no desempenho funcional mais bem documentadas a partir da utilização de avaliações como o GMFM.[12]

O GMFM é um teste padronizado que tem como objetivo documentar quantitativamente mudanças longitudinais na função motora grossa de crianças com PC e tem sido extensivamente utilizado na prática clínica e em pesquisas científicas.[5-7] O GMFM apresenta-se em duas versões, uma composta de 88 itens e outra reduzida, composta por 66 itens (GMFM-66), que foi de-

Quadro 60.5 ▷ Entre o 12º e o 18º aniversário

GMFCS Nível I:
Jovens andam em casa, escola e comunidade. São capazes de subir e descer meio-fio sem necessidade de ajuda e utilizam escadas sem necessitar de apoio do corrimão. São capazes de correr e pular, mas a velocidade, o equilíbrio e a coordenação são limitados. Podem participar de atividades físicas e esportivas, dependendo de suas escolhas pessoais e fatores ambientais

GMFCS Nível II:
Jovens andam na maior parte dos ambientes. Fatores ambientais como terrenos desnivelados, longas distâncias, demandas temporais da atividade, desejo de acompanhar os parceiros e fatores pessoais podem influenciar a escolha da estratégia de mobilidade. Na escola e no ambiente de trabalho, podem utilizar dispositivo de suporte para segurança. Em ambiente externo e comunidade, podem utilizar cadeira de rodas em longas distâncias. Sobem e descem escadas segurando no corrimão. Podem ser necessárias adaptações para facilitar a participação em atividades esportivas

GMFCS Nível III:
Jovens são capazes de andar utilizando dispositivos de suporte. Demonstram maior variabilidade nos métodos de mobilidade, dependendo da habilidade física e de fatores ambientais e pessoais. Quando sentados, podem necessitar de cintos para alinhamento pélvico e equilíbrio. Transferências entre o chão e sentado em cadeiras para a postura de pé necessitam a assistência de terceiros ou superfícies de suporte. Na escola e nos ambientes externos, podem se locomover utilizando cadeiras de roda manual ou motorizada. São capazes de subir e descer escadas segurando no corrimão com supervisão ou assistência física. Podem necessitar de cadeira de rodas para facilitar participação em atividades esportivas

GMFCS Nível IV:
Jovens utilizam cadeira de rodas na maioria dos ambientes. Necessitam assento adaptado para controle da pelve e do tronco e assistência de uma ou duas pessoas para transferências. Podem suportar peso nos membros inferiores para auxiliar transferências para postura de pé, deambular distâncias curtas, em ambiente interno, com assistência física ou utilizar cadeira de rodas. São capazes de operar cadeira de rodas motorizada ou podem ser empurrados em cadeiras de rodas manuais. Adaptações, incluindo assistência física e/ou cadeira de rodas motorizada, são necessárias para possibilitar participação em atividades esportivas

GMFCS Nível V:
Jovens são transportados em cadeiras de rodas manual em todos os ambientes. Tecnologia assistiva é utilizada para melhorar o alinhamento da cabeça, as posturas sentada e de pé e a mobilidade, mas as limitações não são completamente compensadas pelo uso de equipamentos. Assistência física de uma ou duas pessoas ou de elevadores mecânicos pode ser necessária para transferências. Podem ser capazes de operar cadeira de rodas motorizada com adaptações extensivas. Adaptações, incluindo assistência física e/ou cadeira de rodas motorizada, são necessárias para possibilitar participação em atividades esportivas

Fonte: Palisano R, Rosembaum P, Walter S, Russell D, Wood E, Galuppi B. CanChild Centre for Childhood Disability Research, Institute for Applied Health Sciences, McMaster University. Website:www.canchild.ca

senvolvida a partir da análise Rash e pode ser utilizada por meio do *software GMAE* (*Gross Motor Ability Estimator*).[5,6] Os itens testados são agrupados em cinco dimensões: deitado e rolando; sentado; engatinhando e ajoelhado; de pé; andando, correndo e pulando, sendo pontuados com escore de 0 a 3 pontos. Espera-se que uma criança com desenvolvimento motor "normal" consiga desempenhar todos os itens com a idade de 5 anos. O GMFM pode ser usado em indivíduos com PC em qualquer faixa etária e apresenta excelentes propriedades psicométricas.[5-7,15]

A utilização sistemática dos instrumentos descritos possibilitou a criação de banco de dados composto por indivíduos com PC, classificados em diferentes níveis do GMFCS e avaliados consistentemente pelo GMFM. Em acréscimo, foi realizado estudo multicêntrico no qual foram elaboradas *Curvas de Desenvolvimento Motor* para a obtenção de informações prognósticas de indivíduos com PC.[2,4] Os dados foram processados a partir da avaliação de 657 crianças, com idades entre 1 e 13 anos e acompanhadas longitudinalmente pelo período de 4 anos.[2] Estudos adicionais envolveram participantes até a idade de 21 anos.[9] O principal objetivo desses trabalhos foi a obtenção de informações preditivas do padrão de desenvolvimento motor de crianças com PC, classificadas nos cinco níveis do GMFCS, para auxiliar o aconselhamento de pais e planejar o tratamento clínico de reabilitação.[2,4]

No estudo de Rosembaum e cols. (2002), os participantes foram classificados pelo GMFCS e avaliados semestralmente pelo GMFM-66, quando menores de 6 anos de idade e anualmente quando acima dessa idade. O estudo obteve um total de 2.632 avaliações pelo GMFM-66 com, em média, quatro avaliações por participante.[2] Os resultados possibilitaram a criação de cinco curvas distintas que descrevem padrões de desenvolvimento motor grosso para cada nível do GMFCS. As curvas foram dispostas em um gráfico em que a média dos escores obtidos no GMFM-66 foi representada no eixo vertical e a idade das crianças da amostra no eixo horizontal (Figuras 60.6 e 60.7). A utilização clínica desses resultados possibilita que informações prognósticas de indivíduos com PC entre 0 e 18 anos de idade sejam estimadas a partir da idade da criança avaliada e do escore obtido no teste GMFM-66.[2]

As curvas também podem predizer o limite esperado de potencial da criança no desempenho do teste GMFM-66. Como exemplo, o modelo prediz que o escore máximo previsto durante a aplicação do teste GMFM-66 de crianças classificadas no nível III do GMFCS é de 54,3 pontos, com 50% das crianças obtendo entre 48,5 e 60,0 pontos[2,4] (Quadro 60.6).

Para ilustrar a interpretação clínica da curva, quatro itens do GMFM-66 foram selecionados e representados no eixo ver-

Quadro 60.6 ▶ Escores previstos no GMFM

| Nível GMFCS | | | | | |
I	II	III	IV	V
Limite GMFM-66 87,7	68,4	54,3	40,4	22,3
Amplitude 50% 80,1 a 92,8	59,6 a 76,1	48,5 a 60,0	35,6 a 45,4	16,6 a 29,2

tical do gráfico (Figura 60.6). O item 21 do GMFM-66 (diamante A) avalia se a criança é capaz de manter sua cabeça na posição vertical, com o tronco suportado pela terapeuta quando sentada. Espera-se que uma criança com escore no GMFM-66 de 16 pontos tenha 50% de chance de realizar essa tarefa. De acordo com as informações preditivas oferecidas, uma criança classificada no nível V do GMFCS terá essa habilidade em torno de 2 anos de idade, enquanto uma criança de nível I a IV conseguirá fazê-lo bem mais cedo (Figura 60.6). Os diamantes B, C e D correspondem, respectivamente, ao item 24, que avalia se a criança consegue se manter sentada no colchão sem apoio dos membros superiores por 3 segundos, ao item 69, que mede a capacidade da criança de realizar 10 passos de maneira independente, e ao item 87, que avalia a capacidade de descer quatro degraus de uma escada alternando os pés, sem apoio dos membros superiores[2,4] (Figura 60.1). Essas informações preditivas são relevantes para que profissionais de reabilitação tenham subsídios concretos ao responder perguntas típicas, como: meu filho será capaz de sentar e/ou andar de maneira independente? Quando isso irá ocorrer?

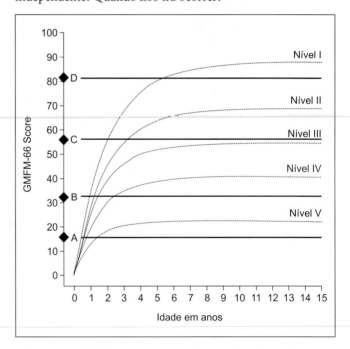

Figura 60.1 ▶ Os diamantes no eixo vertical identificam quatro itens do GMFM-66 que predizem quando é esperado que a criança tenha 50% de chance de completá-lo com sucesso. O diamante A (item 21) avalia se a criança é capaz de manter sua cabeça na posição vertical, com o tronco suportado pela terapeuta quando sentado e corresponde ao escore de 16 pontos no GMFM-66. O diamante B (item 24) avalia se a criança se mantém sentada no colchão sem apoio dos membros superiores por 3 segundos e corresponde ao escore de 32 pontos no GMFM-66. O diamante C (item 69) mede a capacidade da criança dar 10 passos de forma independente e corresponde ao escore de 56 pontos no GMFM-66. O diamante D (item 87) avalia a capacidade de descer quatro degraus de uma escada alternando os pés, sem apoio dos membros superiores e corresponde ao escore de 81 pontos no GMFM-66. Fonte: Rosembaum PL, Walter SD, Hanna SE, Palisano RJ, Russell DJ, Raina P, Wood E, Bartlett DJ, Galuppi BE. Prognosis for gross motor function in cerebral palsy. Creation of motor development curves. JAMA. 2002, 288(11):1357-1363.

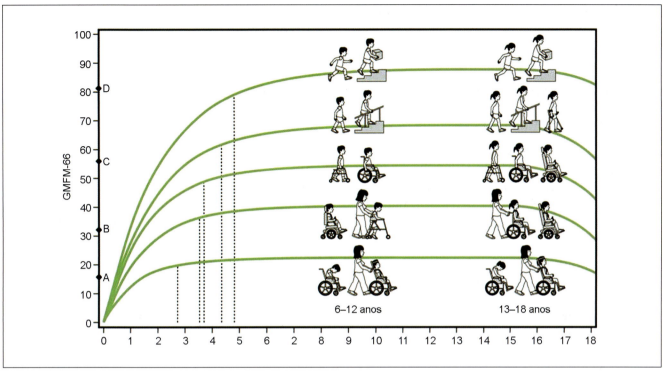

Figura 60.2 ▷ A linha sólida da curva indica a média do desempenho no teste GMFM-66 para cada nível do GMFCS. As linhas pontilhadas na vertical indicam a idade-90 para cada nível do GMFCS e correspondem às idades de 4 anos e 8 meses para o nível I, 4 anos e 4 meses para o nível II, 3 anos e 7 meses para o nível III, 3 anos e 5 meses para o nível IV e 2 anos e 7 meses para o nível V. Fonte: Rosembaum PL, Walter SD, Hanna SE, Palisano RJ, Russell DJ, Raina P, Wood E, Bartlett DJ, Galuppi BE. Prognosis for gross motor function in cerebral palsy. Creation of motor development curves. JAMA. 2002, 288(11):1357-1363. Ilustrações: Copyright Kerr Graham, Bill Reid, Adrienne Harvey.

O gráfico também apresenta linhas pontilhadas na vertical que indicam a faixa esperada em que 50% dos indivíduos daquele nível do GMFCS alcancem a idade-90, ou seja, a idade na qual as crianças atingem 90% de seu potencial motor esperado (Figura 60.2). A idade-90 corresponde às idades de 4 anos e 8 meses para indivíduos classificados no nível I, 4 anos e 4 meses para os classificados no nível II, 3 anos e 7 meses para os indivíduos do nível III, 3 anos e 5 meses para o nível IV e 2 anos e 7 meses para o nível V. Valores menores correspondentes à idade-90 indicam progressão mais rápida para o limite de desenvolvimento motor, ou seja, crianças de maior gravidade motora atingem seu potencial de desenvolvimento mais cedo.[2,4]

A apreciação do ritmo de desenvolvimento longitudinal demonstrada pelas curvas prognósticas indica progressão mais rápida de desenvolvimento motor nos primeiros anos de vida, seguidos de estabilização ou mesmo declínio da função motora em idades mais tardias[2,9,16] (Figura 60.3). Estudos adicionais, realizados pelo mesmo grupo de pesquisadores, tiveram como objetivo verificar mudanças na função motora grossa de indivíduos entre 16 e 21 anos de idade e identificaram declínio no desempenho motor, verificado principalmente nos indivíduos dos níveis III, IV e V do GMFCS.[9] Os resultados sugerem um padrão diferente na progressão do desenvolvimento motor, quando comparadas as crianças classificadas nos níveis I e II do GMFCS com os indivíduos dos níveis III a V. Nas primeiras, a função motora grossa apresenta ritmo ascendente de progres-

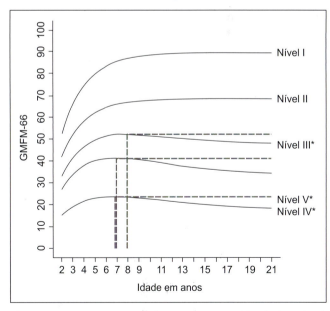

Figura 60.3 ▷ Escores preditivos no GMFM-66 relacionados à idade em cada nível do GMFCS. Níveis *GMFCS apresentam média significativa de pico e declínio da função motora. Idades de 7 anos e 11 meses, 6 anos e 11 meses e 6 anos e 11 meses correspondentes ao pico no desenvolvimento motor para os níveis III, IV e V, respectivamente. Fonte: Hanna SE, Rosembaum PL, Bartlett DJ, Palisano RJ, Walter SD, Avery L, Russell DJ. Stability and decline in gross motor function among children and youth with cerebral palsy aged 2 to 21 years. Devel Med Child Neurol. 2009; 51:295-302.

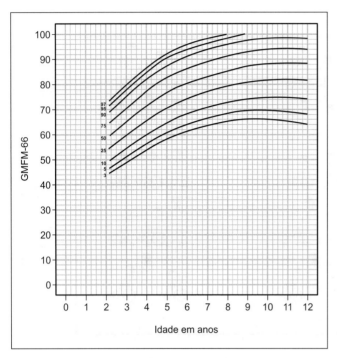

Figura 60.4 ▷ Percentis do GMFCS nivel I. Fonte: Hanna SE, Bartlett DJ, Rivard LM, Russell DJ. Reference curves for the gross motor function measure: percentiles for clinical description and tracking over time among children with cerebral palsy. Physical Therapy. 2008; 8 (5):596-607.

são, seguido de estabilização. Os níveis III, IV e V do GMFCS são caracterizados pela presença de picos e declínios na função motora. Nesse grupo, o pico no desempenho motor ocorre, em média, nas idades de 7 anos e 11 meses para o nível III e 6 anos e 11 meses para os níveis IV e V. A partir dessa idade, verifica-se declínio da função motora grossa correspondente à perda de, em média 4,7, 7,8 e 6,4 pontos no teste GMFM-66 para os níveis III, IV e V, respectivamente (Figura 60.4). Esse declínio torna-se clinicamente significativo, uma vez que uma criança classificada no nível III pode tornar-se incapaz de desempenhar atividades relevantes, como dar 10 passos segurada por uma das mãos ou ficar de pé com braços livres por 3 segundos. A perda de 7,8 pontos no teste GMFM-66, verificada em indivíduos classificados no nível IV, diminui a probabilidade de estes realizarem algumas atividades testadas pelo GMFM-66, como manter-se sentado em um banco por 10 segundos, ou que um indivíduo classificado no nível V seja capaz de sentar-se com os braços apoiados por 5 segundos.[9]

É importante que pais, profissionais de reabilitação e gerentes de sistemas de saúde não assumam que o tratamento não traga benefícios ou se torne desnecessário, uma vez que as curvas pareçam se nivelar e o ritmo de desenvolvimento apresente-se mais reduzido.[2,4] Os autores ressaltam que nem todos os indivíduos apresentam declínio na função motora e a representação gráfica se refere ao padrão de mudança para a média do grupo testado, ocorrendo variação substancial no grau de perda estimado. Desse modo, os indivíduos classificados nos níveis III a V não estão "destinados" à perda funcional com a entrada na adolescência, uma vez que o espectro de desenvolvimento motor para cada nível do GMFCS é muito amplo.[8]

Ainda no que concerne à variabilidade no desempenho motor verificada em cada nível do GMFCS, associada às múltiplas abordagens terapêuticas a que são submetidos os indivíduos com PC, a amostra estudada foi extensa e incluiu participantes que receberam diversas modalidades de tratamentos de fisioterapia, terapia ocupacional, neurologia e ortopedia, oferecidas nos EUA, no Canadá e na Europa, e provavelmente similares às executadas no Brasil.[8,2] Desse modo, foi possível a realização de um novo estudo para o desenvolvimento de curvas percentilares a partir dos escores do GMFM-66 para cada nível do GMFCS. As curvas representam os percentis 3, 5, 10, 25, 50, 75, 90 e 95 e 97 e fornecem informações normativas sobre a capacidade motora de determinada criança no contexto do desenvolvimento usual de outros indivíduos com PC do mesmo nível de classificação funcional[8] (Figuras 60.5 a 60.8). Esses resultados auxiliam a interpretação clínica quando a criança apresenta desempenho diferente da média, pois a função motora pode ser avaliada ante parâmetros normativos para o grupo. A possibilidade de avaliar a função motora de uma criança específica diante desses dados fornece subsídios para o raciocínio clínico e a avaliação de resultados de intervenções terapêuticas.[8]

Outro aspecto importante a ser ressaltado é que as curvas não informam sobre parâmetros qualitativos do movimento durante o desempenho da função motora grossa, não reportam as diferenças obtidas a partir do uso de recursos adaptativos, como órteses, dispositivos de suporte e tecnologia

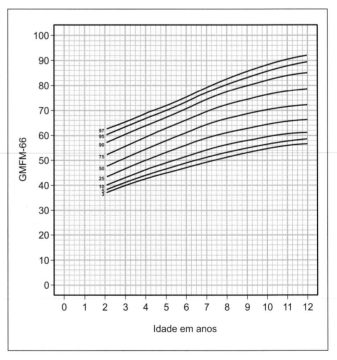

Figura 60.5 ▷ Percentis do GMFCS nivel II. Fonte: Hanna SE, Bartlett DJ, Rivard LM, Russell DJ. Reference curves for the gross motor function measure: percentiles for clinical description and tracking over time among children with cerebral palsy. Physical Therapy. 2008; 8 (5):596-607.

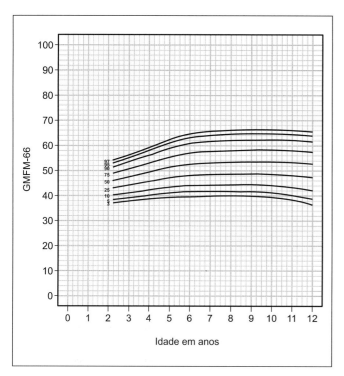

Figura 60.6 ▷ Percentis do GMFCS nivel III. Fonte: Hanna SE, Bartlett DJ, Rivard LM, Russell DJ. Reference curves for the gross motor function measure: percentiles for clinical description and tracking over time among children with cerebral palsy. Physical Therapy. 2008; 8 (5):596-607.

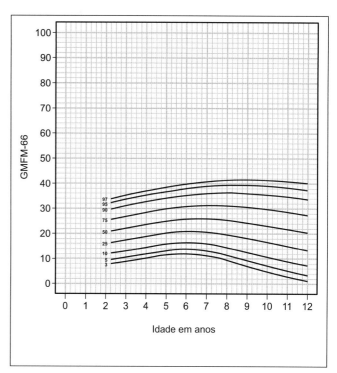

Figura 60.8 ▷ Percentis do GMFCS nivel V. Fonte: Hanna SE, Bartlett DJ, Rivard LM, Russell DJ. Reference curves for the gross motor function measure: percentiles for clinical description and tracking over time among children with cerebral palsy. Physical Therapy. 2008; 8 (5):596-607.

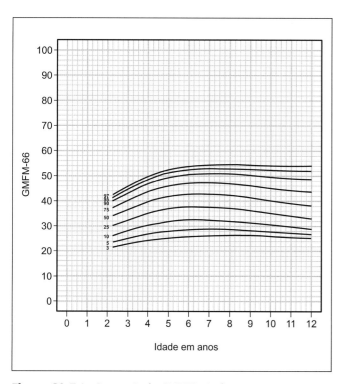

Figura 60.7 ▷ Percentis do GMFCS nivel IV. Fonte: Hanna SE, Bartlett DJ, Rivard LM, Russell DJ. Reference curves for the gross motor function measure: percentiles for clinical description and tracking over time among children with cerebral palsy. Physical Therapy. 2008; 8 (5):596-607.

assistiva, nem demonstram como as habilidades motoras são utilizadas durante o desempenho de atividades e participação em eventos sociais, como postulado pelo modelo da *Classificação Internacional de Funcionalidade, Incapacidade e Saúde (CIF)*.[12,17] A utilização de recursos terapêuticos para aprimorar o desempenho motor grosso a partir da melhora do equilíbrio, da qualidade de movimento, da eficiência energética, da prevenção de deformidades secundárias e da maior independência nas atividades da rotina e participação social deve ser promovida como objetivo de tratamento.[2,4]

Para ilustrar a aplicação clínica das *Curvas de Desenvolvimento Motor Grosso* será relatado o caso de uma criança com PC, quadriplégica espástica, de 1 ano e 2 meses de idade, com déficit visual associado. A criança encontra-se em acompanhamento neurológico, ortopédico, fisioterapêutico e terapêutico ocupacional. A família apresenta questionamentos sobre quando a criança será capaz de sentar-se de maneira independente.

Aplicado o teste GMFM-66, a criança recebeu o escore de 23 pontos, sendo ela classificada no nível IV do GMFCS.

A partir desses dados foram estabelecidas as seguintes informações prognósticas:

1. O escore obtido no GMFM-66 de 23 pontos condiz com a classificação de gravidade no nível IV do GMFCS. Desse modo, a mobilidade funcional, com utilização de dispositivos de suporte e tecnologia assistiva, pode ser estimada até a idade de 18 anos (Figura 60.09).

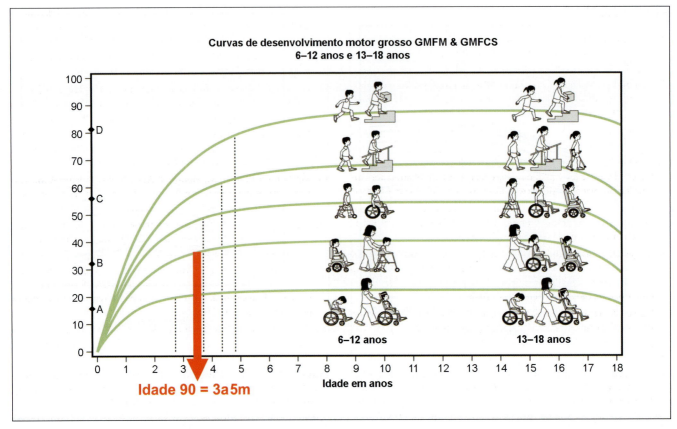

Figura 60.9 ▷ As *Curvas de Desenvolvimento Motor Grosso* foram utilizadas para avaliar o desempenho da criança. O ponto em vermelho corresponde ao escore de 23 pontos obtido no GMFM-66 e a idade de 1 ano e 2 meses. A criança apresenta desempenho correspondente ao nível IV do GMFCS. A linha indicada pela seta vermelha representa a idade-90, quando 90% do potencial motor máximo é alcançado. No nível IV do GMFCS a idade-90 corresponde à idade de 3 anos e 5 meses.

2. Espera-se que 90% do potencial máximo de desenvolvimento motor grosso da criança (idade-90) seja alcançado com a idade de 3 anos e 5 meses. A partir dessa data, estima-se progressão mais lenta do ritmo de desenvolvimento (Figura 60.4).
3. A verificação da curva prognóstica indica que a criança terá 50% de chance de sentar-se sem apoio dos membros superiores por 3 segundos em torno da idade de 2 anos e 7 meses (Diamante B) (Figura 60.10).

A relação entre o profissional de reabilitação, o paciente e sua família tem como princípio básico a confiança mútua e a troca de informações honesta, cuidadosa e baseada em conceitos científicos sólidos. As *Curvas de Desenvolvimento Motor Grosso* oferecem subsídios consistentes para a informação prognóstica e podem ser utilizadas na prática clínica com segurança.[2] Os dados obtidos podem auxiliar profissionais, pais e indivíduos com PC a compreenderem o espectro que abrange a função motora, programarem os objetivos de tratamento, compararem os resultados clínicos do paciente com o desenvolvimento de outros indivíduos de características semelhantes, anteciparem mudanças esperadas ao longo do tempo e auxiliarem a responder objetivamente as perguntas sobre o futuro de crianças com PC.

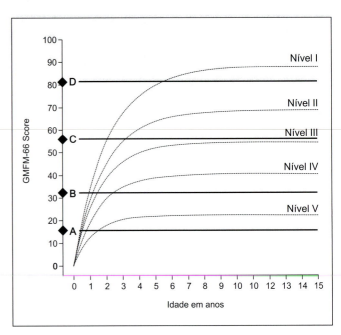

Figura 60.10 ▷ As *Curvas de Desenvolvimento Motor Grosso* foram utilizadas para avaliar o desempenho da criança. O diamante B corresponde à capacidade de a criança manter-se sentada sem apoio dos braços por 3 segundos. É esperado que a criança alcance esta habilidade em torno da idade de 2 anos e 7 meses.

REFERÊNCIAS

1. Beckung E, Carlsson G, Carlsdotter S, Uverbrant P. the natural history of gross motor development in children with cerebral palsy aged 1 to 15 years. Dev Med Child Neurol 2007; 49:751-6.

2. Rosembaum PL, Walter SD, Hanna SE et al. Prognosis for gross motor function in cerebral palsy. Creation of motor development curves. JAMA 2002; 288(11):1357-63.

3. Kensman, SL. Predicting gross motor function in cerebral palsy. JAMA 2002; 288:1399-400.

4. Palisano R, Rosembaum P, Walter S, Russell D, Wood E, Galuppi B. Canchild Centre for Childhood Disability Research, Institute for Applied Health Sciences, McMaster University. Website:www.canchild.ca

5. Russell D, Gowland C, Hardy S et al. Gross motor function measure manual. 2 ed. Hamilton, Ontario: Children's Developmental Rehabilitation Centre, McMaster University, 1993.

6. Russell DJ, Rosenbaum PL, Avery LM, Lane M. Gross motor function measure (GMFM-66 & GMFM-88) user's manual. Canchild Centre for Childhood Disability Research. McMaster University, Hamilton, Ontario, Canada: Ed Mc Keith Press, 2002.

7. Harvey A, Robin J, Morris M, Graham KH, Baker R. A systematic review of measures of activity limitation for children with cerebral palsy. Dev Med Child Neurol 2008; 50:190-8.

8. Hanna SE, Bartlett DJ, Rivard LM, Russell DJ. Reference curves for the gross motor function measure: percentiles for clinical description and tracking over time among children with cerebral palsy. Physical Therapy 2008; 8(5):596-607.

9. Hanna SE, Rosembaum PL, Bartlett DJ et al. Stability and decline in gross motor function among children and youth with cerebral palsy aged 2 to 21 years. Devel Med Child Neurol 2009; 51:295-302.

10. Morris C, Bartlett D. Gross motor function classification system: impact and utility. Devel Med Child Neurol 2004; 46:60-5.

11. Jahnsen R, Aamodt G, Rosembaum P. Gross motor classification system used in adults with cerebral palsy: agreement of self-report versus professional rating. Devel Med Child Neurol 2006; 48:734-8.

12. Rosembaum PL, Palisano RJ, Bartlett DJ, Galuppi BE, Russell DJ. Development of the gross motor function classification system for cerebral palsy. Dev Med Child Neurol 2008; 50:249-53.

13. McCormick A, Brien M, Plourde J, Wood E, Rosembaum P, McLean J. Stability of the gross motor function classification system in adults with cerebral palsy. Dev Med Child Neurol 2007; 49:265-9.

14. Wood E, Rosembaum P. The gross motor function classification system for cerebral palsy: a study of reliability and stability over time. Dev Med Child Neurol 2000; 42:292-6.

15. Chagas PSC, Mancini MC. Instrumentos de classificação e de avaliação para uso em crianças com paralisia cerebral. In: Fonseca LF, Lima CLA. Paralisia cerebral, neurologia, ortopedia, reabilitação. 2 ed. Rio de Janeiro: MedBook, 2008.

16. Bottos M, Feliciangeli A, SciutoL, Gericke C, Vianello A. Functional status of adults with cerebral palsy and implication for treatment of children. Dev Med Child Neurol 2001; 43:516-28.

17. Classificação Internacional de Funcionalidade, Incapacidade e Saúde. CIF – Organização Panamericana de Saúde, Organização Mundial de Saúde, Editora da Universidade de São Paulo, 2003.

61

Retardo Mental

Márcio Moreira Mendonça

"[...] todas as diferenças humanas são normais..."[8]
"[...] somos apenas humanos, e ser humano significa
apenas uma escala de vida animal de um pequeno
planeta, rodando entre milhares de sóis."[22]

INTRODUÇÃO

O retardo mental (RM) não é uma doença, com uma causa única, curso natural e prognóstico definido. Trata-se de uma síndrome comportamental, caracterizada por prejuízo da função intelectual e das habilidades adaptativas.[43] Esse prejuízo engloba os principais domínios do processo cognitivo, percepção, memória, linguagem, cognição espacial e social, razão e controle motor. O RM possui muitas etiologias diferentes e surge da falência do desenvolvimento mental, no início ou em algum ponto ao longo do tempo da infância e adolescência. Com frequência, o RM está acompanhado por uma série de manifestações patológicas, relacionadas, algumas vezes, às próprias causas da deficiência e, outras vezes, à interação do indivíduo com o meio ambiente.[24] O RM não caracteriza doença mental, embora em muitos casos esta possa estar associada.[7]

O desenvolvimento mental (da inteligência) em sua fase mais inicial está intimamente relacionado com os aspectos do desenvolvimento sensorimotor, uma combinação que no RM severo pode causar grandes prejuízos. Também é observado um paralelismo neuropsicossocial, e para cada etapa motora existe uma correspondente psicológica e uma de socialização. Os retardados mentais manifestam atraso mais ou menos intenso em todas as áreas do desenvolvimento, com maior ou menor ênfase nos distúrbios mentais ou motores. Com frequência, esses dois tipos de distúrbios estão associados, mas não se manifestam com igual intensidade. Uma criança pode ter problemas motores importantes e deficiência mental menos intensa.[26] Do mesmo modo, um indivíduo com RM pode ter comprometimento grave da linguagem ou de outras áreas específicas e ter uma área particular de maior habilidade. Crianças com síndrome de Down apresentam particular dificuldade com áreas de linguagem, visual-motora e raciocínio abstrato, porém são eficazes em adaptação social.[35] Por outro lado, é interessante observar que a inteligência de crianças que andam independentemente antes de 1 ano de idade não difere, em sua média, daquelas crianças que iniciam a marcha depois de 1 ano, mas antes dos 18 meses de idade. Entretanto, aquelas que andam mais tarde tendem a ter um quociente de inteligência (QI) em torno de 10 pontos mais baixo. Da mesma maneira, a idade de início da primeira palavra falada não prediz o QI, quando esta começa antes dos 18 meses, mas aquelas crianças que começam a falar depois dos 18 meses de vida têm queda de 6 pontos no QI.[20]

Muitas vezes, é possível identificar ou prever o RM severo já no primeiro ano de vida, naquelas crianças mais comprometidas em seu desenvolvimento neuropsicomotor. No entanto, uma criança com RM leve geralmente tem o diagnóstico protelado até que o fracasso no aprendizado escolar estimule a procura de assistência médica ou psicológica. Na maioria das vezes, o indivíduo não apresenta dificuldades no meio familiar, principalmente quando esta é capaz de aceitá-lo como ele é. Os problemas aparecem na escola, e a descrição de casos dos chamados "retardados das 6 horas" serve de ilustração para essas condições. O desempenho da criança durante determinado número de horas, cinco vezes por semana, mostra não corresponder ao que é normalmente esperado.

Outro fator a ser considerado é que a gravidade do problema da pessoa retardada depende muito do meio em que ela vive. Uma criança com RM, pertencente à classe média e vivendo em grandes cidades tem problemas diferentes daquelas que vivem no meio rural ou que pertencem às classes sociais menos favorecidas. Nestas, o retardamento só trará problemas se interferir na capacidade de desempenhar o papel que dele esperam em seu meio social. Do ponto de vista cultural, quando se fala de pessoas mentalmente retardadas, deve-se levar em conta o meio social em que vivem. A avaliação intelectual deve ser fundamentada em todas as informações disponíveis, incluindo achados clínicos, comportamento adaptativo (avaliação em relação ao meio social do indivíduo) e o desempenho em testes psicométricos.[48] Um desempenho atual comprometido não significa uma possibilidade real, pois o indivíduo tende a apresentar progressos em relação à socialização, à linguagem e à comunicação, aos cuidados pessoais e até mesmo à função cognitiva, dependendo da intensidade do quadro. Essa melhora de rendimento influencia o diagnóstico do RM.

HISTÓRIA

O diagnóstico e o tratamento de indivíduos com RM têm evoluído de modo cíclico desde os primórdios da história. Doença mental e RM se confundiam, e até meados do século XIX eram considerados na mesma categoria de doenças.[6]

Formas graves de deficiência mental não passaram despercebidas em eras remotas, e o que hoje conhecemos como doenças mentais, os povos da Antiguidade acreditavam ser produto do sobrenatural, o resultado de possessão por espíritos malignos.[27] Há algumas citações no Novo Testamento, no Talmude (livro dos costumes e do comportamento social dos Hebreus) e no Alcorão sobre os "fracos de espírito", especialmente os "loucos", com os quais eram confundidos, mas antes disso já era descrito no código de Hamurabi (leis babilônicas, 2020 a.C.).[33] Na Grécia antiga, crianças portadoras de deficiências físicas ou mentais eram denominadas "Idiotae" (indivíduos privados) e consideradas sub-humanas, o que legitimava sua eliminação ou abandono. Os romanos as chamavam de "imbecile" e jogavam as crianças com RM no Rio Tibre.[2,10,44] Na Idade Média, com o advento do Cristianismo, passaram a receber melhor tratamento, sendo consideradas protegidas por Deus. Na França eram chamadas "les enfants du bon Dieu" ou "chrétiens" (cristãos), derivando daí a denominação cretinos. Com o Renascimento e a Reforma foram açoitadas, presas e mortas, com o intuito de expulsar o demônio do corpo.[2,33]

As primeiras iniciativas organizadas para ajudar os deficientes físicos e mentais começaram após a Idade Média, principalmente na França. No século XVII, o líder religioso Vincent de Paul juntou em sua confraria os desabrigados e refugiados, incluindo os "fracos de intelecto", e em Bicetre foi criado um local de atendimento para esses indivíduos. Inicialmente, as instituições eram voltadas, principalmente, à educação dos surdos e cegos, mas a partir daí foi despertado o interesse pelos deficientes mentais. No início do século XIX, Jean Marc Gaspard Itard (1774-1838), médico-chefe do Instituto Imperial dos surdos-mudos de Paris e que fora estudante em Bicetre, é designado para a tarefa de educar um "menino selvagem", que fora encontrado em uma floresta próximo a Aveyron e que, segundo a lenda, fora criado por lobos. Este fato teve grande repercussão na Europa, o que propiciou o interesse pela educação especial. Entre os alunos de Itard estava Édouard Seguin (1812-1880), o pioneiro de educação de crianças deficientes mentais, tendo introduzido a educação especial na América.[33,44] Foi também no início do século XIX que Esquirol (1772-1840) fez a distinção entre idiotia e demência: "O demente está privado dos bens que possui, é um rico arruinado. O idiota sempre esteve no infortúnio e na miséria." Em 1866, Langdon Down descreve, pela primeira vez, a "idiotia mongoloide,"[30] e no final do século XIX e início do século XX Binet introduz a psicometria, que estabelecia as escalas de desenvolvimento intelectual – idade mental, tornando-se critério de distribuição de diversas deficiências.[44]

Até o final do século XIX havia um clima de otimismo em relação à educação do retardado mental, mas em 1900 tornou-se evidente que, embora os indivíduos com retardo pudessem aprender, eles não poderiam ser curados. Essa visão mais pessimista fez com que os programas educacionais tivessem pouco valor, fazendo com que as instituições residenciais funcionassem como depósitos para indivíduos com RM. Nessa época surgiram o movimento eugênico e a segregação. Na Europa e nos EUA, indivíduos com RM eram esterilizados, e até a década de 1960 muitos Estados norte-americanos possuíam leis de esterilização para os RM.[44]

Foi também nos EUA que teve início a mudança de pensamento em relação ao RM. Durante a administração do Presidente John F. Kennedy, no início da década de 1960, foram promulgadas leis destinadas a desenvolver programas de treinamento profissional e assistência a indivíduos com RM, além de promover pesquisas em universidades. Ao mesmo tempo, surgiam movimentos públicos em favor da não internação de indivíduos com RM e a criação de leis federais que lhes oferecessem educação nas escolas públicas. A partir daí tem início o processo de desinstitucionalização das pessoas retardadas.[44]

No Brasil, algumas tribos indígenas eliminavam as crianças deficientes, pois acreditavam que um homem não poderia depender de outro.

As primeiras instituições para deficientes físicos e mentais surgiram no Brasil em 1874, em Salvador (BA) e no Rio de Janeiro (1887).[39] Em 1903, Juliano Moreira e Fernando Figueira iniciaram o funcionamento do Pavilhão Bourneville, que daria origem ao Hospital de Neuropsiquiatria Infantil do Engenho de Dentro, inaugurado no Rio de Janeiro em 1942.[21] Em 1911 surgem as primeiras classes especiais em São Paulo, e em 1917 o Serviço de Inspeção Escolar do Estado de São Paulo começou a selecionar os "anormais", tendo como parâmetro os "bons alunos". "Seriam anormais os tímidos, insofridos, indisciplinados, desatentos, retardados por diferentes causas, enfim, todos os perturbadores de uma ordem social."[39]

Em 11 de dezembro de 1954 inicia-se o movimento apaeano no Brasil, com a fundação da APAE na cidade do Rio de Janeiro. Hoje, o número de APAE ultrapassa os 2.000, e provavelmente seja o maior movimento comunitário do mundo.[30]

Em Minas Gerais, Helena Antipoff, que havia chegado em 1929 vindo da União Soviética, funda a Sociedade Pestalozzi (1932). Em 1935 é fundado o Instituto Pestalozzi, e em 1944 é criada a Fazenda do Rosário, especializada no atendimento de deficientes mentais e na formação de profissionais especializados em educação especial.[41]

EPIDEMIOLOGIA

As estimativas de prevalência do RM variam na dependência do critério diagnóstico, do tipo de pesquisa e de métodos usados no estudo. Quando o diagnóstico é fundamentado apenas no QI, a prevalência é de aproximadamente 3%, mas quando é usada a definição de AAMR (American Association on Mental Retardation), a prevalência nos EUA fica em torno de 1%. Na Europa admite-se uma taxa de 3% de RM, mas nos países escandinavos a prevalência está em torno de 1%.[34,43] Esses percentuais não podem ser transportados para os países subdesenvolvidos, onde a miséria e a carência de assistência médica afetam grande parte da população. Além do mais, existe grande variação em diferentes regiões, tornando difícil uma verdadeira estimativa das taxas de prevalência nesses países.[6,34] No Brasil, em 1983, estimava-se em 7% a 8% a prevalência de RM.[24] Hoje, conforme dados do IBGE (Ministério da Saúde, Nota Técnica/1551, 2008), existem pelo menos 24 milhões de pessoas com pelo menos uma deficiência (mental ou física) no país, o que representa aproximadamente 15% da população. Desses, de acordo com dados seguramente subestimados, pelo menos 2,8 milhões (1,6%) são deficientes mentais. No Nordeste brasileiro, até a última década do século XX, de cada 1.000 crianças, cerca de 200 apresentavam grande probabilidade de desenvolver algum grau de RM, cerca de 120, altíssima probabilidade, e pouco menos de 100 nasciam com distúrbios mentais irreversíveis.[15]

Para fins de estudos epidemiológicos, são considerados o RM leve (QI = 50 a 70) e o RM severo (QI < 50). Aproximadamente 85% dos indivíduos com RM estão na faixa leve. A prevalência varia em diferentes grupos de idade, sendo a maioria dos casos de RM severo identificada no início da vida, enquanto o RM leve é diagnosticado mais tardiamente, na idade escolar, podendo ser notado entre os 3 e 7 anos de idade e com aumento de prevalência na adolescência. Ambos os tipos ocorrem mais frequentemente em meninos, sendo a diferença pequena no RM severo (1,5:1) e mais notável no RM leve (2:1). Os dados epidemiológicos sugerem maior incidência de RM leve em grupos socioeconômicos mais baixos, comparados com o RM severo, que parece não ter predileção socioeconômica, racial ou geográfica.[35]

Quanto mais grave o RM, maior a prevalência de problemas associados. A epilepsia está presente em 15% a 30% das pessoas com RM severo; a paralisia cerebral, em 20% a 30%, e distúrbios sensoriais, em 10% a 20%.[43] As doenças psiquiátricas diversas estão presentes em 30% a 64% dos retardados mentais.[19]

DEFINIÇÃO

O RM é um quadro funcional, tal como insuficiência cardíaca, insuficiência renal etc. Trata-se de condição crônica, com início na infância e adolescência e cujo critério essencial para o diagnóstico é a inteligência insuficiente, manifestada tanto pela dificuldade em se adaptar às demandas do dia a dia como pelo escore significativamente abaixo da média nos testes psicométricos.[11,42]

No século XVI, em Dublin, um livro de Direito (*The New Nature Brevium*) trazia uma definição de "oligofrenia", bem como os rudimentos de um teste para seu diagnóstico: "E será dito um tolo ou idiota de nascimento aquela pessoa que não sabe contar 20 dinheiros nem dizer o nome de seus pais, nem quantos anos tem, de forma que parece não haver tido conhecimento de razão alguma de que se beneficie ou perder-se. Mas se tem entendimento tal que conhece e compreende as letras mediante ensino ou informação de outro homem, então não lhe será dado considerar-se como um tolo ou idiota natural."[2]

Nos últimos 30 anos, o conceito de RM e sua definição vêm sofrendo alterações relativas à terminologia, aos níveis de corte do QI e ao papel diagnóstico do comportamento adaptativo. O contexto social vem ganhando importância fundamental, não sendo a deficiência mental um traço absoluto expresso somente pela pessoa, mas uma expressão do impacto funcional de interação da pessoa com limitação intelectual e das habilidades adaptativas e o ambiente que a cerca.[36] A definição da American Association on Mental Retardation (AAMR, 1992) é mundialmente aceita: "O retardo mental corresponde a um funcionamento intelectual significativamente abaixo da média, coexistindo com limitações relativas a duas ou mais das seguintes áreas de habilidades adaptativas: comunicação, autocuidado, habilidades sociais, participação familiar e comunitária, autonomia, saúde e segurança, habilidades acadêmicas, de lazer e de trabalho. O retardamento mental se manifesta antes da idade de 18 anos."

Os critérios da Décima Revisão da Classificação de Doenças (CID-10, 1992) estão resumidos no Quadro 61.1. As classificações quanto à severidade do RM estão ilustradas no Quadro 61.2. Essa definição, como as inúmeras outras existentes, aponta para os seguintes pontos fundamentais: a causa geradora agiu durante o período de desenvolvimento do indivíduo, antes de completada sua maturação; é uma situação definitiva, mantida durante toda a vida do indivíduo, portanto incurável; os reflexos desse funcionamento intelectual inferior se fazem sobre a vida adaptativa (social) do indivíduo.[48] No entanto, é preciso salientar que, com o apoio de serviços

Quadro 61.1 ▷ Diretrizes para o diagnóstico do RM pelo CID 10

1. A avaliação do nível intelectual deve ser baseada em todas as informações disponíveis, incluindo achados clínicos, comportamento adaptativo (avaliação em relação ao meio cultural do indivíduo) e desempenho em testes psicométricos
2. Para um diagnóstico definitivo, deve haver um nível reduzido de funcionamento intelectual, resultando em capacidade diminuída para se adaptar às demandas diárias do ambiente social normal
3. Transtornos mentais ou físicos têm grande influência no quadro clínico e no uso de quaisquer habilidades
4. Os níveis de QI são fornecidos como um guia e não devem ser aplicados rigidamente, em vista dos problemas de validação transcultural
5. Sem o uso de procedimentos padronizados, o diagnóstico deve ser considerado somente como uma estimativa provisória

Quadro 61.2 ▷ Retardo mental: classificação quanto à severidade, segundo o CID-10

Código	Nível de gravidade	QI aproximado
F70	Leve	50 a 69
F71	Moderado	35 a 49
F72	Grave (severo)	20 a 34
F73	Profundo	< 20

apropriados e educação, o funcionamento da pessoa com RM geralmente terá melhora.

O funcionamento intelectual é definido como um QI, obtido pela avaliação por meio de testes psicológicos: Escala Weschsler de Inteligência para Crianças Revisado (WISC-R), Escala Weschsler de Inteligência Adulta (WAIS), Stanford-Binet e outras.[42] Os testes devem ser administrados individualmente e são válidos somente se o indivíduo testado está motivado a ter um bom desempenho e desde que não existam déficits sensoriais ou problemas de comunicação ou culturais que impeçam a compreensão das instruções.[9] Déficits motores também podem dificultar a execução dos testes. Os fatores de erro são numerosos, e o entrevistador deve ser habilidoso e ter experiência com o método utilizado. De maneira simplista, o QI pode ser considerado a porcentagem de inteligência normal:

- **IM:** Idade mental computada (teste) × 100.
- **IC:** Idade cronológica.

Todas as versões e traduções dos testes estão padronizadas para produzir uma média populacional de 100 e um desvio padrão de 15 ou 16, sendo o RM definido psicometricamente como um QI 2 desvios padrões (DP) abaixo da média.[44]

O funcionamento adaptativo se refere à eficiência da pessoa em áreas como relações interpessoais, habilidades domésticas e vocacionais, comunicação etc., de acordo com sua idade e grupo cultural. Existem algumas escalas padronizadas para medir o comportamento adaptativo (*Vineland Adaptive Behavior Scale* e *AAMD Adaptive Behavior Scale*).[44]

Mais recentemente, tem surgido uma nova visão de deficiência, que envolve entender que a incapacidade é o resultado da interação da pessoa com o meio (ambiente físico, situações sociais e os apoios disponíveis). Enfase maior tem sido dada à autodeterminação, à inclusão, à igualdade e às potencialidades e capacidades de cada um. Existe também um movimento para uma abordagem não classificatória do RM, focalizando os comportamentos funcionais e os apoios necessários para as pessoas, qualquer que seja seu diagnóstico clínico.[13] A definição da AAMR prevê que o planejamento de uma intervenção seja o principal propósito do diagnóstico, contribuindo para a criação de serviços essenciais que resultarão no aumento de independência da pessoa atendida e no aumento de sua produtividade, de sua integração comunitária e de sua satisfação. O diagnóstico para planejamento de intervenção também substitui o processo diagnóstico de rotulagem dos indivíduos pela descrição de uma pessoa e dos apoios que ela necessita. Desse modo, o conceito da AAMR tenta desviar o eixo diagnóstico de estimativa do nível de deficiência (leve, moderado, severo e profundo) para a estimativa das intensidades de intervenção necessárias (intermitente, limitados, extensivos e continuados), conforme a pessoa necessite de cuidados episódicos, limitados no tempo, envolvimento diário ou constantes.[36,46]

Outra mudança que tem sido proposta é a fusão dos conceitos de inteligência e comportamento adaptativo, com base na abordagem de competência pessoal/social, incluindo três componentes: inteligência prática (habilidades de vida independente); inteligência conceitual (habilidade cognitiva, de comunicação e acadêmica); inteligência social (competência social).[36] Esse novo conceito tem uma série de implicações tanto para a definição do RM como para a abordagem e a realização de políticas sociais.

ASPECTOS CLÍNICOS E CLASSIFICAÇÃO

Retardo mental leve (oligofrenia leve; deficientes mentais educáveis)

Os indivíduos com RM leve desenvolvem habilidade social e adquirem linguagem com algum atraso, conseguindo usar a fala para finalidades cotidianas e manter conversações. O comprometimento em áreas sensorimotoras é pequeno e a maioria consegue independência em atividades de vida diária (comer, lavar-se, vestir-se, controle intestinal e vesical) e em habilidades práticas e domésticas. Por volta do fim da segunda década de vida, eles podem adquirir habilidades escolares acadêmicas, aproximadamente até o nível de sétimo ano. Muitos têm problemas específicos de leitura e escuta. A educabilidade em adaptação social atinge o ponto em que puder eventualmente progredir independentemente na comunidade, e a maioria é capaz de trabalhos manuais não especializados ou semiespecializados, a ponto de poder se sustentar parcial ou totalmente quando adulta. Em um contexto sociocultural que requeira pouca realização acadêmica, algum grau de RM leve pode, por si só, não representar um problema. No entanto, se há também notável imaturidade emocional e social, as consequências do prejuízo serão aparentes.[3,18,48]

Na maioria dos casos não se encontram etiologias orgânicas que expliquem o retardo, mas vem crescendo o número de casos diagnosticados patologicamente.[3]

Nesse grupo, o equilíbrio afetivo, a qualidade das relações com as pessoas e os fatores socioeconômicos e culturais parecem desempenhar papel fundamental. As dificuldades comportamentais, emocionais e sociais são semelhantes àquelas encontradas em pessoas com inteligência normal. A outra tendência é representada pela inibição, a passividade, o abatimento e uma submissão extrema, tanto no meio dos adultos como das crianças.[3,48]

Para os portadores de RM leve, a sexualidade é lenta e apresenta limites. Parecem ser possíveis um relacionamento mais estável, o casamento e a constituição de uma família.[5]

Retardo mental moderado (oligofrenia moderada; deficientes mentais treináveis)

Na maioria dos casos, essas crianças são identificadas como deficientes durante seus primeiros anos de vida. Em geral, aprendem a conversar nos anos pré-escolares, mas são lentas no desenvolvimento da compreensão e no uso de linguagem. Elas se aproveitam de um treino vocacional e de cuidados pessoais, podendo cuidar de si próprias. Algumas necessitam de supervisão durante toda a vida. Podem se beneficiar de treinamento de habilidade social e ocupacional, mas é improvável que progridam além do segundo grau, em matéria escolar. Uma proporção desses indivíduos aprende as habilidades básicas necessárias para leitura, escrita e cálculo. Durante a adolescência, suas dificuldades em reconhecer as convenções sociais podem interferir com o relacionamento com seus pares. Como adultos, são capazes de fazer trabalhos práticos simples, não especializados ou semiespecializados, se as tarefas forem cuidadosamente estruturadas e supervisão especializada for proporcionada. Adaptam-se bem à vida em comunidade, podendo cuidar de si próprios, proteger-se dos perigos comuns e auxiliar em tarefas domésticas.[3,18,48]

Perfis discrepantes de capacidades são comuns, com alguns indivíduos alcançando níveis mais altos em habilidades visuais e espaciais do que em tarefas dependentes de linguagem, enquanto outros são desajeitados, mas apreciam interação social e conversação simples. O nível de desenvolvimento de linguagem é variável.[48]

Uma etiologia orgânica pode ser identificada na maioria dos casos, e o autismo ou outros transtornos invasivos do desenvolvimento podem estar presentes. A epilepsia e incapacidades neurológicas e físicas são comuns.[48]

Os retardados mentais moderados têm algumas possibilidades de relacionamento interpessoal, porém pouco específicas e com pequena durabilidade. Observa-se a presença de masturbação e jogos heterossexuais e homossexuais, sem os conteúdos afetivos e culturais que caracterizam uma relação adulta.[5]

Retardo mental severo (oligofrenia grave; imbecil; semidependente)

As crianças com RM severo geralmente não utrapassam uma idade mental de 6 a 7 anos. É frequente o atraso no desenvolvimento psicomotor, e durante a idade pré-escolar exibem habilidades motoras e de fala pobres, com problemas importantes na comunicação e compreensão. Podem ser treinadas para hábitos elementares de higiene e somente se aproveitam de uma instrução em matérias pré-escolares de extensão limitada (alfabeto, contas simples), podendo aprender a "leitura à primeira vista" de algumas palavras para "sobrevivência", como: "homem", "mulher", "pare". Na idade adulta, elas são capazes de desempenhar tarefas simples, sob estreita supervisão.[3,48]

A afetividade é elementar, às vezes com sociabilidade viscosa e adesiva, e outras vezes negativista, quase sempre com a presença de certa amabilidade, alternada com fases de cólera súbita.[1]

A maioria das pessoas nessa categoria sofre de um grau marcante de comprometimento motor e outros déficits associados, indicando a presença de lesão clinicamente significativa ou desenvolvimento inadequado do sistema nervoso central (SNC).[48]

Retardo mental profundo (oligofrenia profunda; idiota; custodiáveis; dependentes)

O nível mental dos indivíduos com RM profundo não ultrapassa 2 a 3 anos. Durante os primeiros anos de vida, exibem capacidade mínima de funcionamento sensorimotor, e a maioria é imóvel ou fica restrita em sua mobilidade. A maioria

é totalmente dependente nas atividades de vida diária e não tem controle de esfíncteres. A linguagem é rudimentar, reduzida a poucas palavras ou fonemas. O desenvolvimento motor, o autocuidado e as habilidades de comunicação podem progredir com o tratamento. Necessitam de assistência durante toda a vida e são facilmente identificáveis em virtude do grande retardo que apresentam, principalmente quando acrescido a outras deficiências.[3,18,48]

Os deficientes mentais severos e profundos apresentam a sexualidade predominantemente indiferenciada, vinculada à gratificação sensorial. A conduta permanece no âmbito das manipulações genitais.[5]

Uma etiologia orgânica pode ser identificada na maioria dos casos. É frequente a existência de anomalias morfológicas, distúrbios neurológicos, crises epilépticas e comprometimento sensorial (visão e audição). Os transtornos invasivos do desenvolvimento e o autismo são frequentes. Também são comuns agressividade, automutilação e estereotipias.[48]

ETIOLOGIA

Nas últimas décadas, as descobertas relacionadas às doenças do cérebro têm sido significativas, mas, apesar disso, as causas do RM permanecem desconhecidas em grande parte dos casos. Inevitavelmente, os trabalhos realizados no desenvolvimento do genoma humano, a medicina molecular prognóstica, a terapêutica gênica e a farmacogenética têm ajudado no entendimento da patogênese e na prevenção e tratamento do RM. As novas técnicas de imagem do cérebro (tomografia, ressonância magnética; *positron emisson tomography* – PET; *single photon emission tomography* – SPECT – e a investigação metabólica, têm contribuído na identificação das causas do RM.[42] A disfunção cerebral é o fator determinante para o RM, e um grande número de entidades nosológicas causadoras do RM faz parte do conteúdo deste livro.

O conhecimento da etiologia do RM torna-se particularmente importante quando se levam em conta as causas tratáveis e preveníveis. Os mesmos problemas nos cuidados da mãe e da criança e as condições sociais e ambientais que aumentam a mortalidade e a morbidade perinatal também estão associados ao RM.[19] Em grande parte dos casos, a etiologia é multifatorial e o grande problema está em distinguir deficiências mentais relativas a uma falta de potencial, classicamente consideradas hereditárias ou relacionadas a um dano cerebral adquirido, daquelas deficiências mentais relacionadas a fatores socioculturais ou afetivos.[1,25,43]

Os estudos mais recentes sugerem que a etiologia não pode ser determinada em 58% a 78% dos casos de RM leve e em 43% dos casos de RM severo. Destes, metade tem síndrome de Down, que é identificada em um terço dos casos de RM leve.[9] A síndrome do X frágil (SFX) ocorre em aproximadamente 6% dos casos identificáveis de RM severo e outras anomalias cromossômicas identificáveis representam 4% a 5%. As causas endócrinas e metabólicas representam 3% a 5%; síndromes de anomalias congênitas múltiplas, 4% a 5%; lesões incluindo teratogênicas pré, peri e pós-natais, 15% a 20%; malformações do SNC, 10% a 15%.[35]

A embriopatia por etanol (síndrome fetal alcoólica) é provavelmente a causa mais comum de RM em crianças dos EUA e da Europa, representando a causa prevenível mais comum de RM em países desenvolvidos. Estima-se que 8% de todos os casos de RM leve resultem de exposição pré-natal ao álcool.[35]

Outro dado importante é que uma etiologia pré-natal é bastante provável mesmo nos casos em que um diagnóstico específico não tenha sido encontrado.

O Quadro 61.3 resume as etiologias comumente encontradas em crianças com RM. Descreveremos a síndrome do X frágil pela importância que vem sendo dada a esse diagnóstico, principalmente com as novas descobertas no campo da genética ocorridas nos últimos anos.

Síndrome do X frágil (SXF)

A síndrome do X frágil (SXF) é considerada, atualmente, a causa cromossômica de caráter hereditário mais frequentemente encontrada nos casos de RM e autismo infantil, podendo afetar vários membros de uma mesma família.[12,17,37]

A denominação X frágil se deve a uma constrição (sítio frágil) detectável próximo à porção distal de q (Xq 27,3), quando é usado meio de cultura sem ácido fólico. Essa anomalia faz com que o cromossomo X passe a apresentar uma falha em uma de suas partes.[12,37] Um fragmento instável do gene FMR1 (*fragile mental retardation*) contém repetição de trinucleotídeo (CGG, ou *citosine-guanine-guanine*), que fica cada vez maior nas gerações sucessivas (amplificação do DNA), causando expressão fenotípica mais ou menos severa. O número normal de cópias do gene varia de seis a 50; indivíduos afetados pela síndrome apresentam mais de 200 cópias (mutação completa), o que impede a síntese da proteína FMRP, essencial para o organismo. A falta de proteína compromete várias estruturas e funções orgânicas ligadas a capacidades mentais.[17]

O RM está presente em cerca de 80% dos homens afetados e em número bem menor de mulheres (heterozigotas).[37] As pessoas portadoras apresentam um defeito menor no gene em virtude da pré-mutação, podendo apresentar sintomas leves da síndrome ou nenhuma de suas características. Um homem portador, mesmo que não apresente problemas intelectuais, transmitirá a pré-mutação a todas as suas filhas, mas a nenhum de seus filhos. No entanto, a pré-mutação pode transformar-se em mutação completa durante a formação dos óvulos e as mulheres portadoras de pré-mutação, mesmo fenotipicamente normais, poderão ter filhos afetados. A pré-mutação poderá ser transmitida de maneira "silenciosa" ao longo de gerações de uma família, até que um de seus membros apresente a síndrome. Como as mulheres têm dois cromossomos X e, portanto, duas cópias do gene FMRI, a chance de serem afetadas é menor. Existe uma compensação pelo funcionamento do gene normal contido no par, e por isso apenas um terço das mulheres portadoras de gene alterado apresenta algum grau de RM. Cada filho ou filha de uma mulher portadora terá 50% de chance de herdar o gene. Se a mãe apresentar RM, a chance de ter filhos também retardados será maior.[17]

Estima-se que 1 em cada 1.250 homens e 1 em cada 2.500 mulheres são afetados pela SXF. Uma em cada 259 mulheres

Quadro 61.3 ▶ Causas identificáveis do retardo mental

Causas	Exemplos de doenças
1. Causas pré-natais	
1.1 Genéticas	
1.1.1 Aberrações cromossômicas	Síndrome de Down Síndrome de Klinefelter Síndrome do miado do gato
1.1.2 Mutação monogênica	Esclerose tuberosa Fenilcetonúria
1.1.3 Multifatorial	RM "familiar" Síndrome de William
1.1.4 Síndromes malformativas em virtude da microdeleção conhecida	Síndrome Prader-Willi
1.1.5 Herança ligada ao X	Síndrome do X frágil Distrofia muscular
1.2 Malformações de causa desconhecida	
1.2.1 Malformação do SNC	Defeitos do tubo neural, hidrocefalia
1.2.2 Síndrome de malformação múltipla	Síndrome de Cornélia de Lange
1.3 Causas pré-natais externas	
1.3.1 Infecção materna	HIV, toxoplasmose, rubéola, CMV, sífilis
1.3.2 Toxinas (agentes químicos)	Síndrome fetal alcoólica
1.3.3 Toxemia, insuficiência placentária	Prematuridade
2. Causas perinatais	
2.1 Infecções	Encefalite por herpes 2
2.2 Problema do parto	Asfixia neonatal
2.3 Outros	Hiperbilirrubinemia
3. Causas pós-natais	
3.1 Infecção	Encefalite, meningite
3.2 Toxinas	Exposição ao chumbo
3.3 Psicossocial	Privação materna, desnutrição
3.4 Outras	Traumas, tumor
4. Causas desconhecidas	

será portadora, sem apresentar nenhum sintoma.[17] Além do mais, estudos realizados na Espanha indicam que 80% a 90% das famílias portadoras não têm diagnóstico.[37] Outros estudos revelam que o RM leve foi encontrado em 15,1% dos portadores de SXF, RM moderado em 49,1%, RM severo em 26,6% e RM profundo em 9,4%.[37]

CAPÍTULO 61 ▷ Retardo Mental

Os sinais e sintomas da síndrome podem ser leves. Os recém-nascidos às vezes apresentam macrocefalia e hipotonia e crianças maiores evidenciam atraso no desenvolvimento psicomotor, problemas de coordenação e atraso da fala. Outras anomalias encontradas são: palato ogival, má oclusão dentária, estrabismo, miopia, hiperextensibilidade dos dedos da mão, escoliose, pés planos e peito escavado. Crises convulsivas parciais e generalizadas estão presentes em 9,1% a 45% dos casos.[42]

Jovens e adultos apresentam rosto alongado e estreito, com leve progressão de mandíbula para frente e orelhas proeminentes ou de tamanho maior que o normal, com implantação mais baixa. Macro-orquidismo é comum após a puberdade.

O distúrbio do déficit de atenção com hiperatividade é frequente. Quadros de autismo e síndrome de Asperger podem estar associados à SXF, sendo importante o encontro de distúrbios do comportamento socioafetivo, estereotipias, fala perseverativa ou distúrbios de linguagem, autoagressão, pouco contato visual e defensividade tátil.

Mulheres afetadas também tendem a apresentar RM e características de síndrome (mandíbula proeminente, orelhas grandes, fronte alta e físico robusto). Além disso, elas tendem a sofrer de distúrbios do humor, ansiedade e depressão, com problemas nas relações interpessoais.

O diagnóstico de SXF é feito por meio de testes cromossômicos e moleculares. Por meio do estudo de DNA é possível identificar o número de cópias CGG desse gene. Recentemente têm sido desenvolvidos testes moleculares baseados no PCR (reação em cadeia de polimerase), com sensibilidade e especificidade de até 100% para o diagnóstico do X frágil em indivíduos afetados do sexo masculino. Esses testes têm a vantagem do baixo custo e rapidez, sendo necessárias apenas pequenas quantidades de DNA, mediante a coleta de esfregaço bucal.[32]

Exames de imagem podem revelar leve atrofia cortical e dilatação ventricular em homens afetados e mulheres heterozigotas. Também já foi encontrada redução de parte posterior do verme cerebelar, com aumento do quarto ventrículo.

O EEG é normal, exceto quando a epilepsia está associada à SXF.[42]

Não existe tratamento específico, mas o futuro promete progressos em relação à prevenção do RM: (a) terapia do gene, procurando inserir um gene saudável nas células afetadas, a fim de substituir o gene mutante deficiente; (b) terapia de reposição da proteína que falta em razão da mutação.[17]

DOENÇAS MENTAIS ASSOCIADAS

As pessoas com RM estão mais propensas a apresentar distúrbios psiquiátricos, o que pode ser um fator importante na limitação do funcionamento, da qualidade de vida e da adaptação à vida em comunidade.

O diagnóstico de doenças mentais em pessoas com RM leve não é difícil e não difere muito do das pessoas sem déficit intelectivo. No entanto, se o RM é mais importante, o diagnóstico torna-se mais difícil. Na verdade, o que acontece é que distúrbios afetivos acabam sendo subdiagnosticados em portadores de deficiência mental, já que a maioria dos médicos não está atenta para esse tipo de problema, principalmente nessa

Quadro 61.4 ▷ Doenças mentais comumente associadas ao retardo mental

Autismo
Distúrbio do déficit de atenção com hiperatividade
Distúrbios de conduta
Tiques
Esquizofrenia e outros distúrbios psicóticos
Depressão
Transtorno bipolar
Ansiedade
Distúrbio obsessivo-compulsivo
Distúrbios alimentares
Distúrbios de personalidade

população. Apesar disso, estudos indicam que a prevalência de doenças mentais em RM é cinco vezes maior do que na criança normal. A prevalência em RM varia de 27% a 74%.[43]

O Quadro 61.4 traz um sumário dos diagnósticos mais comuns associados ao RM.

TRATAMENTO E PREVENÇÃO (EDUCAÇÃO)

A importância do desenvolvimento de testes diagnósticos e a possibilidade de identificação dos fatores causadores do RM estão na prevenção e intervenção apropriadas. O tratamento de uma criança com RM envolve uma equipe multidisciplinar, dirigido à educação, socialização, recreação, mudança de comportamento e prevenção de déficits associados.[6]

De modo geral, falamos em prevenção primária quando nos referimos à prevenção de condições que possam levar ao RM. Exemplificando, podemos incluir a abstinência de álcool e outras substâncias durante a gravidez, o uso de vacinas, a identificação e o tratamento de infecções congênitas, a melhor assistência materno-infantil, o aconselhamento genético, a identificação de anomalias intraútero, a prevenção de acidentes e, no futuro próximo, a terapia gênica.[15,43] A prevenção secundária é caracterizada pelo diagnóstico de RM e intervenção precoces (estimulação em áreas perceptomotora, verbal e cognitiva). O tratamento específico de condições que possam causar dano ao cérebro, como dieta (fenilcetonúria, galactosemia e outras condições metabólicas) e cirurgia (hidrocefalia).[43] A prevenção terciária constitui o atendimento atual do retardado mental, consistindo em programas educacionais e habilitação, profissionalização e outras terapias (fisioterapia, terapia ocupacional, psicoterapia, fonoaudiologia e outras).

A atenção em relação à terapêutica e à prevenção de outras condições associadas, como convulsões, doenças psiquiátricas, problemas de visão e audição e outros problemas clínicos, também faz parte dos princípios de tratamento do retardado mental. Crianças com RM e paralisia cerebral têm maiores riscos de refluxo gastroesofágico e pneumonia de aspiração. Os problemas motores também podem levar a insuficiente ingestão oral e ganho de peso inadequado.[43] Além do mais, crianças com síndrome de Down estão mais propensas a cardiopatias congênitas, hipotireoidismo e subluxação atlantoaxial.[6]

Com relação à educação, a filosofia adotada atualmente pelos serviços que trabalham com portadores de deficiências físicas e mentais baseia-se no "princípio da normalização". A normalização não implica tornar os deficientes "normais", mas capazes de viver em condições normais o quanto for possível. A Declaração de Salamanca (Conferência Mundial sobre Necessidades Educativas Especiais, Espanha, 1994) estabelece as linhas de ação sobre as necessidades educativas especiais e recomenda que "as pessoas com necessidades educativas especiais devem ter acesso às escolas comuns, que deverão integrá-las em uma pedagogia centralizada na criança, capaz de atender a essas necessidades."[8] A educação integrada tornaria possível a matrícula de todas as crianças em escolas comuns, a menos que houvesse razões convincentes para o contrário, como problemas neurológicos graves ou deficiência mental mais importante. Os métodos de aprendizagem deveriam ajustar-se às necessidades da criança e a escolarização em instituições especializadas deveria ser uma exceção. As classes especiais só seriam recomendadas naqueles casos em que fosse demonstrada a impossibilidade de atendimento em classes comuns.

Todas as crianças com RM devem receber atendimento o mais cedo possível, podendo ter caráter tutelar, orientado para o cuidado com a criança nos aspectos relativos à segurança, à higiene, à alimentação, à aquisição de hábitos e ao atendimento com caráter educativo.[28] A educação do deficiente mental tem sentido amplo, não se referindo apenas à alfabetização, mas ao comportamento adaptativo e à interação social, objetivando a "normalização" e a "integração". O desenvolvimento de hábitos, atitudes e habilidades sociais, pessoais, de cortesia e de trabalho muitas vezes contribui mais eficazmente do que ensinar o retardado mental a ler e escrever.[31]

No Brasil, as iniciativas em torno da integração da "pessoa com necessidades especiais" estão legitimadas pela Constituição Federal de 1988 e pela Lei 9394/96 (Lei de Diretrizes e Bases da Educação Nacional), a qual estabelece que a educação dos portadores de deficiência mental deverá ser oferecida preferencialmente na rede regular de ensino, com a ajuda dos serviços de apoio especializado (sala de recursos, professor itinerante), quando necessário.[29] A educação seria feita em classes especiais ou serviços especializados sempre que, em função de condições específicas dos alunos, não fosse possível sua integração nas classes comuns de ensino regular. O sistema de ensino asseguraria currículos, métodos, técnicas, recursos educativos e organização específica, bem como professores especializados ou capacitados para o atendimento ao deficiente. Estaria aí incluído também o ensino profissionalizante (educação especial para o trabalho). O conceito de escola inclusive implicaria fazer com que a escola se tornasse um espaço democrático e competente para trabalhos com todos os alunos, independentemente de suas condições físicas, intelectuais, sociais, raciais e emocionais.[29]

Apesar de tudo o que foi dito, atualmente no Brasil apenas um pequeno número de crianças e adolescentes portadores de RM consegue matricular-se em escolas regulares, não só em virtude da falta de preparo das instituições, mas também em função do preconceito existente. As classes especiais tornam-se despejo para crianças problemáticas das classes regulares e a educação especial acaba, muitas vezes, tornando-se um processo de exclusão disfarçado de processo de recuperação, havendo segregação de crianças socioculturalmente desfavorecidas. A educação especial tem sido feita, na maioria das vezes, por instituições filantrópicas, com pouco apoio dos órgãos governamentais.[14] Em algumas instituições não residenciais, a criança recebe atendimento multidisciplinar, frequenta salas de recursos e é alfabetizada. Umas poucas oferecem "programas de educação para o trabalho" em oficinas, preparando o indivíduo para o trabalho supervisionado e sem supervisão (convênios com empresas públicas e privadas), possibilitando uma vida independente e economicamente ativa.

Outra proposta que já está sendo concretizada é a criação de lares grupais ("casas lares"), que funcionam como residências. Essas "casas" têm finalidade de abrigo, criação de raízes, vínculos pessoais e afetivos, bem como de hábitos de vida comum.[4] Na residência, o deficiente tem seu lar, vivendo em família, juntamente com outros deficientes e uma "mãe social". A educação continua sendo feita em escolas regulares ou instituições especializadas.

O êxito de qualquer programa de integração baseia-se nas habilidades e competências, na área social, demonstradas pela criança com RM. Considere-se que a competência social está diretamente relacionada ao maior número de oportunidades para participar em atividades de entretenimento e de vida diária com crianças "normais". A integração é vista como a habilidade de um indivíduo envolver-se em condutas que são socialmente aceitas, evitando envolver-se naquelas que não são socialmente apropriadas. A competência social parece influenciar a percepção dos outros para com as crianças com RM em um nível mais alto de competência acadêmica, favorecendo a aceitação e diminuindo o preconceito.[40]

Nesse ponto, vale a pena acrescentar uma observação sobre aqueles casos de "crianças subnormais", ou seja, a criança normal e saudável que falha na escola porque o programa foi dirigido para inteligências acima da média ou médias, enquanto sua própria inteligência está abaixo da média.[47] Outro grupo seria aquele de "crianças de aprendizagem lenta", que não conseguem acompanhar inteiramente os colegas e que necessitam de atenção diferenciada. Essas crianças são essencialmente normais em seu desenvolvimento emocional, social, físico e motor. Daí a importância de integração em escolas regulares, onde não existiria a distinção formal desses grupos, prevenindo mais problemas de ajustamento.

PROGNÓSTICO

As etapas do desenvolvimento são vencidas de modo mais lento nas crianças com RM, com períodos de flutuações e diminuição gradativa do desenvolvimento, tendendo a um estado de estagnação.[18] No entanto, progressos têm sido observados

CAPÍTULO 61 ▷ Retardo Mental

em testes de função intelectual realizados em indivíduos com RM leve e moderado. Isso evidencia a continuação do desenvolvimento intelectual nesses indivíduos. O mesmo não se pode dizer daqueles com RM severo ou profundo, para quem vários estudos não têm mostrado melhora de função intelectual.[45]

Crianças com RM leve muitas vezes não são identificadas como tendo déficit intelectual, o que ocorre principalmente nos países subdesenvolvidos e em meios socioculturais pobres. Quando são identificados precocemente e recebem tratamento adequado, elas podem ultrapassar a condição em que se encontram e atingir níveis de desenvolvimento intelectual considerado normal.

Em termos de expectativa de vida, indivíduos com RM leve em geral vivem tanto quanto a população não retardada. Os indivíduos portadores de RM severo apresentam significativa redução de expectativa de vida, embora essa expectativa pareça estar aumentando com a melhora de assistência médica.[6]

A participação da família é importante no acompanhamento do tratamento da criança. A integração entre pais, professores e terapeutas é fundamental. A influência da família é vital no desenvolvimento da criança, e os sentimentos de rejeição, superindulgência e superproteção se refletirão no prognóstico. À medida que a criança cresce, suas necessidades mudam e a família precisa adaptar-se a essas mudanças.

REFERÊNCIAS

1. Ajuriaguerra, J. As oligofrenias. In: Ajuriaguerra J. Manual de psiquiatria infantil. 2 ed. Rio de Janeiro: Masson/Atheneu, 1985.

2. Alvim CF. Introdução ao estudo de deficiência mental. 2 ed. Belo Horizonte: Sociedade Pestalozzi de Minas Gerais, 1967:563-97.

3. American Psyquiatric Association. Diagnostic and Statistical Manual of Mental Disorders. Fourth Edition. Washington, DC. American Psychiatric Association, 1994.

4. Assumpção Jr FB, Sprovieri MH. Residência para deficientes mentais. In: Assumpção Jr FB, Sprovieri MH. Introdução ao estudo de deficiência mental. São Paulo: Memnon, 1991:179-88.

5. Assumpção Jr FB, Sprovieri MH. Deficiência mental, família e sexualidade. São Paulo: Memnon, 1993.

6. Batshaw ML. Mental retardation. Pediatr Clin North Am 1993; 40(3):507-21.

7. CAADE. Inserção da pessoa portadora de deficiência no mercado de trabalho – Manual de orientação. Belo Horizonte, 1994.

8. Conferência Mundial sobre Necessidades Educativas Especiais: Acesso e Qualidade. Declaração de Salamanca e linha de ação sobre necessidades educativas especiais. Salamanca (Espanha), 1994.

9. Costeff, Hanan. Mental retardation. In: Frank Y. Pediatric behavioral neurology. Boca Raton: CRC Press, 1996:33-71.

10. Diament A. Deficiência mental. In: Diament A, Cypel S. Neurologia infantil. 3 ed. São Paulo: Ed. Atheneu, 1996:799-814.

11. Fejerman N. Retardo mental. In: Fejerman N, Alvarez EF. Neurologia pediátrica. Buenos Aires: Ed. El Ateneo, 1988.

12. Fenichel GM. Síndrome do X frágil. In: Fenichel GM. Neurologia pediátrica – sinais e sintomas. 3 ed. Rio de Janeiro: Revinter, 2000:128-9.

13. Fernandes EM, Llerena JC. A revisão do conceito de retardo mental pela Associação Americana de Retardo Mental: possibilidades de convergência teórica com o paradigma de escola inclusiva. Anais do III Congresso Ibero-Americano de Educação Especial. Vol. 3, 1998.

14. Figueira E. Vamos conversar sobre crianças deficientes? São Paulo: Memnon, 1993.

15. Fontes JM. Lesão cerebral – causas e prevenção. 2 ed. CORDE – Coordenadoria Nacional para Integração de Pessoa Portadora de Deficiência. Ministério do Bem-Estar Social. Brasília, 1994.

16. Hemerly AP, Barreiro AP, Silva MPSG, Simão FV, Silva MLM. Estudos cromossômicos em indivíduos portadores de retardo mental e atraso psicomotor. Rev Bras Neurol 1996; 32(1):11-4.

17. Henriques LA, Félix TM. Síndrome do X frágil. Você sabe o que é? Informativo nº 1. Fundação Brasileira da Síndrome do X Frágil. Porto Alegre, 2000.

18. Ide SM. Leitura e escrita e a deficiência mental. São Paulo: Memnon, 1993.

19. Kinsbourne M. Disorders of mental development. In: Menkes JH. Textbook of child neurology. 4 ed. Philadelphia: Lea & Febiger, 1990.

20. Kinsbourne M. Mental retardation. In: Berg BO. Principles of child neurology. Washington: The Mac Graw-Hill Company, 1995:371-81.

21. Krynski S, Clemente Filho A. Aspectos gerais de assistência à deficiência mental no Brasil. In: Krynski S. Deficiência mental. Rio de Janeiro: Atheneu, 1969.

22. Krynski S. Pronunciamento feito no 3º Congresso da Associação Internacional para o Estudo Científico de Deficiência Mental – Haia (Holanda). Rev Bras de Deficiência Mental 1973; 8(4):47-55.

23. Krynski S. Deficiência mental. In: Krynski S. Temas de psiquiatria infantil. Rio de Janeiro: Guanabara-Koogan, 1977.

24. Krynski S. Prevenção de deficiência mental. In: Krynski S. Novos rumos de deficiência mental. São Paulo: Sarvier, 1983.

25. Lacerda Jr JM. Deficiência mental: etiologia e prevenção. Sinopse de Pediatria. No. 1: Março/2000.

26. Lefévre AFB. Contribuição para um projeto de educação especial. In: Lefévre. Teses, artigos inéditos, crônicas. São Paulo: Sarvier, 1985.

27. Margotta R. História ilustrada da medicina. 3 ed. Rio de Janeiro: Revinter, 2000.

28. Marques LP. Educação infantil inclusiva: um desafio possível. Temas Sobre Desenvolvimento 2000; 8(48):30-7.

29. MEC/SEESP. Referências para educação especial: princípios básicos para o estabelecimento de políticas para o atendimento de educandos portadores de necessidades especiais pelos sistemas de ensino. Brasília. Dezembro de 1998.

30. Mendes FMB. Há 40 anos surge o maior movimento comunitário do país. Mensagem da APAE 1994; 75:25-7.

31. Montoan MTE et al. A integração da pessoa com deficiência: contribuições para uma reflexão sobre o tema. São Paulo: Memnon/Editora Senac, 1997.

32. Pena SDJ, Carakushansky G. A hora e a vez da pediatria molecular. Temas de Pediatria. No. 71, 1999.

33. Pessotti, I. Deficiência mental: da superstição à ciência. São Paulo: Ed. Universidade de São Paulo, 1984.

34. Roeleveld N, Zielhuiz GA, Gabreëls F. The prevalence of mental retardation: a critical review of recent literature. Devel Med Child Neurol 1997; 39:125-32.

35. Shaefer GB, Bodenstainer JB. Evaluation of the child with idiopathic mental retardation. Pediatr Clin North Am 1992; 39(4):929-43.

36. Schalock RL. Uma nova maneira de pensar a respeito das deficiências e sua avaliação. Congresso Nacional das APAEs. Belo Horizonte, 1999.

37. Schwartzman JS. Síndrome do sítio frágil do cromossomo X. Temas sobre Desenvolvimento 1991; 3:7-10.

38. Schwartzman JS. Síndrome de Down: histórico. In: Schwartzman JS et al. Síndrome de Down. São Paulo: Memnon, 1999.

39. Sica CM. Educação do deficiente mental. In: Assumpção Jr FB, Sprovieri MH. Introdução ao estudo de deficiência mental. São Paulo: Memnon, 1991.

40. Silva BJ. Una revision de estudios evaluativos de los alcances, em el area social, producto de la integracion en niños com retardo mental. NIÑOS – Revista de Neuropsiquiatria Infantil Y Ciencias Afines 1998; XXXI(79):131-42.

41. Sociedade Pestalozzi de Minas Gerais. Infância excepcional (estudo, educação e assistência ao excepcional). No. 12, 1979.

42. Swaiman KF. Mental retardation. In: Swaiman KF. Pediatric neurology: principles and practice. 2 ed. St. Louis: Mosby, 1994.

43. Szymanski L, King BH et al. Practice paremeters for the assessment and treatment of children, adolescents, and adults with mental retardation and comorbid mental disorders. J Am Acad Child Adolesc Psychiatry 1999; 38(12 Supl).

44. Tanguay PE, Russell AT. Retardo mental. In: Lewis M. Tratado de psiquiatria da infância e adolescência. Porto Alegre: Artes Médicas, 1995.

45. Trowner OT, Nicol AR. Life-span intelectual development of people with mental retardation. Dev Med Child Neurol 1996; 38:645-50.

46. Verdugo MA. Entrevista com RL Schalock. Tradução da revista Siglo Cero 1995; 26:43-8.

47. Weis TJ. Crianças que necessitam de cuidados especiais. 2 ed. São Paulo: Ed. Antroposófica, 1991.

48. World Health Organization. The ICD-10 Classification of Mental and Behavioral Disorders: clinical descriptions and diagnostic guidelines. WHO, 1992.

49. Yeargin-Allsopp M, Murphy CC, Cordero JF, Deconflé P, Hollowell JG. Reported biomedical causes and associated medical conditions for mental retardation among 10-year-old children, metropolitan Atlanta, 1985 to 1987. Devel Med Child Neurol 1997; 39:153-7.

50. World Health Organization. The ICD-10 Classification of Mental and Behavioral Disorders: clinical descriptions and diagnostic guidelines. WHO, 1992.

51. Yeagin-Allsopp M, Murphy CC, Cordero JF, Deconflé P, Hollowell JG. Reported biomedical causes and associated medical conditions for mental retardation among 10-year-old children, metropolitan Atlanta, 1985 to 1987. Devel Med Child Neurol 1997; 39:153-7.

Seção XIII

Outras Patologias

62

Distúrbios de Movimentos na Infância

Francisco Cardoso

INTRODUÇÃO

A expressão *distúrbios de movimento* refere-se a síndromes caracterizadas por defeito da produção do movimento, mas sem ocorrência de fraqueza muscular. A denominação tradicional, síndromes extrapiramidais, entrou em desuso em consequência da percepção de que o "sistema extrapiramidal" não faz sentido sob o ponto de vista anatômico e fisiológico. Embora não seja objetivo deste capítulo discutir detalhes dessa polêmica, é importante lembrar que os núcleos da base não apresentam via direta de acesso ao neurônio motor inferior. Ainda que não se saiba exatamente qual a contribuição dos núcleos da base para o movimento, as informações lá geradas são enviadas de volta às áreas motoras do córtex cerebral, as quais as repassam aos motoneurônios do tronco cerebral e medula espinal através do trato corticoespinal. Em outras palavras, as informações "extrapiramidais" são veiculadas através do "sistema piramidal". Há apenas uma exceção a esse modelo: o elemento efetuador dos núcleos da base, globo pálido interno e parte reticular da substância negra, projeta-se diretamente para o núcleo pedúnculo-pontino do tronco encefálico. Como é sabido, essa estrutura participa ativa e diretamente da modulação dos neurônios relacionados ao controle da marcha.

Neste capítulo, são revisados aspectos práticos dos distúrbios de movimentos mais comumente encontrados na infância. Embora inexistam no Brasil estudos epidemiológicos, na Clínica de Distúrbios de Movimentos da UFMG os mais frequentes movimentos anormais observados na infância continuam sendo, como descrito na primeira edição deste livro, em ordem decrescente, coreia, tiques, distonia, tremores e parkinsonismo. Os especialistas em movimentos anormais costumam enquadrar este último como síndrome hipocinética, em que há pobreza de produção de movimento, enquanto as demais síndromes são consideradas hipercinéticas, por haver excesso de movimentos. Antes da discussão de cada um deles, é necessário mencionar que mioclonias são comuns na população atendida por neuropediatras. Entretanto, como apenas excepcionalmente são formas não epilépticas, as mioclonias serão abordadas no Capítulo 17.

COREIA

Definição e etiologia

Fazendo jus à origem etimológica da palavra (dança em grego), coreia é caracterizada pela ocorrência de movimentos contínuos, ao acaso, e que fluem de uma parte do corpo para outra. A característica que distingue coreia de outros movimentos anormais é seu caráter imprevisível.

No Quadro 62.1 são mencionadas as causas mais comuns de coreia na infância. Vale frisar que, em nosso meio, a quase totalidade dos casos está relacionada à febre reumática, ainda que a incidência dessa enfermidade esteja em decréscimo. No entanto, o clínico deve estar sempre atento à possibilidade de que outras condições, com tratamento e história natural diferentes de coreia de Sydenham, possam ser responsáveis por essa hipercinesia.

Coreia de Sydenham

A coreia de Sydenham (CS) é uma das manifestações maiores de febre reumática (FR). Apesar de a incidência de

Quadro 62.1 ▷ Causas mais comuns de coreia na infância

Categoria	Causa
Doenças autoimunes	Coreia de Sydenham Encefalomielite aguda disseminada Lúpus eritematoso sistêmico Síndrome do anticorpo antifosfolípide primário
Infecções	Encefalites virais AIDS Meningoencefalite tuberculosa
Fármacos	Anticonvulsivantes Neurolépticos Levodopa Digitálicos
Doenças vasculares	Acidente vascular encefálico Coreia pós-bomba
Doenças hereditárias	Doença de Wilson Ataxia-telangiectasia Coreia benigna da infância
Distúrbios endocrinometabólicos	Hiperglicemia Hipoglicemia Hipertireoidismo

FR haver sofrido significativa queda em áreas desenvolvidas, como a América do Norte e a Europa Ocidental, a CS permanece como a causa mais comum de coreia aguda na infância em todo o mundo. Infelizmente, não existem dados epidemiológicos sobre CS em nosso meio. No entanto, ilustra bem quão frequente é a coreia reumática em nosso meio saber que ela é a causa de 64% de todas as coreias, em crianças e adultos, vistas na Clínica de Distúrbios de Movimentos da UFMG. A idade média de aparecimento de CS é 8 anos, e há preferência de sexo, sendo um pouco mais comum em meninas. Um aspecto importante sobre a idade de início é a observação de que a CS pode aparecer em adultos e mesmo em idosos, mas sua ocorrência nos 2 primeiros anos de vida é absolutamente excepcional. Isso é muito importante clinicamente, pois coreia nessa faixa etária, a princípio, não é CS, obrigando o médico a buscar causas alternativas.

Ao contrário de outras manifestações de FR, a CS é de ocorrência tardia, usualmente surgindo 4 a 8 semanas após estreptococcia aguda. A manifestação inicial mais comum apresentada pelos pacientes é coreia, mas não excepcionalmente outros sintomas, como mudança na qualidade da letra, queda do rendimento escolar, irritabilidade e outras alterações emocionais, podem inaugurar o quadro. A coreia pode ter início focal ou dimidiado, mas há generalização na maioria dos pacientes, embora em 20% dos casos permaneça como hemicoreia. Na maioria dos pacientes, a coreia interfere com a execução de atividades diárias, como vestir-se, manter a higiene, alimentar-se e escrever. No entanto, apenas 8% dos pacientes vistos em nosso serviço ficam incapacitados de deambular (coreia paralítica). Além da coreia, outros problemas

motores incluem redução do tônus muscular, impersistência motora e redução ou mesmo abolição de reflexos profundos. Este último achado está presente em cerca de 50% dos pacientes vistos em nosso serviço. Sinais clássicos, como língua em dardo (a língua apresenta protrusão e retração repetidas quando se tenta mantê-la fora da boca) e sinal da ordenha (ao se solicitar que o paciente aperte continuamente os dedos do examinador, percebe-se que a contração não é sustentada, de modo que a alternância de contração e relaxamento sugere o movimento que se faz durante ordenha), são apenas meios semiológicos de se demonstrar a impersistência motora. Esta última também ocorre na musculatura extraocular, gerando coreia ocular, a manifestação neuro-oftalmológica mais comum em CS. Ainda nessa área, pode-se observar defeito supranuclear, caracterizado por sacadas hipométricas em pelo menos 40% dos pacientes. Coreia no aparelho fonador gera disartria. Ao contrário do enfatizado pela literatura mais recente, raramente identificamos tiques motores e vocais em CS, sendo praticamente impossível distinguir os primeiros da coreia. Nas raras ocasiões, no entanto, em que são encontrados, os tiques motores mais comuns são piscar excessivo e crises oculógiras. O que a literatura tem denominado tique vocal na verdade representa, na maioria das vezes, ruídos simples, como estalidos resultantes de coreia de lábios ou faringe. Embora fenomenologicamente lembrem tiques, são muito diferentes destes últimos, na medida em que não são precedidos por sinal premonitório, não são supressíveis e não representam fenômeno de desinibição cortical. Recentemente, estudo de nosso grupo mostrou que vocalizações estão presentes em menos de 9% dos pacientes com CS e se correlacionam com coreia facial, sugerindo que se trata apenas de ruídos gerados pela contração coreica da musculatura da faringe e laringe. Também demonstramos que, paradoxalmente, bradicinesia é outra manifestação motora de CS, o que explica a suscetibilidade desses pacientes ao desenvolvimento de parkinsonismo quando expostos a neurolépticos. Além de problemas motores, distúrbios comportamentais são comuns em CS. O que tem sido mais estudado de modo formal nos últimos anos é o transtorno de ansiedade do tipo obsessivo-compulsivo. Ao contrário do percebido na síndrome de Tourette, é muito raro paciente ou familiar mencionar sua ocorrência espontaneamente. Entretanto, com o uso de instrumentos formais de avaliação, como o questionário de Leyton, detecta-se a presença de sintomas obsessivo-compulsivos em até 90% dos pacientes, dos quais cerca de 10% satisfazem critérios para transtorno obsessivo-compulsivo. Em nossa prática, porém, o que chama mais atenção na esfera comportamental é a ocorrência de acentuada redução da produção verbal, além de labilidade emocional. A primeira refere-se ao decréscimo na quantidade de fala espontânea. Os familiares costumam mencionar que o paciente tornou-se muito calado. Vale frisar que isso não está correlacionado com a presença de disartria. Todos esses sintomas comportamentais regridem com a melhora da coreia. Uma parcela pequena, mas expressiva, de pacientes com CS desenvolve disfunção cognitiva, caracterizada por defeito de funções executivas, que, na vida quotidiana, cria dificuldades para

CAPÍTULO 62 ▷ Distúrbios de Movimentos na Infância

elaboração de estratégias para solução de problemas. Além desse quadro neurológico, outras manifestações maiores de FR são detectadas na maioria dos pacientes com CS. Lesão cardíaca é encontrada em até 80% dos pacientes, enquanto não mais do que 30% apresentam evidência de artrite. Deve ser frisado que, em nossa série de pacientes, cardiopatia é mais comum do que o usualmente relatado por outros autores. Essa discrepância talvez reflita a colaboração entre nosso grupo e o de Cardiologia Pediátrica da UFMG, de modo que recebemos possivelmente um número anormalmente alto de pacientes com disfunção cardíaca. Divergências numéricas à parte, é necessário afirmar que a morbidade maior de pacientes com CS decorre da cardiopatia coexistente.

A teoria sugerida para explicar a patogênese da CS envolve mimetismo molecular entre *Streptococcus* β-hemolítico do grupo A e neurônios dos núcleos da base. Essa hipótese baseia-se em estudo da década de 1970 do grupo do Husby, no qual os autores mostraram que havia anticorpo antineuronal circulando no sangue de alguns pacientes com CS. Outro achado levado em conta nessa hipótese é a observação de que pacientes com FR apresentam aloantígeno D8/17 na superfície de linfócitos B. Segundo essa teoria, indivíduos predispostos geneticamente (portadores do marcador antes mencionado), ao serem expostos ao *Streptococcus* β-hemolítico do grupo A, desenvolvem anticorpo contra proteína M da cápsula dessa bactéria. Esse anticorpo, porém, também reconhece epítopo da superfície de neurônios do núcleo subtalâmico, inativando-os e levando à desinibição do tálamo ventrolateral, que passa a hiperexcitar as áreas motoras do córtex cerebral. Vale ressaltar que essa teoria ainda apresenta vários problemas pendentes. Em primeiro lugar, a sensibilidade e a especificidade desse anticorpo antineuronal não atingem os 100%. Isso significa que nem todos os pacientes com CS (variação de 10% a 50%) apresentam anticorpo e que, por outro lado, alguns pacientes com outras doenças, como doença de Parkinson ou doença de Huntington, têm esse anticorpo. Um segundo problema é que a técnica usada na maioria dos estudos para investigar a presença desses anticorpos – imunofluorescência indireta – é bastante limitada. Um terceiro ponto é que o marcador D8/17 também não apresenta especificade e sensibilidade absolutas. A mais importante limitação, porém, é o fato de não haver demonstração da patogenicidade do anticorpo. Por conta dessas incertezas, nosso grupo tem se dedicado a estudar aspectos da imunologia de CS. Em resumo, em colaboração com o Prof. Andrew Lees e o Dr. Gavin Giovanonni (The National Hospital for Neurology and Neurosurgery, Londres, Inglaterra), conseguimos demonstrar, utilizando *Western blot* e ELISA, que mais de 95% dos pacientes com CS apresentam anticorpo antineuronal, e que esse anticorpo reconhece proteína, cujo peso molecular oscila entre 60 e 200kDa, que se situa não apenas na superfície de neurônios do núcleo subtalâmico, mas também em cardiomiócitos e também em *Streptococcus* β-hemolítico do grupo A. Mais importante, demonstramos que o soro de pacientes com fase aguda de CS induz influxo de cálcio proporcional à concentração de anticorpos em cultura de células. Essa é uma das primeiras evidências de que o fator circulante na coreia reumática consegue induzir modificação funcional no sistema nervoso central *in vivo*.

Não existe marcador biológico específico para CS. Sendo assim, o diagnóstico é clínico, sendo feito quando se reconhece coreia aguda na ausência de outra causa. É importante frisar que evidências clínicas e/ou laboratoriais de FR ajudam o diagnóstico, mas não são indispensáveis. Por conta dessas considerações, a avaliação de paciente com suspeita de CS envolve exames para identificação de outras causas de coreia na infância, exames de fase aguda de reação inflamatória, provas para estreptococcia e avaliação cardiológica. É necessária uma palavra sobre exames de imagem: normalmente são desnecessários, já que tanto a tomografia computadorizada como a imagem por ressonância magnética (RM) do encéfalo costumam ser normais. Raramente esta última mostra hipersinal dos núcleos da base. O mesmo pode ser dito quanto ao exame do líquor cefalorraquidiano, que é usualmente normal. Sendo assim, na prática clínica, esses exames devem ser feitos apenas quando se suspeita de etiologia alternativa para a coreia.

O tratamento da CS baseia-se na supressão da coreia e na profilaxia da FR. Para o primeiro objetivo, o agente de primeira escolha na Clínica de Distúrbios do Movimento da UFMG é o ácido valproico. Reservamos neurolépticos, particularmente risperidona, já que bloqueia eficazmente receptores dopaminérgicos D2, mas sem tantos efeitos colaterais quanto os do haloperidol, para pacientes resistentes àquele anticonvulsivante. Outras opções que podem ser usadas para controlar a coreia incluem a pulsoterapia com metilprednisolona endovenosa (dose de 10 a 20mg/kg/dia por 5 dias; restrito a pacientes que não melhoram com ou toleram ácido valproico e neurolépticos) e, em casos excepcionais, plasmaférese e mesmo infusão venosa de imunoglobulinas. É importante mencionar que em mais de 100 pacientes com CS seguidos prospectivamente em nosso meio nunca foram necessárias essas duas últimas medidas. Uma pergunta que sempre inquieta os clínicos que tratam CS é: quanto tempo deve durar o tratamento? Não há, lamentavelmente, estudos controlados que deem resposta a essa questão. Em nossa prática, ao ser conseguida supressão da coreia, aguardamos 4 semanas para o início da retirada lenta do agente anticoreico. Nesse processo, os pacientes são vistos a intervalos de 4 semanas antes de se reduzir mais a medicação. A profilaxia da FR é feita com penicilina benzatina até a idade de 21 anos.

Para encerrar essa seção de CS, vale comentar a história natural dessa doença. Na literatura mais antiga menciona-se que em poucos meses os pacientes entram em remissão. No primeiro estudo baseado nos pacientes vistos na Clínica de Distúrbios do Movimento da UFMG, observamos que a duração média da coreia era de 9 meses. Ao continuarmos o seguimento desses pacientes, verificamos que em 50% a coreia pode durar mais de 2 anos. Seguimento mais recente de pacientes mostra que coreia persistente ocorre em um terço dos pacientes com CS aguda. Esses dados indicam que CS, ao menos em nosso meio, não é doença tão benigna como se afirmava anteriormente.

Outras coreias

A segunda causa mais comum de coreia na infância é o processo encefalítico, seja por invasão direta do vírus, seja ou por mecanismo autoimune, pós-infeccioso (encefalomielite

SEÇÃO XIII ▶ Outras Patologias

desmielinizante aguda). Esse diagnóstico é difícil, em particular na primeira situação, em virtude da dificuldade laboratorial de identificação desse agente etiológico. Vale frisar que, mesmo em centros com acesso mais fácil a exames complementares, a propedêutica de encefalites virais é difícil. Clinicamente, o que chama a atenção é a presença de sintomas e sinais sugestivos de encefalopatia mais difusa, especialmente alteração do nível de consciência, hipertensão intracraniana e crises convulsivas, além de alterações no líquor e em estudos de imagem. Na encefalomielite desmielinizante aguda, além das alterações antes mencionadas, é comum a coexistência de sinais medulares além de, obviamente, lesões desmielinizantes multifocais na RM.

Vale a pena um último comentário sobre coreia associada a lúpus eritematoso sistêmico ou síndrome do anticorpo antifosfolípide primário. Apesar da abundante literatura, são causas raras de coreia. Estima-se que apenas 0,2% dos pacientes com lúpus desenvolvam essa complicação – em geral no contexto de doença difusa já claramente reconhecida. Raramente (5% dos casos), lúpus pode ser confinado inicialmente ao SNC, apresentando-se somente com coreia. Nessa circunstância, propedêutica destinada a identificar essa doença costuma definir o diagnóstico e, invariavelmente, com o seguimento, outras manifestações clínicas de lúpus surgirão.

TIQUE

O que define tiques é o fato de tratar-se de movimentos que pertencem ao repertório normal de seres humanos, mas que são executados em frequência anormal ou em contexto inapropriado. Um bom exemplo disso é piscar. Obviamente, todos nós piscamos, mas ainda assim piscar (excessivamente) é o tique mais comum. Além disso, tiques apresentam características peculiares, como supressibilidade (os pacientes conseguem voluntariamente e, em grau maior ou menor, interromper sua execução) e o fato de serem precedidos por sensação local. Esta última, conhecida como pródromo ou tique sensorial, vai se tornando mais comum à medida que o paciente envelhece, de modo que mais de 90% dos adultos com tiques mencionam sua ocorrência. Tiques podem ser classificados em motores, quando é produzido um movimento, e vocais ou fônicos, se um som é gerado. Ambos podem ser simples (no caso de movimentos, quando apenas um grupo muscular está envolvido, como, por exemplo, piscar; e, ao se tratar de fônicos, quando é um ruído não verbal, como pigarrear ou fungar) e complexos (gestos motores que envolvem ativação de vários músculos, como interromper a marcha e pular; ou sons com conteúdo verbal, como frases). O Quadro 62.2 contém a classificação etiológica de tiques. Na prática clínica, a maioria dos pacientes apresentará ou síndrome de Tourette (ST) ou alguma doença correlata. Por isso, o restante dessa seção será dedicada à ST.

Síndrome de Tourette

ST é definida como condição em que existem múltiplos tiques motores, ao menos um tique vocal, curso flutuante, início antes dos 21 anos de idade e inexistência de causa alter-

Quadro 62.2 ▶ Causas mais comuns de tiques na infância

Categoria	Causa
Tiques fisiológicos	Tique fisiológico da infância Maneirismo
Tiques idiopáticos	Síndrome de Tourette Tiques transitórios da infância Síndrome do tique único motor crônico Síndrome do tique único vocal crônico Síndrome dos múltiplos tiques motores crônicos Síndrome dos múltiplos tiques vocais crônicos

Tiques secundários (tourettismo)	Coreia de Sydenham
	Transtorno do desenvolvimento pervasivo
	Doença de Huntington
	Drogas
	    Estimulantes do SNC
	    Broncodilatadores
	    Cocaína
	    Álcool
	    Neurolépticos
	Encefalites

nativa. Por motivos que serão discutidos mais adiante nessa seção, atualmente se considera que as outras formas de tiques idiopáticos mencionadas no Quadro 62.2 são parte do espectro da ST. Como ainda não há marcador biológico para essa condição, persiste controvérsia entre os especialistas quanto à definição precisa da síndrome. Todos os autores concordam, porém, que a emissão de obscenidades (coprolalia), característica muito valorizada na literatura mais antiga, é dispensável para o diagnóstico de ST.

A polêmica quanto à definição de ST tem implicação, especialmente, para a interpretação dos estudos epidemiológicos. Os dados disponíveis na literatura indicam prevalência variando de 0,001% a 5% da população. Parte dessa discrepância reflete o uso de definições diferentes para a síndrome, mas outros fatores que influenciam a prevalência de ST são faixa etária da população estudada (a síndrome é rara antes dos 8 anos de idade e torna-se bem menos comum entre adultos e idosos) e, possivelmente, fatores étnicos. A maioria dos autores aceita que 0,01% da população geral e 0,1% da população abaixo dos 20 anos de idade são números que descrevem de modo razoavelmente preciso a distribuição de ST na maioria das populações. É interessante que, se forem considerados apenas os tiques, a frequência é muito maior, ocorrendo em cerca de 15% das crianças.

ST costuma surgir em torno dos 8 anos de idade, sendo três vezes mais comum em meninos. Como deixa claro a definição, a característica da doença é a combinação de tiques motores e vocais cuja intensidade e tipos variam ao longo do tempo. Em relação aos primeiros, normalmente surgem no rosto e, com o passar dos anos, espalham-se em sentido rostrocaudal. Os tiques motores mais comuns são piscar excessivo,

CAPÍTULO 62 ▷ Distúrbios de Movimentos na Infância

caretear, balançar a cabeça, rotação de ombro e mudanças da marcha. A copropraxia (gestos obscenos) e a ecopraxia (repetir atos de terceiros) são raras. Já os tiques vocais mais frequentemente observados são fungar, pigarrear, tossir, grunhir e gritar sons simples, enquanto tiques complexos, como palavras ou mesmo frases, são mais raros. Falar obscenidades – coprolalia – ocorre em 26% dos pacientes, mas é ainda menos comum, cerca de 8%, em crianças. Ecolalia – a repetição do que um interocutor diz –, embora enfatizado por Gilles de la Tourette em sua descrição original da doença, também é pouco comum. O que é muito característico de ST é a combinação do distúrbio do movimento com problemas comportamentais. Na verdade, esses últimos são as principais fontes de morbidade. Os achados mais comuns são sintomas obsessivos-compulsivos (SOC) e síndrome do déficit de atenção e hiperatividade. Os primeiros, presentes em cerca de 50% dos pacientes, são mais comuns em meninas e costumam surgir depois do aparecimento dos tiques. Ao contrário das obsessões e compulsões não acompanhadas de tiques, na ST o mais característico são o apreço por simetria e a aritmomania (hábito de fazer cálculos aritméticos), sendo menos comum o medo de contaminação. Já hiperatividade e déficit de atenção ocorre em até 60% dos portadores de ST, muitas vezes surgindo antes do início dos tiques. Outros problemas comportamentais são impulsividade, ataques de raiva, depressão e comportamento autodestrutivo.

A ST é uma condição produzida por desinibição nos núcleos da base. Como se sabe, há cinco circuitos – relacionados com motricidade, controle da movimentação extraocular e comportamento – unindo essas estruturas a áreas do córtex cerebral. Especula-se que a desinibição de diferentes circuitos produza a combinação de problemas neurológicos e psiquiátricos tão característica de ST. Sob o ponto de vista neuroquímico, presume-se que a hiperatividade dopaminérgica esteja relacionada com a ocorrência dos tiques. Há evidências menos sólidas de que outros neurotransmissores, como serotonina, noradrenalina e endorfinas, também estejam alterados em Tourette. Os especialistas acreditam que essas alterações sejam causadas por fatores genéticos, provavelmente transmitidos de modo autossômico dominante. De acordo com esses estudos, o gene ou genes responsáveis por ST poderiam produzir tiques e/ou SOC. Mais recentemente, tem tomado força a possibilidade de que genes semidominantes possam estar envolvidos na patogênese de ST. Essa teoria explicaria por que pacientes pertencentes a famílias em que há história de tiques e/ou SOC no lado paterno e materno (transmissão bilineal) tendem a apresentar quadro mais grave, sugerindo que homozigose é caracterizada por efeito aditivo. Infelizmente, estudos genéticos em ST têm se mostrado muito mais difíceis do que se pensava inicialmente. Apesar de todo o genoma humano haver sido examinado, o gene ainda não foi encontrado. Esse fracasso pode resultar de uso de definição equivocada da síndrome, presença de muitos (e não apenas um, como os pesquisadores haviam presumido) genes e interação entre fatores ambientais e fatores genéticos. Esses problemas com estudos genéticos têm alimentado o interesse pelos fatores ambientais. Um dos mais reconhecidos é o baixo peso intrauterino, pois a doença costuma ser mais intensa no gêmeo monozigótico

de menor peso. É bem possível, ainda, que fatores hormonais também desempenhem algum papel na patogênese de ST, já que, como vimos, a expressão da síndrome é condicionada por sexo. Entretanto, infecção por *Streptoccocus* β-hemolítico do grupo A é o fator ambiental que tem recebido mais atenção no momento. O grupo da Susan Swedo no National Institutes of Health (EUA), inspirado no modelo de mimetismo molecular em CS, propôs que infecção por essa bactéria poderia levar à produção de anticorpos capazes de induzir tiques e distúrbios comportamentais. Para denominar essa situação foi criado o acrônimo PANDAS (*pediatric autoimmune neuropsychiatric disorders associated with Streptococcus*). Esse conceito, porém, permanece muito polêmico. Os que o defendem argumentam que os seguintes achados sustentam sua existência: flutuações observadas na ST (algumas delas precedidas por infecções por *Streptococcus*), ocasional instalação abrupta de tiques e transtornos comportamentais na síndrome, presença de anticorpos antineuronais em pacientes com Tourette e relatos de melhora de pacientes tratados com antibióticos ou imunossupressão. Já os críticos de PANDAS lembram que infecções estreptocócicas são tão comuns em crianças e adolescentes (60% nos EUA) que facilmente podem ser encontrados pacientes com ST que tenham estreptococcia. De fato, estudo epidemiológico, prospectivo, recente não conseguiu demonstrar associação entre infecção estreptocócica e manifestações de ST. Outro problema é que anticorpos antineuronais são muito inespecíficos (ver Sydenham neste mesmo capítulo), em especial se detectados com imunofluorescência indireta (método usado pelo grupo do NIH), inexiste correlação entre os níveis de anticorpos antineuronais e a intensidade dos sintomas e sinais na ST, não há evidências de que a ST seja mais comum em áreas onde há mais FR, como o Brasil, e não há qualquer registro de pacientes com Tourette que tenham desenvolvido outras manifestações de FR. Por conta desses argumentos, a opinião predominante na literatura atual é que não há evidências suficientemente sólidas para sustentar a existência de PANDAS. Na prática, isso significa que, a exemplo da maioria dos especialistas em distúrbios de movimentos, não recomendamos o uso de antibióticos ou imunossupressão para tratar ST.

A ST é, em geral, um problema muito pouco intenso e cuja história natural é de melhora espontânea. Por esse motivo, e pelo risco de efeitos colaterais, sempre fazemos um esforço grande para convencer os pais da importância de ser tolerante com a ocorrência de tiques. Há situações, porém, em que os movimentos anormais causam dificuldades sociais intensas, dor, ou até mesmo prejudicam a atenção aos estudos. Nessas ocasiões, é necessário introduzir medicamentos. Clonidina ou depletores de dopamina (tetrabenazina, já que a reserpina saiu do mercado) são úteis apenas para pacientes com tiques menos intensos. Na maioria das vezes será necessária a introdução de neurolépticos. O único com eficácia comprovada por estudos controlados é a pimozida, mas outros agentes com potência anti-D2 também são eficazes. Haloperidol costuma ser eficiente, mas causa muita sedação e outros efeitos colaterais, de modo que raramente é utilizado. Sulpirida, risperidona e flufenazina são alternativas que costumamos prescrever. Uma regra geral consiste em manter a dose mais baixa possível (nunca temos o objetivo de supri-

720 SEÇÃO XIII ▷ Outras Patologias

mir os tiques; apenas mantê-los em um nível suportável) e pelo menor tempo possível (em crianças em idade escolar, tentamos ou parar ou reduzir a dose nas férias). No entanto, problemas comportamentais são o grande desafio. Para SOC, agentes que bloqueiam a recaptação de serotonina, como clomipramina, fluoxetina, sertralina, paroxetina e citalopram, costumam auxiliar seu controle. Síndrome do déficit de atenção e hiperatividade pode ser tratada com selegelina, antidepressivos tricíclicos e clonidina, mas pacientes com formas mais graves só responderão a estimulantes como metilfenidato ou pemolina. Além de medicamentos, psicoterapia pode ser útil para ajudar pacientes e familiares a conviverem melhor com os problemas decorrentes de uma síndrome tão complexa como ST.

DISTONIA

Distonia é definida como movimento anormal que resulta de contrações musculares que se repetem conforme um padrão determinado, levando à produção de movimentos de torção e/ou posturas anormais. Há dois conceitos errados muitas vezes associados à distonia. O primeiro deles é que se trata sempre de movimento lento. Na verdade, frequentemente pacientes com distonia apresentam movimentos anormais rápidos. O segundo equívoco é imaginar a distonia como entidade nosológica de fato, quando se trata de síndrome em que é quase sempre obrigatório investigar a causa subjacente. Ainda com relação à definição, vale lembrar que atetose é um termo antigo, mas ainda muito utilizado no que se refere à distonia, especialmente acometendo porções distais do corpo, quase sempre em pacientes com paralisia cerebral. Atualmente, especialistas em distúrbios de movimentos preferem simplesmente usar o termo distonia, já que não há qualquer peculiaridade quanto a fisiopatologia, fenomenologia ou terapêutica em atetose para justificar denominação à parte.

Classificação

Há vários modos de classificação da distonia. O primeiro deles é quanto à idade de início. Segundo esse critério, são definidos três grupos de pacientes: até 2 anos de idade, entre 2 e 26 anos e acima de 26 anos. Essas faixas etárias são determinadas com base na observação de que no primeiro grupo quase nunca a distonia é idiopática, sendo quase sempre secundária a doença subjacente, que precisa ser investigada; por outro lado, as formas com início na segunda faixa etária invariavelmente são idiopáticas e, na maioria das vezes, iniciam em um membro ou pescoço, com tendência a generalizar. Já o último grupo reúne pacientes comumente com formas idiopáticas de início focal (membro superior, pescoço ou face) e sem tendência a generalizar. O segundo critério de classificação, distribuição topográfica (Quadro 62.3), é importante para o estabelecimento da etiologia e do prognóstico e para definição da estratégia terapêutica. Embora as duas primeiras implicações tenham sido discutidas anteriormente e a última seja abordada na seção de tratamento, mais adiante, ainda é necessário lembrar que pelo menos 90% das hemidistonias são secundárias a lesão supratentorial contralateral, enquanto dois terços das demais formas topográficas são idiopáticas. Um terceiro e mais extenso modo de classificação das distonias é quanto à etiologia. O Quadro 62.4 reúne as causas mais comuns de distonia na infância. Como se vê, ainda que esse quadro de modo algum esgote o assunto, há quantidade considerável de situações que podem causar distonia. Por esse motivo, e para evitar que propedêutica desnecessária seja feita, é necessário saber que a presença das seguintes características sugere formas secundárias: história de possível fator etiológico (p. ex., encefalite, kernicterus, trauma, doença vascular etc.), outras anormalidades no exame neurológico que não distonia (em formas primárias, com exceção de distonia, o exame físico é normal), distonia de repouso desde o início (em formas primárias, de início a distonia é induzida apenas por ação, e apenas mais tarde surge em repouso), distribuição topográfica atípica para a idade de início (face em crianças e adolescentes), deformidades fixas, características sugestivas de psicogenicidade (a propósito, é necessário lembrar que não mais do que 2% de todas as distonias são psicogênicas, e essa pequena proporção virtualmente existe apenas no adulto), início súbito e progressão rápida, envolvimento precoce da fala, início após trauma periférico, além de alterações de exames de imagem e exames complementares. O Quadro 62.5 lista alguns

Quadro 62.3 ▷ Classificação topográfica de distonia

Categoria	Definição	Exemplo
Distonia focal	Acomete apenas uma parte do corpo	Distonia cervical (torcicolo espasmódico) Distonia palpebral (blefaroespasmo) Distonia oromandibular Distonia de membros Câimbra do escrivão Distonia laríngea (disfonia espasmódica)
Distonia segmentar	Acomete duas partes do corpo adjacentes	Distonia craniocervical (síndrome de Meige)
Distonia multifocal	Acomete partes do corpo não adjacentes	
Hemidistonia	Acomete dimídio corporal	
Distonia generalizada	Acomete membros inferiores e ao menos uma outra parte do corpo	

CAPÍTULO 62 ▷ Distúrbios de Movimentos na Infância

Quadro 62.4 ▷ Classificação etiológica de distonia na infância

Categoria	Causa
Distonia primária	Início em membro na infância ou adolescência Fenótipo misto Início cranial, cervical ou em braço em adultos

Distonia secundária	Associada com doenças neurológicas hereditárias
	  Distonia *plus*
	    Distonia responsiva à dopa
	    Distonia-mioclonia
	  Outras doenças hereditárias
	    Doença de Wilson
	    Doença de Huntington
	    Doença de Machado-Joseph
	    Neurodegeneração com acúmulo cerebral de ferro-1
	    Leucodistrofia metacromática
	  Em virtude de causas adquiridas
	    Lesão cerebral perinatal
	    Encefalite
	    Neoplasias
	    Traumatismo craniano
	    Acidente vascular encefálico
	    Drogas e toxinas
	  Decorrente de desordens de causa desconhecida
	    Parkinsonismo

Quadro 62.5 ▷ Investigação laboratorial de distonia secundária

Ceruloplasmina sérica e dosagem de cobre na urina de 24h
Investigação para doenças autoimunes
Lactato e gasometria arteriais
Pesquisa de acantócitos em sangue periférico
Aminoácidos no soro e na urina
Ácidos orgânicos na urina
Teste para doença de Huntington, doença de Machado-Joseph e mitocondriopatia
Biópsia de pele, músculo, medula óssea, conjuntiva, mucosa retal, fígado e cérebro
Estudo do líquor cefalorraquidiano
EEG
EMG
Potenciais evocados
Tomografia computadorizada e ressonância magnética do encéfalo

EEG: eletroencefalograma; EMG: eletromiograma.

exames que podem auxiliar a elucidação da causa da distonia secundária. Por fim, a última classificação de distonia que será mencionada aqui é a molecular, com base nos *loci* genéticos que já foram identificados e que se associam com formas específicas de distonia (Quadro 62.6). Apesar de já haver 17 *loci* identificados (a ressaltar que o 16º, DYT16, foi encontrado em nosso serviço), eles são responsáveis apenas por uma pequena

Quadro 62.6 ▷ Classificação molecular de distonia

Tipo de distonia	Gene	Fenótipo
DYT1	9q34	Distonia de Oppenheimer Autossômica dominante
DYT2	?	Distonia em ciganos espanhóis Autossômica recessiva
DYT3	Xq13,1	Distonia-parkinsonismo de filipinos (Lubag) Ligada ao X
DYT4	?	Disfonia sussurrante e doença de Wilson
DYT5	14q22,1	Distonia responsiva à dopa Autossômica dominante
DYT6	8p	Fenótipo misto Início na adolescência ou em adultos jovens Autossômica dominante
DYT7	18p	Distonia cervical primária de início tardio Autossômica dominante
DYT8	2q	Coreoatetose paroxística não cinesiogênica Autossômica dominante
DYT9	1p	Coreoatetose episódica com espasticidade Autossômica dominante
DYT10	16	Distonia paroxística cinesiogênica
DYT11	7q	Distonia-mioclonia Autossômica dominante
DYT12	19q	Parkinsonismo-distonia de início rápido Autossômica dominante
DYT13	11	Distonia-mioclonia Autossômica dominante
DYT14	14q	Distonia responsiva à dopa Autossômica recessiva
DYT15	18p	Distonia mioclônica Autossômica dominante
DYT16	2q	Distonia-parkinsonismo Autossômica recessiva
DYT17	20p	Distonia focal Autossômica recessiva

proporção dos casos de distonia idiopática. Essa classificação, apesar de despertar grande interesse nos pesquisadores no momento, é de pequena valia para o clínico. A expectativa é de que os estudos moleculares tornem possível compreender melhor a patogênese de distonia, eventualmente levando à descoberta de terapêuticas mais eficazes.

Fenomenologia

As distonias mais comuns na infância, e que serão discutidas aqui, são distonia generalizada idiopática ou distonia de Oppenheimer, distonia responsiva à dopa e distonias generalizadas secundárias.

A distonia generalizada idiopática ou de Oppenheimer (em homenagem a seu descobridor), antigamente conhecida como distonia muscular deformante, é em geral causada pelo gene DYT1, transmitido de maneira autossômica dominante e que apresenta expressividade baixa (30%) e penetrância também baixa, que oscila de 30% em judeus Askenazins a 45% nos demais grupos étnicos. É uma doença rara, com prevalência estimada de 0,03% em não judeus e dez vezes maior entre Askenazins. A idade de início típica é por volta de 8 anos de idade, mas estudos muito recentes indicam que esse gene pode se manifestar até os 26 anos de idade. Inicialmente, surge distonia focal no pé ou, menos comumente, no braço, e que é visível apenas durante a ação. Comumente, o pé desenvolve postura anormal durante a marcha. Não raramente se atribui o sintoma a fator psicológico, pois, se o paciente andar para trás, costuma não apresentar distonia. Após esse início focal, a distonia espalha-se por áreas adjacentes e generaliza-se. Apesar dessa progressão, os músculos faciais e bulbares não costumam ser envolvidos. Um fator característico dessa e de outras distonias idiopáticas é a presença de truques sensoriais ou gestos antagonistas, que consistem em conseguir melhora do movimento distônico mediante a manipulação sensorial. Um bom exemplo é a capacidade de normalizar a posição intensamente anormal de um pescoço afetado por distonia mediante um leve toque no mento. O intelecto é preservado, e a expectativa de vida não é alterada significativamente.

A distonia responsiva à dopa (DRD) é ocasionalmente denominada doença de Segawa, em homenagem ao neuropediatra japonês que chamou a atenção para a existência dessa afecção. Trata-se também de doença autossômica dominante com gene de expressão também variável, porém mais intensa no sexo feminino. Na verdade, há grande heterogeneidade genética, pois as 16 mutações já identificadas no gene DYT5, situado no cromossomo 14, são responsáveis por menos da metade dos casos já estudados. Clinicamente, a DRD pode apresentar características muito semelhantes à distonia de Oppenheimer, ou seja, a manifestação mais comum é distonia no pé de início na infância e que tende a generalizar. No entanto, em pelo menos 90% dos pacientes há grande flutuação diurna da intensidade, com o paciente acordando virtualmente sem distonia e o quadro se intensificando ao longo do dia e com atividade física. Outra peculiaridade é a frequente coexistência de discretos sinais parkinsonianos. Mais recentemente, chamou-se a atenção para a possibilidade de a DRD se manifestar inicialmente por distonia cervical ou mesmo câimbra de escrivão (distonia da mão que só se manifesta durante a escrita). Entretanto, a característica mais fundamental é a intensa e sustentada melhora do quadro clínico com baixas doses de levodopa.

Distonias secundárias a outras causas constituem, naturalmente, um grupo muito heterogêneo de condições. Está além do objetivo deste texto discutir detalhes dessas doenças. Por isso, limitaremos a discussão a alguns aspectos das situações clínicas mais relevantes. A causa mais importante é a doença de Wilson, que deve ser sempre investigada (inicialmente com dosagem de nível sérico de ceruloplasmina, dosagem de cobre na urina de 24 horas e pesquisa de anel de Kaiser-Fleischer com exame de lâmpada de fenda) em todas as crianças e adolescentes com qualquer distúrbio do movimento. Sugerem sua presença a ocorrência de consanguinidade, pois se trata de doença autossômica recessiva, a presença de sinais bulbares, a ocorrência de tremor e parkinsonismo, os sinais de disfunção hepática e o anel de Kaiser-Fleischer. Outra causa importante é a paralisia cerebral, particularmente quando secundária a kernicterus. O que é comum a esse grupo grande e heterogêneo é a predileção por acometimento da metade superior do corpo (em particular distonia oromandibular, faríngea e cervical), além de coexistência de coreia, sinais piramidais, epilepsia e retardo mental.

Patogênese

As informações sobre a fisiopatologia da distonia ainda são fragmentárias. Admite-se que haja desequilíbrio químico nos núcleos da base, em especial no putâmen, que resulta em hiperatividade das áreas motoras do córtex cerebral. O primeiro problema dessa hipótese é definir a natureza do problema neuroquímico. Nesse sentido, evidências que se acumulam apontam na direção de disfunção dopaminérgica: o produto do gene DYT1 é particularmente expresso na parte compacta da substância negra; o defeito genético da DRD produz deficiência da enzima tirosina-hidroxilase, que é crucial à produção de dopamina; o gene DYT13, responsável por algumas formas de distonia-mioclonia, relaciona-se com o receptor D2 da dopamina; doenças com problemas dopaminérgicos, como doença de Parkinson ou distonia tardia, são causas bem reconhecidas de distonia. A definição do sítio anatômico da distonia é mais problemática, pois lesões em locais tão díspares como córtex cerebral, cerebelo ou mesmo medula espinal cervical podem causar distonia. É provável, portanto, que a distonia resulte de disfunção de uma rede neuronal de distribuição bastante difusa no SNC.

Tratamento

O tratamento das distonias focais envolve o uso de levodopa por um período de 3 meses para descartar DRD. Caso não haja resposta, o tratamento de escolha passa a ser injeções de toxina botulínica. Esse agente, que age mediante o bloqueio da junção neuromuscular, é bem tolerado e seu efeito dura em média 12 a 16 semanas, quando a infiltração deve ser repetida. Vale lembrar que formas focais respondem pobremente a outros agentes, como anticolinérgicos ou baclofeno.

O primeiro fármaco que deve ser tentado em formas generalizadas também é a levodopa. Se não houver resposta, a maior possibilidade de resposta é a anticolinérgicos (biperideno ou tri-hexifenidila) em altas doses (até 100mg/dia). Crianças e adolescentes costumam tolerar relativamente bem esses agentes, desde que introduzidos gradualmente. Caso não haja resposta satisfatória, o próximo passo é o baclofeno, também em altas doses (até 100mg/dia). Infelizmente, apenas 30% a 40% dos pacientes melhoram de modo apreciável com esses agentes. Em caso de falha dessas opções, outras alternativas farmacológicas, como diazepínicos ou depletores de dopamina (reserpina, o único disponível no nosso meio) ou carbamazepina, costumam ser ineficazes. Em algumas situações, quando problemas focais são importantes, pode-se associar infiltração de toxina botulínica a agentes orais. Se o paciente, apesar de todas essas tentativas, persistir muito incapacitado, a alternativa que resta é a cirurgia estereotáxica central. Há consenso crescente de que o alvo de escolha é o globo pálido medial em sua porção ventroposteromedial. A técnica inicialmente proposta, palidotomia, foi abandonada, em virtude da transitoriedade e imprevisibilidade dos resultados. Vários estudos recentes mostram que a colocação de estimulação cerebral profunda, por meio de eletrodos situados no globo pálido medial bilateral, é a técnica de escolha.

TREMOR

Tremor é um movimento quase sempre rítmico que resulta da contração de músculos antagonistas em torno de uma articulação. O melhor modo de classificar o tremor é a partir da fenomenologia. Como mostra o Quadro 62.7, esse critério facilita a determinação da etiologia e o consequente estabelecimento do tratamento. Tremor de repouso é aquele presente quando a parte corporal não se encontra em atividade voluntária. Um bom modo de testar esse tipo de tremor consiste em colocar o paciente deitado confortavelmente. Já o tremor postural é observado quando da manutenção de uma postura, sendo visto ou ao manter os braços estirados e perpendiculares ao corpo ou na posição de bater asas (ombro abduzido 90 graus e cotovelos fletidos). O tremor cinético é detectado durante a execução de alguma atividade, como a manobra dedo-nariz. Alguns autores mais antigos ainda chamam esse tremor de intencional. Como nas duas primeiras décadas de vida, as causas mais comuns de tremor são doença de Wilson (já comentada), tremor essencial (TE) e tremor fisiológico acentuado por medicamentos. A seguir, discorreremos sobre essas duas últimas causas.

Tremor essencial

Essa condição também é chamada de tremor essencial benigno, tremor familiar ou tremor senil. Todas essas denominações não são recomendáveis, pois alguns pacientes podem ficar muito incapacitados por essa condição (ou seja, nem sempre é "benigno"), por vezes não há outros membros da família afetados e não é privilégio de idosos. TE é considerado o movimento anormal mais comum na população geral. À semelhança da ST, também há problemas relativos à epidemiologia do TE, com dados muito discrepantes na literatura, oscilando de 1% a 5% da população. Embora esses números sejam impressionantes, relativamente poucos pacientes procuram auxílio médico, pois, em geral, o tremor é de pequena intensidade.

Há um pico de ocorrência de TE após os 40 anos de idade, mas existe um outro, ainda que menor, na segunda década de vida. História de condição semelhante na família, transmitida de modo autossômico dominante, é encontrada em até 90% dos pacientes. Já foram identificados dois genes, um no cromossomo 1 e outro no cromossomo 2, responsáveis por formas familiares de TE. No entanto, os investigadores da área creem que esses genes são irrelevantes para a maioria dos pacientes, enquanto evidências mais recentes indicam que disfunções do gene LINGO tenham maior relevância na patogênese de TE. O quadro clínico característico consiste em tremor postural e cinético em membros superiores, comumente assimétrico, com frequência em torno de 10Hz. A incapacidade funcional dessa doença é produzida pelo tremor cinético, que interfere com a execução de atividades, como escrever, comer e beber. Em muitos pacientes há grande redução do tremor de mãos com o uso de bebida alcóolica. Muitos pacientes têm tremor de cabeça e voz. Com o passar dos anos, costuma haver aumento da amplitude e redução da frequência do tremor, gerando mais incapacidade funcional. À exceção do tremor já descrito, pacientes com TE usualmente não apresentam outras anormalidades no exame físico. Entretanto, alguns portadores de TE podem desenvolver distonia e, na idade adulta, alguns sinais parkinsonianos.

Supõe-se que a fisiopatologia de TE envolva um defeito no núcleo olivar inferior, levando à ativação anormal dos hemisférios cerebelares. Por sua vez, através da conexão dentea-

Quadro 62.7 ▷ Classificação de Tremor

Categoria	Causa
Tremor de repouso	Parkinsonismo

Tremor postural	Tremor fisiológico
	Tremor fisiológico acentuado
	  Anticonvulsivantes
	  Antidepressivos
	  Broncodilatadores
	  Corticoesteroides
	  Hormônios tireoidianos
	  Lítio
	  Neurolépticos
	  Quimioterápicos
	Tremor essencial
	Doença de Wilson
	Distonia

Tremor cinético	Tremor essencial
	Lesões das eferências do neocerebelo
	  Acidente vascular encefálico
	  Doença de Wilson
	  Drogas
	  Esclerose múltipla
	  Neoplasia
	  Traumatismo craniano

do-talâmica, isso resulta em aumento da atividade do grupo nuclear ventrolateral, o qual hiperexcita as áreas motoras do córtex cerebral. Essas alterações são exclusivamente elétricas, detectáveis apenas com tomografia por emissão de pósitrons. Estudos de imagem convencional, incluindo RM e necropsia (mesmo com a utilização de técnicas neuroquímicas), não revelam qualquer anormalidade. Isso significa que o diagnóstico de TE é exclusivamente clínico. Tremor fisiológico exacerbado, condição clinicamente indistinguível de TE, é seu grande diagnóstico diferencial. Na prática clínica, a distinção entre as duas condições baseia-se na identificação e correção de alguma das causas listadas no Quadro 62.7. Caso o tremor desapareça, não será TE.

Os fármacos mais eficazes para tratamento de TE são primidona e propranolol. Caso a resposta aos dois seja insatisfatória, sua associação pode ter efeito sinérgico. Cerca de 50% dos pacientes melhoram substancialmente com essas medicações. Nos restantes, a possibilidade de resposta a agentes como fenobarbital, clonazepan, topiramato, gabapentina ou mesmo toxina botulínica é pequena. Se houver incapacidade significativa, o paciente pode ser candidato a procedimento cirúrgico com manipulação estereotáxica (coagulação ou estimulação cerebral profunda) do núcleo talâmico VIM.

PARKINSONISMO

Para finalizar o capítulo, serão ditas algumas poucas palavras sobre parkinsonismo nas duas primeiras décadas de vida. O primeiro ponto consiste em como definir síndrome parkinsoniana. O diagnóstico depende da identificação de bradicinesia e de pelo menos um dos seguintes sinais: tremor (preferencialmente de repouso), rigidez e instabilidade postural. O segundo comentário refere-se à sua grande excepcionalidade. Esse fato é ilustrado por um estudo recente da Clínica de Distúrbios de Movimentos da UFMG, onde parkinsonismo juvenil (termo que inclui síndrome parkinsoniana com início antes dos 21 anos de idade) correspondeu a 0,6% de todos os pacientes com parkinsonismo. A terceira mensagem é que praticamente não existe parkinsonismo juvenil idiopático, de modo que é sempre obrigatório investigar causa subjacente. A causa mais comum é uma mutação no gene Parkin, localizada no cromossomo 6 e transmitida de modo autossômico recessivo. Clinicamente, a idade média de início é 22 anos, mas há casos com aparecimento anterior a essa idade, tratando-se de forma relativamente benigna, com progressão muito lenta e boa resposta à levodopa. Em nosso meio, causas que são identificadas incluem doença de Wilson e doença de Niemann-Pick tipo C. Na maioria dos pacientes vistos na UFMG, porém, apesar de extensa propedêutica, não foi possível determinar a etiologia, ainda que o gene Parkin tenha sido encontrado em alguns poucos pacientes. Os achados clínicos – combinação de parkinsonismo rapidamente progressivo com demência, epilepsia, além de outras alterações – sugerem que se trata de doença(s) degenerativa(s). Por fim, sob o ponto de vista motor, o tratamento desses pacientes baseia-se no uso de anticolinérgicos, quando tremor e distonia são um problema, e manipulação dopaminérgica, para bradicinesia e rigidez. Vale ressaltar que a levodopa deve ser reservada como último recurso, pois os pacientes são intensamente sensíveis a essa medicação, rapidamente surgindo efeitos colaterais com discinesias, flutuações e psicose. Para que se tenha ideia desse fato, um dos pacientes da UFMG desenvolveu esses efeitos colaterais em 24 horas após a introdução da levodopa. Sendo assim, é preferível o uso de amantadina e monoterapia com agonistas dopaminérgicos.

REFERÊNCIAS

1. Camargos ST, Cardoso F, Momeni P et al. Novel GCH1 mutation in a Brazilian family with dopa-responsive dystonia. Mov Disord 2008; 23:299-302.

2. Cardoso F, Camargos S. Juvenile Parkinsonism: a heterogeneous entity. Eur J Neurol 2000; 7:467-71.

3. Cardoso F, Jankovic J. Dystonia and dyskinesia. Psychiatr Clin North Am 1997; 20:821-38.

4. Camargos S, Scholz S, Simón-Sánchez J et al. DYT16, a novel young-onset dystonia-parkinsonism disorder: identification of a segregating mutation in the stress-response protein PRKRA. Lancet Neurol 2008; 7:207-15.

5. Cardoso F, Seppi K, Mair KJ et al. Seminar on choreas. Lancet Neurol 2006; 5:589-602.

6. Cardoso F, Silva CEAP, Mota CC. Chorea in fifty consecutive patients with rheumatic fever. Mov Disord 1997; 12:701-3.

7. Cardoso F, Vargas AP, Oliveira LD, Guerra AA, Amaral SV. Persistent Sydenham's chorea. Mov Disord 1999; 14:805-7.

8. Cardoso F, Veado CC, Oliveira JT. A Brazilian cohort of patients with Tourette's syndrome. J Neurol Neurosurg Psychiatry 1996; 60:209-12.

9. Church AJ, Cardoso F, Dale RC et al. Antibasal ganglia antibodies in acute and persistent Sydenham's chorea. Neurology 2002; 59:227-31.

10. Jankovic J. Essential tremor: clinical characteristics. Neurology 2000; 54(Suppl 4):S21-5.

11. Singer HS, Giuliano JD, Hansen BH et al. Antibodies against human putamen in children with Tourette syndrome. Neurology 1998; 50:1618-24.

63

Ataxias na Criança e no Adolescente

Fernando Norio Arita

INTRODUÇÃO

A ataxia é definida como distúrbio do movimento decorrente da perda da coordenação motora ou do equilíbrio na ausência de fraqueza muscular.

O termo ataxia é utilizado para descrever um distúrbio que pode estar presente na marcha (marcha atáxica), na instabilidade em pé ou sentado (ataxia de tronco) ou na incoordenação de um membro ao executar um movimento (ataxia apendicular).

Em geral, a ataxia é indicativa de disfunção cerebelar ou de suas vias; entretanto, a marcha atáxica também pode ser decorrente de comprometimento de vias sensitivas profundas cordonais posteriores da medula espinhal e também pode ser mista, sensitivocerebelar.

As ataxias originadas de comprometimento cerebelar podem ser acompanhadas de outras manifestações sintomáticas, como distúrbios da motilidade ocular (nistagmo, distúrbios sacádicos), disdiadococinesia, disartria e fala escandida, que não estão presentes quando o comprometimeto é de vias sensitivas profundas. Por outro lado, nessa última situação, podem estar presentes parestesias, ausência de reflexos profundos e distúrbios de sensibilidade artrestésica e palestésica, com sinal de Romberg positivo.

A ataxia pode aparecer em combinação com outros distúrbios motores, ocupando um papel complementar dentro do quadro clínico, e não representar um elemento importante para o diagnóstico da doença.

Entretanto, em numerosas condições neuropediátricas, a ataxia não só pode ser a manifestação clínica inicial, inaugurando o quadro neurológico, como pode representar o elemento predominante do quadro clínico, que servirá como elemento condutor do diagnóstico diferencial e orientador para a realização de exames complementares adequados.

A avaliação de uma criança com ataxia sempre representa um dilema e um desafio para o clínico. As possibilidades etiológicas são muito amplas e, frequentemente, as avaliações neurológicas são realizadas nas fases iniciais de um quadro progressivo, quando os elementos-chave para o diagnóstico definitivo ainda não estão presentes. Os avanços na neuroimagem, na bioquímica e na genética molecular ampliaram de modo extraordinário o quadro das diferentes patologias envolvidas nos quadros atáxicos e, em pouco tempo, esse capítulo tornou-se um dos mais amplos, complexos e difíceis da neuropediatria. Ao clínico cabe o papel de selecionar as principais possibilidades diagnósticas e os exames complementares que possam fazer um diagnóstico diferencial adequado para identificar a etiologia do quadro, que em boa parte é dependente de testes genéticos específicos.

Alguns elementos de orientação clínica são muito importantes para afunilar o leque de possibilidades diagnósticas e permitir um direcionamento etiológico o mais coerente possível. São importantes os modos de apresentação, a idade de início do quadro, a história familiar, o ritmo evolutivo, os elementos laboratoriais e a neurimagem.

De acordo com os modos de apresentação, as ataxias podem ser divididas em agudas, intermitentes ou crônicas. As ataxias crônicas, por sua vez, podem ser subdivididas em ataxias crônicas progressivas e não progressivas.

ATAXIAS AGUDAS

O aparecimento de uma ataxia aguda na criança e no adolescente previamente hígido pode resultar de uma ampla variedade de causas, especialmente infecciosas e intoxicações. Na Figura 63.1 encontra-se o algoritmo para o diagnóstico das principais ataxias agudas na criança e no adolescente.

Cerebelites agudas

Processos infecciosos agudos, geralmente virais, são a causa mais comum de cerebelites agudas na criança. O comprometimento cerebelar pode ocorrer por ação direta do vírus no cerebelo, como em infecções por enterovírus tipo coxsáckie ou ECHO, embora a comprovação etiológica em nosso meio seja sempre difícil. O quadro clínico é geralmente caracterizado por ataxia global de instalação abrupta, simétrica, dentro de um contexto infeccioso ou febril, geralmente com exame do líquido cefalorraquidiano (LCR) normal ou discretamente inflamatório, com pleocitose linfomonocitária e exame bioquímico normal ou com discreta hiperproteinorraquia. A evolução é benigna, com regressão gradativa do quadro após alguns dias ou poucas semanas, quase sempre sem sequelas neurológicas.

726   SEÇÃO XIII ▶ Outras Patologias

Outro mecanismo de comprometimento cerebelar ocorre mediante um mecanismo indireto autoimune, pós-viral, com desmielinização perivenosa. A causa mais comum desse tipo de cerebelite aguda pós-infecciosa é a varicela. Em geral, surge alguns dias após erupção vesicular, em fase vesiculocrostosa, mas pode surgir concomitantemente ou até mesmo antes da erupção. A evolução é benigna e, muitas vezes, regride espontaneamente em 4 a 5 dias. O líquor é normal na maioria dos casos, mas pode mostrar pleocitose discreta. O quadro é quase que invariavelmente benigno e raramente pode deixar alguma sequela. O tratamento com aciclovir não tem ação favorável comprovada na evolução do quadro.

Intoxicação exógena

A instalação de ataxia súbita sem um contexto febril em crianças de baixa idade deve sempre levantar a possibilidade de intoxicação exógena como causa, mesmo na ausência de elementos que colaborem para essa suspeita. O quadro atáxico frequentemente está associado com distúrbios da consciência, desde sonolência, confusão mental, agitação psicomotora, irritabilidade, até o coma, dependendo da natureza e da quantidade da substância envolvida. A negação dos pais quanto à possibilidade de acesso a determinados medicamentos não exclui em hipótese alguma a possibilidade de intoxicação exógena. O diagnóstico baseia-se no quadro clínico, no modo de instalação, na anamnese cuidadosa dos fatos que precederam os sintomas e na investigação toxicológica no sangue e na urina.

As substâncias mais frequentemente envolvidas nesses casos são os agentes anticonvulsivantes, como fenitoína, fenobarbital, diazepínicos e carbamazepina. Nas intoxicações por fenitoína, seja por ingestão acidental, por erros de prescrição ou pós-hidantalização, a presença de nistagmo é frequente e costuma ser um dos primeiros sinais. O eletroencefalograma (EEG) feito sem sedação pode ser útil ao mostrar um padrão de ritmos rápidos, presente, principalmente, nos casos de intoxicações por benzodiazepínicos e fenobarbital. A intoxicação por piperazina também deve ser lembrada, assim como a intoxicação por álcool.

Síndrome de Guillain-Barré (atípica)

A síndrome de Guillain-Barré pode se apresentar como quadro de ataxia aguda e ser confundida com ataxia de origem cerebelar. Na verdade, nessa forma de síndrome de Guillain-Barré, o distúrbio motor é decorrente de perda de força muscular predominantemente proximal, pseudomiopática, com manobra de Gowers positiva. Os reflexos osteotendinosos geralmente estão abolidos. Há comprometimento da sensibilidade profunda evidente, o que, juntamente com a fraqueza muscular proximal, justifica a marcha atáxica. O encontro de dissociação proteinocitológica no LCR confirma o diagnóstico. É preciso lembrar que em alguns casos a hiperproteinorraquia pode demorar até 2 semanas para aparecer, dificultando o diagnóstico. Uma eletroneuromiografia mostrando redução na velocidade de condução nervosa pode ser útil nos casos duvidosos.

Síndrome de Kinsbourne (Síndrome Opsoclono-Mioclônico)

A síndrome de Kinsbourne (encefalopatia mioclônica da infância) é um distúrbio neurológico de instalação geralmente aguda, caracterizado por movimentos oculares caóticos multidirecionais, *flutter* palpebral, mioclonias de extremidades e ataxia. Surge em crianças de baixa idade, com menos de 3 anos de vida, previamente hígidas. Em alguns casos, o quadro se instala de modo mais progressivo, subagudo, precedido de ataxia discreta e inespecífica durante alguns dias ou poucas semanas, até o aparecimento do quadro mais típico. O diagnóstico de síndrome de Kinsbourne deve sempre ser lembrado diante daqueles casos de ataxias agudas ou subagudas em lactentes e pré-escolares, sem causa definida.

As opsoclonias são caracterizadas como movimentos oculares bruscos, anárquicos, multidirecionais e assíncronos dos globos oculares, que podem ser persistentes ou surgir em surtos intermitentes nas tentativas de movimentos voluntários dos globos oculares. Esses movimentos oculares caóticos são acompanhados de rápidas clonias palpebrais (*flutter* palpebral). O quadro atáxico na síndrome de Kinsbourne tem apresentação clínica peculiar, resultante da presença de mioclonias intencionais persistentes que parasitam intensamente os movimentos dos membros, do tronco e da cabeça, tornando quase impossível a realização de movimentos coordenados e prejudicando acentuadamente o controle cefálico, a permanência sentado e a marcha.

Além do quadro motor exuberante, a síndrome de Kinsbourne vem acompanhada de modificação alarmante do comportamento na fase aguda, com irritabilidade intensa, distúrbios do sono e regressão do desenvolvimento cognitivo e intelectual.

Em cerca de metade dos casos surge como manifestação paraneoplásica de um neuroblastoma, mas outras etiologias, como infecções virais (para ou pós-infecciosas) e causas tóxicas, podem estar presentes, e às vezes nenhuma causa é encontrada. Considera-se que, provavelmente, um mecanismo autoimune seja o responsável pela ampla disfunção neurológica que ocorre na síndrome de Kinsbourne, mas a fisiopatologia da doença permanece pouco conhecida. Em muitos casos, mas não em todos, são detectados autoanticorpos, demonstrando o envolvimento do sistema imune humoral. Uma disfunção do tronco cerebral e do cerebelo justifica alguns dos sintomas cardinais, como as opsoclonias-mioclonias e a ataxia, mas os sinais de comprometimento encefalopático e o elevado número de pacientes com sequelas neurocognitivas e psiquiátricas indicam comprometimento mais amplo.

A linguagem expressiva é mais prejudicada que a linguagem receptiva, com prejuízo também da fala tanto na inteligibilidade como na quantidade de fala. Distúrbios de coordenação motora fina e global podem ocorrer. As opsoclonias geralmente regridem, mas distúrbios menores nos movimentos oculares sacádicos podem persistir.

Diante de um quadro de síndrome de Kinsbourne, é obrigatória uma investigação completa e periódica para detecção de um neuroblastoma, que consiste na realização de exames radiológicos de tórax e abdome, ultrassonografia (US) abdominal, tomografia de tórax e abdome, dosagens de catecolaminas urinárias (ácido vanilmandélico, ácido homovanílico, dopamina) e cintilografia com uso de MIBG (metiliodobenzilguanidina) marcada com [123]I.

Quando associado ao neuroblastoma, o tratamento da causa é prioritário. Nesses pacientes, os sintomas neurológicos não necessariamente regridem com a ressecção do tumor e necessitam, portanto, de tratamento sintomático, como naqueles casos em que não há tratamento específico para a causa subjacente ou nenhuma causa é encontrada.

O tratamento sintomático da síndrome de Kinsbourne é empírico e inespecífico. Os fármacos mais usados até o momento são de natureza imunossupressora ou imunomoduladora, dados em esquemas de administração variados.

Os medicamentos mais utilizados são os corticosteroides e o ACTH:

1. Prednisona: 2mg/kg/dia, por 2 a 3 meses, se os sintomas regredirem, e depois regressão gradativa em 9 a 12 meses. Se os sintomas reaparecerem, voltar à dose inicial.
2. Dexametasona: pulsos de 20mg/m^2 em soro glicosado a 5%, durante 3 dias consecutivos, com mínimo de seis pulsos complementares a cada 28 dias.
3. ACTH: muito eficiente para controlar os sintomas, acesso difícil e os protocolos utilizados são muito variáveis; não há uniformidade de esquemas terapêuticos.
4. Imunoglobulinas, plasmaférese.
5. Ciclofosfamida, azatioprina, rituximab.

As recaídas ou exacerbações do quadro são frequentes com as reduções das doses dos corticosteroides ou intercorrências infecciosas, sendo necessário retomar as doses iniciais para o controle dos sintomas.

Apesar de todas essas tentativas terapêuticas, o prognóstico não é diferente entre os casos tratados com ACTH injetável, corticosteroides orais, imunoterapia, imunomoduladores e também entre os casos com ou sem neuroblastoma.

Estado de mal de ausências atípicas

Um estado de mal de ausências atípicas em crianças portadoras de quadro epiléptico prévio, como na síndrome de Lennox, ou em crianças sem antecedentes de epilepsia pode causar um quadro pseudoatáxico. Os pacientes apresentam certo grau de comprometimento da consciência, olhar mais vago e distante, com ou sem piscamentos palpebrais e bradipsiquismo. Nesses casos, a realização de um EEG define o quadro.

Esclerose múltipla

A esclerose múltipla é uma doença inflamatória desmielinizante crônica grave do sistema nervoso central (SNC), com manifestações neurológicas que se expressam no tempo e no espaço. Compromete, predominantemente, o adulto entre 20 e 40 anos de idade, com predomínio no sexo feminino, e acumula incapacidades físicas que interferem seriamente na qualidade de vida dos pacientes. Considerada excepcional abaixo dos 10 anos de idade até poucas décadas atrás, era totalmente esquecida no diagnóstico diferencial dos quadros neurológicos agudos e subagudos da criança. A ressonância magnética (RM) de crânio e medula possibilitou a visualização de lesões na substância branca sugestivas de esclerose múltipla em crianças e adolescentes, até então insuspeitadas. Estudos com grandes séries de pacientes com esclerose múltipla mostram que o início precoce ocorre em 2,7% a 5% dos casos.

A etiologia da esclerose múltipla ainda não está totalmente esclarecida. É uma doença inflamatória autoimune que envolve mecanismos celulares e humorais, modulada por fatores genéticos e com a participação de fatores ambientais, resultando em respostas imunológicas anormais que lesam a substância branca.

A esclerose múltipla tem apresentação clínica polimorfa, com manifestações motoras, sensitivas e sensoriais variadas.

A manifestação cerebelar é mais comum na criança do que no adulto e predomina em algumas séries de esclerose múltipla de início precoce, indicando envolvimento dos hemisférios e do verme cerebelares. Pode ocorrer isoladamente ou associada a sintomas gerais, como febre, astenia, anorexia, cefaleia, diplopia, vertigem, disartria e torcicolo. Essa apresentação da esclerose múltipla é muito similar às de outros comprometimentos agudos do cerebelo, o que dificulta muito seu reconhecimento quando inaugura o quadro neurológico, representando o primeiro surto, sem antecedentes de outras manifestações da doença. A RM de crânio é fundamental para o diagnóstico de esclerose múltipla quando demonstra lesões na substância branca, tanto supra como infratentorial, e na medula, acompanhadas de sinais de atividade inflamatória demonstrados pelo realce à injeção do gadolínio. O encontro de bandas oligoclonais na eletroforese do LCR auxilia muito o reconhecimento da doença. Embora rara diante das outras causas de ataxia aguda, é muito importante tê-la em mente no diagnóstico diferencial das encefalopatias agudas e subagudas da infância e da adolescência, uma vez que envolve medidas terapêuticas específicas.

Encefalopatia de Wernicke infantil

A encefalopatia de Wernicke é uma doença neurológica aguda decorrente da deficiência de tiamina (vitamina B$_1$). A incidência é subestimada tanto em adultos como em crianças, mas a frequência em crianças parece similar àquela observada em adultos. Caracteriza-se por distúrbios de consciência, alterações na motricidade ocular e ataxia. A RM de crânio mostra alterações de sinal simétricas, comprometendo os corpos mamilares, a região talâmica medial, a placa tectal e a área periaqueductal. O comprometimento seletivo de núcleos de nervos cranianos, cerebelo, núcleo rubro, núcleos denteados, fórnix, esplênio, córtex cerebral e núcleos da base caracteriza a encefalopatia de Wernicke em pacientes não alcoólicos. O comprometimento simétrico de núcleos da base, com envolvimento do putâmen, tem sido visto somente em pacientes pediátricos. O prognóstico depende da precocidade do diagnóstico e do início da suplementação com tiamina. Nesse sentido, a RM tem papel muito importante para a identificação da doença, que não tem outros marcadores.

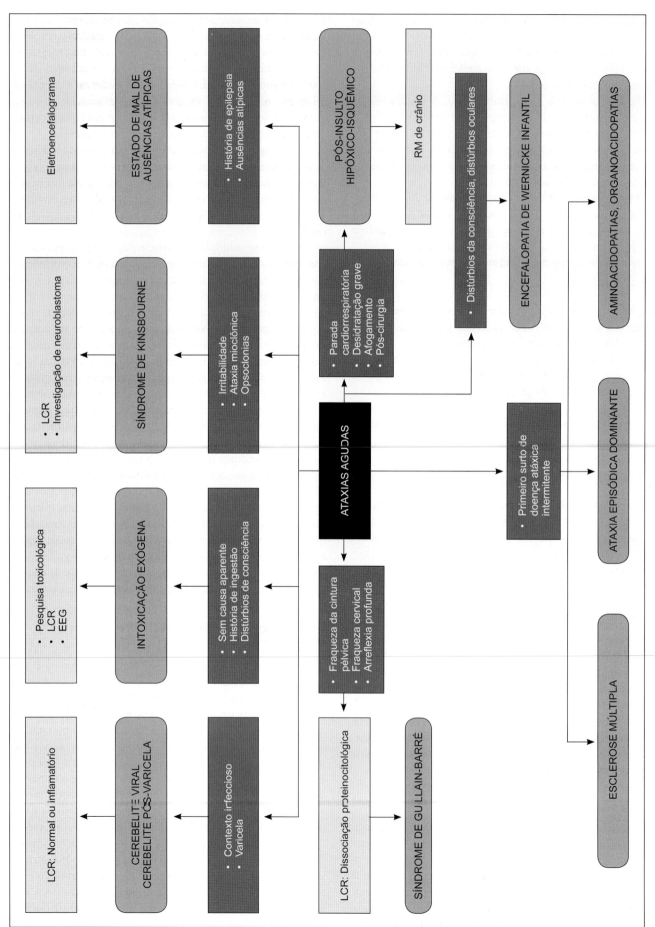

Figura 63.1 ▲ Algoritmo para o diagnóstico das ataxias agudas.

ATAXIAS INTERMITENTES

A ocorrência de episódios agudos intermitentes de ataxia é uma situação clínica pouco frequente. Em geral, vêm acompanhados de outros sintomas, como distúrbios disautonômicos, distúrbios de consciência e distúrbios de comportamento e podem estar associadas com fatores desencadeantes infecciosos e alimentares e estresse físico. Na Figura 63.2 está o algoritmo para o diagnóstico de ataxias intermitentes na criança e no adolescente

Enxaqueca basilar – vertigem paroxística benigna da infância

Entre as várias causas de ataxias intermitentes, deve ser destacada a enxaqueca em sua forma basilar e na equivalente e precursora vertigem paroxística benigna da infância. A enxaqueca basilar representa cerca de 3% a 19% dos casos de enxaqueca na criança, e a idade média de início é ao redor dos 7 anos. As crises são caracterizadas por episódios de vertigem, distúrbios visuais, ataxia ou diplopia, como aura, seguida pela fase de cefaleia. A dor na enxaqueca basilar pode ser de localização occipital, em contraste com a localização frontal ou bitemporal da enxaqueca típica, e se destacam manifestações bulbares e sensorimotoras bilaterais.

A vertigem paroxística benigna da infância ocorre em crianças pequenas com episódios abruptos e súbitos de desequilíbrio ou ataxia. A criança pode parecer assustada ou aterrorizada pela perda brusca do equilíbrio. Acompanhantes podem referir nistagmo e palidez. Quando possível, as crianças podem referir tonturas e náuseas. Séries com longo seguimento desses casos mostram que muitos evoluem para enxaqueca basilar. O diagnóstico de vertigem paroxística benigna da infância é baseado na história, mas é necessário cuidado especial para diferenciá-la de distúrbios epilépticos (epilepsia occipital benigna), patologias otológicas, lesões de fossa posterior, anormalidades espinais cervicais e distúrbios metabólicos.

Ataxias episódicas intermitentes (EA)

As ataxias episódicas intermitentes representam um raro grupo de doenças, fenotípica e genotipicamente heterogêneo, caracterizado por episódios intermitentes e recorrentes de ataxia e vertigem, de origem autossômica dominante, pouco reconhecido, subdiagnosticado e provavelmente mal conduzido, que vem se expandindo nos últimos anos. Até o momento são conhecidos sete tipo da ataxias episódicas (EA1 a EA7). As ataxias EA1, EA2 e EA5 pertencem ao grupo das canalopatias e estão associadas com mutações em genes codificadores de subunidades de canais de potássio (EA1) e de cálcio (EA2 e EA5). As ataxias episódicas provavelmente estão relacionadas com defeitos nas proteínas que regulam a excitabilidade neuronal e a neurotransmissão.

A ataxia episódica tipo 1 (EA1) se caracteriza por curtos episódios de ataxia, que duram segundos ou minutos, de início na infância, muitas vezes por dia, tipicamente deflagrada por exercícios físicos e estresse emocional, associada ou não a uma ataxia progressiva. Pode ser acompanhada de tremores, câimbras e rigidez de extremidades. Mioquimias interictais na face e nos membros superiores e inferiores podem estar presentes. A EA1, protótipo de canalopatia do SNC, é causada por mutações no gene *KCNA1*, que codifica o canal de potássio Kv1.1 e está localizado no cromossomo 12q13.

A ataxia episódica tipo 2 (EA2), o tipo mais frequente de ataxia hereditária intermitente, manifesta-se por episódios mais prolongados de ataxia, durando horas ou dias, e nistagmo interictal, de início na infância ou na adolescência, sendo frequentemente desencadeada por exercícios físicos, estresse, cafeína, fenitoína e álcool. Na evolução do quadro pode apa-

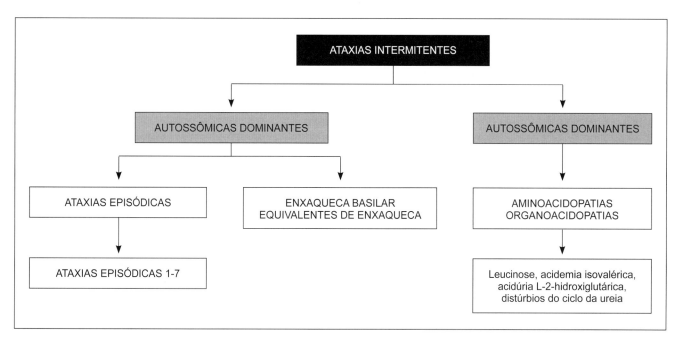

Figura 63.2 ▷ Algoritmos para o diagnóstico das ataxias intermitentes.

recer, gradativamente, um quadro cerebelar interictal permanente. É causada por mutações no gene *CACNA1A*, localizado no cromossomo 19p13, que codifica a formação de poro e subunidade sensível à voltagem de Cav2.1, o tipo P/Q de canal de cálcio, abundantemente expresso no cerebelo e na junção neuromuscular. As crises episódicas estão variavelmente associadas com vertigem, náuseas, vômitos, cefaleia tipo enxaqueca, fraqueza flutuante (miastênica), distonia e crises epilépticas. Na realidade, a ataxia intermitente hereditária é alélica com duas outras condições: a enxaqueca familiar hemiplégica tipo 1, caracterizada por enxaqueca complicada com hemiplegia, nistagmo interictal e ataxia progressiva, e a ataxia espinocerebelar tipo 6, caracterizada por ataxia lentamente progressiva, de início tardio, algumas com episódios intermitentes.

A ataxia episódica tipo 3 (EA3) foi descrita em uma grande família canadense com vertigem intermitente, zumbidos e ataxia, recentemente vinculada ao cromossomo 1q42.

A ataxia episódica tipo 4 (EA4), também conhecida como ataxia vestibulocerebelar periódica, foi descrita em duas famílias na Carolina do Norte com vertigem episódica de início tardio e ataxia, assim como nistagmo não responsivo à acetazolamida. O *locus* gênico não é conhecido.

A ataxia episódica tipo 5 (EA5) foi identificada quando uma série de famílias estava sendo rastreada para mutações no gene *CACNB4*, que codifica uma subunidade auxiliar de Cav2.1.

A ataxia episódica tipo 6 (EA6) foi inicialmente descrita em criança com ataxia episódica, ataques de hemiplegia e enxaqueca em contexto de febre e epilepsia, na qual foi identificada uma rara mutação *de novo* em rastreamento do gene candidato *SCL1A3*, que codifica um transportador de glutamato glial, o EAAT1.

Em uma família com ataxia episódica de início abaixo dos 20 anos de idade, desencadeada por exercícios e excitação, com duração de horas ou dias, associada com fraqueza e vertigem, foi mapeada no cromossomo 19q13 e denominada ataxia episódica tipo 7 (EA7).

A suspeita de ataxia episódica deve ser considerada quando um paciente apresenta ataques recorrentes transitórios de ataxia e outras causas metabólicas conhecidas tenham sido descartadas. O dado anamnéstico fundamental são os discretos ataques de ataxia, sem comprometimento da consciência. O diagnóstico diferencial inclui erros inatos do metabolismo, distúrbios mitocondriais e enxaquecas complicadas, incluindo a enxaqueca vestibular.

Existem testes genéticos comercialmente disponíveis somente para a enxaqueca familiar hemiplégica tipo 1, que é alélica à ataxia episódica tipo 2. Para as outras formas, os testes são realizados somente em nível de pesquisa, o que torna difícil uma identificação precisa do quadro. Uma história familiar negativa não descarta o diagnóstico porque mutações espontâneas são descritas em várias formas. A história clínica detalhada não somente orienta o teste genético, mas também é importante na definição do espectro clínico de cada síndrome.

A acetazolamida permanece como a principal substância para o tratamento da ataxia episódica. Pacientes com ataxia episódica tipo 2 podem responder dramaticamente à acetazolamida, com diminuição da frequência, duração e intensidade das crises. Pode ser iniciada com doses de 125 a 250mg/dia e gradualmente aumentada até 500mg duas vezes por dia, dependendo da necessidade e da tolerância. É particularmente eficiente na maioria dos pacientes com EA2 e em cerca de metade dos pacientes com EA1. Os pacientes devem ser alertados em relação aos efeitos colaterais, como torpor, dormência e formigamentos, assim como redução do apetite. Alguns pacientes se queixam de falta de concentração e memória. Outro efeito colateral é a litíase renal, que pode ser minimizada incentivando os pacientes a ingerir boas quantidades de sucos de frutas cítricas para manter hidratação adequada. Em caso de alergia ou intolerância, um tratamento opcional pode ser feito com 4-aminopiridina 5mg três vezes ao dia. A fenitoína é uma opção terapêutica para pacientes com EA1. Quando coexistem crises de pânico ou ansiedade, desencadeando ou sendo precipitada pelas crises de ataxia, ansiolíticos são recomendáveis. Recomenda-se um ritmo de vida saudável física e mentalmente, com exercícios moderados, dieta saudável e ritmo de sono adequado para reduzir os fatores desencadeantes.

Ataxias ligadas a aminoacidopatias e acidemias orgânicas

A ataxia pode estar associada a diversas doenças do metabolismo intermediário, como as aminoacidopatias, as organoacidopatias e os distúrbios do ciclo da ureia. Essas causas devem ser lembradas quando a ataxia se apresenta em quadros intermitentes ou progressivos, com exacerbação aguda ou piora após sobrecarga proteica, jejum prolongado ou doença febril intercorrente.

Na maioria das doenças metabólicas desse grupo, o modo de apresentação é precoce e grave já no período neonatal ou nos primeiros meses de vida, geralmente com manifestações clínicas como intolerância alimentar, distúrbios respiratórios, hiperamonemia, desequilíbrios ácido-básicos e hidroeletrolíticos. Os sintomas neurológicos geralmente são mais difusos, como letargia, coma, convulsões e movimentos involuntários anormais distônicos, atetósicos, de pedalagem. A ataxia nesses quadros não é proeminente e não tem valor no reconhecimento diagnóstico. Entretanto, em quadros mais tardios, menos graves, crônicos, com deficiência enzimática parcial, a ataxia adquire maior importância diagnóstica. Em geral, as manifestações são intermitentes ou se comportam como uma encefalopatia fixa, com períodos de agudização em situações de estresse infeccioso, longos períodos de jejum ou oferta proteica excessiva. As alterações metabólicas refratárias e persistentes devem servir como alerta para existência de erro inato do metabolismo intermediário.

Nesse grupo, devem ser lembradas a leucinose (doença do xarope de bordo), a mais comum, a acidemia isovalérica, a acidemia L-2 hidroxiglutárica e os distúrbios do ciclo da ureia. Testes de triagem para os erros inatos, cromatografia de aminoácidos sanguíneos e urinários e dosagem de ácidos orgânicos devem ser solicitados nos casos suspeitos, lembrando que algumas dessas doenças exigem tratamento adequado e específico.

ATAXIAS CRÔNICAS

Ataxias crônicas não progressivas

As ataxias crônicas não progressivas congênitas excepcionalmente tem relação com eventos perinatais. A origem das ataxias crônicas não progressivas é pré-natal, sendo elas adquiridas ou genéticas. A investigação etiológica deve inicialmente descartar causas adquiridas de natureza circulatória, infecciosa e malformativa. Na ausência de etiologia adquirida detectável, deve ser lembrado que as ataxias cerebelares não progressivas frequentemente são familiares, principalmente quando atrofia vermiana e manifestações oculares estão presentes. Nesses casos, o aconselhamento genético deve ser particularmente prudente e cuidadoso.

A identificação clínica de uma ataxia cerebelar congênita não progressiva não é fácil nos primeiros meses de vida. Hipotonia pode estar presente. A avaliação deve ser muito cuidadosa para distinguir bem as dificuldades fisiológicas e transitórias do desenvolvimento da coordenação motora e do equilíbrio no lactente, com suas imperfeições motoras e instabilidade no início da marcha. Os sinais mais consistentes de ataxia cerebelar congênita são aparentes apenas no final do primeiro ano ou no início do segundo, quando podem ser notadas oscilações do tronco e da cabeça quando na posição sentada, tremor intencional para apanhar objetos, incoordenação tronco-membros nas tentativas de sentar ativamente e dificuldades para manter-se na posição em pé sem apoio ou iniciar a marcha apesar da força muscular normal. A expressão clínica das ataxias cerebelares não progressivas tem intensidades variáveis, mas a maioria dos pacientes troca seus primeiros passos entre 2 e 4 anos de idade.

Ataxias congênitas hereditárias

Síndrome de Joubert (SJBT)

A SJBT é uma rara doença autossômica recessiva malformativa do SNC com característica hipo ou agenesia do verme cerebelar e complexas malformações do tronco cerebral, que incluem o típico sinal do dente molar, decorrente de uma configuração peculiar dos pedúnculos cerebelares superiores.

Além dessas alterações anatômicas, os elementos clínicos que contribuem para o diagnóstico são: hipotonia, atraso do desenvolvimento psicomotor, ataxia cerebelar de início infantil, movimentos oculares anormais, paresia do olhar vertical, ptose e padrão respiratório irregular com apneia e hiperpneia neonatais e *dispneia sine materia*.

Outros elementos clinicopatológicos agregados ao quadro, como encefalocele occipital, polimicrogíria, polidactilia, coloboma ocular, distrofia retiniana, doença cística renal, nefronoftise e fibrose hepática, conferem à SJBT vários subtipos do quadro, ampliando sua denominação para doenças relacionadas à SJBT.

Até o momento são reconhecidos sete *loci* gênicos, e cinco já foram mapeados nos cromossomos 9q34.3 (SJBT1), 11p12-11q13.3 (SJBT2), 6q23.3 (SJBT3), 2q13 (SJBT4) e 12q21.32 (SJBT5). Todos esses genes e seus produtos gênicos estão associados com organelas subcelulares, cílios primários e corpos basais, que participam de diversos processos celulares recentemente identificados, colocando a SJBT no grupo em rápida expansão das ciliopatias.

A RM de crânio tem grande importância no diagnóstico da SJBT quando mostra o característico sinal do dente molar, que aparece em consequência do pedúnculo cerebelar superior espesso, longo e horizontalizado, da fossa interpenducular profunda e da hipoplasia ou agenesia de verme no mesmo corte axial. Quando o verme está totalmente ausente e está presente um grande cisto na fossa posterior, o diagnóstico radiológico de SJBT pode tornar-se difícil. Outras alterações de imagem podem ser encontradas, como agenesia do corpo caloso, encefalocele, hidrocefalia, cistos de fossa posterior, heterotopias cerebelares e corticais e polimicrogírias.

Anormalidades nos movimentos oculares estão sempre presentes na SJBT, em graus variáveis de intensidade, como nistagmo (horizontal, torsional ou rotatório), que pode estar presentes desde o nascimento, distúrbios nos movimentos sacádicos e apraxia oculomotora, sendo essas alterações reflexos de conjuntos neurais específicos do verme, flóculo ou paraflóculo, núcleos cerebelares profundos, núcleos vestibulares, núcleos pontinos e/ou olivas inferiores. Estrabismo e ptose podem estar presentes, e podem ser corrigidos com intervenção cirúrgica. Alterações retinianas, como retinopatia pigmentar, podem estar presentes, e algumas crianças manifestam uma grave forma de cegueira congênita e um traçado de eletrorretinograma acentuadamente achatado, análogo ao visto na amaurose congênita de Leber. Colobomas oculares podem estar presentes, geralmente comprometendo a coroide e a retina, o que pode estar associado com prejuízo visual significativo se comprometer a mácula ou o nervo óptico, que são características da doença relacionada à SJBT conhecida como síndrome COACH (*Cerebellar vermis hipoplasia, Oligophrenia, Ataxia, Colobomas, Hepatic fibrosis*).

Comprometimento renal de grau variável tem sido descrito em cerca de 30% dos pacientes com SJBT, desde a clássica nefroftise com início infantil tardio ou mais tarde até a displasia cística renal, superposta à síndrome de Meckel. A displasia cística aparece como múltiplos cistos de vários tamanhos em rins imaturos com lobulações fetais visíveis à US abdominal, os quais podem estar presentes ao nascimento. Esse achado é característico do quadro conhecido como síndrome de Dekadan-Arima. Em contraste, a nefronoftise juvenil caracteriza-se por microscópicos cistos que comprometem os túbulos renais e levam a distúrbios de concentração urinária na primeira ou segunda década de vida, manifestados por polidipsia, poliúria, anemia, déficit de crescimento com evolução para insuficiência renal perdedora de sal.

Cerca de 6% a 18% dos casos de SJBT desenvolvem fibrose hepática, geralmente apresentando elevação de enzimas hepáticas ou hepatosplenomegalia. Clinicamente, a doença hepática pode ser assintomática ou revelar discreta elevação de transaminases, porém, mais frequentemente, demonstra imagens hepáticas ou sinais de hipertensão portal (varizes, hepatosplenomegalia, ascite, hemorragia gastrointestinal). Casos graves podem exigir *shunt* portossistêmico ou transplante hepático e levar à morte.

A polidactilia é a alteração esquelética mais comum, ocorrendo em 16% a 19% dos casos, e é uma característica de muitas ciliopatias. A polidactilia pós-axial é o tipo mais frequente, mas pode ser pré-axial ou, mais raramente, mesoaxial. Em geral, a polidactilia não é significativa funcionalmente, e a intervenção cirúrgica depende da participação do paciente e da família. Nas crianças com hipotonia, escoliose pode ser vista e deve ser monitorada principalmente na puberdade.

Ataxia de Cayman

A ataxia de Cayman é uma ataxia congênita causada por mutações no gene *ATCAY*, localizado no cromossomo 19q13.3, que codifica a proteína cayataxina. Mutações do gene podem comprometer a síntese de glutamato em nível sináptico, levando a crescimento neuronal anormal e neurotoxicidade. Pacientes com ataxia de Cayman apresentam hipotonia desde o nascimento, atraso do desenvolvimento psicomotor e disfunção cerebelar não progressiva, axial e apendicular, disartria, nistagmo e tremor intencional. Estudos de neuroimagem mostram hipoplasia de cerebelo. Essa forma de ataxia tem sido descrita em isolada população na Ilha Grande Cayman.

Síndrome de Angelman

A síndrome de Angelman é um distúrbio neurogenético caracterizado por retardo mental, ausência de linguagem, dismorfias faciais sugestivas, como hipoplasia maxilar, prognatia e macrostomia, microcefalia, crises epilépticas e anormalidades eletroencefalográficas peculiares. Estima-se sua incidência entre 1/10.000 e 1/20.000. O fenótipo ao nascimento é aparentemente normal, mas nos primeiros 6 meses de vida a criança pode apresentar dificuldades alimentares e hipotonia muscular. Aos 6 meses, geralmente mostra atraso inespecífico do desenvolvimento, ainda difícil de ser definido. Entre os 6 meses e os 2 anos de idade, surgem outros sinais, como tremores durante o movimento, movimentos incoordenados antes da aquisição da marcha, ataxia mioclônica e marcha tipo marionete. Cerca de 90% dos casos começam a apresentar crises epilépticas de vários tipos ao redor de 1 ano de idade, como crises tônico-clônicas generalizadas, ausências atípicas ou crises mioclônicas, com possibilidades de instalação de estado de mal nesses tipos de crises. As dismorfias faciais ficam mais evidentes e características, tornando mais fácil o seu reconhecimento. Associam-se a esse quadro características comportamentais, como comportamento alegre, com acessos de gargalhadas e risos imotivados, estereotipias manuais tipo *flapping*, hiperatividade, tempo de atenção muito curto, excitabilidade, necessidade de poucas horas de sono, sensibilidade aumentada ao calor e atração forte pela água.

A neuroimagem não contribui para o diagnóstico da síndrome de Angelman.

Por outro lado, o EEG mostra padrões característicos, que aparecem isolados ou em diferentes combinações, as quais são similares em pacientes com ou sem crises epilépticas, que são específicas da síndrome de Angelman e representam um instrumento diagnóstico muito importante. Os padrões eletroencefalográficos característicos da síndrome de Angelman são:

atividade rítmica trifásica, ondas delta com espícula e atividade rítmica persistente de 4 a 6/s.

Diferentes mecanismos genéticos podem causar a síndrome de Angelman: uma grande deleção intersticial da região crítica C15q11.2-q13 (60% a 75% dos casos), dissomia uniparental paterna (2% a 5% dos casos) do cromossomo 15, mutações no centro de *imprinting* (2% a 5% dos casos) e mutação do gene *UBE3A* (10% dos casos). Em cerca de 10% a 15% dos casos, o mecanismo causal genético permanece não identificado.

Hipoplasia cerebelar associada ao gene VLDLR

A síndrome do desequilíbrio (síndrome de Hagberg) é uma condição clínica geneticamente heterogênea que associa uma ataxia cerebelar, predominantemente axial, autossômica recessiva, não progressiva, com retardo mental. O comprometimento cerebelar se expressa por distúrbio grave do controle postural e da manutenção do equilíbrio na posição em pé. Quando essas crianças são colocadas em pé, apresentam uma tendência a cair, sem nenhum mecanismo reflexo de proteção habitual, e não se defendem da queda. Praticamente não há tremor intencional, dismetria ou alterações do tônus ou da força muscular. O quadro clínico pode ainda incluir estrabismo, epilepsia, pés planos e baixa estatura.

A RM mostra hipoplasia da porção inferior do verme cerebelar e discreta simplificação da giração cortical cerebral, com tronco cerebral pequeno, particularmente a ponte.

A hipoplasia cerebelar associada ao gene VLDLR é um subgrupo emergente da síndrome do desequilíbrio bem definida clinicamente e do ponto de vista molecular. O fenótipo é caracterizado por retardo mental de moderado a profundo, importante retardo na deambulação, geralmente adquirida após os 6 anos de idade, ataxia de tronco e periférica, com acentuada disbasia, fala disártrica, estrabismo e crises epilépticas ocasionais. O gene da síndrome do desequilíbrio (*VLDLR*) está localizado no cromossomo 9p24 e faz parte da família gênica que codifica o receptor de lipoproteína de muito baixa densidade (VLDL) e parte da via de sinalização que guia a migração de neuroblastos no córtex cerebral e no cerebelo.

Ataxias crônicas hereditárias progressivas

O fenótipo de uma ataxia cerebelar progressiva pode ser decorrente tanto de doenças adquiridas (p. ex., tumores e encefalites crônicas) como de doenças geneticamente determinadas. As ataxias crônicas hereditárias progressivas representam um vasto e heterogêneo capítulo, com grande número de diferentes entidades, muitas delas de base genética recentemente definida e de diagnóstico extremamente complexo. Na maior parte das ataxias cerebelares progressivas, a origem não é puramente cerebelar – frequentemente vão se agregando distúrbios da sensibilidade proprioceptiva, polimioclonias intencionais, coreoatetose, sinais piramidais, crises epilépticas, deficiência visual, distúrbios oculomotores e deterioração intelectual. Isso representa um fator complicador na identificação da etiologia nos quadros hereditários porque, quando é iniciada a investi-

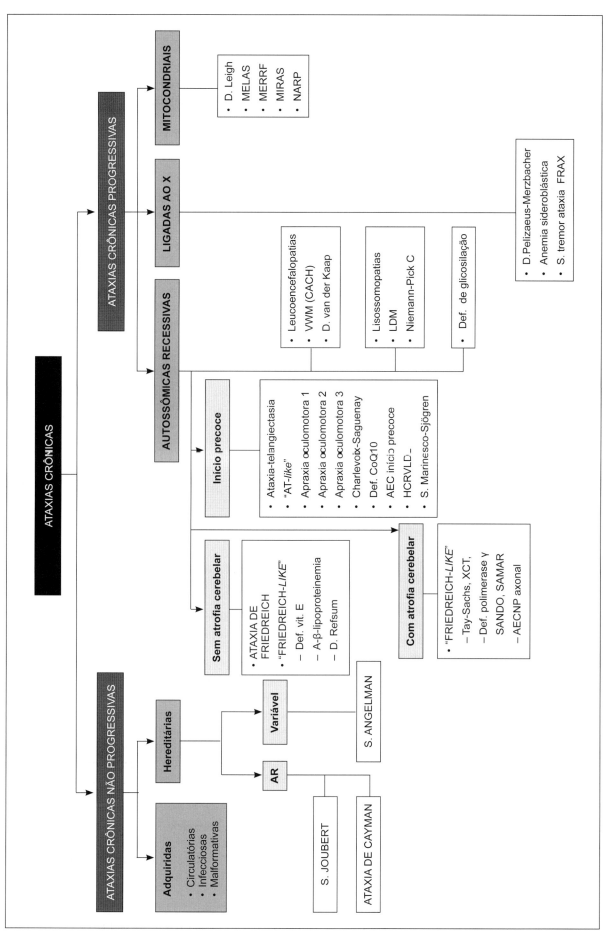

Figura 63.3 ▷ Algoritmo para o diagnóstico das ataxias crônicas não progressivas e progressivas autossômicas recessivas, ligadas ao X e mitocondriais.

gação, as manifestações de um quadro progressivo são ainda incipientes e inespecíficas, e somente com o passar do tempo outros elementos mais típicos aparecem para possibilitar uma conclusão mais apropriada e definitiva.

Uma abordagem diagnóstica ordenada e sistemática é essencial para a distinção de uma causa entre as inúmeras possibilidades etiológicas.

Entre as ataxias hereditárias, o clínico pode encontrar dificuldades iniciais para distinguir as ataxias autossômicas recessivas das demais, exceto se existe história familiar característica.

As ataxias cerebelares autossômicas recessivas geralmente têm início precoce, sendo definidas como aquelas que começam antes dos 20 anos de idade, mas essa característica não é muito útil para o neuropediatra que aborda pacientes abaixo dessa idade. Além disso, não é uma característica universal, na medida em que quadros autossômicos recessivos podem começar mais tarde e vários quadros autossômicos dominantes podem ter início precoce em decorrência do fenômeno da antecipação.

Os quadros autossômicos dominantes, além do fenótipo típico do comprometimento cerebelar, podem ter associados inúmeros elementos neurológicos, como retinopatia, atrofia óptica, sinais piramidais e extrapiramidais, neuropatia periférica, comprometimento cognitivo ou epilepsia. Ataxias autossômicas recessivas frequentemente estão associadas com neuropatia periférica sensitivomotora, com perda da sensibilidade profunda e arreflexia. As ataxias autossômicas recessivas tendem a apresentar comprometimentos extraneurológicos associados.

A idade de início da ataxia é importante elemento clínico inicial para restringir as possibilidades etiológicas de uma ataxia.

Ataxias crônicas hereditárias são raras abaixo dos 3 anos de idade. Nesse grupo podem ser incluídas a ataxia-telangiectasia (síndrome de Louis Bar), ataxia espinocerebelar de início infantil, anemia sideroblástica ligada ao X, distúrbios congênitos da glicosilação e malformações cerebelares. Por outro lado, as principais causas de ataxia de início tardio, após os 25 anos de idade, são ataxias espinocerebelares autossômicas dominantes (ACAD). Entre os dois extremos, a idade do paciente, infelizmente, não fornece dados clínicos úteis que sejam suficientes para estabelecer um diagnóstico preciso:

1. Infantil precoce (até 1 ano).
2. Infantil tardia (de 1 a 3 anos).
3. Juvenis (> 3 anos).

Ataxias hereditárias progressivas
Autossômicas recessivas
Ataxias cerebelares progressivas autossômicas recessivas sem atrofia cerebelar

Ataxia de Friedreich. É fundamental, inicialmente, a caracterização da ataxia de Friedreich porque ela constitui um ponto de referência para a maior parte das ataxias autossômicas recessivas que mimetizam esse fenótipo.

A ataxia de Friedreich é a forma mais comum de ataxia progressiva autossômica recessiva, com prevalência estimada de 2 a 4,5/100.000.

Caracteriza-se por ataxias de marcha e apendicular progressivas, com disartria, arreflexia, perda da sensibilidade proprioceptiva e sinal de Babinski, demonstrando comprometimento piramidal e polineuropático sensitivo axonal, associado ao comprometimento cerebelar.

Alterações extraneurológicas, como pés cavos, escoliose, diabetes ou intolerância à glicose, cardiomiopatia hipertrófica, atrofia óptica e surdez de percepção, podem ser encontradas.

Em geral, a idade de início está entre 5 e 25 anos, embora formas atípicas mais tardias tenham sido descritas, associadas com espasticidade de membros inferiores, preservação de reflexos profundos e moderada atrofia cerebelar vermiana.

A RM não mostra alterações nas fases iniciais. Em fases mais avançadas podem ser vistas uma atrofia cerebelar discreta e também uma atrofia medular secundária ao comprometimento dos feixes espinocerebelares, das colunas posteriores e da coluna de Clarke.

O mapeamento do gene *FRDA* e a descrição da expansão de trinucleotídeos GAA como a principal mutação responsável, a definição do quadro clínico e sua variabilidade fenotípica ficaram mais compreensíveis do ponto de vista biológico. Em cerca de 98% dos pacientes, a doença é causada pela expansão de trinucleotídeos GAA no primeiro íntron do gene *FRDA*, encontrado no cromossomo 9q13, responsável pela codificação da proteína frataxina. A frataxina é uma proteína mitocondrial de função ainda não totalmente elucidada, mas parece exercer um papel no metabolismo do ferro mitocondrial e na cadeia respiratória. O aumento do número de repetições GAA impede a transcrição do gene e limita a produção da frataxina, com consequentes aumento do estresse oxidativo e dano celular. O número de repetições normal está abaixo de 40, e na doença de Friedreich pode variar de 70 a mais de 1.000, conferindo fenótipos diferentes quanto à idade de início, à gravidade da doença e à associação com sintomas sistêmicos.

Mutações de ponto, embora raras, podem causar a doença em cerca de 2% a 4% dos casos, sendo clinicamente indistinguíveis daquela causada pela expansão de trinucleotídeos.

Diante dos conhecimentos atuais da patogênese da doença de Friedreich, opções terapêuticas têm sido direcionadas para uma proteção antioxidante. Estudos com uma combinação de coenzima Q10 e vitamina E registraram melhora da função cardíaca e sugerem possível estabilização ou redução do declínio funcional em alguns dos sintomas neurológicos. Estudos com baixas doses de idebenona, análogo sintético da coenzima Q10, parecem mostrar uma ação cardioprotetora com redução da hipertrofia cardíaca, sem melhora dos sintomas neurológicos. Nenhum medicamento mostrou efeito sobre a ataxia ou outros sintomas neurológicos.

Ataxias Friedreich-Like sem atrofia cerebelar. Nesse grupo estão aqueles quadros que apresentam fenótipo muito semelhante ao da ataxia de Friedreich, sem atrofia cerebelar, mas incompletos ou atípicos e que devem ser investigados como diagnósticos diferenciais.

CAPÍTULO 63 ▷ Ataxias na Criança e no Adolescente

Quadro 63.1 ▲ Idades de início das ataxias hereditárias autossômicas recessivas

NOME	0 a 2 a	2 a 5 a	5 a 10 a	10 a 15 a	15 a 20 a	20 a 25 a	25 a 30 a	30 a 35 a	35 a 40 a	40 a 45 a	45 a 50 a	> 50a
Ataxia de Friedreich			■	■	■	■						
Deficiência de vitamina E		■	■	■	■	■						
Abetalipoproteinemia		■	■	■	■							
Doença de Refsum				■	■	■						
Tay-Sachs início tardio		■	■	■	■	■	■					
Xantomatose CT				■	■	■	■					
Dist. polimerase Y					■	■	■	■	■			
Ataxia espinocerebelar com NP	■	■	■	■								
Deficiência de coenzima Q10		■	■	■								
Ataxia-telangiectasia	■	■	■									
Ataxia-telangiectasia-*like*		■	■	■								
Ataxia com apraxia OM 1		■	■	■	■							
Ataxia com apraxia OM 2				■	■	■	■	■				
Ataxia com apraxia OM 3					■	■	■	■	■			
A. Charlevoix-Saguenay	■	■	■	■								
Ataxia cerebelar início infantil	■	■										
Ataxia de Cayman	■	■	■									
S. Marinesco-Sjögren	■	■	■	■	■							

Ataxia com deficiência de vitamina E. Pacientes com ataxia decorrente de deficiência de vitamina E apresentam-se com fenótipo muito semelhante ao da ataxia de Friedreich.

A idade de início do quadro também é inferior aos 20 anos, o curso é mais lento, e diminuição da acuidade visual ou retinite pigmentar podem anteceder o quadro. A cardiomiopatia é a manifestação sistêmica mais frequente, mas parece menos comum que na ataxia de Friedreich, assim como as ocorrências de neuropatia periférica e diabetes.

Deve ser sistematicamente descartada pela dosagem de vitamina E, mostrando níveis baixos na ausência de má absorção (< 2,5mg/L), com lipidograma normal e ausência de acantócitos.

A doença é causada pela mutação do gene α-TTP, codificador da proteína de transporte do α-tocoferol, localizado no cromossomo 8q13. Essa proteína medeia a incorporação da vitamina E nas lipoproteínas de densidade muito baixa (VLDL) circulantes, e as mutações presumivelmente reduzem o aporte para o SNC. A vitamina E tem ação antioxidante lipídica e estabilizadora de membranas biológicas, além de regular a expressão de genes. As mutações são variadas e determinam a variabilidade da gravidade da doença. Já foram descritas pelo menos 23 mutações patogênicas no gene α-TTP, sendo a mais frequente a mutação c.744delA. Encontrada na região do Mediterrâneo, especialmente no norte da África e no sul da Europa, está associada a fenótipo grave. No Japão, a mutação mais frequente é a p.H101G, correlacionada com fenótipo mais brando, de início tardio, com retinite pigmentar como uma de suas manifestações iniciais.

A suplementação com vitamina E, dose média de 1.000 a 2.000mg/dia, interrompe o curso da doença e pode melhorar a ataxia cerebelar e as manifestações sensitivas. Deve ser contínua e mantida acima de 6mg/L, pois sua interrupção provoca queda rápida dos níveis séricos de vitamina E. Indivíduos pré-sintomáticos, portadores de deficiência de vitamina E, tratados com suplementação de vitamina E, não desenvolvem a doença.

Abetalipoproteinemia. A abetalipoproteinemia, ou síndrome de Bassen-Kornzweig, é erro inato do metabolismo de lipoproteínas hereditário autossômico recessivo causado por anormalidades moleculares na proteína microssomal de transferência de triglicérides, cujo gene está no cromossomo 4q22-q24. Essa enzima é responsável pela incorporação da apolipoproteína B nas lipoproteínas VLDL e LDL.

O quadro clínico inclui síndrome de má absorção na primeira infância, com vômitos, diarreia e ganho ponderoestatural deficiente, degeneração pigmentar da retina e um quadro de neuropatia atáxica, secundário a deficiências de lipídios e das vitaminas lipossolúveis A, K e E. As manifestações neurológicas geralmente começam entre 6 e 12 anos de idade, com ataxia global, alterações da sensibilidade profunda e superficial, ausência de reflexos profundos e fraqueza proximal. Com a progressão da doença surgem distúrbios de coagulação e retinite pigmentar atípica, com perda de visão noturna ou para cores, associada a manchas retinianas brancas, brilhantes e pequenas, distribuídas irregularmente. Os glóbulos vermelhos mostram alteração morfológica com aspecto espiculado, sendo denominados acantócitos. Os sintomas neurológicos estão diretamente relacionados à deficiência de vitamina E. O colesterol total é baixo (< 70mg%) e os triglicérides quase sempre são indetectáveis. O perfil das lipoproteínas mostra LDL e VLDL ausentes. A deficiência enzimática leva à infiltração de lipídios na mucosa do intestino delgado e à esteatose hepática.

O tratamento envolve modificações dietéticas com redução do teor de gorduras e suplementação de vitamina K (5mg/dia), vitamina A (10.000 a 50.000UI/dia) e vitamina E (150mg/kg/dia ou 2.400 a 14.400UI/dia), que podem impedir as complicações neurológicas, se iniciadas precocemente.

Os sintomas da abetalipoproteinemia são indistinguíveis daqueles apresentados por portadores de hipobetalipoproteinemia, distúrbio genético codominante caracterizado pela diminuição ou ausência de níveis plasmáticos de apolipoproteína B, decorrente de mutações no gene APOB, localizado no cromossomo 2p24.

Doença de Refsum. Também conhecida como deficiência da oxidase do ácido fitânico, heredopatia atáxica polineuritiforme ou, ainda, neuropatia hereditária sensitivomotora tipo IV, é uma doença peroxissomal autossômica recessiva secundária a defeito na alfaoxidação de ácidos graxos de cadeia ramificada, na maior parte dos casos por mutação no gene PHYH, que codifica a enzima fitanoil-CoA hidroxilase, localizado no cromossomo 10pter-p11.2. Um segundo locus envolvido na doença de Refsum está no gene PEX7, localizado no cromossomo 6q21-q22.2, responsável por um número muito reduzido de casos, que codifica proteínas chamadas peroxinas, as quais atuam na importação dessa hidroxilase para o peroxissoma. Em consequência, ocorrem acúmulo de ácido fitânico nos tecidos e elevação em sua concentração sérica, o que torna possível seu diagnóstico.

O quadro clínico geralmente começa entre 10 e 20 anos de idade e associa ataxia cerebelar, polineuropatia desmielinizante, surdez neurossensorial, retinite pigmentar e, frequentemente, anosmia. O exame do LCR revela hiperproteinorraquia. Alterações extraneurológicas, como anormalidades esqueléticas, ictiose, insuficiência renal e cardiomiopatia com arritmias, podem ser encontradas. A cegueira noturna secundária à retinite pigmentar costuma ser a manifestação inicial mais frequente.

Situações de estresse, com em casos de doenças ou perda súbita de peso, podem mobilizar ácido fitânico de depósitos de gordura e provocar piora significativa dos sintomas, ou até mesmo levar a um quadro muito similar ao da síndrome de Guillain-Barré.

Níveis séricos elevados de ácido fitânico, superiores a 200μM/L (valor de referência < 30μM/L) são bastante sugestivos, mas não são específicos. A confirmação diagnóstica é feita pela medida da atividade enzimática da fitanoil-CoA hidroxilase em fibroblastos ou por estudo molecular dos genes responsáveis.

O tratamento consiste em dieta pobre em ácido fitânico, encontrado principalmente em alimentos lácteos, peixes, carne de ruminantes e gordura, que pode impedir a progressão da doença, daí a importância do diagnóstico precoce. Plasmaférese pode ser necessária naqueles pacientes com apresentação aguda da doença, para reduzir as concentrações plasmáticas de ácido fitânico.

Ataxias Friedreich-Like com atrofia cerebelar

Doença de Tay-Sachs de início tardio. A doença de Tay-Sachs é uma gangliosidose GM2 causada pela deficiência de hexosaminidase A, codificada pelo gene HEXA, localizado no cromossomo 15q23-24. Sua forma clássica é de início infantil precoce, com atraso do desenvolvimento psicomotor, hipotonia, retardo mental, clonias audiogênicas, crises epilépticas, cegueira e mancha vermelho-cereja no fundo de olho, de evolução grave, com óbito ao redor dos 3 anos de idade. Por outro lado, a forma de início tardio pode iniciar na infância ou idade adulta e é caracterizada por disfunção cerebelar, arreflexia, fraqueza muscular proximal com posterior atrofia muscular e fasciculações, com distúrbios psiquiátricos e comportamentais. A forma de início juvenil pode apresentar espasticidade, crises epilépticas e demência. Essas diferenças fenotípicas ocorrem em consequência das diferenças genotípicas: na forma infantil precoce por inativação dos dois alelos, enquanto nas formas mais tardias restaria pelo menos um dos alelos com uma mutação menos grave, possibilitando uma ação residual da enzima. Essas formas mais tardias devem entrar no diagnóstico diferencial das ataxias autossômicas recessivas, que podem se apresentar com fenótipo tipo Friedreich. O elemento diferencial importante é o encontro de acentuada atrofia cerebelar na neuroimagem.

Não há tratamento específico. Tentativas de redução do substrato e terapia gênica estão sendo exploradas, sem resultados consistentes.

Xantomatose cerebrotendínea. A xantomatose cerebrotendínea, ou deficiência de 27-hidroxilase, é doença autossômica recessiva caracterizada por defeito na biossíntese de ácidos biliares e depósitos de esteróis, de início precoce. Embora considerada uma doença rara, tem sido descrita em variados grupos étnicos, e sua prevalência é estimada em pelo menos 1/50.000 para algumas mutações. Caracteriza-se pelo aparecimento de xantomas nos tendões de Aquiles ou outros tendões, catarata juvenil, aterosclerose precoce, diarreia crônica e um quadro neurológico atáxico progressivo que se inicia após a puberdade, associado a sinais piramidais e extrapiramidais, disfagia, assim como comprometimento de medula espinal, neuropatia periférica sensorimotora, distúrbios psiquiátricos e demência. A inteligência é rebaixada ou normal.

As manifestações clínicas na criança variam de acordo com a idade. Pode manifestar-se no período neonatal por icterícia colestática secundária a hepatite, com aumento de transaminases e fosfatase alcalina, e pode ser fatal se não identificada e tratada. Na infância, apresenta-se principalmente por diarreia crônica intermitente sem causa definida. Pode ser detectada catarata, que pode estar presente desde o nascimento, além de distúrbios de aprendizagem e crises epilépticas. A deterioração neurológica progressiva aparece após a primeira década.

Os xantomas também podem ser encontrados nos tendões do tríceps, nos dedos, nas patelas e no pescoço. Pés cavos, fácies tipo miopática, osteoporose e complicações pulmonares e cardíacas também podem ser encontrados.

Ocorrem grandes depósitos de colesterol e colestanol em praticamente todos os tecidos, especialmente nos tendões de Aquiles, cérebro e pulmões. O quadro clínico extraneurológico se superpõe aos de outras doenças de depósito de gorduras, como a hipercolesterolemia familiar à fitosterolemia, mas os sintomas neurológicos progressivos, a catarata e a insuficiência pulmonar moderada distinguem a xantomatose cerebrotendínea das demais.

É causada por mutações no gene *CYP27*, que codifica a enzima esterol 27-hidroxilase, mapeado no cromossomo 2q33-qter. Já foram identificadas pelo menos 49 diferentes mutações do gene. O gene codifica uma citocromo P-450 mitocondrial que hidroxila vários esteróis na posição C27. Na via de síntese de ácidos biliares, a esterol 27-hidroxilase catalisa a primeira etapa na oxidação da cadeia lateral de esteróis intermediários. A deficiência de esterol 27-hidroxilase reduz a produção de ácidos biliares, principalmente do ácido quenodeoxicólico, a níveis muito baixos, que, ao não exercerem efeito *feedback* inidor sobre a enzima 7α-hidroxilase, que converte metabólitos intermediários em colestanol, ocasionam aumento na produção deste último, além de 7-hidroxicolesterol e alcoóis biliares. Na xantomatose cerebrotendínea, as concentrações de colestanol (derivado 5α-di-hidrocolesterol) estão elevadas em todos os tecidos, particularmente no cérebro, nos nervos periféricos, no cristalino e nos tendões. O diagnóstico é feito pela demonstração de valores anormais de colestanol no sangue e nos tendões e alcoóis biliares na urina. O colesterol plasmático e o perfil das lipoproteínas séricas podem estar normais ou discretamente elevados.

A RM pode mostrar atrofia cerebral e cerebelar difusa, assim como lesões de hipersinal difusas na substância branca inespecíficas. No entanto, as alterações mais relevantes e sugestivas de xantomatose cerebrotendínea, nas sequências T2 e FLAIR, são lesões bilaterais, não homogêneas, hiperintensas nos núcleos denteados e substância branca cerebelar adjacentes. Na espectroscopia podem ser encontradas redução do pico de N-acetil-aspartato e presença de pico de lactato.

O diagnóstico precoce é importante porque é uma doença tratável. Uma das principais causas de morte é o infarto agudo do miocárdio precoce. Pacientes não tratados sobrevivem até os 40 aos 60 anos de idade, expectativa de vida reduzida pelas complicações cardiovasculares e agravamento das disfunções neurológicas.

O tratamento com ácido quenodioxicólico, na dose de 750 a 1.000mg/dia, está indicado. No período neonatal utiliza-se, com bons resultados clínicos e bioquímicos, o ácido cólico (15mg/kg) no lugar do ácido quenodioxicólico, que tem risco de hepatotoxicidade. Outros tratamentos, como o uso de pravastina, uma inibidora da 3-hidroxi-3-metilglutaril-CoA redutase, não mostraram resultados satisfatórios. Outra opção de tratamento envolve o transplante hepático, que restaura a produção de ácidos biliares.

Ataxia com mutações na polimerase gama. Mutações no gene da polimerase γ (POLG) têm sido associadas a diversas doenças neurodegenerativas, como a oftalmoplegia externa progressiva autossômica dominante, a síndrome SANDO (neuropatia atáxica sensorial, disartria e oftalmoparesia), a síndrome de Alpers e, em algumas ocasiões, a uma síndrome atáxica mitocondrial autossômica recessiva (SAMAR). O gene POLG está localizado no cromossomo 15q22-26, e seu produto é a única polimerase encontrada na mitocôndria, com as funções de replicação e reparo do DNA mitocondrial.

Na síndrome SAMAR, a maioria dos pacientes tem origem finlandesa ou norueguesa, mas casos do Reino Unido e da Bélgica têm sido descritos. A idade de início pode variar de 5 a 41 anos, e o quadro clínico é muito heterogêneo. Caracteriza-se pelo aparecimento de ataxia proprioceptiva ligada a neuropatia sensitivomotora e comprometimento cordonal posterior. As manifestações clínicas mais comuns incluem instabilidade progressiva da marcha, disartria, diminuição ou ausência de reflexos profundos, distúrbios das sensibilidades profundas palestésica e artrestésica, nistagmo e outros movimentos oculares anormais. Podem se associar comprometimento cognitivo, mioclonias e crises epilépticas, distúrbios psiquiátricos e cefaleia tipo enxaqueca. Pode apresentar hiperproteinorraquia em alguns casos. A RM de encéfalo mostra atrofia cerebelar e na sequência T2 ehipersinal nos tálamos, núcleos denteados e núcleos olivares inferiores. A eletroneuromiografia mostra neuropatia sensitivomotora axonal e/ou desmielinizante. Múltiplas deleções mitocondriais podem ser encontradas por meio de técnicas especiais de proteína C reativa (PCR) em biópsia muscular, mas o diagnóstico conclusivo só é possível pelo sequenciamento do gene *POLG*.

Ataxia espinocerebelar com neuropatia axonal Tipo I. Essa forma de ataxia espinocerebelar descrita na Arábia Saudita tem início na infância e caracteriza-se por ataxia cerebelar com atrofia, associada a neuropatia periférica sensoriomotora axonal, amiotrofia distal, pés cavos e marcha escarvante. Os pacientes podem apresentar crises epilépticas, atrofia cerebral discreta, discreta hipercolesterolemia e hipoalbuminemia. Ocorrem mutações no gene TDP1, localizado no cromossomo 14q31, que codifica a enzima tirosil-DNA fosfodiesterase 1, que provavelmente está envolvida no reparo de complexos DNA-topoisomerase atuantes I na transcrição e replicação de células em divisão. Estresse oxidativo e defeitos de transcrição causam quebras no DNA do SNC que, persistentes sem reparo, resultam no fenótipo neurodegenerativo.

Ataxias autossômicas recessivas de início precoce com ou sem atrofia cerebelar

Ataxia-telangiectasia. Doença multissistêmica que, na maioria dos casos, inicia entre 2 e 4 anos de idade, caracteriza-se por ataxia cerebelar progresssiva, apraxia oculomotora, telangiectasias oculocutâneas, coreoatetose, comprometimento variável do sistema imunológico celular e humoral, favorecendo a ocorrência de infecções sinopulmonares de repetição, alto risco para desenvolvimento de neoplasias malignas linfoproliferativas, particularmente leucemia e linfoma, e hipersensibilidade à irradiação ionizante.

É a segunda ataxia autossômica recessiva mais frequente, depois da ataxia de Friedreich. Estima-se sua prevalência entre 1 e 2,5/100.000.

Em geral, o quadro começa com ataxia cerebelar, frequentemente associada a discretos sinais atetósicos. Alterações na motricidade ocular estão presentes em praticamente todos os casos, sendo a apraxia oculomotora (sinal de Cogan) a mais frequente, mas não a única. Nistagmo optocinético ou desencadeado pelo olhar, sacadas hipométricas ou dificuldades em iniciar as sacadas, anormalidades no seguimento e estrabismo podem estar presentes. As telangiectasias, características da doença, geralmente aparecem entre 2 e 8 anos de idade e podem não estar ainda presentes na ocasião do surgimento dos primeiros sinais motores e oculares.

Disartria, disfagia, hipomimia facial, hipotonia generalizada, tremores e neuropatia periférica podem surgir depois dos 5 anos de idade. A expectativa de vida é reduzida, mas a qualidade de vida tem melhorado e a sobrevida tem ultrapassado a terceira década. Não há alterações cognitivas, e alguns pacientes conseguem obter nível educacional superior, apesar das limitações motoras. A perda da deambulação geralmente ocorre no final da primeira década. Alterações endócrinas, como diabetes, podem surgir na adolescência. Há hipodesenvolvimento ponderoestatural e um aspecto senil decorrente de alterações cutâneas tróficas. A exposição aos raios X deve ser evitada nesses pacientes em virtude da radiossensibilidade.

Do ponto de vista neuropatológico, encontra-se uma atrofia cerebelar predominantemente do verme, menor nos hemisférios cerebelares, com arborização anormal e redução das células de Purkinje e acentuada redução das camadas molecular e granular.

A AT é decorrente de mutação no gene *ATM*, localizado no cromossomo 11q22-23, que codifica a enzima ATM serina/treonina cinase, proteína nuclear que faz parte do complexo PI3-K (fosfatidil-inositol-3-cinase), responsável pelo reparo do DNA, durante o ciclo celular, evitando a incorporação de mutações deletérias. Mais de 200 mutações diferentes já foram descritas na AT. A perda funcional da proteína modifica a regulação do ciclo celular, o que resulta nas características clínicas da doença. O gravidade do fenótipo pode variar, dependendo se há ausência total ou não da proteína ATM.

A neuroimagem é normal nos primeiros anos da doença, época do aparecimento progressivo dos sinais e sintomas característicos da doença. As alterações atróficas do cerebelo, predominantemente do verme, aparecem somente em fases mais tardias da doença, geralmente após a primeira década, não servindo, portanto, como boas orientadoras diagnósticas.

Os elementos biológicos que orientam para um diagnóstico são a elevação de alfafetoproteína no sangue, presente em mais de 90% dos casos, uma deficiência imunológica mista, humoral e celular, com déficits de IgA, IgG e de linfócitos CD4 e CD8, respectivamente. No cariótipo podem ser encontradas translocações entre os cromossomos 7 e 14.

A terapia antineoplásica nos pacientes com AT é complicada em razão da elevada radiossensibilidade e dos efeitos adversos tanto da quimioterapia como da radioterapia.

Quadros similares à AT são descritos, mas extremamente raros, como a ataxia-telangiectasia-símile.

A AT-símile é um quadro extremamente raro, caracterizado por ataxia lentamente progressiva, iniciada entre 1 e 7 anos de idade, com apraxia oculomotora, disartria e cognição normal, e aparecimento mais tardio de discinesia facial e

CAPÍTULO 63 ▷ Ataxias na Criança e no Adolescente

de língua, coreoatetose e distonia. A evolução prossegue até a adolescência, quando tende a estacionar. Difere da AT pela falta de deficiência imunológica e da tendência de desenvolver neoplasias, mas uma microcefalia pode estar presente. É causada por mutação do gene *MRE11*, localizado no cromossomo 11q21, próximo ao gene ATM.

Ataxia com apraxia oculomotora Tipo 1. Consiste em um quadro muito semelhante ao da AT, porém sem telangiectasias oculares, representado por duas entidades distintas: ataxia com apraxia oculomotora tipo 1 e apraxia oculomotora tipo 2.

A ataxia com apraxia oculomotora tipo 1, originalmente descrita em Portugal, norte da África e no Japão, inicia mais tarde que a AT, geralmente antes dos 10 anos de idade (em especial entre 2 e 6 anos), e se caracteriza por ataxia de marcha e apendicular, tremor da cabeça e das mãos, fraqueza e atrofia distal simétrica, distúrbios da sensibilidade proprioceptiva e arreflexia. Inclui ainda alterações na motilidade ocular, sinais extrapiramidais com hipomimia facial e comprometimento cognitivo leve. Em fases mais tardias, o aparecimento da oftalmoparesia externa progressiva, geralmente iniciada por paralisia do olhar conjugado vertical, mascara a apraxia oculomotora. Atrofia óptica e lesões exsudativas retinianas e maculares são descritas. A RM mostra atrofia cerebelar predominantemente vermiana e de tronco cerebral. A eletroneuromiografia mostra neuropatia axonal sensitivomotora. Do ponto de vista bioquímico, encontram-se hipoalbuminemia e hipercolesterolemia, com níveis de alfa-fetoproteína normais. É causada por mutação no gene *APTX*, localizado no cromossomo 9p13.3, que codifica a proteína ataxina, a qual interfere na reparação do DNA; no entanto, os mecanismos envolvidos na patogênese e como contribuem para o desenvolvimento dos diferentes fenótipos ainda permanecem pouco conhecidos. No Japão, é a principal causa de ataxia hereditária recessiva, sendo a segunda em Portugal, depois da ataxia de Friedreich.

Ataxia com apraxia oculomotora Tipo 2. Também denominada ataxia espinocerebelar tipo 1, e excluída a ataxia de Friedreich, representa cerca de 8% dos casos de ataxia autossômica recessiva. É uma das formas de ataxia autossômica recessiva mais frequentes na Europa.

A idade de início é mais tardia que a da apraxia oculomotora tipo 1, geralmente aparecendo entre os 11 e os 22 anos de idade (variação de 3 a 30 anos), com quadro de ataxia espinocerebelar, coreoatetose, posturas distônicas durante a marcha e apraxia oculomotora em 25% a 50% dos casos. Os sinais extrapiramidais, a apraxia e as alterações cognitivas geralmente são mais discretos que no tipo 1. Do ponto de vista laboratorial, a albumina é normal, mas os níveis de creatinocinase e de alfafetoproteína são elevados. A RM de encéfalo mostra também atrofia vermiana e, ocasionalmente, atrofia pontina.

Esse tipo de ataxia é causado por mutações no gene *SETX*, localizado no cromossomo 9q34, que codifica a senataxina, uma proteína de funções ainda mal definidas, mas que parece atuar na via de reparo do DNA e no processamento do RNA nuclear. Mutações específicas no gene *SETX* também têm sido identificadas na forma autossômica dominante juvenil da esclerose lateral amiotrófica (ELA4).

Ataxia com apraxia oculomotora Tipo 3. Forma de ataxia recentemente descrita com fenótipo semelhante ao da AT, de início mais tardio, após os 8 anos de idade, suas manifestações clínicas incluem marcha atáxica, disartria, apraxia oculomotora de progressão mais lenta, sem alterações bioquímicas características, atrofia cerebral e ausência de neuropatia periférica. O gene responsável por essa forma de apraxia oculomotora ainda não foi identificado, e a patogênese da doença ainda não está definida, embora estudos em fibroblastos apontem para uma resistência à apoptose induzida por uma variedade de agentes lesivos ao DNA, explicáveis por uma estabilização defeituosa do p53 e do p73.

Ataxia espástica autossômica recessiva de Charlevoix-Saguenay. Inicialmente descrita no nordeste do Canadá, mais recentemente tem sido relatada na Europa, na Ásia e na África. Em geral, começa na primeira década de vida. O gene envolvido na doença é o SACS, localizado no cromossomo 13q11, que codifica a proteína sacsina, que provavelmente exerce um papel no enovelamento de proteínas, funcionando como chaperona, mas o mecanismo exato por meio do qual a perda de sua função contribui para patogênese da doença ainda permanece desconhecido, embora seja reconhecida sua importância no desenvolvimento e na manutenção dos neurônios e nervos periféricos.

Caracteriza-se pelo início entre 1 e 5 anos de idade (em geral em torno dos 2 anos de idade) e por uma síndrome piramidal progressiva e ataxia cerebelar. A manifestação inicial pode ser um atraso para a aquisição da marcha, com instabilidade e quedas frequentes, piora lenta e progressiva, com aparecimento da paraparesia espástica e disatria nas primeiras duas décadas de vida. Após os 20 anos de idade, o quadro espástico pode ser mascarado pela neuropatia periférica de predomínio axonal, com exceção do sinal de Babinski, que permanece presente mesmo em fases avançadas da doença. Nessa fase surgem fraqueza e atrofia distal, com pés cavos e artelhos em martelo e perda da marcha independente ao redor da terceira ou quarta década. Nistagmo e distúrbios dos movimentos oculares sacádicos frequentemente estão presentes. No fundo de olho, podem ser observadas anomalias retinianas características, com proeminentes fibras retinianas hipermielinizadas que irradiam do disco óptico e dos vasos retinianos profundos. A RM de crânio mostra atrofia cerebelar predominantemente vermiana, principalmente da porção superior. Mais recentemente, têm sido descritas imagens lineares de hipossinal na ponte nas sequências ponderadas em T2 e FLAIR e afilamento da medula.

Nas fases iniciais pode ser confundida com paralisia cerebral atáxica.

Deficiência de coenzima Q10 com ataxia cerebelar. A deficiência primária de coenzima Q10 (ubiquinona) é geneticamente heterogênea e pode se apresentar com perfis clínicos variáveis e, em particular, na forma atáxica, que é a mais frequente. É uma síndrome caracterizada por ataxia cerebelar progressiva de início na infância ou na idade adulta, com atrofia cerebelar e acentuada redução dos níveis de coenzima Q10 no músculo ou em fibroblastos. O padrão de herança é autossômico recessivo.

A coenzima Q10 participa no transporte de elétrons dos complexos I e II para o complexo III da cadeia respiratória e sua deficiência compromete a produção de ATP, afetando todos os processos metabólicos dependentes dessa fonte energética. A fonte de coenzima Q10 é fundamentalmente endógena, e sua biossíntese é complexa, envolvendo vários genes e enzimas, o que provavelmente explica sua enorme diversidade fenotípica, a qual ainda não está totalmente compreendida. São conhecidos quatro genes nucleares envolvidos em sua biossíntese: *PDSSI, PDSS2, COQ2* e *ADKC3*.

Os pacientes apresentam, inicialmente, atraso do desenvolvimento, com hipotonia e quedas frequentes nos primeiros anos de vida, inespecíficos. Com o passar dos anos vão surgindo progressivamente os sinais atáxicos e a disartria, até a adolescência, crises epilépticas generalizadas ou parciais, com fraqueza muscular, além de disfagia, oftalmoparesia, alterações dos movimentos sacádicos e do seguimento do olhar, neuropatia periférica, sinais piramidais e escoliose. O comprometimento intelectual é variável e pode ser grave.

O diagnóstico da deficiência de coenzima Q10 é baseado em sua concentração no tecido muscular (< 15 μg/g de tecido muscular), uma vez que seu nível plasmático geralmente é normal. A histologia muscular é normal.

A RM de encéfalo mostra atrofia cerebelar global.

As dosagens de ácido láctico no sangue e no líquor podem estar elevadas.

Suplementação com altas doses de coenzima Q10 (300 a 3.000mg/dia) tem resultados variáveis: em alguns casos, pode melhorar o quadro clínico, lentificando a progressão; em outros, pode não mostrar qualquer diferença significativa, dependendo da fase em que é iniciado o tratamento e do defeito bioquímico subjacente.

Ataxia espinocerebelar de início precoce. Grave síndrome atáxica de início precoce, antes dos 2 anos de idade, causada por mutações no gene C10orf2, que codifica uma helicase mitocondrial envolvida na replicação de DNA.

Síndrome de Marinesco-Sjögren. Consiste em uma doença autossômica recessiva rara, que se inicia na infância.

As manifestações clínicas características da doença são ataxia cerebelar, catarata congênita, retardo mental de leve a grave e hipodesenvolvimento somático. Com frequência, os pacientes apresentam também disartria, nistagmo, fraqueza muscular e hipotonia. A presença de neuropatia periférica desmielinizante é responsável por arreflexia profunda. Alguns pacientes apresentam miopatia crônica e episódios de rabdomiólise, com elevação da creatinocinase sérica. Com frequência, está presente um hipogonadismo hipergonadotrófico. Outras manifestações, como surdez, crises epilépticas, atrofia óptica e espasticidade podem estar presentes.

O diagnóstico é fundamentado nos sintomas clínicos. A avaliação oftalmológica visa à detecção e ao tratamento da catarata, que geralmente exige remoção cirúrgica para preservar a visão. A RM possibilita a visualização da atrofia vermiana. Biópsia muscular, geralmente inespecífica, pode mostrar vacúolos subsarcolemais. Pode ser necessária reposição hormonal nos casos de hipogonadismo. Fisioterapia e terapia ocupacional são fundamentais para melhorar a qualidade de vida

desses pacientes, os quais têm sobrevida longa, com graus variáveis de incapacidade.

A síndrome de Marinesco-Sjögren é causada por mutações no gene *SIL1*, localizado no cromossomo 5q31, que codifica um fator que funciona como chaperona, envolvido no enovelamento e transporte de proteínas recém-sintetizadas no retículo endoplasmático, que reduzida leva a acúmulo de proteínas não enoveladas, as quais são danosas para as células.

O Quadro 63.1 mostra as variações na idade de início das principais ataxias autossômicas recessivas. No Quadro 63.2 estão os genótipos e os fenótipo das principais ataxias progressivas autossômicas recessivas.

Doença da mielina evanescente – Vanishing White Mattter Disease (Cach Syndrome). Descrita em 1994, e denominada inicialmente syndrome CACH (childhood ataxia and central hypomyelination), recebeu o nome de vanishing white matter disease, ou doença da mielina evanescente. Essa doença autossômica recessiva é causada por mutações em uma das cinco subunidades do fator eIF2B de iniciação da translação eucariótica. Em geral, o desenvolvimento neurológico das crianças inicia normalmente, embora algumas possam mostrar atraso discreto. A ataxia aparece entre 1 e 5 anos de idade, é progressiva e associada a espasticidade, disartria e crises epilépticas. O comprometimento cognitivo é leve. Alguns pacientes podem apresentar descompensação aguda, com deterioração neurológica rápida logo após estresse físico, como traumatismo craniano leve ou doença febril. A piora súbita de um quadro até então inaparente é explicada por um distúrbio na translação do RNA para proteína, especialmente quando sob estresse. De modo geral, quanto maior a criança, mais lenta é a evolução do quadro. A RM de encéfalo é fundamental para o diagnóstico e mostra redução simétrica e difusa da substância branca central por hipossinal na sequência T1, sem realce com a injeção do agente paramagnético. O diagnóstico é feito com base na história, no exame neurológico e nos aspectos da neuroimagem. Um aumento de glicina no LCR, detectado em alguns casos, parecia um bom marcador da doença, o que, porém, não foi confirmado.

Leucoencefalopatia megalencefálica com cistos temporais (Van Der Knaap). A leucoencefalopatia com macrocefalia e cistos subcorticais, conhecida como doença de van der Knaap, é uma doença autossômica recessiva que se caracteriza por macrocefalia, a qual pode já estar presente ao nascimento, mas que geralmente se desenvolve no primeiro ano de vida, acompanhada de desenvolvimento motor normal ou discretamente inadequado e crises epilépticas ocasionais. Gradualmente vão se instalando uma ataxia, uma espasticidade e sinais extrapiramidais. A inteligência é preservada nos primeiros anos de vida, mas geralmente ocorre discreta deterioração mais tardia. Alguns pacientes podem apresentar distúrbios do comportamento. A macrocefalia é exuberante e pode atingir 4 a 6DP da média. Após o primeiro ano, no entanto, estabiliza seu ritmo de crescimento e acompanha a curva de crescimento, bem acima do limite superior. A maioria das crianças adquire a marcha com atraso discreto, a qual é inicialmente instável, mas vai deteriorando lentamente com o passar do tempo, em virtude do parecimento de ataxia nítida

CAPÍTULO 63 ▷ Ataxias na Criança e no Adolescente

Quadro 63.2 ▷ Genótipo e fenótipo das principais ataxias hereditárias autossômicas recessivas

	Nome da doença	Idade de início	Gene	*Locus*	Proteína	Alterações peculiares
FRIEDREICH-LIKE	D. Friedreich	5 a 25 anos	FRDA	9Q13	frataxina	Cardiopatia, arreflexia, Babinski, NP
	Def. vitamina E	< 20 anos	TTPA	8q13.1-13.3	α-tocoferol transfer.	Instabilidade cefálica, tremores, Babinski, NP
	Abetalipoproteinemia	6 a 12 anos	MTP	4q22.24	transf, triglicérides	S. má absorção, retinite, NP
	D. Refsum	10 a 20 anos	PHYH	10pter.11.2	fitanoilCoA hidrox.	Retinopatia, catarata, atrofia óptica, surdez
FRIEDREICH-LIKE + AC	Tay-Sachs de início tardio	< 20 anos	HEXA	15q23-24	β-hexosaminidase A	Hipotonia, RM, EPI, mancha vermelho-cereja
	XCT	< 20 anos	CYP27	2q33.ter	hidroxilase esterol27	S. piramidais, catarata, xantomas
	Dist. polimerase ϒ	5 a 41 anos	POLG	15q22.26	DNA-polimerase ϒ	NP, s. cordonais, mioclonias, EPI
	AEC com neuropatia axonal	< 10 anos	TDP1	14q31-32	tyrosilDNAfosfodiest.	NP, sensitivomotora axonal, pés cavos
	Deficiência de coenzima Q10	< 10 anos	ADKC3	1q41		Hiperlacticidemia, def. CoQ10 (fibroblastos)
ATAXIAS DE INÍCIO PRECOCE	Ataxia-telangiectasia	2 a 4 anos	ATM	11q22.23		AOM, telangiectasia, def. imunológica
	Ataxia-telangiectasia-*like*	< 5 anos	MRE11	11q21		AT s/ telangiectasias e s/ def. imunológica
	Ataxia com AOM 1	2 a 6 anos	APTX	9p13	aprataxina	AOM, s/telangiectasia, s. extrapiramidais
	Ataxia com AOM 2	3 a 30 anos	SETX	9q34	senataxina	AOM, NP, alfafetoproteína elevada
	Ataxia com AOM 3	> 8 anos	Ñ Identif.			AOM, semelhante à ataxia-telangiectasia
	A. Charlevoix-Saguenay	< 10 anos	SACS	13q11	sacsina	S. piramidais, NP, fibras hipermielinizadas FO
	A. cerebelar de início infantil	< 2 anos	C10orf2	10q24	twinckle	NP, atrofia óptica, oftalmoplegia,EPI, surdez
	A. de Cayman	congênita	ATCAY	19p13.3	caytaxina	Retardo psicomotor
	S. Marinesco-Sjoegren	< 20 anos	SIL1	5q31		RM, catarata, NP, rabdomiólise

XCT: xantomatose cerebrotendínea; AEC: ataxia espinocerebelar; AOM: apraxia oculomotora; NP: neuropatia periférica; RM: retardo mental; EPI : epilepsia; AT: ataxia-telangiectasia.

de tronco e de extremidades e de sinais de comprometimento do sistema piramidal. Alguns pacientes apresentam alterações motoras extrapiramidais, como distonia, atetose e tiques, em fases mais avançadas da doença. A gravidade do comprometimento motor é variável, podendo interromper a marcha independente desde o final da primeira década, mas podendo também preservá-la até a quinta década de vida.

O diagnóstico baseia-se nos dados clínicos referidos anteriormente e nas alterações características encontradas na RM do encéfalo, que mostra alterações exuberantes da substância branca hemisférica, a qual se apresenta difusamente anormal e discretamente edemaciada, e com a presença de característicos cistos subcorticais na região temporal anterior e, frequentemente, também na região frontoparietal. A substância branca cerebelar pode mostrar sinal moderadamente anormal. Com o passar do tempo, o edema da substância branca diminui e dá lugar a uma atrofia. Os cistos subcorticais podem aumentar em tamanho e número.

Mutações no gene *MLC1* são encontradas em 80% dos indivíduos comprometidos.

Não há tratamento específico. As medidas terapêuticas se concentram em controle da epilepsia, fisioterapia, terapia ocupacional e educação especial.

Ataxias ligadas a lisossomopatias. As lisossomopatias constituem um amplo e diversificado grupo de doenças metabólicas hereditárias decorrentes de distúrbios na atividade enzimática de glicosidases lisossomiais, responsáveis pela digestão de moléculas complexas. São conhecidas cerca de 50 doenças lisossomiais. O quadro clínico é muito heterogêneo, e a suspeita diagnóstica depende de uma combinação de sinais e sintomas (ver capítulo específico). Em algumas delas, a ataxia pode se apresentar de modo mais destacado e ser útil na identificação da doença.

A leucodistrofia metacromática, a mais comum dessas doenças, é uma doença autossômica recessiva causada por deficiência da enzima lisossomal aril-sulfatase A, cujo gene codificador está localizado no cromossomo 22, que leva a acúmulo de cerebrosídeo-sulfato. De início infantil tardio, geralmente a criança já deambula ou está quase andando quando começam a surgir distúrbios da marcha, com ataxia e espasticidade, seguidos de declínio cognitivo e perda visual progressiva. O exame neurológico pode mostrar arreflexia profunda, indicativa da existência de neuropatia periférica associada. O fundo de olho pode mostrar palidez de papila. O exame do LCR mostra hiperproteinorraquia. A eletroneuromiografia pode mostrar sinais de neuropatia periférica sensitivomotora. A RM de encéfalo mostra desmielinização difusa, subcortical, iniciando, geralmente, nas regiões posteriores.

A doença de Niemann-Pick tipo C é uma doença neurodegenerativa causada por distúrbio do metabolismo intracelular do colesterol, autossômica recessiva, caracterizada por quadro extrapiramidal progressivo, ataxia, disfagia, disartria, cataplexia, crises epilépticas e deterioração mental. O defeito primário, presente em 95% dos casos, está no gene *NPC1*, que controla o depósito intracelular de colesterol e está mapeado no cromossomo 18. Em alguns casos, a mutação está no gene NPC2, que codifica a proteína HE1 ligada ao colesterol. O quadro varia desde uma colestase neonatal aguda até a psicose na idade adulta. A doença geralmente começa na idade pré-escolar, com atraso do desenvolvimento e hepatosplenomegalia. O encontro do sinal de Parinaud pode representar um importante sinal diagnóstico. O diagnóstico é feito mediante o teste de Filipini em fibroblastos de cultura e análise da esterificação do colesterol. A confirmação definitiva somente ocorre com a análise molecular do DNA.

Ataxias ligadas a lipofuscinoses ceroides. Entre as várias formas de lipofuscinoses, a mais frequente em nosso meio é a forma infantil tardia de Jansky-Bielschowski, que se inicia entre 2 e 4 anos de idade. Ao lado de quadro epiléptico de difícil controle, mioclonias, aparece uma ataxia progressiva, com demenciação e perda visual progressiva por degeneração retiniana. Tem um traçado eletroencefalográfico característico, e a neuroimagem mostra atrofia cerebral difusa progressiva.

Distúrbios de glicosilação. Compreende um grande e crescente número de doenças autossômicas recessivas heterogênas decorrentes de um distúrbio de uma ou diversas vias de glicosilação, provocando uma síntese defeituosa de glicoproteínas e glicolipídios. Cerca de 40 subtipos de distúrbios de glicosilação, distintos bioquimicamente e do ponto de vista molecular, já foram descritos.

A glicosilação, que corresponde à transferência de glicanos para proteínas e lipídios, é um mecanismo amplo e ubiquitário, sendo o mais complexo mecanismo de modificação de moléculas dos organismos vivos. São conhecidas 11 vias bioquímicas para síntese de glicanos, e em pelo menos seis delas são descritos defeitos de glicosilação, a maioria na via de N-glicosilação. Os defeitos de glicosilação são definidos como erros inatos do metabolismo por hipo ou hiperglicosilação de glicoconjugados, sendo a hipoglicosilação a mais comum.

As manifestações clínicas são muito heterogêneas e podem ser altamente variáveis dentro de um mesmo subtipo, mesmo entre membros de uma mesma família. Em geral, são de apresentação multissistêmica, embora ataxia com atrofia cerebelar seja a alteração neurológica mais comum. As outras manifestações clínicas frequentemente incluídas são comprometimento cognitivo, hipotonia, crises epilépticas, episódios ictais tipo acidentes vasculares encefálicos e anormalidades de motricidade ocular. Apresentam-se desde a infância, raramente surgindo na idade adulta. Outros sistemas envolvidos são sistema nervoso periférico, fígado, rins, retina, coração, tecido adiposo e órgãos genitais. Clinicamente, outras manifestações incluem deficiência ponderoestatural, disfunção hepática, mamilos invertidos e distribuição anormal de tecido celular subcutâneo. A triagem para os defeitos de glicosilação é feita por testes de glicosilação de proteínas, especificamente pela foculização isoelétrica da transferrina sérica.

A maioria das ataxias hereditárias na criança é autossômica recessiva, sendo importante questionar sobre a consanguinidade dos pais.

Ataxias autossômicas recessivas ou mitocondriais

Mitocondriopatias – Doença de Leigh. A doença de Leigh, ou encefalomielopatia necrotizante subaguda, representa uma síndrome caracterizada por elementos clínicos, neurorradiológicos e neuropatológicos típicos, decorrentes de diversos distúrbios bioquímicos mitocondriais diferentes, como defeitos no complexo enzimático da piruvato-desidrogenase, da piruvato-carboxilase, na cadeia respiratória envolvendo citocromo C-oxidase, NADH-Q-redutase (complexo I) e no complexo II.

O quadro clínico da doença de Leigh é polimorfo. A idade de início é muito variável, mas frequentemente começa nos primeiros anos de vida como uma ataxia intermitente, movimentos oculares anormais, oftalmoparesia, distonia, irregularidades respiratórias sem motivo aparente e regressão cognitiva. No primeiro ano pode apresentar acidose metabólica persistente, confundida, às vezes, com acidose tubular renal e aumento de alanina e ácidos láctico e pirúvico. O LCR pode mostrar hiperproteinorraquia e ácido láctico aumentado.

A neuroimagem, principalmente a RM, mostra lesões simétricas, bilaterais nos núcleos da base e/ou no tronco cerebral, e às vezes na substância branca. A espectroscopia por RM pode mostrar picos de ácido láctico nas áreas hemisféricas comprometidas e também no LCR.

Base genética mitocondrial de transmissão materna e autossômica recessiva por mutações em genes nucleares.

Todos esses elementos sugerem o diagnóstico e podem ser suficientes para conferir uma segurança relativamente grande para firmar esse diagnóstico, mas um diagnóstico específico depende de estudos de cadeia respiratória e de biologia molecular em DNA mitocondrial, de acesso muito limitado ainda em nosso meio, os quais nem sempre confirmam a suspeita.

Ataxias crônicas progressivas ligadas ao X

Doença de Pelizaeus-Merzbacher. A doença de Pelizaeus-Merzbacher é uma leucodistrofia rara, ligada ao sexo, decorrente de mutações no gene PLP, codificador da proteína proteolipídica (PLP), que é um componente fundamental para a formação da mielina no SNC. Nessa doença dismielinizante, a mielina não é formada adequadamente. A forma mais frequente da doença é a infantil precoce. A forma conatal é mais grave, e formas mais atenuadas podem ser vistas em grupos etários mais avançados e até mesmo em adultos. Na forma clássica infantil tardia, o primeiro sinal que chama a atenção é a presença de movimentos oculares anormais nistagniformes desde as primeiras semanas de vida, acompanhados de balanço cefálico. Há retardo nas aquisições motoras, com hipotonia central acentuada, aparecimento progressivo de ataxia, quadriparesia com sinais piramidais e coreoatetose, além de atraso cognitivo. Com frequência, nos primeiros meses de vida é confundida com encefalopatia crônica não progressiva ou até mesmo com miopatia. No fundo de olho pode ser encontrada uma retinite pigmentar. A RM mostra alterações na substância branca hemisférica, refletindo retardo de mielinização de uma mielina anormalmente constituída, mostrando um hipersinal em T2, que pode ser difuso, lembrando as imagens de um RN, ou em placas, que corresponde ao aspecto tigroide visto nas preparações neuropatológicas para mielina. Pode também envolver o tronco cerebral. O diagnóstico definitivo é feito mediante análise da mutação. As mutações pontuais são responsáveis por cerca de 15% a 20% dos casos da doença de Pelizaeus-Merzbacher, enquanto a duplicação da porção do cromossomo X que contém o gene PLP contribui para a ocorrência de 50% a 75% dos casos. Mutações no gene PLP também estão associadas com a paraplegia espástica tipo 2. A grande variabilidade fenotípica, mostrando amplo espectro de gravidade entre a paraplegia espástica tipo 2 e a forma conatal de Pelizaeus-Merzbacher, tem sugerido um continuum de síndromes dismielinizantes do SNC, relacionado com as mutações do gene PLP. Não há tratamento específico para a doença de Pelizaeus-Merzbacher.

Na Figura 63.3 encontra-se o algoritmo para o diagnóstico das ataxias crônicas progressivas e não progressivas. No Quadro 63.2 estão os principais genótipos e fenótipos das ataxias crônicas progressivas autossômicas recessivas sem atrofia e no Quadro 63.3 as principais ataxias com atrofia cerebelar intensa e frequente.

ATAXIAS CEREBELARES PROGRESSIVAS AUTOSSÔMICAS DOMINANTES (ATAXIAS ESPINOCEREBELARES)

As ataxias espinocerebelares representam o principal grupo das ataxias cerebelares autossômicas dominantes, sendo identificados 26 subtipos. Além desses, são reconhecidas as ataxias episódicas (EA1 a EA7) e a atrofia dentato-rubropalido-luysiana, que merecem destaque.

Ataxias espinocerebelares

As ataxias espinocerebelares representam um grupo de ataxias autossômicas dominantes em consequência de degeneração cerebelar, de suas conexões aferentes e eferentes e do tronco cerebral. Constitui um grupo que não para de crescer, sendo a cada ano descritas novas mutações. Pelo menos 28 *loci* genéticos já foram descritos.

A prevalência relativa dos vários subtipos de ataxias espinocerebelares é muito variável, sendo poucos os estudos existentes, e varia entre diferentes grupos étnicos e populações. As ataxias espinocerebelares são extremamente variáveis fenotípica e genotipicamente, e as estimativas de subtipos específicos disponíveis são bastante limitadas. A estimativa mundial aproximada é de 1 a 4/100.000, mas acredita-se que esteja subestimada. Dados recentes revelam que a ataxia espinocerebelar 3 é a forma mais comum no mundo.

Já foram identificadas 24 ataxias autossômicas dominantes: SCA1-8, SCA10-19, SCA21-23 e SCA25, atrofia dentato-rubropalidoluisiana (ADRPL) e ataxia por mutação do gene *FGF14*, que codifica um fator de crescimento 14 do fibroblasto. Em 12 dessas ataxias espinocerebelares, os genes envolvidos são conhecidos. Seis subtipos (SCA1, SCA2, SCA3, SCA6, SCA7 e SCCA17) e ADRPL são causados pela expansão de trinucleotídeos CAG nos respectivos genes. Essas expansões codificam repetições do aminoácido glutamina na proteína alterada, e por isso são conhecidos como pertencentes ao grupo dos distúrbios de expansão poliglutamínica, que ainda inclui a doença de Huntington, a atrofia muscular espinobulbar e a atrofia dentato-rubropalidoluisiana. No conjunto, essas seis SCA poliglutamínicas constituem as causas mais comuns de ataxias hereditárias dominantes, contribuindo para mais de 50% das famílias comprometidas em praticamente todas as regiões do mundo.

Há pelo menos três classes de ataxias espinocerebelares:

- Repetição da expansão da repetição de trinucleotídeos CAG que são as causas mais comuns de ataxia hereditária dominante, conjuntamente contribuindo para mais de 50% dos casos.

744 SEÇÃO XIII ▷ Outras Patologias

Quadro 63.3 ▷ Genótipo e fenótipo das ataxias crônicas hereditárias autossômicas dominantes

Nome	Gene	*Locus*	Produto	Características clínicas
SCA1	ATXN1	6p23	ataxina 1	ataxia com oftalmoparesia, sinais piramidais e extrapiramidais
SCA2	ATXN2	12q24	ataxina 2	ataxia com sacadas lentas, neuropatia periférica, sinais extrapiramidais
SCA3	ATXN3	14q24.3-q31	ataxina 3	ataxia com oftalmoparesia, amiotrofia , sinais piramidais e extrapiramidais
SCA4	Q9H7K4	16q22.1	puratrofina-1	ataxia com neuropatia axonal e sinais piramidais
SCA5	SPTBN2	11q13	spectrina	ataxia cerebelar pura com disartria
SCA6	CACNA1A	19p13	α1ACa2+	ataxia cerebelar pura com disartria, nistagmo, perda sensitiva
SCA7	ATXN7	3p14	ataxina 7	ataxia com oftalmoparesia, degeneração retiniana, disartria, sinais piramidais
SCA8	KLHL1AS	13q21		ataxia de marcha, disartria, nistagmo, diminuição da sensibilidade vibratória, espasticidade
SCA9				
SCA10	ATXN10	22q13	ataxina 10	ataxia de marcha, disartria, nistagmo, crises epilépticas frequentes, neuropatia
SCA11	TTBK2	15q14-q21.3		ataxia leve lentamente progressiva
SCA12	PPP2R2B	5q32	serina treonina fosfatase	ataxia com tremor, disartria, distonia, demência tardia
SCA13	KCNC3	19q13.3q13.4		ataxia de início variável na infância, atraso do desenvolvimento motor e retardo mental
SCA14	PRKCG	19q13.4-qter	proteina cinase c	ataxia sem disartria, mioquimias faciais, distonia, diminuição da sensibilidade vibratória
SCA15	ITPR1	3p24.2-pter		ataxia cerebelar lentamente progressiva
SCA16		8q22.1-q24.1		ataxia com tremor cefálico, disartria
SCA17	TBT	6q27	*TATA protein binding*	ataxia com demência, atrofia cerebelar e sinais extrapiramidais
SCA18		7q22-q32		ataxia com neuropatia sensitivomotora
SCA19		1p21-q21		ataxia lentamente progressiva, tremor, hiporreflexia, mioclonias, prejuízo cognitivo
SCA20		11p13-q11		ataxia com disartria, calcificação nos núcleos denteados
SCA21		7p21.3p151		ataxia com disartria, sinais extrapiramidais, hiporreflexia, distúrbios cognitivos
SCA22		1p21-q23		ataxia cerebelar pura com disartria, nistagmo
SCA23		20p13-12.3		ataxia lentamente progressiva, diminuição da sensibilidade profunda
SCA24				
SCA25		2p21-p13		ataxia com neuropatia sensitiva grave, sintomas gastrointestinais
SCA26		19p13.3		ataxia cerebelar pura com disartria
SCA27	FGF14	13q34	fator cresc. fibroblastos	ataxia com tremor, discinesias orofaciais, sintomas psiquiátricos, déficits cognitivos
SCA28		18p11.22-q11.2		ataxia com disartria, oftalmoparesia, hiper-reflexia, hipoplasia vermiana
SCA29		3p26		ataxia não progressiva, início precoce

CAPÍTULO 63 ▷ Ataxias na Criança e no Adolescente

Quadro 63.4 ▷ Doenças com ataxia sem atrofia cerebelar

Nome	Idade de início	Características clínicas
Ataxias crônicas congênitas não progressivas		AT, RM, distúrbios de linguagem
Ataxia de Friedreich		AT, NP sensorial, atrofia de medula cervical, cardiomiopatia
Deficiência de vitamina E		
Abetalipoproteinemia		
D. Refsum		
Def. transportador de glicose 1		Atraso do DNPM, EPI, microcefalia adquirida, hipoglicorraquia
Doença de Angelman		

AT: ataxia; RM: retardo mental; NP: neuropatia periférica; DNPM: desenvolvimento neuropsicomotor; EPI: epilepsia.

- Repetição de expansões que ocorrem fora da região codificadora de proteínas. Portanto, a expansão patogênica não codifica glutamina ou qualquer outro aminoácido na proteína da doença. Entre as síndromes atáxicas incluídas nessa categoria estão SCA8, SCA10 e SCA12, embora recentemente tenha sido questionado um mecanismo patológico duplo. Nessas três doenças permanece obscuro como a repetição em área não codificada leva à neurodegeneração. Um mecanismo tóxico no nível do RNA é uma das teorias, à semelhança do que ocorre na distrofia miotônica, na qual repetições de RNA sequestram proteínas ligadoras de RNA, levando à divisão aberrante do RNA. No entanto, esse mecanismo não está comprovado para essas ataxias espinocerebelares.
- Engloba ataxias espinocerebelares que não são decorrentes de expansões de repetições dinâmicas. São causadas por mutações convencionais em genes específicos. Atualmente, quatro formas pertencem a essa categoria: SCA5, SCA13, SCA14 e SCA27. A degeneração cerebelar e do tronco cerebral pode ser a consequência biológica de distúrbios de uma de muitas vias celulares distintas.

Características comuns das ataxias espinocerebelares

A característica comum mais marcante é o padrão de neurodegeneração. Há uma tendência natural de associar as ataxias espinocerebelares com características clínicas típicas, refletindo um comprometimento cerebelar. Além disso, muitas SCA apresentam extensa atrofia cerebelar envolvendo as camadas molecular, de Purkinje e células granulares, assim como núcleos cerebelares profundos. É muito importante lembrar que muitas SCA são caracterizadas por seu envolvimento cerebral extracerebelar. Por exemplo, com exceção da SCA6, em que a manifestação cerebelar é quase pura, nas outras SCA poliglu-

tamínicas a expressão de envolvimento do tronco cerebral é mais evidente.

Quadro clínico das ataxias espinocerebelares

O espectro sintomático presente nas ataxias espinocerebelares é muito amplo e inclui ataxia da marcha, postural e de membros, disartria cerebelar, distúrbios oculomotores de origem cerebelar e supranuclear, retinopatia, atrofia óptica, espasticidade, distúrbios do movimento extrapiramidais, neuropatia periférica, distúrbios esfincterianos, comprometimento cognitivo e epilepsia. O reconhecimento clínico dos vários subtipos de SCA é muito complicado em virtude da grande superposição de sintomas entre subtipos geneticamente diferentes e da enorme variabilidade clínica dentro do mesmo subtipo genético. As idades de início das principais ataxias espinocerebelares estão listadas no Quadro 63.4. Os diferentes genótipos, os *loci* gênicos, a idade de início e as principais características clínicas das ataxias espinocerebelares estão listadas no Quadro 63.5.

SCA1

Pode iniciar suas manifestações desde os 4 anos até os 74 anos de idade, em geral na quarta década de vida.

O fenótipo é extremamente variável e inclui síndrome cerebelar global, disartria e anormalidades oculomotoras, como nistagmo, perda da inibição do reflexo cocleopalpebral e diminuição do nistagmo optocinético. Com a evolução da doença pode ocorrer oftalmoparesia por comprometimento pontino. A presença de sinais de comprometimento piramidal é frequente, e amiotrofia e perda sensorial também podem ocorrer. Em estágios avançados da doença pode haver disfagia, hipercinesia coreiforme, estridor e paralisia das cordas vocais. Dis-

Quadro 63.5 ▷ Principais ataxias cerebelares hereditárias com atrofia cerebelar

Nome	Idade de início	Quadro clínico	Neurimagem adicional
CDG tipo 1a	2 a 6 meses	Hipotonia, AT, RM, mamilos invertidos, visceromegalia	Hipoplasia de tronco cerebral, redução de SB
Ataxia-telangiectasia	6 a 12 meses	AT, AOM, RE, telangiectasias, deficiência imunológica	
S. Marinesco-Sjögren	< 12 meses	AT, RM, hipotonia, catarata, hipogonadismo	
Ataxia espinocerebelar precoce	12 meses		
S. Charlevoix-Saguenay	2 a 3 anos	AT, NP, hipertonia, mielinização fibras nervosas, retina	atrofia de medula espinal
Deficiência de coenzima Q10	2 a 3 anos	váriavel, forma atáxica	
Ataxia-telangiectasia-*like*	3 a 6 anos	AT, AOM	
Apraxia oculomotora tipo 1	2 a 10 anos	AT, AOM, s.extrap, NP	
Gangliosidose GM2 tardia	3 a 7 anos	AT, RE, hipertonia, s.extrap, fraqueza, d. comportamento	atrofia cerebral discreta
LKE com ataxia, hipodontia	2 anos	AT, RM, hipodontia	Hipomielinização
Acidúria L-2-hidroxiglutárica	2 a 4 anos	AT, demência, macrocefalia, s.piram, EPI	Alt. SB, n.denteados, putâmen, globo pálido
Apraxia oculomotora tipo 2	10 a 30 anos	AT, nys, NP, s. extrap, AOM	
Def. polimerase ϒ	variável	AT, nys, EPI, s.extrap,oftalmoplegia, NP	Alt.tálamos, n.denteados, olivas, córtex occipital
Ataxias espinocerebelares	variável	AT, hipertonia, nys, eventualmente RP	Atrofia de tronco cerebral e medula espinal
LFCN infantil tardia	2 a 4 anos	EPI, mio, s.extrap, RP, RE	Alt. SB, hipossinal de tálamos em T2
D.mielina evanescente	2 a 6 anos	AT, RE súbita, hipertonia, atrofia óptica, catarata, EPI	Degeneração cística da SB

CDG: defeitos de glicosilação; AT: ataxia; RM: retardo mental; SB: substância branca; AOM: apraxia oculomotora; RE: regressão; EPI: epilepsia; NP: neuropatia periférica; LKE: leucoencefalopatia; LFCN: lipofuscinose ceroide neuronal.

CAPÍTULO 63 ▷ Ataxias na Criança e no Adolescente

função executiva é comum, mas raramente evolui para uma demência significativa.

SCA2

Nessa forma de ataxia espinocerebelar, as características mais marcantes são lentificação de sacadas, hiporreflexia e tremores. Pacientes com expansões de trinucleotídeos CAG menores podem se apresentar com um quadro parkinsoniano familiar puro, sem sinais cerebelares. A idade de início pode variar de 10 a 60 anos.

SCA3

A SCA3, conhecida como doença de Machado-Joseph (DMJ), é o subtipo mais comum na maioria das populações. O fenótipo é um dos mais variáveis entre as SCA. A apresentação clínica da DMJ inclui ataxia axial, postural e de marcha, disartria, disfagia, distonia, bradicinesia, tremor intencional, distúrbios oculomotores, déficits sensoriais, distúrbios piramidais e extrapiramidais, disfunções autonômicas, distúrbios do sono, sintomas depressivos e anormalidades neuropsicológicas. O gene *ATXN3*, localizado no cromossomo 14q24.3-q32.2, codifica 12 a 40 repetições CAG em indivíduos normais e está expandido para sequências de aproximadamente 56 a 84 repetições em indivíduos comprometidos. Essa anormalidade compromete uma ampla variedade de sistemas funcionais e de neurotransmissores, o que resulta em lesões neuropatológicas difusas que justificam a enorme variabilidade clínica da doença. Expressões clínicas, como ataxia cerebelar pura, parkinsonismo, paraplegia espástica, neuropatia periférica e síndrome das pernas inquietas, têm sido associadas à DMJ. Distúrbios do sono são comuns na DMJ, principalmente pela síndrome das pernas inquietas, responsiva ao uso de dopamina. Manifestações como pseudoexoftalmia secundária à retração palpebral, mioquimia faciolingual e distonia são consideradas características, mas não são específicas.

SCA6

Em geral, aparece após os 20 anos de idade, e em cerca de 60% dos pacientes o início dos sintomas ocorre após os 50 anos de idade. SCA6 tem sido descrita como ataxia cerebelar pura com atrofia limitada ao cerebelo na RM. Neuropatia periférica discreta, assim como bradicinesia, distonia, nistagmo, reflexos vivos e um componente espástico, ocorre em alguns pacientes. História familiar negativa em virtude do início tardio do quadro.

SCA17

É uma forma de ataxia espinocerebelar dominante recentemente descrita, causada pela expansão de repetições CAG ou CAA. A idade de início varia de 6 a 48 anos, e o primeiro sintoma pode ser ataxia ou demência. Com a evolução da doença, sinais adicionais variáveis vão se agregando, como hiperreflexia, acinesia, distonia, lentificação das sacadas, epilepsia, psicose paranoide e mutismo. Alguns pacientes apresentam somente sintomas psiquiátricos e outros se apresentam com

discinesia coreiforme similar à doença de Huntington. Atrofia cerebral e cerebelar difusa.

Atrofia Dentato-Rubropálido-Luysiana

Também conhecida como doença de Smith, é especialmente prevalente no Japão. A idade de início dos sintomas é muito variável, assim como a apresentação clínica, que depende do comprimento da expansão de repetições CAG no gene atrofina 1. Epilepsia mioclônica é uma característica típica das grandes extensões (> 65 repetições), assim como o início precoce (< 20 anos de idade). O quadro clínico característico de ataxia, coreoatetose e demência lembra manifestações de doença de Huntington. O fenômeno da antecipação é marcante na ADRPL em virtude da instabilidade das repetições CAG.

Síndrome de Haw River é uma variante fenotípica da ADRPL sem crises mioclônicas, mas com microcalcificações do globo pálido, extensa desmielinização do centro semioval e substancial distrofia neuroaxonal das colunas posteriores. Essa variante é encontrada em famílias da África e americanos afrodescendentes.

Embora exista uma considerável superposição de características clínicas entre diferentes genótipos, algumas manifestações clínicas diferenciais podem ser úteis no *screening* genético de um paciente específico.

A presença de retinopatia está quase sempre associada com SCA7.

Ataxia cerebelar pura de início tardio é mais frequentemente encontrada nas SCA5, 6, 10, 11, 12, 15, 16, 22, 26 e 29.

Início na infância com fenótipo grave em razão da antecipação extrema é indicativo de SCA2, SCA7 e SCA17.

Início na infância com tremor é característico da SCA27.

Em todos os subtipos de SCA, a RM cerebral mostra atrofia cerebelar progressiva no curso da doença, algumas vezes combinada com atrofia de tronco cerebral ou de medula.

O defeito gênico é conhecido em 13 dos 26 subtipos e ADRPL. A maioria dos defeitos gênicos leva a uma extensão de repetição de trinucleotídeos CAG.

Há uma correlação evidente entre o tamanho da expansão, a idade de início e a gravidade da doença. O fenômeno da antecipação é decorrente da instabilidade de grandes expansões, que dá origem a expansões maiores em gerações subsequentes, promovendo um início mais precoce e com maior gravidade. A instabilidade de repetições é mais evidente na transmissão paterna.

Diagnóstico das ataxias progressivas

É muito importante a definição diagnóstica das diferentes ataxias hereditárias progressivas porque muitas delas são passíveis de tratamentos específicos que, iniciados precocemente, podem modificar significativamente o curso da doença. O algoritmo diagnóstico para as ataxias espinocerebelares está na Figura 63.4.

As ataxias hereditárias progressivas tratáveis e as medidas terapêuticas cabíveis estão enumeradas no Quadro 63.6.

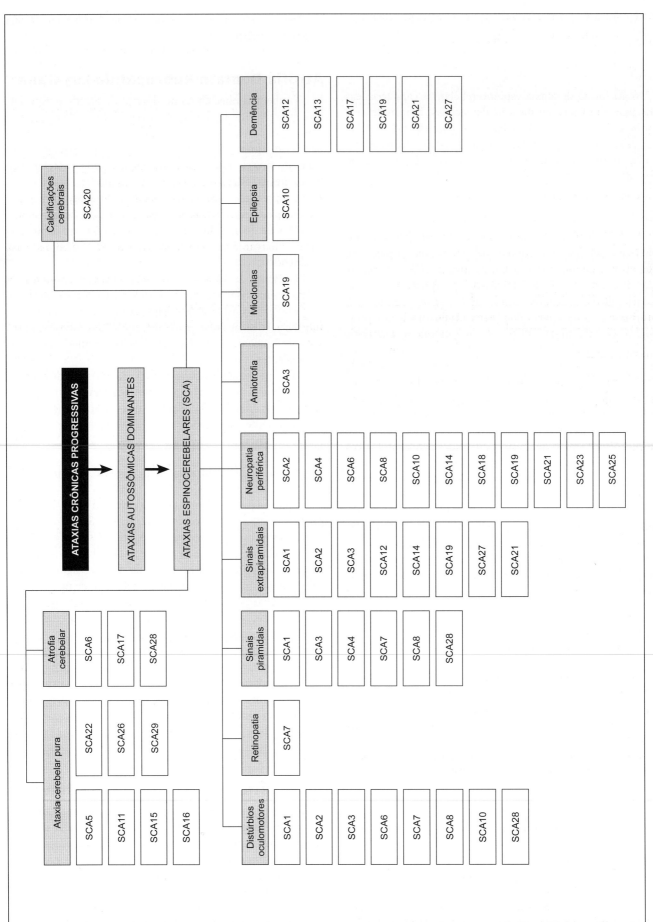

Figura 63.4 ▷ Algoritmo para o diagnóstico das ataxias crônicas progressivas autossômicas dominantes.

CAPÍTULO 63 ▷ Ataxias na Criança e no Adolescente

Quadro 63.6 ▷ Ataxias hereditárias progressivas tratáveis

Doença	Tratamento
Abetalipoproteinemia	Vitamina E
Deficiência de vitamina E	Vitamina E
Deficiência de biotinidase	Biotin
Xantomatose cerebrotendínea	Ácido quebideoxicólico
Deficiência de Coenzima Q	Coenzima Q
Ataxias episódicas tipos 1 e 2	Acetazolamida
Ataxia de Friedreich (cardiomiopatia)	Coenzima Q, vitamina E, Idebenone
Doença de Hartnup	Nicotinamida
Hipobetalipoproteinemia	Vitamina E
Leucinose	Dieta, tiamina
Deficiência de piruvato-desidrogenase	Dieta cetogênica
Doença de Refsum	Restrição de ácido fitânico
Defeitos do ciclo da uréia	Dieta, benzoato de sódio

REFERÊNCIAS

1. Arita FN. Esclerose múltipla de início precoce (infância e adolescência). In: Tilbery CP. Esclerose múltipla no Brasil. São Paulo: Editora Atheneu, 2005:239-50.

2. Arroyo HA, Tringler N, Santos C. Sindrome de opsoclonus-mioclonus. Medicina 2009; 69(1/1):64-70.

3. Bernard G, Shevell M. The wobbly child: an approach to inherited ataxias. Semin Pediatr Neurol 2008; 15(4):194-208.

4. Boycott KM, Bonnemann C, Herz J et al. Mutations in VLDLR as a cause for autosomal recessive cerebellar ataxia with mental retardation (dysequilibrium syndrome). J Child Neurol 2009; 24(10):1310-5.

5. Brusse E, Maat-Kievit JA, van Swieten JC. Diagnosis and management of early- and late-onset cerebellar ataxia. Clin Genet 2007; 71(1):12-24.

6. Clayton-Smith J, Laan L. Angelman syndrome: a review of the clinical and genetics aspects. J Med Genet 2003; 40:87-95.

7. Deryck O, Ketelaer P, Dubois B. Clinical characteristics and long term prognosis in early onset multiple sclerosis. J Neurol 2006; 253(6):720-3.

8. Doherty D. Joubert syndrome: insights into brain development, cilium biology, and complex disease. Semin Pediatr Neurol 2009; 16(3):143-54.

9. Embiruçu EK, Otaduy MC, Taneja AK, Leite CC, Kok F, Lucato LT. MR Spectroscopy Detects Lipid Peaks in Cerebrotendinous Xanthomatosis. AJNR Am J Neuroradiol 2010 Feb 11. [Epub ahead of print]

10. Embiruçu EK. Contribuição para a caracterização clínica das ataxias hereditárias autossômicas recessivas [tese]. São Paulo: Universidade de São Paulo, 2009.

11. Fogel BL, Perlman S. Clinical features and molecular genetics of autosomal recessive cerebellar ataxias. Lancet Neurol 2007; 6(3):245-57.

12. Foulquier F. COG defects, birth and rise! Biochim Biophys Acta 2009; 1792(9):896-902.

13. Glass H, Boycott K, Adams et al. Autosomal recessive cerebellar hypoplasia in the Hutterite population: s syndrome of nonprogressivecerebellar ataxia with mental retardation. Dev Med Child Neurol 2005; 47:691-5.

14. Gueven N, Chen P, Nakamura J et al. A subgroup of spinocerebellar ataxias defective in DNA damage responses. Neuroscience 2007 Apr 14; 145(4):1418-25.

15. Haeuptle MA, Hennet T. Congenital disorders of glycosylation: an update on defects affecting the biosynthesis of dolichol-linked oligosaccharides. Hum Mutat 2009; 30(12):1628-41.

16. Hanefeld F, Bauer HJ, Christen HJ, Kruse B, Bruhn H, Frahm J. Multiple sclerosis in childhood. Report of 15 cases. Brain Dev 1991; 13:410-6.

17. Jen JC. Hereditary episodic ataxias. Ann N Y Acad Sci 2008; 1142:250-3.

18. Krug P, Schleiermacher G, Michon J et al. Opsoclonus-myoclonus in children associated or not with neuroblastoma. Eur J Paediatr Neurol 2010 Jan 26. [Epub ahead of print]

19. Liu W, Narayanan V. Ataxia with oculomotor apraxia. Semin Pediatr Neurol 2008; 15(4):216-20.

20. Lossie AC, Whitney MM, Amidon A et al. Distinct phenotypes distinguish the molecular lasses of Angelman syndrome. J Med Genet 2001; 38:834-45.

21. Manto M, Marmolino D. Cerebellar ataxias. Curr Opin Neurol 2009; 22(4):419-29.

22. Morrison PJ. Paediatric and adult autosomal dominant ataxias (update 6). Eur J Paediatr Neurol 2010; 14(3):261-3.

23. Morrison PJ. Paediatric and adult recessive ataxias (update 6). Eur J Paediatr Neurol 2010; 14(3):264-6.

24. Palau F, Espinós C. Autosomal recessive cerebellar ataxias. Orphanet J Rare Dis 2006; 17(1):47.

25. Pandolfo M, Pastore A. The pathogenesis of Friedreich ataxia and the structure and function of frataxin. J Neurol 2009; 256 (Suppl 1):9-17.

26. Pandolfo M. Friedreich ataxia: the clinical picture. J Neurol 2009; 256 (Suppl 1):3-8.

27. Parisi MA, Doherty D, Chance PF, Glass IA. Joubert syndrome (and related disorders) (OMIM 213300). Eur J Hum Genet 2007; 15(5):511-21.

28. Parker CC, Evans OB. Metabolic disorders causing childhood ataxia. Semin Pediatr Neurol 2003; 10(3):193-9.

29. Poretti A, Wolf NI, Boltshauser E. Differential diagnosis of cerebellar atrophy in childhood. Eur J Paediatr Neurol 2008; 12(3):155-67.

30. Rosemberg S. Ataxias. In: Neuropediatria. 2 ed. São Paulo: Editora Sarvier, 2010:64-72.

31. Schöls L, Bauer P, Schmidt T, Schulte T, Riess O. Autosomal dominant cerebellar ataxias: clinical features, genetics, and pathogenesis. Lancet Neurol 2004; 3(5):291-304.

32. Selcen D, Anlar B, Renda Y. Multiple sclerosis in childhood. Report of 16 cases. Eur Neurol 1996; 36:79-84.

33. Soong BW, Paulson HL. Spinocerebellar ataxias: an update. Curr Opin Neurol 2007; 20(4):438-46.

34. Tranchant C, Anheim M. Autosomal recessive cerebellar ataxias. Presse Med 2009; 38(12):1852-9.

35. Van Buggenhout G, Fryns JP. Angelman syndrome (AS, MIM 105830). Eur J Hum Genet 2009; 17(11):1367-73.

36. Vodopiutz J, Bodamer OA. Congenital disorders of glycosylation-a challenging group of IEMs. J Inherit Metab Dis 2008; 31:26.

Seção XIV

Distúrbios Neuropsiquiátricos e Psicopedagógicos

64

Transtorno do Déficit da Atenção com Hiperatividade (TDAH)

Parte A — Abordagem da Neurologia

Erasmo Barbante Casella ▪ Ângelo Raphael Tolentino de Rezende

DEFINIÇÃO

Transtorno comportamental mais comum da infância, caracterizado por níveis prejudiciais de déficit de atenção, impulsividade e hiperatividade, o transtorno do déficit de atenção com hiperatividade (TDAH) leva a comprometimento debilitante crônico quando não tratado adequadamente.

Atualmente, é considerado uma desordem neuropsiquiátrica com base em predisposição genética e desregulação neurobiológica.

Iniciando na idade pré-escolar, o TDAH pode persistir ao longo de toda a vida. Seus sintomas variam de acordo com a faixa etária.

HISTÓRICO E EPIDEMIOLOGIA

Os primeiros relatos clínicos sobre hiperatividade e desatenção datam de 1854, na Alemanha, por Hoffman, mas foi em 1902 que George Still (pediatra inglês) realizou a primeira publicação em revista médica (*Lancet*) sobre o tema. Desde então, a nomenclatura e seus respectivos critérios diagnósticos vêm sofrendo alterações contínuas.

A década de 1980 foi muito importante em virtude da publicação do DSM-III (*Manual Diagnóstico e Estatístico de Transtornos Mentais* da Associação Americana de Psiquiatria), a partir do qual foi reconhecido como entidade médica o TDA (transtorno do déficit de atenção), que corresponde ao atual TDAH, segundo o DSM-IV.

Nos anos 1980, os critérios enfatizavam mais a desatenção e a impulsividade como aspectos definidores do transtorno, além da criação de dois subtipos: com e sem hiperatividade. Contudo, com o passar dos anos, esses critérios sofreram alterações. No Brasil são empregados os critérios do DSM-IV, em que são descritos três subtipos:

- Combinado (50% a 75%).
- Predominantemente desatento (20% a 30%).
- Predominantemente hiperativo-impulsivo (cerca de 15%).

Na Europa, há uma tendência à utilização do CID-10, o qual apresenta algumas diferenças em relação ao DSM. Considerado mais rigoroso do que o DSM em seus critérios diagnósticos, é de imaginar que, quando utilizado, a incidência do TDAH seja menor.

No entanto, com a publicação do DSM-V, prevista para 2012, espera-se que haja uma maior interseção dos dois manuais diagnósticos. Isso será um importante facilitador dos estudos epidemiológicos. A homogeneização implica índices mais claros de prevalência e incidência do transtorno.

Em 2007, Polanczyk e cols. encontraram uma prevalência de 5,25% de TDAH por meio de revisão sistemática de estudos de prevalência e análise de metarregressão. Essa incidência é independente de variações culturais e geográficas, e alguns poucos estudos com variações maiores são facilmente justificados pelo emprego de diferenças.

Iniciado na infância, o TDAH atinge a adolescência (60% a 70%), podendo chegar à idade adulta em cerca de 50% dos casos. É mais frequente em meninos do que em meninas, na ordem de 2,4 a 2,5:1. Diversos motivos são propostos para explicar esses números: um deles residiria no fato de os meninos apresentarem mais sintomas hiperativos e impulsivos do que as meninas, o que facilitaria o diagnóstico. Em contrapartida, as meninas, mais prevalentes no subtipo desatento, passariam despercebidas, pois seu comportamento interfere menos no universo alheio.

ETIOLOGIA

As causas exatas do TDAH ainda não são conhecidas. Entretanto, fatores genéticos e ambientais participam na gênese desse transtorno. Os efeitos genéticos e ambientais que levam ao desenvolvimento dos sintomas de TDAH não são independentes. Muito pelo contrário, eles interagem entre si, corroborando nos diferentes fenótipos encontrados nesse transtorno.

As causas ambientais podem ser classificadas em pré, peri e pós-natais, como toxemia, eclâmpsia, pós-maturidade fetal, duração do parto, baixo peso ao nascer, hemorragia pré-parto, idade materna, alcoolismo e tabagismo.

É fundamental ressaltar que a maioria dos estudos envolvendo fatores ambientais encontrou apenas associações, não sustentando a relação de causa/efeito. Não se pode negar que o ambiente exerce influência no TDAH, podendo piorá-lo em muitos casos, acrescido, é claro, da predisposição genética de cada indivíduo.

Apesar de limitações metodológicas, encontram-se disponíveis inúmeros estudos envolvendo gêmeos que dão suporte à premissa de que até 80% da etiologia do TDAH pode ser atribuída a fatores genéticos.

Trabalhos recentes têm focado o entendimento da interação entre genética e fatores ambientais na formação do fenótipo TDAH.

Nos últimos anos, a genética molecular no TDAH mediante análise dos genes que codificam componentes dos sistemas dopaminérgicos, noradrenérgicos e, mais recentemente, serotoninérgicos tem aumentado bastante. Estudos apontam para a participação desses neurotransmissores na gênese do transtorno.

Kielling e cols. avaliaram a forte interação entre fatores ambientais (álcool e fumo), gestacionais e ambiente psicossocial conturbado, associados à presença de determinados polimorfismos gênicos DAT1, DRD4, CHRNA4, corroborando em sintomas de TDAH.

O primeiro relato da associação do TDAH com o gene DAT1 foi feito por Cook e cols. Os autores investigaram um polimorfismo de número variável de repetições *tandem* (VNTR) localizado na região 3' do gene. Foi identificada associação com o alelo de 480 pb (pares de base) pelo método risco relativo de haplótipos (HRR), correspondendo a 10 cópias da unidade de repetição de 40 pb (alelo 10R). Vários estudos apontaram para respostas semelhantes no que tange à associação causa/efeito entre DAT1 e TDAH.

O gene DRD4 é um dos mais pesquisados no tocante à associação entre subtipo específico de TDAH, nível de gravidade e QI.

Recente estudo de neuroimagem entre gêmeos monozigóticos, tanto concordantes como discordantes para problemas envolvendo atenção e hiperatividade, por exemplo, sugeriu que diferentes regiões do cérebro podem estar implicadas em problemas atencionais quando a etiologia dos sintomas é primariamente genética ou ambiental.

Boa parte dos estudos atuais de genética molecular sobre TDAH foca o sistema dopaminérgico. Contudo, estudos futuros devem atentar para a importância dos receptores de noradrenalina como fator de risco genético para TDAH. Pliszka e cols. (1996) e Levy e Hobbes (1988) constataram que importantes evidências apontam para a participação da noradrenalina tanto na desatenção como na hiperatividade-impulsividade do transtorno.

FISIOPATOLOGIA E NEUROQUÍMICA DO TDAH

Os pacientes com TDAH apresentam alterações reconhecidas em regiões e circuitos cerebrais relacionadas ao controle tanto dos sintomas cardinais (atenção, hiperatividade e impulsividade) como daquelas associadas a um adequado funcionamento executivo, salientando estruturas e circuitos associados às regiões pré-frontais, ao lobo parietal, aos gânglios da base e ao cerebelo.

De acordo com os conhecimentos adquiridos a partir de estudos moleculares, de neuroimagem, neuropsicológicos e farmacológicos, as catecolaminas desempenham papel fundamental no controle dessas regiões, e as evidências indicam que alterações no funcionamento adequado das vias e circuitos associados a esses neurotransmissores (NT) estão relacionadas com as disfunções observadas nos pacientes com TDAH.

Vários pesquisadores investigaram a possibilidade de outros NT estarem envolvidos, pelo menos secundariamente, no controle das funções executivas e da atenção, como o ácido γ-aminobutírico (GABA) e a acetilcolina (ACL). Todavia, esses conhecimentos ainda estão em processo de evolução, e neste capítulo procuramos dar ênfase aos conhecimentos relacionados às catecolaminas, **dopamina (DA) e noradrenalina (NE)**.

Catecolaminas: vigília, atenção e funções executivas

A DA e a NE são importantes na manutenção da vigília e da atenção, além de uma eficiente função executiva. Ambas são originárias do metabolismo dos aminoácidos fenilalanina e tirosina, sendo a NE originada a partir da hidroxilação da DA pela DOPA hidroxilase.

Elas apresentam, provavelmente, funções complementares, havendo diferenças nas vias dopaminérgicas e noradrenérgicas quanto aos aspectos das origens e projeções.

Via noradrenérgica

A via noradrenérgica origina-se no *locus coeruleus*, que está localizado na ponte e projeta-se superiormente de modo difuso para todo o cérebro. A projeção mais ampla dessa via sugere a importância da NE em duas particularidades da situação de vigília, denominadas "despertar comportamental" tônico ou fásico.

A NE é fundamental na manutenção da atenção em situações mais rotineiras, como assistir a uma aula ou ler um livro de pouco interesse, o que se refere ao denominado despertar tônico, ou seja, o estado normal de vigília, para a maioria das funções do dia a dia.

Além disso, a NE é importante também na regulação das respostas às situações de risco e na retenção de fatos, principalmente com componente emocional, sendo este um exemplo de despertar fásico, ou seja, o que ocorre durante aqueles momentos em que o indivíduo tem de aumentar ainda mais seu estado normal de alerta.

Um exemplo da atuação noradrenérgica pode ser identificado em uma situação de risco, como ao andar em uma rua escura do centro de uma cidade grande, como São Paulo, e repentinamente o indivíduo ouvir alguns passos, representando um andar rápido e vindo por trás em sua direção. Nesse instante, é preciso associar uma série de atitudes e pensamentos, como olhar para o local de onde vem som e tentar decidir se há realmente perigo, se há possibilidade de escapar etc. Esse processo de interpretação dos dados obtidos através das áreas sensitivas primárias e da interpretação do significado está mais relacionado às vias noradrenérgicas. No caso em questão, a NE tem papel importante no alerta, na interpretação dos sinais e no tipo de reação a ser tomada.

Assim, além de um papel mais contínuo, normalmente denominado *tônico*, quando a NE está associada à manutenção da vigília e à capacidade de prontidão de respostas, esse neurotransmissor atua também de modo *fásico*, ocorrendo maior descarga a partir do *locus coeruleus*, determinando uma ativação maior das áreas cerebrais responsáveis pela captação e interpretação mais adequada dos estímulos, no caso, possibilitando uma resposta mais adequada à situação do indivíduo se aproximando.

Os estudos de Aston-Jones e cols. demonstraram que os neurônios noradrenérgicos do *locus coeruleus* apresentam descargas variáveis de acordo com o nível de alerta do indivíduo e o tipo de prontidão de resposta necessária a determinado estímulo. Eles observaram que, durante os períodos de sonolência, as descargas são baixas tanto para o modo tônico como para o fásico. Nos momentos de alerta normal, as descargas tônicas são moderadas e as fásicas (como as que ocorrem em determinadas situações que possam proporcionar ao animal uma resposta de fuga) variam na dependência da necessidade da situação. Por outro lado, em situações de estresse, as descargas são elevadas durante a fase tônica e diminutas nas situações fásicas, prejudicando a qualidade da resposta necessária.

A DA e a NE, de modo geral, apresentam uma atuação particular em diferentes receptores. A NE atua em três famílias de adrenorreceptores (α-1, α-2 e β – 1, 2, e 3).

De acordo com MacDonalds e cols. (1997), existem três tipos de receptores α-2 em humanos. Os subtipos α-2A e α-2C estão distribuídos em várias regiões cerebrais, incluindo áreas pré-frontais, enquanto o subtipo α-2B predomina no tálamo. Pesquisas em roedores demonstraram que o subtipo α-2A é o receptor mais importante para a estimulação dos neurônios das áreas pré-frontais pela NE, ao ser observado que os animais que recebiam agentes α-agonistas e que não apresentavam o subtipo de receptor α-2C intensificavam as descargas em neurônios pré-frontais e apresentavam melhores resultados comportamentais, diferentemente do que ocorria quando o roedor não apresentava o subtipo α-2A. O tipo de resultado decorrente da ativação de outro receptor varia de acordo com a quantidade liberada de NE, e tem sido observado que doses moderadas estimulam receptores pós-sinápticos α-2A, diferentemente do que ocorre com uma estimulação insuficiente ou excessiva. Em situações de elevados níveis de NE, como, por exemplo, aquelas associadas ao estresse, os receptores predominantemente estimulados são o α-1 e o β, determinando respostas menos satisfatórias no rendimento normal do indivíduo ou em experimentos que avaliem testes de função executiva.

Estudos experimentais, em animais e humanos, demonstram esses conhecimentos de modo inequívoco, quando se observa a estimulação de receptores α-2A do córtex pré-frontal com medicações como a clonidina e, principalmente, com a guanfacina, e melhores resultados em testes de FE.

Além da ativação do tipo de receptor de NE em áreas pré-frontais e o padrão de respostas ao testes de FE assinalados, acredita-se que as regiões cerebrais posteriores, destacando-se principalmente o lobo parietal, apresentam menor capacidade de detecção adequada de estímulos, por diminuição na relação "sinal/ruído", quando ocorre a estimulação de receptores β e α-1, e melhores respostas aos mesmos tipos de estímulos, pelo aumento da relação "sinal/ruído", ao ocorrer estimulação dos adrenorreceptores α-2A. Isso quer dizer que a NE, atuando em receptores α-2A, permitiria maior saliência do estímulo-alvo em relação ao ruído, que seria o elemento distrator.

Assim, diferentemente da DA, que atua predominantemente suprimindo o ruído da relação sinal/ruído, a NE aumenta o sinal do estímulo principal.

Uma particularidade importante a ser destacada dentro do tema consiste no reconhecimento, por meio de estudos neurofisiológicos, de que os neurônios das áreas pré-frontais, diferentes dos de outras regiões cerebrais, apresentam habilidade para manter uma informação *on-line* mesmo diante de estímulos distratores. Estudos avaliando a memória operacional em macacos verificaram que os neurônios de áreas pré-frontais continuavam a apresentar descargas elétricas relacionadas a um primeiro estímulo, mesmo diante da presença de outro, competitivo, enquanto neurônios de regiões temporais, por exemplo, deixavam de apresentar descargas assim que surgisse um outro estímulo paralelo. A capacidade desses neurônios parece estar associada às características da microcircuitária local, onde haveria a presença de interneurônios relacionados a fenômenos de excitação recorrente.

Via dopaminérgica

A via dopaminérgica inicia-se a partir do mesencéfalo, mais especificamente do tegmento ventral, e na *substância nigra, pars compacta*, com projeções corticais e para a região dos gânglios da base. Na verdade, em relação às projeções dopaminérgicas corticais, são conhecidas três vias: a via nigroestriatal, a via mesolímbica e a via mesocortical.

As projeções dopaminérgicas corticais possibilitam a ativação de regiões pré-frontais, responsáveis pelas capacidades de planejamento, resolução de problemas, modificação de estratégias, memória operacional, inibição de fatores distratores e também de comportamentos e pensamentos inapropriados.

As projeções dopaminérgicas para as regiões pré-frontais são separadas, de modo a ativar três diferentes sub-regiões, com funções mais ou menos específicas:

a. Pré-frontal dorsolateral, que está associada a controle da memória operacional, organização, planejamento e capacidade de mudança de estratégias.
b. Região do cíngulo cognitivo (dorsal anterior), que atua inter-relacionando a atenção, a memória operacional e a resolução de conflitos. Essa região é fundamental para a capacidade de suprimir os fatores distratores, tanto externos como internos, além da demonstração de pensamentos ou feições que possam implicar algo desagradável ao outro.
c. Região orbitofrontal, promovendo o controle dos impulsos e da reatividade que possam determinar prejuízo social e nas relações interpessoais, incluindo respostas exageradas, como agressões verbais ou físicas.

Além das projeções dopaminérgicas corticais, também existem aquelas para as regiões dos gânglios da base (nigro-estriatal) e as projeções mesolímbicas para o núcleo *accumbens*. Estas últimas estão associadas à capacidade de atenção de acordo com as recompensas mais imediatas e que explicam o melhor rendimento de qualquer indivíduo em situações de alto conteúdo emocional, e ainda o motivo pelo qual pacientes com TDAH possam ter uma boa concentração em situações de alto interesse ou em outras com resultados de recompensa imediata, como um jogo de videogame, por exemplo.

As mesmas observações válidas para a NE se estendem para a DA em relação à variação da descarga neuronal correspondente de acordo com o nível de alerta e a qualidade de resposta do indivíduo, ou seja, quantidades moderadas de DA nas sinapses estão associadas a bons resultados no dia a dia e em testes de FE, diferentemente do que é observado quando ocorrem níveis elevados deste NT. Essas constatações podem ser exemplificadas pelo estudo de Cai e Arnsten, que avaliaram a variação da memória operacional em macacos relacionada à administração de doses crescentes de um agonista dopaminérgico. Esses autores observaram que a memória operacional melhorava à medida que se elevava a dose da medicação, porém, a partir de determinado nível, doses maiores estavam associadas à queda evidente nos resultados dos testes.

Assim como a NE, a DA também determina diferentes resultados de ação de acordo com o tipo de receptor estimulado. São conhecidas duas famílias de receptores dopaminérgicos, a D1, incluindo os receptores D1 e D5, e a D 2, que inclui os receptores D2, D3 e D4. Vale comentar que a NE também apresenta alta afinidade para receptores D4, que hoje é considerado mais um receptor catecolaminérgico.

A família de receptores D1 está distribuída no córtex pré-frontal, havendo um predomínio da subfamília D1 nas camadas corticais mais superiores e da subfamília D5 nas camadas corticais mais inferiores.

Os receptores da família D2 estão concentrados na camada 5 do córtex cerebral, que apresenta conexões com o *striatum*. Os receptores D4 estão concentrados em interneurônios ricos em GABA e parecem inibir a transmissão gabaérgica. Os pacientes com estímulo insuficiente de receptores D4 terão uma inibição inadequada de neurônios gabaérgicos que, desse modo, determinarão maior supressão dos neurônios corticais.

A DA exerce suas ações em áreas pré-frontais mediante a estimulação de receptores D1, que são os predominantes nessa localização. O papel dos receptores da família D2, incluindo as subfamílias D2, D3 e D4, é menos conhecido, embora níveis elevados de estimulação de receptores D4 no córtex pré-frontal, como o que se observa no estresse exagerado, possam estar associados ao menor rendimento observado. A ativação desses receptores nessas situações poderia estar associada às descargas exageradas de NE, já que o receptor D4 pode ser estimulado tanto pela DA como pela NE.

Deve ser destacado ainda que a eficiência dos NT DA e NE nas sinapses não está apenas relacionada à maior carga liberada, mas também ao tipo de receptor disponível e à quantidade de proteínas reguladores da recaptura de ambos os NT para os neurônios pré-sinápticos (DAT para a DA e NET para a NE). A concentração do NT, do receptor para este NT e da proteína transportadora, seja a DAT, seja a NET, não é uniforme nas diversas regiões cerebrais, e o significado e a importância desse conhecimento ainda não estão completamente entendidos. Essas três variáveis ocorrem em proporções iguais na região dos gânglios da base, incluindo o *accumbens*, o caudado e o putâmen, e também na substância *nigra*, todavia sabe-se que nesses locais a DAT é o principal fator na eficiência da transmissão dopaminérgica. Em outros locais, como as áreas pré-frontais, a quantidade de DAT é relativamente pequena em relação à de DA, e nesses casos as outras variáveis passam a ter maior importância na ação dopaminérgica. Mais especificamente em relação à reabsorção sináptica da DA nessas regiões, lembramos que esse NT também pode ser recaptado pelo neurônio pré-sináptico através da NET (que ocorre em maiores con-

CAPÍTULO 64 ▷ Transtorno do Déficit da Atenção com Hiperatividade (TDAH)

centrações nas áreas pré-frontais), ou ainda por outros mecanismos menos esclarecidos, como por difusão ou degradação metabólica através da catecol-O-metil-transferase (COMT) e da monoamino-oxidase (MAO).

Catecolaminas e TDAH

As regiões e circuitos cerebrais associados ao controle da atenção, conforme salientado anteriormente, apresentam extensas quantidades de receptores dopaminérgicos e noradrenérgicos.

Os pacientes com TDAH de origem genética e aqueles decorrentes de alterações das regiões e circuitos cerebrais associados, incluindo lobo parietal, área pré-frontal, gânglios da base e cerebelo, demonstram evidentes relações com distúrbios de funcionamento inadequado das vias catecolaminérgicas. Deve ser lembrado que os estudos genéticos relacionados ao TDAH estão muito associados às catecolaminas e suas vias. Várias pesquisas relacionadas a este tema permitem confirmar, de modo consistente, o papel das catecolaminas em relação aos sintomas e sinais dos pacientes com TDAH. Podem ser citados, entre outros, aqueles que evidenciaram associação com os genes relacionados ao DAT e ainda aos receptores D1, D4 e D5, além de outros ligados à NE, como em relação à enzima dopamina β-hidroxilase e ao receptor α-2a.

A seguir, procuraremos rever algumas das principais evidências que reforçam o papel das catecolaminas nos pacientes com TDAH, tornando mais fácil a compreensão da terapêutica medicamentosa, que é abordada em outro capítulo, assim como promovendo um maior esclarecimento sobre a neurobiologia desse distúrbio.

A constatação inicial já em 1937, por Bradley, de que medicações estimulantes (que promovem melhor ação das catecolaminas) melhoravam os sintomas de pacientes agitados, impulsivos e com déficit no controle atencional pode, atualmente, com os conhecimentos adquiridos a partir das pesquisas científicas, ser considerada uma inferência inicial do papel da alteração do funcionamento catecolaminérgico adequado nos pacientes com TDAH, já que é conhecida a capacidade da benzedrina, uma anfetamina, de aumentar a concentração dopaminérgica nas sinapses.

Desde então, vários outros estudos têm demonstrado, de modo cada vez mais inequívoco, o relacionamento de distúrbios nos circuitos cerebrais associados a essas catecolaminas como responsáveis pelos sinais e sintomas apresentados pelos pacientes com TDAH. Pacientes com lesões cerebrais nas mesmas áreas relacionadas anteriormente passam a demonstrar os mesmos tipos de sintomas. Em paralelo, os estudos genéticos de cunho molecular têm apontado repetidamente para o papel desses NT catecolaminérgicos nos pacientes com TDAH.

NEUROIMAGEM E TDAH

As pesquisas com neuroimagem também têm assinalado alterações significativas em regiões ricas em receptores dopaminérgicos e noradrenérgicos e associadas às funções alteradas nos pacientes com TDAH. Alterações anatômicas, demonstrando menores áreas cerebrais em grupos de pacientes com TDAH, mais especificamente o cíngulo cognitivo, a área pré-frontal dorsolateral, os gânglios da base, o cerebelo e o lobo parietal, foram constatadas por vários estudos.

Os primeiros estudos nesse sentido mostraram redução volumétrica global nos indivíduos com TDAH. Sete de 12 estudos evidenciaram redução total cerebral, especialmente do hemisfério direito, em comparação aos controles.

Posteriormente, os estudos mudaram de foco, concentrando-se em áreas específicas que poderiam ter correlação clinicobiológica com o TDAH. São elas: cerebelo, corpo caloso e núcleos da base.

Medidas cerebelares apontaram para redução de volume dos lóbulos da região posteroinferior do verme cerebelar, sugerindo possível participação do cerebelo no processo atencional.

Alterações morfométricas são detectadas nas zonas anterior e posterior do corpo caloso em indivíduos com TDAH.

Já o córtex pré-frontal pode ser subdividido em cinco sub-regiões: região pré-frontal (orbital, dorsolateral e mesial), região pré-motora e região motora. Todos os estudos que mediram pelo menos uma dessas sub-regiões constataram reduções volumétricas em indivíduos com TDAH, comparados aos controles.

Nas ultimas décadas, estudos de neuroimagem funcional têm avançado rapidamente, levando luz ao que se refere à neurobiologia e aos efeitos dos diferentes tratamentos empregados em indivíduos com TDAH.

Atualmente, existem várias técnicas que podem ser consideradas de "neuroimagem funcional": *single photon emission computed tomography* (SPECT), *positron emission tomography* (PET) e ressonância magnética funcional (RMf).

Para melhor compreensão de como se organiza a atividade cerebral durante determinada tarefa cognitiva, técnicas de neuroimagem funcional são empregadas, associadas à magnetoencefalografia, para integrar alta resolução espacial (da primeira) à alta resolução temporal (da segunda).

Os estudos de RMf envolvendo TDAH têm focado em tarefas inibitórias, as quais seriam um dos déficits primários do transtorno. Esses estudos revelam hipoativação do córtex pré-frontal direito e do núcleo caudado.

Uma das grandes contribuições dessa técnica de imagem foi encontrar alterações na porção anterior do giro do cíngulo, também chamada porção cognitiva do cíngulo. Essa região tem papel importante na atenção, na cognição, no controle motor e nas decisões baseadas no sistema de recompensas.

Apesar dos avanços das técnicas de neuroimagem (estrutural e funcional), seu papel atual se restringe ao campo das pesquisas, ou seja, o diagnostico continua fundamentado na avaliação clínica do especialista.

Ainda mais recentemente, destacam-se os estudos de Shaw e cols. (2007) que, avaliando a espessura cortical de pacientes com TDAH em relação a controles normais, assinalam alterações na maturação cerebral dos portadores desse distúrbio, principalmente nas áreas pré-frontais, destacando ainda mais a região pré-frontal dorsolateral e o cíngulo.

QUADRO CLÍNICO

Com frequência, TDAH é a primeira desordem neuropsiquiátrica a aparecer, enquanto outros distúrbios surgem na infância tardia, adolescência ou vida adulta.

O diagnóstico é eminentemente clínico, tendo suas bases fundamentadas no DSM-IV da Academia Americana de Psiquiatria.

O quadro clínico se baseia na presença de níveis inapropriados e prejudiciais de desatenção, hiperatividade e impulsividade.

Além das variações de apresentação decorrentes da idade, o reconhecimento e o diagnóstico desse transtorno são frequentemente complicados pela presença de outros transtornos comórbidos. Muitos profissionais não estão aptos a identificar essas importantes variáveis em virtude da escassez de treinamento formal na área de saúde mental.

Pacientes com TDAH enfrentam dificuldades frequentes na vida, tanto na esfera acadêmica como social e ocupacional.

Melhorar o nível de atendimento a esses pacientes implica ganhos para a sociedade. A melhoria das taxas de aproveitamento escolar pelas crianças e adolescentes proporciona adultos mais produtivos e com mais qualidade de vida.

Outras ferramentas são utilizadas para complementar o diagnóstico, mas não são essenciais para este, sendo conhecidas como reforçadores de diagnóstico (p. ex., determinadas escalas de comportamento e testagens neuropsicológicas).

De acordo com o DSM-IV, o indivíduo deve preeencher seis ou mais dos seguintes critérios de desatenção ou hiperatividade/impulsividade:

1. Seis (ou mais) dos seguintes sintomas de desatenção persistiram por pelo menos 6 meses, em grau mal adaptativo e inconsistente com o nível de desenvolvimento:

- **Desatenção:**
  a. Com frequência deixa de prestar atenção a detalhes ou comete erros por descuido em atividades escolares, de trabalho ou outras.
  b. Com frequência tem dificuldades para manter a atenção em tarefas ou atividades lúdicas.
  c. Com frequência parece não escutar quando lhe dirigem a palavra.
  d. Com frequência não segue instruções e não termina seus deveres escolares, tarefas domésticas ou deveres profissionais (não em razão de comportamento de oposição ou incapacidade de compreender instruções).
  e. Com frequência tem dificuldade para organizar tarefas e atividades.
  f. Com frequência evita, antipatiza ou reluta a envolver-se em tarefas que exijam esforço mental constante (como tarefas escolares ou deveres de casa).
  g. Com frequência perde coisas necessárias para tarefas ou atividades (p. ex., brinquedos, tarefas escolares, lápis, livros ou outros materiais).
  h. É facilmente distraído por estímulos alheios às tarefas.
  i. Com frequência apresenta esquecimento em atividades diárias.

2. Seis (ou mais) dos seguintes sintomas de hiperatividade persistiram por pelo menos 6 meses, em grau mal adaptativo e inconsistente com o nível de desenvolvimento:

- **Hiperatividade:**
  a. Com frequência agita as mãos ou os pés ou se remexe na cadeira.
  b. Com frequência abandona sua cadeira em sala de aula ou outras situações nas quais se espera que permaneça sentado.
  c. Com frequência corre ou escala em demasia, em situações nas quais isso é inapropriado (em adolescentes e adultos, pode estar limitado a sensações subjetivas de inquietação).
  d. Com frequência tem dificuldade para brincar ou se envolver silenciosamente em atividades de lazer.
  e. Está frequentemente "a mil" ou muitas vezes age como se estivesse "a todo vapor".
  f. Com frequência fala em demasia.

- **Impulsividade:**
  g. Com frequência dá respostas precipitadas antes de as perguntas terem sido completadas.
  h. Com frequência tem dificuldade para aguardar sua vez.
  i. Com frequência interrompe ou se mete em assuntos de outros (p. ex., intromete-se em conversas ou brincadeiras).
  A. Alguns sintomas de hiperatividade/impulsividade ou desatenção que causaram prejuízo estavam presentes antes dos 7 anos de idade.
  B. Algum prejuízo causado pelos sintomas está presente em dois ou mais contextos (p. ex., na escola [ou trabalho] e em casa).
  C. Deve haver claras evidências de prejuízo clinicamente significativo no funcionamento social, acadêmico ou ocupacional.
  D. Os sintomas não ocorrem exclusivamente durante o curso de um transtorno invasivo do desenvolvimento, esquizofrenia ou outro transtorno psicótico e não são mais bem explicados por outro transtorno mental (p. ex., transtorno do humor, transtorno de ansiedade, transtorno dissociativo ou um transtorno da personalidade).

Existem três tipos identificados de TDAH descritos pelo DSM-IV:

- **TDAH tipo combinado:** preenche critérios para desatenção e hiperatividade/impulsividade durante os últimos 6 meses.
- **TDAH tipo predominantemente desatento:** preenche apenas os critérios de desatenção durante os últimos 6 meses.
- **TDAH tipo predominantemente hiperativo/impulsivo:** preenche apenas os critérios de hiperatividade/impulsividade durante os últimos 6 meses.

O tipo desatento de TDAH que fechou os critérios para desatenção e não para hiperatividade/impulsividade está presente em 20% a 30% dos relatos de casos clínicos, e sua prevalência parece aumentar com a idade (Kessler e cols., 2005).

Já o tipo hiperativo/impulsivo, que tem prevalência menor do que 15% em relatos de casos clínicos em crianças, quase não existe em adultos. Nesse tipo, os critérios foram encontrados para hiperatividade/impulsividade, mas não para desatenção.

Finalmente, o tipo mais comum de TDAH, o combinado, está presente em até 50% a 75% dos casos. Preenche critérios tanto para hiperatividade/impulsividade como para desatenção. Esse é o subtipo mais estudado e o único com estudos longitudinais.

TRATAMENTO

O tratamento medicamentoso é o de escolha para a maioria dos portadores do TDAH, determinando acentuada melhora nos sintomas cardinais, que são desatenção, hiperatividade e impulsividade, bem como de aspectos cognitivos, acadêmicos e sociais, facilitando de modo significativo as atividades do dia a dia desses pacientes.

Apesar dos excelentes resultados da terapêutica medicamentosa, cada vez mais se reconhece a importância de uma abordagem mais global ao portador de TDAH para o sucesso desses pacientes nas diferentes atividades do dia a dia. A ação dos medicamentos, melhorando a memória operacional, a atenção, a capacidade de efetuar as atividades rotineiras de modo mais rápido e de ter um controle mais adequado da impulsividade, possibilita que o paciente esteja pronto para adquirir novas capacidades, seja na escola, seja nas atividades sociais e familiares. Todavia, essas medicações não serão capazes de preencher isoladamente todas as falhas não adquiridas previamente, ou mesmo serão suficientes para que o portador de TDAH possa explorar todo o seu potencial.

Desse modo, várias outras intervenções são necessárias, variando em intensidade e tipo, de acordo com cada caso. Esses são os objetivos da abordagem multimodal, que consiste em atuar em múltiplos setores, por meio de diferentes técnicas e profissionais, de acordo com as necessidades de cada paciente.

De modo geral, as intervenções multimodais podem ser divididas em várias frentes: (a) psicoeducação dos familiares e do portador do TDAH, (b) na escola e (c) fora da escola.

Psicoeducação

Os familiares e o paciente devem ser orientados a respeito dos conhecimentos mais atuais sobre o TDAH, das bases neurobiológicas e genéticas, com o objetivo de que compreendam as dificuldades apresentadas, diminuindo o sentimento de culpa em relação aos insucessos, e que ajudem para que o tratamento seja o mais eficaz possível. Deve ser efetuada orientação sobre o tipo de medicação, quando for o caso, o tempo de ação, seus efeitos colaterais e eventuais interações com outras substâncias.

A psicoeducação deve ser efetuada de modo contínuo durante o acompanhamento do portador de TDAH. A relação da família com a escola e a educação da criança é um fator indispensável para o sucesso do paciente com TDAH. Os pais devem ser encorajados a intensificar a comunicação com a escola e também procurar atuar como facilitadores no desenvolvimento das amizades dos filhos.

É fundamental que os pais compreendam que devem atuar de modo ativo e colaborativo em relação à escola, mantendo-se atentos às queixas contra seu filho e evitando interpretações que possam sugerir algo pessoal contra este. Além disso, os pais devem também compreender a necessidade de adequarem as expectativas para a criança com TDAH e sempre valorizar os progressos alcançados em relação aos resultados da própria criança.

Intervenções escolares

A escola deve atuar em colaboração com a família e os terapeutas no sentido de promover algumas modificações que possam determinar maiores motivação e aprendizado do portador de TDAH. Alguns passos podem ajudar muito, como um plano educacional individualizado que inclua ajuste curricular, modificações na classe (assentos e estímulos), maior tempo para testes, orientação para facilitar o estudo e sobre organização e planejamento. Uma metodologia de ensino mais interativa, onde se estimulem a participação dos alunos e a utilização de exemplos concretos durante o processo de ensino, já que as crianças com TDAH, de modo geral, têm maior dificuldade com situações abstratas, é favorável para o sucesso desses alunos.

O professor deve ter conhecimentos do TDAH e adotar um papel motivador, efetuando reforços positivos. Atualmente é conhecida a importância desse tipo de atitude na intensidade da liberação dopaminérgica e que a ausência de um reforço positivo em situações esperadas determina uma progressiva diminuição de carga dopaminérgica e consequente menor ativação das áreas relacionadas ao controle atencional e dos impulsos.

Intervenções fora da escola

Na maioria das vezes, diante de um portador de TDAH e distúrbio de aprendizado, as intervenções apenas na escola são insuficientes, muito embora, frequentemente, os professores e coordenadores da escola sugiram inicialmente reforço e algumas modificações unicamente no próprio ambiente.

Em geral, além das sugestões já apontadas anteriormente para o comportamento dos pais, é fundamental que, especificamente em relação aos distúrbios de aprendizado, sejam efetuadas avaliações e acompanhamentos por diferentes tipos de profissionais, de acordo com cada caso. Desse modo, poderá ser necessário um acompanhamento fonoaudiológico, em casos de distúrbio associado da leitura e/ou linguagem, de um psicólogo, quando ocorrem distúrbios comportamentais importantes, depressão ou ansiedade excessiva, de um psicopedagogo, diante da dificuldade de organização ou capacidade de estudo, ou ainda de profissionais que possam aprimorar eventuais distúrbios da coordenação da criança, como psicomotricistas ou um terapeuta ocupacional.

Eficácia da terapêutica medicamentosa do TDAH

A primeira descrição da utilização de medicamento para melhorar os sintomas de hiperatividade, impulsividade e déficit atencional foi efetuada por Charles Bradley, que publicou em 1937 um estudo com a benzedrina. Mais de 70 anos depois, apesar do desenvolvimento de conhecimentos a respeito da neurobiologia, da genética, da neuropsicologia e da neuroimagem a respeito do TDAH, os estimulantes permanecem como a primeira opção no tratamento desse transtorno. O metilfenidato (MFD), em 1957, foi o primeiro estimulante a ser aprovado pelo Food and Drug Administration (FDA) para o tratamento do TDAH. Essa medicação, apesar da grande eficácia, tem o inconveniente de apresentar curta duração de ação, tendo surgido nos últimos 10 anos novas formulações, com ações mais duradouras, como o MFD SODAS (*spheroidal oral drug absorption system*) e OROS (*osmotic controlled-release system*), a apresentação transdérmica do isômero do MFD e da lisina-dextroanfetamina, as quais promoveram maior adesividade ao tratamento, evitando o esquecimento de doses ou situações constrangedoras relacionadas à necessidade da ingestão de novas doses da medicação.

O tratamento medicamentoso do TDAH tem sido extremamente estudado, com inúmeras pesquisas utilizando métodos de avaliação do tipo duplo-cego e randomizado e que confirmam a eficácia desse tipo de terapêutica.

Não é possível discorrer sobre a terapêutica do TDAH sem destacar, também, as medicações não estimulantes, como a imipramina, os agonistas α-adrenérgicos, a bupropiona e a atomoxetina (ATX).

A grande maioria dos estudos que avaliam a eficácia das diferentes medicações para a terapêutica do TDAH compara a substância em pesquisa com placebo, havendo poucos estudos comparando uma medicação com outra. Desse modo, a análise da eficácia das diferentes medicações disponíveis tem sido efetuada mediante a medição do tamanho de efeito de cada uma delas.

Tamanho de efeito de uma medicação refere-se à comparação de sua eficácia em relação ao placebo para o tratamento de determinada doença. Corresponde à diferença entre um grupo de pacientes que recebeu a medicação e outro que recebeu placebo, dividida pelo desvio padrão combinado desses grupos. O tamanho de efeito dos estimulantes variou nos diversos estudos de 0,8 a 1,41, consideravelmente superior ao das outras medicações disponíveis, como a clonidina, a bupropiona e a imipramina, que apresentam tamanho de efeito de 0,6, e da atomoxetina, de 0,7 a 0,8. A modafinila, idealizada para a terapêutica da narcolepsia, apesar de não preconizada pelo FDA para tratamento do TDAH, apresentou tamanho de efeito de 0,69 a 0,76. O tamanho de efeito igual ou maior que 0,6 é considerado grande, sendo ainda definido como médio quando entre 0,3 e 0,5 e pequeno se menor que 0,3.

Os estimulantes, o MFD e as anfetaminas, por apresentarem maior tamanho de efeito e poucas reações indesejáveis, são considerados de primeira escolha para a terapêutica do TDAH e, de modo geral, apresentam resultados semelhantes. Greenhill e cols., avaliando 141 pacientes, observaram que 50% apresentaram respostas semelhantes às duas substâncias, não sendo encontrada diferença significativa entre elas. Faraone e Glatt, em revisão de literatura, comparando diferentes tipos de medicações para o tratamento de TDAH em adultos, também não observaram diferenças na eficácia entre os diferentes tipos de estimulantes.

As particularidades dos diferentes tipos de estimulantes determinam uma considerável heterogeneidade, não apenas na farmacocinética, como na farmacodinâmica. Além disso, existem características específicas para cada paciente no tocante ao tipo de resposta para cada apresentação. As diferentes formulações apresentam vantagens e desvantagens em relação à rapidez de ação, ao momento de pico plasmático e à duração da ação. O profissional deve optar por uma das formulações disponíveis de acordo com as particularidades de cada paciente no que tange às suas atividades, as quais implicam diferentes padrões de necessidade de cobertura dos sintomas.

Segurança e tolerabilidade

Em relação a esses tópicos, iremos abordar cada medicação isoladamente, salientando a necessidade do conhecimento das várias possibilidades medicamentosas para o TDAH, pois, apesar de os estimulantes serem a primeira opção, aproximadamente 20% a 25% dos pacientes não têm resposta favorável ou não toleram os efeitos colaterais dessa classe de medicamento.

Metilfenidato

Após a absorção, o MFD é hidrolisado no fígado e 80% de seu conteúdo é transformado no ácido ritalínico, que é prontamente excretado. O restante é metabolizado por hidroxilação para *p*-hidroximetilfenidato, oxoritalínico e oxometilfenidato, todos farmacologicamente inativos.

Os efeitos colaterais mais comuns do MFD são diminuição do apetite e dificuldade para adormecer. Outras reações adversas menos comuns também não costumam ser graves, podendo ocorrer cefaleia, irritabilidade, desconforto abdominal e alterações do humor. A maioria desses efeitos diminui ou desaparece com o tempo ou a diminuição da dose.

O MFD não deve ser utilizado em pacientes com glaucoma, durante a gestação, hipertensão não controlada, psicoses e associadamente com inibidores da monoamina-oxidase. Salientamos que a utilização de álcool associada ao MFD determina aumento nos níveis de MFD e na formação do etilfenidato, com potencial de efeitos do tipo hipertensão e arritmias.

Vários estudos têm demonstrado a eficácia dos estimulantes em pacientes com TDAH, determinando menor número de acidentes, redução do uso abusivo de álcool e/ou drogas ilícitas e melhores rendimentos acadêmico e profissional. Ressalta-se o estudo de Biederman e cols. (2009) com 140 pacientes com TDAH e 120 controles, seguidos por um período de 10 anos, havendo evolução significativamente melhor nos pacientes tratados com estimulantes em relação aos que receberam outros tipos de medicamentos.

Em relação às pessoas com epilepsia, das quais cerca de 30% apresentam TDAH, referências antigas e sem comprovação científica apontavam que o MFD poderia diminuir o limiar convulsivo. As evidências atuais indicam que o metilfenidato pode ser utilizado com segurança em pacientes com epilepsia controlada. Em relação aos pacientes com epilepsia não controlada, algumas pesquisas sugerem o mesmo tipo de resultado, porém mais estudos são necessários para uma conclusão mais definitiva.

No tocante à influência no crescimento, várias pesquisas têm sido publicadas. Destaca-se o *Multimodal Treatment Study* (MTA), que analisou, inicialmente por 14 meses, de modo randomizado e cego, 579 pacientes com TDAH entre 7 e 9 anos de idade. No final desse período foi constatado menor crescimento no grupo dos pacientes tratados com medicação estimulante em relação aos pacientes tratados sem medicação. Essas crianças permaneceram em seguimento após o término do estudo inicial, mas a partir daí foi permitido que pudessem mudar de grupo terapêutico de acordo com a vontade de cada família. Swanson apresentou no 161º Encontro da Academia Americana de Psiquiatria, em 2008, os resultados de 10 anos de acompanhamento e, ao comparar os pacientes que receberam medicação por todo o período em relação aos não medicados, referiu que o déficit de crescimento se manteve no grupo tratado. Essa observação deve ser vista com cuidado, pois, na verdade, esse estudo deixou de apresentar uma distribuição aleatória dos pacientes após os 14 meses iniciais, e na avaliação final apresentada por esse autor foram comparados os casos que sempre foram medicados (provavelmente os mais graves) com aqueles nunca medicados (provavelmente os menos graves). Por outro lado, outros autores não observaram esse tipo de prejuízo com o tratamento medicamentoso prolongado em doses habituais. Destaca-se o estudo de Findling que, nesse mesmo Encontro, apresentou os resultados de crianças tratadas com MFD de liberação lenta, não observando diferenças no crescimento entre os grupos tratados ou não.

A questão de um potencial prejuízo no crescimento de pacientes medicados com MFD não pode ser considerada esclarecida. O ideal é que os pacientes sejam monitorados e, em relação àqueles que eventualmente apresentem alterações significativas nas curvas de crescimento, deva ser ponderada a relação custo/benefício, com eventual orientação de endocrinologista.

Em relação a efeitos cardiovasculares, embora possa ocorrer aumento discreto, e geralmente transitório, da pressão arterial e da frequência cardíaca, o MFD não está associado a maior incidência de morte súbita em pessoas sem cardiopatia prévia. A Academia Americana de Pediatria sugere que a utilização do estimulante possa ser realizada em pacientes com exame clínico normal, incluindo o sistema cardiovascular e sem história pessoal de arritmias, casos de morte súbita na família, miocardiopatias, precordialgia, palpitações, hipertensão arterial ou cansaço exagerado durante exercícios físicos. A avaliação com eletrocardiograma ou cardiologista deveria ser efetuada no caso de alguma suspeita específica.

Alguns estudos indicavam que pacientes com história pessoal ou familiar de tiques apresentavam maior risco de desenvolver ou piorar os tiques ao receberem estimulantes. Todavia, estudos mais recentes, controlados e cegos apontam em sentido contrário, ou seja, que os pacientes que desenvolvem tiques após a utilização de estimulantes representam casos que normalmente o fariam sem a associação desse tipo de medicação.

Em relação à preocupação com potencial de abuso com o MFD, os estudos científicos não demonstram que ocorra a utilização do estimulante para outros fins que não o terapêutico, em pacientes adequadamente tratados e controlados. Os estudos de Willens e cols. (2003) e Barkley e cols. (2003), de modo contrário, demonstraram que, na verdade, o tratamento com estimulantes diminui o risco de uso abusivo de drogas ou álcool.

Existem pesquisas que demonstram que a utilização do MFD em pacientes com história de uso abusivo de substâncias determinou não apenas melhora dos sintomas do TDAH, mas também diminuição da incidência de abuso. Diante disso, alguns autores têm considerado a utilização do MFD nesses casos, após avaliar os riscos-benefícios e considerando ainda a motivação para abstinência e a qualidade da relação médico-paciente.

Anfetaminas

As anfetaminas correspondem a outra classe de estimulantes utilizados para o tratamento do TDAH. Não disponíveis no momento no Brasil, apresentações de sais mistos de anfetaminas e, mais recentemente, a lisina-dextroanfetamina foram também avaliadas em diversos estudos controlados, e além de apresentarem eficácia semelhante à do MFD também apresentam o mesmo perfil de segurança e tolerabilidade. Nos locais em que existe a disponibilidade das duas classes de estimulantes, tem sido preconizada, diante do insucesso de um deles, a troca para o outro antes da utilização de uma medicação não estimulante.

Atomoxetina

A ATX apresenta eficácia para a terapêutica do TDAH, atuando na inibição da recaptura da noradrenalina e, em menor intensidade, da dopamina. Por não atuar no núcleo *accumbens*, é classificada como não estimulante. Apesar de ser menos eficiente do que os estimulantes, também tem papel na terapêutica do TDAH. Ressalte-se que, diferentemente dos estimulantes, a eficácia dessa medicação no controle dos sintomas cardinais do TDAH frequentemente só é atingida após 6 semanas do início da terapêutica.

Os efeitos colaterais da ATX, em geral, também são leves. Podem ocorrer náusea, vômitos, sensação de fadiga e discreto aumento na frequência cardíaca e na pressão arterial. Muito raramente foi descrita ideação suicida, e por isso é aconselhada monitoração mais próxima nas primeiras 4 semanas. Foram relatados dois casos de insuficiência hepática grave na vigência dessa medicação, os quais se recuperaram com a retirada da medicação. De qualquer modo, tem sido preconizada a retirada da ATX se ocorrer icterícia ou alteração de enzimas hepáticas. A ATX é contraindicada em pacientes com glaucoma e lesão hepática, mas, por outro lado, não apresenta interação significativa com álcool ou mesmo com o MFD.

Newcorn e cols., avaliando em estudo comparativo a ATX, o MFD e o placebo, observaram que as duas medicações foram superiores ao placebo, todavia o MFD foi superior à ATX.

Antidepressivos

Os antidepressivos tricíclicos, dos quais se destaca a imipramina em nosso meio, também têm indicação na terapêutica do TDAH. Por apresentarem tamanho do efeito significativamente menor, comparado aos estimulantes, e também em razão da possibilidade de efeitos colaterais mais sérios, as diretrizes para conduta medicamentosa em TDAH apresentam os antidepressivos tricíclicos como segunda ou terceira opção. O eletrocardiograma deve ser realizado antes e durante o uso de tricíclicos em crianças e adolescentes, em virtude do risco de comprometimento cardíaco, havendo relatos de morte súbita associada a doses elevadas. Outros efeitos colaterais relatados são boca seca, obstipação e taquicardia.

Agonistas α-adrenérgicos

Os agonistas α-adrenérgicos apresentam maior eficácia para situações de impulsividade, hiperatividade e agressividade, sendo pouco efetivos no déficit atencional. Essa classe de medicações pode estar indicada em pacientes com tiques ou insônia e apresenta tamanho de efeito de 0,6. Os principais efeitos colaterais são sonolência, vertigem, boca seca e hipotensão ortostática. Há relatos raros de morte súbita em pacientes na vigência de clonidina associada ao MFD, e, embora esses eventos não pareçam estar relacionados de modo inequívoco aos medicamentos, a associação desses dois fármacos deve ser feita com cautela.

Essa classe terapêutica não está indicada nas situações em que há predomínio de sintomas de desatenção, estando contraindicada em pacientes com história de arritmias cardíacas, síncope ou depressão. A suspensão abrupta se associa a risco de desencadeamento de hipertensão arterial.

Bupropiona

A bupropiona é um antidepressivo da classe das aminocetonas, que apresenta efeitos agonistas dopaminérgicos e noradrenérgicos, com eficácia moderada no TDAH e tamanho de efeito significativamente inferior ao observado com o uso de estimulantes.

Os efeitos colaterais são raros, incluindo insônia, perda de peso, ansiedade, agitação e boca seca. Ela apresenta risco levemente maior que o de outros antidepressivos para diminuição do limiar convulsígeno e tem sido contraindicada em pacientes com epilepsia, além de em outros com distúrbios alimentares.

Modafinila

A modafinila, utilizada primariamente para o tratamento da narcolepsia, também se mostrou efetiva para a terapêutica do TDAH, embora com tamanho de efeito menor que o dos estimulantes. Essa medicação pode apresentar efeitos colaterais, como insônia, cefaleia, diminuição do apetite e dor abdominal, que geralmente são leves ou moderados, porém também há referência a caso de efeito colateral mais grave, como a síndrome de Stevens-Johnson. Neste momento, essa medicação não está aprovada pelo FDA para o tratamento do TDAH.

CONSIDERAÇÕES FINAIS

O desenvolvimento das ciências que estudam o cérebro tem possibilitado de modo crescente uma compreensão mais adequada dos fenômenos que determinam a presença de distúrbios neurocomportamentais na população. Mais especificamente em relação ao TDAH, os progressos das pesquisas científicas nos últimos anos determinaram um melhor conhecimento tanto das áreas e circuitos cerebrais envolvidos como dos mecanismos químicos associados.

Esses avanços têm facilitado muito a compreensão de diferentes formas de apresentação dos sinais e sintomas nesses pacientes e, principalmente, tornado possível a utilização da terapêutica medicamentosa de modo mais racional. Não é possível deixar de destacar a importância de uma busca ativa da presença de comorbidades, as quais, como salientado anteriormente, são frequentes e, se não forem abordadas em paralelo, não permitirão o sucesso da terapêutica do portador do TDAH.

REFERÊNCIAS

1. American Psychiatric Association. Diagnostic and Statistical. Manual of Mental Disorders. 4 ed. Washington: American Psychiatric Association, 1994.

2. Arnsten AF. Fundamentals of attention-deficit/hyperactivity disorder: circuits and pathways. J Clin Psychiatry 2006; 67 (Suppl 8):7-12.

3. Arnsten AFT, Li BM. Neurobiology of executive functions: catecholamine influences on prefrontal cortical functions. Biol Psychiatry 2005; 57:1377-84.

4. Ascher JA et al. Bupropion: a review of its mechanism of antidepressant activity. Clin Psychiatry 1995; 56(9):395-401.

5. Aston-Jones G, Cohen JD. Adaptive gain and the role of the locus coeruleus-norepinephrine system in optimal performance. J Comp Neurol 2005; 493:99-110.

6. Aston-Jones G, Rajkowski J, Cohen J. Role of locus coeruleus in attention and behavioral flexibility. Biol Psychiatry 1999; 46:1309-20.

7. Barkley R. Behavioral inhibition, sustained attention, and executive functions: constructing a unified theory of ADHD. Psychol Bull 1997; 121:65-94.

8. Barkley RA, Fischer M, Smallish L, Fletcher K. The persistence of attention-deficit/hyperactivity disorder into young adulthood as a function of reporting source and definition of disorder. J Abnorm Psychol 2002; 111(2):279-89.

9. Benes FM. Carlsson and the discovery of dopamine. Trends in Pharmacological Sciences. Jan 2001; 22(1): 46-7.

10. Birnbaum SG et al. Protein kinase C overactivity impairs prefrontal cortical regulation of working memory. Science 2004; 306(5697):882-4.

11. Botting N, Powls A, Cooke RW et al. Attention-deficit hyperactivity disorders and other psychiatric outcomes in very low birth weight children at 12 years. J Child Psychol Psychiatry 1997; 38:931-41.

12. Bradley C. Benzedrine and dexedrine in the treatment of children's behavior disorders. Pediatrics 1950; 5(1):24-37.

13. Bush G et al. Anterior cingulate cortex dysfunction in attention-deficit/hyperactivity disorder revealed by fMRI and the Counting Stroop. Biol Psychiatry 1999; 45:1542-52.

14. Bush G, Luu P, Posner MI. Cognitive and emotional influences in anterior cingulate cortex. Trends Cogn Science 2000; 4:215-22.

15. Bush G, Valera EM, Seidman LJ. Functional neuroimaging of attention-deficit/hyperactivity disorder: a review and suggested future directions. Biol Psychiatry 2005; 57:1273-84.

16. Bymaster FP et al. Atomoxetine increases extracellular levels of norepinephrine and dopamine in prefrontal cortex of rat: a potential

CAPÍTULO 64 ▶ Transtorno do Déficit da Atenção com Hiperatividade (TDAH) **761**

mechanism for efficacy in attention deficit/hyperactivity disorder. Neuropsychopharmacology 2002; 27(5):699-711.

17. Cai JX, Arnsten AF. Dose-dependent effects of the dopamine D1 receptor agonists A77636 or SKF81297 on spatial working memory in aged monkeys. J Pharmacol Exp Ther 1997; 283:183-9.

18. Castellanos FX, Giedd JN, Berquin PC et al. Quantitative brain magnetic resonance imaging in girls with ADHD. Arc Gen Psych 2001; 58:289-95.

19. Castellanos FX, Giedd JN, Marsh WL et al. Quantitative brain magnetic resonance imaging in attention déficit hiperactivity disorder. Arch Gen Psychiatry 1996; 607-16.

20. Castellanos FX, Lee PP, Sharp N et al. Developmental trajectories of brain volume abnormalities in children and adolescents with ADHD. JAMA 2002; 288:1740-8.

21. Castellanos FX, Tannock R. Neuroscience of attention-deficit/hyperactivity disorder: the search for endophenotypes. Nat Rev Neurosci 2002; 3:617-28.

22. Castellanos FX. Anatomic magnetic resonance imaging studies of attention-deficit/hyperactivity disorder. Dialogues Clin Neuroscience 2002; 4:444-8.

23. Castellanos FX. Toward a pathophysiology of attention-deficit/hyperactivity disorder. Clin Pediatr 1997; 36:381-93.

24. Connor DF, Edwards G, Fletcher KE et al. Correlates of comorbid psychopathology in children with ADHD. J Am Acad Child Adolesc Psychiatry 2003; 42:193-200.

25. Cook EH, Stein MA, Krasowski MD et al. Association of attention deficit disorder and the dopamine transporter gene. Am J Hum Gen 1995; 56:993-8.

26. Coull JT, Nobre AC, Frith CD.The noradrenergic alpha2 agonist clonidine modulates behavioural and neuroanatomical correlates of human attentional orienting and alerting. Cereb Cortex 2001; (1):73-84.

27. Doyle AE, Willcutt EG, Seidman LJ et al. Attention-deficit/hyperactivity disorder endophenotypes. Biol Psychiatry 2005; 57:1324-35.

28. Eastwood SL et al. Expression of serotonin 5-HT$_{2A}$ receptors in the human cerebellum and alterations in schizophrenia. Synapse 2001; 42:104-14.

29. Faraone SV, Biederman J. Neurobiology of attention-deficit/hyperactivity disorder. Biol Psychiatry 1998; 44:951-8.

30. Faraone SV, Perlis RH, Doyle AE et al. Molecular genetics of attention-deficit/hyperactivity disorder. Biol Psychiatry 2005; 57:1313-23.

31. Filipek PA, Semrud-Clikeman M, Steingrad R et al. Volumetric MRI analysis comparing subjects having ADHD with normal controls. Neurology 1997; 48:589-601.

32. Franowicz JS et al. Mutation of the alpha2A-adrenoceptor impairs working memory performance and annuls cognitive enhancement by guanfacine. J Neurosci 2002; 22:8771-7.

33. Funahashi S, Inoue M, Kubota K. Neurosci delay-related activity in the primate prefrontal cortex during sequential reaching tasks with delay. Res 1993; 18(2):171-5.

34. Gainetdinov RR, Jones SR, Caron MG. Functional hyperdopaminergia in dopamine transporter knock-out mice. Biol Psychiatry 1999 Aug 1; 46(3):303-11.

35. Goldman-Rakic PS. Architecture of the prefrontal cortex and the central executive. Ann N Y Acad Sci 1995 15;769:71-8.

36. Hill DE, Yeo RA, Campbell RA. Magnetic resonance imaging correlates of ADHD in children. Neuropsychology 2003; 17:496-506.

37. Hoffmann H. Der Struwwelpeter. Berlin: DBGM, 1854.

38. Jensen P. Clinical considerations for the diagnosis and treatment of AHD in the managed care setting. Am J Manag Care 2009; 15(5 Suppl):S129-140.

39. Jones BE. Modulation of cortical activation and behavioral arousal by cholinergic and orexinergic systems. Ann N Y Acad Sci 2008; 1129:26-34.

40. Kates WR, Frederikse M, Mostofsky SH et al. MRI parcellation of the frontal lobe in boys with ADHD or Tourette syndrome. Psyc Res 2002; 116:63-81.

41. Kessler RC, Adler L, Barkley RA et al. Patterns and predictors of attention-deficit/hyperactivity disorder persistence into adulthood: results from the National Comorbidity Survey Replication. Biol Psychiatry 2005; 57:1442-51.

42. Kieling C, Goncalves RR, Tannock R, Castellanos FX. Neurobiology of attention deficit hyperactivity disorder. Child Adolesc Psychiatr Clin N Am 2008; 17:285-307.

43. Levy F, Hobbes G. The action of stimulant medication in attention deficit disorder with hyperactivity: dopaminergic, noradrenergic, both? J Am Acad Child Adolesc Psychiatry 1988; 27:802-5.

44. Li BM, Mao ZM, Wang M, Mei ZT. Alpha-2 adrenergic modulation of prefrontal cortical neuronal activity related to spatial working memory in monkeys. Neuropsychopharmacology 1999; 21:601-10.

45. Ma CL, Arnsten AF, Li BM. Locomotor hyperactivity induced by blockade of prefrontal cortical alpha2-adrenoceptors in monkeys. Biol Psychiatry 2005 15;57:192-5.

46. MacDonald E, Kobilka BK, Scheinin M. Gene targeting-homing in on alpha 2-adrenoceptor-subtype function. Trends Pharmacol Sci 1997; 18:211-9.

47. Madras BK, Miller GM, Fischman AJ. The dopamine transporter and attention-deficit/hyperactivity disorder. Biol Psychiatry 2005; 57:1397-409.

48 Makris N et al. Cortical thinning of the attention and executive function networks in adults with attention-deficit/hyperactivity disorder. Cereb Cortex 2007; 171364-75

49. Mazei MS et al. Effects of catecholamine uptake blockers in the caudate-putamen and subregions of the medial prefrontal cortex of the rat. Brain Res 2002; 936:58-67.

50. Mick E, Biederman J, Faraone SV et al. Case-control study of attention-deficit hyperactivity disorder and maternal smoking, alcohol use, and drug use during pregnancy. J Am Acad Child Adolesc Psychiatry 2002; 41:378-85.

51. Millichap G. Etiologic classification of attention-deficit/hyperactivity disorder. Pediatrics 2008; 121:e358-65.

52. Mostofsky S, Cooper K, Kates W et al. Smaller prefrontal and premotor volumes in boys with ADHD. Biol Psych 2002; 52;785-94.

53. Mouradian RD, Sessler FM, Waterhouse BD. Noradrenergic potentiation of excitatory transmitter action in cerebrocortical slices: evidence for mediation by an alpha 1 receptor-linked second messenger pathway. Brain Res 1991; 546(1):83-95.

54. Oades RD et al. The control of responsiveness in ADHD by catecholamines: evidence for dopaminergic, noradrenergic and interactive roles. Developmental Science 2005; 8(2):122-31.

55. Organização Mundial de Saúde. Classificação e Transtorno Mentais e de Comportamento da CID-10: Descrições clínicas e diretrizes diagnósticas. Porto Alegre: Editora Artes Médicas, 1993.

56. Parikh V, Sarter M. Cholinergic mediation of attention: contributions of phasic and tonic increases in prefrontal cholinergic activity. Ann N Y Acad Sci 2008; 1129:225-35.

57. Pliszka SR, McCracken JT, Maas JW. Catecholamines in attention-deficit hyperactivity disorder: current perspectives. J Am Acad Child Adolesc Psychiatry 1996; 35:264-72.

58. Polanczyk G, Jensen P. Epidemiologic considerations in attention deficit hyperactivity disorder: a review and update. Child Adolesc Psychiatric Clin N Am 2008; 17:245-60.

59. Polanczyk G, Lima MS, Horta BL et al. The worldwide prevalence of adhd: a systematic review and metaregression analysis. Am J Psychiatry 2007; 164:942-8.

60. Quintero J, Navas M, Fernández A et al. Advances in attention deficit hyperactivity disorder. What does neuroimaging provide us with? Actas Esp Psiquiatr 2009; 37(6):352-8.

61. Ramos BP, Arnsten AF. Adrenergic pharmacology and cognition: focus on the prefrontal cortex. Pharmacol Ther 2007; 113(3):523-36.

62. Raskind MA et al. Reduction of nightmares and other PTSD symptoms in combat veterans by prazosin: a placebo-controlled study. Am J Psychiatry 2003; 160(2):371-3.

63. Rohde LA, Barbosa G, Tramontina S et al. Transtorno de déficit de atenção/hiperatividade: atualização diagnóstica e terapêutica. Rev Bras Psiquiatr 2000; 22 Supl 2:7-11.

64. Rohde LA. Is there a need to reformulate attention deficit hyperactivity disorder criteria in future nosologic classifications? Child Adolesc Psychiatric Clin N Am 2008; 17:405-20.

65. Sagvolden T et al. Rodent models of attention-deficit/hyperactivity disorder. Biol Psychiatry 2005 Jun 1; 57(11):1239-47.

66. Sari Y. Serotonin$_{1B}$ receptors: from protein to physiological function and behavior. Neurosci Biobehav Rev 2004; 28:565-82.

67. Seckl JR, Holmes MC. Mechanisms of disease: glucocorticoids, their placental metabolism, and fetal programming of adult pathophysiology. Nat Clin Pract Endocrinol Metab 2007; 3:479-88.

68. Seidman LJ et al. Dorsolateral prefrontal and anterior cingulate cortex volumetric abnormalities in adults with attention-deficit/hyperactivity disorder identified by magnetic resonance imaging. Biol Psychiatry 2006; 60(10):1071-80.

69. Shaw P et al. Longitudinal mapping of cortical thickness and clinical outcome in children and adolescents with attention-deficit/hyperactivity disorder. Arch Gen Psychiatry 2006; 63:540-9.

70. Slotkin TA, MacKillop EA, Rudder CL et al. Permanent, sex-selective effects of prenatal or adolescent nicotine exposure, separately or sequentially, in rat brain regions: indices of cholinergic and serotonergic synaptic function, cell signaling, and neural cell number and size at 6 months of age. Neuropsychopharmacology 2007; 32:1082-97.

71. Steere JC, Arnsten AF. The alpha-2A noradrenergic receptor agonist guanfacine improves visual object discrimination reversal performance in aged rhesus monkeys. Behav Neurosci 1997; 111:883-91.

72. Steinbusch HWM. Distribution of serotonin immunoreactivity in the central nervous system of the rat: cell bodies and terminals. Neuroscience 1981; 6:557-618.

73. Still GF. Some abnormal psychical conditions in childhood. Lancet 1902; 1:1008.

74. Swanson JM, Kinsbourne M, Nigg J et al. Etiologic subtypes of attention-deficit/hyperactivity disorder: brain imaging, molecular genetic and environmental factors and the dopamine hypothesis. Neuropsychol Rev 2007; 17:39-59.

75. Tanila H et al. Role of alpha2C-adrenoceptor subtype in spatial working memory as revealed by mice with targeted disruption of the alpha2C-adrenoceptor gene. Eur J Neurosci 1999; 11:599-603.

76. Teicher MH, Anderson CM, Polcari A et al. Functional deficits in children with attention deficit/hyperactivity disorder shown with functional magnetic resonance imaging relaxometry. Nat Med 2000; 6:470-4.

77. Thapar A, Holmes J, Poulton K et al. Genetic basis of attention deficit and hyperactivity. Br J Psychiatry 1999; 174:105-11.

78. Valera EM et al. Meta-analysis of structural imaging findings in attention-deficit/hyperactivity disorder. Biol Psychiatry 2007; 61(12):1361-9.

79. van 't Ent D, Lehn H, Derks EM et al. A structural MRI study in monozygotic twins concordant or discordant for attention/hyperactivity problems: evidence for genetic and environmental heterogeneity in the developing brain. Neuroimage 2007; 35:1004-20.

80. Van Tol HH et al. Cloning of the gene for a human dopamine D4 receptor with high affinity for the antipsychotic clozapine. Nature 1991; 350(6319):610-4.

81. Volkow ND et al. Evidence that methylphenidate enhances the saliency of a mathematical task by increasing dopamine in the human brain. Am J Psychiatry 2004; 161:1173-80.

82. Volkow ND et al. Therapeutic doses of oral methylphenidate significantly increaseextracellular dopamine in the human brain. J Neurosci 2001; 21:RC121.

83. Wang M, Tang ZX, Li BM. Enhanced visuomotor associative learning following stimulation of alpha 2A-adrenoceptors in the ventral prefrontal cortex in monkeys. Brain Res 2004; 1024(1-2):176-82.

84. Wang X, Zhong P, Yan Z. Dopamine D4 receptors modulate GABAergic signaling in pyramidal neurons of prefrontal cortex. J Neurosci 2002; 22(21):9185-93.

Parte B

Abordagem da Psiquiatria: A Clínica Psiquiátrica do TDAH

Cláudio Costa

O transtorno de déficit de atenção com hiperatividade é uma das condições psiquiátricas mais comuns da infância. Foi objeto de grande número de estudos clínicos e científicos do século passado.

Após rever a volumosa literatura sobre TDAH, o American Medical Association's Council on Scientific Affairs afirmou: "Em suma, o TDA/H é uma das mais bem pesquisadas doenças em medicina, e os dados globais sobre sua validade são muito mais convincentes do que para muitos problemas médicos."
(Goldman et al., 1998)[1]

INTRODUÇÃO

Após o advento do *Diagnostic and Statistical of Mental Disorders* (DSM-IV – 1994), o transtorno de déficit de atenção com hiperatividade (TDAH) é atualmente descrito como uma síndrome caracterizada por dois grupos de sintomas básicos: a desatenção e a hiperatividade/impulsividade, com consequente aparecimento de problemas comportamentais e baixo desempenho acadêmico.[2]

CAPÍTULO 64 ▷ Transtorno do Déficit da Atenção com Hiperatividade (TDAH) **763**

Crianças hiperativas podem ser consideradas aquelas que frequentemente deixam de prestar atenção a detalhes; cometem erros por descuido em atividades escolares ou outras; não conseguem seguir instruções e não terminam deveres ou atividades escolares ou domésticas; perdem objetos com frequência e relutam em desempenhar atividades que exijam esforço mental constante; mexem e se remexem; correm quando deviam estar apenas caminhando; falam em demasia e interrompem conversas dos adultos; respondem com precipitação antes mesmo de escutarem toda a pergunta; têm dificuldades de esperar sua vez, impacientam-se nas filas e não obedecem a regras nos jogos e brincadeiras. As queixas dos pais ou responsáveis e a observação clínica convergem para o entendimento de que os portadores do transtorno apresentam:

a. Diminuição da capacidade de comportamento orientado, em uma variedade de ambientes.
b. Falta de inibição de respostas impulsivas a desejos e necessidades internas e/ou estímulos externos.

Crianças e adolescentes com essas características serão fonte de preocupação dos pais e educadores, tanto pelos conflitos gerados como pela presença de dificuldades de aprendizagem e sociais.

ETIOLOGIA

O TDAH é de origem familiar em muitos casos, como demonstram os dados de anamnese e as pesquisas: pais com o transtorno têm mais de 50% de chance de terem crianças com o mesmo quadro. No sentido ascendente, encontram-se 25% de crianças portadoras tendo pais igualmente afetados. Acima de tudo, estudos com gêmeos revelam uma concordância de 80%. Faraone e Biederman, após terem analisado amostras de famílias em Boston, sugeriram que um único gene poderia explicar o aparecimento do TDAH.[3]

Ainda não se confirmaram lesões específicas que expliquem o TDAH, mesmo tendo sido demonstrada sua base neurológica. Usou-se, durante muito tempo, o termo lesão cerebral mínima, que evoluiu para disfunção cerebral mínima (DCM).

A precocidade dos sintomas demonstra que a hiperatividade já acomete os recém-nascidos (RN), com sintomas inespecíficos, porém reconhecidos quando se fazem estudos retrospectivos. A presença de choro constante, irritabilidade contínua, cólicas frequentes e dificuldade para dormir em RN filhos de pais já diagnosticados servirá de alerta. Esses sintomas não configuram diagnóstico de certeza e, de acordo com a boa prática, ainda não se faz diagnóstico em idade tão precoce.

De acordo com Mattos, "a adoção de um único modelo etiológico neurobiológico parece ser insuficiente, até o momento, para explicar a grande heterogeneidade observada no desempenho em testes neuropsicológicos".[4]

Já se disse que é o ritmo cultural da modernidade, com muitos estímulos (internet, jogos eletrônicos, *gadgets* para entretenimento, exposição à programação televisiva, múltiplas atividades etc.), que provoca o TDAH. Barkley questiona essa afirmação, pois não há consenso do que seja "ritmo cultural moderno" e aponta a variabilidade enorme de estímulos e o tempo de exposição a eles como impedimentos a uma pesquisa objetiva e controlada. Além disso, estudos epidemiológicos demonstram que o TDAH aparece em todo tipo de cultura.

Quanto aos fatores sociais, Barkley conclui, textualmente: "Não existe nenhuma teoria científica confiável que possa explicar a existência do TDA/H unicamente por meios sociais."[5]

As pesquisas avançam, porém ainda há um longo caminho a percorrer.

FISIOPATOLOGIA

Até o fim dos anos 1990, considerava-se o distúrbio da atenção o fator básico que caracterizava o TDAH, fazendo com que os autores se detivessem em estudar, detalhadamente, o substrato anatômico dessa função, bem como seus componentes e as condições de manutenção do interesse e do foco.

Os achados neurológicos a partir de estudos com tomografia computadorizada por emissão de fóton único (SPECT), bem como os resultantes de outros métodos de neuroimagem, convergem para concluir que as anormalidades no desenvolvimento das regiões frontal-estriatal-cerebelar encontram-se por trás do desenvolvimento do TDAH.[6]

Estudos mais recentes[5] e ainda em andamento já afirmam que o TDAH é "um transtorno da inibição comportamental", ou seja, representa déficits no funcionamento executivo, nas áreas de volição, planejamento, ação intencional e desempenho afetivo, bem como, em particular, na memória de trabalho, conforme descrito na Parte C deste capítulo.

DADOS EPIDEMIOLÓGICOS

- O TDAH acomete 3% a 5% das crianças com menos de 10 anos de idade.[7]
- O transtorno é muito mais comum em meninos do que em meninas, dependendo da fonte de pesquisa.[8]
- É mais frequente do que o retardo mental, na proporção de 20:1.
- Vinte e cinco por cento das crianças hiperativas cometem atos delituosos, abusam das drogas e terão sérios problemas de personalidade durante a vida adulta.[8]
- No Brasil, Rohde e cols., em pesquisa com escolares de 12 a 14 anos, tendo como parâmetro os critérios do DSM-IV (Quadro 64.1), encontraram 5,8% de portadores do transtorno.[9]

QUADRO CLÍNICO

A descrição do comportamento de uma criança ou adolescente com TDAH pode ser feita com três palavras: *desatenção, distração e impulsividade/agressividade*. Essa tríade se constitui como a síntese de uma série de alterações comportamentais, as quais apresentam nuanças infinitas. Podem ser acrescentadas as consequências diretas que delas decorrem: dificuldades de relacionamento interpessoal, conflitos com os pais e autoridades, baixo rendimento escolar etc.

Os sintomas se destacam de acordo com a etapa de desenvolvimento e se apresentam desde cedo. Assim, na faixa escolar, as crianças demandarão atenção especial dos professores para se organizar e executar/completar tarefas, bem como para brincar e conviver com os colegas. Quando predominar a hiperatividade, serão "bagunceiras", brincarão com vários brinquedos ao mesmo tempo, interromperão os outros, correrão sem cuidado etc. Se forem muito impulsivas, se envolverão em brigas e desobedecerão a ordens, com desafios e oposição.[10]

Um padrão se estabelece quando o quadro de hiperatividade se sobrepõe:

- Impulsividade: a criança atua de maneira imediata, sem pensar nas consequências de sua ação.
- Hiperatividade: a criança tem grande dificuldade em ficar quieta; anda atrás ou na frente dos pais quando sai à rua ou vai a *shoppings*; toca nos objetos quando vai a supermercados, lojas, museus etc.
- O comportamento é totalmente imprevisível, imaturo e inapropriado para a idade.
- Em geral, há dificuldade de aprendizagem, embora o quociente intelectual seja médio-superior ou muito superior.
- Labilidade emocional: há mudanças bruscas de humor, principalmente quando ocorrem frustrações. Após uma crise de choro e pirraça, crianças assim costumam ser tomadas de pensamentos negativos: "sou má", "não tenho amigos", "ninguém gosta de mim", "não consigo me controlar".

É comum que os pais descrevam o arrependimento dos filhos, realçando que são crianças doces, carinhosas, sabem que se excederam e até pedem desculpas. "Mas logo recaem na agitação", suspiram.

De acordo com o DSM-IV, o transtorno de déficit da atenção poderá ser acompanhado ou não da hiperatividade (Quadro 64.1).

Pelo Quadro 64.1, que é minucioso na enumeração dos sintomas, é possível deduzir o impacto negativo que o TDAH produz em crianças e adolescentes, suas famílias, na vida social e escolar e em seu desenvolvimento até a vida adulta.[12]

Conforme o predomínio do grupo de sintomas, o DSM-IV codifica esse transtorno como transtorno de déficit de atenção com hiperatividade, tipo combinado, quando há presença simultânea e significativa de sintomas de desatenção e impulsividade/hiperatividade. Denomina como tipo predominantemente desatento os quadros em que a desatenção (critério A1) é o sintoma mais importante, o que origina o termo transtorno de déficit de atenção (TDA). Já o predomínio dos sintomas de inquietação, hipercinesia, movimentos persistentes, impulsividade e comportamentos intrusivos é codificado como tipo predominantemente hiperativo-impulsivo.

Por seu turno, a CID-10, quando foi estabelecida, preferiu agrupar os transtornos de (a) falta de atenção, (b) hiperatividade e (c) impulsividade na rubrica F90: Transtornos Hipercinéticos. Evitou-se o termo transtorno de déficit de atenção com a justificativa de que não estariam estabelecidos completamente os processos psicológicos, principalmente quando se tratasse de crianças "sonhadoras" ou ansiosas, que não se incluiriam no quadro. Chamou de transtorno de déficit de atenção/hiperatividade (TDAH) o quadro clinicocomportamental de crianças (e adultos) caracterizado por "início precoce; uma combinação de um comportamento hiperativo e pobremente modulado com desatenção marcante e falta de envolvimento e persistência nas tarefas e conduta invasiva nas situações e persistência no tempo". Trata-se de definição proposta pela Classificação de Transtornos Mentais e de Comportamento da CID-10 (OMS, 1993) para aquele grupo de sintomas que, além da hiperatividade, se caracterizam por déficit de atenção, labilidade emocional, dificuldade escolar, falta de persistência nas atividades, trantornos relacionais secundários, indisciplina, audodepreciação etc.[13]

A CRIANÇA HIPERATIVA E SEU MEIO

Na família

Se a criança hiperativa é impulsiva, irrequieta, desobediente, instável emocionalmente, não atende à disciplina, não tolera frustrações, esquece as regras mais elementares, é fácil imaginar como se sentem e como agirão os pais. Embora um ambiente familiar caótico e desordenado seja comumente considerado propício ao aparecimento de sintomas hiperativos nas crianças, não é o que ocorre. Na maioria das vezes, "o mais comum é que a criança seja hiperativa desde seu nascimento, por um desajuste bioquímico".[14]

O relacionamento pais-filhos torna-se áspero, pois a criança com TDAH quase sempre não responde às admoestações, repete os comportamentos inadequados, exaspera e esgota a paciência de quem se esforça em educá-la. Essa conduta desajusta a estabilidade emocional dos pais e os sujeita às críticas de parentes, amigos e vizinhos, que chegam a julgá-los como incompetentes e rejeitadores.

Os pais utilizam técnicas educativas que aprenderam durante a própria infância e explicam aos filhos o que devem e o que não podem fazer. A paciência, testada todo o tempo, aos poucos cede às ameaças e castigos. Alternam condutas contraditórias: ora castigam, ora são permissivos; enfatizam os deslizes e pouco elogiam.

"Curiosamente, essas crianças se tornam encantadoras quando estão em presença de outros adultos. Ficam simpáticas, falantes, inquietas e divertidas".[14]

Há casos em que o pai, que passa a maior parte do dia fora de casa, acusa a esposa de ser permissiva com o filho, de não saber educá-lo, acarretando desavenças e problemas conjugais. A culpabilidade é fator agravante e provoca acusações mútuas entre o casal parental.

Ao ser conduzida ao pediatra, pode acontecer que a criança consiga controlar-se durante os 20 ou 30 minutos iniciais da consulta. A mãe se mostra, então, mais ansiosa, o pai um tanto desdenhoso... O pediatra, não detectando nenhum problema físico nem emocional que impeça o manejo daquela criança, concluirá que o problema é da mãe e não do filho.

A situação familiar pode evoluir para dramas como descreve Polaino-Lorente: "... a mãe começa a beber e a tomar tranquilizantes para controlar a própria ansiedade. Nesse caso,

CAPÍTULO 64 ▷ Transtorno do Déficit da Atenção com Hiperatividade (TDAH)

Quadro 64.1 ▷ Critérios do DSM-IV-TR para diagnóstico do TDAH

Critérios Diagnósticos para Transtorno de Déficit de Atenção/Hiperatividade

A. Ou (1) ou (2)

1) seis (ou mais) dos seguintes sintomas de desatenção persistiram por pelo menos 6 meses, em grau mal adaptativo e inconsistente com o nível de desenvolvimento:

Desatenção:
(a) frequentemente deixa de prestar atenção a detalhes ou comete erros por descuido em atividades escolares, de trabalho ou outras
(b) com frequência tem dificuldades para manter a atenção em tarefas ou atividades lúdicas
(c) com frequência parece não escutar quando lhe dirigem a palavra
(d) com frequência não segue instruções e não termina seus deveres escolares, tarefas domésticas ou deveres profissionais (não devido a comportamento de oposição ou incapacidade de compreender instruções)
(e) com frequência tem dificuldade para organizar tarefas e atividades
(f) com frequência evita, antipatiza ou reluta a envolver-se em tarefas que exijam esforço mental constante (como tarefas escolares ou deveres de casa)
(g) com frequência perde coisas necessárias para tarefas ou atividades (p. ex., brinquedos, tarefas escolares, lápis, livros ou outros materiais)
(h) é facilmente distraído por estímulos alheios à tarefa
(i) com frequência apresenta esquecimento em atividades diárias

2) seis (ou mais) dos seguintes sintomas de hiperatividade persistiram por pelo menos 6 meses, em grau mal adaptativo e inconsistente com o nível de desenvolvimento:

Hiperatividade:
(a) frequentemente agita as mãos ou os pés ou se remexe na cadeira
(b) frequentemente abandona sua cadeira em sala de aula ou outras situações nas quais se espera que permaneça sentado
(c) frequentemente corre ou escala em demasia, em situações nas quais isto é inapropriado (em adolescentes e adultos, pode estar limitado a sensações subjetivas de inquietação)
(d) com frequência tem dificuldade para brincar ou se envolver silenciosamente em atividades de lazer
(e) está frequentemente "a mil" ou muitas vezes age como se estivesse "a todo vapor"
(f) frequentemente fala em demasia

Impulsividade:
(g) frequentemente dá respostas precipitadas antes de as perguntas terem sido completadas
(h) com frequência tem dificuldade para aguardar sua vez
(i) frequentemente interrompe ou se mete em assuntos de outros (p. ex., intromete-se em conversas ou brincadeiras)

B. Alguns sintomas de hiperatividade-impulsividade ou desatenção que causaram prejuízo estavam presentes antes dos 7 anos de Idade.

C. Algum prejuízo causado pelos sintomas está presente em dois ou mais contextos (p. ex., na escola [ou trabalho] e em casa).

D. Deve haver claras evidências de prejuízo clinicamente significativo no funcionamento social, acadêmico ou ocupacional.

E. Os sintomas não ocorrem exclusivamente durante o curso de um transtorno invasivo do desenvolvimento, esquizofrenia ou outro transtorno psicótico e não são mais bem explicados por outro transtorno mental (p. ex., transtorno do humor, transtorno da ansiedade, transtorno dissociativo ou um transtorno da personalidade).

Codificar com base no tipo:

F90.0 – 314.01 Transtorno de Déficit de Atenção/Hiperatividade, Tipo Combinado: se tanto o Critério A1 quanto o Critério A2 são satisfeitos durante os últimos 6 meses.

F98.8 – 314.00 Transtorno de Déficit de Atenção/Hiperatividade, Tipo Predominantemente Desatento: se o Critério A1 é satisfeito, mas o Critério A2 não é satisfeito durante os últimos 6 meses.

F90.0 – 314.01 Transtorno de Déficit de Atenção/Hiperatividade, Tipo Predominantemente Hiperativo-Impulsivo: se o Critério A2 é satisfeito, mas o Critério A1 não é satisfeito durante os últimos 6 meses.

Nota para codificação: para indivíduos (em especial adolescentes e adultos) que atualmente apresentam sintomas que não mais satisfazem todos os critérios, especificar "Em Remissão Parcial".

American Psychiatric Association[11]

incrementam-se o caos e a hostilidade na dinâmica familiar, podendo chegar, em certas ocasiões, à separação conjugal!"[14]

Na escola

Talvez seja na escola que mais sobressaem as complicações provocadas pelo TDAH, pois se trata do lugar onde se exige das crianças um comportamento mais ou menos padronizado, há tarefas que exigem atenção e persistência, compara-se o desempenho esperado entre os alunos da mesma idade e do mesmo nível de desenvolvimento, há critérios de pontuação e castigo etc. É na escola, principalmente, que a integridade das funções executivas será necessária em toda a plenitude: capacidade de focar a atenção e sustentá-la; capacidade de regular e controlar impulsos; capacidade para integrar funções cognitivas às emocionais etc.

Além disso, o desempenho acadêmico é um termômetro muito sensível e provoca nos pais alto índice de ansiedade quando "algo não vai bem". A dificuldade de aprendizagem é, claramente, a principal causa da primeira consulta, seja por iniciativa dos pais, seja quando estes são mobilizados pela orientadora escolar.

Ao profissional, os pais transmitem as queixas dos professores: o aluno é incapaz de permancer sentado em sua carteira, incomoda os colegas que estão estudando, não se concentra nem consegue obedecer às diretrizes dadas para a execução de alguma tarefa. "Familiares e professores passam a maior parte do tempo reprimindo, chamando a atenção da criança para não fazer isso ou aquilo ou que fique quieta por certo tempo."[7]

Os colegas podem demonstrar admiração pelo que consideram "façanhas" dos portadores de TDAH e estes, então, se tornam líderes negativos dentro da sala de aula. Por outro lado, em função do fracasso escolar, pessoal e social da criança hiperativa, começam a manifestar sentimentos de insatisfação e rejeição. O hiperativo torna-se, então, inseguro, solitário, ciumento, fala mentiras para ganhar a aprovação dos outros etc.

Seja por comorbidade com o transtorno desafiador de oposição (TDO), seja por agravamento da hiperatividade/impulsividade, pode-se vislumbrar uma adolescência conturbada por atitudes desafiadoras, com aumento da impulsividade, transtornos de conduta, uso abusivo de drogas e tentativas de suicídio, maior propensão a se envolver em acidentes de trânsito etc.

Os comportamentos mais comuns das crianças e adolescentes portadores de TDAH na escola podem ser assim resumidos:

1. **Na pré-escola:** comportamento destrutivo, hiperatividade, brincadeiras ruidosas, teimosia, explosões de raiva e birra por frustrações mínimas, curiosidade insaciável, sono diminuído ou agitado, torpeza motriz, comportamento insuportável para babás e cuidadores.
2. **No ensino fundamental:** distrações que prejudicam a aprendizagem, hiperatividade, desorganização, não efetua anotações em agendas, não completa tarefas, perturba os colegas, desafia os professores, envolve-se frequentemente

em brigas, torna-se o "palhaço" da turma, não obedece às filas, interrompe a todos, responde antes da hora, tem dificuldade de relacionamento com colegas, dificuldade em obedecer às regras nos jogos etc.
3. **No ensino médio:** não completa as tarefas de casa, mostra-se entediado e desmotivado, envolve-se em problemas mais graves de indisciplina, provocando expulsões de colégios, rendimento escolar cada vez mais baixo, uso abusivo de bebidas alcoólicas e outras substâncias, desinibição sexual, explosões de raiva e desafios a autoridades. Emocionalmente, evolui para ansiedade e depressão.[10]

DIAGNÓSTICO

O diagnóstico do TDAH é eminentemente clínico: baseia-se na história e observação clínicas, atentando-se para as alterações comportamentais descritas anteriormente, os relatos dos pais ou responsáveis, as descrições advindas da escola e a autodescrição dos próprios pacientes, quando forem capazes disso. O comportamento deve ser avaliado em ambientes múltiplos, como familiar, acadêmico e social.

Há consenso entre os especialistas e estudos científicos quanto à *não* necessidade de exames laboratoriais nem propedêutica neurológica quando o histórico médico do paciente for normal. A menos que haja fortes evidências de alterações neurológicas, não devem ser solicitados eletroencefalograma (EEG), ressonância magnética (RM), tomografia por emissão de pósitron único (SPECT) ou tomografia por emissão de pósitron (PET). Deve-se evitar expor as crianças à injeção de material radioativo por não evidências de validade e de segurança.[15]

Os testes psicológicos e a avaliação neuropsicológica não são, igualmente, imprescindíveis para o diagnóstico de TDAH, a não ser que a história do paciente sugira comprometimento das habilidades cognitivas e insuficiente aquisição da linguagem e/ou das habilidades matemáticas. Isso significa que a avaliação neuropsicológica tem se tornado excelente instrumento de "identificação e maior esclarecimento de possíveis comorbidades, possibilitando assim uma intervenção mais eficaz". (Ver Parte C deste capítulo.)

Há, também, algumas "escalas", com perguntas a serem respondidas por pais, professores, paciente e colegas:

- Desde 1999 o Instituto de Saúde Mental de Washington adota as escalas de Conners, surgidas em 1969, para avaliar a melhoria da conduta da criança hiperativa, submetida a tratamento farmacológico.
- No Brasil, as escalas *Conners Parent Rating Scale* (CPRS) e *Conners Teacher Rating Scale* (CTRS), visando ao diagnóstico da hiperatividade, foram adaptadas e validadas pelo Dr. Genário Barbosa, em 1995. São 42 proposições para pais e 39 para professores, às quais eles devem atribuir uma pontuação qualitativa (nunca, às vezes, frequentemente, sempre).[16]
- Polaino-Lorente sugere, ainda, uma entrevista com os companheiros e colegas da criança dita hiperativa, utilizando-se da Escala de Glow y Glow, denominada "Escala de Companheiros e para Si Mesmo, de Glow y Glow", publicada em

CAPÍTULO 64 ▷ Transtorno do Déficit da Atenção com Hiperatividade (TDAH)

Quadro 64.2 ▷ Escala para os Companheiros e para Si Mesmo, de Glow y Glow, 1980[14]

1. Quem manuseia mais objetos?
2. Quem é o mais mal-educado com o professor?
3. Quem não é capaz de permanecer quieto ou sentado?
4. Quem incomoda os outros, enquanto trabalham?
5. Quem perde tempo com brincadeiras e provoca problemas?
6. Quem não presta atenção ao professor?

1980, com 50 perguntas, dentre as quais seis se referem a excesso de atividade motora, inquietação, impulsividade e falta de atenção, como mostra o Quadro 64.2.

Diagnóstico diferencial

Há algumas condições mórbidas que fazem parte do perfil do portador de TDAH em uma proporção mais ou menos estabelecida. Ansiedade (25%) e depressão (20%) afetam aqueles que se sentem prejudicados pela incapacidade de inibir seus impulsos, já que se envolvem em constantes conflitos familiares, com professores e colegas, além de se ressentirem do baixo aproveitamento escolar. Diante de uma tarefa mais exigente, já anteveem o fracasso, sendo dominados pela ansiedade, desânimo e tédio.

Há dois transtornos que merecem cuidado especial:

a. Transtorno desafiador de oposição (TDO), que o DSM-IV descreve como um padrão de comportamento negativista, hostil e desafiador. A criança ou adolescente frequentemente perde a calma, discute com adultos, desacata e se recusa a atender ordens, adota comportamento deliberadamente incomodativo, fica ressentido, rancoroso e vingativo. A descrição é bem fiel, pois, quando chegam à consulta, os pais ou responsáveis já não aguentam mais, mostram-se desesperados e pedem socorro. Quando não tratados, 40% dos portadores de TDAH evoluem para problemas com a Lei (uso de drogas, furtos, brigas, formação de gangues).

b. O transtorno de humor bipolar (TB) em crianças e adolescentes está entre as comorbidades mais comuns, pois muitos de seus sintomas são superpostos aos do TDAH. Em ambos há implicação do funcionamento anormal do córtex pré-frontal com consequências que exigirão a atenção do clínico para sua diferenciação.[17] Cabe considerar a hipótese de comorbidade ou de diagnóstico diferencial, pois as pesquisas demonstram que a história familiar positiva para TB é importante fator de risco para as crianças desenvolverem TDAH.[18]

Para o diagnóstico diferencial entre TDAH e TB em crianças e adolescentes há alguns critérios importantes:

Os sintomas sugestivos de transtorno bipolar de humor são: exaltação do humor, ideias de grandiosidade, oscilação do humor, sono diminuído e hipersexualidade (tendência a expressar conteúdos e, às vezes, atuações sexuais). Em casos mais graves, podem ocorrer alterações sensoperceptivas, como alucinações e até mesmo delírios. Já os portadores de TDAH

oscilam menos: seu comportamento, mesmo agitado e hiperativo, é mais linear; a dificuldade escolar é mais constante em virtude da presença evidente de desatenção. Alguns sintomas são comuns, como a própria hiperatividade/impulsividade, irritabilidade e comportamentos inoportunos. Os bipolares têm episódios mais claros de euforia quando maníacos e podem expressar sentimentos depressivos fortes, com ideação e tentativa de autoextermínio.

Deve-se suspeitar de TB quando o paciente não responde ao tratamento com psicoestimulantes ou apresenta virada maníaca com uso de antidepressivos. Os sintomas aparecem abruptamente mais no início da puberdade e, claro, quando a história familiar for positiva para esse transtorno (Quadro 64.3).[19]

Quadro 64.3 ▷ Resumo do diagnóstico diferencial TDAH × TB

Sintomas sobrepostos (comuns)	Sintomas afetivos (do TB)
Irritabilidade	Elação de humor (euforia)
Hiperatividade	Grandiosidade
Discurso acelerado	Fuga de ideias
Distractibilidade	Hipersexualidade
Inconstância nos objetivos	Ideias deliroides

TRATAMENTO

Em termos médicos, o tratamento deveria, sempre, ser etiológico. Entretanto, como a hiperatividade é um quadro sindrômico, sem etiologia única definida, o tratamento será eminentemente sintomático e multimodal.

Segundo a American Academy of Child and Adolescent Psychiatry, os planos de tratamento devem ser individualizados; considerar as potencialidades dos pacientes e visar aos sintomas; proporcionar revisões periódicas para avaliação dos resultados e efeitos adversos dos medicamentos; considerar a importância da adesão do paciente, dos familiares e da equipe escolar; prever tratamento a longo prazo.

Tratamento farmacológico

Deverá ser instituído quando os sintomas forem suficientemente graves, com prejuízo acadêmico e relacional, em dois ou mais ambientes, como lar, escola, social ou trabalho.

Os psicoestimulantes são a primeira indicação, seguidos dos antidepressivos:

1. Metilfenidato (Ritalina®, Ritalina LA® e Concerta®): trata-se de um derivado piperidínico, estruturalmente ligado à anfetamina, levemente estimulante do sistema nervoso central (SNC), empregado desde os anos 1960, na dosagem de 0,3 a 1,0mg/kg/dia. Segundo Goodman e Gilman, seus efeitos são mais proeminentes sobre a atividade mental do que sobre a motora.[20] Deve-se usar essa medicação apenas em crianças

com mais de 6 anos de idade, ministrando-a meia hora antes das refeições, pela manhã e ao almoço, já que à noite pode interferir no sono. Inicia-se com 5mg/dia, evoluindo para duas tomadas e aumentando-se a dose de acordo com a resposta do paciente. Os resultados podem ser quase imediatos, mas a duração do efeito é limitada a 2,5 a 3,5 horas. Seus *efeitos colaterais* mais comuns são: insônia, dor abdominal, diminuição do apetite, perda de peso e diminuição na velocidade do crescimento. Por isso, é importante acompanhar o paciente. Quando o controle da hiperatividade não é tão necessário, costuma-se interromper seu uso durante as férias ou fins de semana.

2. Atomoxetina (Strattera®). Seletivamente, aumenta os níveis de noradrenalina no cérebro várias vezes e os níveis de dopamina apenas nos lobos frontais. "A atomoxetina (ainda não disponível no Brasil, exceto por importação) é um medicamento não psicoestimulante, potente inibidor da recaptura de noradrenalina, com eficácia demonstrada em estudos controlados com adultos, embora esta seja inferior à dos psicoestimulantes. Seu uso pode estar indicado (Louzã, 2007) nos casos em que exista histórico ou grande potencial de abuso dos estimulantes".[21]

A atomoxetina geralmente é bem tolerada e se constitui em boa alternativa para aqueles que não se adaptam ou não respondem ao metilfenidato. Também não é de prescrição controlada, como os psicoestimulantes, o que facilita a disseminação do uso. Há evidentes ganhos na redução de sintomas, comprovados por avaliações das funções executivas.[22]

3. Imipramina e nortriptilina (Tofranil® e Pamelor®): são antidepressivos tricíclicos que proporcionam melhora da capacidade de sustentação da atenção. Funcionam também como ansiolíticos e diminuem a ansiedade e a agitação. As doses variam de criança para criança, em um espectro de 10 a 75mg/dia. Recomenda-se a obtenção de um eletrocardiograma (ECG) de base antes de iniciar seu uso.

4. Bupropiona (Wellbutrim®, Zetron® etc.): é mais um antidepressivo com indicação para o TDAH. Como reduz o limiar convulsivo, deve ser administrada em doses divididas (três vezes ao dia, para crianças), em doses iniciais menores do que 150mg. Recomenda-se a obtenção de um ECG de base antes de iniciar seu uso.

5. Clonidina (Atensina®): é uma imidazolina, α2-adrenégico seletivo, com indicação primária para tratamento de hipertensão sistêmica. No caso do TDAH, explica-se seu uso pelos efeitos colaterais (sonolência, hipotensão, sedação e bradicardia). Seu uso é indicado quando há a presença de comorbidades que contraindiquem o uso dos estimulantes ou quando estes não forem tolerados. As doses utilizadas situam-se entre 0,03 e 0,05mg/kg/dia, e a principal contraindicação é a preexistência de distúrbios da condução cardíaca, em razão de seus efeitos colaterais relacionados com alterações cardiovasculares. Entretanto, clinicamente, ela tem sido associada aos estimulantes, principalmente nos casos em que o uso isolado dos últimos produz alterações do sono ou rebote sintomatológico no final do dia.[23]

Não há relato consistente de drogadição aos medicamentos citados, nas dosagens farmacológicas, pelo tempo indicado. Não curam o TDAH, mas ajudam a controlá-lo e minimizar suas consequências.

Outros tratamentos

Já existe consenso de que a psicoterapia comportamental cognitiva é a forma mais eficaz para ajudar os portadores de TDAH. Quando o comprometimento acadêmico for significativo, será necessário o concurso da reeducação pedagógica, no sentido de resgatar conteúdos perdidos ou mal aprendidos. O objetivo desses tratamentos é dar suporte pedagógico à criança, ajudando-a a adquirir maior autocontrole e mais autonomia.

O tratamento psicoterápico pode ser um recurso importante para elaborar sentimentos de rejeição, solidão e baixa da autoestima.

A orientação dos pais é, quase sempre, imprescindível, principalmente se estes se encontram no limite de seu equilíbrio emocional e podem se sentir incapazes para lidar com os problemas advindos do TDAH de seu filho.

REFERÊNCIAS

1. Goldman LS, Genal M, Bezman RJ, Slanetz PJ. Diagnosis and treatment of attencion deficit/hyperactivity disorder in children and adolescents. Council on Scientific Affairs. JAMA 1998; 279:1100-7.

2. American Psychiatric Association. Diagnostic and statistical manual of mental disorders (DSM-IV). 4 ed. Washington DC, 1994.

3. Faraone SV, Biederman J, Chen WJ et al. Segregation analysis of attention deficit hyperactivity disorder. Psychiatric Genetics 1992; 2:257-75.

4. Mattos P et al. Painel brasileiro de especialistas sobre diagnóstico do transtorno de déficit de atenção/hiperatividade (TDA/H) em adultos. Rev Psiquiatr Rio Gd. Sul [online] 2006; 28(1):50-60.

5. Barkley AR. Transtorno de deficit de atenção/hiperatividade – Manual para diagnóstico e tratamento. 3 ed. Porto Alegre: Artmed, 2008:249.

6. Hendren RL, De Backer I, Pandina GJ. Review of neuroimaging studies of child and adolescent psychiatric disorders from the past 10 years. J Am Acad Child Adolesc Psychiatr 2000; 39:815-28.

7. Vilanova LCP. Distúrbios da atenção na infância e adolescência. In: Assumpção Jr FB (org). Psiquiatria da infância e adolescência. São Paulo: Maltese, 1994:237-40.

8. Rohde LA. In: Fichtner N. Transtornos mentais da infância e adolescência. Porto Alegre: Artes Médicas, 1997.

9. Rohde LA, Biederman J, Busnello EA et al. ADHD in a school sample of Brazilian adolescents: a study of prevalence, comorbid conditions, and impairments. J Am Acad Child Adolesc Psychiatr 1999; 38:716-22.

10. Conners KC. Transtorno de déficit de atenção/hiperatividade: as mais recentes estratégias de avaliação e tratamento. 3 ed. Porto Alegre: Artmed, 2009.

11. DSM-IV-TR workgroup. The Diagnostic and Statistical Manual of Mental Disorders, Fourth Edition, Text Revision. Washington, DC: American Psychiatric Association.

12. Biederman J, Mick E, Faraone SV. Age-dependent decline of symptoms of attention deficit hyperactivity disorder: impact of remission definition and symptom type. Am J Psychiatry 2000; 157:816-8.

CAPÍTULO 64 ▷ Transtorno do Déficit da Atenção com Hiperatividade (TDAH)

13. Organização Mundial da Saúde/OMS. Classificação dos transtornos mentais da CID-10. Porto Alegre: Artes Médicas, 1993.

14. Polaino-Lorente A et al. Como vivir con un niño hiperactivo? Madrid: Editorial AC, 1993.

15. AACAP Official Action: Practice Parameter for the Assessment and Treatment of Children and Adolescents with Attention – Deficit/Hyperactivity Disorder. J Am Child Adolesc Psychiatr July 2007:46:7.

16. Barbosa GA, Gouveia VV. O fator hiperatividade do questionário de Conners: validade conceitual e normas diagnósticas. Temas 1993; 46:188-202.

17. Walshaw PD, Alloy LB, Sabb FW. Executive function in pediatric bipolar disorder and attention-deficit hyperactivity disorder in search of distinct phenotypic profiles. Neuropsychol Rev 2010 March; 20(1):103-20.

18. Birmaher et al. Psychiatric disorders in preschool offspring of parents with bipolar disorder: the Pittsburgh Bipolar Offspring Study (BIOS). Am J Psychiatry 2010; 167:321-30.

19. Geller B, Zimerman B, Williams M et al. Diagnostic characteristics of 93 cases of a prepubertal and early adolescent bipolar disorder phenotype by gender, puberty and comorbid attention deficit hyperactivity disorder. J Child Adolesc Psychopharmacol 2000; 10:157-64.

20. Goodman & Gilman – As bases farmacológicas da terapêutica. 11 ed. New York: Mcgraw-Hill, 2007.

21. Louzã MR, Mattos P. Questões atuais no tratamento farmacológico do TDAH em adultos com metilfenidato. J Bras Psiquiatr [online] 2007; 56 (suppl.1):53-6.

22. Maziade M et al. Atomoxetine and neuropsychological function in children with attention-deficit/hyperactivity disorder: results of a pilot study. J Child Adolesc Psychopharmacol 2009 Dec; 19(6):709-18.

23. Rohde LA, Barbosa G, Tramontina S, Polanczyk G. Transtorno de déficit de atenção/hiperatividade. Rev Bras Psiquiatr [serial on the Internet]. [cited 2010 May 16]. Available from: http://www.scielo.br/scielo.php?script=sci_arttext&pid=S1516-44462000000600003-&lng=en. doi: 10.1590/S1516-44462000000600003.

Parte C — Abordagem Psicológica e Neuropsicológica

Regina Maria Volpini Ramos

INTRODUÇÃO

O transtorno de déficit de atenção com hiperatividade é uma síndrome comportamental de origem neurobiológica caracterizada pela tríade: desatenção, hiperatividade e/ou impulsividade. Estima-se que 5,87% (Rodhe) da população escolar brasileira e entre 3% e 5% da população mundial (DSM IV) apresentam TDAH. Na infância surgem os primeiros sintomas, os quais podem persistir na vida adulta, comprometendo o desenvolvimento acadêmico, os relacionamentos e a adaptação do indivíduo em vários setores de sua vida.

Os fatores etiológicos principais do TDAH são de origem hereditária, neurobiológica, neuropsicológica e socioambiental. Do ponto de vista neuropsicológico, alguns autores consideram o TDAH um distúrbio relativamente específico de circuitos neurais relacionados às funções atencionais e executivas.

TRÍADE CLÁSSICA

Déficit de atenção

As crianças e adolescentes com TDAH apresentam dificuldades para manter a atenção e/ou a persistência na realização das tarefas. Necessitam realizar um esforço extra para manter a atenção e não conseguem se concentrar como as outras crianças da mesma idade. Isso se evidencia claramente quando necessitam realizar tarefas mais longas, repetitivas ou sem atrativos para elas. Com frequência se cansam, se aborrecem e, como consequência, abandonam ou mudam de atividade, mas sem conseguir finalizar nenhuma.

Segundo Condemarín (2004), as principais características do transtorno da atenção seriam:

- As crianças com déficit atencional têm mais dificuldade na atenção controlada do que na atenção automática. Na realização das tarefas automáticas não cometem mais erros que as demais crianças, mas quando a tarefa é mais complexa demoram mais para se adaptar às normas. As atividades automatizadas se desenvolvem rapidamente, mas as que dependem do controle atencional consciente se efetuam mais lentamente.
- As crianças hiperativas demoram mais para diferenciar os estímulos relevantes dos irrelevantes e, portanto, a presença de distratores as afeta. Apresentam mais dificuldade para distinguir figura-fundo.
- Apresentam dificuldade para manter a atenção de maneira contínua. Quanto maior as tarefas, mais cometem erros e demoram a responder. Apresentam baixo rendimento em função do tempo. Uma possível explicação é que se cansam com mais facilidade e, assim, cometem mais erros.

Em síntese, os critérios relacionados com problemas atencionais correspondem às dificuldades para manter a atenção, diferenciar estímulos relevantes em determinada situação, escutar o outro, seguir instruções, lembrar compromissos, organizar e priorizar atividades, planejar e realizar tarefas que exijam manutenção do esforço mental.

O desenvolvimento da atenção está relacionado à maturação cerebral. Não é produto de uma única área cerebral, nem do funcionamento global do cérebro. É resultado da interconexão existente entre os sistemas neurais corticossubcorticais.

O sistema atencional anterior desempenha uma função executiva e é constituído por córtex frontal, cingulado anterior e gânglios da base. O sistema atencional posterior é responsável pelo controle e direcionamento da atenção para os estímulos visuais. Os estudos revelam que o córtex parietal posterior, os colículos superiores e o núcleo pulvinar do tálamo fazem parte desse sistema.

Hiperatividade

As crianças com TDAH se movem de modo excessivo e aparentemente desnecessário para alcançar o objetivo desejado. Estão constantemente inquietas e são incansáveis. Executam movimentos que não são necessários para realizar uma tarefa, tais como mover os pés e as pernas, tocar objetos e mudar de postura e posição com frequência. Esses movimentos são mais frequentes quando não têm interesse pelo que fazem, ou quando estão aguardando algo sem ter o que fazer.

Em geral, necessitam correr e saltar, falam sem parar e não conseguem esperar o término da pergunta para responder.

As características e formas de apresentação da hiperatividade variam de acordo com a etapa do desenvolvimento. Na pré-escola, refere-se basicamente a uma hiperatividade motora, que em alguns casos pode passar despercebida. Na etapa escolar, em virtude das restrições impostas pelo sistema à atividade da criança, a hiperatividade começa a se tornar um problema que pode se agravar, caso haja também uma hiperverbalização.

Na adolescência, a hiperatividade ocasiona uma sensação de inquietude que impede a realização de uma atividade com tranquilidade. Nessa época, pode aparecer angústia como consequência de tal dificuldade.

Impulsividade

A impulsividade é uma característica marcante nas crianças com TDAH, as quais se mostram impacientes e ansiosas quando devem inibir algum comportamento. Nessas situações, suas respostas são precipitadas e irreflexivas. Às vezes, respondem ao professor antes que ele tenha terminado de formular a pergunta, e sem compreender bem a questão.

A impulsividade faz com que elas adotem condutas precipitadas para alcançar o objetivo que consideram atraente, sem avaliar as consequências das ações para alcançá-las. Pode refletir-se, também, na esfera oroalimentícia e ocasionar um transtorno da alimentação.

A impulsividade é o sintoma mais persistente e se mantém como uma característica ao longo da vida. Juntamente com as condutas oposicionistas e agressivas, ocasiona comprometimentos nos relacionamentos familiares e sociais.

DESENVOLVIMENTO DOS SINTOMAS

No primeiro ano de vida, os sintomas de hiperatividade se apresentam como transtornos do sono, cólicas, irritabilidade e dificuldades na alimentação e de adaptação em alterações da rotina.

Quando adquirem a marcha, as crianças tendem a correr e, muitas vezes, não avaliam o perigo e os obstáculos que encontram. Não se concentram nas brincadeiras. Podem tornar-se impacientes e passam a adotar comportamentos oposicionistas e desafiantes. A atividade oposicionista pode ser considerada normal na faixa de 3 a 4 anos de idade, mas se diferencia nessas crianças pela frequência, intensidade e ineficácia dos meios utilizados para acalmá-las. Elas mudam constantemente de atividade, não se adaptam às regras estabelecidas pelo grupo e não toleram a frustração ante as perdas.

Na idade entre 6 e 12 anos, aproximadamente, aumenta o nível de exigência de concentração, e elas podem apresentar desempenho escolar em nível inferior às suas reais capacidades.

NEUROPSICOLOGIA DO TDAH

O TDAH está associado a vários déficits neuropsicológicos que se correlacionam com o comportamento no funcionamento acadêmico, social e profissional.

Segundo Ciasca (2009), os últimos anos foram significativos para o estudo de fatores neurológicos e neuropsicológicos do TDAH. Medidas psicofisiológicas da atividade elétrica do sistema nervoso demonstram menos excitação em áreas préfrontais na criança com TDAH do que em crianças do grupocontrole. Ciasca (2010) cita que pesquisas realizadas por Lou e cols. (1984) "identificaram hipoperfusão na região central dos lobos frontais e no caudado e hiperperfusão na região occipital. Outras pesquisas identificaram assimetria nas regiões frontal e parietal com hipoperfusão na região frontal e parietal esquerda".

A redução do metabolismo da glicose indica menor nível de atividade em áreas pré-frontais que são responsáveis por controle do impulso, planejamento de ações, regulação do estado de vigília e do comportamento e diferenciação dos estímulos relevantes e que estabelecem conexões com o sistema límbico. Portanto, o córtex pré-frontal tem uma função importante no controle inibitório do comportamento, e alterações nessas áreas podem ocasionar alterações comportamentais, como a hiperatividade, a impulsividade e o déficit de atenção.

Barkley (1997) aborda o TDAH como um transtorno das funções executivas e, sem qualquer dúvida, o córtex pré-frontal está intimamente relacionado com essas funções. Segundo Arruda (2006), "descobertas recentes apontam também para o envolvimento de áreas posteriores dos lobos parietais, do tronco cerebral e até mesmo do cerebelo, tido até então como região exclusivamente relacionada ao equilíbrio e à coordenação".

FUNÇÕES EXECUTIVAS

As funções executivas compreendem uma classe de atividades complexas que possibilitam ao indivíduo desempenhar ações voluntárias, independentes, autônomas e com objetivos específicos. Estão relacionadas à capacidade de focalizar, direcionar, regular, gerenciar e integrar funções cognitivas às emoções e comportamentos. Possibilitam a realização de tarefas simples do cotidiano e a solução de problemas por meio de operações cognitivas relacionadas à organização temporal. A vivência temporal nos permite planejar, antecipar e responder de modo eficaz às diversas situações. Fuentes e cols. (2008) citam que, segundo pesquisas realizadas por Yang (2007), "a percepção temporal está relacionada ao mesmo substrato neural que a coordenação motora, envolvendo o circuito frontoestriatal cerebelar. Existem evidências de que este circuito apresenta alteração funcional em indivíduos com TDAH".

Segundo Luria, "o cérebro tem como diretor executivo o lobo frontal, e sua maturidade não é alcançada até o final da adolescência". Esta região se comunica com todo o encéfalo e, assim sendo, a disfunção executiva pode estar relacionada a uma alteração do córtex pré-frontal ou danos em interconexões posteriores ou subcorticais.

O controle executivo na infância é frágil, e a capacidade para solucionar problemas mais complexos se desenvolve com a idade. O desenvolvimento dos circuitos cerebrais é influenciado por fatores genéticos e ambientais. O potencial genético, a estimulação e a interação ambiental da criança são responsáveis pelo desenvolvimento de vários estudos neuropsicológicos, neurofisiológicos e neuroanatômicos que associam o córtex pré-frontal às funções executivas (Figura 64.1).

A avaliação neuropsicológica possibilita, a partir do conhecimento das estruturas biológicas do cérebro e suas conexões, o estudo das estruturas funcionais, como a atividade intelectual e a ação. A neuropsicologia alcançou *status* de especialidade multidisciplinar, como uma ciência importante na investigação da relação cérebro-comportamento.

Os estudos do desenvolvimento cognitivo da criança com TDAH revelam que elas têm uma inteligência normal e, muitas vezes, acima da média, mas, mesmo assim, apresentam desempenho escolar aquém de suas possibilidades e dificuldades sociais ou de adaptação. Alterações em funções executivas relacionadas à capacidade de atenção seletiva, sustentada, memória operacional, flexibilidade mental, controle inibitório, organização, resolução de problemas e interação social podem ser sintomas de TDAH. Assim, muitos estudos têm recomendado a avaliação neuropsicológica como exame complementar para melhor esclarecimento do diagnóstico de TDAH. Uma avaliação neuropsicológica conduzida adequadamente permite ao profissional o conhecimento da extensão do déficit cognitivo, a elaboração do prognóstico e é um recurso indispensável na programação da reabilitação.

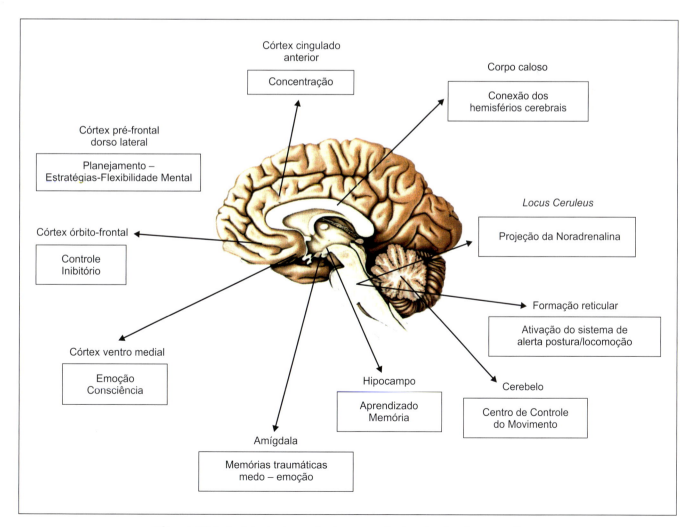

Figura 64.1 ▷ Estruturas cerebrais responsáveis pelas funções executivas.

Habilidades relacionadas às funções executivas

- **Atenção seletiva:** corresponde à capacidade de direcionar a atenção para determinado estímulo e, simultaneamente, ignorar outros. O córtex pré-frontal tem a função de filtrar as informações, selecionando os estímulos relevantes e ignorando os irrelevantes.
- **Atenção sustentada:** corresponde à capacidade de manter o foco atencional em determinado estímulo. Exige um estado de prontidão e é uma função complexa e influenciada pelo estado de alerta, motivação e controle inibitório.
- **Atenção dividida:** corresponde à capacidade de responder simultaneamente a várias demandas. O sujeito deve considerar diversas características dos estímulos simultaneamente, sem deixar de responder corretamente à tarefa.
- **Planejamento:** habilidade necessária para identificar e organizar as etapas envolvidas na realização de uma ação intencional.
- **Memória operacional:** capacidade para armazenar e manipular a informação mentalmente durante curto espaço de tempo.

Segundo Ciasca e Tabaquim, a memória operacional não é a memória de curto prazo, mas sim a capacidade de manipular a informação em curto espaço de tempo, associando os dados presentes aos vastos arquivos existentes na memória de longo prazo.

- **Flexibilidade mental:** pode ser definida como a capacidade de modificar um esquema mental e se adaptar a um novo modelo proposto, de alternar entre diferentes tarefas ou passar de uma tarefa para outra. O sulco frontal inferior de ambos os hemisférios cerebrais é a região primariamente responsável por tal habilidade, que está relacionada à memória operacional e à atenção seletiva. Envolve capacidade de adaptação para mudar condições e constitui uma condição essencial ao desempenho harmonioso do funcionamento mental.
- **Organização temporal:** a capacidade de organização temporal é uma habilidade necessária para o indivíduo estimar quanto tempo tem, como distribuí-lo e como atender prazos finais estabelecidos.
- **Controle inibitório:** envolve a capacidade de pensar antes de agir, ou seja, resistir à urgência de tomar uma atitude ou dizer algo sem avaliar a situação e o impacto que determinado comportamento pode ocasionar.
- **Resolução de problemas:** envolve a capacidade de formular objetivos e está relacionada ao sistema executivo. Está relacionada à representação do "eu preciso". Portanto, o aparecimento da autoconsciência está intrinsecamente relacionado à evolução dos lobos frontais.

AVALIAÇÃO NEUROPSICOLÓGICA

A avaliação neuropsicológica tem como objetivo geral qualificar e quantificar as funções mentais superiores por meio de instrumentos padronizados, identificando as habilidades favoráveis e as comprometidas. Utiliza técnicas e instrumentos que apenas fazem emergir as informações. É por meio da sensibilidade, da disponibilidade, do pleno domínio do conhecimento sobre o funcionamento cognitivo cerebral e das técnicas e paradigmas teóricos da neuropsicologia que o profissional associa e integra as informações para obter o perfil neuropsicológico de cada paciente. Os achados devem ser associados às avaliações dos demais profissionais para se obter um diagnóstico amplo e bem estruturado.

Tanto os dados quantitativos como os qualitativos são importantes para a análise do protocolo. As funções que apresentam escores mais elevados podem ser responsáveis por possíveis atividades compensatórias executadas pelo cérebro e facilitam a elaboração do programa de reabilitação neuropsicológica. Entretanto, existem outros instrumentos, como o material escolar, a observação do comportamento da criança por meio de jogos, atividades gráficas e questionários, que têm valor imprescindível para a compreensão do caso.

A análise dos resultados obtidos em uma avaliação neuropsicológica considera a resposta final do sujeito à tarefa e o processo de elaboração mental dessa resposta. Como exemplo, pode ser citado o teste de fluência verbal, no qual é solicitada a nomeação de animais. A criança que durante o processo de nomeação utiliza a categorização tem maior capacidade de elaboração mental do que aquela que o faz aleatoriamente, apesar de apresentar o mesmo desempenho sob o ponto de vista quantitativo.

Apesar de o diagnóstico do TDAH ser clínico, a avaliação neuropsicológica possibilita a identificação e maior esclarecimento de possíveis comorbidades, promovendo, assim, uma intervenção mais eficaz.

O perfil cognitivo do TDAH se caracteriza por alterações funcionais no sistema executivo, que é altamente complexo e cujo comprometimento pode variar de uma criança para outra. Como exemplo, é possível dizer que algumas crianças apresentam maior comprometimento do sistema auditivo verbal, outras do sistema visuoatencional, outras de ambos os sistemas atencionais. Algumas apresentam dificuldade para selecionar o estímulo, outras para se concentrar nas atividades. O déficit atencional pode estar ou não associado à hiperatividade e à impulsividade. As crianças hiperativas apresentam maior possibilidade de manifestarem uma desorganização perceptiva em virtude da dificuldade de focar um só estímulo visual. Na maioria das vezes, não conseguem perceber detalhes.

Em uma avaliação neuropsicológica, as escalas de inteligência que foram construídas para delinear um QI são utilizadas para avaliar o desempenho das diversas funções verbais e executivas que compõem o Fator G.

Na Escala Wechsler de Inteligência (WISC III) a interpretação dos dados obtidos nos vários subtestes tem como base os pressupostos teórico-metodológicos da neuropsicologia cognitiva, que ultrapassam o delineamento de um QI.

A interpretação qualitativa do desempenho no teste pela análise dos erros cometidos muitas vezes é mais importante do que o próprio escore.

No Quadro 64.4 são citados alguns instrumentos psicológicos e neuropsicológicos utilizados na avaliação da atenção e das funções executivas pela neuropsicologia.

CAPÍTULO 64 ▷ Transtorno do Déficit da Atenção com Hiperatividade (TDAH)

Quadro 64.4 ▷ Instrumentos utilizados na avaliação da atenção e das funções executivas pela neuropsicologia

	Função	Instrumentos
A T E N Ç Ã O	Alternada	Trail Makin Test – TMT
	Concentrada	D2 – Atenção Concentrada
	Seletiva	D2 – Atenção Concentrada Procurar Símbolos – WISC III Stroop Color Word Test – WCST
	Sustentada	Código – WISC III Dígitos – WISC III
F U N Ç Õ E S E X E C U T I V A S	Flexibilidade mental	▪ Trail Making Test ▪ Wisconsin Card Sorting Test ▪ Stroop Color Word Test
	Planejamento e estratégias	▪ Figura de Rey – Cópia ▪ Torre de Hanói – Torre de Londres ▪ Wisconsin Card Sorting Test
	Memória operacional	▪ Dígitos – WISC III/Ordem Inversa ▪ Aritmética – WISC III ▪ Trail Making Test – Forma B ▪ Blocos de Corsi
	Fluência verbal	▪ FAS ▪ Categoria Animais
	Controle inibitório	▪ Stroop Color Word Test ▪ Labirintos
	Sequência temporal	▪ Arranjo de Figuras – WISC III
	Velocidade processual	▪ Trail Making Test ▪ Código WISC III ▪ Procurar Símbolos – WISC III

Os instrumentos utilizados na avaliação neuropsicológica possibilitam um estudo profundo dessa dinâmica funcional. Os resultados obtidos precisam ter congruência e, se necessário, ser mais bem esclarecidos por exames de imagens e/ou laboratoriais.

PROGNÓSTICO

É difícil determinar o prognóstico, pois ele depende de muitos fatores. Não existe um prognóstico que englobe todos os casos, em função da complexidade representada pelas comorbidades, pelos subtipos da síndrome e pelos fatores familiares e sociais.

No entanto, em geral, aceita-se que a síndrome persiste na adolescência e na fase adulta; um subgrupo desenvolve condutas antissociais e pode fazer uso de álcool e/ou drogas; muitos pacientes apresentam problemas escolares persistentes; a impulsividade provoca altos índices de acidentes na adolescência. Alguns superam a problemática da atenção e não têm dificuldades posteriores.

O TDAH pode ser classificado em duas amplas categorias:

a. **De leve a moderado:** inclui as crianças que se beneficiam com os programas de apoio habituais, com o tratamento medicamentoso, e cujo prognóstico é favorável, à medida que se cumpram as condições básicas do tratamento.

b. **Grau severo:** este grau reflete nas crianças que tenham alto risco de apresentar dificuldades educacionais e implica a peregrinação por diversos profissionais e escolas. Em idades mais avançadas tendem a sofrer acidentes em virtude da dificuldade de exercer controle sobre a impulsividade, e também correm o risco de serem submetidos a maus-tratos psicológicos.

Como fatores protetores que amenizam os sintomas do TDAH e, portanto, melhoram o prognóstico, podem ser assinalados:

- Orientação médica.
- Abordagens psicossociais que envolvam a família, a escola e o meio social.
- Uma educação infantil que tenha disciplina consistente e respeitosa, com bom controle externo da conduta da criança durante todo o seu desenvolvimento.
- Metodologia pedagógica dinâmica, enfocando a motivação para o conteúdo em estudo e considerando a limitação da capacidade de atenção.
- Intervenções multidisciplinares oportunamente. A terapia cognitiva comportamental (TCC) tem apresentado eficácia, auxiliando o portador a desenvolver padrões cognitivos e comportamentais que o ajudem a lidar com seu cotidiano.
- A terapia de família também está indicada, uma vez que o TDAH é um transtorno que afeta de modo significativo a relação familiar. Relações familiares estáveis e protetoras podem amenizar o estresse e contribuir favoravelmente no tratamento desse transtorno.

ORIENTAÇÃO AOS PAIS

As recomendações a seguir são ferramentas importantes e podem propiciar um ambiente familiar mais harmonioso e acolhedor, mas não existem receitas prontas para as questões relacionadas à indisciplina e aos comportamentos opositivos do TDAH. Essas crianças colocam à prova a paciência dos pais. Por mais difícil ou frustrante que seja, elas precisam que os pais persistam e acreditem em sua capacidade para obter êxito. É necessário revisar e modificar sempre o sistema de condutas:

- Proporcionem um ambiente doméstico saudável.
- Estabeleçam limites, regras claras e objetivos consistentes.
- Proporcionem o desenvolvimento das habilidades sociais, a formação de hábitos de cooperação e o reforço de rotinas sociais ("olá", "obrigado", "por favor", "até logo").
- Desenvolvam a formação de conceitos éticos e morais.
- Chamem a atenção para a conduta correta da criança e não para seus erros.
- Recompensem seu filho frequentemente, e em especial nos momentos em que ele apresente bom comportamento.
- Utilizem o reforço positivo por meio de elogios para favorecer o desenvolvimento da autoestima de seu filho.

- Os pais devem ser coerentes no modo de agir e lidar com o filho. As divergências podem fazer com que ele se utilize da manipulação. Evitem comandos múltiplos.
- O pai deve ser conscientizado de que sua participação é de extrema importância para a melhoria do quadro comportamental da criança.
- Simplifiquem o entendimento com seu filho, utilizando enunciados curtos e simples. As orientações devem ser verbais, concisas e globais.
- Procurem dialogar, esclarecer dúvidas e ajudá-lo a lidar com frustrações.
- Procurem se apoiar reciprocamente, manter o equilíbrio, ser justos e executivos na resolução dos problemas.
- Conflitos de interesse e de opiniões entre pais e avós podem causar insegurança na criança, que fica sem saber qual ordem seguir. As estratégias devem ser discutidas em conjunto, e os pais devem ter a primazia e a responsabilidade pelas decisões.
- Não focalizem a atenção no filho que tenha o transtorno. Condutas superprotetoras podem ser sentidas pelos irmãos como injustas e comprometer o relacionamento familiar.
- Reconheçam regularmente os esforços de seu filho. Abra um espaço no qual ele tenha oportunidade de mostrar seu talento. O incentivo pode aumentar a energia e a produtividade.
- Favoreçam a prática de esportes.
- Utilizem músicas e técnicas de relaxamento.
- Procurem conhecer os amigos de seu filho e orientá-lo sobre a importância de sua individualidade.
- Escolham uma escola em que os docentes conheçam o transtorno, o compreendam e estejam dispostos a remediá-lo.
- Estabeleçam contato sempre que necessário com os professores e coordenadores pedagógicos. Procurem se reunir para planejar estratégias conjuntas. Algumas crianças exigem flexibilidade e medidas especiais.
- Estimulem e auxiliem seu filho a se organizar e estabelecer prioridades.
- Assegurem um local tranquilo, sem distratores, para ele estudar. A diminuição dos estímulos não tem influência direta sobre o controle da atenção, mas sim sobre a hiperatividade.
- Ensinem seu filho a administrar o tempo. Erros nessa programação podem causar constrangimentos e dificuldades no relacionamento interpessoal.
- Ensinem seu filho a questionar diariamente: "Eu já fiz tudo o que precisava?"
- Com a ajuda dos pais, ele organizará melhor seu cronograma de atividades.

ORIENTAÇÃO AOS PROFESSORES

Sena e Diniz (2005) sugerem algumas estratégias que podem ser adotadas pelos professores para proporcionar um ensino eficaz ao portador de TDAH:

- Buscar o máximo de informações sobre o TDAH.
- Procurar ser compreensivo, oferecendo apoio e incentivo ao aluno nos momentos de dificuldades, dando assistência individualizada quando necessário.
- Estabelecer os "combinados" sempre com antecedência, de maneira clara, objetiva e compreensível.
- Usar frases motivadoras e reforços positivos para encorajar o aluno.
- Em caso de repreensão ao aluno, dar preferência a um momento de "indiferença" em vez de ao uso de punições.
- Ao precisar aplicar uma punição, fazê-lo de maneira breve, com calma e imediatamente após a manifestação do comportamento inapropriado, preferencialmente longe dos demais.
- Criticar o comportamento inadequado, nunca o aluno.
- Ao perceber que o aluno está ficando muito agitado ou nervoso, dar-lhe um tempo para se acalmar.
- Evitar o emprego de críticas que depreciam, sarcasmos ou sermões intermináveis.
- As consequências estipuladas para o não cumprimento dos "combinados" devem ser discutidas.
- Ensinar o uso correto da agenda e a utilização de anotações.
- Estimular o desenvolvimento de hábitos de cooperação, controle da impulsividade e técnicas de relaxamento ao aluno hiperativo.
- Solicitar ajuda ao aluno para a realização de pequenas tarefas, como, por exemplo, buscar um objeto fora de sala, dar um recado, arrumar as cadeiras etc.
- Estimular frequentemente a busca de novas leituras, construção de histórias, pinturas, trabalhos artesanais etc.
- Antes de cada tarefa, certificar-se junto ao aluno de que todas as instruções estão claras e entendidas.
- Instruir e encorajar os bons hábitos sociais, por exemplo, dar "bom dia", "até logo", "por favor", "obrigado", olhar nos olhos das pessoas etc.
- Ajudar o aluno a lidar com imprevistos (perda de um livro, esquecimento da agenda etc.) e solucionar conflitos.
- Dar trabalhos em duplas ou em pequenos grupos, utilizando jogos, desenhos, gráficos etc.
- Alternar tarefas de baixo e alto interesse.
- Deixar clara a importância da realização da tarefa para o processo de aprendizagem.
- Oferecer tarefas que estejam próximas da vida prática do aluno.
- Usar variados recursos didáticos (retroprojetor, *data show*, música, teatro etc.).
- Incentivar o uso de canetas, marcadores de textos, lápis de cor, símbolos, lembretes e diferentes pastas.
- Auxiliar o aluno no planejamento das atividades, discriminando entre o que é urgente, importante, necessário e o que é sem valor.
- Ajudar na organização dos materiais escolares e de sua carteira.
- Estimular o aluno a se questionar: "Será que já fiz tudo que precisava?"; "Estou esquecendo algo?".
- Reforçar cada passo do trabalho do aluno, reconhecendo seus pontos fortes e o esforço despendido.
- Reconhecer que há uma forte atração do aluno por novidades, despertando-lhe e incentivando-lhe a criatividade orientada.

CAPÍTULO 64 ▷ Transtorno do Déficit da Atenção com Hiperatividade (TDAH)

- Estabelecer para o aluno prazos para realização de cada tarefa proposta.
- Estimular o aluno a completar as tarefas de casa, mas lembrando sempre que o tempo que um portador de TDAH leva para fazer a lição costuma ser três vezes maior que o de seus colegas. Não use o "para casa" como castigo.
- Premiar sempre o aluno quando observar seu esforço em manter-se em uma tarefa com um gesto, um olhar, um sorriso ou até mesmo com mensagens do tipo: "Gostei!" "Você é demais!" "Bacana!" "Continue assim!".
- Lembrar sempre que o aluno não é indolente ou preguiçoso. O TDAH é um transtorno neurológico.

CONSIDERAÇÕES FINAIS

As crianças com TDAH apresentam dificuldades para exercer controle sobre a intensidade de suas reações emocionais. Manifestam-se publicamente com mais intensidade do que outras de sua idade. Apresentam dificuldades para inibir e regular a manifestação de seus sentimentos. Não se sentem motivadas na realização de atividades que não tenham recompensas imediatas.

Com frequência, elas apresentam indicadores de ansiedade e estresse, que surgem em decorrência das exigências que percebem na família, na escola e no relacionamento social.

Suas reações emocionais em certas ocasiões dificultam o diagnóstico diferencial, uma vez que as exigências educativas dos pais e professores, as tensões familiares e as dificuldades escolares constituem fatores de estresse nessa etapa do desenvolvimento infantil, independentemente do diagnóstico de TDAH.

Como consequência do acúmulo de frustrações e punições, na maioria das vezes dirigidas à pessoa e não somente a seu comportamento inadequado, a criança chega à adolescência com baixa autoestima e um autoconceito deficitário.

A maioria das crianças apresenta comprometimentos em todas as áreas da autoestima, porém a mais afetada é a acadêmica, onde se experimentam sentimentos de incompetência e menos-valia intelectual, especialmente quando o quadro se associa a baixo rendimento escolar.

Também é afetada a autoestima ética, uma vez que as crianças recebem com frequência críticas por suas falhas, que são qualificadas pelos adultos como falta de responsabilidade. A partir dessas críticas, a criança começa a se autoperceber como irresponsável e não como alguém que tenha problema de atenção. Desenvolve um autoconceito negativo e passa a atuar de maneira consistente com essa imagem que introjetou de si própria.

O TDAH é um distúrbio que não passa com o tempo e, se não for tratado, pode deixar sequelas que se prolongam por toda a vida. Ocasiona perdas significativas, relacionadas à aquisição de comportamentos adequados, formação profissional e desenvolvimento psicológico, comprometendo aspectos sociais, cognitivos, afetivos e sexuais.

REFERÊNCIAS

1. Arruda M. Levados da breca. Ribeirão Preto: São Francisco Grupo Gráfico, 2006.
2. Barkley RA. Transtorno de déficit de atenção/hiperatividade: manual para diagnóstico e tratamento. Porto Alegre: Artmed Editora SA, 2008.
3. Céspedes A. Síndrome del déficit atencional: mitos y realidades. Santiago: Sociedade de Capacitación Laboral Santiago do Chile, 2003.
4. Ciasca S, Rodrigues S, Salgado C. TDAH – Transtorno de déficit de atenção e hiperatividade. Rio de Janeiro: Revinter, 2010:1-37.
5. Condemarín M, Gorostegui ME, Milicic N. Déficit atencional: estrategias para el diagnóstico y la intervención psicoeducativa. Chile: Editorial Planeta Chilena, 2005; 50-3 e 74-80.
6. Eustache F, Faure S. Manuel de neuropsychologie. Paris: Dunod, 2000:181-3.
7. Fuentes D, Malloy L, Camargo C et al. Neuropsicologia: teoria e prática. Porto Alegre: Artmed, 2008:246.
8. Gonçalves AG. Transtorno do déficit de atenção/hiperatividade: influência dos padrões motores e do equilíbrio estático. Revista Científica Eletrônica de Pedagogia, 2008.
9. Hammet C, Janbaqué I, Billard C, Gillet P. Neusopsychologie de l'enfant e troubles du développement. Paris: Solal, 2005:131-44.
10. Luria AR. Introduccion evolucionista a la psicologia. Barcelona: Editorial Fontanella, 1980.
11. Macedo E, Mendonça L, Schlecht B, Ortiz K, Azambuja D. Avanços em neuropsicologia – das pesquisas à aplicação clínica. São Paulo: Santos, 2007:221-7.
12. Meulemans T, Collette F, Van der Linden M. Neusopsychologie de fonctions exécutives. Marseille: Solal, 2004.
13. Ortiz K, Mendonça L, Foz A et al. Avaliação neuropsicológica: panorama interdisciplinar dos estudos na normatização e validação de instrumentos no Brasil. São Paulo: Vetor, 2008:208-28.
14. Pradat-Diehl P, Azouvi P, Brun V. Fonctions exécutives et rééducation. Paris: Masson, 2006.
15. Rains D. Princípios de neuropsicologia humana. México: Mc Graw Hill, 2004.
16. Rief S. Como tratar y enseñar el niño con problemas de atención e hiperactividad. Buenos Aires: Paidós, 2004.
17. Rohde L, Mattos P et al. Princípios e práticas em TDAH. Rio Grande do Sul: Artmed, 2003:63-70.
18. Rotta N, Ohlweiler L, Riesgo R. Transtorno da aprendizagem: abordagem neurobiológica e multidisciplinar. Porto Alegre: Artmed, 2006:301-61.
19. Sena S, Diniz O. Distraído e a 1000 por hora. Belo Horizonte: Anomelivros, 2005:134-7, 149-53.
20. Seron X, Van der Linden M. Traité de neuropsychologie clinique – I. Marseille: Solal, 2000:95-114.
21. Souza D, Maia R. Abordagem fisioterápica em crianças portadoras de TDAH. UNI-BH, 2008.
22. Teixeira, G. O reizinho de casa. Rio de Janeiro: Editora Rubio, 2009:81-7.
23. Van der Linden M, Seron X, Legall D, Andrés P. Neuropsychologie des lobes frontaux. Marseille: Solal, 1999:151-4.

65

Transtornos de Aprendizagem

Cláudia Machado Siqueira ▪ Luciana Mendonça Alves ▪ Maria do Carmo Mangelli Ferreira Araújo
Débora Fraga Lodi ▪ Juliana Flores Mendonça Alves ▪ Karina Avelar Ribeiro

INTRODUÇÃO

As queixas de mau desempenho escolar são muito comuns nos consultórios médicos e em áreas afins, o que nos últimos anos levou ao aumento da procura por tratamentos especializados. O mau desempenho escolar é uma queixa que deve ser valorizada pelos profissionais de saúde e educação, por ter repercussão nos âmbitos socioeconômicos e, principalmente, emocionais.

As queixas são maiores quando se inicia a alfabetização, nos primeiros anos escolares. A leitura é uma atividade mental de grande complexidade. Essa habilidade não emerge naturalmente como a linguagem oral e pode apresentar uma série de dificuldades para qualquer criança durante a alfabetização. A maioria das crianças passa sem maiores dificuldades por todos os processos envolvidos na aquisição da leitura e da escrita. Entretanto, as crianças com transtornos de aprendizagem, nesse percurso, apresentam várias dificuldades que se tornam mais evidentes nessa ocasião. Infelizmente, nossa realidade nos mostra que é muito comum as crianças com transtorno de aprendizagem (TA) serem identificadas apenas tardiamente, no final do ciclo básico. No entanto, essas crianças apresentam sinais precoces que poderiam ser identificados e atitudes preventivas serem adotadas. Com frequência, os portadores de TA são mal compreendidos e suas dificuldades atribuídas a falta de interesse, desmotivação ou pouco empenho, sendo negligenciados o diagnóstico e o tratamento adequado. Por isso, cabe aos profissionais que lidam diretamente com essas questões manter-se sempre atualizados e conhecer os processos normais de construção do aprendizado escolar e seus desvios, assim como os principais sinais indicadores de dificuldades.

BASE NEUROBIOLÓGICA DA APRENDIZAGEM

Aprendizagem pode ser conceituada e avaliada de infinitas formas, mas o ponto essencial nas diversas definições é um processo que se cumpre no sistema nervoso central, produzindo modificações e melhor adaptação do indivíduo ao meio (Rotta, 2006). Também pode ser definida como "*mudança de comportamento provocada pela experiência*" (Fonseca, 2008). Essas definições enfatizam que a aprendizagem depende de fatores intrínsecos ao indivíduo, modulados por fatores extrínsecos (exposição à informação, experiência) (Rotta, 2006).

A compreensão da aprendizagem deve passar necessariamente pelo modelo de processamento da informação, o qual pode ser didaticamente dividido em três partes: a entrada *(input)*, o processamento e a saída efetora *(output)*. A entrada da informação ocorre através das vias aferentes – visão, audição e somatossensitiva (tato, gustação, olfato), constituindo a percepção da informação do meio pelo nosso cérebro. O processamento dessas informações recebidas ocorre em áreas corticais perceptivas (gnósicas) e motoras (práxicas). Esse processamento ocorre simultânea e hierarquicamente através de conexões entre áreas corticais e subcorticais, onde a informação é organizada, integralizada e armazenada. A saída ou resposta efetora ocorre pelas vias eferentes motoras.

No ato de aprender são necessárias integração de diversas funções, entre elas: funções cognitivas, de memória(s), atencionais, além de processamento da informação, uso da linguagem (psicolinguística) e desenvolvimentos emocional e comportamental. Atenção e memória têm funções fundamentais na aquisição de novas habilidades (aprendizagem). É por meio da atenção que são selecionadas as informações relevantes no meio (atenção seletiva) e mantidas esta informação sob foco (atenção sustentada e focalizada). A memória operacional (ou de trabalho) ocupa as funções de selecionar, analisar, realizar as conexões, sintetizar e resgatar as informações já consolidadas e apreendidas (memória de longo prazo).

A aprendizagem adquire características peculiares na infância. Ela depende tanto da maturação neurológica (sinaptogênese e mielinização) como da neuroplasticidade (muito mais intensa nas crianças). À medida que a criança amadurece, áreas e funções perceptivas e motoras se tornam mais funcionais e capacitadas para execução de habilidades mais complexas. Para aprender é preciso tanto integração como maturação das diversas áreas cerebrais envolvidas no processo.

Quanto mais conhecimento tivermos sobre o cérebro e suas funções, mais fácil será o entendimento de como acontece a aprendizagem, melhor será a identificação de suas disfunções e mais adequado será o tratamento. Esses novos conhecimentos vêm do avanço das neurociências, sendo embasados pelas descobertas da neuroimagem funcional. Um desses exemplos são os estudos de neuroimagem feitos por Shaywitz e cols. na

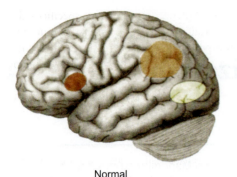 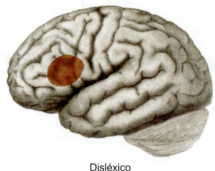

Normal — Disléxico

Figura 65.1 ▶ A marca neural da dislexia. À esquerda, leitores normais ativam sistemas neurais que estão, em sua maioria, na parte posterior do cérebro (áreas sombreadas). À direita, subativação dos sistemas neurais na parte posterior do cérebro em leitores disléxicos, com superativação das áreas frontais. (Adaptada de Shaywitz, 2006.)

avaliação do processo de leitura e sua disfunção, a dislexia. Por meio desses estudos foi encontrada uma "assinatura neural" para as dificuldades fonológicas que caracterizam a dislexia. Seus achados apontam para uma disfunção caracterizada pela subativação de caminhos neurais na parte posterior do hemisfério esquerdo (Shaywitz e cols., 2002, 2005). Juntamente com esse padrão de subativação da parte posterior do cérebro, foi observada a utilização compensatória, com o passar da idade, de regiões frontais (como a área de Broca), como mostrado na Figura 65.1. Importante lembrar que a maioria dos estudos com neuroimagem funcional é realizada como pesquisa e não tem valor diagnóstico.

NOMENCLATURA E DEFINIÇÕES

No decorrer dos tempos, a "falha" na aprendizagem foi nomeada primeiramente como lesão cerebral mínima (Straus & Lentinen, 1947, *apud* Ciasca), e posteriormente substituída por disfunção cerebral mínima (DCM), termo usado amplamente nas décadas de 1960 e 1970. Segundo Lefèvre (1978), a DCM referia-se a crianças com inteligência normal com problemas de aprendizado e/ou certos distúrbios de comportamento, associados a discretos desvios do funcionamento do sistema nervoso central (SNC). Esse termo, por sua falta de especificidade, foi abandonado nos dias atuais.

A partir da necessidade de comunicação entre a comunidade científica e as múltiplas disciplinas envolvidas em aprendizagem é necessária a adoção de nomenclaturas uniformes para a mesma patologia. Em parte, este papel de normatização e sistematização é desenvolvido pela Associação Americana de Psiquiatria por meio do *Manual Diagnóstico e Estatístico de Transtornos Mentais* (*DSM-IV R*). Contudo, ainda é muito comum encontrarmos na literatura termos confusos empregados de maneira imprópria.

Atualmente, a nomenclatura mais adequada para falha no processo de aprendizagem é distúrbio ou transtorno de aprendizagem, uma tradução do inglês *learning disabilities*, usada pela primeira vez por Kirk em 1962 (Ciasca, 2003).

A Associação Americana de Psiquiatria, por meio do DSM-IV, define a ocorrência de transtorno de aprendizagem (TA) quando os "resultados do indivíduo em testes padronizados e individualmente administrados de leitura, matemática ou expressão escrita estão substancialmente *abaixo do esperado para sua idade, escolarização e nível de inteligência*. Os problemas de aprendizagem interferem significativamente no rendimento escolar e nas atividades de vida diária que exigem habilidades de leitura, matemática ou escrita".

Existem várias definições para TA, *mas uma das melhores descrições é* uma dificuldade intrínseca cognitiva que leva a rendimento acadêmico aquém do esperado para o potencial intelectual (Feigin, 2008). Para a criança ser considerada portadora de TA ela deve apresentar nível cognitivo normal, ausência de deficiências sensoriais (déficits auditivos e/ou visuais), ajuste emocional e acesso ao ensino adequado. Fletcher (2007, 2009) ressalta que não se pode classificar uma criança como portadora de TA até que se faça uma tentativa adequada de instrução.

Diante de uma criança com mau desempenho escolar, é fundamental ter presente a distinção entre TA e dificuldades escolares. A *dificuldade escolar (DE)* relaciona-se com problemas de *origem pedagógica*, sem qualquer envolvimento orgânico. Já os TA relacionam-se com problemas no funcionamento (aquisição e desenvolvimento) de funções cerebrais envolvidas no ato de aprender e têm *origem orgânica*. Assim, a distinção entre TA e DE é essencial.

Nos dias atuais, o TA é um importante e emergente problema escolar e social. Ocorre muito mais frequentemente em meninos do que em meninas, na proporção de até 6:1 (Ciasca, 2003). As estimativas de prevalência mundial chegam a 15% a 20% da população infantil no primeiro ano de escolaridade, dos quais 7% teriam algum tipo de disfunção neurológica, sendo 5% com sinais neurológicos leves e 2% com disfunções graves. Essas estimativas podem chegar a 30% a 50%, se forem analisados os primeiros 6 anos de escolaridade (Ritter, 2005; Rotta, 2006).

CLASSIFICAÇÕES DE ACORDO COM A LITERATURA

Segundo Feigin (2008), os TA podem ser classificados de acordo com as habilidades cognitivas acometidas, as áreas educacionais envolvidas e também em síndromes. As síndromes podem ser agrupadas em TA não verbal (TANV) e verbal (TAV) (Quadro 65.1).

Os TA raramente acometem apenas uma habilidade ou área, pois os déficits de uma área podem refletir-se nas demais. Assim, entender as habilidades e dificuldades de cada indivíduo e suas repercussões facilita as estratégias de reabilitação.

CAPÍTULO 65 ▷ Transtornos de Aprendizagem

779

Quadro 65.1 ▷ Classificações

---

1. Habilidades cognitivas → atenção, memória, linguagem, neuromotoras (praxias), funções executivas, habilidades de organização visuoespacial e temporosequencial

---

2. Síndromes → TA verbal e não verbal

---

3. Áreas educacionais específicas → leitura (soletração, compreensão), escrita, matemática (cálculo e solução de problemas)

O agrupamento desse grupo heterogêneo de TA em síndromes se dá pela identificação de padrões de problemas de aprendizagem. Os TAV são mais facilmente identificáveis. No Quadro 65.2 são apontadas as principais características observadas em cada grupo.

Os primeiros autores que classificaram os TA em síndromes foram Johnson e Myklebust (1967), com base na distinção de processos verbais e não verbais, através de especialização hemisférica cerebral (antiga *dominância cerebral*). O TANV é considerado uma síndrome clínica caracterizada por distúrbios neuropsicológicos, que envolvem funções do hemisfério direito e com relativa preservação das funções de linguagem (Rourke, 1995; Semrudclikema & Hynd, 1990). Os TANV caracterizam-se por deficiência em três categorias: má organização visuoespacial, falta de destreza motora e habilidades sociais pouco desenvolvidas (Rourke, 1994), além de dificuldades atencionais e perceptuais. É comum a associação com

Quadro 65.2 ▷ Síndromes dos TA – adaptado de Feigin (2008)

TA não verbal (TANV)	Dificuldades na discriminação visual, organização visuoespacial, solução de problemas não verbais (percepção espacial e regras sociais não verbais), orientação espacial e reconhecimento de faces. Apresenta déficit de coordenação psicomotora perceptual tátil, precária atenção para estímulos táteis e visuais e déficit de memória para informações não verbais e verbais complexas. Dificuldades de percepção, julgamento e adaptação sociais. Alteração da prosódia e pragmática da linguagem. Constitui o grupo de maior risco para ansiedade e depressão
TA verbal (TAV)	Dificuldades na compreensão verbal e/ou no uso da linguagem falada ou escrita e/ou outros símbolos. Pode acometer a linguagem em sua forma (gramática, sintaxe, morfologia), conteúdo (vocabulário) e/ou função (pragmática). Dificuldades fonêmicas que repercutem na leitura e na fala. Dificuldades em entender informações verbais (auditivas ou escritas), ampliar vocabulário (geralmente restrito) e expressar suas ideias por meio da escrita

elevado índice de comorbidades (transtornos específicos de aprendizagem, como discalculia, disgrafia e transtorno do déficit de atenção com hiperatividade (TDAH). Esses fatos dificultam o diagnóstico e, consequentemente, uma abordagem mais adequada.

No DSM-IV (1994), os TA são classificados de acordo com a área educacional em: transtornos da matemática, da expressão escrita e da leitura.

- **Transtorno da matemática** (discalculia do desenvolvimento): capacidade matemática, individualmente testada, abaixo do esperado para idade cronológica, inteligência e escolaridade. Compreende 6% dos casos de TA. Diferentemente dos outros TA, atinge igualmente ambos os gêneros. O'Hare (*apud* Bastos, 2007) descreve dois quadros distintos, de acordo com a base neurobiológica: (a) disfunção do hemisfério direito: inabilidade em conceituar quantidades numéricas e preservação do reconhecimento e produção de símbolos numéricos; (b) disfunção do hemisfério esquerdo: inabilidade para reconhecer e produzir números e símbolos operacionais, preservando a quantidade numérica. Essa distinção adquire importância na reabilitação. Algumas situações clínicas podem associar-se à discalculia do desenvolvimento, entre elas: epilepsia, síndrome de Turner, TDAH, síndrome alcoólica fetal e fenilcetonúria tratada.

- **Transtorno da expressão escrita:** habilidade de escrita, individualmente testada, acentuadamente abaixo do esperado para idade cronológica, inteligência e escolaridade. Compreende de 8% a 15% dos TA. O transtorno da expressão escrita afeta todas as áreas acadêmicas. Pode ser causado por déficits na linguagem, percepção espacial, memória, atenção e habilidades motoras, comprometendo a grafia, a ortografia e/ou a produção de texto. Diversos autores tentaram classificar os subtipos. Rourke (1995) os subdivide em: disgrafia com base na linguagem, de execução motora e visuoespacial. Outros entendem *disgrafia* como as dificuldades visuoespaciais e visuomotoras na escrita e *disortografia* como as dificuldades de linguística (fonológicas e ortográficas) e de produção de texto. A disortografia geralmente acompanha a dislexia.

- **Transtorno de leitura** (ou transtorno específico de leitura ou dislexia do desenvolvimento): rendimento de leitura inferior, individualmente testado, acentuadamente abaixo do esperado para idade cronológica, inteligência e escolaridade. Compreende 80% dos TA, sendo o mais comum. Shaywitz (1998) enfatiza que é uma dificuldade na aquisição de leitura ***inesperada*** para as habilidades cognitivas, motivação e escolaridade. Obedece a um modelo dimensional (*continuum)* e persiste por toda a vida. Existe forte herança genética, havendo nove regiões de genoma identificados e seis candidatos a genes em investigações, mas não há um gene "maior" identificado (Fletcher, 2009). É frequente a comorbidade com TDAH, com estudos mostrando taxas que variam de 25% a 40%. Assim, diante de uma criança com diagnóstico de dislexia, é imprescindível avaliar a presença de TDAH associada.

No Quadro 65.3 são listadas as classificações mais comuns de dislexia do desenvolvimento.

Quadro 65.3 ▷ Classificações mais comuns de dislexia

Quirós (1964)	Dislexia por alteração do processamento auditivo Dislexia visuoespacial
Johnson & Myklebust (1967)	Alteração do processamento visual: deficiência visuoespacial Alteração do processamento auditivo: deficiência audiofônica
Boder (1973) – a mais usada	**Dislexia disfonética** **Dislexia deiseidética** **Dislexia mista**
Ellis (1993)	Dislexia fonológica de desenvolvimento Dislexia superficial de desenvolvimento

Enfatiza-se que a classificação mais utilizada é a de Boder (1973). Tomando por base o modelo de leitura de dupla rota, podemos entender a dislexia como um fracasso na aquisição da linguagem escrita que afeta uma das rotas (ou ambas) de acesso à leitura, ocasionando subtipos diferentes de dislexia, a depender da rota afetada. Na dislexia fonológica (ou disfonética), a mais comum na língua portuguesa (base alfabética), há um dano na rota fonológica, o que causa transtorno na associação grafema-fonema (letra-som), com dificuldade na leitura de palavras pouco familiares (Boder, 1973; Seymour & MacGregor, 1984; Temple & Marshal, 1983). Na dislexia visual (ou deiseidética), há um dano na rota lexical, e o transtorno ocorre no processamento visual das palavras (Boder, 1973; Coltheart, 1982; Shallice & Warrington, 1980). Na dislexia mista (Boder, 1973; Ellis, 1995), os leitores apresentam alterações dos dois tipos (fonológica e visual).

Quadro 65.4 ▷ Distinção entre dislexia do desenvolvimento e distúrbio ou transtorno de aprendizagem

Dislexia do desenvolvimento	Distúrbio de aprendizagem ou TA
Déficit fonológico primário	O déficit primário envolve todos os aspectos da linguagem, tanto fonológicos como semânticos e sintáticos
Dificuldade de leitura no nível da decodificação de palavras isoladas	Dificuldade de leitura no nível da decodificação e da compreensão
Outros componentes da linguagem estão intactos (p. ex., sintaxe e semântica)	Dificuldades de linguagem proeminentes
A inteligência não é afetada, podendo estar inclusive acima da média	Medidas de inteligência verbal são significativamente afetadas pelo déficit de linguagem, podendo estar abaixo da média

Existem várias hipóteses para a dislexia de desenvolvimento, como as teorias fonológica, magnocelular (visual) e cerebelar. Hoje, há forte consenso na literatura sobre o déficit de codificação fonológica (modelo fonológico) como base neurobiológica da dislexia, embasado pelos estudos de neuroimagem funcional.

Recentemente, em 2009, a Academia Americana de Pediatria enfatizou que, apesar de os problemas visuais interferirem nos processos de aprendizagem, a causa primária dos TA (e da dislexia) não é visual: "Não existe evidência científica que justifique o tratamento com exercícios oculares, terapia comportamental visual ou uso de filtros ou lentes coloridas. Tais tratamentos não são endossados e não deveriam ser recomendados" (American Academy of Pediatrics e cols. Joint Statement – Learning Disabilities, Dyslexia, and Vision. Pediatrics 2009; 124 [2]:837-43.)

Alguns autores internacionais e nacionais, como Shaywitz, Ciasca, Zorzi e Capellini, fazem distinção entre TA e dislexia de desenvolvimento (transtorno específico de leitura) de acordo com áreas de comprometimento de linguagem. Shaywitz (1998) estabelece essa distinção, que é sintetizada no Quadro 65.4.

SINAIS E SINTOMAS

Dislexia do desenvolvimento

Os principais sinais e sintomas encontrados nos transtornos de aprendizagem e dislexia (Rotta, Ohlweiler & Riesgo, 2006) são:

- Leitura e escrita, muitas vezes, incompreensíveis.
- Não compreensão da leitura.
- Dificuldade em identificação de letras. Confusões de letras de diferentes orientações ou pequenas diferenças na grafia: (p/q –b/d – c/e – u/v – i/j – n/u) ou sons semelhantes (b/p – d/t).
- Dificuldade em aprender letra-som. Isso leva a inversões de sílabas ou palavras (*par/pra – lata/alta),* substituições de palavras com estrutura semelhante (*contribuiu/construiu);* supressão ou adição de letras ou de sílabas (*gainha/galinha – ponte/pote);* repetição de sílabas ou palavras.
- Dificuldade em provas de consciência fonológica e imaturidade fonológica. Dificuldade de identificar e realizar rimas após 4 anos de idade. Fragmentação incorreta na escrita (*voubrin caramanhã/vou brincar amanhã).*
- Confusão em relações temporoespaciais, esquema corporal e lateralidade (não reconhece direito e esquerdo em si próprio aos 6 anos de idade). Escrita em espelho após 6 ou 7 anos de idade.
- Antecedente familiar de TDAH e/ou TA.
- É comum a associação de transtorno específico de leitura (dislexia) com outros transtornos de aprendizagem, como disgrafia e discalculia. A disortografia geralmente está associada a dislexia.

De acordo com Ciasca (2003), o *transtorno da expressão escrita,* a *disgrafia,* tem como principais características: traça-

CAPÍTULO 65 ▷ Transtornos de Aprendizagem

do de letra ilegível, dificuldade para escrever, mistura de letras (maiúsculas/minúsculas, forma/cursiva), traçado de letra incompleto e dificuldades visuomotora (cópia) e visuoespacial.

Finalmente, os principais sinais do *transtorno da matemática*, a *discalculia*, segundo Bastos (2007), são: erro na escrita dos números (em espelho), dificuldade em somas simples, dificuldade com sinais operacionais, dificuldade para ler números com multidígitos, memória restrita para fatos numéricos básicos, dificuldade em montar a conta e ordenação e espaçamento dos números.

É fundamental ressaltar que não se pode chegar a nenhuma conclusão ou mesmo se levantar uma suspeita diagnóstica diante de um sintoma isolado. O que leva à suspeita de transtorno de aprendizagem é *um conjunto de sinais e sintomas* analisados sob a ótica multiprofissional.

DIAGNÓSTICO DIFERENCIAL

Cabe ao médico, junto com a família e a escola, estabelecer as prováveis causas dessa dificuldade, que podem ser várias: orgânicas (anemia, hipotireoidismo, doenças crônicas e/ou neurológicas), emocionais, pedagógicas e neurobiológicas, entre outras (Quadro 65.5).

Durante a avaliação, devem ser levados em conta a falta de oportunidade para aprendizagem (incentivo), o nível de acesso à educação de qualidade e os fatores culturais (p. ex., pais analfabetos).

As desordens de atenção, memória, linguagem, orientação espacial e funções executivas podem causar dificuldades na aprendizagem da leitura, compreensão da informação escrita e expressão de ideias pela escrita. Essa dificuldade de leitura é frequentemente encontrada nos TDAH. Nesses casos, o diagnóstico diferencial deve ser feito com dislexia que apresenta base linguística (inabilidade de decodificação).

Quadro 65.5 ▷ Diagnóstico diferencial de TA

Retardo mental leve – SAF (síndrome alcoólica fetal), X frágil, entre outras
Transtorno déficit atenção/hiperatividade – causa tratável de prejuízo escolar. Comum comorbidade (em até 25% a 40%) com TA
Transtornos invasivos do desenvolvimento – autismo de alto funcionamento, Asperger
Outros transtornos psiquiátricos – transtorno de humor, depressão, transtorno obsessivo-compulsivo (TOC), tiques (Gilles La Tourette), transtorno de ansiedade, entre outros
Problemas emocionais e desmotivação
Doenças crônicas – com comprometimento neurológico e/ou absenteísmo escolar
Distúrbios do sono – p. ex., apneia do sono – levam a problemas de atenção e memória
Expectativas familiares acima das habilidades e interesses da criança

Avaliação diagnóstica e tratamento

A avaliação médica deve partir de uma anamnese completa e exames clínico, neurológico tradicional e neuroevolutivo (ENE-Lefèvre), além de avaliação visual e auditiva. Devem ser avaliadas questões emocionais, orgânicas (anemia, hipotireoidismo etc.), além de investigados os efeitos do uso de medicamentos (p. ex., medicamentos antiepilépticos, psiquiátricos). Dismorfias e estigmas neurocutâneos devem ser sempre investigados.

Na maioria dos casos de TA, encontram-se exames clínico e neurológico tradicional normais. No ENE, é possível identificar atrasos e/ou imaturidades na linguagem, no equilíbrio (estático e dinâmico), na coordenação tronco-membros, na persistência motora, no ritmo e na lateralidade.

É importante reconstruir os estágios do desenvolvimento neuropsicomotor e da aprendizagem (das atividades da vida diária e escolares), bem como investigar a história familiar. É fundamental identificar o estágio maturacional em que a criança se encontra. Isso exige do profissional um amplo conhecimento de desenvolvimento normal.

O profissional deve ficar atento à identificação precoce de atrasos evolutivos que poderão indicar o desenvolvimento de um TA. O reconhecimento precoce e o acompanhamento por profissionais qualificados promovem melhor evolução e qualidade de vida para essas crianças (Quadro 65.6).

As crianças pertencentes ao grupo de risco para TA deverão ter atenção redobrada em seu acompanhamento para detecção e encaminhamento precoce para reabilitação. O grupo de risco é composto por: doenças neurológicas e neuropsiquiátricas – *epilepsia, neurofibromatose tipo 1, síndrome de Tourette, transtorno de humor bipolar, TDAH, insultos neurológicos prévios*; infecção por HIV (vírus da imunodeficiência humana); anemia falciforme, diabetes melito; baixo peso ao nascimento (< 2.500g); prematuridade e história familiar de TA e TDAH. Estudos mostram que essas crianças de risco necessitam instrução mais explícita e de melhor qualidade. Em relação à dislexia, a maioria dos autores ressalta o método fônico como o mais adequado (com base no princípio alfabético da língua portuguesa), associado à prática de leitura (construção da fluência) e ao ensino de estratégias explícitas de compreensão de leitura e vocabulário (Fletcher, 2009).

A abordagem, tanto diagnóstica como terapêutica, de portadores de TA deve ser realizada por equipe multidisciplinar, visando ao indivíduo como um todo.

Essa equipe multidisciplinar deve ser composta por profissionais experientes na área educacional. Pode ser composta por psicólogos, médicos (pediatra, psiquiatra e/ou neurologista infantil), pedagogos, fonoaudiólogos e terapeutas ocupacionais, de acordo com a necessidade individual de cada criança.

O papel de cada integrante da equipe multidisciplinar é:

- **Médico (pediatra, neurologista ou psiquiatra):** descartar outras causas de déficit na aprendizagem e auxiliar o entendimento neurocientífico e o diagnóstico dos distúrbios/transtornos de aprendizagem.
- **Neuropsicólogo:** fundamental no conhecimento do potencial de cada criança. Por meio de testes padronizados e individualizados, qualifica e quantifica o nível de inteligência

782 SEÇÃO XIV ▷ Distúrbios Neuropsiquiátricos e Psicopedagógicos

Quadro 65.6 ▷ Sinais precoces de TA específico de leitura (dislexia)

1. Linguagem	Qualquer alteração de linguagem oral pode resultar em dificuldade de aprendizagem
a. Atraso da linguagem oral	Aos 5 anos de idade, a criança já deverá ter domínio da língua materna
b. Dificuldade em formar frases (gramática)	
c. Dificuldade de nomeação de objetos e reconto de histórias	
d. Vocabulário restrito	
e. Dificuldade de entender ordens	
f. Imaturidade fonológica (correspondência letras-sons)	
g. Dificuldade em realizar rimas após 4 anos de idade	Aos 4 anos de idade, a criança é capaz de realizar rimas
2. Dificuldade de reconhecer o alfabeto (letras)	
3. Dificuldade de lateralidade	Aos 6 anos de idade, a criança é capaz de reconhecer direito-esquerdo em si própria. Aos 7 anos, reconhece no próximo
4. Dificuldade de esquema corporal	
5. Dificuldade de relações temporoespaciais	
6. História familial de transtorno de aprendizagem e de transtorno do déficit de atenção/hiperatividade	

e as funções executivas (atenção, memória, planejamento, organização, habilidade visuomotora etc.). Os testes devem ser aplicados por profissional capacitado a lidar com crianças ("um cérebro em desenvolvimento").

- **Fonoaudiólogo:** fundamental na avaliação da linguagem oral e na leitura e escrita. É capaz de avaliar os processos de leitura (decodificação e compreensão) e traçar um plano terapêutico adequado.
- **Terapeuta ocupacional:** fundamental na avaliação das habilidades motoras e cognitivas. Identifica dificuldades nessas habilidades e traça planos específicos de tratamento. Estimula, por meio de atividades, respostas organizadas dos planejamentos motor e cognitivo, para que a criança desenvolva habilidades no brincar, nas atividades da vida diária e na escola. Desenvolve adaptações ao ambiente.
- **Psicopedagogo:** também fundamental na avaliação acadêmica, identifica problemas de aprendizagem. É capaz de avaliar a relação entre conteúdo acadêmico, escolaridade e aprendizagem. Orienta os professores quanto ao projeto pedagógico específico.

Essa equipe, conjuntamente com a escola e os responsáveis/familiares, poderá realizar uma avaliação mais completa e, consequentemente, diagnóstico e tratamento adequados.

A seguir, são descritos os passos necessários para melhor diagnóstico do quadro de transtornos de aprendizagem:

1. **Entrevista com os pais:** conhecimento do comportamento da criança em casa e em outros ambientes (possíveis dificul-

dades na execução dos deveres de casa e nas atividades da vida diária, na organização e nas atividades extracurriculares, como inglês, futebol, natação, dança etc.).
2. **Entrevista e avaliação com professores:** reconhecimento das habilidades e dificuldades de cada criança, levantamento de queixas, comportamento e desempenho escolar nas diversas matérias.
3. **Questionários e escalas a serem preenchidos pelos pais e professores:** método de triagem que pode auxiliar o diagnóstico e a evolução do tratamento. Existem diversas escalas disponíveis, mas devem ser lembradas suas limitações.
4. Avaliação médica (especialista em aprendizagem), neuropsicológica, psicopedagógica e fonoaudiológica (entre outros), de acordo com as necessidades individuais de cada criança.
5. Integração dos dados em busca de um diagnóstico preciso e, a partir dele, a busca pelo tratamento necessário.

É fundamental que a equipe esteja integrada entre si, com a família e a escola. Mediante a integração das informações e a identificação das habilidades e deficiências, a equipe será capaz de direcionar o tratamento, que deverá ser sempre individualizado, e realizar os encaminhamentos necessários.

REFERÊNCIAS

1. American Academy of Pediatrics et al. Joint Statement – Learning disabilities, dyslexia, and vision. Pediatrics 2009; 124(2):837-43.
2. Arita FN. Distúrbios de aprendizagem. In: Rosemberg S. Neuropediatria. São Paulo: Sarvier, 2010.

3. Bastos JA. O cérebro e a matemática. Edição do autor, 2007.

4. Capovilla AGS, Capovilla FC. Teoria e pesquisa em avaliação neuropsicológica. São Paulo: Memnon, 2007.

5. Ciasca SM et al. Distúrbios de aprendizagem: proposta de avaliação interdisciplinar. São Paulo: Casa do Psicólogo, 2003.

6. Coltheart M. The psychilinguistic analysis of acquired dyslexia: some illustrations. Philosofical Transactions of the Royal Society of London, 1982:151-64.

7. DSM-IV: Manual diagnóstico e estatístico de transtornos mentais. Porto Alegre: Artes Médicas, 1995.

8. Ellis AW. Leitura, escrita e dislexia: uma análise cognitiva. Porto Alegre: Artes Médicas, 1995.

9. Feigin JZ. Clinical features and evaluation of learning disabilities. Uptodate, 2008.

10. Fonseca V. Introdução às dificuldades de aprendizagem. Porto Alegre: Artes Médicas,1995.

11. Johnson D, Myklebusl H. Learning disabilities: educational principles and practices. New York: Grune & Stratton, 1967.

12. Lefèvre AB. Exame neurológico evolutivo. 1 ed. São Paulo: Sarvier, 1972.

13. Rotta NT, Ohlweiler L, Riesgo RS. Transtorno da aprendizagem – Abordagem neurobiológica e multidisciplinar. Porto Alegre: Artmed, 2006.

14. Rourke BP. Neuropsychological assessment of children with learning disabilities: measurement issues. In: Lyons GR (ed.) Frames of reference for the assessment of learning disabilities: new views on measurement issues. Baltimore: Paul H. Brooks, 1994:475-514.

15. Rourke BP. Treatment program for the child with NLD. In: Rourke BP (ed.) Syndrome of nonverbal learning disabilities. Neurodevelopmental manifestations. New York: Guilford, 1995:497-508.

16. Rourke BP. Introduction: the NLD syndrome and the white matter model. In: Rourke BP (ed.) Syndrome of nonverbal learning disabilities. Neurodevelopmental manifestations. London: The Guildford Press/New York, 1995:126.

17. Semrudclikeman M, Hynd G. Right hemispheric dysfunction in nonverbal learning disabilities: social, academic and adaptative functioning in adults and children. Psychol Bull 1990; 107:196-209.

18. Seymour PHK, MacGregor CJ. Developmental dyslexia: a cognitive experimental analysis of phonological, morphemic and visual impairments. Cognitive Neuropsichology 1984; 1:43-82.

19. Shallice T, Warrinton KE. Single and multipli component central dyslexia syndromes. In: Coltheart M, Patterson KE, Marshall JC (eds.) Deep dyslexia. London: Routledge and Regan Paul, 1980.

20. Shaywitz BA, Shaywitiz SE, Pugh KR et al. Disruption of posterior brain systems for reading in children with developmental dyslexia. Biological Psychiatry 2002; 52:101-10.

21. Shaywitz SE, Shaywitz BA. Dyslexia (Specific Reading Disability). Biological Psychiatry 2005; 57:1301-9.

22. Shaywitz S. Entendendo a dislexia – um novo programa para todos os níveis de problemas de leitura. Porto Alegre: Artmed, 2006.

23. Temple CM, Marshall JC. A case study of developmental phonological dyslexia. Brit J Psychol 1983; 74:517-33.

24. Zorzi JL, Capellini SA. Dislexia e outros distúrbios da leitura-escrita – Letras desafiando a aprendizagem. São José dos Campos: Pulso, 2008.

66

Inclusão Escolar – O Diagnóstico, a Escola e a Decisão pela Inclusão

Jair Luiz de Moraes ▪ Dayse Serra
Vanessa de Freitas

A sociedade para todos aqueles conscientes da diversidade da raça humana estaria estruturada para atender às necessidades de cada cidadão, das maiorias às minorias, dos privilegiados aos marginalizados (Werneck, 1997).

INTRODUÇÃO

Além dos insucessos e privações constantes proporcionados pela exclusão escolar, em nosso país, é marcante a enorme evasão escolar.

Ainda nos dias de hoje, é grande o desconhecimento acerca da educação escolar diante das exigências estabelecidas pela inclusão.

Por definição, inclusão significa *compreender, abranger, fazer parte, pertencer.*

O conceito de inclusão tem sido discutido sob diferentes perspectivas, e só é possível se houver respeito às diferenças, além da adaptação de práticas pedagógicas que permitam às pessoas com deficiências aprender e reconhecer suas potencialidades.

Nos últimos anos tem-se debatido muito sobre essa questão, envolvendo a educação e a saúde, sobretudo no que se refere à inclusão escolar de crianças com necessidades especiais no ensino regular.

As pesquisas em neurociências relacionadas ao desenvolvimento humano têm contribuído significativamente para o estudo do desenvolvimento global da criança, considerando a interligação entre os aspectos físico, psíquico e social e tendo influência direta na capacidade da criança de se tornar um adulto saudável e competente.

Desse modo, percebe-se a necessidade do investimento precoce, enfatizando o cuidado dos familiares e educadores e criando condições e qualidade de ensino para que a criança aprenda e adquira bases para seu futuro desenvolvimento global.

A Declaração Mundial sobre Educação para Todos (UNESCO, 1990), aprovada pela Conferência Mundial sobre Educação para Todos, realizada em Jomtiem, Tailândia, em 1990, e a Declaração de Salamanca (UNESCO, 1994), firmada na Espanha em 1994, marcam, no plano internacional, momentos históricos em defesa da educação inclusiva. No Brasil, a Constituição Federal de 1988, em seu artigo 208, inciso III

(Brasil, 1988), o Plano Decenal de Educação para Todos, 1993 a 2003 (MEC, 1993) e os Parâmetros Curriculares Nacionais (MEC, 1999) são exemplos de documentos que defendem e asseguram o direito de todos à educação.

Segundo esses documentos, todas as crianças devem ser acolhidas pela escola, independentemente de suas dificuldades *(Psicologia: Teoria e Pesquisa Jan-Abr 2006, Vol. 22 n. 1, pp. 079-088).*

DESENVOLVIMENTO DO CÉREBRO

Durante as primeiras semanas do período gestacional, tem início a formação do sistema nervoso (SN), o qual sofre influências genéticas que, juntamente com as relações vinculares (familiares) e ambientais, terão forte influência no estabelecimento da estruturação psíquica do indivíduo.

Desde os primeiros dias de vida, o cérebro interage com o meio ambiente pelos sentidos, e essa interação sofre modificações durante a evolução do desenvolvimento global do indivíduo.

O processo de aprendizagem está intimamente envolvido com as modificações funcionais do SNC, promovendo melhor adaptação ao meio, indicando que o ato de aprender é uma função cognitiva e depende, diretamente, da integração do pensar, sentir, falar, ouvir e agir, sofrendo a influência tanto de fatores internos (cognitivo e emocional) como externos (sociais e pedagógicos).

O córtex cerebral é a porção mais superficial do cérebro, formado por neurônios e neuróglia (glia).

O processo de desenvolvimento cortical abrange, basicamente, três etapas, formadas simultaneamente: proliferação, diferenciação neuronal e glial e organização das camadas neuronais.

O processo de proliferação celular tem início entre a quarta e a sexta semana após a fecundação. Entre a quinta e a sexta semana de gestação inicia o processo de migração neuronal, e somente da sexta ou oitava semana até a 16ª ocorre a fase de maior migração, a qual pode continuar até a 25ª semana ou mais.

Fatores genéticos *(genes regulatórios)* controlam a formação de áreas corticais específicas, assim como regulam a síntese de proteínas de adesão *(neuroliguinas e neurexinas),* para a formação das sinapses.

As anormalidades do desenvolvimento cortical podem ocorrer em consequência de transtornos genéticos ou ambientais, sendo classificadas de acordo com o estágio de desenvolvimento cortical comprometido. Durante o desenvolvimento cerebral, podem ocorrer várias alterações na estrutura e funções corticais, estabelecendo-se novas sinapses (neuroplasticidade).

IMPORTÂNCIA DO DIAGNÓSTICO NA ELABORAÇÃO DAS IMPOSSIBILIDADES ESCOLARES

Cabe ressaltar que, ainda nos dias de hoje, a maioria dos transtornos mentais é diagnosticada exclusivamente com base em dados clínicos, sem que haja exame complementar que seja fidedigno ao diagnóstico.

O auxílio advém de determinados critérios diagnósticos e escalas de avaliação, propostos pela Associação Americana de Psiquiatria (APA), mediante uma publicação denominada Diagnostic and Statistic Manual (DSM), assim como de avaliações neuropsicológicas.

O diagnóstico tem sido fator determinante para a tomada de decisões sobre como se deve atuar com a criança, pois, muitas vezes, as doenças mentais são ignoradas ou estigmatizadas, ocasionando reações diversas, por serem pouco compreendidas.

DOENÇAS MENTAIS/TRANSTORNOS NEUROPSIQUIÁTRICOS – HISTÓRICO

A história da humanidade nos mostra que desde as sociedades medievais os indivíduos com esses transtornos eram excluídos, sendo abandonados e/ou eliminados da sociedade. Somente na era Renascentista as doenças mentais passam a ser reconhecidas como doença física (orgânica), sendo inicialmente denominadas "oligofrenias". Mesmo assim, os indivíduos eram colocados em instituições distantes da sociedade, por serem considerados irrecuperáveis.

No século XX surge a educação especial no Brasil, a partir de um novo pensamento médico-pedagógico que envolve a cognição e o comportamento. A partir dos anos 1970, além da maior preocupação com o fracasso escolar, as pesquisas e os estudos conceituais relacionados às doenças mentais ganham ênfase e os critérios diagnósticos adotados se baseiam na classificação proposta pela Associação Americana de Retardo Mental (AARM, 1983). Até a década de 1990, mantinha-se o conceito de QI como centro da definição diagnóstica.

Em 2002 houve um grande avanço conceitual, com ênfase em uma perspectiva funcional da deficiência mental, que passava a ser considerada para o diagnóstico da doença mental: habilidades intelectuais/comportamento adaptativo/interações e papéis sociais/saúde e contexto.

Os dados fornecidos pela Associação Mundial de Saúde (OMS, 1990) demonstram o grande custo econômico e psicológico relacionado às doenças mentais.

Desde o final do século XX, considerado a "década do cérebro", as pesquisas na área biomédica têm obtido grandes avanços por envolverem importantes experimentos que possibilitam o entendimento das funções da mente (mapeamento simultâneo do cérebro e do genoma humano).

ELABORAÇÃO DO DIAGNÓSTICO

Diagnóstico é o processo analítico de que se vale o especialista para o exame de uma doença ou de um quadro clínico para chegar a uma conclusão.

Classicamente, a base do diagnóstico envolve a consulta médica (história clínica), associada aos exames complementares.

A doença mental ou transtorno mental engloba um amplo espectro de condições que afetam a mente, assim como vários fatores contribuem para sua etiologia. A neuropsiquiatria abrange um grande número de doenças graves, incuráveis, que interferem diretamente na qualidade de vida do indivíduo.

O diagnóstico correto tem fundamental importância na detecção precoce dos transtornos mentais, por causarem sofrimento e incapacidade durante toda a vida. Os indivíduos com essas condições muitas vezes atraem medo, hostilidade e desaprovação social, com impedimentos para que possam buscar ajuda efetiva.

Os transtornos envolvidos com a inclusão escolar, em geral, exigem diagnósticos precoces e precisos. Muitas vezes, a demora na confirmação diagnóstica decorre não só da heterogeneidade dos sintomas, como também da necessidade de avaliações multidisciplinares, envolvendo profissionais médicos e não médicos.

O distanciamento das áreas de educação e saúde muito contribui para a dificuldade de inclusão escolar. Ainda há muita desinformação na área pedagógica com relação às doenças mentais. Isso tem acarretado grande demanda de encaminhamentos para os ambulatórios especializados, na tentativa de buscar não só o entendimento diagnóstico, mas também alternativas de como lidar com a nova situação.

Indivíduos afetados por essas condições são eventualmente inseridos na sala de aula sem que os professores tenham acesso às informações de sua patologia. Destaca-se então o papel do professor enquanto mediador das relações da criança com o contexto escolar, estabelecendo vínculo positivo que contribua para o melhor desenvolvimento da criança.

IMPACTO DO DIAGNÓSTICO NA VIDA FAMILIAR E NA ESCOLA

Os pais descreveram os sentimentos iniciais diante do diagnóstico (choque, tristeza, angústia, susto, medo, insegurança), passando pelo momento de adaptação, em que vislumbram possibilidades futuras. Inicialmente, eles têm dificuldades para entender o diagnóstico que causou muitas mudanças na dinâmica familiar.

Muitos pais não acreditam na possibilidade de inclusão escolar, por dificuldades da escola de ensino regular e do próprio deficiente múltiplo. Referem-se à grande dificuldade em estabelecer limites para a criança, comprometendo o lazer e a ida para a escola, em virtude das dificuldades no controle de esfíncter, distúrbios do sono e da alimentação, agitação psicomotora em ambientes tumultuados, além da própria dificuldade dos pais em deixar a criança com outras pessoas.

Atualmente, os resultados são bons quando se recomenda que crianças portadoras de transtornos mentais frequentem escola regular estruturada para a inclusão. Em nossa prática, temos sugerido o acompanhamento de um facilitador/mediador com o objetivo de atuar como intermediário nas atividades escolares, quando o professor tiver dificuldade em prosseguir com o conteúdo programático regular.

Concluindo, a integração da criança com necessidades especiais na escola constitui uma preocupação relevante, em função da heterogeneidade dos transtornos mentais. Nesse contexto, o papel da escola é fundamental, pois é nesse momento que a criança tem contato natural com outras crianças.

INCLUSÃO E AMBIENTE ESCOLAR

Os estudos mais contemporâneos em educação especial apontam para a educação inclusiva e sem dúvida, tanto do ponto de vista legal como dos princípios educacionais, temos muitas razões para pensar dessa maneira. As práticas inclusivas representam uma evolução de nossas ideias acerca da educação especial, mas é preciso verificar a operacionalização dessas práticas e a realidade na qual elas estão inseridas.

Muito se tem falado sobre o processo de inclusão, e quase sempre com a conotação de que inclusão e integração escolar seriam sinônimos. Na verdade, a integração insere o sujeito na escola esperando uma adaptação deste ao ambiente escolar já estruturado, enquanto a inclusão escolar implica redimensionamento de estruturas físicas da escola, de atitudes e percepções dos educadores, adaptações curriculares, entre outros.

Em sentido mais amplo, a inclusão significa o direito ao exercício da cidadania, sendo a inclusão escolar apenas uma pequena parcela do processo que é preciso percorrer. A cidadania do portador de necessidades especiais é um caminho recente e que evolui timidamente, pois toma corpo somente na década de 1990, com o movimento de Educação para todos, apesar de ter início em forma de diretrizes políticas pelo menos desde 1948, quando da aprovação da Declaração Universal dos Direitos Humanos (Santos, 2001).

A Declaração Universal dos Direitos Humanos representa, sem dúvida, um grande marco no processo de inclusão social da pessoa portadora de necessidades especiais. Ainda que não seja um documento especificamente destinado à educação especial, favorece indiretamente o movimento de inclusão social do aluno com necessidades educativas especiais, pois propõe a igualdade entre os homens e o direito à educação a todos os indivíduos.

A inclusão educacional trata do direito à educação, comum a todas as pessoas, e do direito de receber a educação, sempre que possível, junto às demais pessoas, nas escolas regulares. As tendências mais recentes dos sistemas de ensino são:

- Integração/inclusão do aluno com necessidades especiais, preferencialmente no sistema regular de ensino e, se isso não for possível em razão das especificidades do educando, realizar o atendimento em classes e escolas especializadas.

- Ampliação do regulamento das escolas especiais para prestarem apoio e orientação aos programas de integração, além do atendimento específico.
- Melhoria da qualificação dos professores do ensino fundamental para essa clientela.
- Expansão da oferta dos cursos de formação/especialização pelas universidades e escolas normais.

Promover a inclusão significa, sobretudo, uma mudança de postura e de olhar acerca da deficiência. Implica quebra de paradigmas, reformulação do nosso sistema de ensino para a conquista de uma educação de qualidade, na qual o acesso, o atendimento adequado e a permanência sejam garantidos a todos os alunos, independentemente de suas diferenças e necessidades.

A concepção da educação especial como serviço segrega e cria dois sistemas separados de educação, o regular e o especial, eliminando todas as vantagens que a convivência com a diversidade nos pode oferecer. O oferecimento da educação especial como um serviço, de maneira segregada, cujo objetivo é a educação de pessoas portadoras de deficiência, normalmente é realizado em ambiente especializado e com características de tratamento, implicando a existência desses dois sistemas de educação paralelos (Santos, 2001).

A denúncia da existência de alunos segregados em classes inclusivas é muito frequente. Para algumas instituições, o fato de receber o aluno especial e matriculá-lo representa uma forma de inclusão, quando de fato não é assim que pode ser denominado. Para haver inclusão, é necessário que haja aprendizagem, e isso traz a necessidade de rever os conceitos sobre currículo. Este não pode se resumir às experiências acadêmicas, mas ser ampliado para todas as experiências que favoreçam o desenvolvimento dos alunos normais ou especiais.

Sendo assim, as atividades da vida diária podem se constituir em currículo e, em alguns casos, talvez sejam "os conteúdos" que serão ensinados.

A questão que podemos e devemos levantar é se a escola representa para a criança especial um espaço significativo de aprendizagem, e, caso a resposta seja positiva, podemos então afirmar que desenvolvemos práticas inclusivas.

Ao tocar no aspecto das práticas inclusivas, é necessário comentar a importância que a formação do professor que atuará nessas classes tem para o sucesso da inclusão. Até recentemente, somente os professores que tinham um interesse pela educação especial se dirigiam para a formação específica e depois, obviamente, faziam escolhas, profissionais ou não, que envolviam a educação especial. Infelizmente, a demanda da inclusão chega às escolas antes da preparação do professor, e a solução tem sido a capacitação do profissional em serviço, por meio dos programas de formação continuada. As práticas pedagógicas eficazes e apropriadas às deficiências são imprescindíveis para a evolução dos alunos, e isso o professor só consegue planejar e desenvolver quando recebe o referencial teórico e a assessoria pedagógica adequados.

Para Bueno (1999), é necessário capacitar dois tipos de professores: os do ensino regular com formação básica, incluindo formação para lidar com a diversidade, e os especializados, que trabalhariam como equipe de atendimento e apoio. A prática pedagógica é um elemento-chave na transformação da escola, estendendo essa possibilidade de transformação à sociedade. Em razão do tema da diversidade, as práticas pedagógicas têm caminhado no sentido da pedagogia das diferenças (Mendes, 2002).

Paralelamente ao movimento de inclusão, procurou-se identificar a capacidade de aprendizagem acadêmica das crianças portadoras de necessidades especiais, assim como o processo grupal ou individual de adaptação a um meio social mais natural, como é o caso da escola.

Na história da educação especial, é possível observar dificuldades por parte dos professores e das equipes pedagógicas e administrativas não só com relação à aceitação e à forma da compreensão dos fenômenos de comportamentos manifestos pelas crianças especiais, como também à falta de infraestrutura material e de pessoal qualificado para orientação e supervisão adequadas. A necessidade de recursos humanos devidamente capacitados para atuar em classes inclusivas implica não só o conhecimento sobre as especificidades da deficiência com a qual se vai trabalhar, mas também uma reflexão crítica acerca do sentido da educação e de suas finalidades.

Nunes, Ferreira e Mendes (2003), ao analisarem um conjunto de 59 teses e dissertações defendidas em várias universidades, constataram a questão dos recursos humanos como um dos pontos centrais para a inclusão escolar. Bueno (1999, citado por Amaral, 2003) defende que nada justifica o fim da educação especial, como se o nosso sistema de ensino estivesse totalmente preparado para receber crianças com necessidades especiais. De fato, não há como incluir crianças especiais no ensino regular sem apoio especializado que ofereça aos professores dessas classes orientação e assistência na perspectiva da qualificação do trabalho pedagógico ali envolvido.

FAMÍLIA E INCLUSÃO

A literatura sobre a história da educação especial e da inclusão e sobre a escolarização de crianças com necessidades especiais é enfática quando trata da expressiva participação das famílias nas conquistas de seus direitos, de suas dificuldades e dores. Historicamente, os avanços nas políticas públicas e a criação de instituições foram conquistas das famílias que, muitas vezes, não encontrando espaços na sociedade que pudessem abrigar, tratar e educar seus filhos, acabaram por criar alternativas isoladas. Um exemplo disso é a Associação dos Amigos dos Autistas (AMA), fundada no Estado de São Paulo para atender os portadores dessa síndrome tanto em terapias como na escolarização. O mesmo ocorreu com a Associação de Pais e Amigos dos Excepcionais (APAE), fundada na década de 1930, em Belo Horizonte.

Paradoxalmente, a família também pode ser um grupo excludente, seja quando esconde seu filho deficiente dentro de casa, quando não permite sua participação em eventos sociais ou quando retarda a entrada da criança na escola. Quando revisitamos o histórico da educação especial, percebemos que os grandes avanços e conquistas nessa área são de autoria de familiares comprometidos com a cidadania de seus filhos, e não do Estado, como haveria de ser.

É importante ressaltar que, de acordo com a Constituição Brasileira, o Estado deve assegurar os direitos dos deficientes, bem como o atendimento adequado, mas, compatível com a perspectiva capitalista, os deficientes são vistos como pessoas incapazes, improdutivas, normalmente não consumidoras e que custam caro para os cofres públicos.

As iniciativas familiares, muito embora tenham contribuído bastante, reforçam a ideia de que o deficiente é um problema da família, e não da sociedade, e é ela quem deve "carregar a cruz".

É certo que nem todos os alunos deficientes podem frequentar uma escola regular, visto que suas condições mentais podem ser impeditivas para a aprendizagem coletiva e para a convivência social, mas é possível observar que, ao longo do tempo, as ideias sobre a inclusão educacional vêm se desenhando tanto nos documentos legais como no cotidiano das escolas, muito embora, na maioria das vezes, as condições físicas e pedagógicas não sejam as mais adequadas para a inclusão.

Seja qual for a proposta pedagógica, um atendimento consciente e responsável não acontece somente no âmbito escolar. A família do aluno tem um papel decisivo em seu desenvolvimento. Sabemos que se trata de famílias que experimentam dores e decepções em diversas fases da vida, desde o momento da notícia da deficiência e durante o processo de desenvolvimento de seus filhos.

A exclusão social tem sido apresentada como algo frequente na maior parte das famílias com as quais trabalhamos e independe, muitas vezes, da situação socioeconômica. Na hora de matricular o filho na escola, por exemplo, os pais que têm condições de pagar uma escola particular experimentam as mesmas dificuldades dos pais que só têm a escola pública como opção. Os entraves e as rejeições travam as duas portas.

Ter ou não ter filhos pode ser uma opção do casal desde o início do relacionamento, mas certamente se constitui em uma das questões do contrato matrimonial, já bastante matizada por mandatos familiares dificilmente apreendidos em sua totalidade. O nascimento de um filho marca o início de um novo ciclo vital (Groisman, 1996). O ciclo vital de uma família não deve ser entendido apenas como de duas gerações, a dos pais e a dos filhos, mas de até três ou quatro gerações, pois toda a família se movimenta à medida que o sistema geracional se move, bem como o campo emocional operativo (Bowen, 1978; McGoldrick, 1995).

As histórias das famílias que contam com um filho deficiente são muito semelhantes. A frase "não importa se é menino ou menina, e sim que venha com saúde" está presente em muitos ciclos de conversa nos quais há a presença de uma grávida. Para Buscaglia (1993), a deficiência não é algo desejável, e não há razões para se crer no contrário. Quase sempre causará sofrimento, desconforto, embaraço, lágrimas, confusão e muitos gastos financeiros.

Antes de nascer, a criança já é depositária de uma série de expectativas, tanto do subsistema casal como das famílias de origem dos respectivos pais. Esse comportamento cria um solo propício para o aparecimento de sintomatologia, exteriorizada

CAPÍTULO 66 ▷ Inclusão Escolar – O Diagnóstico, a Escola e a Decisão pela Inclusão

por um dos membros do sistema e criada a partir dos eventos do ciclo vital familiar e da forma como a família reage e se organiza (Bowen, 1978; Haley, 1962; Minuchin, 1984; Nagy & Framo, 1965). Muito já foi dito neste livro sobre as decepções e o luto vividos pela família da criança deficiente, e agora se pretende discutir de que maneira algumas abordagens podem ser utilizadas na intervenção dessas famílias e quais as identificações de problemas podem ser feitas à luz das abordagens de terapias de família e casal.

Há muitas formas de se ter contato com a notícia da deficiência do filho. Algumas famílias sabem ainda durante a gravidez, outras logo após a realização de exames na ocasião do nascimento e outras, ainda, no decorrer do crescimento da criança.

A forma como é dada e como é recebida a notícia é determinante para o desenvolvimento da criança. Um especialista pode anunciar a deficiência enfatizando as limitações ou as potencialidades do sujeito, e é claro que isso interfere no investimento que a família fará no filho deficiente e na forma como o tratará.

É importante ressaltar também que, normalmente, quando a notícia da deficiência é dada aos pais, a criança é encaminhada para os serviços médicos de genética ou de estimulação precoce, mas os pais não costumam ser encaminhados para lugar algum, a fim de receber atendimento psicológico. Além da dor, experimentam a solidão. Os grupos de apoio existentes são aqueles formados pelos próprios pais, na maioria leigos, não profissionais e que se predispõem a ajudar os outros que ainda não atravessaram o luto simbólico.

Embora a maioria das pesquisas enfatize as respostas dadas pelas mães entrevistadas, Buscaglia (1993) ressalta que toda a família é atingida pela notícia. Glat (2004) chama a atenção para a perda da identidade dos membros da família e a centralização dessa identidade na pessoa deficiente (a irmã do menino surdo, a mãe do autista, o pai do aluno com paralisia cerebral etc.). Portanto, o luto é de todos.

Para Krynski (1983), há fases vivenciadas pela família, como, por exemplo, a fase do alarme, do estresse, da angústia, da rejeição e da revolta, que costumam ocorrer logo após a notícia.

O autor chama a atenção também para a posição temporal e cronológica do deficiente na família, pois, se é o primeiro filho, pode alterar o desejo do casal de ter outros e, se o segundo ou terceiro, passa a ser filho de todos e altera as expectativas de futuro e independência de cada um deles, já que, um dia, se presume que os deficientes com irmãos serão cuidados por estes. Além disso, se a criança é o "temporão", os pais não possuem, segundo esse autor, as condições de luta que lhes são exigidas.

Quando a família não consegue ultrapassar uma das etapas do ciclo vital, surge o sintoma em um de seus membros, ou ainda, para Haley (1980), o sintoma é um sinal de que seus membros estão com dificuldades de superação de algum obstáculo.

Cada membro da família vive a presença do deficiente de maneira diferente, mas, de acordo com nossas observações, é muito comum a sobrecarga emocional e das tarefas estar sobre a mãe do indivíduo. As mulheres por nós acompanhadas costumam paralisar inclusive a vida profissional e/ou acadêmica e passam a viver em função do filho autista.

A Segunda Guerra Mundial assinalou o início da tendência de as mulheres casadas trabalharem fora. O fato de o casal contemporâneo aspirar à igualdade em termos conjugais, assim como no local de trabalho, não é prova de sua durabilidade ou estabilidade quando estressado pelo teste do nascimento de um filho. Quando um jovem casal tem um filho, enfrenta o mundo real: a quem poderá confiar os cuidados do filho? Como poderá se sustentar financeiramente? (Carter & McCartthy, 1971).

É nesse cenário que ficam a cargo da mulher a paralisação da vida profissional e a manutenção das tarefas dos demais membros. A família costuma ter sua renda reduzida em razão da permanência da mulher em casa e as despesas aumentadas, já que os gastos com terapias e tratamentos específicos duram por quase toda a vida da criança.

Os filhos podem ser usados para preencher um vazio na vida dos adultos, e a família pode ficar focada na criança. Desse modo, a criança pode também substituir desejos não realizados no mundo e disfarçar crises vividas pelo casal, além de dificuldades e conflitos dos demais filhos.

Em nossas pesquisas, tem sido comum encontrarmos também um número muito grande de casais separados após a notícia da deficiência do filho. A culpabilização pela deficiência tem sido o principal motivo. A busca "*de onde veio isso, da minha família ou da sua?*" é comum, acarretando separação de fato ou, pelo menos, de corpos.

Alguns casais continuam vivendo juntos, mas não maritalmente, em virtude da condição financeira. A fantasia de que, se houver relacionamento sexual, outros filhos deficientes nascerão se faz bastante presente. Belsky e cols. (1985) afirmam que a qualidade conjugal declina com o nascimento dos filhos e que o fracasso de qualquer um dos cônjuges é uma ameaça à intimidade. Um casamento que desenvolveu intimidade é mais capaz de responder ao desafio da paternidade e maternidade e às mudanças que elas trazem.

Para Glat (2002), por mais harmônica que seja uma família, essa crise é inevitável. O nascimento de um filho com algum tipo de deficiência ou doença ou o aparecimento de alguma condição excepcional significa uma destruição dos sonhos e das expectativas que haviam sido gerados em função dele.

Os sentimentos da família sobre a deficiência de seus filhos são cíclicos e podem transitar entre a aceitação e a negação, especialmente nas mudanças de fases da criança. Por exemplo, quando o filho entra na adolescência, é comum os pais o compararem com os demais jovens, e, na maioria das vezes, o resultado dessa comparação é negativo, enfatizando apenas o que ele não é capaz de fazer e desconsiderando o quanto já evoluiu.

Especialmente nas famílias de portadores de autismo, a ausência da troca afetiva e da comunicação costuma ser a maior dificuldade. Os autistas têm dificuldades específicas para entender vários dos sentimentos humanos. Eles aparentam não ter sentimentos, mas, na verdade, esse comportamento parece ser resultante de inabilidade cognitiva (Peteers, 1998).

A matrícula da criança com necessidades especiais na escola pode causar alterações no seio familiar, na medida em que a criança está frequentando mais um grupo social e tendo a oportunidade de conviver com outras crianças. Os pais, por sua vez, passam a conviver com outros pais nesse novo universo e a acreditar nas possibilidades de desenvolvimento e aprendizagem sistemática de seus filhos.

Os prognósticos quanto ao futuro do filho autista podem ficar menos obscuros, e a ideia de que o filho nada é capaz de realizar pode ser substituída por esperanças conscientes e investimentos no desenvolvimento da criança.

A escola é o único espaço social que divide com a família a responsabilidade de educar. Ela favorece uma certa transitoriedade entre as diferenças individuais e as necessidades do grupo, oferecendo ao indivíduo oportunidades de comportamentos mais socializadores.

Quando se propõe, por exemplo, a inclusão dos alunos com necessidades especiais, devem ser respeitadas as características de sua natureza, visando à aquisição de comportamentos sociais aceitáveis, porém observando as necessidades especiais de cada educando e, sobretudo, trazendo os pais para um comportamento mais realístico possível, evitando a fantasia da cura, sempre tão presente.

Além de eleger o que pode compor o currículo das crianças, é preciso conscientizar os familiares sobre os malefícios da infantilização e os benefícios do aprendizado da independência a fim de que se desenvolvam ao máximo as potencialidades. Os pais precisam lembrar a realidade dura, mas imutável, de que não são eternos. Precisam outorgar os cuidados de seu filho especial a algum familiar ou pessoa de sua convivência que se disponha, mas também preparar seu filho para a vida independente, com comportamentos socialmente aceitos. Pode representar um grande avanço reconhecer as características positivas dos filhos, seu valor, suas potencialidades, sua individualidade e sua capacidade criativa.

Aiello (2003) constatou que há, por vezes, uma relação conflituosa entre profissionais da escola e familiares. Enquanto os familiares se queixam da duração e dos horários das reuniões de pais, da falta de transporte e do uso de uma linguagem técnica por parte dos profissionais, o que provoca um sentimento de inferioridade e, consequentemente, o afastamento da escola, os profissionais também apresentam queixas a respeito dos familiares, como a apatia ou indiferença pelo desenvolvimento dos filhos, a falta de tempo, a falta de compreensão das necessidades da escola e do sistema escolar, bem como a ausência nas reuniões e o não reconhecimento do trabalho realizado pela escola em benefício de seus filhos.

A parceria entre família e escola é enfatizada pela Declaração de Salamanca (Aiello, 2003), e o envolvimento entre as duas partes asseguraria uma ativa participação dos pais na tomada de decisão e no planejamento educacional de seus filhos, com a adoção de uma comunicação clara e aberta. De maneira geral, os pais têm críticas a fazer em relação às escolas, que não atendem de maneira ampla às suas expectativas. No entanto, a maioria dos familiares considera que a escola é um *locus* privilegiado para o desenvolvimento global dos filhos (Glat, 2003).

A escola também pode colaborar dando sugestões aos familiares de como estes podem agir em casa, de maneira que se tornem coautores do processo de inclusão de seus filhos. Muitas vezes, as estratégias educacionais desenvolvidas em sala de aula não têm continuidade dentro de casa.

Com efeito, é provável que, antes da inclusão escolar, a convivência com os pais de outras crianças, o planejamento de visitas de coleguinhas à casa da criança e a frequência a festinhas de aniversário dos colegas de sala fossem possibilidades muito distantes para essas famílias. Segundo Souza (1998, citado por Mendes, Ferreira e Nunes, 2003): "As atividades dos indivíduos portadores de deficiência mental se resumem a casa-escola-casa (...). Essa restrição se deve a várias dificuldades, como falta de tempo dos pais para se dedicarem às atividades de lazer com os filhos, falta de opção de lazer adequado e dificuldade financeira."

MEDIAÇÃO ESCOLAR NA PRÁTICA

Como incluir crianças com necessidades educacionais especiais nas escolas regulares

Este capítulo surgiu da necessidade de esclarecer o papel do mediador escolar em virtude da demanda de pais e profissionais da área da saúde e educação que buscam incluir seus filhos e clientes nas escolas regulares. Após consultar a literatura existente sobre inclusão escolar nos deparamos com a carência de informações sobre como incluir efetivamente, e a partir de então, consideramos por bem relatar nossa prática profissional nessa área de mediação escolar.

Antes de tudo, buscamos saber o significado da palavra *inclusão* para poder praticá-la e pudemos perceber que para inserir, abranger e envolver é necessário alguém que o faça.

Quem é esse alguém?

No âmbito escolar, a inclusão de crianças que apresentam necessidades educacionais especiais é realizada por um profissional da área de saúde ou educação (fonoaudiólogos, psicólogos e pedagogos) que tem o conhecimento sobre o desenvolvimento infantil em sua totalidade.

Anteriormente, esse profissional era chamado de facilitador, sendo atualmente conhecido como mediador escolar.

Como o próprio nome indica, esse profissional medeia e intervém nas situações sociais, comportamentais, linguísticas, cognitivas, pedagógicas e lúdicas que ocorrem dentro da instituição de ensino.

Incluir não é apenas inserir a criança no grupo. A criança que apresenta necessidade educacional especial não basta estar ao lado de outras crianças com um desenvolvimento típico para que se possa dizer que está sendo incluída. Incluir exige conhecimento teórico sobre a especificidade daquele indivíduo e, acima de tudo, muito amor, dedicação, paciência, persistência e bom-senso dos que tentam pôr em prática essa inclusão. Uma inclusão efetiva depende muito de adaptações e de condições necessárias para favorecer o desenvolvimento e a aprendizagem do indivíduo.

Sabemos que a legislação brasileira garante o direito de as pessoas com necessidades especiais receberem educação preferencialmente na rede regular de ensino, porém muitos professores e as próprias instituições não estão preparados para assumir tal responsabilidade. Alguns questionamentos surgem sobre o que fazer diante de um aluno com determinada dificuldade, inabilidade ou até mesmo com desenvolvimento atípico, "diferente" do grupo.

Diante do processo de inclusão escolar, o educador que atua em uma rede regular de ensino e rege uma turma onde há um aluno com necessidade educacional especial se depara com um desafio e passa a questionar se conseguirá ministrar suas aulas e educar a todos com um ensino de qualidade dentro da proposta pedagógica estipulada pela instituição. Muitas vezes, aquele aluno em questão, sem o devido suporte, acaba não recebendo a atenção necessária por conta de o educador não saber lidar com determinadas situações.

O perfil de um educador inclusivo abrange primeiramente a vontade de assumir esse desafio e muito afeto e dedicação, o que se torna essencial para fortalecer a base de todo o processo de aprendizagem. Além disso, o conhecimento e a capacitação profissional são essenciais para o processo da inclusão. Cabe ao educador buscar compreender o diagnóstico e as características que seu aluno apresenta, tentando desenvolver estratégias para incluir a criança nas atividades diárias e facilitar a aprendizagem escolar.

Quando o educador não consegue dar o devido apoio ao aluno que exige atenção especializada e diferenciada, o mediador escolar é solicitado para dar o suporte necessário, mediando a aprendizagem e facilitando a inclusão do aluno no grupo por meio de estratégias e intervenções imediatas e dirigidas.

O mediador escolar pode ser solicitado pelo médico neurologista junto à equipe terapêutica que acompanha o caso mediante uma declaração por escrito, que é enviada à equipe pedagógica para que então o mediador possa vir a atuar dentro da escola. Normalmente, a família arca com os custos financeiros desse profissional, quando ele não tem vínculo empregatício com a instituição de ensino.

Nossa prática profissional na área de mediação escolar é com crianças que se encontram dentro do espectro do autismo, uma das necessidades educacionais especiais que acometem o desenvolvimento infantil de modo geral. O distúrbio do espectro autístico é um dos transtornos do desenvolvimento de base neurobiológica mais comuns em meninos. O diagnóstico é feito com base na história clínica e na observação comportamental da criança, onde se podem encontrar déficits em níveis social, linguístico e comportamental. A literatura comprova a existência de diversos graus de autismo, e os sintomas característicos surgem nos primeiros 3 anos de vida da criança.

As crianças autistas apresentam algumas características comuns, como dificuldade de interação social, interesse maior por objetos do que por pessoas, ausência ou pouco contato visual, interesses restritos por objetos, parte deles ou determinados assuntos, dificuldade em compreender as ordens verbais, inabilidades ao brincar com e comprometimento do faz-de-conta, ausência do gesto de apontar, incômodos sensoriais a determinados sons, texturas e até mesmo ao toque, parecem não escutar, não atendendo quando chamadas, apresentam atraso ou ausência de linguagem verbal e não verbal, com comprometimento dos precursores da linguagem, repetições da fala do outro ou de qualquer informação auditiva, comportamentos inadequados quando contrariadas; restrições alimentares; distúrbios de sono; manutenção de rotinas e rituais; estereotipias e movimentos autoestimulatórios.

O que fazer para lidar com uma criança que apresenta esses comportamentos atípicos dentro de uma sala de aula de uma rede regular de ensino?

Diante dessa realidade, faz-se necessária a presença do mediador escolar, que atua exclusivamente no âmbito escolar, dentro da sala de aula e nos demais espaços onde o grupo estiver favorecendo a inclusão. Esse profissional poderá realizar intervenções adequadas, buscando minimizar a tendência ao isolamento social e fazendo com que ocorra interesse pelo grupo e pelas atividades propostas. As intervenções diárias e diretas são fundamentais para que a criança possa efetivamente estar incluída no grupo.

O papel do mediador é: dirigir a atenção da criança para quem ou de que está falando, tanto verbal como fisicamente, com sutileza, fazendo a criança olhar para a pessoa ou para o objeto de que se fala; auxiliar as questões pedagógicas, adaptando os materiais e as atividades dirigidas, facilitando sua compreensão; ensinar a entender o que acontece em seu entorno e as emoções desde as mais simples que ocorrem no dia a dia até as mais complexas e das situações de conflito; aproveitar as situações de grupo para ensinar detalhes da comunicação; favorecer a participação da criança nas atividades escolares desenvolvidas e propostas diariamente pelo educador, inibindo a autoestimulação e os comportamentos inadequados; ensinar à criança como participar das brincadeiras e das situações sociais de maneira geral; traduzir as ordens verbais em informações visuais, apontando sobre o que se fala e filtrando as informações auditivas muito complexas para facilitar a compreensão da criança; estruturar visualmente a rotina, por meio de fotos das atividades do dia para tornar previsíveis os acontecimentos, minimizando qualquer comportamento problemático; observar o que desencadeia os comportamentos problemáticos, buscando criar estratégias para contornar ou evitar determinadas situações. O mediador escolar se torna um conjunto de padrões sociais para a criança: formação de vínculos, limites de conduta, modelo de comportamento e elo entre o mundo e seu eu.

As intervenções diárias, consistentes e sistemáticas, promovem a evolução da criança que apresenta alterações comportamentais decorrentes de déficits na linguagem característicos do autismo. Para que essa evolução ocorra, o mediador conta com a atuação e a responsabilidade das intervenções familiares e terapêuticas, cada qual em sua função, estruturando e embasando todo o trabalho.

Citaremos agora alguns casos que pudemos vivenciar nessa longa jornada, atuando no processo de inclusão. Relataremos algumas situações de crianças autistas que receberam esse tipo de intervenção na educação infantil nas escolas regulares particulares:

Caso 1

R. é uma criança que ingressou no maternal com 3 anos de idade, apresentando ausência de fala e comportamento irritadiço. Após o período de adaptação, algumas questões surgiram: por que todas as crianças se adaptaram à rotina escolar e R. não? Por que R. não aceita as carícias da professora ao tentar acalmá-lo?

Muitos momentos de choros, comportamentos "estranhos", isolamento e falta de interesse pelas crianças e brincadeiras. A professora percebia algo de errado, mas não sabia o que fazer. A criança não participava das atividades, estava sempre com determinado objeto na mão, pelos cantos da sala, sempre sozinha. Apresentava ataques de birra aparentemente sem motivo. Após reuniões com a família, alguns questionamentos foram feitos e esclarecidos, mas um persistia sem resposta: o que fazer com aquela criança? A escola assumia não estar preparada para lidar com o caso e que nunca havia recebido um aluno com tais características. A família buscou orientações com os profissionais da área da saúde até passar pela avaliação de um médico neurologista que imediatamente diagnosticou o autismo e sugeriu as terapias indicadas e a presença do mediador escolar, dando início ao trabalho de inclusão. Algumas reuniões foram realizadas com os profissionais que acompanhavam a criança para elucidar sobre esse distúrbio do desenvolvimento e esclarecer quanto ao papel do mediador escolar.

No começo do trabalho pudemos perceber que R. passava a maior parte do turno escolar dormindo ou deitado no chão, apresentando estereotipias (movimentos repetitivos com a cabeça). Por não aceitar fazer nada que as outras crianças faziam, a professora o deixava naquele ritual diário.

Dentro da sala de aula, R. não aceitava permanecer na rodinha com o grupo; a professora o chamava, mas R. parecia não escutar. A única situação que lhe dava prazer naquele momento era passar a mão na parede áspera de uma ponta à outra. A cada término do "percurso", abanava as mãos e abria um sorriso. Aquela sensação tátil lhe dava prazer. Nada do que acontecia em seu entorno lhe interessava. Interromper seria catastrófico para a criança, e foi justamente o que fizemos. Passamos a desviar sua atenção para o que acontecia em seu entorno. Tentamos de tudo. Ouvimos muitas vezes as pessoas dizerem "*deixa ele*", "*não irrita ele*", mas fizemos o contrário. Com o tempo e a insistência, R. passou a sentar-se em nosso colo durante a rodinha e começou a despertar interesse pelo grupo. Mostrava o que aconteceria com ele naquele dia mediante a estruturação visual da rotina com as fotos das atividades. Aos poucos R. foi demonstrando interesse e evoluiu ao ponto de se direcionar espontaneamente para a rodinha após ouvir a solicitação da professora de tanto que o direcionávamos para as fotos, o ensinávamos a ouvir os comandos da professora, observar o grupo e executar o que ela pedia.

R. não esboçava nenhuma habilidade de imitação. Nas aulas de música, R. rodopiava pela sala durante a aula sem nenhuma atenção ao que acontecia à sua volta.

Nós o levávamos até o grupo e direcionávamos sua atenção para o que estava sendo feito, ensinando-o a olhar e estimulando a imitação. Muitas vezes, segurávamos em suas mãos para fazer as coreografias, verbalizando tudo o que ele teria de fazer com o corpo. Com o tempo, passamos somente a dar os comandos verbais, fazendo os gestos à sua frente, até que ele aprendeu a nos imitar para que depois imitasse as outras crianças. Com as intervenções, ele evoluiu até o ponto de fazer sozinho todas as coreografias que a professora ensinava nas aulas de música mediante observação do grupo e da professora.

Nos momentos livres e de brincadeiras, R. não procurava as outras crianças para brincar, e quando estas buscavam interação, ele se irritava e chorava muito. Aos poucos, fomos favorecendo essas aproximações, estabelecendo um vínculo com as crianças e estimulando a empatia e a socialização. Nos casos de crianças maiores, é aconselhável explicar por que aquela criança se comporta daquela maneira. Para uma boa aceitação do grupo é importante que seus membros entendam que aquela criança quer e gosta de brincar, mas não sabe como e o que deve fazer, e por isso precisa de ajuda, tanto do mediador como das próprias crianças.

As estereotipias corporais de R. eram comuns em algumas situações do dia, desencadeadas por euforia, frustração ou ansiedade. Quando era apropriado, nós dávamos função a esses movimentos, mas em alguns momentos tentávamos inibi-los, desviando a atenção para algo de seu interesse. Com as intervenções, R. conseguiu controlar esses movimentos sem função e substituí-los por outros, como bater em nossa mão após conseguir algo ou verbalizar o que estava sentindo.

Nas atividades dirigidas propostas pela professora, R. permanecia pouco tempo sentado na cadeira, pois sentia enorme necessidade de se levantar para rodopiar e saltitar pela sala. Nós o acostumamos a sentar no colo, aos poucos o colocávamos na cadeira até o dia em que ele aceitou se sentar. Diante da atividade proposta de realização de um desenho, R. enfileirava canetinhas, giz de cera, lápis de cor ou o que fosse, sem nenhuma tentativa de utilização desses objetos de maneira funcional. Nós o ensinamos a usar esses materiais, e aos poucos o interesse pelo desenho foi surgindo, para depois poder trabalhar a compreensão do que representava para ele executar nas atividades dirigidas. Nos desenhos livres, nós o deixávamos produzir espontaneamente, porém nos desenhos direcionados, sobre assuntos específicos que estavam sendo trabalhados, nós mediávamos para que ele entendesse o que estava sendo pedido.

Essa mediação era feita por meio de figuras sobre o assunto em questão ou sugestões verbais para que pudesse escolher o que desenharia. Nas atividades com tintas, a aversão e o desinteresse por esse tipo de material eram notórios, em virtude da questão da hipersensibilidade ao toque de determinadas texturas. O uso do pincel foi sugerido buscando minimizar os comportamentos problemáticos que surgiam após se "sujar" com a tinta, mas a insistência em executar a atividade fez com que dessensibilizasse, e R. descobriu esse novo prazer.

No momento do lanche, após a ordem de pegar as merendeiras, R. não percebia o que deveria fazer. Ao mostrar a foto da hora do lanche, nós o direcionávamos para a realização da ação, explicando e mostrando o que a professora havia solicitado ao grupo, procurando fazê-lo entender as ordens verbais para, futuramente, executá-las com independência. Foi o que aconteceu.

CAPÍTULO 66 ▷ Inclusão Escolar – O Diagnóstico, a Escola e a Decisão pela Inclusão

Na hora da saída, a professora solicitava que todos pegassem suas mochilas, e R. já havia associado que toda vez que estivesse com sua mochila nas costas saíra daquele lugar, e com isso não aceitava esperar. Combinamos com a professora de que todos pegariam a mochila quando estivesse na hora exata da saída, pois como R. não sabia esperar desencadeava comportamentos de choros, gritos e fugas da sala. Aos poucos, fomos aumentando o tempo de espera até que ele percebesse que teria de sair da sala com o grupo e a professora.

Atualmente, com as intervenções diárias e dirigidas, R. conseguiu se alfabetizar junto com o grupo de alunos de sua idade, evoluiu bastante nas questões sociais em virtude do desenvolvimento da linguagem e aparentemente não percebemos mais nenhum dos sintomas marcantes do autismo, restando apenas um déficit de atenção em determinados momentos na escola.

Caso 2

Nesse caso seremos mais breves, mas contaremos algumas peculiaridades dessa criança que denominaremos de V.

V., que também apresenta as características do autismo, frequentou a educação infantil de uma escola regular sem mediação por 2 anos. Após a equipe terapêutica solicitar a presença do mediador, a escola questionou se havia a necessidade, uma vez que V. parecia estar "bem adaptado".

Quando iniciamos o trabalho com V., pudemos perceber que ele não brincava com as crianças, não as olhava, apresentava comportamentos de permanecer com os braços levantados na saída do ar-condicionado, não se sentava na cadeira para a realização das atividades dirigidas, atirava no chão os lápis de cor e os brinquedos que tentávamos oferecer-lhe para conseguir uma interação. Não se sentava na rodinha no chão com o grupo, e, quando alguém o segurava para direcioná-lo, V. desencadeava comportamentos de tirar os tênis e mordidas em alguns momentos. Nada do que acontecia lhe interessava. Os momentos de contar histórias infantis eram catastróficos, pois a cada dia era uma professora diferente que entrava na sala para contar histórias. V. se escondia atrás das mochilas, como se estivesse em um campo de guerra, não entendendo a rotatividade de pessoas novas que entravam em sua sala. Nas aulas de música, a professora não levava nenhum atrativo, e eram sempre as mesmas músicas, devendo todos permanecer sentados na roda até que alguém aprendesse a cantar. Era um martírio para nós, imagine para ele!

Foram muitas as tentativas de tentar incluí-lo, mas a escola relatou que não o trataria como um autista, alegando que nada poderia ser feito especificamente para ele. Se ele não se interessasse por determinada atividade, era para deixá-lo de lado, para não irritá-lo. Ele teria de se adaptar às variações de rotina que aconteciam diariamente, o que para ele era trágico.

Impossibilitados de conseguir estruturar visualmente a rotina e tentar fazer algo por aquela criança, e incomodados pelo excesso de tempo ocioso em que as crianças se encontravam, questionamos a equipe se valeria a pena tentar incluir essa criança em uma escola que era rígida em aceitar o que necessitaria fazer para poder pôr em prática a inclusão. A opção que encontramos seria buscar uma escola mais receptiva, que

aceitasse fazer o que fosse preciso para a evolução e o aprendizado da criança. Nesse caso, optamos pela troca de escola.

Foi realizado todo um trabalho de estruturação da rotina, utilização de materiais visuais para facilitar a compreensão sobre determinado assunto e estabelecimento das regras de maneira clara que favoreceram a evolução do caso.

V. passou a sentar-se na roda após ouvir a solicitação da professora, olhando para as fotos da rotina do dia; evoluiu na questão social, aceitando brincar com as crianças; nas atividades dirigidas, passou a sentar-se na cadeira, permanecendo todo o tempo até a conclusão da atividade, em virtude das intervenções que foram realizadas para melhorar sua compreensão sobre o que estava sendo solicitado.

Os comportamentos problemáticos cessaram, pois, como conseguiu desenvolver expressão verbal, passou a expor suas angústias, frustrações e prazeres por meio da fala.

A atuação do mediador escolar é fundamental para aumentar o contato visual, o interesse pelas crianças, o aprendizado nas brincadeiras e a participação nas atividades pedagógicas. Os comportamentos inadequados, a tendência ao isolamento e os interesses restritos tendem a diminuir com as técnicas postas em prática pelos mediadores, sendo substituídos por uma relação com o mundo mais efetiva e funcional.

Uma boa parceria com o educador, associada à paciência e à persistência, ajuda muito na execução do trabalho de inclusão. O educador tem um papel importante junto com o mediador, uma vez que, juntos, assumem a responsabilidade de criar estratégias para facilitar o aprendizado escolar e desenvolver as habilidades sociais e os aspectos da comunicação. Cabe ao educador passar previamente as atividades e os assuntos que serão realizados com o grupo, para que o mediador possa adaptar ou preparar recursos que facilitem a compreensão da criança. A aprendizagem formal pode ser beneficiada por meio dos recursos visuais e das vivências no concreto. A autoridade dentro da sala de aula é do educador, que dita as regras e as ordens e impõe os limites a todos os alunos. O mediador facilita o entendimento da criança dentro do contexto escolar, não sendo de sua responsabilidade a função de executar ou interferir no papel do professor e do auxiliar de turma. O educador tem de assumir o compromisso de manter a rotina escolar, que é fundamental para a criança saber o que vai acontecer, diminuindo assim o nível de ansiedade e os comportamentos inadequados.

O papel do mediador escolar faz emergir algumas dúvidas que são sanadas com o decorrer do tempo e a evolução da criança. Dúvidas de familiares, da equipe pedagógica e de como será a aprendizagem escolar dessas crianças nos fazem pensar que, se não tentarmos agora, amanhã poderá ser tarde demais. Algumas questões quanto à dependência, à falta de autonomia, ao vínculo demasiado com o mediador e de mais de um modelo de referência dentro da sala de aula surgem em alguns momentos, mas de acordo com a postura do mediador, em conjunto com todos os envolvidos nesse processo, essas questões são amenizadas e a evolução da criança passa a ser tão notória que substitui qualquer incerteza inicial.

Os progressos não dependem da espontaneidade da criança por si só, e sim do trabalho constante e integrado de todos os profissionais envolvidos na singularidade daquele indivíduo, associado ao importante apoio e dedicação da família. No final, tudo se torna uma saudosa lembrança de que lutar vale a pena e que a vitória só é conseguida com a ajuda de todos.

REFERÊNCIAS

1. Alves F. Inclusão, muitos olhares, vários caminhos e um grande desafio. Rio de Janeiro: Wak Ed., 2005.

2. Andreasen NC. Admirável cérebro novo: vencendo a doença mental na era do genoma. Porto Alegre: Artmed, 2005.

3. Aiello ALR. Família inclusiva. In: Palhares MS, Marins SCF. Educação inclusiva. São Carlos: EdUFSCar, 2002.

4. American Psychiatric Association. Manual diagnóstico e estatístico de transtornos mentais – DSM IV. 4 ed. Porto Alegre: Artes Médicas, 1995.

5. Assumpção FB Jr., Sprovieri MH. Introdução ao estudo da deficiência mental. São Paulo: Memnon, 1991.

6. Baptista CR, Bosa C. Autismo e educação. Porto Alegre: Artmed, 2002.

7. Baron-Cohen S. Do people with autism understand what cause emotion? Child Development 1991; 62:385-95.

8. Booth T et al. Index for inclusion – developing learning and participation in schools. Bristol: CSIE, 2000.

9. Brasil, Constituição da República Federativa do. Constituição do Brasil, promulgada em 5 de outubro de 1988. Degrau Cultural: Rio de Janeiro, 1988.

10. Brasil, Declaração de Salamanca e Linha de Ação. Sobre Necessidades Educativas Especiais. Brasília: CORDE, 1994.

11. Brasil. Estatuto da Criança e do Adolescente, 1990.

12. Brasil, MEC. Lei de Diretrizes e Bases nº 9.394/96. Brasília: MEC, 1996.

13. Brasil. Ministério da Educação. Secretaria de Educação Especial. Política Nacional para Integração da Pessoa Portadora de Deficiência, 1999.

14. Brasil. Plano Decenal de Educação para Todos, 2003. Classification of mental and behavioural disorders. World Health Organization (WHO), 1992.

15. Bardin L. Análise de conteúdo. Lisboa: Edições 70, 1977.

16. Belisário Filho JF. Inclusão. Uma revolução na saúde. Rio de Janeiro: WVA, 1999.

17. Berg BL. Qualitative research methods for the social sciences. Boston: Allyn and Bacon, (1988). Constituição da República Federativa do Brasil, São Paulo: Encyclopaedia Britannica do Brasil.

18. Carvalho RE. A incorporação das tecnologias na educação especial para a construção do conhecimento, 2001.

19. Cutler B, Rocca J. Today's criteria inclusion of student with autism/PPD in natural commuties. NY, 2005.

20. Dawson G, Osterling J. Early intervention in autism. In: Guralnick MJ (ed.) The effectiveness of early intervention. Baltimore: M: Paul H. Brookes, 1997.

21. Dennett D. Belief about belief. Behavioural and Braisn Sciences 1978; 4:568-9.

22. Ferster CB. Positive reinforcement and behavioral deficits of autistic children. Child Development 1961; 32:437-56.

23. Glat R. Uma família presente e participativa: o papel da família no desenvolvimento e inclusão social da pessoa com necessidades especiais. Anais do 9º Congresso Estadual das APAES de Minas Gerais.

24. Goffman E. Estigma – notas sobre a manipulação da identidade deteriorada. Rio de Janeiro: LTC, 1988.

25. Greenspan, Wieder. A developmental model for research on intervention for autistic spectrum. J Develop Learn Dis 2002; 35.

26. Lamoglia A et al. Temas em inclusão: saberes e práticas. Rio de Janeiro: Synergia: UNIRIO, 2009.

27. Mazzotta MJS. Educação especial no Brasil: história e políticas públicas. 3 ed., São Paulo: Cortez, 2001.

28. McEvoy RE, Rogers SJ, Pennington BF. Executive function and social communication deficits in young autistic children. J Child Psychol Psychiatr 1993; 34:563-78.

29. Ministério da Educação e Cultura. Política Nacional de Educação Especial. Documento do MEC. Brasília: MEC, 1994.

30. Monfort M. Perspectivas de intervención en comunicación y lenguage en niños con rasgos autistas y o disfasias receptivas. In: Rivière A, Martos J. Ministerio do Trabajo y Asuntos Sociales. Secretaria General de Asuntos Sociales. Madrid. Artegraf. S.A, 1997.

31. Nilsson I. A educação de pessoas com desordens do espectro autístico e dificuldades semelhantes de aprendizagem. Temas sobre Desenvolvimento 2003; 12(68):5-45.

32. Nunes L et al. Pesquisa em educação especial na pós-graduação – Questões atuais. Vol. III, RJ: Sete Letras.

33. Nunes LR, Ferreira J, Mendes E, Glat R. Análise crítica das teses e dissertações sobre educação especial nas áreas de educação e psicologia. Relatório parcial de pesquisa aprovado pelo CNPq (Proc. 524226/96-20). Rio de Janeiro, junho, 2000.

34. Orrú SE. Autismo, linguagem e educação: interação social no cotidiano escolar. Rio de Janeiro: Wak Ed., 2007.

35. Plaisance E. The integration of 'disabled' children in ordinary schools in France. a new challenge. Springer Netherlands, 2005.

36. Rutter M. Cognitive deficits in pathogenesis on autism. J Child Psychol Psychiatr 1983; 24(4):513-53.

37. Sales T. Brasileiros longe de casa. São Paulo: Cortez, 1998.

38. Santos BS. A crítica da razão indolente contra o desperdício da experiência. São Paulo: Cortez, 2001.

39. Sassaki RK. Inclusão: construindo uma sociedade para todos. Rio de Janeiro: WVA, 1999.

40. Schwartz IS, Bilingsley FF, McBride BM. Including children with autism in inclusive preschools: strategies that work. New Horizons for Learning, 1996.

41. Sennett R. O declínio do homem público. São Paulo: Cia. das Letras, 1998.

42. Sinder V. A reinvenção do passado e a articulação dos sentidos: o novo romance histórico brasileiro. Estudos Históricos, Rio de Janeiro, 2000; 14(26):253-64.

43. Singly F. Sociologia da família contemporânea. Rio de Janeiro: FGV, 2007.

44. Skiner BF. Ciência e comportamento humano. São Paulo: Edard, 1974.

45. Sperry VW. A teacher's perspective on autism. In: Cohen DJ, Volkmar FR. Handbook of autism and pervasive developmental disorders. New York: John Wiley & Sons, Inc., 1997.

46. Suplino M. Inclusão escolar de alunos com autismo. www.gov.br. Acesso em 30/10/2006.

47. Teixeira A. Pequena introdução à filosofia da educação: escola progressiva ou a transformação da escola. São Paulo: Melhoramentos, 1968.

48. Trevarthen C. Intrinsic motives for companionship in understanding: Their origin, development and significance, 2001.

49. Tustin F. Autismo e psicose infantil. Rio de Janeiro: Imago, 1975.

50. Voivodic MA. Inclusão escolar de crianças com síndrome de Down. Petrópolis, RJ: Ed. Vozes, 2007.

67

Depressão Infantil

Ana Christina Mageste Pimentel

INTRODUÇÃO

A psiquiatria há muito deixou de ser empírica, passando pela forte influência da psicanálise, do aspecto descritivo da fenomenologia, até os dias atuais, em que o avanço da farmacogenética e da farmacogenômica traduz-se na expectativa de uma prescrição personalizada.

Apesar de todos esses avanços, muitas questões permanecem, e há muito o que buscar, como no caso da depressão, que, como intensa epidemia, ameaça o homem contemporâneo, suscitando nele, apesar do avanço tecnológico, sentimentos análogos aos que a peste costumava desencadear no homem medieval (Polaino, 1995). Essas interrogações são especialmente dolorosas quando a depressão aparece em crianças e jovens.

Para estudá-la, a tendência atual é de sistematização das manifestações clínicas dos transtornos depressivos, levando em consideração as várias fases do desenvolvimento da criança e do adolescente em seu ciclo vital.

Tendo em vista a variedade etiológica e clínica das manifestações depressivas na infância e na adolescência, o tema será abordado a partir de um enfoque desenvolvimental, procurando organizar um modelo operativo para a prática clínica e indo ao encontro da definição axiomática da criança: ser em evolução.

HISTÓRICO

A primeira descrição dessa entidade nosográfica em crianças ocorreu em 1621 d.C., com textos sobre crianças melancólicas de Robert Bruton.

Em 1953, René A. Spitz descreve um quadro nosológico que veio a ser conhecido como "depressão anaclítica".

Os quadros depressivos eram tidos como muito raros, pois, tendo em vista o desenvolvimento mental, as crianças, de acordo com a visão compartilhada pelos psicanalistas, não dispunham de um superego suficientemente rígido a ponto de gerar depressão. Outros acreditavam que os quadros depressivos existiam, mas estariam presentes como equivalentes depressivos (depressão mascarada) e apareceriam mediante comportamentos como enurese, transtornos alimentares e delinquência.

O marco histórico em que pela primeira vez os estados depressivos foram considerados um quadro psiquiátrico foi o IV Congresso da União Europeia de Psiquiatria Infantil (1970), cujo tema foi "Estados Depressivos na Criança e no Adolescente".

A grande dificuldade diagnóstica foi a de correlacionar observações nas diferentes faixas do desenvolvimento da criança.

Em 1977, após a publicação do livro *Depressão em crianças: diagnóstico, tratamento e modelos conceituais*, por Schulterbrandt e Raskin, concluiu-se que depressão pode ser diagnosticada em crianças e adolescentes com o uso de critérios para adultos adaptados, usando o DSM-II e o DSM-III.

Concomitantemente, iniciam-se o uso do carbonato de lítio nas psicoses maníaco-depressivas e o uso do "teste de supressão da dexametasona".

Atualmente, os dois critérios de diagnóstico mais utilizados, o DSM-IV e o CID-10, fazem menção ao fato de que os quadros clínicos podem ser diferentes de acordo com as diversas fases do desenvolvimento.

EPIDEMIOLOGIA

O campo da epidemiologia na psiquiatria vem evoluindo rapidamente, possibilitado tanto pelos modernos sistemas diagnósticos como pelo aperfeiçoamento das ferramentas diagnósticas e das escalas de avaliação e o emprego de entrevistas estruturadas e semiestruturadas.

A ausência de testes laboratoriais e/ou marcadores biológicos para os transtornos mentais faz com que muita importância recaia sobre as escalas de avaliação e entrevistas padronizadas.

Os instrumentos de avaliação mais utilizados são o CDI (*Children's Depression Inventory*), questionário da sintomatologia depressiva, e o CDRS-R (*Children's Depression Rating Scale*), que avalia a gravidade dos sintomas.

A prevalência de transtorno depressivo na população geral apresenta-se em torno de 2% em pré-púberes e de 6% em adolescentes (Fleming & Offord, 1990). A distribuição por sexo apresenta uma ordem crescente conforme a faixa etária, com taxa igual em ambos os sexos, até a adolescência, quando se torna mais frequente em mulheres.

ASPECTOS GENÉTICOS

Existem evidências da existência de um componente/fator genético para os transtornos afetivos, oriundas das observações clínicas, que têm sido confirmadas por meio dos chamados estudos genéticos clássicos:

a. **Estudos em família:** desde o século XIX existem observações de que as doenças afetivas são mais prevalentes em parentes de pacientes com transtornos afetivos. No caso de depressão, é possível dizer que o risco é entre duas e quatro vezes maior para parentes de primeiro grau de pacientes afetados (Meira-Lima & Vallada, 1998).

b. **Estudos em gêmeos:** estudos em gêmeos baseiam-se na premissa de que gêmeos monozigóticos e dizigóticos sofrem influência ambiental muito semelhante, sendo os gêmeos monozigóticos geneticamente idênticos, enquanto os gêmeos dizigóticos apresentam apenas metade dos genes em comum.

Embora as estimativas variem, a taxa de concordância para o transtorno depressivo em gêmeos monozigóticos é 1,5 a três vezes maior do que em gêmeos dizigóticos. A herdabilidade na depressão é em torno de 40% (Bertelsen, 1997; Kendler, 1993; Torgersen, 1986).

• **Estudos em adotivos:** o estudo da adoção tem como característica principal separar os efeitos genéticos dos efeitos ambientais: o indivíduo adotado recebe seus genes de uma família e sua experiência da vida como membro de outra família.

Observa-se que os transtornos depressivos são pelo menos duas vezes mais prevalentes em famílias biológicas ou em indivíduos adotados cujos pais apresentam transtorno afetivo.

FORMAS CLÍNICAS

De acordo com o descrito anteriormente, a depressão infantil apresenta quadro nosográfico com manifestações sintomáticas de acordo com o período evolutivo.

Para um efeito didático, e de acordo com critérios evolutivos, será descrita a depressão em:

• Bebês (0 a 2 anos).
• Crianças pré-escolares (de 2 a 7 anos).
• Crianças escolares (de 7 a 12 anos).
• Adolescentes (de 12 a 19 anos).

Depressão em Bebês

Nessa faixa etária, as manifestações do tipo depressivo aparecem com mais frequência do que no adulto, como consequência de perda ou separação de um objeto significativo de seu meio:

a. Depressão anaclítica (após os 8 meses): quadro depressivo agudo e visível; choro intenso e repetido; grandes dificuldades de alimentação; distúrbios do sono; sentimento de aflição; retardo e diminuição dos graus de desenvolvimento psicológico; rigidez com face inexpressiva; imóvel e olhar ausente.

b. Hospitalismo: privação emocional total; lentidão motora; passividade motora; expressão facial vazia; movimentos corporais estatísticos; diminuição progressiva do coeficiente desenvolvimento; índice de mortalidade extremamente alto no primeiro ano.

c. Transtorno reativo de apego: crianças de choro fácil; hipersonia; apatia; hipotonia muscular; hipomotilidade e reflexo de sucção débil; ligação social acentuadamente perturbada e inadequada; cuidados patogênicos em relação às necessidades básicas da criança; repetidas mudanças de responsáveis primários, dificuldades na formação de vínculos.

Depressão no Pré-Escolar

As crianças nessa faixa de idade são mais observadas no ambiente familiar e ainda não iniciaram a escolaridade propriamente dita; portanto, muitas vezes os sintomas depressivos passam despercebidos e/ou são pouco valorizados como depressão.

As características clínicas podem estar ligadas aos distúrbios psicológicos e/ou sintomas denominados "depressão mascarada".

Na primeira modalidade encontram-se: mudança súbita e inexplicável de comportamento; dificuldade de separação ou não reação à separação; expressão facial triste; alteração da postura; apatia; isolamento social; anedonia; retardo psicomotor (movimento, reação e linguagem lentos); alterações do sono.

Como alterações psicofisiológicas encontram-se: queixas de dor de cabeça; problemas gastrointestinais; alterações do apetite; alergia; asma; encoprese.

Depressão no Escolar

• Humor depressivo (sentimento de depressão com aparecimento de queixas verbais; a criança se diz infeliz, triste e culpada).
• Irritabilidade, raiva, mau humor, aborrecimento.
• Reações desproporcionais aos acontecimentos.
• Anedonia.
• Recusa em ir para a escola.
• Dificuldade de concentração e raciocínio lento, causando queda do rendimento escolar.
• Agitação psicomotora.
• Retardo psicomotor.
• Redução da criatividade, iniciativa e compreensão.
• Ideação suicida (preocupação com pensamentos de morte ou suicídio).
• Alterações do peso.
• Fadiga, falta de energia ou cansaço (relatos frequentes).
• Cefaleia.
• Distúrbios do apetite.

Depressão no Adolescente

• Disforia com humor irritável, caracterizado por angústia, ansiedade, inquietação e agressividade.

- Reage com mudança de conduta aos próprios sentimentos de baixa estima, desamparo e desapontamento.
- Desespero, sensação de que nada vai mudar (elevando o número de tentativas de suicídio a partir da puberdade).
- Consumo abusivo de álcool e drogas, dificultando o diagnóstico (25% dos casos).
- Pensamentos depressivos: sentimento de inferioridade, inutilidade; descreve-se como bobo, mau e que ninguém gosta dele; autorrecrimina-se.
- Hipocondria.
- Baixo rendimento escolar.
- Perda de interesse por coisas que considerava importantes; sentimentos predominantes de medo, culpa, insegurança, desânimo e apatia.
- Medo associado à culpa.
- Redução da iniciativa, criatividade e compreensão.
- Hipersonia.
- Alteração do peso.
- Suicídio.

COMORBIDADES

A coexistência de múltiplos diagnósticos é mais norma do que exceção na depressão infantil, sendo mais comuns os transtornos de ansiedade, principalmente a ansiedade de separação (Mirza & Michel, 1996), com taxas de 58%, e a comorbidade com transtorno de conduta atinge em torno de 15% (Goodyer & Cooper, 1993). A probabilidade de transtornos comórbidos aumenta com a intensidade do quadro depressivo; consequentemente, quanto mais grave a sintomatologia depressiva, maior a chance da existência simultânea de outras patologias.

FATORES DE RISCO

O fator de risco mais importante nos quadros depressivos em crianças é a presença de depressão em um dos pais, seguida pela história da presença de estressores ambientais graves. Os principais estressores associados à depressão infantil são: abuso físico e sexual e perda de uma pessoa importante, como um dos pais, irmãos ou amigo íntimo. Constituem também fatores estressores a falta de apoio por parte de familiares e um ambiente caótico ou hostil.

Algumas características clínicas podem auxiliar a suspeitar da presença de sofrimento decorrente de quadro depressivo em crianças, como: estados de humor irritável ou depressivo persistentes ou excessivos; presença comum de postura hostil, anteriormente inexistente; afastamento da escola ou queda importante no rendimento escolar; períodos prolongados de afastamento de atividades grupais; comportamento como uso abusivo de substâncias (álcool e drogas); violência física; atividade sexual imprudente; fugas de casa.

Na presença da suspeita de quadro depressivo, deve-se iniciar uma abordagem que inclua averiguação ampla sobre a existência de sofrimento e limitações na vida da criança, que possam estar ocorrendo em virtude do provável quadro clínico e o encaminhamento para avaliação profissional cuidadosa.

TRATAMENTO

Em nossa experiência da prática clínica com crianças e adolescentes, o tratamento desses quadros depressivos infantis tem como finalidade maior reduzir os sintomas depressivos, aliviando o sofrimento e habilitando-os a lidar com problemas futuros.

Esse tratamento é basicamente constituído por duas vertentes que se complementam: as abordagens psicoterapêuticas e o tratamento farmacológico.

A título de informação, serão citadas as mais usuais abordagens psicoterapêuticas e algumas abordagens medicamentosas.

Tratamento psicoterapêutico

As psicoterapias são amplamente indicadas na depressão infanto-juvenil, notadamente nos casos de intensidade sintomatológica de leve a moderada, associadas aos psicofármacos nos casos graves.

Diferentes formas de terapia podem ser utilizadas, levando em consideração o desenvolvimento cognitivo e emocional de cada caso para melhor escolha do tipo de psicoterapia indicado. Crianças menores respondem bem à ludoterapia e à orientação familiar, enquanto crianças mais velhas e adolescentes se beneficiam com as terapias de abordagem psicodinâmica e cognitivo-comportamental. As orientações psicoeducacionais são, atualmente, bastante empregadas e resolutivas.

Independentemente do tipo de terapia empregada, é essencial o estabelecimento de uma relação que promova uma aliança terapêutica consistente.

Tratamento farmacológico

Ao ser tormada a decisão de uso de agentes psicoativos na criança, o diagnóstico e os sintomas-alvo devem estar claros.

O próximo passo consiste no conhecimento dos aspectos especiais da psicofarmacoterapia infantil.

De acordo com Green (1997), deverão ser consideradas as seguintes questões:

Maturação e desenvolvimento

- **Fatores fisiológicos:** crianças necessitam, frequentemente, de doses mais altas por unidade de peso corpóreo do que os adultos, em virtude, principalmente, da rápida metabolização hepática e da filtração glomerular aumentada, assim como por causa da farmacocinética, que muda com o decorrer do desenvolvimento.
- **Fatores cognitivos e psicológicos relativos às experiências:** quanto mais jovem, maior a dificuldade de fornecer as informações e mais reduzida a capacidade cognitiva de absorver as informações que o médico deseja compartilhar. Além disso, a criança pequena tem emoções menos diferenciadas e uma vivência mais limitada dos sentimentos e emoções.

Relacionamento com a família do paciente ou responsáveis

Fator decisivo para a adesão ao tratamento.

Explicando a medicação para as crianças

A medicação deve ser discutida com a criança da maneira mais apropriada à sua psicopatologia e capacidade de compreensão. É importante informá-la de que a medicação garante alívio, mas não é capaz de tudo, e que sua contribuição é importante. Os efeitos adversos devem ser explicados.

Aspectos médico-legais do tratamento de crianças

Deve ser incentivada a maior qualidade da relação do médico com o paciente e sua família, com cuidados especiais com o paciente deprimido sob risco de suicídio.

Questões referentes ao diagnóstico e implicações quanto à escolha do medicamento e avaliações pré-tratamento

Avaliação prévia ao tratamento medicamentoso:

1. **Exame físico:** deve ser solicitado um relatório do médico pediatra e/ou clínico geral, excluindo qualquer patologia clínica que, a princípio, possa ser confundida com quadro depressivo ou comorbidades (p. ex., os sintomas depressivos em um quadro de anorexia nervosa).
2. **Avaliação neurológica:** para diagnóstico diferencial.
3. **Exames laboratoriais e/ou procedimentos diagnósticos:** a solicitação dos testes depende muito dos sintomas apresentados e da familiaridade com os diversos procedimentos diagnósticos. No entanto, como em toda terapêutica farmacológica a médio e longo prazo, deverão ser solicitados exames laboratoriais de rotina, incluindo dosagens hormonais, em razão dos ainda não bem conhecidos mecanismos de ação dos antidepressivos A e D e das interações medicamentosas.

Durante a última década, contudo, surgiram evidências de que os transtornos depressivos podem estar relacionados a anormalidades em sistemas e estruturas cerebrais específicas. Mediante o uso de técnicas de imagens estruturais e funcionais do cérebro, visando avaliar indivíduos com transtornos de humor, dados apontam para uma diminuição de volume, hipometabolismo e redução do fluxo sanguíneo nos lobos frontais, nos gânglios da base e nas estruturas mediais e temporais em pacientes com transtornos de humor.

Medicando o paciente e selecionando a medicação inicial

Tratamentos padrão e não padrão

O tratamento medicamentoso padrão seria aquele em que estão estabelecidos o diagnóstico preciso e os sintomas-alvo, que devem ser graves o suficiente a ponto de interferir maciçamente no desenvolvimento do paciente e cujos benefícios do medicamento justifiquem os riscos concomitantes de sua administração.

Além da escolha do fármaco com menores efeitos colaterais, consideram-se a segurança, a resposta dos pais ou familiares com patologias psiquiátricas a esses fármacos e a experiência do próprio médico com a medicação.

Interações medicamentosas

Os agentes psicoativos têm interações significativas com outras medicações, e os pais devem ser instruídos a informar a outros médicos os medicamentos psicoativos que os filhos estão usando.

Como exemplo, podem ser citados os antidepressivos tricíclicos, que interagem com numerosos medicamentos, principalmente com os inibidores da monoaminoxidase (IMAO), produzindo hiperpirexia e crises convulsivas. Em função de sua ação anticolinérgica, eles potencializam essa ação dos antipsicóticos, com efeitos tóxicos no SNC, além da ação depressora central junto com benzodiazepínicos, álcool e barbitúricos.

Ajuste da medicação

Recomenda-se o uso inicial de doses baixas, tendo em vista que a farmacocinética varia não só entre as diferentes faixas etárias, mas também por questões genéticas, encontrando-se metabolizadores sensíveis, lentos, resistentes ou não responsivos. Consequentemente, é necessária uma dose menor no início para o reconhecimento do tipo de metabolização.

A dose é aumentada até: (a) a diminuição satisfatória dos sintomas; (b) que o limite superior da dosagem recomendada tenha sido alcançado; (c) aparecimento de efeitos colaterais intoleráveis; (d) platô na melhora dos sintomas.

Para o aumento da dose devem ser conhecidos os espaços de tempo característicos de resposta ao medicamento. Sabe-se que os tricíclicos não apresentam eficácia clínica nas 2 ou 3 primeiras semanas.

A dose ideal seria quando explorado o limite superior da faixa da dose terapêutica em determinado paciente, e deve ser estabelecida a menor dose possível que produza os efeitos desejáveis.

Efeitos adversos

O conceito de efeitos adversos consiste nos "efeitos indesejáveis" do medicamento para o paciente e a indicação terapêutica em questão. Os níveis da medicação podem ser ajustados lentamente ou divididas as doses de maneira desigual pelo dia (p. ex., dose maior de tricíclicos pela manhã). Quanto menor a criança, mais vital a atenção dos responsáveis quanto aos efeitos colaterais.

Monitoramento dos níveis séricos

Clinicamente, a monitoração dos níveis séricos é útil para verificar a adesão e certificar-se de que as concentrações terapêuticas adequadas estão ocorrendo e, assim, evitar a descontinuidade da medicação até atingir um nível efetivo ou alcançar uma concentração tóxica.

Quando os tricíclicos são retirados abrupta ou rapidamente, algumas crianças vivenciam uma síndrome de abstinência semelhante à gripe, resultante de rebote colinérgico. Isso inclui

CAPÍTULO 67 ▷ Depressão Infantil

sintomas gastrointestinais, como náuseas, desconforto e dor abdominais, vômitos e fadiga. A medicação deve ser reduzida no decorrer de um período de 10 dias.

Continuidade, suspensão e/ou redução da medicação

Crianças e adolescentes são organismos imaturos em desenvolvimento. Em virtude do pouco conhecimento sobre os efeitos colaterais a longo prazo dos psicofármacos no amadurecimento físico e psicológico, a medicação deve ser utilizada durante o menor período de tempo possível.

É muito importante que os medicamentos sejam suspensos em frequência não menor do que a cada 6 meses ou 1 ano, quando forem usados continuadamente.

Em contraste, no decorrer do tempo, doses mais altas podem ser necessárias para manter as melhorias. Isso pode ser decorrente de um efeito da maturação e desenvolvimento.

Agentes antidepressivos

Os antidepressivos compreendem basicamente três grupos de fármacos: antidepressivos tricíclicos, inibidores seletivos de recaptação da serotonina e outros mecanismos de neurotransmissão.

Tricíclicos

Os tricíclicos mais comumente utilizados na clínica com crianças são imipramina, clormipramina e amitriptilina.

Como a imipramina foi a mais utilizada e estudada, ela será usada como paradigma. Seu uso não é recomendado em crianças com menos de 6 anos de idade, na dose de 1 a 2,5mg/kg/dia, começando com doses baixas (1mg/kg/dia) por até 4 semanas de uso. A dose eficaz é individual, porém os níveis plasmáticos deverão ser monitorados (a dose inicial de 25mg à noite poderá ser aumentada a cada 3 dias até o limite máximo de 5mg/kg/dia). É preferível sua administração à noite em virtude do efeito sedativo.

Os efeitos adversos mais frequentes são decorrentes da ação anticolinérgica, como constipação intestinal, retenção urinária, hipotensão ortostática, irritabilidade, insônia e cefaleia. Os menos frequentes são defeitos de condução cardíaca, convulsões, gosto amargo e vômitos.

Os tricíclicos diminuem o limiar convulsivo.

Os antidepressivos tricíclicos são parcialmente metabolizados em 5% das pessoas, e deve-se suspeitar de toxicidade quando há piora dos sintomas em doses terapêuticas.

Dependendo do quadro, as doses dos tricíclicos são mais ou menos elevadas. A depressão exige dose maior (até 5mg/kg/dia de imipramina), enquanto na enurese podem ser suficientes 50mg/dia, à noite.

Os dois outros fármacos tricíclicos mais utilizados na depressão da criança e do adolescente são a clomipramina (a partir dos 10 anos de idade, na dose de 1 a 3mg/kg/dia, e a amitriptilina, em crianças a partir dos 12 anos de idade, em torno de 25mg/dia até 75mg/dia ao deitar).

A título de exemplificação clínica, o efeito sedativo da amitriptilina é melhor do que o da imipramina no tratamento de crianças com sintomas depressivos, porém, para que sejam atingidos níveis terapêuticos, os efeitos colaterais são também maiores e pouco toleráveis com a amitriptilina.

Podem ocorrer taquicardia sinusal, arritmias supraventriculares, fibrilação e taquicardia ventricular e prolongamento dos intervalos PR, QRS e QT. Por isso, é necessário um eletrocardiograma antes de iniciar o tratamento.

Deve-se atentar para os principais sintomas anticolinérgicos, como agitação, inquietação psicomotora, confusão, tremores e convulsões.

Não existe um tempo preestabelecido de uso, mas, em analogia com os quadros depressivos dos adultos, as recaídas são menores quando se usa por pelo menos 6 meses, com diminuição gradativa. A resposta clínica pode ser demorada, e a medicação não deverá ser trocada antes de completadas 6 semanas de tratamento com nível sérico adequado (125 a 250ng/mL).

Inibidores seletivos da recaptação da serotonina (ISRS)

O grande interesse pelo uso desses fármacos na infância e na adolescência tem vários motivos, principalmente resposta pouco satisfatória aos tricíclicos, não causar cardiotoxicidade e apresentar efeitos adversos mais toleráveis.

A fluoxetina é o ISRS mais usado em crianças e adolescentes. Em nível terapêutico, age principalmente inibindo a recaptação da serotonina. A dose média é de 0,5 a 3,0mg/kg/dia, em dose única, iniciando com 10mg pela manhã. O início da resposta ocorre em 3 a 8 semanas. Na maioria dos casos, 20mg/dia constituem a dose terapêutica.

A maioria dos efeitos adversos diminui após a primeira semana de tratamento, sendo mais comuns náuseas, anorexia, perda de peso, insônia, agitação, ansiedade, diminuição da libido, sudorese excessiva e cefaleia. Pode causar a inibição das enzimas do citocromo P450, podendo levar a uma metabolização mais lenta de várias substâncias.

Outros ISRS de interesse e já em uso nas crianças e adolescentes são: cloridrato de sertalina (50 a 200mg/dia), cloridrato de paroxetina (20 a 60mg/dia), maleato de fluroxamina (50 a 60mg/dia) e citalopram (20 a 60mg/dia).

Outros antidepressivos

Em virtude dos poucos estudos clínicos em crianças e adolescentes, apesar do uso consagrado nas depressões de adultos e com resultados bastante promissores nas depressões da infância e adolescência, citaremos dois fármacos conhecidos como inibidores da recaptação da serotonina e da noradrenalina (NaSSA): mirtazapina (15 a 400mg/dia – dose única/noite) e venlafaxina (37,5mg duas vezes ao dia).

A principal vantagem do uso de NaSSA é sua dupla ação farmacológica no nível da serotonina e da noradrenalina, aumentando o leque de sintomas-alvo a serem alcançados.

CONSIDERAÇÕES FINAIS

A depressão na criança é grave e sua sintomatologia é heterogênea. É fundamental destacar a importância das informações coletadas da criança, de seus pais e professores.

A depressão tem grande importância no comportamento suicida e no suicídio em crianças, e o tratamento da depressão pode representar uma diferença fundamental em relação à proteção da vida dessas crianças. A depressão é considerada a principal causa evitável de suicídio.

Um amplo esclarecimento a todos os profissionais envolvidos no trato com crianças, informando-os das características das crianças sob risco de depressão (fatores genéticos, familiares, períodos de transições desenvolvimentais), com pronta identificação dos sintomas depressivos e o encaminhamento para tratamento adequado, pode reduzir e evitar importante fonte de sofrimento das crianças e seus familiares.

REFERÊNCIAS

1. Assumpção Jr FB. Psiquiatria da infância e da adolescência. São Paulo: Santos/Maltese, 1994.

2. Assumpção Jr FB. Transtornos afetivos da infância e adolescência. São Paulo: Lemos Editorial, 1996.

3. Barbosa GA, Lucena A. Depressão infantil. Rev Neuropsiq Inf Adol 1995; 3(2):23-30.

4. DSM-IV. Diagnostic and Statistical Manual of Mental Disorders. American Psychiatric Association, 1994.

5. Mendiguchia Quijada FJ. Psiquiatria infanto-juvenil. Madrid: Ed. Del Castillo, 1980.

6. Fichtner N et al. Transtornos mentais da infância e da adolescência. Porto Alegre: Artes Médicas, 1997.

7. Fleming JS, Offord MD. Epidemiology of childhood depressive disorders: a critical review. J Am Acad Child Adolescent Psychiatry 1990; 29:571-80.

8. Friederich S. Tentativas de suicídio na infância. Tese de Doutoramento FMUSP, São Paulo, 1989.

9. Goodyer I, Cooper PJ. A community study of depression in adolescent girls II: The clinical features of identified disorder. Br J Psychiatry 1993; 163:374-80.

10. Fu IL. Epidemiologia e fatores clínicos dos transtornos afetivos na infância e adolescência. In: Assumpção FB (ed.) Transtornos afetivos da infância e adolescência. São Paulo: Lemos Editora, 1996:58-76.

11. Fu IL et al. Transtorno bipolar na infância e adolescência. Porto Alegre: Artes Médicas, 2010.

12. Goodman R. Psiquiatria infantil. Editora Roca, 2004.

13. Green WH. Drogas antidepressivas. In: Green WH. Psicofarmacologia clínica na infância e na adolescência. Porto Alegre: Artes Médicas, 1997:37-196.

14. Leckman JF. Neuropsiquiatria dos gânglios da base. 2 ed. São Paulo: Lemos Editorial, 1998.

15. Lima IVM, Sougey EB, Vallada Filho HP. Genética dos transtornos afetivos. Revista de Psiquiatria Clínica 2004; 31(1):34-9.

16. Mardomingo Sanz MJ, Rodriguez Ramos P, Velasco M. Madri-Psicofarma Cologia del Niño y del Adolescente – Diaz de Santos, 1997.

17. Martins A. Psicofarmacología del niño y del adolescente. Madrid: Diaz de Santos, 1997.

18. Meira-Lima IV, Vallada H. Estudos genéticos no transtorno afetivo bipolar. Revista de Psiquiatria Clínica, São Paulo 1998; 25(4):166-75.

19. Mercadante MT, Scahill L. Psicofarmacologia da criança: um guia para crianças, pais e profissionais. São Paulo: Memnon Edições Científicas, 2005.

20. Mirza KAH, Michael A. Major depression in children and adolescents. Br J Hosp Méd 1996; 55(1-2):57-61.

21. Polaino-Lorente A, García Villamisar DA. La depresión infantil en Madrid: un estudio epidemiológico. Madrid: Editorial AC, 1993.

22. Stahl SM. Psicofarmacologia dos antidepressivos. Espanha: Martin Dunitz, 1977.

23. Winnicott DW. Pensando sobre crianças. Porto Alegre: Artes Médicas, 1977.

68

Autismo Infantil – Síndrome de Asperger/ Autismo de Alto Funcionamento

Parte A — Autismo Infantil

Walter Camargos Jr. ▪ Thelma Noce Ribeiro

INTRODUÇÃO

O conceito de autismo infantil (AI), descrito por Leo Kanner[1] em 1943, tinha dois sintomas-base: o isolamento e a "mesmice", que significa a busca por rotinas preestabelecidas. O conceito atual é de uma síndrome comportamental com início na infância, caracterizada por transtornos do desenvolvimento. O AI está categorizado na CID-10[2] como F-84.0, no subgrupo dos Transtornos Invasivos ou Globais do Desenvolvimento, e é hoje pensado como uma entidade mais próxima do retardo mental que das psicoses. O termo AI está sempre associado ao retardo mental, também chamado de autismo de baixo funcionamento, que é o objeto deste capítulo.

QUADRO CLÍNICO

O quadro clínico possui quatro eixos: três eixos sintomáticos e a idade de surgimento dos sintomas, que é de 36 meses. Os sintomáticos encontram-se na área social (relacionamento interpessoal); na comunicação (verbal e não verbal) e no comportamento (comportamento, interesses e atividades restritos, repetitivos e estereotipados). As anormalidades são tanto qualitativas (típicas de autismo) como quantitativas. O sintoma cardinal, isolamento, originário da interação social, ocorre em graus variados e revela a brutal dificuldade de interação com outros. Segue-se a preferência por ficar só; não olhar para as pessoas, principalmente para os olhos do interlocutor; não estranhar pessoas; não conseguir brincar adequadamente com seus pares, mesmo conseguindo "estar" com adultos; raridade de diálogos; não gostar de contato físico como abraços e toques; movimentos antecipatórios ausentes ou raros (no berço, não estende os braços para sair ou não estende a mão para

pegar a mamadeira); não buscar colo ou proteção quando se machuca; não responder a seu nome, "agindo como surdo" (uma hipótese sempre pensada pelos familiares), mas respondendo quando o som lhe interessa; usar o outro como instrumento (pega a mão da pessoa e a leva a fazer algo como abrir a porta, pegar biscoito, etc.), entre outros. Há um interessante trabalho[3] de ressonância magnética funcional durante a identificação de expressões faciais no qual foi encontrada menor atividade no giro fusiforme (lobo temporal) e mais atividade no giro temporal inferior. Os controles normais tiveram resultados justamente opostos na relação entre estímulo *versus* área cerebral excitada. Se a partir desse resultado interpretarmos que os autistas não obtêm as mesmas informações, ao olhar para as faces humanas, que os não autistas, então é compreensível que olhem tão pouco para os olhos dos interlocutores.[4]

Na área de comunicação testemunham-se graus variados de comprometimento da fala (dois terços não adquirem fala funcional), desde o mutismo absoluto até algum diálogo; estereotipias verbais (expressão de sons ou palavras de forma automática e sem finalidade aparente); presença de fala sem diálogo (atentar para o fato de que a fala é sempre atrasada); quando atinge a intenção de comunicar, nomeia-se na terceira pessoa pronominal ("João quer passear" ou "ele quer passear"), que é como ele escuta, literalmente, uso de tom interrogativo para expressar afirmação ("João quer passear?" ou "quer passear?"); ecolalia (repetição em eco de palavras ou frases) imediata ou tardia; dificuldade para iniciar, sustentar (trocando os turnos da fala) e terminar uma conversa; comprometimento da modulação da voz; entre outros. A comunicação expressiva (fala, conversa) é da maior importância, pois possibilita a independência e o aprendizado social, e seu comprometimento gera uma pobreza marcante no relacionamento com o mundo circundante, já naturalmente restrito. Usualmente, a comunicação receptiva (compreensão) é mais desenvolvida que a expressiva. Os sinais mais comuns na esfera da comunicação não verbal são mímica facial pobre ou inexpressiva; ausência de resposta mímica adequada aos estímulos do outro; ausência de gestos sociais (aperto de mãos, abano de mão para despedida etc.); fisionomia discordante com verbalização e atos, como um abraço/beijo sem a mímica afetiva esperada; posturas corporais estereotipadas; andar desajeitado ou extravagante; hipotonia muscular; entre outros.

Na dimensão comportamental, a hiperatividade é o sinal mais frequente, seguida da autoagressão (morder as regiões tenar e hipotenar da mão, causando calos); comportamentos explosivos, as vezes associados à destrutividade; estereotipias motoras, sendo as mais frequentes o balanceio do corpo, o *flapping* (movimentos de bater asas que ocorrem em estados de maior excitação) e o mexer os dedos na frente dos olhos contra a luz; bater os dedos levemente em mesas ou mesmo pessoas; birras; comportamentos obsessivos (a mesmice referida por Kanner) em vários graus; girar sobre si próprio ou girar objetos; distúrbios na alimentação, desde picacismo até a aderência a alguns tipos de comida; episódios de medos intensos de objetos específicos, sem motivo compreensível; resistência ao aprendizado; aderência a objetos não funcionais, como barbantes, papéis, pauzinhos etc.; interesses muito restritos (também devido à capacidade imaginativa muito pobre); um brincar muito atrasado para a idade (p. ex., menino de 7 anos que fica o dia todo brincando de areia e baldinho); uso não funcional dos brinquedos (em vez de brincar de carrinho, fica girando sua roda); fascínio por objetos que rodam, como rodas ou ventiladores, por brilhos refletidos e por água em movimento; interesses específicos e estranhos por formas, odores, textura ao tato, paladar (p. ex., limão, pimenta), levando essas crianças a pegar, cheirar ou lamber tudo.

É muito importante entender que essas três áreas se apresentam clinicamente independentes umas das outras em termos de gravidade sintomática, assim como também será sua evolução. Os autores sugerem alguns passos: identificação dos sinais de cada área, definição da área mais comprometida, clareza quanto às prioridades para a criança e para a família e, por fim, a definição da estratégia de tratamento. Para isso há, ao menos, cinco questões: o que a criança necessita, o que ela consegue, o que a família quer, qual recurso/tratamento pode ser disponibilizado e qual a ordem de prioridade de cada passo. É comum as famílias desejarem algo que será inatingível para a criança, quando o que ela precisa é de algo básico, como as AVD* e a melhoria na comunicação expressiva. É frequente essas crianças passarem por períodos com comportamentos repetitivos, que as famílias nomeiam de "manias" (p. ex., gritar, ouvir as mesmas músicas e ver os mesmos vídeos, querer andar de carro/ônibus compulsivamente, não querer ir à escola etc.), e que acabam sem necessidade de intervenção. Então, o marco para iniciar um tratamento não é a presença de comportamentos inadequados, mas o grau do prejuízo que o comportamento está causando.

A clínica do AI, como qualquer outra, varia dos casos muito graves (autismo + retardo mental profundo) até os de alto

___
*Atividades de Vida Diária.

funcionamento e os "fronteiriços com a normalidade". Essa visão panorâmica do transtorno autista é hoje conceituada como *espectro ou continuum* autístico. A importância desse conceito mais amplo está na possibilidade de uma definição diagnóstica, mesmo sem uma precisão "milimétrica".

Do ponto de vista formal, utiliza-se a CID[2] ou o DSM-IV[5] para o diagnóstico. O DSM-IV é mais estruturado para o diagnóstico e apresenta três parâmetros diagnósticos (A, B, C):

A. Um total de seis (ou mais) itens de 1, 2 e 3, com pelo menos dois de 1, e um de 2 e um de 3:
  1. Prejuízo qualitativo na interação social, manifestado por pelo menos dois dos seguintes aspectos:
     a. Prejuízo acentuado no uso de múltiplos comportamentos não verbais, como contato visual direto, expressão facial, posturas corporais e gestos para regular a interação social.
     b. Fracasso em desenvolver relacionamentos com seus pares apropriados em nível de desenvolvimento.
     c. Falta de tentativa espontânea de compartilhar prazer, interesses ou realizações com outras pessoas (p. ex., não mostrar, trazer ou apontar objetos de interesse).
     c. Falta de reciprocidade social ou emocional.
  2. Prejuízos qualitativos na comunicação, manifestos por pelo menos um dos seguintes aspectos:
     a. Atraso ou ausência total de desenvolvimento da linguagem falada (não acompanhado por uma tentativa de compensar por meio de modos alternativos de comunicação, como gestos ou mímica).
     b. Em indivíduos com fala adequada, acentuado prejuízo na capacidade de iniciar ou manter uma conversação.
     c. Uso estereotipado e repetitivo da linguagem ou linguagem idiossincrática.
     d. Falta de jogos ou brincadeiras de imitação variados e espontâneos apropriados ao nível de desenvolvimento.
  3. Padrões restritos e repetitivos de comportamento, interesses e atividades, manifestos por pelo menos um dos seguintes aspectos:
     a. Preocupação insistente com um ou mais padrões estereotipados e restritos de interesse, anormais em intensidade ou foco.
     b. Adesão aparentemente inflexível a rotinas e rituais específicos e não funcionais.
     c. Maneirismos motores estereotipados e repetitivos (p. ex., agitar ou torcer as mãos ou dedos ou movimentos complexos de todo corpo).
     d. Preocupação persistente com partes de objetos.
B. Atrasos ou funcionamento anormal de pelo menos uma das seguintes áreas, com início antes dos 3 anos de idade: (1) interação social, (2) linguagem para fins de comunicação social ou (3) jogos imaginativos ou simbólicos.
C. A perturbação não é explicada melhor por transtorno de Rett ou transtorno desintegrativo da infância.

ESCALAS E TESTES

Escalas são instrumentos utilizados para dar suporte ao diagnóstico clínico de autismo e/ou para pesquisa, enquanto

CAPÍTULO 68 ▷ Autismo Infantil – Síndrome de Asperger/Autismo de Alto Funcionamento

os testes têm como objetivos a avaliação funcional do afetado por algum transtorno, o planejamento terapêutico e a reavaliação periódica da eficácia do planejamento. Outra finalidade das escalas e testes é que, em virtude da objetividade das informações, convencem mais as famílias do que a "opinião" do profissional.

Já temos algumas escalas validadas para a população brasileira, como a ATA,[6] ABC,[7] ASQ[8] e CARS,[9] além da ADI-R, que está no processo,[10] e todas são baseadas em sinais e sintomas. Embora essas escalas sejam relativamente simples, sua utilização exige conhecimento significativo da matéria. Quanto aos testes validados, temos o Portage[11] e o PEP-R.[12] O primeiro é um teste que serve para se estabelecer uma equivalência entre a idade cronológica e a idade mental do afetado, avaliando cinco áreas, enquanto o PEP-R é um teste mais completo. Em trabalho com o Portage[13] com 38 autistas de baixo funcionamento, um dos autores encontrou uma idade de desenvolvimento médio de 2,2 anos *versus* 9,96 anos de idade cronológica média.

Os testes de inteligência também devem ser usados, tendo em vista que o nível de inteligência é um dos fatores preditivos positivos de prognóstico, sendo usado o teste Colúmbia para os que ainda não são verbais e o Terman-Merrill para os verbais.

EPIDEMIOLOGIA

A prevalência atual é de 1:500 da população ou de até 0,5%, quando os critérios são mais amplos.[14] Na França, em um projeto (PREAUT)[15] que trabalha com bebês, a prevalência encontrada foi de 1:250. Como referência, temos a prevalência para Síndrome de Down, que é de 1:600.

ASPECTOS NEUROBIOLÓGICOS

O autismo infantil apresenta incontáveis evidências neurobiológicas, o que torna a avaliação neurológica interessante, especialmente na presença de argumentos que sugiram a associação de uma encefalopatia, sejam eles intercorrências na história pré ou perinatal, dismorfias, lesões hipercrômicas, déficits neurológicos ou alterações somáticas sugestivas de desordens genéticas e/ou metabólicas. As condições mais comumente associadas ao AI são as encefalopatias epilépticas, as doenças neurometabólicas, as sequelas de infecções congênitas (TORCHS), as cromossomopatias, as síndromes monogênicas (incluindo a síndrome do X-Frágil) e as neurofacomatoses.[16,17]

A disfunção do SNC mais bem conhecida em associação com o AI é a epilepsia, descrita em até um terço desses pacientes.[16] Não há uma relação específica entre o tipo de crise ou síndrome epiléptica e o AI, pois já foram descritas crises parciais complexas, generalizadas tônico-clônicas e ausências.[16] O reconhecimento das crises pode se tornar um fator complicante, já que, algumas vezes, o quadro comportamental mimetiza crises parciais complexas e/ou ausências (olhar fixo, não responsividade, com ou sem comportamentos motores repetitivos).

Em algumas desordens neurológicas específicas existe clara associação entre alterações epileptiformes e sintomas autísticos. Na esclerose tuberosa,* 43% a 86% dos pacientes[18] se enquadram no espectro autista, e a presença de lesões tuberosas no lobo temporal estaria associada a risco mais elevado.[18] Os espasmos infantis são considerados fatores de risco para o desenvolvimento das desordens do espectro autista, levando a supor que um mesmo mecanismo neurobiológico estaria implicado.[19] Esse risco seria ainda maior na presença de foco epileptogênico no lobo temporal. E, ainda, estudos com PET em crianças com espasmos infantis demonstraram que o hipometabolismo em lobos temporais bilateralmente constitui fator preditivo para a desordem autística.[18] Na síndrome de Landau-Kleffner (SLK), a relação entre a afasia adquirida e as alterações eletroencefalográficas não está clara. Há debate na literatura se haveria ligação entre a regressão da linguagem e as anormalidades eletroencefalográficas vistas na SLK e os casos de crianças autistas com regressão e que apresentam também descargas epileptiformes ao eletroencefalograma (EEG).[16]

Alterações eletroencefalográficas não específicas, como assimetria e lentidão do traçado, assim como descargas epileptiformes de vários tipos (ponta, ponta-onda, poliponta e ponta-onda generalizadas), foram descritas em autistas com ou sem história de crises epilépticas.[20,21] O intrigante nos autistas é a frequência elevada de descargas epileptiformes mesmo na ausência de epilepsia (6% a 61%), enquanto em indivíduos saudáveis não epilépticos essa frequência é baixa (de 1% a 4%).[16,22]

A avaliação neurofisiológica deverá ser realizada sempre nos casos em que há descrição ou suspeita de crises epilépticas. O exame deverá ser realizado de preferência durante o sono espontâneo, em vigília e na transição sono-vigília, ou mesmo com o paciente sedado, caso ele não coopere.

Embora o exame neurológico clássico não detecte anormalidades em boa parte dos casos, alterações como hipotonia, hiporreflexia, déficit na coordenação e macrocrania podem ser observadas em crianças pequenas e não mais detectadas com o passar dos anos.[23]

O rápido aumento do perímetro cefálico observado nos pacientes com AI, sobretudo nos primeiros 6 a 14 meses de vida, ocorre devido ao aumento do volume dos hemisférios cerebrais envolvendo as substâncias branca e cinzenta corticais, com alguma preferência pelos lobos frontais.[24-26] As bases celulares para esse crescimento precoce parecem estar ligadas à redução do processo de morte neuronal, arborização dendrítica e axonal exuberante, mielinização prematura e taxa de crescimento excessiva de neurônios e células gliais.[24,25]. Alguns autores especulam que o crescimento exagerado e desordenado do cérebro desses pacientes produziria conexões aberrantes, desempenhando papel importante no contexto clínico do autismo.[24,25,27] O envolvimento do cerebelo, assim com hipo e hiperplasia do verme cerebelar,[26,28,29] é ainda um fato controverso. Os mesmos artigos trazem informações sobre alterações microscópicas na amígdala, no cerebelo, no córtex frontal e nas estruturas do lobo temporal. Segundo autores que utilizaram neuroimagem funcional e estrutural quantitativa, a

---

*O uso da vigabatrina nesses casos parece ser mais favorável.

amígdala e as estruturas mesiais do lobo temporal estariam implicadas nos distúrbios socioemocionais observados nos pacientes autistas.[28,30-32]

A respeito do sono, vários sistemas neurotransmissores implicados na promoção do sono e no estabelecimento de ciclos sono-vigília regulares (GABA, serotonina e melatonina) estão alterados no autismo.[33] Além disso, a concomitância com epilepsia, refluxo gastrointestinal e uso de medicações contribui para a prevalência e a gravidade da insônia nesses indivíduos.

Estudos por ressonância magnética cerebral (RMC) de número expressivo de pacientes afetados pelo AI encontraram alta prevalência (48%) de hiperintensidade de substância branca nas sequências de T2/FLAIR, anormalidades de sinal no lobo temporal e dilatação dos espaços do Virchow-Robin.[29]

A propedêutica neurológica consiste na realização de RMC, EEG, potenciais evocados auditivos e visuais (úteis na investigação de déficit sensorial) e avaliação neurometabólica e genética em casos específicos.

ASPECTOS GENÉTICOS

Os estudos com gêmeos demonstram o impacto do fator genético, que deve ser sempre analisado sob o filtro da lógica multifatorial (Quadro 68.1).

COMORBIDADES PSIQUIÁTRICAS

A comorbidade psiquiátrica mais comum e importante é o retardo mental (RM), que acomete três quartos dessa população.

Os sintomas obsessivos também são muito frequentes, seja a resistência a mudanças no meio ambiente (móveis, horários, roupas, trajetos etc.), seja a presença de atos compulsivos e repetitivos.

Transtornos depressivos também são comuns em algum momento da vida quando ocorrem irritação e agressividade, maior inquietação, gemidos e choro muito frequentes. Um sintoma capital é a insônia terminal (acorda no meio da noite).

A Síndrome de Tourette frequentemente coexiste com o AI e é caracterizada pela presença de tiques motores, complexos ou múltiplos, e sonoros, que podem estar associados ou não.

Há também concomitância com inúmeras entidades do universo da genética,[38] aberrações cromossômicas, entre elas a síndrome de Down, desordens autossômicas, as ligadas ao cromossomo X (síndrome do X-frágil, que exige exame de DNA) e as multifatoriais.

Quanto ao déficit auditivo, Rosenhall e cols.[26] encontraram incidência de 7,9% de graus leves a moderados, 1,6% de surdez unilateral e 3,5% de casos de surdez ou déficit severo. A incidência de déficit visual é resultante de processos infecciosos ou síndromes genéticas, sendo a catarata a causa mais comum nos afetados pela síndrome de Down.

PROGNÓSTICO

O prognóstico é reservado em todos os casos, dependendo, teoricamente, de sete questões: QI do afetado, integridade familiar, precocidade diagnóstica e terapêutica, qualidade técnica dos profissionais, ausência de doença degenerativa e sensorial.

Alguns evoluem de forma constante e outros com aquisição e perdas de habilidades episódicas. A dependência de terceiros a longo prazo ocorre em cerca de 75% dos casos, e 10% podem viver com independência.[39] Por isso, é importante a discussão, no momento adequado, sobre curatela judicial (total ou parcial), herança, pensão e se um membro da família albergará o paciente ou se este irá para uma instituição.[40]

DIAGNÓSTICO DIFERENCIAL (DD)

O RM não acomete a interação de forma tão brutal. O DD com o autismo de alto funcionamento/síndrome de Asperger (SA) se dá basicamente pelo prejuízo cognitivo do AI e o grave comprometimento da fala. A síndrome de Rett, em sua forma clássica, só afeta as meninas com sintomas que se iniciam entre 6 e 18 meses, evoluindo em estágios com a típica estereotipia de mãos. Quanto aos denominados Outros Transtornos Desintegrativos da Infância, antes Demência Infantil ou de Heller, podem não apresentar sintomas autísticos ao nascer, assim como podem surgir após os 3 anos de idade, mas a evolução é marcadamente pior. O DD com as afasias é difícil, como na SLK, na qual o afetado apresenta distúrbios

Quadro 68-1

	Folstein[34]	Ritvo[35]	Steffenburg[36]	Bailey[37]
N – pares	21	21	21	47
Mesmo sexo	Sim	–	Sim	Sim
Concordância MZ	36%	95,7%	91%	60%
Concordância DZ	Zero	23,5%	Zero	–
Presença de estresse perinatal	77% nos DZ	–	Nos DZ	nos DZ
Concordância nos transtornos cognitivo-sociais	92% nos MZ 10% nos DZ	–	91% nos MZ 30% nos DZ	–

de comportamento e mesmo isolamento após evento epiléptico. A esquizofrenia infantil é rara, havendo necessidade da presença de delírio e alucinação para seu diagnóstico, o que não ocorre antes dos 6-7 anos de idade por imaturidade neuropsíquica da criança.

TRATAMENTO

O tratamento começa com a avaliação diagnóstica e a aceitação dos pais. Alguns deles necessitarão ouvir a informação de diversos profissionais até aceitarem o diagnóstico, o que faz com que dados concretos obtidos pelas escalas e testes possam diminuir essa latência. A persistência dos pais no objetivo terapêutico proposto por profissionais qualificados e a integridade familiar são fundamentais para um melhor prognóstico; além disso, as prioridades terapêuticas sofrerão mudanças de acordo com a evolução do afetado e sua idade. Uma questão importante consiste em disponibilizar informações técnicas para os pais e, como isso é muito amplo, uma das sugestões dos autores é a indicação de Listas de Discussão na Internet*.

São inevitáveis o trabalho com vários profissionais e as dificuldades decorrentes, sendo importante que um dos profissionais funcione como líder ou referência, direcionando as prioridades, aglutinando as pessoas e formatando as informações desses profissionais numa linguagem comum para os pais. A escolha da escola, assim como de todos os profissionais, deve seguir ao menos dois parâmetros técnicos: qualidade dos profissionais e experiência comprovada com o tema autismo. Com a melhoria do processo da educação inclusiva e o diagnóstico mais precoce, a indicação da escola regular para as idades pré-escolares é o padrão atual. A escola especial tem uma função importante para os mais afetados cognitivamente e tem indicação a partir da alfabetização.

A psicologia cognitivo-comportamental[41] tem papel central no tratamento, seja por meio de técnicas do Loovas, do ABA, do Sonrise, do Floortime e do Teacch,[42] em que a família tem que participar de todo o processo. A terapia ocupacional é de extremo valor na integração, estimulação e na dessensibilização sensorial (p. ex., criança portadora de hipersensibilidade a objetos lisos não suportará tocar em papel etc.).[43] A fisioterapia terá seu lugar nos também afetados pela paralisia cerebral ou outros acometimentos sensorimotores. Podem também ser necessários tratamentos médicos em várias especialidades e consequente polifarmácia. Outro profissional extremamente importante é o dentista, pois a família terá muita dificuldades para diferenciar um comportamento agressivo/não habitual da odontalgia, além de os psicotrópicos diminuírem o limiar de dor, apesar da sedação. O diagnóstico genético também propicia ações preventivas a partir das informações do "curso natural dessas doenças", assim como pode beneficiar os irmãos e os pais pela recorrência na prole.

Ao neurologista cabe importante papel nos diagnósticos do SNC em todos seus níveis propedêuticos. Como as comorbidades nessa área são comuns, a atuação desse especialista é constante e deve ser conduzida em sintonia com os outros profissionais. O psiquiatra deve ter conhecimentos de psicopatologia, dinâmica familiar, farmacologia e da área de atuação dos outros profissionais, além da persistência como habilidade central.

Sobre a prescrição de psicofármacos é importante não deixar de informar os familiares sobre os riscos possíveis. As características das prescrições dependem da urgência ou não. Nesse caso, deve-se seguir a regra de ouro: "começar com doses baixas e aumentar até obter a resposta desejada ou concluir que a química não é eficiente para aquele indivíduo/sintoma". A hiperatividade pode ser medicada com psicoestimulantes ou com antipsicóticos, como a periciazina, a clorpromazina e a levopromazina, assim como a clonidina (que deve ser precedida de ECG pelo risco de aumento do intervalo QT). A tioridazina é muito boa para os quadros de impulsividade e para os adolescentes cuja excitação sexual esteja causando agressividade e irritabilidade (também pode causar prolongamento de QT). Para os quadros de agressividade podem ser usados os antipsicóticos antigos e os novos.[44,45] O haloperidol e o pimozide têm indicação nos tiques. A naltrexona está indicada nos casos de autoagressividade grave, porém há risco de hepatotoxicidade. Os quadros depressivos e obsessivos respondem bem à clorimipramina e aos inibidores de recaptação de serotonina.[46]

Os moduladores de humor também têm sua indicação terapêutica. A polifarmácia, às vezes, é inevitável e as consequências não devem ser banalizadas. A utilização de vitamina B_6[47] em altas doses pode trazer, em alguns casos, alguns ganhos temporários (Quadro 68.2).

O tratamento das crianças com autismo e epilepsia se baseia nos princípios gerais do tratamento da epilepsia infantil, no qual as drogas antiepilépticas são selecionadas de acordo com a idade do paciente e o tipo de crise, mas influenciadas pela possibilidade de efeitos colaterais indesejáveis, necessidade de monitoramento sanguíneo, formulações disponíveis, presença de sintomas psiquiátricos associados e interação com outras drogas já em uso pelo paciente.

AUTISMO EM BEBÊS

Fombonne[14] descreve que 60% a 70% das pessoas futuramente diagnosticadas como autistas já nascem com sintomas específicos. Nessa etapa, a maioria dos sintomas provém da área de interação, como pouco olhar para a mãe, mesmo na amamentação; demonstração de desprazer/pouco prazer ao ser carregado no colo, fato que gera menos solicitação para ser carregado; não se virar para buscar a origem de sons nem quando é a voz da mãe; não modifica sua mímica à voz materna – não demonstra alegria (sorri) quando a mãe/cuidador chega perto; assim como demorará para reconhecer seu nome. Para maiores informações veja o vídeo "Autismo em Bebês".[51] É importante ressaltar que sem tratamento / orientação, essa mãe e a família se adaptarão ao diferente estilo de viver da criança, "quadro" que poderá causar uma confusão entre causa e consequência para os profissionais.

---

*Acesso ao "Grupo de Autismo" em www.yahoo.com.br

Quadro 68-2 ▷ Psicofármacos mais utilizados

Nome	Dosagem	Nome	Dosagem
Hidrato cloral	30 a 50mg/kg	Propanolol[48]	Média de 150mg/dia
Metilfenidato[49]	0,3 a 2mg/kg/dia	Naltrexona[48]	0,5 a 2mg/kg/dia
Clorpromazina	> 6 meses de idade 3,3mg/kg/dia	Clorimipramina[48]	0,5 a 3mg/kg/dia
Haloperidol[49]	até 10mg/dia	Fluoxetina[50]	20 a 80mg/dia
Pimozide[48]	3 a 8mg/dia	Fluvoxamina[50]	50 a 300mg/dia
Clonidina[49]	0,05 a 0,4mg/kg/dia	Sertralina[50]	25 a 200mg/dia
Tioridazina	0,5 a 3mg/kg/dia	Divalproato[49]	15mg/kg a 1,25 g/dia
Risperidona[50]	1 a 6mg/dia	Piridoxina[47] Lactato magnesio	Até 30mg/kg/dia 10mg/kg/dia
Ácido valproico	20 a 60mg/kg/dia	Oxcarbazepina	10 a 30mg/kg/dia
Carbamazepina	10 a 30mg/kg/dia	Topiramato	1 a 15mg/kg/dia
Lamotrigina	1 a 15mg/kg/dia	lamotrigina (junto com valproato)	1 a 5mg/kg/dia
Vigabatrina	50 a 200mg/kg/dia		

REFERÊNCIAS

1. Kanner L. Autistic disturbances of affective contact. Nervous Child 1943; (2): 217-50.

2. American Psychiatric Association. Manual diagnóstico estatístico de transtornos mentais. 4. ed. Porto Alegre: Artes Médicas, 1995.

3. Schultz RT et al. Abnormal ventral temporal cortical activity during face discrimination among individuals with autism and asperger syndrome. Arch Gen Psychiatry 2000; 57(4):331-40.

4. Acesso em: http://www.schwartzman.com.br/php/index.php?option=com_phocadownload&view=category&id=6:transtornos-globais-do-desenvolvimento&Itemid=20. Disponível em 29 de dezembro de 2009.

5. American Psychiatric Association. Manual diagnóstico estatístico de transtornos mentais. 4 ed. Porto Alegre: Artes Médicas, 1995.

6. Assumpção Jr. FB, Kuczynski E, Gabriel MR, Rocca CC. Escala de avaliação de traços autísticos (ATA). Validade e confiabilidade de uma escala para detecção de condutas autisticas. Arq Neuropsiquiatr 1999; 57(1):23-9.

7. Marteleto MR, Pedremônico MR. Validity of autism behavior checklist (ABC): preliminary study. Rev Bras Psiquiatr 2005; 27(4):295-301.

8. Sato et al. Instrument to screen cases of pervasive developmental disorder – a preliminary indication of validity. Rev Bras Psiquiatr 2009; 31(1):30-3.

9. Pereira A, Riesgo RS, Wagner MB. Autismo infantil: tradução e validação da Childhood Autism Rating Scale para uso no Brasil. J Pediatr 2008; 84(6):487-94.

10. ADI-R Becker MM. Tradução e validação da entrevista ADI-R para o diagnóstico de autismo no Brasil. Dissertação de Mestrado. UFRGS. Faculdade de Medicina, Pediatria 2009.

11. Williams LCA, Aiello ALR. O inventário Portage operacionalizado: intervenção com famílias. São Paulo: Memnon, 2001.

12. Leon VC, Alves CB. Brief report: psychoeducational profile revised (pep-r): the brazilian version. Autism 2005; 9(1):1.

13. Camargos Jr W. Resultado de aplicação de escala Portage em 30 crianças portadoras de autismo infantil. XIV Congresso Brasileiro da ABENEPI. Pôster. Belo Horizonte, setembro, 1997.

14. Fombonne E. Epidemiological surveys of autism and other pervasive developmental disorders: an update. J Autism Dev Disord 2003; 33(4):365-82.

15. PREAUT. Acesso em: http://www.preaut.fr/recherche_presentation/. Disponível em 10 de janeiro de 2010.

16. Spence SJ, Schneider MT. Pediatric Research 2009; 65(6):599-606.

17. Cuisset J.-M et al. Neuropediatric approach to autism. Arch Pédiatrie 2005; 12:1734–41.

18. Bolton PF, Park RJ, Higgins NP, Griffthis PD, Pickles A. Neuro-epileptic determinants os autism espectrum disorders in tuberous sclerosis complex. Brain 2002; 125:1247-55.

19. Thierry Deonna T, Roulet E. Autistic spectrum disorder: evaluating a possible contributing or causal role of epilepsy. Epilepsia 2006; 47(Suppl. 2):79-82.

20. Chez MG et al. Frequency of epileptiform EEG abnormalities in a sequential screening of autistic patients with no known clinical epilepsy from 1996 to 2005. Epilepsy Behav, 2006; 8:267-71.

21. Kim HL, Donnelly JH, Tournay AE, Book TM, Filipek P. Absence of seizures despite high prevalence of epileptiform EEG abnormalities in children with autism monitored in a tertiary care center. Epilepsia 2006; 47:394-98.

22. Capdevila OS, Dayyat E, Kheirandish-Gozal L, Gozal D. Prevalence of epileptiform activity in healthy children during sleep. Sleep Med 2008; 9:303-9.

23. Akshoomoff N, Farid N, Courchesne E, Haas R. Abnormalities on the Neurological Examination and EEG in young children with pervasive developmental disorders. J Autism Dev Disord 2007; 37(5):887-93.

CAPÍTULO 68 ▷ Autismo Infantil – Síndrome de Asperger/Autismo de Alto Funcionamento

24. Hazlett HC et al. Magnetic resonance imaging and head circumference study of brain size in autism birth through age 32 years. Arch Gen Psychiatry 2005; 62:1366-76.

25. Courchesne E, Carper R, Akshoomoff N. Evidence of brain overgrowth in the first year of life in autism. JAMA 2003; 290(3):337-44.

26. Casanova MF. The neuropathology of autism. Brain Pathol 2007; 17:422-33.

27. Campos RC. Aspectos neurológicos do autismo infantil. In: Camargos Jr W. Transtornos invasivos do desenvolvimento – 3º milênio. Brasília: Coordenadoria Nacional para Integração da Pessoa Portadora de Deficiência (CORDE)/Ministério da Justiça, 2002a.

28. Boddaert N, et al. Superior temporal sulcus anatomical abnormalities in autism: a voxel-based morphometry MRI study. NeuroImage 2004; 23:364-69.

29. Amaral DG, Cynthia Mills Schumann MC, Nordahl CW. Neuroanatomy of autism. Trends in Neurosciences.2008;.31(3):137-45.

30. Nacewicz BM et al. Amygdala volume and nonverbal social impairment in adolescent and adult males with autism. Arch Gen Psychiatry 2006; 63:1417-28.

31. Jeffrey Munson J et al. Amygdala volume and behavioral development in autism. Arch Gen Psychiatry 2006; 63:686-93.

32. Zilbovicius M et al. Autism, the superior temporal and social perception. Trends in Neurosciences 2006; 29(7):359-66.

33. Johnson KP, Malow BA. Child Adolesc Psychiatric Clin N Am 2008; 17:773-85.

34. Folstein S & Rutter M. Infantile autism: a genetic study of 21 pairs. J Child Psychol Psychiat 1977; (18):297-321.

35. Ritvo et al. Concordance for the study of autism in 40 pairs of afflicted twins. Am J Psychiatry 1985; 142(1):74-7.

36. Steffenburg S et al. A twin study of autism in Denmark, Finland, Iceland, Norway and Sweden. J Child Psychol Psychiatry 1989; 30(3):405-16.

37. Bailey et al. Autism as a strongly genetic disorder: evidence from a british twin study. Psy Med 1995; (25):63-77.

38. Camargos Jr W. Genética e Autismo Infantil. In: Gauderer EC (ed.) Autismo e outros atrasos do desenvolvimento. Brasília. CORDE, Ministério da Ação Social, 1992:145-56.

39. Klin A. Autismo e S. Asperger: uma visão geral. Rev Bras Psiq 2006; 28(Supl I):S3-11.

40. Figueiredo NLS. Aspectos jurídicos dos portadores de transtornos invasivos do desenvolvimento ao atingirem a maioridade. In: Camargos Jr W. Transtornos invasivos do desenvolvimento – 3º milênio. Brasília: Coordenadoria Nacional para Integração da Pessoa Portadora de Deficiência (CORDE)/Ministério da Justiça, 2002a.

41. Windohlz MH. Passo a passo, seu caminho. São Paulo: Edicon, 1988.

42. Lewis SMS, de Leon VC. Programa Teacch. In: Schwartzman JS. Autismo infantil. São Paulo: Mennon, 1995.

43. Lambertuci MCF, Magalhães LC. Terapia ocupacional nos transtornos invasivos do desenvolvimento. In: Camargos Jr W. Transtornos invasivos do desenvolvimento – 3º milênio. Brasília: Coordenadoria Nacional para Integração da Pessoa Portadora de Deficiência (CORDE)/Ministério da Justiça, 2002a.

44. Masi G et al. Aripiprazole monotherapy in children and young adolescents with pervasive developmental disorders: a retrospective study. CNS Drugs 2009; 23(6):511-21.

45. Fido A, Al-Saad S. Olanzapine in the treatment of behavioral problems associated with autism: an open-label trial in Kuwait. Med Princ Pract 2008; 17(5):415-8.

46. Soorya L, Kiarashi J, Hollander E. Psychopharmacologic interventions for repetitive behaviors in autism spectrum disorders. Child Adolesc Psychiatr Clin N Am 2008 Oct; 17(4):753-71.

47. Martineau J et al. Brief Report: an oppen middle-term study of combined vit B6-magnesium in a subgroup of autistic children selected on their sensitivity to this treatment. J Autism Dev Disord 1998; 18:(3):435-47.

48. Mercadante, MT. Farmacoterapia do distúrbio autista. In: Assumpção Jr FB. Transtornos invasivos do desenvolvimento infantil. São Paulo: Lemos Editorial & Gráficos LTDA 1997:91-104.

49. Pliska SR et al. The Texas Children's Medication Algorithm Project: Report of the Texas Consensus Conference Panel on Medications Treatment of Childhood Attention-Defficit/Hyperactivity Disorder. Part II: Tactics. J Am Acad Child Adolesc Psychiat 2000; 39(7):920-7.

50. Santosh PJ, Baird G. Psychopharmacotherapy in children and adults with intellectual disability. The Lancet 1999; 254(17):233-42.

51. Acesso em: http://www.fhemig.mg.gov.br/pt/publicacoes/campanhas-educativas. Disponível em 10 de janeiro de 2010.

Parte B — Síndrome de Asperger/Autismo de Alto Funcionamento

Walter Camargos Jr.

INTRODUÇÃO

A síndrome de Asperger (SA) foi primeiramente descrita por Hans Asperger,[1] sem ter conhecimento do artigo de Kanner, publicado no ano anterior (em 1944) e denominado "Psicopatia autística".

No cotidiano, utiliza-se também o termo autismo de alto funcionamento (AAF) como sinônimo, embora ainda não haja consenso científico se são duas entidades nosológicas ou não, mas essa confluência conceitual não causa prejuízo à terapêutica. Pela Classificação Internacional de Doenças[2] (CID-10), a SA também está inserida no grupo dos transtornos invasivos, ou globais, do desenvolvimento (TID) como F84.5, e como tal também apresentará comprometimentos nas mesmas três áreas do autismo infantil clássico, também denominado baixo funcionamento: interação, comunicação e comportamento. O autor sugere que o leitor estude a parte A deste capítulo sobre autismo infantil, de baixo funcionamento, para melhor compreensão.

Em uma visão geral, o quadro é caracterizado por não haver comorbidade com retardo mental – menor gravidade que o autismo infantil (AI); diagnóstico mais tardio; na maioria dos casos não há atraso da fala e as primeiras palavras podem não ser mamã/papá; a fala é perfeita na sintaxe e já surge com a presença de termos formais, não coloquiais; há interesses específicos, peculiares e mutáveis de origem precoce; e o pedantismo é frequente ("aquele que ostenta erudição que não possui, de forma afetada, livresca, rebuscada").[3]

A SA é um transtorno caracteristicamente desarmônico, pois de um lado há vários comprometimentos e, do outro, inúmeras habilidades e capacidades potenciais, com os pais relatando: "... ele é tão capaz, mas não consegue ...".

PREVALÊNCIA

Em 1993, Ehlers e Gillberg[4] encontraram taxas de 0,36% em escolas de primeiro grau de uma cidade com predominância de classe média, na proporção de 4 homens para 1 mulher. Fombonne[5] encontrou, em 2003, prevalência de 0,25% para o autismo infantil de baixo funcionamento *versus* 0,5% para todo o grupo F84. Na Finlândia, em 2007, Matilla e cols.[6] encontraram taxas entre 0,25% e 0,29%, pelos critérios da CID-10 e do DSM-IV.[7] Pelo conhecimento atual, esse diagnóstico em mulheres é menor, possivelmente em decorrência da menor frequência, assim como da expressão de menor gravidade, não gerando processos diagnósticos.

ETIOLOGIA

Embora existam fortes evidências da participação de fatores genético-familiares,[8,9] a etiologia ainda é desconhecida e não há marcador biológico para o diagnóstico.

PROGNÓSTICO

O prognóstico da SA é bem menos reservado do que do AI, mas pode haver dependência de terceiros.

CONSTRUCTO TEÓRICO

O psiquismo dessas pessoas possui uma estruturação diferente da dos não afetados, o qual pode ser mais bem compreendido por meio das três teorias[10,11] consideradas responsáveis pela forma funcional: teoria da mente, teoria das funções executivas e teoria da coerência central.

A segunda, também comum ao transtorno do déficit de atenção com hiperatividade (TDAH), é a mais conhecida, e existem testes padronizados para sua constatação. A primeira, e mais importante, é bem menos conhecida, assim como seus testes, e a terceira é a menos conhecida, ainda não havendo testes padronizados para sua verificação, e revela que para o afetado a "percepção do mundo dos objetos" inicia nas partes/nos detalhes para atingir o todo do objeto, mecanismo que é o contrário dos não afetados.

INTERAÇÃO PESSOAL[12-14]

O termo comprometimento da interação pessoal[1] não significa que não haja interesse no relacionamento, mas uma limitação qualitativa/dificuldade nas estratégias naturais de se relacionar com outras pessoas e, principalmente, pessoas de mesma faixa etária. O interesse é variável, havendo desde quem diga que não tem interesse porque não gosta, ou que a aproximação não "acrescenta" nada bom, até quem tenha interesse e tente.

A origem do comprometimento na (qualidade da) interação é a falha na teoria da mente,[15,16] que pode ser lida como "intuição das regras de funcionamento do mundo social/das pessoas". Segundo Baron-Cohen, a intuição social nada mais é não perceber/captar a intenção do outro a partir da interpretação do olhar, do tom da fala, do contexto, de sinais não verbais do interlocutor (mesmo com inteligência normal). Em caso de falhas nessa área, as estratégias de solução para os objetivos no mundo social e humano ocorrerão através da racionalização. Por exemplo, um adolescente queria namorar, mas não sabia como. Montou a seguinte tática: moças gostam de novela, eu sei sobre as novelas e me aproximo delas por meio desse assunto. Viu e leu sobre todas as novelas, porém não intuiu que só o conhecimento, literal, não seria suficiente, como não foi. A aproximação geralmente se dá de maneira desajeitada e até inconveniente.

De maneira simplista, a teoria da mente pode ser entendida como a capacidade de "colocar-se no lugar do outro" e assim entender as intenções e crenças da outra pessoa. Então, se uma pessoa falha nessa habilidade, ela não saberá compreender plenamente o motivo de as pessoas mentirem e fazerem ironias, algumas piadas, palavras de duplo sentido, e muito menos a fluidez psíquica das pessoas não afetadas. Assim sendo, essas pessoas são marcadas pela inflexibilidade psíquica – falta de "jogo de cintura", egocêntricas, parecerão muito teimosas e terão uma compreensão literal na comunicação ouvida e falada. Outra característica peculiar desse constructo psíquico é a inexistência da habilidade de "conversar fiado".

Essas pessoas serão vistas desde cedo como "diferentes, estranhas e esquisitas" e pedantes.

Como a maior parte do psiquismo é revelada pela fala, fica evidente a presença do entrelaçamento de prejuízos da interação interpessoal com a área da comunicação verbal e não verbal.

ALTERAÇÕES NA COMUNICAÇÃO[12-14]

A comunicação atinge duas dimensões, verbal e não verbal – mímica, gestos e postura corporal.

As expressões não verbais podem ser tão pobres que levem à suspeita de paralisia facial, assim como podem ser inadequadas em resposta à fala do outro. O contato ocular é pobre e também pode estar ausente, como ficar olhando para baixo ou para os lados enquanto conversa.

É comum a presença de estereotipias motoras, como entrelaçamento de dedos, mãos, braços ou pernas e um andar desajeitado. Esses sintomas são menos evidentes que no AI.

CAPÍTULO 68 ▶ Autismo Infantil – Síndrome de Asperger/Autismo de Alto Funcionamento

Na fala, a prosódia é um item muito comprometido, principalmente nos mais novos e virgens de tratamento, cujo tom da voz carece de modulação, parecendo robotizado/mecânico. A importância da prosódia deriva do fato de serem as entonações que subjetivam uma intenção, uma suposição, uma mentira etc. Assim como a expressão, a recepção prosódica também é falha.

Quanto à organização da fala (pragmática), o assunto é fixo no interesse do afetado e há tendência de várias repetições. Há outras falhas na pragmática como: no iniciar a conversa, falha na tática de introduzir novos assuntos, nas trocas de turno/rodízio de assuntos e na crítica a respeito de qual assunto é adequado para aquele momento social, apesar de seu interesse em outro assunto.

Considerando que há falhas na captação das intenções dos outros (teoria da mente) e nos aspectos de crítica social, a resposta automática é um comportamento frequente que se caracteriza por uma resposta à demanda verbal de outra pessoa, mesmo que absurda (p. ex., um adolescente estava sendo feito de bobo pelos colegas que, na hora do recreio, o chamavam para o meio do pátio e mandavam ele ajoelhar – ato que cumpria). Isso tem importância vital, uma vez que, se alguém ouve: "Você não presta, você deveria se matar!", é capaz de fazê-lo.

Como já relatado, a sintaxe costuma ser perfeita e tem início precoce. A fala cotidiana é repleta de palavras "barrocas" e termos não coloquiais, como a criança de 6 anos que usava o termo indagar. Embora a aplicação contextual geralmente esteja correta, nem sempre o falante detém o conceito pleno da palavra utilizada.

INTERESSES RESTRITOS E HABILIDADES ESPECÍFICAS[12-14]

O portador de SA vive em um universo restrito, onde há assuntos de curiosidade e interesse que o movem obstinada e automaticamente para a aquisição de cada vez mais informações sobre o assunto (sintoma obsessivo). Os assuntos não estão ligados a aspectos práticos da vida e, portanto, podem ser os mais variados, como bandeiras, distâncias, conchas, envergadura de aviões etc. Como, em geral, também não há interesse pelos assuntos usuais de seus pares, pode-se vislumbrar a dificuldade de inserção social do afetado.

Há habilidades como hiperlexia (leitura aos 2 anos ou menos), mesmo sem compreender seu conteúdo, capacidade de executar cálculos complexos "de cabeça", mas não entender o uso do dinheiro, memória fotográfica e habilidades na leitura de mapas, entre outras menos comuns.

Apesar da ausência de retardo mental e de tantas habilidades, há uma falha na capacidade de canalizar essas capacidades para uma finalidade prática tanto na vida escolar (mundo infantil) como profissional (vida adulta).

ESCOLA[17,18]

Será nesse ambiente que a face desarmônica do transtorno será plenamente revelada, e o afetado será subjetivamente percebido como de grande capacidade e conhecimento,

mas com desempenho pífio, principalmente nas matérias que exigem compreensão do enunciado/texto (lembrando que a compreensão é literal). Associado a isso, haverá uma série de dificuldades como: no planejamento das tarefas e no cuidado de seus pertences; desatenção; na transição de assuntos (p. ex., parar de ler e passar a copiar); na compreensão do texto, seja pela literalidade, seja pelo déficit na capacidade de generalização dos conhecimentos; aderência a detalhes no texto/escrita, impedindo ou dificultando o sequenciamento das tarefas, coordenação motora pobre, gerando disgrafia; dificuldade visuoespacial, que resulta em dificuldade em ler/copiar do quadro negro etc. Para mais informações o autor sugere a leitura da literatura específica mencionada no final.

Os déficits no desempenho escolar podem passar despercebidos, principalmente nos que apresentam alto nível intelectual e melhor capacidade nas funções executivas, mas inevitavelmente serão evidenciadas no mundo social, seja por seu "distanciamento", seja por sua inabilidade em fazer amizades.

DIAGNÓSTICO[12-14]

Para o clínico, não pesquisador, os pontos críticos são:

- Na anamnese: ausência do "melhor amigo"; ausência de atraso de linguagem (nos quadros clássicos); preferência por brincar sozinho; não há brincadeira de faz de conta, sendo o brincar geralmente ou muito pobre para a idade ou uma cópia de um vídeo ou história lida/ouvida; dificuldade de seguir a regra nas brincadeiras em grupo, pois tem a tendência de sempre determinar a regra; pouco interesse em seus pares, exceto quando estão na órbita de seu interesse específico; interesses e habilidades específicas; interesses focados em coisas, como mecânicas, eletrônicas, e não em pessoas; déficit na coordenação motora; disgrafia; histórico de perguntas inadequadas às pessoas não conhecidas; histórico familiar de quadros similares, usualmente na linhagem masculina.
- Dois sinais são específicos para essa população: dificuldade na socialização e inflexibilidade psíquica (popularmente conhecida como teimosia extrema, absurda). Deve ser lembrado sempre que, enquanto o autista de baixo funcionamento apresenta isolamento dos outros, o AAF/SA vive em nosso mundo, mas em sua peculiar e rígida forma de ser.
- Ao exame: andar desajeitado; postura bizarra de braços e mãos; pouco olhar para o interlocutor; mímicas facial e corporal pobres e dissociadas da conversa; afetividade superficial; voz com pouca ou sem modulação (robotizada); fala rebuscada sem a compreensão devida dos termos; dificuldade de compreender piadas; compreensão superficial de significados abstratos (p. ex., diferença entre colega e amigo); dificuldade de compreensão do significado de frase quando o diferencial é o tom da voz; ruminações e preocupações ilógicas; conhecimento desproporcional sobre algum assunto – interesse específico; verbalizações repetidas do assunto; pedantismo; sintomas obsessivos;

memória muito boa, dificuldade na narrativa de fatos vividos etc.

- Escalas validadas no Brasil: ASQ,[19] que é um resumo da ADI-R,[20] mas que não é a ideal para SA. A escala de Ehlers[21] é mais específica, porém não foi validada para a população brasileira.
- Testes: seguindo a lógica de que o constructo psíquico do espectro autista é formatado pelas teorias já nomeadas e havendo histórico sugestivo do quadro e constatado significativo déficit nas referidas teorias, então o diagnóstico pode ser confirmado.

DIAGNÓSTICOS DIFERENCIAIS MAIS IMPORTANTES[12-14]

AI, transtorno esquizoide de personalidade e esquizofrenia infantil, superdotação intelectiva e transtorno de fobia social.

DIFERENÇA FUNDAMENTAL ENTRE SÍNDROME DE ASPERGER E AI

Essa delimitação só é válida quando o quadro de AI é de grau leve. Na prática, siga a "máxima": o autista está isolado em seu próprio mundo, enquanto o afetado pela SA está em nosso mundo, porém vivendo em sua estrita forma de ser (Quadro 68.3).

Quadro 68.3 ▷ Diferenças fundamentais entre AI e SA

	AI	SA
Gravidade do caso	+	
Retardo mental	+	
Alterações cognitivas	+	
Atraso significativo da fala	+	
Usualmente não verbal	+	
Histórico de se nomear na terceira pessoa pronominal	+	
QI executivo mais alto	+	
Sem interesses específicos	+	
Diagnóstico possível antes dos 3 anos de idade	+	
Inteligência verbal		+
Pedantismo		+
Busca ativa de interação social		+
Impressão de ser "um idoso no corpo de uma criança", metódico		+
Impressão de superdotado		+
Pais com quadro similar		+
Diagnóstico de certeza a partir dos 6 anos de idade		+

DIFERENÇAS FUNDAMENTAIS ENTRE SÍNDROME DE ASPERGER E ESQUIZOFRENIA INFANTIL[22]

A esquizofrenia infantil (EI) é bem mais rara. A presença de delírio é fundamental para o diagnóstico da EI, a qual só poderá ser detectada após os 7 ou 8 anos de idade, época em que a criança apresenta o pensamento operacional. Alucinações também são comuns. A EI está comumente relacionada a QI limítrofe ou baixo. Não são comuns habilidades especiais. Não há histórico de prejuízo na interação social nas idades precoces, assim como não são comuns atrasos na linguagem.

DIFERENÇAS FUNDAMENTAIS ENTRE SÍNDROME DE ASPERGER E TRANSTORNO DE PERSONALIDADE SEM BAIXA INTELIGÊNCIA[23]

No histórico do portador de transtorno de personalidade são verificadas quatro questões fundamentais: sensibilidade aumentada com frequente ideação paranoide; criatividade/presença de fantasias, às vezes muito elaboradas; há o brincar de faz-de-conta; e a interação social é menos comprometida, notadamente com os pais.

DIFERENÇAS FUNDAMENTAIS ENTRE SÍNDROME DE ASPERGER E AUTISMO DE ALTO FUNCIONAMENTO

O diagnóstico diferencial ainda se encontra em discussão. O "ponto" fundamental é que o AAF possui QI executivo maior que o verbal e atraso na aquisição da linguagem. Na prática clínica, a distinção fará pouca diferença, pois a lógica do tratamento é basicamente a mesma.

SÍNDROME DE ASPERGER E SUPERDOTAÇÃO INTELECTUAL

Os superdotados não apresentam prejuízos sociais, mas baixa tolerância à limitação global das pessoas "comuns". Apresentam verdadeira erudição e conseguem generalizar os conhecimentos, utilizando-os para seus interesses, que não são restritos. Não há prejuízo na prosódia, e eles entendem precisamente os conceitos das palavras e termos que usam.

TRANSTORNO DE FOBIA SOCIAL

Esse transtorno se caracteriza por sofrimento psíquico em sentir-se exposto a terceiros, usualmente em grupos, fato que gera evitação social. Pode ser entendido como timidez extrema, sendo raro na idade infantil e mais frequente a partir da adolescência. Nesse caso, não há nenhuma similaridade com história pessoal/pregressa compatível com SA nem com os aspectos sintomáticos descritos.

CAPÍTULO 68 ▷ Autismo Infantil – Síndrome de Asperger/Autismo de Alto Funcionamento

COMO SÃO OS TRATAMENTOS?

O tratamento otimizado parte do fundamento de que o objetivo é melhorar a qualidade de vida da dupla: afetado e família. Para isso é necessário não somente diagnosticar as comorbidades médicas e não médicas, mas, principalmente, identificar o(s) motivo(s) principal(is) do sofrimento da dupla. Por exemplo, em uma pessoa de 10 anos de idade, pode ser a falta de um diagnóstico, o mau desempenho escolar ou um comportamento de distanciamento social; em um adolescente, pode ser um quadro depressivo ou como buscar um(a) namorado(a); em um adulto, qual profissão seguir, como sair de casa etc. Como se pode ver, há inúmeras situações em que a melhoria da qualidade de vida não é necessariamente uma intervenção médica, pois é parte do todo terapêutico. Importante não se esquecer do tratamento dentário.[12,13,24]

Do ponto de vista psiquiátrico,[25,26] o tratamento é sintomático, sendo significativa a presença de depressão, quadros obsessivos e quadros psicóticos em alguma fase da vida. A pesquisa de Martin[26] em 109 portadores de SA revelou que 70% já haviam tomado remédio em algum momento da vida, 25% estavam tomando algum medicamento no momento da pesquisa, 23% usavam duas, 4,5% usavam três e 2% usavam quatro, 32% usavam algum tipo de antidepressivo, 13% usavam antipsicóticos atípicos e 9% usavam algum estabilizador do humor. Comportamentos de desafio e oposição são comuns e pioram com o rebaixamento do humor. Desatenção é a regra e exige tratamento farmacológico, mas em doses menores do que as usualmente utilizadas nos TDAH. Importante saber que essa população tem risco de apresentar quadros psicóticos ativos na adolescência, que o tratamento é o padronizado, e que isso não é esquizofrenia.

A propedêutica neurológica também é muito importante.

É comum a necessidade de uma psicoterapia que oriente os pais a entenderem como é o funcionamento psíquico do(a) afetado(a) e a lidarem com seu comportamento disfuncional. A técnica mais usada é a cognitivo-comportamental. Além dessa tarefa e de atender o aluno, também é comum o contato com profissionais da escola para orientar sobre como estimular suas habilidades pedagógicas e reduzir seus diversos prejuízos.

Com muita frequência, os afetados apresentam uma organização do discurso pobre e até caótica, em que o princípio da narrativa nem sempre corresponde ao início da mensagem, a perspectiva temporal dos fatos não é levada em consideração na expressão do pensamento etc., ou seja, o afetado não aprendeu a falar para outra pessoa (falha da teoria da mente). Nessas situações utiliza-se o tratamento fonoaudiológico para melhoria da linguagem pragmática.

É também frequente a necessidade de terapia ocupacional para os portadores de desorganização sensorial, em razão dos sons, do tipo de lâmpadas utilizadas, cheiros, roupas etc., que podem prejudicar a estabilidade do afetado tanto na escola como em outros locais.

A escola[17,18] precisará ter acesso às informações e técnicas que possam auxiliar o desempenho dessa pessoa, e algum profissional da equipe terá essa tarefa.

A adolescência talvez seja o período de maior dificuldade desses indivíduos, e eles certamente se beneficiarão muito da psicoterapia cognitivo-comportamental, por meio da qual aprenderão estratégias de abordagem e manutenção de conversa com seus pares.

REFERÊNCIAS

1. Asperger H. Die "Autistichen Psychopathen" im Kindesalter. Archiv. für Psychiatrie und Nervenheilkunde 1944; 99(3):105-15.

2. Classificação de Transtornos Mentais e de Comportamento da CID-10. Porto Alegre: Artes Médicas, 1993.

3. Ferreira HAB. Novo dicionário Aurélio. 1 ed. Rio de Janeiro: Editora Nova Fronteira, 1980.

4. Ehlers S, Gillberg C. The epidemiology of Asperger syndrome. A total population study. J Child Psychol Psychiat 1993; 34(8):1327-50.

5. Fombonne E. Epidemiological surveys of autism and other pervasive developmental disorders: an update. J Autism Dev Disord 2003; 33(4):365-82.

6. Mattila ML et al. An epidemiological and diagnostic study of Asperger syndrome according to four sets of diagnostic criteria. J Am Acad Child Adolesc Psychiatry 2007; 46:636-46.

7. American Psychiatric Association. Diagnostic and statistical manual of mental disorders. 4 ed. Washington: American Psychiatric Association, 1994.

8. Folstein SE, Santangelo SL. Does Asperger aggregate in families? In: Klin A, Volkmar FR, Sparrow SS. Asperger syndrome. New York: Guilford Press, 2000:159-71.

9. Volkmar FR, Klin A, Pauls D. Nosological and genetic aspects of Asperger syndrome. J Autism Dev Disord 1998; 28(5):457-63.

10. Ozonoff S, Griffith EM. Neuropsychological function and the external validity of asperger syndrome. In: Klin A, Volkmar FR, Sparrow SS. Asperger syndrome. New York: The Guilford Press, 2000:84.

11. Schultz RT, Chawarska K, Volkmar FR. The social brain in autism: perspectives from neuropsychology and neuroimaging. In: Moldin, SO, Rubenstein JLR. Understanding autism form basic neuroscience to treatment. Boca Raton: CRC Press, 2006:324.

12. Camargos Jr W. (ed) Transtornos invasivos do desenvolvimento: 3º milênio. Brasília: CORDE, 2002a.

13. Camargos Jr W. Síndrome de Asperger. In: Fonseca LF, Pianetti G, Xavier CC (eds.). Compêndio de neurologia infantil. Belo Horizonte: Medsi, 2002b.

14. Klin A, Volkmar FR, Sparrow SS. Asperger syndrome. New York: The Guilford Press, 2000.

15. Baron-Cohen S, Tager-Flusberg H, Cohen DJ. Understanding other minds. Perspective from autism. New York: Oxford University Press, 1993:59:82.

16. Baron-Cohen S. Mindblindness – An essay on autism and theory of mind. London: MIT Press, 1997.

17. Moore ST. Síndrome de Asperger e a escola Fundamental. São Paulo: Associação mais 1, 2002.

18. Ferrel M. Dificuldaddes de comunicação e autismo: guia do professor. Porto Alegre: Artmed, 2008.

19. Sato FP, Paula CS, Lowenthal R et al. Instrumento para rastreamento dos casos de transtorno invasivo do desenvolvimento: estudo preliminar de validação. Rev Bras Psiquiatr 2009; 31(1):30-3.

20. LeCouteur A, Lord C, Rutter M. Autism diagnostic interview (ADI-R). Western Psychological Services, 2003.

21. Ehlers S, Gillberg C, Wing L. A Screening questionnaire for asperger syndrome and other high-functionning autism spectrum disorders in school age children. J Autism Development Disorders 1999; 29:129-41.

22. Mercadante MT. Esquizofrenia infantil. In: Assumpção Jr FB (ed.) Psiquiatria da infância e da adolescência. São Paulo: Livraria Editora Santos, 1994:183-94.

23. Wolff S. Schizoid personality in childhood. In: Klin A, Volkmar FR, Sparrow SS (eds.) Asperger syndrome. New York: Guilford Press, 2000:278-308.

24. Bäckman B, Pilebro C. Augmentative communication in dental treatment of a nine-year-old boy with asperger syndrome. ASDC J Dent Child 1999; 66:419-20.

25. Portes V, Hagerman RJ, Hendren RL. Farmacologia. In: Ozonoff S, Rogers SJ, Hendren RL. Perturbações do espectro do autismo. Perspectivas da investigação actual. Lisboa: CLIMEPSI Editores, 2003:184-209.

26. Martin A et al. Higher-functioning pervasive developmental disorders: rates and patterns of psychotropic drug use. J Am Acad Child Adolesc Psychiat 1999; 38(9):923-31.

69

Síndrome de Rett

Walter Camargos Jr. • Valéria Modesto Barbosa Leal

INTRODUÇÃO

A síndrome de Rett é uma desordem neuromuscular de surgimento precoce e muito grave, evoluindo de forma progressiva em quatro estágios. Considerada a segunda causa mais frequente de retardo mental de causa genética, após a síndrome de Down, classicamente acomete meninas e/ou quem possa ter dois cromossomos X.[1]

Na CID-10 a síndrome de Rett está classificada como F-84.2, agrupada junto com o autismo infantil, com a síndrome de Asperger etc.

Clinicamente, há formas denominadas frustras ou variantes, em que os sintomas não preenchem totalmente os critérios exigidos e/ou evoluem de forma mais benigna. Foi descrita pela primeira vez por Andreas Rett em 1966.[2]

Trabalha-se, hoje, com as formas clássicas e as formas variantes. Nieto-Barrera e cols.[3] reportam interessante classificação de acordo com o aspecto das funções ainda preservadas. As formas clássicas[4] partem dos critérios obrigatórios, de suporte e de exclusão, e de quatro estágios evolutivos, que são: estagnação, desintegração rápida, pseudoestacionário e deterioração motora tardia.

CRITÉRIOS OBRIGATÓRIOS

- **Desenvolvimento psicomotor normal até, pelo menos, o sexto mês de vida:** pode se estender até os 18 meses e é um marco para o diagnóstico nas formas clássicas.
- **Desaceleração do crescimento do perímetro cefálico:** critério importantíssimo, de início já antes do primeiro ano de vida.
- **Perda da preensão voluntária:** surge entre 9 e 24 meses após aquisição da habilidade, evidenciada em fotos ou filmes.
- **Estereotipias das mãos** (Figura 69.1): sinal marcante, comportamento automático, em três modalidades: bater palmas, esfregar/torcer e mãos na boca, em geral na linha média do tronco.
- **Regressão psicomotora:** surge entre 9 e 30 meses, concomitante com perda da fala, alheamento, perda de outras formas de comunicação e demência.
- **Distúrbios motores:** ataxia do tipo mioclônica mais evidente com a criança em pé (movimentos compensatórios); dispraxias.
- **Sexo feminino.**

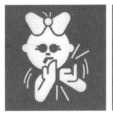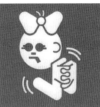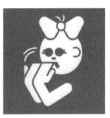

Figura 69.1 ▶ Estereotipias manuais típicas.

CRITÉRIOS DE SUPORTE

- **Crises convulsivas:** presentes em 75% dos acometidos. O tipo tônico, o generalizado, o parcial, a ausência e a mioclonia estão presentes nessa ordem decrescente.[5]
- **Distúrbios respiratórios:** episódios intermitentes de hiperventilação e apneia, que pioram com estresse e podem resultar em síncope.
- **Alterações motoras periféricas:** espasticidade, atrofia e contraturas articulares.
- **Alterações ortopédicas:** a escoliose surge após 6 anos e exige monitoração contínua, podendo haver indicação de correção cirúrgica, luxação e subluxação do quadril (cuidado na indicação para equoterapia), pés deformados e pequenos.
- **Retardo ponderoestatural:** evidente já nos primeiros anos e na comparação com irmãos; importante diminuição da massa muscular e do tecido adiposo.
- **Distúrbios de circulação periférica:** extremidades frias e até mesmo cianóticas.
- **Bruxismo diurno:** em quase 100% dos afetados.

CRITÉRIOS DE EXCLUSÃO

Microcefalia ao nascimento, retardo do crescimento intraútero; patologia perinatal importante; microftalmia ou retinopatia; doença metabólica ou degenerativa do sistema nervoso central (SNC).

Em relação aos estágios de evolução, foi proposta[6] a seguinte organização:

- **Estágio I – estagnação:** início entre 6 e 18 meses. Duração de alguns meses. Diagnóstico difícil. Ocorre lentificação do desenvolvimento neuropsicomotor (DNPM), até então em curso normal (p. ex., engatinhou com 6 meses, mas ainda não ficou em pé aos 9 meses); hipotonia; desinteresse por atividades lúdicas e sociais.

- **Estágio II – desintegração rápida:** início entre 12 e 24 meses. Duração de semanas a poucos meses. Perda rápida das habilidades já adquiridas (social – comportamento autístico; fala – mutismo; perda da preensão e uso intencional das mãos; estereotipias), irritabilidade, distúrbios do sono, deterioração motora e intelectual evidente, autoagressividade.
- **Estágio III – pseudoestacionário:** início entre 3 e 4 anos. Dura meses ou anos. O quadro é de encefalopatia, mas pode haver algum grau de progressão. Evidências de convulsões, ataxia e apraxia, espasticidade, hiperventilação, apneia, flatulência, bruxismo, perda de peso, apesar de apetite preservado, melhora dos sintomas autísticos – alheamento.
- **Estágio IV – deterioração motora tardia:** inicia por volta dos 10 anos. Dura anos. Agravamento motor com decrescente mobilidade, quadro de tetraparesia espástica, sinais motores de neurônio motor inferior, escoliose progressiva, retardo do crescimento, distúrbios tróficos nos pés, abrandamento das convulsões e melhora do contato visual (a comunicação é basicamente realizada por essa via).

O quadro clínico das formas variantes deve apresentar ao menos três critérios de inclusão e cinco de suporte.[7]

CRITÉRIOS DE INCLUSÃO

1. Perda (total ou parcial) da habilidade fina das mãos, após já ter sido adquirida na primeira infância.
2. Perda de palavras/frases/balbucio.
3. Estereotipias manuais da síndrome de Rett, mãos juntas ou separadas;
4. Habilidade de comunicação comprometida precocemente.
5. Desaceleração do perímetro cefálico (PC) de 2 desvios padrões (embora ainda esteja dentro dos limites de normalidade).
6. Padrão da síndrome de Rett: período de regressão (estágio II), seguido por certa recuperação do contato e comunicação (estágio III), em contraste com regressão neuromotora lenta na idade escolar e na adolescência.

CRITÉRIOS DE SUPORTE

1. Irregularidades na respiração.
2. Expiração brusca e marcada com ou sem saliva.
3. Bruxismo.
4. Dispraxia de marcha.
5. Escoliose neurogênica ou cifose alta nas que deambulam.
6. Anomalias neurológicas nos membros inferiores.
7. Pés pequenos, cianóticos e frios – disfunção autonômica/trófica.
8. Evolução do eletroencefalograma (EEG) típico da síndrome de Rett.
9. Risos imotivados e bruscos.
10. Nocicepção comprometida.
11. Comunicação pelo olhar de forma intensa.

Em relação às formas clínicas, têm sido consideradas as seguintes variantes:

- **Forma frustra:** diagnóstico de síndrome de Rett passa despercebido até a adolescência, quando o quadro fica evidente. É a variante mais frequente – 10% a 15% dos casos.
- **De começo precoce com epilepsia:** o início da clínica de síndrome de Rett, em especial o segundo estágio, passa despercebido em virtude do surgimento das crises cujo predomínio é de espasmos infantis, seguidas das generalizadas.
- **Regressão tardia:** há um curso sugestivo de retardo mental com surgimento tardio (por volta dos 20 anos) da clínica de síndrome de Rett.
- **Fala conservada:** a fala pode ser conservada ou recuperada, mas fica significativamente comprometida. Embora o curso seja benigno, há sempre um QI rebaixado.[8]
- **Congênita:** não há fase de DNPM normal e pode ser avaliada como começo muito precoce da síndrome.[9]

PREVALÊNCIA

A prevalência da síndrome de Rett é de 1:10.000 a 15.000 meninas vivas.[10-12]

ETIOLOGIA

Já está consagrado o fato de mutações, quase sempre no gene MeCP2,[13] acometerem de 65% a 85% dos afetados nas formas clássicas e, em menor frequência, nas formas atípicas.[11,14] Esse marcador também tem sido encontrado em vários fenótipos não Rett,[12] inclusive em quadros de síndrome de Angelman.[14] Estudos neuropatológicos demonstram neurônios menores, menos arborização dendrítica e degeneração precoce.[15,16] A função do gene MeCP2 é decodificar a proteína que leva seu nome, a qual modula a expressão de vários outros genes, enquanto as mutações os inativam, provocando uma cascata de distúrbios, conforme pode ser visto em vídeo.[17]

A contribuição da inativação do cromossomo X na mecânica da síndrome de Rett, anteriormente considerada importante, ainda não está completamente elucidada.[8,17,18]

DIAGNÓSTICO DIFERENCIAL

Os mais importantes são epilepsia e síndrome de Angelman, mesmo havendo diversos comprometimentos já ao nascer. As crises epilépticas estão presentes em 75% a 80% dos casos. Podem ser crises tipo tônico-clônicas, psicomotoras (parciais complexas), crises motoras focais, crises mioclônicas e ausência. Podem apresentar a forma refratária e contribuir para a piora do quadro clínico da síndrome de Rett, podendo causar reações de intolerância aos medicamentos antiepilépticos e da atividade motora. O EEG frequentemente é anormal. As espículas são comuns e frequentemente são encontradas em regiões centrais, principalmente no sono.[20] Complexos de ponta-onda lenta podem ocorrer concomitantemente com a síndrome de Lennox-Gastaut.[21] Com a progressão da doença, as crises epilépticas e as espículas eletroencefalográficas tendem

CAPÍTULO 69 ▷ Síndrome de Rett

a desaparecer: estágio de deterioração motora tardia.[6] Após 10 anos, o EEG comumente mostra ondas lentas difusas.[22]

Moser e cols.[23] verificaram que 60% a 70% dos pacientes portadores da síndrome de Rett desenvolveram epilepsia, e em 11% dos casos houve correlação entre o resultado do EEG e o estágio evolutivo da síndrome de Rett. Em 3% deles, a atividade epiléptica no EEG não estava associada com a clínica convulsiva. Alguns sintomas clínicos da síndrome, como as estereotipias de mãos, podem ser de difícil diferenciação das convulsões.

Huppke e cols.[24] estudaram 110 pacientes portadoras de síndrome de Rett, confirmada pela mutação MeCP2. A média da idade foi de 10 anos; 58% tinham história de epilepsia e 55% recebiam agente antiepiléptico. Somente sultiame, carbamazepina e valproato foram administrados em frequência adequada para análise estatística. O melhor resultado anticonvulsivo, no referido trabalho, esteve no grupo que recebeu a carbamazepina.

Wilfong e cols.[25] descrevem sete pacientes portadoras da síndrome de Rett e com epilepsia refratária aos agentes antiepilépticos, as quais foram tratadas mediante a estimulação do nervo vago. A frequência de crises, nessas pacientes, era de aproximadamente 150 crises ao mês, e o referido tratamento resultou em redução de 50% das crises, sendo o procedimento bem tolerado. As pacientes obtiveram melhora na qualidade de vida, mas nenhuma mudança na habilidade de comunicação foi notada.

Pensando no primeiro estágio, em que ocorrem lentificações no desenvolvimento, é obrigatório pensar em depressão reativa e questionar sobre mudanças intensas e abruptas no meio ambiente ("perda" de pessoas que estimulam, em geral a mãe e outras crianças, desmame, maus-tratos etc).

Pensando na fase de destruição rápida, deve-se pensar em autismo infantil, doenças degenerativas do SNC, lipofuscinose infantil precoce, encefalites subagudas e distúrbios do ciclo da urcia, como a deficiência de ornitino carbamilase. O quadro mais aventado nas fases posteriores, crônicas e típicas, consiste nas formas atáxicas e espásticas de paralisia cerebral.

EXAMES COMPLEMENTARES

É importante fazer a testagem do MeCP2 tanto para confirmação diagnóstica e consequente tratamento preciso como para orientação genética familiar. Em Belo Horizonte, a maioria dos laboratórios terceiriza esses exames.

TRATAMENTO

A epilepsia é um aspecto fundamental, pois pode impedir a deambulação, que é um parâmetro positivo no prognóstico, e interferir em todos os processos neuropsicológicos. Sabe-se que o processo epileptogênico pode estar presente mesmo na ausência de crises sintomáticas, sendo o vídeo-EEG o exame indicado. O tratamento sintomático pode proporcionar bons resultados com lamotrigina, inclusive na esfera psíquica.

Os distúrbios respiratórios têm sido melhorados com buspirona[26] e carbogeno.[27]

O monitoramento ortopédico de escoliose, cifose e contraturas articulares deve ser contínuo,[28,29] inclusive com uso de cirurgias, as quais podem melhorar a qualidade de vida dos afetados.[30]

Há relatos de casos de morte súbita nos pacientes com aumento do intervalo QT e o uso de L-carnitina na prevenção desses episódios, além de melhoria do tônus muscular.[31,32]

Outro problema real consiste nos transtornos gastrointestinais, que começam pela dificuldade de ingestão, e nos riscos de aspiração – devem ser evitadas dietas líquidas; refluxo; aerofagia, cujo grau pode ser intenso a ponto de causar visível distensão abdominal e até rotura do estômago. A constipação acomete quase todas as portadoras e deve ser acompanhada com rigor.

A ausência de ganho ponderal, apesar da ingesta, pode levar à necessidade de dietas hipercalóricas e cetogênicas.

No universo não médico, deve-se iniciar pelo caminho mais difícil e doloroso, ou seja, o acompanhamento familiar (todos, inclusive os irmãos) para aceitação, compreensão e participação saudável no tratamento, seja por meio de técnicas psicoterápicas, seja mediante a disponibilização de informações e o favorecimento de encontro com outros familiares e associações de pais de síndrome de Rett. Essa condição exigirá das famílias uma quantia quase infinita de investimento, confiança, amor, esperança, maturidade, tempo, dinheiro e união, pois há um longo e sinuoso caminho a percorrer.

As equipes multidisciplinares devem, em primeiro lugar, atuar como tal para poder prestar a assistência nas áreas de fonoaudiologia, nutrição, fisioterapia, terapia ocupacional, musicoterapia, hidroterapia, psicologia, assistência social, pedagogia e as áreas médicas da neurologia, ortopedia e psiquiatria, de maneira integrada.

REFERÊNCIAS

1. Schwartzman JS et al. Fenótipo Rett em paciente com cariótipo XXY. Arq Neuropsiquiatr 1998; 56(4):824-8.

2. Rett A. Uber ein eingenaties hirnatrophisches syndrome bey Hiperammonämie in Kindersalter. Wien Med Wochenschr 1966:723-6.

3. Nieto-Barrera M, Nieto-Jiménez M, Siljeström ML. Clinical phenotypes of classic Rett syndrome. Rev Neurol 2003; 36 (Suppl 1):S146-52.

4. The Rett Syndrome Diagnostic Criteria Work Group. Diagnostic criteria for Rett syndrome. Ann Neurol 1988; 23:425-8.

5. Nieto-Barrera M. Evolución de las crisis epilépticas en la síndrome de Rett. Rev Neurol 1999; 28(5):449-53.

6. Hagberg B, Witt-Engerström I. Rett syndrome: a suggested staging system for describing impairment profile with increasing age towards adolescence. Am J Med Genet 1986; 24(Suppl):47-59.

7. Hagberg B, Skejldal OH. Rett variants: a suggested model for inclusion criteria. Pediatr Neurol 1994; 11:5-11

8. Xinhua B et al. X chromosome inactivation in Rett syndrome and its correlations with MECP2 mutations and phenotype. J Child Neurol 2008; 23(1):22-5.

9. Leonard H, Bower C. Is the girls with Rett syndrome normal at birth? Dev Med Child Nurol 1998; 40(2):115-21.

10. Leonard H, Bower C, English D. The prevalence and incidence of Rett syndrome in Australia. Eur Child Adolesc Psychiatry 1997; 6 (Suppl 1):8-10.

11. Raizis AM, Saleem M, MacKay R, George PM. Spectrum of MECP2 mutations in New Zealand Rett syndrome patients. N Z Med J 2009 Jun 5; 122(1296):21-8.

12. Tejada MI. Rett syndrome: a diagnostic, clinical and molecular update. Rev Neurol 2006 Jan 7; 42 (Suppl 1):S55-9.

13. Stachon A, Assumpção FB Jr, Raskin S. Rett syndrome: clinical and molecular characterization of two Brazilian patients. Arq Neuropsiquiatr 2007 Mar; 65(1):36-40.

14. Milani D, Pantaleoni C, D'Arrigo S, Selicorni A, Riva D. Another patient with MECP2 mutation without classic Rett syndrome phenotype. Pediatr Neurol 2005; 32(5):355-7.

15. Percy AK, Lane JB. Rett syndrome: model of neurodevelopmental disorders. J Child Neurol 2005 Sep; 20(9):718-21.

16. Johnston MV, Jeon OH, Pevsner J, Blue ME, Naidu S. Neurobiology of Rett syndrome: a genetic disorder of synapse development. Brain Dev 2001 Dec; 23 (Suppl 1):S206-13.

17. Disponível em: http://www.hhmi.org/biointeractive/neuroscience/mecp2.html. Acesso em 30 de dezembro de 2009

18. Van den Veyver IB, Zoghbi HY. Mutations in the gene encoding methyl-CpG-binding protein 2 cause Rett syndrome. Brain Dev 2001; 23 (Suppl 1):S147-51.

19. Takahashi S et al. Skewed X chromosome inactivation failed to explain the normal phenotype of a carrier female with MECP2 mutation resulting in Rett syndrome. Clin Genet 2008; 74(6):574.

20. Niedermeyer E, Naidu S, Nogueira de Melo A. The usefulness of electroencephalography in Rett syndrome. Am J EEG Technol 1991; 31:27-37.

21. Alba OG et al. Rett syndrome with Lennox-Gastuat pattern. Clin Electroencephalogr 1987; 18:187-90.

22. Niedermeyer E et al. Rett syndrome and electroencephalogram. Am J Med Genet 1986; 24:195-9.

23. Moser SJ, Weber P, Lütschg J. Rett syndrome: clinical and electrophysiologic aspects. Pediatr Neurol 2007 Feb; 36(2):95-100.

24. Huppke P, Köhler K, Brockmann K, Stettner GM, Gärtner J. Treatment of epilepsy in Rett syndrome. Eur J Paediatr Neurol 2007; 11(1):10-6.

25. Wilfong AA, Schultz RJ. Vagus nerve stimulation for treatment of epilepsy in Rett syndrome. Dev Med Child Neurol 2006; 48(8):683-6.

26. Andaku DK, Mercadante MT, Schwartzman JS. Buspirone in Rett syndrome respiratory dysfunction. Brain Dev 2005; 27(6):437-8.

27. Smeets EE et al. Management of a severe forceful breather with Rett syndrome using carbogen. Brain Dev 2006; 28(10):625-32. Epub 2006 Jun 9.

28. Lotan M, Merrick J, Carmeli E. Managing scoliosis in a young child with Rett syndrome: a case study. Scientific World Journal 2005; 29(5):264-73.

29. Thorey F et al. How to prevent small stature in Rett syndrome-associated collapsing spine syndrome. J Child Neurol 2007; 22(4):443-6.

30. Downs J et al. Impact of scoliosis surgery on activities of daily living in females with Rett syndrome. J Pediatr Orthop 2009; 29(4):369-74.

31. Guideri F, Acampa M, Hayek Y, Zappella M. Effects of acetyl-L-carnitine on cardiac dysautonomia in Rett syndrome: prevention of sudden death? Pediatr Cardiol 2005; 26(5):574-7.

32. Ellaway C et al. Rett syndrome: randomized controlled trial of L-carnitine. J Child Neurol 1999; 14(3):162-7.

Seção XV

Reabilitação em Neurologia Infantil

70

Ações da Fonoaudiologia na Criança com Disfunção Neurológica

Andréa Lira de Lima • Renata de Araújo Fonseca

INTRODUÇÃO

A paralisia cerebral (PC) é um transtorno persistente do movimento e da postura, causado por lesão não evolutiva do sistema nervoso central (SNC), durante o período precoce do desenvolvimento cerebral, limitado, em geral, aos 3 primeiros anos de vida (Eisher & Batshaw, 1993).[10]

Apesar de a lesão não ser progressiva, suas manifestações clínicas podem mudar com o decorrer do tempo em virtude da plasticidade do cérebro em desenvolvimento. A natureza e a intensidade desses transtornos são muito diversas. Eles podem apresentar diferenças importantes quanto ao tipo de alteração motora, assim como em seu grau de comprometimento. A sintomatologia varia desde pacientes que apresentam déficits sensoriais e/ou cognitivos, dificuldade para a alimentação, transtornos emocionais e/ou de comportamento, até pacientes nos quais é muito difícil sustentar a cabeça, estabilizar o tônus, visando à realização de uma função, ou desenvolver a motricidade fina, tão necessária para as atividades da vida diária.

Essa diversidade quanto ao comprometimento motor global também pode se manifestar na linguagem. Em geral, distinguimos dois grandes aspectos dos possíveis problemas:

1. Problemas motores de expressão que afetam a fala e a voz.[10]
2. Problemas de aquisição de linguagem.[10]

Esses aspectos, em muitos casos, podem vir associados, tornando difícil a intelegibilidade da fala.

CONSIDERAÇÕES GERAIS

O desenvolvimento da fala e da linguagem se inicia no estágio sensorimotor. Tudo o que é sentido e percebido será assimilado à atividade própria da criança; seu corpo não está dissociado do mundo exterior, suas ações são guiadas, principalmente, pelos órgãos dos sentidos, que se aperfeiçoam conforme vão sendo utilizados, e pela figura materna, que lhe confiará segurança e gradativa independência. As alterações nas áreas motoras do cérebro podem levar a alterações motoras nas funções, o que implicará, com frequência, a persistência de reflexos, impedindo a função adequada deste sistema para alimentação e comunicação. É de suma importância, nessa ocasião, a avaliação das funções de sucção, deglutição, mastigação e respiração, que são pré-requisitos básicos para a futura fala.[1]

FUNÇÕES

A musculatura orofaríngea no recém-nascido (RN) tem como funções a alimentação, o bom posicionamento da cintura escapular e o auxílio na respiração. O que auxilia a permeabilidade da via aérea é o tônus muscular orofaríngeo, sustentando e estabilizando o complexo hióideo e a mandíbula. O RN a termo é um respirador nasal que faz uso do mecanismo faríngeo para inspirar. A coordenação de sucção, deglutição e respiração é necessária para uma boa alimentação, pois, no momento da deglutição, a respiração cessa e o ar expiratório atua, limpando os restos alimentares. No RN pré-termo, sindrômico e patológico, essa coordenação pode ser ineficiente, causando disfagia e também aspirações ou microaspirações pulmonares.[4.]

As alterações mais frequentes na alimentação são:

- Alterações na alimentação já nos primeiros meses de vida (p. ex., crianças que não desenvolveram sucção ou que apresentam bastante dificuldade para sugar).[10]
- Padrão postural anormal da criança e da mãe durante a alimentação.[10]
- Movimentos assimétricos de braços e pernas.[10]
- Alterações no padrão respiratório, que prejudicam a coordenação entre a respiração e a deglutição, podendo comprometer a eficácia e a segurança da alimentação oral.[10]
- Deglutição com interposição de língua, havendo muito escape lateral do alimento.[10]
- Funcionalidade dos lábios muito reduzida, sobretudo do lábio superior.[11]
- Hipo ou hipersensibilidade, limitando os movimentos de lábios e língua.[10]
- Abertura exagerada da boca, muitas vezes associada à protrusão de língua.[10]

SUCÇÃO

Esse reflexo, iniciado por volta da 20ª semana de vida intrauterina, tem seu desenvolvimento completado na 37ª semana, quando há adequada coordenação de sucção, deglutição e respiração.[10] A princípio, é um ato reflexo, que passa a ter controle volitivo com o uso da função e o desenvolvimento cerebral. Se o bebê nascer antes do tempo previsto ou com alguma disfunção, esse reflexo poderá ser alterado, sendo necessária a intervenção fonoaudiológica.[11] Então, com o quadro clínico estável, usaremos o recurso da sucção não nutritiva. A *sucção não nutritiva* se refere ao uso de chupeta ou dedo durante a alimentação por gavagem sem a presença de líquido.[14]

Sua utilização é justificada:

- Por seu efeito calmante, propiciando menor gasto energético.
- Pela associação realizada entre o preenchimento gástrico e a sucção, estimulando o tempo de trânsito intestinal.
- Pela experiência da sucção, adequando a recepção do estímulo oral e desenvolvendo coordenação, ritmo e força muscular.
- Pela melhora da oxigenação transcutânea.

A transição da sonda nasogástrica ou orogástrica para alimentação por via oral é possível com o amadurecimento do sistema sensorimotor oral, ou seja, melhora do padrão de sucção, aumento de sua frequência, aumento da pressão negativa intraoral e estabilidade respiratória. A passagem exclusiva para via oral deverá acontecer quando o neonato conseguir a ingestão da quantidade de nutrientes programada sem perda de peso, em boas condições clínicas.[4] O RN apresenta um padrão de sucção imaturo, porém normal, caracterizado por sua anatomia inicial. Assim, seu amadurecimento dependerá da integridade do desenvolvimento cerebral e da vivência da função de sucção. Sabe-se que a experimentação adequada dessa função consiste na ordenha em seio materno, pois desse modo é possível exercitar ao longo do tempo os músculos bucinadores, pterigóideos, masseteres e temporal, imprescindíveis para a harmonia da face e a atuação correta das outras funções. Um dos primeiros sinais de que algo não vai bem com o bebê é a dificuldade de se alimentar. Ao nascer, em razão da pouca habilidade funcional do sistema estomatognático, os movimentos de sucção são limitados quanto à quantidade e qualidade, tornando esse padrão ineficiente. Sendo a sucção uma habilidade de flexão, nos casos de lesão ou danos cerebrais, o tônus estará alterado, muitas vezes levando à hiperextensão, prejudicando, consequentemente, essa função. Há crianças que, mesmo precariamente, serão capazes de exercitar a sucção, enquanto outras estarão totalmente desabilitadas, necessitando de outros recursos, como as sondas.[4]

A eficiência da sucção poderá ser pobre, levando a um consumo nutricional insuficiente.

É imprescindível uma boa orientação às mães quanto à posição correta de alimentar e à maneira de usar os utensílios. Muitas vezes, o sentido de incapacidade e frustração por não conseguir alimentar seu filho leva a mãe a recorrer à mamadeira com furos atípicos nos bicos e à utilização de posturas erradas. Esse conjunto de técnicas inadequadas resulta em um padrão alimentar bastante perigoso. Assim, engasgos, infecções auditivas e aspirações poderão ocorrer, prejudicando o bom desenvolvimento e o melhor funcionamento da boca.[3]

A postura correta levará a um melhor desempenho dos órgãos fonoarticulatórios e ajudará as reações de retificação e uma melhor coordenação ocular, além do contato mãe-filho.

DEGLUTIÇÃO

A deglutição é definida como o ato de deglutir, ou seja, a ação responsável por levar o alimento pelo trato digestório, desde a boca até o estômago.[5] É o primeiro reflexo apresentado pelo feto. Inicia-se por volta da 16ª semana de vida intrauterina e apresenta, inicialmente, padrão infantil (deglutição visceral). A introdução de outras consistências alimentares contribui para seu amadurecimento. Alguns músculos e tecidos importantes, como constritores faríngeos, velo, lingual (genioglosso, hioglosso e estiloglosso), epiglote, esôfago, cartilagem cricoide e tireoide e os músculos do pescoço, estão envolvidos na deglutição. Ela é dividida em três fases: oral, faríngea e esofágica. Alguns autores consideram, ainda, mais uma fase, a fase preparatória. "Sua eficiência depende de complexa ação muscular, envolvendo sensibilidade, paladar, propriocepção, mobilidade, tônus, tensão muscular, além da intenção de se alimentar."[5] A deglutição tem a finalidade de satisfazer os requisitos nutricionais do indivíduo e proteger a via aérea com manutenção do prazer da alimentação.

No Brasil, só passou a ser estudada por fonoaudiólogos, mais profundamente, a partir da década de 1990, principalmente em virtude da preocupação com as disfagias.

"As disfagias neurogênicas são desordens no processo de deglutição e/ou alimentação causadas por doença ou trauma neurológico."[4] Elas geralmente apresentam alterações nas áreas oral e/ou faríngea e, raramente, comprometimento esofágico.

As disfagias neurogênicas podem se manifestar por meio de uma série de sintomas:

- Desordem na mastigação, dificuldade em iniciar a deglutição, hipo ou hipersensibilidade, tosse, engasgos e outros.[4]

CAPÍTULO 70 ▷ Ações da Fonoaudiologia na Criança com Disfunção Neurológica

- Ocorre mastigação pobre em função da movimentação inadequada e/ou insuficiente das estruturas orais, impedindo e/ou dificultando a formação do bolo alimentar para que ocorra a deglutição.
- A dificuldade em iniciar a deglutição está ligada à velocidade de elicitação do reflexo que, muitas vezes, é "atrasado".

A orientação quanto à mudança de textura, temperatura, sabor e volume dos alimentos ajudará no aumento da velocidade do aparecimento desse reflexo.

- A hipo e/ou hipersensibilidade estão ligadas a alguns fatores:
  - Falta de modulação dos receptores sensoriais em virtude de um problema neurológico.[15]
  - Pouca propriocepção em razão do desuso.
  - Persistência em algumas consistências alimentares.[15]
  - Pobreza de vivência de coordenação mão/ boca, entre outras.

Essas crianças desenvolvem uma base de *feedback* sensorimotor atípica, que afeta diretamente suas respostas ao impulso tátil pelo corpo inteiro. Suas experiências sensorimotoras são restritas, necessitando de manuseios corporais e favorecendo todo o desenvolvimento neuropsicomotor típico e a posterior estimulação tátil graduada. As atividades orotáteis devem ser passadas para a família. O funcionamento oromotor em relação à alimentação, o jogo vocal e a fala são diretamente influenciados pelo *feedback* sensorial orotátil que a criança recebe.[3]

As tosses e/ou engasgos são decorrentes da incoordenação da sucção, deglutição e respiração. Algumas vezes há diminuição da sensibilidade laríngea e do reflexo de tosse. Esse reflexo de tosse diminuído pode ser tanto decorrente de um componente sensorial como de um motor. A traqueostomia, a intubação prolongada, os medicamentos e o nível de consciência comprometido são fatores que podem causar a diminuição desse reflexo.[4]

É importante que indivíduos que apresentam risco de aspiração em virtude de lesões ou disfunções neurológicas sejam observados com cuidado durante a ingestão de alimentos, porque, apesar de muitas vezes não demonstrarem sinais clínicos, têm grandes chances de aspirar de maneira silenciosa.

Etiologia das disfagias neurogênicas

- Infecção congênita (TORCH: toxoplasmose, rubéola, sífilis, citomegalovírus, herpes).
- Uso de drogas pela mãe.
- Anomalias craniofaciais.
- Prematuridade.
- Anomalias do trato digestório superior.
- Refluxo gastroesofágico.
- Asfixia perinatal.
- Miopatias.
- Intubação prolongada.
- Distúrbios metabólicos da gestante e do RN.[4]

MASTIGAÇÃO

A mastigação é uma função que surge por volta dos 5 ou 6 meses de vida, tornando mais completos os movimentos orais. A língua ganha movimentos verticais, e já é possível sua elevação contra o palato; o bebê come com a língua mais dentro da boca e começa a mascar. A mastigação é vertical, com início de rotação que aparece nessa fase em virtude da mudança na consistência dos alimentos.

A criança com PC, muitas vezes, não é capaz de mastigar e, assim, movimenta a língua para a frente, projetando-a e empurrando o alimento para fora ou acumulando-o no céu da boca. Como não há movimento mastigatório adequado, e sim amassamento, quando o alimento alcança a parte posterior da cavidade oral, muitas vezes leva a engasgo e vômito. Desse modo, a criança vivencia etapas da alimentação de maneira atípica, além de apresentar controle oral ruim, dificuldade na lateralização da língua, dissociação de língua e mandíbula, inabilidade para levar as mãos à boca e incoordenação olho-mão. Posições adequadas são necessárias para a alimentação, pois diminuem os movimentos involuntários ou a espasticidade. A simetria corporal é fundamental, juntamente com o controle oral através das alavancas de frente e de lado, como veremos mais tarde.[3]

Princípios do controle oral

- Alinhamento biomecânico da mandíbula.
- Facilitação indireta para bom posicionamento da língua dentro da cavidade oral.
- Melhor fechamento dos lábios.
- Facilitação indireta da competência velofaríngea.
- Indireta facilitação da competência laríngea (porque o complexo hióideo integra estruturas da cabeça, mandíbula, pescoço e cintura escapular).
- Controle oral e postural são indispensáveis em pacientes neurológicos.

Existem dois tipos de controle oral:

a. Controle da mandíbula quando aplicado pela frente.
b. Controle da mandíbula aplicado quando a criança está à direita com o braço em volta dela (Quadro 70.1).[3]

Quadro 70.1 ▷ Controle oral

a. De frente:	O polegar fica no queixo e o dedo médio embaixo da mandíbula, atrás do osso do queixo, para dar suporte à língua.
b. De lado:	Dedo indicador no queixo e dedo médio atrás do osso do queixo, para dar suporte à base da língua e evitar a abertura exagerada da boca.

O mobiliário adequado e/ou a posição da mãe com a criança são fundamentais para obtenção da simetria. É necessário um alinhamento corporal para a produção de movimentos com padrão mais típico, melhorando gradualmente os movimentos globais e o funcionamento oral. Em bebês e crianças pequenas, usamos bastante o nosso corpo para promover bom alinhamento. Em crianças maiores e com algum controle de cabeça e tronco são indicados bancos, cadeiras com apoio e cadeiras adaptadas (p. ex., cadeira triângulo), que têm o objetivo de melhorar e manter todo o equilíbrio da musculatura flexora e extensora, impedindo a persistência de movimentos involuntários de membros, a extensão exagerada de cabeça, tronco e quadris; com a criança bem posicionada globalmente, poderemos iniciar o controle mastigatório. Como, muitas vezes, a criança apresenta o reflexo de mordida tônica, é necessário tomar cuidado na introdução do dedo nas laterais e dos utensílios que serão utilizados. Essa forma de alimentação é usada para estimular a lateralização da língua e o objetivo é que, com o tempo e a repetição do movimento, a criança consiga manter a língua mais dentro da boca, sem tanta projeção, e possa se alimentar melhor. A colher é introduzida de modo reto, e é exercida pressão entre as partes anterior e média da língua para estimular a retirada do alimento. Esta indica a avaliação do tipo de colher oferecida a cada criança.[14]

RESPIRAÇÃO E VOZ

A atividade atípica da musculatura global dificulta mudanças anatômicas necessárias para o funcionamento respiratório abdominal-torácico bem coordenado.[12] A musculatura do reto-abdominal é trabalhada intensamente; entretanto, os músculos abdominais e oblíquos não se desenvolvem da mesma maneira. Então, os movimentos laterais e posteriores ficam prejudicados e, assim, há afundamento do esterno porque o reto abdominal está mais ativo. A respiração assíncrona se torna o padrão respiratório mais predominante na criança, e o controle insuficiente de cabeça, pescoço, cintura escapular e retração da língua irá restringir o desenvolvimento da atividade muscular balanceada, necessária para estabilizar as costelas contra o "puxar" do diafragma durante a expiração. Essa criança, funcionalmente, terá coordenação inadequada da respiração com atividades oromotoras e de cordas vocais. Ora poderá acontecer adução da corda vocal, ora excessiva abdução da corda vocal; quando a criança tentar vocalizar, ocorrerão apenas sons pequenos e curtos. Como a musculatura abdominal é pouco ativada, a fonação será fraca e pausada, os sons serão de curta duração e elas farão compensações com a cabeça, o pescoço e a parte oral, o que irá restringir a coordenação adequada da laringe com a motricidade oral durante a fala. O movimento inadequado das costelas, esterno e abdominal afetará a frequência, o ritmo, a altura e a sustentação do som e a produção da fala.[10]

COMUNICAÇÃO DA CRIANÇA COM DISFUNÇÃO NEUROMOTORA

Segundo alguns estudiosos, embora as crianças progridam passando pelas mesmas etapas, apresentam diferenças quanto à execução de certas atividades e ao modo como são capazes de fazê-lo. Essas diferenças podem ser atribuídas ao ritmo próprio de cada criança e às diferentes situações de aprendizagem a que cada uma tem acesso. É possível comparar o desenvolvimento humano a uma escada. Cada degrau tem o tamanho certo para o pé ficar apoiado por tempo determinado e para ir para o degrau seguinte. Cada etapa do desenvolvimento infantil é como um degrau, que possibilita adquirir maturidade para passar ao seguinte e, desde que tenha condições de progredir, a criança não se deterá em nenhum degrau.[8]

A comunicação e o contato social da criança com disfunção neuromotora são, muitas vezes, lentos e de difícil entendimento. A criança é muito quieta ou muito agitada, chora sem cessar ou nunca chora, produz poucos sons ou nenhum, a língua é pouco móvel, surgindo dificuldades alimentares, a boca é aberta e com hipersalivação, apresenta distúrbios de coordenação bucal, prejudicando a articulação das sílabas e incoordenação de sucção, deglutição e respiração. Assim, é necessária a avaliação do mecanismo oral da criança durante a alimentação e a produção de som, da qualidade e coordenação dos movimentos orais, do tônus postural, da coordenação da respiração com a alimentação e da produção de sons, expressão facial e fixação visual. Também é fundamental a análise para avaliação da fala da criança, do tempo que ela leva para comer, da textura preferida, dos utensílios utilizados e da postura em que é oferecida a alimentação. O desenvolvimento coordenado das funções oromotoras leva tempo. São traçados planos de tratamento a curto e longo prazo, juntamente com o fisioterapeuta e o terapeuta ocupacional.[9]

Quanto à linguagem falada dessas crianças, é necessária muita paciência no sentido de entender algumas expressões faciais, olhares e gestos que elas mais usam. Se elas apresentam bom controle de cabeça e tronco, padrão respiratório adequado e boa coordenação de membros, boca e língua, conseguirão uma razoável articulação.[3] Como a maioria dessas crianças não apresenta esse padrão corporal, não é possível esperar a fala como única resposta. Assim, deve-se pensar em outro recurso, que é a comunicação alternativa. A *comunicação alternativa* refere-se a todo e qualquer equipamento usado para viabilizar a comunicação da criança com necessidades especiais. O terapeuta, então, tem como primeiro objetivo identificar o movimento mais confiável e voluntário que a criança manifesta para aprender a se comunicar com ela. Todos os canais sensoriais são usados para maior atenção e interesse da criança em se comunicar. "O contato olho no olho, a mão da criança na garganta do terapeuta e a articulação exagerada são artifícios usados para a estimulação de linguagem."

"A comunicação é um termo que se refere ao processo pelo qual a informação é trocada entre indivíduos mediante comportamento verbal e não verbal."[12]

No processo de implementação da comunicação alternativa é necessário:

- Identificar o paciente que se beneficia desse sistema.
- Saber avaliar e iniciar um programa.
- Conhecer a utilização e aplicação da tecnologia básica da comunicação alternativa.

Quadro 70.2 ▷ Aspectos da comunicação

1 mês	Choro indiferenciado e vocalização reflexa A criança não tem intenção de se comunicar
2 meses	Choro diferenciado (fome, frio, dor) Emite sons vocálicos
3 meses	Os gritos começam a se diferenciar por sua tonalidade e ritmos A criança brinca com sua própria voz, aumentando a produção de sons (sons greturais [g] [r]; plosão dos lábios)
4 a 6 meses	Alegra-se com os sons que emite e os repete Jogo vocálico Forma combinações de sons (ra, re, da, di) e liga cadeias rítmicas (dadada)
7 a 9 meses	A criança diz as primeiras sílabas de papai, mamãe, dadá Estágio ecolálico Fala sílabas duplas: mamã, papá, dadá, tatá Atividade de ponta de língua
10 a 12 meses	Imita o som que ela própria faz A ecolalia se intensifica Padrão amadurecido de boca Início do jargão (sons ininteligíveis que imitam a fala) Produção das primeiras palavras com significado, referindo-se a brinquedos, comida e família
13 a 18 meses	Estágio holofrásico – produção de palavras com significado em presença de um referencial A criança é capaz de compreender um número maior de palavras e ordens Aponta para objetos, roupas, pessoas e animais A ecolalia diminui e o jargão se intensifica O vocabulário tem aproximadamente 20 palavras
19 a 24 meses	A compreensão se desenvolve mais e rapidamente Nomeia os objetos da vida diária Vocabulário de mais ou menos 100 a 200 palavras
25 a 36 meses	Faz uso de plural, pronomes e preposições Emprega pequenas frases Seu vocabulário tem em torno de 300 a 500 palavras
3 a 4 anos	Uso de sentenças gramaticalmente corretas O vocabulário tem em torno de 900 a 1.500 palavras
5 a 6 anos	Construção de frases mais longas Vocabulário em torno de 2.000 palavras

A comunicação deve ser introduzida o mais cedo possível, em crianças que apresentam diferença entre a linguagem receptiva e a expressiva e em crianças com dificuldade motora, impedindo o aprendizado, autismo, surdez, perda visual e necessidades múltiplas, déficit de atenção com hiperatividade e dificuldades de aprendizagem. A comunicação alternativa apresenta sistemas que não necessitam de auxílio externo, como gestos naturais e domésticos, movimentos faciais (piscar os olhos) e corporais (apontar) e vocalizações. Há, também, os sistemas que necessitam de auxílio externo: retratos, símbolos gráficos (PCS – *Picture Comunication Symbols* – e Código Bliss), objetos, braile, letras e palavras.

O PCS é composto de desenhos pictográficos de comunicação em que os símbolos são relacionados com o significado e envolvem a função visual. O PCS não é caro, pode ser compreendido por todos e tem vocabulário restrito. É o mais utilizado em escolas e pelos terapeutas, e pode ser apresentado em pranchas, álbum, livro de comunicação, comunicador e computador (Figura 70.2).

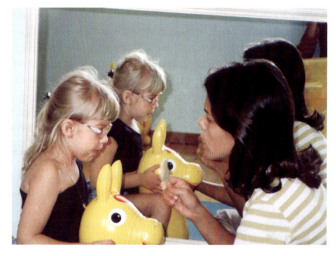

Figura 70.1 ▷ Estimulação de linguagem: a criança na frente da terapeuta aumentando seu contato olho no olho e olho-boca e olho-objeto.

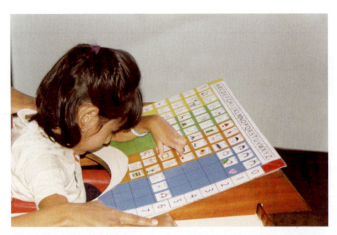

Figura 70.2 ▷ Criança se comunicando pelo PCS – símbolos pictóricos com significado.

A escola direciona a comunicação alternativa para todas as atividades, desde a chegada, o lanche e o recreio, facilitando todo o processo de comunicação. O grau de sucesso da comunicação alternativa está no uso funcional dos símbolos para se comunicar e não na quantidade de símbolos. Usaremos os símbolos que sejam mais rápidos e eficazes para transmitir a mensagem. Mais tarde, com a criança familiarizada com os símbolos gráficos, estes são apresentados no computador e usados na pré-alfabetização e, posteriormente, na alfabetização, dependendo do nível de cada criança.

TERAPIA FONOAUDIOLÓGICA

Deve ser realizada por um fonoaudiólogo com especialização na área neurológica, atuando em ambiente domiciliar ou clínico. Além desse profissional, deve fazer parte toda uma equipe interdisciplinar: neurologista, otorrinolaringologista, pediatra, gastroenterologista, fisioterapeuta e psicólogo. A reabilitação está intimamente ligada à função. É dada ênfase à manipulação de consistência e volume alimentar. "A eficiência está ligada à modulação do desempenho sensorimotor da deglutição e à eficácia em poder controlar a aspiração."[5] É realizada uma avaliação, atuando diretamente com a criança e, ao final, são dados retorno à equipe e orientação à família. Tem o objetivo de promover a capacidade da criança de se alimentar por via oral, o mais seguro e precocemente possível e, assim, melhorar o quadro clínico e o bem-estar da criança.

São realizados alguns exames complementares para identificação da presença de aspiração e realização de manobras de prevenção, além de promover o conhecimento do nível da disfagia.[4]

Entre esses exames encontram-se: videofluoroscopia (específica da deglutição), ultrassonografia,[7] cintilografia[7] e ausculta cervical.

A intervenção na alimentação e comunicação enfatiza a necessidade do desenvolvimento balanceado da musculatura flexora e extensora global e oral, mediante manuseios visando à facilitação de movimentos típicos, evitando deformidades físicas e ajudando na produção do controle motor funcional fino para alimentação e fala. Portanto, é importante começar a preparar a criança a alimentar-se desde pequena, com seus braços na mamadeira, colocando suas mãos sobre as mãos dela para que, mais tarde, ela leve a colher ou o copo à boca. Pode-se dar uma ajuda adicional, usando sobre o prato materiais antiderrapantes, colheres e copos adaptados.[3]

O alimentador deve se posicionar abaixo do nível dos olhos da criança para também evitar a hiperflexão da cabeça e do pescoço. Os utensílios devem ser retirados abaixo do nível da boca da criança e de maneira graduada.[12]

Em casos mais graves, é necessário outro tipo de intervenção após os exames complementares: a nutrição alternativa. A nutrição alternativa facilita o crescimento, sem o risco de desidratação, evita a fadiga excessiva e previne a aspiração, desde que tenham sido adotadas as medidas antirrefluxo (Figura 70.3). A prematuridade, as deficiências cardíaca e respiratória, as alterações neurológicas, a lentidão e a fadiga e pacientes com alterações anatômicas, como fístulas e estenoses, são indicação, em alguns casos, para o programa de nutrição alternativa. As sondas naso e orogástricas são um recurso de nutrição complementar, e está indicada sua permanência por curto período de tempo. A gastrostomia ou a jejunostomia é usada quando a dieta por via oral não adquire volume adequado para boa manutenção do estado clínico geral e, então, o suporte nutricional enteral mais prolongado é inevitável.[4] Nesses casos, a terapia fonoaudiológica depende da evolução de cada paciente. Em geral, crianças que sofreram traumatismo cranioencefálico e necessitam de algum suporte nutricional apresentarão melhores resultados com a retirada desse suporte e a posterior alimentação por via oral. Em contrapartida, crianças com paralisia cerebral apresentando grandes lesões ou crises convulsivas de difícil controle têm pior prognóstico para a retirada do suporte e a total alimentação por via oral.[7]

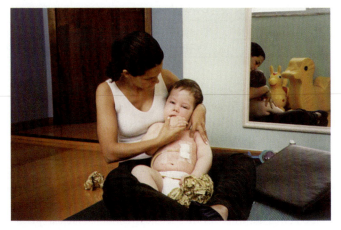

Figura 70.3 ▷ Foto ilustrativa de nutrição alternativa, através da gastrostomia (estimulação sensorimotora oral com a mão do paciente).

CONSIDERAÇÕES FINAIS

O fonoaudiólogo poderá promover a facilitação de movimentos típicos, favorecendo todo o desenvolvimento global e oromotor da criança. As atividades realizadas darão ênfase à adequada coordenação de sucção, deglutição e respiração, às mudanças

CAPÍTULO 70 ▷ Ações da Fonoaudiologia na Criança com Disfunção Neurológica

de texturas, temperaturas e sabores de alimentos, às alternativas nutricionais e novos utensílios, ao auxílio da fala e à comunicação alternativa. É necessário orientar a família para que, compreendendo o desenvolvimento motor normal de sua criança, confie no terapeuta e participe efetivamente da terapia, posicionando o paciente adequadamente e auxiliando a escolha apropriada dos alimentos, o que tornará a alimentação um momento de prazer.[5]

Assim, estaremos cooperando com a independência da criança e facilitando o processo de interação do indivíduo em seu meio.

REFERÊNCIAS

1. Andrade CRF. Fonoaudiologia em berçário normal e de risco. São Paulo: Editora Lovise, 1996:43-127.

2. Casanova JP et al. Manual de fonoaudiologia. 2 ed. Porto Alegre, 1992:1-49.

3. Finnie NA. O manuseio em casa da criança com paralisia cerebral. 2 ed. São Paulo: Editora Manole, 1980:131-51.

4. Furkim AM, Santini CS. Disfagias orofaríngeas. São Paulo: Pró-Fono, 1999:19-229.

5. Furkim AM, Silva RG. Programas de reabilitação em disfagia neurogênica. São Paulo: Frôntis Editorial, 1999:4-23.

6. Groher ME. Management: general principales and guidelines. Dysphagia 1991; 6(2):67-70.

7. Groher ME. The detection of aspiration and videofluoroscopy. Dysphagia 1994; 9: 147-8.

8. Isler S. Articulação e linguagem. Editora Antares.

9. Lacerda ET. Reflexões sobre a terapia fonoaudiológica da criança com paralisia cerebral. São Paulo: Memnon, 1993.

10. Le Métayer – Reeducação cerebromotora da criança. São Paulo: Editora Santos, 2001.

11. Le Métayer et al. A fonoaudiologia na paralisia cerebral – Diagnóstico e tratamento. São Paulo: Editora Santos, 2001.

12. Piaget J, Inhlder BA. A gênese das estruturas lógico-elementares. Rio de Janeiro: Zahar/INL, 1975.

13. Piaget RE. Language Development: an introduction. Charles E. Merril Publishing Company, 1984.

14. Souza AMC, Ferraretto I. Paralisia cerebral: aspectos práticos/organizadores. São Paulo: Mennon, 1998:207-13.

15. Wolf LS, Glass RP. Feeding and swallowing disorders in infancy: assessment and management. Therapy Skill Bilders, 1992.

71

Ações da Fisioterapia na Criança com Disfunção Neurológica

Parte A	Abordagem Musculoesquelética na Avaliação e Intervenção de Crianças com Disfunções Neuromotoras

Ana Paula Bensemann Gontijo ▪ Beverly Cusik ▪ Marcella Araújo Fonseca ▪ Marlenne G. Burt

INTRODUÇÃO

Crianças com disfunções neuromotoras apresentam características neuromusculoesqueléticas específicas que podem ser observadas nas estratégias de movimentos, nas posturas habituais, no alinhamento e mobilidade articulares, na geometria óssea e na extensibilidade de tecidos moles. Essas características refletem o estereotipismo de seu uso mecânico.

Neste capítulo será abordado o desenvolvimento neuromusculoesquelético e como ele se modifica à medida que o processo de modelagem óssea prepara o esqueleto em crescimento, os músculos e nervos e os tecidos da fáscia muscular para as demandas de uso diário. Além disso, serão discutidas as implicações clínicas das disfunções desses elementos neuromusculoesqueléticos no desenvolvimento infantil, uma vez que a criança que deseja interagir com o ambiente se utilizará de posturas e movimentos compensatórios que, em uso contínuo, resultarão em inadequado alinhamento articular e em alterações no comprimento e na fisiologia da fibra muscular.

Esses princípios serão abordados dentro de uma perspectiva teórica do equilíbrio muscular, proposta por Sahrmann (2002), considerando-se que cada um desses componentes ou elementos, assim como a interação entre eles, é essencial na produção do movimento final e também é modificado por este.

Por fim, será apresentado o caso de uma criança de 5 anos e 9 meses com diagnóstico clínico de paralisia cerebral (PC) cujos conteúdos apresentados serão aplicados e discutidos clinicamente.

MODELAGEM ESQUELÉTICA E MUSCULAR

Modelagem esquelética

De acordo com Frost (1986), o desenvolvimento do sistema esquelético inicia-se por volta da quinta semana de gestação – modelo formado predominantemente de cartilagem hialina – estendendo-se até a idade dos 25 anos – modelo formado predominantemente de tecido ósseo. Nesse processo de desenvolvimento esquelético, as estruturas inicialmente configuradas para se adequarem ao espaço intrauterino são remodeladas tanto pelas forças mecânicas relacionadas à tensão dinâmica impostas a este como por forças externas, como a gravidade, a história do uso ativo e toda a prática do desenvolvimento motor, para sustentar as diferentes demandas diárias de suporte de peso. No período pós-natal, e somente enquanto o osso está em processo de crescimento, a tensão muscular dinâmica parece ativar e regular o mecanismo de modelagem. Diferentes tipos de tensão resultam em diferentes efeitos modeladores e incluem, principalmente, as forças de tensão, compressão, cisalhamento e torção.

A modelagem óssea no período pós-natal é responsável por: (1) converter um esqueleto intrauterino em flexão em um esqueleto ereto no final do primeiro ano de vida; (2) orientar a localização e o tamanho dos pontos de inserção dos tendões, ligamentos e fáscias para otimizar a força dos vetores e minimizar o custo energético; (3) determinar o tamanho e a conformação das fáscias e articulações a fim de aumentar a superfície de contato e diminuir a degeneração articular; (4) alinhar a coluna vertebral e os membros, e (5) determinar a

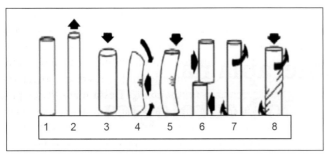

Figura 71.1 ▷ Mecanismos de modelagem óssea.

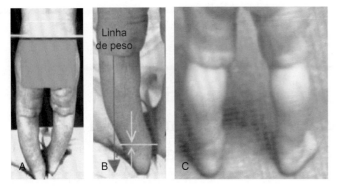

Figura 71.2 ▷ Fatores modeladores aplicados no desenvolvimento adequado do alinhamento de membros inferiores em uma criança com desenvolvimento típico.

altura e as proporções corporais e características da geometria óssea e articular.

Como exemplo de modelagem esquelética aplicada ao desenvolvimento motor, pode-se observar, na sequência apresentada na Figura 71.2, o alinhamento de membros inferiores na postura em pé. Observa-se inicialmente a postura em pé em um bebê de 4 meses de vida. A compressão dinâmica e intermitente imposta à epífise pela distribuição de peso corporal adequada leva ao aumento na taxa de crescimento ósseo no lado em que esta está sendo aplicada e, portanto, observa-se diminuição do genu valgo de tornozelo e do genu varo da tíbia e, consequentemente, um alinhamento do membro inferior (foto de um bebê de 24 meses).

Implicações clínicas da modelagem esquelética

Quanto mais nova a criança, mais responsivo é o sistema esquelético às tensões impostas sobre si. Isso se deve ao fato de o sistema esquelético ser formado, principalmente, por cartilagem hialina que, por apresentar capacidade de deformação, tem um papel importante no desenvolvimento e crescimento do esqueleto.

Portanto, o terapeuta que realiza intervenções em bebês e crianças nos primeiros anos de vida tem grande potencial de influenciar os mecanismos de modelagem óssea. Entretanto, a modelagem óssea exige uma história de muita prática e repetição de movimentos que, coletiva e apropriadamente, atuam nos tecidos em desenvolvimento. Desse modo, modalidades terapêuticas como *kinesio-taping* e *Theratogs* (*TheraTogs, Inc.*

– *www.theratogs.com*), auxílios dinâmicos que atuam para melhorar a postura e o alinhamento articular durante o dia, são recursos terapêuticos que devem ser utilizados para minimizar o desenvolvimento das deformidades ósseas e articulares.

Modelagem do tecido muscular

O desenvolvimento e o crescimento inicial do tecido muscular estão relacionados a fatores circulatórios e sistêmicos mais do que a fatores mecânicos. No entanto, após as primeiras semanas gestacionais, o tecido muscular encontra-se desenvolvido, e são as forças mecânicas advindas do crescimento do esqueleto embrionário que aplicam tensão aos músculos conectados a este (principalmente na junção musculotendinosa, ligamentos e fáscias) e que direcionam a organização e formação das fibras musculares. Portanto, o tecido muscular é modelado em resposta a seu uso mecânico, considerando-se as condições de uso e os princípios fisiológicos de conservação de energia.

Implicações clínicas da modelagem muscular
Frouxidão

Bebês com excessiva frouxidão ligamentar, como, por exemplo, bebês com síndrome de Down ou bebês com disfunções no tônus, como ataxia ou discinesia, podem apresentar, quando na postura de pé, um pé predominantemente estático e com o peso distribuído preferencialmente na borda medial (Figura 71.3). A ausência de variabilidade e dinamismo nos

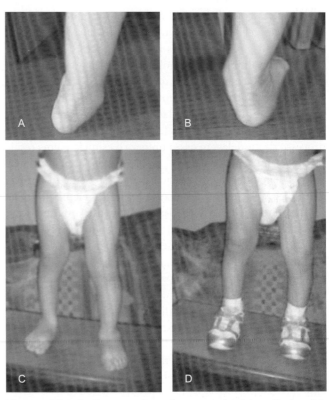

Figura 71.3 ▷ Postura dos pés esquerdo (**a**) e direito (**b**); postura dos membros inferiores com a criança descalça (**c**) e postura de membros inferiores com o uso da órtese *jumpStart* (Cascade – www.dafo.com) (**d**) de uma criança de 24 meses com síndrome de Down.

CAPÍTULO 71 ▷ Ações da Fisioterapia na Criança com Disfunção Neurológica

movimentos dos pés pode interferir, de maneira negativa, no processo de modelagem muscular.

Dentro da perspectiva de desenvolvimento, a frouxidão ligamentar pode causar impacto no ritmo de aquisição de habilidades motoras. A frouxidão ligamentar e a hipermobilidade na articulação do quadril podem interferir na aquisição da habilidade de rolar, assim como nas habilidades de transferências da posição sentada para a de quatro apoios e na realização das transferências de peso nos joelhos e pés.

Rigidez

O recrutamento muscular crônico, associado ao mau alinhamento articular, altera o comprimento e, consequentemente, a função muscular. A perda progressiva da extensibilidade dos tecidos moles, em virtude do recrutamento crônico de padrões sinérgicos, promove alterações e adaptações nos tecidos musculares, como modificações nas concentrações de titina, aumento da quantidade absoluta de colágeno, mudanças na orientação das fibras, características comuns observadas nas crianças com PC espástica e que apresentam aumento da rigidez muscular passiva. Todos os componentes do sistema musculoesquelético, como vasos sanguíneos, nervos e pele, adaptam-se ao encurtamento do músculo. Consequentemente, observa-se alteração na curva comprimento-tensão ativa.

A curva comprimento-tensão ativa de um músculo expressa a relação entre a capacidade de geração de tensão e o comprimento muscular. A força ativa máxima é produzida em um comprimento ótimo, dado pela superposição ideal dos filamentos de actina e miosina, e diminui à medida que o músculo é encurtado ou alongado. Portanto, alterações da curva comprimento-tensão dos músculos que atravessam a articulação influenciam a capacidade de geração de torque. Quando músculos são imobilizados em posição encurtada, ocorrem diminuição no número de sarcômeros em série, redução do comprimento, aumento da rigidez muscular e deslocamento da curva comprimento-tensão para a esquerda (geração de força máxima em comprimentos menores). Por outro lado, quando o músculo é mantido em posição alongada, são observados acréscimo no número de sarcômeros em série, aumento no comprimento muscular e deslocamento da curva comprimento-tensão para a direita (geração de tensão máxima em comprimentos maiores). Esses fenômenos ilustram a adaptabilidade das características mecânicas do tecido muscular às demandas impostas ao tecido muscular.

Tanto a persistência da excessiva frouxidão ligamentar como as alterações no tônus muscular, como o aumento da rigidez e a espasticidade, decorrentes das estratégias de recrutamento muscular podem levar a adaptações teciduais e, consequentemente, a déficits nos mecanismos de modelagem muscular e esquelética. Por outro lado, é possível que os padrões de movimento e postura atípicos dos pacientes com lesão no motoneurônio superior (LNMS) sejam assumidos como adaptações aos déficits diretamente causados pela lesão nervosa, como, por exemplo, a fraqueza muscular, e que esses padrões adaptativos tenham, por sua vez, impacto nas demandas impostas aos músculos, causando

sua remodelação. Na verdade, é provável que a relação entre as propriedades musculares e os padrões de postura e movimentos de indivíduos com LNMS não se caracterize como uma relação linear e unidirecional, mas sim como uma relação complexa e interdependente, em que diversos fatores se influenciam mutuamente. Dessa maneira, os padrões de posturas e movimentos seriam influenciados pelas propriedades intrínsecas do organismo e, ao mesmo tempo, modificariam essas propriedades, mediante seu uso diário, estabelecendo um ciclo.

ESTRATÉGIAS DE RECRUTAMENTO MUSCULAR

Os efeitos fisiológicos e cinesiológicos das estratégias de recrutamento muscular e seu impacto, por meio de evidências clínicas, no desenvolvimento ou não do equilíbrio muscular e na transformação dos tecidos moles foram descritos por Sahrmann (2002). De acordo com a autora, distúrbios no recrutamento muscular podem estar associados a disfunções no sistema nervoso central (SNC); à utilização de posturas de repouso patomecânicas, como, por exemplo, sentar com cifose toracolombar; a distâncias inapropriadas ou excessivas entre as articulações de suporte de peso e centro de massa (COM) e à distribuição inapropriada do COM sobre os pés (Figura 71.4*A* e *B*). Dentro dessa perspectiva, Sahrmann hipotetizou que: (1) as posturas de repouso influenciam, de maneira positiva ou negativa, as estratégias de recrutamento; (2) todos os músculos operam em pares, e o equilíbrio das forças em pares mantém, cinesiologicamente, o correto alinhamento articular e, consequentemente, a longevidade do sistema musculoesquelético; (3) o desequilíbrio nos pares de força tem padrões dominantes (maior recrutamento) e dominados (menor recrutamento), levando a alterações na curva comprimento-tensão e indicando fraqueza em ambos os músculos dominantes e dominados, quando comparados com músculos de comprimento adequado ou normal.

Implicações clínicas

A presença de alterações nas estratégias de recrutamento muscular contribui para modificações nos padrões de dominância, no comprimento e na força muscular, modificações estas que, por sua vez, também influenciam as estratégias de recrutamento. Quando os músculos trabalham em pares, a diminuição da atividade de um músculo é acompanhada pelo aumento de atividade de seu par. Esse tipo de alteração de participação recíproca contribui para o desequilíbrio muscular, reforçando a demanda do músculo que está mais forte e minimizando a demanda do músculo que está mais fraco. Portanto, o programa de terapia deve contemplar a integração do melhor desempenho durante as atividades funcionais a fim de otimizar o adequado padrão de recrutamento. Nesse sentido, o uso do *Theratogs*, ao levar a criança para um melhor alinhamento articular, vai proporcionar maior estabilidade e, consequentemente, estratégias de movimento mais efetivas (Figura 71.4*C* e *E*).

AVALIAÇÃO FISIOTERAPÊUTICA

Com base nos pressupostos descritos anteriormente, na avaliação fisioterapêutica de crianças com disfunções neuromotoras devem ser considerados os seguintes elementos:

1. Caracterização do tônus muscular (hipotonia, espasticidade, distonia, ataxia) e do comprometimento topográfico (hemiplegia, diplegia, quadriplegia, monoplegia).
2. Alinhamento articular nas posturas de repouso – prono, supino, sentado, quatro apoios, de joelhos e em pé – considerando-se a base de suporte de peso.
3. Geometria da estrutura esquelética (Figura 71.5).
4. Comprimento e extensibilidade muscular, considerando-se as amplitudes de R1 (primeiro ponto de resistência encontrado durante o alongamento passivo e rápido, ponto este em que o músculo consegue gerar sua maior capacidade de tensão, também chamado *first catch*) e R2 (máximo de alongamento passivo disponível e tolerado durante o alongamento passivo) (Figura 71.6).
5. Alinhamento ósseo e recrutamento muscular durante a realização de atividades funcionais, considerando-se a dominância muscular, isto é, a definição dos músculos dominantes e dominados.
6. Definir os locais ou pontos de flexibilidade relativa, ou seja, segmentos próximos ou adjacentes a uma articulação que apresenta limitação de amplitude de movimento, onde a criança realiza os movimentos compensatórios (Figura 71.7).
7. Análise das estratégias de movimento realizadas, considerando-se o posicionamento do COM dentro da base de suporte.
8. Avaliação das funções motoras grossas e finas por meio de instrumentos de avaliação funcional específicos.

Uma vez mostrados os elementos de uma avaliação fisioterapêutica para crianças com disfunções neuromotoras, será

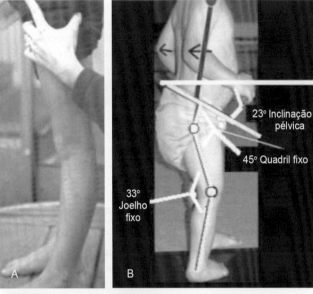
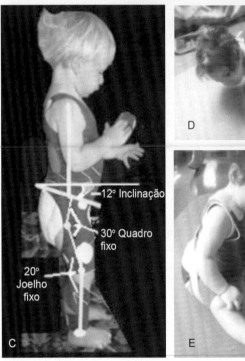
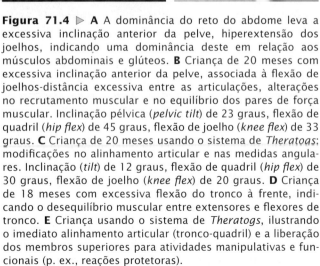

Figura 71.4 ▷ **A** A dominância do reto do abdome leva a excessiva inclinação anterior da pelve, hiperextensão dos joelhos, indicando uma dominância deste em relação aos músculos abdominais e glúteos. **B** Criança de 20 meses com excessiva inclinação anterior da pelve, associada à flexão de joelhos-distância excessiva entre as articulações, alterações no recrutamento muscular e no equilíbrio dos pares de força muscular. Inclinação pélvica (*pelvic tilt*) de 23 graus, flexão de quadril (*hip flex*) de 45 graus, flexão de joelho (*knee flex*) de 33 graus. **C** Criança de 20 meses usando o sistema de *Theratogs*; modificações no alinhamento articular e nas medidas angulares. Inclinação (*tilt*) de 12 graus, flexão de quadril (*hip flex*) de 30 graus, flexão de joelho (*knee flex*) de 20 graus. **D** Criança de 18 meses com excessiva flexão do tronco à frente, indicando o desequilíbrio muscular entre extensores e flexores de tronco. **E** Criança usando o sistema de *Theratogs*, ilustrando o imediato alinhamento articular (tronco-quadril) e a liberação dos membros superiores para atividades manipulativas e funcionais (p. ex., reações protetoras).

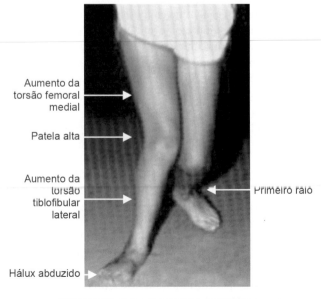

Figura 71.5 ▷ Geometria esquelética.

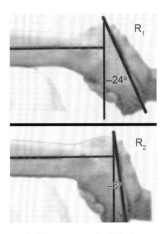

Figura 71.6 ▷ Extensibilidade muscular.

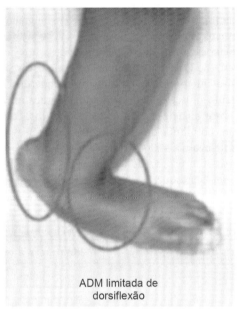

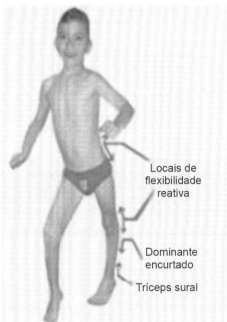

Figura 71.7 ▷ Pontos de flexibilidade relativa.

relatado um caso clínico em que esses aspectos serão apresentados e as intervenções terapêuticas realizadas discutidas em relação às alterações decorrentes do desenvolvimento neuromotor, na configuração e no alinhamento e na geometria óssea e na extensibilidade dos tecidos moles.

CASO CLÍNICO

Francheska é uma criança de 5 anos e 9 meses de idade com diagnóstico clínico de PC – diplegia espástica. Ela foi submetida a rizotomia dorsal seletiva aos 5 anos de idade. Atualmente, apresenta classificação de funcionalidade GMFCS II (Palisano 1997, 2007).

Avaliação fisioterapêutica

A avaliação fisioterapêutica, segundo o nível de funcionalidade apresentado pela criança, tem como foco posturas e movimentos relacionados à postura em pé e à marcha.

Alinhamento postural

O alinhamento postural de Francheska na postura em pé indica base de suporte inadequada e, consequentemente, dificuldade em alinhar o COM verticalmente sobre os membros inferiores (Figura 71.8). Observa-se distribuição assimétrica de peso, com maior descarga de peso no membro inferior direito. O COM encontra-se anterior em relação à base de suporte. No plano sagital, a linha de peso encontra-se posteriormente ao eixo de articulação do joelho e levemente anterior ao eixo da articulação de tornozelo (Figura 71.9).

O alinhamento postural apresentado por Francheska limita e compromete seus movimentos funcionais, uma vez que leva ao recrutamento excessivo dos flexores. Para manter a postura em pé ela faz uso excessivo de contrações sustentadas, isométricas e excêntricas. O COM anterior à articulação de tornozelo leva ao desenvolvimento de movimentos compensatórios, como o uso excessivo dos extensores cervicais, flexores torácicos, flexores laterais de tronco, flexores e adutores de quadril, flexores de joelho e flexores plantares. Essas com-

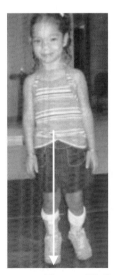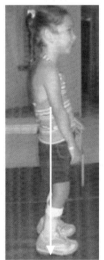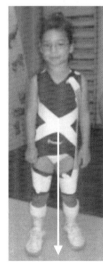

Figura 71.8 a 71.10 ▷ Alinhamento postural.

pensações, por sua vez, atuam na estabilidade postural, dificultando o ganho de estabilidade na postura em pé e tornando mais difíceis os movimentos de transferências laterais de peso durante a marcha.

Recrutamento muscular

As estratégias de recrutamento muscular – tempo de ativação e ordem – encontram-se alteradas em virtude (1) da presença de lesões no SNC e (2) do alinhamento inicial em relação à base de suporte na postura em pé, indicando as condições de ativação.

Os grupos musculares excessivamente recrutados durante as atividades diárias tendem a encurtar e a apresentar geração de força subótima em certos pontos da amplitude de movimento. No caso de Francheska, esses grupos musculares incluem flexores torácicos, flexores laterais de tronco, flexores de quadril, adutores de quadril, rotadores mediais do quadril, flexores de joelho, flexores plantares e flexores dos artelhos. A transferência lateral de peso na marcha é frequentemente iniciada mediante movimentos laterais de tronco sobre uma base de suporte inadequada. O COM encontra-se anterior em relação à base de suporte, e os membros superiores participam ativamente do sistema de controle postural. Todas essas disfunções e compensações limitam o controle de movimentos seletivos e a habilidade de gerar uma adequada força muscular, ter uma velocidade de movimento apropriada e realizar ajustes posturais antecipatórios.

Força muscular

Caracteriza-se pela geração de força inadequada nos grupos musculares que se encontram excessivamente alongados e seus antagonistas e sinergistas. Esses incluem os extensores da coluna torácica, adutores e depressores da escápula, extensores lombares, abdominais (oblíquos e transverso), extensores, rotadores laterais e abdutores de quadril, extensores de joelho e dorsiflexores de tornozelo.

Francheska também apresenta inadequada geração de força nos grupos musculares que se encontram excessivamente recrutados. Esses músculos tendem a ficar encurtados e somente são acionados isometricamente, sem o controle das contrações excêntricas e concêntricas necessárias para a marcha.

Extensibilidade muscular

Francheska apresenta inadequado alinhamento na postura em pé em virtude das alterações na extensibilidade dos tecidos moles e na geometria esquelética. Os achados biomecânicos e musculoesqueléticos encontram-se descritos no Quadro 71.1. O teste de Ryder (torção femoral) foi positivo, indicando excessiva antetorção femoral, maior à esquerda. O teste de comprimento muscular dos isquiotibiais indica um R1 (*first catch*) precoce bilateralmente, maior à esquerda, com grande diferença na amplitude de R2 entre os lados direito e esquerdo (−41°/−31° esquerdo; −38°/25° direito, R1 e R2, respectivamente). A dorsiflexão passiva de tornozelo com os joelhos estendidos foi de −3 à esquerda e −15 à direita. Esses achados são

Quadro 71.1 ▷ Mensurações e observações biomecânicas

Teste	Esquerdo	Direito	Ideal para a idade
Quadril			
Flexor de quadril Dominância flexora em supino (Sahrmann)	Tensor fáscia lata > reto femoral	Reto femoral > tensor fáscia lata	Sem dominância
Rotação quadril (medial RM/lateral LR)	52/30	45/40	45/45
Teste de Ryder, torção femoral	17 medial	13 medial	8 a 13 medial
Joelho			
Comprimento isquiotibiais (R1/R2)	−38/−25	−41/−31	−30/−15
Ângulo patelar	70	75	70 a 90
Ângulo coxa-pé	5 medial	9 lateral	0
Rotação tíbia-fíbula (medial/lateral)	20/15	14/30	30/30
Ângulo joelho na postura em pé	10 flexão	4 hiperextensão	5 ou menos de flexão
Tornozelo			
Dorsiflexão passiva com joelho estendido (R1/R2)	−2 /15 rigidez	5/15 alguma rigidez	15/25
Alinhamento do antepé com o retropé (em subtalar neutro)	MTH 1 a 5: 7 valgo MTH 2 a 5: 4 varo	MTH 1 a 5: 3 valgo MTH 2 a 5: 3 varo	

Comentários: não foi observada discrepância no comprimento do membro; calcanhar esquerdo ligeiramente menor que o direito; postura de repouso em flexão plantar.

MTH1 a 5: mede o alinhamento do antepé do primeiro ao quinto metatarso; MTH2 a 5: mede o alinhamento do antepé sem o primeiro raio, ou seja, do segundo ao quinto metatarso.

importantes, pois ilustram sua história de uso diário e indicam a presença de desequilíbrio muscular crônico e de um padrão de geração de força muscular inadequado. Todos esses fatores influenciam as estratégias de movimento e a modelagem esquelética e muscular. Portanto, atuar na taxa, na frequência e no padrão de recrutamento muscular influencia a capacidade contrátil do músculo e proporciona um ganho de força muscular mediante a prática repetitiva de exercícios direcionados.

Atividade funcional

Marcha: a avaliação da marcha foi realizada por meio das pegadas dos pés (podograma) e baseada na avaliação visual de medidas específicas (Figuras 71.11 e 71.12). Visualmente, Francheska usa os movimentos laterais de tronco para iniciar a transferência de peso. Essa característica é mais pronunciada no lado direito do tronco. Ela apresenta estabilidade inadequada na fase de apoio e dificuldade de retirar o pé do chão na fase de balanço, principalmente do lado esquerdo. A falta de contato do calcanhar com o chão na fase inicial de apoio contribui para a diminuição da eficiência energética. A análise do podograma indica que Francheska apresenta base de suporte maior do que a geralmente esperada para sua idade. O comprimento do passo é menor à esquerda com um ângulo de progressão medial do pé (marcha com os dedos do pé direcionados para a região medial) maior à esquerda. Apresenta dificuldade de suporte de peso e excessiva pronação no pé esquerdo.

Plano de tratamento

O planejamento da intervenção foi realizado de acordo com os seguintes princípios de raciocínio clínico: (1) como a base de suporte está afetando o alinhamento e as estratégias de recrutamento muscular; (2) quais os músculos dominantes e dominados; (3) como a base de suporte e o recrutamento estão influenciando a modelagem musculoesquelética; (4) como estimular a experiência prolongada de atividades funcionais realizadas com bom alinhamento articular.

Definição da órtese para membros inferiores

A seleção da órtese foi um dos aspectos inicialmente considerados, uma vez que a interface pé-chão influencia diretamente a base de suporte e a orientação vertical do COM. Optou-se por uma órtese/tutor desenvolvida por John Russel (R_john@earthlink.net) curta articulada, leve, que permite poucos graus de dorsiflexão de tornozelo e flexão plantar. Na definição do tutor considerou-se imperativo não bloquear a flexão plantar durante a fase de propulsão, uma vez que o bloqueio desta iria diminuir a extensão dos joelhos na fase de balanço e, consequentemente, reduzir o comprimento do passo. Francheska iniciou o uso dessa órtese há 4 meses, diariamente.

As atividades durante o tratamento são realizadas com a criança usando um sistema de órtese dinâmica, o *Theratogs*. O *Theratogs* é uma veste, sem látex, que funciona como uma "segunda pele", na qual faixas elásticas que simulam pares de forças musculares são aplicadas para melhorar o alinhamento postural, a estabilidade articular e os movimentos precisos. O estímulo tátil graduado proporcionado pela veste melhora a consciência articular e corporal e dos movimentos mediante *feedback* sensorial. O *Theratogs* tem como alvo os músculos (1) que se encontram em comprimento muscular maior do que o esperado e, portanto, com recrutamento/ativação alterados, (2) os músculos antagonistas ou grupos musculares sinérgicos que se encontram fracos, proporcionando estabilidade e uma base de suporte que permita a coordenação do sistema muscular.

Todos os aspectos da avaliação foram considerados para determinação da magnitude da força e da direção das faixas que foram aplicadas. Por favorecer melhor postura durante a prática de movimentos repetitivos nas tarefas funcionais importantes para a criança, o *Theratogs* permite ao cliente maior controle sobre seus movimentos. A criança pode, então, utilizar-se de um melhor alinhamento articular e maximizar seus esforços para um melhor desempenho das atividades funcionais.

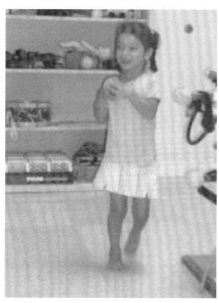

Figura 71.11 ▷ Avaliação da marcha.

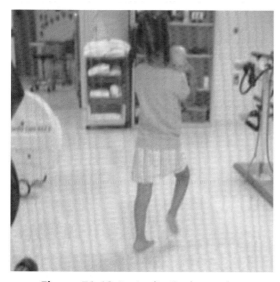

Figura 71.12 ▷ Avaliação da marcha.

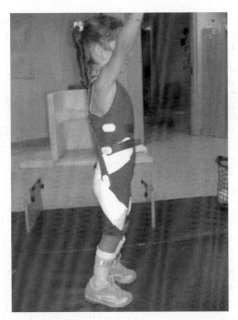

Figura 71.13 ▷ Marcha com o uso de órtese *Theratogs*.

Francheska usa o sistema de órtese *Theratogs* há 4 meses, aproximadamente 5 dias/semana, durante 4 horas/dia. Esse programa foi estabelecido junto à família, de acordo com as necessidades da criança e a disponibilidade da família, considerando-se o uso adequado da veste. Várias opções de faixas foram usadas, incluindo faixas para extensão torácica/retração escapular e extensão da coluna; para os abdominais oblíquos e para a retração da pelve esquerda; para os transversos abdominais, rotadores laterais/abdutores e extensores de quadril (Figura 71.13). Diferentes combinações foram utilizadas nesses 4 meses, de acordo com os objetivos e as necessidades da criança.

Estimulação elétrica

Foi usada inicialmente, mas interrompida porque Francheska não tolerou a intervenção.

- *Kinesio-taping*: foi usado periodicamente antes de ser iniciado o uso do *Theratogs*.
- **Método neuroevolutivo:** técnicas de manuseio foram usadas durante os movimentos de transição, direcionando os sinergistas e antagonistas posturais para melhorar o alinhamento postural e o COM vertical em relação à base de suporte. Os manuseios, durante as sessões de tratamento, estavam frequentemente direcionados aos músculos abdominais oblíquos e transverso e aos abdutores e extensores de quadril.

Para ilustrar o tratamento, serão apresentadas algumas atividades de intervenção que foram realizadas durante esse período:

- Atividades de escalada: incluindo a escalada em rampa de escalagem, com diferentes rotas e objetivos de ganho de extensão torácica, extensão/rotação com suporte de peso, quando Francheska colocava seus membros superiores em rotação externa nos diferentes apoios (Figura 71.14). A escalada vertical facilitou a extensão de quadril e a rotação lateral, e a escalada horizontal demandou atividades de abdução/adução de quadril em diferentes comprimentos.
- Atividades de subir degraus/bancos de diferentes alturas, proporcionando novas e diferentes opções de transferências de peso com objetivo de aumentar a demanda da flexão/extensão/rotação do tronco, estimular a ação sinérgica dos extensores torácicos/grande dorsal/abdominais oblíquos e transverso e dos extensores de quadril (Figura 71.15).
- Passos laterais com objetivo de iniciar a transferência lateral de peso com abdução/adução de quadril à medida que a criança explora maiores amplitudes de transferências de peso (Figura 71.16).
- Transições para a postura de pé (variedades de amplitudes em diferentes alturas) e dar passos à frente, graduando a progressão da tíbia e diminuindo a flexão de joelho no apoio médio, como também enfatizando a extensão de quadril e do joelho e a flexão plantar para auxiliar na fase de impulsão (Figura 71.17).
- Subir e descer escadas – subir e descer degraus de diferentes alturas para graduar as transferências de peso e as demandas de controle excêntrico (Figura 71.18).
- Andar para trás (para estimular a transferência de peso posterior) e para frente, carregando uma bola grande em trilhas de diferentes larguras (para estimular diferentes amplitudes de transferência lateral de peso) (Figura 71.19).

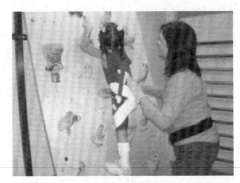

Figura 71.14 ▷ Atividade de escalada.

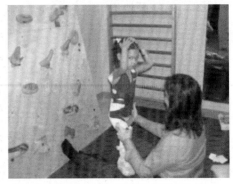

Figura 71.15 ▷ Atividade de subir degraus.

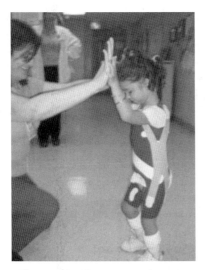

Figura 71.16 ▷ Passos laterais.

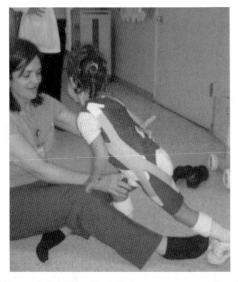

Figura 71.17 ▷ Transição para postura de pé.

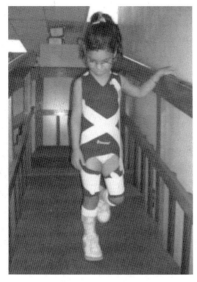

Figura 71.18 ▷ Subir e descer degraus de diferentes alturas.

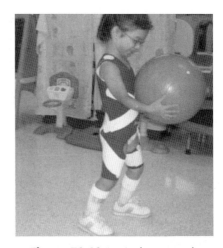

Figura 71.19 ▷ Andar para trás.

Durante a realização dessas atividades, alguns princípios foram considerados, como: alertar, encurtar e ativar os músculos dominados em contextos funcionais; trabalhar em atividades nas quais a criança possa repetir, várias e várias vezes durante o dia, mantendo o adequado alinhamento, e em atividades em que a criança consiga manter o alinhamento prolongado, favorecendo, desse modo, o ganho de força muscular em contextos funcionais.

Resultados do tratamento

A avaliação da marcha foi repetida depois de aproximadamente 6 semanas que Francheska estava usando o *Theratogs* (Figuras 71.20 e 71.21 e Quadros 71.2 e 71.3).

As análises visual e das pegadas dos pés (podograma) foram repetidas. Na avaliação visual, em virtude de uma importante diminuição da flexão lateral, Francheska mostrou maior extensão de tronco e melhor alinhamento deste. Observou-se, também, maior habilidade em transferir o peso lateralmente

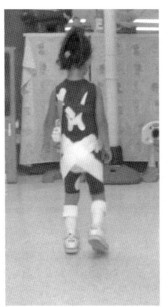 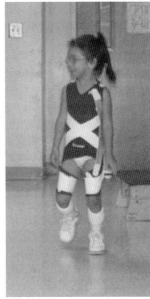

Figuras 71.20 e 71.21 ▷ Análises do resultado do tratamento após 6 semanas.

834 SEÇÃO XV ▷ Reabilitação em Neurologia Infantil

Quadro 71.2 ▷ Análise das pegadas dos pés (podograma): com e sem *Theratogs*

	Esquerda com *Ttogs*	Direita com *Ttogs*	Esquerda sem *Ttogs*	Direita em *Ttogs*
Comprimento do passo	35cm	33cm	38cm	40cm
Largura do passo	66cm	68,5cm	67,5cm	71,2cm
Ângulo de progressão do pé	+ 2	+ 3	−8	−4

Quadro 71.3 ▷ Análise das pegadas dos pés (podograma): com e sem *Theratogs*

Base de suporte
Com *Ttogs*: 10,2cm
Sem *Ttogs*: 12,7cm
Ponto inicial de contato
Com *Ttogs*: medial e no meio do calcanhar
Sem *Ttogs*: antepé

a partir dos membros inferiores e do tronco inferior, o que, consequentemente, influenciou, de maneira positiva, a retirada do pé do chão na fase de balanço. A velocidade de marcha aumentou (com base na análise visual e autoavaliação reportada pela criança). Francheska está apresentando maior extensão de joelhos antes do contato inicial do pé na fase de apoio, e o grau de progressão da tíbia diminuiu, como evidenciado pela diminuição da flexão de joelho no apoio médio.

A análise das pegadas dos pés (podograma) mostrou um ângulo de progressão do pé positivo, com mínima rotação externa dos pés, e uma diminuição de 2,5cm em sua base de suporte. O tamanho do passo diminuiu à direita, possivelmente porque o *Theratogs* limitou o grau de rotação pélvica em direção à esquerda. O contato inicial do pé estava medial e no meio do calcanhar, possivelmente em razão do melhor alinhamento dos membros inferiores durante o contato inicial na fase de apoio.

REFERÊNCIAS

1. Allan DA. Structure and physiology of joints and their relationship to repetitive strain injuries. Clin Orthop 1998; 351:32-8.

2. Berger W, Quintern J, Dietz V. Pathophysiology of gait in children with cerebral palsy. Electromyog Cl Neurophys 1982; 53:538-48.

3. Beynnon BD, Good L, Risberg MA. The effect of bracing on proprioception of knees with anterior cruciate ligament injury. J Orthop Sports Phys Ther 2002; 32(1):11-5.

4. Birrer RB, Poole B. Athletic taping, part 4: the shoulder and elbow. J Musculoskel Med 1996; 13(1):52.

5. Blair E, Ballantyne J, Horsman S, Chauvel P. A study of a dynamic proximal stability splint in the management of children with cerebral palsy. Dev Med Child Neurol 1995; 37:544-54.

6. Blundell SW, Shepherd RB, Dean CM, Adams RD, Cahill BM. Functional strength training in cerebral palsy: a pilot study of a group cir-

cuit training class for children aged 4-8 years. Clin Rehabil Feb 2003; 17(1):48-57.

7. Bly L. Motor skills acquisition in the first year. Tucson, AX: Therapy Skill Builders, 1994.

8. Bravard S, Diehl D, Hogan A, Moeding J, Wallace M. The effectiveness of inhibitory taping of the upper trapezius muscle during a functional reach as determined by electromyography. Phys Ther 1997; 77(5):s-29.

9. Carey JR, Burghardt TP. Movement dysfunction following central nervous system lesions: a problem of neurologic or muscular impairment? Phys Ther 1993; 73(8):538-47.

10. Cascade Dafo. www.dafo.com.

11. Chauvel PJ, Horsman S, Ballantyne J, Blair E. Lycra splinting and the management of cerebral palsy. Dev Med Child Neurol. May 1993;35(5):456-7.

12. Cusick B. Course notes: developmental orthopedics and CNS dysfunction (2004, 2005, 2009).

13. Cusik B. Getting down to the bare bones. Pediatric Orthopedics Part I: The modeling process. The Neuro-Developmental Treatment Association. March-April 2006, volume 13, issue 2.

14. Cusik B. Pediatric Orthopedics Part II: Soft tissue modeling. The Neuro-Developmental Treatment Association. July-August 2006, volume 13, issue 4.

15. Cusik B. Pediatric Orthopedics Part IIIa: Sagital plane issues and achievements. The Neuro-Developmental Treatment Association. March-April 2007, volume 14, issue 2.

16. Cusik B. Pediatric Orthopedics Part IIIb: Frontal-plane developmental changes on the torso and hips. The Neuro-Developmental Treatment Association. July-August 2007, volume 14, issue 4.

17. Damiano DL, Abel MF, Vaughan CL. Muscle strengthening in normal and pathological gait. Biomech. July-August 1995:81-3.

18. Dietz V, Berger W. Cerebral palsy and muscle transformation. Dev Med Child Neurol 1995; 37:180-4. Review article.

19. Dodd KJ, Taylor NF, Damiano DL. A systematic review of the effectiveness of strength-training programs for people with cerebral palsy. Arch Phys Med Rehabil Aug 2002; 83(8):1157-64.

20. Engsberg JR, Olree KS, Ross SA, Park TS. Maximum active resultant knee joint torques in children with cerebral palsy. J Applied Biiomech 1998.

21. Ferdjallah M, Harris GF, Smith P, Wertsch JJ. Analysis of postural control synergies during quiet standing in healthy children and children with cerebral palsy. Clin Biomech 2002; 17(3):203-10.

22. Frost HM. Skeletal structures adaptations to mechanical usage: mechanical influences on intact fibrous tissue. Anat Record 1990; 226:433-9.

23. Gajdosik CG, Gajdosik RL. Musculoskeletal development and adaptation. In: Campbell SK (ed.) Physical therapy for children, 3 ed. Philadelphia, PA: W.B. Saunders Company, 2005.

24. Gracies JM, Fitzpatrick R, Wilson L, Burke D, Gandevia SC. Related articles, lycra garments designed for patients with upper limb spas-

CAPÍTULO 71 ▷ Ações da Fisioterapia na Criança com Disfunção Neurológica

ticity: mechanical effects in normal subjects. Arch Phys Med Rehabil 1997; 78(10):1066-71.

25. Gracies JM, Marosszeky JE, Renton R, Sandanam J, Gandevia SC, Burke D. Short-term effects of dynamic lycra splints on upper limb in hemiplegic patients. Arch Phys Med Rehabil 2000; 81(12):1547-55.

26. Harris SR. A study of a dynamic proximal stability splint in the management of children with cerebral palsy. Dev Med Child Neurol Feb 1996; 38(2):181-3. Comment on Blair et al's article (same title) in 1995.

27. Host HH. Scapular taping in the treatment of anterior shoulder impingement. Phys Ther 1995; 75(9):803-12.

28. Howle JM. Neuro-developmental treatment approach, theoretical foundations and principles of clinical practice. California: NDTA, 2002.

29. Hylton N, Allen C. The development and use of SPIO Lycra compression bracing in children with neuromotor deficits. Pediatr Rehabil 1997; 1(2):109-16.

30. Jerosh J, Schmidt K, Prymka M. Proprioceptive capacities of patients with retropatellar knee pain with special reference to effectiveness of an elastic knee bandage. Unfallchirurg 1997; 100(9):719-23.

31. Kendall FP, McCreary, EK, Provance PG, Rodgers MM, Romani MM. Muscles testing and function with posture and pain. 5 ed. Baltimore, MD: Lippincott Williams & Wilkins, 2005.

32. Kerem M, Livanelioglu A, Topcu M. Effects of Johnstone pressure splints combined with neurodevelopmental therapy on spasticity and cutaneous sensory inputs in spastic cerebral palsy. Dev Med Child Neurol May 2001;43(5):307-13.

33. Lieber RL, Steinman S, Barash IA, Chambers H. Structural and functional changes in spastic skeletal muscle. Muscle Nerve 2004; 29 (5):615-27.

34. Lieber RL. Review of basic properties. Dev Med Child Neurol 1986a; 28:533-42.

35. Marcus RL, Sands WA, Nicholson DE. The effects of compression garments on movement function in motor impaired children. Poster presentation – Gait and Clinical Movement Analysis Society – Annual Meeting, Sacramento, CA. April, 2001.

36. Michaud T. Foot orthosis and other forms of conservative foot care. Newton Mass: Michaud, 1997.

37. Neumann, DA. Kinesiology of the musculoskeletal system. St. Louis, MO: Mosby, 2002.

38. Nicholson JH, Morton RE, Attfield S, Rennie D. Assessment of upper limb function and movement in children with cerebral palsy wearing lycra garments. Dev Med Child Neurol 2001; 43:384-91.

39. Olney SJ, Wright MJ. Cerebral palsy. In: S.K. (ed.) Physical therapy for children. 2 ed. Philadelphia, PA: W.B. Saunders Company 2000:533-70.

40. Rose J, McGill KC. The motor unit in cerebral palsy. Devel Med Child Neurol 1998; 40:270-7.

41. Rose J, McGill KC. Neuromuscular activation and motor unit firing characteristics in CP. Dev Med Child Neurol 2005; 47(5):329-36.

42. Sahrmann SA. Diagnosis and treatment of movement impairment syndromes. St. Louis, MO: Mosby, 2002.

43. Stamer M. Posture and movement of the child with cerebral palsy. Tucson, AZ: Therapy Skills Builders, 2000.

44. TheraTogs. www.theratogs.com

45. Vaz DV, Brício RS, Aquino CF, Viana SO, Mancini MC, Fonseca ST. Alterações musculares em indivíduos com lesão do neurônio motor superior. Fisioterapia e Pesquisa 2006; 13 (2):71-82.

Parte B — Estimulação Visual

Simone Medeiros Brito de Oliveira

INTRODUÇÃO

Até algum tempo atrás, pensava-se que a visão das crianças com baixa acuidade visual podia se desenvolver ao máximo, sem treinamento. Hoje, sabe-se que a visão é uma função que se aprende e que sua qualidade pode ser melhorada durante o período sensível. Muitas crianças deficientes visuais têm, ao mesmo tempo, outras deficiências. Sendo assim, sua capacidade de usar a informação pode ser inferior à da criança típica. E se a visão só é usada ocasionalmente e o conteúdo da imagem não é analisado, as chances de desenvolvimento da função visual são mínimas.[8] Atualmente, as pesquisas têm mostrado que o contingente de deficientes visuais com baixa visão supera em quantidade o de cegueira, todavia é relativamente recente a concepção de que é possível desenvolver a eficiência visual e utilizá-la nas atividades da vida diária e na escolarização. Diferentes fatores contribuíram para a crescente atenção ao indivíduo com baixa visão, com o progresso em diferentes áreas de estudos como os da: (a) oftalmologia, assinalando níveis de acuidade visual e amplitude de campo visual e orientações para a prevenção da cegueira; (b) óptica, com o aperfeiçoamento de recursos auxiliares como lentes, lupas e telelupas; (c) neurologia, com esclarecimentos sobre a participação cerebral no ato de ver, resultante da estimulação neural e dos comprometimentos na ausência desta; (d) psicologia e educação na programação de condições e procedimentos para desenvolver funcionalmente a visão.

O propósito desta parte do capítulo é qualificar o desenvolvimento visual da criança com disfunção neuromotora em seus aspectos clinicofuncionais, identificar a habilidade visual de que essa criança dispõe e qual ela utiliza para perceber, conhecer e relacionar-se. Identificada a baixa visão, será proposto o atendimento por meio de um programa para desenvolver a eficiência no funcionamento visual. Com a visão holística da problemática visual, e o que está sendo enfatizado é que, sem um processo de aprendizagem, a criança não poderá fazer uso de seu resíduo visual, essa intervenção interdisciplinar utiliza metodologia e experiências fundamentadas em estudos sobre desenvolvimento visual realizados nos EUA, pelas Dras. Fay, Natalie Barraga e Anne Corn, na Europa, pelas oftalmologistas Dras. Eva Lindstedt e Lea Hyvarinen, e no Brasil, pelas Dras. Silvia Veitzman e Marilda Bruno.

BAIXA VISÃO

Uma nova definição para a baixa visão inclui a avaliação educacional e a clínica. Tendo em vista que o desempenho visual é um processo funcional mais do que simples expressão numérica de acuidade visual, baixa visão é o comprometimento do funcionamento visual em ambos os olhos, mesmo após tratamento e/ou correção de erros refracionais comuns. É uma limitação para a visão a distância, podendo ver objetos e materiais a poucos centímetros ou poucos metros e utilizar a visão para atividades escolares e realização de certas tarefas, mediante o uso de equipamentos ópticos e não ópticos, modificações ambientais e técnicas especiais para melhorar o funcionamento visual.[3] Algumas definições de baixa visão incluem a capacidade para resolver uma imagem, enquanto outras se referem à habilidade para realizar tarefas visuais. De todos esses conceitos, cada vez mais se percebeu a necessidade da existência de uma relação entre a definição e o uso prático da visão; é possível que 70% a 80% das crianças identificadas como cegas apresentem alguma visão útil.

Causas da baixa visão

A Organização Mundial da Saúde (OMS), em 1990, publicou dados estatísticos sobre a deficiência visual, com números aproximados de 1,5 milhão de crianças cegas no mundo, sendo 90% em países em desenvolvimento com causas, em sua maioria, infecciosas e nutricionais, e nos países desenvolvidos, em virtude de causas genéticas. Estudos mostram que 30% a 70% desses deficientes visuais apresentam deficiência associada.[9] Diversas causas, desde acometimento ocular, das vias ópticas, do córtex visual, infecções congênitas, até causas hereditárias, têm sido consideradas fatores de risco para a baixa visão, entre outras sequelas em crianças e adolescentes.[13]

PROCESSOS ENVOLVIDOS NA FUNÇÃO VISUAL

A visão depende, para seu perfeito funcionamento, da integridade do globo ocular, das vias ópticas, do córtex visual e do exercício de ver. A visão, além de complexa, é um processo ativo que não pode estar dissociado do conhecimento do mundo exterior. Não haveria, desse modo, uma diferença verdadeira entre "ver e aprender".[16] O sistema visual constrói a imagem cerebral a partir de objetos reais. Atualmente, as evidências de paralelismo, segregação e especialização funcional e multiplicidade das áreas visuais comprovam que a imagem do mundo visual é construída ativamente pelo córtex cerebral.[15]

Mesmo que a imagem possa ser subdividida em diversos componentes (cor, profundidade, movimento, forma e textura), percebe-se uma cena de forma única. Apesar dessa aparente unidade, estudos de anatomia, fisiologia e percepção demonstram que o sistema visual se constitui de diversas partes cujas funções são bastante diferentes entre si. A visão não se relaciona somente com a estrutura e o funcionamento dos olhos, mas compreende muitas partes do sistema visual e do cérebro, como outros sistemas. O que o olho faz é alimentar o cérebro com informações codificadas em atividades neurais – cadeias de impulsos elétricos – que, pelo seu código e padrões da atividade cerebral, representam objetos.[11] O esquema apresentado a seguir identifica os componentes de todo o sistema visual e a função de cada um em relação ao processo da interpretação visual.[3]

A luz entra no olho e refrata raios que

focam

Células da retina onde se gera a energia neurológica

que é transmitida por

Fibras nervosas do nervo óptico para

recepção

Do cérebro, onde a informação visual é interpretada

CONSIDERAÇÕES MORFOLÓGICAS DA VISÃO

Ao nascimento, a visão ainda é muito pouca. Durante as primeiras semanas de vida, ela aumenta rapidamente quando a retina, as vias ópticas e o córtex visual desenvolvem seus contatos celulares (sinapses). Durante os primeiros meses de vida, a visão é uma função predominante do sistema subcortical extrageniculado (colículo pulvinar-parietal), que está relacionado com detecção, localização e orientação dos estímulos visuais.[4] Entretanto, a fóvea, que é a área de melhor visão, é ainda imatura ao nascimento e assemelha-se histologicamente à retina periférica (de menor visão); gradativamente, a fóvea vai se desenvolvendo e atinge morfologia adulta aos 4 meses de idade. O sistema geniculo estriado (fóvea, tratos ópticos, radiação e córtex occipital), ao se tornar funcionante, utiliza as informações provenientes da fóvea, que tem a função de identificar detalhes finos. Concomitantemente ao desenvolvimento da retina, existe um rápido desenvolvimento das vias ópticas e do córtex visual. Aqui, as ramificações das células nervosas, os dendritos, crescem e estabelecem contato com outras células, as sinapses. Essas sinapses somente se desenvolverão se estiverem sendo usadas para transmitir estímulos visuais. Se, por algum motivo, nos primeiros anos de vida, a visão estiver comprometida e os estímulos visuais não chegarem às células nervosas, o número de sinapses não aumentará. A função é, portanto, necessária para o desenvolvimento normal do córtex visual e das vias ópticas.[8]

DESENVOLVIMENTO VISUAL TÍPICO

O uso da capacidade visual segue, no ser humano, as mesmas características de seu desenvolvimento, isto é, evolui da inabilidade e da dependência para o domínio da habilidade e autonomia pessoal e social.[11] Existe uma grande variação no comportamento visual de recém-nascidos (RN). Muitos deles parecem não se interessar pelo mundo à sua volta, enquanto outros abrem seus olhos, olham em torno e fixam seu olhar em diferentes objetos. Quando um bebê é mantido em posição vertical, ele tenta procurar uma fonte de luz, e suas pupilas são fotorreativas. O desenvolvimento da capacidade visual durante os primeiros meses de vida envolve, de modo coordenado, aspectos motores e sensoriais. Ao nascer, o bebê já possui certo grau de visão que permite alguma percepção visual e pequeno controle dos movimentos oculares. Após o nascimento, irá se processar o desenvolvimento gradativo das respostas aos estímulos visuais graças ao refinamento dessas funções. Pesquisadores do desenvolvimento neonatal têm observado a surpreendente capacidade do bebê de pesquisar o mundo à sua volta, apresentando momentaneamente a capacidade de fixação e seguimento visual de objetos bem próximos. No início, o bebê está interessado em objetos de grandes contrastes, figuras brancas e pretas e figuras geométricas. Assim, o bebê consegue, por exemplo, enxergar os olhos e lábios de uma pessoa (que contrastam mais com a face) e imitar algumas expressões faciais básicas. Estímulos semelhantes a um rosto são preferencialmente olhados pelo RN, trazendo a hipótese de uma organização perceptual inata. Graças ao desenvolvimento oculomotor, aos contatos celulares da retina, das vias ópticas e do córtex visual, o bebê reconhece a figura materna e, por volta da quinta semana de vida, já sorri para o rosto da mãe espontaneamente, realizando as primeiras discriminações. A capacidade de mudar a atenção visual para partes diferentes de um estímulo aumenta rapidamente do nascimento até os 3 meses de vida. Nessa fase, a acomodação ocular e a convergência estão suficientemente sob controle para a criança começar a estudar suas mãos, construindo seu terceiro mundo dimensional. Ao mesmo tempo, ela aprende a segurar objetos em suas mãos, podendo olhar para eles mais de perto e por períodos mais longos, o que é um ponto importante no desenvolvimento da coordenação olho-mão. Os bebês tendem a observar e brincar com as mãos e pegar objetos ao mesmo tempo que os padrões de mobilidade simétrica dos braços se tornam manifestos. Essa progressão mostra como os padrões de movimento incorporam-se nas atividades dirigidas para metas durante o desenvolvimento.[2] Em torno dos 4 ou 5 meses de idade, o bebê percebe o mundo de forma coerente, como um todo e com objetos permanentes. A criança começa a virar a cabeça em direção aos estímulos auditivos próximos a seus ouvidos.[10] Após os primeiros meses de vida, alguns aspectos do desenvolvimento visual podem ser mais bem explicados pela atuação cada vez maior de processos corticais (Bronson, 1974). Uma evidência importante de envolvimento cortical no desenvolvimento da visão é a capacidade de resposta seletiva a determinados estímulos, como orientação espacial e direção do movimento, binocularidade, discriminação e atenção visual seletiva, que são apenas detectados nos neurônios corticais.[15] Aos 6 meses de idade, os bebês observam seus arredores, seguem com os olhos brinquedos que caem de suas mãos e reconhecem brinquedos favoritos e alimentos a distância. Pequenos objetos interessam os bebês dentro de um raio visual de 1,0 a 1,5m. Nessa fase, a visão central e periférica desenvolve-se o suficiente para permitir o seguimento por todo o campo visual. Entre o sétimo e o oitavo mês, o bebê é capaz de localizar os objetos no espaço tanto perto como mais longe, desenvolvendo também a visão de profundidade, o que o impulsiona a deslocar-se em busca dos objetos. Os braços estão livres para alcançar e segurar. Só no final do primeiro ano, graças à independência adquirida pela locomoção, é que os objetos são procurados depois que saem do campo visual. Isso ajuda a construir a noção do objeto. Durante o segundo ano de vida, a esfera visual amplia-se, e muitas crianças desenvolvem uma visão muito nítida para objetos distantes. Na etapa de 2 a 4 anos, em virtude do bom desenvolvimento das funções visuoperceptivas, que possibilitam o exercício da memória visual e a formação das imagens mentais, a criança faz a passagem das representações concretas às representações simbólicas. A criança imita o que observa visualmente, ampliando sua capacidade motora e tornando mais complexa e planejada a ação. O desenvolvimento das funções perceptivas superiores pode ocorrer até os 16 anos de idade.[2]

DESENVOLVIMENTO ATÍPICO DA VISÃO

Os testes realizados por oftalmologistas têm sido úteis na avaliação do desenvolvimento das funções visuais de crianças em risco de apresentar anormalidades neurológicas. Para Veitzman (1997), nem todos os atrasos de desenvolvimento visual infantil são facilmente detectados ou mantêm um ritmo regular de evolução. O reconhecimento de seus diferentes padrões de apresentação é importante não apenas para decidir a respeito da melhor conduta clínica como, principalmente, para a pronta instituição de terapia especializada e o envolvimento adequado de outras disciplinas no tratamento. A definição de um perfil de desenvolvimento visual permitirá ao oftalmologista determinar com segurança se o déficit visual é severo (cegueira) ou se a criança que é aparentemente cega apresenta algum resíduo visual (baixa visão).[15]

Os tipos de atraso de desenvolvimento visual obtidos pelo acompanhamento regular das respostas de acuidade e campo visual são quatro:[6]

- **Tipo I:** atraso de desenvolvimento visual isolado.
- **Tipo II:** atraso de desenvolvimento visual associado a problemas de desenvolvimento neurológico permanente.
- **Tipo III:** atraso de desenvolvimento associado a nistagmo.
- **Tipo IV:** atraso de desenvolvimento visual associado a alterações oculares congênitas, binoculares e severas.

Será abordado com maior detalhe o tipo II, que está diretamente relacionado ao assunto deste capítulo. O tipo II vem associado a comprometimento neuromotor permanente. Seu perfil irá variar de acordo com a severidade da lesão neurológica. A asfixia perinatal, por exemplo, afeta tanto o sistema extrageniculado como o geniculoestriado e é considerada uma das principais causas de atraso de desenvolvimento visual em virtude das lesões corticais. Esse quadro poderá ou não apresentar algum grau de desenvolvimento da função visual. Há diminuição importante da acuidade visual em 50% dos pacientes com paralisia cerebral (PC), o que não poderia ser exclusivamente explicado apenas pelas alterações oculares.[7] Estrabismo e os erros refracionais são comuns na PC.[14] A hipoxia perinatal e um tempo de gestação muito reduzido são fatores que aumentam a chance de desenvolvimento visual atípico de origem cerebral e/ou cortical.[7] Em muitos casos, tanto a acuidade visual como os campos visuais continuam a se desenvolver, apesar de apresentarem um nível muito inferior ao normal. Não é possível, entretanto, concluir se esse comprometimento das funções visuais está limitado apenas às lesões anatômicas específicas ou se também compromete as funções visuais superiores, provocando as disfunções visuais cognitivas e/ou déficits de atenção. Indivíduos com múltiplas deficiências podem apresentar alterações cognitivas da função visual que acometem a memória, o reconhecimento e a compreensão da imagem.[5] O distúrbio da visão causado pelo comprometimento da função retroquiasmática do sistema visual é definido como deficiência visual cortical (DVC). A maior porcentagem da DVC é detectada em crianças espásticas, em prematuros com hemiplegia e em crianças que sofreram asfixia perinatal.[14] Para Veitzzman (1997), cerca de 60% dos casos de PC apresentam lesões desse tipo, associadas ou não a alterações oculares, e que causam uma severa perda de visão.

Muitos dos fatores etiológicos nas disfunções neuromotoras produzem déficit na entrada, na saída e no processamento da informação visual, modificando padrões de respostas e apresentando o desenvolvimento visual relacionado a seguir:[13]

Características visuais – DVC

- Não parece cega.
- Olhar compulsivo à luz.
- Face pouco expressiva.
- Movimento lento dos olhos, mas sem direcionamento.
- Tende a desviar o olhar de pessoas e eventos.
- Comunicação visual diminuída.
- Rara autoestimulação visual (*eye pressing*) (Figuras 71.22 e 71.23).

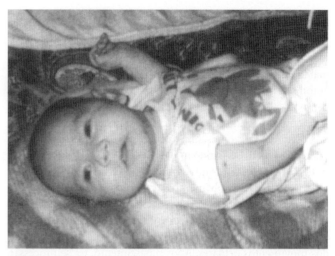

Figura 71.23 ▷ Movimento de olhos lento, mas sem direcionamento.

Funcionamento visual – DVC

- Habilidades visuais flutuam.
- A visão periférica parece ser mais funcional do que a central.
- Vê melhor em ambientes familiares.
- Falta de curiosidade visual.
- Usa a visão espontaneamente apenas por curto período de tempo.
- Cansa-se rapidamente durante o aprendizado visual.
- Aproxima o objeto para vê-lo.
- Vira o rosto quando faz alcance.
- Restrição de campo visual (Figuras 71.24 a 71.26).

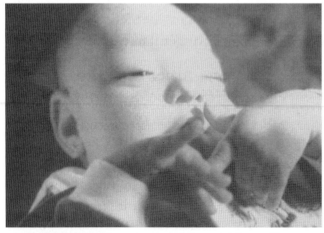

Figura 71.22 ▷ Comunicação visual diminuída.

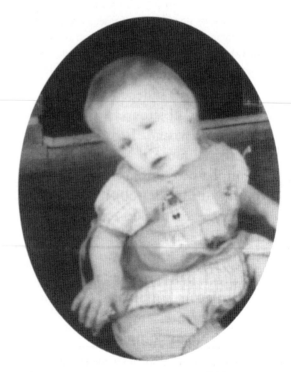

Figura 71.24 ▷ Vira o rosto quando faz alcance.

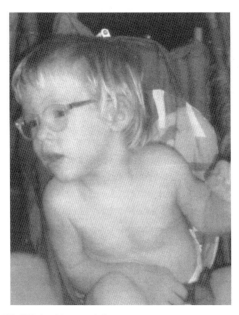

Figura 71.25 ▷ Usa a visão espontaneamente por curto período de tempo.

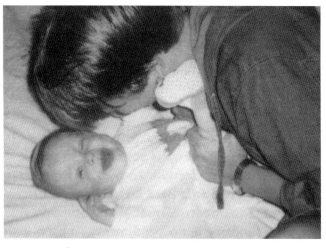

Figura 71.27 ▷ Alcance não é preciso.

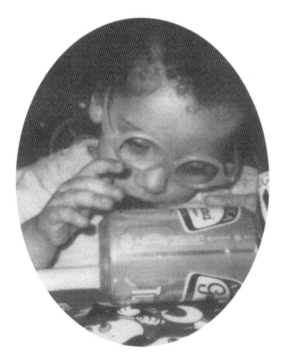

Figura 71.26 ▷ Restrição do campo visual; utiliza-se da aproximação.

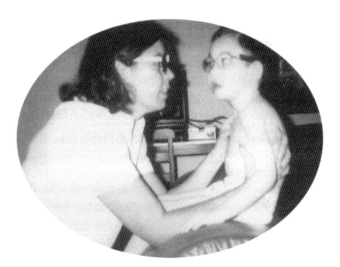

Figura 71.28 ▷ Estimativa de distância é pobre.

Habilidades perceptivas – DVC

- Baixa capacidade de reconhecimento de um objeto estático.
- Pode não reconhecer faces.
- Dificuldades de ver objetos ou figuras colocados muito próximos.
- Olha para um objeto entre vários.
- Alcance não é preciso.
- Identifica cor com maior facilidade que objetos ou formas.
- Estimativa de distância é pobre (Figuras 71.27 e 71.28).

Modalidades sensoriais – DVC

- Suplementa a visão com o toque.
- Usa movimento de busca com as mãos para pegar um objeto.
- Parece ouvir melhor com olhos fechados.
- Quando tem um objeto na boca, parece não ver o outro objeto apresentado.
- Parece não combinar a visão com outros sentidos (Figura 71.29).

Privados do sentido visual, os bebês cegos congênitos ou com visão subnormal severa, ao completarem 1 ano, poderão apresentar atraso de desenvolvimento global de aproximadamente 4 meses.[8] A ausência do atendimento nessa fase não ocorre sem consequências. Ainda que a acuidade visual de um RN seja baixa, mesmo assim ele já está recebendo estimulação do meio ambiente, levando-o a uma interação crescente. Quando se trata de uma criança com severa deficiência visual, a ausência de estímulo visual retarda também essa interação: a criança fica mais inativa, movimenta-se pouco e, desse modo, sofre atraso em seu desenvolvimento motor,[11] favorecendo

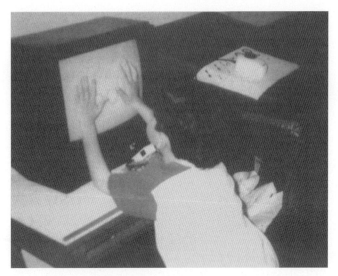

Figura 71.29 ▷ Suplementa a visão com o toque.

oportunidades de comportamentos motores repetitivos (maneirismos), autoestimulação e isolamento, o que compromete as outras áreas do desenvolvimento.

AVALIAÇÃO FUNCIONAL DA VISÃO

A partir da avaliação oftalmológica especial, que difere da comum porque estabelece os parâmetros que podem ser adotados em termos da utilização das funções visuais remanescentes, deve ser realizada a avaliação funcional da visão. Sabendo que as funções visuais estão afetadas em proporções diferentes nas crianças com baixa visão, e uma vez sendo identificadas como deficientes visuais, associadas ou não a outras deficiências, faz-se necessário revelar dados *qualitativos*, mediante a avaliação funcional da visão e do uso funcional da visão residual. Considerando a complexidade desses dados, é possível conceituar a avaliação funcional da visão como um processo de observação informal do comportamento visual em relação ao nível da consciência visual, da qualidade da recepção, assimilação, integração e elaboração dos estímulos visuais em termos perceptivos e conceptuais.[2]

O comportamento de uma criança que vê está ligado às impressões visuais. Essa é a base da observação do comportamento na avaliação da capacidade visual de bebês e crianças com múltiplas deficiências.[10] A avaliação se processa nas seguintes observações:

1. O interesse da criança é despertado, tornando-a atenta.
2. As habilidades oculomotoras da criança são estimuladas; a criança controla o olhar para que possa focalizar (fixar) e acompanhar (seguir) o objeto.
3. A criança focaliza um objeto e realiza o alcance dirigido a fim de pegá-lo.
4. A criança focaliza um objeto e se desloca em sua direção.
5. A criança reage emocionalmente às impressões visuais; ela sorri para o rosto de sua mãe, para a boneca, para seu alimento, suas roupas, e se entristece quando sua mãe desvia o olhar ou a mamadeira é retirada.

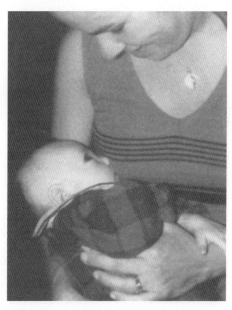

Figura 71.30 ▷ Participação materna.

CONSIDERAÇÕES

Não é raro para as crianças com disfunções neuromotoras faltar habilidade para se comunicar verbalmente, apontar e alcançar um objeto. A única solução é avaliar a reação emocional ante um estímulo visual, e se a habilidade oculomotora (fixação, seguimento visual e acomodação ocular) funciona, é possível avaliar a visão a partir da habilidade de fixação de um objeto e seguimento visual.[10] Ensinar a criança, facilitando padrões motores que melhorem as respostas visuais, assim como observar o posicionamento da cabeça, que pode indicar campo visual utilizado. Até que ponto a criança vê os objetos irá depender de sua forma, tamanho, tipo de estímulo, diferentes contrastes, assim como da iluminação adequada, da distância em que a criança se encontra e do tempo que necessita para responder, da capacidade mental, de fatores ambientais e da extensão da lesão, entre outros. A avaliação visual está fundamentada também na observação do comportamento em um ambiente modificado, onde um observador apresenta e controla determinadas tarefas. A família tem participação ativa durante a avaliação para relatar informações complementares das atividades da vida diária e como acha que a criança utiliza a visão. Observam-se também a qualidade de interação socioafetiva e o nível de expectativa e compreensão do desenvolvimento da criança[9] (Figura 71.30).

PROGRAMA DE ESTÍMULO VISUAL E DESENVOLVIMENTO DA EFICIÊNCIA VISUAL

Em 1970, Natalie Barraga criou a Escala de Eficiência Visual. Este foi o primeiro instrumento com o qual se podia medir o funcionamento visual de crianças por meio de programas sequenciais em complexidade de experiências visuais. A revisão dessa escala resultou na publicação do Programa para Desenvolver a Eficiência no Funcionamento Visual, o qual é usado atualmente para fundamentar o atendimento em caso de baixa visão, com o objetivo de utilização máxima da visão residual, com base na instrução individual.[3] O programa de treinamento abrange três níveis da função visual: estimulação visual, eficiência visual e utilização da visão.

Nível I: Estimulação visual

Objetivos

Criar consciência do estímulo visual de modo que ela irá se tornar parte do processo visual (reage, age, responde) pela compreensão do significado da luz, direção da fonte de luz, a forma de uma fonte de luz ou objeto, coordenando ações motoras e sensoriais (Figuras 71.31 e 71.32).

Nível II: Eficiência visual
Objetivos

Auxiliar a interpretação dos estímulos visuais, adquirindo o sentido das imagens visuais (contornos, detalhes, cores, configurações e padrões) de objetos (Figura 71.33), realizando

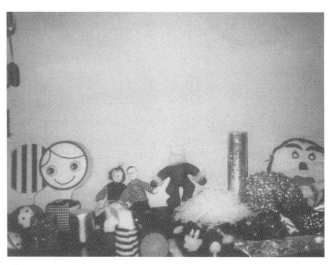

Figura 71.33 ▷ Diversos objetos com contornos, detalhes, cores diferentes (objetos contrastantes).

decisões coerentes acerca da informação visual, associada à informação visual com outros sentidos e ações motoras, coordenando a comunicação e a linguagem com imagens visuais; utilizando mediação verbal como necessário para confirmar as hipóteses visuais; antecipando, identificando e generalizando imagens visuais específicas.

Nível III: Utilização da visão
Objetivos

Auxiliar a criança a participar ativamente de seu aprendizado pelo uso da baixa visão, a perceber e interpretar pistas ambientais, alterando posições do corpo para reorganizá-las, modificando o ambiente, usando recursos ópticos adequados, sabendo quando combinar os outros sentidos, sabendo quando não utilizar a visão e conhecendo o que facilita ou dificulta a função visual (Figuras 71.34 e 71.35).

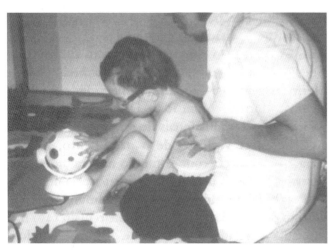

Figura 71.31 ▷ Direcionar para a forma do objeto.

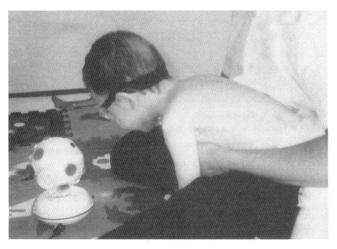

Figura 71.32 ▷ Criar consciência do estímulo visual.

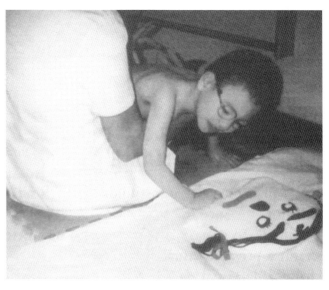

Figura 71.34 ▷ Posturas adequadas para facilitar a visão.

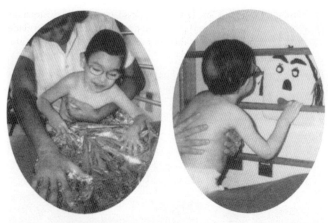

Figura 71.35 ▶ Recursos ópticos adequados, com modificação do ambiente.

Objetivos gerais

- Favorecer a aquisição da consciência visual.
- Favorecer o controle do mecanismo visual.
- Desenvolver a capacidade de enfocar, fixar e manter o olhar.
- Usar a visão para o planejamento de uma tarefa.
- Localização e orientação espacial.
- Desenvolver a iniciativa de obter informações visuais além do que é "visualmente alcançado".
- Discriminação e percepção.
- Desenvolvimento do nível conceitual pela experiência.
- Interpretação das imagens visuais (Figura 71.36).

PONTOS BÁSICOS DO PROGRAMA DE TREINAMENTO

- Quanto mais precoce for instituído, melhores serão os resultados.
- A "estimulação visual" justifica-se como um meio de prevenir a privação visual.
- A habilidade visual da criança não será maior que sua condição perceptivo-cognitiva.
- Cada criança tem um nível ótimo de funcionamento visual.
- A "estimulação visual" isolada inibe o desenvolvimento visual.
- Aumenta a eficiência da visão existente, mas não cura ou modifica o processo ou a extensão do comprometimento.
- A experiência visual precisa ser ativa e acompanhada pela experiência tátil.
- É parte integral de outras atividades específicas: sociais, atividades da vida diária, escolares e de lazer.

CONSIDERAÇÕES FINAIS

Ao concluir este capítulo, compete-nos reconhecer a importância da visão, que é um processo cognitivo que envolve a conversão dos estímulos visuais em informações significativas, na aquisição de conhecimentos e no desenvolvimento de habilidades integradas para o desenvolvimento como um todo. Desse modo, faz-se necessária para os profissionais de reabilitação a compreensão da baixa visão desde o nascimento e sua frequência em crianças com disfunção neuromotora, o que, possivelmente, acentuará também a deficiência no aprendizado e no relacionamento social e diminuirá o rendimento das atividades motoras e intelectuais, caso não detectada e tratada precocemente. A meta de todo e qualquer tratamento é restaurar ou melhorar ao máximo a função, de modo a ampliar as condições de desenvolvimento e aprendizagem com vistas à autonomia pessoal e à integração individual e social. Quando se propõem condições para o desenvolvimento da eficiência visual, essa meta também é uma busca constante.

REFERÊNCIAS

1. Barraga NC. Discapacidad visual y aprendizaje. International Council for the Educaction of the Visually Impaired-Christoffel Blindenmission. Córdoba. Argentina, 1991.
2. Bruno Marilda MG. O desenvolvimento integral do portador de deficiência visual. São Paulo: Laramara. Newswork, 1993.
3. Corn AL. Instruccion para el uso de la vision para ninõs y adultos com baja vision: Propuesta de um programa modelo. I.C.E.Y.H. Córdoba, Argentina, 1989.
4. Daw NW. Developmental of visual capabilities. In: Visual development. New York: Plenum Press, 1995:29-55.
5. Dutton GN. Cognitive visual dysfunction. Br J Ophthalmol 1994; 78:723-6.
6. Fielder AR. Ophthalmic management. In: The management of visual impairment in childhood. London: Cambridge University Press, 1993:91-108.
7. Groenendaal F, Van-Hoff-Van Duin J. Partial visual recovery in 2 full term infants after perinatal hypoxia. Neuropediatrics 1990; 21:76-8.
8. Hyvarinen L. O desenvolvimento normal e anormal da visão. São Paulo: Santa Casa.
9. I.C.E.V.H/O.M.S. O atendimento de crianças com baixa visão. Relatório de Bangkok/Tailândia, julho 1992.
10. Lindstedt E. How well does a child see? Stockholm, 1997.
11. Masini EFS. O perceber e o relacionar-se do deficiente visual – orientando professores especializados. Brasília: CORDE. (Tese de Livre Docência – Faculdade de Educação da Universidade de São Paulo), 1990.

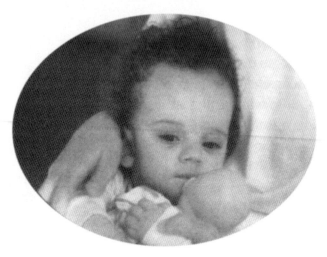

Figura 71.36 ▶ Identificação do objeto para facilitar o brincar.

12. Plut M. Desenvolvimento da função visual. Temas sobre Desenvolvimento. Março-abril 1992; 5(13):11-3.

13. Scott EP, Freeman RDJ, James E. Visual impaiment in children and adolescents.

14. Shenk-Rootlieb AJF, Van Nieuwenhuizen O, Van Waes GM: Cerebral visual impairment in cerebral palsy: relation to structural abnormalities of the cerebrum. Neuropediatrics 1993; 25:68-72.

15. Veitzman S. Aplicação do teste de Cardiff em crianças normais e com toxoplasmose macular. Tese de doutorado. Universidade Federal de São Paulo, Escola Paulista de Medicina, São Paulo, 1995.

16. ZekI S. A vision ofthe brain. London: Blackwell Scientific Publications, 1993.

72

Ações da Terapia Ocupacional na Criança com Disfunção Neurológica

Parte A — Parte Introdutória (Seção de Reabilitação)

Marisa Cotta Mancini

O processo de reabilitação é definido como um "processo voltado para a otimização da funcionalidade e da saúde, bem como para a prevenção ou minimização da incapacidade de cliente".[5] Essa definição se baseia na Classificação Internacional de Funcionalidade, Incapacidade e Saúde (CIF) proposta pela Organização Mundial da Saúde (OMS, 2001),[2,7] para descrever os processos de funcionalidade e incapacidade humanos. Esses processos geralmente se apresentam de maneira variada, não sendo possível uma definição genérica das consequências ou expectativas funcionais de um indivíduo tomando-se por base somente informações sobre a doença e seus sintomas. Desse modo, esse modelo viabiliza a definição de um perfil funcional individualizado do cliente, que deve identificar as possibilidades, habilidades e limitações encontradas por ele ao desempenhar as funções relevantes, nos contextos de referência.[4,7]

A família das classificações internacionais da OMS é constituída por duas classificações principais: a Classificação Internacional de Doenças e problemas relacionados à saúde (CID) e a Classificação Internacional de Funcionalidade, Incapacidade e Saúde (CIF). A CID, atualmente em sua 10ª versão revisada, é baseada no modelo médico e fornece uma estrutura etiológica de doenças e condições de saúde. A CIF descreve as consequências funcionais de uma condição de saúde. Juntas, a CID e a CIF disponibilizam sistemas complementares de classificação descrevendo, respectivamente, a doença ou condição de saúde e suas consequências na vida do indivíduo.

A CIF (2001)[7] foi publicada pela OMS (WHO, 2001) e traduzida para o português em 2003,[4] com o objetivo de disponibilizar uma taxonomia para servir de linguagem internacional comum entre os diferentes profissionais da saúde e da reabilitação, bem como de parâmetro conceitual para descrever e classificar os processos de funcionalidade e de incapacidade.[2] A CIF pauta-se teoricamente no modelo biopsicossocial e é compatível com o conceito ampliado de saúde,[1] que inclui as perspectivas biológica, individual e social. Dessa maneira, a CIF incorpora fatores internos e externos (ou seja, pessoais e dos contextos físico, social, político) nos elementos estruturais da conceituação de funcionalidade e de incapacidade.

Com base no modelo da CIF, os processos de incapacidade e de funcionalidade são resultantes da interação de uma condição de saúde com fatores do contexto (ou seja, fatores pessoais e ambientais). Essa interação pode interferir em três componentes ou domínios: *estrutura e função do corpo* (nível interno), *atividade* (nível intermediário) e *participação* (nível sociedade) (Figura 72.1). As estruturas do corpo são partes anatômicas que incluem órgãos, membros e seus componentes, e as funções do corpo são funções fisiológicas dos sistemas corporais, incluindo funções psicológicas.[7] Considerando-se o processo de incapacidade, *deficiências* são problemas nas estruturas e/ou funções do corpo, como alteração importante ou perda. O componente intermediário de funcionalidade é denominado atividade, e refere-se à execução de ação(ões) ou tarefa(s) pelo indivíduo. No processo de incapacidade, limitações nas atividades são dificuldades que o indivíduo encontra para executar atividades da rotina diária. O terceiro componente do processo de funcionalidade é chamado participação, ou seja, o envolvimento em situações de vida. Restrições na participação são problemas encontrados pelo indivíduo para se envolver e participar na sociedade[3] (Figura 72.1).

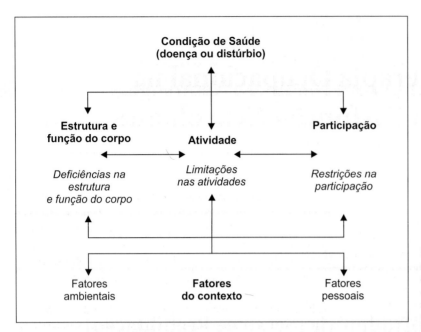

Figura 72.1 ▶ Modelo esquemático da Classificação Internacional de Funcionalidade, Incapacidade e Saúde (CIF – OMS, 2001). Em **negrito** estão os componentes do processo de funcionalidade e em *itálico* estão os componentes do processo de incapacidade.

Os demais conceitos do modelo da CIF são condição de saúde e fatores do contexto (ambientais e pessoais). Condição de saúde é um termo genérico utilizado para denominar doença, distúrbio, lesão ou trauma, mas inclui também outras circunstâncias, como estresse, envelhecimento, gravidez, anomalia congênita ou predisposição genética. Fatores ambientais são externos ao indivíduo e compõem os ambientes físico, social, atitudinal e político nos quais as pessoas vivem e conduzem suas vidas. Os fatores ambientais podem exercer influência positiva (nesse caso, são denominados facilitadores) ou negativa (sendo denominados barreiras) nos processos de funcionalidade/incapacidade do indivíduo. Por fim, fatores pessoais são características particulares de cada indivíduo, e compreendem elementos que não fazem parte da condição de saúde, como sexo, idade, raça, aptidão física, estilo de vida, hábitos e formação social, entre outros.[3] É importante que os profissionais da equipe de reabilitação estejam a par da estrutura conceitual especificada pelo modelo da CIF, de modo que as avaliações e terapêuticas selecionadas possam informar e objetivar mudanças nos aspectos relevantes da vida do indivíduo.[6]

O modelo da CIF admite que os processos de funcionalidade e de incapacidade não se resumem à presença de uma doença ou condição de saúde, pautando-se na interação da condição de saúde com os fatores do contexto no qual o indivíduo vive.[3] O modelo propõe interações dinâmicas entre seus elementos, ilustrando a complexidade dos processos de funcionalidade e de incapacidade. Assim, os fenômenos de funcionalidade e de incapacidade apresentam-se como processos multifatoriais, não lineares, que dependem de fatores pessoais e ambientais, e cujos componentes são resultantes de interações entre as características de saúde e os fatores do contexto.

A estrutura conceitual proposta pela CIF pode ilustrar os esforços integrados da equipe de saúde para atender as necessidades de indivíduos que convivem ou se encontram em situações de risco para determinada condição de saúde. Enquanto o médico centra seus esforços na prevenção ou controle da doença e de seus sintomas, os demais profissionais de reabilitação, incluindo fisioterapeutas, terapeutas ocupacionais, fonoaudiólogos, psicólogos e assistentes sociais, entre outros, visam prevenir, tratar ou recuperar o desempenho de funções básicas e importantes do cotidiano desse indivíduo. Juntos, eles devem almejar a minimização da incapacidade e a promoção da funcionalidade e da qualidade de vida do cliente.

REFERÊNCIAS

1. Caponi S. Georges Canguilhem y el estatuto epistemológico del concepto de salud. História, Ciências, Saúde – Manguinhos, 1997; IV (2):287-307.

2. Farias N, Buchalla CM. A classificação internacional de funcionalidade, incapacidade e saúde da Organização Mundial da Saúde: conceitos, usos e perspectivas. Revista Brasileira de Epidemiologia 2005; 8 (2):187-93.

3. Mancini MC. Classificação Internacional de Funcionalidade, Incapacidade e Saúde (CIF): caracterização e aplicações. Trabalho completo publicado nos Anais do X Congresso Brasileiro de Terapia Ocupacional: Contexto, Territórios e Diversidades, Goiânia, 15-18 maio, 2007 (disponível em CD).

4. OMS – Organização Mundial da Saúde. CIF: Classificação Internacional de Funcionalidade, Incapacidade e Saúde [Centro Colaborador da Organização Mundial da Saúde para a Família de Classificações Internacionais, org.; coordenação da tradução Cassia Maria Buchalla]. São Paulo: Editora da Universidade de São Paulo – EDUSP, 2003.

5. Stucki G, Ewert T, Cieza A. Value and application of the ICF in rehabilitation medicine. Disability & Rehabilitation 2002; 24 (17):932-8.

6. Trombly CA. Antecipating the future: assessment of occupational function. Am J Occup Therapy 1993; 47:253-7.

7. WHO – World Health Organization. International Classification of functioning, disability and health: ICF. World Health Organization, 2001.

CAPÍTULO 72 ▷ Ações da Terapia Ocupacional na Criança com Disfunção Neurológica

Parte B

Ações da Terapia Ocupacional na Criança com Disfunção Neurológica

Marisa Cotta Mancini

INTRODUÇÃO

Segundo definição da Associação Americana de Terapia Ocupacional, a terapia ocupacional é uma "profissão de saúde e reabilitação que ajuda o indivíduo a recuperar, desenvolver e construir habilidades que são importantes para sua independência funcional, saúde, segurança e integração social".[2] O terapeuta ocupacional trabalha com indivíduos de todas as idades, visando à promoção do desempenho de atividades que sejam importantes em sua rotina diária e cujo desempenho esteja comprometido pela presença de deficiências, limitações ou restrições.[19]

Terapeutas ocupacionais que trabalham com crianças buscam promover a participação ativa delas em atividades do cotidiano em determinada sociedade. Essas atividades incluem, entre outras, frequentar a escola com as outras crianças, levantar da cama pela manhã e ir ao banheiro, tomar banho e vestir-se, conseguir alimentar-se sozinho, fazer a lição de casa e estudar para as provas, jogar futebol ou queimada no recreio com os colegas, andar de patins ou bicicleta, brincar com brinquedos e com amigos. Embora pareçam simples, essas atividades apresentam-se como grandes desafios para crianças que convivem com as consequências funcionais das diversas patologias infantis. O trabalho do terapeuta ocupacional almeja ter um impacto no desempenho funcional da criança (p. ex., desenvolvendo habilidades específicas e incentivando a independência), auxiliar e orientar os pais e familiares a lidar com a criança e suas incapacidades e ainda modificar o ambiente (p. ex., adaptando e indicando equipamentos e mobiliários).[9] Essas mudanças ilustram três eixos principais que norteiam a intervenção terapêutica ocupacional com crianças: (1) promoção do desempenho ocupacional; (2) adaptação do ambiente; (3) integração social da criança.

Um dos eixos que caracterizam a intervenção terapêutica ocupacional é a ênfase na promoção do desempenho ocupacional. No trabalho com crianças, esse objetivo se traduz no desenvolvimento de habilidades infantis específicas e na promoção de independência, tornando-as capazes de realizar atividades e tarefas que são esperadas de crianças com desenvolvimento típico.[12] A Associação Americana de Terapia Ocupacional classifica habilidades ou componentes de desempenho em três áreas: sensorimotora, cognitiva e psicossocial. Esse tipo de classificação tem sido utilizado por teóricos da terapia ocupacional e de áreas afins para fundamentar o desenvolvimento de modelos de intervenção voltados para a promoção de habilidades em áreas específicas (Terapia de Integração Sensorial,[4] Método Neuroevolutivo,[6] Modelo da Ocupação Humana,[16] Modelo do Comportamento Adaptativo,[29] entre outros). Nesse eixo de intervenção, o terapeuta ocupacional se utiliza da informação desses modelos de tratamento para promover o desempenho da criança em atividades funcionais, ou seja, atividades da vida diária (AVD), brincadeiras ou lazer e atividades produtivas ou de trabalho.[17] As AVD incluem capacitar a criança para vestir-se, alimentar-se, mover-se de um lugar para outro, comunicar-se, realizar higiene e cuidados pessoais (tomar banho, escovar os dentes, pentear o cabelo, usar o banheiro) etc. Assim como na criança com desenvolvimento típico, o incentivo à participação de uma criança com disfunção neurológica nessas AVD reforça seu senso de integridade e competência interna, estimulando seu interesse por um estilo de vida mais independente.[10,16] Um outro grupo de atividades funcionais inclui o lazer e as brincadeiras. Essas atividades fazem parte do cotidiano infantil; sua característica lúdica potencializa elementos que estimulam a participação prolongada da criança nesse tipo de atividade, incluindo o interesse e a motivação interna da criança, o senso de autocontrole e a possibilidade de suspensão da realidade. Ao brincar, a suspensão da realidade é uma característica que permite que a criança brinque em um contexto imaginário de faz de conta, em que suas ações não resultam necessariamente em consequências reais (p. ex., brincar de trombar carros não resulta em danos materiais reais nem coloca em risco a vida de pessoas).[8] A participação de uma criança com disfunção neurológica em atividades do brincar promove o desenvolvimento de comportamentos de exploração, competência e realização pessoal tanto no brincar social (com companheiros) como no brincar com brinquedos e objetos.[23] Em um terceiro grupo, as atividades funcionais são as de caráter produtivo ou de trabalho, que são realizadas em casa, na escola ou na comunidade. Na infância, elas se caracterizam, principalmente, por atividades escolares e tarefas domésticas.[17] Da mesma maneira que nas demais atividades funcionais, o terapeuta ocupacional objetiva melhorar o desempenho e promover a independência da criança com disfunção neurológica em atividades domésticas e escolares, consideradas importantes para sua integração social em casa e na escola.

Um segundo eixo que norteia a intervenção do terapeuta ocupacional diz respeito às modificações realizadas no ambiente da criança. Em geral, adaptações ou modificações são indicadas para prevenir deficiências secundárias, promover posicionamento adequado para realização da função, estimular o desempenho funcional, promover independência, aumentar a segurança e facilitar o acesso da criança a locais de interesse que sejam importantes para ela e sua família.[26] As adaptações podem ser simples, como modificando-se um utensílio de alimentação (p. ex., fixando o prato na mesa com ventosas ou adaptando o cabo de uma colher), ou complexas, incluindo mobiliário (p. ex., cadeiras adaptadas), equipamentos especializados (p. ex., computadores com teclados especiais, *software* específico) e modificações arquitetônicas (p. ex., rampas, barras de apoio etc.). As modificações podem ser indicadas para qualquer uma das três áreas de desempenho ocupacional (AVD, brincadeiras ou lazer e atividades produtivas ou de trabalho).[13] As modificações podem, ainda, priorizar o ambiente físico da casa, escola ou comunidade em que a criança viva (adaptações, mobiliários) ou podem ser voltadas para alteração da complexidade de uma atividade funcional ou rotina diária da criança.[26,27] Por exemplo, o terapeuta ocupacional pode indicar um rebaixamento da pia e do espelho do banheiro de casa para facilitar o acesso da criança e promover sua participação em atividades de higiene pessoal (p. ex., escovar os dentes, lavar as mãos, pentear os cabelos). É possível que ainda sejam indicadas adaptações específicas para a criança (p. ex., uso de *splints* ou órteses manuais) ou voltadas para os próprios utensílios (p. ex., aumento da espessura do cabo), de modo que a criança possa segurar adequadamente a escova de dente e o pente. Por fim, o terapeuta ocupacional pode, ainda, orientar a criança durante a atividade, simplificando inicialmente a complexidade da tarefa de escovar os dentes para que a criança possa, gradativamente, aumentar sua participação nessa atividade funcional.

O terceiro eixo norteador da intervenção de terapia ocupacional é a integração social da pessoa portadora de deficiência. Crianças com disfunção neurológica são geralmente limitadas em relação a frequentar ambientes normalmente frequentados por crianças com desenvolvimento típico, como escola, parques, praças, clubes sociais, cinemas, *shopping centers* etc.[7,11,18] A limitação na participação social da criança portadora de deficiência e de sua família pode estar associada a diversos aspectos, incluindo dificuldades de acesso físico ao ambiente, constrangimento social causado por atitudes preconceituosas e discriminadoras da comunidade em geral, falta de valorização política da participação desse indivíduo na sociedade, entre outros fatores. Um dos principais objetivos do terapeuta ocupacional deve estar voltado para a promoção da integração social do indivíduo deficiente em sua comunidade. Um grande campo de atuação do terapeuta ocupacional na América do Norte tem sido o processo de inclusão da criança deficiente em escolas de ensino regular.[5,20,25] No contexto escolar, o terapeuta ocupacional atua orientando os professores e a equipe educacional no sentido de promover a participação da criança portadora de deficiência nas atividades desenvolvidas pelas crianças com desenvolvimento típico, nos diversos ambientes escolares. Por exemplo, o trabalho do terapeuta ocupacional pode objetivar promover a participação da criança com distúrbios neurológicos nas atividades de merenda, na sala de aula, no recreio com as outras crianças, no uso do banheiro etc. A participação da criança nessas diferentes atividades escolares pode ser alcançada com o desenvolvimento de habilidades e componentes necessários para o desempenho e/ou por meio de modificações do ambiente escolar. A integração social do indivíduo com deficiência é um objetivo indiscutivelmente necessário, uma vez que resgata seu direito constitucional de cidadania. A integração social de indivíduos portadores de necessidades especiais produz efeitos também nos indivíduos com desenvolvimento típico, pois a convivência diminui o preconceito e minimiza atitudes discriminadoras.[5] Para o terapeuta ocupacional, a promoção de habilidades específicas deve ser contextualizada no objetivo final de integração da criança no ambiente social que a cerca.

AVALIAÇÃO E INTERVENÇÃO DE TERAPIA OCUPACIONAL

A intervenção de terapia ocupacional com crianças que apresentam disfunções neurológicas será discutida em função da apresentação de dois casos clínicos (Quadro 72.1). Esse exemplo ilustra uma abordagem terapêutica funcional baseada nos níveis propostos pelo modelo da Organização Mundial da Saúde (OMS)[22] e fundamentada nos três eixos terapêuticos descritos anteriormente. Os casos apresentados demonstram a importância do desenvolvimento de planos de tratamento de maneira individualizada, enfatizando-se as consequências funcionais da patologia, ou seja, as limitações encontradas para o desempenho de atividades do cotidiano de cada criança.[1] Um plano de tratamento individualizado pressupõe que crianças com a mesma patologia não serão necessariamente beneficiadas da mesma maneira pela mesma terapêutica.[1] Desse modo, não seria coerente definir a intervenção da terapia ocupacional somente a partir de informações sobre a patologia e seus sintomas na criança (p. ex., espasticidade, ataxia, atetose etc.). Para o desenvolvimento de um plano de intervenção individualizado, o terapeuta ocupacional deve avaliar as áreas de desempenho funcional e as atividades que estão prejudicadas ou impedidas, os componentes e habilidades específicos diretamente associados à limitação funcional da criança, e deve ainda informar-se sobre as restrições reais e potenciais encontradas pela criança e sua família para participação social[22] (Quadro 72.1). A partir da informação coletada na avaliação, o terapeuta ocupacional deve elaborar um plano de tratamento com objetivos definidos a serem atingidos e estratégias terapêuticas específicas para cada objetivo. Reavaliações periódicas devem ser realizadas para verificar o resultado da terapêutica e a validade das estratégias definidas.

AVALIAÇÃO DAS CONSEQUÊNCIAS FUNCIONAIS DE DISTÚRBIOS NEUROLÓGICOS

Condição de saúde: patologia

O Quadro 72.1 ilustra o casos de duas crianças com diagnóstico de paralisia cerebral do tipo hemiplegia. A severidade da patologia foi avaliada como leve (nível 1) em ambos os casos, com base no sistema de classificação da função motora grossa.[24] Esse sistema classifica a função motora a partir de informações sobre as habilidades funcionais de locomoção e transferência apresentadas pela criança. As duas crianças desempenham as atividades de locomoção e transferência de maneira independente, em sua rotina diária.

Quadro 72.1 ▷ Exemplo de dois casos clínicos ilustrando a atuação do terapeuta ocupacional em crianças com disfunções neurológicas

	Criança A	Criança B
Dados pessoais		
Idade	8 anos	7 anos
Sexo	Masculino	Masculino
Patologia		
Doença	Lesão cerebral	Lesão cerebral
Diagnóstico	Paralisia cerebral	Paralisia cerebral
Classificação topográfica	Hemiplegia esquerda	Hemiplegia direita
Severidade	Leve (locomoção independente)	Leve (locomoção independente)
Estrutura e função interna		
Sistema	Comprometimento principal do sistema musculoesquelético com leve dificuldade cognitiva associada ao quadro motor	Comprometimento principal do sistema musculoesquelético
Espasticidade	Presença de espasticidade moderada no membro superior esquerdo	Presença de espasticidade leve no membro superior direito
Amplitude de movimentação articular	Não há limitação à movimentação passiva em nenhuma articulação	Não há limitação à movimentação passiva em nenhuma articulação
Sensibilidade	Sem alteração	Sem alteração
Força muscular	Diminuição de força no membro superior esquerdo	Diminuição de força na mão direita
Negligência	Usa o membro superior esquerdo como apoio em atividades funcionais	Não usa o membro superior direito; dificuldade no desempenho de atividades bimanuais
Marcha	Independente, apresentando características do quadro hemiplégico	Independente, apresentando características do quadro hemiplégico
Atividade		
a. Autocuidado	Dificuldade nas atividades de vestir parte superior do corpo (colocar e retirar camisas fechadas e vestimentas abertas na frente) Dificuldade de lidar com fechos, botões e amarrar cadarços Semi-independente nas atividades de banho e higiene pessoal (escovar dentes, pentear cabelo)	Dificuldade na alimentação; criança não integra atividades de comer e beber, realizando-as separadamente somente com o membro superior esquerdo Dificuldade nas atividades de vestir e despir em geral Dificuldade com fechos, botões e amarrar cadarços Dificuldade nas atividades de higiene pessoal (escovar dentes)
b. Lazer	Gosta de jogar bola com colegas e ver livros de histórias infantis e revistas	Brinca com irmão mais novo e com vizinhos em atividades lúdicas (p. ex., polícia e ladrão, corrida de carro, jogo da memória); anda de bicicleta; joga futebol
c. Escola	Frequenta escola de ensino especial; está em início de alfabetização Faz uso de algum material escolar (lápis, régua, borracha) e tem dificuldade com tesoura e apontador Dificuldade de se concentrar por tempo prolongado em uma atividade	Ingressou na escola de ensino regular; está em início de alfabetização Dificuldade em utilizar materiais escolares em geral (régua, lápis, apontador, borracha) Dificuldade de reconhecer letras em palavras
Participação social	Frequenta parques, *shopping centers* e vai à fazenda com a família (pais). Vai a festas de aniversário Frequenta escola de ensino especial	Sem restrições
Queixa principal	Dificuldades nas atividades de autocuidado e escolares	Dificuldades em atividades de autocuidado, preocupação com desempenho escolar

Nível interno: avaliação da estrutura e função do corpo

A avaliação da terapia ocupacional identificou aspectos importantes nesse nível, os quais estavam interferindo diretamente no desempenho funcional das crianças. No caso da criança A, a dificuldade cognitiva associada ao quadro motor estava comprometendo sua concentração em atividades escolares. Além disso, a presença de espasticidade no membro superior esquerdo dificultava o desempenho de atividades da rotina diária e escolares. No caso da criança B, além do efeito da espasticidade, a negligência e o desuso do membro superior direito estavam dificultando e alterando o desempenho de várias atividades funcionais.

Nível intermediário: avaliação das atividades

A avaliação e a intervenção da terapia ocupacional geralmente centralizam-se nesse nível, que indentifica limitações funcionais e objetiva a promoção do desempenho de atividades que sejam relevantes para a criança e sua família. A partir de uma avaliação funcional padronizada,[15] acrescida de entrevista com pais, foi possível definir um perfil funcional de cada criança em três áreas de desempenho: autocuidado, lazer e escola. Esse perfil revelou ao terapeuta ocupacional a maneira idiossincrática como cada criança convive diariamente com as consequências de sua doença neurológica. Como mostra o Quadro 72.1, embora ambas as crianças apresentassem dificuldades de realizar atividades de autocuidado e escolares, essas dificuldades eram específicas em cada caso.

É importante ressaltar que, nos dois casos, a queixa principal da criança e de seus familiares identificou dificuldades nesse nível de desempenho funcional, mostrando a relevância do nível da atividade em relação ao nível interno (estrutura e função do corpo).

Nível social: avaliação da participação social

Em ambos os casos, o impacto da patologia nesse nível de função encontra-se minimizado em virtude do grande interesse de ambas as famílias em estimular a participação social da criança. A diferença nesse nível funcional está no fato de a criança A frequentar escola de ensino especial e de a criança B ingressar em escola de ensino regular.

A seguir, será feita uma discussão da intervenção terapêutica ocupacional em cada um dos casos, tomando-se por base os três eixos norteadores anteriormente descritos. Em cada caso, o tratamento consistiu em duas sessões semanais com duração de 45 minutos cada. Foram feitas visitas aos domicílios de ambas as famílias e às escolas frequentadas pelas crianças.

Intervenção de terapia ocupacional: ênfase no desempenho funcional da criança

Criança A

O tratamento dessa criança priorizou inicialmente a promoção do desempenho nas atividades escolares. Essa ênfase se deve ao fato de a criança estar em período crítico do ensino fundamental (alfabetização) e à necessidade de se sentir competente nesse processo, construindo assim autoestima positiva com relação a seu potencial de desempenho na escola. Com base no interesse da criança, foi desenvolvido um projeto de confecção de um jogo de bingo de letras que formassem palavras. A criança teve participação ativa em todas as etapas desse projeto: planejamento, desenvolvimento, confecção e utilização do projeto. Durante a etapa de planejamento, foram discutidos e levantados os materiais necessários para confecção do projeto, cores a serem utilizadas, assim como um cronograma de execução, com as respectivas tarefas a serem desenvolvidas. Nessa etapa, foi feita uma lista de materiais a serem adquiridos e, junto com o terapeuta ocupacional, a criança participou da compra desses materiais, dando opinião sobre tipo, textura e cores de papel. Depois de adquirido o material, deu-se início à fase de confecção do projeto. Nessa fase, a criança participou ativamente da maior parte das atividades, necessitando de ajuda inicial do terapeuta ocupacional nas atividades que incluíam o uso mais preciso de tesoura. As letras do jogo foram confeccionadas em programa de computador e impressas em papel branco para que a criança pudesse colorir cada letra. Foi reforçada constantemente a necessidade de a criança manter o colorido dentro do contorno de cada letra para um melhor resultado final. Nesse projeto, a criança fez uso de vários materiais escolares, sob a supervisão constante do terapeuta ocupacional. Além do lápis utilizado para colorir as letras, a criança fez uso de régua para montar as cartelas e da tesoura para recortar as letras e as cartelas do jogo. As etapas de planejamento e desenvolvimento do projeto tiveram duração de 12 sessões. Uma vez finalizada a confecção do jogo, a criança o utilizou várias vezes com o terapeuta ocupacional. Na etapa de utilização do projeto, foram discutidas as regras do jogo de bingo. Além de promover o desempenho da criança em atividades escolares, esse projeto utilizou atividades bimanuais que estimularam o uso do membro superior esquerdo e mantiveram a atenção e a concentração da criança por período prolongado de tempo. Foram trabalhados conceitos relacionados com o processo de alfabetização, como identificação de letras e formação de palavras. Além das habilidades trabalhadas nas sessões de terapia ocupacional, visitas à escola da criança serviram para orientar a equipe educacional sobre as dificuldades apresentadas e o potencial de desempenho da criança.

Criança B

O tratamento dessa criança priorizou o desempenho em atividades de autocuidado e escolares (principalmente a escrita). Para esse fim foram utilizadas atividades de culinária. Inicialmente, foram identificadas algumas comidas de que a criança gostava: sanduíche, brigadeiro e bolo. Com a ajuda do terapeuta ocupacional, foram selecionadas as receitas em livros de culinária. Depois de selecionadas, as receitas foram copiadas pela criança com o objetivo de iniciar um fichário de receitas. A escrita foi realizada com o membro superior não afetado. Após finalizadas as fichas, foi escolhida uma delas (sanduíche) para ser feita durante uma sessão terapêutica. Em seguida, com a ajuda do terapeuta ocupacional, foi montada uma lista de ingredientes necessários para o sanduíche. O terapeuta ocupacional e a criança foram ao supermercado para comprar os ingredientes. Durante essa sessão foram discutidas questões relacionadas com o preço e a marca de produtos. A sessão seguinte foi utilizada para fazer o sanduíche. Durante o processo, a criança era constantemente orientada a seguir regras de higiene. A confecção do sanduíche possibilitou que o terapeuta ocupacional orientasse a criança a utilizar a faca para partir alimentos e passar manteiga no pão. Esse tipo de atividade (uso de utensílios de alimentação) não fazia parte do repertório funcional da criança. Depois de pronto o sanduíche, a criança preparou um suco e lanchou com o terapeuta ocupacional. A criança foi orientada a utilizar as duas mãos para comer e tomar o suco de maneira simultânea. Uma vez finalizado o lanche, a criança participou ativamente de todas as etapas de limpeza do local e dos utensílios utilizados. O projeto terapêutico utilizado com essa criança proporcionou desenvolvimento de habilidades importantes para desempenho de atividades de autocuidado e escolares. Durante todo o processo, a criança era estimulada a utilizar as duas mãos para realizar as atividades funcionais. Assim como no caso anterior, a visita à escola da criança serviu para orientar a professora sobre as dificuldades apresentadas pela criança e seu potencial de desempenho.

Na fase inicial do atendimento das duas crianças, o desempenho em atividades de vestir foi abordado de maneira indireta, por meio de orientações dadas às crianças e aos familiares para que a criança participasse de modo mais ativo nessas atividades. Em um segundo momento, o desempenho delas no vestir e despir foi abordado de maneira mais direta, em sessões terapêuticas. Desse modo, o tratamento de terapia ocupacional objetivou promover o desempenho das crianças nas atividades funcionais em que foram identificadas dificuldades, no momento da avaliação inicial.

Intervenção de terapia ocupacional: ênfase em modificações e na adaptação do ambiente

Algumas modificações e adaptações foram feitas em ambos os casos, objetivando melhorar o desempenho funcional das crianças e prevenir alterações secundárias.

No caso da criança A, foi confeccionado um *splint* para posicionamento da mão afetada e solicitado que a criança fizesse uso dele durante a noite para prevenir deformidades. A visita ao domicílio dessa criança informou ao terapeuta sobre como a criança desempenhava tarefas funcionais em casa. O terapeuta ocupacional orientou a família sobre o posicionamento adequado da criança durante a alimentação e sugeriu algumas adaptações para facilitar o acesso da criança à pia do banheiro, promovendo, assim, maior independência no desempenho de atividades de higiene pessoal.

Em visita ao domicílio da criança B, observou-se como o ambiente doméstico possibilita ou dificulta o desempenho funcional da criança. Da mesma maneira que na condução do caso da criança A, foram dadas orientações sobre o posiciona-

mento da criança durante as tarefas de alimentação e realização da lição de casa. O terapeuta ocupacional deu orientações sobre como facilitar o acesso da criança às suas roupas, visando à promoção de sua participação nessa tarefa. Além das modificações no ambiente físico, foram dadas orientações para simplificar a complexidade das tarefas de vestir e despir.

As mudanças sugeridas nos dois casos visaram não só às modificações na estrutura do ambiente físico, mas também às modificações na dinâmica do desempenho funcional. As visitas aos domicílios das crianças permitiram que o trabalho realizado nas sessões terapêuticas pudesse ser transferido para a rotina diária da criança em sua casa.

Intervenção de terapia ocupacional: ênfase na integração social da criança

Esse eixo da intervenção terapêutica foi abordado de três formas. Em primeiro lugar, foi priorizada a integração da criança em seu contexto familiar. As visitas aos dois domicílios serviram para orientar a família e a criança sobre como facilitar a participação de ambas as crianças nas tarefas domésticas. Em geral, as famílias tendem a adotar uma atitude protetora, muitas vezes limitando ou impedindo a participação da criança portadora de deficiência na rotina do ambiente doméstico. Nos dois casos, foram dadas sugestões, objetivando favorecer a participação da criança na rotina doméstica (p. ex., guardar as roupas, estender toalha no varal após o banho, servir a própria refeição no prato, ajudar a enxugar e guardar a louça etc.).

Em segundo lugar, a integração das crianças no ambiente escolar foi abordada nas visitas às escolas. Os professores e a equipe educacional foram orientados a promover a participação da criança nas diversas atividades e nos diferentes contextos escolares. Finalmente, a integração das crianças na comunidade foi abordada nas sessões terapêuticas em que elas, acompanhadas do terapeuta ocupacional, foram a ambientes comerciais fazer compras. Em ambos os casos, as crianças foram orientadas a desenvolver estratégias para lidar com as barreiras arquitetônicas que limitavam o acesso aos estabelecimentos comerciais e interagir com pessoas da comunidade. Além disso, questões relacionadas com as atitudes preconceituosas da comunidade em geral também foram abordadas nas respectivas sessões terapêuticas.

CONSIDERAÇÕES FINAIS SOBRE A ATUAÇÃO DA TERAPIA OCUPACIONAL

A primeira parte deste capítulo descreveu a atuação do terapeuta ocupacional com crianças que apresentam disfunções neurológicas. Com base nessa informação, pode-se dizer que a intervenção terapêutica ocupacional objetiva a promoção de mudanças em três eixos básicos: na criança, no ambiente e na integração da criança em contextos que ela frequenta. Dois exemplos foram utilizados para ilustrar a atuação desse profissional com crianças de mesma faixa etária, do mesmo sexo e com características semelhantes em relação à patologia. Esses exemplos reforçam a característica individualizada do plano de tratamento e o fato de o terapeuta ocupacional centrar sua atuação na queixa trazida pelo cliente e sua família. Desse modo, promove-se uma congruência entre os objetivos terapêuticos e a prática do profissional, explicitando para o cliente e sua família a relevância da intervenção.[28] As atividades utilizadas nos dois casos foram recursos definidos pela terapeuta em conjunto com a criança. Esses recursos devem ser entendidos como meios para alcançar os objetivos funcionais identificados em cada caso. Além desses recursos, o terapeuta ocupacional utiliza técnicas específicas de tratamento como estratégias terapêuticas para atingir os objetivos funcionais traçados no plano de tratamento.

REFERÊNCIAS

1. Aaron DH, Jansen CWS. Hand rehabilitation: matching patient priorities and performance with pathology and tissue healing. Occup Ther Pract 2000; 10-5.

2. Associação Americana de Terapia Ocupacional. The guide to occupational therapy practice. Am J Occup Ther 1999; 53:247-318.

3. Associação Americana de Terapia Ocupacional. Uniform terminology for occupational therapy: third edition. Am J Occup Ther 1994; 48:1054-947.

4. Ayres AJ. Sensory integration and the child. Los Angeles: Western Psychological Services, 1979:191.

5. Blenk K, Fine DL. Making school inclusion work: a guide to everyday practices. Cambridge, MA: Brookline Books, 1995:253.

6. Bobath K. Uma base neurofisiológica para o tratamento da paralisia cerebral. 2 ed. São Paulo: Manole, 1980:110.

7. Brown M, Gordon WA. Impact of impairment on activity patterns of children. Arch Phys Med Rehabil 1987; 68:828-32.

8. Bundy AC. Play and playfulness: what to look for. In: Parham LD, Fazio LS (eds.) Play in occupational therapy for children. Saint Louis: Mosby, 1997:52-66.

9. Case-Smith J. Defining the early intervention processo. In: Case Smith J (ed.) Pediatric occupational therapy and early intervention. 2 ed. Boston: Butterworth-Heinemann, 1998:27-48.

10. Christiansen C. Ways of living: self-care strategies for special needs. Rockville, MD: The American Occupational Therapy Association, Inc., 1994:495.

11. Cohri E, Miller LJ, Tickle-Degnen L. Parental hopes for therapy outcomes: children with sensory modulation disorders. Am J Occup Ther 2000; 54:36-43.

12. Coster WJ. Occupation-centered assessment of children. Am J Occup Ther 1998; 52:337-44.

13. Deitz JC, Swinth Y. Accessing play through assistive technology. In: Parham LD, Fazio LS (eds.) Play in occupational therapy for children. Saint Louis: Mosby, 1997:219-31.

14. Fuhrer MJ. Overview of outcome analysis in rehabilitation. In: Fuhrer MJ (ed.) Rehabilitation outcomes: analysis and measurement. Baltimore: P.H. Brooks, 1987:1-15.

15. Haley SM, Coster WJ, Ludlow LH et al. Pediatric Evaluation of Disability Inventory (PEDI), version 1.0. Boston, MA: New England Medical Center Hospitals, 1992:300.

16. Kielhofner G. A model of human occupation: theory and application. 2 ed. Baltimore: Williams & Wilkins, 1995:388.

17. Kramer P, Hinojosa J. Domain of concern of occupational therapy: relevance to pediatric practice. In: Kramer P, Hinojosa J (eds.) Frames of reference for pediatric occupational therapy. 2 ed. Philadelphia: Lippincott Williams & Wilkins, 1999:9-25.

18. Mancini MC, Coster WJ, Trombly CA, Heeren TC. Predicting elementary school participation in children with disabilities. Arch Phys Med Rehabil 2000; 81:339-47.

19. Neistadt ME, Crepeau EB. Introduction to occupational therapy. In: Neistadt ME, Crepeau EB (eds.). Willard and Spackman's occupational therapy. 9 ed. Philadelphia: Lippincott, 1998:5-12.

20. Neville-Jan A, Fazio LS, Kennedy B, Snyder C. Elementary to middle school transition: using multicultural play activities to develop life skills. In: Parham LD, Fazio LS (eds.) Play in occupational therapy for children. Saint Louis: Mosby, 1997:144-57.

21. Organização Mundial de Saúde. International classification of impairments, disabilities and handicaps. Genebra: Organização Mundial de Saúde, 1980:207.

22. Organização Mundial de Saúde. ICIDH-2: International classification of functioning and disability. Genebra: Organização Mundial de Saúde, 1999.

23. Parham LD, Primeau LA. Play and occupational therapy. In: Parham LD, Fazio LS (eds.) Play in occupational therapy for children. Saint Louis: Mosby, 1997:2-21.

24. Palisano R, Rosenbaum P, Walter S et al. Development and reliability of a system to classify gross motor function in children with cerebral palsy. Dev Med Child Neurol 1997; 39:214-23.

25. Sailor W, Anderson JL, Halvolsen AT et al. The comprehensive local school: regular education for all students with disabilities. Baltimore: Paul Brookes, 1989:274.

26. Santos LSB. Adaptações em paralisia cerebral. In: Souza AMC, Ferraretto I (eds.) Paralisia cerebral: aspectos práticos. São Paulo: Mennon, 1998:270-96.

27. Simon CJ. Uso de la actividad y análisis de la actividad. In: Hopkins HL, Smith HD (eds.) Willard & Spackman Terapia Ocupacional. 8 ed. Madrid: Editorial Médica Panamericana, 1993:281-92.

28. Trombly CA. Antecipating the future: assessment of occupational function. Am J Occup Ther 1993; 47:253-7.

29. Zeitlin S, Williamson GG. Coping in young children: early intervention practices to enhance adaptive behavior and resilience. Baltimore: Paul H. Brookes, 1994.

Seção XVI

Neurocirurgia

73

Hidrocefalia

Marcelo José da Silva ▪ José Aloysio Costa Val Filho ▪ Alex Machado Freire

CONCEITO

Hidrocefalia é palavra de origem grega e significa "água na cabeça", termo aparentemente cunhado por Hipócrates (460 a 377 a.C.).[3] Um conceito clássico estabelece a hidrocefalia como uma desordem que decorre de acúmulo do líquido cefalorraquidiano (LCR) dentro dos ventrículos cerebrais, com consequente dilatação, e que resulta de um desequilíbrio entre a produção e a absorção do LCR, podendo ou não estar acompanhado de aumento da pressão intracraniana (PIC).[29]

HISTÓRIA

- Século V a.C.: Hipócrates descreve o aumento do crânio e os sintomas mais comumente associados.[26]
- Século II d.C.: Galeno descreve os ventrículos cerebrais e os plexos coroides.[26]
- Século XI: Abulcasis, cirurgião do mundo oriental, descreve em sua obra a presença de vários recém-nascidos (RN) com hidrocefalia.[26]
- Século XVII: Thomas Willis foi o primeiro a reconhecer que o LCR era secretado pelos plexos coroides e drenado para o sistema venoso.[26]
- Século XVIII: Morgagni descreve a associação de hidrocefalia com mielomeningocele.[26]
- Século XVIII: Antonio Pacchioni descreve as granulações aracnoides que levam seu nome.[26]
- Século XVIII: Key e Retzius descrevem a circulação do LCR desde sua produção nos plexos coroides até sua absorção nas granulações aracnoides.[26]

- Século XIX: Monro e, posteriormente, Luschka descrevem os orifícios de saída dos ventrículos laterais e quarto ventrículo, respectivamente.[26]
- 1891: Quincke introduz a punção lombar.[26]
- 1893: Mikulicz-Radecki tratam com êxito um lactente hidrocéfalo utilizando sistema de derivação ventriculossubgaleal feito de lã com fibra de vidro.[26]
- 1898: Ferguson realiza a primeira derivação lomboperitoncal.[26]
- 1910: Victor Darwin L'Espinasse, urologista de Chicago, realiza a coagulação dos plexos coroides em crianças através da canulação dos ventrículos cerebrais com um cistoscópio.[26]
- 1914: Walter Dandy e Keneth Blackfan iniciam procedimentos para a termocoagulação dos plexos coroides.[26]
- 1922: Dandy realiza a primeira terceiroventriculostomia, comunicando o sistema ventricular com a cisterna quiasmática por meio de uma abordagem cirúrgica subfrontal.[26]
- 1923: Mixter reproduz o procedimento de terceiroventriculostomia, utilizando técnica endoscópica e comunicando o terceiro ventrículo com a cisterna interpeduncular.[26]
- 1939: Torkildsen introduz a derivação ventriculocisternal, em que o ventrículo lateral é comunicado com a cisterna magna por meio de um tubo de látex.[26]
- 1948: Ingrahan utiliza cateteres de polietileno para comunicar o ventrículo lateral à veia cava.[26]
- 1949: Nulsen e Spitz utilizam um sistema de derivação liquórica com uma válvula unidirecional, que não permitiria o refluxo de sangue da veia jugular interna onde fora implantada, para o ventrículo lateral.[26]

- 1955: John Holter utiliza um sistema com válvula de silicone, revolucionando as cirurgias de derivação liquórica.[26]
- A partir dos anos 1990: expansão da utilização da terceiroventriculostomia neuroendoscópica.

FISIOPATOLOGIA

O plexo coroide é formado por células ependimárias modificadas. Acredita-se que a maior parte do LCR seja produzida nos plexos coroides, em um processo que envolve, principalmente, a ultrafiltragem plasmática.[40] O restante seria produzido por meio da difusão que ocorre no epêndima ventricular e, possivelmente, através de bainhas das raízes espinais.[40] O volume liquórico intracraniano varia de 50mL no neonato a 150mL no adulto normal. A taxa de produção do líquor é de 0,3 a 0,4mL/min, resultando em um volume de aproximadamente 500mL de secreção diária no adulto.[40]

O pH do LCR varia de 7,33 a 7,35 com osmolaridade igual ao plasma. A concentração de Na, Cl e Mg é igual à do plasma, os níveis de glicose situam-se em torno de dois terços dos níveis plasmáticos, e os níveis de proteína (56% a 76% de albumina) variam conforme a região específica pesquisada, de 6 a 50mg/dL. A quantidade de leucócitos no LCR no adulto em geral não ultrapassa 5mL, enquanto nos neonatos esses valores chegam a 40mL, diminuindo para aproximadamente 10mL nos lactentes.[26]

O líquor proveniente do plexo coroide localizado nos ventrículos laterais se desloca em direção ao terceiro ventrículo através do forame de Monro e, a partir do aqueduto mesencefálico de Sylvius, alcança o quarto ventrículo. No quarto ventrículo atinge as cisternas basais por meio dos forames de Luschka e Magendie. A partir desse ponto, o líquor sobe em direção à convexidade, onde é absorvido pelas granulações aracnóideas, indo para os seios durais. Aproximadamente 20% do líquor produzido desce ao longo do espaço subaracnóideo medular.[46]

Dois modelos são descritos para tentar explicar como o sistema ventricular se dilata em caso de hidrocefalia.

O modelo clássico, de "volume aumentado de fluxo de LCR" unidirecional, consiste em um sistema de fluxo de LCR, que começa com sua produção dentro do sistema ventricular; circula por todo o sistema ventricular e espaços subaracnóideo medular e cerebral até seu local, o que sustenta a possibilidade de que a ventriculomegalia ocorra como consequência de acúmulo de LCR.[5]

Um modelo mais recente, o "modelo vascular-pulsátil", consiste em volume aumentado de fluxo de LCR do sistema ventricular para as cisternas basais, como base para um altamente complexo e dinâmico movimento pulsátil, oscilatório e bidirecional, como resultado da variação do volume de sangue cerebral, e relacionado com o ciclo cardíaco, sístole-diástole.[5]

O processo de hipertrofia e hiperplasia que ocorre em áreas localizadas ao redor do sistema ventricular decorre de um processo inflamatório localizado. O tecido ependimário que recobre os ventrículos torna-se fino e atrofiado, seguido por proliferação gliótica. O corpo caloso pode se tornar fino com áreas de hemorragia e lesão axonal; assim, as fibras e os tratos perdem a mielina na substância branca, possivelmente por lesão axonal.[14-16]

CLASSIFICAÇÃO

Diversas formas de classificação têm sido utilizadas por diferentes autores ao longo dos anos. A primeira classificação, descrita por Robert Whytt em 1769, faz distinção entre hidrocefalia interna e externa, dependendo se o acúmulo de líquor era observado dentro dos ventrículos ou sobre a superfície dos hemisférios.[46]

A classificação mais utilizada atualmente é a de Dandy (1914), subdividindo a hidrocefalia interna em comunicante e obstrutiva. No primeiro caso, o LCR circula livremente em todo o sistema ventricular e nas cisternas basais, mas não é absorvido adequadamente pela granulação aracnóidea. No segundo caso, haveria obstrução à passagem do LCR entre um e outro ventrículo ou entre o sistema ventricular e as cisternas basais.[12]

Outra causa para a hidrocefalia seria a deficiência de absorção do líquor por processo patológico ou obstrução no nível das granulações aracnóideas. Uma terceira razão seria a hipersecreção liquórica.

Além dessa classificação anatômica, a hidrocefalia pode ser dividida em congênita, adquirida, ou classificada de acordo com a época de aparecimento: período fetal, lactância ou infância.

EPIDEMIOLOGIA E ETIOLOGIA

Segundo estudo realizado nos EUA, a prevalência de hidrocefalia congênita e infantil tem sido estimada em 0,48 a 0,81 caso a cada 1.000 nascidos vivos.[9,21] A taxa de incidência varia de 0,4 a 0,8 por 1.000 nascidos vivos para as formas congênitas ou de início precoce nos países desenvolvidos, como a Suécia.[35,36]

A etiologia varia de acordo com a época de apresentação da hidrocefalia. Nos casos de início precoce ou diagnóstico pré-natal, há predomínio de malformações congênitas.

A forma genética mais conhecida é conhecida como hidrocefalia ligada ao cromossomo X, também denominada síndrome de Bickers-Adams.[35]

Aproximadamente 50% das crianças acometidas apresentam deformidade dos polegares, a qual pode associar-se a desordens do sistema nervoso central (SNC). É decorrente da mutação no gene L1, localizado no Xq28.[6,23]

Malformações do SNC são frequentemente associadas com hidrocefalia, como malformação de Chiari II. A malformação de Dandy-Walker consiste em cisto de grande volume na fossa posterior, que é um contínuo ao quarto ventrículo, além de defeitos no desenvolvimento do cerebelo, incluindo agenesia parcial ou completa do verme cerebelar.[23]

Nota-se também que na neurofibromatose tipo I alguns casos estão associados à hidrocefalia.[4]

CAPÍTULO 73 ▷ Hidrocefalia

Infecções intrauterinas – como rubéola, citomegalovírus, toxoplasmose e sífilis – podem resultar em hidrocefalia congênita. O mecanismo é a inflamação do epêndima do sistema ventricular e das meninges no espaço subaracnóideo, o que pode levar à obstrução do fluxo de LCR através do aqueduto e das cisternas basais. Felizmente, como consequência da melhoria da assistência pré-natal, há diminuição na incidência dessas formas.[9]

Hidrocefalia pós-hemorrágica ocorre em aproximadamente 35% dos RN pré-termo, o que pode levar a hidrocefalia comunicante, obstrutiva, ou ambas, podendo ainda ser transitória ou sustentada, com rápida ou lenta progressão. Infelizmente, o nascimento cada vez mais comum de crianças com muito baixo peso leva a aumento considerável de graves formas de hidrocefalia posteriormente.

DIAGNÓSTICO

Grande parte das hidrocefalias congênitas pode ser diagnosticada no período pré-natal, por exame ultrassonográfico obstétrico bem-feito.

No primeiro ano de vida, as manifestações mais sugestivas são irritabilidade, vômitos e atraso na aquisição de habilidade motora ou, também, involução motora, podendo ocorrer também crises convulsivas.

No exame físico, os achados físicos são decorrentes de efeitos da elevação da PIC. Os seguintes sinais frequentemente estão presentes:

- Crescimento excessivo pode ser notado em aferições seriadas da circunferência craniana, o qual pode apresentar valores acima do percentil 98.
- A fontanela anterior pode tornar-se abaulada. RN podem desenvolver bossa frontal, com contorno anormal do crânio, tornando sua fronte proeminente.
- As veias do escalpe podem tornar-se dilatadas.
- Compressão do terceiro e quarto pares cranianos pode resultar em paresia extraocular, acarretando diplopia e/ou estrabismo.
- Compressão do mesencéfalo pode levar à paresia do olhar superior, também conhecida como olhar do sol poente ou síndrome de Parinaud.
- Fundoscopia raramente revela papiledema entre as crianças com hidrocefalia.
- A extensão das fibras do córtex motor ao redor dos ventrículos dilatados pode resultar em espasticidade das extremidades, especialmente nos membros inferiores.
- Desenvolvimento puberal acelerado, distúrbios do crescimento e alterações eletrolíticas podem resultar da compressão do hipotálamo pela dilatação do terceiro ventrículo.[31]
- Em fase mais adiantada podem ocorrer alterações dos dados vitais, como bradicardia, hipertensão sistêmica e alterações na frequência respiratória.

EXAMES COMPLEMENTARES

Os exames de neuroimagem são essenciais no diagnóstico. A ultrassonografia transfontanelar é um exame de fácil realização, podendo ser feito à beira do leito ou no berçário e sendo um bom método para acompanhamento nas crianças com fontanela aberta.

A tomografia do crânio promove um diagnóstico anatômico de melhor qualidade, sendo suficiente para auxiliar o tratamento da maioria dos casos.

A ressonância do encéfalo é o método mais preciso dentre todos os exames de imagem, promovendo detalhamento maior da anatomia e das lesões, além de evidenciar melhor os sinais de extravasamento liquórico subependimário.

A medida invasiva ou não da pressão liquórica pode ser necessária em alguns casos para realização de diagnóstico diferencial entre hidrocefalia lentamente progressiva e ventriculomegalia não hipertensiva. A monitoração contínua da PIC possibilita verificar ondas de alto platô durante o sono REM em pacientes com pressão basal normal.[1] O exame liquórico deve ser efetuado na suspeita de infecção congênita ou nos casos em que a infecção bacteriana em atividade não pode ser descartada.

TRATAMENTO CLÍNICO

O tratamento medicamentoso é usado raramente. Em prematuros com hemorragias intraventriculares, essa modalidade pode ser empregada, já que em grande parte dos casos a ventriculomegalia resolve-se sem necessidade de cirurgia. Nesse caso, os medicamentos utilizados são acetazolamida, com dose de até 100mg/kg/dia, e furosemida, na dose de 1mg/kg/dia. Esses fármacos reduzem a produção liquórica em até 30%. A acidose metabólica deve ser pesquisada em caso de uso da acetazolamida, pois constitui um frequente efeito indesejável nos prematuros. É difícil a avaliação da eficácia desses medicamentos, sobretudo nos casos muito sintomáticos.

TRATAMENTO CIRÚRGICO

O tratamento das hidrocefalias sempre foi um desafio para o neurocirurgião. Diversas técnicas foram tentadas desde os primórdios da neurocirurgia, com resultados diversos e não definitivos.[34] A ressecção do plexo coroide por via direta ou endoscópica foi utilizada no início do século passado e rapidamente abandonada. As derivações intracranianas, como terceiroventriculostomia e quarto ventriculostomia, foram utilizadas por muito tempo, tendo sido os procedimentos de escolha em diversos serviços por décadas. Entretanto, o resultado não era uniforme e era muito alto o número de variáveis. Além disso, eram cirurgias de grande porte e que acarretavam importante morbidade. Com o advento das derivações ventriculares, na década de 1950, ocorreu uma verdadeira revolução no tratamento dessa patologia. Artefatos de silicone, bem tolerados pelo corpo humano, de fácil implantação e que permitiam derivar o excesso de líquor para outras cavidades, onde eram reabsorvidos, regulados por um mecanismo valvular que evitaria hipo ou hiperdrenagem, rapidamente substituíram os procedimentos anteriores e tornaram-se as cirurgias de escolha.

No início, diversas cavidades do corpo humano foram aventadas para receber o líquor. Derivações ventriculovesicais e ventriculoureterais foram logo abandonadas por não permitirem reabsorção liquórica e terem altas taxas de infecção. As derivações para o peritônio e o átrio direito tornaram-se as mais comumente utilizadas.

Esses sistemas de derivação tornaram possível, por um lado, uma terapia eficaz, mas, por outro lado, causaram diversos problemas antes inexistentes. As complicações dos sistemas ventriculares muitas vezes são mais mórbidas e difíceis de tratar do que a própria hidrocefalia. Esforços foram realizados para evitar as derivações ou diminuir suas complicações.

Atualmente, o tratamento da hidrocefalia passa por uma nova revolução. O reaparecimento da neuroendoscopia, sobretudo da terceiroventriculostomia, parece ser a resposta a esses esforços.

INDICAÇÕES DE TRATAMENTO

Indicar o tratamento ideal nem sempre é fácil. Em casos de hidrocefalia "cronificada", sem sinais absolutos de hipertensão intracraniana (HIC), em uma criança com desempenho mental aceitável, é polêmica a necessidade da cirurgia, sobretudo se a técnica a ser usada for uma derivação. Neonatos prematuros que apresentam ventriculomegalia pós-hemorragias ventriculares podem se beneficiar com a conduta expectante, associada a punções lombares de alívio e medicação, muitas vezes com estabilização do quadro sem procedimento cirúrgico.

Por outro lado, em situações de HIC aguda, o tratamento é imperativo, sempre cirúrgico e de urgência, em razão do risco imediato de morte.

MÉTODO DE TRATAMENTO

O tratamento da causa da hidrocefalia é o ideal. O protótipo é a ressecção de lesão que obstrua o sistema ventricular (como um tumor na fossa posterior) ou que produza líquor (papiloma do plexo coroide). Entretanto, isso só é possível em alguns casos.

DERIVAÇÕES LIQUÓRICAS

A derivação ventriculoperitoneal (DVP) é o procedimento de escolha para tratamento da hidrocefalia, na maioria dos serviços e na maior parte das situações. Um cateter ventricular, implantado por trepanação, é unido a um sistema valvar. Outro cateter conecta esse sistema à cavidade peritoneal, acessado por microlaparotomia (ou punção por trocater). O líquor é então drenado do ventrículo para o peritônio, onde é bem tolerado e reabsorvido, voltando para a corrente sanguínea sem que haja depleção de líquidos e eletrólitos e espoliação do paciente (importância, sobretudo, em crianças pequenas).

A despeito de sua aparente simplicidade, há diversos problemas inerentes ao próprio sistema. Mau funcionamento da DVP está associado mais comumente a infecções ou falhas mecânicas. Aproximadamente 40% das DVP falham dentro do primeiro ano após sua colocação.[31]

Falha mecânica é um importante problema, especialmente no primeiro ano após a colocação da DVP. A taxa de falha (incluindo infecção) é de aproximadamente 40% no primeiro ano e de 5% nos anos subsequentes.[31]

A hiper ou hipodrenagem parece ser inerente ao próprio mecanismo valvar, ainda considerado tecnologicamente imperfeito. Diversos sistemas foram desenvolvidos para minimizar essas manifestações, mas os resultados ainda não são uniformes e não há consenso quanto a seu uso.

Exposições, fístulas liquóricas, migração do cateter e imperfeições na instalação ou manipulação do sistema são complicações menos comuns. Entretanto, podem levar a outras complicações, sobretudo infecções.[31]

As infecções são as complicações mais graves e temíveis.[8] Em geral, ocorrem na taxa de 5% a 10% dos procedimentos.[18,31] No entanto, esse número pode ser muito maior. Uma prótese implantada no corpo humano acarreta, por si só, risco dessa manifestação. Bactérias podem permanecer aderidas ao silicone de maneira latente, vindo a desenvolver processo infeccioso posteriormente. Soma-se o fato de sempre existir o processo inflamatório adjacente ao material, propiciando a permanência do microrganismo e dificultando a resposta imunológica.[32] Infecção é mais incidente entre os RN, com a maior parte ocorrendo nos primeiros 6 meses após a colocação da DVP.[22] Os organismos associados à infecção são tipicamente provenientes da flora da pele do paciente, como *Staphylococcus epidermidis*.[9] Outros organismos encontrados menos frequentemente incluem *S. aureus*, bactérias intestinais, *diphtheroides* e *Streptococcus* sp.[38] Infecções devem ser consideradas em crianças com DVP nas quais persiste a febre, após investigação extensa de outros focos de infecção. Antibióticos devem ser iniciados após a comprovação do processo infeccioso, o qual não é efetivo isoladamente, a DVP deve ser retirada e a criança submetida à DVE temporariamente até o término do tratamento.[9] Técnicas e protocolos específicos parecem ser capazes de diminuir as taxas de infecção.

A derivação ventriculoatrial (DVA) é um mecanismo semelhante à DVP, em que o cateter distal é instalado no átrio direito do coração, sendo o líquor drenado diretamente para a corrente sanguínea. A técnica de instalação é relativamente simples, semelhante à DVP em sua posição craniana. Para a instalação do cateter cardíaco é utilizada, atualmente, punção percutânea da veia jugular e sua instalação com controle radioscópico. Sua principal complicação seria a possibilidade de causar fenômenos trombóticos. Em crianças menores, o volume proporcionalmente alto do líquor em relação à volemia pode causar graves distúrbios hemodinâmicos. Evidentemente, um processo infeccioso é extremamente grave em função do risco de levar à endocardite.

A derivação ventricular externa (DVE) é o procedimento de drenagem para o meio externo, por intermédio de um sistema fechado. Pode ser usada em situações emergenciais de hidrocefalia aguda, bem como em momentos em que é possível o uso ou é necessária a retirada da prótese. O risco de infecção é alto, como a chance de episódios graves de hiperdrenagem, já que não se constitui de sistema sem válvula. Entretanto, possibilita a monitoração da PIC e um fluxo liquórico mais fisiológico.[19]

O reservatório ventricular é um sistema fechado instalado sobre a pele unido ao ventrículo por um cateter. Promove o alívio do sistema ventricular por simples punções percutâneas, bem como a administração de antibióticos dentro do ventrículo. Sua desvantagem é não promover uma drenagem constante, causando pico de hipertensão seguida por hipotensão intracraniana. Sua principal complicação é a perda do cateter do ventrículo em virtude de seu desenho. A laceração da pele pode ocorrer em crianças pequenas, causando sua exposição. É um excelente auxiliar no tratamento das ventriculites cronificadas.

A derivação ventriculogaleal pode ser realizada unindo-se o ventrículo a uma bolsa abaixo da gálea por um cateter. É uma técnica não convencional, mas que pode ser muito útil nos casos de emergência e na falta de métodos mais comuns.

Como já comentado, a maioria desses sistemas apresenta índices de complicações altos, o que pode comprometer, por si só, o futuro da criança. Diversos protocolos são usados para diminuir esses acontecimentos com certa eficácia, como o protocolo de Choux.[27] Entretanto, a máxima para prevenir as complicações dos sistemas de derivação é não usá-los.

Neuroendoscopia

Em 1922, Dandy, estudando necropsias de pacientes portadores de hidrocefalias "compensadas", observou que o assoalho do terceiro ventrículo, na região do tubérculo cinéreo, se rompia em direção à cisterna liquórica imediatamente inferior, realizando uma ventriculocisternostomia natural.[13] Ele imaginou realizar esse procedimento por via aberta, mas não foi muito bem-sucedido. No ano seguinte, Mixter descreveu a mesma técnica por via percutânea. Depois de realizada no início do século passado, a terceiroventriculostomia foi praticamente abandonada no final da década de 1950, em virtude do aparecimento das derivações liquóricas. No final da década de 1970, ocorre o ressurgimento da neuroendoscopia, havendo uma retomada da técnica.[43, 44] Era criada a terceiroventriculostomia neuroendoscópica.

Com auxílio de um neuroendoscópio, que possibilita melhores visão, iluminação e magnificação, é feita uma pequena fístula junto ao tubérculo cinéreo (no interior do terceiro ventrículo), conforme a ideia original de Dandy, drenando o líquor para a cisterna interepeduncular. Dessa maneira, a comunicação entre duas cavidades intracranianas é realizada sem o uso de próteses.

O procedimento é mais indicado quando existe bloqueio à circulação liquórica, como nas hidrocefalias obstrutivas. Assim, tornou-se a cirurgia de escolha nos casos de estenose de aqueduto, no pré-operatório de tumores que causem hidrocefalia e em diversas outras situações em que exista obstrução, podendo ser associado à biópsia.

A terceiroventriculostomia vem revolucionando novamente o tratamento da hidrocefalia. Na última década, passou a ser técnica rotineira em diversos serviços. Sua eficácia, quando bem indicada, supera os 90%, e o índice de complicações é inferior ao registrado nas derivações.

Apesar de sua evidente vantagem, o método não é desprovido de risco. São descritas infecções (em 6,5% dos casos), hemorragias e lesões de estruturas neurais ou ventriculares, além de distúrbios metabólicos[2,10,20,24,30,33,40-42]

Outros procedimentos endoscópicos também são armas importantes no auxílio ao tratamento das hidrocefalias. Ventrículos multisseptados podem ser comunicados pela fenestração de suas paredes. Cistos aracnóideos ou de outra origem podem ser comunicados com o sistema ventricular.

CONSIDERAÇÕES FINAIS

A hidrocefalia representa um grupo de diversas patologias, com etiologia, modo de apresentação e fisiopatologia por vezes distintos. Apesar de algumas manifestações mais brandas e cronificadas, geralmente se apresenta com gravidade e pode levar à morte ou a graves sequelas.

A compreensão de sua fisiopatologia e sua classificação é fundamental para indicação do tratamento ideal.

A DVP ainda é o tratamento mais realizado. Entretanto, as derivações liquóricas apresentam grande número de complicações, que chegam a causar graves problemas por si. A neuroendoscopia é um procedimento de risco menor que as derivações, devendo ser utilizada em todos os casos de hidrocefalia obstrutiva.

REFERÊNCIAS

1. Allen R. Intracranial pressure: a review of clinical problems, measurement techniques and monitoring methods. J Med Engin Technol 1986; 10:299-320.

2. Anandh B, Madhusudan Reddy KR, Mohanty A, Umamaheswara Rao GS, Chandramouli BA. Intraoperative bradycardia and post-operative hyperkalemia in patients undergoing endoscopic third ventriculostomy. Minim Invasive Neurosurg 2002; 45:154-7.

3. Aronik KE. The history and classification of hydrocephalus. In: Butler AB, McLone DG. Hydrocephalus. Neurosurg Clin N Am Philadelphia: W.B. Saunders Company, 1993 October 4(4):599-609.

4. Balestrazzi P, De Gressi S, Donadio A. Lenzini S. Periaqueductal gliosis causing hydrocephalus in a patient with neurofibromatosis type 1. Neurofibromatosis 1989; 2:322-5.

5. Bergsneider M. Evolving concepts of cerebrospinal fluid physiology. In: Luciano MG. Hydrocephalus. Neurosurg Clin N Am. Philadelphia: W.B. Saunders Company, 2001 October 36(4):631-8.

6. Bickers DS, Adaffis RD. Hereditary stenosis of the aqueduct of Sylvius as a cause of congenital hydrocephalus. Brain 1949; 72:246.

7. Blackburn BL, Fineman RM. Epidemiology of congenital hydrocephalus in Utah, 1940-1979: report of an iatrogenically related "epidemic". Am J Med Genet 1994; 52:123.

8. Borgbjerg BM, Gjerris F, Albeck MJ, Brgesen SE. Risk of infection after cerebrospinal fluid shunt: an analysis of 884 first-time shunts. Acta Neurochir (Wien) 1995; 136:1-2, 1-7.

9. Chumas P, Tyagi A, Livingston J. Hydrocephalus, what's new? Arch Dis Child Fetal Neonatal Ed 2001; 85:F149.

10. Cinalli G, Spennato P, Ruggiero C et al. Complications following endoscopic intracranial procedures in children. Childs Nerv Syst 2007; 23:633-44.

11. Cutler RWP et al. Formation and absorption of cerebrospinal fluid in man. Brain 1968; 91:707-20.

12. Dandy WE, Blackfan KD. Internal hydrocephalus. An experimental clinical and pathological study. Am J Dis Child 1914; 8:406.

13. Dandy WE. An operate procedure for hydrocephalus. Bull Johns Hopkins Hosp 1922; 33:189-90.

14. Del Bigio MR. Biological reactions to cerebrospinal fluid shunt devices: a review of the cellular pathology. Neurosurg 1998; 42(2):319-25.

15. Del Bigio MR. Fedoroff S. Short-term response of brain tissue to cerebrospinal fluid shunts in vivo and in vitro. J Biomed Mat Res 1992; 26:979-87.

16. Del Bigio MR, MCalllister II JP. Hydrocephalus – pathology. In: Choux M, Di Rocco C, Hackeley AD, Walker ML. Pediatric neurosurgery. New York: Churchill Livingstone, 1999:217-36.

17. Detwiller PW, Porter RW, Rekate HL. Hydrocephalus – clinical features and management. In: Choux M, Di Rocco C, Hockley A, Walker M. Pediatric neurosurgery. Londres: Churchill-Livingstone, 1999:253-71.

18. Drake JM, Sainte-Rose C, DaSilva M, Hirsch JF. Cerebrospinal fluid flow dynamics in children with external ventricular drains. Neurosurgery 1991 Feb; 28(2):242-50.

19. Drake JM, Kestle JR, Milner R, Cinalli G. Randomized trial of cerebrospinal fluid shunt valve design in pediatric hydrocephalus. Neurosurgery 1998; 43:294.

20. Ersahin Y, Arslan D. Complications of endoscopic third ventriculostomy. Childs Nerv Syst 2008; 24:943-8.

21. Fernell E, Hagberg G, Hagberg B. Infantile hydrocephalus epidemiology: an indicator of enhanced survival. Arch Dis Child Fetal Neonatal 1994; 70:F123.

22. Forward KR, Fewer D, Stiver HG. Cerebrospinal fluid shunt infections. J Neurosurg 1983; 59:389.

23. Fransen E, Van Camp G, Vits L, Willems PJ. L1-associated diseases: clinical geneticists divide, molecular geneticists unite. Hum Mol Genet 1997.

24. Freudenstein D, Wagner A, Ernemann U, Duffner F. Subdural hygroma as a complication of endoscopic neurosurgery. Neurol Med Chir (Tokyo) 2002; 42:554-9.

25. Gutierrez FG, Tablada RH. Síndrome de Dandy-Walker. In: Abasolo SV, Ferreira AZ. Neurocirurgia Infantil Latinoamericacna. Volume I, 1ª ed. Guanabara Koogan. Recife – FLANC; 2006.p. 159-73.

26. Gutierrez FG. Hidrocefalia. In: Abasolo SV, Ferreira AZ. Neurocirugía infantil latinoamericana. Recife: FLANC, 2006:25-115.

27. Kestle JR, Hoffman HJ, Soloniuk D et al. A concerted prevent shunt infection. Childs Nerv Syst 1993; 9(3):163-5.

28. Langley JM, LeBlanc JC, Drake J et al. Efficacy of antimicrobial prophylaxis in placement of cerebrospinal fluid shunts: meta-analysis. Clin Infect Dis 1993; 17:98.

29. Laurence KM. Causes, incidence, and genetics of hydrocephalus. In: Schurr PT, Lifshutz JL, John WD. History of hydrocephalus and its treatments. Neurosurg Focus 2001; 11(2):1-5.

30. Lo CH, Spelman D, Bailey M, Cooper DJ, Rosenfeld JV, Brecknell JE. External ventricular infections are independent do drain duration: an argument against elective revision. J Neurosurg 2007; 106:378-83.

31. Lopponen T, Saukkonen AL, Serlo W, Tapanainen P. Accelerated pubertal development in patients with shunted hydrocephalus. Arch Dis Child 1996; 74:490.

32. Marlin AE, Gaskill SJ. Cerebrospinal fluid and results. In: Cheek HR. Pediatric neurosurgery. Developing nervous system. WB Saunders Company.

33. Moharty A, Anandh B, Reddy MS, Sastry KV. Contralateral massive acute subdural collection after endoscopic third ventriculostomy – a case report. Minim Invasive Neurosurg 1977; 49:59-61.

34. Pudenz RH. The surgical treatment of hydrocephalus historical review. Surgical Neurology 1981; 15(1):15-26.

35. Rotim K, Miklic P, Paladino J, Melada A, Marcikic M. Reducing the incidence of infection in pediatric cerebra. Fluid shunt operations. Childs Nerv Syst 1997; 13:11-2.

36. Schrander-Stumpel C, Fryns JP. Congenital hydrocephalus: nosology and guidelines for clinical approach and genetic couselling. Eur J Pediatr 1998 May; 157(5):355-62.

37. Schrander-Stumpel C, Fryns JP. Congenital hydrocephalus: nosology and guidelines for clinical approach and genetic counselling. Eur J Pediatr 1998; 157:355.

38. Shapiro S, Boaz J, Kleiman M, Kalsbeck J. Origin of organisms infecting ventricular shunts. Neurosurgery 1998; 22:86.

39. Silva MC. Fisiopatologia da hidrocefalia. In: Pereira CU. Neurocirurgia pediátrica. Rio de Janeiro: Livraria e Editora Revinter, 2000:19-27.

40. Siomin V, Weiner H, Wisoff J et al. Repeat endoscopic third ventriculostomy: is it worth trying? Childs Nerv Syst 2001; 17(9):551-5.

41. Teo C. Complications of endoscopic third ventriculostomy. In: Cinalli G, Maixner WJ, Samte-Rose C (eds.) Pediatric hydrocephalus. Milan: Springer, 2004:411-20.

42. Vaicys C, Fried. A transient hyponatremia complicated by seizures afier endoscopic third ventriculostomy. Minim Invasive Neurosurg 2000; 43:190-1.

43. Vries J. An endoscopic technique for the third ventricule. Surg Neurol 1978; 9:165-8.

44. Walker ML. History of neuroendoscopy. Techniques in Surgery 1995; 1(3):148-50.

45. Wekh K, Friedman V. The cerebrospinal fluid valves. Brain 1983:454-69.

46. Whytt R. Observations on the dropsy in the brain. Balfour burgh, 1768.

74

Disrafismos Espinais

José Gilberto de Brito Henriques • Geraldo Pianetti

INTRODUÇÃO

Alterações no desenvolvimento do sistema nervoso central (SNC) decorrentes de falhas no fechamento do tubo neural durante a quarta semana da embriogênese são conhecidas como disrafismos. Com base na forma de apresentação clínica, eles podem ser divididos em abertos (em que há comunicação entre o SNC e o meio externo), fechados (em que não existe essa comunicação) e ocultos. Os disrafismos ocultos não apresentam sintomatologia no recém-nascido, mas podem vir associados a estigmas cutâneos que indicam a malformação. A incidência desses defeitos mostra variação geográfica significativa (0,5 a 5 casos a cada 1.000 nascimentos), acometem menos frequentemente os negros, e sua prevalência é maior em classes sociais menos favorecidas.[1,2] A história familiar de defeitos no tubo neural e a deficiência de folato na mãe são os fatores predisponentes que mostram maior correlação com a ocorrência de disrafismos. Já foram também associados à doença: obesidade materna, estimulantes da ovulação, diabetes melito, deficiência de zinco e uso de anticonvulsivantes (especialmente ácido valproico e carbamazepina).[3] A história familiar é positiva em cerca de 10% dos casos: se o casal já tem um filho com disrafismo, a chance de recorrência em nova gestação é de 3,5% a 5,5%.[1]

Em torno do 18º dia de gestação, na fase de gástrula, origina-se a placa neural, que evolui para goteira neural. Com o fechamento da goteira neural é formado o tubo neural, em torno da quarta semana, quando o embrião já atingiu de 3 a 4mm de comprimento. A parte rostral do tubo neural forma a região cefálica, e a parte caudal dá origem à medula. É no período entre o 22º e o 26º dia que, por motivos vários, o neuróporo posterior não se fecha e dá origem aos disrafismos. Dois fatores determinam o tipo de disrafismo do paciente e sua gravidade: o local do tubo neural onde ocorre a falha do fechamento e a intensidade dessa falha. Neste capítulo serão abordadas as lesões mais frequentes.

O diagnóstico deve ser feito no período pré-natal com a ultrassonografia (que tem sensibilidade de 75%[4]) e a dosagem de alfafetoproteína. A ultrassonografia (US) possibilita o acompanhamento do paciente durante a gestação e o planejamento obstétrico (p. ex., a indicação de parto cirúrgico em virtude do grande volume de uma meningoencefalocele). Ideal-

Quadro 74.1 ▷ Fatores relacionados aos disrafismos

História familiar
Deficiência de folato
Uso de carbamazepina
Uso de ácido valproico
Uso de estimulantes da ovulação
Obesidade
Deficiência de zinco
Diabetes melito

mente, a propedêutica pré-natal deve ser complementada com a ressonância magnética.[5] O diagnóstico tardio, feito somente no nascimento, dificulta extremamente a conduta médica e, principalmente, a orientação aos pais, que ainda não estão preparados para a criança com malformação.

MIELOMENINGOCELE

Definição

Decorrente da falha no fechamento do tubo neural, consiste na herniação das meninges, da medula e das raízes nervosas através do canal vertebral (disrafismo ósseo). É a forma mais frequente de disrafismo aberto.

Diagnóstico

Pode ser feito já no primeiro trimestre da gestação com a US e a dosagem de alfafetoproteína e acetilcolinesterase amniótica.[6] A partir do diagnóstico, a orientação aos pais e familiares é o passo mais importante para acompanhamento da gestante e planejamento de condutas. A criança necessitará de cuidados de pediatra, neurocirurgião, urologista, ortopedista, fisioterapeuta, assistente social, fonoaudiólogo e terapeuta ocupacional, entre outros. Os pais devem estar preparados e incentivados a isso.

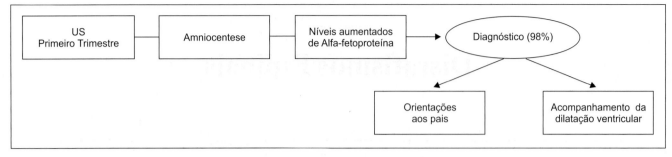

Figura 74.1 ▷ Conduta pré-natal.

Parto

Não há contraindicação formal ao parto normal nos casos de mielomeningocele (MM);[7] cada caso deve ser avaliado considerando-se o efeito de massa do disrafismo e a possível hidrocefalia associada. No momento do parto, a equipe neurocirúrgica já deve estar informada para que o tratamento da lesão seja o mais precoce possível.

Logo após o nascimento, a lesão deve ser coberta com compressa umedecida em soro fisiológico e o paciente deve ser deixado em decúbito lateral. Os cuidados neonatais necessários devem ser instituídos.

Período neonatal

O exame neurológico, procurando definir com maior exatidão possível os níveis motor e sensitivo do paciente, deve ser realizado. O padrão frequentemente encontrado é de lesão do neurônio motor inferior com hiporreflexia, hipotonia e atrofia.

O perímetro cefálico deve ser medido no nascimento e diariamente. Cerca de 80% a 90% dos pacientes apresentam hidrocefalia associada.[8] A US transfontanelar deve ser realizada.

Quadro 74.2 ▷ Indicações de parto por cesárea em conduta na sala de parto

Pacientes com MM	Conduta na sala de parto
Macrocrania	Proteger a lesão (compressa em SF 0,9%)
Apresentação pélvica	Decúbito lateral
Indicações ginecológicas	Equipe neurocirúrgica preparada

Quadro 74.3 ▷ Nível da mielomeningocele

Nível vertebral da MM	% de ocorrência
Cervical	3,5 a 3,7
Torácico	17 a 26
Lombar	65 a 70
Sacral	4,5 a 9,5

Apesar de a quase totalidade dos pacientes com MM apresentar exames de imagem sugerindo malformação de Chiari, as manifestações clínicas ocorrem em menos de 20% dos pacientes com menos de 3 meses de idade.[9] Deve-se sempre estar atento a apneias, estridores, disfagias, paresias dos membros superiores e opistótono. A mortalidade desses pacientes pode chegar a 38%.[9]

A ocorrência de alterações ortopédicas (pés tortos, encurtamento do tendão de Aquiles, instabilidade coxofemoral) é bastante frequente. A incontinência urinária (bexiga neurogênica) está presente em 95% dos pacientes.[10] Outras malformações, principalmente cardíacas e renais, devem ser investigadas. A MM pode estar associada a trissomias dos cromossomos 13 e 18.

Não há indicação formal para uso profilático de antibióticos. Deve-se seguir a orientação do serviço de controle de infecção hospitalar. Se a profilaxia for iniciada, os antibióticos deverão ser suspensos 24 horas após a cirurgia.

Considerações anatômicas

Na embriogênese do tubo neural, as fibras nervosas que formaram a medula não completam seu formato cilíndrico e terminam como "um livro aberto". Na linha mediana é formado tecido granuloso, que constitui o placódio (Figura 74.3). O sulco no centro do placódio representa o canal central da medula. Entre a borda da pele e o placódio há o chamado tecido de transição, que seria um rudimento da aracnoide. A dura-máter, assim como a medula, não está completamente fechada. A pele que limita a lesão geralmente é muito friável e de difícil cicatrização.

Tratamento cirúrgico

Deve ser realizado o mais precocemente possível, assim que o paciente estiver estável após o parto. É uma cirurgia de urgência, e não de emergência.

O procedimento cirúrgico consiste em:

- Dissecção e fechamento do placódio com preservação das raízes nervosas (Figura 74.4).
- Dissecção e sutura da dura-máter (Figura 74.5).
- Sutura de um plano de fáscia muscular ou músculo sobre a dura-máter.
- Ressecção da pele malformada ao redor da lesão.
- Fechamento da pele.

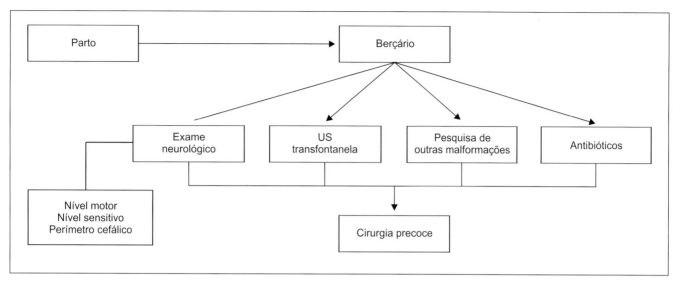

Figura 74.2 ▷ Conduta pós-natal.

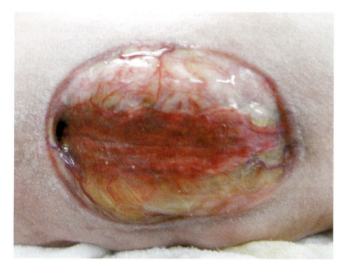

Figura 74.3 ▷ Mielomeningocele com placódio ao centro e tecido de transição entre o placódio e a pele.

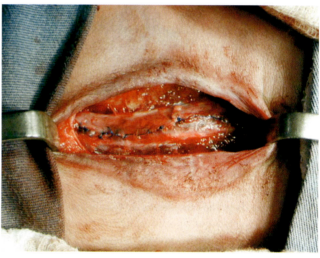

Figura 74.5 ▷ Mielomeningocele. Dura-máter reconstruída.

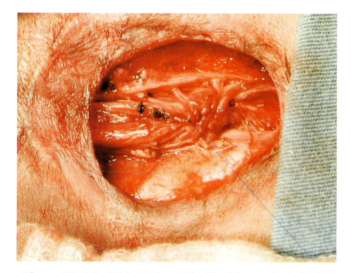

Figura 74.4 ▷ Mielomeningocele. Placódio sendo fechado.

Todos esses passos apresentam obstáculos que podem dificultar ou impedir sua realização, como:

- Placódio muito friável e sem consistência para reconstrução da medula.
- Dura-máter remanescente muito curta para a reconstrução do saco dural.
- Impossibilidade de descolamento da fáscia muscular sem aumentar a incisão e, consequentemente, com aumento do sangramento.
- Pele muito friável com grandes falhas cutâneas.

O tratamento intraútero da MM já é realizado. Sua indicação ainda necessita de definição quanto às vantagens em relação ao tratamento convencional. As principais vantagens do tratamento pré-natal divulgadas pelos neurocirurgiões que defendem a técnica são a proteção precoce do tecido nervoso, que não ficaria em contato direto com o líquido amniótico (que é lesivo aos neurônios), e a menor incidência de hidrocefalia e Chiari nos pacientes operados intraútero. As maiores desvantagens seriam o grande risco de parto prematuro e os riscos do procedimento cirúrgico para a mãe – que não são desprezíveis.

Cuidados pós-operatórios

O paciente deve ser mantido em decúbito lateral ou ventral e, preferencialmente, com a cabeceira mais baixa (Trendelenburg), a fim de evitar fístulas liquóricas. Os antibióticos são mantidos por 24 horas após a cirurgia. O perímetro cefálico deve ser aferido diariamente. O curativo deve ser seco, com gazes para proteção da lesão, e trocado diariamente. Em geral, os pontos da ferida operatória são retirados mais tardiamente do que em outras feridas cirúrgicas usuais.

Complicações pós-operatórias e evolução da doença

- **Hidrocefalia:** diagnosticada principalmente mediante o aumento do perímetro cefálico. Exames de imagem, principalmente a US transfontanelar, confirmam a dilatação ventricular progressiva. Deve ser tratada assim que o diagnóstico é confirmado. Eventualmente, pode ser indicada a derivação ventriculoperitoneal no mesmo tempo cirúrgico da correção da MM.[11]
- **Infecções:** tanto da ferida operatória como do SNC. A ventriculite acarreta piora importante no prognóstico do paciente. Deve ser sempre lembrado que pacientes com MM não podem ser submetidos à punção lombar (por causa do nível mais baixo da medula) nem à punção suboccipital (por causa da grande incidência de Chiari tipo 2). O líquor deve ser coletado por punção ventricular ou de reservatórios no sistema de derivação ventricular.
- **Fístulas liquóricas:** na quase totalidade das vezes, são resultantes da hidrocefalia. O perímetro cefálico pode permanecer estável porque há saída de líquor pela ferida da MM. Após a derivação liquórica, geralmente há resolução da fístula. Se isso não ocorrer, deve ser feita nova abordagem cirúrgica à lesão.
- **Escaras de decúbito:** pacientes com perímetro cefálico aumentado, principalmente se prematuros, apresentam o couro cabeludo muito fino. Após a derivação ventriculoperitoneal, o decúbito sobre o local de implantação da prótese causa escaras com muita facilidade. Isso resulta em infecções e exposição do sistema, o que exige a troca da válvula. Pacientes com MM podem apresentar grandes deformidades vertebrais com protrusão óssea importante e cifose no local do disrafismo. No decúbito dorsal, ou mesmo lateral, pode haver compressão da pele e formação de escaras.
- **Distúrbios renais:** alguns pacientes já apresentam graus variados de acometimento renal, desde o período pré-natal, em função da retenção urinária crônica secundária à bexiga neurogênica.
- **Alergia ao látex:** a primeira manifestação pode ser o choque anafilático. Entretanto o paciente pode apresentar pequenas reações alérgicas que indicam a intolerância ao látex. A precaução do contato com látex (luvas, cateteres) é sempre desejável. Pode ocorrer também alergia a alimentos por reação cruzada dos anticorpos antilátex (banana, kiwi, pera, tomate).
- **Cirurgias ortopédicas:** para correção da instabilidade pélvica, pés tortos e encurtamento do tendão de Aquiles, entre outras.

Prognóstico

Hunt[12] verificou, em acompanhamento de pacientes com MM com 30 anos de evolução, que 70% dos adultos jovens apresentavam inteligência normal (QI entre 80 e 137), 12% com QI entre 70 e 79 e 18% com QI entre 47 e 69. Observou também que pacientes que não necessitaram de derivação ventriculoperitoneal apresentaram QI normal, assim como 79% dos pacientes que necessitaram de somente uma cirurgia para hidrocefalia. Já em pacientes submetidos a mais de uma cirurgia para derivação liquórica a ocorrência de QI normal caiu para 60%. Em nosso meio não é permitida a interrupção da gestação; portanto, a despeito de limitações cognitivas, na deambulação, ortopédicas e urológicas, esses pacientes devem ser tratados com todos os recursos possíveis desde o momento em que o diagnóstico é feito. Os pais devem ser bem orientados e estimulados, pois a evolução do paciente é diretamente proporcional aos cuidados e ao empenho dos familiares.

MENINGOCELE

Os pacientes com meningocele espinal apresentam prognóstico mais favorável. Nas meningoceles ocorre o disrafismo ósseo espinal e há herniação apenas de meninges e líquor. Não há acometimento direto do tecido nervoso. Sua incidência é bem menor que a de MM. Em casos raros, a meningocele pode ocorrer como herniações internas, o que dificulta o diagnóstico e o tratamento.

A correção cirúrgica segue os mesmos preceitos. O ideal é que seja feito tratamento precoce com correção da herniação meníngea. O acompanhamento pós-operatório e a longo prazo é importante em virtude do fato de que pacientes com meningocele espinal podem apresentar sinais e sintomas de medula presa.[13]

REFERÊNCIAS

1. Pianetti GF et al. Espinha bífida. In: Fonseca LF, Pianetti G, Xavier CC (eds.) Compêndio de neurologia infantil. Belo Horizonte: Medsi, 2002:211-5.

2. Northrup H, Volcik KA. Spina bifida and other neural tube defects. Curr Probl Pediatr 2000; 30(10):313-32.

3. Cornette L, Verpoorten C, Lagae L et al. Closed spinal dysraphism: a review on diagnosis and treatment in infancy. European J Pediatr Neurol 1998; 2:179-85.

4. Boyd PA, Wellesley, De Walle HE et al. Evaluation of the prenatal diagnosis of neural tube defects by fetal ultrasonographic examination in different centers across Europe. J Med Screen 2000; 7(4):169-74.

5. Mangels KJ, Tulipan N, Tsao LY et al. Fetal MRI in the avaliation of intrauterine myelomeningocele. Pediatr Neurosurg 2000 32(3):124-31.

6. Morrow RJ, McNay MB, Whittle MJ. Ultrasound detection of neural tube defects in patients with elevated maternal serum alpha-feto-protein. Obstet Gynecol 1991; 78:1055-7.

7. Luthy DA, Wardinsky T, Shurtleff DB. Cesarean section before the onset of labor and subsequent motor function in infants with myelomeningocele diagnosed antenataly. N Engl J Med 1991; 324:6.

8. Cochrane DD, Wilson RD, Steinbok P. Prenatal spinal evaluation and functional outcome of patients born with myelomeningocele: information for improved prenatal counselling and outcome prediction. Fetal Diag Ther 1996; 11:159-68.

9. Park TS, Hoffman HJ, Hendrick EB. Experience with surgical decompression of the Arnold-Chiari malformation with myelomeningocele. Neurosurgery 1983; 13:147-52.

10. McGuire ER, Woodside JR, Borden TA, Weiss RM. Prognostic value of urodinamic testing in myelodysplastic patients. J Urol 1981; 126:205-9.

11. Machado HR, Oliveira RS. Simultaneous repair of myelomeningocele and shunt insertion. Childs Nerv Syst. 2004 Feb; 20(2):107-9.

12. Hunt GM. Non-selective intervention in newborn babies with open spina bifida: the outcome 30 years on for the complete cohort. Eur J Pediatr Surg 1999; suppl. 1:5-8.

13. Ohe N, Futamura A, Kawada R et al. Secondary tethered cord syndrome in spinal dysraphism. Childs Nerv Syst 2000 16(7):457-61.

75

Disrafismos Espinais Ocultos

José Gilberto de Brito Henriques • Geraldo Pianetti

INTRODUÇÃO

Os disrafismos espinais ocultos (DO) formam um grupo de diferentes doenças em que o defeito congênito é coberto por pele íntegra. Assim como os disrafismos abertos e fechados, os DO são resultantes de alterações no desenvolvimento do tubo neural durante uma de suas três fases na embriogênese, podendo envolver não só o ectoderma, mas também o mesoderma.

A incidência dos DO na população geral não é bem conhecida em razão de parte dos pacientes poder permanecer assintomática ou oligossintomática. Em estudo realizado com 2010 recém-nascidos (RN) mediante a busca ativa de DO com ultrassonografia (US) de coluna vertebral, foi encontrada incidência de 0,3%.[1]

Há diversas formas de DO, entre elas, lipomielomeningoceles, seios dérmicos, filo terminal espesso, diastematomielia, meningoceles anteriores e cistos neuroentéricos. A fisiopatologia das diversas formas do DO resulta no ancoramento da medula que perde sua movimentação fisiológica dentro do saco dural. A medula presa pode evoluir com isquemias do tecido nervoso e graus variados de comprometimento neurológico.

DIAGNÓSTICO

Pré-natal

Algumas vezes, o diagnóstico pode ser feito intraútero, por meio de US e ressonância magnética (RM) (Figura 75.1). Entretanto, essa forma de diagnóstico é pouco frequente porque as lesões no DO são pequenas e de difícil visibilização à US pré-natal.

Tardio

Ocorre principalmente nos estirões de crescimento. O paciente tem a medula presa pelo disrafismo e, com o crescimento, a medula vai se alongando até iniciarem os sinais e sintomas, que podem incluir dor lombar, câimbras, dores nos membros inferiores, paresias, parestesias, disfunções esfincterianas, escolioses e posturas anormais do pé.

O exame de escolha é a RM, que promove o diagnóstico, a identificação da causa da medula presa e o planejamento terapêutico.

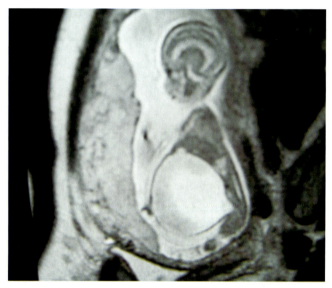

Figura 75.1 ▷ Ressonância magnética fetal. Feto com meningocele anterior de grande volume.

Quadro 75.1 ▷ Manifestações clínicas do disrafismo espinal oculto

Ortopédicas	Urológicas
Deformidades tróficas do pé ou perna	Bexiga neurogênica
Escoliose	Repetidas infecções do trato urinário
Agenesia sacral	Incontinência urinária
Assimetria de membros inferiores	Atraso na aquisição do controle vesical

Ao nascimento

Os DO podem não apresentar manifestações clínicas no RN, mas podem vir associados a estigmas cutâneos que indicam o disrafismo: tufo de pelos, *dimples* rasos (pequena depressão em que é possível ver o fundo do canal), *dimples* profundos (em que não é possível ver o fundo do canal), sulco glúteo profundo (exacerbação do sulco glúteo), sulco glúteo

Quadro 75.2 ▷ Manifestações neurológicas do disrafismo espinal oculto

Dor lombar e em membros inferiores	Paresias
Arreflexia	Hiper-reflexia
Atrofia muscular	Assimetria do pé
Atraso no desenvolvimento da marcha	Marcha anormal
Parestesias	Ulcerações em membros inferiores
Câimbras	Espasticidade

Quadro 75.3 ▷ Estigmas cutâneos associados com disrafismos ocultos

Lipomas	Sulco glúteo torcido	Sulco glúteo profundo
Dimple raso	*Dimple* profundo	Aplasia cútis congênita
Manchas	*Nevus*	Hemangiomas
Pelos	Apêndices cutâneos	Cicatrizes congênitas

torcido (irregularidade do sulco glúteo), palpação alterada (protuberância ou ausência dos elementos posteriores das vértebras), manchas (lesões pigmentadas com mais de 1cm de diâmetro), apêndices cutâneos (excesso de pele pediculado), tumorações (lipomas), hemangiomas (lesões vasculares) e *nevus* (lesões pigmentadas com menos de 1cm de diâmetro), entre outros menos comuns.

A ocorrência de malformações envolvendo simultaneamente a pele e o sistema nervoso pode ser justificada pelo fato de ambos apresentarem a mesma origem ectodérmica. A presença de lesões de pele em pacientes com manifestações clínicas de disrafismo espinal ocorre de 51% a 100% das vezes.[2-4] A relação inversa – a ocorrência de DO na presença de lesões de pele – ainda é mal definida.[1] O diagnóstico tardio pode ser evitado se forem investigados, com US, os RN que apresentarem estigmas cutâneos em linha média. A US, mesmo com limitações diagnósticas, é excelente exame para triagem de possíveis alterações no neuroeixo e deve ser complementada, se necessário, pela RM. A radiografia simples da coluna vertebral tem valor limitado, pois pode mostrar o fechamento incompleto dos arcos vertebrais mais inferiores, o que não significa necessariamente disrafismo espinal; além disso, expõe o RN à radiação.

A seguir são descritas as formas mais frequentes de DO.

DIASTEMATOMIELIA

Consiste na completa ou incompleta divisão da medula (e, por vezes, também do saco dural), decorrente de septo ósseo ou fibrocartilaginoso vertebral. Com o crescimento do paciente e a elevação da medula dentro do canal vertebral, esse septo vai dividindo a medula em duas. As manifestações clínicas ocorrem com o crescimento da criança (lombalgia, escoliose, paresias, alterações esfincterianas). A sintomatologia pode ocorrer desde as primeiras semanas de vida até a oitava década, mas a idade média de apresentação é dos 4 aos 6 anos.[5] A diastematomielia é três vezes mais frequente em meninas. Lesões de pele são encontradas em 71% dos pacientes, e 89% deles apresentam alterações na conformação vertebral.[5] A avaliação radiográfica envolve a US, para triagem de pacientes com lesões cutâneas ou alterações tróficas (Figura 75.2); a radiografia e a tomografia computadorizada (TC) da coluna vertebral podem mostrar o septo ósseo e as alterações morfológicas das vértebras; e a RM mostra com detalhes a divisão medular (Figuras 75.3 e 75.4).

O tratamento é sempre cirúrgico nos pacientes com sinais e sintomas de medula presa. Nos pacientes assintomáticos é recomendada a cirurgia profilática, mas há críticas a essa conduta.

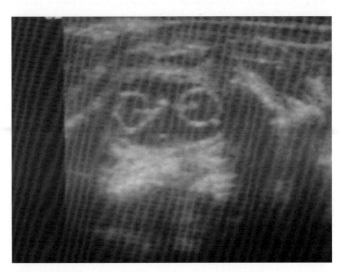

Figura 75.2 ▷ Ultrassonografia de coluna torácica – corte axial. Nota-se diastematomielia com duas hemimedulas e o septo vertebral entre elas.

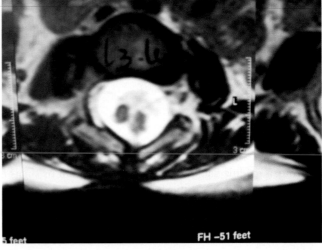

Figura 75.3 ▷ Ressonância magnética – corte axial. Diastematomielia.

CAPÍTULO 75 ▷ Disrafismos Espinais Ocultos

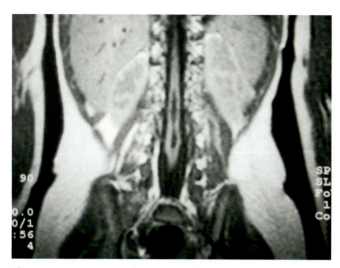

Figura 75.4 ▷ Ressonância magnética – corte coronal. Diastematomielia.

Quadro 75.4 ▷ Localização da diastematomielia

Lombar	47%
Toracolombar	27%
Torácica	23%
Sacral e cervical	1,5%

SEIO DÉRMICO

Caracteriza-se por pequena malformação que se apresenta como depressão e canal fistuloso que liga o saco dural à parte externa da pele (Figura 75.5). É encontrado mais frequentemente na região lombossacra, mas pode ocorrer em qualquer ponto do neuroeixo.

Grande parte dos seios dérmicos associa-se a cistos dermoides, epidermoides ou teratomas. A primeira manifestação clínica pode ser de infecção do sistema nervoso central (SNC). Meningites de repetição ou por organismos atípicos podem

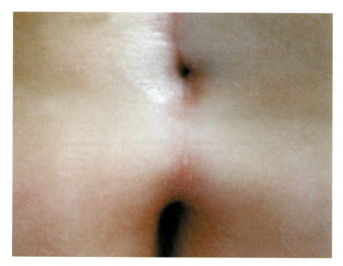

Figura 75.5 ▷ Paciente com *dimple* profundo e seio dérmico.

Quadro 75.5 ▷ Localização dos seios dérmicos

Sacrococcígeos	13%
Lombossacros	35%
Torácica	10%
Lombar	41%
Cervical	1%

ocorrer. A medula presa é manifestação frequente nesses pacientes, assim como nas demais formas de DO.

A investigação radiográfica envolve a US (Figura 75.6) e a RM, que podem mostrar todo o trajeto do canal, assim como as lesões tumorais associadas.

O tratamento cirúrgico é imperativo em virtude da possibilidade de infecção do SNC e consiste na retirada do canal fistuloso (Figura 75.7).

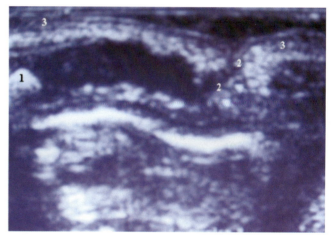

Figura 75.6 ▷ Ultrassonografia de coluna lombossacra – corte sagital. (1. Corpo vertebral; 2. seio dérmico; 3. pele e subcutâneo.)

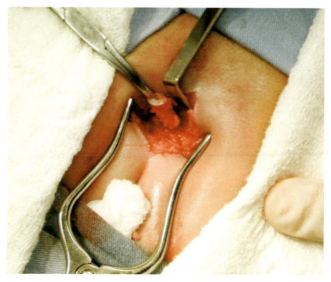

Figura 75.7 Cirurgia para retirada de seio dérmico.

LIPOMIELOMENINGOCELE

O termo lipomielomeningocele é usado para designar a malformação em que a medula é ancorada por um lipoma que se origina no subcutâneo, invade o canal vertebral e a dura-máter e adere à medula ou ao filo terminal, podendo envolver raízes da cauda equina (Figura 75.8).

Em geral, não há déficits neurológicos ao nascimento. É diagnosticada como tumoração paravertebral lombossacra indolor (Figura 75.9). Com o crescimento pode ter início a sintomatologia de medula presa. Dos diversos tipos de DO, a lipomielomeningocele é a lesão que mais causa déficits neurológicos em sua história natural. Caracteristicamente, esses déficits aparecem lenta e progressivamente; entretanto, pioras súbitas ocorrem, geralmente após flexões abruptas das coxas ou do pescoço em atividades físicas ou acidentes.

A US da coluna vertebral pode estabelecer o diagnóstico inicial (Figuras 75.10 e 75.11). A TC de coluna pode também auxiliar o diagnóstico, mas é a RM que define o quadro e torna possível o planejamento cirúrgico (Figura 75.12).

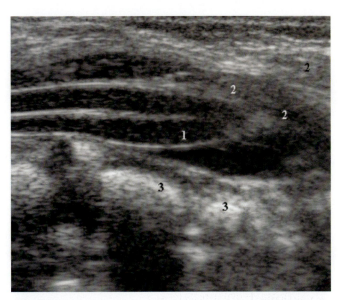

Figura 75.10 ▷ Ultrassonografia de coluna lombossacra – Corte sagital. Lipoma. (1. Cone medular (com a anatomia distorcida); 2. lipoma invadindo canal vertebral e envolvendo cone medular; 3. corpos vertebrais malformados.)

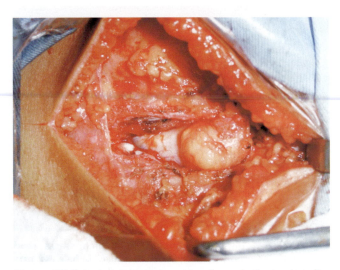

Figura 75.8 ▷ Laminectomia para exérese de lipoma invadindo a dura-máter e aderido sobre a face dorsal da medula.

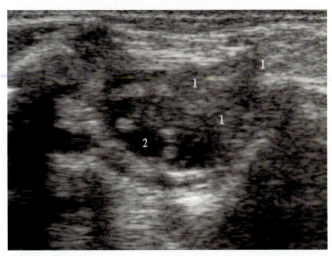

Figura 75.11 ▷ Ultrassonografia de coluna lombossacra – Corte axial. Lipoma. (1. Lipoma invadindo o canal vertebral; 2. espaço subaracnóideo.)

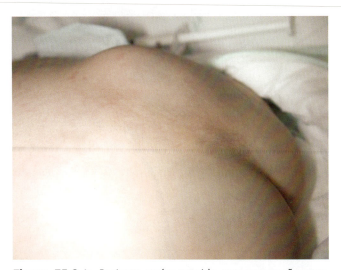

Figura 75.9 ▷ Paciente recém-nascido com tumoração paravertebral – lipomielomeningocele.

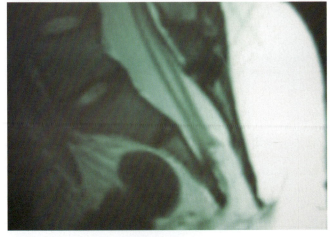

Figura 75.12 ▷ Ressonância magnética mostrando medula presa em virtude de lipoma do cone.

O tratamento cirúrgico é indicado em pacientes sintomáticos. Mesmo com a tendência ao tratamento cirúrgico profilático, a cirurgia em pacientes assintomáticos ainda é discutida.[6]

CISTOS NEUROENTÉRICOS

O cisto neuroentérico resulta da persistência do canal que comunica o saco vitelínico e a cavidade amniótica através da notocorda em desenvolvimento. Isso resulta em um cisto intradural e extramedular que pode conter tecidos do trato respiratório ou digestório. São mais frequentes em meninos e ocorrem em todo o neuroeixo, mas, principalmente, na região cervicotorácica ventral.[7]

Nesse tipo de DO, o quadro semiológico mais característico é de compressão medular. A RM (Figura 75.13) é o exame de escolha, e o tratamento exige remoção cirúrgica completa do cisto a fim de evitar recorrências.[8]

FILO TERMINAL ESPESSADO

O filo terminal é considerado espessado quando apresenta 3mm ou mais de diâmetro. Pacientes com filo terminal espessado geralmente apresentam medula presa, com cone medular terminando abaixo do platô superior de L3 (Figura 75.14). O alargamento ocorre por infiltração de fibroblastos ou, mais comumente, pelo envolvimento de lipomas. É frequente a ocorrência de lesões de pele.

O estudo radiográfico deve ser feito com US e RM, e o tratamento cirúrgico consiste na secção do filo terminal. Eventualmente, o reancoramento pode ocorrer.

CONSIDERAÇÕES FINAIS

O DO constitui um grupo de doenças que apresentam diferentes níveis de acometimento neurológico e prognósticos variados. É fundamental o diagnóstico precoce para que o tratamento seja instituído ou, pelo menos, um acompanhamento mais rigoroso do paciente seja feito. Dois pontos são fundamentais para o diagnóstico precoce: a avaliação do pediatra (a busca de estigmas cutâneos que possam indicar disrafismos) e o uso da US (que em nosso meio deveria ser mais utilizada em razão da dificuldade relacionada aos custos da RM). O tratamento cirúrgico em pacientes assintomáticos ainda é discutido e deve ser avaliado em cada caso. Entretanto, deve ser sempre lembrado que o melhor tratamento para essas doenças ainda é a profilaxia.

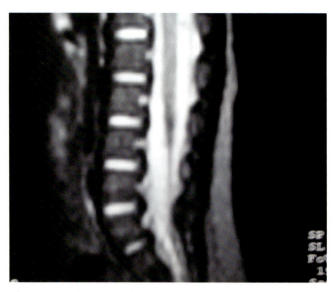

Figura 75.14 ▷ Ressonância magnética de paciente com filo terminal de 4mm e cone medular na transição L3-L4.

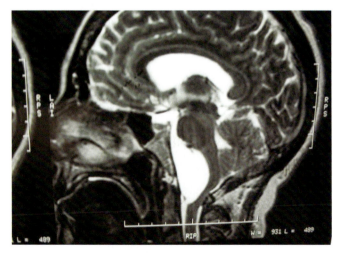

Figura 75.13 ▷ Ressonância magnética mostrando cisto neuroentérico em região do clívus e cervical alta.

REFERÊNCIAS

1. Henriques JGB, Pianetti G, Henriques KSW, Costa P, Gusmão S. Minor skin lesions as markers of occult spinal dysraphism – Prospective study. Surg Neurol 2005; 63 (Suppl 1):S8-12.
2. Hall DE, Udvarhelyi GB, Altman J. Lumbosacral skin lesions as markers of occult spinal dysraphism. JAMA 1981; 246:2606-8.
3. Gibson PJ, Britton J, Hall DMB, Hill CR. Lumbosacral skin markers and identification of occult spinal dysraphism in neonates. Acta Paediatr 1995; 84:208-9.
4. Waler JA. Occult spinal dysraphism. AJDC 1992; 146:835-6.
5. Gower DJ, Del Curling O, Kelly DL et al. Diastematomyelia: a 40-year experience. Pediatr Neurosci 1988; 14:90-6.
6. Kulkarni AV, Pierre-Kahn A, Zerah M. Conservative management of asymptomatic spinal lipomas of the conus. Neurosurgery 2004; 54(4):868-73.
7. Macdonald RL, Schwartz ML, Lewis AJ. Neurenteric cyst located dorsal to the cervical spine: case report. Neurosurgery 1991; 28(4):583-7.
8. Pianetti G, Fonseca LF. Compressão medular alta por cisto neuroentérico. Arq Neuro-Psiq 1993; 51(2):253-7.

76

Meningoencefalocele

Geraldo Pianetti • Rodrigo Moreira Faleiro

INTRODUÇÃO

A meningoencefalocele (ME) é uma malformação do sistema nervoso central (SNC) decorrente de falha de fechamento do tubo neural. Pode ser diagnosticada no período pré-natal por meio da ultrassonografia (US) ou logo após o nascimento. Caracteriza-se pela herniação de estruturas intracranianas (meninges, parte variada do encéfalo e líquor) mediante uma falha de fechamento do crânio.[1-4]

Raramente, em casos mais simples, pode conter apenas meninges e líquor, sendo, nesses casos, chamada meningocele craniana.

A ME é uma patologia rara, menos frequente do que a espinha bífida, variando de 5% a 15% de todos os estados disráficos cranioespinais. A incidência varia bastante, dependendo da população estudada, apresentando uma média de 1 por 5.000 nascidos vivos, segundo dados da Organização Mundial da Saúde.[1] A verdadeira incidência provavelmente será maior se forem considerados os casos de aborto, por motivos diversos, sem diagnóstico da lesão.[5]

Não existe uma variação importante na incidência, quando consideram a etnia, o gênero e a classe social. A incidência em relação ao gênero parece variar de acordo com a localização da ME, predominando no feminino as lesões occipitais e, no masculino, as anteriores.

A fisiopatologia permanece obscura. Vários fatores genéticos e geoambientais parecem exercer efeito somatório, impedindo o fechamento ósseo normal do crânio e promovendo a herniação do conteúdo intracraniano.[2] Várias outras malformações do SNC podem acompanhar a ME, como alterações neuronais, migração descendente do tronco cerebral e hidrocefalia.

Historicamente, são lesões conhecidas por prognóstico reservado, principalmente nas ME occipitais, com mortalidade de 57% na avaliação de Lorber e Schofield, realizada décadas atrás. Avanços recentes no diagnóstico e no tratamento dessa lesão mudaram favoravelmente a expectativa de sobrevida.[6]

CLASSIFICAÇÃO

As ME devem ser classificadas de acordo com sua localização no crânio:

1. **Basal:**
   - Esfenofaríngea.
   - Intranasal.
   - Esfeno-orbital.
   - Esfenomaxilar.

2. **Sincipital:**
   - Frontonasal.
   - Frontoetmoidal.
   - Naso-orbitária.

3. **Convexidade:**
   - Frontal.
   - Occipital.
   - Parietal.
   - Occipitocervical.

4. **Atrética:**
   - Alopécica (parietal).
   - Nodular (occipital).

São mais comuns na região occipital, ocorrendo sempre na linha média e mantendo relação com as fontanelas e suturas cranianas. Lesões parietais são mais raras, geralmente se relacionando com a fontanela posterior. As lesões frontais podem se apresentar através da fontanela anterior ou pela região da glabela. As lesões basais se insinuam para a cavidade nasal, oral ou de seios da face por meio de defeitos de fechamento na base do crânio.[1-3]

QUADRO CLÍNICO

Com a disseminação da US, com frequência o diagnóstico é pré-natal.

Na maioria dos casos, a ME é prontamente identificada à ectoscopia, já na sala de parto. É mais comum na região occipital, próximo à região da tórcula. O defeito geralmente é coberto por pele (normal ou translúcida), podendo ser pediculado ou séssil. É comum a presença de outras lesões cutâneas associadas, como hemangiomas ou hipertricose. Caracteristicamente, o cabelo da base da lesão é mais espesso.[1] Nas lesões anteriores e frontobasais é comum a presença de hipertelorismo e defeitos oculares.

As herniações pela base do crânio podem não ser percebidas no exame inicial. A apresentação clínica pode ocorrer na vigência de fístula liquórica, dificuldade de deglutição e respiratória (obstrução nasal) ou uma massa visível na cavidade nasal ou oral durante exame de rotina.[1,2]

A fontanela pode estar abaulada em razão da comunicação da lesão com o sistema ventricular ou da presença de hidrocefalia associada. Alterações como microcefalia ou anencefalia podem estar presentes. Alterações visuais ou mentais nem sempre podem ser detectadas ao primeiro exame.

O prognóstico nem sempre se relaciona com o tamanho da lesão, mas com a quantidade de tecido cerebral herniado (geralmente gliótico) e a presença ou não de alterações na gênese cerebral.

EXAMES

O diagnóstico da ME é clínico. Os exames de imagem são úteis para acrescentar informações que, certamente, serão de importância no planejamento cirúrgico.

A *transiluminação* é um método prático e de fácil realização que evidencia a relação entre o volume de tecido cerebral e de líquido existente na lesão. A *radiografia simples* do crânio mostra o tamanho do defeito ósseo craniano. A *US transfontanelar* possibilita avaliar a presença de hidrocefalia e outras malformações associadas. A *tomografia computadorizada do encéfalo* é exame útil, trazendo maiores detalhes relacionados a alterações ventriculares (hidrocefalia e continuidade dos ventrículos com a lesão) e outros defeitos congênitos associados. É importante a utilização de recursos como janela óssea e reconstrução tridimensional, que são de grande valia para o planejamento de acesso cirúrgico. A *ressonância nuclear magnética*, além de mostrar as alterações anteriormente descritas, estuda também o parênquima cerebral, podendo mostrar ectopias corticais e microgírias, entre outras.

O *exame otorrinolaringológico* será útil nas lesões pequenas de cavidade nasal ou orofaríngea.

TRATAMENTO

O tratamento da ME, quando indicado, é cirúrgico. As contraindicações à cirurgia imediata se restringem à concomitância de outras malformações graves, à infecção cutânea próxima à lesão e à meningite.[1-4]

Quando a pele que recobre a ME é fina ou translúcida, ou observa-se fístula liquórica associada, há risco iminente de meningite por contaminação pela flora bacteriana da pele. Nesses casos, recomenda-se o tratamento cirúrgico dentro das primeiras 48 horas de vida. Quando a pele é normal, pode-se aguardar o tempo necessário para que a cirurgia seja programada com baixo risco para a criança.

Técnica operatória

O princípio cirúrgico consiste na exérese da lesão com reconstrução e síntese hermética de dura-máter e pele. A anestesia é geral com monitoração adequada à faixa etária. O posicionamento cirúrgico deve respeitar a localização da lesão, com decúbito dorsal nos casos de lesões anteriores e ventral nas lesões occipitais. O colchão térmico deve ser colocado rotineiramente. A equipe médica (cirurgião, auxiliares e anestesista) deve ser treinada para o procedimento. Procede-se à antissepsia rigorosa da lesão com clorexidina. Campos estéreis são colocados. Nas lesões de grande volume, inicia-se com punção da ME, retirando-se o máximo de líquor possível, o qual é enviado para análise laboratorial; determina-se o limite entre a pele normal e a translúcida (principalmente nas grandes lesões), onde deverá ser feita a incisão cirúrgica. A anestesia é local com xilocaína associada a vasoconstritor para minimizar o sangramento. A incisão na pele, geralmente elíptica, contorna a lesão; a hemostasia deve ser rigorosa. Nos casos em que há tecido cerebral herniado (geralmente gliótico), procede-se à identificação e à dissecção cuidadosa do pedículo, que deve ser seccionado após hemostasia adequada. A preservação de tecido cerebral pode ser feita, desde que seu aspecto macroscópico seja normal e sua manutenção não interfira no fechamento da lesão. Como as lesões quase sempre estão na linha média, deve-se estar atento à presença de seios durais (seio sagital superior, tórcula, seio occipital), que devem ser preservados. É feita a dissecção da dura-máter para o fechamento hermético, sendo raramente necessária prótese dural. A síntese de pele é realizada por planos e com pontos separados. Nos casos de falha óssea extensa, pode ser feita a cranioplastia com acrílico.

Nas ME basais, o tratamento geralmente é realizado por vias intra e extracranianas, com identificação extradural da falha óssea. A hidrocefalia, quando presente, deve ser tratada com derivação ventriculoperitoneal, geralmente após a correção da ME.[2]

PROGNÓSTICO

A mortalidade é baixa. Quanto à morbidade, vai depender do quadro clínico apresentado antes da cirurgia e do aparecimento da hidrocefalia.

A hidrocefalia é um fator que piora o prognóstico, aparecendo em torno de 60% a 70% dos casos de ME occipital.[1] Bui e cols.[6] identificaram prognóstico pior nas ME occipitais (deficiência grave em quase metade das crianças), em função da maior incidência de hidrocefalia e crises convulsivas.

A microcefalia ocorre em torno de 20% das crianças com ME occipital, sendo também fator de piora do prognóstico. Quando a criança tem um perímetro cefálico menor que o percentil 10 para sua idade, é um forte indício de retardo mental.[1]

Entretanto, o fator prognóstico de maior importância é a presença ou não de tecido encefálico presente dentro do saco herniado. As crianças com meningocele craniana têm evolução favorável em relação àquelas com ME.[1]

REFERÊNCIAS

1. Cheek WR, Marlin AE, McLone DG, Reigel DH, Walker ML. Pediatric neurosurgery – Surgery of the developing nervous system. 3 ed. Saunders, 1994:96-101.

CAPÍTULO 76 ▷ Meningoencefalocele

2. Pianetti GF. Encefalocele. In: Silva AL (ed.) Hérnias. São Paulo. Livraria Roca Ltda. 1992;261-6.

3. Raimondi AJ. Pediatric neurosurgery. New York: Springer Verlag, 1987:486-9.

4. Schmidek HH, Sweet WH. Operative neurosurgical techniques. 3 ed. Saunders, 1985:149-58.

5. Lo BWY, Kulkarni AV, Rutka JT et al. Clinical predictors of developmental outcome in patients with cephaloceles. J Neurosurg Pediatrics 2008; 2:254-7.

6. Bui CJ, Tubbs S, Shannon CN et al. Institutional experience with cranial vault encephaloceles. J Neurosurg (1 Suppl Pediatrics) 2007; 107:22-5.

77

Craniossinostose

Geraldo Pianetti

EMBRIOLOGIA

Na vida embrionária, as vesículas encefálicas são contidas por uma membrana de origem mesenquimal, na qual se observa a formação de tecido osteocartilaginoso. Os ossos que irão formar a base do crânio, filogeneticamente mais antigos, têm origem cartilaginosa, crescem por sincondrose e se fundem logo após o nascimento, à exceção do esfeno-occipital, que permanece aberto até a adolescência. A calota craniana, de origem membranosa, composta pelos ossos frontais, parietais, parte de esfenoide, escama do occipital, processo zigomático e porção escamosa dos temporais, é constituída a partir da sexta semana de vida intrauterina pela união de centros de ossificação, que vão separando a membrana mesenquimal em dois folhetos.[16] O folheto externo dará origem ao pericrânio e o interno à dura-máter, ambos com poder osteogênico. Em torno do quinto mês de vida intrauterina, a maior parte da calota craniana já está formada e os ossos separados por zonas de não ossificação, identificadas como sendo as fontanelas e as suturas. As fontanelas são a anterior ou bregmática, localizada na junção dos ossos parietais e frontais, a posterior ou lambdoide, na união dos parietais e occipital, e as anterolaterais ou esfenoidais, na união do frontal com o temporal. A sutura sagital é mediana, estendendo-se da fontanela anterior à posterior, e separa os dois ossos parietais; a sutura coronal é transversal, indo da fontanela anterior à esfenoidal, separando o parietal do frontal; a sutura metópica, também mediana, separa os dois ossos frontais e geralmente se funde até os 2 anos de idade; a sutura lambdoide é posterior e oblíqua, separando os ossos parietais do occipital, e a sutura esfenoparietal separa o osso parietal da escama do temporal.

O cérebro tem rápido e importante crescimento durante a vida fetal e nos primeiros meses de vida. Até o segundo mês, acrescenta 45% ao peso;[5] entre o sexto e o sétimo mês, praticamente dobra de peso,[5] e em 1 ano aumenta seu peso em 2,7 vezes.[5] Esse rápido crescimento do encéfalo faz com que o crânio no recém-nascido aumente rapidamente em tamanho, e esse aumento se dará nas margens dos ossos, ou seja, nas suturas. Ao nascer, os ossos estão justapostos e unidos por tecido fibroso, e em torno do sexto mês já aparecem indentações entre as bordas ósseas, porém sem fusão; no primeiro ano de vida, os ossos estão separados em 0,75 a 1,00mm,[15] e aos 10 anos as suturas já não têm mais função. À exceção da sutura metópica, as demais desaparecem após a quarta, quinta ou sexta décadas de vida.[15]

ETIOPATOGENIA

Existem várias teorias que tentam explicar a etiopatogenia da doença. Essa multiplicidade de teorias é um indicador seguro de que não se conhecem, em definitivo, os mecanismos que levam à fusão prematura de uma sutura craniana. A variedade com que se manifesta a doença (comprometimento isolado de uma sutura, comprometimento associado de suturas, associação de outras malformações, variantes sindrômicas) e a discutida hereditariedade dificultam o estabelecimento de uma etiopatogenia segura.

Na craniossinostose prematura, a fusão óssea já está presente ao nascimento,[24,33] o que reforça a teoria de que a doença se inicia na vida intrauterina.

Moss[27] afirma que a fusão prematura de uma sutura é causada por malformação na base do crânio, modificando pontos de aderência da dura-máter, provocando trações e impedindo que o crânio acompanhe o desenvolvimento cerebral. As alterações na forma do crânio seriam consequências do redirecionamento de forças para permitir seu crescimento exigido pelo desenvolvimento cerebral. A malformação no osso esfenoidal seria responsável pelo comprometimento da sutura coronal e a malformação na lâmina cribriforme e na *crista galli* causaria a fusão prematura da sagital. Essa teoria leva à conclusão de que a fusão prematura de uma sutura é o sintoma, e não a doença.

A teoria mais aceita, porém, é a do defeito fundamental e congênito no germe mesenquimal. Sem a cobertura membranosa, os centros de ossificação se aglutinam e ocorre a aproximação óssea prematura na região das suturas.[2,16,24,33]

Existem ainda outras teorias, menos aceitas e não comprovadas, como a da compressão intrauterina da cabeça pela descida antecipada do feto,[24] doenças metabólicas, como o hipotireoidismo e rickettsioses,[24,25] meningite intrauterina,[15,16,27] sífilis,[15,16,27] tocotraumatismo,[15,16,27] raquitismo e osteomielite.

É importante e fundamental que se diferencie a craniossinostose prematura da microcefalia, em que o crânio não cresce pela falta do adequado desenvolvimento cerebral. O fechamento das suturas, nesse caso, é secundário ao processo primário.

HEREDITARIEDADE

Apesar de não se ter certeza sobre a transmissão hereditária na craniossinostose não sindrômica, a predominância no gênero masculino, a associação de outras malformações e os casos familiares levam à suposição de uma herança autossômica recessiva.[29] A literatura sobre craniossinostose está repleta de relatos de casos familiares.[15,17,19,28,29,33] Na experiência pessoal foram registrados três irmãos, nascidos em época distinta, com fusão prematura da sutura sagital, dois gêmeos com comprometimento da metópica e outros dois irmãos com fusão da coronal, além de casos entre primos.

HISTÓRICO

As formas incomuns do crânio, decorrentes da fusão prematura de uma ou mais suturas, já eram citadas desde Hipócrates, Homero e Virgílio,[apud15] porém a primeira descrição ocorreu em 1851, quando Virchow, já usando o terno cranioestenose, descreveu a sintomatologia e estabeleceu a fisiopatologia, enunciando o que passou a ser chamado como a lei de Virchow: "o crescimento do crânio está prejudicado na direção perpendicular à sutura fechada prematuramente, e este crescimento é feito no sentido paralelo à mesma sutura." O primeiro a relacionar alterações visuais com a doença foi von Graefe. O primeiro trabalho sobre o tratamento da craniossinostose foi publicado por Lannelongue,[23] em 1890, quando descreveu o quadro clínico de uma criança com 4 anos de idade e acentuado retardo psicomotor, com crânio de aspecto escafocefálico; propôs uma craniectomia linear bilateral paralela à sutura sagital fechada. Segundo o autor, a criança teve uma melhora importante, observada no primeiro mês após a cirurgia. Em 1892, Lane[22] publicou dois casos semelhantes tanto na descrição clínica como no tratamento. O primeiro quadro sindrômico foi descrito por Apert,[4] em 1906, relatando a associação de uma craniossinostose com sindactilia nas mãos e pés; a essa síndrome deu o nome de acrocéfalo-sindactilia, conhecida atualmente como doença de Apert. Logo em seguida, Crouzon,[6] em 1912, descreve a disostose craniofacial, uma asociação de craniossinostose e malformações dos ossos da face, classicamente conhecida como doença de Crouzon. Na primeira metade do século XX, várias técnicas foram propostas para o tratamento das craniossinostose,[8,14] com resultados pouco convincentes, seja pelo erro no diagnóstico, seja pela indicação cirúrgica em idade tardia, ou ainda pela falta de planejamento científico usado nas diversas técnicas cirúrgicas. Somente em 1948, Ingrahan, Matson e Alexander,[20,21,26] fundamentados em estudos experimentais e, portanto, com base científica, sugerem o tratamento cirúrgico por meio de craniectomia linear ao longo da sutura comprometida e proteção da borda óssea com polietileno. Seguindo as observações desses autores, várias outras técnicas foram propostas.[2,3,12,34,35] As bases fisiopatológicas e técnicas para o tratamento moderno da craniossinostose foram enunciadas por Epstein e outros[7,13,17,28] para a craniossinostose sagital, Hoffman[25] para a craniossinostose coronal e Tessier[25] Marchac, Renier e Rougerie para a correção das craniossinostoses sindrômicas.

Quadro 77.1 ▷ Experiência do autor no tratamento cirúrgico das craniossinostoses com as porcentagens aproximadas (dezembro de 2009)

Tipo/sutura	N/%	N/%	Masc.	Fem.
Craniossinostose simples	325/90,2 325/90,2		62%	38%
Sagital		192/59	81%	19%
Coronal		108/33,2	30%	70%
Metópica		21/06,4	62%	38%
Lambdoide		04/01,2	75%	25%
Sindrômica	35/9,8		50%	50%
Total	360/100			

MANIFESTAÇÕES CLÍNICAS E RADIOLÓGICAS, TRATAMENTO CIRÚRGICO E EVOLUÇÃO

As descrições sobre as manifestações clinicorradiológicas, a conduta, a técnica cirúrgica e a evolução são baseadas na experiência pessoal do autor, de acordo com o Quadro 77.1.

CRANIOSSINOSTOSE SAGITAL

A fusão prematura da sutura sagital deve ser suspeitada em todas as crianças que apresentam deformidade característica no crânio, com ou sem a presença da fontanela anterior. A confirmação é radiológica. Na maioria das vezes, os sinais já estão presentes desde o nascimento,[3,16] podendo inclusive ser observados antes do nascimento por meio de imagem ultrassonográfica. É a manifestação de craniossinostose mais frequente, com porcentagem variando de 55% a 60%.[3,16,19,21,30,33] Existe uma predominância no gênero masculino,[19,30,33] com índice superior a 70%, e na etnia branca.[30] Na experiência do autor, a craniossinostose sagital corresponde a 59% dos 325 casos operados; a incidência no gênero masculino chega a 81%, e as crianças leucodérmicas totalizam 95%.[31]

O crânio apresenta-se deformado, alongado no sentido anteroposterior, com proeminência dos ossos frontais e occipital. Um reforço ósseo geralmente é palpado em correspondência com a sutura sagital, principalmente em sua porção posterior.[17,31,33] A porção mais larga do crânio situa-se logo acima das orelhas, onde as suturas escamosas estão abertas; existe tendência a afilamento à medida que se aproxima do vértice. A fontanela anterior pode estar presente.[17,31,33] Apesar de não se encontrar descrição sobre esse fato, observa-se em todos os casos, quando a criança está em decúbito ventral, que a implantação das orelhas é assimétrica (Figura 77.1). Essa alteração tende a desaparecer após a normalização do formato do crânio. A medida do perímetro craniano tem pouco valor no diagnóstico, pois pode estar aumentada, diminuída ou dentro da média. As medidas das distâncias anteroposterior e laterolateral, dados que formarão o índice cefálico[10,11] (divisão da primeira pela segunda, que deve

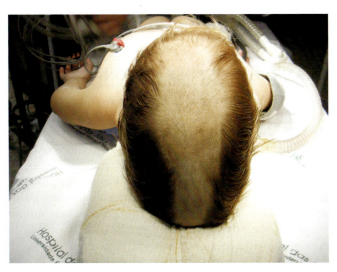

Figura 77.1 ▷ Criança portadora de fusão prematura da sutura sagital, em decúbito ventral, na posição cirúrgica. Observa-se assimetria na implantação das orelhas. Observa-se ainda monitoração mínima necessária.

se aproximar da unidade), estão geralmente alteradas, com aumento da primeira e redução da segunda, provocando uma baixa do índice. Hidrocefalia, retardo mental e hipertensão intracraniana raramente estão associadas a esse tipo de craniossinostose.[1,15-17,19,32,33] A epilepsia e os distúrbios da movimentação ocular excepcionalmente acompanham a doença. Outras malformações são descritas como associadas a craniossinostose sagital: cardiopatias, hérnia inguinal e deformidades ósseas e articulares. Alguns autores afirmam que a fusão isolada e prematura da sutura sagital pode comprometer o crescimento normal do cérebro e, se não tratada cirurgicamente, levar a hipertensão intracraniana,[8,14] atraso no desenvolvimento neuropsicomotor,[8,14] distúrbios oculares,[8,14] ou mesmo retardo mental.[8,14] Outros justificam o tratamento por motivo puramente estético.[16,33-35] Existem relatos[17,33,34] com dados importantes, mostrando que crianças não tratadas desenvolvem conflitos psicológicos, de moderados a graves, inclusive interferindo com o rendimento escolar. Já encontramos pacientes com mais de 3 anos de idade sem tratamento e com sinais de hipertensão intracraniana crônica, manifestada por cefaleia ou alterações visuais, que melhoraram após o tratamento cirúrgico.

O estudo radiológico do crânio pode confirmar o diagnóstico, mas é necessário que toda a extensão da sutura seja estudada através das projeções anteroposterior, lateral e submento-vértice. Na projeção lateral, o crânio apresenta-se escafocefálico, geralmente com exuberância dos frontais puxados para frente e para cima e do occipital para trás; observam-se as suturas coronais e lambdóideas abertas e aumento de densidade óssea no vértice, em correspondência com a sutura sagital. Nas demais projeções observa-se um aumento de densidade com reforço ósseo na tábua óssea externa ao longo da sutura sagital. Nos raros casos em que se associa à hipertensão intracraniana, observa-se aumento das impressões digitiformes. O índice cefálico de Schüller, calculado pela divisão entre as maiores distâncias bitemporal e fronto-occipital, cujo valor normal se situa entre 0,77 e 0,81 nas crianças até 7 anos de idade, está geralmente abaixo do mínimo.

A tomografia computadorizada do crânio, em aparelhos de alta resolução com imagens tridimensionais e reconstrução óssea, é exame definitivo na confirmação do diagnóstico, desde que acompanhe a suspeita clínica, que é soberana. Na incidência convencional (axial), observam-se o aspecto incomum do crânio com diferença marcante entre as medidas bifrontais e biparietais, depressão da tábua óssea interna em correspondência com o seio sagital superior e presença do reforço ósseo ao longo da sutura sagital. Na reconstrução óssea observam-se a imagem definitiva da fusão da sagital e a persistência das demais suturas. Completa-se o exame com imagens do parênquima cerebral e ventrículos para afastar outras malformações, inclusive a hidrocefalia.

O tratamento cirúrgico deve ser realizado imediatamente após encaminhamento das crianças, confirmação do diagnóstico e avaliação clinicolaboratorial. Propõe-se uma craniectomia parcial biparietal, ampla, ultrapassando as suturas coronais e lambdóideas. Em mais de 80% dos casos, o tempo cirúrgico não ultrapassa 60 minutos, e a necessidade de transfusão sanguínea durante a cirurgia atinge metade dos casos. Após a higiene do couro cabeludo com sabão degermante, a criança é anestesiada sob intubação orotraqueal com ventilação controlada mecanicamente. Importância especial é dada à fixação do tubo, pois a criança fica em decúbito ventral. O aquecimento da criança é parte importante, sendo feito com envolvimento dos membros com algodão ortopédico e uso do colchão térmico. Uma veia periférica é cateterizada com *Gelco 22*, e a monitoração deve consistir em cardioscópio, oxímetro de pulso, capnógrafo e termômetro esofágico ou retal. O uso de antibioticoterapia profilática deve estar de acordo com a orientação do serviço de infecção hospitalar. A cirurgia é feita com a criança em decúbito ventral e exposição de todo o vértice desde a região frontal anterior até a região da escama do occipital (Figura 77.1); cuidados especiais para proteger as órbitas. São feitas antissepsia e infiltração do couro cabeludo com anestésico local. A incisão de pele é vertical e mediana, da protuberância occipital externa até a porção anterior da fontanela bregmática, promovendo a visibilização das suturas coronais, sagital e lambdóideas e dos ossos parietais em quase toda a sua extensão. Com cuidados especiais e hemostasia rigorosa, pode-se evitar perda sanguínea nessa fase cirúrgica. Após a trepanação dos parietais, é feita a craniectomia parcial e ampla dos parietais, ultrapassando cerca de 1cm das coronais e lambdóideas, em uma extensão média de 6 a 8cm no sentido laterolateral (Figura 77.2). Antes de cada ressecção óssea, a duramáter deve ser delicadamente afastada do osso, e a hemostasia deve ser feita com coagulação dural e cera para osso. Craniectomias lineares devem ser feitas nos parietais remanescentes. A última, e mais delicada parte, deve ser a retirada da faixa óssea que cobre o seio sagital; caso exista sangramento, a hemostasia é facilmente feita com coagulação bipolar e hemostático absorvível. Após a revisão criteriosa da hemostasia, em que se usa coagulação bipolar, cera para osso, hemostático sintético e água oxigenada, a ferida é suturada com fechamento de subcutâneo e pele. Não se usa drenagem do subcutâneo. É desne-

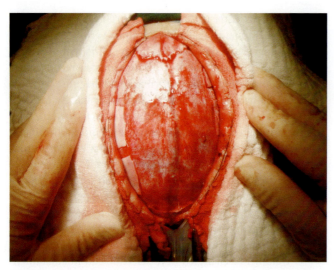

Figura 77.2 ▷ Aspecto da abertura do crânio no final da cirurgia de craniossinostose sagital.

cessária a craniectomia através do endoscópio, já que não há redução importante do tempo cirúrgico e existe aumento na possibilidade de complicações.

A alta hospitalar deve ser programada o mais rápido possível, e a observação deve ser frequente no primeiro ano de pós-operatório. A avaliação final é feita pelo cirurgião, pediatra e familiares. Após 1 ano, a craniectomia estará fechada em todos os casos, tempo suficiente para que as medidas cranianas atinjam os limites ideais. Apesar de haver uma tendência à normalização do formato do crânio logo após o tratamento cirúrgico, às vezes é difícil definir resultados estéticos antes de 6 meses após a cirurgia (Figura 77.3). Essa avaliação estética é subjetiva e está condicionada a outros fatores bastante variados não relacionados intimamente com a conformação do crânio. Entre os elementos que poderiam influenciar uma observação favorável incluem: cor da pele, tipo e comprimento dos cabelos, fisionomia facial, cor dos olhos, harmonia da face e hereditariedade. Existe ainda o fator cultural, que para alguns se apresenta com aspecto agradável e para outros não, quando se compara o resultado obtido com a estética da etnia.

CRANIOSSINOSTOSE CORONAL

A fusão prematura das suturas coronais constitui o segundo tipo de craniossinostose na experiência do autor, com 30% dos casos. Pode se apresentar como lesão isolada ou acompanhar manifestações sindrômicas com acometimento facial, como nas doenças de Crouzon, Apert, Carpenter e Pfeiffer. Ao contrário da craniossinostose sagital, o não tratamento dessa doença evolui com alterações importantes no desenvolvimento neuropsicomotor. Na fusão prematura de ambas as suturas coronais, o diagnóstico é clínico, com base na conformação do crânio com redução da distância anteroposterior e aumento da laterolateral, dando o aspecto braquicefálico da cabeça, e alterações radiológicas observadas tanto na radiografia simples do crânio como na tomografia computadorizada com reconstrução tridimensional. A testa mostra-se achatada com órbitas pequenas e geralmente acompanhada de exoftalmo bilateral. O mais frequente é o fechamento unilateral, chamado plagiocefalia (Figura 77.4), no qual o aspecto do crânio é característico, com retração da testa, redução da cavidade orbitária e elevação do olho, tudo do lado comprometido, e proeminência frontal contralateral; o nariz está nitidamente desviado para o lado não afetado.

O tratamento cirúrgico deve ser realizado até o sexto mês de vida, de acordo com o proposto por Hoffman.[18] No comprometimento bilateral é feita remodelagem dos frontais com avanço bilateral da porção lateral das órbitas. A cirurgia se inicia com craniotomia frontal bilateral associada à retirada dos ptérions e de parte das asas dos esfenoides. Por meio de uma osteotomia na parte superior do teto da órbita, fica liberada a parte lateral da barra supraorbitária, que é avançada para a posição normal e fixada com enxerto ósseo ou miniplacas absorvíveis que, apesar do custo elevado, facilitam a cirurgia. É feita suturectomia das coronárias e o osso frontal é recolocado, possibilitando que o crescimento dos lobos frontais remode-

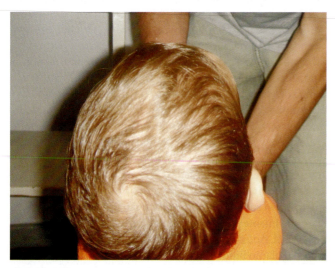

Figura 77.3 ▷ Normalização do aspecto do crânio em criança submetida a cirurgia antes dos 6 meses de idade (escafocefalia).

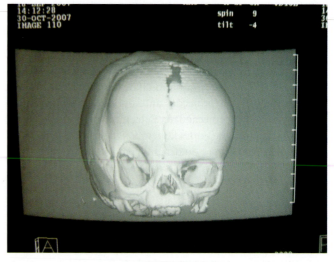

Figura 77.4 ▷ Fusão prematura da sutura coronal unilateral levando à deformidade conhecida como plagiocefalia.

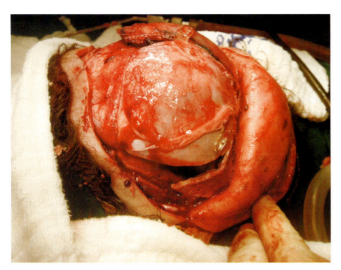

Figura 77.5 ▷ Aspecto peroperatório com avanço da órbita em caso de plagiocefalia.

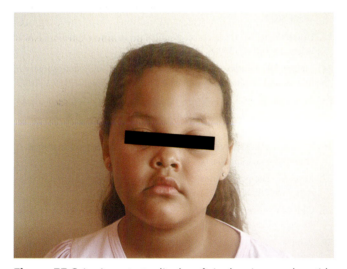

Figura 77.6 ▷ Aspecto tardio do crânio de criança submetida à cirurgia de plagiocefalia.

le a testa. No caso de comprometimento unilateral da sutura, pode-se usar a mesma técnica com avanço unilateral (Figura 77.5) e bons resultados (Figura 77.6).

Os mesmos cuidados cirúrgicos relatados para o tratamento da craniossinostose sagital devem ser observados.

Nas crianças mais velhas, faz-se necessária cirurgia mais radical, com retirada e avanço de toda a barra supraorbitária e remodelagem do osso frontal.[25] Nos casos de associação com alterações faciais, como nas síndromes de Crouzon, Pfeiffer, Apert e Carpenter, associam-se técnicas faciais mais agressivas,[25] cuja descrição não interessa ao objetivo deste capítulo.

CRANIOSSINOSTOSE METÓPICA

A fusão prematura da sutura metópica é responsável por um formato triangular ao crânio, com retração de porções laterais das regiões frontais e aspecto em quilha da linha média,

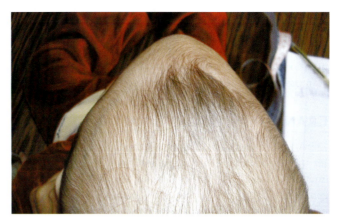

Figura 77.7 ▷ Fusão prematura da sutura metópica, causando trigonocefalia.

associado a diferentes graus de hipotelorismo. Esse tipo de crânio recebe o nome de trigonocefalia (Figura 77.7). A fusão geralmente ocorre ainda na fase intrauterina e, ao nascer, a criança já exibe a deformação do crânio; nos casos em que a fusão prematura se dá após o nascimento e antes dos 2 anos de idade, época em que a sutura normalmente se fecha, a deformidade não é muito evidente e nem sempre merece reparo estético. Existem uma tendência familiar, com predominância no sexo masculino,[9] e uma frequência em torno dos 6% entre as craniossinostoses. Esse tipo de malformação pode estar acompanhado de alterações na formação do encéfalo, como holoprosencefalia[25] ou lábio leporino, o que torna fundamental uma avaliação tomográfica antes da indicação cirúrgica.

O tratamento cirúrgico deve ser realizado logo após o diagnóstico, em torno do terceiro mês de idade. É feita uma craniotomia frontal ampla; o retalho ósseo é fragmentado em quatro ou seis partes e recolocado de acordo com uma satisfatória remodelagem da testa. Em geral, usa-se a divisão do retalho em quatro partes, com a colocação da parte anterior na parte posterior contralateral e daí por diante; a abertura da glabela pode ser suficiente para a melhora do posicionamento das órbitas. Quando a criança é operada nos primeiros meses de vida, o aspecto cosmético fica muito bom, com normalização das órbitas (Figura 77.8). Naqueles casos operados mais

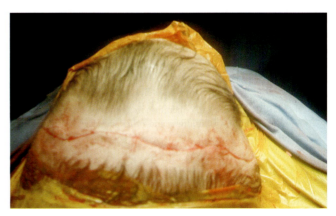

Figura 77.8 ▷ Normalização do aspecto do crânio em criança submetida à cirurgia de trigonocefalia imediatamente após o término da cirurgia.

tarde, ou naqueles em que a deformidade das órbitas é muito acentuada, faz-se necessário associar um avanço lateral das órbitas, como descrito no caso da craniossinostose coronal. Os mesmos cuidados cirúrgicos relatados para o tratamento da craniossinostose sagital devem ser observados.

CRANIOSSINOSTOSE LAMBDOIDE

A fusão prematura da sutura lambdoide é rara, podendo ser uni ou bilateral, e a cirurgia está indicada para correção estética. O diagnóstico clínico deve ser acompanhado por imagens inequívocas porque o posicionamento vicioso da criança na cama pode provocar um achatamento temporário e unilateral do occipital. A técnica cirúrgica tem todos os cuidados descritos anteriormente e consiste em craniectomia linear ampla na região da sutura comprometida. Quando indicada e tratada antes dos 6 meses de idade, o resultado estético é excelente.

REFERÊNCIAS

1. Almeida GM, Barros NG. Cranioestenose tratamento cirúrgico: considerações a respeito de 25 casos. Arq Neuropsiquiat 1965; 23:231-52.

2. Anderson FM, Geiger L. Craniosynostosis: a survey of 204 cases. J Neurosurg 1965; 2:229-40.

3. Anderson FM, Johnson FL. Craniosynostosis: a modification in surgical treatment. Surgery 1956; 40(5):961-70.

4. Apert ME. De l'acrocéphalosyndactylie. Bull Mém Soc Méd Hôp Paris 1906; 23:1310-30.

5. Coppolleta JM, Wolbach SB. Body lenght and organ weights of infants and children. Am J Pathol 1933; 9:55-70.

6. Crouzon MO. Dysostose cranio-faciale héréditaire. Bull Mém Soc Méd Hôp Paris 1912; 33:545-55.

7. Czorny A, Chocron S, Forlodou P, Tisserant D, Striker M, Montaut J. Scaphocéphalies: traitement et complications à propos de 115 cas. Neurochirurgie 1987; 33:190-5.

8. Dandy WE. An operation for scaphocephaly. Arch Surg 1943; 47:247-9.

9. David DJ, Poswillo DE, Simpson DA. The craniosynostoses: causes, history and management. New York: Springer-Verlag, 1982.

10. Diament AJ. Um novo índice cefálico no primeiro ano de vida. Rev Paul Med 1968; 72:303-5.

11. Diament AJ, Rodrigues FW. Cephalic measure in normal pre-school children 3 to 7 years of age. Arq Neuropsiquiatr 1976; 34(4):325-30.

12. Duff TA, Mixter RC. Midline craniectomy for sagittal suture synostosis: comparative efficacy of two barries to calvarial reclosure. Surg Neurol 1991; 35:350-4.

13. Epstein N, Epstein F, Newman G. Total vertex craniectomy for the treatment of scaphocephaly. Child's Brain 1982; 9:309-16.

14. Faber HK, Towne EB. Early operation in premature cranial synostosis for the prevention of blindness and other sequelae. J Pediatr 1943; 22:286-307.

15. Facure NO. Contribuição ao estudo de diagnóstico e tratamento da cranioestenose. Campinas, Faculdade de Ciências Médicas da Universidade de Campinas, 1972. 79p (tese de doutoramento).

16. Freeman JM, Borkowf S. Craniostenosis: review of the literature and report of thirty-four cases. Pediatrics 1962; 30:57-70.

17. Greene CS, Winston KR. Treatment of scaphocephaly with sagittal craniectomy and biparietal morcellation. Neurosurgery 1988; 23:196-202.

18. Hoffman HJ, Mohr G. Lateral Canthal advancement of the supra-orbital margin. A new corrective technique in the treatment of coronal synostosis. J Neurosurg 1976; 45:376.

19. Hunter AGW, Rudd NL. Craniosynostosis: sagittal synostosis; its genetics and associated clinical findings in 214 patients who lacked involvement of the coronal suture. Teratology 1976; 14:185-94.

20. Ingraham FD, Matson DD, Alexander E. Experimental observations in the treatment of craniosynostosis. Surgery 1948; 23:252-68.

21. Ingraham FD, Alexander E, Matson DD. Clinical studies in craniosynostosis: analysis of fifty cases and description of a method of surgical treatment. Surgery 1948; 24:518-41.

22. Lane LC. Pioneer craniectomy for relief of mental imbecility due to premature sutural closure and microcephalus. J Am Med Assoc 1892; 18:49-50.

23. Lannelongue M. De la craniectomie dans la microcéphalie. Cr Acad Scienc 1890; 110:1382-6.

24. Matson DD. Craniosynostosis. In: Matson DD (ed.) Neurosurgery of infancy and childhood. Springfield: Charles C. Thomas, 1969:122-67.

25. McLaurin RL, Schut L, Venes JL, Epstein F. Pediatric neurosurgery: surgery of the developing nervous system. Philadelphia: WB Saunders Co, 1989.

26. McLaurin RL, Matson DD. Importance of early surgical treatment of craniosynostosis. Pediatrics 1952; 10:637-52.

27. Moss M. The pathogenesis of premature cranial synostosis in man. Acta Anat 1959; 37(4):351-70.

28. Olds MV, Storrs B, Walker ML. Surgical treatment of sagittal synostosis. Neurosurgery 1986; 18:345-7.

29. Pereira WC, Barros NG, Almeida GM, Saldanha PH. Cranioestenose em gêmeos – estudo genético. Arq Neuropsiquiat 1968; 26(3):236-42.

30. Pianetti GF. Surgical treatment of premature sagittal synostosis. Arq Neuropsiquiat 1997; 55(3A):403-7.

31. Pianetti GF. Contribuição ao tratamento cirúrgico da fusão prematura e isolada da sutura sagital. Belo Horizonte, Faculdade de medicina da Universidade Federal de Minas Gerais, 1994, p92 (tese de mestrado).

32. Plese JPP. Contribuição para o tratamento cirúrgico da disostose cranio-facial de Crouzon. São Paulo, Faculdade de Medicina da Universidade de São Paulo, 1980. 153p (tese de doutoramento).

33. Shillito J, Matson DD. Craniosynostosis: a review of 519 surgical patients. Pediatrics 1968; 41:829-53.

34. Shillito J. A plea for early operation for craniosynostosis. Surg Neurol 1992; 37:182-8.

35. Vollmer DG, Jane JA, Park TS, Persing JA. Variants of sagittal synostosis: strategies for surgical corretion. J Neurosurg 1984; 61:557-62.

78

Tratamento Cirúrgico da Epilepsia na Infância

Hélio Rubens Machado ▪ Vera Cristina Terra ▪ Marcelo Volpon Santos

INTRODUÇÃO

A epilepsia é uma condição neurológica que acompanha a humanidade, provavelmente desde seu início. Cerca de 400 anos antes de Cristo, a doença já era conhecida pelo grande Hipócrates, que escreveu um livro sobre ela, *On The Sacred Disease*, em que já refutava a ideia de que a convulsão era obra de espíritos e sabiamente a relacionava com o cérebro. Nos anos subsequentes, várias são as histórias (a maioria delas lendárias ou anedóticas) que se referem a indivíduos com epilepsia, a qual voltou a ter cunho religioso em virtude da influência da Igreja na Idade Média, considerando-se tais pessoas como "possuídas" ou "bruxas".

A era moderna da epilepsia inicia-se na segunda metade do século XIX, fruto do trabalho de três neurologistas britânicos – *Sir* William Richard Gowers, Russell Reynolds e o notável *Sir* John Hughlings Jackson. Nesse período, os conceitos básicos da epileptologia foram desenvolvidos. Vale ressaltar que já nessa época, mais precisamente em 1886, a ressecção cortical como tratamento da epilepsia já fora descrita por *Sir* Victor Horsley (Figura 78.1),[1] e que, poucos anos após, no início do século XX, Walter Dandy já realizava complexas cirurgias de epilepsia, como hemisferectomias.[2]

Apesar do trabalho desses pioneiros, a difusão da cirurgia como alternativa terapêutica para epilepsia farmacorresistente ocorreu realmente na década de 1950, com as publicações de Wilder Penfield e Theodore Rasmussen,[3,4] do Instituto Neurológico de Montreal.

Atualmente, a cirurgia como modalidade de tratamento para pacientes com epilepsia farmacorresistente, seja ela paliativa ou curativa, está plenamente incorporada ao arsenal terapêutico dos centros que lidam com essa patologia em todo o mundo e apresenta excelentes resultados.

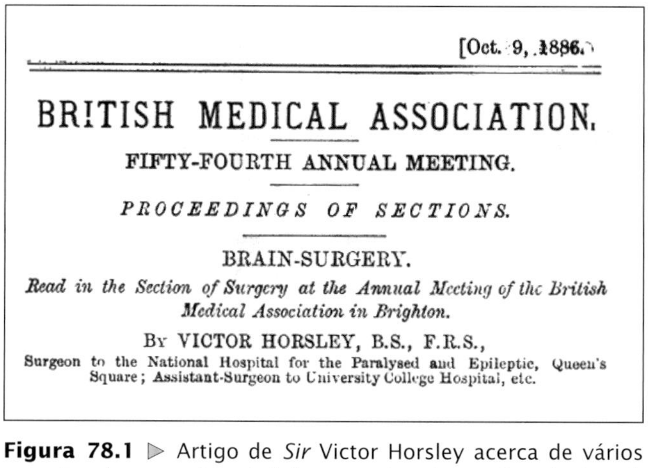
[Oct. 9, 1886.

BRITISH MEDICAL ASSOCIATION.

FIFTY-FOURTH ANNUAL MEETING.

PROCEEDINGS OF SECTIONS.

BRAIN-SURGERY.

Read in the Section of Surgery at the Annual Meeting of the British Medical Association in Brighton.

By VICTOR HORSLEY, B.S., F.R.S.,

Surgeon to the National Hospital for the Paralysed and Epileptic, Queen's Square; Assistant-Surgeon to University College Hospital, etc.

Figura 78.1 ▷ Artigo de *Sir* Victor Horsley acerca de vários aspectos da neurocirurgia à época; entre eles, a cirurgia de epilepsia.[1]

PRINCÍPIOS GERAIS/CONCEITOS

Classicamente, define-se epilepsia como o estado de crises epilépticas recorrentes, sendo doença crônica a que atinge indivíduos em todas as faixas etárias, e acomete 1% a 2% das crianças.[5] Na infância, a epilepsia é mais comum nos primeiros anos de vida, e sua incidência diminui progressivamente com o aumento da idade, ocorrendo em cerca de 100 crianças para cada 100.000 nascimentos no primeiro ano de vida, em 40 crianças para cada 100.000 nascimentos nos 9 anos subsequentes e em cerca de 20 indivíduos para cada 100.000 adolescentes.[6]

Em 75% desses casos, as crises epilépticas serão bem controladas em 1 ano; nos 25% restantes, a epilepsia será refratária ao tratamento clinicofarmacológico e o tratamento cirúrgico deverá ser aventado.[7]

Alguns conceitos devem ser estabelecidos para compreensão do verdadeiro papel da cirurgia no tratamento da epilepsia. São eles:[8]

- **Zona epileptogênica:** área cortical responsável pela geração de crises, cuja remoção é suficiente para deixar o paciente livre de crises.
- **Zona sintomatogênica:** área cortical responsável pelos sintomas das crises epilépticas, quase sempre contida ou próxima à zona epileptogênica, mas cuja remoção não é necessária para controle das crises.
- **Zona irritativa:** área cortical envolvida na geração de descargas epileptiformes interictais.
- **Zona de início ictal:** área em que se detecta, no eletroencefalograma (EEG), o início da crise.
- **Lesão epileptogênica:** área ou lesão anatômica visível macroscopicamente ou em exames de imagem, que pode

ser responsável pela geração de crises e que, geralmente, está incluída na zona epileptogênica, mas pode ser menor que ela.

Desse modo, depreende-se facilmente que o objetivo da cirurgia de epilepsia é a ressecção completa da zona epileptogênica, possibilitando, assim, maior chance de cura ou controle da doença ao paciente. Entretanto, não é possível demarcar com exatidão esta zona em todos os pacientes, e muitos deles serão candidatos a cirurgias paliativas, que efetivamente poderão ter impacto favorável na redução do número e morbidade das crises epilépticas. Embora o controle total das crises seja o objetivo comum de qualquer indicação cirúrgica, a redução destas e da quantidade de medicamentos antiepilépticos, *per se*, já propicia melhora comportamental e do desenvolvimento intelectual e cognitivo.

Os pacientes candidatos à cirurgia de epilepsia devem obedecer aos seguintes critérios de inclusão:

1. Intratabilidade clínica das crises, ou seja, persistência de crises a despeito do uso de terapia farmacológica ótima (pelo menos três medicamentos), adequada ao tipo de crise e/ou à síndrome epiléptica, em doses relacionadas ao peso e à idade do paciente (vale lembrar que, em crianças, a absorção das medicações é errática e ocorre maior indução hepática). De maneira geral, quanto maior a frequência de crises ou mais grave a síndrome epiléptica, mais precocemente se costuma indicar o tratamento cirúrgico. Deve-se afastar, particularmente em crianças, a ocorrência de síndromes idiopáticas que podem cursar com crises aparentemente refratárias por curto período de tempo.
2. Ausência de contraindicações à cirurgia, ou seja, baixo risco de sequelas neurológicas ou sequelas aceitáveis ante a gravidade do caso.
3. Possuir uma zona epileptogênica bem definida e, se isso não for possível, apresentar uma síndrome epiléptica passível de procedimento paliativo de eficácia comprovada.

Sabe-se que a precocidade da indicação cirúrgica é o fator isolado mais importante na obtenção de bons resultados e que os agentes antiepilépticos não alteram o prognóstico a longo prazo das epilepsias farmacorresistentes; portanto, o tratamento cirúrgico não deve ser protelado.

Finalmente, é válido ressaltar as diferenças entre as epilepsias na infância e no adulto;[9] embora existam muitas semelhanças, e grande parte do conhecimento em epilepsia infantil seja extrapolada de trabalhos em adultos, há diferenças relevantes que influenciam tanto a avaliação pré-operatória como o tratamento cirúrgico escolhido. Crianças têm limiar epiléptico mais baixo, que resulta em maior ocorrência de epilepsias catastróficas (e consequente atraso no desenvolvimento). Em relação ao substrato patológico, as epilepsias lesionais são relativamente mais comuns na faixa etária pediátrica, em oposição à esclerose mesial temporal, cuja incidência é várias vezes superior no adulto. Por outro lado, a semiologia e a eletrofisiologia na epilepsia pediátrica também são distintas: auras e manifestações focais precoces, importantes na localização da

Quadro 78.1 ▷ Fatores etiológicos observados nos pacientes submetidos a cirurgia no Centro de Cirurgia de Epilepsia (CIREP) Pediátrico, HC-USP-Ribeirão Preto, de janeiro de 1994 a setembro de 2009

Etiologia	
Displasia cortical	92
Tumor	48
Esclerose mesial temporal	44
Gliose	47
Rasmussen	25
Esclerose tuberosa	13
Porencefalia	13
Normal	8
Sturge-Weber	8
Atrofia difusa	6
Malformação arteriovenosa	3
Sem diagnóstico	6
Total	313

origem das crises em adultos, são raras em crianças, e as epilepsias com achados difusos são mais prevalentes na infância.

ETIOLOGIA

Diferentemente da epilepsia nos adultos, na infância a esclerose mesial temporal tem menor incidência, ocorrendo em 39% das crianças *versus* 87% nos adultos.[6] Entre os fatores etiológicos, a displasia cortical é majoritariamente a mais frequente, seguida por tumores cerebrais, gliose e, por fim, a esclerose mesial, respectivamente. Acrescem-se a essas causas várias outras, como as facomatoses, a encefalite de Rasmussen, a epilepsia mioclonoastática e a síndrome de Ohtahara (encefalopatia epiléptica infantil de início precoce, caracterizada eletrograficamente por atividade surto-supressão).

OBJETIVOS/SELEÇÃO DE PACIENTES PARA CIRURGIA DE EPILEPSIA NA INFÂNCIA

De maneira geral, o objetivo principal da cirurgia de epilepsia pediátrica é o controle das crises, de preferência total; porém, como afirmado anteriormente, muitas vezes o controle parcial das crises já propicia melhora significativa no comportamento e na cognição.

Estima-se que 90% do crescimento e da maturação cerebral ocorram até os 5 anos de idade, e intensa atividade sinaptogênica e dendrítica permanece até os 7 anos de idade, tornando esse período propício para melhor recuperação pós-operatória.[6] Ressalte-se que, na infância, a ocorrência de

CAPÍTULO 78 ▷ Tratamento Cirúrgico da Epilepsia na Infância

plasticidade neuronal é máxima, e diversas áreas corticais eloquentes têm ótima capacidade de reorganizar seus circuitos, além de poder haver representatividade funcional em ambos os hemisférios cerebrais,[10] o que permite que a recuperação seja extraordinária.

Portanto, de maneira geral, é imperativo que a cirurgia seja indicada precocemente, devendo ser realizada em centros especializados, com equipe multidisciplinar experiente e programa de reabilitação bem estabelecido. Deve-se avaliar a real presença de intratabilidade clínica e identificar a zona de início ictal, sua etiologia e a possibilidade de remoção cirúrgica. É necessário ainda que se possa determinar um prognóstico cirúrgico para melhor tomada de decisão, tanto pela equipe médica como pelos familiares do paciente.

Os pacientes candidatos a cirurgia para tratamento de epilepsia farmacorresistente devem passar por rigoroso protocolo de avaliação pré-operatória, a fim de se identificar com precisão a área a ser ressecada e evitar possíveis complicações, especialmente cognitivas. A evolução das técnicas de neuroimagem e o refinamento dos métodos eletrofisiológicos tornaram possível cumprir esses objetivos.

No Centro de Cirurgia de Epilepsia Pediátrica do Hospital das Clínicas da Faculdade de Medicina de Ribeirão Preto – USP (CIREP), todos os pacientes são submetidos ao seguinte protocolo:

- Avaliação clínica/neurológica pormenorizada.
- Ressonância nuclear magnética (RM) de encéfalo.
- Videoeletroencefalografia (video-EEG) ictal e interictal.
- Avaliação neuropsicológica e psiquiátrica.
- Avaliação social.
- Em casos selecionados, tomografia computadorizada por emissão de fóton único (SPECT), RM funcional, avaliação eletrográfica invasiva (eletrodos corticais) e teste do amital sódico (Wada) são ainda indicados.

Apesar do quadro clínico bastante variado, a epilepsia na infância frequentemente pode ser enquadrada nas diversas síndromes epilépticas existentes, cuja evolução é inexoravelmente catastrófica e pode ser interrompida pelo tratamento cirúrgico. Mais detalhes serão discutidos adiante.

No que diz respeito à localização, o EEG interictal pode oferecer dados conflitantes, com falsas ideias da localização, não devendo ser usado para excluir um paciente da investigação para cirurgia da epilepsia. Um exemplo são as crianças com espasmos infantis e que apresentam traçado típico de hipsarritmia. Nesses casos, quando o córtex epileptogênico pode ser localizado, o tratamento cirúrgico pode ser proposto. O video-EEG promove a correlação entre as crises típicas, a atividade eletrográfica e o registro ictal com os exames de neuroimagem. Nos casos em que persistirem dúvidas quanto à localização ou lateralização das crises, a avaliação invasiva por meio de eletrodos intracranianos, subdurais ou profundos poderá ser indicada.

A RM é o exame de escolha na definição das lesões epileptogênicas na infância, uma vez que grande parte das lesões correlacionadas com as epilepsias não são identificáveis à tomografia de crânio.

Outro exame valioso é o SPECT ictal e interictal. Nas epilepsias temporais, o SPECT crítico está bem estabelecido e geralmente mostra hiperfluxo correspondente ao local de início ictal, mas nas epilepsias extratemporais a interpretação do exame é mais complexa. Assim, o SPECT ictal pode evidenciar hiperfluxo focal em algumas patologias, como a esclerose tuberosa e as polimicrogírias, ou áreas de hipoperfusão, como na síndrome de Sturge-Weber.

QUADRO CLINICOELETROGRÁFICO/ PRINCIPAIS SÍNDROMES EPILÉPTICAS DA INFÂNCIA E ADOLESCÊNCIA

Com efeito, a epilepsia na faixa etária pediátrica apresenta-se mais complexa, podendo coexistir, em um só paciente, crises com sintomas focais e generalizados, as quais podem ter início focal e ser, por isso, passíveis de tratamento cirúrgico curativo. A maioria dos pacientes encaixa-se em uma das síndromes epilépticas descritas a seguir. A partir disso, é possível avaliar a indicação de tratamento cirúrgico.

Síndrome de West

Síndrome epiléptica grave, ocorrendo em 1 a cada 2.000 a 4.000 nascidos vivos, apresenta-se com crises de espasmos em flexão e/ou extensão e retardo mental. Inicia-se, geralmente, no primeiro ano de vida e tem prognóstico ruim, evoluindo com o passar da idade para epilepsias mais complexas

Quadro 78.2 ▷ Principais indicações do tratamento cirúrgico[6]

Síndromes epilépticas	Síndromes hemisféricas	Malformações focais	Tumores
Síndrome de West	Sturge-Weber	Displasias focais tipos I e II	DNT Gangliogliomas
Síndrome de Lennox-Gastaut	Encefalite de Rasmussen	Heterotopias	Gangliocitomas displásicos Hamartomas hipotalâmicos
Síndrome de Landau-Kleffner	Hemimegalencefalia Isquemias hemisféricas	Esclerose tuberosa	Oligodendrogliomas Xantoastrocitomas Cavernomas

DNT: tumor neuroepitelial disembrioplástico.

ou outras síndromes (principalmente a síndrome de Lennox-Gastaut).

O EEG tipicamente apresenta hipsarritmia (padrão caótico com desorganização e atenuação paroxística do ritmo de base, associado a alentecimento e descargas multifocais), e o tratamento cirúrgico, assim como a dieta cetogênica e o uso de ACTH, tem papel importante em alguns casos, pois, embora seja um tipo de epilepsia generalizada, a doença pode ser secundária a uma zona focal de anormalidade cortical.[6]

Síndrome de Lennox-Gastaut

Crianças portadoras dessa síndrome podem apresentar vários tipos de crises, sendo a ausência atípica e as crises tônicas as mais frequentes. As crises de ausência atípica podem ocorrer várias vezes ao dia ou caracterizar um quadro de estado de mal de ausência. Retardo mental e alterações comportamentais também estão presentes.

Com relação às alterações eletrográficas, complexos ponta-onda lenta, ondas agudas multifocais, ritmo recrutante e atividade de base acentuadamente desorganizada são observados. O tratamento é basicamente farmacológico e politerápico, porém a calosotomia e a estimulação vagal[11,12] podem ter bons resultados, a despeito do mau prognóstico a longo prazo.

Esclerose tuberosa

Doença genética multissistêmica, autossômica dominante, com expressão fenotípica variável, tem incidência de 1/58.000.[13,14] Oitenta a 90% dos indivíduos com essa síndrome desenvolverão epilepsia ao longo de suas vidas. Resulta de duas mutações, uma no gene TSC1 do cromossomo 9 (região 9q34), que codifica a expressão da hamartina, e outra no gene TSC2 do cromossomo 16 (região 16p13.3), que codifica a expressão de tuberina.[13]

Suas características patognomônicas incluem a presença de túberes cerebrais corticais, nódulos subependimários, facomas retinianos, adenomas sebáceos disseminados, placas fibrosas subcutâneas (especialmente no couro cabeludo) e angiomiolipomas renais.[14] O achado de interesse neurocirúrgico mais comum é o astrocitoma subependimário de células gigantes (ASCG), porém este não provoca epilepsia, e sim obstrução do sistema ventricular com hidrocefalia (nesses casos, é necessária sua ressecção, que, se não resolver a hidrocefalia, pode ser sucedida por *shunts* liquóricos).

O EEG encontra-se normal em apenas 12% dos casos, apresentando, nos casos restantes, descargas focais ou ondas agudas, hipsarritmia, ou anormalidades epileptiformes multifocais.

A cirurgia de escolha é a ressecção de um túber, devendo-se essencialmente identificar o túber epileptogênico (principalmente por meio do vídeo-EEG, podendo-se lançar mão da análise eletrográfica intraoperatória para determinação da necessidade de extensão da ressecção), o que proporciona bons resultados. Há grande controvérsia se as lesões remanescentes podem tornar-se epileptogênicas. Nos casos em que há alterações bilaterais ou difusas, a avaliação com eletrodos intracranianos implantados cronicamente pode ser de grande valor,

ou podem ser indicados procedimentos paliativos, como a calosotomia ou a implantação do estimulador do nervo vago.

Síndrome de Sturge-Weber

Também denominada angiomatose encefalotrigeminal, a síndrome de Sturge-Weber é uma facomatose (doença neurocutânea) rara, cujas características clínicas principais incluem a presença de nevo facial "em vinho do porto", geralmente na distribuição dos ramos do nervo trigêmeo, glaucoma congênito e angiomatose leptomeníngea (presente em 15% dos casos).[15] Setenta e cinco a 90% dos pacientes apresentam epilepsia de difícil controle, sendo 60% deles candidatos a tratamento cirúrgico.

O EEG, nessa patologia, apresenta-se inespecífico ou com alterações difusas hemisféricas; no entanto, a RM de encéfalo constitui o padrão-ouro de diagnóstico, com vários achados, a saber: graus variados de atrofia hemisférica associada a realce leptomeníngeo pelo gadolínio nas imagens em T1, perda de vascularização venosa superficial nas imagens em T2 e sequências angiográficas, hipoperfusão nas imagens de perfusão por sob as áreas de angiomatose, presença de calcificações em sequências com tempo de relaxamento longo e alterações metabólicas locais à espectroscopia. O SPECT pode auxiliar a definição do quadro, evidenciando déficit perfusional na região acometida pela angiomatose leptomeníngea.

Quanto ao tratamento cirúrgico da epilepsia nesses casos, não há consenso quanto à cirurgia profilática; após a avaliação pré-operatória completa, excisão completa ou desconexão do córtex angiomatoso é o tratamento mais adequado. Nos casos com acometimento hemisférico não passível de ressecções focais, a hemisferotomia é o tratamento de escolha, devendo-se levar em conta a possível instalação de déficits neurológicos permanentes.

Encefalite de Rasmussen

Descrita pelo grande neurocirurgião Theodore Rasmussen em 1958, essa rara patologia tem, provavelmente, um substrato imunomediado, tanto humoral como relacionado aos linfócitos T, acometendo, geralmente, um único hemisfério cerebral e levando-o a atrofia progressiva com perda da função neurológica.[16]

Clinicamente, pacientes portadores dessa encefalopatia apresentam crises epilépticas que envolvem um dimídio, as quais geralmente evoluem em um crescente, até se instalar um quadro de epilepsia parcial contínua e hemiparesia. A idade de início situa-se entre os 3 e os 7 anos de vida, e retardo mental e alterações comportamentais podem instalar-se na evolução do quadro. Distúrbios de linguagem são comuns nos casos de doença envolvendo o hemisfério dominante, mesmo quando do início precoce das crises. A presença de *dual pathology* ocorre em 10% dos casos.[17]

As alterações descritas ao EEG incluem ondas delta polimórficas no hemisfério afetado, associadas a ondas lentas assincrônicas e descargas epileptiformes. Outro grande auxílio diagnóstico é dado pela RM, em que se observam alargamento unilateral dos ventrículos e demais espaços liquóricos, atrofia

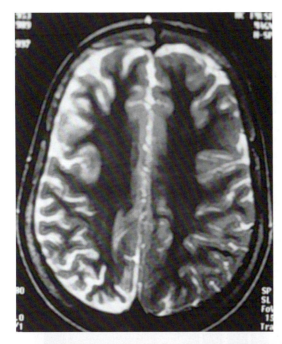

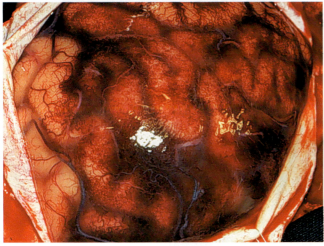

Figura 78.2 ▷ **A.** Ressonância magnética com os achados típicos da síndrome de Sturge-Weber, especialmente as alterações leptomeníngeas. **B.** Fotografia intraoperatória demonstrando a extensa angiomatose presente nesses casos.

cortical e dos núcleos da base e aumento de sinal nas sequências em T2 e FLAIR, tipicamente se iniciando na região peri-insular.

A terapia com corticosteroides ou imunossupressores pode ser utilizada, porém o tratamento de escolha e que provê melhores resultados é a cirurgia hemisférica.[18,19]

Síndrome de Landau-Kleffner

Síndrome rara de etiologia desconhecida, caracteriza-se por afasia, agnosia auditiva e crises epilépticas de semiologia variada. Tem evolução rápida, porém a estabilização da doença costuma ocorrer após certo tempo,[6] com exceção da afasia, que geralmente é permanente. Ocasionalmente, a perda de linguagem atinge níveis máximos, como mutismo e regressão do tipo autístico.

As crises epilépticas ocorrem em 70% a 80% dos pacientes[6] e têm boa resposta aos fármacos antiepilépticos. O EEG mostra, tipicamente, paroxismos epileptiformes bitemporor-rolândicos com ativação pelo sono, mas por vezes pode ser normal, e a RM é normal.

Não há tratamento cirúrgico preferencial, com os poucos estudos a respeito demonstrando certa melhora com transecções subpiais múltiplas e bilaterais, na região insular[20] ou estimulação do nervo vago.[21] O uso de corticosteroides, ACTH ou imunoglobulinas parece retardar a evolução do déficit de linguagem.[22]

Hamartomas hipotalâmicos

Os hamartomas hipotalâmicos são lesões congênitas do túber cinéreo que se apresentam com a tríade clássica de crises gelásticas (caracterizadas geralmente por riso ou choro imotivado), puberdade precoce central e atraso no desenvolvimento. Seu curso clínico é quase sempre progressivo, deteriorando-se para crises mais complexas que culminam em epilepsia catastrófica e consequente comprometimento cognitivo.

Estudos recentes comprovaram a epileptogenicidade intrínseca do hamartoma.[21] Dada a profundidade da lesão, o EEG de superfície é muitas vezes normal, ou pode ser observada propagação da atividade interictal e ictal de maneira difusa, para ambos os hemisférios cerebrais. A RM é característica, mostrando lesão arredondada, de bordos regulares, hipointensa em T1 e T2, firmemente aderida aos corpos mamilares e ao tálamo (o que explica também a ocorrência de crises generalizadas, via disseminação pelos núcleos talâmicos anteriores).[23]

O tratamento da puberdade precoce é essencialmente clínico. A cirurgia é preconizada como indicação exclusiva para melhora da epilepsia,[24] podendo ser utilizada abordagem aberta, via transcalosa interforniceal anterior,[25,26] pterional[24] ou subfrontal translâmina terminal,[24] tanto para ressecção como para desconexão da lesão (que propicia resultados semelhantes) ou endoscópica.[27]

Epilepsias focais da infância

Extremamente frequentes, em crianças as epilepsias focais podem estar associadas a grande número de patologias, como as anormalidades do desenvolvimento cortical, as doenças hipóxico-isquêmicas, os tumores benignos, o tumor neuroepitelial disembrioplástico (Quadro 78.3) e a própria síndrome da esclerose mesial temporal, embora as lesões extratemporais contribuam para a maior parte dos casos. O prognóstico da epilepsia nos pacientes operados é variável, e o controle de crises depende diretamente da possibilidade de ressecção completa ou não da lesão. A morbimortalidade nos pacientes com epilepsia relacionada a tumores depende da histopatologia da lesão; felizmente, a minoria deles (menos de 15%) é maligna.

As crises epilépticas originadas no lobo temporal compõem uma entidade clínica diferente da observada em adultos, podendo ocorrer crises tônicas e mioclônicas e espasmos infantis em crianças com lesões desse lobo. Em geral, crianças com mais de 6 anos de idade tendem a apresentar crises epilépticas do lobo temporal semelhantes às observadas em

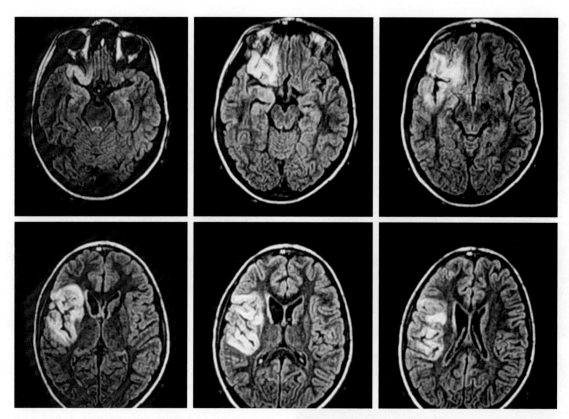

Figura 78.3 ▷ Imagens de ressonância magnética na sequência FLAIR de criança de 9 anos de idade com epilepsia parcial contínua e hemiplegia esquerda, evidenciando alterações de sinal frontoparietais e insulares, compatíveis com a suspeita de encefalite de Rasmussen (diagnóstico confirmado posteriormente por exame histopatológico).

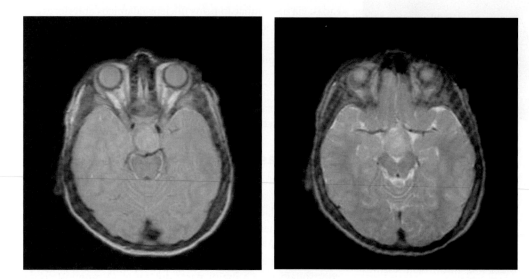

Figura 78.4 ▷ Imagens de ressonância magnética mostrando claramente lesão no terceiro ventrículo, compatível com hamartoma hipotalâmico (*setas*). **A** Incidência em T1. **B** Incidência em T2.

adultos, com a presença de automatismos e a postura distônica classicamente descritas nas crises do lobo temporal. A cirurgia leva ao controle das crises em aproximadamente 80% dos casos.

TÉCNICAS CIRÚRGICAS

Após o estabelecimento da refratariedade medicamentosa da epilepsia e a conclusão da avaliação pré-operatória completa, o tratamento cirúrgico pode ser oferecido, de acordo com os resultados obtidos nessa avaliação, sendo orientado, principalmente, pela doença subjacente e a região a ser abordada. Um painel geral das indicações de cada cirurgia encontra-se no Quadro 78.4. Posteriormente serão discutidos os procedimentos técnicos em maior profundidade.

Do ponto de vista do tipo de cirurgia empregada, a lobectomia temporal, mesmo sendo menos frequente em crianças do que em adultos, ainda é o procedimento mais realizado nessa faixa etária, seguido pelas hemisferotomias e outras ressecções (Quadro 78.5).

CAPÍTULO 78 ▷ Tratamento Cirúrgico da Epilepsia na Infância

Quadro 78.3 ▷ Tumores mais frequentemente relacionados à epilepsia e características clinicorradiológicas[6]

Ganglioglioma (43%)	Quase sempre temporais ou frontais, podendo ter porções císticas, hipointensos em T1 e hiperintensos em T2; 30% a 40% dessas lesões têm calcificações
Tumor neuroepitelial disembrioplástico – DNT (14%)	Geralmente temporais, hipointensos em T1 e hiperintensos em T2, heterogêneos porém de bordos delimitados; 20% a 40% apresentam realce pós-contraste; 30% são císticos e não causam edema. Provocam impressão na dura-máter e no osso craniano suprajacente
Ganglioglioma desmoplástico infantil	Grandes tumores císticos sólidos (a porção sólida geralmente capta contraste à RM), frequentemente epileptogênicos; 50% das crianças apresentam macrocefalia
Oligodendroglioma	Tumores corticais, frontotemporais, hiperintensos em T2, sem captação de contraste, muito semelhantes radiologicamente aos gangliogliomas
Xantoastrocitoma	Temporais em 50% dos casos, geralmente com captação de contraste bem definida; a maioria dos pacientes tem epilepsia de longa evolução

Quadro 78.4 ▷ Principais indicações dos diferentes procedimentos cirúrgicos para tratamento da epilepsia infantil

Procedimento cirúrgico	Indicações
Lesionectomias	Lesões focais que envolvem menos da metade de um determinado lobo ou região (tumores, displasias focais, malformação arteriovenosa etc.)
Corticectomias	Cirurgias focais em que não é possível identificar uma lesão cerebral à ressonância de encéfalo
Lobectomia temporal	Todas as epilepsias temporais, podendo ser individualizada
Ressecções extratemporais	Zona epileptogênica envolvendo os lobos frontal, parietal, occipital ou a região da ínsula
Calosotomia	Hemiplegia infantil, síndrome de Lennox-Gastaut, epilepsias multifocais
Estimulação elétrica vagal	Síndrome de Lennox-Gastaut, síndrome de Landau-Kleffner, epilepsia multifocal
Hemisferotomia	Epilepsia hemisférica unilateral, como encefalite de Rasmussen, Sturge-Weber, hemimegalencefalia, síndrome HHE (hemiplegia, hemiparesia, epilepsia), porencefalia, atrofia hemisférica
Ressecões multilobares	Lesões extensas envolvendo mais de um lobo (displasias corticais, Sturge-Weber, outras malformações)

Quadro 78.5 ▷ Procedimentos cirúrgicos realizados no Centro de Cirurgia de Epilepsia (CIREP) Pediátrico, HC-USP-Ribeirão Preto, de 1994 a setembro de 2009

Cirurgia	
Lobectomia temporal	94
Cirurgia hemisférica	75
Lesionectomia	58
Ressecção multilobar	26
Lobectomia frontal	18
Calosotomia	17
Corticectomia	14
Lobectomia occipital	9
Estimulação vagal	2
Reoperações	20
Total	313

Técnicas gerais e preparo do paciente

As técnicas cirúrgicas gerais seguem os padrões estabelecidos na prática neurocirúrgica pediátrica. Costumamos permitir a presença de familiares próximos junto à criança até o centro cirúrgico e logo após a cirurgia na sala de recuperação, de maneira a minimizar os fatores de estresse. Procedimentos anestésicos habituais, como acessos venosos, monitoração invasiva da pressão arterial, cardioscopia, intubação orotraqueal, infusão de drogas, transfusões, sondas gástricas e vesicais, devem ser realizados de acordo com o procedimento a ser realizado e com os protocolos de cada serviço.

Acessórios à cirurgia

A sala cirúrgica deve ser ampla, de modo a permitir a presença de maior número de pessoas na sala, uma vez que, sempre que disponíveis, algumas inovações tecnológicas deverão ser usadas, como:

- Monitoração eletrofisiológica (EEG, potencial evocado, estimulador cortical), para melhor delimitação de área de ressecção e localização de regiões eloquentes.

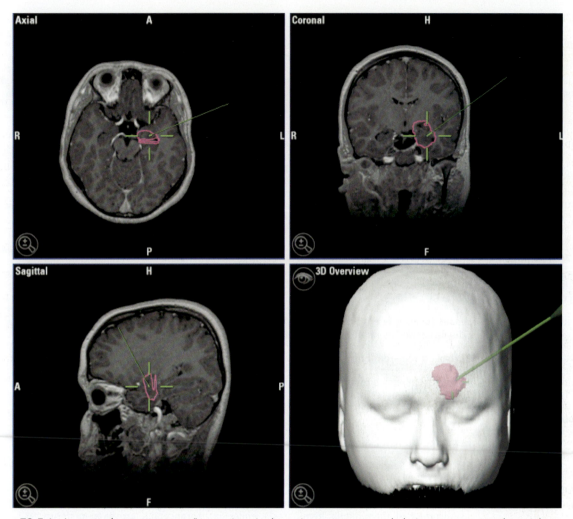

Figura 78.5 ▷ Imagem de neuronavegação em cirurgia de paciente com tumor de baixo grau temporal mesial esquerdo.

- Ultrassonografia intraoperatória, que possibilita acompanhar a ressecção de lesões em tempo real.
- Neuronavegação, ferramenta fundamental na cirurgia de epilepsia atual (Figura 78.5).
- Microscópio cirúrgico, já que a maioria dos procedimentos em questão envolve técnicas microcirúrgicas.
- Aspirador ultrassônico, equipamento indispensável, dadas as extensas ressecções cirúrgicas rotineiramente empregadas.

Incisão/Craniotomia

Utilizam-se mais comumente as seguintes incisões em cirurgia de epilepsia:

- *Question-mark* ou "ponto de interrogação invertido", iniciada na raiz do zigoma e estendida superiormente até a linha temporal superior ou mais acima, a depender da cirurgia (as mais frequentes, nesse caso, são as lobectomias temporais e hemisferotomias).
- *Barn door* ou "porta de celeiro", que facilita abordagens envolvendo múltiplos lobos, iniciando-se frontalmente na linha anterior de inserção dos cabelos e seguindo paramediana posteriormente, ultrapassando a sutura lambdóidea.
- Incisão bicoronal clássica ou três quartos de bicoronal, para abordagem dos lobos frontais, podendo ser atravessada por outras lesões posteriores se necessário.

Outras incisões podem ser usadas, de acordo com a cirurgia a ser realizada.

As craniotomias e as durotomias subsequentes devem ser amplas, possibilitando o estudo eletrográfico intraoperatório e expondo as referências anatômicas de cada procedimento. Atentar para o fato de que muitas dessas crianças têm tábua óssea espessada em razão do uso de anticonvulsivantes e traumas; além disso, os seios venosos e outras estruturas vasculares superficiais podem estar deslocados, em razão da atrofia cerebral presente em muitos desses casos.

Lesionectomias

São ressecções focais indicadas na presença de lesões definidas (como tumores, angiomas cavernosos e displasias) em que haja perfeita congruência entre a área da lesão e a zona epileptogênica. As displasias corticais focais constituem armadilhas a essas ressecções, uma vez que é contumaz a ocorrência de lesões não visíveis à RM. Assim, em alguns casos, pode ser

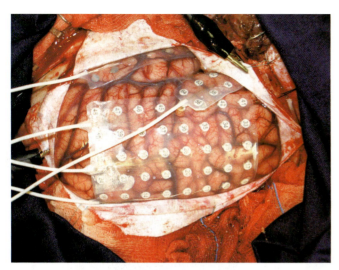

Figura 78.6 ▷ Craniotomia para implantação de eletrodos subdurais. Notam-se a craniotomia e a durotomia amplas.

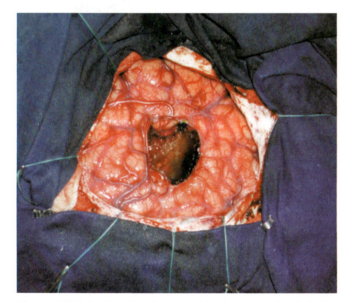

Figura 78.7 ▷ Estado pós-operatório de ressecção de lesionectomia rolândica (DNT).

preferível a realização da chamada *tailored resection* (ressecção padronizada), devendo-se delimitar a área de ressecção por meio de eletrocorticografia intraoperatória e/ou avaliação invasiva com eletrodos subdurais e correlação RM e neuronavegação.

Lobectomia temporal

Realizada de modo individualizado para as patologias do lobo temporal, de acordo com os limites da lesão em questão. Na infância, a esclerose mesial temporal responde a 40% dos casos, sendo mais frequentemente observada em pacientes com mais de 6 anos de idade. A segunda causa mais comum são as malformações do desenvolvimento cortical (40% dos casos) e os tumores (20% dos casos).[7] Por vezes é necessária a ressecção temporal até a transição com o lobo occipital, e uma parcela dos casos apresenta apenas epilepsia temporal neocortical, não sendo necessária a ressecção das estruturas mesiais. A lobectomia temporal anteromesial clássica é mais indicada nos casos de esclerose mesial ou tumores amígdala-hipocampais.[9,28]

Os pacientes com epilepsia do lobo temporal são geralmente divididos em três grupos[29] para melhor definição da estratégia terapêutica.

Um primeiro grupo refere-se aos casos de esclerose mesial temporal típica, em que se indica a ressecção padrão; esses pacientes têm bom prognóstico pós-operatório (controle das crises em 70% dos casos),[6] sendo comum apresentarem *dual pathology*, razão pela qual não se aplicam abordagens seletivas nessas crianças.

Um segundo grupo inclui os tumores temporais, nos quais optamos por realizar lobectomia temporal com amígdala-hipocampectomia. A ressecção completa do tumor é o fator que mais influencia o prognóstico pós-operatório.[30]

O último grupo se refere à displasia cortical temporal, na maioria das vezes neocortical, devendo-se guiar a ressecção pelos achados eletrográficos e, se possível, retirar extensas anomalias corticais que podem estar presentes.

Em nosso serviço, utilizamos a técnica de lobectomia temporal que envolve a ressecção de 4 a 4,5cm (hemisfério não dominante) ou 3,5 a 4cm (hemisfério dominante) a partir da ponta do lobo temporal, ressecando a amígdala e o hipocampo após a entrada no corno temporal do ventrículo lateral (Figura 78.8).

Hemisferectomias/Hemisferotomias

O famoso neurocirurgião Walter E. Dandy foi o primeiro a descrever os procedimentos cirúrgicos hemisféricos, mas para tratamento de neoplasias cerebrais, no início do século XX.[2] Posteriormente, as indicações passaram a ser para tratamento da epilepsia, mas a taxa de complicações era grande, especialmente em virtude da alta incidência da assim chamada hemossiderose superficial, mas que provavelmente se manifestava como hidrocefalia, de difícil tratamento na época.

Diante disso, muitos neurocirurgiões passaram a desenvolver técnicas que envolvessem menor ressecção do parênquima cerebral, mas com o mesmo efeito ablativo e desconectivo. Em 1983, Rasmussen publicou trabalho em que descrevia sua elegante técnica de desconexão hemisférica associada à ressecção parcial, chamada hemisferectomia funcional. Desde então, várias técnicas foram desenvolvidas, como a hemidecorticação e as técnicas de desconexão por via parassagital (Delalande),[31] trans-silviana (Schramm)[32] e peri-insular (Villemure).[18]

A técnica cirúrgica a ser escolhida dependerá da conformação do cérebro patológico e também da familiaridade e experiência da equipe cirúrgica. A não ser em casos selecionados, em nosso serviço temos empregado uma variante da hemisferotomia peri-insular descrita por Villemure,[18] que envolve ressecção do opérculo frontoparietal, acesso ao ventrículo lateral para calosotomia completa, desconexão frontal e secção do fórnix, ressecção da amígdala e do hipocampo e corticectomia da ínsula (Figura 78.9).

A hemisferotomia também é o procedimento cirúrgico de escolha para os casos de encefalite de Rasmussen, hemimega-

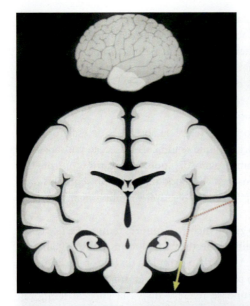
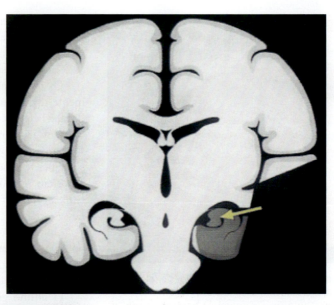
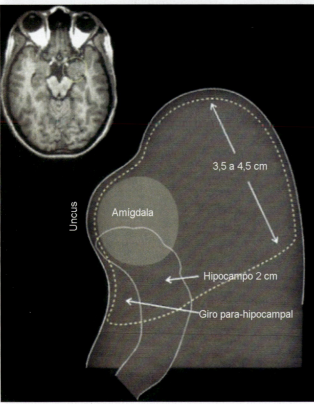

Figura 78.8 ▷ Demonstração ilustrativa dos passos da lobectomia temporal. **A** Limites da ressecção lateral. **B** Ressecção neocortical temporal. **C** Esquema mostrando a amígdala-hipocampectomia.

lencefalias, atrofias e porencefalias hemisféricas, sequelas de isquemia de troncos arteriais, entre outras patologias.

Ressecções extratemporais

Constituem a maior porcentagem dos procedimentos cirúrgicos para epilepsia em crianças e referem-se a lobectomias isoladas (frontal total ou parcial – paramediana, frontopolar e de convexidade lateral, parietal, occipital), corticectomias delimitadas ou ressecções multilobares. A patologia mais frequente nesses casos é a displasia cortical, seguida pelas neoplasias e demais síndromes epilépticas. Nesse contexto, assume extrema importância o estudo eletrofisiológico, devendo-se realizar avaliação com implantação de eletrodos intracranianos de forma aguda ou crônica, sempre que necessário, inclusive para monitoração de áreas eloquentes, especialmente motoras e de linguagem. O prognóstico depende da doença de base e da extensão da ressecção.

Calosotomia/Estimulação do nervo vago

São procedimentos paliativos que visam diminuir a frequência e a morbidade das crises epilépticas, especialmente dos traumatismos ocasionados pelos *drop attacks* e outras crises atônicas e mesmo tônicas.

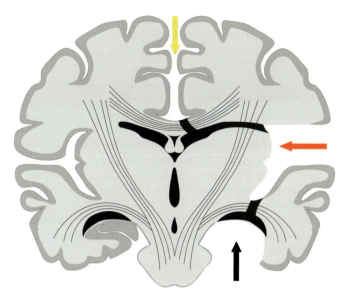

Figura 78.9 ▷ Representação esquemática demonstrando os principais passos da hemisferotomia: ressecção do opérculo frontoparietal (*seta vermelha*), calosotomia (*seta amarela*) e lobectomia temporal mesial (*seta preta*).

A calosotomia pode ser total ou parcial e envolve a realização de craniotomia frontoparietal parassagital com desconexão sob técnica microcirúrgica. Em função de seus riscos inerentes, relacionados principalmente à retração cerebral, além de resultados desanimadores, esse procedimento vem sendo abandonado e/ou substituído pela implantação do estimulador do nervo vago.

A estimulação elétrica vagal consiste na implantação de eletrodos no nervo vago cervical e, apesar de seu mecanismo exato não ser conhecido, acredita-se que ele ocorra a partir dos impulsos transmitidos a núcleos do tálamo, cerebelo, giro do cíngulo, diencéfalo e centros do tronco (núcleos da rafe, *locus ceruleus*, formação reticular). A projeção desses núcleos para o córtex cerebral levaria à redução da atividade epileptogênica, com consequente redução da frequência das crises.[11,12]

Rutka e cols. descreveram recentemente a experiência do Hospital for Sick Children, em Toronto, Canadá, e relataram bons resultados, com 45% dos casos (em uma série de 41 crianças) apresentando redução de pelo menos 50% das crises (38% tiveram redução > 90%) e 12,5% apresentando diminuição da duração e da intensidade das crises. Apenas 5% dos estimuladores implantados tiveram de ser removidos em virtude dos efeitos colaterais.[12]

Transecções subpiais múltiplas

Descritas por Morell em 1989,[33] consistem na realização de múltiplas linhas de secção transcortical superficial, com o objetivo de interromper as conexões corticais horizontais e diminuir a propagação e disseminação da atividade epiléptica e de maneira a preservar a função da área transectada. Utilizada principalmente em cirurgias que envolvem áreas eloquentes, oferece resultados satisfatórios em cerca de 40% dos casos,[28] sendo também indicada em casos de síndrome de Landau-Kleffner, embora, nesses casos, o resultado seja controverso.[34]

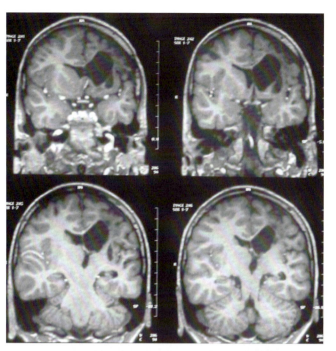

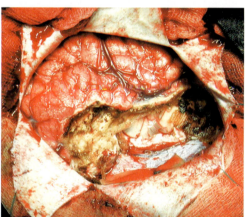

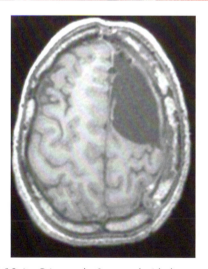

Figura 78.10 ▷ Criança de 9 anos de idade com quadro de hemiparesia direita e epilepsia de difícil controle. **A** Imagem de ressonância magnética (incidência coronal em T1) mostrando lesão atrófica frontal esquerda. **B** Estado pós-operatório imediato mostrando os limites da ressecção frontal. **C** Ressonância magnética (incidência em T1) confirmando a lobectomia frontal (diagnóstico anatomopatológico de gliose).

COMPLICAÇÕES/PROGNÓSTICO

A cirurgia de epilepsia na infância, à primeira vista, acarreta maior risco de complicações, uma vez que impõe às crianças muitas vezes debilitadas o risco de uma cirurgia de grande porte, além do potencial risco de instalação ou piora de déficits neurológicos. No entanto, se observarmos a evolução dessas crianças a longo prazo, veremos uma frequência inaceitável de traumatismos, ocorrência de estado de mal epiléptico, declínio cognitivo e morte súbita, entre outros problemas, complicações essas que podem ser evitadas pelo tratamento cirúrgico precoce.

Há baixa incidência no que se refere à ocorrência de complicações operatórias agudas, como hemorragias, hidrocefalia e infecções, e, consensualmente, consideram-se bastante seguras as cirurgias para tratamento da epilepsia. A instalação de déficits neurológicos permanentes é esperada nas cirurgias com desconexão hemisférica e nas cirurgias do córtex posterior, podendo ocorrer déficits neurológicos transitórios nas ressecções frontais e peri-insulares.

Com relação ao prognóstico, este depende sobremaneira da patologia de base e da extensão da ressecção cirúrgica. A porcentagem de sucesso geral é alta, alcançando, em nossa casuística, controle total das crises (Engel I) em 64,8% dos casos,[28] e pode ser ainda maior em determinadas situações, como na epilepsia temporal e nas ressecções tumorais, por exemplo, que têm resultados semelhantes aos obtidos em pacientes adultos.[7] Em caso de manutenção das crises epilépticas, a avaliação clínica e os exames pré-operatórios descritos anteriormente devem ser repetidos e a reoperação pode ser considerada. A implantação de estimulador vagal nesses casos é também uma possibilidade.

CONSIDERAÇÕES FINAIS

A cirurgia de epilepsia na infância tornou-se método eficaz no tratamento dessa condição e deve ser indicada nos casos de epilepsia intratável, preferencialmente o mais precoce possível. As peculiaridades da epilepsia na criança devem ser consideradas para a obtenção de resultados otimizados.

A epilepsia extratemporal encerra maior número de casos comparativamente aos observados em pacientes adultos, porém o lobo temporal ainda predomina como sede do início ictal e, desse modo, os resultados obtidos são muito animadores.

A opção cirúrgica deve levar vários fatores em consideração, como a idade da criança, a patologia de base e os aspectos eletrofisiológicos. A plasticidade neuronal e a possibilidade de o lado contralateral assumir funções superiores são importantes aliados do cirurgião e potencializam a recuperação pós-operatória, propiciando o objetivo final comum de uma criança sem crises e sem déficits neurológicos.

REFERÊNCIAS

1. Horsley V. Brain Surgery. BMJ 1886; 2:670-5.
2. Dandy WE. Removal of the right cerebral hemisphere for certain tumors with hemiplegia. JAMA 1928; 90:823-5.
3. de Almeida AN, Marino R Jr. The early years of hemispherectomy. Pediatr Neurosurg May-Jun 2005; 41(3):137-40.
4. Horwiz NH. Wilder Penfield (1891-1976). Neurosurgery Jul 1997; 41(1):314-8.
5. Rasmussen T. Hemispherectomy for seizures revisited. Can J Neurol Sci May 1983; 10(2):71-8.
6. Obeid M, Wyllie E, Rahi AC, Mikati MA. Approach to pediatric epilepsy surgery: state of the art, Part II: Approach to specific epilepsy syndromes and etiologies. Eur J Paediatr Neurol Mar 2009; 13(2):115-27.
7. Machado HR, Oliveira RS, Terra-Bustamante VC. Tratamento cirúrgico da epilepsia na infância. In: International league against epilepsy. (Org.). Epilepsia: traduzindo os conhecimentos básicos em aplicações clínicas, 2007; 1:219-22.
8. Obeid M, Wyllie E, Rahi AC, Mikati MA. Approach to pediatric epilepsy surgery: state of the art, Part I: General principles and presurgical workup. Eur J Paediatr Neurol Mar 2009; 13(2):102-14.
9. Villarejo F, Comair YG. Surgical treatment of pediatric epilepsy. In: Choux M, DiRocco C, Hockley AD, Walker M (eds.) Pediatric Neurosurgery. London: Churchill Livingstone, 2000.
10. Benifla M, Sala F Jr, Jane J et al. Neurosurgical management of intractable rolandic epilepsy in children: role of resection in eloquent cortex. Clinical article. J Neurosurg Pediatr Sep 2009; 4(3):199-216.
11. García-March G, Sánchez-Ledesma MJ, Broseta J. Estimulación eléctrica vagal en el tratamiento de la epilepsia rebelde. Situación actual. Neurocirugia (Astur) Oct 2008; 19(5):416-26.
12. Benifla M, Rutka JT, Logan W, Donner EJ. Vagal nerve stimulation for refractory epilepsy in children: indications and experience at The Hospital for Sick Children. Childs Nerv Syst Aug 2006; 22(8):1018-26.
13. Connolly MB, Hendson G, Steinbok P. Tuberous sclerosis complex: a review of the management of epilepsy with emphasis on surgical aspects. Childs Nerv Syst Aug 2006; 22(8):896-908.
14. Terra-Bustamante VC. Esclerose tuberosa: achados clínicos, investigação e seguimento. J Epilepsy Clin Neurophysiol 2002; 8(2):65-72.
15. Di Rocco C, Tamburrini G. Sturge-Weber syndrome. Childs Nerv Syst Aug 2006; 22(8):909-21.
16. Bien CG, Granata T, Antozzi C et al. Pathogenesis, diagnosis and treatment of Rasmussen encephalitis: a European consensus statement. Brain Mar 2005; 128(Pt 3):454-71.
17. Hart YM, Andermann F, Robitaille Y, Laxer KD, Rasmussen T, Davis R. Double pathology in Rasmussen's syndrome: a window on the etiology? Neurology Mar 1998; 50(3):731-5.
18. Villemure JG, Mascott CR. Peri-insular hemispherotomy: surgical principles and anatomy. Neurosurgery Nov 1995; 37(5):975-81.
19. Villemure JG, Daniel RT. Peri-insular hemispherotomy in paediatric epilepsy. Childs Nerv Syst Aug 2006; 22(8):967-81.
20. Cross JH, Jayakar P, Nordli D et al. Proposed criteria for referral and evaluation of children for epilepsy surgery: recommendations of the subcommission for pediatric epilepsy surgery. Epilepsia Apr 2006; 47:952-9.
21. Park YD. The effects of vagus nerve stimulation therapy onpatients with intractable seizures and either Landau-Kleffner syndrome or autism. Epilepsy Behav 2003; 4:286-90.
22. Snead III OC, Martien KM. Adrenocorticotropin and steroids. In: Wyllie E (ed.) The treatment of epilepsy. Principles & practice. Philadelphia: Lippincott Williams & Wilkins, 2001:969-75.
23. Maixner W. Hypothalamic hamartomas – clinical, neuropathological and surgical aspects. Childs Nerv Syst Aug 2006; 22(8):867-73.
24. Machado HR, Hoffman HJ, Hwang PA. Gelastic seizures treated by resection of a hypothalamic hamartoma. Childs Nerv Syst Dec 1991; 7(8):462-5.

25. Siwanuwatn R, Deshmukh P, Feiz-Erfan I, Rekate HL, Zabramski JM, Spetzler RF, Rosenfeld JV. Microsurgical anatomy of the transcallosal anterior interforniceal approach to the third ventricle. Neurosurgery Jun 2008; 62(6 Suppl 3):1059-65.

26. Ya argil MG, Abdulrauf SI. Surgery of intraventricular tumors. Neurosurgery Jun 2008; 62(6 Suppl 3):1029-40.

27. Choi JU, Yang KH, Kim TG et al. Endoscopic disconnection for hypothalamic hamartoma with intractable seizure. Report of four cases. J Neurosurg May 2004; 100(5 Suppl Pediatrics):506-11.

28. Terra-Bustamante VC, Machado HR, Oliveira RS. Cirurgia da epilepsia. In: Oliveira RS, Machado HR (eds.) Neurocirurgia pediátrica – Fundamentos e estratégias. Rio de Janeiro: DiLivros Editora, 2009.

29. Adelson PD. Temporal lobectomy in children with intractable seizures. Pediatr Neurosurg 2001; 34(5):268-77.

30. Iannelli A, Guzzetta F et al. Surgical treatment of temporal tumors associated with epilepsy in children. Pediatr Neurosurg 2000; 32(5):248-54.

31. Delalande O, Dorfmüller G. Parasagittal vertical hemispherotomy: surgical procedure. Neurochirurgie May 2008; 54(3):353-7.

32. Binder DK, Schramm J. Transsylvian functional hemispherectomy. Childs Nerv Syst Aug 2006; 22(8):960-6.

33. Morrell F, Whisler WW, Bleck TP. Multiple subpial transection: a new approach to the surgical treatment of focal epilepsy. J Neurosurg 1989; 70:231-9.

34. Gordon N. The Landau-Kleffner syndrome: increased understanding. Brain Dev 1997; 19:311-6.

79

Tumores da Região Hipotálamo-Hipofisária

Parte A — Abordagem Endocrinológica

Eduardo Pimentel Dias ▪ Maria Marta Sarquis Soares ▪ Victor Eurípedes Barbosa

INTRODUÇÃO

Os tumores das regiões selar e suprasselar apresentam-se, frequentemente, com manifestações clínicas resultantes do comprometimento das funções adeno ou neuro-hipofisárias; no entanto, ocasionalmente, os sintomas e sinais resultantes desse comprometimento precedem aqueles resultantes do efeito de massa do tumor. Além disso, o tratamento cirúrgico ou radioterápico desses tumores pode levar ao comprometimento da função endócrina, tornando necessária abordagem multidisciplinar dessas doenças.

APRESENTAÇÃO CLÍNICA

Nas crianças, os tumores originários da região pituitária são de dois tipos: os adenomas hipofisários (raros nessa faixa etária) e os craniofaringiomas (10 a 20 vezes mais frequentes). Além desses, várias neoplasias da região hipotálamo-hipofisária, como os meningiomas, gliomas e germinomas, além de lesões granulomatosas, como histiocitose, tuberculose e sarcoidose, podem comprometer a função endócrina. Esse comprometimento ocorre por dois mecanismos principais: (1) infiltração e destruição dos neurônios peptidérgicos hipotalâmicos, secretores dos hormônios liberadores, responsáveis pelo controle da função hipofisária; (2) compressão da haste hipofisária, com prejuízo da circulação hipotálamo-hipofisária, impedindo o transporte desses hormônios liberadores até seu sítio de ação.

A função neuro-hipofisária também pode ser comprometida. Os neurônios secretores de vasopressina (hormônio antidiurético – HAD) se distribuem amplamente pelo hipotálamo e seus axônios convergem no infundíbulo, formando o trato axonal hipotálamo-neuro-hipofisário. Como consequência dessas características anatômicas, as lesões expansivas, para causar o diabetes insípido (DI), devem ser volumosas quando localizadas no hipotálamo, ou devem situar-se estrategicamente na região do infundíbulo e da haste hipofisária.

As manifestações de natureza endócrina mais frequentes são: o retardo do desenvolvimento estatural, os distúrbios puberais (mais frequentemente retardo ou parada da puberdade e, raramente, puberdade precoce), a hiperprolactinemia e o DI.

Retardo do crescimento estatural

Deficiência da secreção do hormônio do crescimento (GH) é a alteração endócrina mais comum e, clinicamente, manifesta-se com alteração no desenvolvimento estatural. O que primeiro chama a atenção é a queda na velocidade de crescimento, que se torna inferior à velocidade média menos 2 desvios padrões ($\bar{u}$ – 2DP). Portanto, nas crianças entre 4 anos de idade e o início da puberdade, a velocidade de crescimento menor que 4,5cm/ano indica propedêutica com imagem. A queda na velocidade de crescimento pode ser constatada por medidas periódicas, sendo o dado clínico mais sensível e precoce no diagnóstico da deficiência do crescimento. O dado estático, ou seja, a estatura aferida em uma consulta, não é um indicador precoce da queda de velocidade de crescimento, pois só decorrido algum tempo é que a estatura plotada no gráfico de crescimento se encontrará abaixo do quinto percentil.

Com relação à avaliação laboratorial, os testes de estímulo de GH, embora utilizados para confirmar o diagnóstico, têm baixa especificidade, sendo inúmeras as crianças com retardo constitucional do crescimento que apresentam teste não responsivo. A determinação da somatomedina C (IGF-1) é outro dado laboratorial que pode confirmar o diagnóstico.

Do ponto de vista prático, recomendamos que todas as crianças com velocidade de crescimento inferior à média menos 2DP sejam estudadas com imagem, sendo a ressonância magnética (RM) o método de escolha.

Distúrbio da puberdade

Todo paciente com puberdade precoce verdadeira (PPV – ativação do eixo hipotálamo-hipófise-gônada) deve ser submetido à propedêutica por imagem. Também deverão ter a RM solicitada aqueles pacientes que apresentem retardo ou parada no desenvolvimento puberal, principalmente se associados à redução na velocidade de crescimento.

Hiperprolactinemia

Causada pela compressão da haste hipofisária por uma lesão expansiva, o que impede a dopamina, principal responsável pelo tônus inibitório hipotalâmico sobre as células lactotróficas, de alcançar o parênquima hipofisário. Duas são as manifestações clínicas da hiperprolactinemia: interrupção da puberdade pela interferência na secreção do hormônio liberador de gonadotrofinas (GnRH) e, mais raramente, lactação. A confirmação laboratorial é feita com determinação da prolactina sérica, que se encontrará elevada, mas geralmente em níveis inferiores aos encontrados nos prolactinomas (100ng/mL). É indispensável excluir, no diagnóstico diferencial, o uso de medicamentos que diminuam o tônus dopaminérgico e o hipotireoidismo primário (de origem tireoidiana), no qual o TSH e o TRH se encontram elevados, estimulando a prolactina.

Diabetes insípido

Embora o DI possa ser a primeira manifestação de uma lesão expansiva (neoplásica ou granulomatosa), mais frequentemente surge, em caráter transitório ou definitivo, como consequência do tratamento cirúrgico.

O HAD é produzido no hipotálamo, nos núcleos supraóptico (SO) e paraventricular (PV), sendo armazenado em grânulos juntamente com suas proteínas transportadoras, as neurofisinas. É transportado até a neuro-hipófise, onde é estocado até sua liberação. O HAD é rapidamente metabolizado pelo fígado e rins, tendo uma meia-vida na circulação de 15 a 20 minutos. Sua secreção é influenciada por uma série de fatores, sendo o mais importante a pressão osmótica efetiva do plasma, que é detectada pelos osmorreceptores hipotalâmicos – neurônios especializados que ficam concentrados próximos ao núcleo SO. Existe um ponto de ajuste (*set point)* situado, em média, em 285mOsmol/kg/H_2O, podendo variar de 275 a 290 mOsmol/kg/H_2O. O sódio é o soluto mais importante para a liberação do HAD, por ser o principal responsável pela osmolalidade plasmática. As alterações hemodinâmicas também afetam a secreção do HAD com o objetivo de proteção, já que uma perda aguda de sangue pode não alterar de imediato a osmolalidade.

A ação mais importante do HAD é conservar a água corporal pela capacidade de reduzir o volume urinário, diminuindo a excreção de água livre pelos túbulos renais distais e/ou coletores. A sede é o mecanismo de obtenção de água, sendo importante no equilíbrio da água corporal. Ela está sob o controle de estímulos comuns aos da liberação do HAD, sendo a hipertonicidade o mais importante. Assim, o DI pode ser conceituado como um quadro caracterizado por alto volume de urina muito diluída, em virtude de uma deficiência na produção do HAD (DI central) ou da ação deste no rim (DI nefrogênico).

Em todos os pacientes com acometimento da região hipotálamo-hipofisária, a deficiência na secreção de TSH e ACTH também deve ser excluída mediante parâmetros laboratoriais – determinação de T4 livre, T3 livre, TSH e cortisol pós-estímulo com hipoglicemia.

Com relação à RM, um achado de imagem, antes pouco valorizado, vem ganhando significado nas crianças e adolescentes: o espessamento (ou alargamento) da haste hipofisária. Essa alteração, visível em cortes coronais ou sagitais, foi associada, em crianças, ao DI central, podendo também ocorrer déficit na secreção dos hormônios hipofisários. Embora não tenham sido fixados os parâmetros estatísticos exatos para a definição da espessura da haste hipofisária, considera-se que, em crianças, não deve ultrapassar 2mm ou ser maior que o diâmetro da artéria basilar. O achado de espessamento da haste hipofisária, associado ou não a quadro endócrino (DI ou hipopituitarismo), deve alertar, em crianças, para a possibilidade de germinoma em fase inicial, exigindo propedêutica adequada e acompanhamento a longo prazo. Os diagnósticos diferenciais principais são a histiocitose de Langerhans e a infundíbulo-neuro-hipofisite autoimune. Biópsia ou tratamento cirúrgico estariam indicados naqueles que apresentassem piora nos achados de imagem. Nos demais, observação com imagens periódicas seria a melhor conduta, já que, em alguns casos, pode ocorrer a involução espontânea da lesão.

PRÉ E PÓS-OPERATÓRIO

Avaliação e acompanhamento endocrinológicos são parte integrante da assistência aos pacientes com lesões selar e suprasselar. Constatadas as deficiências hormonais, principalmente tiroxina e cortisol, estas deverão ser repostas no pré-operatório, com o objetivo de diminuir os riscos cirúrgico e anestésico. Em crianças, a introdução da tiroxina pode ser feita em dose plena desde o início da terapêutica. Excepcionalmente, em pacientes com hipotireoidismo muito grave (o que é raro), iniciamos com a metade da dose e, em 15 dias, administramos a dose plena.

A reposição de glicocorticoide deve ser feita em todos os pacientes com hipocortisolismo comprovado e naqueles em que se inicia a tiroxina, para evitar o risco de insuficiência suprarrenal aguda. Como o uso é por curto prazo, utilizamos a

CAPÍTULO 79 ▷ Tumores da Região Hipotálamo-Hipofisária

prednisona na dose de 5mg/m^2. A reposição de glicocorticoide é intensificada no pré e pós-operatório imediato para atender às demandas do estresse cirúrgico.

A complicação cirúrgica mais frequente e temida, pelo potencial de morbidade, é o DI. Lesado o axônio, ocorre degeneração retrógrada da terminação nervosa, atingindo o corpo neuronal, e quanto mais central for a lesão, maior o número de neurônios destruídos. Para comprometer mais de 80% do núcleo supraóptico – o mínimo requerido para se produzir poliúria significativa –, a haste deve ser seccionada no nível do infundíbulo ou acima. Isso explica por que doenças confinadas à sela túrcica raramente levam ao DI. Fatores anatômicos, como vascularização alterada da haste, e cirúrgicos, como hipovolemia e hipotensão, entre outros, podem contribuir para essa degeneração. A via de acesso é outro determinante, pois uma abordagem transesfenoidal para um adenoma na sela túrcica ocasiona DI, em geral transitório, em apenas 10% a 20% dos pacientes, enquanto uma cirurgia transfrontal para retirada de grandes tumores, dentro e fora da sela, aumenta a incidência e pode causar DI permanente.

O DI pós-traumatismo cirúrgico apresenta-se sob três padrões distintos:

1. **Transitório:** o mais comum, ocorre em 50% a 60% dos casos. Tem início abrupto, nas primeiras 24 horas do pós-operatório, com desaparecimento em 3 a 10 dias e gravidade variada. A degeneração retrógrada provavelmente é mínima.
2. **Permanente ou prolongado:** 30% a 40% dos casos, igualmente com início abrupto, persistindo por semanas ou em caráter permanente. Pode ser parcial ou total, dependendo da quantidade de células neurossecretoras lesadas. Esse padrão ocorre nas cirurgias transfrontais para a exérese de grandes tumores, principalmente daqueles com grande extensão suprasselar, o que leva a lesões na haste hipofisária, na eminência média ou no hipotálamo.
3. **Trifásico:** apresentação menos comum, mas não menos interessante, acontece após cirurgia envolvendo a haste hipofisária ou após traumatismo craniano. Ocorre em 10% a 30% dos casos e exige atenção para que se faça o diagnóstico, em virtude da dificuldade em se reconhecer suas fases. Caracteriza-se pelo aumento do volume urinário, com diminuição da osmolalidade por 4 a 5 dias imediatamente pós-traumatismo ou cirurgia. Seguem-se um período de 5 a 7 dias, em que o volume urinário diminui e a osmolalidade aumenta, e uma terceira fase, final, de poliúria permanente a partir do 10º ao 14º dia. A primeira fase ocorreria em razão do comprometimento da secreção de HAD pelo traumatismo, a segunda corresponderia à liberação do HAD pela degeneração do terminal nervoso e a terceira, à perda total da capacidade produtora. É importante manter-se atento à segunda fase, que, às vezes, pode aparecer isolada, para que se evite a hiper-hidratação do paciente com consequente hiposmolalidade sérica, ocasionando distúrbios neurológicos, que podem ser a única manifestação clínica dessa fase.

O diagnóstico do DI deve ser sempre considerado, em pós-operatórios, ante um quadro de poliúria e polidipsia. O volume urinário varia, podendo alcançar até 18 litros por dia. O diagnóstico deverá ser suspeitado quando um volume urinário for maior que 2,5 a 3mL/kg de peso por hora.

Diante de um quadro de poliúria no pós-operatório, é necessário excluir outras causas além do DI, sendo a poliúria secundária à hiper-hidratação durante o ato cirúrgico a principal. Nessa situação, o uso de HAD corrigiria a poliúria, mas retardaria a correção da hipervolemia. Outra possibilidade é a poliúria osmótica decorrente da administração de expansores plasmáticos ou de hiperglicemia, eventualmente presentes. Além dessas mais frequentes, deve ser considerada a síndrome cerebral perdedora de sal, que pode ocorrer em traumatismo do sistema nervoso. Caracteriza-se por poliúria, desidratação, hiponatremia e natriurese secundárias principalmente à liberação de hormônio natriurético atrial. Nesse caso, a administração de HAD agrava a hiponatremia. Esse diagnóstico é confirmado pela excreção urinária de sódio aumentada, ao contrário do que se vê no DI.

O diagnóstico de DI é confirmado pelo achado de hiperosmolalidade plasmática (> 300mOsmol/kg/água) associada à baixa osmolalidade urinária (< 200mOsmol). Na impossibilidade de determinar a osmolalidade, o sódio plasmático > 147mEq/L, associado a uma densidade urinária < 1,005, confirma o diagnóstico. Caso persista a dúvida, suspende-se a infusão de líquidos e acompanham-se o volume urinário e as osmolalidades plasmática e urinária, de hora em hora. O aumento na osmolalidade plasmática, sem o correspondente aumento na osmolalidade urinária, e a persistência de poliúria confirmam o diagnóstico. Uma resposta positiva (diminuição do volume urinário em 1 hora) após dose teste utilizando análogo sintético da vasopressina, com ação antidiurética prolongada e praticamente nenhum efeito vasopressor, o DDAVP (1,5μg/m^2) é o próximo dado a corroborar o diagnóstico.

Na abordagem terapêutica, os pacientes devem ser divididos em dois grupos: aqueles que se encontram conscientes e aptos à ingestão de líquidos e os que não estão. Na primeira situação, é feita a administração de DDAVP, por via subcutânea

Quadro 79.1 ▷ Necessidade diária de água por peso

Peso	Água (mL/kg/dia)	Água (mL/kg/hora)
0 a10kg	100	4
10 a 20kg	1.000 + 50mL/kg para cada kg acima de 10	40 + 2mL/kg para cada kg acima de 10
Acima de 20kg	1.500 + 20mL/kg para cada kg acima de 20	60 + 1mL/kg para cada kg acima de 20

Uma criança que pese 15kg necessitará de 1.000mL + 50mL por quilo acima de 10, ou seja, 1.250mL/dia.

ou intranasal, deixando-se a ingestão de líquidos liberada. A dose deverá ser individualizada e varia de 0,5 a 2µg/m² por dia. O efeito pode não ser adequado no primeiro dia, em virtude do bloqueio dos receptores por precursores inativos do HAD liberados pelo hipotálamo. Uma dose pode ter efeito por 12 a 24 horas, e uma nova dose deverá ser recomendada apenas após recorrência da poliúria. Em crianças menores de 3 anos ou não cooperativas, é preferível o uso do DDAVP subcutâneo. Deve-se encontrar a dose que promova um volume urinário adequado, que não seja excessivo, de maneira a não interferir no sono e nas atividades escolares e de lazer.

As crianças com estado de consciência que não possibilite a ingestão voluntária de líquidos representam um desafio terapêutico, já que o cuidado médico deve simular a função do hipotálamo no metabolismo hídrico, ou seja, aferir a osmolalidade plasmática, desencadear o mecanismo de sede e estimular a liberação de HAD de maneira a manter a osmolalidade na faixa estreita de 275 a 295mOsm/kg de H_2O. No Quadro 79.2 é apresentada a estimativa das necessidades de reposição hídrica com base no peso corporal e, no Quadro 79.3, o protocolo proposto por Loh e Verbalis e por nós adotado no acompanhamento desses pacientes.

Naqueles pacientes que necessitem reposição hídrica por via parenteral sugerimos o esquema apresentado a seguir, que deve ser modificado de acordo com os parâmetros laboratoriais obtidos a cada 4 horas:

1. Não havendo outras complicações hidroeletrolíticas, inicia-se infusão de solução salina a 0,45% – aproximadamente 60mL/m²/h (1.500mL/m²/dia), correspondente à necessidade básica diária (Quadro 79.1), até o equilíbrio hídrico.
2. Monitorar ingestão de líquidos, volume e densidade urinários, de hora em hora, ou às micções. Se possível, determinar as osmolalidades sérica e urinária e eletrólitos séricos, a cada 4 horas.
3. Repor metade do excesso de volume urinário (aquele que ultrapassa 4mL/kg/h) com solução salina a 0,45%, além da

Quadro 79.2 ▷ Diagnóstico de DI pós-operatório

1. Descarte diurese osmótica por sobrecarga de líquidos
2. Sinais e sintomas clínicos:
• Poliúria, volume elevado (4 a 18L/dia), com início abrupto, tipicamente dentro das 24-48 horas pós-operatórias
• Polidipsia, com preferência por água gelada
• Presença ou não de hipovolemia, dependendo do mecanismo de sede do paciente (intacto ou não)
3. Parâmetros laboratoriais:
• Urina diluída (densidade < 1,005, osmolalidade <200mOsm/kg H_2O)
• Osmolalidade sérica normal ou aumentada
• Sódio sérico ≥ 145mEq/L com diurese hipotônica contínua

Quadro 79.3 ▷ Tratamento do DI pós-operatório

1. Monitoramento:
• Anotar cuidadosamente a ingestão de líquidos e diurese
• Osmolalidade ou densidade urinária a cada 4 a 6 horas, até resolução ou estabilização
• Sódio sérico a cada 4 a 6 horas, até resolução ou estabilização
2. Tratamento com hormônio antidiurético:
• Desmopressina (DDAVP): dose inicial de 1 a 2µg EV ou SC
• Repetir a dose quando o volume urinário for ≥ 200 a 250mL por hora por 2 horas consecutivas, com densidade urinária < 1,005 ou osmolalidade urinária < 200mOsm/kg H_2O
3. Manutenção do balanço hídrico:
• Permitir ao paciente beber de acordo com a sede
• Repor fluidos hipotônicos se o paciente não for capaz de manter osmolalidade plasmática normal e sódio sérico através da ingesta
4. Monitoramento da resolução do DI transitório ou da resposta trifásica:
• Balanço hídrico positivo > 2L sugere possibilidade de antidiurese inapropriada
• DDAVP deve ser suspenso e líquidos restritos para manter natremia nos valores de referência
5. Tratamento da insuficiência hipofisária anterior:
• Hidrocortisona em dose de estresse, com diminuição progressiva até que a função hipofisária possa ser avaliada

necessidade básica diária referida no item 2. Exemplificando: um paciente com 30kg, que deveria ter urinado 120mL na última hora, e que urinou 200mL, teve uma perda excessiva de 80mL. Deverá receber, então, 40mL de solução salina.
4. A partir do momento em que o paciente estiver estável e cooperando com ingestão de água, a infusão de líquidos poderá ser interrompida e o DDAVP utilizado permanentemente pela via intranasal. É prudente iniciar com uma dose baixa (1 a 2,5µg a cada 12 horas) em crianças menores e ir aumentando gradativamente conforme a necessidade. O DI total exigirá, em geral, duas doses de DDAVP/dia e o DI parcial, uma dose ao deitar.
5. A criança terá alta quando o equilíbrio for alcançado e os pais estiverem instruídos para medir o volume urinário. Em casa, o sódio sérico deveria ser dosado nas primeiras semanas, pelo menos três vezes por semana.

Outro desafio no pós-operatório das lesões selares e suprasselares é quando o procedimento cirúrgico ou a própria

CAPÍTULO 79 ▷ Tumores da Região Hipotálamo-Hipofisária

899

lesão anatômica compromete o centro regulador da sede. Associa-se, então, ao DI uma hipodipsia, só ocorrendo poliúria quando se administra líquido para corrigir a hipernatremia. Nesses pacientes, a poliúria não é um dado expressivo, e a hipernatremia é secundária tanto à ausência da sede como à excreção de água livre.

O tratamento, nesse caso, exige a fixação de uma dose de DDAVP e da ingesta hídrica diária independente da hipodipsia. Não é raro que esses pacientes se adaptem em um nível de natremia elevado, entre 150 e 155mEq/L.

ACOMPANHAMENTO A LONGO PRAZO

Os pacientes submetidos aos tratamentos cirúrgico ou radioterápico para lesões expansivas selares e suprasselares deverão ser acompanhados pelo endocrinologista, a longo prazo, para identificação e tratamento das deficiências hormonais que venham a ocorrer. A primeira reavaliação é feita com 30 dias de pós-operatório e, a seguir, trimestralmente no primeiro ano, semestralmente no segundo e anualmente a partir do terceiro. Clinicamente, são importantes os seguintes parâmetros: velocidade de crescimento, início e evolução dos caracteres puberais e volume urinário. A avaliação laboratorial será ditada pela avaliação clínica. Comprovado o comprometimento de um dos hormônios tróficos hipofisários, deve-se fazer a reposição utilizando o hormônio da glândula-alvo (tiroxina, cortisol, esteroides sexuais) ou da hipófise, como GH, vasopressina (objetivando vida social normal sem nictúria e fluxo urinário diurno adequado) e das gonadotrofinas (quando se desejar restaurar a fertilidade). É fundamental estar ciente de que, nos pacientes submetidos à radioterapia, as deficiências hipofisárias podem ocorrer a longo prazo, o que obriga o acompanhamento por tempo indeterminado.

CONSIDERAÇÕES FINAIS

A partir desta exposição, concluímos que é necessário haver um perfeito entendimento entre as equipes neurocirúrgica e endocrinológica na abordagem das lesões expansivas localizadas nas regiões selar e suprasselar, para que os pacientes tenham uma evolução sem complicações. Salientamos, ainda, que as manifestações endocrinológicas, principalmente aquelas ligadas ao desenvolvimento estatural e puberal, são parte integrante do quadro clínico e frequentemente antecedem as manifestações neurológicas.

REFERÊNCIAS

1. Bardim CW. Current therapy in endocrinology and metabolism. 6 ed. Mosby-Year Book, Inc. 1997:21-6; 107-9; 147-52.
2. Leger J, Velasquez A et al. Thickened pituitary stalk on magnetic resonance imaging in children with central diabetes insipidus. J Clin Endocrinol Metab 1999; 84:1954-60.
3. Loh JA, Verbalis JG. Disorders of water and salt metabolism associated with pituitary disease. Endocrinol Metab Clin of N Am 2008; 213-34.
4. Mootha SL, Barkovich AJ et al. Idiopathic hypothalamic diabetes insipidus, pituitary stalk thickening, and the occult intracranial germinoma in children and adolescents. J Clin Endocrinol Metab 1997, 82:1362-7.
5. Pitukcheewanont P, Burstein S et al. Management of postoperative and post traumatic diabetes insipidus in children. The Endocrinologist 1996; 6:301-6.
6. Sperling MA. Pediatric endocrinology. W.B. Saunders Company, 1996:195-228.

Parte B

Abordagem Cirúrgica

Geraldo Pianetti

INTRODUÇÃO

As patologias que mais frequentemente acometem a região hipotálamo-hipofisária das crianças são as tumorais. Entre elas, as de maior incidência são os craniofaringiomas e os gliomas ópticos. Raramente são encontrados astrocitomas, adenomas hipofisários, germinomas, dermoides e epidermoides. A anatomia da região é rica em estruturas nobres, como hipófise, haste hipofisária, hipotálamo, nervos e quiasma ópticos, artérias do polígono de Willis, seios cavernosos, outros nervos cranianos (oculomotores, trocleares, ramos oftálmicos dos trigêmeos e abducentes) e a porção anterior do terceiro ventrículo. Os tumores dessa região geralmente exibem histologia benigna, porém, em função da relação com as estruturas já citadas, a apresentação clínica costuma ser exuberante e as sequelas, inerentes à doença e ao tratamento cirúrgico ou radioterápico, são geralmente frequentes e importantes.

Uma criança com tumor nessa região terá sintomatologia relacionada às alterações endócrinas, visuais e/ou à hipertensão intracraniana. O quadro clínico vai variar não somente de acordo com o tipo e o tamanho do tumor, mas com a precocidade do diagnóstico.

CRANIOFARINGIOMAS

Os craniofaringiomas são os tumores suprasselares mais comuns nas crianças, representando cerca de 6% a 9% de todos os tumores intracranianos abaixo dos 18 anos de idade.[2] Como os demais tumores da região, têm histologia benigna com manifestação inicial e evolução apresentando alterações funcionais importantes. Seu tratamento ideal é a ressecção completa, objetivo nem sempre conseguido. O craniofaringioma deriva de restos celulares embrionários consequentes à involução incompleta do ducto faríngeo-hipofisário. As células ficam aderidas à haste hipofisária, desde sua porção mais anterior, na hipófise, até sua parte mais cranial, no hipotálamo. Os tumores são geralmente sólidos, podendo ter partes císticas contendo material amarelado rico em colesterol e mesmo calcificadas; às vezes, o tumor tem sua maior parte cística envolvida por uma cápsula que apresenta pontos de calcificação. Dependendo da direção de seu crescimento, o tumor pode comprimir a hipófise, os nervos ópticos, o quiasma óptico, o hipotálamo e a parte anterior do terceiro ventrículo. Raramente ocorre antes dos 5 anos ou depois dos 18 anos de idade; não há distinção estatisticamente importante em sua incidência entre os gêneros, e o diagnóstico quase sempre é feito antes do primeiro ano de sintomatologia. Na experiência do autor, nos últimos 20 anos foram tratadas cirurgicamente cerca de 40 crianças com craniofaringiomas, 65% das quais estavam entre 5 e 10 anos de idade, e o tempo médio de diagnóstico após os sintomas foi de 16 meses. Na maioria das vezes, as crianças com craniofaringiomas apresentam concomitantemente sintomas visuais e endócrinos, com ou sem hipertensão intracraniana; eventualmente, quando situados dentro da sela túrcica, podem se apresentar com sintoma único de distúrbio endocrinológico. As alterações visuais se manifestam com comprometimento do campo visual, geralmente a hemianopsia heterônima bitemporal, por compressão do quiasma óptico, baixa acuidade visual uni ou bilateral, ou mesmo amaurose. O papiledema, a atrofia óptica e o nistagmo podem estar presentes. A disfunção do conjunto hipotálamo-hipofisário está presente em mais de 50% dos casos, na maioria das vezes com distúrbio do crescimento, levando a baixa estatura, diabetes insípido, obesidade e hipotireoidismo. A hipertensão intracraniana aparece com cefaleia e vômitos, quando existe invasão tumoral no terço anterior do terceiro ventrículo, com obstrução do forame de Monro e hidrocefalia obstrutiva.

O diagnóstico é feito pela avaliação neuroclínica, complementada por imagens radiológicas, exames oftalmológico e endocrinológico, além de testes neuropsicológicos. O exame oftalmológico, feito por especialista, tem por objetivo o acompanhamento pós-operatório, sendo importante diferenciar a deficiência consequente à própria doença daquela ocasionada pelo tratamento. A avaliação endocrinológica pré-tratamento é fundamental para que seja programada a orientação clínica no pós-operatório imediato, uma vez que a criança poderá já estar com deficiência de hormônio, sem manifestação clínica importante. Essa manifestação poderá ser exacerbada após a cirurgia. O teste psicológico é necessário, tendo em vista que a lesão pode estar comprometendo o fórnix, levando a alterações cognitivas que poderão estar aumentadas após o tratamento. No estudo radiológico simples do crânio, podem ser observadas, em cerca de 80% dos casos, calcificações intrasselares ou suprasselares, além de alterações no formato da sela túrcica. As imagens da tomografia computadorizada (TC) ou da ressonância nuclear magnética (RM) revelam detalhes anatômicos e objetivos. Na TC, a imagem será de cisto de baixa densidade, circundado por cápsula que é realçada com o contraste e, às vezes, contém calcificações finas e circunferenciais, parte sólida com calcificações grosseiras, de localização suprasselar, podendo crescer anterior, posterior, superior ou inferiormente até a região pré-pontina. Na RM, o tumor se mostra como a massa suprasselar lobulada e multicística, podendo apresentar sinais de intensidades variáveis às imagens ponderadas em T1, de acordo com a concentração proteica de seu conteúdo, sendo predominante a hiperintensidade. As áreas císticas e sólidas tendem a se apresentar hiperintensas em T2 com realce pelo agente magnético.

O tratamento ideal para o craniofaringioma é a cirurgia com ressecção radical da lesão. No entanto, nem sempre isso é possível, e a tentativa de fazê-la em todos os casos pode trazer consequências desastrosas e definitivas ao paciente.[7] Existem condutas alternativas para o tratamento do craniofaringioma, como a simples drenagem do cisto, naqueles casos em que a imagem mostra tumor predominantemente cístico, acompanhada de tratamento quimioterápico com bleomicina intratumoral. Os autores que defendem esse tratamento, nesse tipo específico de tumor, mostram resultados satisfatórios a longo prazo,[15] enquanto outros contraindicam esse tipo de tratamento com base nas graves complicações (piora de déficits visuais e até óbito) quando há extravasamento da bleomicina. O autor tem dois casos de crianças com craniofaringioma essencialmente cístico tratados com aspiração do cisto e injeção intratumoral de bleomicina (5mg/kg/dia durante 8 dias) com remissão completa da lesão.[15] A ressecção subtotal através de craniotomia é realizada quando existe dificuldade da retirada de parte da lesão em contato com as vias ópticas, vasos do polígono do Willis ou hipotálamo; nesses casos, deve ser instituído o tratamento complementar com radioterapia nas crianças com mais de 5 anos de idade, acompanhada de observação rigorosa com controle tomográfico. As crianças com idade inferior a 5 anos devem ser observadas até que atinjam a idade em que a radioterapia provocará menos efeitos colaterais. A quimioterapia convencional pode ser usada enquanto se aguarda a radioterapia. A ressecção total é o tratamento ideal, e deve ser objetivado com prudência. A cirurgia é feita através de uma craniotomia frontal pura ou geralmente associada à pterional; as vias transcalosa e transnasoesfenoidal também podem ser usadas, cada uma na dependência do tamanho, da localização e do crescimento tumoral. O tumor exclusivamente suprasselar, sem crescimento posterior, pode ser abordado pela via frontal; quando apresenta crescimento posterior, deve ser utilizada a via frontal, alargada pela pterional; naqueles raros casos de tumor somente dentro do terceiro ventrículo, a via transcalosa está indicada; nos raros casos de lesão totalmente intrasselar, sua retirada pode ocorrer pela via transnasoesfenoidal. Existem trabalhos relatando a retirada de grandes lesões suprasselares por essa via, o que não é recomendado pelo autor, uma vez que são frequentes as aderências com estruturas nobres da região. A cirurgia do craniofaringioma por via transesfenoidal apresenta maior índice de complicações, como fístula liquórica.[5] Qualquer que seja a via de acesso ao tumor, o cirurgião deve usar técnica microcirúrgica com instrumentos delicados e microscópio cirúrgico, possibilitando minuciosa dissecção do sistema óptico e dos vasos do polígono de Willis. O envio do paciente para o centro de tratamento intensivo no pós-operatório é mandatório.

No acompanhamento pós-operatório é fundamental a assistência do endocrinologista com experiência nesse tipo de doença, uma vez que as complicações endocrinológicas são graves e frequentes (ver capítulo específico). As alterações mais frequentes que aparecem após a cirurgia, independente da via de acesso, são o DI, que deve estar presente em todos os casos, e a disfunção da hipófise anterior. É alta a incidência de DI no pós-operatório, variando de 16% a 78,7%,[14] porcentagem sempre maior nos casos de craniofaringiomas que foram submetidos à ressecção radical. O DI, que às vezes já é uma manifestação pré-operatória, se exacerba ou aparece quando há lesão ou contusão da haste hipofisária, sendo geralmente diagnosticado nas primeiras 48 horas após a cirurgia, embora possa já estar presente ao término da cirurgia ou mesmo aparecer vários dias após a intervenção. Acreditamos que seja impossível a ressecção completa de um craniofaringioma com preservação da haste hipofisária, que muitas vezes é ressecada deliberadamente. A ausência de DI, mesmo que transitório, pode significar que pouco material foi retirado.[13] As complicações pós-operatórias que acompanham a disfunção da porção anterior da hipófise são menos frequentes, quando comparadas com o DI,[4] uma vez que na maioria das vezes essa disfunção se manifesta antes da cirurgia. Entre as complicações endocrinológicas mais raras estão a obesidade e a caquexia por disfunção hipotalâmica. A discussão sobre as manifestações endocrinológicas, seu diagnóstico e tratamento é abordada em outro capítulo.

Nos tumores localizados na sela túrcica com extensão superior e nos tumores suprasselares, com frequência se observa déficit visual, que pode se manifestar por baixa da acuidade, amaurose ou alteração do campo visual, geralmente hemianopsia heterônima. A cirurgia deve ter como um dos objetivos a melhora da visão ou, no mínimo, a manutenção do déficit visual pré-operatório; qualquer piora deve ser considerada como complicação. As complicações visuais são mais frequentes nas reoperações, naqueles pacientes que apresentam no pré-operatório grande baixa na acuidade visual com atrofia óptica, nos casos que receberam radioterapia prévia, nos casos em que a cápsula tumoral está rota ou aderida aos nervos ou quiasma óptico e tumor em forma de ampulheta. Durante o ato cirúrgico, por via transcraniana, quando nervos e quiasma ópticos estão muito distendidos, a manipulação com o objetivo de retirada completa da lesão pode levar a amaurose, muitas vezes bilateral. Nesses casos, podem ser deixados restos tumorais aderidos ao nervo e o tratamento completado com radioterapia ou controles tomográficos seriados. Recomenda-se que, naqueles pacientes que já apresentem déficit visual no pré-operatório, o acesso transcraniano seja feito, sempre que possível, pelo lado de pior acuidade visual e, que após identificados o nervo e o quiasma ópticos, estes sejam protegidos com algodão cirúrgico e nunca manipulados. Muitas vezes, o simples relaxamento do nervo verificado após a retirada da lesão tumoral é suficiente para que alterações vasculares provoquem isquemia definitiva com amaurose. Raramente existe recuperação importante da visão se o paciente apresenta amaurose no pós-operatório imediato.

Levando em consideração a extensa rede vascular presente na região hipotálamo-hipofisária, é fácil imaginar que lesões vasculares possam ocorrer como complicação da cirurgia. Essa ocorrência cirúrgica é de fácil controle ou pode ser fatal, dependendo da via de acesso, do tipo de complicação e do tamanho da lesão que está sendo tratada. A ruptura cirúrgica de uma arteríola é facilmente controlada na cirurgia transcraniana e pode ser fatal na cirurgia transesfenoidal. Quando a via transcraniana é usada, as complicações mais comuns são ruptura de um pequeno vaso, controlada pela compressão ou mesmo coagulação, e isquemia cerebral localizada em consequência da coagulação de importante arteríola ou do espasmo arterial. Essas lesões podem evoluir sem sintomas, com pequeno ou grave déficit neurológico (geralmente déficit motor). Para redução da incidência de espasmo arterial durante a microdissecção de grandes tumores que envolvem as artérias do polígono de Willis, é útil o uso de algodão cirúrgico embebido em sulfato de *papaverina*, colocado sobre as artérias próximas aos locais mais manipulados. A eventual lesão de uma grande artéria pode ser evitada pelo conhecimento pré-operatório da anatomia local. Isso se torna especialmente importante naqueles casos de grandes craniofaringiomas.

Na cirurgia dos grandes tumores podem ocorrer lesões de outros nervos cranianos, distintos do nervo óptico, independente da via de acesso escolhida.[1] Essas lesões ocorrem, na via transcraniana, em função do manuseio direito do nervo ou da manipulação do seio cavernoso. Os nervos mais comumente afetados são o oculomotor, o troclear, o trigêmeo e o abducente.

Nos grandes tumores podem aparecer complicações em virtude da manipulação excessiva da lobo frontal ou do hipotálamo. Alterações comportamentais e cognitivas são frequentes; apesar de o paciente manter-se autossuficiente, não consegue retornar à plenitude de suas atividades anteriores. Testes psicométricos devem ser realizados para avaliação mais apurada. As lesões hipotalâmicas que podem ocorrer nas cirurgias radicais dos craniofaringiomas são sempre graves, podendo causar sequelas importantes e levar à vida vegetativa ou mesmo ao óbito operatório ou pós-operatório. O cirurgião deve ficar atento, também, às convulsões, aos hematomas pós-operatórios, ao edema cerebral e à hidrocefalia.

Na evolução pós-operatória, o estudo tomográfico deve ser feito, caso o paciente não apresente recuperação satisfatória da consciência, para afastar hematomas intracranianos ou, ainda, para avaliação do grau de ressecção. A TC é realizada a cada 6 meses nos primeiros 3 anos. A reoperação está indicada nos casos em que o cirurgião deixou parte do tumor para ser retirado por outra via, quando houve impressão transoperatória de retirada total e observação pós-operatória de restos tumorais passíveis de ressecção e na recidiva de tumor cístico. Quando a retirada foi parcial por impossibilidade de ressecção total em virtude de envolvimento de estruturas nobres, ou se mesmo após uma reoperação observam-se restos cirúrgicos, o tratamento complementar com radioterapia deve ser indicado.

A evolução de uma criança com craniofaringioma vai depender da demora ou precocidade do diagnóstico (com muita frequência, as crianças são encaminhadas tardiamente para o tratamento cirúrgico); da experiência das equipes cirúrgica, anestesiológica, internistas e endocrinologistas; do tamanho e localização do tumor (os tumores gigantes que se insinuam pelo hipotálamo, terceiro ventrículo e cisterna pré-pontina têm pior prognóstico do que aqueles essencialmente supras-selares); da possibilidade de ressecção radical em um tempo cirúrgico; da necessidade ou não de tratamento complementar com radioterapia; e, finalmente, do grau de sequelas físicas, intelectuais e metabólicas apresentadas no pós-operatório.

GLIOMA DAS VIAS ÓPTICAS

Os tumores do nervo e quiasma ópticos são raros quando analisados no conjunto dos tumores do sistema nervoso central (SNC). São responsáveis por 4% a 6% dos tumores intracranianos em crianças,[3,6] com 80% deles se manifestando antes dos 10 anos de idade. Não existe variação importante quanto ao gênero. Podem se manifestar totalmente sólidos ou associados a cistos; a calcificação ocorre em alguns casos. Na maioria das vezes, a histologia é benigna (astrocitomas pilocísticos); em metade dos casos existe relação com a neurofibromatose (NF).[3] Raramente se manifestam com células malignas,[10] e excepcionalmente um tumor originariamente benigno apresenta degeneração maligna. Podem acometer isoladamente um nervo óptico ou originar-se no quiasma e se estender para os nervos ópticos ou hipotálamo. Lesões tumorais nodulares podem ser observadas em todo o trajeto das vias ópticas. A sintomatologia vai depender da localização inicial do tumor e do envolvimento das estruturas adjacentes. O tratamento ainda é controverso em alguns casos e bem definido em outros.

O tumor que atinge somente o nervo óptico é geralmente unilateral, podendo se localizar exclusivamente na cavidade intraorbitária ou se estender à porção intracraniana do nervo, sem invadir o quiasma. Com frequência, está associado à NF e se manifesta clinicamente com proptose ocular, baixa da acuidade visual, até amaurose e papiledema ou atrofia óptica. Nas crianças com idade inferior a 3 anos, nas quais é difícil a identificação da baixa da acuidade visual, pode ser observado nistagmo ou estrabismo; nesses casos, o diagnóstico é bastante sugestivo quando existem estigmas cutâneos da NF. Não é infrequente a descoberta ocasional de amaurose unilateral, ainda sem sinais de protrusão do globo ocular. Naqueles casos em que o tumor se origina no quiasma e envolve um ou ambos os nervos ópticos, a manifestação clínica é de baixa da acuidade visual, com atrofia óptica, alteração no campo visual, sem sinais de proptose ocular. Esse tipo de tumor deve ser diferenciado daquele em que existe invasão do hipotála-

mo, no qual, além das alterações visuais semelhantes, existe disfunção do eixo hipotálamo-hipofisário com obesidade, DI, anorexia e puberdade precoce, associados ou não à síndrome de hipertensão intracraniana (HIC) causada pela hidrocefalia decorrente do bloqueio do terço anterior do terceiro ventrículo. Quando existem proptose ocular e sinais cutâneos da NF, o diagnóstico diferencial deve ser feito com neurinoma plexiforme do trigêmeo, e quando a clínica se manifesta sem sinais cutâneos da NF, devem ser afastados, na dependência da clínica e da localização, os germinomas, craniofaringiomas, adenomas hipofisários e outros tumores mais raros que envolvem a órbita, como metástases, infiltrações leucêmicas e rabdomiossarcoma. O diagnóstico é completado por exame de imagem (TC ou RNM). O tumor é geralmente isodenso e realça com o contraste.

O tratamento dos tumores das vias ópticas vai variar na dependência da clínica apresentada e da localização, além da relação com estruturas vizinhas, bem definidas nas imagens pela TC e, principalmente, pela RM. Quando se manifesta com proptose ocular, com baixa acentuada da visão ou mesmo amaurose, geralmente unilateral, com imagens mostrando lesão intraorbitária, ou mesmo com extensão para a porção intracraniana do nervo óptico, o tratamento está bem definido por meio de craniotomia fronto-orbitária com acesso extradural e intradural e exérese radical da lesão. O paciente estará curado e manterá útil a visão contralateral. Quando a visão ainda é útil e a proptose pouco evidente, o autor recomenda que o paciente fique sob observação constante com TC a cada 6 meses, e a indicação cirúrgica é feita nos casos com evolução para proptose ocular importante ou amaurose, ou sinais de invasão do quiasma, fato observado por alguns autores.[9] Nos casos em que existe comprometimento evidente do quiasma, geralmente ainda com visão útil, apesar da alteração da campimetria, o paciente deve ser mantido em observação quando apresentar estigmas cutâneos inequívocos da NF; nas crianças sem sinais de NF devem ser indicados cirurgia para biópsia e diagnóstico. O craniofaringioma pode ser retirado, o germinoma responde bem à radioterapia, e o glioma biopsiado pode ter o tratamento complementado com radioterapia, dependendo da idade do paciente. Existem autores que mostram evolução semelhante com ou sem radioterapia.[11] A conduta deve ser igual à utilizada naqueles casos em que existe invasão do hipotálamo, nos quais a tentativa de ressecção ampla é desastrosa, com aumento importante da morbidade e da mortalidade; nesses casos, tem prioridade o tratamento da HIC mediante derivação liquórica, se indicada; a ressecção parcial pode estar indicada para desobstruir o terceiro ventrículo, e o tratamento pode ser completado com quimioterapia e radioterapia. Qualquer que seja o tratamento, o prognóstico das crianças cujo tumor invadiu o hipotálamo é desastroso, com sequelas visuais e endócrinas importantes.

Na experiência do autor, os melhores resultados foram obtidos com as crianças cujo tumor estava restrito ao nervo óptico e os piores quando havia invasão hipotalâmica; foram observados casos de não crescimento tumoral e, outras vezes, de regressão parcial da lesão, quando foi feita retirada parcial ou biópsia seguida de tratamento complementar com radioterapia. Experiência semelhante é descrita por outros autores.[8,12]

REFERÊNCIAS

1. Abe T, Ludecke DK, Saeger W, Clinically nonsecreting pituitary adenomas in childhood and adolescence. *Neurosurgery* 1998; *42*(4):744-51.

2. Hoffman HJ, Hendrick EB, Humphreys RP *et al*. Management of craniopharyngiomas in children. *J Neurosurg* 1977; *47*:218.

3. Hoffman HJ. Optic pathway gliomas. *In*: Amador L (ed.): *Brain Tumors in the Young*. Springfield, Il: Charles C Thomas, 1983; 622-33.

4. Honegger J, Buchfelder M, Fahlbusch R. Surgical treatment of craniopharyngiomas: endocrinological results. *J Neurosurg* 1999; *90*(2):251-7.

5. Maira G, Anile C, Rossi GF *et al*. Surgical treatment of craniopharyngiomas: evaluation of the transphenoidal and pterional approaches. *Neurosurgery* 1995; *36*(4):715-24.

6. Matson DD. *Neurosurgery in Infancy and Childhood*. Springfield, Il: Charles C Thomas, 1969; 436-48.

7. Mori K, Handa H, Murata T *et al*. Results of treatment for craniopharyngioma. *Child's Brain* 1980; *6*:303-12.

8. Parcker RJ, Savino PJ, Bilaniuk LT *et al*. Chiamatic gliomas of childhood. A reappraisal of natural history and effectiveness of cranial irradiation. *Child's Brain* 1983; *10*:393.

9. Rand CW, Irvine R, Reeves DL, Primary glioma of the optic nerve. *Arch of Ophthalmol* 1939; *24*:799.

10. Spoor TC, Kennerdell VS, Martinez AJ *et al*. Malignant glioma of the optic pathway. *Am J Ophthalmol* 1980; *89*:284.

11. Spunberg JJ, Chang CH, Goldman M *et al*. Quality of long term survival following irradiation for intracranial tumors in children under the age of two. *Int J Radiat Oncol Biol Phys* 1981; *7*:727.

12. Tenny RT, Laws ER, Younge BR *et al*. The neurosurgical management of optic glioma. Results in 104 patients. *J Neurosurg* 1982; *57*:452.

13. Violante AHD, Vaisman M, Temponi G *et al*. Complicações das cirurgias hipofisárias. *Arq Neuropsiquiatr* 1999; *57*(3B):820-6.

14. Yasargil MG, Curcic M, Kis M, Siegenthaler G, Teddy PJ, Roth P. Total removal of craniopharyngiomas. *J Neurosurg* 1990; *73*:3-11.

15. Zanon N. *Craniofaringiomas: Quimioterapia Intratumoral com Bleomicina em Crianças e Adolescentes*. São Paulo, 1997. [Tese de Mestrado – Universidade Federal de São Paulo – Escola Paulista de Medicina.]

80

Tumores Hemisféricos na Infância

Guilherme Cabral ▪ José Aloysio da Costa Val Filho
Antônio Moura Diniz Lara ▪ Paulo Mallard Scaldaferri

INTRODUÇÃO

Os tumores do sistema nervoso central (SNC) são o segundo tipo mais prevalente entre crianças e adolescentes, ficando atrás somente do grupo dos tumores não sólidos. Segundo o Instituto Nacional do Câncer, a prevalência média dos tumores cerebrais na infância, no Brasil, varia de acordo com a região estudada, ficando entre 5,5 e 36,8 casos por milhão. A taxa de mortalidade é de 9,5 por milhão.[1]

Os tumores mais frequentes na infância são os astrocitomas, malignos e benignos, que correspondem a cerca de 12% e 38%, respectivamente, dos tumores hemisféricos.[2] Os tumores de origem ependimária (9% dos tumores hemisféricos) aparecem em idade inferior aos tumores ependimários da fossa posterior. Tumores primitivos, como os tumores neuroectodérmicos primitivos (PNET), também podem ocorrer na cavidade supratentorial. Lesões de ocorrência rara são encontradas em lactentes, nos quais a patologia dos tumores cerebrais é diversa, sendo mais incidentes as lesões congênitas, de tecidos primitivos ou polipotentes; os germinomas e os disgerminomas são exemplos desses tumores.

SINAIS E SINTOMAS

Hipertensão intracraniana (HIC)

Podem ocorrer sinais de HIC, associados ou não a alterações focais, em virtude da localização específica da massa tumoral.

Os sinais e sintomas de HIC são irritabilidade, choro frequente e cefaleia matinal, acompanhada ou não de vômitos. Em crianças de baixa idade pode haver abaulamento da fontanela e, posteriormente, diástase das suturas. O papiledema não é frequente em crianças de baixa idade em virtude da ação compensadora da presença da fontanela patente e da diástase das suturas, o que, aumentando a capacidade da caixa craniana, diminui a compressão sobre o nervo óptico. Quando o papiledema eventualmente existente é muito intenso e de longa duração, pode ocasionar atrofia óptica secundária (palidez papilar), com consecutiva diminuição da acuidade visual, evoluindo até mesmo para amaurose.

Sinais e sintomas focais

São também chamados de sinais e sintomas localizatórios ou deficitários. Dependem da localização da massa tumoral e ocorrem nos tumores localizados nas chamadas áreas eloquentes ou nobres. Estão localizados na região motora ou rolândica, área somestésica, área visual e áreas da fala no hemisfério dominante.

Além das áreas nobres dos hemisférios cerebrais, podem ocorrer sinais de localização, quando os tumores se localizam vizinhos a nervos encefálicos. É assim que os tumores selares ou parasselares podem ocasionar compressões das vias ópticas, causando inicialmente defeitos campimétricos e, posteriormente, diminuição da acuidade visual. Tumores vizinhos aos nervos motores oculares causam estrabismo e outros distúrbios da motricidade ocular.

A paralisia do nervo abducente, causando estrabismo convergente, não pode ser considerada sinal localizatório, porque o nervo abducente, por ser aquele de maior trajeto dentro do espaço subaracnóideo, é sensível ao aumento da pressão intracraniana (PIC). Hérnias cerebrais internas também podem causar distensões do nervo abducente, com consecutivas paresias ou plegias, que podem ser, inclusive, do lado oposto ao do tumor.

Os tumores em correspondência com o hipocampo ou outras regiões do rinencéfalo podem determinar alucinações olfatórias e auras epilépticas, com percepção de cheiros não existentes no meio ambiente. Essa percepção de odores pode preceder uma crise convulsiva, quando há foco epileptogênico ou tumor na região temporomedial (*uncus*) (Figura 80.1).

Tumores localizados em áreas silenciosas, que não têm função bem definida, podem evoluir sem sinal focal ou deficitário. Esses são tumores de diagnóstico mais difícil, pois, não causando sintomatologia evidente, serão diagnosticados apenas quando aparecer aumento da PIC. Outras vezes, o diagnóstico é feito somente após crise convulsiva, a qual é frequente nos tumores hemisféricos (Figura 80.2).

EXAMES COMPLEMENTARES

Tomografia computadorizada

A tomografia computadorizada (TC) é o principal método de rastreio dos tumores hemisféricos. Apesar de fornecer

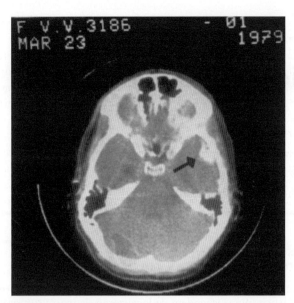

Figura 80.1 ▷ TC em jovem de 15 anos que apresentou quadro de convulsões, evidenciando imagem calcificada temporobasal anterior. Tratava-se de um oligodendroglioma.

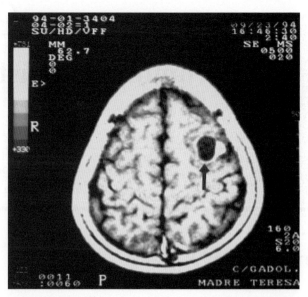

Figura 80.3 ▷ RM com lesão hipodensa frontal posterior e nódulo mural em menino de 14 anos de idade (astrocitoma II).

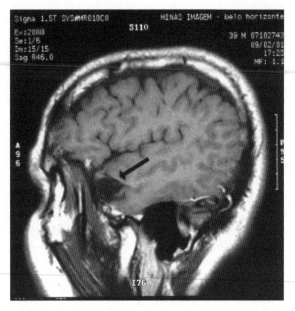

Figura 80.2 ▷ RM de controle pós-operatório tardio no paciente da Figura 80.1 (24 anos após). Área hipointensa no local da ressecção antiga sem imagem de recidiva tumoral.

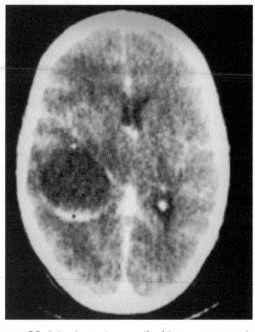

Figura 80.4 ▷ Astrocitoma pilocítico temporoparietal.

menos informações que a ressonância magnética (RM), é usada em larga escala, sobretudo como primeiro exame. A rapidez do exame possibilita que eventualmente seja feito sem sedação e o baixo custo possibilita o uso mais frequente.

A TC pode mostrar áreas hipodensas, como nos astrocitomas de baixo grau (Figura 80.4). Mostra também formações císticas e calcificações.

Na TC ficam bem evidenciados os ventrículos quanto ao tamanho e aos desvios. É útil no pós-operatório imediato, mesmo sem contraste, para identificar a presença ou não de hematomas, hidrocefalia ou coleções; ou com contraste, possibilitando a avaliação da extensão da ressecção. Os astrocitomas de baixo grau, em geral, são hipodensos e não costumam evidenciar muito edema perifocal (Figura 80.3). Os astrocitomas malignos quase sempre apresentam realce ao contraste, de modo heterogêneo, com acentuado edema em torno da lesão.

Para o diagnóstico do tumor, a TC deve ser realizada sem e com contraste, desde que o paciente não tenha contraindicação por causa de alergia ao iodo. O uso de contraste iodado torna a TC mais precisa (Figura 80.6), evidenciando tumores que podem não ser vistos na TC não contrastada. Em caso de história de alergia prévia, a RM passa a ser o primeiro exame.

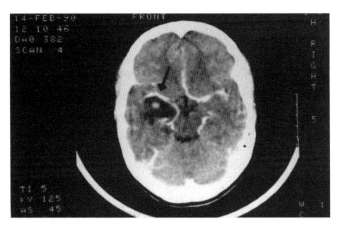

Figura 80.5 ▷ Oligodendroglioma I temporopolar com nódulo mural calcificado. Crises parciais complexas frequentíssimas controladas após ressecção tumoral.

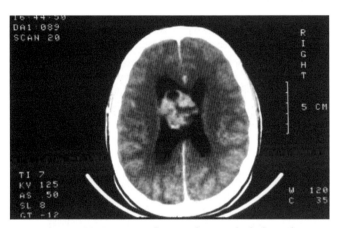

Figura 80.6 ▷ Ependinoma do ventrículo lateral.

Ressonância magnética

A RM é o exame com maior confiabilidade para o diagnóstico dos tumores cerebrais supratentoriais, devendo ser realizada sempre que possível. As desvantagens do método são o tempo prolongado para realização do exame, a necessidade de sedação e o custo elevado.[3]

Os astrocitomas pilocísticos apresentam realce homogêneo após o contraste e podem ter componente cístico, quando associados à neurofibromatose tipo I. Geralmente estão localizados na região suprasselar. Os astrocitomas de baixo grau são identificados como massas homogêneas, hiperintensas em T2, em virtude da elevada quantidade de água, apresentando pouco edema perilesional e pouca restrição de fluxo. Os astrocitomas de alto grau, mais raros, apresentam importante edema perilesional e realce ao contraste, e podem apresentar imagens heterogêneas e hemorragias intramurais.[3,4]

Os tumores ependimários originários da superfície dos ventrículos apresentam muito realce após administração de contraste.[5]

Os gangliogliomas são evidenciados como massa sólida ou parcialmente cística com localização preferencial em lobos temporais.

Tumores neuroectodérmicos primitivos podem se apresentar como massas paraventriculares, na profundidade da substância branca parietal ou frontal, de localização supratentorial, mais comum nos lactentes.[6-9] Germinomas e disgerminomas também são mais comuns nessa faixa etária e são tratados no Capítulo 82. Os papilomas de plexo coroide são mais comuns nos ventrículos laterais e serão discutidos no Capítulo 81.[10,11]

A angiorressonância é um método adicional da RM com estudo de toda a vascularização do encéfalo, sem a necessidade do uso de contraste. Pode agregar subsídios de grande ajuda para a compreensão da lesão e planejamento cirúrgico, prescindindo da angiografia convencional.

Outros

A angiografia feita por cateterismo seletivo pode ser útil quando se faz necessária a embolização de vasos tumorais com o objetivo de diminuir o sangramento peroperatório. A RM com análise por espectroscopia pode auxiliar a diferenciação das lesões intracerebrais; o pico de n-acetilaspartato evidencia a presença de neurônios normais, e o pico de colina está aumentado nas lesões em que há hipercelularidade. Lesões que crescem com velocidade maior que a de seu suprimento sanguíneo apresentam pico de lactato, que não é encontrado habitualmente no cérebro sadio. A ultrassonografia transfontanelar é um exame pouco invasivo que pode ser utilizado no rastreio de lesões em lactentes.

TRATAMENTO

A retirada cirúrgica da lesão deve ser o objetivo do tratamento. A ressecção total é o ideal, e pode levar à cura; a ressecção subtotal deve ser usada quando a lesão está localizada em áreas

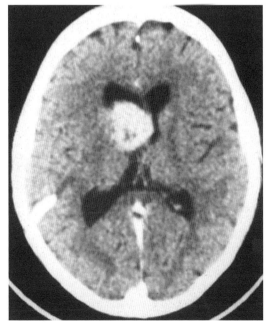

Figura 80.7 ▷ Metástase de meduloblastoma do verme cerebelar.

eloquentes e, na dependência da sintomatologia do paciente, a biópsia serve para esclarecimento diagnóstico. A decisão do tipo de cirurgia vai depender de vários fatores. Quando a lesão está situada fora de áreas eloquentes, a ressecção total deve ser considerada; quando situada em áreas nobres, a ressecção deve ser parcial, às vezes somente biópsia ou mesmo observação.

Tumores muito pequenos, sem sintomatologia, podem ser apenas acompanhados periodicamente e abordados quando crescerem ou mudarem de característica. A localização estereotáxica[14,15] e a neuronavegação são técnicas que auxiliam o tratamento cirúrgico de lesões pequenas.

O aspecto da lesão observado na RM pode auxiliar a condução do caso. Massas semelhantes ao tecido encefálico, que não realçam com o contraste e sem efeito de massa, podem sugerir tumores ganglionares ou hamartomas, os quais podem permanecer inalterados durante toda a vida do paciente, sem a necessidade de tratamento. Lesões de aspecto irregular, com áreas císticas ou necrose, circundadas por edema e causando efeito de massa, sugerem aspecto agressivo, e a opção cirúrgica deve ser considerada. Evidentemente, a condição clínica, a idade, o peso e as comorbidades são fatores imperativos na decisão terapêutica.

Gliomas de baixo grau, gangliogliomas, gangliocitomas e ependimomas se beneficiam de ressecção completa, levando à cura sem necessidade de tratamento complementar. Os astrocitomas anaplásicos, menos incidentes na infância, podem apresentar comportamento muito agressivo; nesses casos, o tratamento complementar está indicado, respeitando os limites da idade da criança.[16]

As lesões germinativas, mais comuns em lactentes, merecem abordagem específica, que vai ser ditada pelo peso da criança, o grau possível de ressecção e a sensibilidade à quimioterapia.

Os tratamentos complementares mais utilizados são a radioterapia e a quimioterapia. A radioterapia do encéfalo, proscrita antes dos 3 anos de idade, deve sempre ser evitada até os 5 anos em virtude da imaturidade do tecido nervoso; se usada, geralmente ocasiona alterações no aprendizado, distúrbio no crescimento, indução ao aparecimento de outros tumores e radionecrose a longo prazo.[17]

Nos PNET e nos germinomas, pode haver disseminação metastática para o neuroeixo. Nesses casos, alguns protocolos indicam a radioterapia de todo o neuroeixo para evitar metástases por via liquórica.

Além da radioterapia convencional, podem ser usadas a radioterapia fracionada estereotáxica e a radiocirurgia.

REFERÊNCIAS

1. INCA. Câncer da criança e adolescente no Brasil: dados dos registros de base populacional e de mortalidade. Rio de Janeiro: INCA – Coordenação de Prevenção e Vigilância de Câncer, 2008.

2. Ries LAG, SEER Program (National Cancer Institute [U.S.]). Cancer incidence and survival among children and adolescents: United States SEER program 1975-1995 [edited by Lynn A. Gloecker Ries et al.]. Bethesda, MD: National Cancer Institute, SEER Program, 1999.

3. Higano S, Takahashi S, Kurihara N et al. Supratentorial primary intra-axial tumors in children. MR and CT evaluation. Acta Radiol 1997 Nov; 38(6):945-52.

4. Collins VP. Gliomas. Cancer Surv 1998; 32:37-51.

5. Pollack IF, Gerszten PC, Martinez AJ et al. Intracranial ependymomas of childhood: long-term outcome and prognostic factors. Neurosurgery 1995 Oct; 37(4):655-66; discussion 66-7.

6. Gaffney CC, Sloane JP, Bradley NJ, Bloom HJ. Primitive neuroectodermal tumours of the cerebrum. Pathology and treatment. J Neurooncol 1985; 3(1):23-33.

7. Johnston DL, Keene DL, Lafay-Cousin L et al. Supratentorial primitive neuroectodermal tumors: a Canadian pediatric brain tumor consortium report. J Neurooncol 2008 Jan; 86(1):101-8.

8. Albright AL, Wisoff JH, Zeltzer P et al. Prognostic factors in children with supratentorial (nonpineal) primitive neuroectodermal tumors. A neurosurgical perspective from the Children's Cancer Group. Pediatr Neurosurg 1995; 22(1):1-7.

9. Dirks PB, Harris L, Hoffman HJ, Humphreys RP, Drake JM, Rutka JT. Supratentorial primitive neuroectodermal tumors in children. J Neurooncol 1996 Jul; 29(1):75-84.

10. Tortori-Donati P, Fondelli MP, Rossi A, Piatelli G, Balzarini C. Intraventricular supratentorial tumors in children. Rays 1996 Jan-Mar; 21(1):26-49.

11. Suh DY, Mapstone T. Pediatric supratentorial intraventricular tumors. Neurosurg Focus 2001; 10(6):E4.

12. Bullard DE. Role of stereotaxic biopsy in the management of patients with intracranial lesions. Neurol Clin 1985 Nov; 3(4):817-30.

13. Kelly PJ. Stereotactic craniotomy. Neurosurg Clin N Am 1990 Oct; 1(4):781-99.

14. Pia HW. Microsurgery of gliomas. Acta Neurochir (Wien) 1986; 80(1-2):1-11.

15. Pollack IF. The role of surgery in pediatric gliomas. J Neurooncol 1999 May; 42(3):271-88.

16. Campbell JW, Pollack IF, Martinez AJ, Shultz B. High-grade astrocytomas in children: radiologically complete resection is associated with an excellent long-term prognosis. Neurosurgery 1996 Feb; 38(2):258-64.

17. Hohwieler ML, Lo TC, Silverman ML, Freidberg SR. Brain necrosis after radiotherapy for primary intracerebral tumor. Neurosurgery 1986 Jan; 18(1):67-74.

81

Tumores dos Ventrículos Laterais

Geraldo Pianetti ▪ Luiz Fernando Fonseca

INTRODUÇÃO

Os tumores dos ventrículos laterais (TVL) em crianças são relativamente raros, principalmente quando comparados com aqueles que ocupam o quarto ventrículo. Os tumores que têm origem no parênquima cerebral e se insinuam dentro dos ventrículos laterais não devem ser considerados tumores intraventriculares. Os tumores intraventriculares geralmente se originam do epêndima (ependimomas e ependimoblastomas), do tecido subependimal (gliomas subependimários) e do plexo coroideo (papilomas e carcinomas); eventualmente, outros tipos de tumores, ainda mais raros, podem aparecer, como o meningioma e o teratoma.

Os TVL encontram, na cavidade ventricular, espaço livre para seu crescimento, sem que haja, a curto prazo, compressões de estruturas nobres. Por esse motivo, a manifestação clínica geralmente se dá quando o tumor adquire grandes proporções e interfere com o fluxo liquórico, provocando a hidrocefalia. A principal manifestação clínica, independente da etiologia da lesão, é a hipertensão intracraniana (HIC) com cefaleia, vômitos e papiledema, ou simplesmente macrocrania, dependendo da idade do paciente. A suspeita etiológica se faz, geralmente, com base na faixa etária. Os papilomas ocorrem com frequência antes dos 2 anos de idade e os gliomas e ependimomas, após os 5 anos. Sintomas como convulsões, atraso no desenvolvimento psicomotor e déficits motores focais são eventuais e inespecíficos. O diagnóstico clínico de HIC sem sinais focais, associado ao estudo de imagem pela tomografia computadorizada (TC) ou à ressonância nuclear magnética (RM), é suficiente para que se complete o diagnóstico. Enquanto não se consegue distinguir clinicamente a etiologia dos tumores dos ventrículos laterais, o estudo por imagem fornece subsídios importantes não só para definir a etiologia da lesão, como também para demonstrar a presença de invasão de parênquima, metástases a distância e o tipo da hidrocefalia.

O tratamento ideal para os TVL é essencialmente cirúrgico, com a exérese radical da lesão. A via de acesso pode ser a transcortical ou a inter-hemisférica transcalosa. A escolha da via vai depender da preferência do cirurgião e, muitas vezes, da localização da lesão. Enquanto a via transcortical pode ser usada para todas as localizações de tumores dentro dos ventrículos laterais, a inter-hemisférica transcalosa deve ser usada

somente nos casos de tumores situados nas porções anterior e média dos ventrículos. Quando a escolha for a via transcalosa, o cirurgião deve ter em mente que a incisão sobre o corpo caloso tem de ser feita no eixo longitudinal, nunca ultrapassando um terço de seu comprimento e, de preferência, no local onde se apresenta mais delgado, comprimido pela lesão. Não existem evidências definitivas sobre déficits neurológicos que ocorreriam na abertura do corpo caloso, principalmente aqueles relacionados com a lateralidade e a memória.[26] Além disso, é necessário bom conhecimento da anatomia da região para que sejam evitadas lesões sobre as artérias pericalosas, muito finas nas crianças, e as veias emissárias do córtex ao seio sagital. A via transcortical, que pode ser tanto frontal, para acesso às lesões anteriores e médias, como parieto-occipital, para acesso às lesões posteriores, não apresenta grandes riscos de lesão neurológica. A incisão é feita entre os giros, e a chegada ao ventrículo é fácil, já que geralmente existe importante dilatação ventricular. O autor tem preferência pela via transcortical em razão do fácil acesso ao ventrículo e à facilidade de aumentar o tamanho da incisão quando necessário. O uso de derivações liquóricas antes da cirurgia principal deve ser evitado, sempre que possível, uma vez que a retirada da lesão, total ou parcial, é, na maioria das vezes, suficiente para que o fluxo liquórico seja refeito e a pressão intracraniana controlada. O uso das derivações deve se restringir àqueles casos em que a hidrocefalia está colocando em risco a vida da criança e a cirurgia definitiva não tem condições imediatas de ser realizada, seja pelo estado grave do paciente, seja pela impossibilidade, por motivos técnicos, de realização da cirurgia. Nesses casos, o cirurgião deve optar entre a drenagem ventricular externa e a derivação ventriculoperitoneal e, sempre que possível, o cateter ventricular deve ser colocado do mesmo lado do tumor, já que a drenagem do ventrículo contralateral pode levar a aumento do desvio da linha média. Uma opção válida, pouco difundida e menos ainda usada, é a drenagem ventrículo-subcutânea, em que um cateter, sem mecanismo valvar, é colocado entre o ventrículo lateral (através de uma trepanação frontal) e o subcutâneo da região frontotemporal previamente dissecado; essa conduta evita o risco da infecção das derivações externas e uma cirurgia maior, que é a derivação ventriculoperitoneal. Pode ser feita até 5 dias antes da cirurgia principal. A colocação de uma drenagem ventricular definitiva muitas vezes se faz necessária, mesmo após a retirada completa ou parcial da lesão; nesses casos, opta-se pela ventriculoperitoniostomia. A necessidade de retirada radical ou parcial da lesão deve ser avaliada sob critérios rigorosos. A quantidade de tumor a ser retirada vai depender do tipo da lesão, da experiência do cirurgião e do envolvimento encefálico, o que será discutido mais adiante, quando cada tumor for abordado. É evidente que as cirurgias dos TVL só podem ser feitas com técnicas microcirúrgicas. Está bem definido na literatura que o uso de materiais mais sofisticados, como o *laser* e o *cavitron*, facilita muito o tratamento desses tumores – alguns autores são enfáticos em afirmar que a cirurgia não deveria ser realizada nos centros que não dispõem desses instrumentos. Sabe-se que, em nosso meio, são poucos os serviços que dispõem desses avanços tecnológicos, e temos a certeza de que a habilidade do cirurgião, que domina o manuseio de instrumentos microcirúrgicos sob visão magnificada pelo microscópio, pode tornar dispensável esse ganho tecnológico. O prognóstico melhorou muito com a possibilidade de diagnóstico precoce por meio da TC e da RM, o progresso na neuroanestesia, as técnicas microcirúrgicas e o tratamento intensivo pediátrico no pós-operatório. A evolução do paciente vai depender de vários fatores, como estado do paciente no pré-operatório, experiência da equipe cirúrgica, diagnóstico anatomopatológico da lesão e nível dos cuidados pós-operatórios; os pacientes que chegam com quadro grave de HIC, aqueles operados em serviços com pouca experiência e os tumores malignos têm mais chance de evolução desfavorável.

Na experiência do autor, a incidência de tumores nos ventrículos laterais foi de 11,8% entre todos os tumores intracranianos operados em pacientes com menos de 15 anos de idade. Não houve diferença significativa quanto ao gênero. A idade variou de 1 mês a 15 anos, com média de 5 anos e 3 meses; 42,3% das crianças tinham menos de 2 anos de idade, 34,6% das quais tinham menos de 1 ano; 26,9% tinham mais de 10 anos de idade; 84% se apresentaram com evidências clínicas de HIC, sendo metade delas com aumento do perímetro craniano.

Analisando o seguimento desses pacientes, observamos que 55% evoluíram com cura da doença sem lesões neurológicas e que 20% evoluíram para o óbito, sendo a maioria portadora de carcinoma do plexo coroide.

TUMORES DO PLEXO COROIDE

As lesões tumorais do plexo coroide são raras, representando, em todas as idades, de 0,4% a 0,6% dos tumores intracranianos e de 1% a 4% dos tumores intracranianos até os 15 anos de idade.[3,6,19,20,22,25] Essa incidência, observada nas crianças, aumenta quando se analisam os menores de 2 anos de idade, faixa etária em que aparece a maioria dos tumores do plexo coroide.[9,17,19,20,30] Entre os tumores, o mais comum é o papiloma, seguido pelo carcinoma do plexo coroide, que ocorre entre 20% e 40% dos casos.[9,19,29]

A localização preferencial dos tumores do plexo coroide em crianças é no ventrículo lateral, o que ocorre entre 45% e 85% dos casos.[17,19,20,25] Existe ligeira preferência pelo ventrículo lateral esquerdo sobre o direito. Os relatos de tumores do plexo coroide acometendo os dois ventrículos laterais são eventuais.[6,17,20,23]

A sintomatologia dos tumores do plexo coroide é inespecífica e se manifesta com um quadro clássico de HIC; pode existir macrocrania nas crianças com menos de 2 anos de idade. Na literatura[19,20] encontram-se 70% dos casos com sinais de HIC.

A comprovação diagnóstica se faz por meio de imagem, como a TC (Figura 81.1) e a RM (Figura 81.2). A TC, muitas vezes, é suficiente para confirmar o diagnóstico, mostrando o grau de hidrocefalia, a localização e se o tumor está confinado à cavidade ventricular ou se invade o parênquima cerebral, além de possíveis disseminações no sistema nervoso central.

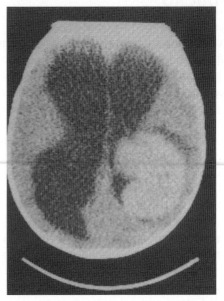

Figura 81.1 ▶ Imagem por TC de papiloma do plexo coroide no ventrículo lateral esquerdo associado à hidrocefalia.

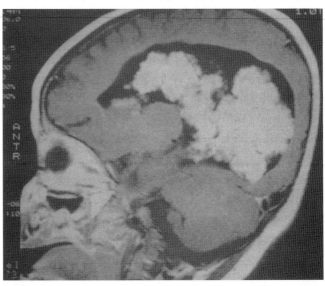

Figura 81.2 ▶ Imagem por RM de papiloma do plexo coroide no ventrículo lateral esquerdo associado à hidrocefalia.

A RM com subsídios importantes pode localizar extensões extraventriculares do tumor.

A hidrocefalia está usualmente presente nos pacientes com tumores do plexo coroide.[19,20,25,29] Existem relatos esporádicos de crianças com o tumor e sem a hidrocefalia.[24,26] Múltiplos fatores podem ser responsabilizados pela presença da hidrocefalia, como hiperprodução do líquor pelo tumor,[11,12,15] obstrução do fluxo liquórico pelo próprio tumor (obstrução do forame de Monro, terceiro ou quarto ventrículo) ou dificuldade na reabsorção em virtude de fibrose no trajeto liquórico, como consequência de repetidas hemorragias ou mesmo descamação tumoral.[15] Vários trabalhos defendem as duas teorias. A hiperprodução de líquor é constatada mediante a observação de que, em alguns casos, a hidrocefalia desaparece com a retirada total da lesão.[10,13,20,21,23] Outros autores[15,18,19,21,25] citam casos em que, apesar da retirada do tumor, persistiu a hidrocefalia. Existem convergências estatísticas quanto ao uso de derivações em crianças submetidas à ressecção de tumores do plexo coroide; Raimondi,[25] Lena[19] e Pianetti[23] relatam a necessidade de derivações ventriculares definitivas em 69,5%, 70,8% e 73,3% dos casos, respectivamente.

O tratamento dos tumores do plexo coroide é essencialmente cirúrgico e, sempre que possível, com a retirada do tumor, em bloco e radical. Para que esse objetivo seja alcançado, são importantes a identificação do pedículo vascular e a ligadura da artéria nutridora e da veia de drenagem. A retirada radical e em bloco é sempre possível em tumores pequenos e médios, e quando não existe invasão do parênquima cerebral. Nos tumores gigantes, principalmente em crianças com menos de 6 meses de idade ou quando o tumor invade o parênquima cerebral, na maioria das vezes se faz necessário o esvaziamento parcial do tumor antes de sua retirada total. Nesses casos, deve-se ter controle rigoroso da perda sanguínea. A via de acesso convencional é a transcortical parieto-occipital.

A maioria dos tumores do plexo coroide é constituída por papilomas, tumores benignos, geralmente confinados no interior dos ventrículos e passíveis de exérese radical e cura. O carcinoma do plexo coroide corresponde de 20% a 40%[3,4,16,19,29] e representa de 1% a 3% dos tumores malignos em crianças.[16,22] Acomete, na maioria das vezes, crianças com menos de 24 meses de idade. Na quase totalidade dos casos, o carcinoma do plexo coroide em crianças é encontrado nos ventrículos laterais.[5,7]

Enquanto o papiloma do plexo coroide tem como opção sua retirada radical, levando à cura do paciente, o tratamento do carcinoma ainda é controverso. A radioterapia pré-operatória, proposta por Carrea e Hawkins com o objetivo de reduzir o tamanho e o sangramento tumoral, está totalmente contraindicada em crianças. St Clair[29] propõe o tratamento quimioterapêutico após o diagnóstico anatomopatológico coletado por biópsia, seguido de tratamento radical meses após. Duffner,[9] em trabalho cooperativo, aconselha ressecção ampla, seguida de quimioterapia; a radioterapia deve ser adiada, aguardando-se o crescimento da criança.

Na experiência do autor, uma criança apresentava tumor nos ventrículos laterais e no terceiro ventrículo, associado à síndrome de Aicardi.[2] Essa associação é rara, com cerca de dez casos descritos na literatura mundial.[1,14,27]

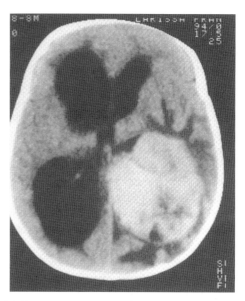

Figura 81.3 ▷ Imagem por TC de carcinoma do plexo coroide no ventrículo lateral esquerdo associado à hidrocefalia e extenso edema perilesional.

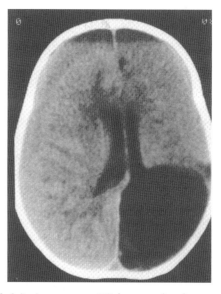

Figura 81.4 ▷ Imagem por TC do controle pós-operatório tardio (5 anos) de carcinoma do plexo coroide no ventrículo lateral esquerdo. Observam-se ressecção radical, resolução da hidrocefalia e ausência de sinais de recidiva.

Todas as crianças portadoras de papiloma (benigno) do plexo coroide do ventrículo lateral tratadas cirurgicamente, com ressecção radical da lesão, estão vivas; das operadas de carcinoma do plexo coroide, 75% evoluíram para o óbito em tempo variável após a cirurgia (Figuras 81.3 e 81.4).

EPENDIMOMAS

Os ependimomas correspondem a 10% dos tumores intracranianos nas crianças, com metade dos casos aparecendo até os 5 anos de idade.[8] Em cada três casos de ependimomas, um tem comportamento altamente maligno. Sua localização no ventrículo lateral é quatro vezes menos frequente que nos hemisférios cerebrais ou no quarto ventrículo. A manifestação clínica é aquela comum aos tumores dessa região, com HIC, quando o tumor obstrui o fluxo do líquor; o diagnóstico é completado com imagens por TC ou RM. O tratamento é cirúrgico, geralmente completado com radioterapia e quimioterapia. A evolução dos casos com ressecção ampla, seguida de tratamento complementar (radioterapia e quimioterapia), mostra sobrevida de 67% a 81% no primeiro ano e de 15% a 21% no fim de 5 anos.[8] Na cirurgia, o tumor, que está sempre aderido ao epêndima, apresenta-se gelatinoso, friável e muito vascularizado, podendo invadir, através do forame de Monro, o terceiro ventrículo e o ventrículo lateral contralateral. A retirada da lesão pode se dar tanto pela via transcortical (preferida pelo autor) como pela inter-hemisférica transcalosa. É importante, antes da retirada da lesão, identificar o ponto de aderência do tumor com o epêndima, que geralmente é amplo, proteger todo o epêndima adjacente com cotonoide úmido, coagular a base e retirar, aos pedaços, todo o tumor que se apresenta dentro do ventrículo. Assim como na retirada do ependimoma do quarto ventrículo, o cirurgião não deve ser agressivo em querer retirar completamente a porção aderida ao epêndima, pequenos pedaços de tumor que se estendem para o encéfalo devem ser deixados para trás. A biologia maligna da lesão faz com que o prognóstico não se altere com a retirada subtotal. A retirada da porção intraventricular é suficiente para refazer o fluxo liquórico e, eventualmente, evitar drenagem ventricular definitiva.[26] Naqueles casos em que o tumor invade o terceiro ventrículo e o ventrículo lateral contralateral, deve-se ter muito cuidado ao tentar retirar o tumor sem sua exposição completa. O ependimoma é um tumor muito sangrante e, durante sua dissecção e retirada, não há necessidade de tentar estancar todo o sangramento. A cauterização excessiva do tumor só vai aumentar a área cruenta e aumentar a perda sanguínea. Bastam a proteção da parte sangrante com Gelfoan ou cotonoide embebidos em água oxigenada, lavagem generosa da cavidade e paciência; o sangramento desaparecerá após a retirada da lesão. O tratamento complementar com radioterapia (em crianças com mais de 3 anos de idade) e quimioterapia é mandatório, tendo em vista o alto índice de recidiva local da lesão; crianças tratadas com ressecção ampla e tratamento complementar associado mostram sobrevida significativamente maior.

GLIOMAS

Os gliomas dos ventrículos laterais geralmente têm origem no tecido subependimário, a maioria nas paredes lateral e inferior, e se projetam para dentro da cavidade ventricular; alguns podem se originar no septo pelúcido e se estender para o terceiro ventrículo e o ventrículo lateral contralateral. A manifestação clínica em nada se diferencia dos demais tumores dos ventrículos laterais; quando atingem um tamanho capaz de obstruir o fluxo do líquor, provocam hidrocefalia com sinais clássicos de HIC. O comportamento desses tumores é, na maioria das vezes, benigno. Eles não são sensíveis à radioterapia, e o tratamento é cirúrgico com retirada máxima da lesão.

Naqueles tumores de origem subependimária, de localização lateral ou inferior, a via de acesso deve ser a transcortical, e para aqueles oriundos do septo pelúcido, a melhor via de acesso é a inter-hemisférica transcalosa. O tumor geralmente apresenta aspecto cinzento, brilhante e lobulado, sendo menos sangrante que os papilomas e ependimomas.[26] Toda a porção tumoral projetada dentro do ventrículo deve ser retirada e o fluxo liquórico refeito. Os mesmos cuidados descritos em relação à parede ependimária e ao sangramento em lençol devem ser observados. Mais uma vez, o uso do *laser* e do cavitron traz conforto ao cirurgião e torna a cirurgia mais rápida, porém podem ser substituídos pela experiência e habilidade microcirúrgica do cirurgião. Esses tumores podem estar associados à esclerose tuberosa e raramente são malignos.

REFERÊNCIAS

1. Aguiar MFM, Cavalcanti M, Barbosa H et al. Sindrome de Aicardi associada a papiloma do plexo coróide: uma rara associação. Arq Neuropsiquiat 1996; 54(2):313-7.

2. Aicardi J, Lefébre J, Lerique-Koechlin A. A new syndrome: spasm in flexion, callosal agenesis, ocular abnormalities. Eletroencephalogr Clin Neurophysiol 1965; 19:609-10.

3. Aricó M, Raiteri E, Bossi G et al. Choroid plexus carcinoma: report of one case with favourable response to treatment. Medical and Pediatric Oncology 1994; 22:274-8.

4. Boyd MC, Steinbok P. Choroid plexus tumors: problems in diagnosis and management. J Neurosurg 1987; 66:800-5.

5. Carpenter DB, Michelsen J, Hays AP. Carcinoma of the choroid plexus. J Neurosurg 1982; 56:722-7.

6. Davis LE, Cushing H. Papillomas of the choroid plexus. Archives of Neurology and Psychiatry 1925; 13(6):681-710.

7. Dohrmann GJ, Collias JC. Choroid plexus carcinoma. J Neurosurg 1975; 43:225-32.

8. Dohrmann GJ, Farwell JR, Flannery JT. Ependymomas and ependymoblastomas. J Neurosurg 1976; 45:273-83.

9. Duffner PK, Kun LE, Burger PC et al. Postoperative chemotherapy and delayed radiation in infants and very young children with choroid plexus carcinomas. Pediatr Neurosurg 1995; 22:189-96.

10. Eisenberg HM, McComb JG, Lorenzo AV. Cerebrospinal fluid overproduction and hydrocephalus associated with choroid plexus papilloma. J Neurosurg 1974; 40:381-5.

11. Fairburn B. Choroid plexus papilloma and the relation to hydrocephalus. J Neurosurg 1960; 17:166-71.

12. Ghatak NR, McWhorter JM. Ultrastrutural evidence for CSF production by a choroid plexus papilloma. J Neurosurg 1976; 45:409-15.

13. Gudeman SK, Sullivan HG, Rosner MJ, Becker DP. Surgical removal of bilateral papillomas of the choroid plexus of the lateral ventricles with resolution of hyfrocephalus. J Neurosurg 1979; 50:677-81.

14. Hamano K, Matsubara T, Shibata S et al. Aicardi syndrome accompanied by auditory disturbance and multiple brain tumors. Brain Dev 1991; 13:438-41.

15. Husag L, Costabile G, Probst C. Persistent hydrocephalus following removal of choroid plexus papilloma of the lateral ventricle. Neurochirurgia 1984; 27:82-5.

16. Johnson DL. Management of choroid plexus tumors in children. Pediatr Neurosci 1989; 15:195-206.

17. Knierim DS. Choroid plexus tumors in infants. Pediatr Neurosurg 1990; 16:276-80.

18. Laurence KM, Hoare RD, Till K. The diagnosis of the choroid plexus papilloma of the lateral ventricle. Brain 1961; 84:628-41.

19. Lena G, Genitori L, Molina J, Legatte JRS, Choux M. Choroid plexus tumours in children. Review of 24 cases. Acta Neurochir 1990; 106:68-72.

20. Matson DD, Crofton FDL. Papilloma of the choroid plexus in childhood. J Neurosurg 1960; 17:1002-27.

21. McDonald JV. Persistent hydrocephalus following the removal of papillomas of the choroid plexus of the lateral ventricle. J Neurosurg 1969; 30:736-40.

22. Parker RJ, Perilongo G, Johnson D et al. Choroid plexus carcinoma of childhood. Cancer 1992; 69(2):580-5.

23. Pianetti G, Fonseca LF. Tumores do plexo coróideo. Arq Neuropsiquiatr 1998; 56(2):223-31.

24. Pimenta AM, Pimenta LHM. Papiloma do plexo coróide em lactente de 9 meses sem hidrocefalia. Seara Med Neurocir 1981; 10:291-6.

25. Raimondi AJ, Gutierrez FA. Diagnosis and surgical treatment of choroid plexus papillomas. Child's Brain 1975; 1:81-115.

26. Raimondi AJ (ed.) Pediatric neurosurgery. New York: Springer-Verlag, 1987:211-9.

27. Robinow M, Johnson GF, Minella PA. Aicardi syndrome, papilloma of the choroid plexus, cleft lip, and cleft of the posterior palate. J Pediatr 1984; 104:404-5.

28. Sahar A, Feinsod M, Beller AJ. Choroid plexus papilloma: hydrocephalus and cerebrospinal fluid dynamics. Surg Neurol 1980; 13(6):476-8.

29. St.Clair SK, Humphreys RP, Pillay PK et al. Current management of choroid plexus carcinoma in children. Pediatr Neurosurg 1991; 17:225-33.

30. Tomita T, McLone DG. Brain tumors during the first twenty-four months of life. Neurosurgery 1985; 17(6):913-9.

31. Wilkins H, Rutledge BJ. Papillomas of the choroid plexus. J Neurosurg 1961; 18:14-8.

82

Tumores da Região da Pineal

Guilherme Cabral ▪ José Aloysio da Costa Val Filho
Antônio Moura Diniz Lara ▪ Leopoldo Mandic Ferreira Furtado

INTRODUÇÃO

A expressão *tumores da região da pineal* é preferível a *tumores da pineal* ou *pinealomas*, pois existem lesões expansivas dessa área que não se originam de tecidos dessa glândula. Os tumores dessa região, contudo, têm sintomatologia característica.

INCIDÊNCIA

Estudos cooperativos sugerem que os tumores da região da pineal correspondem de 0,5% a 1,6% dos tumores intracranianos. São mais comuns na infância, constituindo 4,6% entre os 3.022 tumores intracranianos do material de Slooff e Slooff. São mais frequentes entre os japoneses – 2,9% em todas as idades e 6,4% abaixo dos 15 anos. Essa elevada frequência entre os japoneses se deve, sobretudo, aos tumores malignos da série germinativa.

ANATOMIA DA PINEAL

A glândula pineal tem forma alongada, mede de 5 a 10mm de comprimento e pesa de 140 a 200mg. Está localizada posteriormente ao terceiro ventrículo, abaixo da comissura habenular. Tem íntima relação com o aqueduto cerebral, razão pela qual os tumores da região, causando bloqueio à circulação liquórica, levam precocemente a hidrocefalia com hipertensão intracraniana (HIC) de rápida evolução. Sua localização entre os colículos superiores faz com que os tumores que aí se instalam geralmente causem alterações pupilares (midríase) e paresia do olhar conjugado para cima (sinal de Parinaud) (Figura 82.1).

FISIOPATOLOGIA

O nome pineal deriva do fruto *pinus*, cujas formas se assemelham. A glândula pineal foi descrita por Heróphilo de Alexandria (325-280 a.C.). Por causa de sua localização, no centro geométrico do encéfalo, Descartes a considerava a "sede da alma".

As funções da pineal ainda são objetos de discussão. Parecem estar relacionadas com o hipotálamo e a hipófise na produção dos hormônios sexuais. O tecido da pineal é rico em melatonina, mais de 100 vezes o teor encontrado no tecido nervoso vizinho. Nos vertebrados inferiores, parece regular a fertilidade de acordo com a luminosidade e o tamanho dos dias, inibindo a reprodução em determinados períodos do ano e estimulando-a em outros; assim, as crias nascem na primavera, quando há abundância de alimento e a temperatura é mais amena. Essa influência da luminosidade sobre a pineal se faz por meio das vias ópticas – sistema simpático – e é mais evidente nos anfíbios. Embora a pineal tenha estrutura e função endócrinas, sua ablação feita em cães (Dandy, 1915) não levou a alterações funcionais evidentes. Estudos recentes mostraram sua importância no ciclo claro/escuro em animais como o hamster. Na escuridão, há diminuição da melatonina, e nos longos períodos de claridade, aumento da serotonina. Nos machos, em dias curtos, há alteração evidente nos órgãos genitais, com azoospermia e diminuição do diâmetro transverso dos tubos seminíferos, e nas fêmeas há involução dos ovários, com ausência de vesículas foliculares e corpos amarelos.

Tumores da pineal, assim como os germinomas hipotalâmicos, podem determinar puberdade precoce em meninos e, em outros casos, hipogonadismo. A favor da função metabólica da pineal está a sua abundante irrigação sanguínea, somente ultrapassada pela circulação renal.

ANATOMIA PATOLÓGICA

A pineal é constituída por cordões de tecido conjuntivo, contendo vasos sanguíneos que se intercomunicam. As células típicas do parênquima pineal, os pineócitos, são neuroepiteliais, próximas aos neurônios, mas sem axônios. Um pequeno componente astrocitário é encontrado normalmente na pineal. Existem também fibroblastos, linfócitos e concreções calcárias que conferem a essa estrutura densidade aumentada, podendo ser visibilizada, em mais de 40% dos adultos sadios, na radiografia simples do crânio e, em 100% dos casos, na tomografia computadorizada (TC).

A classificação mais simples dos tumores da região da pineal é a de Russel e Rubinstein:

1. Tumores originários de células germinativas:
   - Germinomas (teratomas atípicos) e outros tumores correlatos.
   - Teratomas.

2. Tumores das células do parênquima da pineal:
   - Pineoblastomas.
   - Pineocitomas.
3. Tumores gliais e de outras origens celulares.
4. Cistos e massas não neoplásicas.

As células germinativas originam-se do endoderma do saco vitelino e estão geralmente localizadas nas cristas gonadais. Podem daí migrar para outras regiões do embrião e, no caso do sistema nervoso central (SNC), em geral, para a região da pineal e o hipotálamo.

Os germinomas da pineal ou hipotalâmicos têm estrutura histológica semelhante à dos seminomas no homem e à dos disgerminomas ovarianos na mulher.

GERMINOMAS

Altamente malignos, exceto os teratomas maduros, têm estrutura e comportamento biológico semelhantes aos dos seminomas. São altamente sensíveis à radioterapia. A gonadotrofina coriônica humana (HCG) pode ser encontrada em alguns casos de germinoma pineal ou suprasselar. Isso ocorre quando, no tumor, há focos de coriocarcinoma. Os germinomas malignos podem dar metástases por via liquórica, aparecendo células neoplásicas no líquido cefalorraquidiano (LCR).

Também podem ocorrer, embora mais raramente, metástases pulmonares ou ósseas, por via hematógena. Podem aparecer metástases no peritônio através do cateter de drenagem ventriculoperitoneal, o que não acontece nos casos em que é feita a terceiroventriculostomia para o tratamento da hidrocefalia. Os germinomas são geralmente tumores sólidos e podem invadir o terceiro ventrículo ou infiltrar a lâmina quadrigêmina. Podem apresentar calcificações. Os carcinomas gonadais embrionários podem, além da HCG, secretar também alfa-fetoproteína (AFP). A pesquisa sérica ou no LCR desses marcadores tumorais pode ser útil no diagnóstico do tipo tumoral.

CORIOCARCINOMA

Tumor altamente maligno, ocorre em meninos até os 20 anos de idade e pode ocasionar puberdade precoce. A HCG frequentemente pode ser detectada no LCR, no soro sanguíneo e até mesmo na urina. Quando há componente de tumor do seio endodérmico, também a AFP pode ser constatada no líquor ou no soro.

TERATOMAS TÍPICOS E TERATOIDES

Esses tumores podem ser císticos ou maciços e contêm elementos dos três folhetos embrionários. Os teratomas, quando ressecados totalmente, são curáveis; os teratoides frequentemente apresentam recidivas.

Esses tumores são os mais frequentes na região, depois dos germinomas. Podem envolver a glândula pineal ou ser parapineais. São geralmente circunscritos, redondos ou lobulados e comprimem as estruturas vizinhas. Ao corte, apresentam uma mistura de áreas sólidas e císticas. Podem conter gordura, cartilagem, osso, folículo piloso, substância mucoide, sebácea e até dentes. Elementos endodérmicos podem consistir em tecidos do aparelho digestório ou respiratório.

PINEOBLASTOMAS

São tumores constituídos por células imaturas. A maior incidência dos pineoblastomas ocorre nos primeiros 10 anos de vida. Não há diferença quanto ao gênero. São altamente malignos, e a sobrevida é quase sempre inferior a 2 anos. Sua estrutura histológica lembra a dos meduloblastomas.

PINEOCITOMAS

Apresentam elementos maduros e podem ser benignos. Ocorrem dos 5 aos 70 anos de idade, mas são mais frequentes na terceira década, sem preferência por gênero. Assim como os pineoblastomas, podem, no pós-operatório, disseminar-se por via liquórica. Os pineocitomas com diferenciação neuronal e astrocítica ocorrem, em geral, em adultos de qualquer idade e são pouco sensíveis à radioterapia. São de crescimento lento e, em geral, não se disseminam. Há sobrevida de até 8 anos após a ressecção. Alguns são calcificados.

GLIOMAS

Tumores da série glial que se originam do próprio estroma da pineal ou de estruturas vizinhas podem ser encontrados na região da pineal. São astrocitomas, oligodendrogliomas e glioblastomas multiformes.

CISTOS

Ocasionalmente encontrados na região da pineal, podem resultar da degeneração da placa glial ou septação do recesso pineal do terceiro ventrículo. São geralmente assintomáticos e constituem, na maioria das vezes, achado ocasional na TC e ressonância magnética (RM) (Figura 82.1).

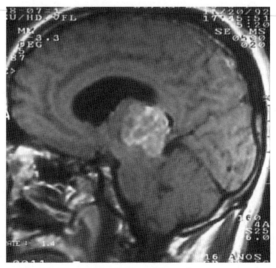

Figura 82.1 ▶ Ressonância magnética de um tumor da região da pineal.

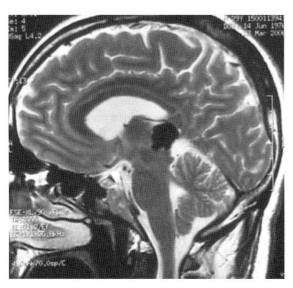

Figura 82.2 ▷ RM do pós-operatório do caso da Figura 82.1.

MENINGIOMAS

Originam-se, em geral, da junção falcotentorial, são benignos e, quando removidos totalmente, levam à cura total. Podem ser encontrados em crianças com neurofibromatose (Figura 82.2).

Cistos aracnoides e cisticercos podem, raramente, ocorrer na região da pineal.

SINTOMATOLOGIA

Os tumores da região da pineal podem ocasionar sintomas de hipertensão HIC em virtude da oclusão de aqueduto cerebral, sintomas focais por compressão ou invasão das áreas vizinhas ou uma associação de ambos.

A HIC é geralmente precoce em razão da hidrocefalia decorrente de obstrução do aqueduto cerebral ou do terço posterior do terceiro ventrículo (Figura 82.1). Pode ocorrer a tríade clássica com cefaleia, papiledema e vômitos ou apenas alguns dos sintomas. Nas fases mais avançadas do crescimento tumoral, soma-se à hidrocefalia o próprio volume do tumor. Pode haver descompensação rápida da pressão intracraniana (PIC) quando há hemorragia intratumoral, o que pode ocorrer nos tumores malignos.

Quando os tumores da região da pineal ocorrem em crianças de baixa idade, a hidrocefalia e o consecutivo aumento da PIC podem levar à diástase das suturas ósseas do crânio. Isso causa alívio relativo da PIC, e o papiledema pode não ocorrer. Essa diástase das suturas ocasiona, na percussão do crânio, um típico ruído de *pote rachado* (sinal do McEwen).

A sintomatologia focal mais importante é a síndrome de Parinaud por comprometimento dos colículos superiores. Essa síndrome consiste na paresia do olhar vertical para cima, acompanhada de midríase e, mais raramente, paresia da convergência. As pupilas são, em geral, dilatadas, reagem mal à luz, mas reagem normalmente à convergência ocular. Quando o tumor cresce mais inferiormente, comprometendo os colículos inferiores, pode ocorrer paresia do olhar vertical para baixo. A perda ou diminuição do reflexo fotomotor pode preceder por várias semanas a paresia do olhar vertical para cima, sendo um dos sinais mais precoces da lesão da área pré-tectal pelos tumores da região da pineal.

Há casos de germinomas que causam puberdade precoce em meninos em virtude da secreção de HCG pelas células tumorais. A invasão tumoral do hipotálamo pode provocar hipogonadismo e atraso no desenvolvimento sexual.

MARCADORES TUMORAIS

Em certos tumores da região da pineal, os altamente malignos de células germinativas, a HCG e a AFP podem ter um papel importante como marcadores tumorais. Com o desenvolvimento de métodos de radioimunoensaio, foi possível constatar essas substâncias quantitativa e qualitativamente.

A gonadotrofina sérica normalmente fica abaixo de 2mg/mL, e a AFP, acima de 40mg/mL. Quando existe aumento na concentração de HCG no soro, urina ou LCR e TC ou RM mostram tumor intracraniano, deve-se pensar em primeiro lugar em um coriocarcinoma primário ou metastático. Aumento da AFP no soro ou no líquor pode ser encontrado em tumores do seio endodérmico ou carcinomas embrionários. Os teratomas malignos e tumores altamente malignos de células germinativas também podem causar esse aumento liquórico da AFP. Após o tratamento desses tumores, as dosagens de HCG e AFP podem ser indicadores importantes do sucesso terapêutico ou de recidivas tumorais.

Em tumores intracranianos de células germinativas, os marcadores tumorais podem estar normais no soro, mas alterados no líquor. O teor no líquor espinal é mais elevado que no líquor ventricular, mesmo na ausência de metástase na raque.

DIAGNÓSTICO

O diagnóstico de tumores da região da pineal é feito pela sintomatologia, complementado pela pesquisa de marcadores tumorais e consolidado pelos exames de imagem (TC e RM).

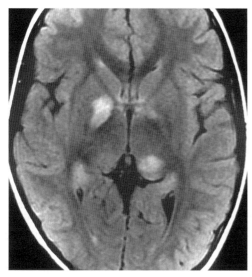

Figura 82.3 ▷ RM de controle 20 anos após a cirurgia do caso da Figura 82.1.

Tomografia computadorizada

Mostra, com maiores sensibilidade e detalhes, calcificações da pineal. Muitos tumores da região são realçados pelo contraste, e outros podem mostrar áreas de degenerações císticas.

Ressonância magnética e angiorressonância

São os exames de maior valor no diagnóstico e acompanhamento pós-operatório dos tumores da região da pineal. Delimitam bem e mostram a forma e o tamanho da lesão e suas relações com os elementos anatômicos vizinhos. Em alguns casos, até mesmo o diagnóstico histopatológico provável pode ser suspeitado. Também as relações do tumor com as grandes veias podem ser vistas.

A angiorressonância é muito útil para o estudo das veias cerebrais profundas e suas relações com o tumor. Dessas relações vai depender, muitas vezes, a escolha da melhor via de acesso, se supra ou infratentorial, caso o tumor esteja situado abaixo ou se estenda também acima da veia de Galeno. Substitui a angiografia convencional.

CONDUTA TERAPÊUTICA NOS TUMORES DA REGIÃO DA PINEAL

Após o diagnóstico clínico e radiológico da lesão, o tratamento deverá ser instituído. Se a hidrocefalia estiver causando HIC severa, seu tratamento será imediato; com frequência, as evidências da imagem podem sugerir a natureza histológica da lesão, o que pode interferir na conduta. Se o aspecto da lesão, observado pela RM, for sugestivo de tumor maligno (germinoma, pineoblastoma ou tumor neuroectodérmico primitivo (PNET), deve ser feita a pesquisa de marcadores biológicos (AFP e HCG) no sangue e no líquor (muitas vezes coletado durante o tratamento da hidrocefalia). Podem ocorrer resultados falso-negativos.

Amostras teciduais desses tumores podem ser obtidas por cirurgia aberta, biópsia estereotáxica ou neuroendoscópica. Alguns trabalhos mostram que a certeza do diagnóstico é maior nos casos em que o material é retirado por cirurgia aberta, em virtude do maior volume tumoral retirado. Entretanto, atualmente, a neuroendoscopia tem sido utilizada com maior frequência para coleta da amostra da lesão.

A mortalidade e a morbidade da cirurgia aberta estão entre 5% e 15%, respectivamente.

Quanto ao prognóstico dos tumores de células germinativas primários da região da pineal, Sano e cols. analisaram 119 casos, e a sobrevida em 5 anos foi de 95% nos pacientes com germinomas, 93% nos pacientes com teratomas maduros, 75% nos pacientes com teratomas imaturos, e os demais tiveram uma sobrevida menor do que 45%.

Sawamura e cols. descreveram 111 pacientes com idade média de 14 anos e com sobrevida em 5 anos de 96% para germinomas, 100% para teratomas maduros, 67% para teratomas imaturos e 38% para tumores contendo componente de seio endodérmico ou carcinoma embrionário.

A biópsia estereotáxica não é universalmente aceita em virtude do risco de lesão dos grandes troncos venosos vizinhos (veias cerebrais internas, veias de Rosenthal e a veia de Galeno). Entretanto, biópsias estereotáxicas de lesões da região da pineal promovem o diagnóstico histopatológico em 82% a 100% dos casos, com morbimortalidade pós-operatória variando de 0 a 4%. A principal desvantagem dessa técnica está na falta de controle visual do ponto a ser biopsiado, com taxa de sangramento de 4% a 8%. Fields e cols. encontraram 21% de sangramento em biópsias estereotáxicas de tumores da região da pineal.

TRATAMENTO CIRÚRGICO DOS TUMORES DA REGIÃO DA PINEAL

A abordagem cirúrgica dessas lesões sempre foi um desafio para os neurocirurgiões, em função de sua localização e relação íntima com estruturas nobres. As lesões da veia magna de Galeno, em geral, são fatais e as das veias cerebrais internas, muito graves. A lesão do mesencéfalo reveste-se de alto risco de vida, além de sequelas gravíssimas, sobretudo no estado de consciência.

A primeira abordagem bem-sucedida de um tumor da pineal, em um menino de 10 anos de idade, foi feita por Fedor Krause em 1913. O diagnóstico histopatológico foi de fibrossarcoma, com 4cm de diâmetro. A via de acesso foi supracerebelar e infratentorial em posição assentada. Em virtude das complicações inerentes à posição, a técnica caiu em desuso, sendo resgatada em 1956 por Zapletal e popularizada por Bennett Stein em 1971.

Na primeira metade do século XX, a abordagem aos tumores da pineal era seguida de alta mortalidade. Cushing chegou a publicar que jamais havia conseguido abordar suficientemente bem um tumor dessa região. Dandy, em 1945, com acesso occipitoparietal, conseguiu reduzir a mortalidade para 20%.

Em 1968, Poppen e Marino, com base na elevada mortalidade até então apresentada na literatura médica com a abordagem direta aos tumores da região da pineal, propõem que esse tratamento seja substituído pela drenagem ventriculoperitoneal, seguida de radioterapia. Em 1971, Bennett Stein publicou um trabalho com seis crianças operadas pela via de Krause e com ajuda de microcirurgia, sem nenhuma complicação ou óbito. Depois desse trabalho, os neurocirurgiões voltaram a abordar diretamente esses tumores. Em 2000, Bennett Stein apresentou o resultado final de seus 150 casos operados por essa via, com 4% de mortalidade.

A via supracerebelar e infratentorial é feita com o paciente sentado, o que facilita muito a abordagem, com a queda do cerebelo em razão da ação da gravidade. É feita a abertura da dura-máter com o pedículo junto ao seio transverso, e as veias superiores do cerebelo podem ser cauterizadas e seccionadas, até que se atinja a região da lâmina quadrigêmina. É sempre observado um espessamento da pia-aracnoide, que, aberta e dissecada, revela logo abaixo a presença do tumor. Esse acesso, por ser na linha mediana, tem a vantagem de promover a abordagem bilateral ao tumor, por baixo das veias cerebrais internas e da veia de Galeno, possibilitando sua preservação, que é fundamental. Existe o risco de embolia gasosa, o qual é

CAPÍTULO 82 ▶ Tumores da Região da Pineal

minimizado por atenção constante a sangramentos, precocemente identificados pelo anestesista. O autor sênior não teve nenhum caso de embolia gasosa sintomática nos 34 casos operados nessa posição.

Além da via supracerebelar e infratentorial, vem sendo popularizada, recentemente, a via occipitotranstentorial. O paciente é colocado em decúbito lateral com o lado a ser operado virado para baixo; assim, o lobo occipital cai em função da gravidade, sem a necessidade do uso de espátulas. Isso evita lesões na área calcarina, evitando alterações no campo visual. Essas sequelas eram frequentes nessa abordagem. A lesão tumoral é logo identificada. Se for de grande volume, a tenda do cerebelo é seccionada paralelamente ao seio reto, até a borda livre do tentório, facilitando a exposição ampla da lesão. É essencial a identificação das veias profundas, por motivo de segurança. A oclusão das veias cerebrais profundas pode resultar em óbito ou sequelas gravíssimas.

Quando o tumor infiltra o mesencéfalo, a melhor conduta consiste em retirada parcial da lesão ou apenas biópsia. Essa conduta vai evitar lesões no sistema reticular ascendente, responsável pela vigília. Nesse caso, o tratamento é complementado com radioterapia e quimioterapia. Nas crianças com menos de 3 anos de idade, inicialmente se faz apenas a quimioterapia, em virtude dos graves riscos de lesão mental que podem decorrer da irradiação do SNC nessa faixa etária.

A biópsia estereotáxica nos tumores da região da pineal é preconizada em alguns serviços, mas a maioria daqueles que têm experiência com esse tipo de lesão a considera excessivamente perigosa. Pode haver lesão nas veias profundas (veia de Galeno, veias cerebrais internas e de Rosenthal), com hematomas perigosos nessa profundidade. Em caso de forte suspeita radiológica de malignidade da lesão, e se a família ou o paciente não concordar com a cirurgia aberta, deve ser adotada a conduta de radioterapia de teste (método japonês). Esse método consiste em submeter o paciente a uma derivação liquórica ou terceiroventriculoscopia endoscópica e, a seguir, irradiar o tumor com 2.000 rads. Se, no controle de imagem (TC ou RM), houver redução acentuada no volume da lesão, provavelmente trata-se de germinoma, e o tratamento radioterápico deve continuar até a dose terapêutica de 5.500 rads. Em geral, o tumor regride totalmente.

ABORDAGEM À HIDROCEFALIA

Os tumores da região da pineal geralmente se manifestam com hidrocefalia. Entre as opções de abordagem dessa hidrocefalia estão a derivação ventricular externa, a derivação ventriculoperitoneal e a terceiroventriculostomia.

Deve ser evitado o emprego das derivações liquóricas com uso de válvulas, em virtude da morbidade apresentada, como infecções, mau funcionamento do sistema, disseminação neoplásica pela via liquórica e sangramentos pela hiperdrenagem.

A derivação ventricular externa é considerada em alguns trabalhos uma alternativa para controle da hidrocefalia antes da ressecção cirúrgica, devendo ser retirada logo que o restabelecimento do fluxo liquórico é alcançado pela descompressão do aqueduto de Sylvius. Existem, porém, o risco de infecção e a possibilidade de o paciente necessitar de tratamento definitivo para hidrocefalia.

Neuroendoscopia

A abordagem à hidrocefalia com terceiroventriculostomia endoscópica (TVE) possibilita controle definitivo da HIC com a possibilidade adicional de biópsia da lesão neoplásica. Essa biópsia pode determinar o tipo histológico da lesão e indicar o tratamento com quimioterapia e radioterapia sem a necessidade de cirurgia aberta. Pode ainda estabelecer o diagnóstico diferencial entre neoplasia recorrente e a radionecrose ou, ainda, descomprimir o interior de tumores císticos.

A maior dificuldade na abordagem endoscópica aos tumores intraventriculares é a hemostasia. Pequenos sangramentos oriundos da biópsia de tumores podem obscurecer a visão endoscópica e dificultar o procedimento por alguns minutos. Nesses casos, utiliza-se a irrigação contínua como meio hemostático ou, em casos de sangramentos significativos, utiliza-se a compressão local com cateter de Fogarty e diatermia por bipolar.

Gaab e cols. não relatam caso de óbito em série de 30 pacientes com hidrocefalia por tumores intraventriculares submetidos a intervenção endoscópica e terceiroventriculostomia. Entre as morbidades, citaram: meningite, mutismo, distúrbio da memória por lesão do fórnix, paralisia transitória do troclear e um caso de confusão mental transitória após biópsia de germinoma.

Em estudo retrospectivo com 23 pacientes submetidos à biópsia endoscópica de tumores da região da pineal, encontrou-se a febre transitória como morbidade mais prevalente (65%), a qual desapareceu entre 3 e 5 dias após a cirurgia. Nesse mesmo estudo, um paciente apresentou diplopia transitória. Não houve mortalidade.

Shono e cols., em estudo prospectivo com 12 pacientes submetidos à biópsia endoscópica de germinomas, consideraram a endoscopia procedimento seguro e sem ocorrência de disseminação liquórica mesmo após realização da TVE.

A endoscopia assumiu papel importante na abordagem aos tumores da região da pineal associados com hidrocefalia. Os resultados de muitas séries publicadas mostram baixos índices de complicações e bom seguimento dos pacientes em 91% dos casos, sendo considerada segura e efetiva.

Radioterapia e quimioterapia

A melhor forma de tratamento dos germinomas permanece controversa. Pode ser exclusivamente pela radioterapia, em virtude da alta radiossensibilidade, ou associada à quimioterapia. Entretanto, a radioterapia como tratamento único e em dose plena poderá conduzir a danos neurológicos tardios, estando contraindicada em pacientes com menos de 3 anos de idade. No tratamento dos tumores de células germinativas não germinomatosos, a combinação de quimioterapia, radioterapia e eventual cirurgia parece ser a terapêutica de escolha. A quimioterapia foi seguida por radioterapia em estudo de Kellie e cols., que descreveram sobrevida global em 5 anos de 75% e sobrevida livre de eventos de 36%.

Os agentes quimioterápicos mais utilizados como tratamento de primeira linha nos tumores de células germinativas não germinomas são a cisplatina, a ciclofosfamida e a ifosfamida, com potencial de remissão da doença.

As principais complicações do tratamento incluem alterações visuais, auditivas, endócrinas, como deficiência do hormônio de crescimento e deficiência do hormônio antidiurético, hipotireoidismo e alterações cognitivas.

Radiocirurgia estereotáxica

O emprego da radiocirurgia no tratamento dos tumores da região da pineal permanece controverso. Postula-se que entre as vantagens está a preservação de estruturas vitais, presentes na região da pineal, em função da melhor concentração da radiação. Seu uso poderá ser considerado dispensável no caso de tumores radiossensíveis ou em tumores radiorresistentes, como pineocitomas, nos quais a ressecção cirúrgica total é curativa. Sabe-se que a radioterapia convencional é altamente eficaz nos tumores de células germinativas. Entretanto, em razão da toxicidade e do aparecimento de distúrbios cognitivos ou no eixo hipotálamo-hipofisário em crianças, tornou-se aceitável a radiocirurgia estereotáxica em casos selecionados.

Atualmente, a radiocirurgia pode ser utilizada como tratamento complementar à radioterapia ou, em determinados casos, ser a alternativa à cirurgia e à radioterapia. É útil nos casos de recidiva ou remanescentes tumorais.

CONSIDERAÇÕES FINAIS

1. Os tumores da região da pineal são mais frequentes antes dos 20 anos de idade, sobretudo os malignos.
2. O uso da neuroendoscopia, nos casos de tumores da região associados a hidrocefalia, é importante em virtude da possibilidade de tratamento definitivo da hidrocefalia e biópsia do tumor.
3. Os acessos cirúrgicos mais utilizados são: supracerebelar e infratentorial (Krause-Stein) e suboccipitotranstentorial. O primeiro deve ser usado em casos de lesão de maior crescimento inferior. A escolha de um ou outro vai depender da relação do tumor com as veias profundas e da preferência e experiência pessoal de cada cirurgião.
4. Estudos recentes consideram que a conjugação multimodal do tratamento, com possibilidade de emprego de ressecção cirúrgica, radioterapia, quimioterapia e radiocirurgia estereotáxica, melhora a sobrevida e a qualidade de vida dos pacientes.

REFERÊNCIAS

1. Allen JC, Bruce J, Kun LE, Langford L. Pineal region tumors. In: Levin VA (ed.) Cancer in the nervous system. 2 ed. Oxford: Oxford University Press, 2002:193.
2. Aoyama H, Shirato H, Ikeda J, Fujieda K, Miyasaka K, Sawamura Y. Indution chemotherapy followed by low-dose involved-field radiotherapy foi intracranial germ cell tumors. J Clin Oncol 2002; 20:857-65.
3. Balmaceda C, Finlay J. Current advances in the diagnosis and management of intracranial germ cell tumors. Curr Neurol Neurosci Rep 2004; 4:253-62.
4. Borg M. Germ cell tumours of the central nervous system in children: controversies in radiotherapy. Med Pediatr Oncol 2003; 40:367-74.
5. Bruce J. The infratentorial supracerebellar, aproach to pineal tumors. In: Almefty O, Origatano TC, Harkey HL. Controversies in neurosurgery. Georg. Thieme Verlag, 1995.
6. Bruce J, Stein BM. Supracerebellar aproach for pineal region neoplasms. In: Schmidek HH, Sweet WH (eds.) Operative neurosurgical techniques. 3 ed, Vol. 1. Philadelphia: W.B. Saunders Co, 1995.
7. Chernov M et al. Neurofiberscopic biopsy of tumors of the pineal region and posterior third ventricle: indications, technique, complications and results. Neurosurgery 2006; 59:267-77.
8. Dandy WE. Extirpation of the pineal body. J Exp Med 1915; 22: 237-47.
9. Edwards MSB, Hudgins RJ, Wilson CB et al. Pineal region tumors in children. J Neurosurg 1988; 68:689-97.
10. Ellenbogen RG, Moores LE. Endoscopic management of a pineal and suprasellar germinoma with associated hydrocephalus: technical case report. Minim Invasive Neurosurg 1997; 40:1315.
11. Ferrer E, Santamarta D, Garcia-Fructuoso G et al. Neuroendoscopic management of pineal region tumours. Acta Neurochir 1997; 139:1220.
12. Field M, Witham TF, Flickinger JC, Kondziolka D, Lunsford LD. Comprehensive assessment of hemorrhage risks and outcomes after stereotactic brain biopsy. J Neurosurg 2001; 94:545-51.
13. Franzini A, Leocata F, Servello D, Cajola L, Allegranza A, Broggi G. Long-term follow-up of germinoma after stereotactic biopsy and brain radiotherapy: a cell kinetics study. J Neurol 1998; 245:593-7.
14. Fuller BG, Kapp DS, Cox R. Radiation therapy of pineal region tumors: 25 cases and a review of 208 previously reported cases. Int J Radiat Oncol Biol Phys 1993; 28:229-45.
15. Gaab MR, Schroeder HWS. Neuroendoscopic approach to intraventricular lesions. J Neurosurg 1998; 88:496-505.
16. Herrick MK. Pathology of pineal tumors. In: Neuwelt EA (ed.) Diagnosis and treatment of pineal region tumors. Baltimore/London: Williams and Wilkins, 1984.
17. Kellie SJ, Boyce H, Dunkel IJ et al. Primary chemotherapy for intracranial nongerminomatous germ cell tumors: results of the second international CNS germ cell study group protocol. J Clin Oncol 2004; 295:846-53.
18. Koide O, Watanabe Y, Sato K. A pathological survey of intracranial germinoma and pinealoma in Japan. Cancer 1980; 45:2119-30.
19. Konovalov AN, Pitskhelauri DI. Principles of treatment of the pineal region tumors. Surg Neurol 2003; 59:250-68.
20. Kreth FW, Schatz CR, Pagenstecher A, Faist M, Volk B, Ostertag CB. Stereotactic management of lesions of the pineal region. Neurosurgery 1996; 39:280-91.
21. Lekovic G. Role of gamma knife surgery in the management of pineal region tumors. Neurosurg Focus 2007; 23(6):E12.
22. Manera L, Régis J, Chinot O et al. Pineal region tumors: the role of stereotactic radiosurgery. Stereotact Funct Neurosurg 1996; 66(1 Suppl):164-73.
23. Matsutani M, Sano K, Takakura K et al. Primary intracranial germ cell tumors: A clinical analysis of 153 histologically verified cases. J Neurosurg 1997; 86:44655.
24. Melikian AG, Korshunov AG, Pitskhelauri DI, Golanov AV. The stereotaxic biopsy of tumors in the pineal area [in Russian]. Zh Vopr Neirokhir Im N Burdenko 1997; 1:19-22.
25. Neuwelt EA. Diagnosis and treatment of pineal region tumors. Baltimore – London: Williams and Willians, 1984.

CAPÍTULO 82 ▷ Tumores da Região da Pineal

26. Popovic EA, Kelly PJ. Stereotactic procedures for lesions of the pineal region. Mayo Clin Proc 1993; 68:965-70.

27. Reiter RJ. The pineal and its hormone in the control of reproduction in animals. Endocrine Rev 1980; 1:109-31.

28. Robinson S, Cohen AR. The role of neuroendoscopy in the management of pineal region tumors. Surg Neurol 1997; 48:360-7.

29. Rondinelli P. Tumores de células germinativas intracranianos na infância. Avaliação de 14 casos. Arq Neuropsiquiatr 2005; 63(3-B):832-6.

30. Russel DS, Rubinstein LJ. Patology of tumors of the nervous system. 4 ed. Baltimore: Williams and Wilkins, 1977:287-90.

31. Sano K. So called intracranial germ cell tumours: are they really of germ cell origin? Br J Neurosurg 1995; 9:391-401.

32. Sawamura Y, Ikeda J, Shirato et al. Germ cell tumours of the central nervous system: treatment consideration based on 111 cases and their long-term clinical outcomes. Eur J Cancer 1998; 34: 104-10.

33. Schild SE, Scheithauer BW, Haddock MG et al. Histologically confirmed pineal tumors and other germ cell tumors of the brain. Cancer 1996; 78:2564-71.

34. Schindler E. Die Tumoren der Pinealis Region. Berlin: Springer-Verlag, 1985.

35. Slooff ACJ, Sloof JL. Supratentorial tumors in children. In: Vinken PJ, Bruyn GW (eds.) Handbook of clinical neurology. Vol. 18. Amsterdan: North Holland Publ CO, 1974.

36. Stein BM. Surgical treatment of pineal tumors. Clin Neurosurg 1979; 26:490-510.

37. Stein BM, Bruce JN. Surgical management of pineal region tumors. Clin Neurosurg 1992; 39:509-32.

38. Takakura K. Surgical aproaches to pineal tumors: The Infratentorial Supracerebelal vs. The Supratentorial Three-Quarter Prone Aproach. In: Al Mefty O, Origatano TC, Harkey HL (eds.) Controversies in neurosurg. Stuttgart: Thieme Verlag, 1996.

39. Tamaki N, Yin D. Therapeutic strategies and surgical results for pineal region tumours. J Clin Neurosci 2000; 7:125-8.

40. Teo C: Endoscopic management of hydrocephalus secondary to tumors of the posterior third ventricle. Neurosurg Focus 1999; 4:Article 2.

41. Teo C. Third ventriculostomy in the treatment of hydrocephalus: experience with more than 120 cases. In: Hellwig D, Bauer BL (eds.) Minimally invasive techniques for neurosurgery: current status and future perspectives. Berlin: Springer-Verlag, 1998:73-6.

42. Zapletal B. Ein neuer operativer Zugang-Zum Gebiet der Incisura Tentorii. Zbl Neurochir 1956; 16:64-9.

83

Tumores Infratentoriais

Geraldo Pianetti ▪ Luiz Fernando Fonseca
José Aloysio Costa Val Filho ▪ Rafael de Albuquerque Barbosa

INTRODUÇÃO

Existem controvérsias relativas à frequência entre os tumores supratentoriais e infratentoriais na infância. Alguns autores relatam predominância de localização na fossa posterior, outros, na cavidade supratentorial. Alguns trabalhos mostram que não existe diferença significativa; esta é a experiência dos autores.

Os tumores infratentoriais mais frequentemente diagnosticados nas crianças são o meduloblastoma (PNET), o astrocitoma do cerebelo e o ependimoma. Esporadicamente, são encontrados os tumores do plexo coroide e os teratomas. Os meningiomas e os neurinomas do acústico são raros na infância. Os tumores do tronco encefálico são discutidos no Capítulo 84.

Meduloblastoma

Correspondem de 15% a 20% do total de tumores intracranianos na infância, totalizando de 30% a 40% dos casos de tumores infratentoriais. São chamados de tumores neuroectodérmicos primitivos (PNET) da fossa posterior. Foram descritos pela primeira vez por Bailey e Cushing,[2] em 1925.

O pico de incidência ocorre na primeira década de vida, a maioria antes dos 8 anos de idade, com preferência pelo gênero masculino. Em geral, constituem casos esporádicos. A influência genética na histogênese desses tumores foi demonstrada com envolvimento do braço curto do cromossomo 17.[24] Existem raros casos associados às síndromes de Turcot, Rubenstein-Taybe e Gorlin, entre outras. Há relatos de casos familiares, bem como a ocorrência em gêmeos.[4,17] Na experiência dos autores, foram observados dois casos, em que irmãs da mesma mãe e de pais diferentes, com o mesmo fenótipo, desenvolveram tumores de grandes proporções, na mesma idade.

Os tumores localizam-se, preferencialmente, na linha média, aderidos ao véu medular superior, ocupando o quarto ventrículo e deformando o verme cerebelar; raramente, estão localizados nos hemisférios cerebelares. São tumores hipercelulares, com inúmeras mitoses, e sempre agressivos.

A manifestação clínica mais evidente é a hipertensão intracraniana (HIC), causada pela hidrocefalia em virtude do bloqueio da passagem do líquor (LCR) pelo quarto ventrículo.

Manifesta-se com macrocrania, irritabilidade, sonolência e vômitos, nas crianças com menos de 2 anos de idade, e cefaleia, vômitos e papiledema, nas crianças maiores. A cefaleia ocorre preferencialmente pela manhã, e os vômitos, geralmente causados pela HIC, podem ocorrer em razão da irritação do assoalho do quarto ventrículo, quando são incoercíveis. Os sintomas costumam evoluir rapidamente. Associada aos sintomas da HIC, geralmente existe uma síndrome cerebelar da linha média, caracterizada por involução da marcha e quedas frequentes nas crianças com menos de 2 anos de idade e ataxia de marcha e tronco, nas crianças maiores. Alterações na fala (voz atáxica), nistagmo e estrabismo convergente (comprometimento do nervo abducente) podem ocorrer. Nos casos raros em que o tumor se localiza no hemisfério cerebelar, a dismetria homolateral é o sinal que geralmente acompanha a HIC. Um sintoma que pode ser encontrado é o torcicolo, geralmente causado pela hérnia das tonsilas cerebelares. Em apresentação mais rara, Palono[21] relata três casos de crianças com meduloblastoma com febre e cefaleia, sugerindo infecção meníngea.

Após a suspeita clínica, a criança deve ser encaminhada para estudo de imagem: a tomografia computadorizada (TC) sem e com contraste, com cortes mais finos na fossa posterior, vai mostrar uma lesão sólida, hiperdensa, com realce pelo contraste e localizada na linha média, ocupando e deformando o quarto ventrículo, associada à dilatação dos ventrículos laterais e terceiro ventrículo, muitas vezes com exsudato transependimário (Figura 83.1). O edema peritumoral é evidente. Eventualmente, o tumor pode mostrar grande porção cística, calcificações, centro necrótico ou estar localizado lateralmente no hemisfério cerebelar. A imagem na ressonância magnética (RM), mais rica em detalhes, apresenta hipointensidade em T1 e isointensidade em T2, podendo haver áreas císticas ou de necrose; após a injeção do gadolínio, existe realce evidente da massa tumoral (Figuras 83.2 e 83.3).

O diagnóstico diferencial se faz com os astrocitomas cerebelares, geralmente císticos, com nódulo mural evidente e de localização hemisférica; os ependimomas costumam mostrar aderência ao assoalho do quarto ventrículo e crescimento para o interior do canal raquiano. Às vezes, não se consegue diferenciação pré-operatória entre o meduloblastoma e o ependimoma.

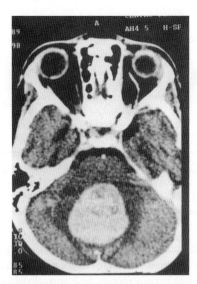

Figura 83.1 ▷ Imagem por TC de meduloblastoma mostrando realce homogêneo ao contraste em topografia do vermis, com compressão e/ou ocupação do IV ventrículo.

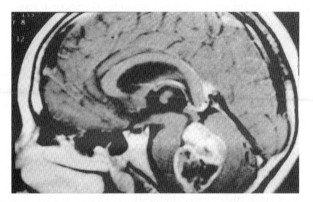

Figura 83.2 ▷ RM de meduloblastoma ocupando o IV ventrículo. Corte sagital mediano ponderado em T1 pós-contrastado. Notar componente cístico e/ou necrótico na parte caudal da lesão.

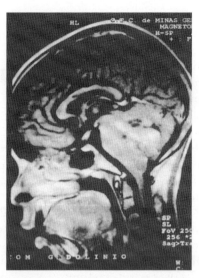

Figura 83.3 ▷ Imagem por RM de meduloblastoma envolvendo o vermis cerebelar inferior, com ocupação do IV ventrículo. Corte sagital mediano ponderado em T1 pós-contrastado.

O tratamento do meduloblastoma é essencialmente cirúrgico, com retirada radical da lesão, seguida de tratamento complementar com quimioterapia em todos os casos e radioterapia nas crianças com mais de 5 anos de idade. Os melhores resultados ocorrem em cirurgias radicais em crianças com mais de 5 anos de idade, com diagnóstico precoce sem HIC severa. Antes da retirada da lesão, é feita uma avaliação sobre a necessidade de drenagem liquórica. Quando o quadro de HIC é grave, com importante transudação transependimária, existe consenso quanto à drenagem ventricular prévia. A drenagem deve ser feita através da terceiroventriculostomia neuroendoscópica (TVE). A drenagem através da derivação ventriculoperotineal (DVP) ou a drenagem ventricular externa (DVE) só fazem sentido se o paciente não puder ser encaminhado para um serviço em condições de realizar a TVE. Quando o diagnóstico é precoce, sem sinais graves de HIC, a craniotomia pode ser realizada sem a derivação liquórica prévia. A ressecção da lesão só deve ser realizada por cirurgião treinado, com uso de técnica microcirúrgica, visão magnificada, apoio anestésico experiente e suporte de terapia intensiva no pós-operatório.

O objetivo final é a ressecção mais ampla possível, sendo bem definida a maior sobrevida nesses casos do que naqueles com ressecção parcial. A criança deve ser monitorada com acesso venoso de grosso calibre, cateterismo vesical, pressão intra-arterial, medida de temperatura, capnografia, eletrocardiograma e oximetria de pulso. A criança é mantida aquecida com manta ou colchão térmico; a intubação deve ser nasotraqueal e o tubo bem fixado. A posição da criança na mesa cirúrgica depende da rotina do neurocirurgião; o decúbito ventral é o mais difundido; a posição semissentada possibilita uma visibilização muito boa de toda a região, mas tem o risco de embolia gasosa, além de ser tecnicamente muito difícil em crianças com menos de 3 anos de idade. Após a incisão na linha mediana, a abertura do crânio pode ser feita por meio de craniotomia ou craniectomia, sendo raramente necessária a retirada do arco posterior do atlas. A diérese programada do verme cerebelar pode ser evitada com a abertura do forame de Magendie por dissecção telovelar, que promove o acesso ao quarto ventrículo. A artéria cerebelosa posteroinferior e seus ramos devem ser identificados e preservados. O tumor é dissecado em todos os sentidos, mantendo-se uma proteção com *cotonoide* entre a lesão, o cerebelo e o assoalho do ventrículo. A retirada do tumor deve ser feita em fragmentos, evitando qualquer tração sobre as estruturas vizinhas, o que certamente ocorrerá na tentativa da retirada em bloco. Após a retirada da lesão, deve ser observada a livre drenagem de LCR através do aqueduto cerebral e do quarto ventrículo. O sangramento tumoral é controlado com coagulação bipolar, uso generoso de soro morno e compressão pelos *cotonoides*, geralmente desaparecendo após a retirada total da lesão. Quando a lesão é hemisférica, a craniotomia é lateralizada e a retirada da lesão simplificada, por não estar relacionada com o tronco cerebral. O estudo anatomopatológico por congelação, feito no início da ressecção cirúrgica, é uma boa opção, geralmente concordante com a suspeita clínica e radiológica. Durante a cirurgia, deve-se manter o espaço subaracnóideo isolado para que sejam evitadas possíveis disseminações de células neoplásicas.

Qualquer que seja a forma de abertura do crânio, a hemostasia deve ser rigorosa e a dura-máter hermeticamente fechada, se necessário com plástica, e fechamento da pele em vários planos. A opção pela DVE com medida da pressão intracraniana no pós-operatório imediato vai depender do estado do paciente no pré-operatório e do grau de ressecção do tumor. O paciente é encaminhado para o centro de tratamento intensivo, e a extubação é feita de maneira eletiva. A TC deve ser feita rotineiramente nas primeiras 48 horas ou sempre que necessário. O corticoide (dexametasona) usado desde o diagnóstico da doença é mantido por mais alguns dias, enquanto o antibiótico é mantido profilaticamente por 24 horas.

As complicações pós-operatórias não são frequentes, mas deve-se ter em mente a possibilidade de hemorragia no leito tumoral (a lesão é geralmente muito friável), hidrocefalia, meningite asséptica, infecções e o mutismo acinético transitório. Janssen[12] descreveu casos de mutismo que ocorreram entre 1 e 3 dias após a cirurgia, podendo se prolongar até 3 meses. Na experiência dos autores foram observados poucos casos de mutismo após a cirurgia do meduloblastoma, todos com recuperação completa.[6]

Após a alta hospitalar e a confirmação anatomopatológica do meduloblastoma, a criança é encaminhada para o serviço de Oncologia Pediátrica. O estadiamento com estudos de imagens por RM de crânio e coluna e exame de líquor é fundamental.[1] O paciente é classificado em baixo risco, risco intermediário e alto risco. O paciente de baixo risco é aquele que foi submetido à exérese radical da lesão (avaliação peroperatória e documentação radiológica), com ausência de metástases identificáveis pelo líquor ou RM da coluna. O paciente de risco intermediario teria um tumor residual ou envolvimento do tronco cerebral e ausência de metástases. O paciente de alto risco teria envolvimento do tronco cerebral e metástases já identificadas no pré-operatório.

Crianças com idade inferior a 5 anos são submetidas à quimioterapia, e as maiores, à combinação de radioterapia e quimioterapia. Packer[18] relata que, com essa combinação, obteve uma sobrevida de 85% em 5 anos para pacientes de baixo risco e risco intermediário; naqueles casos em que foi feita somente a radioterapia, a sobrevida em 5 anos foi de 65%. David,[7] revendo 80 casos de meduloblastomas, demonstrou que pacientes sem metástases espinais e exérese radical da lesão têm 73% de chance de sobrevida em 5 anos. Di Rocco[8] relata a experiência com cirurgia em 19 crianças com idade inferior a 3 anos, e somente oito delas (42,1%) tiveram sobrevida acima dos 5 anos, e destas, 62% receberam a radioterapia após os 3 anos de idade. Independente da cirurgia radical e do tratamento adjuvante com radioterapia e quimioterapia, é possível observar, em vários casos, uma qualidade de vida indesejável, tanto do ponto de vista funcional como emocional, em consequência dos efeitos colaterais do tratamento (cirurgia, tratamento complementar, medicamentos), associados à superproteção dos pais. Essa observação faz com que um acompanhamento psicológico precoce seja necessário. Grill[10] relaciona a evolução cognitiva da criança com fatores como idade, dose da radioterapia e da quimioterapia, *status* socioeconômico, histologia do tumor e envolvimento do tronco cerebral. A radiocirurgia vem sendo utilizada como tratamento alternativo nos casos de recidiva tumoral ou tumor residual.[19]

ASTROCITOMA CEREBELAR

Os astrocitomas cerebelares são tumores benignos, bem delimitados, geralmente hemisféricos, esporadicamente na linha média. A incidência é igual para os gêneros, correspondendo a 15% dos tumores intracranianos e 30% dos tumores da fossa posterior. O tempo de evolução e a sintomatologia variam de meses a anos, podendo ocorrer cura definitiva quando retirado totalmente. Sua chance de recorrência é em torno de 9%, dependendo do acometimento do tronco cerebral ou de tumor residual.

A manifestação clínica principal é de sintomas cerebelares homolaterais à lesão, sendo evidentes a dismetria, os distúrbios de equilíbrio e a marcha atáxica. Quando ocorre, a HIC se deve à obstrução do quarto ventrículo com hidrocefalia acima do ponto obstruído. O astrocitoma cerebelar pode ser cístico e sólido, com o centro necrótico. Quando cístico, é encontrado na parede um nódulo mural que pode apresentar intenso realce pelo contraste (Figura 83.4). Quando o tumor é sólido, as imagens pré-contraste são isodensas ou hipodensas. Na RM, os componentes sólidos e císticos são bem identificados, e a porção sólida apresenta-se com hipossinal em T1 e hipersinal em T2. O uso do contraste gadolínio pode demonstrar uma região de hipocaptação no centro da parte sólida ou um cisto com nódulo mural hipercaptante (Figuras 83.5 e 83.6).

O tratamento é sempre cirúrgico, com ressecção radical da lesão, sem necessidade de tratamento complementar com radioterapia ou quimioterapia. As considerações para o procedimento cirúrgico muito se assemelham ao que foi descrito para os meduloblastomas, no que diz respeito a cuidados, posicionamento e acesso. A cirurgia tende a ser mais fácil, com

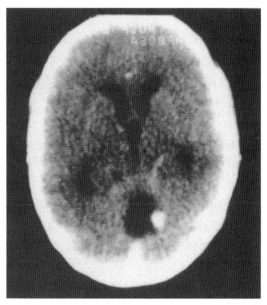

Figura 83.4 ▶ Imagem por TC de astrocitoma pilocístico do vermis cerebelar superior. Notar o nódulo mural hipercaptante e o componente cístico hipodenso não captante.

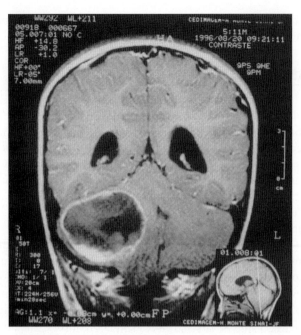

Figura 83.5 ▷ Imagem por RM de astrocitoma do cerebelo em localização hemisférica à direita, com áreas císticas e parte de neocrase. Corte coronal ponderado em T1 pós-contrastado.

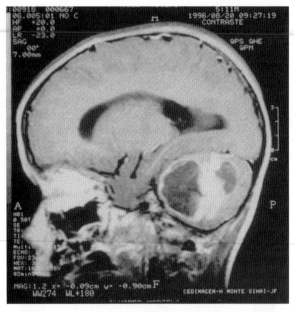

Figura 83.6 ▷ Imagem por RM de astrocitoma do cerebelo em localização hemisférica à direita, com captação holomarginal do contraste. Corte sagital ponderado em T1 pós-contrastado.

chance de retirada radical. Por vezes, o tumor se localiza no interior do quarto ventrículo, o que torna a cirurgia mais complexa, semelhante àquela dos meduloblastomas. Em relação à hidrocefalia, quando presente, seguimos as mesmas diretrizes, procedendo, sempre que possível ou necessário, à TVE. São válidas também as mesmas orientações a respeito do pós-operatório e da avaliação por imagem.

Por ser uma lesão de características benignas, em que a ressecção total pode significar a cura, todo esforço deve ser realizado para alcançar esse objetivo. Por outro lado, o respeito aos limites que o caso impõe deve ser considerado. É melhor uma reoperação ou mesmo a convivência com o resquício tumoral do que sequelas e acidentes peroperatórios. Quando se observa uma massa residual, mesmo pequena, porém acessível, deve-se tentar a reoperação no sentido de conseguir a ressecção completa. Entretanto, nos casos de lesões residuais em locais de difícil acesso, pode-se optar pela observação com controles radiológicos a cada 6 meses. Os astrocitomas grau II (OMS[14]) são considerados lesões prémalignas. Nesses casos, a cirurgia deve ser mais agressiva e as recidivas novamente abordadas com chance de tratamento oncológico complementar.

EPENDIMOMAS

Os ependimomas representam cerca de 8% a 9% dos tumores intracranianos nas crianças e são responsáveis por cerca de 15% dos tumores da fossa posterior. Sua localização infratentorial é mais frequente (70%) do que a supratentorial. Não existe diferença estatística importante entre os gêneros. O pico de incidência se situa entre os 2 e os 7 anos de idade. São formados por células ependimárias do teto e do assoalho do quarto ventrículo e podem invadir as cisternas da fossa posterior, através dos forames de Luscka e Magendie.

A sintomatologia muito se assemelha àquela descrita para os meduloblastomas, com HIC decorrente de bloqueio do fluxo liquórico e consequentes hidrocefalia e sinais cerebelares do tipo ataxia, com alteração da marcha e do equilíbrio. Pode ser observado um desvio da cabeça, explicado pela extensão tumoral para dentro do canal raquiano. Os vômitos são mais frequentes em virtude do envolvimento do assoalho do quarto ventrículo. As características clínicas do ependimoma supratentorial estão descritas em outro capítulo. A TC sem contraste mostra uma massa sólida dentro do quarto ventrículo, podendo aparecer calcificações ou sinais de hemorragia intratumoral; após a injeção do contraste, ocorre realce marcante da imagem tumoral (Figura 83.7). Na RM, observa-se uma massa hipointensa em T1 e hiperintensa em T2; o diagnóstico etiológico pela imagem torna-se mais fácil quando existe extensão da lesão para o ângulo pontocerebelar ou para o canal vertebral, o que não é comum na imagem do meduloblastoma.

O tratamento é essencialmente cirúrgico e segue os mesmos princípios discutidos no tratamento do meduloblastoma. Inicialmente, trata-se a hidrocefalia responsável pela HIC com a derivação liquórica. A cirurgia, por meio da craniotomia da fossa posterior, tem como objetivo a retirada da maior parte possível da lesão. Como o ependimoma está frequentemente aderido ao assoalho do quarto ventrículo, sua retirada radical pode ser impossível, pois as consequências seriam desastrosas. Nesses casos, a cirurgia deve terminar quando uma ressecção subtotal foi realizada. Quanto maior a lesão residual, maior será o risco de disseminação para o neuroeixo.[11] Os cuidados pós-operatórios seguem as mesmas considerações citadas para os meduloblastomas. No estudo anatomopatológico pode ser

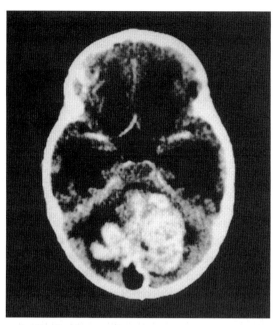

Figura 83.7 ▷ Imagem por TC de apendinoma cerebelar mediano, de aspecto irregular e com realce ao contraste, com ocupação do IV ventrículo e hidrocefalia obstrutiva. Aspecto inespecífico à TC, indistinguível de meduloblastoma.

encontrada a variante bem diferenciada ou anaplásica, e a conduta futura será diferente. A lesão residual deve ser tratada com quimioterapia e radioterapia, muitas vezes com resultados frustrantes.[3]

Levando em consideração o caráter infiltrativo da lesão, a dificuldade de sua retirada radical e a pouca resposta ao tratamento complementar, é frequente a recidiva local; portanto, deve-se fazer um acompanhamento frequente por meio de imagem. Em casos de recidiva, a primeira opção é cirúrgica; caso não seja possível, a radiocirurgia pode aumentar a sobrevida da criança.

O prognóstico está na dependência da histologia tumoral, da idade da criança (pior nas menores), da extensão tumoral e aderência ao quarto ventrículo, da quantidade da retirada cirúrgica e da dose de radioterapia administrada.[11,15] Outro fator relacionado ao tipo histológico e, consequentemente, ao prognóstico é o marcador MIB-LI pela imuno-histoquímica, estando presente em casos de evolução menos favorável.[13] O ependimoma anaplásico tem evolução ainda pior, pois é uma lesão muito agressiva e com disseminações frequentes para o encéfalo e metástases para o neuroeixo. Os ependimomas não anaplásicos em um primeiro momento podem ter tendência à malignização. A dificuldade de ressecção, a pouca resposta ao tratamento complementar e a chance de malignização fazem desse tipo histológico o pior dos tumores da fossa posterior das crianças.

REFERÊNCIAS

1. Albright L, Pollack I, Adelson D. Medulloblastomas: principles and pratice. Pediatr Neurosurg 1999; 591-608.
2. Bailey P, Cushing H. Medulloblastoma cerebeli: a common type of midcerebellar glioma of childhood. Neurol Psychiatr 1925; 14:192-224.
3. Bong-Soo K, Chanland R et al. The current management of intracranial ependimomas in children. Ann Neurosurg 2002; 2(3):1-10.
4. Chidambaram B, Santosh V, Shankar S. Identical twins with medulloblastoma ocurring in infancy. Childs Nerv Syst 1998; 14(9):421-5.
5. Chintagumpala M, Berg S, Blaney SM. Treatment controversies in meduloblastoma. Curr Opin Oncol 2001; 13:154-9.
6. Costa Val JA, Max R. Mutismo após ressecção de tumor de criança associado a hematoma do IV ventrículo. Arq Br Neuroc, 1996:15.
7. David K, Casey A. Medulloblastoma: is the 5-year survival rate improving? A review of 80 cases from a single institution. J Neurosurg 1997; 86(1):13-21.
8. Di Rocco CZ, Ianelli A, Papacci F, Tamburrini G. Prognosis of medulloblastoma in infants. Chils Nerv Syst 1997; 13(7):388-96.
9. Grabenbauer GG et al. Postoperative radiatiotherapy of medulloblastoma: impact of radiation quality on treatment outcome. Am J Clin Oncol 1996; 19(1):73-7.
10. Grill J, Renaux V. Long term intellectual outcome in children with posterior fossa tumors according to radiation doses and volumes. Int J Radiat Oncol Bio Phys 1999; 45(1):137-45.
11. Hui-Kuo GS et al. Childhood intracranial ependimoma. Cancer 2007; 110(2):432-41.
12. Janssen G, Messing Junger AM. Cerebellar mutism syndrome. Klin Pediatr 1998; 210 (4):243-7.
13. Kurt E et al. Identification of relevant prognostic histopathologic features in 69 intracranial ependimomas, excluding myxopapillary ependimomas and subependymomas. Cancer 2006; 106(2):388-95.
14. Louis DN, Ohgaki H, Wiestler OD, Cavenee WK (eds.) World Health Organization Classification of Central Nervous System. Lyon, 2007.
15. Maura M. Ependymoma. Orphanet Encyclopedia 2004.
16. Menon G et al. Medulloblastoma in children: prognostic factors and predictors of outcome. J Pediatr Neurosci 2006; 1:16-20.
17. Moschovi M, Soltiris Y. Familial medulloblastomas. Pediatr Hematol Oncol 1998; 15(5): 421-4.
18. Packer RJ. Childhood tumors. Curr Opin Pediatr 1997; 9(6):551-7.
19. Patrice SJ, Tarbell NJ, Goumnerova LC et al. Results of radiosurgery in the management of recurrent and residual meduloblastoma. Pediatr Neurosurg 1995; 22(4):197-203.
20. Paulino A et al. Protracted radiotherapy treatment duration in medulloblastoma. Am J Clin Oncol 2003; 26(1):55-9.
21. Pollono DG, Tomarchio S. Meningeal sings as the presenting feature of medulloblastoma. Med Pediatr Onc 1999; 32(6):477-8.
22. Sakar C, Deb P, Sharma MC. Medulloblastomas: new directions in risk stratification. Neurol Ind 2006; 54(1):16-23.
23. Sivasankaran A et al. Medulloblastoma in children: Birmingham experience. J Pediatr Neurosci 2006; 1:49-55.
24. Steichen GE, Baungartner M, Deletion mapping on chromosome 17p in medulloblastoma. Br J Cancer 1997; 76(10):1284-7.

84

Tumores do Tronco Encefálico

Luiz Fernando Fonseca ▪ Geraldo Pianetti
Andréa Lara Oliveira Lima

Os tumores do tronco encefálico representam de 10% a 15% de todos os tumores do sistema nervoso central (SNC) na infância e 30% dos tumores da fossa posterior nessa faixa etária.[2] Acometem na mesma proporção crianças do gêneros masculino e feminino, com pico de incidência entre os 3 anos e os 10 anos de idade. O tronco encefálico é definido anatomicamente como uma região delimitada superiormente pelo tecto do mesencéfalo e inferiormente pela junção bulbomedular. O modo de apresentação desses tumores está relacionado com sua localização dentro do tronco, bem como com a velocidade e a direção de seu crescimento.

Os tumores do tronco encefálico são classificados, com base na neuroimagem, em difusos, exofíticos, focais, císticos e bulbomedulares. Essa classificação, idealizada por Epstein,[3] promove melhor definição da possibilidade cirúrgica e, portanto, do prognóstico da lesão.

Os tumores difusos são os mais frequentes, em torno de 75%; a localização mais encontrada é na ponte, e o prognóstico é sombrio, pois não podem ser abordados cirurgicamente. Na quase totalidade dos casos, apresentam alto grau de malignidade, e o diagnóstico geralmente é feito em 30 dias. Na tomografia computadorizada de crânio (TC) encontra-se hipodensidade do tronco com desvio do quarto ventrículo, sem modificação após injeção de contraste (Figuras 84.1 e 84.2). No estudo pela ressonância nuclear magnética (RM), o aspecto é de uma massa deformando anatomicamente a ponte, com hipossinal em T1 e hipersinal em T2. Suas margens não são bem delimitadas, e em dois terços dos casos se estendem para os outros segmentos do tronco (bulbo e mesencéfalo), aumentando todo seu diâmetro visto no corte sagital. Podem também se estender posteriormente, deslocando o assoalho do quarto ventrículo, ou anteriormente, envolvendo a artéria basilar. Impregnação pelo agente de contraste paramagnético está presente em 25% a 50% dos casos,[8] limitando-se a pequenos focos intratumorais. Os tumores difusos são, geralmente, de alto grau de malignidade, com clínica de instalação rápida, em torno de 30 dias (Figura 84.3). Langmoen[5] observou que a média de instalação dos sintomas era de 56 dias, sendo o tempo de apresentação diretamente ligado ao prognóstico, o qual piora quando a história é inferior a 60 dias. Nas lesões pontinas, a manifestação é geralmente de paresia facial periférica (nervo facial), hipoacusia e zumbidos (nervo vestíbulo-

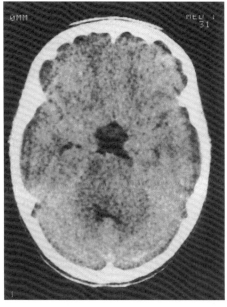

Figura 84.1 ▷ TC não contrastada de glioma difuso da ponte com envolvimento do pedúnculo cerebelar médio à esquerda, promovendo compressão assimétrica do quarto ventrículo.

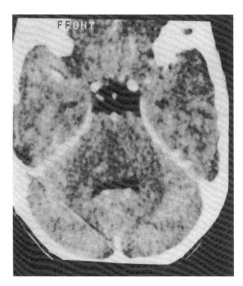

Figura 84.2 ▷ TC contrastada de glioma difuso da ponte promovendo abaulamento do assoalho do quarto ventrículo.

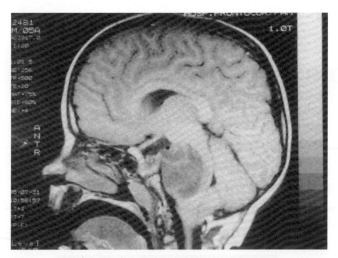

Figura 84.3 ▷ RM de glioma difuso da ponte caracterizado por hipointensidade em T1 (corte sagital mediano).

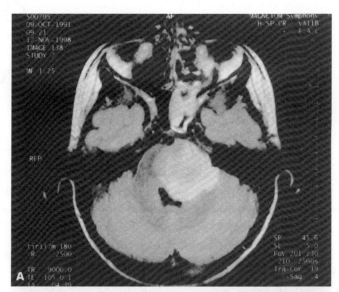

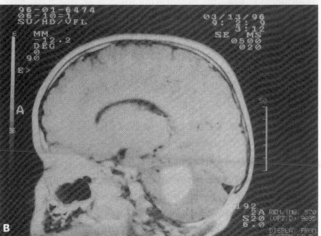

Figura 84.4 ▷ **A** e **B** RM de glioma exofítico da ponte (diferentes pacientes) com projeção em cisterna do ângulo pontocerebelar. Axial FLAIR (**A**) e corte sagital paramediano ponderado em T1 pós-contrastado (**B**).

coclear), sintomas cerebelares, como alteração da coordenação e do equilíbrio, e alterações motoras por comprometimento dos tratos corticoespinais; a hidrocefalia por invasão do quarto ventrículo só aparece na fase final da doença. Quando o tumor atinge o bulbo, outros nervos cranianos são comprometidos, com disfonia, disfagia e vômitos (IX e X nervos). No comprometimento do mesencéfalo são observadas alterações da motilidade ocular extrínseca, diplopia e sinal de Parinaud (nervos oculomotor, troclear e abducente). Tivemos um caso recente em que a clínica inicial do tumor difuso foi de hipertensão intracraniana (HIC), com a paciente sendo submetida a implante de derivação ventriculoperitoneal, sem clínica inicial de lesão de nervos cranianos.

Os tumores exofíticos representam de 10% a 20% dos tumores do tronco encefálico. São classificados em dorsais, posterolaterais ou anterolaterais. O mais comum é o dorsal, que se origina no assoalho do quarto ventrículo e muitas vezes se confunde com o meduloblastoma ou com o ependimoma, em virtude da sintomatologia semelhante com ataxia, dismetria e hidrocefalia obstrutiva. O diagnóstico de certeza é feito pela RM (Figura 84.4), uma vez que na TC ficam dúvidas quanto à real origem do tumor. Mais raramente, podem ter localização posterolateral ou anterolateral, quando o diagnóstico diferencial é feito com o meningioma e o schwanoma do nervo vestibular.

Os tumores focais, que constituem 5% a 10% dos tumores da região do tronco encefálico, têm menos de 2cm de diâmetro, são bem delimitados e sem evidência de infiltração ou edema. Podem ser sólidos ou císticos e se localizam em qualquer região do tronco, sendo mais comuns no bulbo ou no mesencéfalo. A sintomatologia é geralmente insidiosa. Quando situados no mesencéfalo, quase sempre de baixo grau de malignidade e geralmente de pequenas dimensões (15 a 20mm), podem provocar um quadro de HIC secundário à hidrocefalia por bloqueio do aqueduto. O diagnóstico pela TC dos tumores localizados no tecto do mesencéfalo é, às vezes, bastante difícil; as imagens sagitais da RM são mais específicas, demonstrando alargamento da região e alteração de sinal, intermediário a hipointenso nas sequências em T1 e de moderada hiperintensidade em T2, com impregnação de contraste mínima ou ausente.[9]

Os tumores císticos são raros (5%), benignos, localizados na ponte ou no pedúnculo cerebral, facilmente identificados no estudo radiológico, com sintomatologia insidiosa de déficit motor ou de nervos cranianos (Figura 84.5).

Os tumores da junção bulbomedular (5% a 10% de todos os tumores do tronco encefálico) crescem em direção ao canal medular cuja extensão superior é limitada pela decussação das pirâmides. Nesse plano, o ponto de menor resistência é o óbex do quarto ventrículo, onde o crescimento tumoral adquire um vetor dorsal, gerando uma massa exofítica com extensão para o quarto ventrículo. São tumores geralmente benignos, com sintomatologia de longa duração, caracterizada por alterações piramidais (tetraparesia ou hemiparesia espástica) e comprometimento de nervos cranianos baixos, às vezes associados a história antiga de torcicolo. O prognóstico não é tão bom quando o paciente é encaminhado para cirurgia com quadro

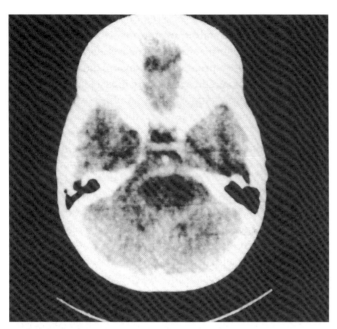

Figura 84.5 ▷ TC de glioma cístico da ponte com leve realce periférico do contraste.

clínico grave de tetraplegia e, às vezes, até mesmo alterações respiratórias. No estudo pela RM[10] aparecem, tipicamente, com componente sólido intramedular e outro exofítico dorsal originário da porção inferior do bulbo, esta, geralmente, com área cística. Impregnação pelo contraste ocorre na parte sólida da lesão (Figura 84.6).

Após a introdução da RM como método de imagem no diagnóstico topográfico dos tumores do tronco encefálico, os neurocirurgiões e neuro-oncologistas têm sido bem criteriosos na indicação da biópsia, seja a biópsia aberta (muito pouco usada atualmente), seja a biópsia estereotáxica, porque a histologia tem pouco a acrescentar aos dados clínicos e radiológicos.

Portanto, a biópsia está restrita aos casos de imagem duvidosa, para diagnóstico diferencial com outras patologias neoplásicas (tumores primários de origem não glial, metástases) ou não neoplásicas (malformações vasculares, encefalites, abscessos, tuberculomas, infartos, doenças desmielinizantes etc.), casos considerados radiologicamente benignos, mas de instalação clínica rápida, e casos de recidiva tumoral pós-radioterapia, para diferenciação de radionecrose. Nos casos típicos de tumores difusos, a RM é aceita como diagnóstico, pois a biópsia, além de poder piorar o quadro neurológico existente, pode colher fragmentos não representativos do tumor e, independente da histologia (a maioria de alto grau), em nada altera o tratamento proposto. Os pacientes com tumores exofíticos, focais ou bulbomedulares são passíveis de abordagem cirúrgica definitiva, muitas vezes até com ressecção completa, não se justificando a biópsia anterior.

Os tumores focais do tecto do mesencéfalo devem ser tratados exclusivamente por derivação liquórica, seja ela por meio da ventriculoperitoneostomia, seja por meio da terceiroventriculostomia endoscópica. Esses tumores tendem a permanecer inalterados durante anos; o paciente deve ser acompanhado com exames radiológicos regulares. Nas demais localizações mesencefálicas, cirurgicamente acessíveis, a ressecção radical deve ser o objetivo. Quando se alcança uma ressecção total ou subtotal e é confirmada a histologia de baixo grau, não é necessário tratamento complementar, mas apenas acompanhamento radiológico. Nos pacientes submetidos a ressecção parcial ou naqueles cujo tumor mostrou alto grau de malignidade deve ser instituído tratamento complementar com radioterapia e quimioterapia.

Nos tumores exofíticos, a cirurgia é o tratamento de escolha, sendo ela definitiva (a maioria dos casos) ou não. Os pacientes que apresentam recorrência ou evolução do resíduo tumoral devem, sempre que possível, ser reoperados. Exceção se faz nos casos de histologia maligna ou naqueles de recorrên-

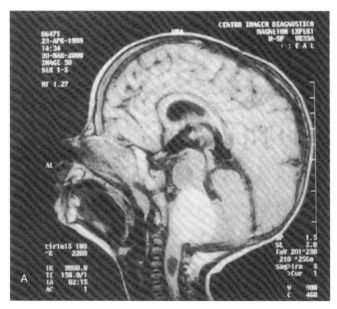
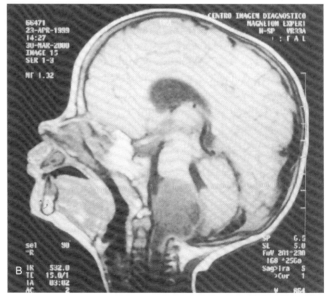

Figura 84.6 ▷ **A** e **B** RM com cortes sagitais ponderados em FLAIR (**A**) e T1 (**B**) em glioma bulbomedular com pequeno cisto/siringomielia caudal.

cia muito precoce (< 9 meses), quando está indicado o tratamento complementar com radioterapia.[10]

Os tumores císticos têm indicação cirúrgica pela via suboccipital, quando a lesão ocorre na ponte, ou subtemporal, quando a lesão está localizada no pedúnculo cerebral. A cirurgia é feita como a dos astrocitomas císticos do cerebelo, com drenagem do cisto e a tentativa de retirada radical do nódulo mural. Não existe indicação de tratamento complementar com radioterapia ou quimioterapia.

Nos tumores bulbomedulares também se consegue uma ressecção total em 75% dos casos, sendo subtotal nos demais. Assim, não existe, a princípio, tratamento complementar, lembrando as exceções citadas para os tipos anteriores. Em geral, são tumores de baixo grau de malignidade e probabilidade de sobrevida excelente, quando diagnosticados precocemente.[4]

O maior desafio no tratamento dos tumores do tronco encefálico está nos tumores difusos, que são a maioria e não são abordáveis cirurgicamente. Na avaliação dos tumores da infância, todas as melhorias no tempo de sobrevida são conseguidas por meio de ensaios clínicos que testam novos tratamentos e os comparam aos resultados obtidos com os anteriores. Quanto aos tumores difusos do tronco cerebral, pode-se dizer que até hoje nenhum tipo de tratamento alterou o tempo de sobrevida global. Na última década, os mais importantes centros de oncologia pediátrica desenvolveram estudos com a radioterapia hiperfracionada, que se faz por meio de doses menores por administração, com duas sessões diárias. As doses foram bem toleradas, mas os resultados, infelizmente, não mostraram nenhuma melhora nas taxas de sobrevida.[6,7] A quimioterapia também já foi e tem sido objeto de diversos estudos, utilizando vários fármacos isoladamente ou em combinação, prévia ou concomitantemente à radioterapia. Os fármacos que mostram alguma eficácia são os sais de platina, nitrosureias, etoposide e vincristina. Os últimos trabalhos foram com uso de quimioterapia em altas doses, associado ao transplante autólogo de medula óssea após radioterapia e uso de tamoxifeno oral concomitante à radioterapia, porém nenhum deles mostrou resultados animadores. Classicamente, adota-se como tratamento para as crianças maiores de 3 anos de idade a radioterapia convencional, com doses diárias de 150 a 200CGY, completando uma dose total de 5.500 a 6.000CGY em 6 semanas. Recomenda-se o uso de corticoides (dexametasona) durante a radioterapia. Esse tratamento promove melhora temporária dos sintomas, mas em todos os casos há progressão da doença, em média, 9 a 11 meses após o diagnóstico. Nas crianças com menos de 3 anos de idade, tenta-se estabilizar os sintomas com uso de quimioterapia até que se atinja a idade aceitável para realização de radioterapia ou até a progressão do quadro, quando se indica o tratamento radioterápico independente da idade do paciente. Deve-se dialogar sempre com a família e explicar sobre a evolução, os efeitos colaterais da medicação e as expectativas. A radionecrose é rara, em torno de 2%, e, em caso de dúvidas entre radionecrose e recidiva tumoral, pode ser feito o SPECT (*single photon emission computed tomography*), com tálio, que demonstra com clareza o tipo de lesão.

Os fatores de prognóstico dos tumores do tronco encefálico são o tempo de instalação dos sintomas, a idade do paciente e, principalmente, suas características radiológicas (localização e extensão do tumor). Albright e cols.[1,2] relataram que a sobrevida de 5 anos para crianças com tumores focais foi de 100% para os localizados no mesencéfalo, 50% no bulbo e 18% na ponte. Em contrapartida, nos tumores difusos, a sobrevida global média é menor do que 1 ano, a sobrevida sem progressão é de 5 meses a 6 meses, e a sobrevida acima de 2 anos ocorre apenas em 10% dos casos.

REFERÊNCIAS

1. Albright AL, Packer RJ, Zimmerman R et al. Magnetic resonance scans should replace biopsies for the diagnosis of diffuse brain stem gliomas. Neurosurgery 1993; 33(6).

2. Albright AL. Tumors of the pons. Neurosurg Clin North Ame 1993; 4(3):529-35.

3. Epstein F, Wisoff JH. Surgical management of brain stem tumors of childhood and adolescence. Neurosurg Clin North Ame 1990; 1(1).

4. Freeman CR, Farmer JP. Pediatric brain stem gliomas: a review. Int J Radiation Oncology Biol Phys 1998; 40(2):265-71.

5. Langmoen A, Lundar T. Management of pediatric pontine gliomas. Childs Nerv Syst 1991; 7:13-5.

6. Packer RJ, Boyett JM, Zimmerman RA. Hyperfractionated radiation therapy (72 GY) for children with brain stem gliomas. Cancer 1993; 72(4):1414-20.

7. Skowronska-Gardas A. Hyperfracionated radiotherapy for brain stem tumours in children. Radiotherapy and Oncology 1994; 33:259-61.

8. Smith RR. Brain stem tumors. Semin Roentgenol 1990; 25:249-62.

9. Vezine LG, Packer RJ. Infratentorial brain tumors of childhood. Neuroimag Clin N Am 1994; 4:423-36.

10. Walker DA, Punt JAG, Sokal M. Clinical management of brain stem glioma. Arch Dis Child 1999; 80:558-64.

85

Tumores do Crânio

José Gilberto de Brito Henriques • Geraldo Pianetti

INTRODUÇÃO

Os tumores cranianos são pouco frequentes na infância. Em geral, o diagnóstico é feito precocemente pelo pediatra, ou mesmo por familiares, em virtude da manifestação externa da lesão no couro cabeludo. A maioria das lesões cranianas na infância tem comportamento benigno, entretanto o tratamento cirúrgico é necessário em grande parte das vezes em função do crescimento da lesão e da necessidade do diagnóstico histológico.

EXAME FÍSICO

O exame físico do paciente não mostra, de maneira geral, qualquer outra alteração além da tumoração (Figura 85.1), mas há lesões que podem apresentar acometimento sistêmico ou multifocal, e a investigação deve ser sempre complementada. Características da lesão, como consistência, limites, localização (na linha mediana ou não) e presença de dor à palpação, devem ser pesquisadas. Nos casos específicos de displasia fibrosa ou osteopetrose, a primeira manifestação do paciente pode ser a disfunção de nervos cranianos em virtude da estenose dos forames cranianos. A baixa da acuidade visual pela compressão do nervo óptico, na estenose do canal óptico, é a mais usual dessas situações, e a percepção de déficit visual em pacientes muito jovens é sempre difícil. O granuloma eosinofílico tem a característica de ser menos rígido do que o osso saudável, e o exame físico pode sugerir o diagnóstico.

EXAMES COMPLEMENTARES

Após o exame físico, exames complementares devem ser solicitados. A radiografia de crânio não substitui a tomografia, mas ainda pode ser fonte de informações pertinentes. A tomografia não somente mostra o acometimento do tecido ósseo, mas também o eventual acometimento intracraniano. A ressonância magnética não é o melhor exame para o estudo do osso, mas revela detalhes em relação às meninges e ao tecido encefálico, além de promover o estudo específico de casos em que pode haver acometimento dos nervos cranianos e dos seios venosos durais.

As lesões podem apresentar características radiológicas que indicam sua etiologia como as translucências, o número de lesões, o acometimento de uma ou duas tábuas ósseas ou somente da camada medular. Algumas regras podem ser usadas para a abordagem prática do paciente e sugerem o comportamento da lesão:[2]

- A presença de seis ou mais lesões geralmente indica malignidade.
- Quando há expansão da díploe, sem destruição óssea, espera-se lesão benigna.
- Lesões que envolvem toda a espessura do osso, incluindo ambas as tábuas ósseas, têm características de malignidade.
- Quando ocorre erosão de apenas uma tábua óssea, a lesão é geralmente benigna.
- As bordas da lesão, quando irregulares, indicam infecção ou malignidade.
- A presença de esclerose periférica com sinal aumentado às margens da falha óssea indica lesões de longa data e sugere benignidade.

ETIOLOGIA DOS TUMORES

Osteomas

São as lesões mais frequentes e têm comportamento benigno. Apresentam crescimento lento e atingem com frequência

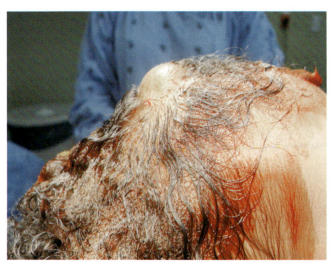

Figura 85.1 ▷ Tumoração em linha mediana.

os ossos frontais, mastoides e seios paranasais. Podem ocorrer na síndrome de Gardner (múltiplos osteomas cranianos, polipose intestinal e tumores de tecido mole[1]). A histologia mostra tecido osteoide e osteoblástico cercado por tecido ósseo reativo. Pode ser de difícil diferenciação da displasia fibrosa. As lesões isoladas, que envolvem somente a tábua externa do crânio, podem ser acompanhadas clinicamente, porém a abordagem cirúrgica torna possível a cura definitiva com baixíssima morbidade.

Tumores epidermoides e dermoides

Ocorrem por resquícios ectodérmicos no osso craniano em formação. Iniciam-se na díploe e tendem a expandir-se pelas tábuas cranianas (Figura 85.2). Com semelhança clínica e radiológica, tanto os tumores epidermoides como os dermoides tendem a acometer a linha mediana. Podem envolver a dura-máter e os seios venosos (Figura 85.3) e também infectar-se. Os tumores dermoides podem apresentar anexos cutâneos em seu conteúdo. O tratamento é sempre cirúrgico. A lesão bem delimitada facilita o procedimento cirúrgico (Figura 85.4).

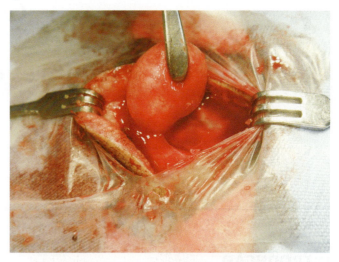

Figura 85.4 ▷ Transoperatório de tumor dermoide.

Granuloma eosinofílico

Em geral, apresenta-se como doença benigna localizada, caracterizada pela presença de células mononucleares e eosinófilos no tecido ósseo. No entanto, pode ocorrer em diversos ossos do corpo e ter acometimento sistêmico. Pode ser diagnosticado por achado incidental – radiografias do crânio por outros motivos (Figura 85.5) – ou pelo próprio crescimento da lesão, que se apresenta como tumoração menos resistente que o tecido ósseo adjacente. Pode haver regressão espontânea, mas o tratamento cirúrgico está indicado.

Displasia fibrosa

Lesão típica da infância, tende a se interromper na adolescência. Manifesta-se por aumento da produção óssea irregular e pode ocorrer em mais de um foco craniano. O tratamento pode ser conservador, exceto nos casos de compressão nervosa (Figura 85.6) e importante alteração estética.

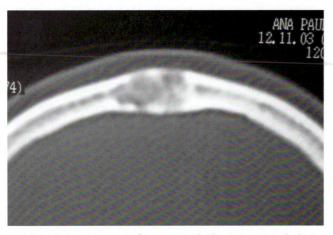

Figura 85.2 ▷ Tomografia com janela óssea mostrando lesão na díploe que desloca as tábuas interna e externa do crânio.

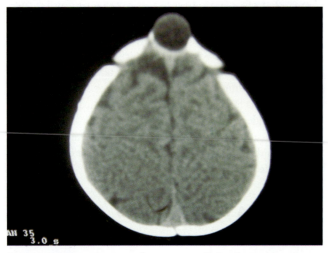

Figura 85.3 ▷ Tomografia computadorizada mostrando tumor epidermoide que envolve o seio sagital superior.

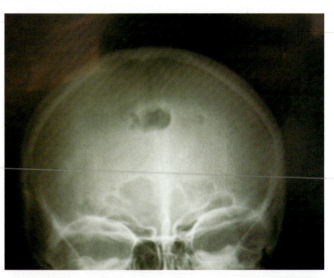

Figura 85.5 ▷ Radiografia realizada para estudo de seios paranasais que evidenciou tumor craniano.

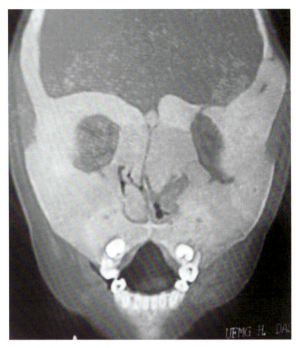

Figura 85.6 ▷ Janela óssea de tomografia computadorizada de paciente com displasia óssea e compressão dos nervos ópticos.

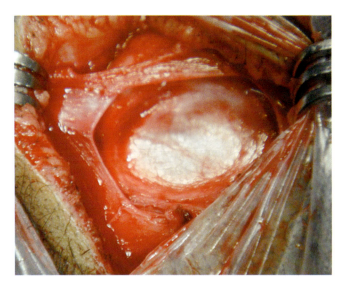

Figura 85.7 ▷ Transoperatório de tumor dermoide mostrando final do procedimento, após exérese completa e curetagem das bordas da lesão.

Sarcoma osteogênico

Tumor ósseo primário, caracteriza-se pela proliferação de células mesenquimais primitivas malignas com diferenciação osteoblástica que produzem osteoide ou osso imaturo. Mais frequente em ossos longos do corpo, é a neoplasia maligna mais frequente no crânio.[1] Pode vir associado a lesões ósseas prévias, como doença de Paget e mesmo a displasia fibrosa. Além da manifestação externa, a dor localizada pode ser manifestação clínica importante.

Osteopetrose

Grupo raro de doença genética transmitida por herança autossômica dominante (usualmente benigna) ou recessiva (maligna), caracteriza-se pelo defeito na reabsorção osteoclástica que resulta no aumento da densidade óssea sistêmica. A apresentação clínica é consequente à compressão de nervos cranianos e pode vir associada a calcificações intracranianas, hidrocefalia e íctus epilépticos.

TRATAMENTO NEUROCIRÚRGICO

A maioria das lesões cranianas deve ser abordada cirurgicamente, seja para o diagnóstico anatomopatológico, seja para o controle do crescimento da lesão. Algumas doenças, como a displasia fibrosa, tendem a interromper seu desenvolvimento na adolescência e, desse modo, podem ser acompanhadas com exames complementares periódicos. Quando indicado o procedimento cirúrgico, as lesões da abóbada craniana devem ser abordadas com o objetivo de ressecção completa e controle das bordas (Figura 85.7). Nos casos bem delimitados (como o granuloma eosinofílico), é suficiente a incisão cirúrgica sobre a lesão, com curetagem do tecido ósseo alterado. Entretanto, às vezes o tumor acomete a região frontal. Nesses casos, a incisão de pele deve ser bicoronal, além da linha do cabelo, com o objetivo de evitar a cicatriz na região frontal.

Em casos de lesões benignas em crianças com mais de 5 anos de idade (que já apresentam crescimento ósseo limitado), a cranioplastia deve ser realizada no mesmo procedimento. A indicação de cranioplastia existe para falhas ósseas secundárias a lesões extensas, que alteram significativamente a estética do paciente, e lesões sobre os seios venosos durais. O uso de tecido autólogo da tábua óssea externa do crânio do paciente deve ser indicado sempre que possível. Nas lesões com comportamento maligno que envolvem a dura-máter, a meninge deverá ser retirada juntamente com o tecido ósseo acometido. Quando ocorrem lesões complexas que atingem tecido encefálico, base do crânio ou face, pode haver necessidade de múltiplas abordagens e devem ser consideradas outras especialidades cirúrgicas, como cirurgia de cabeça e pescoço e cirurgia plástica.

De modo geral, as lesões cranianas na infância apresentam bom prognóstico. O diagnóstico deve ser feito precocemente para que a conduta possibilite a adequada abordagem ao paciente.

REFERÊNCIAS

1. Levy, EI, Scarrow, A, Hamilton RC, Wollman MR, Fitz C, Pollack IF. Medical management of eosinophilic granuloma of the cervical spine. Pediatr Neurosurg 1999; 31:159-62.
2. Greenberg MS. Handbook of neurosurgery. Lakeland: Greenberg Graphics Inc. 1997:52-954.

86

Radioterapia dos Tumores do Sistema Nervoso Central

Marcus Simões Castilho ▪ Antônio Celso Lima Costa Pinto
Joaquim Caetano de Aguirre Neto ▪ Luiz Flávio Pena Coutinho

INTRODUÇÃO

O índice de cura do câncer infantil aumentou consideravelmente nas últimas décadas, em virtude da utilização sistemática de quimioterapia, do uso racional da cirurgia e da radioterapia e da melhoria nas condições de suporte clínico. De fundamental importância foi também o desenvolvimento de grupos colaborativos. Essas medidas possibilitam que cerca de 70% das crianças com câncer sejam curadas.

No tratamento multidisciplinar do câncer na infância observa-se uma tendência cada vez maior de restrição do emprego de radioterapia. Essa redução compreende a eliminação total da radioterapia do tratamento ou a diminuição da dose e dos volumes irradiados. Essa condição objetiva minimizar os efeitos tardios da irradiação, que são especialmente deletérios na infância, principalmente quando a radioterapia (RT) é associada a agentes quimioterápicos, que exercem efeito aditivo e sinérgico, aumentando as reações dos tecidos normais.

A tentativa de reduzir o uso da radioterapia na infância é de difícil aplicação para tumores do sistema nervoso central (SNC) porque a cirurgia tem limitações importantes e agentes quimioterápicos necessitam ultrapassar a barreira hematoencefálica e alcançar concentrações suficientes para exercer sua ação nas células neoplásicas.

Este capítulo aborda alguns princípios de RT, seu uso para o tratamento dos tumores do SNC em crianças, seus efeitos colaterais e as principais técnicas utilizadas.

PRINCÍPIOS BÁSICOS DE RADIOTERAPIA

A RT é um tratamento que utiliza radiação ionizante para combater as células tumorais. A radiação produz efeito sobre todo o tecido irradiado, seja ele o alvo do tratamento ou não. A ionização ocorre em todas as microestruturas celulares, mas seu efeito principal é sobre o DNA. Esse dano é provocado pelos componentes da radiação que causam, direta ou indiretamente, lesão sobre o DNA. A célula afetada pode seguir duas direções: detectar o dano e entrar em processo de apoptose ou, alternativamente, pode morrer durante o processo de divisão celular (mitose), caso o DNA lesado dê origem a duas células biologicamente inviáveis (Figura 86.1). Desses dois diferentes caminhos de morte celular depende a rapidez com a qual serão

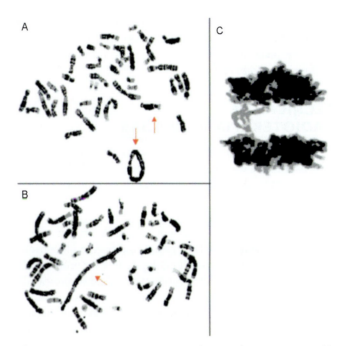

Figura 86.1 ▷ Formações cromossômicas aberrantes secundárias à radioterapia. Processo de mitose com presença de cromossomos aberrantes e formação de clones celulares inviáveis.

notados o efeito da RT. Tumores que se encontram em divisão acelerada (geralmente tumores de grau mais alto, como, por exemplo, linfoma não Hodgkin (LNH) tipo Burkitt, causando compressão medular, rabdomiossarcomas parameníngeos etc.) diminuem de tamanho mais rapidamente após a irradiação. Tumores com predisposição à apoptose radioinduzida também diminuem de tamanho de maneira mais acelerada. Isso tem implicação importante no seguimento de pacientes irradiados, tendo em vista que exames de imagem solicitados precocemente podem não detectar o efeito da RT em tumores menos sensíveis (geralmente os de baixo grau, como os gliomas difusos de tronco). Tumores de baixo grau que não apresentem alterações nos exames de imagem iniciais podem apresentar redução tardia.

Vale destacar que, quando a lesão do DNA ocorre em um ponto isolado da dupla fita, ela pode ser reparada antes do disparo do mecanismo de morte celular. Isso implicaria menor efetividade do tratamento. O aumento da dose de RT geralmente promove maior chance de lesões irreparáveis. Por esse motivo, um princípio fundamental da RT é concentrar a dose no tecido tumoral e diluir a dose pelos tecidos normais, aumentando-se assim as chances de lesão definitiva do tecido tumoral e de promoção do reparo das lesões em tecidos normais. Para que seja alcançado esse efeito de máxima efetividade sobre o tumor, preservando-se tecido sadio, o radioterapeuta distribui a dose da irradiação através de vários ângulos diferentes, sempre "cruzando" a radiação sobre o tumor. Outro princípio que se utiliza desse conceito é o do fracionamento da dose. A dose "tolerável" é dada diariamente em tecidos normais, e uma dose "não tolerável" é aplicada diariamente sobre os tumores. O planejamento do tratamento é feito com o uso de complexos *softwares* e com o auxílio do melhor detalhamento tumoral, por imagens pré e pós-cirúrgicas ou pré e pós-quimioterápicas. É fundamental que o médico radioterapeuta tenha acesso a todos os filmes dos exames de imagem. O tratamento é realizado em aparelhos chamados aceleradores lineares.

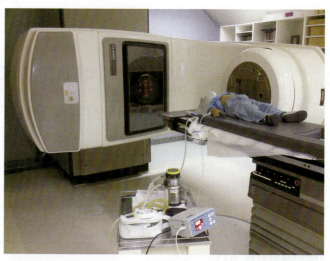

Figura 86.2 ▷ Criança imobilizada e anestesiada para planejamento de radioterapia. Note que para aceitar a imobilização a criança deve ter nível de compreensão adequado para o tratamento; caso contrário, é necessária sedação.

TÉCNICAS DE RADIOTERAPIA INDICADAS

A técnica mais indicada para tratamento dos tumores de SNC da infância é a radioterapia conformacional 3D, com ou sem modulação da intensidade do feixe (esta última é chamada de IMRT – *intensity modulated RT*). Para a execução dessas técnicas é necessária uma tomografia (TC) especial, chamada TC de planejamento, com ou sem a fusão de imagem com a ressonância magnética (RM). Essa TC, diferente da convencional, realizada na rotina da radiologia, deve ser programada pelo médico radioterapeuta. A criança deve ficar na posição de tratamento utilizando uma imobilização da cabeça; assim, a irradiação ocorrerá sempre sobre o mesmo local. Muitas vezes, é necessária sedação para o planejamento e o tratamento da criança não cooperativa.

Existem alguns motivos para realização da TC de planejamento:

1. Visibilizar o tumor ou o leito operatório (fusão com RM) e demarcar com precisão o local a ser irradiado.
2. Proteger ao máximo as áreas com estruturas normais em risco.
3. Avaliar a dose recebida pelas estruturas normais para que possam tolerar o tratamento (a cóclea não deve receber mais do que 30Gy; o tronco, 54Gy; a medula, 45Gy. Os ossos em crescimento devem ser irradiados, sempre que possível, homogeneamente, para que não se produzam defeitos assimétricos de crescimento).

Quando a proposta é irradiar todo o SNC, ou a coluna, o planejamento bidimensional (sem TC) pode ser utilizado (p. ex., irradiação de todo o neuroeixo ou de todo o compartimento craniano em crianças com leucemia linfoblástica aguda (LLA) de alto risco com infiltração do SNC).

Outras técnicas que têm algumas indicações nos tumores da infância são a radioterapia estereotáxica fracionada e a radiocirurgia. Essas técnicas necessitam de métodos de localização diária mais precisos, e os tumores são irradiados com margens mínimas de segurança. Não devem, portanto, ser utilizadas para tratamento de tumores com margens imprecisas, sob o risco de deixar tecido tumoral fora do campo de tratamento. Caso as margens sejam mantidas amplas, essas modalidades de RT perdem seu benefício principal, pois é possível utilizar modalidades de RT menos precisas. Entre suas indicações mais importantes encontram-se alguns tipos de tumores bem delimitados (de baixo grau, ou metástases) e tumores muito próximos de áreas de risco, como tronco, vias ópticas etc. Outras indicações incluem alguns casos de reirradiação de lesões craniofaciais.

A anestesia adquire papel fundamental em várias situações, uma vez que, pelo exposto, fica claro que a criança necessita permanecer imóvel e com um imobilizador (máscara termoplástica) para que a radiação seja entregue ao tumor com exatidão. Crianças que não cooperam necessitam ser anestesiadas diariamente para a realização do procedimento (Figura 86.2).

TRATAMENTO DOS TUMORES

Existem inúmeros protocolos de tratamento, na dependência dos grupos colaborativos disponíveis. É importante definir internamente, em cada instituição, o protocolo a ser seguido no tratamento de cada tipo histológico de tumor, pois, caso contrário, ocorrerão divergências entre os radioterapeutas sobre a dose e os volumes a serem irradiados.

Meduloblastoma

Nos casos considerados de baixo risco está indicada a RT em neuroeixo (crânio e coluna) com 36Gy e dose de reforço no leito operatório até 54Gy. Encontra-se em protocolo investigacional a irradiação de neuroeixo até 23,4Gy com QT concomitante e dose de reforço no leito operatório até 54Gy com QT.

Naqueles considerados de alto risco, a RT é direcionada ao neuroeixo com 36Gy e dose de reforço em leito operatório até 54Gy com QT concomitante.

Astrocitomas

- **Baixo grau:** astrocitomas de baixo grau submetidos à ressecção completa podem ser apenas observados. Tumores submetidos à ressecção incompleta e com risco de déficit visual ou neurológico, caso o tumor volte a crescer, também merecem RT adjuvante.
- **Alto grau:** RT está sempre indicada na progressão tumoral ou na adjuvância de tumores de alto grau:
- **Pilocístico juvenil:** observação com RT em caso de progressão.
- **Anaplásico:** 54Gy na lesão ou leito operatório e margens amplas.
- **Glioblastoma ou astrocitoma de tronco:** 59,4Gy.

Tumor de células germinativas

Quando o diagnóstico for de germinoma, estará indicada a RT de todos os ventrículos até 19,8Gy, com dose de reforço em tumor primário até 50,4Gy.

Nos casos de não germinoma é feita a QT, seguida de RT de todos os ventrículos até 19,8Gy e dose de reforço em lesão primária até 54Gy.

Ependimoma

Quando o exame de líquor e a imagem da coluna forem negativos, estará indicada a RT do tumor e margens amplas até 54Gy. Se o exame do líquor for positivo ou o exame anatomo-patológico mostrar ependimoblastoma, estará indicada a RT do neuroeixo com 36Gy e reforço da lesão primária até 54Gy. Se for identificada lesão na coluna, o tratamento consistirá em irradiação do neuroeixo com 36Gy e reforço em topografia da lesão de coluna até 50,4Gy e, no tumor primário, até 54Gy.

Craniofaringioma

A RT deve ser indicada em caso de ressecção incompleta (melhores resultados da RT adjuvante do que da RT de resgate) ou recidiva tumoral. Tumor e margem pequena restrita até 54Gy. A RT adjuvante resulta em controle tumoral em aproximadamente 80% a 90% dos casos.

Leucemias agudas, linfomas linfoblásticos e linfomas de Burkitt

A RT pode ser útil no tratamento das infiltrações leucêmicas de SNC. As doses podem variar de acordo com o protocolo utilizado. Pelo protocolo AEIOP ALL 95 modificado, as doses empregadas são de 12Gy (1,5Gy/dia) para profilaxia de recaída em pacientes de alto risco (idade < 1 ano ou > 10 anos, ou leucócitos > 10.000 no sétimo dia da indução, ou medula M2

ou M3 no 28º dia da indução). A profilaxia inicia-se após completada a QT de indução e antes de iniciada a manutenção. O tratamento das infiltrações leucêmicas (SNC invadido) é feito com 18Gy para crianças com menos de 2 anos de idade e 24Gy para maiores de 2 anos.

TOXICIDADE

A toxicidade depende da dose e do volume irradiado. Na fase aguda podem ser observados alopecia, dermatite, cefaleia, náuseas e vômitos. Na fase tardia, os sintomas são principalmente neurocognitivos e endócrinos. A dose-limite para disfunção do crescimento ósseo é de aproximadamente 20Gy em fracionamento convencional (1,8 a 2Gy/dia). É necessário cuidado para distribuir doses acima desse valor de maneira simétrica pelo esqueleto. Quando realizada irradiação de parênquima encefálico, existe aumento do risco de déficit de aprendizado. Há também risco de déficit hormonal quando o hipotálamo e a hipófise são irradiados.

REFERÊNCIAS

1. Berry MP, Jenkin RDT, Keen CW et al. Radiation treatment for medulloblastoma: a 21-year review. J Neurosurg 1981; 55:43-51.
2. Bloom HJG, Glees J, Bell J. The treatment of longterm prognosis of children with intracranial tumors: a study of 610 cases, 1951–1981. Int J Radiat Oncol Biol Phys 1990; 18:723-45.
3. Duffner PK, Krischer JP, Burger PC et al. Treatment of infants with malignant gliomas: the Pediatric Oncology Group experience. J Neurooncol 1996; 28:215-22.
4. Gajjar A, Sanford RA, Heideman R et al. Low-grade astrocytoma: a decade of experience at St. Jude Children's Research Hospital. J Clin Oncol 1997; 15:2792-9.
5. Mauffrey C. Pediatric brainstem gliomas: prognostic factors and management. J Clin Neurosci 2006; 13:431-7.
6. Packer RJ, Goldwein J, Nicholson HS et al. Treatment of children with medulloblastomas with reduced-dose craniospinal radiation therapy and adjuvant chemotherapy: A Children's Cancer Group Study. J Clin Oncol 1999; 17:2127-36.
7. Robertson PL, Zelter PM, Boyett JM et al. Survival and prognostic factors following radiation therapy and chemotherapy for ependymomas in children: a report of the Children's Cancer Group. J Neurosurg 1998; 88:695-703.
8. Sanford RA. Craniopharyngioma: results of survey of the American Society of Pediatric Neurosurgery. Pediatr Neurosurg 1994; 21[Suppl 1]:39-43.
9. Schroeder TM, Chintagumpala M, Okcu MF et al. Intensity modulated radiation therapy in childhood ependymoma. Int J Radiat Oncol Biol Phys 2008; 71:987-93.
10. Thomas PR, Deutsch M, Kepner JL et al. Low-stage medulloblastoma: final analysis of trial comparing standard-dose with reduced-dose neuraxis irradiation. J Clin Oncol 2000; 18:3004-11.
11. Wen BC, Hussey DH, Staples J et al. A comparison of the roles of surgery and radiation therapy in the management of craniopharyngiomas. Int J Radiat Oncol Biol Phys 1989; 16:17-24.

87

Quimioterapia

Sidnei Epelman

CONSIDERAÇÕES TERAPÊUTICAS

A terapêutica adjuvante dos tumores cerebrais deve começar imediatamente após a cirurgia e/ou radioterapia, quando o número de células é relativamente menor e a fração de crescimento, maior.

A cinética da célula é importante na formulação do protocolo terapêutico, tendo em vista que o tamanho da fração de crescimento de um tumor está inversamente relacionado à massa. Consequentemente, os agentes quimioterápicos que são ciclo-independentes têm a capacidade de destruir células em repouso e em proliferação, aumentando a possibilidade de que as células em repouso voltem ao ciclo celular, onde poderão ser expostas aos agentes quimioterápicos ciclo-dependentes. Estes últimos são mais efetivos quando usados de maneira adjuvante para tratar a doença residual microscópica ou micrometástases, em virtude da alta fração de crescimento associada com a pequena massa celular.

A resistência aos agentes quimioterápicos pode ser induzida quando as células são expostas a baixas concentrações do medicamento por longo período, ou quando a dose é gradualmente aumentada; parece que a forma mais efetiva é a utilização de pelo menos altas doses intermitentes.[4,23]

Quando se utilizam agentes com ação específica em uma fase do ciclo celular, a duração da exposição das células tumorais ao medicamento é tão importante quanto a concentração encontrada. A manutenção de níveis efetivos e prolongados leva a melhores resultados. Os ciclos que alternam o uso de agentes efetivos ou grupo de agentes efetivos que não apresentam resistência cruzada diminuem a probabilidade de as linhagens celulares resistentes emergirem e aumentam o potencial desta combinação terapêutica.[22,38]

O conhecimento dos mecanismos bioquímicos dos agentes quimioterápicos, os mecanismos pelos quais as células adquirem resistência, as formas de sensibilidade e resistência cruzada dos agentes quimioterápicos, a cinética de crescimento celular e a farmacologia e os efeitos colaterais dos fármacos são essenciais para o desenho de combinações quimioterápicas efetivas e toleráveis. Quando esses princípios foram aplicados, a cura foi encontrada em tumores disseminados, como leucemia, doença de Hodgkin e linfoma não Hodgkin.[42]

Como muitos tumores cerebrais se disseminam para o líquor, o desenho de um protocolo para esses tipos de câncer deve incluir agentes de administração direta no líquido espinal. Eles podem ser administrados via punção lombar ou diretamente no ventrículo lateral. Quando injetados por via intratecal, concentrações adequadas não são atingidas de maneira homogênea no sistema nervoso central (SNC) e, portanto, essa via deve ser evitada. A via intraventricular poderá ser usada se a circulação estiver totalmente permeável, para evitar o aumento da exposição em certas áreas e da toxicidade. As duas formas de administração usadas em associação promovem altos picos e melhor distribuição. Até o momento, encontram-se poucos medicamentos efetivos para utilização diretamente no líquor. A mafosfamida e o tiotepa apresentam um potencial de benefício nesse sentido, mas ainda se encontram em fase de experimentação.[2,18] Outra forma de alcançar altas concentrações no líquor consiste na utilização de altas doses de quimioterapia, sendo possível obter níveis que dispensem a necessidade de medicação intratecal, como os encontrados com o metotrexato e muito descritos em várias publicações sobre o tratamento de crianças com leucemia aguda e tumor cerebral.[8]

QUESTÕES ESPECÍFICAS RELACIONADAS AO TRATAMENTO DOS TUMORES CEREBRAIS

Os progressos na quimioterapia dos tumores cerebrais estão ainda em fase muito menos avançada que a já alcançada nas outras neoplasias na infância. Algumas razões podem ser levantadas:

1. A relativa inacessibilidade do SNC aos medicamentos administrados sistemicamente.
2. A dificuldade de conseguir grandes números de pacientes com tipos específicos de tumores em centros de referência para desenvolver estudos clínicos adequados.
3. A dificuldade em quantificar a resposta objetiva.
4. O medo da toxicidade do fármaco.
5. A preocupação com a má qualidade de vida resultante dos efeitos do tratamento agressivo.

Ehrlich foi o primeiro a sugerir a presença da barreira hematoliquórica (BHL), que proíbe a passagem de materiais do sangue para o cérebro.[12] Anatomicamente, a barreira é o resultado de uma alteração da estrutura do endotélio capilar cerebral, que difere de outras localizações.

Rall resumiu as qualidades bioquímicas necessárias para permitir a passagem do fármaco para o SNC.[35] Esses atributos incluem: (1) solubilidade lipídica; (2) tamanho molecular baixo, (3) ionização baixa no plasma e (4) fraca ligação proteica.[10]

Nos tumores malignos cerebrais ocorre, com frequência, a ruptura da base anatômica da BHL,[32] resultando em aumento da permeabilidade de agentes normalmente excluídos da área central do tumor.[29-31]

Outro fator adicional complicador que impede a entrada no SNC é o conceito de tumor adjacente ao cérebro. A porção avançada do tumor que contém células com a fração de crescimento maior[3,39] é menos sensível à quimioterapia, pois as células encontradas na periferia, diferentes daquelas encontradas no centro necrótico do tumor, estão associadas com uma BHL intacta. Outro obstáculo para o sucesso do tratamento quimioterápico nos tumores cerebrais é que a ressecção cirúrgica radical não costuma ser possível em virtude da presença íntima de estruturas vitais.

Muitos tumores cerebrais apresentam um índice de mitose baixo, com frações de crescimento de 10% a 30%.[31] Portanto, somente uma proporção relativamente pequena da população tumoral será sensível à quimioterapia tradicional. Atualmente, novos estudos demonstraram que essa população se beneficia de tratamento mais longo com doses baixas.[8] Em tempo, os tumores não são frequentemente homogêneos e podem conter muitas subpopulações de células que diferem em características como cariótipo, morfologia, índice de crescimento e resposta à quimioterapia.[5,6]

QUIMIOTERAPIA NOS TIPOS MAIS COMUNS DE TUMOR CEREBRAL NA INFÂNCIA E NA ADOLESCÊNCIA

Os progressos no diagnóstico, no tratamento e na sobrevida de crianças com tumor cerebral foram consideráveis nos últimos 25 anos. Cerca de 60% de todas as crianças com diagnóstico de tumor cerebral estarão vivas 5 anos após o diagnóstico.[1] No mesmo período, a incidência de tumores primários cerebrais em crianças aumentou de 2,4 para 3,6 por 100.000 crianças ao ano, e espera-se que cerca de 1.500 a 2.000 casos novos surjam a cada ano no Brasil.

Ependimoma

Representando ao redor de 10% dos tumores cerebrais, pode ocorrer em qualquer local do neuroeixo com relação íntima com o epêndima. A quimioterapia, apesar de usada em pacientes com tumor residual e dos relatos de resposta completa, permanece em constante investigação.[25] A ciclofosfamida, a cisplatina, a vincristina e o etoposide são os fármacos com maior potencial de benefício. Novos agentes, como topotecan, irinotecan e temozolamida, têm demonstrado índices de resposta que indicam benefício em sua utilização com toxicidade baixa. Os agentes moleculares, como o bevacizumab, estão sendo avaliados em estudos de fase I e II, e resultados preliminares os apresentam com potencial resposta.

Gliomas de tronco cerebral

Infelizmente, todas as tentativas de melhorar as taxas de sobrevida e cura de pacientes com tumor primário de tronco cerebral com a adição de quimioterapia não influenciaram beneficamente até o momento. Vários estudos utilizaram agentes quimioterápicos, como cisplatina ou carboplatina, ciclofosfamida ou ifosfamida, associados a outros fármacos, como ciclosporina, para aumentar a permeabilidade aos medicamentos. Muitos protocolos administraram esses fármacos durante a radioterapia para atuar como radiossensibilizadores.[25] Os primeiros estudos de fase II com temozolamida apresentaram cerca de 30% de resposta completa e parcial nessa população de pacientes. Desenvolvemos um estudo com temozolamida durante a radioterapia e também como terapia adjuvante, mas os resultados finais não demonstraram que a adição melhorou a sobrevida desses pacientes. O nimotuzumab, um agente molecular, está em estudos para avaliação do impacto da inclusão na terapêutica dos pacientes com glioma de tronco cerebral.

Gliomas de baixo grau

Apesar de muito utilizado, o termo glioma de baixo grau inclui uma variedade muito grande de tumores, como astrocitoma pilocístico, astrocitoma fibrilar, xantoastrocitoma, oligodendroglioma etc., mas nunca anaplásicos. Os estudos em pacientes com gliomas de trato óptico recidivados ou em progressão demonstraram que agentes com carboplatina, iproplatina e vincristina apresentam atividade contra esses tumores.[25] A indicação de quimioterapia em baixas doses para pacientes com tumores irressecáveis com menos de 3 anos de idade e com tumores irressecáveis está bem estabelecida.[8]

Meduloblastoma

O meduloblastoma representa, aproximadamente, 20% de todos os tumores primários do SNC na infância e compreende 40% dos tumores que se desenvolvem na fossa posterior.[24] O pico de incidência é ao redor dos 5 anos de idade, e a grande maioria ocorre na primeira década de vida. Eles crescem, na maioria das vezes, do verme cerebelar até preencher o quarto ventrículo e invadir estruturas adjacentes.[16] Em virtude de sua localização, esses tumores têm a propensão de disseminar-se para o espaço subaracnóideo, tanto na época do diagnóstico como na recaída. O tipo histológico clássico ou indiferenciado representa mais de 70% dos meduloblastomas, enquanto a variação anaplásica ou de grandes células foi descrita como de pior prognóstico e o desmoplásico, como de melhor expectativa de cura.[8] Pinealoblastoma, neuroblastoma cerebral e TNEP supratentorial são histologicamente indistinguíveis do meduloblastoma e também exibem tendência similar de disseminação para o SNC. Eles são sensíveis à quimioterapia e à radioterapia. Nos primeiros estudos com a adição de quimioterapia, os pacientes com meduloblastoma com risco *standard*, tratados com ressecção cirúrgica total e irradiação craniocaudal convencional, apresentaram sobrevida livre de doença em 3 anos de 60% e, a não ser pela série tratada por Packer e cols., não apresentaram benefício com a utilização de quimioterapia.[33] Os pacientes com tumor residual pós-operatório, invasão de tronco cerebral e disseminação subaracnóidea e/ou extraneural têm alto risco para falha de tratamento e prognóstico (10% a 40%, 5 anos após o diagnóstico). Recentes estudos cooperativos demonstram que a indicação de quimioterapia nesses indivíduos é muito benéfica.

Durante o primeiro estudo do Grupo Brasileiro para Tratamento dos Tumores Cerebrais na Infância, iniciado em 1986, utilizamos o esquema denominado "8 drogas em 1 dia". Esse estudo foi muito importante para demonstrarmos mais a importância da abordagem multidisciplinar e a necessidade da introdução da quimioterapia para tumores de alto risco do que a avaliação da resposta à quimioterapia propriamente dita. Era um esquema já aceito na literatura e com facilidade de administração em 1 dia. Mesmo assim, algumas conclusões foram tiradas desse estudo, o que nos levou às modificações introduzidas no segundo estudo.[12]

Tratamos uma população diferente dos países desenvolvidos, com diagnóstico feito mais tardiamente e, portanto, tumores maiores e mais infiltrativos. Comparativamente, o índice de ressecção completa do tumor é menor em razão do tamanho, e talvez muitos hospitais não apresentem todas as condições necessárias para uma neurocirurgia infantil adequada. Desse modo, tratamos uma população de altíssimo risco. A utilização de apenas dois ciclos de quimioterapia pré-radioterapia, como no primeiro protocolo, não demonstrou alto índice de resposta do tumor nem em termos de sobrevida livre de doença. A toxicidade da quimioterapia administrada após a irradiação craniocaudal foi muito maior e a tolerância, menor, levando a menor intensidade de dose. Devemos também lembrar que muitos fármacos usados no protocolo anterior acrescentavam toxicidade, mas não resposta terapêutica, o que nos obrigava a utilizar doses mais baixas de agentes sabidamente mais eficazes.

Iniciamos um estudo-piloto utilizando dois pares de fármacos: ifosfamida/mesna e VP-16 e cisplatina com vincristina por 13 semanas antes da radioterapia, com o objetivo de levar o paciente sem doença macroscópica para a radioterapia. Quinze pacientes com meduloblastoma de alto risco foram tratados: 12 apresentaram resposta completa ou parcial e estão vivos, em remissão, e três foram a óbito por progressão da doença ou toxicidade (um caso). De modo geral, a toxicidade foi bem tolerada. Após a análise dessa fase inicial, tratamos 120 pacientes com esse esquema terapêutico como um estudo cooperativo, inicialmente brasileiro e posteriormente latino-americano.[14] Os resultados nos pacientes aqui considerados de alto risco foram extremamente favoráveis: sobrevida livre de doença de 51,9% em 3 anos e sobrevida global de 60,7% em 5 anos. Na análise de sobrevida livre de doença nos pacientes de alto risco com ou sem metástase ao diagnóstico (líquor positivo para células neoplásicas ou metástases no ou fora do SNC), a sobrevida livre de doença foi estatisticamente pior ($p < 0{,}002$) naqueles com metástases. Não foi possível a remissão desses pacientes com o esquema utilizado.[20] O terceiro estudo sobre o tratamento do meduloblastoma, da Sociedade Brasileira de Oncologia Pediátrica, estratificou os pacientes em três riscos para orientação terapêutica:

- **Baixo risco:** tumor residual macroscópico não visualizado pelo cirurgião, tumor residual $< 1{,}5cm^3$ visualizado pela ressonância nuclear magnética ou tomografia computadorizada e sem metástases.
- **Risco intermediário: tumor residual $> 1{,}5cm^3$ e com envolvimento de tronco cerebral, sem metástases.**
- **Alto risco:** líquor positivo para células neoplásicas ou presença de metástase em qualquer outra localização.

O esquema terapêutico para pacientes de risco baixo e risco intermediário foi: radioterapia – neuroeixo: 24Gy; fossa posterior: 55Gy, associada a carboplatina 120mg/m² por 4 semanas + vincristina (6 semanas) semanal e, após intervalo de 3 semanas: ifosfamida e etoposide alternando-se a cada 3 semanas com carboplatina + vincristina. Total de seis ciclos.

Não temos nenhum estudo aberto sobre os pacientes considerados de alto risco. A utilização de quimioterapia associada às doses convencionais de radioterapia e à introdução de altas doses de quimioterapia com resgate com células hematopoeticas é o caminho seguido atualmente.

Fatores prognósticos no meduloblastoma

Após a cirurgia, os pacientes são estratificados em riscos com base na extensão da ressecção cirúrgica e da doença ao diagnóstico. O estadiamento neurorradiológico, embora crítico, permanece um problema importante, pois revisões de protocolos internacionais mostram que os resultados são interpretados erroneamente em cerca de 25% dos casos. Esses grupos de risco estão sendo modificados pela inclusão de outros fatores, incluindo histologia e parâmetros da genética molecular.

As variáveis mais importantes dos tumores neuroectodérmicos primitivos (PNET) que implicam pior prognóstico incluem disseminação de doença (M1-3), idade menor do que 3 anos e origem fora do cerebelo. Por exemplo, a sobrevida livre de doença em 5 anos, no estudo do CCG-942, foi de 59% para M0 e 36% para M1-3. Pacientes com tumor residual pós-operatório $> 1{,}5cm^3$ apresentaram resultados menos favoráveis.

Outros fatores prognósticos menos importantes incluem tamanho do tumor, diferenciação histológica e ploidia do tumor à citometria de fluxo.[20] Vários genes e caminhos de sinais estão sendo identificados como ativos no meduloblastoma. Algumas anormalidades genéticas moleculares específicas também estão associadas com o meduloblastoma, como amplificação do oncogene MYCC e expressão do receptor da tirosina cinase, e estão relacionadas com o prognóstico.[8]

Várias alterações biológicas auxiliaram a melhor compreensão da doença e serão incorporadas futuramente ao esquema de estadiamento do meduloblastoma e também como alvos terapêuticos.

Formas de recidiva no meduloblastoma

O local mais comum de recidiva dos PNET de cerebelo (meduloblastoma) em pacientes com doença M0 ao diagnóstico é a fossa posterior. Aproximadamente 60% dos pacientes apresentarão recidiva inicialmente nessa localização. Os pacientes com doença M1-3, por sua vez, apresentam maior probabilidade de múltiplas recaídas, incluindo fossa posterior, espaço subaracnóideo ou supratentorial e medula óssea. Pacientes recebendo menos de 36Gy no neuroeixo sem quimioterapia também apresentam maiores índices de recidiva fora do local primário.

Tratamento do meduloblastoma/tumor neuroectodérmico periférico

A radioterapia convencional sem quimioterapia pode curar cerca de 50% dos pacientes com meduloblastoma. Embora pareça existir uma curva de dose-resposta dos PNET à radioterapia, os radioterapeutas se mostram relutantes em exceder as doses usadas diariamente em função dos potenciais efeitos tardios. A dose de radioterapia cranioespinal foi determinada empiricamente nos últimos 50 anos. As recentes tentativas de reduzir de 36Gy para 24Gy apresentaram resultados, com incidência inaceitável de 33% de recidivas fora do local primário em pacientes de baixo risco para recaída, ao redor de 18 meses após o tratamento.[20,33,34]

A quimioterapia neoadjuvante (antes da radioterapia) apresenta várias vantagens, mas também alguns riscos. Os pacientes recém-diagnosticados toleram melhor a quimioterapia intensiva antes da radioterapia. Fármacos como o metotrexato e a cisplatina apresentam maiores efeitos colaterais após a radioterapia. Esta pode ser mais efetiva se a quimioterapia produzir uma condição de doença residual mínima. As combinações de medicamentos podem ser mais bem testadas em doenças sem tratamento anterior.

Os riscos da quimioterapia pré-radioterapia incluem o atraso da mais efetiva forma de tratamento. Em estudo recente do St Jude's Research Hospital, empregando quimioterapia neoadjuvante (cisplatina e VP16) e radioterapia em 10 pacientes com M2-3 com PNET e gliomas malignos, nove pacientes apresentaram resposta ou controle documentado em um período de 4 meses.[28,34] Todos toleraram a radioterapia cranioespinal. Infelizmente, somente três pacientes sobreviveram por mais de 24 meses. Quimioterapia e radioterapia mais eficazes são necessárias para essa população de alto risco. Como tanto a quimioterapia como a radioterapia intensivas são necessárias nesse grupo de alto risco, a quimioterapia neoadjuvante, em vez da administração adjunta, pode promover aumento da intensidade da dose.

Um grande número de quimioterápicos tem sido utilizado no tratamento do meduloblastoma. Atualmente, a quimioterapia representa o tratamento padrão de crianças com meduloblastoma com qualquer risco. Um dos grandes objetivos da quimioterapia é aumentar, atrasar ou mesmo evitar o tratamento com radioterapia. De qualquer modo, a quimioterapia pode ser curativa sozinha em pacientes com meduloblastoma totalmente ressecável sem metástases. Para pacientes com meduloblastoma de alto risco tratados com cirurgia e radioterapia, a sobrevida livre de progressão é de 24% a 40%. Com a adição de quimioterapia, os índices se aproximam de 50%, o que ainda é desapontador. Na Europa, altas doses de metotrexato intratecal e endovenoso têm sido estudadas com

toxicidade neurológica, como leucoencefalopiatia e alterações neurocognitivas. Temos utilizado altas doses de metotrexato somente endovenoso com muito menos toxicidade.

Outras modalidades, como quimioterapia em doses mieloablativas com resgate de células-tronco, reportaram nos primeiros estudos uma sobrevida livre de eventos em 60% dos pacientes, mas 15% dessa população foi a óbito por toxicidade. Um recente estudo que incluiu altas doses de quimioterapia após radioterapia com suporte hematológico demonstrou excelentes resultados em pacientes com meduloblastoma de risco intermediário e encorajadores naqueles com doença de alto risco e com pouca toxicidade. Infelizmente, os vários tratamentos quimioterápicos causam confusão sobre qual a opção mais efetiva, e não existem comparações diretas sobre os diversos agentes. Os estudos randomizados mostram que a quimioterapia em combinação com a radioterapia melhora a sobrevida de pacientes de alto risco, comparada com a radioterapia isoladamente. O tempo de início da quimioterapia após a cirurgia é importante, estando associado à melhora nos resultados, quando administradas durante e após a radioterapia.[8]

A quimioterapia tem papel importante na redução da dose de radioterapia craniocaudal, sem alterar a sobrevida. Estudos com radioterapia neuroeixo de 24 a 25Gy com quimioterapia em crianças maiores de 3 anos de idade com doença não disseminada relataram um índice de sobrevida livre de evento em 5 anos de mais de 80%, comparados favoralvelmente com a sobrevida de 60% a 70% nos estudos com irradiação cranioespinal de 36Gy.

TRATAMENTO QUIMIOTERÁPICO EM CRIANÇAS COM MENOS DE 3 ANOS DE IDADE COM TUMOR CEREBRAL

Os tumores cerebrais em crianças com menos de 3 anos de idade apresentam características próprias, as quais diferem daqueles que acometem os pacientes mais velhos. Aproximadamente 10% a 12% dos tumores intracranianos na infância são diagnosticados antes dos 2 anos de idade. Dessa população, a ocorrência em lactentes e neonatos não é pequena. Um registro americano descreve 534 tumores cerebrais diagnosticados em crianças de 0 a 18 anos de idade, sendo 27 pacientes (5%) menores de 6 meses de idade ao diagnóstico.[7,10]

Os tumores cerebrais em crianças com menos de 3 anos de idade são grandes por refletir uma agressividade biológica e o diagnóstico ocorrer mais tardiamente. O atraso no diagnóstico acontece porque os pacientes dessa faixa etária são capazes de aumentar a circunferência craniana e acomodar a pressão intracraniana, o que mascara os sinais e sintomas típicos de uma lesão tumoral. Os sinais mais comuns são aumento da circunferência da cabeça e fontanela abaulada. A pressão intracraniana é consequência da obstrução do sistema ventricular pela massa; já os tumores de região supratentorial apresentam hipertensão sem evidência de hidrocefalia. O vômito é o sintoma mais frequente nessa faixa etária, como consequência da hipertensão ou do resultado do aparecimento de um tumor no assoalho do quarto ventrículo. Em alguns pacientes, o diagnóstico diferencial inicial pode ser uma alteração gastrointestinal.[17]

CAPÍTULO 87 ▷ Quimioterapia

Os lactentes com tumores de região supratentorial geralmente apresentam sinais neurológicos focais, sendo hemiparesia o mais comum. Podem ocorrer ainda convulsões em pacientes com tumores na região supratentorial. Embora a convulsão parcial, com ou sem generalização secundária, seja o tipo mais esperado, os espasmos também podem ser observados.

Os lactentes com tumores da linha média podem, por sua vez, apresentar dificuldades de desenvolvimento, alterações endocrinológicas e comprometimentos visuais. A apresentação característica da criança com tumor hipotalâmico é a síndrome diencefálica: o desenvolvimento encontra-se alterado, apesar do bom apetite e da ingesta alimentar. Esses bebês são alertas e alegres, apesar da intensa caquexia. Como nas crianças mais velhas, os pacientes com tumor na fossa posterior cursam com sinais e sintomas de pressão intracraniana aumentada e ataxia. Meningismo e opistótono podem significar irritação das raízes cervicais em virtude da herniação tonsilar.

O diagnóstico deve ser feito com tomografia de crânio e/ou ressonância nuclear magnética. O achado mais importante é de um tumor extremamente grande. Um estudo mostrou que esses tumores ocupavam mais de um terço do volume craniano em 75% dos pacientes. A hidrocefalia é igualmente muito grande. A calcificação pode ocorrer em teratomas, tumor neuroectodérmico e ependimomas. O estudo do neuroeixo é mandatório, pois a incidência de tumor disseminado ao diagnóstico não é pequena.

Muito embora os tumores cerebrais em pacientes com menos de 2 anos de idade ocorram mais preferencialmente na fossa posterior do que na região supratentorial, essas diferenças não são tão marcantes como nas crianças maiores. Nos primeiros 6 meses, a incidência maior é na região supratentorial; quanto mais jovem for o paciente, maior é a incidência na região supratentorial. Os tipos mais frequentes em pacientes com menos de 2 anos de idade são os meduloblastomas (23%), os astrocitomas de baixo grau de malignidade (21%) e os ependimomas, seguidos dos astrocitomas de alto grau. Os tumores de tronco cerebral e os astrocitomas de fossa cerebelar são raros nessa idade. Os teratomas intracranianos são mais comuns no Japão, e algumas publicações apresentam o carcinoma de plexo coroide em 10% dos casos, especialmente nos ventrículos laterais.

A sobrevida geral de crianças com menos de 2 anos de idade com tumor cerebral é pior do que a de crianças mais velhas. O prognóstico varia com o tipo e a localização do tumor. O risco cirúrgico e a resistência em tratar agressivamente os pacientes dessa idade dificultam ainda mais o sucesso do tratamento.

As limitações quanto ao uso da radioterapia e o pior prognóstico justificam condutas terapêuticas diferentes nos pacientes com mais de 3 anos de idade. Os tumores cerebrais malignos em lactentes e crianças pequenas devem ser tratados de maneira uniforme, não considerando a histologia ou o estadiamento. As opções de tratamento estão restritas à quimioterapia associada à cirurgia. Sessenta por cento dos lactentes tratados com radioterapia que sobreviveram por alguns anos desenvolveram alterações neurológicas importantes. Hoje, tenta-se evitar a radioterapia na maioria dos protocolos, pelo

menos até a idade de 3 anos; os riscos associados à radioterapia têm papel significativo. A diminuição de 10% a 20% das doses de radioterapia em crianças menores de 3 anos de idade é recomendada; entretanto, é inadequada para o controle do tumor, causando também neurotoxicidade. De modo geral, as alterações de crescimento produzidas pela radioterapia estão diretamente relacionadas à dose de irradiação e inversamente relacionadas à idade.[10,26]

Esses efeitos levaram a modificações com intuito de tentar atrasar ou eliminar a radioterapia no tratamento dos tumores cerebrais nessa população, substituindo-a pela quimioterapia. Um dos primeiros estudos desenvolvidos, de van Eys, utilizou MOPP (mostarda nitrogenada, vincristina, prednisona e procarbazida), o qual promoveu atraso da radioterapia na maioria dos lactentes com diagnóstico de tumor cerebral e resultou em remissões duradouras em aproximadamente um terço dos pacientes. Em 1992, o grupo alemão relatou os resultados de estudo-piloto em 23 lactentes com tumor cerebral maligno, empregando dois protocolos diferentes, com procarbazida, ifosfamida, etoposide, altas doses de metotrexato, cisplatina e ara-C. A maior parte dos efeitos colaterais consistiu em supressão da medula óssea, mucosite, neurotoxicidade e hepatotoxicidade. Entre os 12 pacientes com tumor mensurável houve resposta completa em quatro e parcial em duas e estabilização da doença em três. A estimativa de sobrevida livre de doença em 4 anos foi de 56% na população com meduloblastoma. Tanto o POG como o CCG desenvolveram estudos clínicos usando quimioterapia após a cirurgia e atrasando ou suprimindo a radioterapia. O resultado do POG, de 1993, incluiu 206 pacientes utilizando vincristina, ciclofosfamida, cisplatina e etoposide, tratando por 2 anos as crianças diagnosticadas antes dos 24 meses de idade e por 1 ano aquelas diagnosticadas com idades entre 24 e 36 meses. A radioterapia no neuroeixo era recomendada ao término do tratamento, mas não obrigatória. A irradiação era indicada mais precocemente se ocorressem sinais de progressão da doença. Respostas completas e parciais foram observadas em 48% dos 27 pacientes com meduloblastoma e com tumor residual após a cirurgia. Em 1994, Geyer mostrou os resultados do protocolo de tratamento de crianças com meduloblastoma ou tumor neuroectodérmico primitivo diagnosticados antes dos 18 meses de idade. Esse estudo utilizou o esquema oito fármacos em 1 dia. A sobrevida livre de progressão em 3 anos foi de 22%. A presença de metástases ao diagnóstico e o tipo histológico foram os fatores de pior prognóstico. Com exceção dos pacientes com ressecção completa, esses resultados são comparados com os outros previamente publicados. A sobrevida livre de progressão em 3 anos de 38% em lactentes com meduloblastomas tratados com radioterapia cranioespinal, em estudo randômico conduzido pela SIOP, não difere desse referido.[31] Tratamos 20 pacientes com tumor cerebral diagnosticado antes dos 3 anos de idade: 18 foram tratados com cirurgia e quimioterapia, 11 estão vivos e, destes, 10 em remissão completa (um teratoma, quatro meduloblastomas, dois astrocitomas e dois carcinomas de plexo coroide e ependimoma), com tempo médio de sobrevida de 37 meses. A progressão do tumor ocorrida precocemente em todos os estudos sugere a necessidade de indução mais agressiva.

Infelizmente, a maioria dos protocolos não conseguiu obter a sobrevida livre de doença esperada, e os índices de recaída foram semelhantes àqueles observados com a radioterapia tradicional. A utilização da quimioterapia mostrou-se eficaz no que se refere a efeitos menos deletérios. Os melhores resultados foram encontrados em pacientes tratados com o protocolo alemão (52% de sobrevida livre de doença em 3 anos com tempo médio de acompanhamento de 40 meses).

A discussão atual deve considerar uma indução quimioterápica curta com consolidação com esquemas mieloablativos, múltiplas cirurgias e radioterapia em campos envolvidos nos pacientes com tumor residual. A cirurgia mais agressiva, a intensificação da quimioterapia e os *second look* são estratégias atualmente utilizadas em estudos cooperativos.

TRATAMENTO DOS TUMORES CEREBRAIS DE RESGATE COM ALTAS DOSES DE QUIMIOTERAPIA EM TRANSPLANTE AUTÓLOGO DA MEDULA ÓSSEA

Os resultados do tratamento de pacientes com meduloblastoma com cirurgia, radioterapia e quimioterapia apresentaram progresso significativo, e muitas crianças são curadas. Entretanto, o prognóstico é grave em pacientes que recidivam e também naqueles com doença metastática ao diagnóstico. Esses pacientes necessitam de abordagem inovadora e, muitas vezes, mais agressivas. O uso de altas doses de quimioterapia com resgate de células sanguíneas primordiais no tratamento de pacientes com tumor cerebral é desenvolvido desde 1986. Essa abordagem terapêutica está fundamentada, principalmente, em duas razões. As células do meduloblastoma são sensíveis aos agentes quimioterápicos e o fator limitante para seu uso é a toxicidade hematopoética. Outro fator é que muito raramente pacientes com recidiva de meduloblastoma apresentam envolvimento de medula óssea, o que diminui as chances de contaminação por células neoplásicas.

Muitos agentes quimioterápicos demonstraram eficácia contra o meduloblastoma, como carboplatina, tiotepa e etoposide.[21] Esses agentes, mielossupressivos, são os mais usados para esse grupo de pacientes em discussão. A dose máxima tolerada em tratamentos convencionais são muito limitadas pela toxicidade hematológica. Portanto, o resgate com células-tronco após a utilização desses agentes permite alcançar doses limitadas somente por toxicidade não hematológica. A tiotepa, por exemplo, em estudos pediátricos, mostrou o limite de $65mg/m^2$ em virtude da toxicidade hematológica; com o resgate, podem ser usadas doses de $900mg/m^2$.[16]

Kalifa, em 1992, publicou os resultados de um estudo de fase II com altas doses de busulfan e tiotepa com transplante de medula óssea em 20 pacientes, seis dos quais tinham meduloblastomas – três apresentaram resposta parcial e três estão vivos no momento da publicação.[27] Esse grupo de pacientes tem sido mais recentemente estudado, em especial 20 meduloblastomas que apresentaram 50% de sobrevida livre de eventos aos 31 meses.

Em outro estudo com 49 pacientes com tumor cerebral recidivado ou de alto risco, dos quais 18 eram meduloblastomas, vários regimes quimioterápicos tiveram resultados também estimuladores.[15] Dunkel tratou 23 pacientes com meduloblastoma recidivado com carboplatina, tiotepa e etoposide, associados ao resgate com células periféricas. Apesar da importante toxicidade, 30% dos pacientes apresentaram sobrevida livre de eventos com tempo médio de acompanhamento de 54 meses.[11] Utilizamos esse mesmo esquema de maneira cooperativa e, apesar de os resultados serem muito precoces, podemos afirmar que é acessível e com toxicidade baixa.

Esses resultados sugerem que um regime agressivo que inclua altas doses de quimioterapia com resgate de células primordiais periféricas pode proporcionar uma sobrevida maior para pacientes com meduloblastoma recidivado. Essa abordagem tem melhores resultados quando o paciente apresenta tumor residual pequeno. A cirurgia agressiva com radioterapia e quimioterapia convencional está indicada primariamente para o melhor momento em que se encontrar o paciente para essa abordagem em discussão. A detecção precoce da recidiva também é um componente importante para os pacientes com recidiva de tumor cerebral.

CONSIDERAÇÕES FUTURAS

As melhorias futuras na sobrevida dependerão do uso de fatores biológicos do tumor para dirigir a terapia. Os estudos em algumas instituições identificaram alguns fatores que influenciam a sobrevida, como ploidia do tumor,[37-39] expressão de Trk-C[40] e expressão de myc-c.[41] Por meio de novas técnicas moleculares, os pesquisadores poderão usar esses resultados para guiar a terapêutica prospectivamente. Os entendimentos futuros do mecanismo de ação dos agentes quimioterápicos tornarão possível sua utilização mais efetiva. Os estudos de fase II estão testando novos medicamentos que podem ser mais eficazes em combinação com outros fármacos mais conhecidos. Iniciamos um estudo de fase II com a temozolamida em pacientes com tumor cerebral recidivado, e o índice de resposta parcial e completa está ao redor de 30%.

REFERÊNCIAS

1. Allen JC et al. Brain tumors in children: current cooperative and institutional chemotherapy trials in newly diagnosed and recurrent disease. Sem Oncol 1986; 13:110-22.

2. Arndt CAS, Colvin UM, Balisfm et al. Intrathecak administration of 4-hydroxy-peroxycyclophosphamide in rhesus monkeys. Cancer Res 1987; 47:5832-5934.

3. Barendsen GW, Broerse JJ. Experimental radiotherapy of a rat rhabdomyosarcoma with stimulation factor after autologous bone marrow transplantation for lymphoid cancer. New Engl J Med 1991; 324:1773-8.

4. Bertino JR. Torward improved seletivity in cancer chemotherapy: the Richard and Hinda Rosenthal Foundation Award Lecture. Cancer Res 1979; 39:293-304.

5. Calabresi P, Dexter DL, Heppner GH. Clinical and pharmacological implications of cancer refferentiation and heterogeneity. Biochem Pharmacol 1941; 28:1993-1941.

6. Calabresi P, Parks RE JR. Chemotherapy of neoplasic diseases. In: Gilman A, Goodman LS, Gilman A (eds.) The pharmacologycal basis of therapeutics. 6 ed. New York: Macmillan, 1980.

7. Cohen ME, Duffner PK (eds.) Brain tumors in children: principles of diagnosis and treatment. New York: Raven Press, 1984.

8. Crawford JR, MacDonald T, Packer RJ. Medulloblastoma in childhood: new biological advances. Lancet Neurol 2007; 6:1073-85.

9. Crone C. The permeability of brain capillaries to non-electrolytes. Acta Physiol Scand 1956; 64:417-7.

10. Duffner PK et al. Treatment of brain tumors in babies and very young children. Pediatr Neurosc 1985; 12:304-10.

11. Dunkel IJ, Boyett JM, Yates A et al. High-dose carboplatin, thiotepa, and etoposide with autologous stem-cell rescue for patients with recurrent medulloblastoma. J Clin Oncol 1998; 16:222-8.

12. Ehrlich P. Das sauertoffbedurfnis des organismus. In: eine Frbenanalytische Studie. Berlin: Herschwald, 1885:69.

13. Epelman S et al. Pre-radiation chemotherapy in children with high risk medulloblastoma. Pediatr Neurosc 1990; 15:31-1.

14. Epelman S et al (Latin American Medulloblastoma Study Group). Intensive chemotherapy after surgery and pre-radiation in children with high risk medulloblastoma. Results of the Latin American Study Group – SLAOP. Med Ped Onc 1995; 25:240.

15. Finlay JL, Goldman S, Wong MC et al. Pilot study of high-dose thiotepa and etoposide with autologous bone marrow rescue in children and young adults with recurrent CNS tumors. J Clin Oncol 1996; 14:2495-503.

16. Finlay JL et al. Brain tumors in children: I. Advances in diagnosis. Am J Pediatr Hematol Oncol 1987; 9:246-55.

17. Flores LE et al. Delay in the diagnosis of pediatric brain tumors. Am J Dis Child 1986; 140:684-6.

18. Friedman HS, Oakes WJ. New therapeutic options in the management of childhood brain tumors. Oncology 1992; 6(5):27-36.

19. Gajjar A, Heiderman R, Douglas E et al. Relation of tumor cell-cell ploidy to survival in children with medulloblastoma. J Clin Oncol 1993; 11:2211-7.

20. Gajjar A, Kuhl J, Epelman S et al. Chemotherapy of meduloblastoma. Child's Nerv Syst 1999; 15:554-62.

21. Gaynon PS, Ettinger LJ, Baum ES et al. Carboplatin in childhood brain tumors. A Children's Cancer Study Group Phase II trial. Cancer 1990; 66:2465-9.

22. Goldie JH, Coldman AJ. A mathematic model for relating the drug sensitivity of tumors to their spontaneous mutation role. Cancer Treat Rep 1979; 63:1727-33.

23. Goldin A, Venditti J, Humphreys S, Mantel N. Modification of treatment schedules in the management of advanced mouse leukemia with amethopterin. J Natl Cancer Inst 1956; 17:201-12.

24. Heideman RL, Packer RJ, Reaman GH et al. A phase II study of thiotepa in pediatric nervous system malignancies. Cancer 1993; 72:271-5.

25. Heiderman RL et al. Tumors of the central nervous sistem. In: Pizzo PA, Poplack DG (eds.) Principles and practice of pediatric oncology. Philadelphia: JB Lippincott, 1993:633-82.

26. Horowitz ME et al. Brain tumors in the very young child: postoperative chemotherapy in combined-modality treatment. Cancer 1988; 61:428-34.

27. Kalifa C, Hartmann O, Vassal G et al. High-dose busulfan and thiotepa with autologous bone marrow transplantation in childhood malignant brain tumors: a phase II study. Bone Marrow Transplant 1992; 9:227-33.

28. Kovnar EH, Kellie SJ, Horowitz ME. Pre-irradiation cisplatin and etoposide in the treatment of high-risk medulloblastoma and other malignant embryonal tumors of the central nervous system: a phase II study. J Clin Oncol 1990; 8:330-6.

29. Levin VA, Clancy TP, Ausman JI, Raul DP. Uptake and distribution of ^{3}H-methotrexate by the murine ependymoblastoma. J Natl Cancer Inst 1972; 48:875-83.

30. Levin VA, Landhal H, Patlak CS. Considerations in selecting effetive brain tumor agents: capillary permeability and sequestered cell populations. Proc AACR 1976; 17:202 (abstract).

31. Levin VA. A pharmacoligic basis for brain tumor activity. Semin Oncol 1975; 2:57-61.

32. Long DM, NG DM. Capillary ultrastructure and the blood brain barrier in human malignant brain tumors. J Neurol 1970; 32:127-44.

33. Packer RJ et al. Efficacy of adjuvant chemotherapy for patients with poor-risk medulloblastoma: a preliminary report. Ann Neurol 1988; 24:503-8.

34. Packer RJ, Sutton LN, Elterman R. Outcome for children with medulloblastoma treated with radiation and cisplatin, CCNU, and vincristine chemtherapy. J Neurosurg 1994; 81:690-8.

35. Rall DP, Zubrod CG. Mechanism of drug absorption and excretion passage of drugs in and out of the central nervous system. Ann Ver Pharmacol 1962; 2:109-28.

36. Scheurlen WG, Schwabe GC, Joos S et al. Molecular analysis of childhood primitive neuroectodermal tumors defines markers associated with poor outcome. J Clin Oncol 1998; 16:2478-85.

37. Segal R, Goumnetova L, Kwon Y et al. Expression of neurotrophin receptor Trk-C is linked to a favorable outcome in medulloblastoma. Prc Natl Acad Sci USA 1994; 91:12867-71.

38. Skipper HE. Concurrent comparisons of some 2-, 3-, and 4-drug combinations delivered simultaneously and sequentially. In: Cancer chemotherapy. Vol 9. Ann Arbor: University Microfilms International, 1980.

39. Tannock IF. The relation between cell proliferation and the vascular system in a transplanted mouse mammary tumor. Br J Cancer 1968; 22-258-73.

40. Yasue M, Tomita T, Engelhard H et al. Prognostic importance of DNA ploidy in medulloblastoma of childhood. J Neurosurg 1989; 70:385-9.

41. Zerbini C, Gelber R, Weinberg D et al. Prognostic factors in medulloblastoma including DNA ploidy. L Clin Oncol 1993; 11:612-22.

42. Zubrod CG. Selective toxicity of anticancer drugs. Presidential Address. Cancer Res 1978; 38:4377-84.

88

Qualidade de Vida

Abram Topczewsky

*Saúde é o completo bem-estar físico,
mental e social, e não somente a ausência de doença.*
(Organização Mundial da Saúde – OMS)

Qualidade de vida é um objetivo desejado, mas sem unanimidade em sua definição. Apesar da subjetividade conceitual, imagina-se a existência de pontos em comum que procuram congregar a vida interior com a vida exterior de modo satisfatório, harmônico e gratificante. Sabe-se que o essencial para cada um faz parte de uma ótica muito particular.

Para que seja possível atingir uma vida com qualidade, devem ser almejados o bem-estar físico, o equilíbrio psíquico, a integração na sociedade e a boa relação familiar. Destarte, consideramos que vários são os fatores a exercer interferência na qualidade de vida. O simples viver não é suficiente, mas o é quando se tem a possibilidade de aproveitar o que na vida existe e o que nos é oferecido de bom: saúde, amor, conforto, sucesso, felicidade, condições econômicas, sociais e culturais. Várias são as circunstâncias que podem modificar o bom da vida e abalar a qualidade de vida. Nessas condições haverá repercussões não só na vida do indivíduo, mas também na dos circunstantes. Mesmo nas condições mais adversas deve-se ter como meta a procura persistente no sentido da melhoria da qualidade de vida.

Considerando-se as crianças portadoras de tumor cerebral, cuja incidência tem aumentado nos últimos anos, sabe-se que a estrutura da vida com qualidade pode ser arruinada.[1] Os tumores intracranianos na infância ocupam lugar de destaque no que concerne à frequência, à sequela e à esperança quanto à quantidade e à qualidade de vida. Ao diagnóstico se manifesta o primeiro grande impacto, em especial para a família. Apesar da moderna tecnologia disponível para o diagnóstico, nem sempre os tumores cerebrais são detectados com a precocidade desejada. Em muitas ocasiões, os sintomas são discretos ou atípicos, confundindo-se com intercorrências corriqueiras. Os sintomas clássicos da hipertensão endocraniana, como a cefaleia e os vômitos esporádicos, nem sempre chamam a atenção dos clínicos, e poucas vezes causam grande preocupação aos pais. Muitas vezes, é aventada a possibilidade de enxaqueca, mormente quando a cefaleia é aliviada pelos vômitos e quando há referências à existência de casos semelhantes entre os familiares. O vômito é o sintoma mais valorizado, porém é relacionado, com mais frequência, a intolerância alimentar, infecção gastrointestinal ou, eventualmente, a estresse emocional. Esses sintomas, que são pouco considerados no primeiro momento, são muito desconfortáveis e interferem, intensamente, no bem-estar da criança, comprometendo sua qualidade de vida. Discretas alterações visuais, com redução lenta e progressiva da acuidade, não são referidas, pois não são percebidas com facilidade pelas crianças e, em muitas ocasiões, a atrofia óptica já é patente por ocasião da avaliação clínica. Dores na região cervical, associadas ou não a limitações dos movimentos do pescoço, são confundidas com torcicolo, o que retarda o diagnóstico correto da causa determinante. Alterações na dinâmica escolar, com queda do rendimento, alterações da atenção e concentração e dificuldades para a memorização, determinam desempenho acadêmico aquém do desejado; atribui-se, inicialmente, a fatores emocionais ou à inadaptabilidade transitória; nessas circunstâncias, as crianças são encaminhadas para avaliação psicopedagógica, psicológica e, quando se detecta a real causa determinante do quadro, o tempo passou, aumentando a dificuldade para o tratamento.

O comprometimento psicopatológico, como as alterações da personalidade e do humor, e comportamentos regressivos são fatores que podem também dificultar o diagnóstico rápido. Mesmo existindo sinais e sintomas motores discretos, o neuropediatra nem sempre é o primeiro especialista a ser visitado. A pobreza dos sintomas é, ainda, um grande desafio no diagnóstico precoce dos tumores intracranianos na infância, pois as repercussões da hipertensão endocraniana podem ser evidentes quando o tumor já atingiu volume considerável.

Grandes dificuldades são enfrentadas com relação aos procedimentos terapêuticos que interferem substancialmente na qualidade de vida da criança. Além das sequelas do tumor e, por vezes, por conta do quadro clínico inicial, acrescem-se os efeitos adversos dos tratamentos que se seguem, como cirurgia, quimioterapia e radioterapia. Esses tratamentos nem sempre são radicais, levando à cura, pois às vezes eles podem proporcionar, apenas, alívio temporário. As consequências neuropsicológicas, neuroendocrinológicas[2] e sociais relacionadas à quimioterapia e à radioterapia merecem ponderação à parte. Especial consideração deve ser feita com relação às limitações da vida da criança, já ao início do tratamento.

Os frequentes procedimentos relacionados ao esquema terapêutico específico afastam os pacientes das atividades habituais, como a escola, o lazer e até mesmo as atividades sociais.[3] Essas limitações associadas ao desconforto físico inerente ao tratamento interferem na qualidade de vida das crianças. Soma-se também, com grande peso, a situação familiar, que a partir do diagnóstico torna-se caótica e se agrava ao início do tratamento, seja cirúrgico, quimioterápico ou radioterápico.

Os efeitos tóxicos agudos ou tardios causados pela radioterapia e/ou quimioterapia não devem ser menosprezados, pois terão repercussões importantes na qualidade de vida dos pacientes.[4] Náuseas, vômitos, inapetência, fraqueza generalizada, desânimo, entre outras intercorrências, debilitam acentuadamente o paciente. Em vista disso, embora o tratamento dos tumores intracranianos possa ser eficaz quanto ao futuro quadro expansivo, nem sempre o é quanto à qualidade de vida dessas crianças, pois muitas limitações podem ser impostas às atividades gerais desses pacientes.[3]

A leucoencefalopatia[5,6] é um dos quadros graves observados e, sob o aspecto clínico, apresenta manifestações que se caracterizam por crises convulsivas, comprometimento motor, ataxia e demência. Ao analisarmos as alterações detectadas nos exames por imagem, encontramos hipodensidade na substância branca, áreas de atrofia cortical ou de necrose, aumentos dos sulcos corticais e das fissuras, dilatação ventricular e calcificações. Esse quadro policromático manifesto cursa com alterações clínicas importantes, por vezes sem resposta terapêutica satisfatória. As crises convulsivas, consequentes aos focos de necrose e atrofia cortical, se manifestam de maneira variada e rebelde aos medicamentos anticonvulsivantes, mesmo quando em politerapia. Há ocasiões em que a associação dos anticonvulsivantes carrega em seu bojo os efeitos adversos prejudiciais ao bom desempenho cotidiano, como sonolência, irritabilidade e embotamento mental, mesmo sem o controle total das crises. Nesses casos, encontrar o ponto de equilíbrio entre o mínimo de efeitos colaterais dos medicamentos anticonvulsivantes e o máximo de controle das crises convulsivas e um bom desempenho global do paciente é uma tarefa árdua e complicada. Essas adversidades, muitas vezes, são somadas às relações familiares enfraquecidas e aos sentimentos de culpa, impotência, superproteção, além da ansiedade. No caso, o comprometimento da qualidade de vida é notório. As dificuldades intelectuais têm seu grande reflexo nas atividades escolares e podem ser consequentes, principalmente, à radioterapia, embora outros fatores não possam ser relegados. Há redução na capacidade de memorização para realização de cálculos matemáticos, alterações visuoespaciais e visuomotoras, além dos distúrbios da atenção e concentração.[1,7,8] O rendimento escolar fica comprometido e, com isso, são reduzidas as expectativas dos pais e professores em relação aos progressos no aprendizado; às vezes, as crianças percebem suas limitações para atingir as metas relativas às suas próprias expectativas. Além disso, há também um processo de rejeição no ambiente escolar, seja pelo aspecto físico, seja pelo comportamental, que interfere na autoestima e na autoimagem das crianças.

As alterações emocionais comprometem a criança e, muitas vezes, são causadas pela doença, que obriga ao afastamento da escola, das atividades físicas e sociais. Além disso, as deformidades físicas inerentes ao quadro clínico inicial, como as alterações do equilíbrio, da marcha, as deficiências motoras e os distúrbios da fala, afetam a qualidade de vida do indivíduo. Durante o tratamento, além do desconforto causado pelos medicamentos, desenvolvem-se importante edema, obesidade, alopecia e anorexia, que descaracterizam a imagem do indivíduo; essas alterações, embora transitórias, em algumas ocasiões podem permanecer por longo tempo. Todas essas modificações físicas repercutem, acentuadamente, na imagem interna e externa do paciente, determinando distúrbios comportamentais, como irritabilidade, agressividade, depressão, ansiedade e oscilações de humor, modificando a qualidade de vida dos pacientes.[1,8]

Outra dificuldade diz respeito ao crescimento estatural, que pode estar bloqueado ou apresentar substancial redução em virtude dos tratamentos efetuados, principalmente o relacionado à radioterapia. Em certas ocasiões, o uso de hormônio do crescimento é benéfico, mas, se as epífises já estiverem fechadas, seus efeitos são muito limitados ou até nulos.

O programa terapêutico é árduo e modifica substancialmente a dinâmica familiar e a qualidade de vida. Trata-se de uma situação complexa, pois implica a estimativa do grau de desconforto, sofrimento e limitação pessoal determinado por um esquema terapêutico oferecido, cujos resultados nem sempre são gratificantes.

O objetivo básico, além do tratamento satisfatório, é se manter uma qualidade de vida adequada à criança; a terapêutica deve ter como finalidade principal oferecer ao paciente um prognóstico melhor que a doença no tocante à qualidade de vida. A eficácia de uma ação de saúde pode ser medida pela quantidade de vida que ela faz ganhar, considerando-se a qualidade como fator fundamental.

A minimização dessa enorme problemática só pode ser alcançada, e até mesmo superada, com uma abordagem multidisciplinar, pois a participação dos médicos, enfermeiros, psicólogos, psicopedagogos, fisioterapeutas e outros profissionais afins é da maior importância.

A influência que essa situação exerce no âmbito familiar é muito importante desde o diagnóstico até os meios terapêuticos. A qualidade de vida da família também se altera em razão do comprometimento da dinâmica familiar; a desestruturação familiar não é um acontecimento infrequente. Nessas circunstâncias, é de importância essencial que seja desenvolvido também um programa de assistência à família para auxiliar e reforçar as relações que são fundamentais para amparar o paciente. Além do impacto emocional, não podemos nos esquecer do impacto financeiro que representa o tratamento de um paciente com tumor cerebral, o qual nem sempre conta com amparo previdenciário. A melhoria da qualidade de vida poderá depender do tratamento fisioterápico, psicológico, psicopedagógico e fonoaudiológico, além da terapia familiar.

A perseverança e a paciência são, muitas vezes, bastante amargas, mas necessárias para trazer um fruto mais doce.

"Não importa quanto se vive, mas como."
(Bailey).

REFERÊNCIAS

1. Weitzner MA. Psycosocial and neuropsychiatric aspects of patients with primary brain tumors. Cancer Invest 1999; 17(4): 285-91.

2. Marx M, Langer T, Beck JD, Darr HG. Disorders of endocrine function after brain tumor therapy in childhood. Strahlenter oukol 1999 jul; 175(7): 305-8.

3. Jenkin D, Danjuux C, Greenburg M. Subsequent qualit of life for children irradiated for a brain tumor before age four years. Med Pediatr Oncoll 1998 Dec; 31(6):506-11.

4. Cohen ME, Duffner PK. Long-term consequences of CNS treatment for childhood cancer, part I: pathologic consequences and potential for oncogenesis. Pediatr Neurol 1991; l7(3):157- 63.

5. Duffner PK, Cohen ME. Long-term consequences of CNS treatment for children cancer, part II: clinical consequences. Pediatr Neurol 1991; 7(4):237-42.

6. Duffner PK, Cohen ME. Changes in the approach to central nervous system tumors in childhood. Pediatr Clin N Am 1992; 39(4):859-77.

7. Glauser TA, Packer RJ. Cognitive deficits in long-term survivors of childhood brain tumors. Child Nerv Syst 1991; 7:2-12.

8. Calaminus G, Kiebert G. Studies on health-related quality of life in childhood cancer in the 67 European setting: an overview. Int J Cancer Suppl 1999; 12:83-6.

Índice Remissivo

A

Abstinência, síndrome de, do recém-nascido, 249

Acidemia(s), 730
- mevalônica, 595
- orgânicas, 730
- - aminoacidopatias e, 539-555
- - - achados laboratoriais, 540
- - - diagnóstico, 542
- - - diagnóstico pré-natal, 548
- - - manifestações clínicas, 540
- - - tratamento, 550

Ácido(s), 290
- graxos, defeitos da α-oxidação de, 596
- valproico, 67, 283, 290, 301

Acidúria, 554
- glutárica tipo I, 554
- 3-metilglutacônica, 554

Acomodação, reflexo de, e convergência, 15

Aconselhamento genético, 611

Acrania, 50

Actinopatia, 520

Adolescência, infância e, 942
- ataxia na, 725-749
- - agudas, 725
- - crônicas, 731
- - espinocerebelares, 743
- - intermitentes, 729
- cefaleia na, 331-336
- - avaliação do paciente, 331
- - classificação, 331
- - migrânea, 333
- - tratamento, 335
- doenças vasculares cerebrais na, 655-667
- - abordagem, 662
- - - avaliação de hipercoagulabilidade, 663
- - - avaliação de MELAS, 664
- - - avaliação de vasculite, 664
- - - exames de neuroimagem, 662
- - - exames laboratoriais, 663
- - - tratamento de suporte, 664

- - - tratamento inicial, 664
- - causas das, 655
- - epidemiologia, 655
- - fisiopatologia, 655
- - malformações vasculares, 660
- - primárias, 656
- - prognóstico, 664
- - secundárias, 658
- - sequelas, 664
- - síndromes neurocutâneas, 661
- - tromboses dos seios venosos da dura, 662
  principais síndromes epilépticas da, 883
- quimioterapia nos tipos mais comuns de tumores cerebrais na, 942

Adrenoleucodistrofia ligada ao X, 596

Agenesia, 79
- de corpo caloso, 54, 79, 199
- do septo pelúcido, 200

Agentes
- anticonvulsivantes, 67
- antidepressivos, 799
- intratecais, 682

Agonistas α-adrenérgicos, 760

Aicardi, epilepsia mioclônica precoce de, 249

AIDS, 379 (v.t. HIV)
- complicações neurológicas da, 383

Álcool, uso de, distúrbios do sono por, 345

Alergia ao látex, 862

Alfa-2-agonistas adrenérgicos, 677

Alinhamento postural, 829

Alterações e paralisia cerebral, 678
- psiquiátricas, 679
- visuais, 678

Alucinações hipnagógicas, 343, 346

Aminoacidopatia(s), 730
- ataxias ligadas a, e acidemias orgânicas, 730
- e acidemias orgânicas, 539-555
- - achados laboratoriais, 540
- - diagnóstico, 542
- - - pré-natal, 548
- - manifestações clínicas, 540
- - tratamento, 550

Aminoácidos, polimorfismos de, 634

Amiotrofia espinal, 499

Analgésicos, uso de, 458

Anencefalia, 50, 196

Anestesia para crianças em ressonância magnética e tomografia computadorizada, 87

Aneurisma(s), 661
- da veia de Galeno, 61

Anfetaminas, 759

Angelman, síndrome de, 621, 732

Angiomatose sistêmica, 61
- do olho, 61
- do sistema nervoso central, 61

Ângulo poplíteo, 5

Anomalia cromossômica, classificação das desordens genéticas de acordo com a, ou mutação, 631
- de impressão genômica, 634
- de ponto, 634
- estruturais, 634
- expansão de trinucleotídeos repetitivos, 635
- numéricas, 631
- número variável de cópias de segmentos genômicos, 635
- polimorfismos de aminoácidos, 634
- variações do efeito da mutação na doença, 635

Antibióticos, 351

Anticonvulsivantes, 67, 253
- profiláticos, 460

Antidepressivos, 759, 799

Antiepilépticos, 299-309
- convencionais, 299
- novos, 302

Antirretroviral, 381

Apneia do sono, 344
- síndrome da, 179

Apraxia oculomotora, ataxia com, 739

Aprendizagem, 677
- déficit cognitivo e de, e paralisia cerebral, 677

- transtornos de, 777-783
- - base neurobiológica da aprendizagem, 777
- - classificações de acordo com a literatura, 778
- - diagnóstico diferencial, 781
- - nomenclatura e definições, 778
- - sinais e sintomas, 780
Aprosencefalia, 199
Arnold-Chiari, malformação de, 79
Artérias pericalosianas, 49
Aspartilglicosaminúria, 587
Assimetria de tônus, 7, 36
Astrocitoma(s), 939
- cerebelar, 925
Ataques de cataplexia, controle de, 344
Ataxia(s), 338
- na infância e adolescência, 725-749
- - agudas, 725
- - crônicas, 731
- - espinocerebelares, 743
- - intermitentes, 729
- recorrentes familiar, 338
Ataxia-telangiectasia, 613
Atelencefalia, 199
Atomoxetina, 759
Atrofia, 26
- cortical difusa, 386
- óptica primária, diferença entre, e secundária, 26
Audição, exame da, 9
Austin, doença de, 578
Autismo, 138
Avaliação neurológica do recém-nascido de risco, 34
- do décimo ao décimo segundo mês de vida, 37
- do primeiro ao terceiro mês de vida, 34
- do quarto ao sexto mês de vida, 35
- do sexto ao nono mês de vida, 36

B

Baclofeno, 676
- bomba de, 682
Barbitúricos, uso de, 459
Bardet-Biedl, síndrome de, 633
Benzodiazepínicos, 67, 283, 290, 301, 676
Biogênese peroxissomal, defeitos da, 597
Biologia molecular em neuropediatria, 629-642
- bases moleculares da informação genética, 629
- classificação das desordens genéticas, 630
- - de acordo com a anomalia cromossômica ou mutação, 631
- - - de impressão genômica, 634
- - - de ponto, 634
- - - estruturais, 634
- - - expansão de trinucleotídeos repetitivos, 635

- - - numéricas, 631
- - - número variável de cópias de segmentos genômicos, 635
- - - polimorfismos de aminoácidos, 634
- - - variações do efeito da mutação na doença, 635
- - de acordo com a herança, 630
- - funcional, 639
- perspectivas, farmacogenômica, 641
- testes diagnósticos, 636
- - aplicações de hibridização de DNA, 638
- - aplicações do diagnóstico molecular, 638
- - PCR, 636
- - sequenciamento do DNA, 637
- - *Southern e Northern blots*, 636
Biotinidase, deficiência de, 248, 554
Bloqueadores neuromusculares, 458
Bloqueio
- espinal do líquor, 145
- neuromuscular com a toxina botulínica tipo A, 692
Bomba de baclofeno, 682
Bordo, doença do xarope do, 552
Bourneville, doença de, 59, 609
Braquicefalia, 65
Bruxismo, 347
Bupropiona, 760
Burkitt, linfomas de, 939

C

Cabeça
- em formato de folha de trevo, 65
- em formato de limão, 65
- em formato de morango, 65
- exame da, 3
- síndrome da explosão da, 346
Cachecol, manobra do, 5
Câimbra noturna, 346
Calcificação(ões)
- cerebral, 58
- da calota craniana, 65
- do núcleo caudado, 386
- do tálamo, 387
Calosotomia, 890
Calota craniana, 63
Canavan, doença de, 554
Carbamazepina, 67, 301
Carboidratos, erros inatos do metabolismo de, 557-567
- distúrbios do metabolismo da frutose, 564
- galactosemias, 563
- glicogenoses, 557
- - tipo Ia, 558
- - tipo Ib, 559
- - tipo II, 561
- - tipo III, 560
- - tipo IV, 560

- - tipo V, 561
- - tipo VI, 561
- - tipo VII, 561
- - tipo IX, 561
- hipoglicemia hiperinsulinêmica persistente, 565
Carbono-11, metionina marcada com, 132
Cataplexia, 343
- ataques de, controle de, 344
Catecolaminas, 753
Cavidades do septo pelúcido, *vergae e veli interpositi*, 78
Cayman, ataxia de, 732
Cefaleias, 152
- na infância e adolescência, 331-336
- - avaliação do paciente, 331
- - classificação, 331
- - migrânea, 333
- - tratamento, 335
Células, 577
- globoides, leucodistrofia de, 577
- tumores de, 59
- - germinativas, 939
- - gigantes, 59
Cerebelite aguda, 370, 725
Cerebelo, 78
Cérebro, 657
- ressonância magnética do, 657
- tomografia computadorizada do, 657
Cetamina, 428
Charlevoix-Saguenay, ataxia de, 739
Choro, 3
- em miado, síndrome do, 626
Ciclo
- da ureia, doenças do, 552
- do sono, 341
- - na criança, 342
- - no adulto, 341
Cirurgias ortopédicas, 862
Cisterna magna, aumento da, 54
Cisternografia radioisotópica, 143
- normal, 144
- técnica da, 143
Cisto(s), 916
- aracnoide, 55
- da região da pineal, 916
- de plexo coroide, 63
- neuroentéricos, 869
- temporais, leucoencefalopatia megalencefálica com, 740
Citomegalovirose, 217
- diagnóstico, 219
- manifestações clínicas, 218
- neuropatologia, 218
- tratamento, 219
Clono de pé, 8
Coenzima Q10, deficiência de, 739

Índice Remissivo — **955**

Cohen, síndrome de, 624

Colágeno, doenças vasculares do, e vasculites, 659

Colesterol, distúrbio no trânsito celular do, 579

Coluna, 90
- processos infecciosos e inflamatórios da, 120
- ressonância magnética da, 90
- tomografia computadorizada da, 89

Coma infantil, 475-487
- abordagem diagnóstica e terapêutica, 480
- causas de, 477
- conceitos básicos, 475
- crises convulsivas, 479
- diagnóstico diferencial entre coma estrutural e metabólico, 477
- fisiopatologia, 477
- infecções, 479
- intoxicações, 479
- prognóstico, 487
- trauma, 480

Comorbidades, 797

Complexo de Dandy-Walker, 79

Comunicação da criança com disfunção neurológica, 820

Consciência, 481
- alterações dos níveis de vigilância e de, 152
- avaliação do nível de, 481

Contenção, métodos de, 688

Contraste, meios de, 88

Controle cervical incompleto no primeiro trimestre, 18

Contusão cerebral, 452

Convergência, reflexo de acomodação e, 15

Convulsão(ões) (v.t. Crises convulsivas)
- abordagem das, 234
- em recém-nascido aparentemente bem, 530
- neonatal benigna, 258

Coordenação motora, 30

Cordão, sangue de, 590

Coreia, 715
- de Sydenham, 715
- definição e etiologia, 715

Coriocarcinoma, 916

Cornelia de Lange, síndrome de, 625

Corpo(s)
- caloso, 49, 78
- - agenesia de, 54, 79, 199
- hialinos, miopatias a, 521
- nemalínicos, miopatias com focos e, 519

Corticoides, uso de, 283, 428

Corticosteroides, uso de, 460

Craniectomia descompressiva, 460

Crânio, 65
- formação do, 65
- tumores do, 933-935
- - etiologia, 933

- - exame(s), 933
- - - complementares, 933
- - - físico, 933
- - tratamento neurocirúrgico, 935

Craniofaringiomas, 59, 900, 939

Craniorraquisquise total, 196

Craniossinostose, 875-880
- coronal, 878
- embriologia, 875
- etiopatogenia, 875
- hereditariedade, 876
- histórico, 876
- lambdoide, 880
- manifestações clínicas e radiológicas, 876
- metópica, 879
- sagital, 876
- tratamento cirúrgico e evolução, 876

Craniotomia, 888

Crescimento, 896
- curva de, 15
- - feminino, 14
- - masculino, 15
- estatural, retardo do, 896

Criança(s) (v.t. Infância)
- ciclo do sono na, 342
- doenças vasculares cerebrais em neonatos e, 643-649
- - casos ilustrativos, 647
- - introdução a neurorradiologia intervencionista, 643
- - malformação aneurismática da veia de Galeno, 646
- - *shunt* arteriovenoso dural, 643
- infectadas pelo HIV-1, classificação das, 381
- traumatismo raquimedular em, 465-474
- - alterações anatomopatológicas, 466
- - anatomia, 465
- - diagnóstico, 469
- - mecanismo do trauma, 466
- - prevenção, 473
- - quadro clínico, 468
- - SCIWORA, 467
- - tratamento, 471

Criança hipotônica, síndrome da, 493-512
- doenças neuromusculares, 498
- - no recém-nascido e lactente, 499
- - - amiotrofia espinal, 499
- - - distrofia muscular congênita, 502
- - - forma infantil da distrofia facioescapuloumeral, 506
- - - miastenia grave, 501
- - - miopatias, 502
- - - miopatias congênitas, 504
- - - miopatias metabólicas, 506
- - - polineuropatias hereditárias sensitivo-motoras, 501
- - - síndromes miotônicas, 505

- exames complementares, 498
- hipotonia muscular de causa central, 498
- principais causas cerebrais não progressivas e progressivas no recém-nascido e no lactente, 507
- quadro clínico, 493

Crise(s) convulsiva(s), 479 (v.t. Convulsão)
- atônicas, 288
- de ausência atípica, 288
- febris, 273-277
- - aspectos clínicos, 274
- - classificação, 274
- - etiologia, 273
- - fatores de risco de recorrência, 274
- - fatores para ocorrência de epilepsia, 274
- - incidência, 273
- - patogênese, 273
- - prognóstico, 276
- - propedêutica, 275
- - tratamento, 275
- manejo de, 423
- mioclônicas, 288
- na infância, 257-272
- refratárias, 293-297
- - agentes de primeira linha, 295
- - monoterapia *versus* politerapia, 294
- - politerapias racionais, 295
- tônicas, 287

Crise(s) convulsivas(s) no recém-nascido, 243-256
- clônicas, 244
- - focais, 244
- - multifocais, 244
- diagnóstico, 249
- - anamnese, 249
- - diferencial, 252
- - Doppler transcraniano, 251
- - eletroencefalograma, 249
- - exames complementares, 249
- - propedêutica inicial básica, 249
- - punção lombar, 249
- - ressonância nuclear magnética do encéfalo, 251
- - *screening* metabólico, 252
- - SPECT cerebral, 251
- - tomografia computadorizada do encéfalo, 250
- - ultrassonografia transfontanelar, 250
- etiologia, 244
- - deficiência(s), 248
- - - de biotinidase, 248
- - - transitória de piridoxina, 248
- - dependência de piridoxina, 247
- - distúrbio(s), 247
- - - do desenvolvimento cerebral, 247
- - - do transporte de glicose, 248
- - - metabólicos, 247

956

Índice Remissívo

- - - mitocondriais, 248
- - - peroxissomiais, 248
- - encefalopatia, 245
- - - epiléptica precoce com surto-supressão, 249
- - - hipóxico-isquêmica, 245
- - erros inatos do metabolismo, 247
- - hemorragia(s), 245
- - - intracranianas, 245
- - - peri-intraventricular, 245
- - - subaracnóidea, 245
- - - subdural, 245
- - infecções do sistema nervoso central, 246
- - - adquiridas, 246
- - - congênitas, 246
- - neuromesoectodermoses, 248
- - síndrome(s), 249
- - - de abstinência do recém-nascido, 249
- - - neonatais, 249
- - substâncias tóxicas, 249
- familiares benignas, 249
- fisiopatologia, mecanismos básicos, 243
- idiopáticas benignas, 249
- mioclônicas, 244
- sutis, 243
- tônicas, 244
- - focais, 244
- - generalizadas, 244
- tratamento geral, 252
- - anticonvulsivantes, 253
- - intervenção precoce, 254
Cromossomo(s), 626
- X, lisencefalia ligada ao, 205
- 17, lisencefalia ligada ao, 205
- 4, síndrome de deleção do braço curto do, 627
- 22, síndrome de deleção do braço longo do, 622
- 13, trissomia do, 626
- 18, trissomia do, 626
Curva de crescimento, 15
- feminino, 14
- masculino, 15

D

Dandy-Walker, 56
- complexo de, 79
- malformação de, 56, 200
Dantrolene sódico, 676
Decúbito
- escaras de, 862
- ventral, posição em, no terceiro mês, 18
Defeito(s)
- da biogênese peroxissomal, 597
- da oxidação, 595
- - de ácidos graxos, 596
- - peroxissomal, 595

- da síntese de éteres de fosfolípides, 595
- da síntese de isoprenoides, 595
- do tubo neural, 50
- - acrania, 50
- - anencefalia, 50
- - encefalocele, 51
- - espinha bífida, 52
- - iniencefalia, 52
- - síndrome da regressão caudal, 53
- em proteína transportadora de substrato para a matriz mitocondrial, 596
Deficiência(s)
- de biotinidase, 248, 554
- de coenzima Q10 com ataxia cerebelar, 739
- de frutose-1,6-difosfatase, 565
- de múltiplas sulfatases, 578
- de piridoxina, 248
Deficientes mentais, 708
- educáveis, 708
- treináveis, 708
Déficit
- cognitivo e de aprendizagem e paralisia cerebral, 677
- energético, 530
- neurológico motor, detecção de, 450
Déficit de atenção, transtorno do, com hiperatividade e, 137, 751-775
- abordagem da neurologia, 751-762
- - definição, 751
- - etiologia, 752
- - fisiopatologia e neuroquímica, 752
- - histórico e epidemiologia, 751
- - neuroimagem, 755
- - quadro clínico, 756
- - tratamento, 757
- - - eficácia da terapêutica medicamentosa, 758
- - - intervenções escolares, 757
- - - intervenções fora da escola, 757
- - - psicoeducação, 757
- abordagem da psiquiatria, 762-769
- - dados epidemiológicos, 763
- - diagnóstico, 766
- - escola, 766
- - etiologia, 763
- - família, 764
- - fisiopatologia, 763
- - quadro clínico, 763
- - tratamento, 767
- abordagem psicológica, 769-775
- - avaliação neuropsicológica, 772
- - desenvolvimento dos sintomas, 770
- - funções executivas, 770
- - neuropsicologia, 770
- - orientação aos pais, 773
- - orientação aos professores, 774
- - prognóstico, 773
- - tríade clássica, 769

Degenerações multissistêmicas, 528
Deglutição e criança com disfunção neurológica, 818
Degradação de glicoproteínas, distúrbios da, 586
- aspartilglicosaminúria, 587
- doença de Schindler, 588
- fucosidose, 587
- manosidose, 586
Denver, teste de desenvolvimento de, 38
Dependência de piridoxina, 247
Depressão, 139
- infantil, 795-800
- - aspectos genéticos, 796
- - comorbidades, 797
- - em bebês, 796
- - epidemiologia, 795
- - fatores de risco, 797
- - formas clínicas, 796
- - histórico, 795
- - no adolescente, 796
- - no escolar, 796
- - no pré-escolar, 796
- - tratamento, 797
Derivações liquóricas, 145, 856
Desenvolvimento(s)
- cerebral, distúrbios do, e crises convulsivas, 247
- cortical, 200
- - distúrbios do, 202
- - malformações do, 62
- - - aspectos clínicos das, 269
- - - epilepsia e, 266
- - migração neuronal, 201
- - organização neuronal, 202
- - proliferação e diferenciação neuronal e glial, 200
- da linguagem, avaliação do, 41
- dislexia do, 780
- distúrbios do, 137
- do prosencéfalo, 198
- - distúrbio do, 199
- do sistema nervoso central, normal, 194
- neuropsicomotor, 320
- testes de, 38
- transtornos do, instrumentos usados na detecção precoce de, 38
- visual, 837
- - atípico, 837
- - típico, 837
Desordens
- genéticas, classificação das, 631
- - de acordo com a anomalia cromossômica ou mutação, 631
- - de acordo com a herança, 630
- - funcional, 639
- geniturinárias e paralisia cerebral, 678

Índice Remissívo

- metabólicas, 659
- - e degenerativas, 103
- - e nutricionais, 479
- nutricionais e paralisia cerebral, 677

Despertar noturno, 347

Desvio tônico do olhar vertical paroxístico, 338

Deterioração neurológica ou mental progressiva, 531

Diabete insípido, 896

Diagnóstico molecular, aplicações do, 638

Diastematomielia, 198, 866

Diazepam, 423

Dieta(s), 685
- cetogênica, 284, 311-317
- - como é a, 311
- - efeitos colaterais, 315
- - eficácia, 315
- - exemplo prático para o cálculo de uma, 314
- - indicações e contraindicações, 312
- - introdução da, 314
- - mecanismo de ação, 312
- - seguimento ambulatorial, 315

Difusão por ressonância magnética, 90

Discinesias paroxísticas, 338

Disfagias, 137
- da infância, 137
- neurogênicas, etiologia das, 819

Disfunção(ões)
- do sistema nervoso central na AIDS, causas de, 385
- hepática, 530

Disfunção(ões) neurológica(s) na criança, 817-852
- ações da fisioterapia, 825-843
- - abordagem musculoesquelética na avaliação e intervenção, 825-834
- - - avaliação fisioterapêutica, 828
- - - caso clínico, 829
- - - estratégias de recrutamento muscular, 827
- - - modelagem esquelética e muscular, 826
- - estimulação visual, 835-843
- - - avaliação funcional da visão, 840
- - - baixa visão, 836
- - - considerações morfológicas da visão, 836
- - - desenvolvimento atípico da visão, 837
- - - desenvolvimento visual típico, 837
- - - pontos básicos do programa de treinamento, 842
- - - processos envolvidos na função visual, 836
- - - programa de, e desenvolvimento da eficiência visual, 840
- ações da fonoaudiologia, 817-823
- - comunicação, 820
- - considerações gerais, 817
- - deglutição, 818
- - funções, 817
- - mastigação, 819

- - respiração e voz, 820
- - sucção, 818
- - terapia fonoaudiológica, 822
- ações da terapia ocupacional, 845-852
- - avaliação das consequências funcionais, 848
- - avaliação e intervenção, 848
- - considerações, 851
- - parte introdutória, seção de reabilitação, 845

Dislexia do desenvolvimento, 780

Dismorfologia e mecanismos patogenéticos, 615

Displasia(s)
- cortical focal, 267
- - tipo Taylor, 204
- fibromuscular, 658
- fibrosa, 934
- septo-óptica, 200

Disrafismo(s) espinal(is), 196, 859-863
- meningocele, 862
- mielomeningocele, 859
- - complicações pós-operatórias e evolução da doença, 862
- - considerações anatômicas, 860
- - cuidados pós-operatórios, 862
- - definição, 859
- - diagnóstico, 859
- - parto, 860
- - período neonatal, 860
- - prognóstico, 862
- - tratamento cirúrgico, 860
- ocultos, 865-869
- - cistos neuroentéricos, 869
- - diagnóstico, 865
- - diastematomielia, 866
- - filo terminal espessado, 869
- - lipomielomeningocele, 868
- - seio dérmico, 867

Dissonias, 342

Distonia, 720
- classificação, 720
- fenomenologia, 722
- patogênese, 722
- tratamento, 722

Distrofia(s)
- facioescapuloumeral, forma infantil da, 506
- miotônica, 505
- muscular(es), 640
- - congênita, 502
- - - em função de distúrbios de glicosilação da α-distroglicana, 503
- - - laminina-relacionada, 504
- - - merosina-negativa, 503
- - - tipo espinha rígida, 503
- neuroaxonal de início infantil, 588

Distúrbio(s)
- comportamental de sono REM, 181
- da degradação de glicoproteínas, 586
- - aspartilglicosaminúria, 587
- - doença de Schindler, 588
- - fucosidose, 587
- - α-manosidose, 586
- - β-manosidose, 587
- da migração neuronal, 205
- da neurulação e formação caudal do tubo neural, 196
- da organização cortical, 207
- da proliferação e da diferenciação neuronal e glial, 203
- da puberdade, 896
- de glicosilação, 742
- - da α-distroglicana, distrofia muscular congênita em função de, 503
- de hiperatividade e déficit de atenção, 137
- de movimentos, 339
- - na infância, 715-724
- - - coreia, 715
- - - distonia, 720
- - - parkinsonismo, 724
- - - tique, 718
- - - tremor, 723
- do desenvolvimento, 137
- - cerebral e crises convulsivas, 247
- - cortical, 202
- - do prosencéfalo, 199
- do líquor, fisiopatologia dos, 143
- do metabolismo, 161, 528
- - da frutose, 564
- - dos lípides, 528
- - e crises convulsivas, 247
- - neuropatias hereditárias com, 526
- do sono, 154, 341-348
- - associados a desordens médicas e/ou psíquicas, 343
- - associados ao sono REM, 346
- - da transição vigília-sono, 346
- - de movimentos rítmicos do sono, 346
- - despertar noturno, 347
- - dificuldade em adormecer, 347
- - extrínsecos, 345
- - higiene do sono, 347
- - intrínsecos, 343
- - parassonias, 345, 347
- - respiratórios, 174
- do transporte de glicose, 248
- gastrointestinais e paralisia cerebral, 678
- mitocondriais, 248
- neuropsiquiátricos, 137
- no trânsito celular do colesterol, 579
- paroxísticos não epilépticos, 337-339
- - ataxias recorrentes, 338

- - discinesias paroxísticas, 338
- - síncope, 337
- peroxissomiais, 248
- renais, 862
- vasomotores, 35
DNA, 637
- hibridização de, aplicações de, 638
- sequenciamento do, 637
DNAmt, mutações do, e fenótipos associados, 604
Doença(s)
- cardíacas, 659
- cerebrovasculares, 135
- da mielina evanescente, 740
- de Austin, 578
- de Bourneville, 59, 609
- de Canavan, 554
- de Fabry, 526, 579
- de Gaucher, 576
- de Hunter, 583
- de Hurler, 582
- de Krabbe, 577
- de Landing, 575
- de Leigh, 742
- de Leroy, 585
- de Maroteaux-Lamy, 584
- de McArdle, 561
- de Morquio, 583
- de moyamoya, 135
- de Niemann-Pick, 576
- - tipo C, 579
- de Pelizaeus-Merzbacher, 743
- de Pompe, 561, 590
- de Refsum, 526, 596
- de Sandhoff, 573
- de Sanfilippo, 583
- de Scheie, 582
- de Schindler, 588
- de Sly, 584
- de Takayasu, 658
- de Tay-Sachs, 573
- - de início tardio, 737
- de Von Gierke, 558
- de Von Hippel-Lindau, 61, 662
- de Von Recklinghausen, 59, 607
- desmielinizantes medulares, 122
- do ciclo da ureia, 552
- do xarope do bordo, 552
- genéticas, 616
- hematológicas, 658
- hemorrágicas, 113
- infecciosas, 659
- lisossomiais, fisiopatologia das, 569
- mentais, 711
- neurológicas, prevenção das, no período pré-natal, 66
- - ácido valproico, 67

- - agentes anticonvulsivantes, 67
- - benzodiazepínicos, 67
- - carbamazepina e oxcarbazepina, 67
- - da hemorragia intracraniana, 72
- - da hipoxia fetal e perinatal, 71
- - em mulheres com epilepsia em idade reprodutiva, 71
- - fenitoína, 67
- - fenobarbital, 67
- - lamotrigina, 67
- - levertiracetam, 71
- - malformações do tubo neural, 66
- - teratógenos, 66
- - topiramato, 71
- neuromusculares no recém-nascido e lactente, 499
- - amiotrofia espinal, 499
- - miastenia grave, 501
- - miopatias, 502
- - - congênitas, 504
- - - distrofia muscular congênita, 502
- - - forma infantil da distrofia facioescapuloumeral, 506
- - - metabólicas, 506
- - - síndromes miotônicas, 505
- - polineuropatias hereditárias sensitivo-motoras, 501
- peroxissomais, 595-598
- - defeitos da biogênese peroxissomal, 597
- - que comprometem função de uma única proteínas peroxissomal, 595
Doença(s) vascular(es), 113
- cerebrais, 643-654
- - abordagem inicial, 651-654
- - em neonatos e crianças, 643-649
- - - casos ilustrativos, 647
- - - introdução a neurorradiologia intervencionista, 643
- - - malformação aneurismática da veia de Galeno, 646
- - - *shunts* arteriovenosos durais, 643
- - na infância e adolescência, 655-667
- - - abordagem, 662
- - - avaliação de hipercoagulabilidade, 663
- - - avaliação de MELAS, 664
- - - avaliação de vasculite, 664
- - - causas das, 655
- - - epidemiologia, 655
- - - exames de neuroimagem, 662
- - - exames laboratoriais, 663
- - - fisiopatologia, 655
- - - malformações vasculares, 660
- - - primárias, 656
- - - prognóstico, 664
- - - secundárias, 658
- - - sequelas, 664
- - - síndromes neurocutâneas, 661
- - - tratamento de suporte, 664

- - - tratamento inicial, 664
- - - tromboses dos seios venosos da dura, 662
- do colágeno e vasculites, 659
Dolicocefalia, 65
Doose, síndrome de, 265
Doppler transcraniano, 251
Down, síndrome de, 626
Dravet, síndrome de, 265
Dura, tumores dos seios venosos da, 662

E

Edema cerebral, 456
- abordagem do, 234
Eletroencefalografia, 147-163
- eletroencefalograma quantificado, 162
- neuroinfecção, 159
- ontogenia dos padrões bioelétricos cerebrais, 147
- principais indicações do eletroencefalograma, 151
Eletroencefalograma, 249, 369
- de sono, 147
- quantificado, 162
- principais indicações do, 151
Eletroneuromiografia em pediatria, 183-188
Eletrorretinografia, 170
Embrião, neurossonografia do, e do feto, 46
Encefalite(s), 141, 160
- aguda, 371
- - exames complementares na criança com suspeita de, 368
- de Rasmussen, 884
- herpética, 368
- - epidemiologia, 368
- - exames complementares, 369
- - - eletroencefalograma, 369
- - - líquor, 369
- - - PCR no líquor, 369
- - - ressonância magnética de encéfalo, 370
- - - tomografia computadorizada de encéfalo, 369
- - patogenia, 368
- - quadro clínico, 368
- - tratamento, 370
Encéfalo, 88
- ressonância magnética de, 89, 251, 370
- tomografia computadorizada do, 88, 250, 369
Encefalocele, 51, 79, 196
Encefalomielite disseminada aguda, 405-407
- anatomia patológica, 406
- conceito, 405
- diagnóstico, 406
- epidemiologia, 405
- etiologia, 405
- prognóstico, 407
- quadro clínico, 406
- tratamento, 407

Índice Remissívo

959

Encefalopatia, 727
- crônica e paralisia cerebral, 669-690
- - alterações, 678
- - - psiquiátricas, 679
- - - visuais, 678
- - classificação, 671
- - déficit cognitivo e de aprendizagem, 677
- - desordens, 677
- - - geniturinárias, 678
- - - nutricionais, 677
- - distúrbios gastrointestinais, 678
- - epilepsia, 675
- - espasticidade, 675, 680
- - etiologia, 669
- - fisiopatologia, 680
- - incidência, 669
- - movimentos involuntários, 677
- - sexualidade, 678
- - tratamento, 682
- - - clínico, 675
- - - neurocirúrgico, 682
- - visão do odontólogo, 685
- de Wernicke infantil, 727
- epiléptica, 249
- - infantil precoce, 258
- - precoce com surto-supressão, 249
- hepática, 161
- hipóxico-isquêmica, 83, 139
- - do neonato, 227-236
- - - abordagem das convulsões, 234
- - - abordagem do edema cerebral, 234
- - - estratégias terapêuticas, 234
- - - exames, 232
- - - exames de imagem, 229
- - - exames neurofisiológicos, 229
- - - fisiopatologia da lesão cerebral, 227
- - - incidência e aspectos etiológicos, 227
- - - investigações complementares, 229
- - - marcadores bioquímicos, 231
- - - neuropatologia e aspectos clínicos correlatos, 232
- - - prognóstico, 235
- - - síndromes clínicas, 228
- - e crises convulsivas, 245
- leve, 228
- mioclônica precoce, 258
- moderada, 228
- por HIV, 141
- severa, 228
Enurese noturna, 345
Enxaqueca basilar, 729
Ependimite granular, 96
Ependimomas, 911, 926, 939, 942
Epilepsia(s), 133, 151, 257
- benigna, 258
- - com paroxismos, 261

- - - centrotemporais, 259
- - - occipitais, 261
- - do lactente, 258
- crise(s), 257
- - febril, 265
- - neonatais, 257
- doenças neurológicas em mulheres com, em idade reprodutiva, 71
- e malformações do desenvolvimento cortical, 266
- e neurocisticercose, 395
- e paralisia cerebral, 675
- esporte e crianças, 270
- fatores para ocorrência de, 274
- focais, 885
- graves, 262
- mioclônica, 261
- - grave do lactente, 265
- - juvenil, 261
- - precoce de Aicardi, 249
- mioclônico-astática, 265
- na infância, tratamento cirúrgico da, 881-893
- - complicações e prognóstico, 892
- - etiologia, 882
- - objetivos, seleção de pacientes para cirurgia, 882
- - princípios gerais e conceitos, 881
- - quadro clinicoeletrográfico e principais síndromes epilépticas, 883
- - técnicas cirúrgicas, 886
- parcial benigna do lactente, 258
- qualidade de vida na infância e adolescência, 270
- refratárias da infância, indicações cirúrgicas, 319-330
- - considerações gerais, 319
- - contraindicações, 321
- - desejo e colaboração, 321
- - desenvolvimento neuropsicomotor, 320
- - índice e indicadores de refratariedade, 320
- - investigação pré-cirúrgica, 322
- - - diagnóstico topográfico clínico, 322
- - - diagnóstico topográfico neurofisiológico, 322
- - - diagnóstico topográfico neuropsicológico, 322
- - - diagnóstico topográfico por neuroimagem, 323
- - - potenciais evocados somatossensitivos, 323
- - momento da cirurgia, 321
- - natureza da lesão, 321
- - objetivos da cirurgia, 321
- - probabilidade de remissão, 320
- - refratariedade, 319
- - - ao tratamento medicamentoso, 319
- - - *versus* pseudorrefratariedade, 319

- - resultados, 324
- - - avaliação dos, 324
- - síndromes epilépticas catastróficas, 324
Equilíbrio, exame do, 31
Erros inatos do metabolismo, 529-538
- de carboidratos, 557-567
- - distúrbios do metabolismo da frutose, 564
- galactosemias, 563
- glicogenoses, 557
- - - tipo Ia, 558
- - - tipo Ib, 559
- - - tipo II, 561
- - - tipo III, 560
- - - tipo IV, 560
- - - tipo V, 561
- - - tipo VI, 561
- - - tipo VII, 561
- - - tipo IX, 561
- - hipoglicemia hiperinsulinêmica persistente, 565
- e crises convulsivas, 247
- exames laboratoriais, 532
- - no lactente e na criança maior, 533
- - no período neonatal, 532
- manifestações clínicas gerais, 529
- - no lactente e na criança maior, 530
- - no período neonatal, 530
Escaras de decúbito, 862
Esclerose, 59, 609
- múltipla, 409-413, 727
- - aspectos anatomopatológicos, 409
- - aspectos clínicos, 410
- - conduta, 412
- - critérios diagnósticos, 411
- - diagnóstico diferencial, 411
- - epidemiologia, 409
- - exames complementares, 412
- - patogênese, 409
- tuberosa, 59, 79, 324, 609, 884
- - aconselhamento genético, 611
- - clínica, 609
- - diagnóstico, 611
- - exames complementares, 611
- - genética e prevalência, 609
- - manifestação(ões), 610
- - - cardíaca, 610
- - - dentárias, 610
- - - dermatológicas, 610
- - - intestinais, 610
- - - neurológicas, 610
- - - oculares, 610
- - - pulmonares, 610
- - - renais, 610
- - patogênese e patologia, 609
- - tipos 1 e 2, 203
- - tratamento, 611

Esfingolipidoses, 573
- distúrbio no trânsito celular do colesterol, 579
- esfingomielinoses, 576
- galactosilceramidoses, 577
- gangliosidoses, 573
- glicosilceramidoses, 576
- sulfatidoses, 578
Esfingomielinoses, 576
Espaços perivasculares de Virchow-Robin, 96
Espasmos infantis, 279-285, 324
- apresentação clínica, 280
- classificação, 279
- definição, 279
- diagnóstico diferencial, 282
- epidemiologia, 279
- patogenia, 280
- prognóstico, 284
- propedêutica, 280
- tratamento, 282
Espasticidade e paralisia cerebral, 675, 680
Espectroscopia por ressonância magnética, 92
Espinha(s), 503
- bífida(s), 52
- - ocultas, 198
- rígida, distrofia muscular congênita tipo, 503
Esquizencefalia, 58, 80, 269
- e esquizencefalia associada a
    polimicrogíria, 207
Esquizofrenia, 138
Estado
- de mal de ausências atípicas, 727
- de mal epiléptico, 288, 417-430
- - classificação, 419
- - definição, 417
- - diagnóstico, 421
- - etiologia, 418
- - fisiopatologia, 418
- - incidência, 418
- - prognóstico, 428
- - propedêutica, 421
- - tratamento, 422
- - - cetamina, 428
- - - corticoides e imunoglobulina, 428
- - - diazepam, 423
- - - farmacológico, 423
- - - fenitoína, 425
- - - fenobarbital sódico, 426
- - - isoflurano, 428
- - - levetiracetam, 428
- - - lidocaína, 428
- - - midazolam, 425
- - - propofol, 427
- - - suporte avançado de vida, 422
- - - tiopental, 425
- - - topiramato, 427
- - - valproato, 427

Estimulação
- da linguagem, observações e orientações, 41
- do nervo vago, 890
- visual na criança com disfunção
    neurológica, 835-843
- - avaliação funcional da visão, 840
- - baixa visão, 836
- - considerações morfológicas da visão, 836
- - desenvolvimento visual, 837
- - pontos básicos do programa de
    treinamento, 842
- - processos envolvidos na função visual, 836
- - programa de, e desenvolvimento da
    eficiência visual, 840
Estrabismo, 35
Estresse, úlceras gastroduodenais de, 461
Estruturas cerebrais, divisão e origem das, 47
Éteres de fosfolípides, defeitos da síntese de, 595
Etossuximida, 302
Exame(s)
- da audição, 9
- da cabeça, 3
- da visão, 9
- de fundo de olho, 9
- do desempenho na idade escolar, 39
- neurológico, 23-32, 254, 480
- - circunstâncias em que é realizado o, 2
- - coordenação motora, 30
- - e crises convulsivas, 254
- - equilíbrio, 31
- - estado mental, 23
- - motricidade, 28
- - - força muscular, 28
- - - reflexa, 29
- - movimentos involuntários, 29
- - nervos cranianos, 23
- - nistagmo, 27
- - - fisiológico, 27
- - - patológico, 27
- - no primeiro ano de vida, 13-21
- - - primeiro trimestre, 17
- - - quarto trimestre, 20
- - - reflexos primários, 16
- - - reflexos primários de Moro, 17
- - - reflexos primários de preensão palmar e
    plantar, 17
- - - reflexos primários e marcha reflexa, 17
- - - reflexos primários tônico-cervical
    assimétrico, 17
- - - segundo trimestre, 17
- - - terceiro trimestre, 19
- - sensibilidade, 31
- - tônus muscular, 29
- oftalmológico, 255
Excitabilidade, 35
Exercício físico, discinesia paroxística induzida
    pelo, 339
Extensibilidade muscular, 830

F

Fabry, doença de, 526, 579
Felbamato, 290, 307
Fenilcetonúria, 551
Fenitoína, 67, 300, 425
Fenobarbital, 67, 300
- sódico, 426
Fenótipos, 604
Feto, 95
- neurossonografia do embrião e do, 46
- ressonância magnética do, 95
F-fluoro-2-deoxiglicose, 132
Fibras, desproporção de, 520
- congênita, 505
- tipos de fibras, 520
Filo terminal espessado, 869
Fisioterapia, 37
- ações da, na criança com disfunção
    neurológica, 825-843
- - abordagem musculoesquelética na avaliação
    e intervenção, 825-834
- - - avaliação fisioterapêutica, 828
- - - caso clínico, 829
- - - estratégias de recrutamento muscular, 827
- - - modelagem esquelética e muscular, 826
- - estimulação visual, 835-843
- - - avaliação funcional da visão, 840
- - - baixa visão, 836
- - - considerações morfológicas da visão, 836
- - - desenvolvimento visual atípico, 837
- - - desenvolvimento visual típico, 837
- - - pontos básicos do programa de
    treinamento, 842
- - - processos envolvidos na função visual, 836
- - - programa de, e desenvolvimento da
    eficiência visual, 840
- e terapia ocupacional, 37
- - considerações práticas, 39
- - exame do desempenho na idade escolar, 39
- - instrumentos usados na detecção precoce de
    transtornos do desenvolvimento, 38
- - testes para acompanhar o desenvolvimento, 38
Fístulas liquóricas, 862
- pesquisas de, 144
Fluoreto tópico, 690
Fluxo arterial cerebral, 49
Fonoaudiologia, 40
- ações da, na criança com disfunção
    neurológica, 817-823
- - comunicação, 820
- - considerações gerais, 817
- - deglutição, 818
- - funções, 817
- - mastigação, 819
- - respiração e voz, 820
- - sucção, 818
- - terapia fonoaudiológica, 822

Índice Remissívo

- avaliação do desenvolvimento da linguagem, 41
- avaliação dos órgãos fonoarticulatórios, 40
- estimulação da linguagem, observações e orientações, 41
- hábitos orais, observações e orientações, 40
- triagem auditiva comportamental, 41
Força muscular, 28, 830
Fosfolípides, éteres de, defeitos da síntese de, 595
Fratura craniana, 450
Friedreich, ataxia de, 734
Frutose, 564
- distúrbios do metabolismo da, 564
- intolerância hereditária a, 564
Frutose-1,6-difosfatase, deficiência de, 565
Fucosidose, 587
Função motora, prognóstico da, em indivíduos com paralisia cerebral, 695-703

G

Gabapentina, 306
Galactosemias, 563
Galactosilceramidoses, 577
Galactossialidose, 585
Galeno, veia de, 79
- aneurismas da, 61
- malformação da, 79, 646
Gânglios basais, lesão dos, e do tálamo, 84
Gangliosidoses, 573
Gaucher, doença de, 576
Gene(s), 639
- supressores de tumores, síndromes de, 639
- VLDLR, hipoplasia cerebelar associada ao, 732
Genética mitocondrial, 599
Germinomas, 59, 916
Gierke, doença de von, 558
Giros, sulcos e, 77
Glicogenose(s), 557
- tipo Ia, 558
- tipo Ib, 559
- tipo II, 561, 590
- tipo III, 560
- tipo IV, 560
- tipo V, 561
- tipo VI, 561
- tipo VII, 561
- tipo IX, 561
Glicoproteínas, distúrbios da degradação de, 586
- aspartilglicosaminúria, 587
- doença de Schindler, 588
- fucosidose, 587
- α-manosidose, 586
- manosidose, 587
Glicose, distúrbio do transporte de, 248

Glicosilação, distúrbios de, 742
- da α-distroglicana, distrofia muscular congênita em função de, 503
Glicosilceramidoses, 576
Glioma(s), 912
- da pineal, 916
- das vias ópticas, 902
- de baixo grau, 942
- de tronco cerebral, 942
Granuloma eosinofílico, 934
Guillain-Barré, síndrome de, 726

H

Hábitos orais, observações e orientações, 40
Hamartomas hipotalâmicos, 885
Hematoma(s), 453
- intracerebral, 455
- intracranianos, 453
Hemimegalencefalia, 268
- com células em balão, 205
- sem células em balão, 203
Hemiparesia, 28
Hemiplegia aguda infantil, 656
Hemisferectomias, 889
Hemisferotomias, 889
Hemorragia(s), 81
- cerebelares, 83
- e crises convulsivas, 245
- epidural, 82, 241
- intracerebelar, 241
- intracerebrais, 83
- intraparenquimatosa, 240
- no período neonatal, 237-242
- - do prematuro, 237
- - e crises convulsivas, 245
- prevenção, 72
- subaracnóidea, 82, 240
- - e crises convulsivas, 245
- - traumática, 455
- subdural, 83, 239
- - e crises convulsivas, 245
Herança, 630
- classificação das desordens genéticas de acordo com a, 630
- materna, 599
Herniação, 477
- central, 477
- síndromes de, 477
- uncal, 477
Herpes simples, 223
- diagnóstico, 225
- manifestações clínicas, 224
- neuropatologia, 223
- tratamento, 225
Herpes-zoster, complicações neurológicas no, 371

Heteroplasmia, 599
Heterotopia, 206
- laminar subcortical, 268
- nodular, 268
- - periventricular, 268
- - unilateral, 268
Hibridização de DNA, aplicações de, 638
Hidranencefalia, 62, 80
Hidratação, 461
Hidrocefalia, 57, 80, 144, 197, 853-858, 862
- abordagem a, 919
- - neuroendoscopia, 919
- - radiocirurgia estereotáxica, 920
- - radioterapia e quimioterapia, 919
- classificação, 854
- conceito, 853
- congênita, 200
- diagnóstico, 855
- epidemiologia, 854
- etiologia, 854
- exames complementares, 855
- fisiopatologia, 854
- história, 853
- tratamento, 856
- - cirúrgico, 855
- - clínico, 855
- - indicações de, 856
- - método de, 856
Higienização bucal, 687
Hiperatividade, transtornos do déficit da atenção com, 137, 751-775
- abordagem da neurologia, 751-762
- - definição, 751
- - etiologia, 752
- - fisiopatologia e neuroquímica, 752
- - histórico e epidemiologia, 751
- - neuroimagem, 755
- - quadro clínico, 756
- - tratamento, 757
- - - eficácia da terapêutica medicamentosa, 758
- - - intervenções escolares, 757
- - - intervenções fora da escola, 757
- - - psicoeducação, 757
- abordagem da psiquiatria, 762-769
- - dados epidemiológicos, 763
- - diagnóstico, 766
- - escola, 766
- - etiologia, 763
- - família, 764
- - fisiopatologia, 763
- - quadro clínico, 763
- - tratamento, 767
- abordagem psicológica, 769-775
- - avaliação neuropsicológica, 772
- - desenvolvimento dos sintomas, 770

- - funções executivas, 770
- - neuropsicologia, 770
- - orientação aos pais, 773
- - orientação aos professores, 774
- - prognóstico, 773
- - tríade clássica, 769
Hipercoagulabilidade, avaliação de, 658, 663
Hiperekplexia, 339
Hiperemia encefálica, 455
Hiperglicemia, 161
Hiperglicinemia não cetótica, 552
Hiperinsulinismo congênito, 565
Hipernatremia, 247
Hiperprolactinemia, 896
Hipersonias, 174
Hipersonolência diurna, controle da, 343
Hipertensão intracraniana, 905
- limites para o tratamento da, e da pressão da perfusão encefálica, 458
Hiperventilação, uso de, no controle da pressão intracraniana, 459
Hipocalcemia, 247
Hipoglicemia, 161, 247
- hiperinsulinêmica persistente, 565
Hipomagnesemia, 247
Hiponatremia, 247
Hipoplasia cerebelar associada ao gene VLDLR, 732
Hipotermia, efeitos da, 139
Hipotonia, 498
- de tronco, 36
- muscular de causa central, 498
Hipoventilação central, síndrome de, 344
Hipoxia, 139
- fetal, prevenção de, 71
Hippel-Lindau, doença de Von, 61, 662
Hipsarritmia, 158
HIV, 379 (v.t. AIDS)
- encefalopatia por, 141
- infecção vertical pelo, diagnóstico laboratorial da, 380
HIV-1, classificação das crianças infectadas pelo, 381
Holoprosencefalia, 55, 80, 199
Hormônio(s), 284
- adrenocorticotrófico, 283
- liberador de tireotrofina, 284
Hunter, doença de, 583
Hurler, doença de, 582

I

Idade
- escolar, exame do desempenho na, 39
- gestacional, 10
Impressão genômica, desordens de, 634
Imunoglobulina, 428
Imunomoduladores, 412

Inclusão escolar, o diagnóstico, a escola e a decisão pela inclusão, 785-794
Infância (v.t. Criança)
- ataxia na, e adolescência, 725-749
- cefaleia na, e adolescência, 331-336
- crises convulsivas na, 257-272
- distúrbios de movimento na, 715-724
- doenças vasculares cerebrais na, e adolescência, 655-667
- epilepsia na, 319-330, 881-893
- líquido cefalorraquidiano na, 189-192
- meningites bacterianas na, 349-357
- mioclonias beningas da, 339
- neurotuberculose na, 359-364
- quimioterapia nos tipos mais comuns de tumores cerebrais na, e adolescência, 942
- traumatismo cranioencefálico na, 447-463
- tumores hemisféricos na, 905
- vertigem paroxística benigna da, 338
Infarto hemorrágico periventricular, 234
Infecção(ões)
- bacterianas, 84
- congênitas e perinatais, 211-226
- - citomegalovirose, 217
- - herpes simples, 223
- - rubéola, 219
- - sífilis, 221
- - toxoplasmose, 214
- do sistema nervoso central, 108
- - adquiridas, e crises convulsivas, 246
- - congênitas, e crises convulsivas, 246
- e coma infantil, 479
- fúngicas, 85
- intracranianas, 84
- parasitárias do sistema nervoso, 389-400
- - mielorradiculopatia esquistossomótica, 389-394
- - - ciclo do *S. mansoni*, 390
- - - diagnóstico, 390
- - - diagnóstico diferencial, 392
- - - diagnóstico presuntivo, 392
- - - epidemiologia, 389
- - - patogenia, 389
- - - prognóstico, 393
- - - quadro clínico, 390
- - - tratamento, 393
- - neurocisticercose, 394-400
- - - diagnóstico, 396
- - - epidemiologia, 394
- - - exames de imagem, 397
- - - exames sorológicos, 398
- - - fisiopatologia, 395
- - - quadro clínico, 395
- - - sintomatologia, 395
- - - tratamento, 398
- pelo HIV, 380
- - classificação das crianças com, 381
- - vertical, diagnóstico laboratorial da, 380

Informação genética, bases moleculares da, 629
Inibidores seletivos da recaptação da serotonina, 799
Iniencefalia, 52
Injeção ventricular, 144
Insônia psicológica, 345
Instrumentos usados na detecção precoce de transtornos do desenvolvimento, 38
Intolerância hereditária à frutose, 564
Intoxicação(ões), 479, 530
- exógena, 726
Intratecais, 682
Iodo-123-iodoanfetaminas, 132
Irritabilidade, 35
Isoflurano, 428
Isoprenoides, defeitos na síntese de, 595

J

Jactatio capitis nocturna, 346
Joubert, síndrome de, 731

K

Kearns-Sayre, síndrome de, 604
Kinsbourne, síndrome de, 726
Klipplel-Trenaunay, síndrome de, 662
Krabbe, doença de, 577

L

Laboratório de erros inatos do metabolismo, 537
Lactente(s)
- doenças neuromusculares no recém-nascido e, 499
- - amiotrofia espinal, 499
- - miastenia grave, 501
- - miopatias, 502
- - - congênitas, 504
- - - distrofia muscular congênita, 502
- - - forma infantil da distrofia facioescapuloumeral, 506
- - - metabólicas, 506
- - - síndromes miotônicas, 505
- - polineuropatias hereditárias sensitivo-motoras, 501
- epilepsia do, 265
- - mioclônica, 265
- - - benigna, 258
- - - grave, 265
- - parcial benigna, 258
- principais causas cerebrais não progressivas e progressivas no recém-nascido e, 507
Lamotrigina, 67, 290, 305
Landau-Kleffner, síndrome de, 885
Landing, doença de, 575
Lange, Cornelia de, síndrome de, 625
Látex, alergia ao, 862

Índice Remissívo

Leigh, 605
- doença de, 742
- síndrome de, 605
Lennox-Gastaut, síndrome de, 263, 287-292, 884
- crises, 288
- - atônicas, 288
- - de ausência atípica, 288
- - mioclônicas, 288
- - tônicas, 287
- diagnóstico, 287
- - diferencial, 290
- epidemiologia, 287
- estado de mal epiléptico, 288
- etiologia, 287
- exames complementares adicionais, 288
- padrão eletroencefalográfico, 288
- prognóstico, 291
- retardo mental e/ou deterioração cognitiva, 288
- tratamento, 290
Leroy, doença de, 585
Lesão(ões)
- axonal difusa, 453
- cerebral(is), 477
- - destrutivas, 58
- - - calcificação cerebral, 58
- - - porençefalia, 58
- - - tumores intracranianos, 59
- - estruturais, 477
- - fisiopatologia da, 227
- - parassagital, 232
- dos gânglios basais e do tálamo, 84
- isquêmicas focais, 83, 233
- neurológicas neonatais, etiologias das, 10
- - não relacionadas com a idade gestacional, 10
- - relacionadas com a idade gestacional, 10
- vasculares, 61
- - aneurismas da veia de Galeno, 61
- - hemorragia intracraniana, 61
- - hidranencefalia, 62
Lesionectomias, 888
Leucemias agudas, 939
Leucodistrofia(s), 528
- de células globoides, 577
- metacromática, 578
Leucoencefalopatia, 372
- megalencefálica com cistos temporais, 740
- multifocal progressiva, 372
Leucomalacia periventricular, 83, 233
Levetiracetam, 71, 307, 428
Lidocaína, 428
Linfócitos T CD4+, 381
Linfomas, 939
- de Burkitt, 939
- linfoblásticos, 939

Linguagem, 41
- desenvolvimento da, avaliação do, 41
- estimulação da, 41
Lípides, metabolismo dos, 528
Lipofuscinoses, 588
- ceroides, ataxias ligadas a, 742
- quadro clínico, 589
Lipomeningocele, 198
Lipomielomeningocele, 868
Líquido cefalorraquidiano, 361
- na infância, 189-192
- - composição, 190
- - formação, circulação e absorção, 189
- - vias de punção, 190
Liquor, 369, 412
- bloqueio espinal do, 145
- drenagem de, para controle da pressão intracraniana, 459
- fisiologia normal do, 143
- fisiopatologia dos distúrbios do, 143
- pesquisa monoclonal no, 369
- vírus isolado de, 367
Lisencefalia, 80
Lisossomopatias, 569-593
- ataxias ligadas a, 742
- diagnóstico laboratorial, 572
- fisiopatologia das doenças lisossomiais, 569
- quando suspeitar de uma, 570
- síntese das, 573
- - distúrbios da degradação de glicoproteinas, 586
- - - aspartilglicosaminúria, 587
- - - doença de Schindler, 588
- - - fucosidose, 587
- - - α-manosidose, 586
- - - β-manosidose, 587
- - esfingolipidoses, 573
- - - distúrbio no trânsito celular do colesterol, 579
- - - esfingomielinoses, 576
- - - galactosilceramidoses, 577
- - - gangliosidoses, 573
- - - glicosilceramidoses, 576
- - - sulfatidoses, 578
- - glicogenose II, 590
- - lipofuscinoses, 588
- - - quadro clínico, 589
- - mucopolissacaridoses, 580
- - - doença de Hunter, 583
- - - doença de Hurler, 582
- - - doença de Maroteaux-Lamy, 584
- - - doença de Morquio, 583
- - - doença de Sanfilippo, 583
- - - doença de Scheie, 582
- - - doença de Sly, 584
- - - manuseio e seguimento dos pacientes com, 584

- - oligossacaridoses, 584
- - - sialidoses, 584
- - terapia, 591
- - - de reposição enzimática, 590
- - - gênica, 591
- - - para redução do substrato, 591
- - transplante de medula óssea alogênico ou de sangue de cordão, 590
- - tratamento sintomático, 591
Lisencefalia, 62, 205, 268
- associada a síndrome de Miller Dicker, 205
- clássica, 205
- ligada ao cromossomo 17 e cromossomo X, 205
- tipo II, 206
Lobectomia temporal, 889
Louis-Bar, síndrome de, 613

M

Mácula, mancha vermelho-cereja na, 532
Mal epiléptico, estado de (v. Estado de mal epiléptico)
Malformação(ões)
- aneurismática, 646
- arteriovenosas, 660
- cerebrais, 144
- da veia de Galeno, 79, 646
- de Arnold-Chiari, 79
- de Dandy-Walker, 56, 200
- do desenvolvimento cortical, 62
- - aspectos clínicos das, 269
- - epilepsia e, 266
- - lisencefalia, 62
- - microcefalia, 62
- do sistema nervoso central, 193
- - associadas a mielomeningocele, 197
- - definições, frequência e fatores etiológicos, 193
- - desenvolvimento normal, 194
- - distúrbios, 199
- - - da neurulação e formação caudal do tubo neural, 196
- - - do desenvolvimento do prosencéfalo, 199
- - formação do tubo neural, 195
- do tubo neural, 66
- vasculares de medula, 122
Mancha vermelho-cereja, 532, 585
Manobra do cachecol, 5
Marcadores
- bioquímicos, 231
- tumorais, 917
Marcha(s), 17
- com apoio com uma das mãos, 20
- com o uso de órteses *Theratogs*, 832
- reflexa, 17
- sem apoio, 20

Marinesco-Sjögren, síndrome de, 740

Maroteaux-Lamy, doença de, 584

Mastigação e a criança com disfunção neurológica, 819

Matriz
- germinal, 77
- mitocondrial, defeito em proteína transportadora de substrato para a, 596

Maturação cerebral, 153

McArdle, doença de, 561

Medicina nuclear em neurologia infantil, 130-146
- aplicações clínicas, 133
- - distúrbios do desenvolvimento e distúrbios neuropsiquiátricos, 137
- - doenças cerebrovasculares, 135
- - efeitos da hipotermia e hipoxia, 139
- - encefalites e meningites, 141
- - encefalopatia, 141
- - - hipóxico-isquêmica, 139
- - - por HIV, 141
- - epilepsia, 133
- - morte encefálica, 135
- - tumores primários do sistema nervoso central, 141
- aquisição de imagens, 133
- estudos do trânsito liquórico, 143
- - aplicações clínicas, 144
- - - bloqueio espinal do líquor, 145
- - - derivações liquóricas, 145
- - - hidrocefalia, 144
- - - malformações cerebrais, 144
- - - pesquisa de fístulas liquóricas, 144
- - cisternografia radioisotópica normal, 144
- - fisiologia normal do líquor, 143
- - fisiopatologia dos distúrbios do líquor, 143
- - técnica da cisternografia radioisotópica, 143
- radiofármacos, 130

Medula, 946
- malformações vasculares de, 122
- óssea, transplante de, 590
- - alogênico ou de sangue de cordão, 590
- - autólogo, 946
- presa, 198

Meduloblastoma, 923, 938, 942

Megalencefalia, 203

Meios de contraste, 88

MELAS, 605
- avaliação de, 664

Membrana de oxigenação extracorpórea, complicações da, 135

Membros, 3
- inferiores, 5
- - órteses para, 831
- - tônus de, 5
- superiores, tônus de, 5

Meningiomas da região da pineal, 917

Meningites, 141, 159
- bacterianas, 246
- - na infância, 349-357
- - - complicações, 354
- - - diagnóstico, 350
- - - diagnóstico diferencial, 352
- - - etiologia, 349
- - - fisiopatologia, 350
- - - parâmetros liquóricos por faixa etária, 351
- - - profilaxia de contatos, 354
- - - profilaxia vacinal, 354
- - - prognóstico, 357
- - - quadro clínico, 350
- - - recomendações para repetição de punção lombar em 24 a 36 horas de antibióticos, 351
- - - tratamento, 352
- - - vias de infecção, 349

Meningocele, 198, 862

Meningoencefalite tuberculosa, complicações mais frequentes da, 362

Meningoencefalocele, 871-873
- classificação, 871
- exames, 872
- prognóstico, 872
- quadro clínico, 871
- tratamento, 872

MERRF, 605

Metabolismo
- distúrbios do, 528
- - da frutose, 564
- - dos lípides, 528
- erros inatos do, 529-538
- - de carboidratos, 557-567
- - - distúrbios do metabolismo da frutose, 564
- - - galactosemias, 563
- - - glicogenoses, 557
- - - hipoglicemia hiperinsulinêmica persistente, 565
- - e crises convulsivas, 247
- - exames laboratoriais, 532
- - - no lactente e na criança maior, 533
- - - no período neonatal, 532
- - manifestações clínicas gerais, 529
- - - no lactente e na criança maior, 530
- - - no período neonatal, 530

Metabólitos, análise de, 537

Metilfenidato, 343, 758

Metionina marcada com carbono-11, 132

Miastenia grave, 501

Microcefalia, 62
- radial, 203
- vera, 203

Microdisgenesias, 208

Midazolam, 425

Mielina, doença da, 740

Mielinização, 97
- terminal, áreas de, 95

Mielocistocele, 198

Mielomeningocele, 196, 859
- complicações pós-operatórias e evolução da doença, 862
- considerações anatômicas, 860
- cuidados pós-operatórios, 862
- definição, 859
- diagnóstico, 859
- parto, 860
- período neonatal, 860
- principais malformações cranianas associadas a, 197
- prognóstico, 862
- tratamento cirúrgico, 860

Mielorradiculopatia esquistossomótica, 389-394
- ciclo do S. mansoni, 390
- diagnóstico, 390
- - diferencial, 392
- - presuntivo, 392
- epidemiologia, 389
- patogenia, 389
- prognóstico, 393
- quadro clínico, 390
- tratamento, 393

Mielosquise, 197

Migração neuronal, 201
- distúrbios da, 205

Migrânea, 333, 658

Miller Dicker, síndrome de, lisencefalia associada a, 205

Mioclonias, 346
- benignas da infância, 339
- neonatais benignas do sono, 339
- síndrome de, 585

Miopatia(s), 502
- congênita(s), 504, 513-522
- - a corpos hialinos, 521
- - a crescentes subsarcolemais, 521
- - central core e minicore, 504
- - centronuclear, miotubular, 505
- - com acúmulo proteico, 520
- - com focos e corpos nemalínicos, 519
- - com núcleos centrais, 519
- - desproporção de tipos de fibras, 520
- - dos focos centrais, 515
- - dos multiminifocos, 516
- - epidemiologia, 515
- - nemalínica, 504, 517
- - tipo surplus, 505
- distrofia muscular congênita, 502
- forma infantil da distrofia facioescapuloumeral, 506
- metabólicas, 506
- síndromes miotônicas, 505

Mitocôndrias, fisiologia das, 599

Índice Remissívo

Mitocondriopatias, 599-606, 742
- características clínicas comuns, 601
- classificação, 601
- diagnóstico por imagem, 602
- fisiologia das mitocôndrias, 599
- genética mitocondrial, 599
- herança materna, 599
- morfologia, 600
- quadro clínico específico, 604
- quadro laboratorial, 603
- tratamento, 604
Modafinila, 344, 760
Monitoração
- da pressão intracraniana, indicações para, 458
- videoeletroencefalográfica, 167
Monoparesia, 28
Monoterapia *versus* politerapia, 294
Moro, reflexo de, 17
Morquio, doença de, 583
Morte encefálica, 135
- aspectos médicos e jurídicos, 489
- conceito de, 489
- exames complementares, 490
Motricidade, 28
- reflexa, 29
Movimento(s), 29
- distúrbios de, 339
- - na infância, 715-724
- - - coreia, 715
- - - distonia, 720
- - - parkinsonismo, 724
- - - tique, 718
- - - tremor, 723
- involuntários, 29
- - e paralisia cerebral, 677
- oculares, 483
- rítmicos do sono, distúrbios de, 346
Moyamoya, doença de, 135, 656
Mucolipidose, 585
- II, 585
- III, 586
- IV, 586
Mucopolissacaridoses, 580
- doença de Hunter, 583
- doença de Hurler, 582
- doença de Maroteaux-Lamy, 584
- doença de Morquio, 583
- doença de Sanfilippo, 583
- doença de Scheie, 582
- doença de Sly, 584
- manuseio e seguimento dos pacientes com, 584

N

Narcolepsia, 343
Necrose neuronal, 232

Nefrossialidose, 585
Neonatos, doenças vasculares cerebrais em, e crianças, 643-649
- casos ilustrativos, 647
- introdução a neurorradiologia intervencionista, 643
- malformação aneurismática da veia de Galeno, 646
- *shunts* arteriovenosos durais, 643
Neoplasias, 105, 118
- extramedulares, 120
Nervo(s), 23
- abducente, 16
- acessório, 16
- cranianos, 15, 23
- - exame dos, 24
- - função motora dos, 26
- facial, 15
- glossofaríngeo, 16
- hipoglosso, 16
- oculomotor, 15
- olfatório, 15
- óptico, 15
- trigêmeo, 16
- troclear, 16
- vago, 16
- - estimulação do, 890
- vestibulococlear, 16
Neuroaids, 379-388
- classificação das crianças infectadas pelo HIV-1, 381
- complicações neurológicas da AIDS, 383
- diagnóstico, 380
- - das manifestações neurológicas, 386
- - laboratorial da infecção vertical pelo HIV, 380
- etiologia e imunopatogênese, 379
- mecanismos de transmissão vertical, 380
- tratamento antirretroviral, 381
Neurocisticercose, 394-400
- diagnóstico, 396
- epidemiologia, 394
- exames, 398
- - de imagem, 397
- - sorológicos, 398
- fisiopatologia, 395
- quadro clínico, 395
- sintomatologia, 395
- tratamento, 398
Neuroendoscopia, 857, 919
Neurofibromatose, 59, 607
Neuroinfecção, 159
Neurologia infantil, medicina nuclear em, 130-146
- aplicações clínicas, 133
- - distúrbios do desenvolvimento e distúrbios neuropsiquiátricos, 137

- - doenças cerebrovasculares, 135
- - efeitos da hipotermia e hipoxia, 139
- - encefalites e meningites, 141
- - encefalopatia, 141
- - - hipóxico-isquêmica, 139
- - - por HIV, 141
- - epilepsia, 133
- - morte encefálica, 135
- - tumores primários do sistema nervoso central, 141
- aquisição de imagens, 133
- estudos do trânsito liquórico, 143
- - aplicações clínicas, 144
- - - bloqueio espinal do líquor, 145
- - - derivações liquóricas, 145
- - - hidrocefalia, 144
- - - malformações cerebrais, 144
- - - pesquisa de fístulas liquóricas, 144
- - cisternografia radioisotópica normal, 144
- - fisiologia normal do líquor, 143
- - fisiopatologia dos distúrbios do líquor, 143
- - técnica da cisternografia radioisotópica, 143
- radiofármacos, 130
Neuromesoectodermoses, 248
Neuromielite óptica, 415
Neuropatias hereditárias, 523-528
- com distúrbio metabólico conhecido, 526
- degenerações multissistêmicas, 528
- distúrbios do metabolismo dos lípides, 528
- leucodistrofias, 528
- miscelânea, 528
- sensitivoautonômicas, 526
- sensitivo-motoras, 523
- - achados patológicos, 525
- - classificação genética, 524
- - condução nervosa e achados eletromiográficos, 525
- - manifestações clínicas, 523
Neuropediatria, 34
- avaliação neurológica, 34
- - do décimo ao décimo segundo mês de vida, 37
- - do primeiro ao terceiro mês de vida, 34
- - do quarto ao sexto mês de vida, 35
- - do sexto ao nono mês de vida, 36
- ressonância magnética em, 87
- tomografia computadorizada em, 87
Neuropediatria, biologia molecular em, 629-642
- bases moleculares da informação genética, 629
- classificação das desordens genéticas, 630
- - de acordo com a anomalia cromossômica ou mutação, 631
- - - de impressão genômica, 634
- - - de ponto, 634
- - - estruturais, 634

- - - expansão de trinucleotídeos repetitivos, 635
- - - numéricas, 631
- - - número variável de cópias de segmentos genômicos, 635
- - - polimorfismos de aminoácidos, 634
- - - variações do efeito da mutação na doença, 635
- - de acordo com a herança, 630
- - funcional, 639
- perspectivas, farmacogenômica, 641
- testes diagnósticos, 636
- - aplicações de hibridização de DNA, 638
- - aplicações do diagnóstico molecular, 638
- - PCR, 636
- - sequenciamento do DNA, 637
- - *Southern e Northern blots*, 636
Neurorradiologia intervencionista, introdução a, 643
Neurorreceptores, radiofármacos com afinidade por, 132
Neurossonografia do embrião e do feto, 46
- embriologia do sistema nervoso central e sua correlação anatomoultrassonográfica, 46
- estudo ultrassonográfico do sistema nervoso central e planos de corte, 49
Neurotuberculose na infância, 359-364
- aspectos radiológicos, 361
- complicações, 362
- diagnóstico, 362
- - diferencial, 362
- - laboratorial, 360
- - técnicas utilizadas para o, no líquido cefalorraquidiano, 361
- patogênese, 359
- quadro clínico, 360
- sinais e sintomas, 360
- tratamento, 362
- - principais fármacos, 363
Neuroviroses, 365-377
- encefalite herpética, 368
- - epidemiologia, 368
- - exames complementares, 369
- - - eletroencefalograma, 369
- - - líquor, 369
- - - PCR no líquor, 369
- - - ressonância magnética de encéfalo, 370
- - - tomografia computadorizada de encéfalo, 369
- - patogenia, 368
- - quadro clínico, 368
- - tratamento, 370
- etiologia, 365
- etiopatogenia, 365
- leucoencefalopatia multifocal progressiva, 372

- manifestações neurológicas do vírus varicela-zoster, 370
- - complicações neurológicas na varicela, 370
- - - cerebelite aguda, 370
- - - encefalite aguda, 371
- - complicações neurológicas do herpes-zoster, 371
- panencefalite esclerosante subaguda, 372
- - anatomia patológica, 373
- - definição, 372
- - diagnóstico, 373
- - epidemiologia, 372
- - etiologia, 372
- - prognóstico, 374
- - quadro clínico, 372
- - tratamento, 373
- propedêutica, 367
- quadro clínico, 367
- síndrome de Reye, 374
- - anatomia patológica, 375
- - definição, 374
- - diagnóstico, 375
- - - diferencial, 375
- - etiologia, 374
- - fisiopatologia, 374
- - incidência, 374
- - prognóstico, 376
- - quadro clínico, 374
- - tratamento, 376
- tratamento, 368
Neurulação, distúrbios da, e formação caudal do tubo neural, 196
Nevo sebáceo, sequência do, 662
Niemann-Pick, doença de, 576
- tipo C, 579
Nistagmo, 27
- a mirada extrema, 27
- fisiológico, 27
- optocinético, 27
- patológico, 27
- por paresia muscular ocular, 27
- vertical com componente rápido para cima, 27
- vestibular, 27
- voluntário, 27
Noonan, síndrome de, 625
Northern blots, 636
Núcleo caudado, 78
- calcificações do, 386
Oclusão vertebrobasilar, 658
Ohtahara, síndrome de, 249, 258
Olhar vertical paroxístico, desvio tônico do, 338
Olho, 9
- angiomatose sistêmica do, 61
- exame de fundo de, 9

Oligofrenia, 708
- grave, 709
- leve, 708
- moderada, 708
- profunda, 709
Oligossacaridoses, 584
Opacificação corneana, 532
Organização cortical, distúrbios da, 207
Órgãos fonoarticulatórios, avaliação dos, 40
Órtese(s), 832
- marcha com o uso de, 832
- para membros inferiores, 831
Ossos do crânio, 63
Osteomas, 933
Osteopetrose, 935
Oxcarbazepina, 67, 307
Oxigenação extracorpórea, membrana de, 135

P

Paciente dismórfico, avaliação clínica do, 618
Panencefalite esclerosante subaguda, 372
- anatomia patológica, 373
- definição, 372
- diagnóstico, 373
- epidemiologia, 372
- etiologia, 372
- prognóstico, 374
- quadro clínico, 372
- tratamento, 373
Papiledema, 25
Papilite, 25
Papiloma de plexo coroide, 59
Paralisia(s)
- cerebral, 137, 669
- - alterações, 678
- - - psiquiátricas, 679
- - - visuais, 678
- - atáxica, 674
- - classificação, 671
- - déficit cognitivo e de aprendizagem, 677
- - desordens, 677
- - - geniturinárias, 678
- - - nutricionais, 677
- - discinética, 673
- - distúrbios gastrointestinais, 678
- - epilepsia, 675
- - espástica, 671
- - - diplégica, 672
- - - hemiplégica, 672
- - - quadriplégica, 671
- - espasticidade, 675, 680
- - etiologia, 669
- - fisiopatologia, 680
- - hipotônica, 674
- - incidência, 669

Índice Remissívo

- - mista, 675
- - movimentos involuntários, 677
- - prognóstico da função motora em indivíduos com, 695-703
- - sexualidade, 678
- - tratamento clínico, 675
- - tratamento neurocirúrgico, 682
- - tratamento ortopédico, 691-693
- - - bloqueio neuromuscular com a toxina botulínica tipo A, 692
- - - correção cirúrgica de deformidade, 692
- - visão do odontólogo, 685
- - - características bucais, 685
- - - controle químico da placa, 690
- - - dieta, 685
- - - fluoreto tópico, 690
- - - higienização bucal, 687
- - - manejo da criança deficiente no zonsultório, 687
- - - métodos de contenção, 688
- - - plano de tratamento, 688
- - - posicionamento na cadeira, 689
- do sono, 181, 346
- - hipnagógica, 343
- - hipnopômpica, 343
Parassonias, 181, 342, 345
- associadas ao sono REM, 181
Parênquima, 77
Paresia muscular ocular, nistagmo por, 27
Parkinsonismo, 724
Paroxismos, epilepsia benigna com, 261
- centrotemporais, 259, 320
- occipitais, 261
PCR, 636
- no líquor, 369
Pé, 8
- ângulo de dorsoflexão do, 6
- clono de, 8
Pediatria, 42
- e o recém-nascido de risco, 42
- eletroneuromiografia em, 183-188
Pelizaeus-Merzbacher, doença de, 743
Perfusão
- cerebral, radiofármacos de, 131
- encefálica, pressão da, 458
- por ressonância magnética, 90
Perímetro cefálico, 3
Período pré-natal, prevenção das doenças neurológicas no, 66
- ácido valproico, 67
- agentes anticonvulsivantes, 67
- benzodiazepínicos, 67
- carbamazepina e oxcarbazepina, 67
- da hemorragia intracraniana, 72
- da hipoxia fetal e perinatal, 71
- em mulheres com epilepsia em idade reprodutiva, 71

- fenitoína, 67
- fenobarbital, 67
- lamotrigina, 67
- levertiracetam, 71
- malformações do tubo neural, 66
- teratógenos, 66
- topiramato, 71
Período neonatal, 530
- erros inatos do metabolismo e manifestações clínicas no, 530
- hemorragias intracranianas no, 237-242
- - epidural, 241
- - intracerebelar, 241
- - intraparenquimatosa, 240
- - peri-intraventricular do prematuro, 237
- - - aspectos neuropatológicos e patogênese, 237
- - - exames complementares e classificação, 238
- - - manifestações clínicas, 238
- - - prevenção e tratamento, 238
- - - prognóstico, 239
- - subaracnóidea, 240
- - subdural, 239
- mielomeningocele no, 860
- sinais de alerta e avaliação neurológica no, 9
Pernas inquietas, síndrome das, 347
Pesadelos, 181, 346
Pineal, tumores da região da, 915-921
- abordagem a hidrocefalia, 919
- - neuroendoscopia, 919
- - radiocirurgia estereotáxica, 920
- - radioterapia e quimioterapia, 919
- anatomia, 915
- - da pineal, 915
- - patológica, 915
- cistos, 916
- conduta terapêutica nos, 918
- coriocarcinoma, 916
- diagnóstico, 917
- fisiopatologia, 915
- germinomas, 916
- gliomas, 916
- incidência, 915
- marcadores tumorais, 917
- meningiomas, 917
- pineoblastomas, 916
- pineocitomas, 916
- sintomatologia, 917
- teratomas típicos e teratoides, 916
- tratamento cirúrgico dos, 918
Pineoblastomas, 916
Pineocitomas, 916
Piridoxina, 284
- deficiência de, 248
- dependência de, 247

Piscamento, reflexo de, 15
Plexo coroide, 59
- cisto de, 63
- papiloma de, 59
- tumores do, 910
Polidistrofia pseudo-Hurler, 586
Poliglutaminas, expansões de, 640
Poligrafia neonatal, 163
- principais achados da polissonografia e seu significado clínico, 164
Polimerase, reação em cadeia da (v. PCR)
Polimicrogíria, 207, 269
- esquizencefalia associada a, 207
Polimorfismos de aminoácidos, 634
Polineuropatias hereditárias sensitivo-motoras, 501
Polirradiculoneurite aguda, 401-404
- clínica, 402
- complicações, 404
- diagnóstico, 402
- - diferencial, 403
- etiopatogenia, 401
- prognóstico, 404
- tratamento, 403
Polissonografia, 173, 343
- principais achados da, e seu significado clínico, 164
- principais indicações da, 174
- - distúrbios respiratórios do sono, 174
- - hipersonias, 174
Politerapia(s), 295
- monoterapia versus, 294
- racionais e crises convulsivas refratárias, 295
Pompe, doença de, 561, 590
Porencefalia, 58
Porfiria, 526
Posição
- em decúbito ventral no terceiro mês, 18
- em pé no terceiro trimestre, 20
- sentada dispensando o apoio das mãos, 19
Potencial(is) evocado(s), 169
- aplicação clínica dos, 169
- auditivo, 171, 255
- cognitivo, 173
- geradores dos, 170
- somatossensitivos, 172, 323
- tipos de, 169
- visuais, 170, 255, 412
Prader-Willi, síndrome de, 620
Preensão
- palmar, evolução da, 21
- reflexo de, palmar e plantar, 17
Prematuro, hemorragia peri-intraventricular do, 237
- aspectos neuropatológicos e patogênese, 237
- exames complementares e classificação, 238
- manifestações clínicas, 238

- prevenção e tratamento, 238
- prognóstico, 239
Pré-natal (v. Período pré-natal)
Pressão
- da perfusão encefálica, limites para o tratamento da hipertensão intracraniana e da, 458
- intracraniana, 459
- - controle da, 458
- - - drenagem de líquor para, 459
- - - uso de hiperventilação no 459
- - - uso de sedativos, analgésicos e bloqueadores neuromusculares para o, 458
- - - uso de terapia hiperosmolar para, 459
- - monitoração da, 458
- - - indicações para, 458
- - - tipo de monitoração preferencial, 458
Primeiro ano de vida, exame neurológico no, 13-21
- primeiro trimestre, 17
- quarto trimestre, 20
- reflexos primários, 16
- - de Moro, 17
- - de preensão palmar e plantar, 17
- - marcha reflexa, 17
- - tônico-cervical assimétrico, 17
- segundo trimestre, 17
- terceiro trimestre, 19
Proliferação neoplásica, 205
Propofol, 427
Prosencéfalo, 199
- clivagem do, 198
- desenvolvimento do, 198
- - distúrbios do, 199
Proteína transportadora de substrato, defeito em, para a matriz mitocondrial, 596
Pseudopapiledema, diferença entre papiledema e, 25
Psicologia e o recém-nascido de risco, 42
Puberdade, distúrbio da, 896
Punção lombar, 144, 249
- recomendações para repetição de, em 24 a 36 horas de antibióticos, 351
Pupilas, tamanho e reatividade das, 481

Q

Qualidade de vida, 949
Quimioterapia, 919
- de tumor(es) cerebral(is), 941-947
- - considerações terapêuticas, 941
- - de resgate com altas doses, em transplante autólogo de medula óssea, 946
- - nos tipos mais comuns, na infância e adolescência, 942
- - questões específicas relacionadas ao tratamento, 941
- - tratamento de, em crianças com menos de 3 anos de idade, 944

R

Radiocirurgia estereotáxica, 920
Radiofármacos, 130
- com afinidade por neurorreceptores, 132
- de perfusão cerebral, 131
- hidrofílicos, 130
Radioterapia, 919
- dos tumores do sistema nervoso central, 937-939
- - princípios básicos, 937
- - técnicas, 938
- - toxicidade, 939
- - tratamento dos tumores, 938
Radiotraçadores tumorais, 132
Rasmussen, 324
- encefalite de, 884
- síndrome de, 324
Reação(ões)
- do paraquedista, 20
- em cadeia da polimerase (v. PCR)
Recém-nacido(s)
- avaliação neurológica do, 1-11
- - características do recém-nascido a termo normal, 2
- - circunstâncias em que é realizado o exame neurológico, 2
- - critérios que definem o ótimo funcionamento do sistema nervoso central no recém-nascido a termo com 2 ou 3 dias de vida, 9
- - do tônus, 5
- - - ativo, 7
- - - passivo, 5
- - etiologias das lesões neurológicas, 10
- - - não relacionadas com a idade gestacional, 10
- - - relacionadas com a idade gestacional, 10
- - exame da cabeça, 3
- - - perímetro cefálico, 3
- - exames complementares e algumas indicações, 10
- - reflexos osteotendinosos ou reflexos musculares profundos, 8
- - sinais de alerta no período neonatal, 9
- convulsões em, aparentemente bem, 530
- crises convulsivas no, 243-256
- - clônicas, 244
- - - focais, 244
- - - multifocais, 244
- - diagnóstico, 249
- - - anamnese, 249
- - - diferencial, 252
- - - Doppler transcraniano, 251
- - - eletroencefalograma, 249
- - - exames complementares, 249
- - - propedêutica inicial básica, 249
- - - punção lombar, 249

- - - ressonância nuclear magnética do encéfalo, 251
- - - *screening* metabólico, 252
- - - SPECT cerebral, 251
- - - tomografia computadorizada do encéfalo, 250
- - - ultrassonografia transfontanelar, 250
- - etiologia, 244
- - - deficiência de biotinidase, 248
- - - deficiência transitória de piridoxina, 248
- - - dependência de piridoxina, 247
- - - distúrbio do transporte de glicose, 248
- - - distúrbios do desenvolvimento cerebral, 247
- - - distúrbios metabólicos, 247
- - - distúrbios mitocondriais, 248
- - - distúrbios peroxissomais, 248
- - - encefalopatia epiléptica precoce com surto-supressão, 249
- - - encefalopatia hipóxico-isquêmica, 245
- - - erros inatos do metabolismo, 247
- - - hemorragia peri-intraventricular, 245
- - - hemorragia subdural, 245
- - - hemorragias intracranianas, 245
- - - hemorragias subaracnóidea, 245
- - - infecções adquiridas do sistema nervoso central, 246
- - - infecções congênitas do sistema nervoso central, 246
- - - neuromesoectodermoses, 248
- - - síndrome de abstinência, 249
- - - síndromes neonatais, 249
- - - substâncias tóxicas, 249
- - familiares benignas, 249
- - fisiopatologia, mecanismos básicos, 243
- - idiopáticas benignas, 249
- - mioclônicas, 244
- - sutis, 243
- - tônicas, 244
- - - focais, 244
- - - generalizadas, 244
- - tratamento geral, 252
- - - anticonvulsivantes, 253
- - - inervenção precoce, 254
- de risco, acompanhamento do, 33-44
- - fisioterapia e terapia ocupacional, 37
- - - considerações práticas, 39
- - - exame do desempenho na idade escolar, 39
- - - instrumentos usados na detecção precoce de transtornos do desenvolvimento, 38
- - - testes para acompanhar o desenvolvimento, 38
- - fonoaudiologia, 40
- - - avaliação do desenvolvimento da linguagem, 41
- - - avaliação dos órgãos fonoarticulatórios, 40
- - - estimulação da linguagem, observações e orientações, 41

Índice Remissívo

- - - hábitos orais, observações e orientações, 40
- - - triagem auditiva comportamental, 41
- - neuropediatria, 34
- - - avaliação neurológica, 34
- - pediatria, 42
- - psicologia, 42
- dismórfico, 530
- doenças neuromusculares no, e lactente, 499
- - amiotrofia espinal, 499
- - miastenia grave, 501
- - miopatias, 502
- - - congênitas, 504
- - - distrofia muscular congênita, 502
- - - forma infantil da distrofia facioescapuloumeral, 506
- - - metabólicas, 506
- - - síndromes miotônicas, 505
- - polineuropatias hereditárias sensitivo-motoras, 501
Recklinghausen, doença de Von, 59, 607
Recrutamento muscular, 830
- estratégias de, 827
Reflexo(s)
- corneopalpebral, 16
- de acomodação e convergência, 15
- de extensão cruzada, 2
- de Moro, 17
- de olhos de boneca, 16
- de piscamento, 15
- de preensão palmar e plantar, 17
- de sucção, 2
- fotomotor e consensual, 15
- glabelar, 16
- musculares profundos, 8
- osteotendinosos, 8
- primários, 16
- - completos, 3
- profundos, 30
- superficiais, 30
- tônico cervical assimétrico, 7, 17
Refsum, doença de, 526, 596
Região
- da pineal, tumores da, 915-921
- - abordagem a hidrocefalia, 919
- - - neuroendoscopia, 919
- - - radiocirurgia estereotáxica, 920
- - - radioterapia e quimioterapia, 919
- - anatomia, 915
- - - da pineal, 915
- - - patológica, 915
- - cistos, 916
- - conduta terapêutica nos, 918
- - coriocarcinoma, 916
- - diagnóstico, 917
- - fisiopatologia, 915
- - germinomas, 916

- - gliomas, 916
- - incidência, 915
- - marcadores tumorais, 917
- - meningiomas, 917
- - pineoblastomas, 916
- - pineocitomas, 916
- - sintomatologia, 917
- - teratomas típicos e teratoides, 916
- - tratamento cirúrgico dos, 918
- hipotálamo-hipofisária, tumores da, 895-903
- - abordagem cirúrgica, 899
- - - craniofaringiomas, 900
- - - glioma das vias ópticas, 902
- - abordagem endocrinológica, 896
- - - acompanhamento a longo prazo, 899
- - - apresentação clínica, 896
- - - diabetes insípido, 896
- - - distúrbio da puberdade, 896
- - - hiperprolactinemia, 896
- - - pré e pós-operatório, 896
- - - retardo do crescimento estatural, 896
Regressão caudal, síndrome da, 53
Rendu-Osler-Weber, síndrome de, 661
Reposição enzimática, terapia de, 590
Respiração e voz da criança com disfunção neurológica, 820
Ressecções extratemporais, 890
Ressonância magnética em neuropediatria, 87, 251, 370, 412, 657
Retardo
- do crescimento estatural, 896
- mental, 288, 705-714
- - aspectos clínicos, 708
- - definição, 707
- - doenças mentais associadas, 711
- - epidemiologia, 706
- - etiologia, 709
- - história, 706
- - leve, 708
- - moderado, 708
- - profundo, 709
- - prognóstico, 712
- - severo, 709
- - tratamento e prevenção, educação, 711
Retinite pigmentosa, 532
Rett, síndrome de, 813-816
- critérios de exclusão, 813
- critérios de inclusão, 814
- critérios de suporte, 813
- critérios obrigatórios, 813
- diagnóstico diferencial, 814
- etiologia, 814
- exames complementares, 815
- prevalência, 814
- tratamento, 815

Reye, síndrome de, 374
- anatomia patológica, 375
- definição, 374
- diagnóstico, 375
- - diferencial, 375
- estágios da encefalopatia na, 375
- etiologia, 374
- fisiopatologia, 374
- incidência, 374
- prognóstico, 376
- quadro clínico, 374
- tratamento, 376
Ritmo circadiano, distúrbios do sono relacionados ao, 345
Ronco primário, 179
Rubéola, 219
- diagnóstico, 220
- isolamento e precauções, 221
- manifestações clínicas, 219
- neuropatologia, 219
- tratamento, 221
Rubinstein-Taybi, síndrome de, 624
Rufinamide, 291

S

Sandhoff, doença de, 573
Sanfilippo, doença de, 583
Sangue de cordão, 590
Sarcoma osteogênico, 935
Scheie, doença de, 582
Schindler, doença de, 588
SCIWORA, 467
Screening metabólico, 252
Sedativos, uso de, 458
- distúrbios do sono por, 345
Seio(s)
- dérmico, 198, 867
- venosos da dura, tumores dos, 662
Sensibilidade, exame da, 31
Septo pelúcido, 78
- agenesia do, 200
- cavidades do, 78
Sequelas nas doenças vasculares cerebrais, 664
Serotonina, inibidores seletivos da recaptação da, 799
Sexualidade e paralisia cerebral, 678
Shunts arteriovenosos durais, 643
Sialidoses, 584
Sífilis, 221
- diagnóstico, 221
- manifestações clínicas, 221
- neuropatologia, 221
- seguimento, 223
- tratamento, 223
Síncope, 337

Síndrome(s)
- da explosão da cabeça, 346
- da imunodeficiência adquirida (v. AIDS)
- da regressão caudal, 53
- das pernas inquietas, 347
- de abstinência do recém-nascido, 249
- de Angelman, 621, 732
- de apneia obstrutiva do sono, 179
- de Bardet-Biedl, 633
- de Cohen, 624
- de Cornelia de Lange, 625
- de deleção do braço curto do cromossomo 4, 627
- de deleção do braço longo do cromossomo 22, 622
- de Doose, 265
- de Down, 626
- de Dravet, 265
- de genes supressores de tumor, 639
- de Guillain-Barré, 401-404, 726
- de herniação, 477
- de hipoventilação central, 344
- de Joubert, 731
- de Kearns-Sayre, 604
- de Kinsbourne, 726
- de Klipplel-Trenaunay, 662
- de Landau-Kleffner, 885
- de Leigh, 605
- de Lennox-Gastaut, 263, 287-292, 884
- - crises atônicas, 288
- - crises de ausência atípica, 288
- - crises mioclônicas, 288
- - crises tônicas, 287
- - diagnóstico, 287
- - - diferencial, 290
- - epidemiologia, 287
- - estado de mal epiléptico, 288
- - etiologia, 287
- - exames complementares adicionais, 288
- - padrão eletroencefalográfico, 288
- - prognóstico, 291
- - retardo mental e/ou deterioração cognitiva, 288
- - tratamento, 290
- de Louis-Bar, 613
- de Marinesco-Sjögren, 740
- de Miller Dicker, lisencefalia associada a, 205
- de mioclonias, 585
- de Noonan, 625
- de Ohtahara, 249, 258
- de Prader-Willi, 620
- de Rasmussen, 324
- de Rendu-Osler-Weber, 661
- de Rett, 813-816
- - critérios de exclusão, 813

- - critérios de inclusão, 814
- - critérios de suporte, 813
- - critérios obrigatórios, 813
- - diagnóstico diferencial, 814
- - etiologia, 814
- - exames complementares, 815
- - prevalência, 814
- - tratamento, 815
- de Reye, 374
- - anatomia patológica, 375
- - definição, 374
- - diagnóstico, 375
- - - diferencial, 375
- - estágios da encefalopatia na, 375
- - etiologia, 374
- - fisiopatologia, 374
- - incidência, 374
- - prognóstico, 376
- - quadro clínico, 374
- - tratamento, 376
- de Rubinstein-Taybi, 624
- de Sotos, 625
- de Sturge-Weber, 324, 611, 661, 884
- - clínica, 611
- - exames complementares, 612
- - manifestações, 611
- - - dermatológicas, 611
- - - neurológicas, 612
- - - oculares, 612
- - patologia, 611
- - tratamento, 612
- de Tourette, 718
- de West, 263, 279, 883
- de Williams, 623
- dismórficas com alterações do sistema nervoso central, 615-628
- do choro em miado, 626
- do X frágil, 619, 710
- epilépticas catastróficas da criança, 324
- miotônicas, 505
- neonatais, 249
- neurocutâneas, 607-614, 661
- - ataxia-telangiectasia ou - de Louis-Bar, 613
- - características, 607
- - de Sturge-Weber, 611
- - esclerose tuberosa, 609
- - - aconselhamento genético, 611
- - - clínica, 609
- - - diagnóstico, 611
- - - exames complementares, 611
- - - genética e prevalência, 609
- - - patogênese e patologia, 609
- - - tratamento, 611
- - hemimegalencefalia nas, 205
- - neurofibromatose, 607
- - opsoclono-mioclônico, 726

Síndrome da criança hipotônica, 493-512
- doenças neuromusculares, 498
- - no recém-nascido e lactente, 499
- - - amiotrofia espinal, 499
- - - miastenia grave, 501
- - - miopatias, 502
- - - polineuropatias hereditárias sensitivo-motoras, 501
- exames complementares, 498
- hipotonia muscular de causa central, 498
- principais causas cerebrais não progressivas e progressivas, 507
- quadro clínico, 493
Sirenomelia, 53
Sistema nervoso central, 9
- angiomatose sistêmica do, 61
- causas de disfunção do, na AIDS, 385
- critérios que definem o ótimo funcionamento do, no recém-nascido a termo com 2 ou 3 dias de vida, 9
- embriologia do, e sua correlação anatomoultrassonográfica, 46
- estudo ultrassonográfico do, e planos de corte, 49
- infecções do, 108
- - adquiridas, e crises convulsivas, 246
- - congênitas, e crises convulsivas, 246
- malformações do, 79, 193
- - associadas a mielomeningocele, 197
- - definições, frequência e fatores etiológicos, 193
- - desenvolvimento normal, 194
- - distúrbios, 199
- - - da neurulação e formação caudal do tubo neural, 196
- - - do desenvolvimento do prosencéfalo, 199
- - formação do tubo neural, 195
- - síndromes dismórficas com alterações do, 615-628
- - avaliação clínica do paciente dismórfico, 618
- - de Angelman, 621
- - de Bardet-Biedl, 623
- - de Cohen, 624
- - de Cornelia de Lange, 625
- - de deleção do braço curto do cromossomo 4, 627
- - de deleção do braço longo do cromossomo 22, 622
- - de Down, 626
- - de Noonan, 625
- - de Prader-Willi, 620
- - de Rubinstein-Taybi, 624
- - de Sotos, 625
- - de Williams, 623
- - dismorfologia e mecanismos patogenéticos, 615
- - do choro em miado, 626
- - do X frágil, 619

Índice Remissívo

- - teratógenos, 627
- - trissomia do cromossomo, 626
- - - 13, 626
- - - 18, 626
- tuberculose do (v. Neurotuberculose)
- tumores do, 141
- - primários, 141
- - radioterapia dos, 937-939
- - - princípios básicos, 937
- - - técnicas, 938
- - - toxicidade, 939
- - - tratamento dos tumores, 938
- ultrassonografia fetal no, diagnóstico pré-natal, 45-74
- - anomalias da linha média, 54
- - - agenesia de corpo caloso, 54
- - - aumento da cisterna magna, 54
- - - cisto aracnoide, 55
- - - holoprosencefalia, 55
- - - malformação de Dandy-Walker, 56
- - - ventriculomegalia, 57
- - anomalias transitórias, 63
- - - cisto de plexo coroide, 63
- - - ventriculomegalia borderline, 63
- - defeitos do tubo neural, 50
- - - acrania, 50
- - - anencefalia, 50
- - - encefalocele, 51
- - - espinha bífida, 52
- - - iniencefalia, 52
- - - síndrome da regressão caudal, 53
- - lesões cerebrais destrutivas, 58
- - - calcificação cerebral, 58
- - - porencefalia, 58
- - - tumores intracranianos, 59
- - lesões vasculares, 61
- - - aneurismas da veia de Galeno, 61
- - - hemorragia intracraniana, 61
- - - hidranencefalia, 62
- - malformações do desenvolvimento cortical, 62
- - - lisencefalia, 62
- - - microcefalia, 62
- - miscelânea, 63
- - - calcificação da calota craniana, 65
- - - calota craniana, 63
- - - continuidade dos ossos do crânio, 63
- - - formato do crânio, 65
- - - suturas cranianas, 65
- - - teratoma sacrococcígeo, 66
- - neurossonografia do embrião e do feto, 46
- - - embriologia do sistema nervoso central e sua correlação anatomoultrassonográfica, 46
- - - estudo ultrassonográfico do sistema nervoso central e planos de corte, 49

- - prevenção das doenças neurológicas no período pré-natal, 66
- - - ácido valproico, 67
- - - agentes anticonvulsivantes, 67
- - - benzodiazepínicos, 67
- - - carbamazepina e oxcarbazepina, 67
- - - da hemorragia intracraniana, 72
- - - da hipoxia fetal e perinatal, 71
- - - em mulheres com epilepsia em idade reprodutiva, 71
- - - fenitoína, 67
- - - fenobarbital, 67
- - - lamotrigina, 67
- - - levertiracetam, 71
- - - malformações do tubo neural, 66
- - - teratógenos, 66
- - - topiramato, 71
Sistema nervoso, infecções parasitárias do, 389-400
- mielorradiculopatia esquistossomótica, 389-394
- - ciclo do S. mansoni, 390
- - diagnóstico, 390
- - - diferencial, 392
- - - presuntivo, 392
- - epidemiologia, 389
- - patogenia, 389
- - prognóstico, 393
- - quadro clínico, 390
- - tratamento, 393
- neurocisticercose, 394-400
- - diagnóstico, 396
- - epidemiologia, 394
- - exames, 398
- - - de imagem, 397
- - - sorológicos, 398
- - fisiopatologia, 395
- - quadro clínico, 395
- - sintomatologia, 395
- - tratamento, 398
Sly, doença de, 584
Sonambulismo, 345
Sono, 154
- alterações na organização do, 165
- apneia do, 179, 344
- ciclo do, 341
- - na criança, 342
- - no adulto, 341
- distúrbios do, 154, 341-348
- - associados a desordens médicas e/ou psíquicas, 343
- - associados ao sono REM, 346
- - da transição vigília-sono, 346
- - de movimentos rítmicos, 346
- - despertar noturno, 347
- - dificuldade em adormecer, 347
- - extrínsecos, 345

- - higiene do sono, 347
- - intrínsecos, 343
- - parassonias, 345, 347
- - respiratórios, 174
- eletroencefalograma de, 147
- fisiológico, 341
- fragmentação do, 343
- mioclonias neonatais benignas do, 339
- N-REM, 342
- paralisia do, 181
- - hipnagógica, 343
- - hipnopômpica, 343
- REM, 342, 346
- - distúrbio comportamental do, 181, 346
- - parassonias associadas ao, 181
- síndrome de apneia obstrutiva do, 179
- teste de múltiplas latências do, 343
Sonolência excessiva durante o dia, 343
Sotos, síndrome de, 625
Southern e Northern blots, 636
SPECT cerebral, 251
Spinal Cord injury without radiographic abnormality (v. SCIWORA)
Status
- epilepticus, 159
- marmoratus, 232
Sturge-Weber, síndrome de, 324, 611, 661, 884
- clínica, 611
- exames complementares, 612
- manifestações, 612
- - dermatológicas, 611
- - neurológicas, 612
- - oculares, 612
- patologia, 611
- tratamento, 612
Substâncias tóxicas, 249
Substrato, terapia para redução do, 591
Sucção
- e criança com disfunção neurológica, 818
- reflexo de, 2
Sulcos e giros, 77
Sulfatases, deficiência de múltiplas, 578
Sulfatidoses, 578
Sulthiame, 302
Suporte avançado de vida, 422, 480
Surdez, 532
Sustentação sobre os antebraços aos 4 meses, 19
Suturas cranianas, 65
Sydenham, coreia de, 715

T

Takayasu, doença de, 658
Tálamo, 78
- calcificações do, 387
- lesão dos gânglios basais e do, 84

Tálio-201, 132

Taylor, displasia cortical focal tipo, 204

Tay-Sachs, doença de, 573

- de início tardio, 737

Tecnécio, agentes marcados com, 131

Tecnécio-99m-Sestamibi, 132

Tecnécio-99m-Tetrofosmin, 132

Técnica da cisternografia radioisotópica, 143

Telangiectasia, 613

Temperatura, controle da, 460

Terapia

- de reposição enzimática, 590

- fonoaudiológica (v. Fonoaudiologia)

- gênica, 591

- hiperosmolar, uso de, para controle da pressão intracraniana, 459

- ocupacional, 37

- - ações da, na criança com disfunção neurológica, 845-852

- - - avaliação das consequências funcionais, 848

- - - avaliação e intervenção, 848

- - - considerações, 851

- - - parte introdutória, seção de reabilitação, 845

- - fisioterapia e, 37

- - - considerações práticas, 39

- - - exame do desempenho na idade escolar, 39

- - - instrumentos usados na detecção precoce de transtornos do desenvolvimento, 38

- - - testes para acompanhar o desenvolvimento, 38

- para redução do substrato, 591

Teratógenos, 66, 627

Teratoma(s), 59

- sacrococcígeo, 66

- típicos e teratoides, 916

Terror noturno, 345

Teste(s)

- de desenvolvimento, 38

- de múltiplas latências do sono, 343

- para acompanhar o desenvolvimento, 38

- simples de triagem metabólica urinária, 537

Tiagabina, 305

Tiopental, 425

Tique, 718

Tireotrofina, hormônio liberador de, 284

Tomografia computadorizada em neuropediatria, 87, 250, 369, 657

Tônus, 3

- assimetria de, 7

- axial, 6

- cervical, 7

- de membros, 3

- - inferiores, 5

- - superiores, 5

- muscular, 29

Topiramato, 71, 283, 290, 304, 427

TORCH, 246

Torcicolo paroxístico, 338

Tourette, síndrome de, 718

Toxina botulínica, 677, 691

- tipo A, bloqueio neuromuscular com a, 692

Toxoplasmose, 214

- diagnóstico sorológico, 216

- manifestações clínicas, 216

- tratamento, 217

Transecções subpiais múltiplas, 891

Trânsito liquórico, estudos do, 143

- aplicações clínicas, 144

- - bloqueio espinal do líquor, 145

- - derivações liquóricas, 145

- - hidrocefalia, 144

- - malformações cerebrais, 144

- - pesquisa de fístulas liquóricas, 144

- cisternografia radioisotópica normal, 144

- fisiologia normal do líquor, 143

- fisiopatologia dos distúrbios do líquor, 143

- técnica da cisternografia radioisotópica, 143

Transplante de medula óssea, 946

- autólogo, 946

- alogênico ou de sangue de cordão, 590

Transtornos

- de aprendizagem, 777-783

- - base neurobiológica da aprendizagem, 777

- - classificações de acordo com a literatura, 778

- - diagnóstico diferencial, 781

- - nomenclatura e definições, 778

- - sinais e sintomas, 780

- do desenvolvimento, instrumentos usados na detecção precoce de, 38

- obsessivo-compulsivos, 139

Transtornos do déficit da atenção com hiperatividade, 751-775

- abordagem da neurologia, 751-762

- - definição, 751

- - etiologia, 752

- - fisiopatologia e neuroquímica, 752

- - histórico e epidemiologia, 751

- - neuroimagem, 755

- - quadro clínico, 756

- - tratamento, 757

- - - eficácia da terapêutica medicamentosa, 758

- - - intervenções escolares, 757

- - - intervenções fora da escola, 757

- - - psicoeducação, 757

- - abordagem da psiquiatria, 762-769

- - dados epidemiológicos, 763

- - diagnóstico, 766

- - escola, 766

- - etiologia, 763

- - família, 764

- - fisiopatologia, 763

- - quadro clínico, 763

- - tratamento, 767

- abordagem psicológica, 769-775

- - avaliação neuropsicológica, 772

- - desenvolvimento dos sintomas, 770

- - funções executivas, 770

- - neuropsicologia, 770

- - orientação aos pais, 773

- - orientação aos professores, 774

- - prognóstico, 773

- - tríade clássica, 769

Traumatismo(s), 113

- e coma infantil, 480

- não acidental, 455

- raquimedular em crianças, 122, 465-474

- - alterações anatomopatológicas, 466

- - anatomia, 465

- - diagnóstico, 469

- - mecanismo do trauma, 466

- - prevenção, 473

- - quadro clínico, 468

- - SCIWORA, 467

- - tratamento, 471

Traumatismo(s) cranioencefálico(s), 152, 161, 447-463

- abordagem neurocirúrgica, 449

- - avaliação pupilar, 450

- - classificação e tratamento, 450

- - - lesões primárias, 450

- - - lesões secundárias, 453

- detecção de déficit neurológico motor, 450

- cuidados intensivos, 457

- - controle da temperatura, 460

- - craniectomia descompressiva, 460

- - drenagem de líquor para controle da pressão intracraniana, 459

- - indicações de UTI, 457

- - indicações para monitoração da pressão intracraniana, 458

- - limites para o tratamento da hipertensão intracraniana e da pressão da perfusão encefálica, 458

- - medidas específicas, 457

- - monitoração básica, 457

- - tipo de monitoração preferencial para a pressão intracraniana, 458

- - uso de anticonvulsivantes profiláticos, 460

- - uso de barbitúricos, 459

- - uso de corticosteroides, 460

- - uso de hiperventilação no controle da pressão intracraniana, 459

- - uso de sedativos, analgésicos e bloqueadores neuromusculares para o controle da pressão intracraniana, 458

Índice Remissívo

- - uso de terapia hiperosmolar para controle da pressão intracraniana, 459
- epidemiologia, 447
- suporte nutricional, hidratação e prevenção de úlceras gastroduodenais de estresse, 461

Tremor, 723
- essencial, 723

Triagem
- auditiva comportamental, 41
- metabólica urinária, testes simples de, 537

Trinucleotídeos, 635

Trissomia do cromossomo, 626
- 13, 626
- 18, 626

Trombofilias, 658

Trombólise, 663

Trombose dos seios venosos da dura, 662

Tronco
- cerebral, gliomas de, 942
- encefálico, tumores do, 929-932
- hipotonia de, 36

Tuberculoma, 363

Tuberculose do sistema nervoso central (v. Neurotuberculose)

Tubo neural, 195
- defeitos do, 50, 66
- - acrania, 50
- - anencefalia, 50
- - encefalocele, 51
- - espinha bífida, 52
- - iniencefalia, 52
- - síndrome da regressão caudal, 53
- formação do, 46, 195
- - caudal, distúrbios da neurulação e, 196

Tumor(es), 159
- cerebral(is), 942
- - questões específicas relacionadas ao tratamento dos, 941
- - quimioterapia, 944
- - - em crianças com menos de 3 anos de idade com, 944
- - - nos tipos mais comuns de tumores, na infância e adolescência, 942
- da região da pineal, 915-921
- - abordagem a hidrocefalia, 919
- - - neuroendoscopia, 919
- - - radiocirurgia estereotáxica, 920
- - - radioterapia e quimioterapia, 919
- - anatomia, 915
- - - da pineal, 915
- - - patológica, 915
- - cistos, 916
- - conduta terapêutica nos, 918
- - coriocarcinoma, 916

- - diagnóstico, 917
- - fisiopatologia, 915
- - germinomas, 916
- - gliomas, 916
- - incidência, 915
- - marcadores -ais, 917
- - meningiomas, 917
- - pineoblastomas, 916
- - pineocitomas, 916
- - sintomatologia, 917
- - teratomas típicos e teratoides, 916
- - tratamento cirúrgico dos, 918
- da região hipotálamo-hipofisária, 895-903
- - abordagem cirúrgica, 899
- - - craniofaringiomas, 900
- - - glioma das vias ópticas, 902
- - abordagem endocrinológica, 896
- - - acompanhamento a longo prazo, 899
- - - apresentação clínica, 896
- - - diabetes insípido, 896
- - - distúrbio da puberdade, 896
- - - hiperprolactinemia, 896
- - - pré e pós-operatório, 896
- - - retardo do crescimento estatural, 896
- de células, 59
- - germinativas, 939
- - gigantes, 59
- do crânio, 933-935
- etiologia, 933
- exame(s), 933
- - - complementares, 933
- - - físico, 933
- - tratamento neurocirúrgico, 935
  do sistema nervoso central, 141
- - primários, 141
- - radioterapia dos, 937-939
- - - princípios básicos, 937
- - - técnicas, 938
- - - toxicidade, 939
- - - tratamento, 938
- do tronco encefálico, 929-932
- dos ventrículos laterais, 909-913
- - do plexo coroide, 910
- - ependimomas, 911
- - gliomas, 912
- genes supressores de, síndromes de, 639
- hemisféricos na infância, 905-908
- - exames complementares, 905
- - sinais e sintomas, 905
- - tratamento, 907
- infratentoriais, 923-927
- - astrocitoma cerebelar, 925
- - ependimomas, 926
- - meduloblastoma, 923
- intracranianos, 59

U

Úlceras gastroduodenais de estresse, prevenção de, 461

Ultrassonografia
- fetal no sistema nervoso central, diagnóstico pré-natal, 45-74
- - anomalias da linha média, 54
- - - agenesia de corpo caloso, 54
- - - aumento da cisterna magna, 54
- - - cisto aracnoide, 55
- - - holoprosencefalia, 55
- - - malformação de Dandy-Walker, 56
- - - ventriculomegalia, 57
- - anomalias transitórias, 63
- - - cisto de plexo coroide, 63
- - - ventriculomegalia *borderline*, 63
- - defeitos do tubo neural, 50
- - - acrania, 50
- - - anencefalia, 50
- - - encefalocele, 51
- - - espinha bífida, 52
- - - iniencefalia, 52
- - - síndrome da regressão caudal, 53
- - lesões cerebrais destrutivas, 58
- - - calcificação cerebral, 58
- - - porencefalia, 58
- - - tumores intracranianos, 59
- - lesões vasculares, 61
- - - aneurismas da veia de Galeno, 61
- - - hemorragia intracraniana, 61
- - - hidranencefalia, 62
- - malformações do desenvolvimento cortical, 62
- - - lisencefalia, 62
- - - microcefalia, 62
- - miscelânea, 63
- - - calcificação da calota craniana, 65
- - - calota craniana, 63
- - - continuidade dos ossos do crânio, 63
- - - formato do crânio, 65
- - - suturas cranianas, 65
- - - teratoma sacrococcígeo, 66
- - neurossonografia do embrião e do feto, 46
- - - embriologia do sistema nervoso central e sua correlação anatomoultrassonográfica, 46
- - - estudo ultrassonográfico do sistema nervoso central e planos de corte, 49
- - prevenção das doenças neurológicas no período pré-natal, 66
- - - ácido valproico, 67
- - - agentes anticonvulsivantes, 67
- - - benzodiazepínicos, 67
- - - carbamazepina e oxcarbazepina, 67
- - - da hemorragia intracraniana, 72
- - - da hipoxia fetal e perinatal, 71
- - - em mulheres com epilepsia em idade reprodutiva, 71

- - - fenitoína, 67
- - - fenobarbital, 67
- - - lamotrigina, 67
- - - levertiracetam, 71
- - - malformações do tubo neural, 66
- - - teratógenos, 66
- - - topiramato, 71
- transfontanelar, 75-86, 250
- - encefalopatia hipóxico-isquêmica, 83
- - hemorragias, 81
- - hidranencefalia, 81
- - hidrocefalia, 80
- - histórico, 75
- - malformações do sistema nervoso central, 79
- - marcos anatômicos principais, 77
- - principais indicações, 78
- - protocolo para rastreamento, 85
- - terminologia e rotina do exame, 75
Ureia, ciclo da, doenças do, 552
Uremia, 161
UTI, 457

V

Vacina(s), 354
- anti-*haemophilus*, 354
- antimeningocócica, 354
- antipneumocócica, 354
Valproato, 427

Varicela, complicações neurológicas na, 370
- cerebelite aguda, 370
- encefalite aguda, 371
Vasculite, 659
- avaliação de, 663
- doenças vasculares do colágeno e, 659
Veia de Galeno, 646
- aneurismas da, 61
- malformação da, 79, 646
Ventriculomegalia, 57, 80
- *borderline*, 63
Ventrículos laterais, tumores dos, 909-913
- do plexo coroide, 910
- ependimomas, 911
- gliomas, 912
Vertigem paroxística benigna, 338, 729
Vesícula rombencefálica, 48
Vias ópticas, glioma das, 902
Vigabatrina, 282, 303
Vigília-sono, distúrbio da transição, 346
Virchow-Robin, espaços perivasculares de, 96
Vírus
- da imunodeficiência humana (v. HIV)
- isolado de líquor, 367
- principais de interesse neurológico, 366
- varicela-zoster, manifestações neurológicas do, 370
- - complicações neurológicas do herpes-zoster, 371

- - complicações neurológicas na varicela, 370
- - - cerebelite aguda, 370
- - - encefalite aguda, 371
Visão, 836
- avaliação funcional da, 840
- considerações morfológicas da, 836
- desenvolvimento da, 837
- - atípico, 837
- - típico, 837
- exame da, 9
- processos envolvidos na função visual, 836
Von Gierke, doença de, 558
Von Hippel-Lindau, doença de, 61, 662
Von Recklinghausen, doença de, 59, 607
Voz, respiração e, da criança com disfunção neurológica, 820

W

Wernicke, encefalopatia de, infantil, 727
West, síndrome de, 263, 279, 883
Williams, síndrome de, 623

X

Xantomatose cerebrotendínea, 737
Xarope do bordo, doença do, 552
Xenônio, 131

Z

Zonisamida, 284, 308